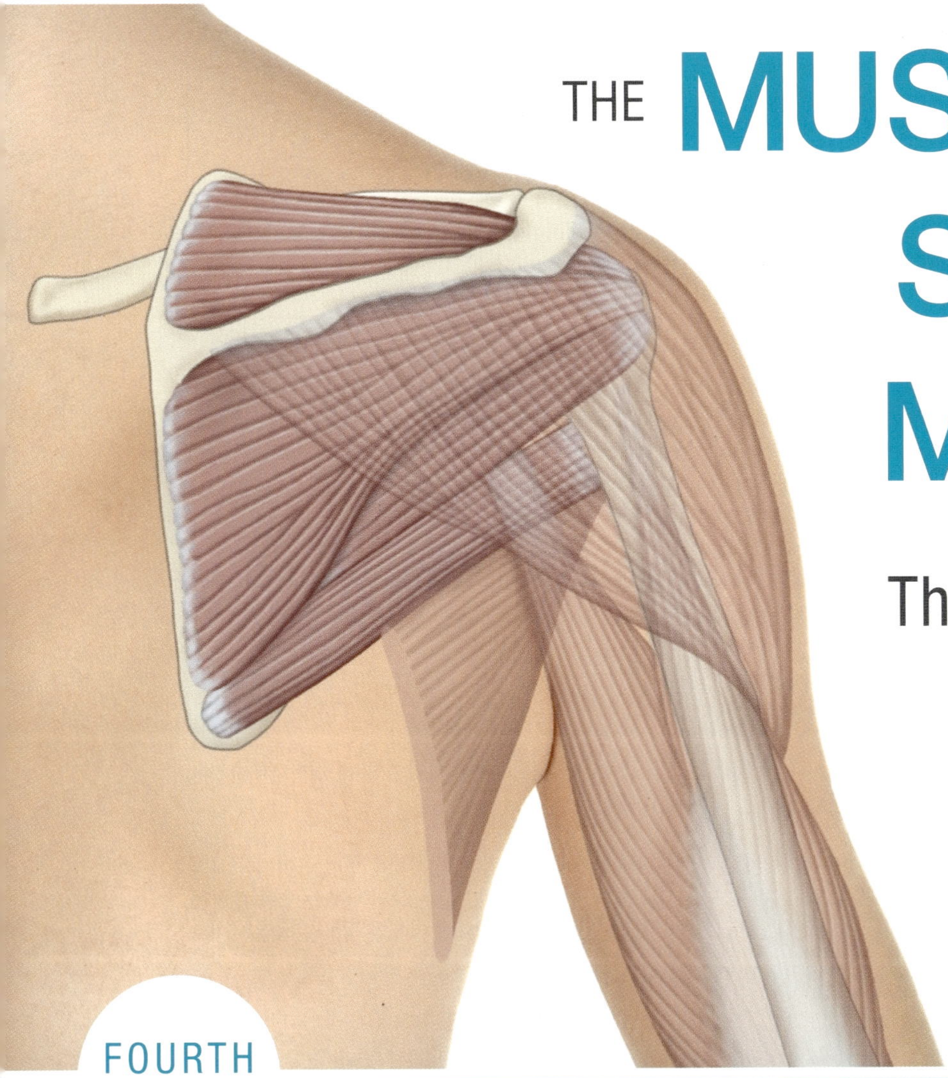

THE MUSCULAR SYSTEM MANUAL

The Skeletal Muscles of the Human Body

FOURTH EDITION

JOSEPH E. MUSCOLINO, DC

Instructor, Purchase College, State University of New York (SUNY)
Purchase, New York
Owner, The Art and Science of Kinesiology
Stamford, Connecticut
(www.learnmuscles.com)

ELSEVIER

ELSEVIER

The Muscular System Manual, 4th Edition

ISBN 978-0-323-32770-1

This translation of *The Muscular System Manual 4th Edition* by Joseph E. Muscolino was undertaken by DaehanNarae Publishing Inc. and is published by arrangement with Elsevier Inc. and Elsevier Korea L.L.C.

최신기능해부학, 4판, 권오윤
Korean ISBN 978-89-5741-626-6

*The Muscular System Manual, 4th Edition*의 번역서는 Elsevier Inc.과 Elsevier Korea L.L.C.와의 계약을 통해 대한나래출판사에서 출간되었습니다.

Printed in Korea

최신기능해부학

인체의 뼈대 근육

JOSEPH E. MUSCOLINO

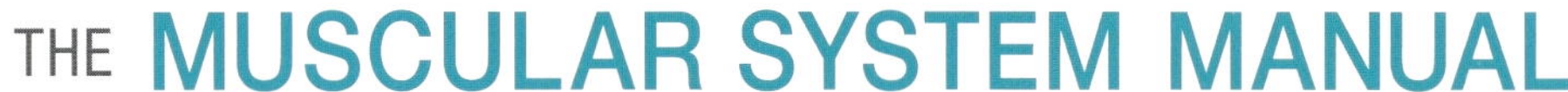

THE MUSCULAR SYSTEM MANUAL

The Skeletal Muscles of the Human Body

최신기능해부학

인체의 뼈대 근육

제 4 판

권 오 윤 역

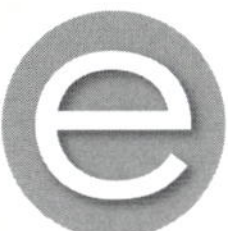

www.evolve.elsevier.com/Muscolino/muscular

동영상 등의 다양한 자료를 이용하기 위하여 위 주소로 접속하여 회원가입 후 유료($26.95)로 이용할 수 있습니다.

ELSEVIER

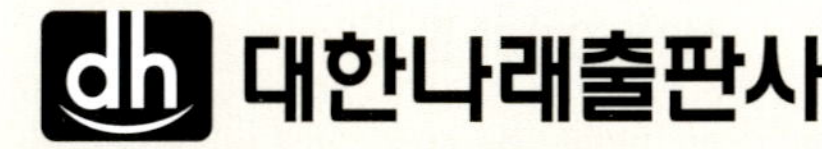

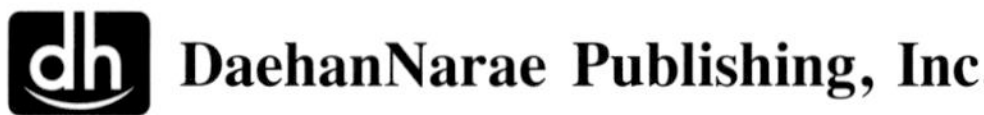

#1507 SK V1 Tower
Younmujang 5 gagil 25, Sungdong-gu,
Seoul 04782, Korea
TEL: +82-2-922-7080
FAX: +82-2-922-0841
E-mail: nrpub@naver.com
Website: www.dhpub.com

최신기능해부학, 제4판

The Muscular System Manual: The Skeletal Muscles of the Human Body

발행일 2018년 12월 20일
저자 Joseph E. Muscolino
역자 권오윤
발행인 최용원
편집디자인 이은의
표지디자인 이은의
교정·교열 홍혜미·김도연
발행처 **대한나래출판사** (등록 제2012-000051호/1994.6.10)
주소 서울시 성동구 연무장 5가길 25, SK V1 Tower 1507호 (성수동 2가 315-61)
전화 (02) 922-7080
팩스 (02) 922-0841
이메일 nrpub@naver.com
홈페이지 www.dhpub.com

ISBN 978-89-5741-626-6

정가 70,000원

이 책을 나의 아내, 천사인
Simona Cipriani에게
바칩니다.

REVIEWERS

Jennifer Apodaca, LMT
Albuquerque, New Mexico

Patty Berak, NCBTMB, AMTA, ABMP
Program Director for Therapeutic Massage and BHSA
Baker College of Clinton Township
Clinton Township, Michigan

Jennifer Boal, M.Ed, LMT
School of Healthcare Team Leader
Pittsburgh Technical Institute
Pittsburgh, Pennsylvania

Jill Burynski, LMBT, NCTMB
Massage Therapy Educator
Living Sabai Continuing Education
Asheville, North Carolina

Andrea Claire Caplan, BA, LMT
Owner
The Body Politic, LLC
Chevy Chase, Maryland

Michelle Carbonneau, BA Chemistry, LMT, RYT
Massage Therapy, Anatomy & Physiology Instructor
Program Director
Yogissage, LLC
Honolulu, Hawaii

Denise Cugini, BBA, LMT, NCTMB
Massage Instructor
Beacon Wellness Arts Center
Petaluma, California

Angelica De Geer, LMT, CA, BA, BFA, Dental Hygiene Certificate-Sweden
Clinic Supervisor
Midwest Institute
Earth City, Missouri

Jeanne deMontagnac-Hall, BS, AHI, LMT
Allied Health Instructor
Sinclair Community College-Courseview Campus
Mason, Ohio

Gautam J. Desai, DO, FACOFP
Professor, Department of Primary Care Medicine
Kansas City University of Medicine and Biosciences
Kansas City, Missouri

Karen M. Hobson, MSHE, LMT
Executive Director
The International Professional School of Bodywork
San Diego, California

Jane Irving

Matt Isolampi, LMT, CNMT, MMP
Massage Therapy Instructor, OCPS Wellness Representative
Orange County Schools, Westside Tech Campus
Winter Garden, Florida

Kathy Lee, LMT, BS
Owner
Catalina Massage Therapy
Tuscon, Arizona

David MacDougall, MA, LMT, CSHE
Director/Associate Professor of Massage Therapy
North Country Community College
Saranac Lake, New York

Serenity Martinez, CPI, NCTM, ACMT
Medical Instructor
Omega Institute Inc.
Pennsauken, New Jersey

Patricia C. Nuovo, LMT, Naturopath
Massage Instructor
Beacon Wellness Arts Center
Petaluma, California

Tracey Obeda, MS, LMBT, NCTMB
Massage Therapist, CEO/Owner
Miller Motte College
Cary, North Carolina

Roger Olbrot
Director of Education
Myotherapy College of Utah
Salt Lake City, Utah

Julie Onofrio
Licensed Massage Practitioner, Author
www.massageschoolnotes.com, www.massagepracticebuilder.com
Seattle, Washington

Kevin Pierce, MBA, NCBTMB

Elan Schacter, LMBT
Elan Schacter Massage Therapy
Charlotte, North Carolina

Michelle Tramm, NCTM
Certified in Prenatal, Infant, Fertility, Therapeutics and KinesioTape
Instructor
Indiana Therapeutic Massage School
Indianapolis, Indiana

Terri Lynn Visovatti, BS, LMT, BCTMB, RockDoc, FMT, PMT, CKTP, CES
Movement Specialist/Massage Therapist/Business Owner
Urban Wellness Chicago
Chicago, Illinois

Jeffery B. Wood, LMT, COTA/L, BS
Massage Therapy Educator
Massage Smart: Education in Action
Inverness, Florida

제4판의 추천사

Thomas Myers

인간의 움직임에 요구되는 통일되고 신비롭고 기적적인 교향곡을 순서대로 정하려고 시도할 때마다 부족한 것이 있다. 책은 평평한 페이지에 제한되고, 비디오는 선형적인 묘사로 제한되며, 놀랄 만한 모든 요소를 갖춘 최신의 상호작용식 응용프로그램들(interactive applications)조차도 명확한 정보를 주기보다 오히려 혼란을 초래할 수 있다. 인체는 유기적으로 구성되어 있다. 우리는 부품으로 조립되는 것이 아니며 씨앗에서부터 성장한다.

그러나 신체가 어떻게 모여 있는지 보기 위해서는 신체를 분리해야만 한다. 이것은 모든 해부학자들이 직면하는 난제이기도 하다. 해부의 모든 개념은 필연적으로 다른 개념을 모호하게 한다. 해부학자들은 수 세기에 걸쳐 '근막'의 개념을 모호하게 여겨왔으나 나는 평생 '근육' 기관에 포함된 근막의 개념을 명확하게 하기 위해 그 개념을 밝히는 데 전념해 왔다. 그러나 각각의 삽화, 모든 책과 교과과정은 모두 동일한 선택을 한다. 이는 지도는 다른 것들을 희생시키면서 지형의 특징을 강조하는 것과 같다.

따라서 우리의 모든 요구를 충족시킬 수 있는 단 한 권의 책은 없기 때문에 많은 돈을 지불해 가며 해부학 책으로 선반을 가득 채우게 되고, 이로 인해 아내의 짜증 섞인 소리를 듣게 된다. Netter의 명확성, Sobotta의 예술성, Platzer의 휴대성, Gorman의 백과사전적 포괄성, Trail Guide의 사용 편의성 등을 비롯한 많은 것들이 신경근막망(neuromyofascial web)이라는 독특한 표현으로 나의 지식에 추가되었다.

나는 꾸준히 개선되고 있는 "최신기능해부학"에서 Dr. Joe Muscolino의 뛰어난 노력을 지지하는 추천사를 더할 수 있게 되어 기쁘다. Joe는 해부학적 설명을 간결하면서도 정확하게 하기 위해서 노력하였다. 많은 해부학 책이 근육을 단순히 '2개의 끝을 함께 가져오는 것'이라고 정의한 것에 비해 협력적(synergetic), 안정화 및 힘 전달 기능을 설명하고, 그로 인한 피할 수 없는 복잡성을 희생시키지 않으면서 임상의 도수치료사 또는 운동치료사들이 최대한 적용할 수 있도록 했다.

나는 Bob King에게 "당신의 직관을 정말로 발달시키기 위해서는 당신의 해부학을 알아야 한다!"라고 말을 한 적이 있다. 과학과 직관은 단지 습득의 2가지 방법일 뿐이고, 그들은 대립하기보다는 서로를 보강시킨다. 이 책은 과학과 직관을 동시에 발달시키기를 원하는 독자에게 많은 서비스를 제공한다. 이전의 나는 해부학 공부가 극도로 지루하고 졸린 활동이라고 생각했다. 하지만 이 책을 보면서 촉진할 동료와 함께 해부학을 탐구하는 것, 예를 들어 촉진을 통해 평평한 면이 삼차원적이라는 사실을 분명하게 아는 순간 전율을 느낄 수 있다. 내가 하고 있는 일이 무엇이고, 내가 그것에 대해 알고 있으며, 내가 무엇을 해야 하는지 느낄 수 있다.

근막 해부학에 대해 숙달되면 (천천히 그리고 힘들게 시작하지만 곧 매우 빠르게 쌓이는 눈덩이처럼), 당신의 해부학적 심화 동기는 대체로 문제가 있는 고객들로부터 발생한다("내가 방금 느낀 이상한 것은 무엇이지?"와 같은 탐구에 의해서이다). 특정한 개인을 도우려는 욕구에 의해 자극을 받는 순간들이 정규적인 학업이나 늦은 밤의 벼락치기 공부보다 훨씬 많은 지식을 갖게 한다.

또한 학습에 대한 폭 넓은 동기 부여가 있다. 우리는 사이버네틱스(cybernetics), 복잡성 수학(complexity mathematics), 텐세그리티(tensegrity) 공학에서 끌어낸 모델이 더 복잡하고, 아마도 더 어렵지만 보다 정교한 그림으로 뉴턴의 레버리지 및 압축 기반 생체역학(Newtonian leverage- and compression-based biomechanics)을 포함하는 생체역학 혁명의 문턱이 서 있다. 우리가 근육과 그것들의 개별적인 작용에 대해 사실이라고 가정한 것은 무수히 작용하는 힘들에 대한 매우 역동적인 전신의 적응 과정의 한 부분일 뿐이라고 밝혀지고 있다. Dr. Joe Muscolino는 이 과도기의 논쟁과 불확실성을 다루는 것에 있어 솔직하고 능숙하다.

이 책의 기능적인 장점은 표지와 소개에 잘 정리되어 있다. 책의 명확성, 이해력, 그리고 다양성은 고객에 대한 완전한 이해에서 오는 당당한 자신감을 원하는 치료사나 교육자에게 유용한 도구가 될 수 있도록 엄청난 양의 내용이 담겼다고 말하는 것으로 충분할 것이다.

2014년 10월 13일

Thomas Myers

Thomas Myers, LMT, NCTMB, ARP

Thomas Myers는 "Anatomy Trains(Elsevier 2001, 2014)"의 저자이고 "Fascial Release for Structural Balance(North Atlantic 2010)"의 공동저자이며, 다수의 잡지와 저널에도 논문을 투고하였다. Tom과 그의 동료들은 다양한 직업을 위한 지속 교육(continuing education)을 전 세계적으로 제공하고 있다. Tom은 Buckminster Fuller, Ida Rolf, Moshe Feldenkrais와 직접 함께 연구하였고, 40년 동안 통합된 바디워크(integrative bodywork)를 실행해왔다. Tom은 그의 배우자인 Quan, 많은 동물들과 함께 미국 메인(Maine) 주의 해안에 살면서 글을 쓰고 요트를 타며 지낸다.

Joe Tatta

물리치료사들, 그리고 실제로 모든 도수치료사와 운동치료사들은 과사용 상태(overuse conditions)인지, 자세적 또는 움직임 기능장애 패턴인지, 손상이나 수술 후 재활인지에 관계없이 신경근육 상태(neuromuscular conditions)의 영역에서 주로 일을 한다. 환자들과 일을 할 때면 근골격계의 해부학과 생리학의 기본적인 이해가 필수적이다. 해부학을 아는 것은 생리학을 이해할 수 있게 해주며, 이것은 확장, 평가 그리고 치료를 통해 병태생리학(pathophysiology)에 대한 이해를 유도한다. 실제로 도수 치료이든 치료적 운동 또는 환자를 위한 자가관리 교육이든, 효과적이고 예리한 임상적 정형외과 업무는 치료를 위해 요리책의 요리방법을 암기하는 것과 같지 않고, 고객의 상태에 대한 근본적인 병리학적 기전(mechanisms)을 이해하는 것에 있다. 이것은 필수적으로 근골격계의 해부학과 생리학에 대한 기본적인 지식을 기반으로 하는 논리적 사고를 필요로 한다.

이런 점에서 Dr. Joseph Muscolino의 "최신기능해부학: 인체의 뼈대 근육(The Muscular System Manual: The Skeletal Muscles of the Human Body)" 제4판은 매우 가치 있는 책이다. 학생과 치료사는 많은 근육 아틀라스를 이용할 수 있지만 Joseph Muscolino는 완전한 참고문헌과 근거를 바탕(evidence-based)으로 작품을 만들어 왔다. 이것은 존재하는 가장 완벽한 근육구조와 기능의 도해일 뿐만 아니라 어떻게 근육 시스템이 작용하는지에 대한 실제 이해를 돕는 방식으로 내용을 보여준다.

"최신기능해부학"은 근육의 부착점과 작용을 단순히 서술하는 것 대신 왜 각 근육이 그 작용을 수행하는지 설명한다. 동심성 작용에 더하여 각 근육의 등척성 안정화 기능과 편심성 제한 기능 또한 보여준다. 게다가 이 책은 근육의 열린사슬 표준 작용뿐만 아니라 닫힌사슬 반대 작용 또한 자세히 설명한다는 점에서 독특하다. 4판의 경우 새롭게 근육의 작용과 빗면(oblique plane) 움직임 패턴을 구분하여 설명하고 보여준다. 그리고 근막경선과의 관계와 근골격계 상태(musculoskeletal conditions)에 대한 적용이 제공된다.

이 모든 정보는 가장 아름답고 명료한 삽화(사진 위에 뼈와 근육이 겹쳐진 실제 사람의 사진)와 함께 확인할 수 있다.

게다가 책과 함께 온라인 디지털 프로그램이 제공되며, 그것은 독자가 그림에서 신체와 위치의 33개의 그림 시점으로 공부할 수 있게 하고, 각 시점에서 근육들의 조합도 보여질 것이다. 더 멋진 디지털 응용프로그램을 웹에서 사용할 수 있지만, 그것들 중 어느 것도 사용하기 쉽고 명확한 것은 없다. 이것은 근육들을 처음 배우는 학생들뿐만 아니라 근육들 간의 관계에 대해 더욱 섬세한 이해를 원하는 노련한 치료사에게도 가치가 있다. 그리고 "최신기능해부학"과 함께 제공되는 디지털 자료에는 저자가 책에 있는 각 근육의 촉진을 보여주고 설명하는 시연 영상과 치료사가 환자의 자가 관리 프로그램을 위해 스트레칭 방법을 컬러로 프린트할 수 있게 해주는 맞춤형 디지털 프로그램이 있다.

환자들의 상태를 통해 논리적으로 생각하고 창의적으로 적절한 치료테크닉을 적용하기를 원하는 어떤 임상 치료사에게 효과적인 임상 정형의학적 업무에 있어서 Dr. Joseph Muscolino의 "최신기능해부학" 제4판보다 강력한 기본서는 없다. 이 위대한 작품을 당신에게 추천할 수 있다는 것은 매우 흥분되는 일이다.

2015년 6월 11일
Joe Tatta

Joe Tatta, PT, DPT, CNN

Joe Tatta는 물리치료학 박사이며 임상영양사 면허를 가지고 있다. 그는 New York Tri-State area(뉴욕, 뉴저지, 코네티컷)에서 외래환자에게 물리치료를 제공하는 가장 큰 곳 중 하나인 Premier Physical Therapy & Wellness의 공동 설립자이다. 그는 미전문물리치료사위원회(American Board of Physical Therapy Specialties)로부터 정형물리치료 자격을 받았으며 임상영양인증위원회(Clinical Nutrition Certification Board)에서 영양학과 기능의학학회(Institute for Functional Medicine)에서 기능의학을 공부했다. 그의 큰 성공은 매년 수천 명의 고객들을 치료하는 것과 그의 임상적 발전에는 비롯되었다. 또한 부상 예방, 영양 및 기능의학과 관련된 주제를 건강 및 전문가에게 강의하고 멘토링하는 등 활발하게 활동하고 있다.

제3판의 추천사

Bob King

나는 종종 몇몇 책들이 제2, 3판으로 가는 것에 의문을 가졌지만, Dr. Joe Muscolino의 "최신기능해부학(The Muscular System Manual)"의 경우는 아니다. 새롭고 웅장하게 업그레이드된 이번 판은 저자를 미국의 도수치료를 위한 근육계 최고의 전문가로서의 위치를 확고히 하였다. 정말로 이 책의 업그레이드, 자원 그리고 지식 기반은 부족함이 없이 뛰어나다.

처음의 제1~3장까지는 뼈, 관절 그리고 연결조직 역할의 상세한 개요와 함께 근육계가 어떻게 작용하는지에 대해 새롭고 혁신적인 자료를 제공한다. Dr. Muscolino의 신체 에너지의 주된 사용자인 근육계에 대한 가치 있는 관점은 도수치료 또는 운동치료를 배우는 학생과 매우 제한적인 지식 기반을 가진 사람에게도 가치 있는 관점과 배경을 제공한다. 위치 용어, 색깔이 있는 그림, 뼈의 구조 그리고 운동 제시는 다른 책의 초석으로 작용하는 기본적인 인체운동학의 기초를 제공한다.

특징을 갖춘 근육들은 이 판의 흐름과 이동성이 다른 책에 비해 뛰어나도록 이제 그들의 각각의 관절에 맞게 재배열되었다. 더 나아가, 이는 마사지와 다른 바디워크(bodywork) 학교에서 가르치는 대부분의 근육, 근육학, 운동학 수업의 방법과 일치한다. 이것은 근육계와 신체의 기능에 대한 체계적인 묘사를 제공하기 때문에 치유 예술을 배우는 학생에게 특히 유용한 부속품이다.

놀랍게도, 이 판은 근육의 기능 제시에서 이전 판보다 훨씬 완성도가 높다. 저자는 근육 부착점을 공들여 나타낼 뿐만 아니라 편심성 길어짐과 등척성 안정화 작용에 더하여, 동심성, 단축성 작용근 작용 그리고 반대 작용근 작용(reverse mover actions)을 포함하는 각 근육의 기능적 정보를 확장한다. 믿을 수 없을 정도이다. 이러한 특징들은 다른 바디워크(bodywork) 책에서 누락되었고, 이 자료들은 모든 수준에서 근육의 기능에 대한 더욱 포괄적인 이해를 제공한다.

반대 작용근 작용은 중요하다. 예를 들어, 왜 넙다리근막긴장근(tensor fasciae latae; TFL)이 엉덩관절에서 넙다리의 굽힘근이고, 같은 관절에서 넙다리의 안쪽돌림근과 벌림근일 뿐만 아니라, 어떻게 이것이 반대 작용하여 골반을 앞쪽으로 기울이고 골반의 같은쪽을 같은쪽으로 돌리고 내리는지까지 설명한다. 이것만으로도 TFL이 허리 통증의 전반적인 자료, 척추옆굽음의 보상, 엉치엉덩관절의 기능제한 그리고 고전적인 아래 교차 증후군(lower crossed syndrome)에서 이완하는 필수적 요소라는 것을 확인할 수 있다. 이 흥미진진한 개정판에는 유용하고, 실용적이며, 통찰력을 촉진하는 내용들이 풍부하게 담겨 있다. 이 책을 단순히 검토하는 것만으로도 나는 내가 지금 임상적 마사지를 제공하는 몇몇 고객들을 위한 새로운 임상적 통찰력이 생겼다. 이 책은 앞으로 몇 년 동안 내 치료실의 주요한 자료가 될 것이다.

따라서 학생뿐만 아니라 숙련된 도수치료사 또한 명확하고 체계적인 방법으로 제시된 이 책의 임상 관련 정보를 이용할 수 있다. "최식기능해부학" 제4판은 현재 이용 가능한 근육 기능을 다룬 가장 완벽한 책으로, 어려운 치료 사례(case)에 대한 당신의 지식을 높여줄 수 있으리라 기대한다. 나는 이 책이 혁명이 되지는 않더라도 근육 시스템 교육을 개선하여 쓸모없는 암기와 독단으로부터 기능적으로 중요한 정보, 묘사, 신중한 논리로 짜인 확실한 설명으로 옮겨갈 것이라고 믿는다.

새롭고 개선된 컬러 그림들을 이번 판 전체에 걸쳐 어디서나 볼 수 있다. 컬러 그림들은 근육 또는 기능적 군 내에서 개별적으로 표현되고, 실제 사람 위에 그려져 학습자에게 위치, 촉진 그리고 부착점의 생생한 표현을 준다.

이 책은 교과서 중 처음으로 쌍방향 CD(interactive CD)가 포함되어 있다. 각각의 기본적인 삽화는 그 부위의 모든 근육들의 목록과 함께 신체와 뼈를 보여준다. 이를 통해 학생들은 삽화 위에 근육 시스템을 만들 수 있고, 서로 다음에 보여줄 어떤 근육의 조합을 선택할 수 있다. 넙다리빗근 옆에 있는 넙다리근막긴장근을 보거나 중간볼기근 및 엉덩허리근의 추가 여부를 선택할 수 있다. 이 CD만으로도 처음 공부하는 학생의 근육 학습 능력을 크게 향상시킬 뿐만 아니라, 경험이 많은 치료사들이 해부학을 더 잘 배우도록 도전하게 만들 것이다. 이것은 학생과 치료사 모두에게 개별적인 근육을 배우는 것뿐만 아니라 근육 시스템을 다시 함께 생각할 수 있는 매우 중요하고 필요한 임상적 과제를 시작하는 데에도 도움을 준다. 이를 통해 부착점과 작용의 오디오 파일과 함께 학생들이 이동 중에도 공부할 수 있는 CD 및 MP3 파일을 복사하도록 하며, 이것만으로도 이 책의 가격만큼의 가치 있다고 할 수 있다.

새로 추가된 제19장에는 동심원, 반대, 편심성 및 등척성 안정화 기능을 설명하는 근육의 기능적 작용근 군이 포함되어 있다. 여기에는 다시 한 번 훌륭한 새로운 그림이 실려 있다. 이 장의 두 번째 부분은 [롤퍼(Rolfer)이며 근막의 혁신자인 Tom Myers의 허락으로] 근막망(fascial webbings), 움직임과 자세를 돕는 결합조직의 관계를 묘사하는 필수적인 근막경선을 묘사하였다. 이것은 "최신기능해부학"의 또 다른 특징으로, 인체의 경이롭고 필수적인 시스템에 대한 가장 완전한 책으로서의 최고의 위치를 뒷받침한다.

저자는 최상의 결과를 위해 과학과 예술이 훌륭하게 혼합된 작품을 만들어 냈다!

2009년 8월 3일

Bob King

Bob King, LMT, NCTMB

Bob King은 30년이 넘도록 마사지 치료에 대한 매뉴얼, 책, 비디오, 커리큘럼 및 수많은 임상 논문을 썼다. 그는 코르티바 교육 상담가(cortiva educational consultant)였으며 전국적으로 심화 근막 교육을 실시하였다. 그는 시카고 마사지 치료 학교(Chicago School of Massage Therapy)의 설립자이자 전 총장이고, AMT 국제 회장으로 2번 재임했으며, 전문가 내에서 성공적인 혁신가, 운동가, 교육자라고 널리 여겨졌다. 2009년에 마사지 치료 명예의 전당에 등록되었으며, 2004년에는 미래지향적인 리더십으로 마시지 치료 재단(Massage Therapy Foundation)의 차별화된 서비스 상을 받았다.

제2판의 추천사

Bob King

인체의 650개가 넘는 근육들이 최적으로 안정화되고 통합되었을 때 진정으로 뛰어난 품격 있는 기능을 발휘한다.

역도선수의 정적인 고정, 발레 댄서의 도약하는 회전, 18피트에서 장대 높이뛰기 선수의 회전 감압, 왼쪽 혹의 굉장히 멋진 정확성, 터치다운 패스 또는 열광적인 치어리더의 환희에 찬 뒤집기처럼 동작에서 근육은 건강, 수행 그리고 삶 그 자체의 본질이다. 불행하게도 운동역학적 심포니는 때때로 통증과 부상이 연부 조직에 영향을 미칠 때 갑자기 정지하게 된다.

지난 30년간 임상의 마사지 치료사로서 운동 손상의 '본질' 또는 근육계의 고장에 의해 나는 아직까지 종종 흥미를 느끼고 놀란다. 근육, 힘줄, 피부, 근막 그리고 인대는 치유의 역동성은 해결 가능하면서도 동시에 난제이다.

이 연부 조직 '본질'은 우리의 실습 임상의 시도에 생리학적 기초와 치료적 중요성을 제공한다.

신비스런 치유의 과정을 목격하는 과정에서 성공적으로 실행하는 바디워커(bodyworker)는 그들의 우뇌 기술(right-brain skills)에 능숙하고 편안함을 느껴야만 한다. 이러한 기술들은 분리된 분절의 관계가 아닌 전반적인 관계를 나타내는 자세 분석을 포함할 수 있다.

치료적 동정심과 보살핌은 플라시보(위약) 효과를 뛰어넘을 수 있다. 직관적인 예감은 종종 첨단 기술의 검사 프로토콜보다 더 신뢰할 수 있음을 증명한다. 임상적 추론은 거의 선형적이지 않다. 숙달된 촉진은 근막 부근 주변을 방황하는 것을 포함한다. 여기서 방황은 당신이 길을 잃는 것을 의미하지 않는다. 연부조직 영역의 새로운 탐험과 중요한 발견은 종종 글을 통한 촉진과 삼차원 시각화에 의해 안내된다.

그러나 해부학적 지식과 객관적인 정확성의 좌뇌 기술은 성공적인 결과를 위해 동등하게 중요하다. 아무리 재확신을 주고 쾌활해도 카리스마가 있는 외향적인 사람은 상지의 통증이 있는 고객에게 최고의 서비스를 제공하기 위해 돌림근띠(rotator cuff) 기능의 명확한 이해를 해야 한다. 내성적인 현명한 에너지 작업자는 허리네모근의 기능과 부착점이 명확하게 이해되었을 때 임상적으로 더 효과적이다. 효과적인 촉진은 분명히 예술이자 과학이다.

다행히도 연민과 능력은 상호 배타적 기술이 아니다. 정확성과 예술성도 마찬가지다. 한 번은 유명한 신경근 치료사가 나에게 말했다. "당신의 직관력을 정말로 발달시키려면, 당신의 해부학을 이해하세요!". 옳은 말이다.

그렇다면 우리는 어떻게 과학적 해부학의 객관성, 상세함 그리고 정확성을 학습 과정과 바디워크(bodywork) 치료사의 지속적인 교육에 창의적으로 적용할 수 있을까?

약 20여 년 전, Dr. Travell과 Dr. Simons의 "Myofascial Pain and Dysfunction"(제1권) 출판으로 획기적인 사건이 발생했다. 물리 의학, 도수 의학 그리고 바디워크(bodywork) 치료법들은 인간의 근육계에 대한 풍부한 그림과 참고서를 받았다. 마사지 학교의 교과과정은 변화하기 시작했다. 해부학적 역량이 향상되었고 해부학적 기초에 기반한 임상적 정확성은 많은 고급 교육과 전문 분야의 기반이었다. '통증 유발점 중립화(neutralizing trigger points)'는 모든 세대의 마사지 치료사를 위한 표어가 되었다. 치료적 탐색이 깊어지고 진화하면서 통증 유발점이 통증, 기능 장애 그리고 부상에 단지 하나의 기전일 뿐이라는 것이 분명해졌다. 확실히 치유 과정에서 임상적으로 유일하게 중요한 측면은 아니다.

미스터리, 뉘앙스, 관점 그리고 실험은 모두 치료적 해결에 유효하고, 고정된 형식 안에서 거의 발달하지 않는다. 질문, 연구 그리고 대화는 모두 반사되는 풍경을 구성한다. 최근에는 새롭고 임상적으로 강력한 치료 철학을 형성할 때 근육, 근막, 기능, 구조, 정력적, 가동화, 호흡 그리고 자가 안정화를 포함한 더욱 사려 깊고 포괄적인 바디워크(bodywork)적 접근이 등장했다. 이것은 4가지 색, 사용자 친화적, 그리고 파워포인트 변환 형식을 가진 부착점, 운동, 층, 협동근(synergists), 촉진 기술, 이미지 뱅크(image bank), 논의할 문제 그리고 강사의 설명서, 낱말 맞추기 그리고 복습 문제를 포함하여 새로운 기초의 교과서, 참고서 그리고 근육계 선언문이 필요하다는 근거가 되었다.

그런 책이 만들어졌다.

Dr. Joseph Muscolino가 새롭게 개정한 "최신기능해부학"은 과학적으로, 예술적으로 학생에게 소개하고, 교육자를 강화하며, 임상가가 근육계를 배우고 효과적으로 치료하는지 입증하는 포괄적인 일체형 자료이다. 이 책의 놀라운 정확성과 세심함은 저자의 경이와 지적 호기심에 의해 강조된다.

색깔, 레이아웃, 디자인, 방법론 그리고 근육군 삽화의 사용은 학습자가 전반적, 지역적 관계(regional relationships)의 '큰 그림'을 동시에 보면서 필수적인 정보를 습득할 수 있도록 한다. 실제로, 이것은 교육, 임상 그리고 도수 치료사의 지속적인 교육을 통합적으로 지원하는 교재이다.

최근 엉덩허리근 복합에 관한 임상적 학술 토론회를 하는 동안, 나는 교육 참고서로 "최신기능해부학"을 사용했다. 이 설명서의 그림, 발음, 부착점, 복합적 작용 그리고 학습 방법은 학습 결과를 크게 촉진하였고, 임상적 정보를 전문적으로 구성하였으며, 학생들이 촉진과 평가하는 기술을 정확하게 지원했다.

이 근육군의 여러 가지 작용 가능성을 고려할 때 저자의 반대 작용에 대한 설명은 특히 유용했다. 이 책은 또한 인구의 40%에서 작은허리근(psoas minor)이 없고, 허리신경얼기(lumbar plexus)는 큰허리근(psoas major)의 힘살 안에 위치하며, 스테이크의 안심(tenderloin) 커트는 실제로 소의 큰허리근이라는 것을 문서화했다.

나는 마사지 치료사 교육이 유익하고 상호적이고 재미있어야 한다고 믿는다. "최신기능해부학"은 이러한 목표들을 지지할 뿐 아니라, 이것은 아주 뛰어난 탁월한 교육 참고서이다.

저자는 임상 카이로프랙터이고, 마사지 학교의 해부학 강사이며, 전문적인 역량의 표준을 위한 활동가이다. 그는 National Certification Board of Therapeutic Massage and Bodywork Job Analysis Survey Task Force의 해부학, 생리학 그리고 인체 운동학 분야에서 검사 지정 전문가로 근무했다. 그는 "Journal of Bodywork and Movement Therapies and Massage Therapy Journal"에서 수많은 해부학적 그리고 임상적 특성을 저술한 저자이다.

아마도 Dr. Muscolino는 논의가 근육과 움직임의 영역으로 바뀔 때마다 그의 눈을 반짝이며 깊게 생동감 있는 반응을 보였을 것이다. 나는 "최신기능해부학"이 그의 광대한 지식, 창의적 시각 그리고 반짝이는 그의 눈을 반영할 것으로 믿는다. "최신기능해부학"은 인간의 근육계, 이것의 기능과 창의적 움직임을 위한 잠재성에 대한 가장 최신의 유익한 참고서이다.

이 책은 당신과 평생 함께할 것이다.

2014년 8월 11일

Robert K. King

저자의 글

"최신기능해부학(the muscular system manual): 인체의 뼈대 근육(The Skeletal Muscles of the Human Body)"(제4판)은 사용할 수 있는 가장 철저한 근육 기능의 지도책(atlas)이라고 할 수 있다. 일반적으로 배우는 근육의 부착점과 작용을 단순히 나열하는 것 대신, "최신기능해부학"에서는 각 근육의 모든 근육 기능을 종합적으로 다룬다. 편심성, 안정화 작용뿐만 아니라 단축성 작용 기능은 반대 작용과 함께 다뤄진다. 학생에게 근육 기능의 전체 그림을 제공함으로써 실제로 근육을 어렵지 않게 더 쉽게 배우도록 했다. 학생들은 정보를 이해하고 기억할 필요가 없으므로 정보를 보다 빨리 파악할 수 있다.

이 책은 누구에게 유익한가?

이 책은 주로 물리치료, 마사지, 카이로프랙틱, 정골(osteopathy), 정형외과(orthopedists), 운동 훈련, 요가, 필라테스 그리고 휄덴크라이스(feldenkrais)를 포함하여, 도수 및 운동치료를 연습하는 치료사들과 학생들을 위해 집필되었다. 하지만 신체의 골격근육을 배울 필요가 있는 사람이라면 누구나 이 책이 매우 유용하고 필수적인 자료라는 것을 알 수 있을 것이다. 다른 많은 책들과 달리, "최신기능해부학"은 매우 훌륭하고 완성도가 높다. 이 책은 처음으로 신체 근육을 배울 때 지침서가 되어줄 것이고, 임상에 있을 동안 매우 유용한 자료로 책장에 보관될 것이다.

개념 접근

이 책의 접근 방식은 독특하다. 정보를 단순하게 나열하는 대신, 정보들을 가르치고 이해할 수 있게 만들어 비판적 사고를 하도록 한다. 제1장에서는 근육이 어떻게 작동하는지 틀을 설정하고 근육을 학습하는 5단계 접근법을 제시한다. 각각의 근육을 외우는 대신에 어떻게 작용이 추론될 수 있는지를 설명하는 노트가 있다. 이 책의 목표는 학생, 치료사, 트레이너, 의사들이 고객 및 환자를 임상적으로 대할 때 근육의 기능을 통하여 논리적으로 생각하도록 하는 것이다.

구성

이 책은 총 5부로 구성되어 있다. 제1부는 학생이 건강 관리와 피트니스 분야의 다른 구성원들과 소통하기 위해 필요한 모든 핵심 신체 운동학 용어를 다루고 있다. 제2~4부는 신체의 주요 근육을 체계적으로 포함하여, 모든 근육의 필수 정보를 명확하고 조직적으로 제시한다. 이 부분에서 각 장의 시작 부분은 관절 부위 근육의 큰 그룹의 그림으로 시작된다. 각각의 근육은 근육의 부착점, 기능, 신경 분포, 동맥의 공급, 촉진, 다른 구조물과의 관계, 지적 및 임상적으로 관련된 기타 정보를 제공하는 개별 배치를 가진다. 제5부는 신체의 근막경선과 골반바닥의 근육들의 그림들뿐만 아니라 근육들의 모든 주요 기능의 관절작용 작용근군의 그림들을 제시한다.

특징

이 책은 많은 특징을 가지고 있다.

- 유효한 근육 기능의 가장 완벽한 적용
- 비판적 사고를 촉진시키는 근육의 작용을 이해하는 설명
- 모든 관절작용들에 대한 전체적인 언급
- 각 학생 또는 강사가 어떤 내용이 다뤄지는지 판단할 수 있도록 단편적인 접근 방식으로 제시되는 정보
- 뼈와 근육을 실제 사람의 사진에 올려놓은 아름다운 삽화
- 모든 기능적인 근육군에 대한 큰 근육군 삽화
- 모든 근육에 대한 근막경선 정보
- 각 근육에 대해 표시된 명확하고 따라 하기 쉬운 촉진
- 근육들의 모든 결합을 뼈대와 신체 위에 위치시킬 수 있도록 하는 Evolve의 양방향 디지털 프로그램

제4판의 새로운 점

제3판의 모든 항목들이 보존되어 있으면서도, "최신기능해부학" 제4판은 다양한 새로운 특징을 가지고 있다.

- 근육의 모든 관절작용에 대한 근거 기반의 완전한 참고문헌
- 근육의 빗면 운동 패턴을 다루기 위한 근육 기능의 범위 확대
- 근육, 근육 위치, 발음, 첨부 파일, 작용 및 신경지배 정보를 포함하는 250개 이상의 플래시카드를 학습할 수 있는 휴대용 리소스를 제공하는 플래시카드 애플리케이션
- 많은 근육에 대한 삽화뿐만 아니라 근육 부착점과 근막경선에 대한 새로운 삽화
- 신체의 모든 기관(organ) 시스템의 간결한 검토
- 신체의 모든 근육들의 촉진을 보여주는 비디오 설명에 대한 디지털 접근
- 환자 및 고객들에게 사용하거나 자가관리를 위해 출력되는 개별 근육의 신장이 가능한 양방향의 맞춤형 디지털 프로그램

학습 보조

- 부착점과 기능들의 정보는 학생들이 얼마나 깊게 학습해야 하는지 결정할 수 있도록 단편적인 접근 방식으로 제시된다.
- 이 책은 교과서뿐만 아니라 학교 내 교재로 사용하기 위한 것이다. 이러한 이유로 체크사항은 정보의 한 부분뿐만 아니라 각 근육의 배치(layout)를 위해 제공된다. 이를 통해 학생들은 배운 내용을 정확하게 확인할 수 있을 것이다. 강사들은 학생들에게 내용을 확인하도록 하고, 그들이 책임져야 하는 것에 대한

기대를 명확하게 할 수 있다.

- 화살표는 근육의 당김선을 보고 시각적으로 이해할 수 있도록 각 개별 근육 삽화의 근육들 위에 위치되어 있다. 이 화살표들은 근육의 작용들을 외우는 대신에 이해할 수 있도록 한다.
- 각 부분에 대한 흥미로운 이해를 제공하기 위해 기타 섹션이 제공된다. 이 섹션의 많은 부분이 구체화된 임상 적용들이며 근육을 더 재미있게 배우게 한다.

Evolve 온라인 리소스

이 책은 Evolve 웹사이트에서 다음의 학생용 자료들을 지원한다.

- 간단하고 철저하며 사용하기 쉬운 양방향 디지털 프로그램. 신체 부위의 기본적인 사진이 그려진 뼈대에 표시된다. 그 부분의 모든 근육 목록이 주어지며 근육의 조합을 선택하여 그림 위에 배치할 수 있으므로 근육의 부착점을 보는 것은 물론, 더 중요한 것은 해당 부분의 모든 근육 사이의 관계를 볼 수 있다는 것이다. 근육의 모든 조합을 선택할 수 있다.
- 저자가 책의 각 부분과 모든 근육의 촉진을 보여주는 비디오 설명
- 저자가 모든 근육의 이름, 부착점 및 주요 작용을 소리 내어 읽어주는 오디오 기능. 출퇴근길에 음성 파일로 공부할 수 있으며 이동을 하면서 공부하기에 이상적이다.
- 인체 골격근의 추가적인 복습을 위한 드래그해서 라벨 떨어뜨리기(drag 'n' drop labeling exercises), 근육 이름 맞추기(name that muscle quizzes)와 같은 양방향 복습
- 책에서 배운 지식을 강화시키기 위한 200개의 단답형 복습 문제
- 환자 및 고객들의 사용이나 자가관리를 위한 개별 근육을 펼칠 수 있는 쌍방의 맞춤형 디지털 프로그램
- 신체의 모든 기관(organ) 시스템의 간결한 복습
- 다음 주제에 관한 중요한 정보를 담고 있는 추가적인 부록: 연부조직부착점, 촉진 가이드라인, 신경지배 개요, 동맥 개요, 추가적인 골격근 그리고 근육 이름을 외우게 하는 암기법.

다른 리소스

강사의 경우 전체 학습서는 학습 결과, 토론 주제 및 비판적 사고 질문을 포함한 50분 파워포인트 강의로 제공된다. 또한 근육 학습을 통해 수업을 이끌어가는 단계별 접근법과 일반적인 근골격계 조건에 대한 비판적 사고 응용을 할 수 있도록 사례 연구를 제공하는 강사 안내서가 있다. 또한 책의 모든 그림을 포함하는 이미지 모음과 1,500개의 질문을 포함하는 ExamView의 문제은행이 제공된다.

관련 서적

이 책은 우수한 색칠 공부 책과 별도로 구입할 수 있는 일련의 플래시 카드가 지원된다. Mosby/Elsevier에서 발행한 "Musculoskeletal Anatomy Coloring Book"(제2판)과 "Musculoskeletal Anatomy Flash Cards"(제2판)를 보면 된다. 근육 촉진에 대한 자세한 내용은 "The Muscle and Bone Palpation Manual, With Trigger Points, Referral Patterns, and Stretching"(제2판)을 참고하라. [역주: 본 책은 "통증유발점, 연관통, 스트레칭으로 알아보는 근골격계 촉진법(대한나래출판사)"으로 번역되어 출간되어 있다.]

학생들을 위한 노트

이 책은 두껍고 정보가 가득하다. 어느 정도를 배우고 싶은지 정확히 선택할 수 있다. 당신이 근육을 배우는 초보자라면 뛰어난 삽화와 간단하고 명확한 설명은 근육을 쉽게 배울 수 있도록 할 것이다. 당신이 근육 시스템에 대해 상급 수준인 학생이라면 정보의 깊이는 새로운 수준의 지식과 임상 적용에 도움이 될 것이다. 당신은 이 책에서 손을 뗄 수 없을 것이며 교재 또는 참고 서적으로 이 책이 현재와 미래에 이상적이고 필수적임을 알게 될 것이다.

이 책의 사용법

1 2~3쪽 분량에 걸쳐 근육 및 그룹 이름(해당되는 경우)이 포함되어 있다.

2 당김선을 나타내는 화살표와 함께 개별 근육의 삽화가 제공된다. 뼈 부착점은 갈색으로 음영 처리되어 쉽게 식별할 수 있다. 근육은 뼈보다 깊게 있다. 그림은 구조의 위치를 확인하는 데 도움이 되는 사진 위에 그린 근육과 뼈에 완전히 색상을 입힌 해부학적 삽화이다. 인체의 근육과 뼈의 위치는 이 덮인(overlay) 삽화에서 뚜렷하게 나타나 있다.

3 체크 박스는 2~3쪽의 개별적인 근육 전체에 걸쳐 사용되므로 자료를 배웠을 때 정보를 표시하거나 확인할 수 있다.

4 근육의 이름을 먼저 배치하여, 그것이 주는 정보를 자유롭게 파악하여 볼 수 있다.

5 어원 및 적절한 발음이 제공된다.

6 간단한 부착점(이는곳) 정보를 포함함다. (Note: 뼈, 뼈기준점 및 근육 부착점 그림은 제2장을 참조한다.)

7 더 자세한 부착점(이는곳) 정보를 포함한다.

8 간단한 부착점(닿는곳) 정보를 포함한다. [Note: 더 자세한 부착점(닿는곳) 정보가 있는 경우, 이 부분 바로 다음에 나올 것이다.)

9 기능 부분: 이 부분에서는 근육의 모든 수축 기능을 다룬다. 이 정보는 근골격계 기능에 대한 포괄적인 설명을 제공하여 "최신기능해부학"을 보다 완벽하게 만들어준다. (Note: 근육 기능에 대한 설명은 제3장을 참조한다.)

10 동심성(단축성) 작용근 작용 표: 일반적으로 초급 또는 중급 수준에서 진행되는 작용(표준 및 반대)은 표 내에서 굵은 글씨로 인쇄된다. 표의 나머지 작용은 보다 심화된 수준의 학습을 위한 것이다. (Note: 관절 작용의 그림은 제1장을 참조한다.)

11 표준 작용근 작용 노트: 근육의 표준 작용에 대한 추론을 설명하는 방법론 정보를 제공한다.

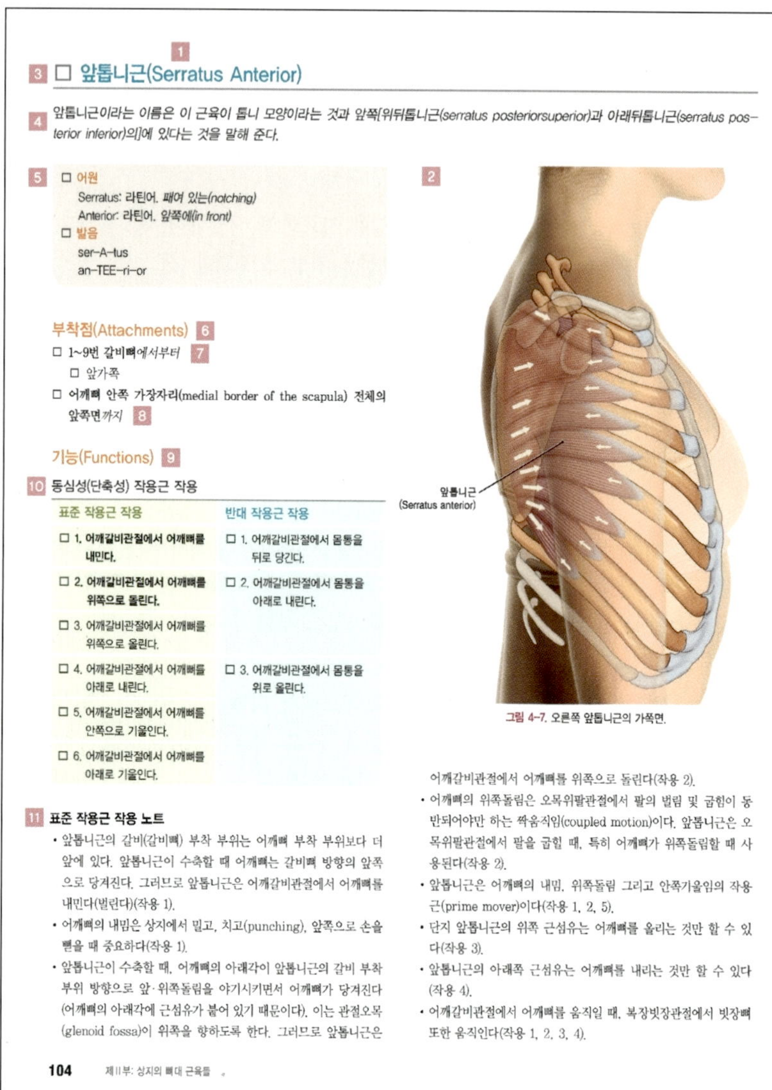

1

3 □ 앞톱니근(Serratus Anterior)

4 *앞톱니근이라는 이름은 이 근육이 톱니 모양이라는 것과 앞쪽[위뒤톱니근(serratus posteriorsuperior)과 아래뒤톱니근(serratus posterior inferior)의]에 있다는 것을 말해 준다.*

5 □ 어원
Serratus: 라틴어. *패어 있는(notching)*
Anterior: 라틴어. *앞쪽에(in front)*
□ 발음
ser-A-tus
an-TEE-ri-or

부착점(Attachments) 6
□ **1~9번 갈비뼈***에서부터* 7
□ 앞가쪽
□ **어깨뼈 안쪽 가장자리(medial border of the scapula) 전체의 앞쪽면***까지* 8

기능(Functions) 9

10 동심성(단축성) 작용근 작용

표준 작용근 작용	반대 작용근 작용
□ **1. 어깨갈비관절에서 어깨뼈를 내민다.**	□ 1. 어깨갈비관절에서 몸통을 뒤로 당긴다.
□ **2. 어깨갈비관절에서 어깨뼈를 위쪽으로 돌린다.**	□ 2. 어깨갈비관절에서 몸통을 아래로 내린다.
□ 3. 어깨갈비관절에서 어깨뼈를 위쪽으로 올린다.	
□ 4. 어깨갈비관절에서 어깨뼈를 아래로 내린다.	□ 3. 어깨갈비관절에서 몸통을 위로 올린다.
□ 5. 어깨갈비관절에서 어깨뼈를 안쪽으로 기울인다.	
□ 6. 어깨갈비관절에서 어깨뼈를 아래로 기울인다.	

2

그림 4-7. 오른쪽 앞톱니근의 가쪽면.

11 **표준 작용근 작용 노트**
- 앞톱니근의 갈비(갈비뼈) 부착 부위는 어깨뼈 부착 부위보다 더 앞에 있다. 앞톱니근이 수축할 때 어깨뼈는 갈비뼈 방향의 앞쪽으로 당겨진다. 그러므로 앞톱니근은 어깨갈비관절에서 어깨뼈를 내민다(벌린다)(작용 1).
- 어깨뼈의 내밈은 상지에서 밀고, 치고(punching), 앞쪽으로 손을 뻗을 때 중요하다(작용 1).
- 앞톱니근이 수축할 때, 어깨뼈의 아래각이 앞톱니근의 갈비 부착 부위 방향으로 앞·위쪽돌림을 야기시키면서 어깨뼈가 당겨진다(어깨뼈의 아래각에 근섬유가 붙어 있기 때문이다). 이는 관절오목(glenoid fossa)이 위쪽을 향하도록 한다. 그러므로 앞톱니근은 어깨갈비관절에서 어깨뼈를 위쪽으로 돌린다(작용 2).
- 어깨뼈의 위쪽돌림은 오목위팔관절에서 팔의 벌림 및 굽힘이 동반되어야만 하는 짝움직임(coupled motion)이다. 앞톱니근은 오목위팔관절에서 팔을 굽힐 때, 특히 어깨뼈가 위쪽돌림할 때 사용된다(작용 2).
- 앞톱니근은 어깨뼈의 내밈, 위쪽돌림 그리고 안쪽기울임의 작용근(prime mover)이다(작용 1, 2, 5).
- 단지 앞톱니근의 위쪽 근섬유는 어깨뼈를 올리는 것만 할 수 있다(작용 3).
- 앞톱니근의 아래쪽 근섬유는 어깨뼈를 내리는 것만 할 수 있다(작용 4).
- 어깨갈비관절에서 어깨뼈를 움직일 때, 복장빗장관절에서 빗장뼈 또한 움직인다(작용 1, 2, 3, 4).

104 제II부: 상지의 뼈대 근육들

12 반대 작용근 작용 노트: 근육의 반대 작용에 대한 추론을 설명하는 방법론 정보를 제공한다.

13 움직임: 근육의 빗면 움직임은 근육의 실제 운동 패턴을 더 잘 이해하기 위해 여기에 나와 있다.

14 편심성 및 등척성 기능 및 노트: 운동 및 재활에서 몸의 중심부 안정화(등척성 수축)의 중요성은 최근 몇 년 동안 점점 강조되고 있으며 반대(편심성)되는 수축은 운동에서 점점 더 많이 사용된다. 이와 같은 정보를 다루는 것은 이 책이 거의 유일하다.

15 근육의 작용에 대한 추가 노트가 제공된다.

16 신경지배 부분: 2단계의 세부 사항이 제공되며, 주된 척수 수준은 굵은 글씨로 표시된다.

17 동맥공급 부분: 2단계의 세부 사항이 제공된다. (Note: 근육에 대한 동맥공급은 매우 변동이 심하다. 여기에 구체적인 정보가 나와 있지만 자료를 배울 때 달라질 수 있음을 염두에 두어야 한다.)

18 촉진 부분: 근육을 쉽게 촉진하기 위한 몇 가지 단계. 근육 촉진 지침을 위한 심도 있는 비디오 촉진 프로토콜에 대해서는 Evolve 웹사이트를 참조할 수 있다.

19 관계 부분: 다른 구조물들과 근육의 해부학적 관계에 대한 정보를 제공한다.

20 기타 부분: 이 부분에서는 근육과 임상 적용에 대한 흥미로운 정보를 제공한다.

앞톱니근(Serratus Anterior) (계속)

- 안쪽기울임(가쪽돌림이라고도 알려진)은 몸벽에 대해서 어깨뼈의 안쪽 가장자리를 제자리로 가져가는 움직임이다. 해부학적 자세에서, 어깨뼈는 충분히 안쪽으로 기울여져야 한다. 만약 앞톱니근이 약하면 대상자는 어깨뼈가 익상된(어깨뼈가 가쪽으로 기울어진) 자세를 가질 것이다. 앞톱니근이 강한 내밈근과 안쪽기울임 근육이라는 사실은 어깨뼈가 내밀어질 때 가쪽으로 기울어지는 경향이 있기 때문에 매우 중요하다(작용 5).
- 어깨뼈가 아래쪽으로 기울어지는 것은 어깨뼈 아래각이 몸벽에 대해 당겨지는 움직임이다. 해부학적 자세에서 어깨뼈는 충분히 아래로 기울어져야 한다(작용 6).

반대 작용근 작용 노트 12

- 어깨갈비관절에서 어깨뼈에 대해 몸통을 당기는 반대 작용(뒤쪽으로 움직이는 것)은 푸쉬업(push-up)을 수행할 때 가장 잘 나타난다. 푸쉬업을 하는 동안 몸을 땅에서 멀리 밀어내면서 팔꿈치관절을 완전히 폈을 때, 몸의 위쪽 움직임이 조금 더 나타난다. 이 움직임은 바닥에 손이 놓여 있기 때문에 고정된 어깨뼈 방향으로 앞톱니근이 몸을 위로(뒤쪽으로) 밀어내어 만든다(반대 작용 1).
- 어깨갈비관절에서 어깨뼈에 대해 몸통을 아래로 내리는 반대 작용은 만약 팔을 머리 위 180° 구부린 채로 손을 움직이지 못하는 물체에 고정시키고 몸이 고정 물체로부터 아래방향으로 당겨질 때 발생할 것이다(반대 작용 2).
- 어깨갈비관절에서 어깨뼈에 대해 몸통이 올라가는 반대 작용은 잘 발생하지 않는다(반대 작용 3).

13 움직임

1. 앞톱니근은 빗면에 하나의 당김선을 가지고 있기 때문에 어깨갈비관절에서 어깨뼈의 내밈, 위쪽돌림 안쪽기울임 그리고 아래쪽기울임의 결합된 하나의 움직임이 발생할 것이다. (Note: 앞톱니근의 위쪽 근섬유 또한 어깨뼈를 위로 올리고 앞톱니근의 아래쪽 근섬유 또한 어깨뼈를 아래로 내린다.)

14 편심성 길항근 기능

1. 어깨뼈를 뒤로 당김, 아래쪽돌림, 아래쪽내림, 위쪽올림, 가쪽기울임 그리고 위쪽기울임을 제한하고 느리게 한다.
2. 몸통의 내밈, 위쪽올림 그리고 아래쪽내림을 제한하고 느리게 한다.

14 등척성 안정화 기능

1. 어깨뼈를 안정화시킨다.
2. 갈비뼈우리(rib cage)를 안정화시킨다.

등척성 안정화 기능 노트

- 앞톱니근의 어깨뼈 기능의 안정화는 특히 어깨뼈가 건강한 자세를 유지하는 데에 중요하다. 앞톱니근은 어깨뼈의 가쪽기울임(익상)과 위쪽기울임을 예방하는 가장 중요한 근육이다.

작용에 대한 추가적인 노트 15

1. 일부 자료들은 앞톱니근의 맨 위 근섬유는 어깨뼈를 아래쪽돌림과 가쪽기울임을 할 수 있다고 서술한다.
2. 앞톱니근이 갈비뼈우리를 움직이면서 호흡에 관여하는지 아닌지에 대한 논쟁(controversy)이 있다. 앞톱니근의 갈비뼈부착점을 고려하면 보조호흡(accessory respiratory) 작용을 하는 것처럼 보인다.
3. 어깨갈비관절에서 어깨뼈 위의 앞톱니근 당김은 복장빗장관절의 빗장뼈에도 영향을 준다.

16 **신경지배**

- □ 긴가슴신경(long thoracic nerve)
  - □ **C5, C6, C7**

17 **동맥공급**

- □ 등쪽 어깨동맥(빗장밑동맥의 가지)과 가쪽 가슴동맥(겨드랑동맥의 가지)
  - □ 그리고 위쪽 가슴동맥(겨드랑동맥의 가지)

18 **촉진**

1. 대상자를 바로 눕게 하고 어깨관절의 팔을 90° 굽히게(손이 천장 쪽을 가리키도록) 한 뒤, 촉진하는 손을 겨드랑주름(axillary folds)의 앞쪽과 뒤쪽 사이에 있는 몸통 가쪽 갈비뼈우리벽(rib cage wall)에 위치시킨다.
2. 대상자가 천장 쪽으로 손을 밀게 하여 어깨뼈를 뻗게 하고 앞톱니근의 수축을 느낀다. 저항을 추가해도 된다.
3. 위치시킨 다음, 앞톱니근의 가능한 한 앞쪽(큰가슴근의 밑) 그리고 뒤쪽(넓은 등근과 어깨뼈의 밑)까지 따라가서 촉진한다.

19 다른 구조와의 관계 (Relationship to other structures)

- □ 뒤쪽 관점에서 보면, 앞톱니근의 대부분은 어깨뼈와 넓은등근보다 깊은 곳에 놓여있다. 앞쪽 관점에서 보면, 대부분의 근육은 큰가슴근과 작은가슴근보다 깊은 곳에 놓여 있다.
- □ 앞톱니근은 몸통에서 배바깥빗근을 만나는 앞가쪽면에 위치한다.
- □ 앞톱니근의 갈비뼈부착점(갈비뼈)의 가장 아래 4~5번 갈래(slips)는 배바깥빗근과 서로 맞물린다.
- □ 어깨밑근의 옆에(앞에) 앞톱니근이 놓여 있다.
- □ 앞톱니근은 나선 근막경선(spiral line myofascial meridian)에 위치한다.

제 II 부: 상지의 뼈대 근육들 105

앞톱니근(Serratus Anterior) (계속)

20 기타(Miscellaneous)

1. 톱니 모양은 톱니 나이프의 형태로 만들어져 각각의 갈비뼈에 붙어있는 것에서 유래했다.
2. 잘 발달되어 있는 사람의 경우 앞톱니근이 서있는 자세에서 앞가쪽 몸통에 갈비뼈처럼 보인다.
3. 앞톱니근은 세 부분으로 고려될 수 있다. 첫 번째 부분은 1, 2번 갈비뼈에서 어깨뼈의 위쪽 각까지, 두 번째 부분은 2, 3번 갈비뼈에서 어깨뼈 중간 가장자리의 길이까지, 그리고 세번째 부분은 4~9번 갈비뼈에서 어깨뼈 아래각까지이다. 앞톱니근의 세 번째 부분(가장 아랫부분)이 가장 강하다.
4. 앞톱니근은 어깨뼈의 앞쪽 부분에서[나선 근막경선(spiral line myofascial meridian)의 부분으로] 마름근과 연결된다. 이 연결 때문에, 마름근과 앞톱니근은 때때로 *마름톱니근육(rhomboserratus muscle)*으로 언급된다. 마름톱니근육군은 어깨뼈의 자세를 유지하고 균형을 잡는 사슬(sling)로 기능한다.

감사의 글

많은 사람들의 도움이 없이는 이 정도 규모의 책을 얻을 수 없었을 것이다. 이 책을 제작할 때 나를 도와주고 지지해준 분들에게 감사를 드린다. 여러분 모두가 저에게 준 도움과 지원이 아니었다면 이 책은 오늘 존재하지 않을 것이다

이 책의 완성도를 높인 것은 모델의 사진 위에 그려진 근육과 뼈의 훌륭한 그림이다. 사진 촬영은 Yanik Chauvin이 했으며 주 모델은 캐나다 몬트리올의 Audrey Van Herck이다. 아티스트는 미국 콜로라도의 Frank Forney와 Dave Carlson, 그리고 캐나다의 Giovanni Rimasti이다. 캐나다에 있는 Lightbox Visuals의 Jodie Bernard에게도 큰 감사를 드린다. 제1장, 제3장의 삽화 중 많은 부분이 Connecticut의 Jean Luciano와 St. Louis의 Jeanne Robertson에 의해 예술적으로 그려졌으며 Kinesiology 교과서에서 빌려 왔다.

삽화의 방향과 배치는 이 책의 분위기를 결정하였다. 책을 보기 좋고 이해하기 쉽도록 만든 Julia Dummitt에게 감사드린다. 이 정도 양의 책을 함께 묶는 것은 결코 쉬운 일이 아니다. Elsevier의 제작 담당자에게도 감사드린다. 그리고 전체 프로젝트에서 저와 함께 한 Elsevier의 편집팀(Shelly Stringer와 Kelly Skelton)에게 감사드린다. Shelly는 최고로 헌신적인 편집장이었고 이번 제4판을 만드는 데 있어 진정한 나의 파트너였다. Kelly는 이 과정에서 모든 세부사항을 능숙하게 처리했다. 그리고 이전 판의 편집자였던 Jennifer Watrous의 모든 작업과 도움에 대해 지속적으로 감사드린다.

University of Bridgeport, College of Chiropractic의 해부학 학부의 부교수인 Sharon Sawitzke 박사는 근육에 대한 동맥 공급과 관련한 전문 지식을 제공해 주었다. 그녀가 없었다면 자료를 단순화하고 정리할 수 없었을 것이다. 그리고 이 책의 원판을 샅샅이 뒤져 정보의 정확성을 확인해 준 나의 콘텐츠 편집자인 Touro University of Osteopathic Medicine의 David Elliot 박사에게도 감사드린다. 그는 내게 수많은 질문을 던져서 내용을 정리하도록 도와주었고, 지식의 한계에 도달했을 때 필요한 정보를 제공해 주기도 하였다.

지식을 제공해 주고 그의 저서인 "Anatomy Trains"(제3판)의 삽화 사용에 대해서도 관대했던 Maine주의 Tom Myers에게도 감사를 표한다.

Oregon주 Portland에 있는 Western States Chiropractic College의 Dr. Michael Carnes에게 감사드린다. 그는 가장 처음 내가 해부학과 생리학의 아름다움을 배우고, 이해하며, 높이 평가하도록 하는 데 욕구를 자극해 주신 분이다.

나는 교과서 집필이 본질적으로 '페이지를 통해 가르치는 것(teaching on pages)'이라고 믿는다. 과거에 운 좋게도 누구나 원하는 최고의 현장에서 훈련을 받을 수 있었다. Steve Kitts의 지도하에 Connecticut Center for Massage Therapy(CCMT)에서의 교직은 나를 작가로 만들었다. 학생들은 내가 그들과 함께 얼마나 많은 것을 배우고 있는지 알지 못할 것이다. 많은 조교들에게도 감사한다. 그들과 수년간 함께할 수 있음은 행운이었다. 그들은 교실에서 도움을 줄 뿐 아니라 학생들에게 자료를 보다 명확하게 설명하고 시연할 수 있는 방법을 보여줌으로써 수업을 향상시켜 주었다. 그리고 그 중 한 학생(지금은 동료 강사)인 William Courtland에게 특별한 감사의 말을 남긴다. 언젠가 그는 나에게 "책을 써야 합니다."라는 말을 했고, 그것이 작가로서의 경력을 시작한 계기였다.

마지막으로, 이 책을 쓰기 위해 줄곧 컴퓨터 앞에 앉아 있던 나에게 끊임없는 사랑과 지지 그리고 이해를 해 준 가족에게 사랑과 감사를 표한다.

저자 소개

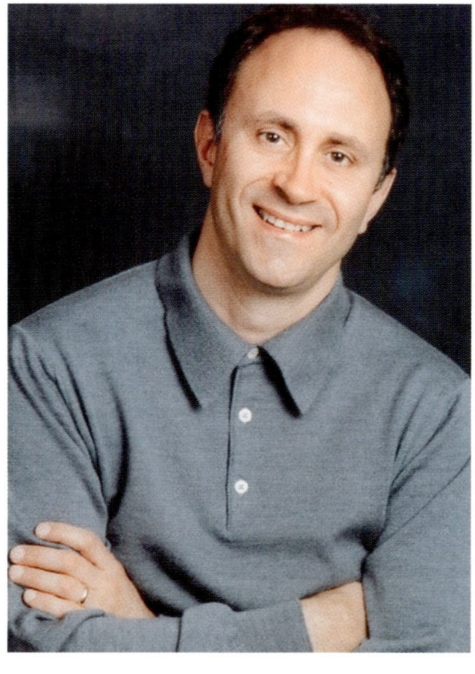

Dr. Joe Muscolino는 근골격계 및 자율신경계 해부학, 생리학, 운동학, 신경학, 병리학, 도수치료와 운동치료 과정을 30년간 가르쳐 왔다.

또한 그는 Elsevier와 다음의 저서들을 출판했다.

- Kinesiology: The Skeletal System and Muscle Function, 2nd edition.
- The Muscle and Bone Palpation Manual, with Trigger Points, Referral Patterns, and Stretching
- Musculoskeletal Anatomy Coloring Book
- Know the Body: Muscle, Bone, and Palpation Essentials
- Workbook for Know the Body: Muscle, Bone, and Palpation Essentials
- Musculoskeletal Anatomy Flashcards
- Flashcards for Bones, Joints, and Actions of the Human Body
- Flashcards for Palpation, Trigger Points, and Referral Patterns
- Mosby's Trigger Point Flip Chart with Referral Patterns and Stretching.

그리고 그는 다음의 2가지 저서를 자비로 출판했다.

- Advanced Treatment Techniques for the Manual Therapist: Neck
- Manual Therapy for the Low Back and Pelvis: A Clinical Orthopedic Approach

Dr. Muscolino는 정형외과 평가, 촉진, 신체 역학, 연부조직 도수교정, 스트레칭, 관절근막 스트레칭(4단계 관절 가동화)과 같은 주제에 대하여 도수치료와 운동치료를 하는 치료사를 위한 수많은 DVD를 출간했다.

Dr. Muscolino는 The "Massage Therapy Journal(MTJ)"의 칼럼 'Body Mechanics'과 "Journal of Bodywork and Movement Therapies(JBMT)"뿐만 아니라 미국과 해외의 많은 저널에도 칼럼 기사를 썼다.

Dr. Muscolino는 Clinical Orthopedic Manual Therapy(COMT)에서 인증 프로그램과 같은 도수치료, 운동치료분야에서 지속적인 교육 워크샵을 지도하고 있다. 그는 미국, 유럽, 호주, 뉴질랜드 및 아시아 전역에서 이 워크샵을 가르치고 있다. 또한 운동학지도자(kinesiology instructors)를 위한 강사 서비스를 운영중이다. 그는 평생교육원의 검증위원이며, 평생교육원 학점은 마사지치료사 및 바디워커(body workers)의 자격증 갱신을 위한 마사지전국면허시험에서도 사용이 가능하다.

Dr. Muscolino는 미국 빙햄튼에 있는 뉴욕 주립 대학(State University of New York), Harpur College에서 생물학 학사를 취득했다. 그는 오리건주의 포틀랜드에 있는 Western States Chiropractic College에서 Chiropractic 박사 학위를 받았으며 코네티컷, 뉴욕 및 캘리포니아에서 면허를 취득했다. 그는 코네티컷에서 30년 이상 개인병원(private practice)에 있었으며 연부조직 치료를 그의 카이로프랙틱 치료에 적용했다.

"최신기능해부학: 인체의 뼈대 근육" 또는 Dr. Muscolino의 다른 Elsevier 간행물에 대한 추가 정보가 필요하거나, 파워포인트와 같은 많은 지원 자료가 필요한 강사일 경우(강의용 강사 매뉴얼)는 www.us.elsevierhealth.com을 이용할 수 있다. Dr. Muscolino의 다른 간행물, DVD 및 워크샵에 관한 정보가 필요하거나, Dr. Muscolino에게 직접 문의하려면 www.learnmuscles.com을 방문하면 된다.

역자 소개

권 오 윤

현) 연세대학교 보건과학대학 물리치료학과 교수
연세대학교 보건환경대학원 인간공학치료 전공 교수
KEMA 학회 이사장
전) 한서대학교 물리치료학과 조교수
전) 원광보건대학 물리치료학과 교수
Washington University in St. Louis 박사후 연구원
Washington University in St. Louis 방문 연구교수
한국전문물리치료학회 학회장, 이사장
대표 역서: 기능해부학(Know the Body)
운동손상증후군의 진단과 치료
운동계 손상증후군
운동역학조절
통증감소와 기능증진을 위한 연부조직 이완기법
논문: 근골격계관련 해외 SCI, SCIE 논문 100편 이상 게재
이메일: kwonoy@yonsei.ac.kr

역자 서문

기존의 이론을 뛰어넘는 새로운 개념을 제공해 주는 신간을 만나면 학생들을 가르치는 교수로서 남다른 기분과 도전 정신이 발동한다. 새로운 개념을 빨리 습득하여 학생들에게 알려주고 싶은 충동과 원서에 익숙하지 않은 학생들과 임상가들에게 번역본을 제공하여 새로운 정보를 빨리 습득하게 하고 싶은 생각이 간절해지곤 한다.

역자는 30여 년 전 1987년에 처음 기능해부학을 배운 기억이 떠오른다. 그 당시에는 근육의 이는곳(origin), 닿는곳(insertion)과 단순한 표준 작용만을 서술한 책이 대부분이었고, 인체에 있는 650개 이상의 근육들이 어떻게 사슬처럼 연결되어 상호 작용하는지에 대한 언급이나 연구가 없던 시절이었다.

Muscolino 박사가 집필한 "Know the body"라는 책을 2012년 번역할 때만 하여도 나는 이 책이야말로 당대 최고의 기능해부학 책이라고 자신 있게 주장하였다. Muscolino 박사는 5년 후 "The muscular system manual: the skeletal muscles of human body"라는 책의 4판으로 새로운 근골격계시스템의 기능을 소개하였다. 이 책은 과거의 표준 근육작용과 촉진에서 벗어나 반대 근육작용(reverse action), 원심성 대항작용(eccentric antagonist function), 등척성 안정화 기능(isometric stabilization function), 그리고 다른 조직과의 관계를 체계적이고 과학적 근거를 바탕으로 새롭게 기술하여 인체에서 근육의 기능을 다면적으로 설명한 책이다. 이렇게 많은 양을 기술하여 기존의 책보다 분량이 2배로 증가하였다.

근골격계 통증 질환을 다루는 임상가(물리치료사, 작업치료사, 의사, 한의사, 마사지사)나 운동학을 가르치거나 공부하는 체육 전공자(운동 트레이너, 스포츠 마사지사, 경락 마사지사)들에게 이제까지 설명할 수 없었던 근육의 기능과 기능장애에 대한 이해를 돕는 데 매우 유용한 책이라고 생각된다.

이 책에서 제Ⅰ부는 근골격계의 시스템에 대한 용어와 근육작용을 기술하였고, 제Ⅱ부에서는 상지 근육, 제Ⅲ부에서는 척추, 몸통근육, 얼굴근육, 제Ⅳ부에서는 하지 근육을 다루고 있다. 각 단원 마지막에는 복습문제를 제공함으로써 학습 능력을 평가하고 스스로 학습하는 데 필요한 자료를 제공하고 있다.

이 책은 학생들이 근육의 기능과 인체의 운동, 근육 및 뼈대 촉진, 자가 학습을 위해 필요한 아름답고 명확한 삽화를 제공하기 때문에 이 책으로 학습한 학생들은 졸업 후 근골격계 통증과 관련된 문제 해결 능력을 위한 판단력, 논리적 사고에 크게 기여할 것으로 판단된다. 이 책은 졸업하고도 항상 소장하고 소중히 간직할 만한 충분한 가치가 있다고 생각한다.

책을 번역할 때 원문에 충실하면서 우리말에 적합하도록 의역을 하였다. 의학용어는 신 한글용어로 사용하였고, 신용어에 익숙하지 않은 독자를 위해 영어를 병행하여 삽입하였다. 원서의 의미와 정보를 독자들에게 충실히 전달하기 위해 심혈을 기울였지만, 번역이나 편집과정에서 오류가 발생하였다면 역자의 출판사나 역자의 e-mail로 고견을 보내 주시면 다음 교정 작업 시 충분히 반영하도록 하겠다.

이 책의 번역과 교정을 위해 수고해 주신 연세대학교 대학원 물리치료학과 KEMA 연구실 소속의 황의재 박사, 정성훈 박사, 안선희, 김현아, 김준희, 곽경태, 손민찬 대학원생들의 노고와 협조에 감사드리며, 교정과 편집에 심혈을 기울여주시고 지원해 주신 대한나래출판사 사장님과 임직원 여러분께도 진심으로 감사드린다.

2018년 12월

권 오 윤

목차

제 III 부

축 몸통의 골격계 근육들 283

제 1 장

기초 운동학 용어 (Basic Kinesiology Terminology)

evolve http://evolve.elsevier.com/Muscolino/muscular

목적(Objectives)

이 장을 마친 후 학생들은 다음을 수행할 수 있어야 한다.

1. 이 장의 주요 용어들을 정의하라.
2. 정확한 용어를 사용해 명확한 의사소통의 중요성을 설명하라.
3. 몸의 주요 부위를 설명하라.
4. 축 몸통(axial body)과 부속체(appendicular body; 사지)의 세부 부위를 나열하라.
5. 해부학적 자세(anatomic position)와 그 역할을 위치와 움직임 용어를 위한 기준점으로써 설명하라.
6. 위치 용어의 모든 쌍을 나열하고 정의하라.
7. 몸의 주요 평면(major planes)을 설명하라.
8. 몸의 평면과 축의 관계를 설명하라.
9. 운동용어의 모든 쌍을 나열하고 정의하라.
10. 몸의 주요 관절 각각에서 어떤 운동이 일어나는지 식별하라.

운동학 용어를 유창하게 사용하지 않고 근육의 기능을 논의하는 것은 불가능하다(Box 1–1). 세부적인 운동학 용어가 존재하는 이유는 일반적인 언어의 모호함을 피하는 데 도움을 주기 위함이다. 그러므로 이러한 용어를 포용하고 사용하는 것은 건강관리 분야에서 매우 중요하다. 누군가의 건강은 명확한 의사소통에 의해 결정되기 때문이다. 이 장의 목적은 필요한 운동학(kinesiology)의 기초 용어들에 대한 개요를 제공하기 위함이다. 더 많은 용어는 Evolve 웹사이트에서 확인할 수 있다. 운동학 용어에 대한 심도있고 세밀한 논의를 위해서 "Kinesiology: The Skeletal System and Muscle Function", 2nd edition(Elsevier, 2010)을 참고하길 권한다.

몸의 주요 부분(Major body parts)

신체의 움직임은 신체 부위(body parts)의 운동을 포함한다. 신체 부위의 움직임을 설명하기 위해서 우리는 그것을 정확하게 명칭할 수 있어야 한다. 그림 1–1은 인체의 주요 부위와 신체의 부분을 나타내고 있다. 2개의 주요 부위는 축 몸통(axial body)과 부속체(appendicular; 사지)이다. 부속체는 상지(upper extremities)와 하지(lower extremities)로 나뉜다.

신체 대부분의 이름은 일반적인 용어와 동일하다. 그러나 어떤 경우에서 매우 구체적이고 관찰이 필요한 운동학적 용어가 몇 가지 있다. 예를 들어, *팔(arm)*이라는 용어는 오목위팔관절(glenohumeral joint; GH joint)과 팔꿈치관절(elbow joint) 사이에 위치한 상지의 부위를 언급하기 위해 사용된다. *아래팔(forearm)*이라는 용어는 팔꿈치관절과 손목관절(wrist joint) 사이에 위치한 상지의 일부분을 의미하며, 아래팔은 팔의 일부분이 아닌 분리된 신체 부위로 여겨진다. 유사하게, *다리(leg)*라는 용어는 무릎관절(knee joint)과 발목관절(ankle joint) 사이에 위치한 하지의 부위(region)를 설명한다. 반면에 *넙다리(thigh)*라는 용어는 엉덩관절(hip joint)과 무릎관절 사이에 위치한 완전히 분리된 신체 부위를 설명할 때 사용한다. 넙다리는 다리의 일부가 아니다. 이런 용어들의 정확한 사용은 넙다리와 다리의 운동, 팔과 아래팔의 운동을 서로 혼동하지 않게 하는 데 필수적이다. 또 알아 두어야 할 용어는 *골반(pelvis)*이다. 골반은 몸통(trunk)과 넙다리 사이에 위치한 몸통으로부터 분리된 신체 부분이다.

해부학적 자세(Anatomic position)

해부학적 자세는 몸의 구조와 신체 위의 지점(point)에 대한 신체적 위치를 설명하는 용어를 정의하는 데 사용되는 기준 자세(ref–

BOX 1-1

운동학이라는 단어는 글자 그대로 움직임에 대한 학문이다. 뼈가 관절에서 움직일 때 우리 몸에서 움직임이 발생하고, 근육은 뼈를 움직이는 힘을 만들어내는 주요 발생체이며, 운동학은 근골격계 계통의 학문이다. 근육이 신경계에 의해 통제되고 규제되기 때문에 신경근골격계 학문으로 확장하는 것이 더 정확할 수 있다. 근육과 움직임에서 근막의 중요성을 고려하면 우리는 운동학을 정의하는 가장 좋은 방법은 *신경-근-근막-골격 계통*의 학문으로 설명하는 것이다.

erence position)이다. 해부학적 자세에서 사람은 바로 서 있고, 정면을 바라보고, 양옆에 팔이 있고, 손바닥이 앞을 향하며, 손가락과 발가락이 펴져 있다(그림 1-2). Note: 운동 용어가 위치(location) 용어를 기반으로 하는 것을 고려하면, 해부학적 자세는 궁극적으로는 운동 용어의 기초이다.

위치 용어(Location terminology)

해부학적 자세가 정의되었으므로, 신체 부위, 구조, 각 신체 부분의 상대적인 위치를 나타내기 위한 위치 용어의 기준 자세(reference position)로 사용할 수 있다. 위치 용어는 쌍으로부터 유래된 방향성 용어(directional term)로 구성되어 있고, 각 쌍은 서로 반대쪽을 이루고 있다.

쌍을 이루는 용어들(Pairs of terms)

앞쪽/뒤쪽(Anterior/Posterior)

*앞쪽*은 앞을 의미하고 *뒤쪽*은 등쪽을 의미한다. 이 용어들은 몸통과 팔다리, 즉 전신에 사용 가능하다.

Note: *배쪽(ventral)*이라는 용어는 가끔 앞쪽(anterior) 대신 사용되고, *등쪽(dorsal)*은 가끔 뒤쪽(posterior) 대신 사용된다. 배쪽의 정확한 정의는 신체의 부드러운 배쪽면이고, 등쪽은 몸의 반대편에 있는 더 단단한 면을 나타내는 데 사용한다. 하지에서 앞쪽과 배쪽, 뒤쪽과 등쪽은 동의어로 사용되지 않는다. 넙다리의 배쪽면은 안쪽면이고, 다리는 뒤쪽면, 발은 발바닥쪽면이다.

안쪽/가쪽(Medial/Lateral)

*안쪽*은 몸을 오른쪽과 왼쪽, 반으로 나누는 가상의 중심선(midline)을 기준으로 가까운 것을 의미하고, *가쪽*은 가상의 중심선에서부터 멀어지는 것을 의미한다. 이 용어는 축 몸통 부분과 사지, 즉 전신에서 사용 가능하다.

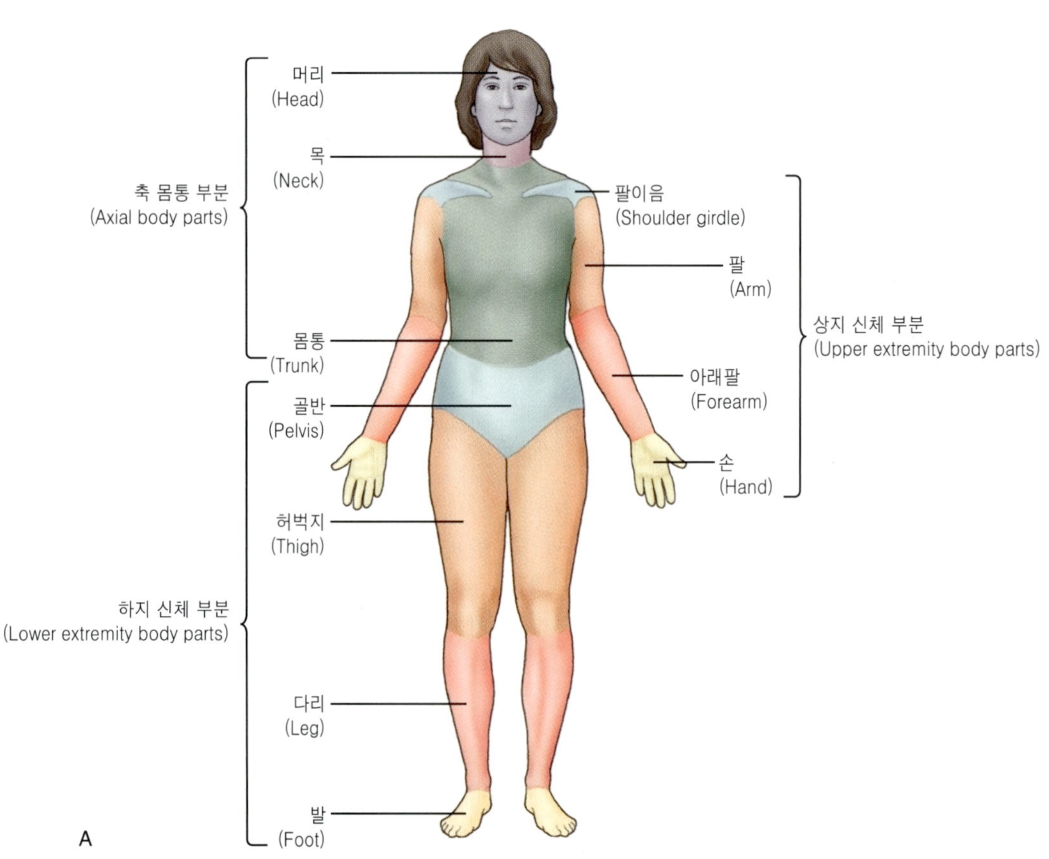

그림 1-1. 몸의 3가지 주요 부분은 축 몸통(axial body)과 2부분의 부속체(appendicular body; 사지)이다. 부속체는 상지와 하지로 나뉜다. 이들 중요 분할(division) 안에 신체 부위를 보여 준다. **A**, 앞쪽면. *(계속)*

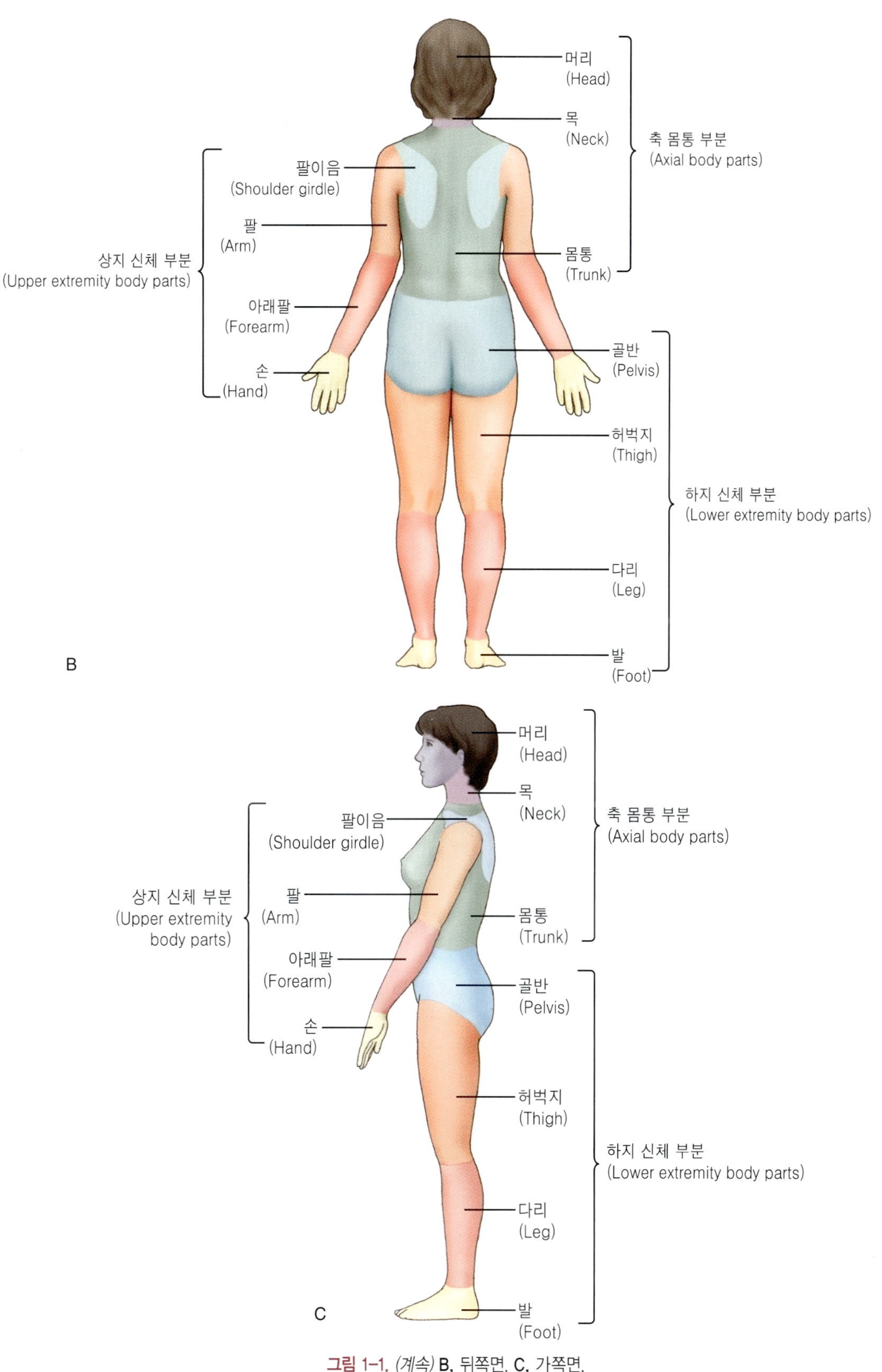

그림 1-1. *(계속)* B, 뒤쪽면. C, 가쪽면.

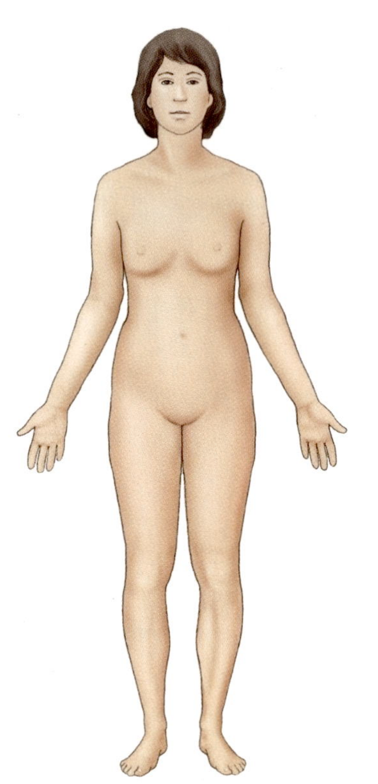

그림 1-2. 해부학적 자세는 사람이 바로 서서 앞을 바라보며, 팔은 옆에 두고 손바닥이 앞을 향하며 손가락과 발가락이 펴진 신체의 기준 자세이다.

위쪽/아래쪽(Superior/Inferior)

*위쪽*은 위(머리 방향)를 의미하고, *아래쪽*은 아래(머리로부터 멀어지는)를 의미한다. 이 용어들은 축 몸통 부분에서만 사용 가능하다.

몸쪽/먼쪽(Proximal/Distal)

몸쪽은 몸통에 가까워지는 것을 의미하고, 먼쪽은 몸통에서부터 멀어지는 것을 의미한다. 이 용어들은 사지 부분에서만 사용 가능하다

얕은/깊은(Superficial/Deep)

*얕은*은 몸의 표면에 가까운 것을 의미하고, *깊은*은 표면으로부터 멀어지는 것(더 안쪽)을 의미한다. 이 용어는 축 몸통 부분과 사지, 즉 전신에서 사용 가능하다. Note: *얕은*과 *깊은* 2가지 용어를 사용할 경우 당신이 신체를 바라보고 있는 관점을 항상 서술하는 것을 추천한다.

노쪽/자쪽(Radial/Ulnar)

*노쪽*과 *자쪽*은 아래팔과 손 부분에서 *가쪽(lateral)*과 *안쪽(medial)* 대신에 각각 사용 가능하다. 노뼈는 아래팔에서 가쪽뼈이고, 자뼈는 안쪽뼈이다.

정강쪽/종아리쪽(Tibial/Fibular)

*정강쪽*과 *종아리쪽*은 때때로 발을 나타내는 용어에서 *안쪽*과 *가쪽*을 대신해 사용 가능하다. 정강뼈는 다리의 안쪽뼈이고, 종아리뼈는 가쪽뼈이다.

손바닥쪽/손등쪽(Palmar/Dorsal)

*손바닥쪽*과 *손등쪽*은 손에서 각각 *앞쪽*과 *뒤쪽*을 대신해 사용 가능하다.

발바닥쪽/발등쪽(Plantar/Dorsal)

*발바닥쪽*과 *발등쪽*은 발에서 사용 가능하다. 발의 발바닥쪽면은 땅과 접한 아래쪽 표면이다. 발등쪽면은 발의 위쪽 또는 등쪽면이다.

머리쪽/꼬리쪽(Cranial/Caudal)

*머리쪽*은 머리 방향을 의미하고, *꼬리쪽*은 신체의 '꼬리' 방향을 의미한다. 이 용어들은 축 몸통에서만 사용 가능하다. Note: *cephalad (머리쪽)*는 cranial 대신 종종 사용된다.

위치에 대한 결합 용어

위치를 설명하는 이러한 용어들은 서로 결합될 수 있다. *북쪽(north)*과 *서쪽(west)*이 합쳐지면 *북서쪽(northwest)*이 되는 것과 비슷하게 위치 용어(location terms)들도 결합될 수 있다. 위치 용어를 결합할 때, 첫 번째 단어의 마지막 철자는 주로 떨어지고 알파벳 *'o'*가 대신 붙어 두 단어를 연결한다. 예를 들면, *앞쪽(anterior)*과 *가쪽(lateral)*이 결합하면 *앞가쪽(anterolateral)*이 된다. 어떤 경우에도 변치 않는 규정은 없지만 *앞쪽(anterior)*과 *뒤쪽(posterior)*은 다른 용어와 결합할 때 앞쪽에 위치한다.

그림 1-3은 신체와 관련된 상대적인 위치와 관련된 용어들을 묘사하고 있으며, 사람의 앞쪽면이다.

평면(Planes)

평면은 잘려진 편평한 표면으로 세 축의 공간(three-dimensional space)을 구성할 때 사용할 수 있다. 공간이 세 축이기 때문에 기본면으로 알려진 주된 세 평면이 존재한다. 이 세 기본면은 시상면(sagittal plane), 이마면(frontal plane), 가로면(transverse plane)이다(Box 1-2). 시상면은 몸을 왼쪽 부분과 오른쪽 부분으로 나누는 면이다. 이마면은 몸을 앞부분과 뒷부분(앞쪽과 뒤쪽)으로 나누는 면이다. 가로면은 몸을 윗부분과 아랫부분(위·아래 또는 몸쪽과 먼쪽)으로 나누는 면이다. 이 세 기본면 각각은 다른 2개의 기본면에 서로 수직이다. 완벽히 시상면, 이마면, 가로면이 아니면 모두 빗면이라고 설명한다. 그러므로 빗면은 2개 또는 3개의 기본면의 결합이다. 그림 1-4는 각각의 3개 기본면과 빗면의 두 예시를 나타내고 있다.

평면에서 신체의 움직임 (Motion of the body within planes)

우리가 공간 안에서 신체의 움직임을 설명할 때 신체 부위는 평면 내에서 움직인다. 따라서 평면은 굉장히 중요한 요소이다. 그러므로

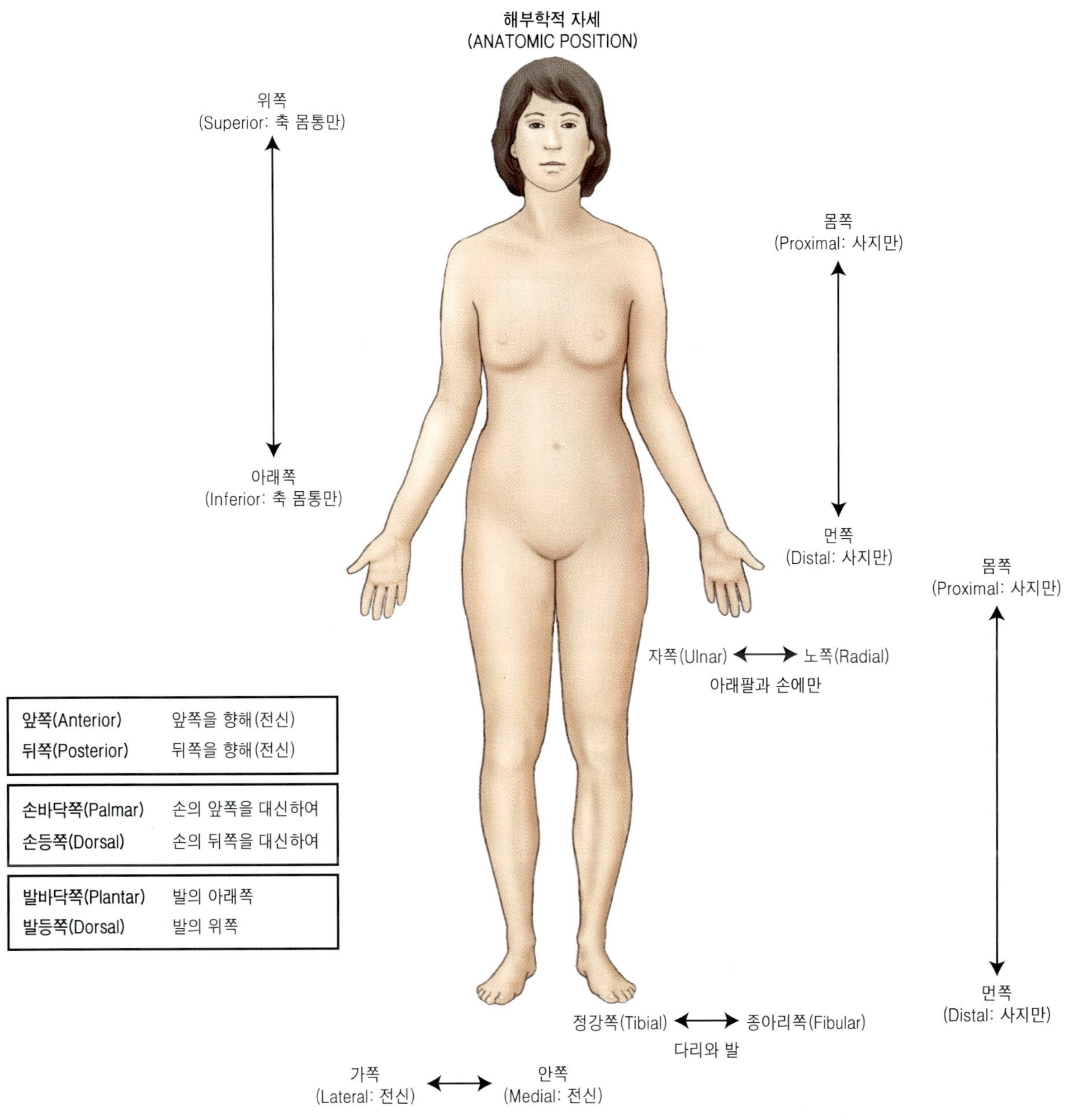

그림 1-3. 해부학적 자세에 대한 위치의 다양한 용어.

공간에 관한 평면을 정의함으로써 신체가 움직일 때 우리는 움직임의 경로를 설명할 수 있다. 시상면과 이마면은 수직(vertical)이고 가로면은 수평(horizontal)한 면이라는 것을 알아두자. 그러므로 시상면과 이마면에서의 움직임은 수직으로 위·아래로 움직이고, 가로면에서의 움직임은 수평하게 움직인다. 그림 1-5는 세 기본면과 빗면에서의 움직임의 예를 나타내고 있다.

Box 1-2

이마면(frontal plane)은 관상면(coronal plane)으로도 알려져 있다. 가로면(transverse plane)은 수평면(horizontal plane)으로도 불린다.

축(Axes)

축은 가상의 선이며, 신체의 부분은 그 선을 중심으로 움직인다. 만약 신체 부위가 축 주위를 원형 경로로 움직인다면 이것은 축 움직임이라고 설명된다. 신체가 일직선으로 움직인다면 이것은 비축 움직임이라고 설명된다. 축 움직임과 비축 움직임 모두 하나의 평면에서 일어나는 신체의 움직임이다. 그러나 축 움직임은 한 평면에서 한 축을 중심으로 움직인다. 축 운동을 위한 축의 방향은 언제나 운동이 발생하는 면에서 수직이다.

각 평면은 해당하는 축을 가지고 있으므로 3개의 기본축이 있다. 시상면 운동을 위한 축은 옆에서부터 시작되어 옆으로 향하고 있고 안가쪽축(mediolateral axis)으로 설명되며, 이마면 운동을 위한

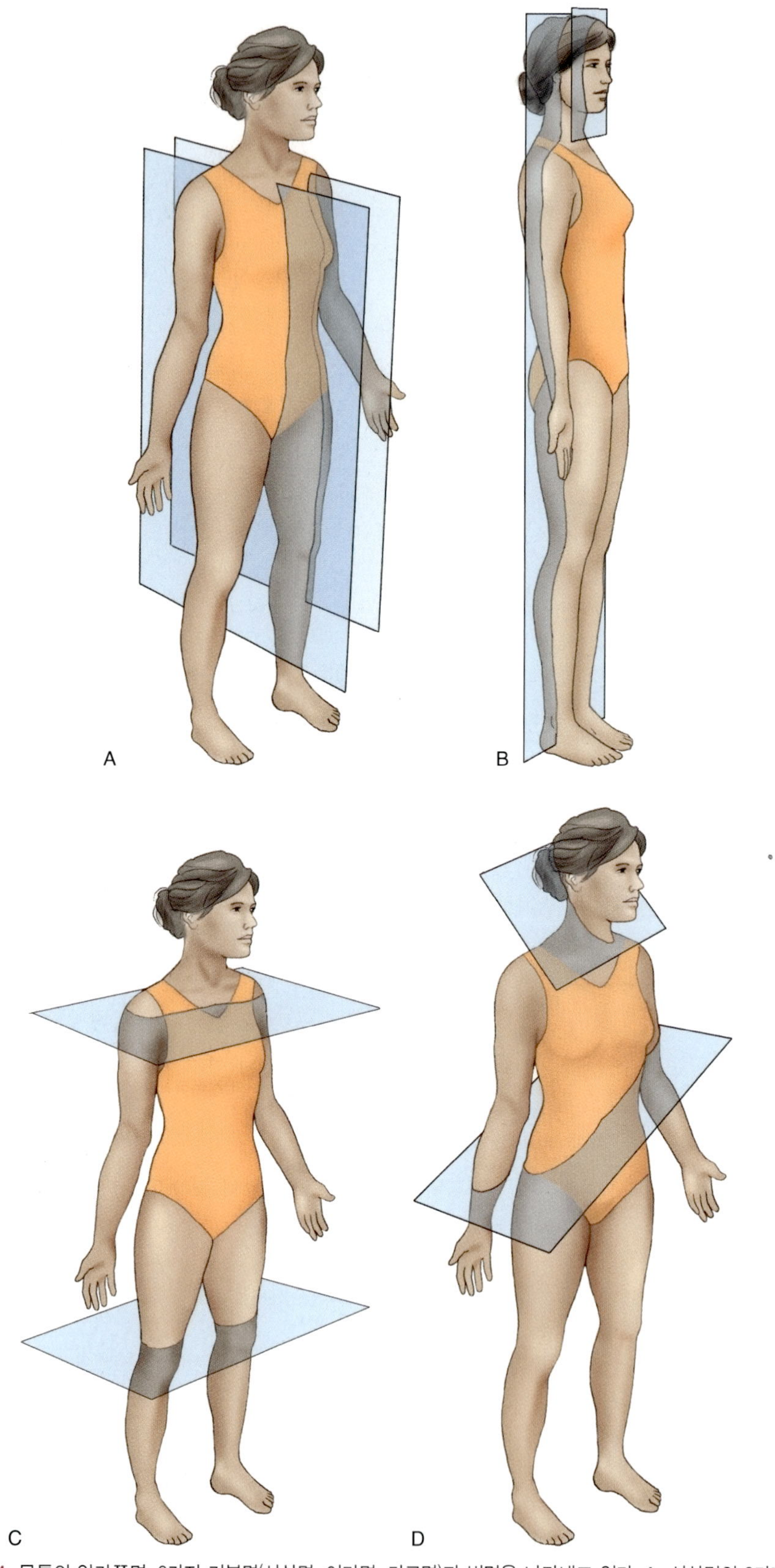

그림 1-4. 몸통의 앞가쪽면, 3가지 기본면(시상면, 이마면, 가로면)과 빗면을 나타내고 있다. **A,** 시상면의 2가지 예. **B,** 이마면의 2가지 예. **C,** 가로면의 2가지 예. **D,** 빗면의 2가지 예. (Note: 위쪽 빗면은 이마면과 가로면을 포함하고, 아래쪽 빗면은 시상면과 가로면을 포함한다.)

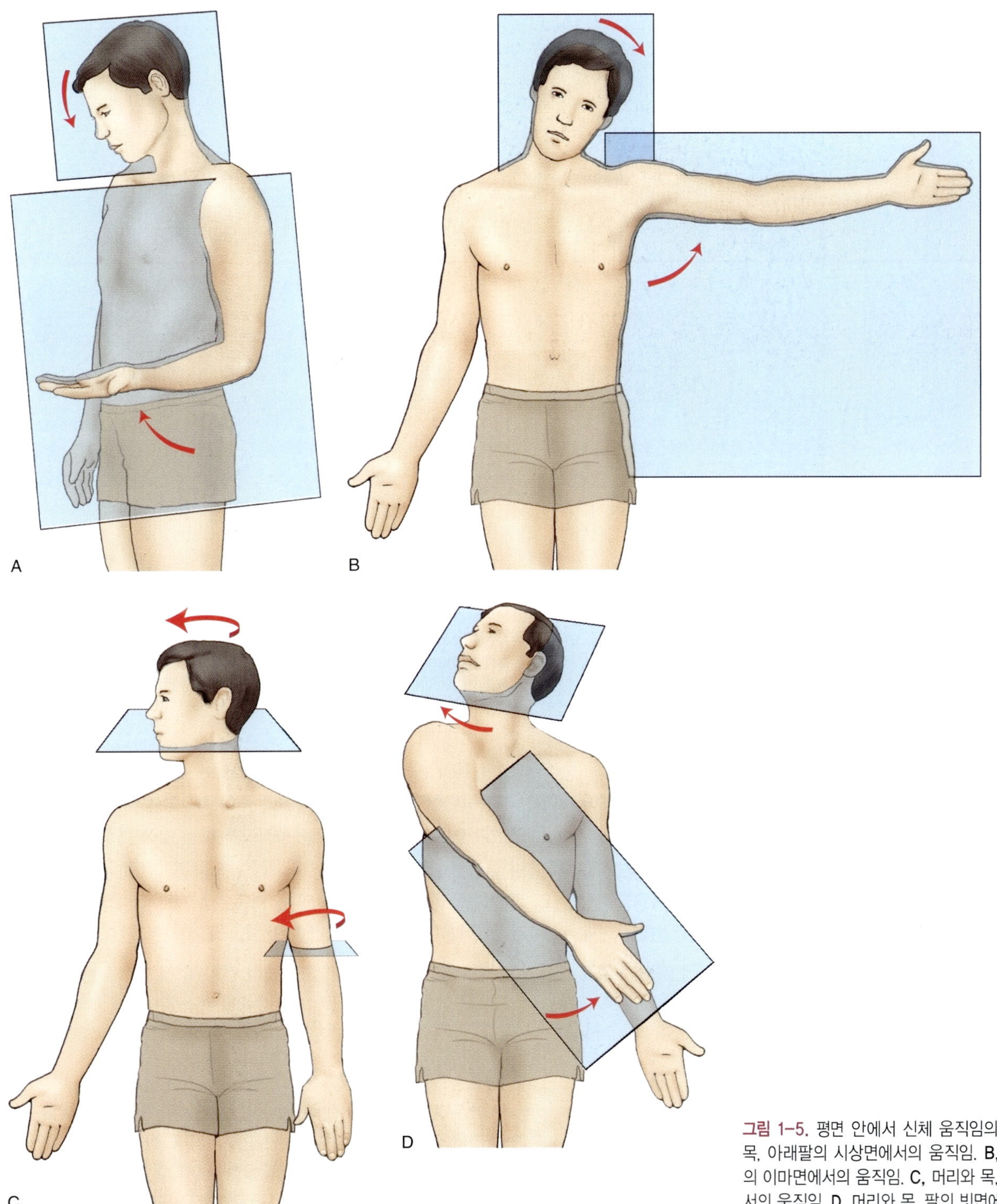

그림 1-5. 평면 안에서 신체 움직임의 예. **A,** 머리와 목, 아래팔의 시상면에서의 움직임. **B,** 머리와 목, 팔의 이마면에서의 움직임. **C,** 머리와 목, 팔의 가로면에서의 움직임. **D,** 머리와 목, 팔의 빗면에서의 움직임.

축은 앞에서 시작되어 뒤로 향하고 앞뒤축으로 설명되며, 가로면 운동을 위한 축은 위에서부터 아래로 가고 위·아래 혹은 간단하게 수직으로 설명된다. 각 빗면 또한 이에 상응하는 수직인 축을 가지고 있다. 그림 1-6은 평면과 평면에 상응하는 축 중심으로 일어나는 축 움직임을 나타내고 있다.

운동 용어(Movement terminology)

해부학적 자세를 사용해, 몸의 정적인 위치를 설명하는 용어들을 정의할 수 있다. 이제 우리는 신체의 동적인 운동을 설명하는 용어들을 정의할 필요가 있다. 이러한 운동들을 *관절 움직임(joint action)*이라고 부른다(Box 1-3). 위치 용어와 유사하게, 이것들은 각각 상응하는 반대쪽이 있고 서로 반대의 쌍들로부터 유래된 것이다. 그러

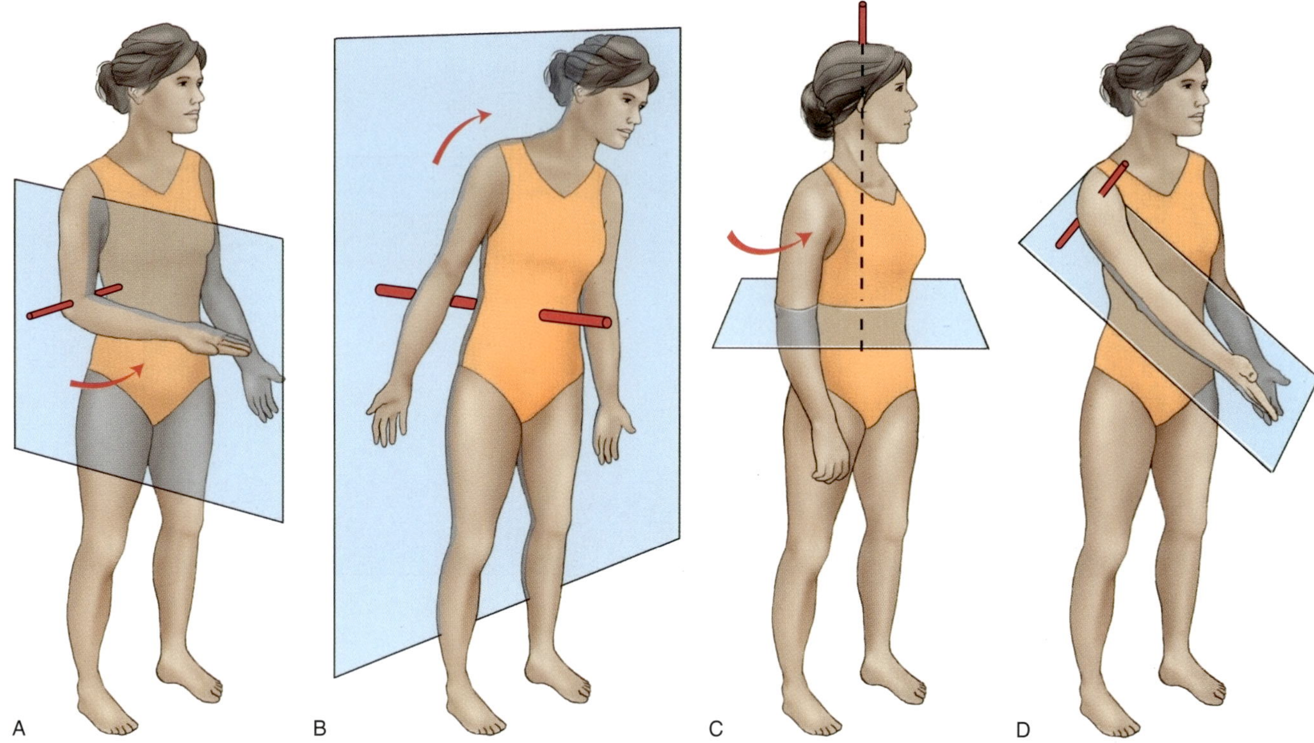

그림 1-6. A~D, 세 기본면과 빗면에 해당하는 축을 보여주는 앞가쪽면으로 축은 빨간색 튜브로 표시되어 있다. A, 시상면에서 안가쪽축에 일어나는 움직임. B, 이마면에서 앞뒤쪽축에 일어나는 움직임. C, 가로면에서 위아래쪽축에 일어나는 움직임, 혹은 수직 축. D, 빗면에서 사선축에 일어나는 움직임.

나 위치 용어와는 다르게 운동 용어들은 정적인 위치(static location)보다는 움직임의 방향(direction of motion)을 설명한다. 주요 관절 움직임 용어의 쌍이 여기에 정의되어 있다.

관절 움직임은 주로 신체의 기본면의 움직임을 설명한다는 것을 알아야 한다. 예를 들면, 위팔근(brachialis)은 팔꿈치관절의 시상면에서 아래팔을 앞으로 가져가고, 움직임은 팔꿈치관절에서 아래팔의 굽힘으로 설명된다. 만약 근육이 빗면의 움직임을 만들어 낸다면, 그 움직임은 기본면 요소에서 일어나는 관절 움직임으로부터 따로 나누어 설명될 것이다. 부리위팔근이 시상면에서 앞쪽으로, 그리고 이마면에서 안쪽으로 팔을 움직이게 하는 것을 예로 들 수 있다. 이 움직임을 설명할 때, 부리위팔근이 오목위팔관절에서 팔을 굽힘과 모음을 한다고 말할 수 있다. 이것은 실제로 하나의 움직임이지만 두 기본면(시상면과 이마면)의 요소를 가지는 것으로 설명된다. 더 많은 정보는 Evolve 웹사이트를 방문하여 "Kinesiology: The

Box 1-3

기본면 움직임을 설명하는 정확한 관절 움직임의 용어를 아는 것은 매우 중요하다. 예를 들어, 오목위팔관절에서 팔의 굽힘과 폄은 시상면에서 발생하고, 오목위팔관절에서 벌림과 모음은 이마면에서 발생하며, 오목위팔관절에서 오른쪽 돌림과 왼쪽 올림은 가로면에서 발생한다. 만약 몸 일부분의 움직임이 빗면에서 발생한다면, 이 움직임을 설명하기 위한 일반적인 규칙으로 기본 세 평면 요소들이 서술되어야 한다. 예를 들어, 만약 팔이 앞쪽과 중심선 쪽을 향해 직선으로 움직인다면, 이것은 한 방향으로 움직일지라도 굽힘과 모음으로 설명될 수 있다.

근육에 의해 발생하는 빗면의 움직임을 이해하기 위해 이 개념을 이해하는 것은 중요하다. 예를 들어, 부리위팔근(coracobrachialis)은 앞에서 설명한 것처럼 오목위팔관절에서 팔을 굽힘방향과 중심선을 향해 모음 쪽으로 움직인다. 그러므로 하나의 '관절 움직임'이 관절 움직임 용어로 설명될 때, 이 근육은 오목위팔관절에서 팔을 굽힘과 모음시킨다고 서술된다. 이것은 종종 부리위팔근이 팔을 굽힘 *또는* 모음을 할 수 있는 2개의 분리된 관절 움직임을 만들 수 있다고 잘못 이해되기도 한다. 부리위팔근은 순수한 팔의 굽힘과 모음을 만들어낼 수 없다. 부리위팔근이 수축하면, 이 근육은 팔을 시상면에서의 굽힘과 이마면에서의 모음 요소들을 합한 빗면의 움직임으로 팔을 움직여야 한다.

그러므로 근육이 만들어내는 움직임을 배울 때, 근육이 만들어내는 실제 *움직임*(actual *motion*)과 *관절 움직임*(*joint motion*)을 식별하는 것은 매우 중요하다. 관절 움직임은 기본면의 움직임이기 때문에, 만약 어떤 근육이 기본 평면 내에서 한 움직임을 만든다면, 이것의 움직임(motion)과 작용(action)은 동의어이다. 만약 어떤 근육이 빗면에서 하나의 움직임을 만들어 냈을 때, 이 빗면의 움직임은 기본면의 다수 요소가 결합된 것으로 설명되어야 한다.

Skeletal System and Muscle Function", 2nd edition(Elsevier, 2010)을 참고하길 권한다.

다음의 관절 작용 용어에 대한 정의는 신체의 모든 관절 움직임들을 나타내는 그림으로 나타내고 있다.

쌍을 이루는 용어들(Pairs of terms)

굽힘/폄(Flexion/Extension)

*굽힘*은 일반적으로 시상면에서 신체 일부가 앞으로 움직이는 것이고, *폄*은 일반적으로 시상면에서 뒤로 움직이는 것이다.

다리, 발, 발가락, 엄지손가락의 운동은 제외된다. 무릎관절을 먼쪽으로 움직여 굽히면 뒤쪽으로 움직인다(그러므로 폄은 앞쪽으로 가는 움직임이다). 엄지손가락은 굽힘 할 때 이마면에서 안쪽으로 움직이고, 폄 할 때 이마면에서 가쪽으로 움직인다.

*굽힘*과 *폄*은 몸통과 사지, 즉 전신에서 사용 가능하다.

벌림/모음(Abduction/Adduction)

*벌림*은 일반적으로 이마면에서 가쪽으로 움직여 가상의 몸의 중심선에서부터 멀어지고, *모음*은 중심선 방향으로 안쪽을 향해 움직인다.

발가락과 엄지를 포함한 손가락은 예외다.

발가락 모음은 해부학적 자세에서의 둘째발가락의 중심을 지나는 가상의 선을 향해 움직이고, 벌림은 가상의 선에서부터 멀어진다. 둘째발가락은 오직 벌림만 가능하며, 정강쪽 벌림(tibial abduction)과 종아리쪽 벌림(fibular abduction)을 할 수 있다.

집게~새끼손가락 모음은 해부학적 자세에서 가운데손가락의 중심을 지나는 가상의 선을 향한다. 벌림은 가상의 선으로부터 멀어진다. 가운데손가락은 오직 노쪽 벌림(radial abduction)과 자쪽 벌림(ulnar abduction)만 가능하다. 엄지손가락은 시상면에서 손바닥으로부터 멀어지며 벌림 하고, 이마면에서 손바닥으로 다시 돌아가 가까워지며 모음 한다.

*벌림*과 *모음*은 오직 사지에서만 사용된다.

오른쪽 가쪽굽힘/왼쪽 가쪽굽힘 (Right lateral flexion/Left lateral flexion)

오른쪽 *가쪽굽힘*은 이마면 내에서 머리, 목, 몸통이 오른쪽으로 옆 굽힘하는 것이다. *왼쪽 가쪽굽힘*은 반대이다. 이 용어는 오직 축 몸통(axial body)에서만 사용 가능하다.

가쪽돌림/안쪽돌림(Lateral rotation/Medial rotation)

*가쪽돌림*은 가로면(transverse plane)에서 신체 부위의 앞쪽면이 가쪽으로 향해 돌아가는 운동이고(중심선으로부터 멀리), *안쪽돌림*은 앞쪽면이 더 안쪽으로(중심선 쪽으로) 돌아가는 운동이다. 가쪽돌림은 바깥돌림(external rotation)이라고도 알려져 있고, 안쪽돌림은 안쪽돌림(internal rotation)이라고도 알려져 있다. 이 용어들은 오직 사지에서만 사용 가능하다.

Box 1-4

재-회전(de-rotation)은 몸이 해부학적 위치에 있을 때 돌림을 할 수 없게 하는 근육의 기능을 설명하기 위해 종종 사용되는 용어이지만, 근육이 부착된 신체 부분이 먼저 돌아가 있는 경우 해부학적 위치로 원위치시키는 돌림을 만든다. 그러므로 신체의 부분이 되돌아오고 그것을 가능하게 하는 것을 '재-회전근(de-rotator)'이라고 설명할 수 있다. 이것은 해부학적 자세에서 근육이 가로면 움직임의 축을 넘어 뼈에 붙기 때문에 발생하고, 뼈가 먼저 돌아가 있으면 축에 대해 근육의 당김선이 바뀌어 뼈를 다시 원위치로 되돌릴 수 있게 된다.

오른쪽 돌림/왼쪽 돌림(Right rotation/Left rotation)

*오른쪽 돌림*은 가로면에서 몸체의 앞쪽면이 오른쪽을 향해 움직이는 것이고, *왼쪽 돌림*은 가로면에서 몸의 앞쪽면이 왼쪽을 향해 움직이는 것이다. 이 용어들은 오직 축 몸통(axial body)에서만 사용된다. (Note: 이 용어들은 골반의 돌림 운동을 설명할 때도 사용된다.)

Note: *같은쪽돌림(ipsilateral rotation)*과 *반대쪽돌림(contralateral rotation)*이라는 용어는 가끔 오른쪽과 왼쪽 돌림이 근육에 의해 움직임이 만들어질 때 설명하기 위해 사용된다. 같은쪽돌림과 반대쪽돌림은 관절 움직임의 용어가 아니다. 오히려 이 용어들은 신체 부위의 한쪽 근육이 같은쪽(ipsilateral)으로 돌림하거나 또는 반대쪽(contralateral)으로 돌림을 만들어내는 것을 설명하는 방식이다(Box 1-4).

올림/내림(Elevation/Depression)

*올림*은 신체 부위가 위를 향해 움직이는 것이고, *내림*은 신체 부위가 아래를 향해 움직이는 것이다.

내밈/들임(Protraction/Retraction)

*내밈*은 신체 부위가 앞쪽을 향해 움직이는 것이고, *들임*은 신체 부위가 뒤를 향해 움직이는 것이다(Box 1-5).

오른쪽 가쪽치우침/왼쪽 가쪽치우침 (Right lateral deviation/Left lateral deviation)

*가쪽치우침(lateral deviation)*은 측면 방향에서 일어나는 직선 운동이다.

Box 1-5

*머리의 내밈(protraction)*은 종종 머리가 과도하게 앞으로 나와 있는 자세의 기능장애 패턴을 설명하기 위해 사용된다. 이것은 머리 무게의 중심이 허공에서 불균형이기 때문에 발생하며 뒤쪽 목머리(cervicocranial) 폄 근육들(예: 위 등세모근, 머리반가시근)이 이 자세를 유지하기 위해 등척성 수축을 해야만 한다. 머리가 고리뒤통수관절에서 내밈 되었지만, 실제로는 아래목의 굽힘과 윗목과 머리의 폄이 포함된 목머리(cervicocranial) 전체에서 발생한다.

엎침/뒤침(Pronation/Supination)

*엎침*과 *뒤침*은 아래팔의 노자관절(radioulnar joints)과 발의 목말밑관절[subtalar(목말관절, tarsal) joint]의 움직임에 적용될 수 있다.

아래팔의 엎침은 해부학적 자세에서 노뼈의 뒤쪽면이 앞을 바라보는 것이고, 뒤침은 반대이다. Note: 아래팔 엎침과 오목위팔관절에서 팔의 안쪽돌림, 아래팔의 뒤침과 팔의 가쪽돌림을 혼동하기 쉽다.

목말밑관절의 엎침은 주로 바깥번짐(eversion)으로 구성된 빗면(oblique plane)의 움직임이다. 또한 목말밑관절에서 발의 발등굽힘과 바깥돌림(벌림으로도 알려진)을 포함하고 있다. 엎침은 발의 아치구조(arch structure)를 하강시킨다. 발에서의 뒤침은 주로 안쪽번짐(inversion)으로 구성되어 있고, 목말밑관절에서의 발바닥굽힘과 안쪽돌림(모음으로도 알려진)을 포함하고 있다. 뒤침은 발의 아치구조를 상승시킨다.

안쪽번짐/바깥번짐(Inversion/Eversion)

목말밑관절에서 발바닥쪽면이 몸의 중심선을 향하여 돌아갈 때 발은 안쪽번짐 되고, 발바닥쪽면이 중심선으로부터 멀어지게 돌아갈 때 바깥번짐이 된다. *안쪽번짐*은 발 뒤침의 중요한 요소이고, *바깥번짐*은 발의 엎침의 중요한 요소이다.

발등굽힘/발바닥굽힘(Dorsiflexion/Plantarflexion)

발이 위로 움직일 때(발등 방향으로) 발등굽힘되고, 아래로 움직일 때(발바닥 방향으로) 발바닥굽힘된다. 엄밀히 말해 발등굽힘은 폄이고 발바닥굽힘은 굽힘이다.

맞섬/물러섬(Opposition/Reposition)

안장(손목손허리뼈)관절에서 엄지손가락이 맞서면 패드(pad)가 다른 손가락의 패드와 만나게 되고, 원위치되면 해부학적 자세를 향해 돌아가게 된다. 맞섬은 엄지손가락의 벌림, 굽힘, 안쪽돌림의 결합이고, 물러섬은 엄지손가락의 모음, 폄, 가쪽돌림의 결합이다.

새끼손가락 또한 손목손허리뼈 관절에서 맞섬과 물러섬이 된다. 새끼손가락의 맞섬은 굽힘, 모음, 가쪽돌림으로 구성되고, 물러섬은 폄, 벌림, 안쪽돌림의 결합이다

위쪽돌림/아래쪽돌림(Upward rotation/Downward rotation)

어깨뼈가 위쪽돌림하면 어깨뼈 관절오목(glenoid fossa)이 더 위를 향해 움직이고, 아래쪽돌림하면 반대움직임을 나타낸다.

빗장뼈(clavicle)가 위쪽돌림하면 아래면(inferior surface)이 앞으로 향하게 되고, 아래쪽돌림은 반대움직임이다.

Note: 어깨뼈와 빗장뼈의 이 움직임들은 분리될 수 없다. 오히려 오목위팔관절(glenohumeral joint)에서 팔의 움직임과 결합해야 한다.

가쪽기울임/안쪽기울임/위쪽기울임/아래쪽기울임 (Lateral tilt/Medial tilt/Upward tilt/Downward tilt)

어깨뼈의 안쪽 가장자리(medial border)가 몸통에서부터 멀어지면서 들릴 때 가쪽기울임이 나타나고, 안쪽기울임은 반대로 안쪽 가장자리가 몸통으로 되돌아가면 나타난다. 어깨뼈의 가쪽기울임은 안쪽(medial/internal)돌림, 어깨뼈의 안쪽기울임은 가쪽(lateral/external)돌림으로도 알려져 있다.

아래쪽 각(inferior angle)이 몸통으로부터 멀어지며 들릴 때 어깨뼈는 위쪽으로 기울어진다. 아래쪽기울임은 아래쪽 각이 몸통쪽으로 돌아가는 반대 움직임이다.

수평굽힘/수평폄(Horizontal flexion/Horizontal extension)

수평굽힘은 수평한 자세(90° 벌림자세)에서 몸의 중심선을 향해 앞으로 팔이나 넙다리가 움직이는 운동이다. 수평폄은 반대 방향의 운동이다.

Note: 수평굽힘은 수평모음(horizontal adduction)으로도 알려져 있고 수평폄 또한 수평벌림(horizontal adduction)으로 알려져 있다. 수평굽힘과 폄의 용어는 대체로 팔의 오목위팔관절에서 주로 쓰이고, 수평모음과 벌림은 대체로 엉덩관절과 넙다리의 움직임에서 주로 쓰인다.

과다폄과 휘돌림(Hyperextension and circumduction)

과다폄(Hyperextension)

*과다폄*은 해부학적 자세를 넘어서 더 펴진 것을 설명하기 위해 종종 사용된다. 본 서에서는 이런 방식의 과다폄을 사용하지 않는다. 해부학적 자세를 넘어선 굽힘과 벌림을 굽힘과 벌림이라고 부르는 것처럼 해부학적 자세를 넘어선 폄을 폄이라 부른다. 접두사 *과다(hyper)*는 과도함을 나타낸다. 그러므로 *과도한 폄*은 정상과 건강한 기준을 초과하여 발생한 폄 가동 범위로 더 일관성 있게 정의될 수 있다.

휘돌림(Circumduction)

휘돌림은 하나의 관절 작용이 아닌 연속으로 수행되는 4개의 관절 움직임의 순서이다. 예를 들면, 어떤 사람이 오목위팔관절에서 팔을 굽힌 후 벌리고, 그 다음 펴고 나서 모으고, 4개의 움직임의 꼭지점을 돌면서 수행한다면, 휘돌림이라고 불리는 동그란 움직임 패턴을 만들어 낼 것이다. 중요한 것은 휘돌림에는 돌림(rotation) 움직임이 없다는 것이다. 2개 또는 그 이상(2축성 또는 3축성 관절)의 평면에서 움직임이 가능한 관절은 휘돌림을 만들 수 있다.

관절 움직임 아틀라스(Joint Action Atlas)

상지(Upper extremity)

어깨갈비관절에서 어깨뼈(Scapula at the scapulocostal joint)

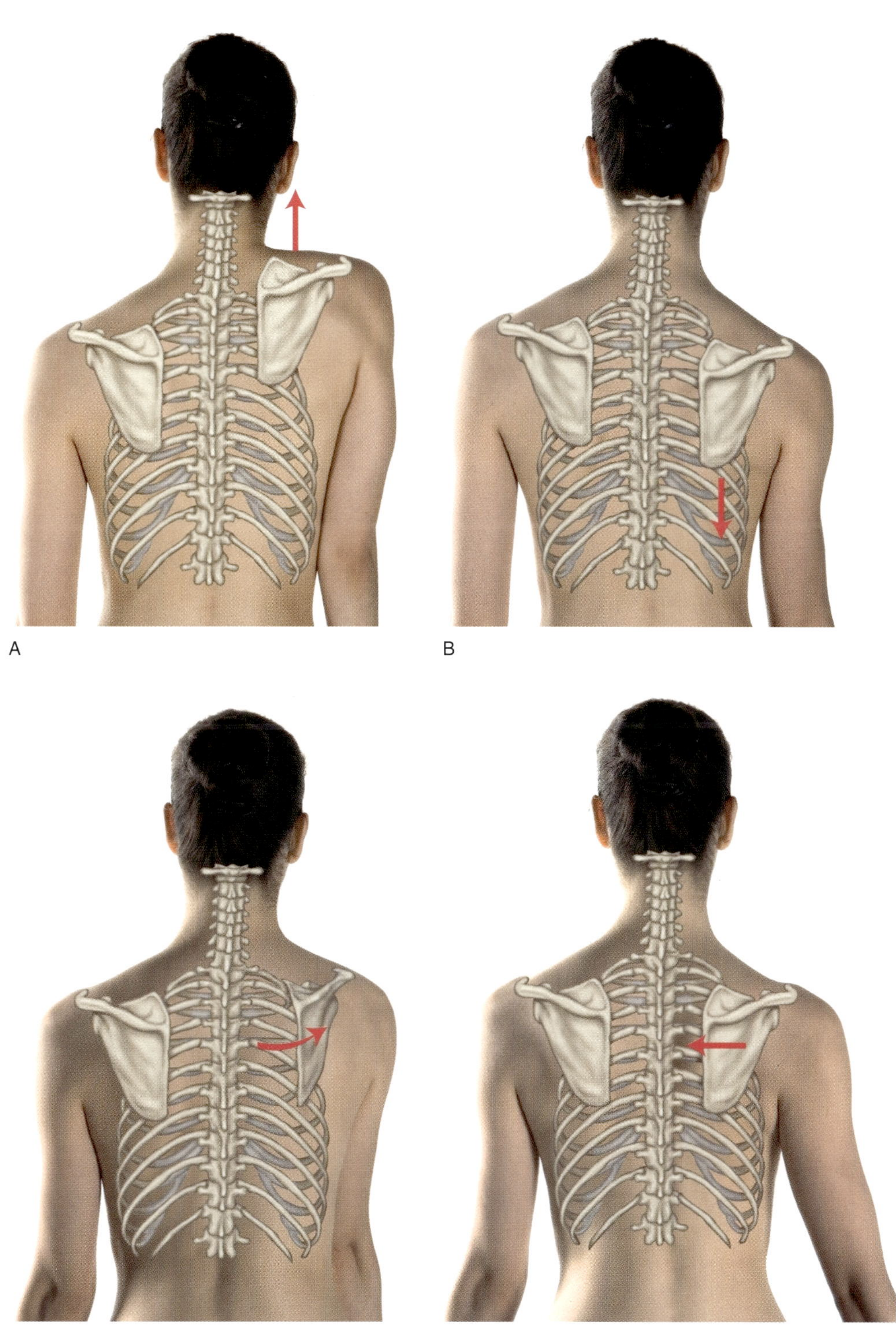

그림 1-7. 어깨뼈의 어깨갈비관절[scapulocostal(ScC) joint]에서 일어나는 비축성(nonaxial) 움직임인 올림/내림과 내밈/들임. **A**, 오른쪽 어깨뼈의 올림. **B**, 오른쪽 어깨뼈의 내림. **C**, 오른쪽 어깨뼈의 내밈. **D**, 오른쪽 어깨뼈의 들임. 왼쪽 어깨뼈는 모든 그림에서 해부학적 자세를 취하고 있다. (Note: 모두 뒤에서 바라본 모습이다.)

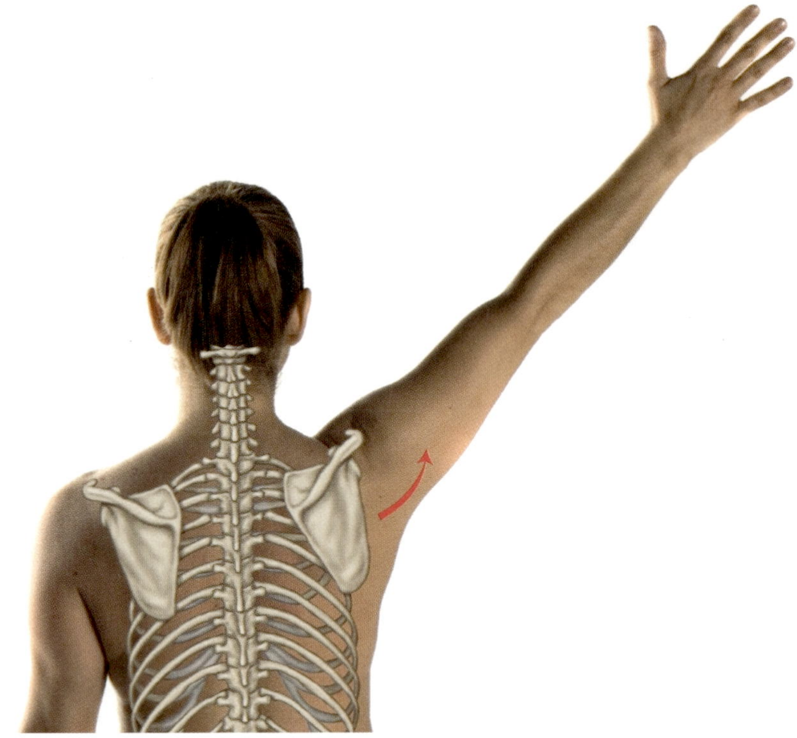

그림 1-8. 어깨갈비관절에서 오른쪽 어깨뼈의 위쪽돌림. 왼쪽 어깨뼈는 해부학적 자세를 취하고 있다. [Note: 어깨뼈의 위쪽돌림(upward rotation)은 독단적으로 발생하지 않는다. 이것은 반드시 위팔뼈와 움직임을 동반한다. 이런 경우 위팔뼈는 오목위팔관절에서 벌림 된다.] (Note: 뒤에서 바라본 모습이다.)

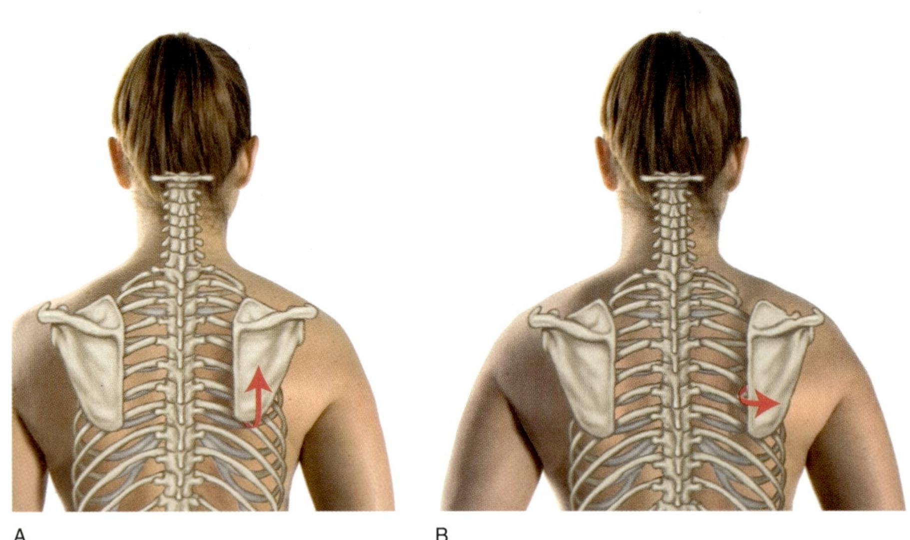

그림 1-9. 어깨갈비관절에서 어깨뼈의 기울임 작용. **A,** 오른쪽 어깨뼈의 위쪽기울임. 왼쪽 어깨뼈는 해부학적 자세를 취하고 있다. **B,** 오른쪽 어깨뼈의 가쪽기울임(안쪽돌림). 왼쪽 어깨뼈는 해부학적 자세를 취하고 있다. (Note: 모두 뒤에서 바라본 모습이다.)

복장빗장관절에서 빗장뼈(Clavicle at the sternoclavicular joint)

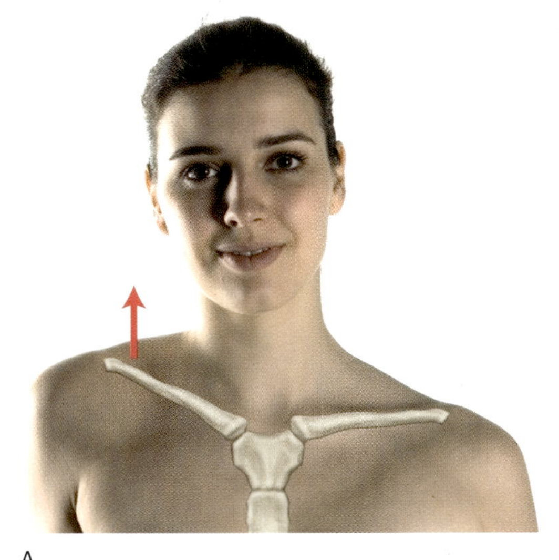

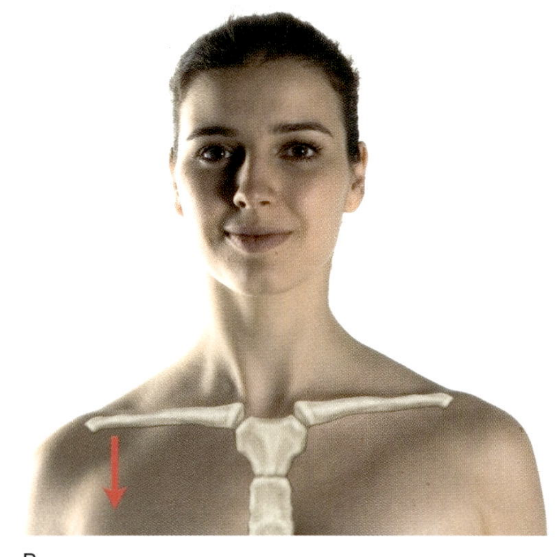

A B

그림 1-10. A, 복장빗장관절에서 오른쪽 빗장뼈 올림. **B,** 오른쪽 빗장뼈 내림. (Note: 왼쪽 빗장뼈는 해부학적 자세를 취하고 있다. 모두 앞에서 바라본 모습이다.)

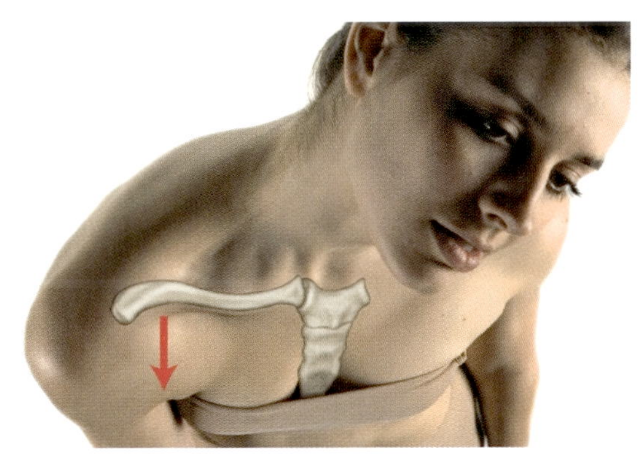

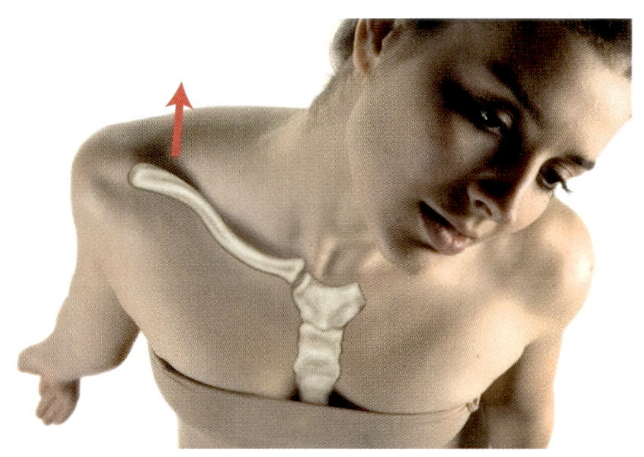

A B

그림 1-11. A, 복장빗장관절에서 오른쪽 빗장뼈 내밈. **B,** 오른쪽 빗장뼈 들임. (Note: 양쪽 앞위쪽에서 본 모습이다.)

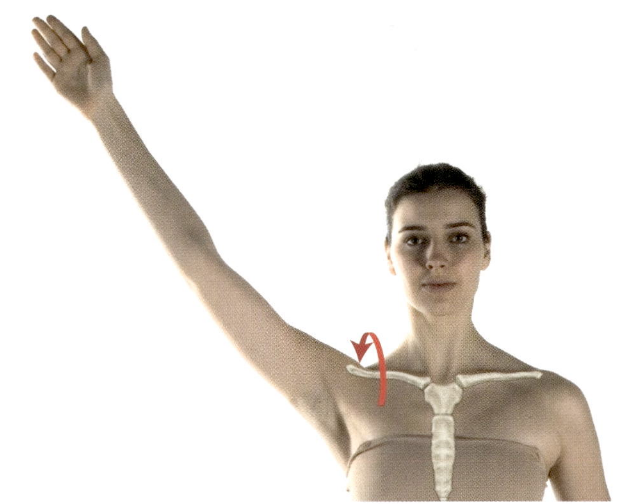

그림 1-12. 복장빗장관절의 오른쪽 빗장뼈가 위쪽돌림(upward rotation) 하고 있는 모습을 보여주는 앞쪽면. 왼쪽 빗장뼈는 해부학적 자세를 취하고 있다. (Note: 빗짱뼈의 위쪽돌림은 독립적으로 일어날 수 없다. 이 그림에서 빗장뼈 위쪽돌림의 결과로 어깨뼈가 위쪽으로 돌고, 그로 인해 오목위팔관절에서 팔이 벌림 되었다.)

오목위팔관절에서 팔(Arm at the glenohumeral joint)

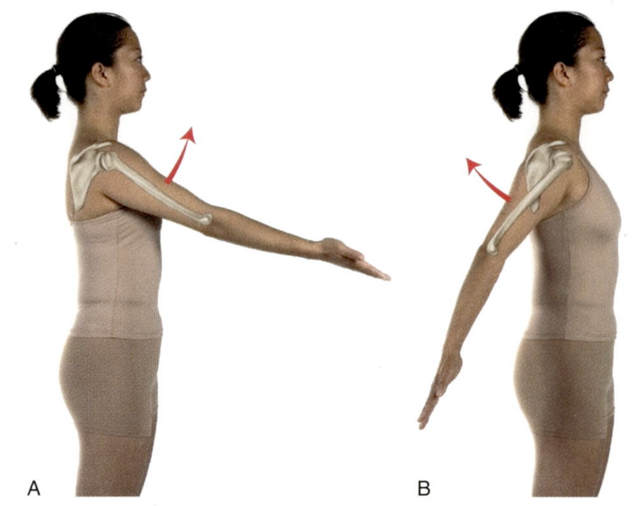

그림 1-13. 오목위팔관절에서 팔의 시상면 움직임. **A,** 굽힘. **B,** 폄. (Note: 모두 옆에서 본 모습이다.)

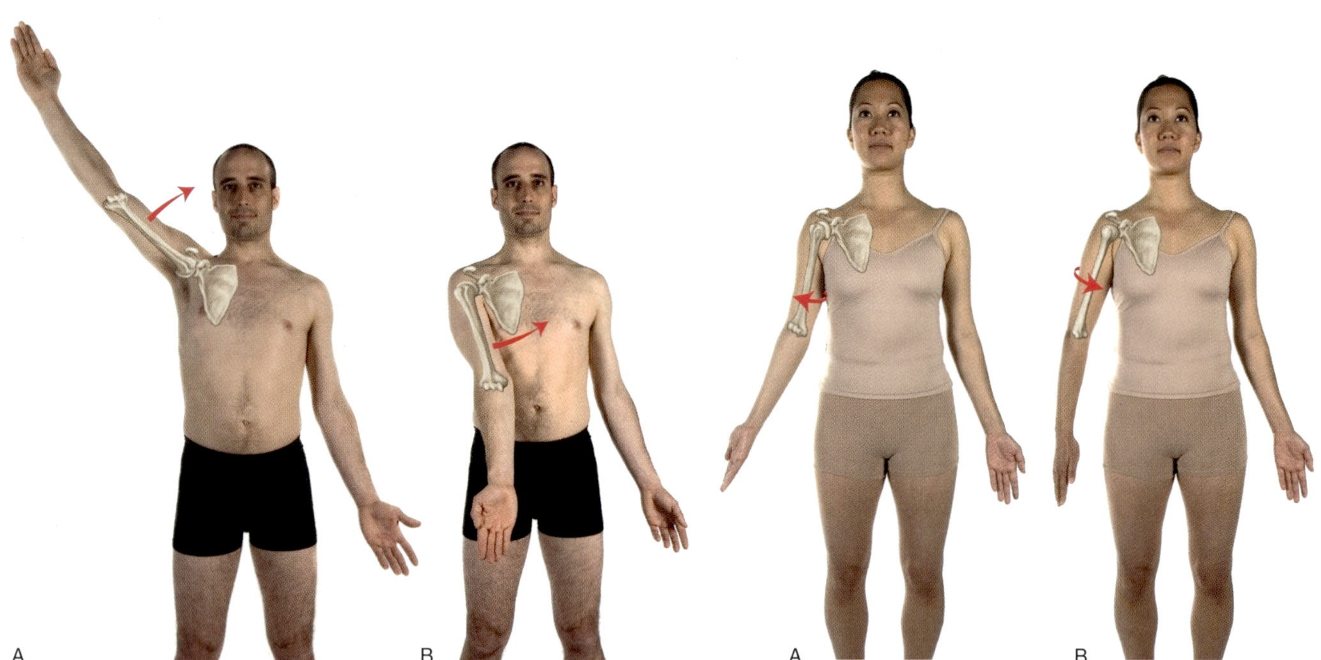

그림 1-14. 오목위팔관절에서 팔의 이마면 움직임. **A,** 벌림. **B,** 모음. (Note: 모두 앞에서 본 모습이다.)

그림 1-15. 오목위팔관절에서 팔의 가로면 움직임. **A,** 가쪽돌림. **B,** 안쪽돌림. (Note: 모두 앞에서 본 모습이다.)

오목위팔관절에서 어깨뼈와 몸통의 반대 작용(Reverse action of the scapula and trunk at the glenohumeral joint)

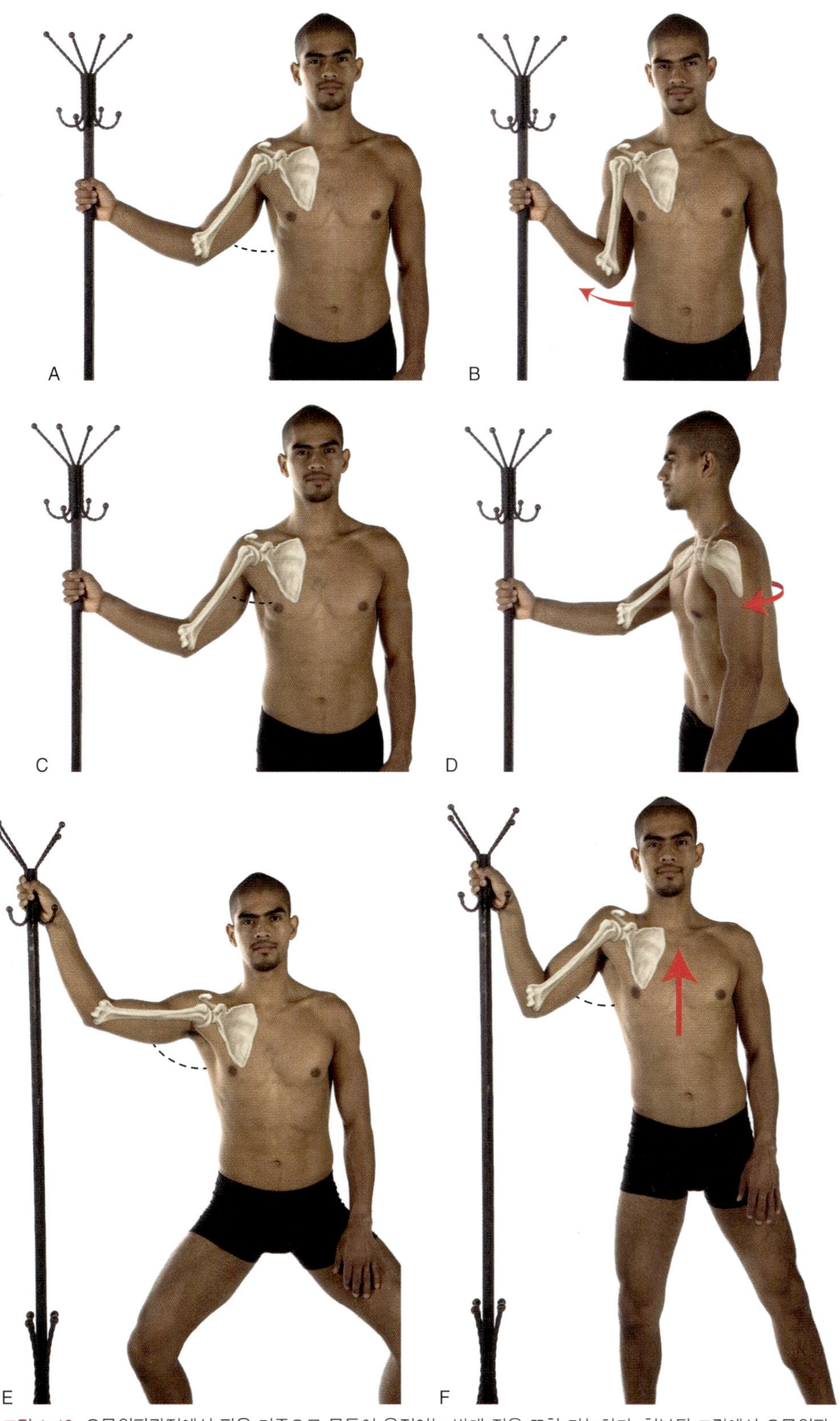

그림 1-16. 오목위팔관절에서 팔을 기준으로 몸통이 움직이는 반대 작용 또한 가능하다. 첨부된 그림에서 오목위팔관절에서 팔을 기준으로 상대적으로 몸통이 움직이는 것이 보인다. A와 B는 중립자세와 오목위팔관절에서 몸통의 오른쪽 가쪽치우침을 각각 나타내고 있다. C와 D는 중립자세와 오목위팔관절에서 몸통의 오른쪽 돌림을 각각 나타내고 있다. E와 F는 중립자세와 오목위팔관절에서 몸통의 올림을 각각 나타내고 있다. 이 3가지 경우에서 어깨뼈관절에서 몸통과 팔 사이의 각의 변화를 알아 두어야 한다(B의 가쪽치우침과 F의 올림, 팔꿈치관절 또한 굽혀져 있다). (Note: 모두 앞에서 바라본 모습이다.)

팔꿈치와 노자관절에서 아래팔(Forearm at the elbow and radioulnar joints)

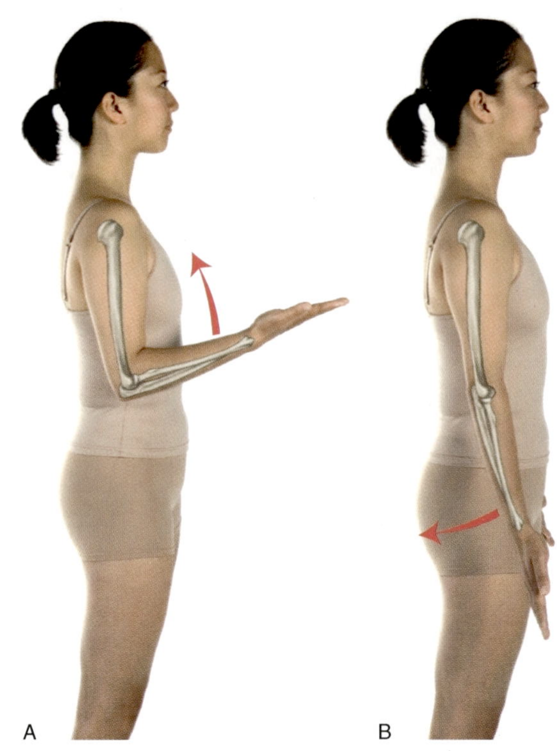

그림 1-17. 팔꿈치관절에서 아래팔의 시상면 움직임. **A**, 팔꿈치관절에서 아래팔 굽힘. **B**, 팔꿈치관절에서 아래팔 폄. (Note: 모두 옆에서 바라본 모습이다.)

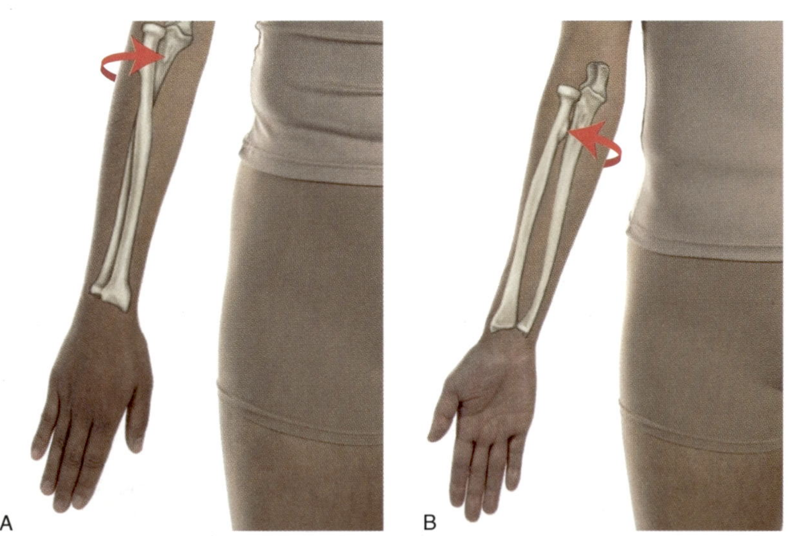

그림 1-18. 노자관절에서 오른쪽아래팔의 엎침과 뒤침. **A**, 엎침. **B**, 아래팔의 해부학적 자세인 뒤침. 엎침과 뒤침은 몸쪽, 중앙 그리고 먼쪽 노자관절에서 발생한 움직임의 결합이고 가로면에서 발생한다. (Note: 모두 앞에서 바라본 모습이다.)

손목관절에서 손(Hand at the wrist joint)

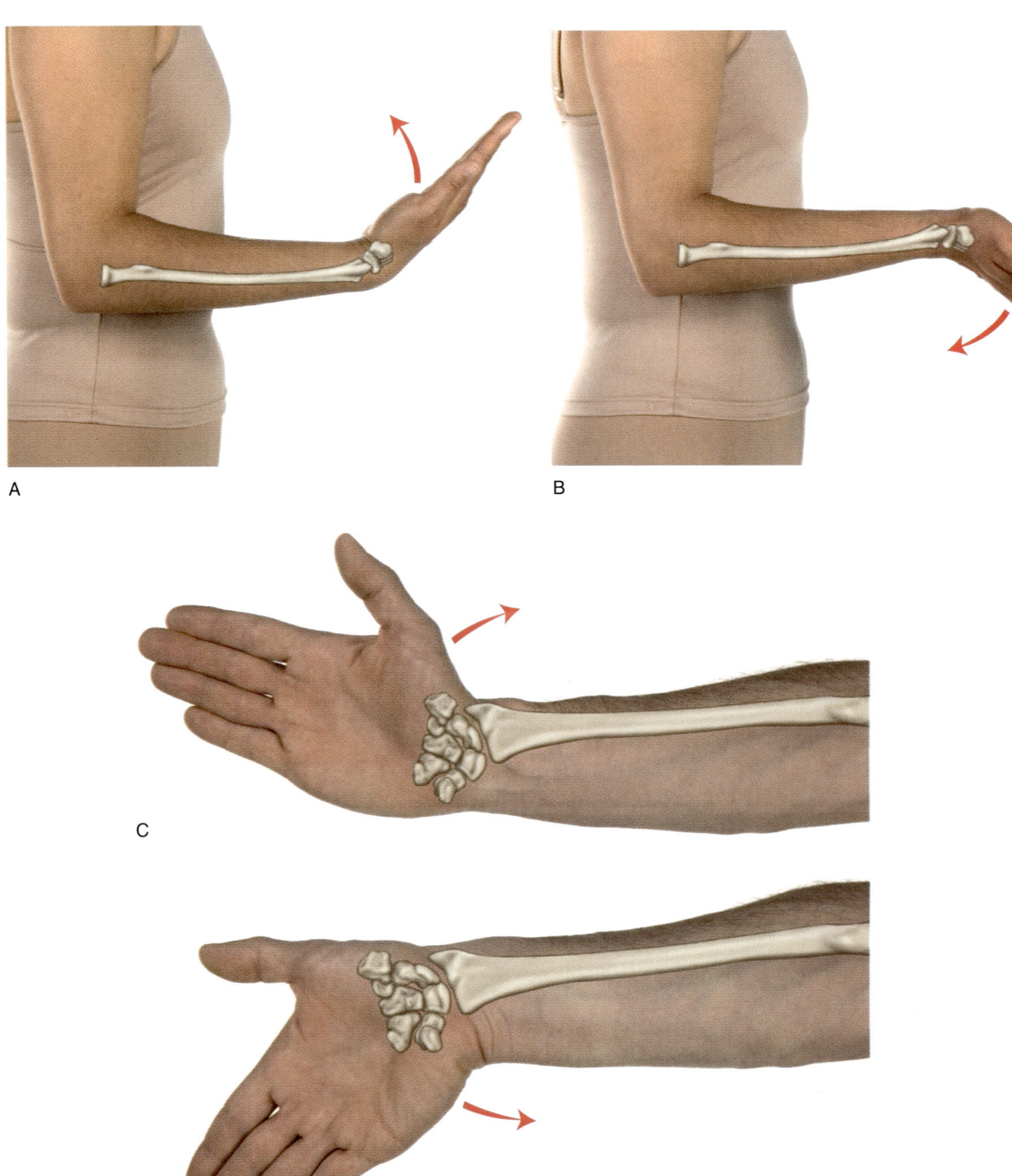

그림 1-19. 손목관절에서 손의 움직임(노손목관절과 손목뼈 중간 관절). A, B, 각각 옆에서 바라본 시상면에서의 손의 굽힘과 폄. C, D, 각각 앞에서 바라본 이마면에서의 노쪽치우침과 자쪽치우침. 노쪽치우침은 *벌림*, 자쪽치우침은 *모음*으로도 알려져 있다.

손허리손가락뼈관절과 손가락뼈사이관절에서 집게~새끼손가락
(Fingers two through five at the metacarpophalangeal and interphalangeal joints)

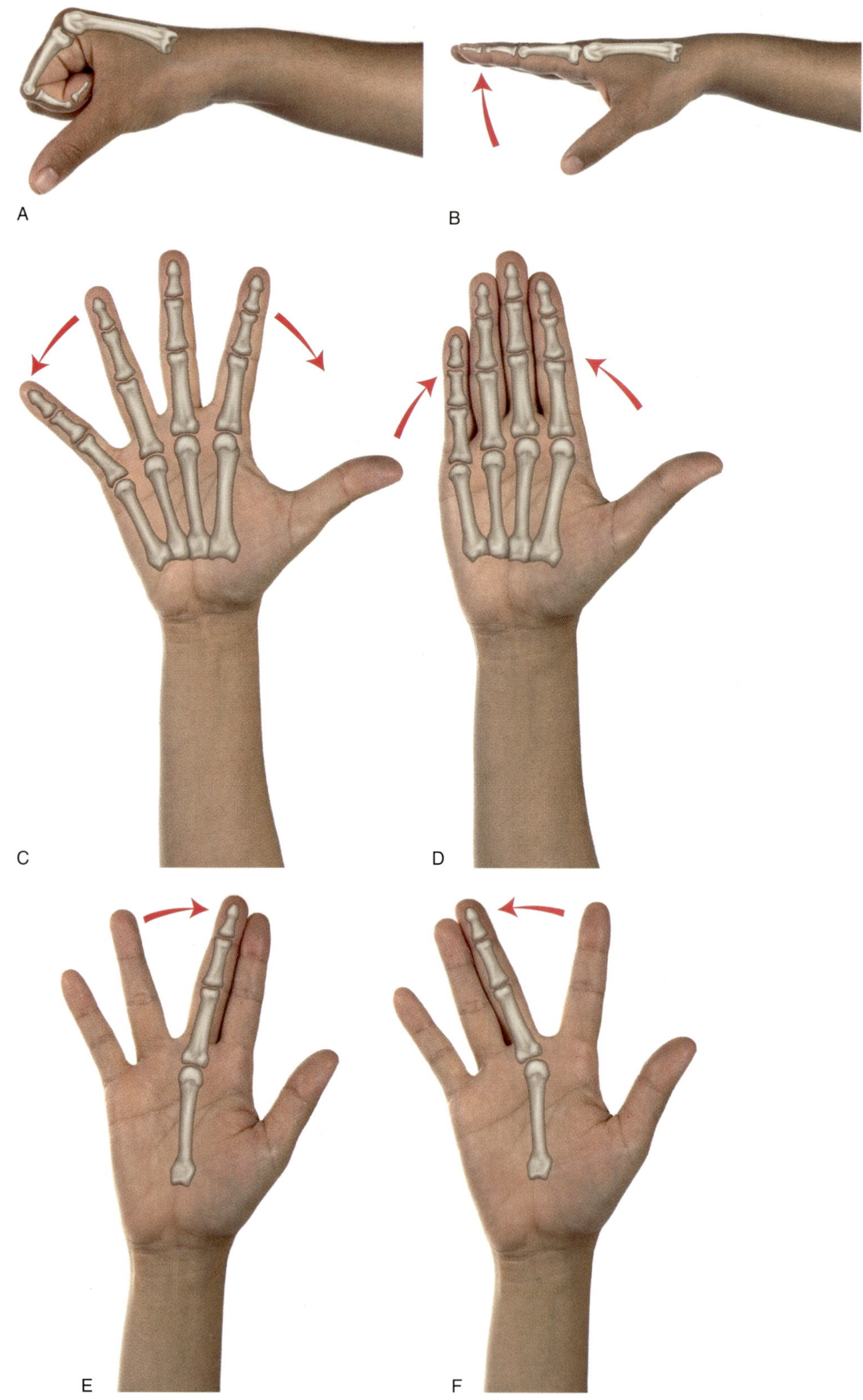

그림 1-20. 손관절에서 손허리손가락뼈관절의 집게~새끼손가락 작용. **A, B,** 각각 노뼈 쪽에서 바라본 시상면에서의 굽힘과 폄. 손가락뼈사이관절의 굽힘 또한 관찰된다. **C, D,** 각각 앞에서 바라본 이마면에서의 손가락뼈사이관절의 벌림과 모음. **E, F,** 각각 앞에서 바라본 이마면에서의 가운뎃손가락의 세 번째 손허리손가락뼈관절의 노쪽 벌림과 자쪽 벌림.

손목손허리뼈관절에서 엄지손가락(Thumb at the carpometacarpal joint)

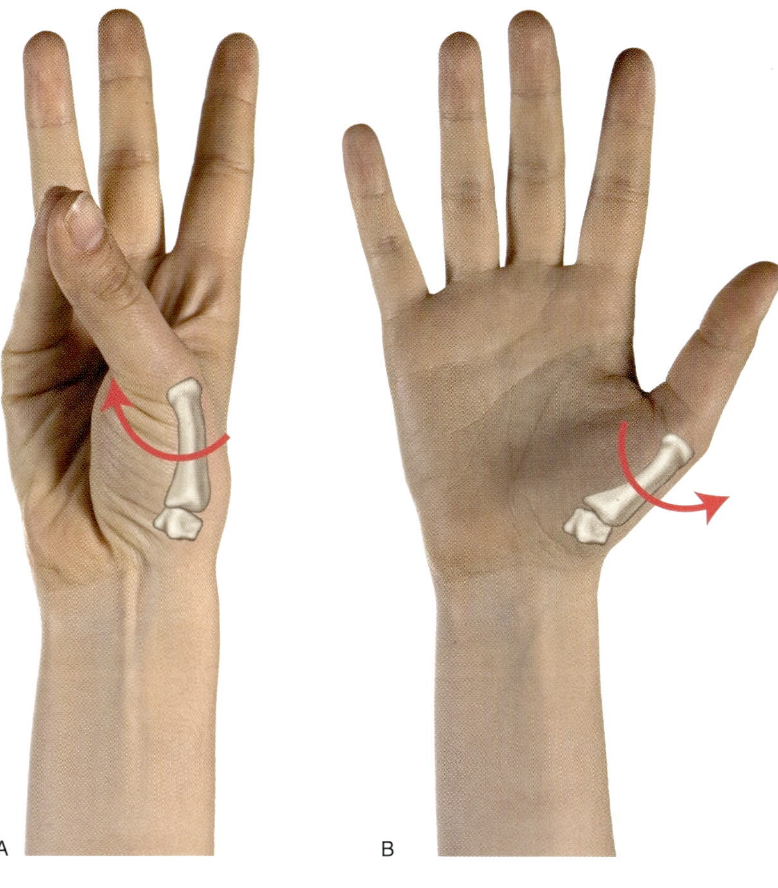

그림 1-21. 첫 번째 손목손허리뼈관절(*엄지의 안장관절*)에서 엄지손가락의 움직임. **A, B,** 각각 앞에서 바라본 빗면에서의 엄지손가락의 맞섬과 물러섬. 맞섬과 물러섬은 세 기본면 작용의 결합이다. 이 맞섬과 물러섬 작용의 구성이 C~F에 나와 있다. **C, D,** 각각 앞에서 바라본 이마면에서의 굽힘과 폄. **E, F,** 각각 옆에서 바라본 시상면에서의 벌림과 모음. 가로면에서의 안쪽돌림과 가쪽돌림은 독립적으로 발생하는 움직임이 아니고 각각 굽힘, 폄과 결합해 발생하므로 따로 보이지는 않는다. (Note: 엄지손가락과 새끼손가락의 손허리손가락뼈관절에서 손가락들의 굽힘이 A와 C에서 보이고, 엄지의 손가락뼈사이관절에서 굽힘이 C에서 보인다.)

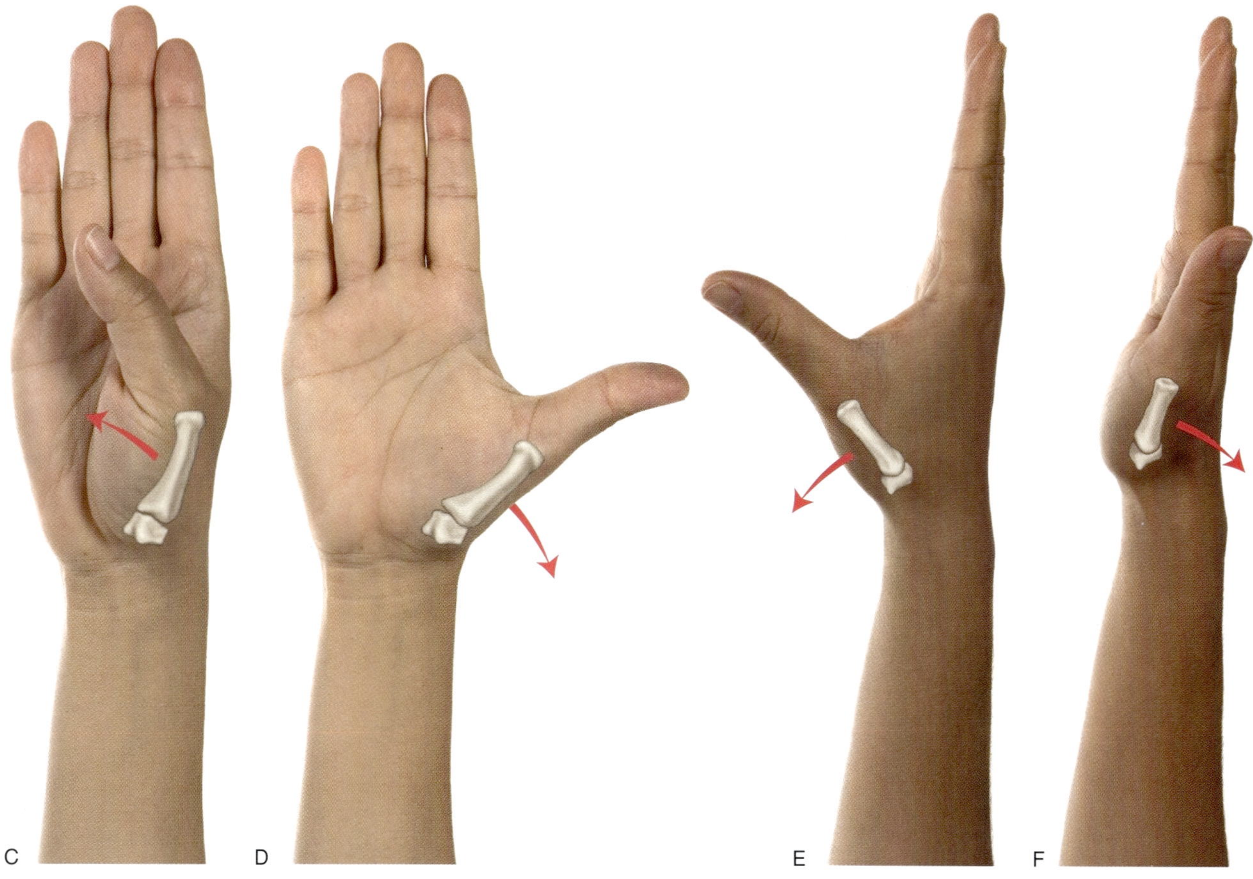

축 몸통(Axial body)

고리뒤통수관절에서 머리(Head at the atlanto-occipital joint)

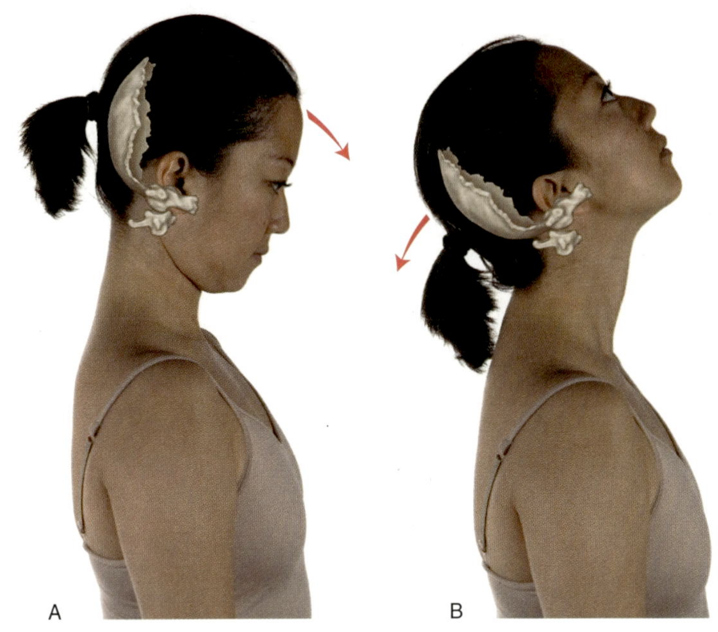

그림 1-22. 시상면에서 고리뒤통수관절 움직임을 보여주는 옆쪽면. **A**, 굽힘. **B**, 폄. 시상면에서의 굽힘과 폄 움직임이 고리뒤통수관절의 기본 움직임이다.

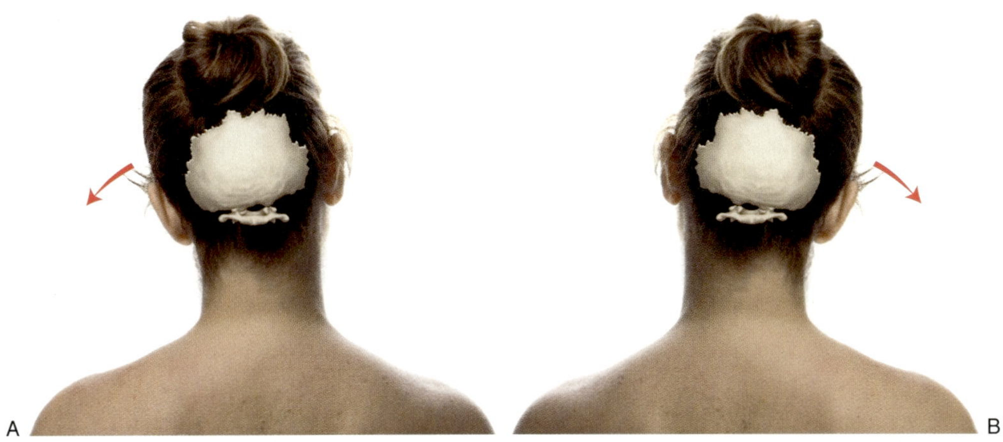

그림 1-23. 이마면에서 고리뒤통수관절의 가쪽굽힘 움직임들을 보여주는 뒤쪽면. **A**, 왼쪽 가쪽굽힘. **B**, 오른쪽 가쪽굽힘.

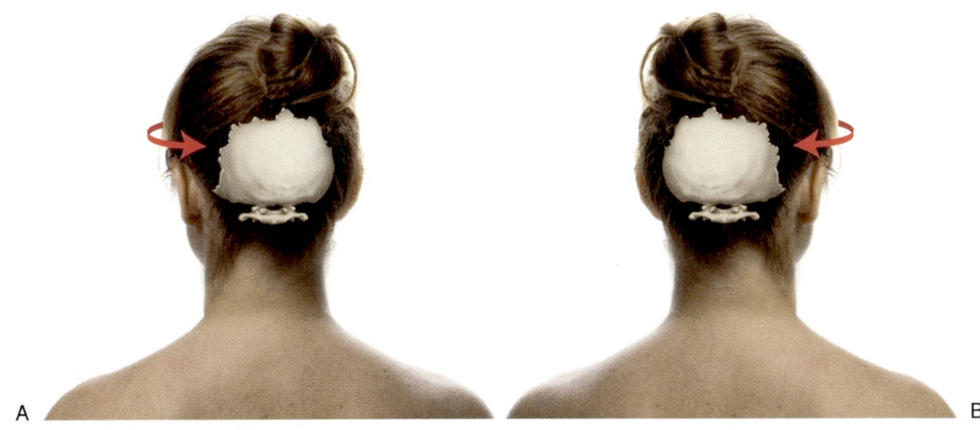

그림 1-24. 가로면에서 고리뒤통수관절의 돌림 움직임들을 보여주는 뒤쪽면. **A**, 왼쪽 돌림. **B**, 오른쪽 돌림.

목척추관절에서 목(Neck at the cervical spinal joint)

그림 1-25. 목척추관절에서 목의 움직임들. **A, B,** 각각 시상면에서의 굽힘과 폄을 나타내는 옆쪽면. **C, D,** 각각 이마면에서의 왼쪽 가쪽굽힘과 오른쪽 가쪽굽힘을 나타내는 뒤쪽면. **E, F,** 각각 가로면에서의 오른쪽 돌림과 왼쪽 돌림을 나타내는 앞쪽면. Note: **A~F**는 머리목(craniocervical) 부분 전체의 움직임을 나타내고 있다(예: 목척추관절에서 목과 고리뒤통수관절에서 머리).

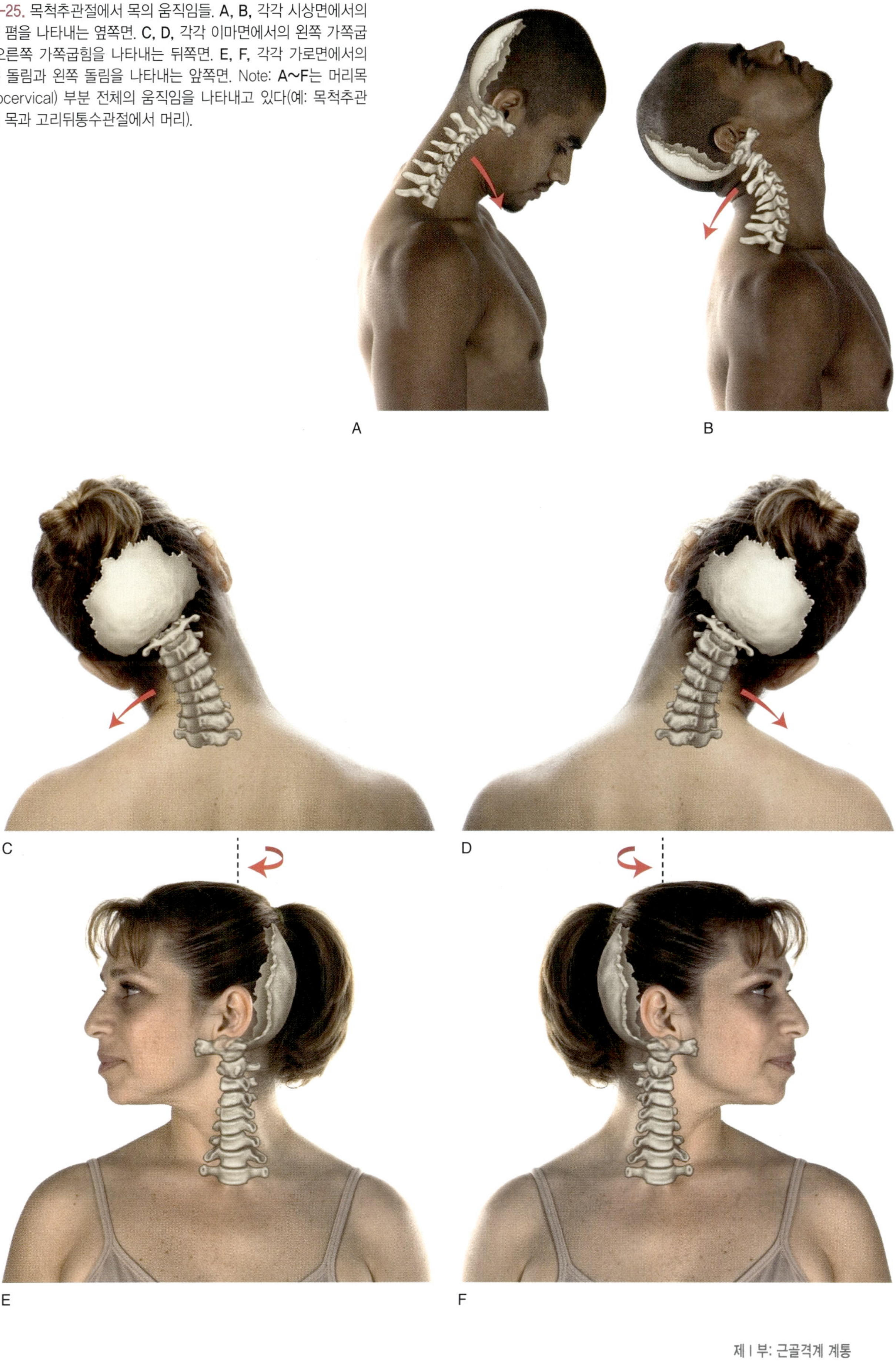

A

B

C

D

E

F

등허리척추관절에서 몸통(Trunk at the thoracolumbar spinal joints)

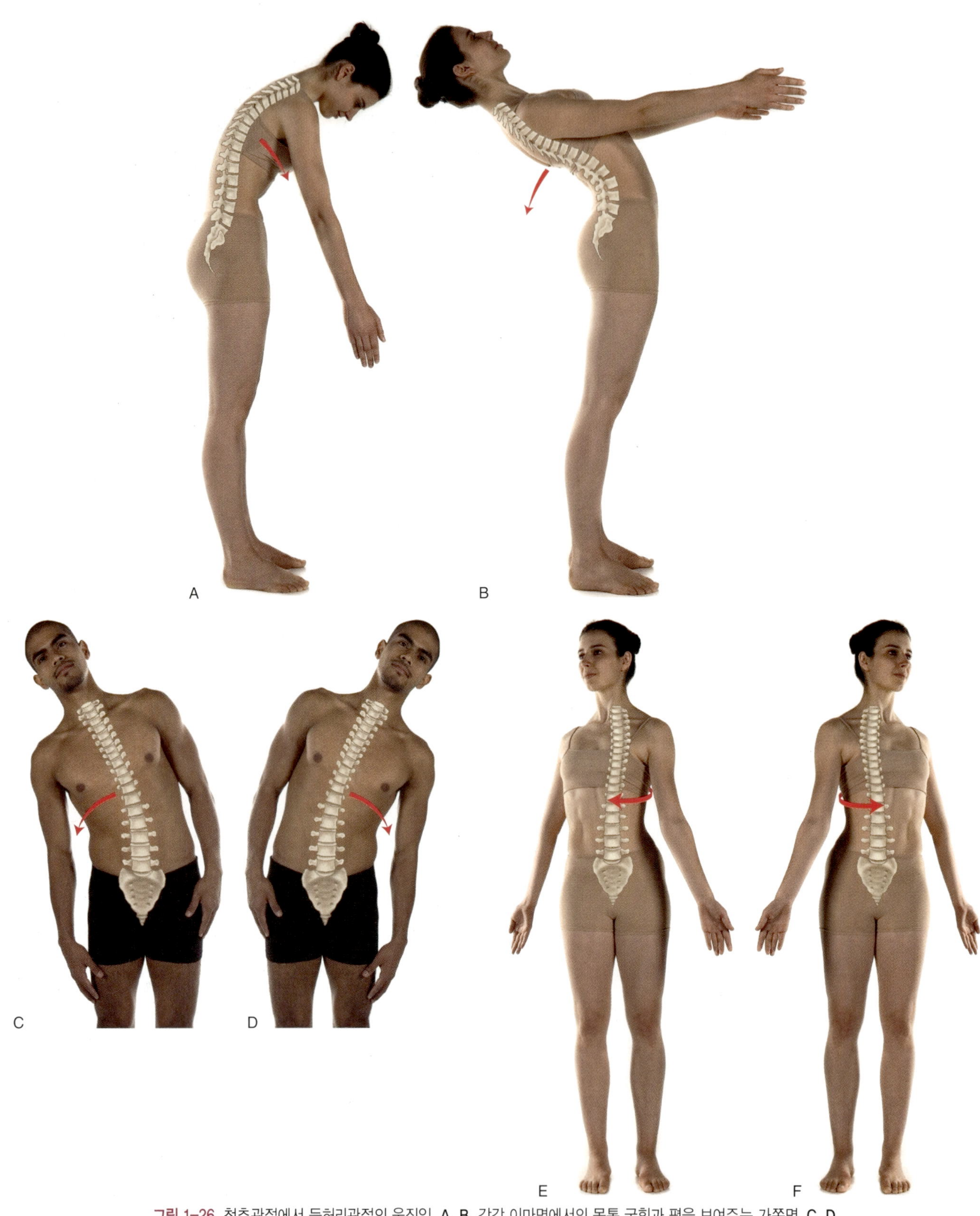

그림 1-26. 척추관절에서 등허리관절의 움직임. **A, B,** 각각 이마면에서의 몸통 굽힘과 폄을 보여주는 가쪽면. **C, D,** 각각 이마면에서의 몸통 오른쪽 가쪽굽힘과 왼쪽 가쪽굽힘을 보여주는 앞쪽면. **E, F,** 각각 가로면에서의 몸통 오른쪽 돌림과 왼쪽 돌림을 보여주는 앞쪽면.

허리엉치관절에서 골반(Pelvis at the lumbosacral joint)

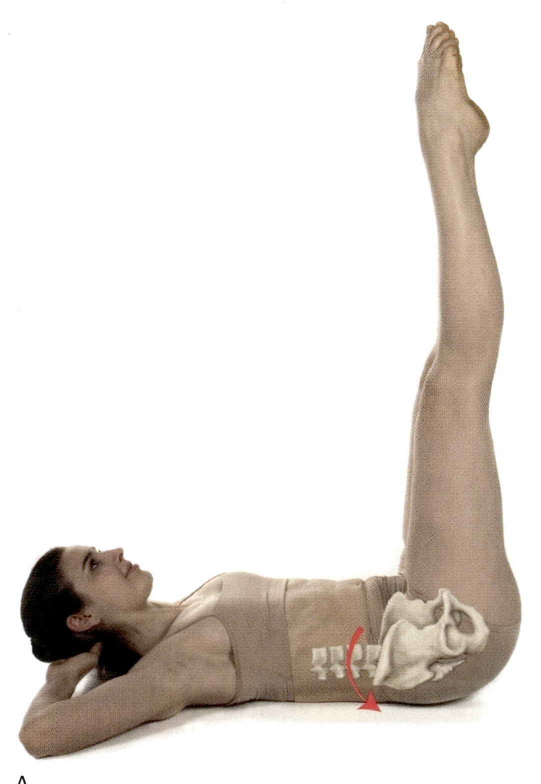

A

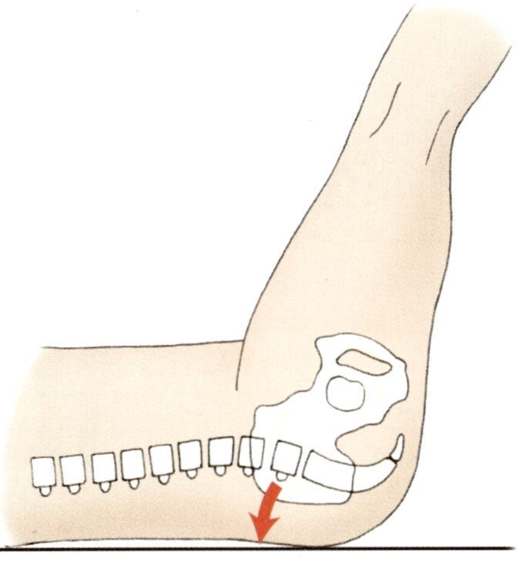

뒤쪽기울임(Posterior tilt)

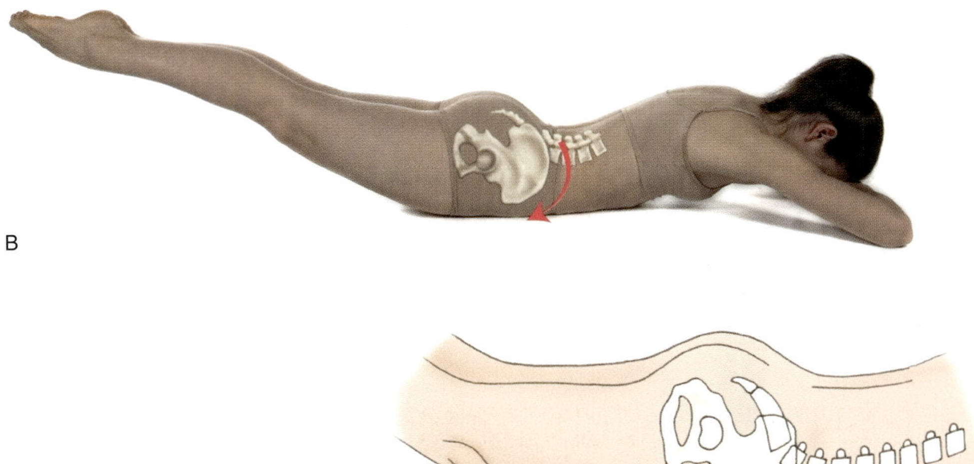

B

앞쪽기울임(Anterior tilt)

그림 1-27. 허리엉치관절[lumbosacral(LS) joint]에서의 골반 움직임. **A**, **B**, 각각 시상면의 허리엉치관절에서 골반의 뒤쪽기울임과 앞쪽기울임을 보여주는 옆쪽면. (Note: **A**와 **B**에서는 엉덩관절의 움직임이 작거나 발생하지 않는다. 그러므로 넙다리가 같이 따라가게 되며 하지의 방향이 바뀐다.) *(계속)*

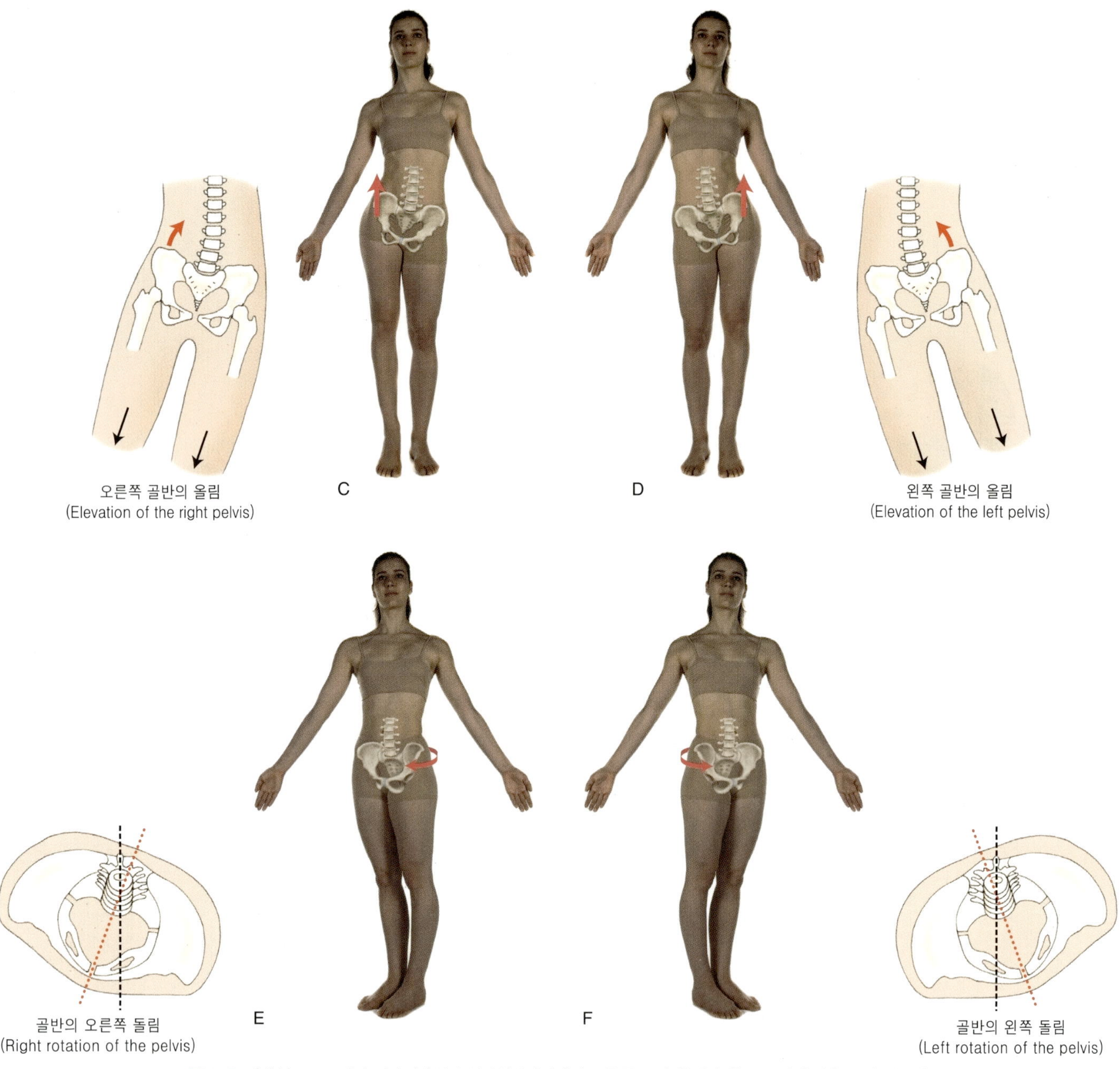

그림 1-27. *(계속)* **C, D,** 각각 이마면에서의 허리엉치관절에서 오른쪽 골반 올림과 왼쪽 골반 올림을 보여주는 앞쪽면(한쪽이 올라가면 반대쪽은 내려간다). (Note: **C**와 **D**에서 엉덩관절의 움직임이 발생하지 않는다. 그러므로 넙다리가 같이 따라가게 되며 하지의 방향이 바뀐다.) **E, F,** 각각 가로면에서의 허리엉치관절의 골반 오른쪽 돌림과 왼쪽 돌림을 보여주는 앞쪽면. (Note: 검정색 점선은 척추의 방향을 나타내며 빨간색 점선은 골반의 방향을 나타낸다. 이 다른 방향의 두 선을 제공함으로써 골반이 척추에 대해 돌림된 것을 명확하게 알 수 있다. 이 움직임들은 허리엉치관절에서 발생했다.)

턱관절에서 아래턱(Mandible at the temporomandibular joints)

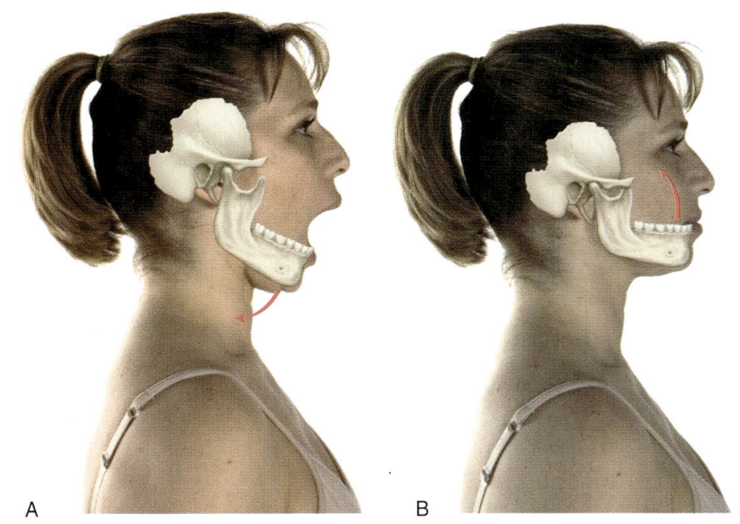

그림 1-28. A, B, 각각 턱관절에서 아래턱의 내림과 올림을 보여주는 옆쪽면. 이들은 축 움직임이다.

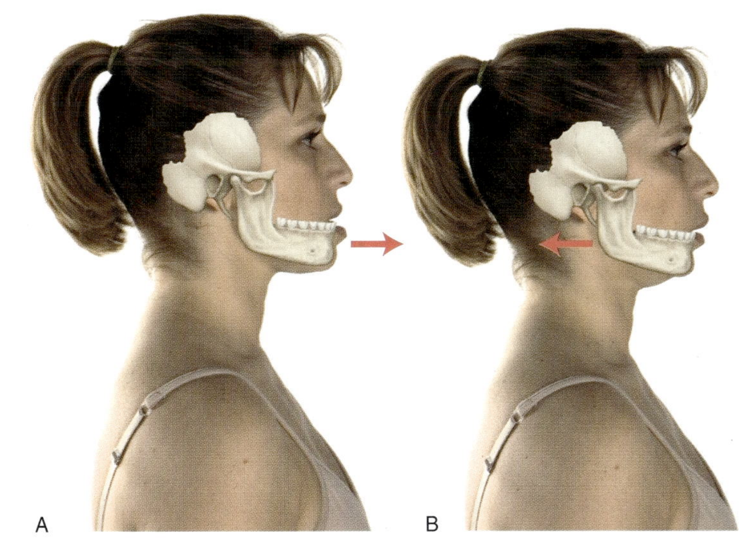

그림 1-29. A, B, 각각 턱관절에서 아래턱의 내밈과 들임을 보여주는 옆쪽면. 이들은 축 움직임이 아니다.

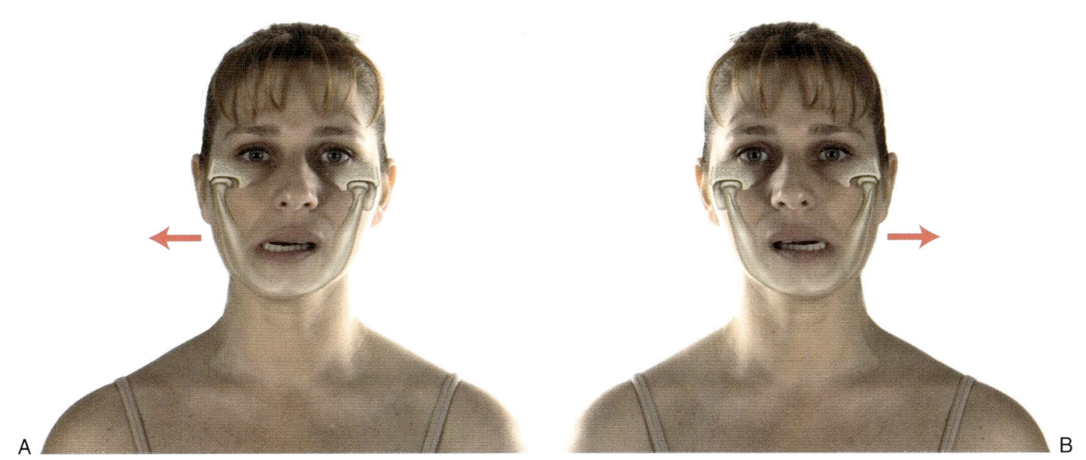

그림 1-30. A, B, 각각 턱관절에서 아래턱의 오른쪽 가쪽치우침과 왼쪽 가쪽치우침을 보여주는 앞쪽면. 이들은 축 움직임이 아니다.

하지(Lower extremity)

엉덩관절에서 넙다리(Thigh at the hip joint)

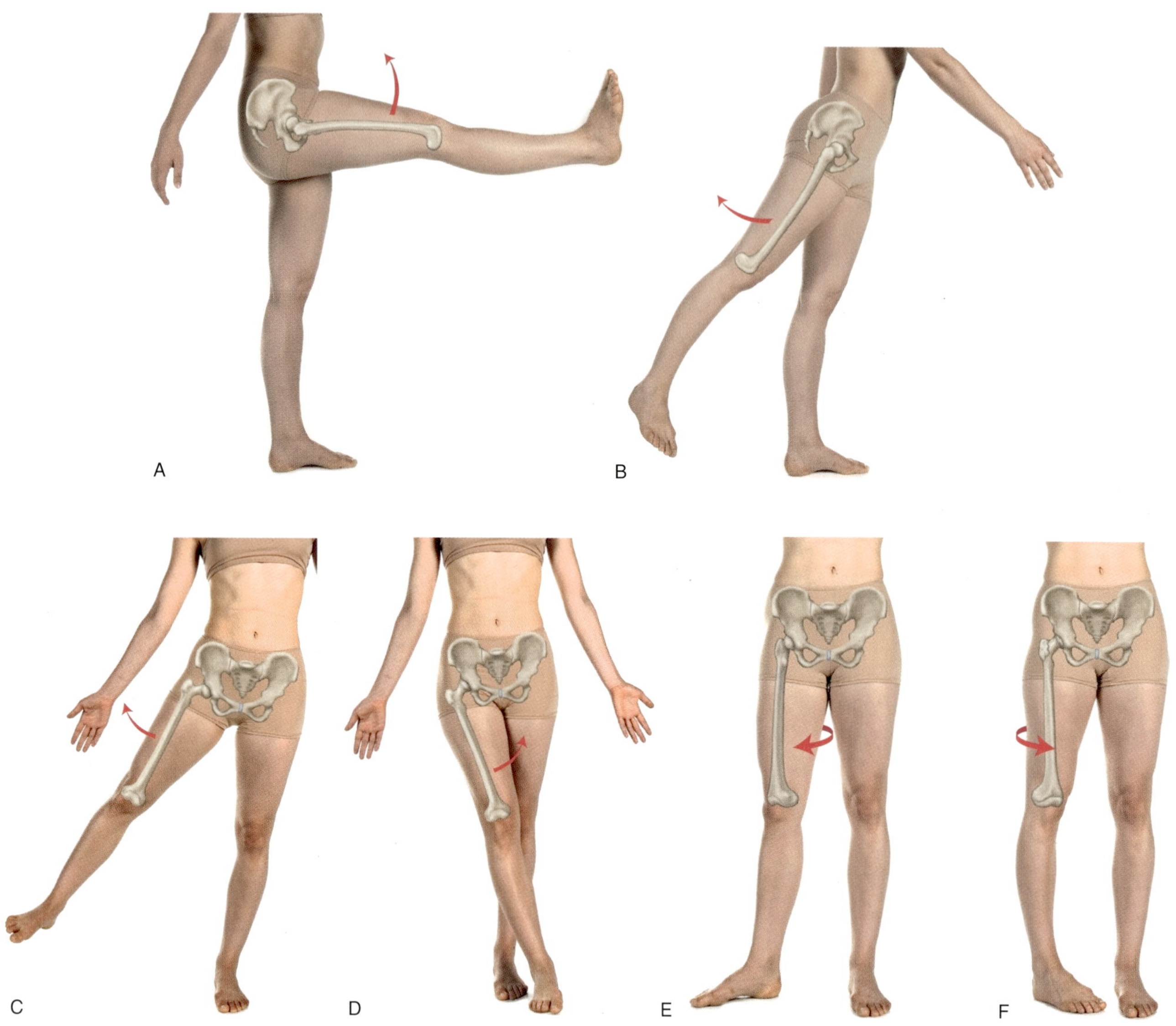

그림 1-31. 엉덩관절에서 넙다리의 움직임. **A, B,** 각각 시상면에서의 굽힘과 폄을 보여주는 가쪽면. **C, D,** 각각 이마면에서의 벌림과 모음을 보여주는 앞쪽면. **E, F,** 각각 가로면에서의 가쪽돌림과 안쪽돌림을 보여주는 앞쪽면.

엉덩관절에서 골반(Pelvis at the hip joint)

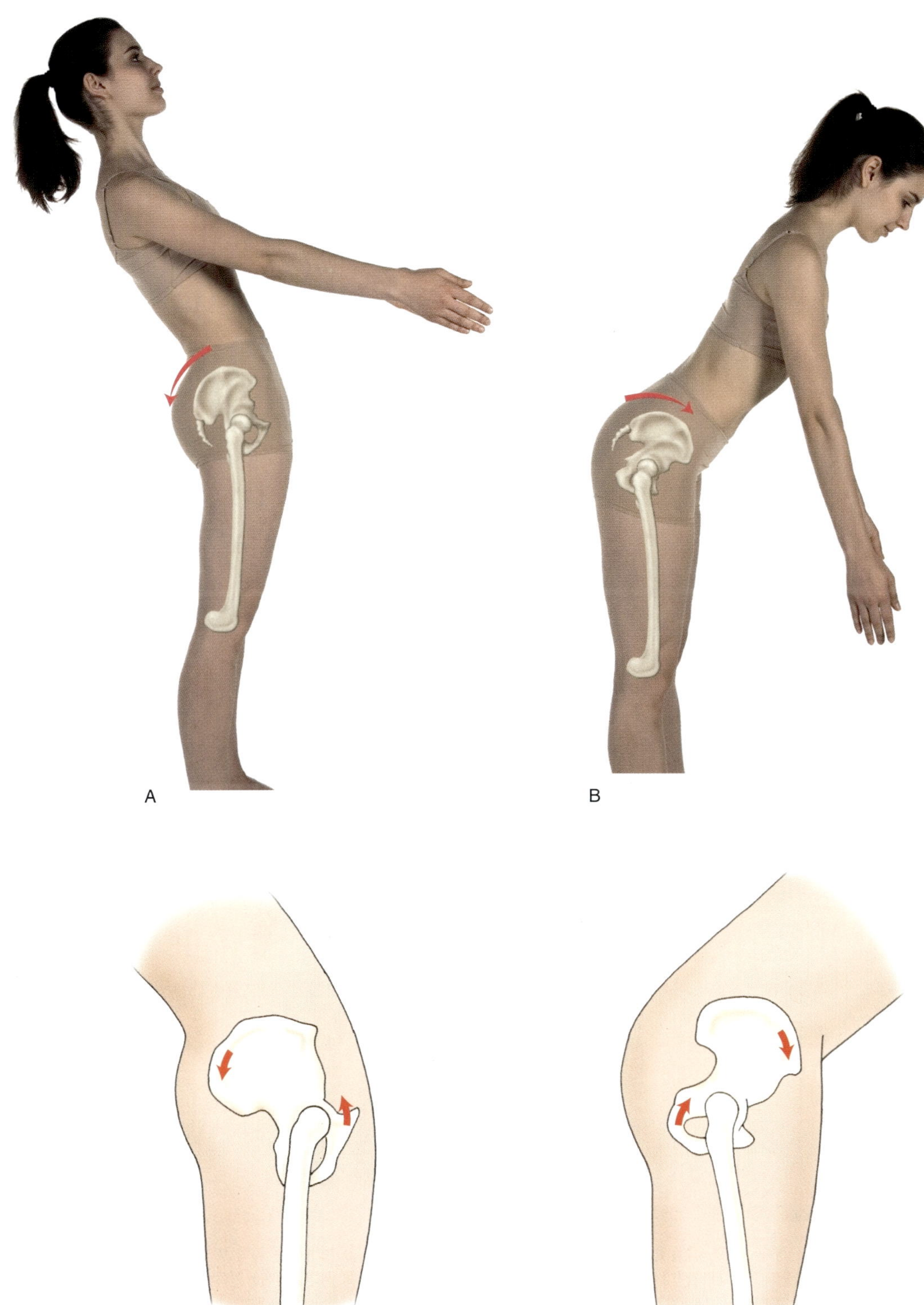

그림 1-32. 엉덩관절에서 골반의 움직임. (Note: **A~D,** 허리엉치관절에서 움직임이 발생하지 않으므로 상체가 같이 따라가게 되며 그로 인해 방향이 바뀌었다.) **A, B,** 각각 시상면에서의 엉덩관절의 골반 뒤쪽기울임과 앞쪽기울임을 보여주는 옆쪽면. *(계속)*

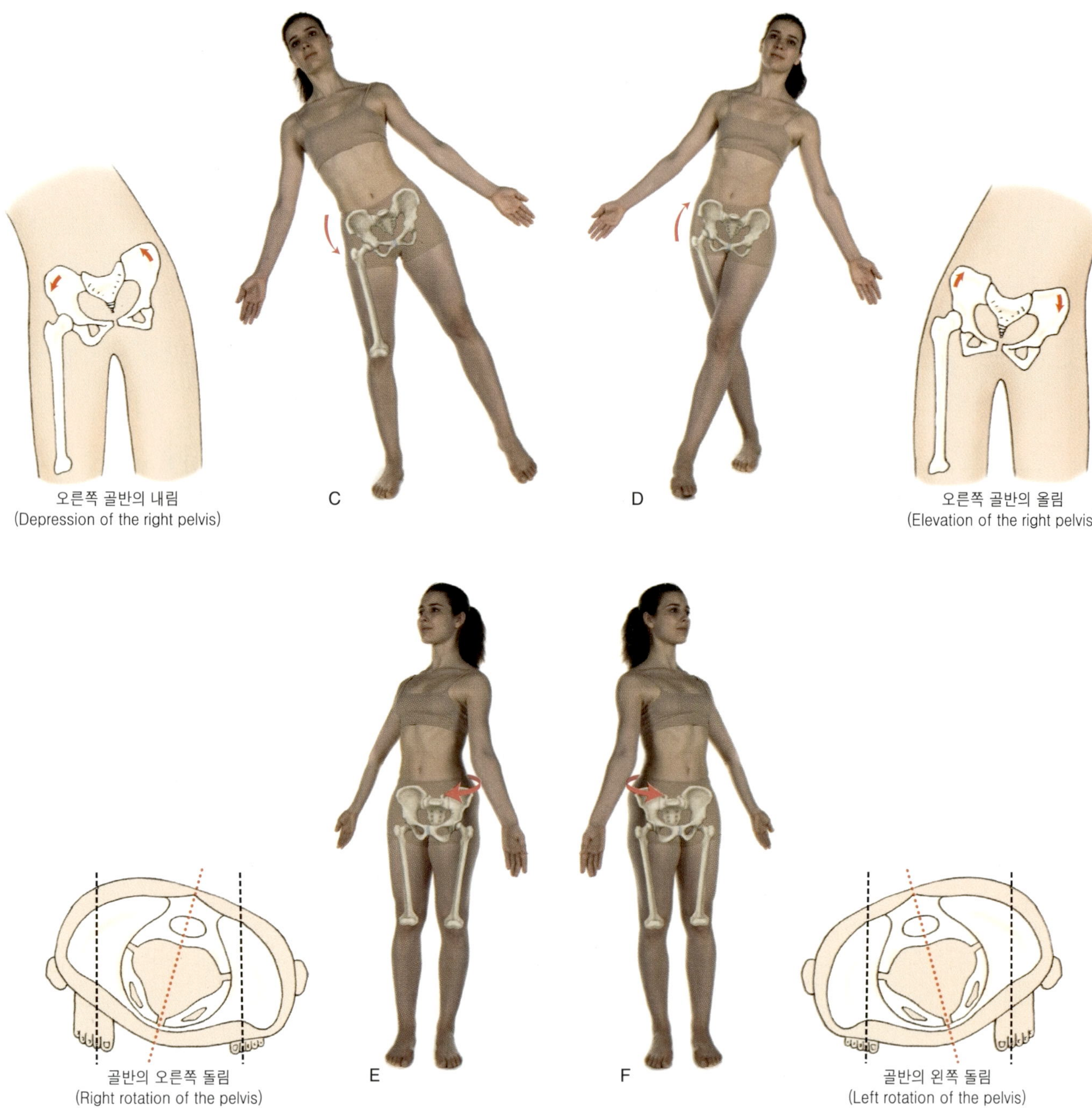

그림 1-32. *(계속)* **C, D,** 각각 이마면에서의 엉덩관절의 골반 내림과 올림을 보여주는 앞쪽면. (Note: 골반의 한쪽이 올라가면 반대쪽은 내려간다.) **E, F,** 각각 가로면에서의 엉덩관절의 오른쪽 골반 돌림과 왼쪽 골반 돌림을 보여주는 앞쪽 그리고 위쪽면. (Note: 검정색 점선은 넙다리의 방향을 나타내고 빨간색 점선은 골반의 방향을 나타낸다. 다른 방향의 두 선을 고려하면 넙다리에 대해 골반이 돌았다는 것은 명확하다. 이 움직임은 엉덩관절에서 발생한다.)

무릎관절에서 다리(Leg at the knee joint)

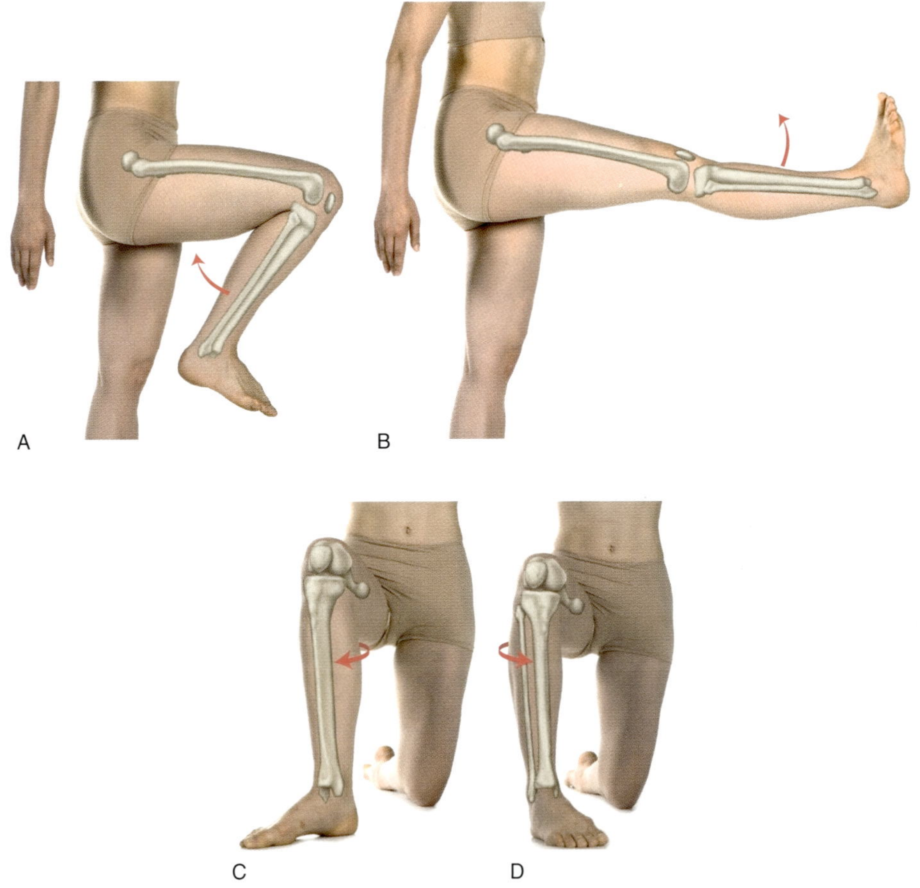

그림 1-33. 정강넙다리관절[tibiofemoral(무릎, knee) joint]에서 발생할 수 있는 움직임. **A, B,** 각각 시상면에서 무릎관절의 다리 굽힘과 폄을 보여주는 가쪽면. **C, D,** 각각 가로면에서 무릎관절의 다리 가쪽돌림과 안쪽돌림을 보여주는 앞쪽면. (Note: 무릎관절은 먼저 굽힘을 한 상태에서만 돌림이 가능하다.)

발목관절에서 발(Foot at the ankle joint)

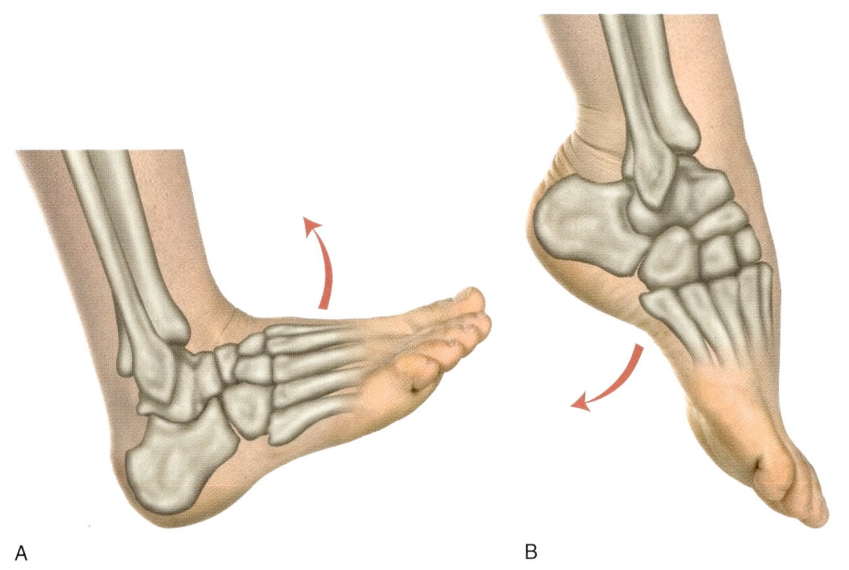

그림 1-34. **A, B,** 각각 시상면에서 발목다리관절[talocrural(발목, ankle) joint]의 발등굽힘과 발바닥굽힘을 보여주는 가쪽면.

목말밑관절에서 발[Foot at the subtalar(tarsal) joint]

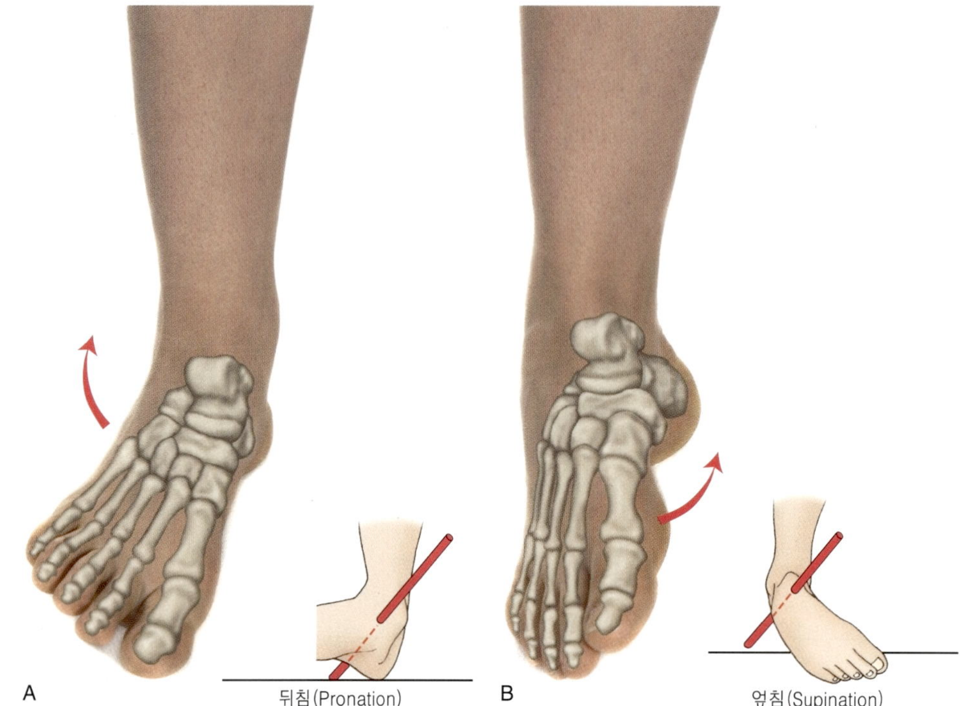

그림 1-35. 목말밑관절에서 발의 움직임. A, 발의 엎침. 엎침은 세 기본면 요소들이 조합된 빗면의 운동이다: (1) 가쪽번짐, (2) 발등굽힘, (3) 가쪽돌림(벌림으로도 알려짐). 엎침의 필수 요소는 가쪽번짐이다. B, 발의 뒤침. 뒤침은 세 기본면 요소들이 결합된 빗면의 운동이다: (1) 안쪽번짐, (2) 발바닥굽힘, (3) 안쪽돌림(모음으로도 알려짐). 뒤침에서 필수 요소는 안쪽번짐이다.

목말밑관절과 발목관절에서 발(Foot at the subtalar and ankle joints)

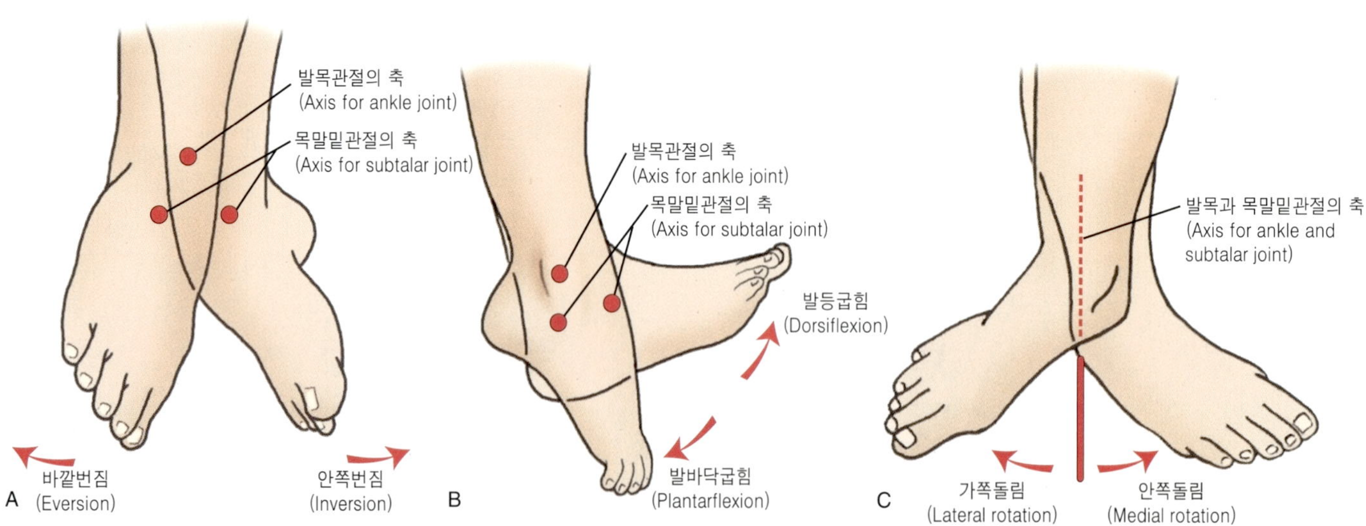

그림 1-36. 목말밑관절과 발목관절에서 발 움직임의 세 기본면 요소. A, 안쪽번짐과 바깥번짐의 이마면 요소. B, 발등굽힘과 발바닥굽힘의 시상면 요소. C, 가쪽돌림과 안쪽돌림(벌림과 모음)의 가로면 요소. (Note: 축들이 빨간 점이나 빨간 튜브, 빨간 점선으로 표시되어 있다.)

발허리발가락관절과 발가락뼈사이관절에서 발가락(Toes at the metatarsophalangeal and interphalangeal joints)

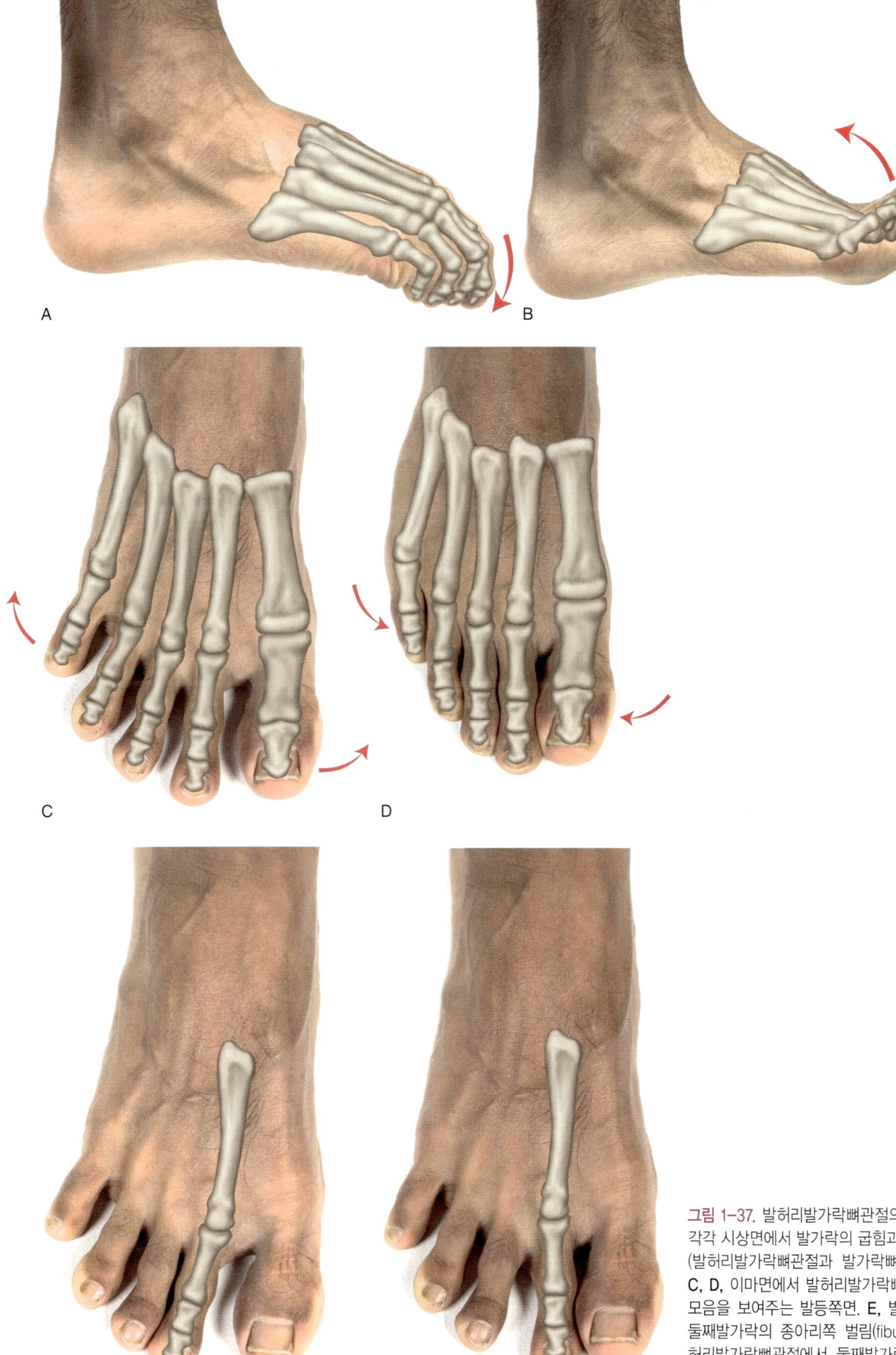

그림 1–37. 발허리발가락뼈관절의 발가락 움직임. A, B, 각각 시상면에서 발가락의 굽힘과 폄을 보여주는 가쪽면(발허리발가락뼈관절과 발가락뼈사이관절에서도 발생). C, D, 이마면에서 발허리발가락뼈관절의 발가락 벌림과 모음을 보여주는 발등쪽면. E, 발허리발가락뼈관절에서 둘째발가락의 종아리쪽 벌림(fibular abduction). F, 발허리발가락뼈관절에서 둘째발가락의 정강쪽 벌림(tibial abduction).

복습 문제(Review questions)

1. 표준 해부학적 자세에서 신체의 방향을 설명하라.

   ____

   ____

2. 머리 방향을 가리키는 단어는 __________(이)고, 몸의 '꼬리' 방향을 가리키는 단어는 __________(이)다.
3. 세 기본면은 __________, __________와(과) __________(으)로 불린다. 2개 또는 더 많은 기본면의 요소를 포함하고 있는 4개의 면은 __________평면으로 불린다.
4. 참 또는 거짓: 축 운동을 위한 축의 방향은 언제나 운동이 일어나는 평면과 평행하다. __________
5. 운동 용어는 정적 위치를 설명하는 말이 아니고, __________을(를) 나타낸다.
6. 만약 근육이 빗면 움직임을 만든다면, 이 움직임은 어떻게 설명되는가?

   ____

   ____

7. 참 또는 거짓: 같은쪽돌림과 반대쪽돌림은 관절 움직임 용어이다. __________
8. 목말밑관절에서 발의 엎침은 어떤 관절 움직임들로 이루어져 있는가? 이 움직임은 발의 아치 구조(arch structure)에 어떤 영향을 끼치는가?

   ____

   ____

   ____

   ____

9. 엄지손가락의 벌림, 폄, 안쪽돌림이 결합해 만드는 움직임은 __________(이)다.
10. 휘돌림의 개념을 설명하고 예를 들어라.

   ____

   ____

복습 문제의 정답은 책의 마지막 부분에서 확인할 수 있다.

생각해 보기(Think it through)

이 장은 표준 해부학적 자세의 개념을 소개하고 자세를 기준으로 위치와 운동 용어들을 정의하고 있다. 만약 어떤 사람이 표준 해부학적 자세가 아닌 운동 또는 오락 활동을 하는 자세일 때, 이것이 위치와 운동에 관한 정보를 전달하는 우리의 능력에 어떻게 영향을 미치는가? 이 장에서 배운 각각의 자세와 운동에 관한 용어를 살펴보고 친숙한 활동에 대해 생각해보자.

____

____

____

____

____

제 2 장

뼈대계통 (The Skeletal System)

evolve http://evolve.elsevier.com/Muscolino/muscular

목적(Objectives)

이 장을 마친 후 학생들은 다음을 수행할 수 있어야 한다.

1. 이 장의 주요 용어들을 정의하라.
2. 성인 인체의 대략적인 뼈의 개수를 확인하라.
3. 관절을 정의하라.
4. 관절의 구조적 분류들을 설명하라.
5. 관절의 기능적 분류들을 설명하라.
6. 윤활관절의 종류에 대해 설명하라.

2

뼈대(The skeleton)

뼈대계통은 사지의 뼈와 축 몸통(axial body)의 뼈로 나눌 수 있고 약 206개의 뼈로 구성되어 있다. 그림 2-1은 전신 뼈대의 앞쪽면이고, 그림 2-2는 뒤쪽면이다.

관절(Joints)

2개 또는 그 이상의 뼈가 만나는 곳[다른 말로, *합치는 것(join)*]에는 하나의 관절이 형성된다.

관절의 구조적 분류(Structural classification of joints)

구조적으로 관절은 연부조직(soft tissue)으로 연결된 2개(또는 그 이상)의 뼈라고 정의된다. 관절의 3가지 구조적 분류는 섬유성(fibrous), 연골성(cartilaginous), 윤활성(synovial)이 있다. 섬유관절은 치밀한 섬유근막조직(fascial tissue)으로 결합되어 있고, 연골관절은 섬유연골(fibrocartilage)로 결합되어 있으며, 윤활관절은 윤활액(synovial fluid)을 함유하고 있는 관절공간을 둘러싸는 윤활막(synovial membrane)에 의해 안쪽으로 이어져 있는 섬유낭(fibrous capsule)으로 결합되어 있다. 오직 윤활관절만 관절공간을 가지고 있고 뼈의 관절면을 덮고 있는 관절연골을 가지고 있다. 그림 2-3은 구조적 관절의 세 유형을 나타내고 있다.

관절의 기능적 분류(Functional classification of joints)

기능적으로, 관절은 2개(혹은 그 이상)의 뼈 사이의 움직임을 허용하는 능력이라고 정의된다. 관절의 3가지 기능적 분류는 부동결합(synarthrotic), 반결합(amphiarthrotic), 가동결합(diarthrotic)이 있다. 부동관절(synarthrotic joints)은 아주 작은 움직임만 허용하고, 반관절(amphiarthrotic joints)은 중간 정도의 제한된 움직임을 허용하며, 가동관절(diarthrotic joints)은 많은 움직임을 허용한다.

일반적으로 구조적 관절과 기능적 관절 간에는 상관관계가 있다. 섬유관절은 아주 작은 움직임만 일어나기 때문에 주로 부동결합으로 분류되고, 연골관절에서는 중간 정도의 제한적인 움직임이 일어나기 때문에 주로 반결합으로 분류되고, 윤활관절에서는 많은 움직임이 일어나기 때문에 주로 가동결합으로 분류된다.

윤활관절의 종류(Types of synovial joints)

가동결합 윤활관절은 움직임 발생을 허락하는 축의 개수에 따라 세분화될 수 있다. 일축성(uniaxial), 이축성(biaxial), 삼축성(triaxial) 그리고 무축성(nonaxial) 4가지 범주로 분류된다. 이 범주는 관절의 모양에 따라 더 세분화될 수 있다.

일축성 관절(Uniaxial joints)

2가지 유형의 일축성 윤활관절이 있다. 경첩관절(hinge joint)과 차축관절(pivot joint)이다. 경첩관절은 문의 경첩과 유사하게 작용한다. 한쪽 표면은 오목(concave)한 모양이고 다른 쪽은 실패(spool) 같은 모양을 하고 있다. 안가쪽축을 중심으로 시상면에서 굽힘과 폄이 발생한다. 위팔자뼈[humeroulnar(팔꿈치, elbow)]관절이 경첩관절의 전형적인 예이다(그림 2-4).

일축성 윤활관절의 다른 형태는 차축관절이다. 차축관절은 가로면에서 수직 축을 중심으로 오직 돌림(차축) 움직임만 가능하다. 척추의 고리중쇠관절(atlantoaxial joint)이 일축성 차축관절의 전형적인 예이다(그림 2-5).

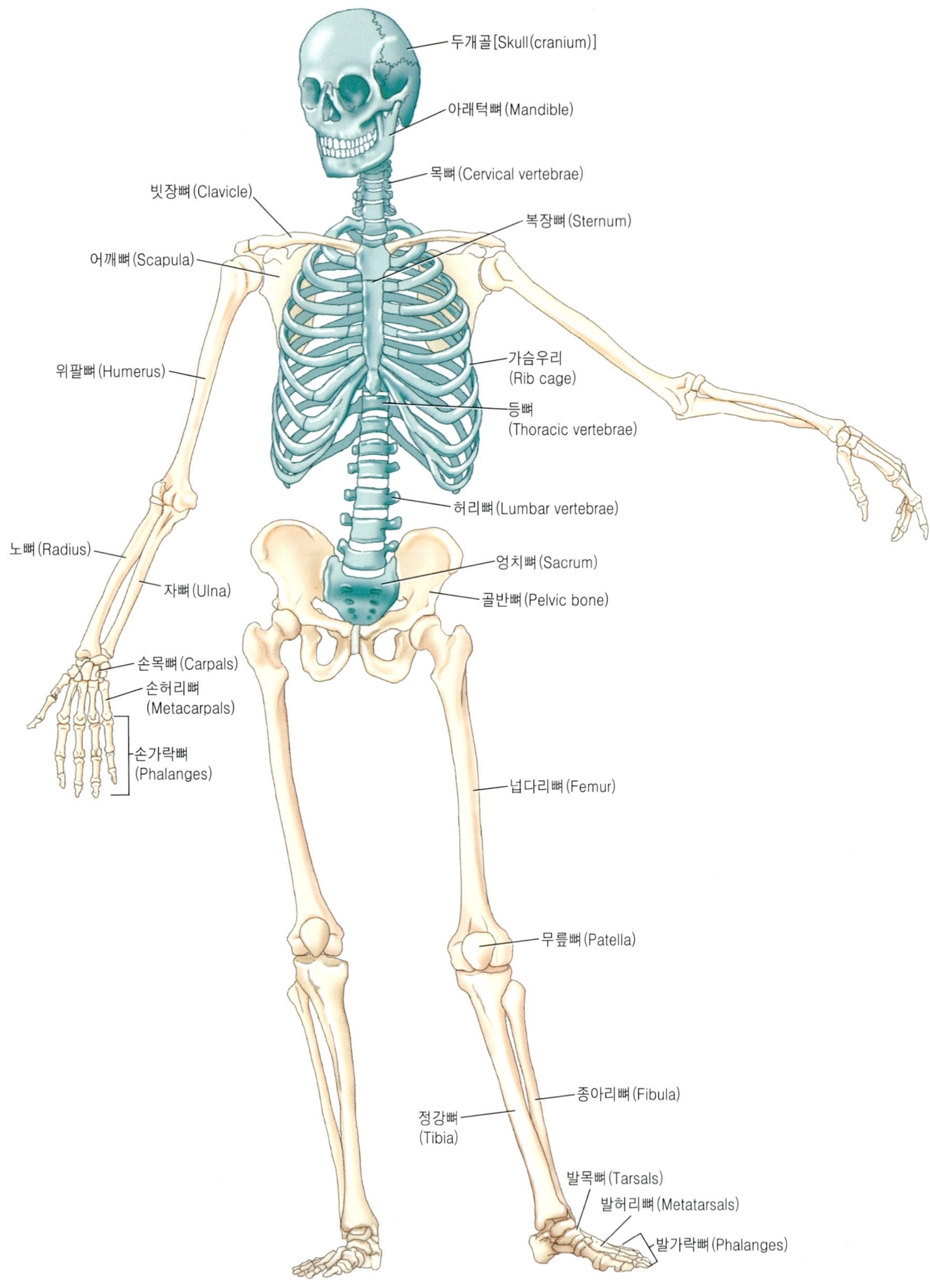

그림 2-1. 뼈 전체: 앞쪽면. *녹색*, 축 뼈대, *크림색*, 팔다리 뼈대. 출처: Muscolino JE: *Kinesiology: the skeletal system and muscle function*, ed 2, St Louis, 2010, Elsevier.

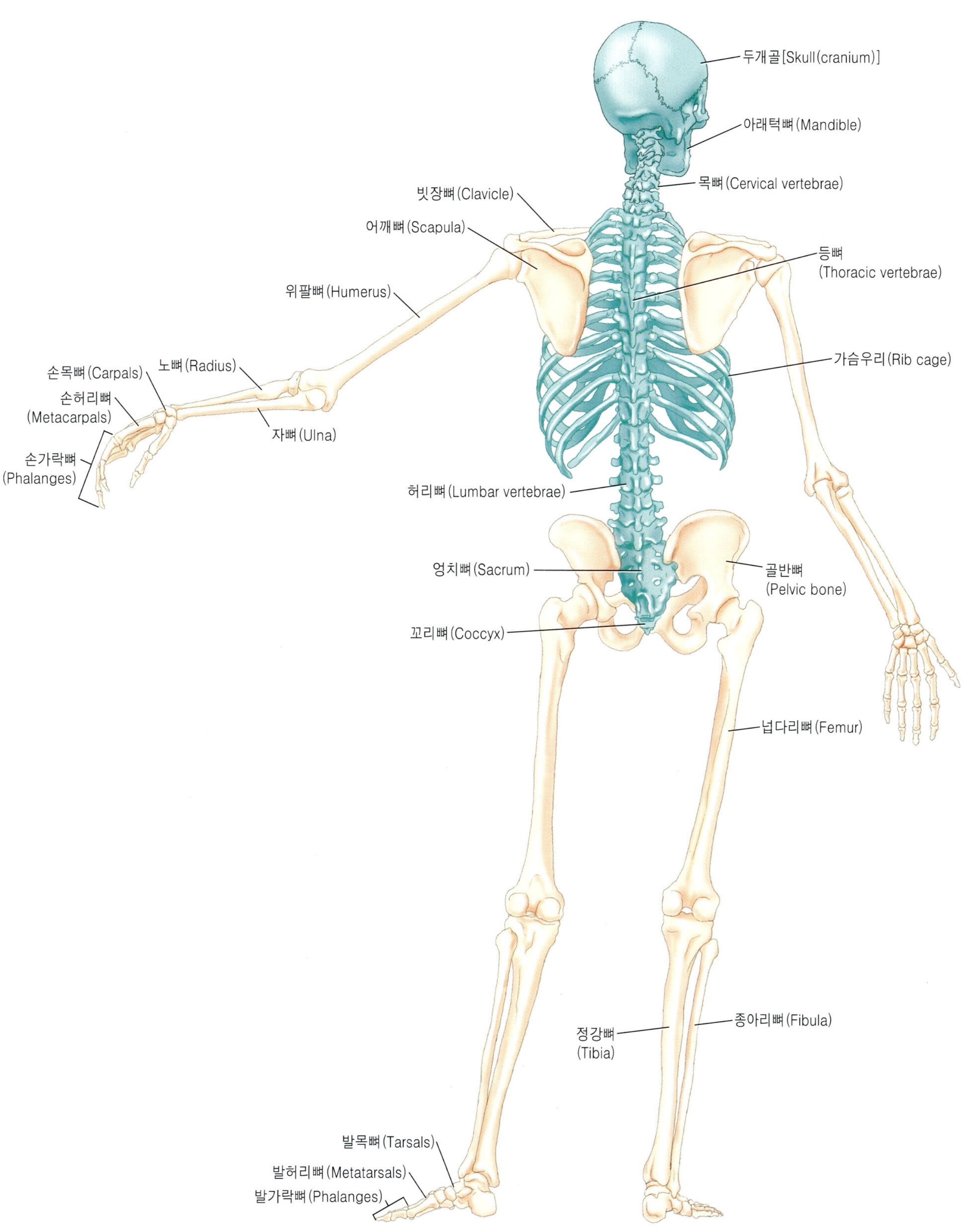

그림 2-2. 뼈 전체: 뒤쪽면. 녹색, 축 뼈대. 크림색, 팔다리 뼈대. 출처: Muscolino JE: *Kinesiology: the skeletal system and muscle function*, ed 2, St Louis, 2010, Elsevier.

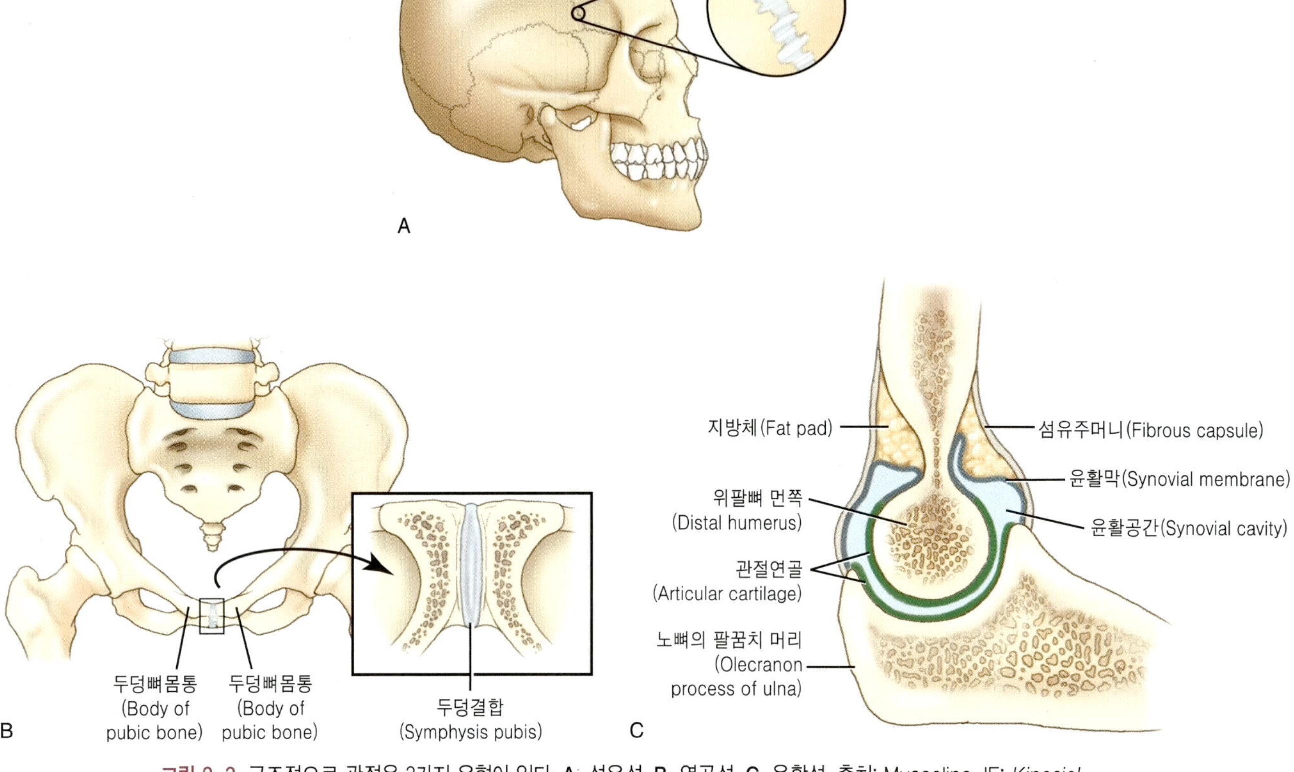

그림 2-3. 구조적으로 관절은 3가지 유형이 있다. A, 섬유성. B, 연골성. C, 윤활성. 출처: Muscolino JE: *Kinesiology: the skeletal system and muscle function,* ed 2, St Louis, 2010, Elsevier.

이축성 관절(Biaxial joints)

2가지 유형의 이축성 윤활관절이 있다: 타원관절(condyloid joint)과 안장관절(saddle joint). 타원관절의 한쪽 뼈의 표면은 오목(concave)하고, 다른 쪽 뼈의 표면은 볼록(convex)하다. 한쪽 뼈의 볼록한 면은 다른 면의 오목한 면과 맞춰져 있다. 시상면에서 안가쪽축을 중심으로 굽힘과 폄이 가능하고, 이마면에서 앞뒤쪽축을 중심으로 벌림과 모음이 가능하다. 손에 있는 손허리손가락뼈관절(metacarpophalangeal joint)이 타원관절의 한 예이다(그림 2-6).

이축성 윤활관절의 또 다른 형태는 안장관절이다. 안장관절의 양쪽 뼈에 오목과 볼록한 모양을 모두 가지고 있다. 한쪽 뼈의 볼록한 부분은 다른 쪽의 오목한 부분과 맞춰져 있고, 오목한 부분은 볼록한 부분에 맞춰져 있다. 한 평면에서는 굽힘과 폄이 일어나고 두 번

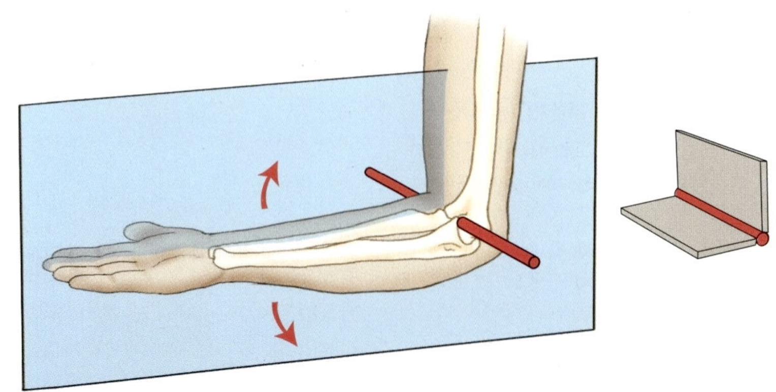

그림 2-4. 팔꿈치의 위팔자뼈관절은 일축성 윤활경첩관절의 예이다. 이것은 안가쪽축을 중심으로 시상면에서 굽힘과 폄을 허용한다. 출처: Muscolino JE: *Kinesiology: the skeletal system and muscle function,* ed 2, St Louis, 2010, Elsevier.

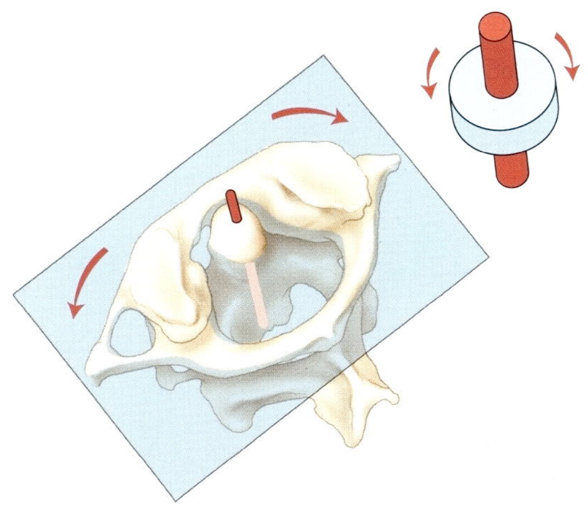

그림 2-5. 척추의 고리뼈와 중쇠뼈 사이의 고리중쇠관절(C1~2)은 윤활, 일축성 차축관절의 예이다. 이것은 수직 축을 중심으로 가로면에서 오른쪽과 왼쪽 돌림을 허용한다. 출처: Muscolino JE: *Kinesiology: the skeletal system and muscle function,* ed 2, St Louis, 2010, Elsevier.

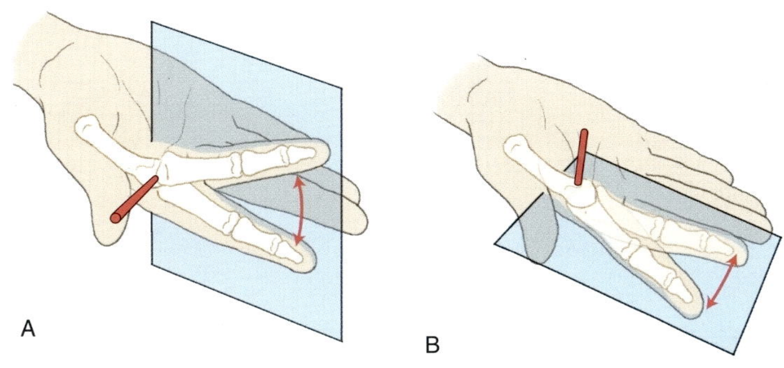

그림 2-6. 손의 손허리손가락뼈관절은 이축성 윤활타원관절의 예이다. 이것은 안가쪽축을 중심으로 시상면에서 굽힘과 폄이 일어나고(**A**), 앞뒤쪽축을 중심으로 이마면에서 벌림과 모음이 일어난다(**B**). 출처: Muscolino JE: *Kinesiology: the skeletal system and muscle function,* ed 2, St Louis, 2010, Elsevier.

째 평면에서는 벌림과 모음이 일어난다. 기억할 만한 흥미로운 점은 안장관절은 세 번째 평면에서 안쪽돌림과 가쪽돌림이 일어나므로 안장관절을 삼축성 관절로 생각할 수도 있다는 것이다. 그러나 돌림작용(rotation action)은 능동적으로 분리해서 움직일 수 없기 때문에 안장관절은 여전히 이축성 관절로 여겨진다. 엄지손가락의 손목손허리뼈관절이 안장관절의 전형적인 예이다(그림 2-7, Box 2-1).

Box 2-1

엄지손가락의 안장관절은 가로면에서 수직축을 중심으로 돌림 움직임이 가능하다. 하지만 안쪽돌림은 엄지가 굽힘 할 때만 가능하고 가쪽돌림은 엄지가 폄 할 때만 가능하다. 그러므로 이들 돌림 움직임들은 능동적으로 분리할 수 없다. 즉, 능동적으로 움직임을 수행할 수 없다. 이러한 이유로 엄지에서 안장관절은 2가지 축을 중심으로 움직임이 발생하는데, (1) 굽힘과 안쪽돌림, 폄과 가쪽돌림의 결합으로 구성되어 있는 빗면(oblique plane) 움직임을 위한 빗면축(oblique axis)과 (2) 시상면에서 벌림과 모음 움직임의 기본면(cardinal plane) 움직임을 위한 안가쪽축(mediolateral axis)이 있다. 이러한 이유로 엄지손가락의 안장관절은 이축성으로 여겨진다.

삼축성 관절(Triaxial joints)

삼축성 윤활관절의 주요 유형은 오직 절구(ball-and-socket)관절의 하나뿐이다. 이름에서 알 수 있듯이 한쪽 뼈는 공의 모양을 하고 있어 다른 뼈의 소켓(socket) 모양에 맞게 되어 있다. 절구관절은 다음 움직임들을 허용한다. 시상면(sagittal plane)에서 안가쪽축(mediolateral axis)을 중심으로 굽힘과 폄, 이마면에서 앞뒤쪽축을 중심으로 벌림과 모음, 가로면에서 수직 축을 중심으로 안쪽돌림과 가쪽돌림. 엉덩관절이 절구관절의 전형적인 예이다(그림 2-8).

무축성 관절(Nonaxial joints)

무축성 윤활관절은 하나의 평면에서 움직임을 허용하지만, 선을 따라 미끄러지는 움직임(gliding motion)만 할 뿐 축을 중심으로 한 돌림(축) 움직임은 허용하지 않는다. 무축성 관절의 표면은 대체로 평평하거나 굽어져(curved) 있다. 발목 부위의 각각의 발가락뼈 사이의 발가락뼈사이관절은 무축성 관절의 예이다(그림 2-9).

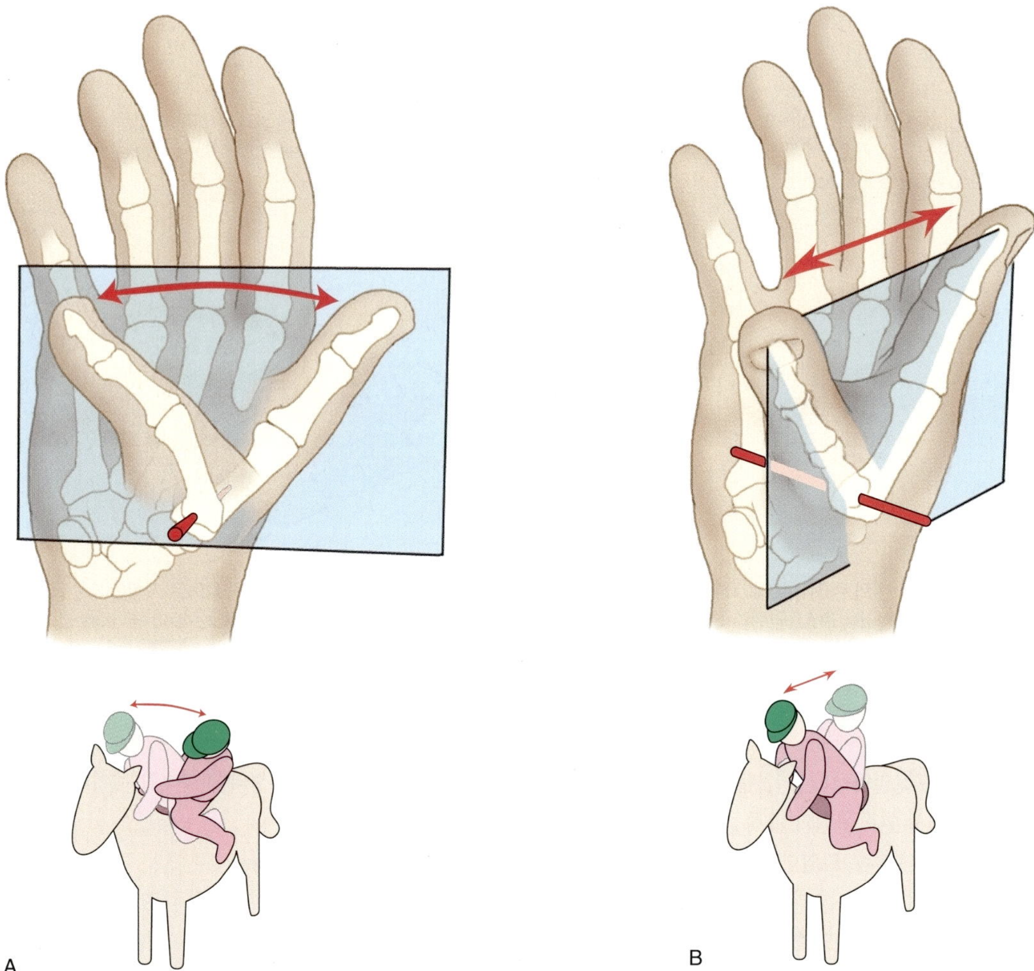

그림 2-7. 엄지손가락의 손목손허리뼈관절은 이축성 윤활안장관절의 예이다. 굽힘과 폄(**A**), 벌림과 모음(**B**)이 일어난다. 또한 안쪽돌림과 가쪽돌림이 발생하지만 능동적으로 분리하여 발생할 수 없다. 이들 움직임은 각각 굽힘이나 벌림과 짝을 지어 일어나기에 안장관절은 이축성 관절이라고 본다. 출처: Muscolino JE: *Kinesiology: the skeletal system and muscle function,* ed 2, St Louis, 2010, Elsevier.

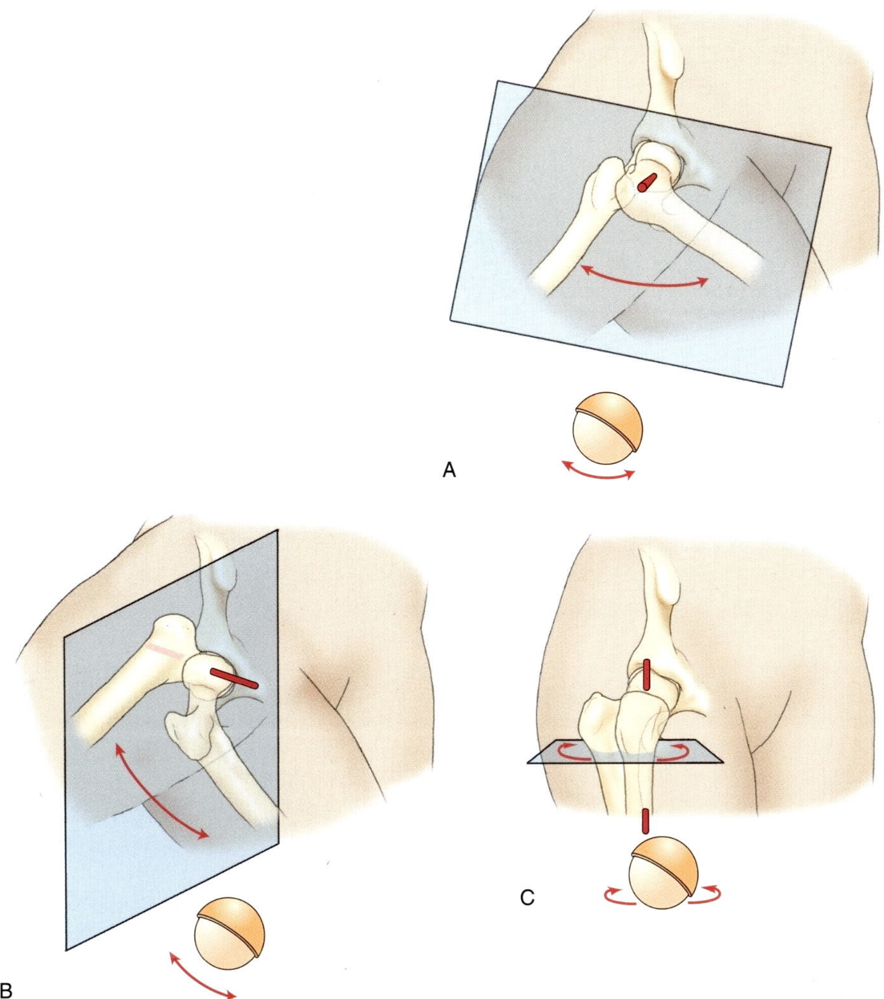

그림 2-8. 넙다리뼈 머리와 골반의 볼기뼈절구 사이의 엉덩관절은 삼축성 윤활절구관절의 예이다. 안가쪽축을 중심으로 시상면에서 굽힘과 폄이 일어나고(**A**), 앞뒤쪽축을 중심으로 이마면에서 벌림과 모음이 일어나며(**B**), 수직축을 중심으로 가로면에서 안쪽돌림과 가쪽돌림이 일어난다(**C**). 출처: Muscolino JE: *Kinesiology: the skeletal system and muscle function*, ed 2, St Louis, 2010, Elsevier.

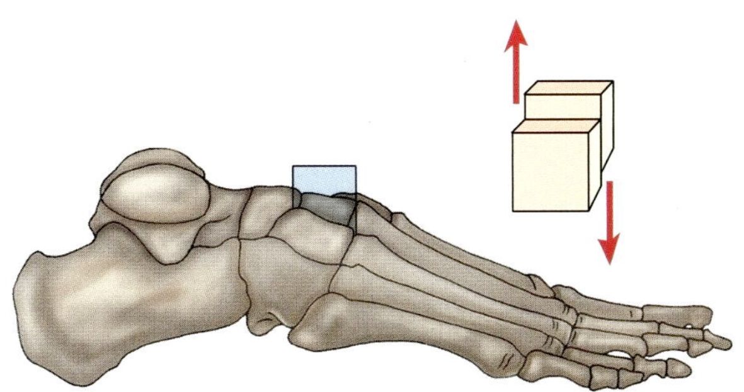

그림 2-9. 발목 부분의 발목뼈사이관절은 무축성 윤활관절의 예이다. 평면에서 선을 따라 미끄러지는 움직임을 하지만 축을 중심으로 움직임이 발생하지 않기에 무축성 관절이다.

뼈의 주요 기준점과 뼈의 근육 부착위치 아틀라스 (Atlas of bony landmarks and muscle attachment sites on bones)

상지(Upper extremity)

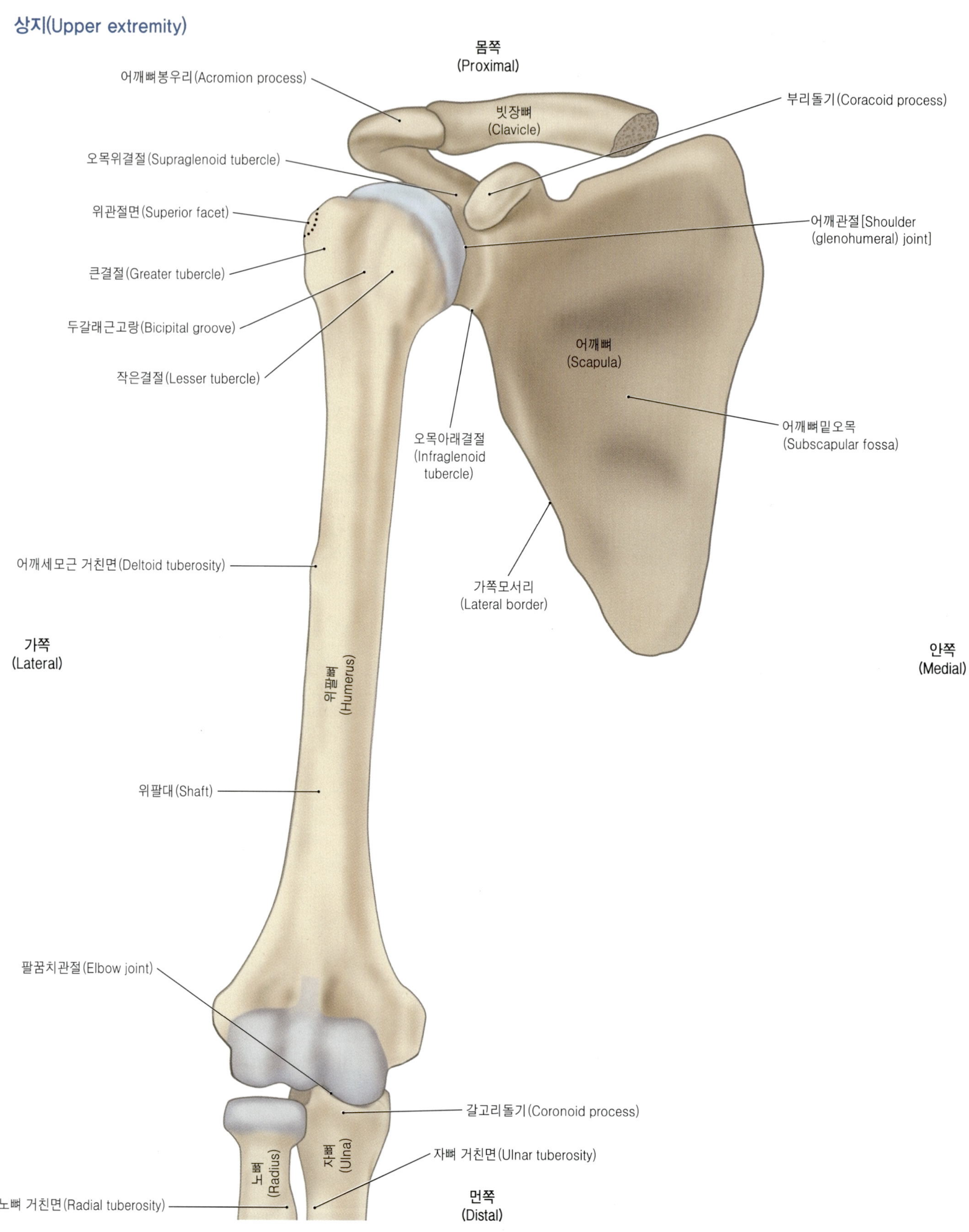

그림 2-10. 오른쪽 어깨와 팔의 뼈 기준점(landmark) 앞쪽면.

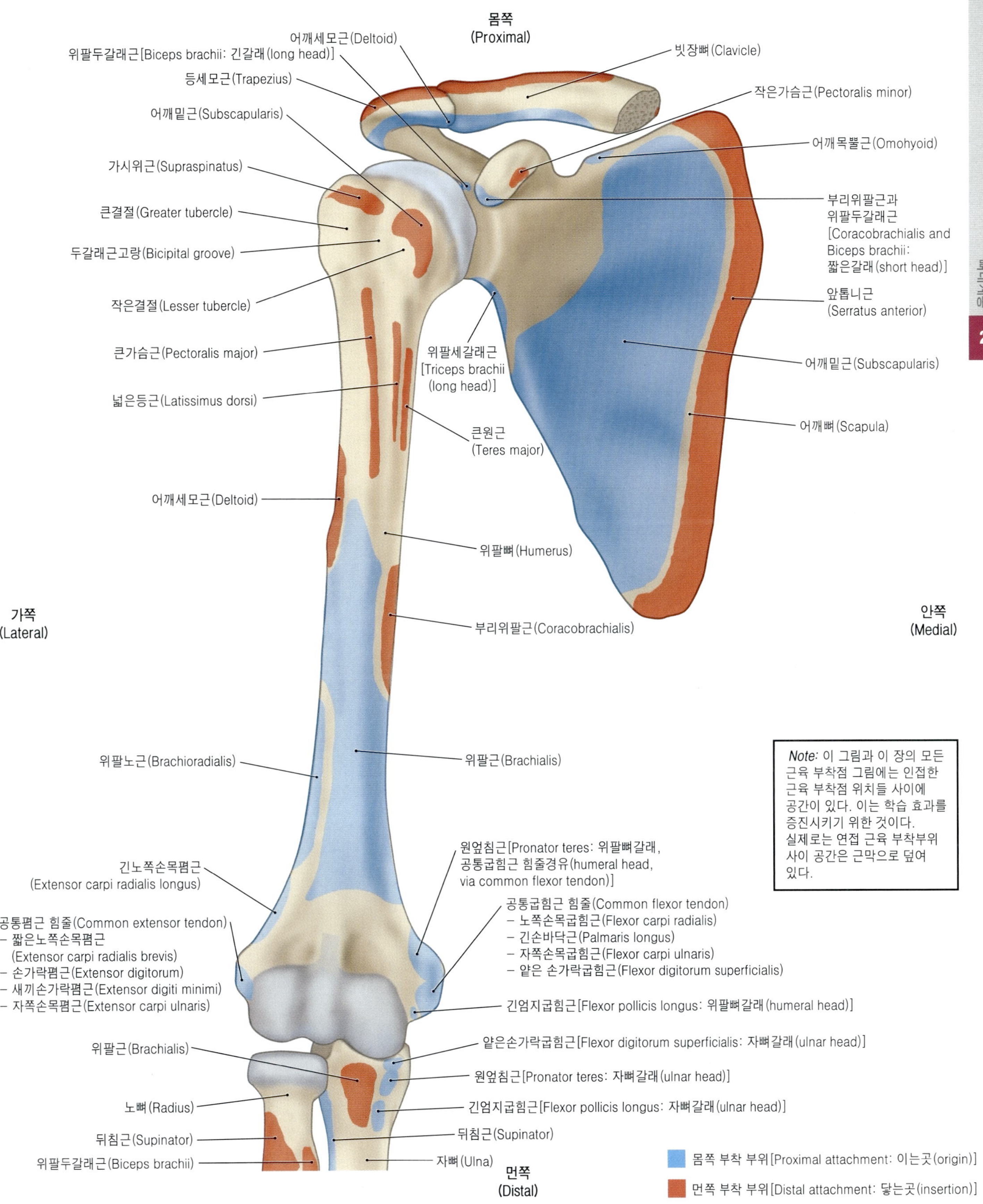

그림 2-11. 오른쪽 어깨와 팔의 근육부착점 앞쪽면.

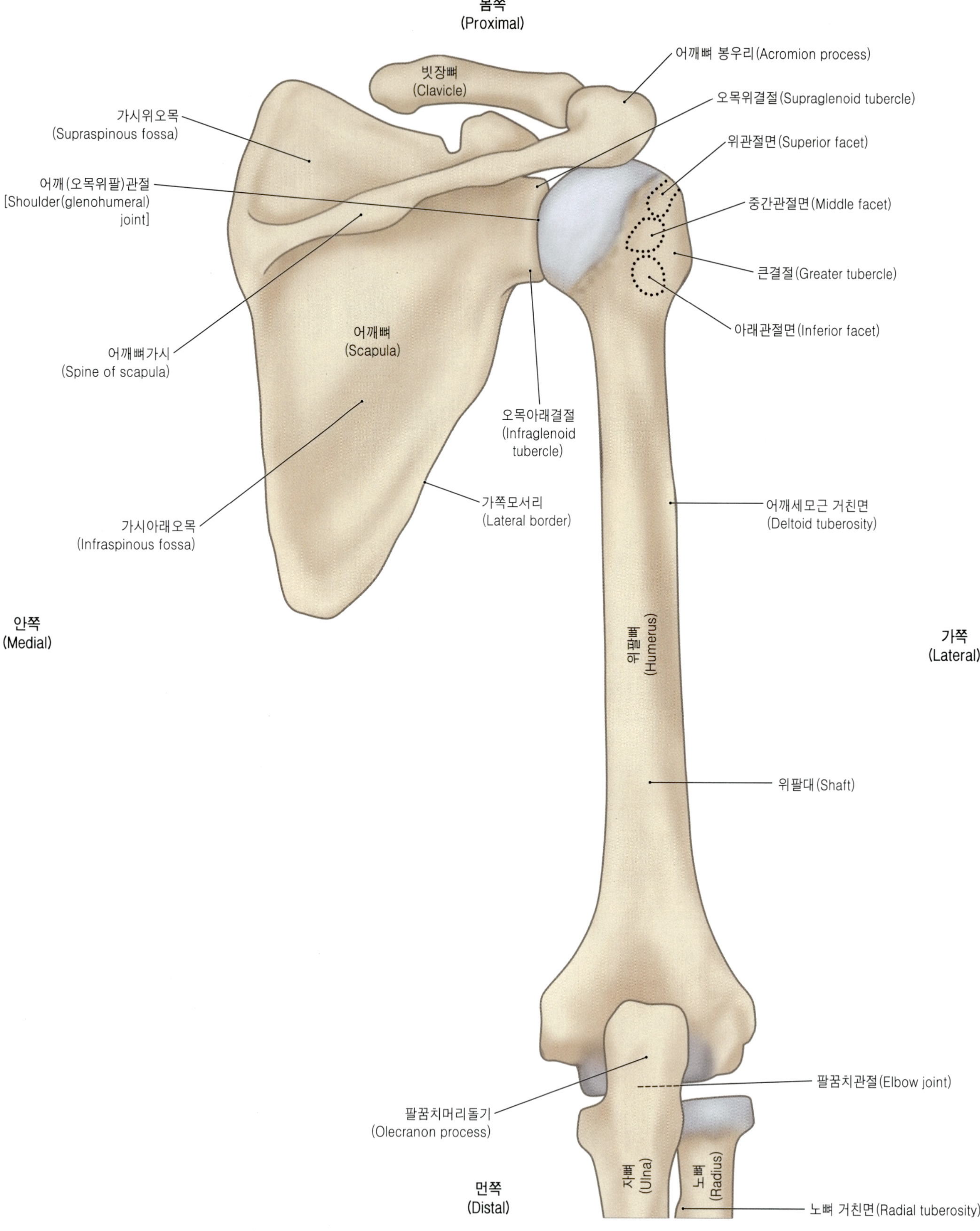

그림 2-12. 오른쪽 어깨와 팔의 뼈 기준점 뒤쪽면.

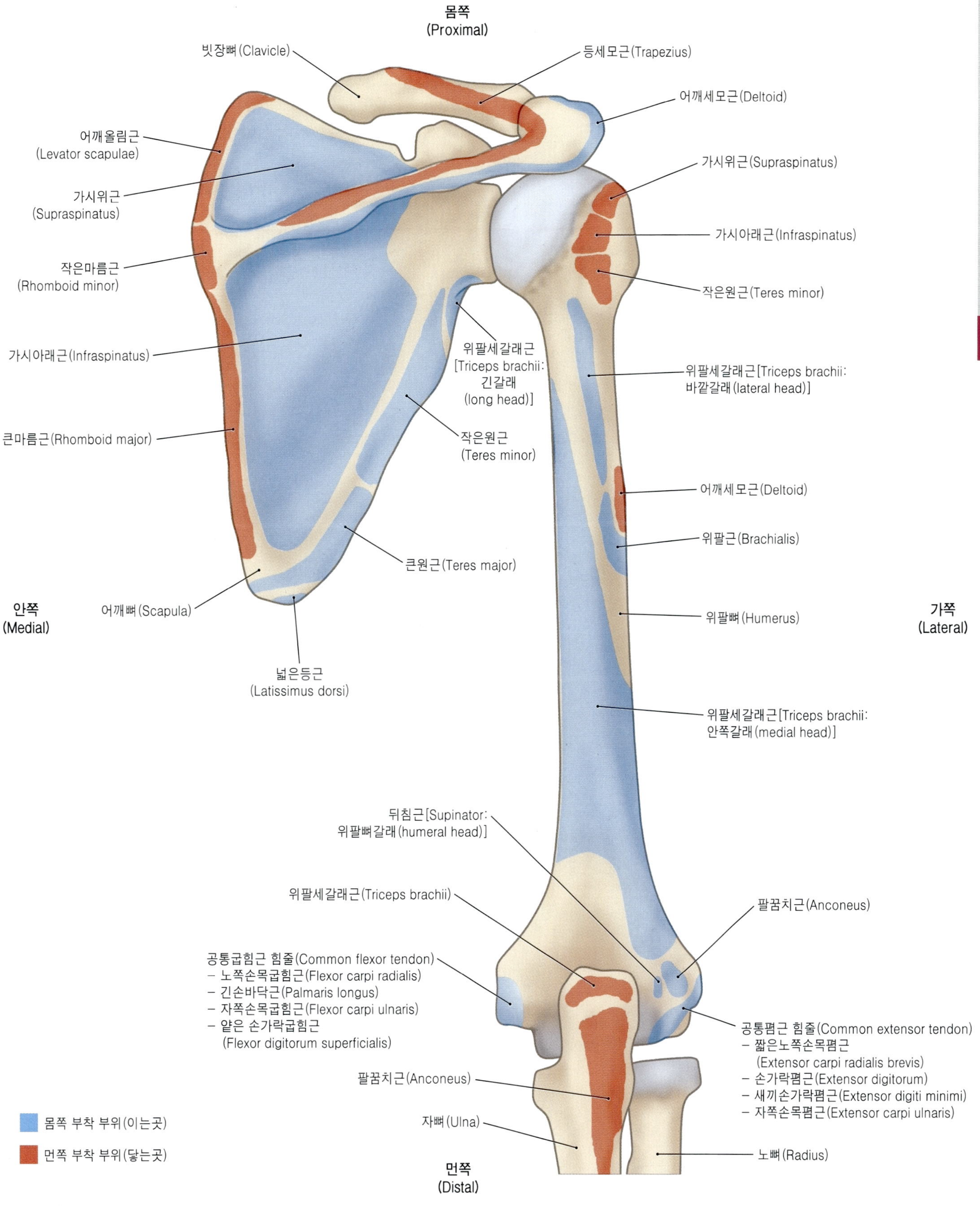

그림 2-13. 오른쪽 어깨와 팔의 근육부착점 뒤쪽면.

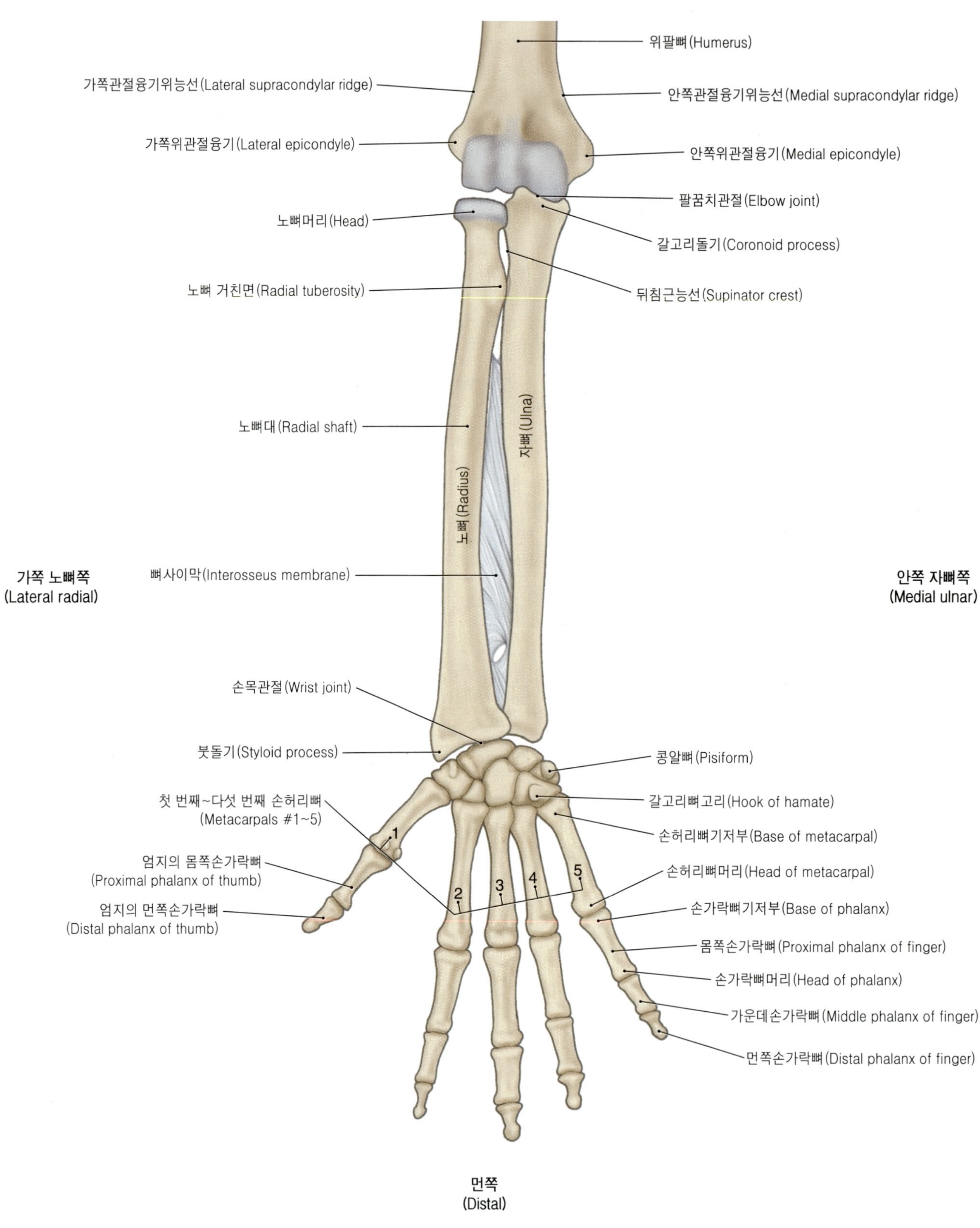

그림 2-14. 오른쪽 아래팔뼈와 뼈 기준점의 앞쪽면.

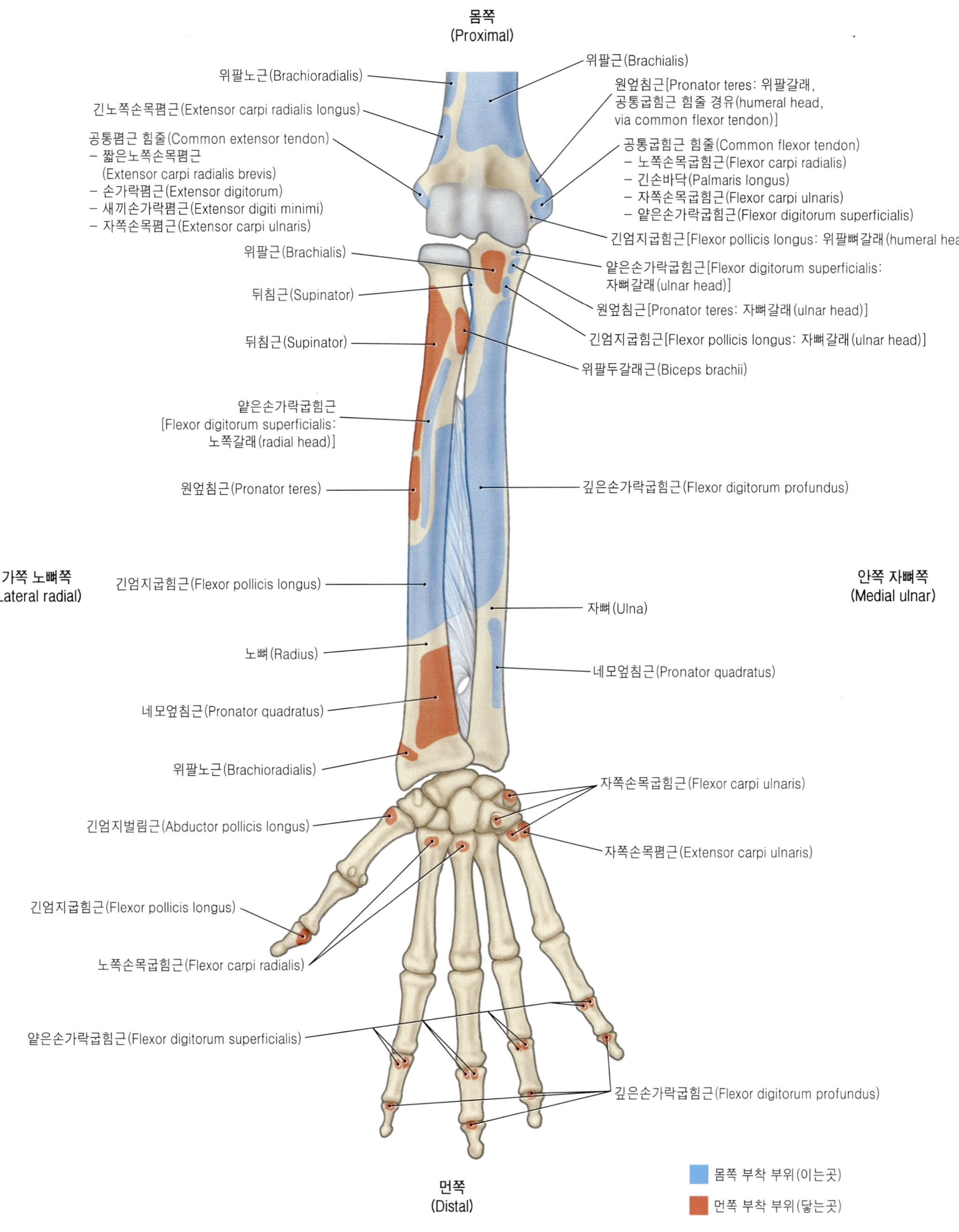

그림 2-15. 오른쪽 아래팔의 근육부착점의 앞쪽면.

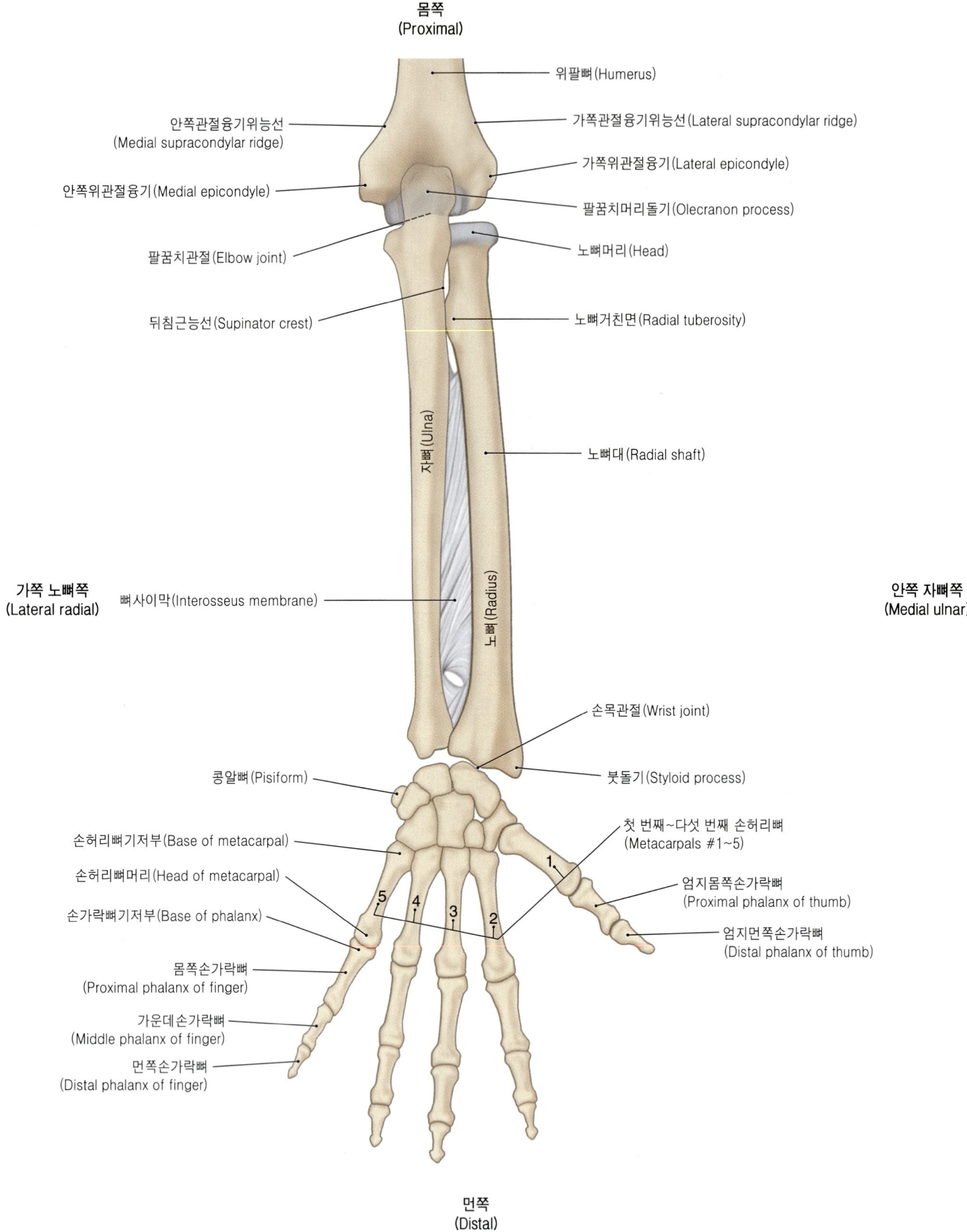

그림 2-16. 오른쪽 아래팔뼈와 뼈의 기준점 뒤쪽면.

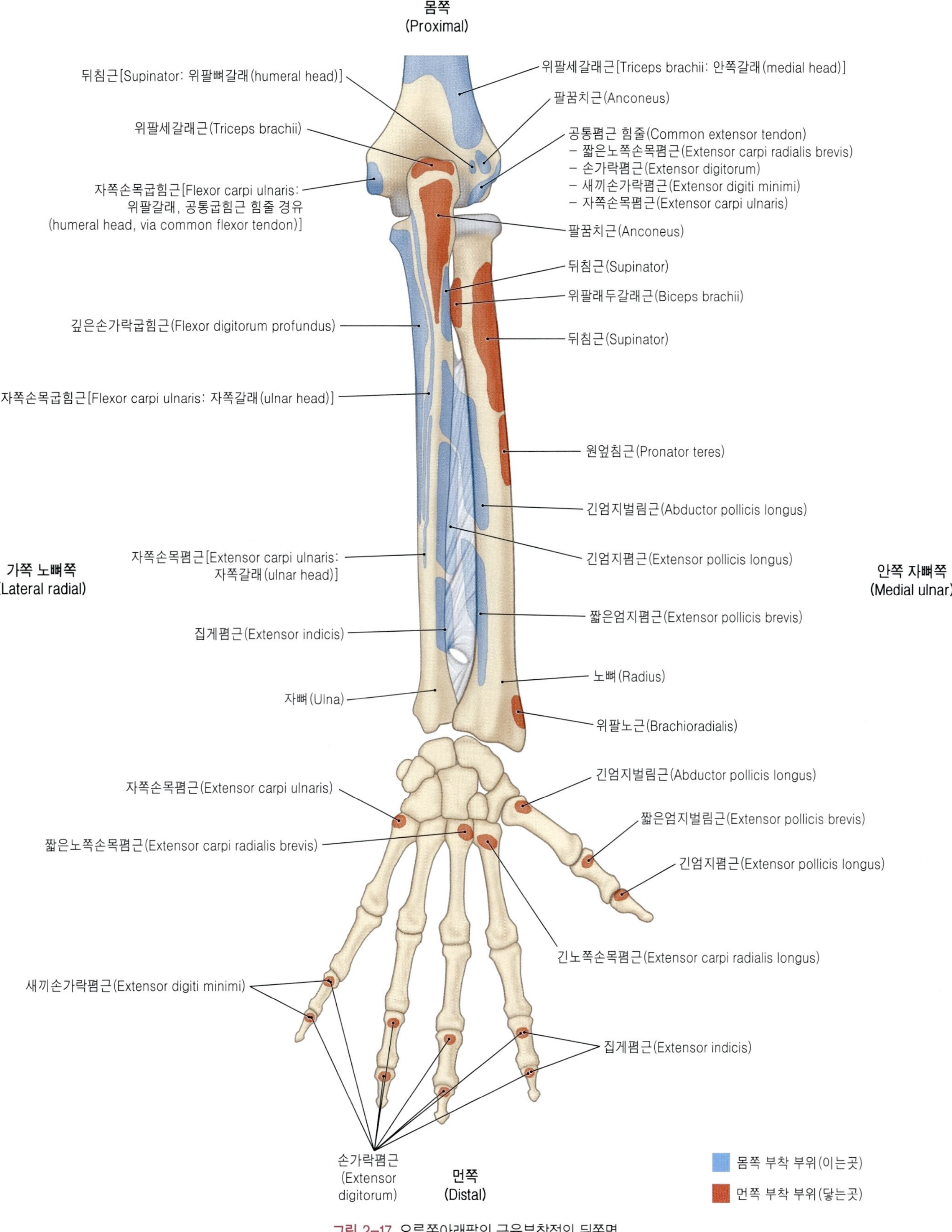

그림 2-17. 오른쪽아래팔의 근육부착점의 뒤쪽면.

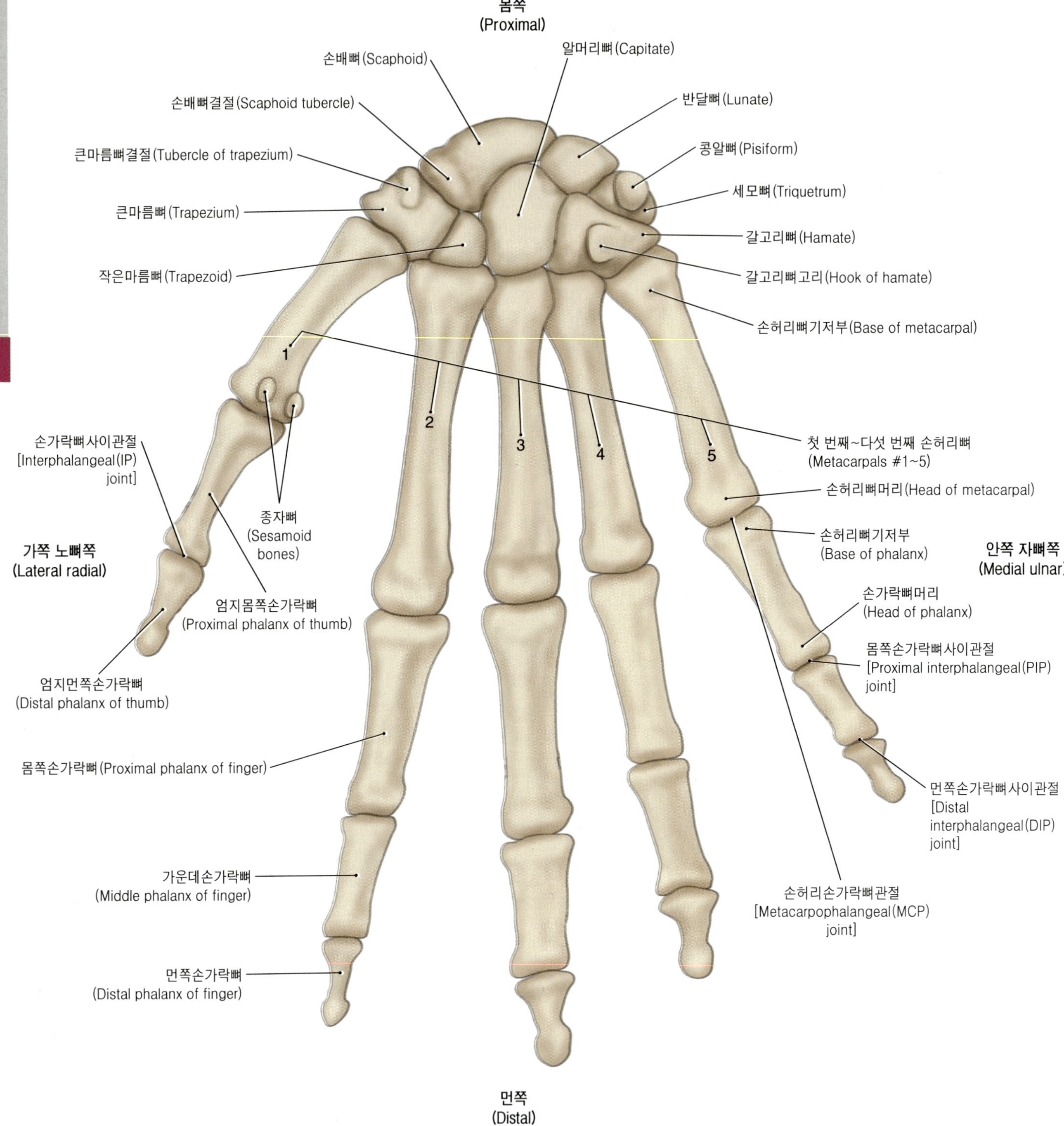

그림 2-18. 오른손 뼈와 뼈 기준점의 손바닥쪽면.

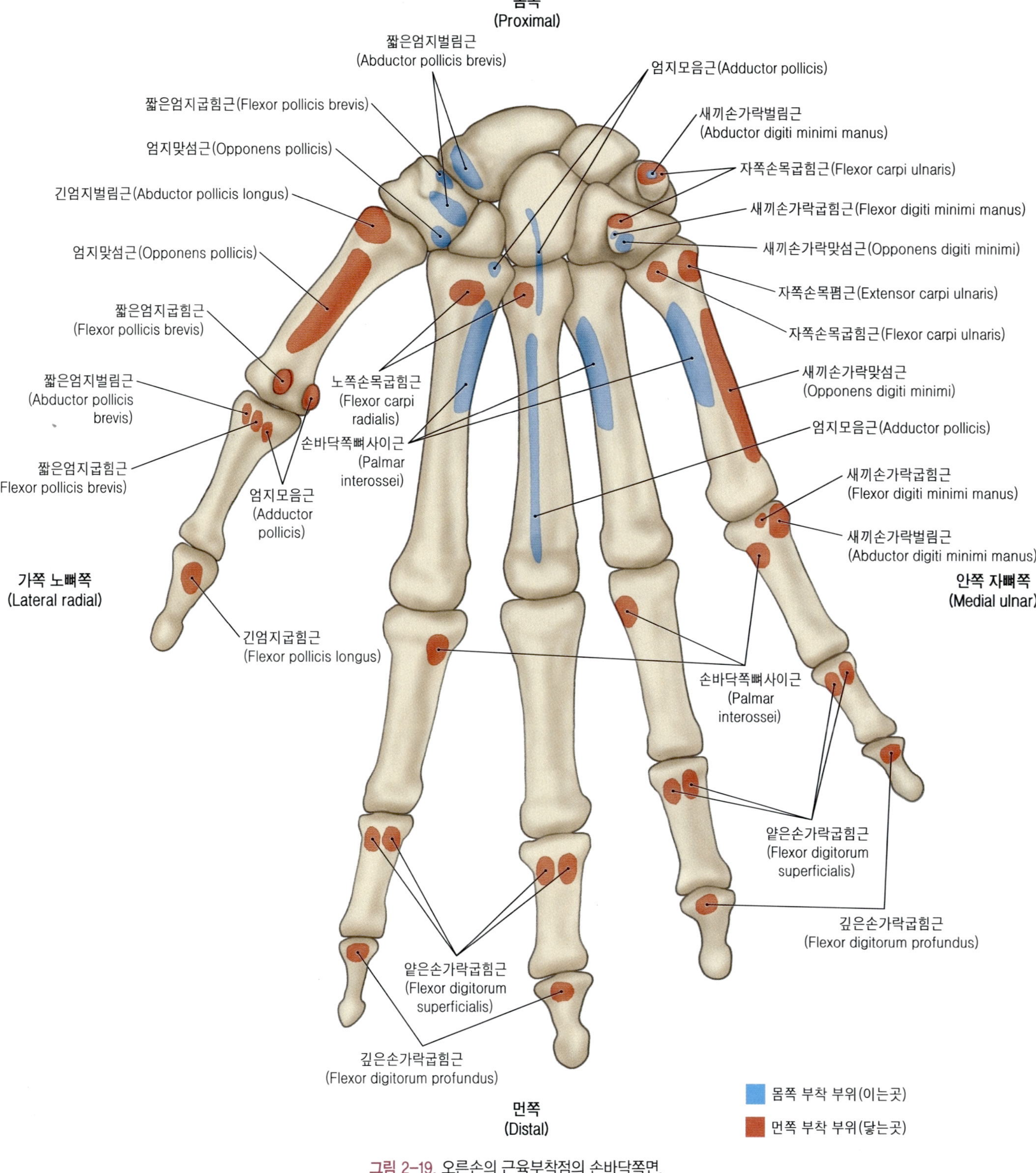

그림 2-19. 오른손의 근육부착점의 손바닥쪽면.

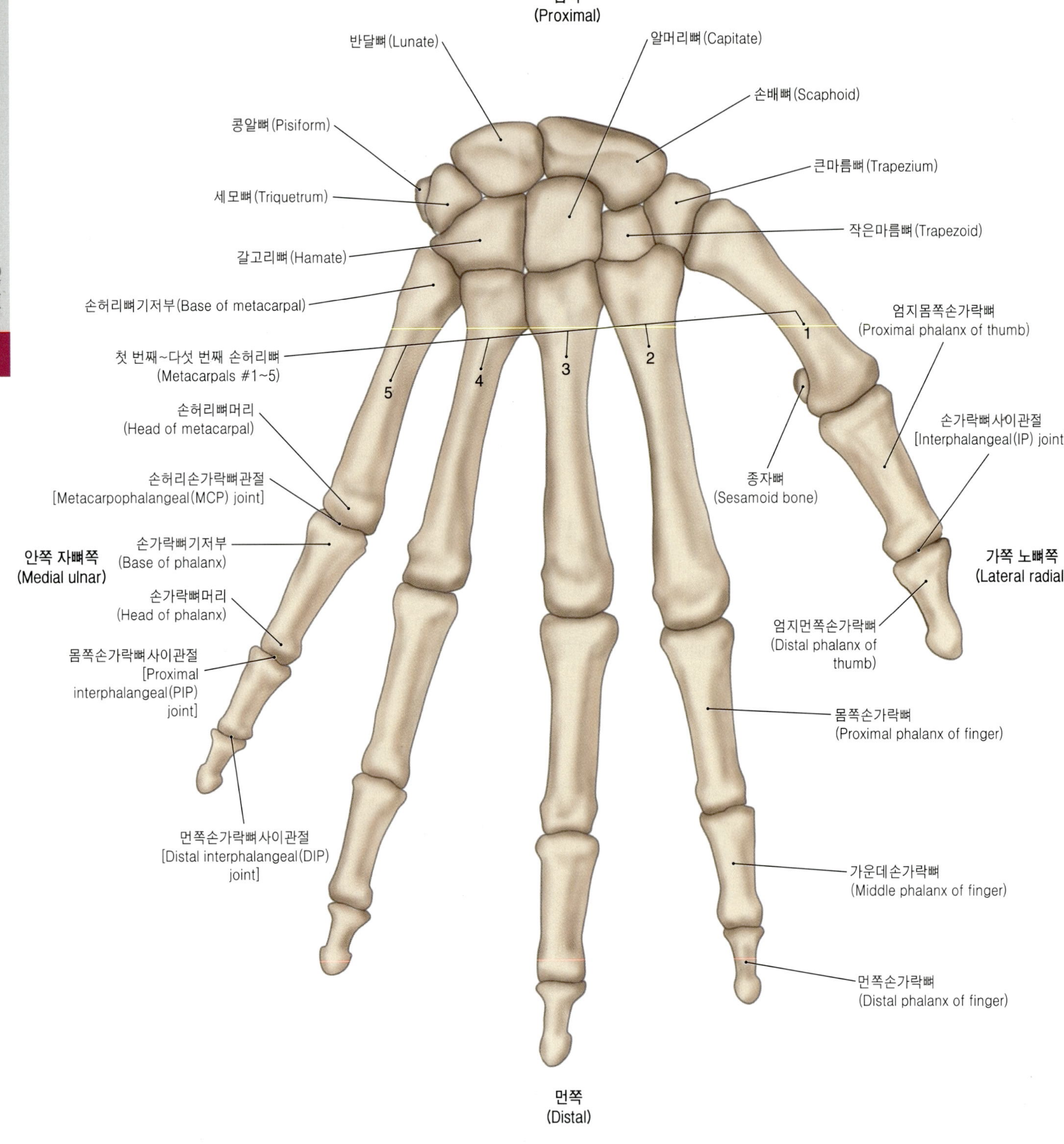

그림 2-20. 오른손 뼈와 뼈 기준점의 손등쪽면.

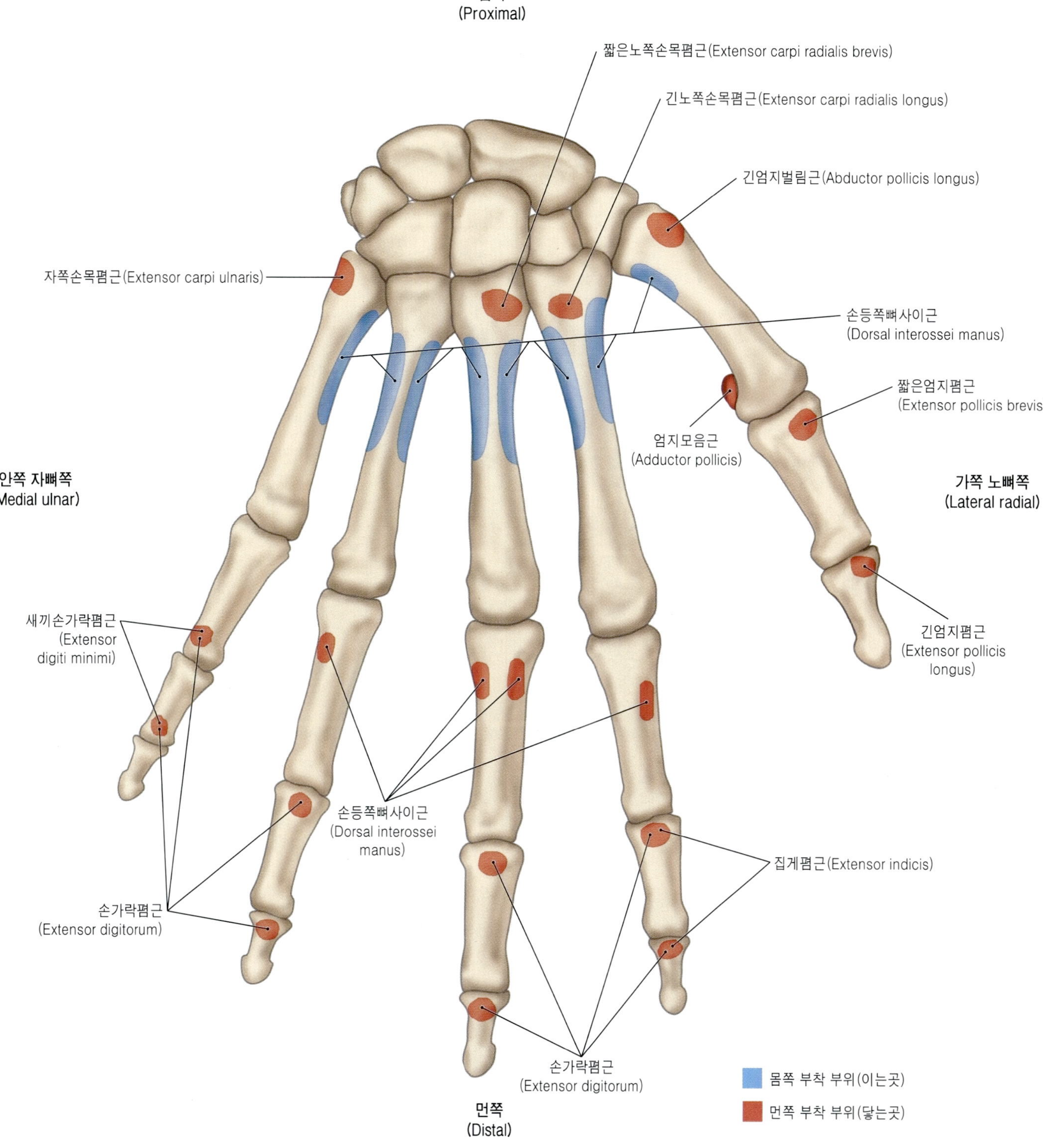

그림 2-21. 오른손의 근육부착점의 손등쪽면.

축 몸통(Axial body)

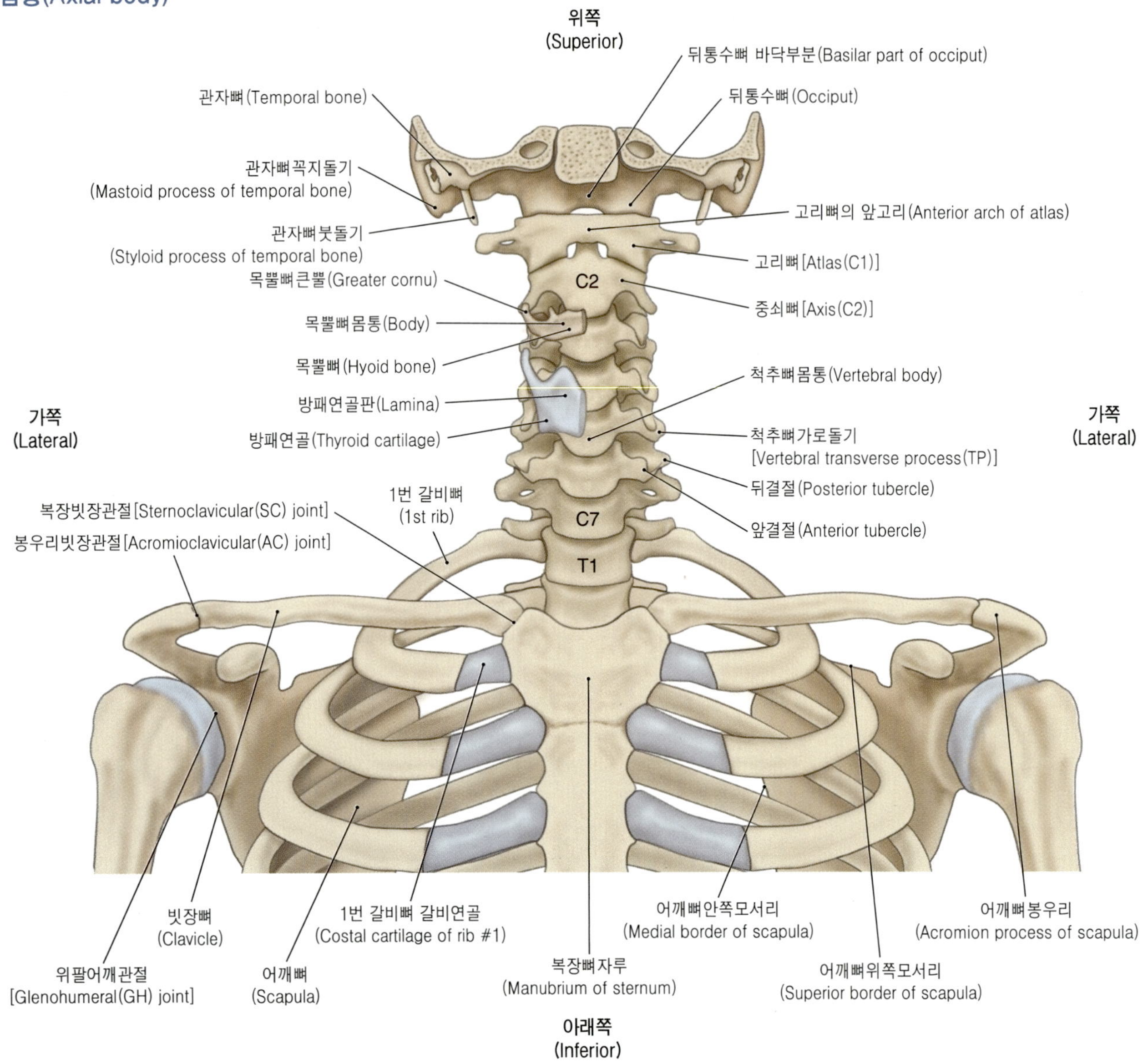

위쪽
(Superior)
뒤통수뼈 바닥부분(Basilar part of occiput)
관자뼈(Temporal bone)
뒤통수뼈(Occiput)
관자뼈꼭지돌기
(Mastoid process of temporal bone)
고리뼈의 앞고리(Anterior arch of atlas)
관자뼈붓돌기
(Styloid process of temporal bone)
고리뼈[Atlas(C1)]
목뿔뼈큰뿔(Greater cornu)
C2
중쇠뼈[Axis(C2)]
목뿔뼈몸통(Body)
목뿔뼈(Hyoid bone)
척추뼈몸통(Vertebral body)
방패연골판(Lamina)
가쪽
(Lateral)
방패연골(Thyroid cartilage)
척추뼈가로돌기
[Vertebral transverse process(TP)]
가쪽
(Lateral)
뒤결절(Posterior tubercle)
복장빗장관절[Sternoclavicular(SC) joint]
1번 갈비뼈
(1st rib)
C7
앞결절(Anterior tubercle)
봉우리빗장관절[Acromioclavicular(AC) joint]
T1
빗장뼈
(Clavicle)
1번 갈비뼈 갈비연골
(Costal cartilage of rib #1)
어깨뼈안쪽모서리
(Medial border of scapula)
어깨뼈봉우리
(Acromion process of scapula)
위팔어깨관절
[Glenohumeral(GH) joint]
어깨뼈
(Scapula)
복장뼈자루
(Manubrium of sternum)
어깨뼈위쪽모서리
(Superior border of scapula)
아래쪽
(Inferior)

그림 2-22. 목의 뼈와 뼈 기준점의 앞쪽면.

턱목뿔근선
(Mylohyoid line)
두힘살근오목
(Digastric fossa)
아래턱끝가시
(Inferior mental spine)

그림 2-23. 아래턱뼈의 뼈 기준점의 뒤가쪽면.

가쪽날개근
(Lateral pterygoid)
안쪽날개근
(Medial pterygoid)
턱목뿔근
(Mylohyoid)
턱끝목뿔근
(Geniohyoid)
두힘살근
(Digastric)
몸쪽 부착 부위(이는곳)
먼쪽 부착 부위(닿는곳)

그림 2-24. 아래턱뼈의 근육부착점의 뒤가쪽면.

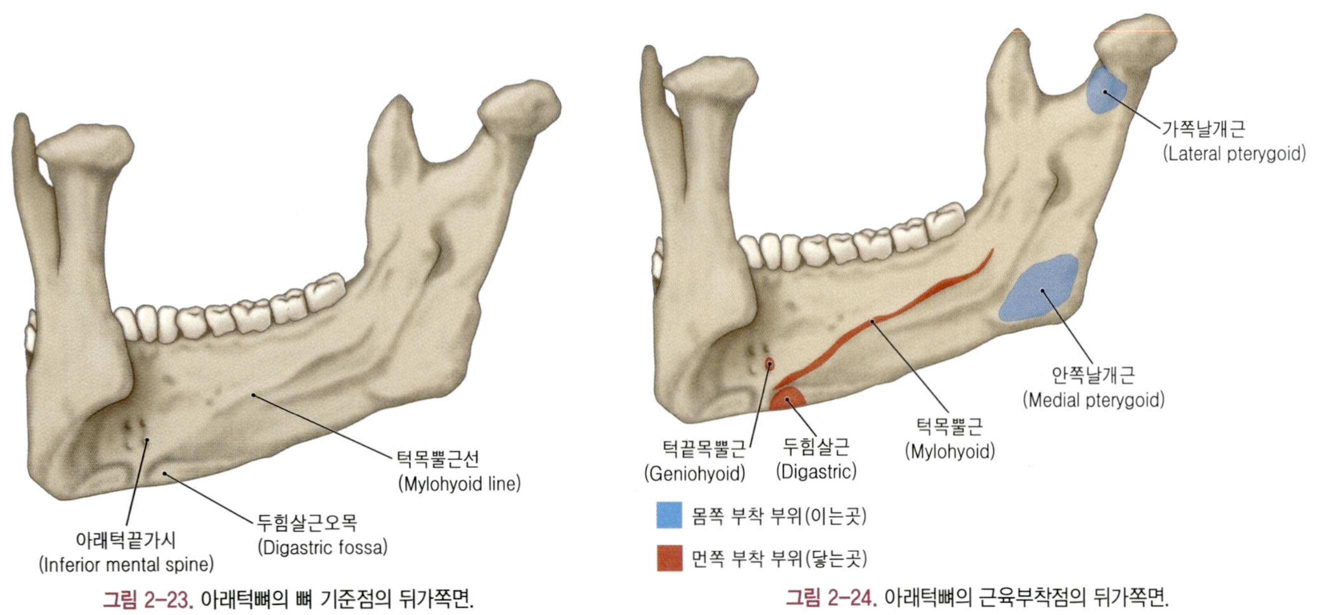

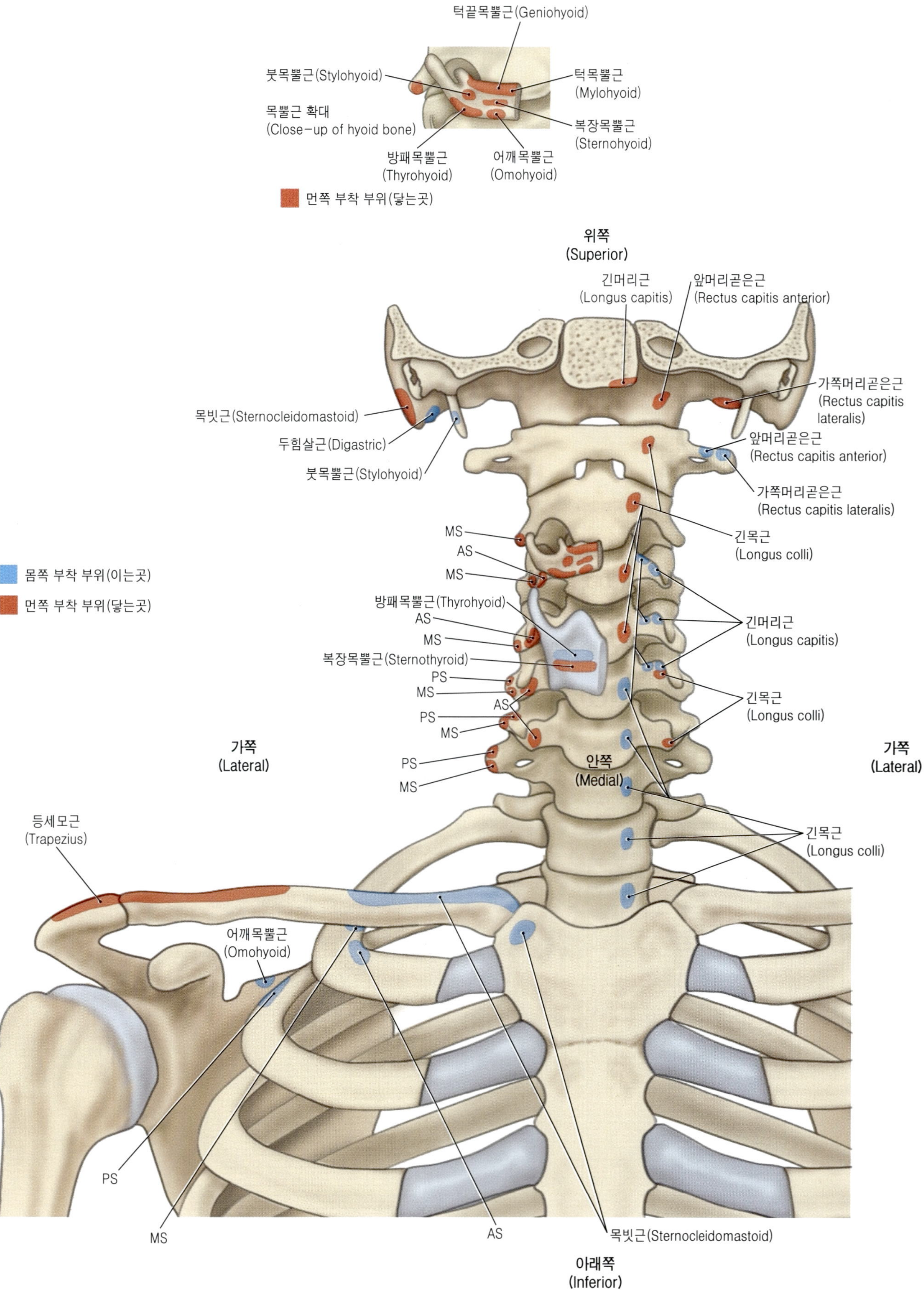

그림 2-25. 목의 근육부착점의 앞쪽면. AS: 앞목갈비근(anterior scalene), MS: 중간목갈비근(middle scalene), PS: 뒤목갈비근(posterior scalene).

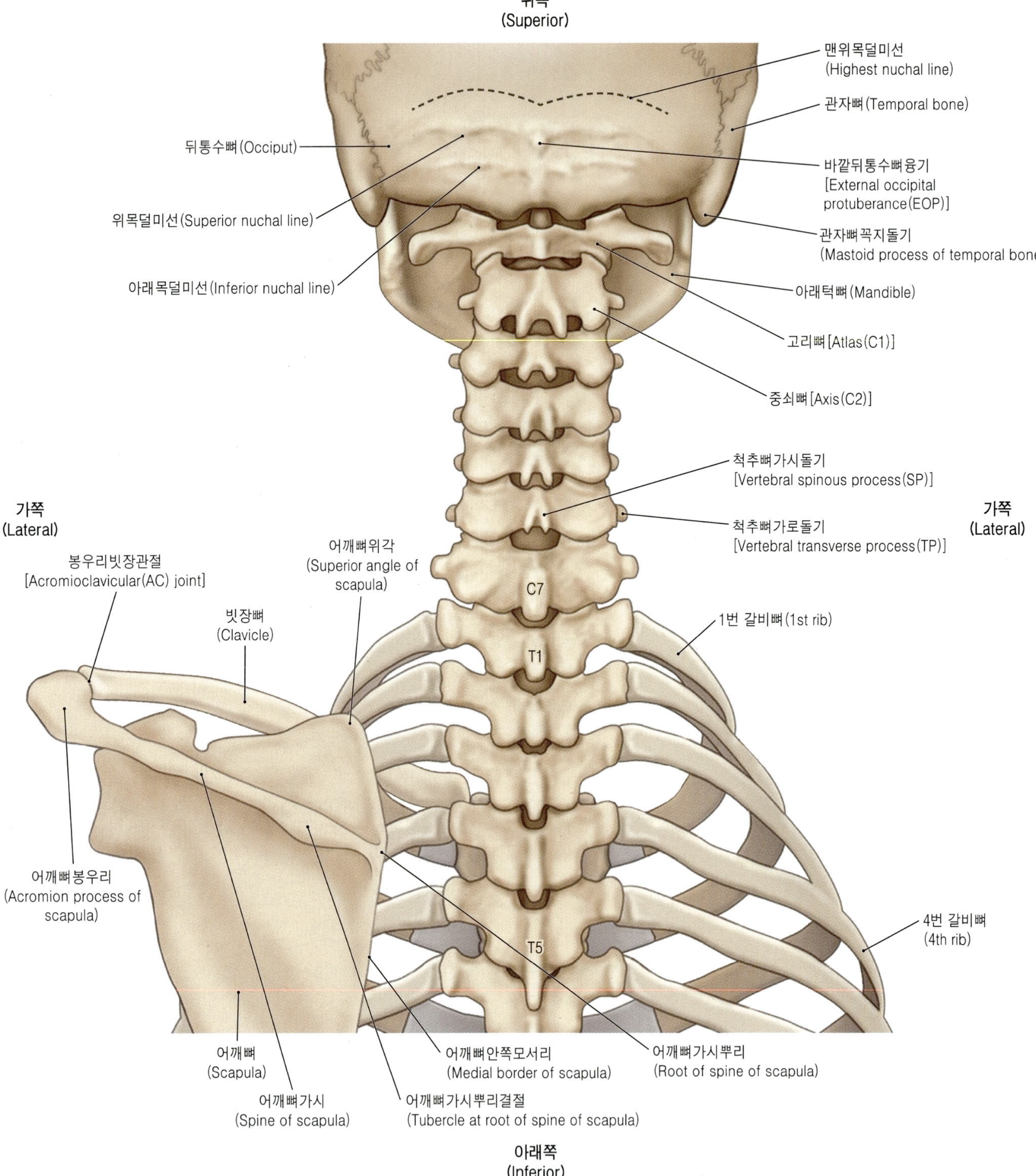

그림 2-26. 목의 뼈와 뼈 기준점의 뒤쪽면.

위머리빗근(Obliquus capitis superior)
고리뼈
가로돌기 확대
[Close-up of
transverse
process of
atlas(C1)]
아래머리빗근(Obliquus capitis inferior)
어깨올림근(Levator scapulae)
목널판근(Splenius cervicis)

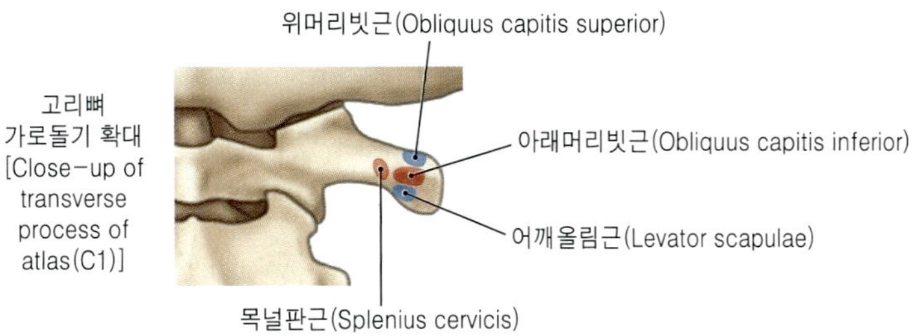

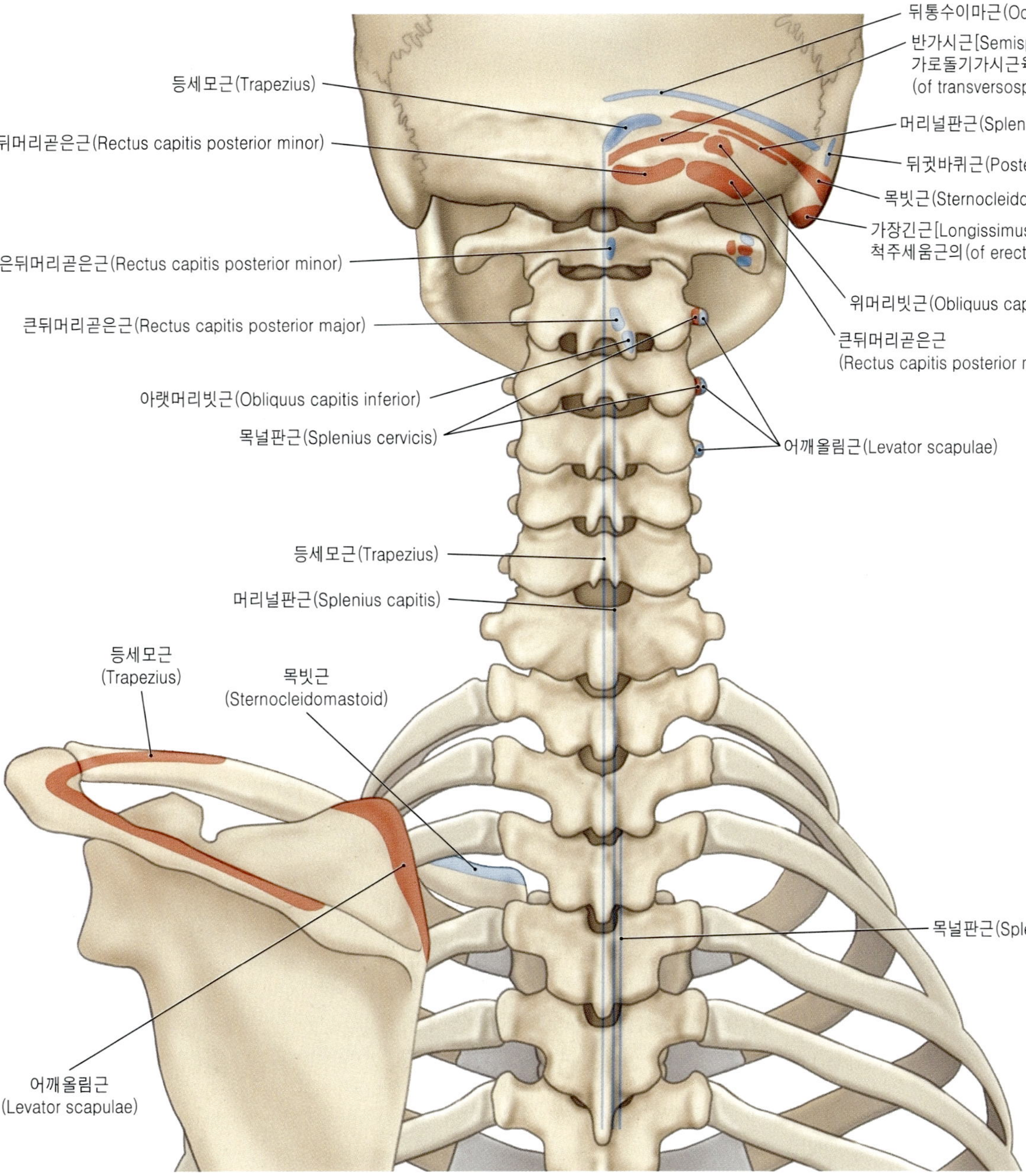

위쪽
(Superior)
뒤통수이마근(Occipitofrontalis)
반가시근[Semispinalis:
가로돌기가시근육근의
(of transversospinalis group)]
등세모근(Trapezius)
머리널판근(Splenius capitis)
작은뒤머리곧은근(Rectus capitis posterior minor)
뒤귓바퀴근(Posterior auricular)
목빗근(Sternocleidomastoid)
가장긴근[Longissimus:
척주세움근의(of erector spinae group)]
작은뒤머리곧은근(Rectus capitis posterior minor)
위머리빗근(Obliquus capitis superior)
큰뒤머리곧은근(Rectus capitis posterior major)
큰뒤머리곧은근
(Rectus capitis posterior major)
아랫머리빗근(Obliquus capitis inferior)
목널판근(Splenius cervicis)
어깨올림근(Levator scapulae)
가쪽
(Lateral)
등세모근(Trapezius)
머리널판근(Splenius capitis)
가쪽
(Lateral)
등세모근
(Trapezius)
목빗근
(Sternocleidomastoid)
목널판근(Splenius cervicis)
어깨올림근
(Levator scapulae)
아래쪽
(Inferior)
몸쪽 부착 부위(이는곳)
먼쪽 부착 부위(닿는곳)

그림 2-27. 목의 근육부착점의 뒤쪽면.

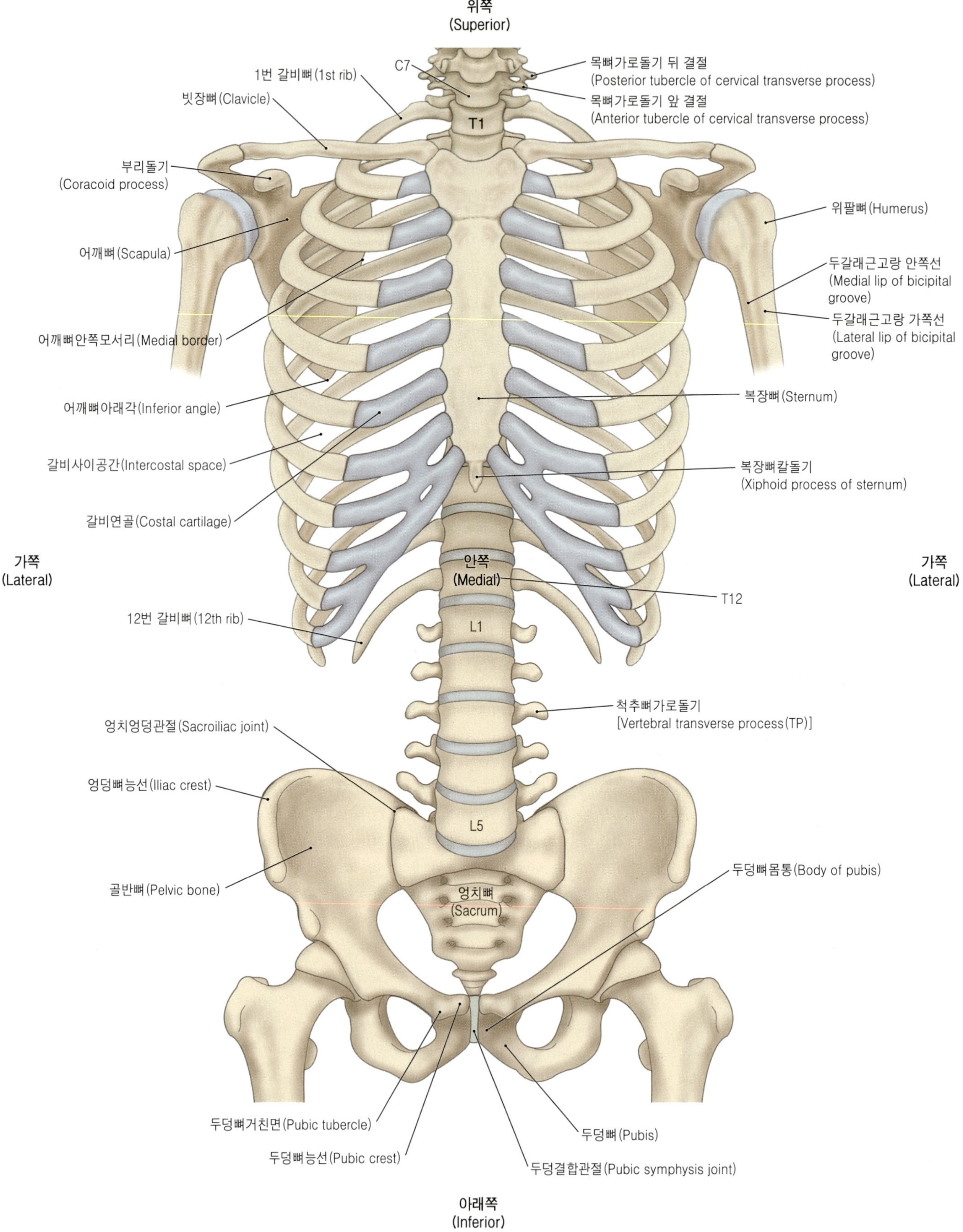

그림 2-28. 몸통의 뼈와 뼈 기준점의 앞쪽면.

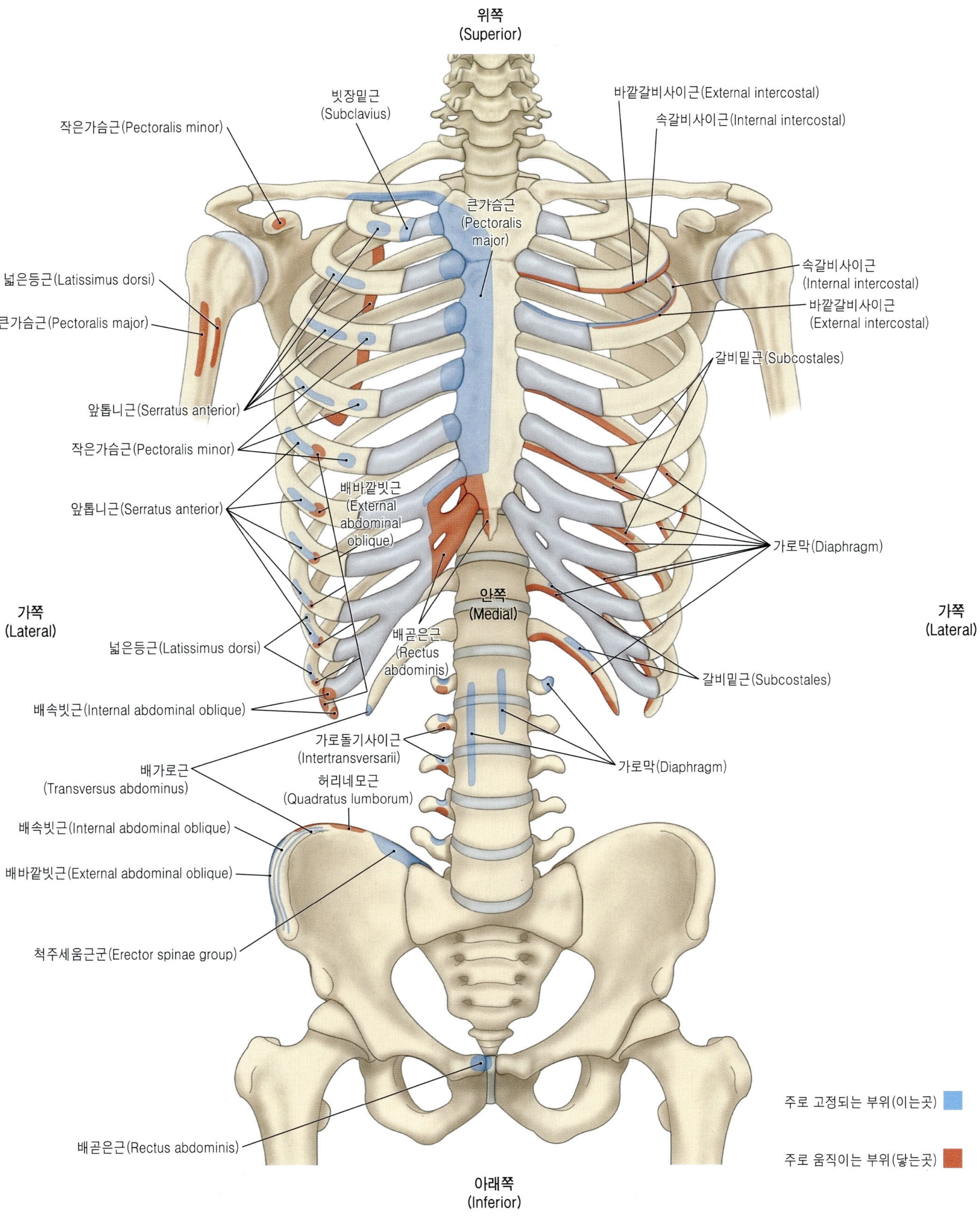

그림 2-29. 몸통의 근육부착점의 앞쪽면.

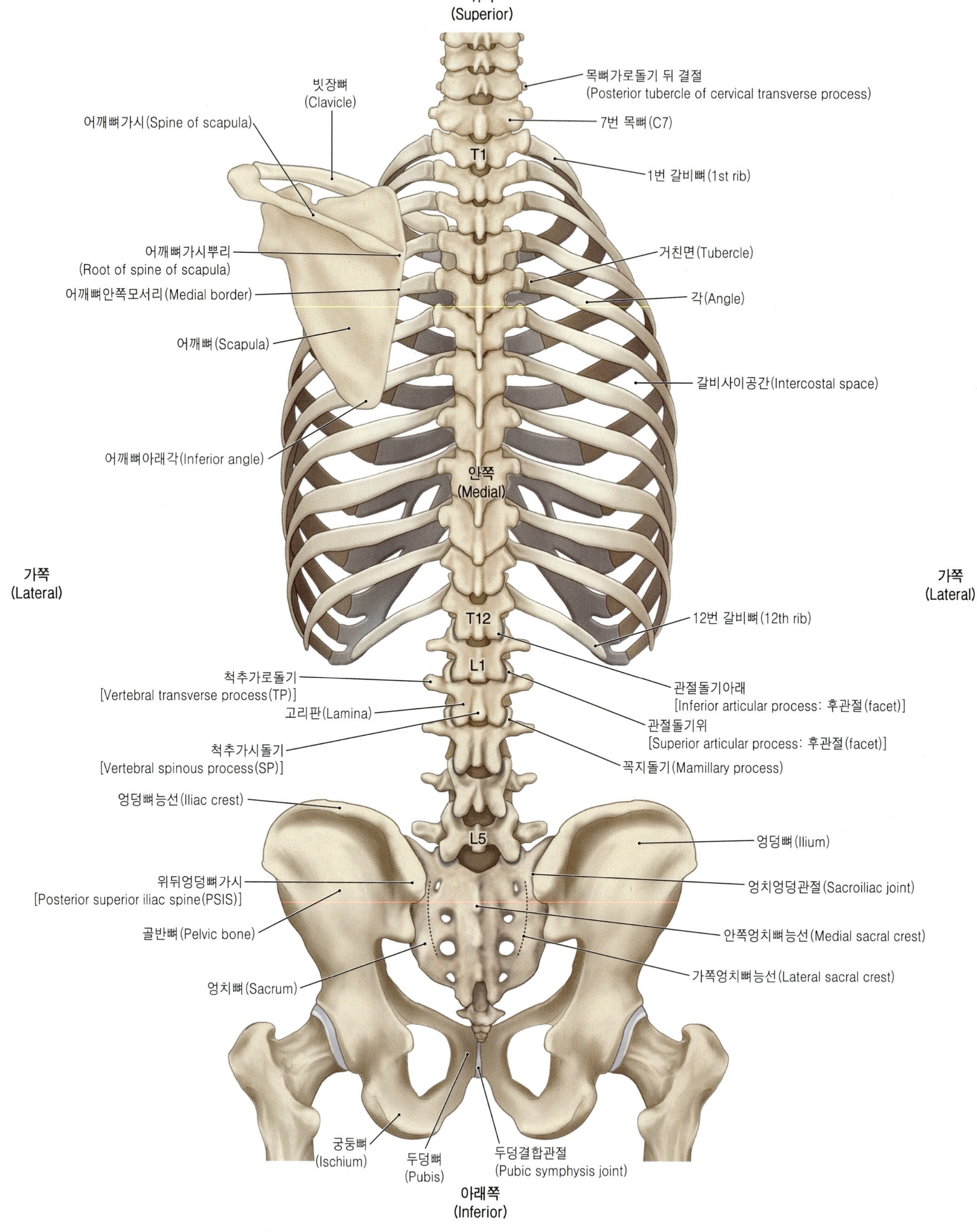

그림 2-30. 몸통 뼈와 뼈 기준점의 뒤쪽면.

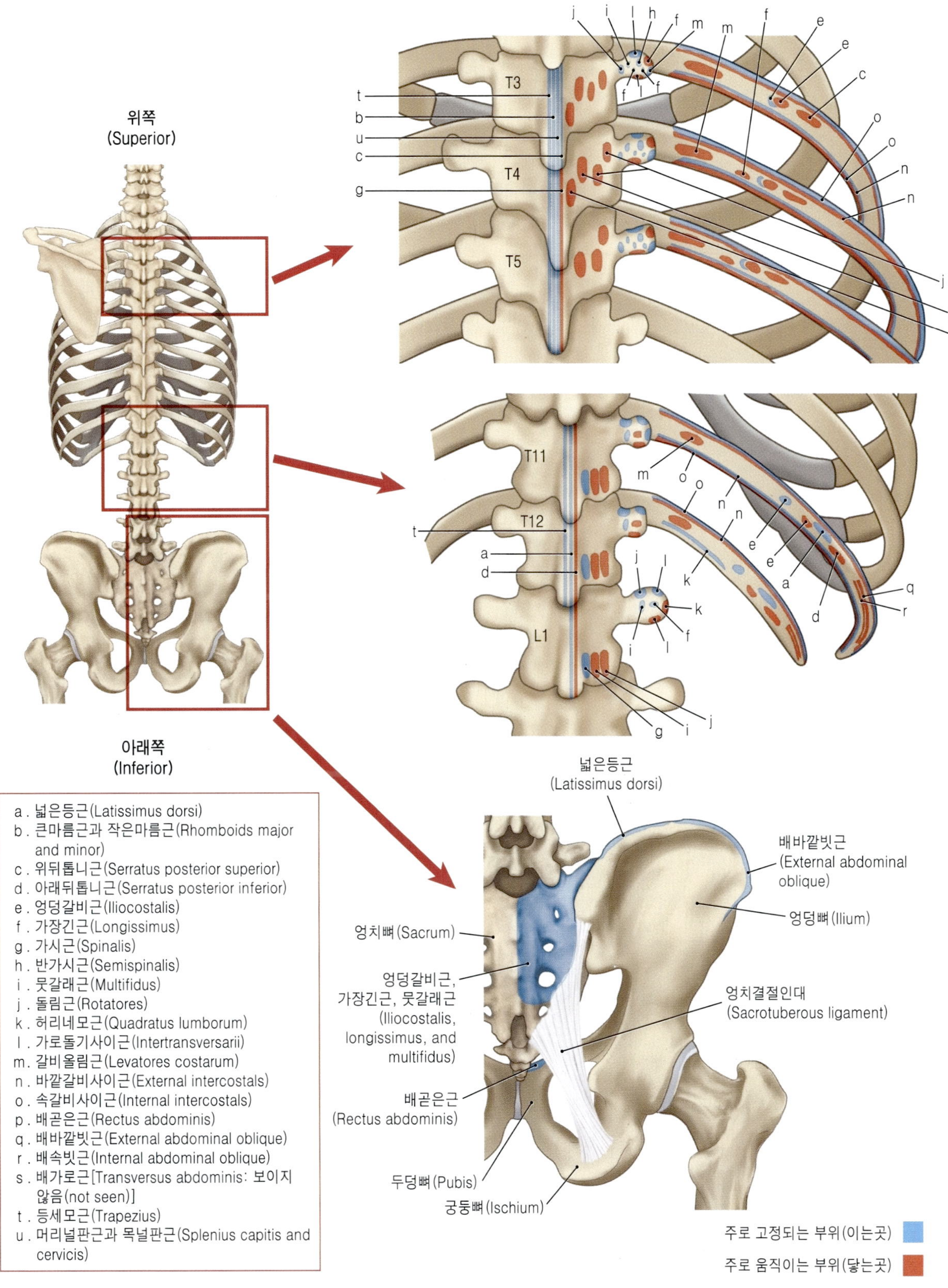

그림 2-31. 몸통의 근육부착점의 뒤쪽면.

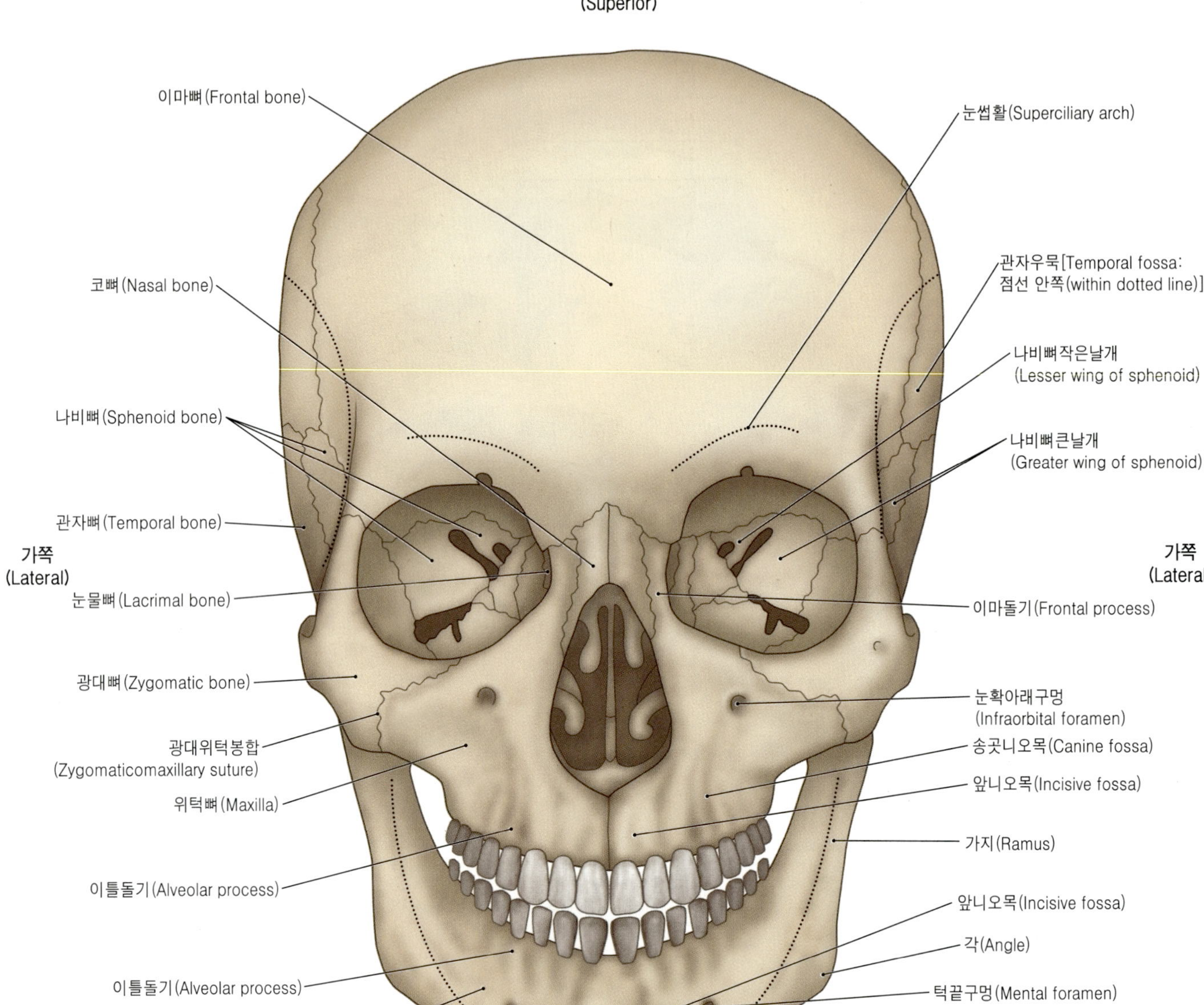

그림 2-32. 머리의 뼈와 뼈 기준점의 앞쪽면.

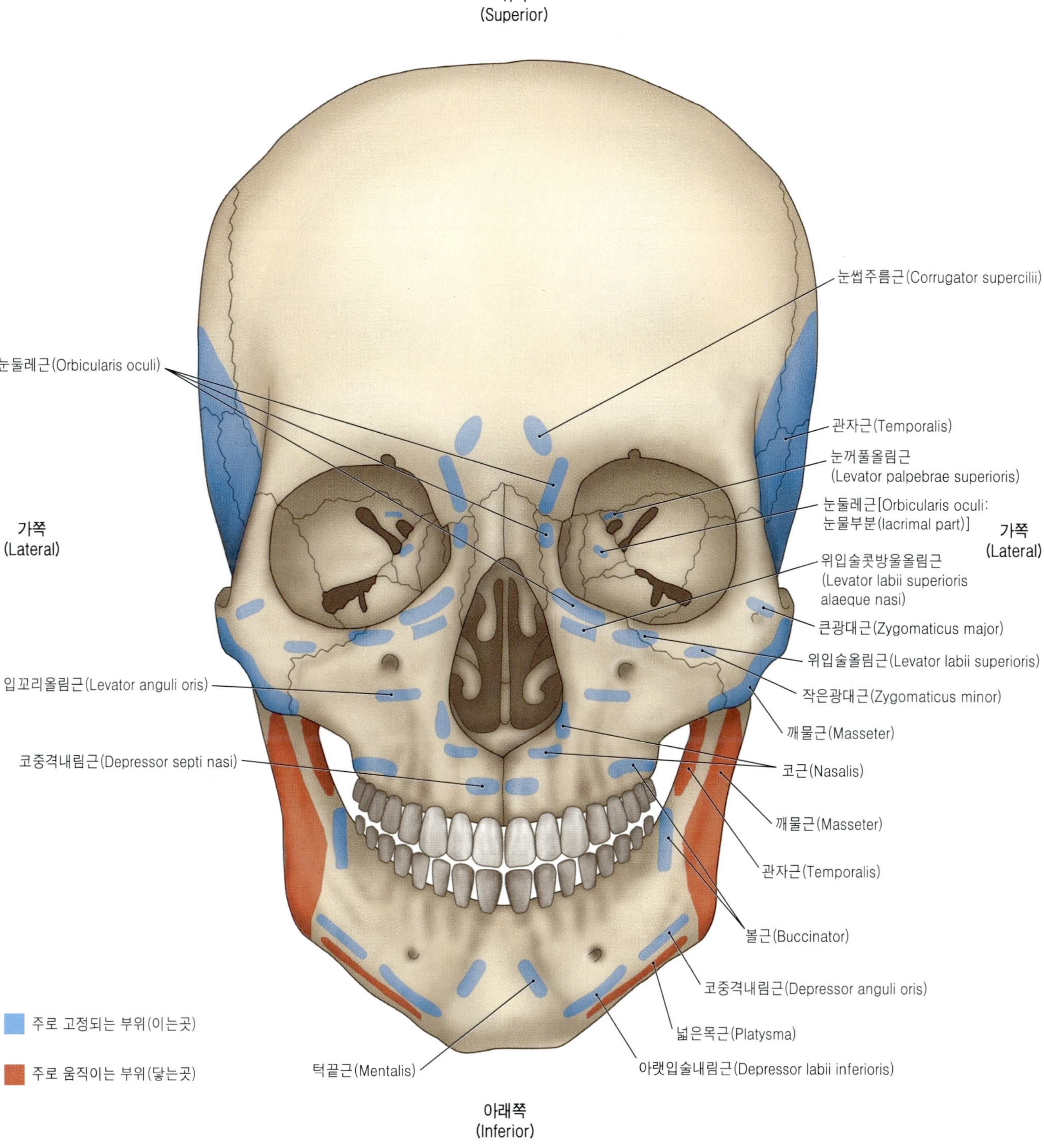

그림 2-33. 머리의 근육부착점의 앞쪽면.

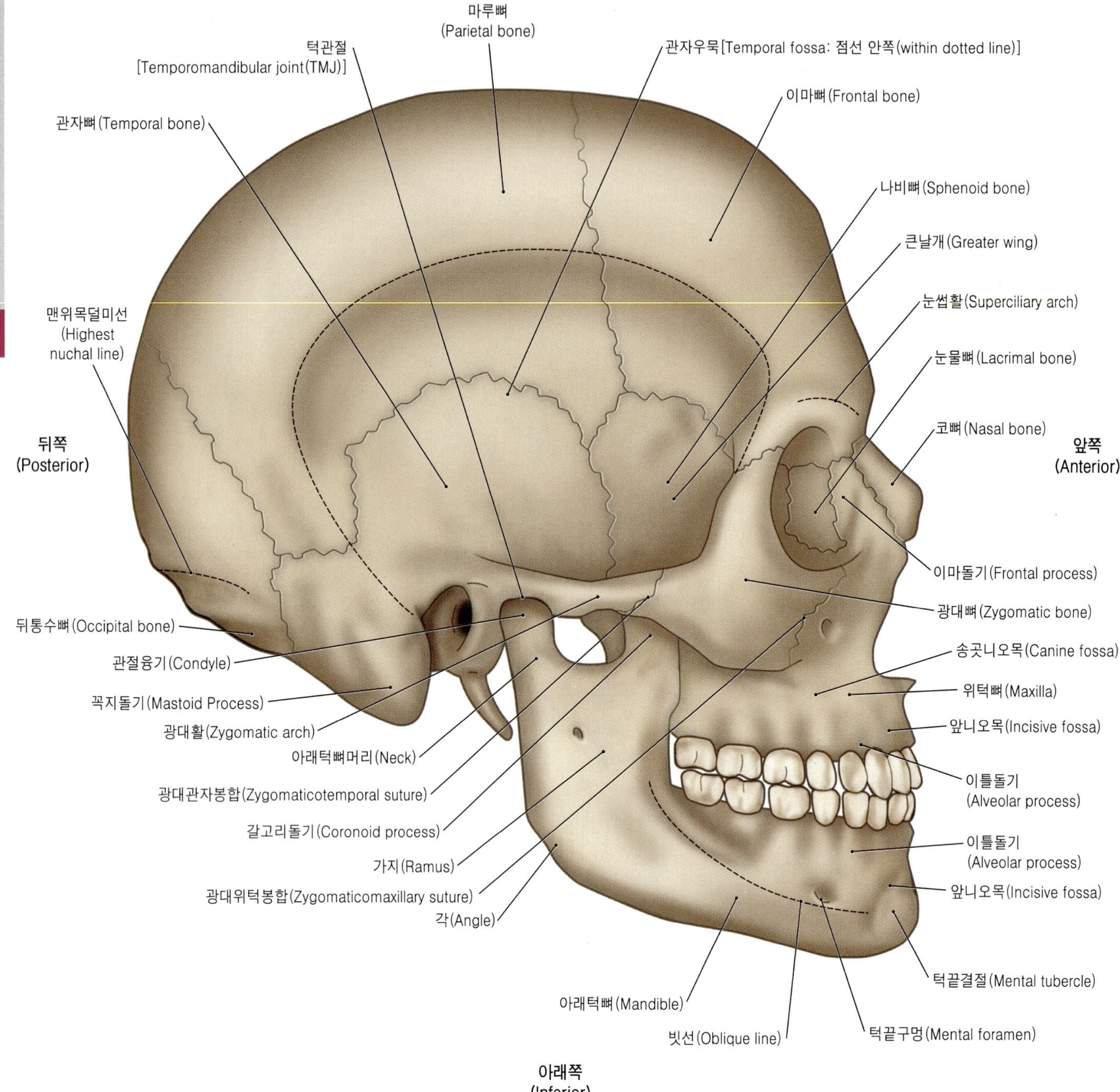

그림 2-34. 머리의 뼈와 뼈 기준점의 가쪽면.

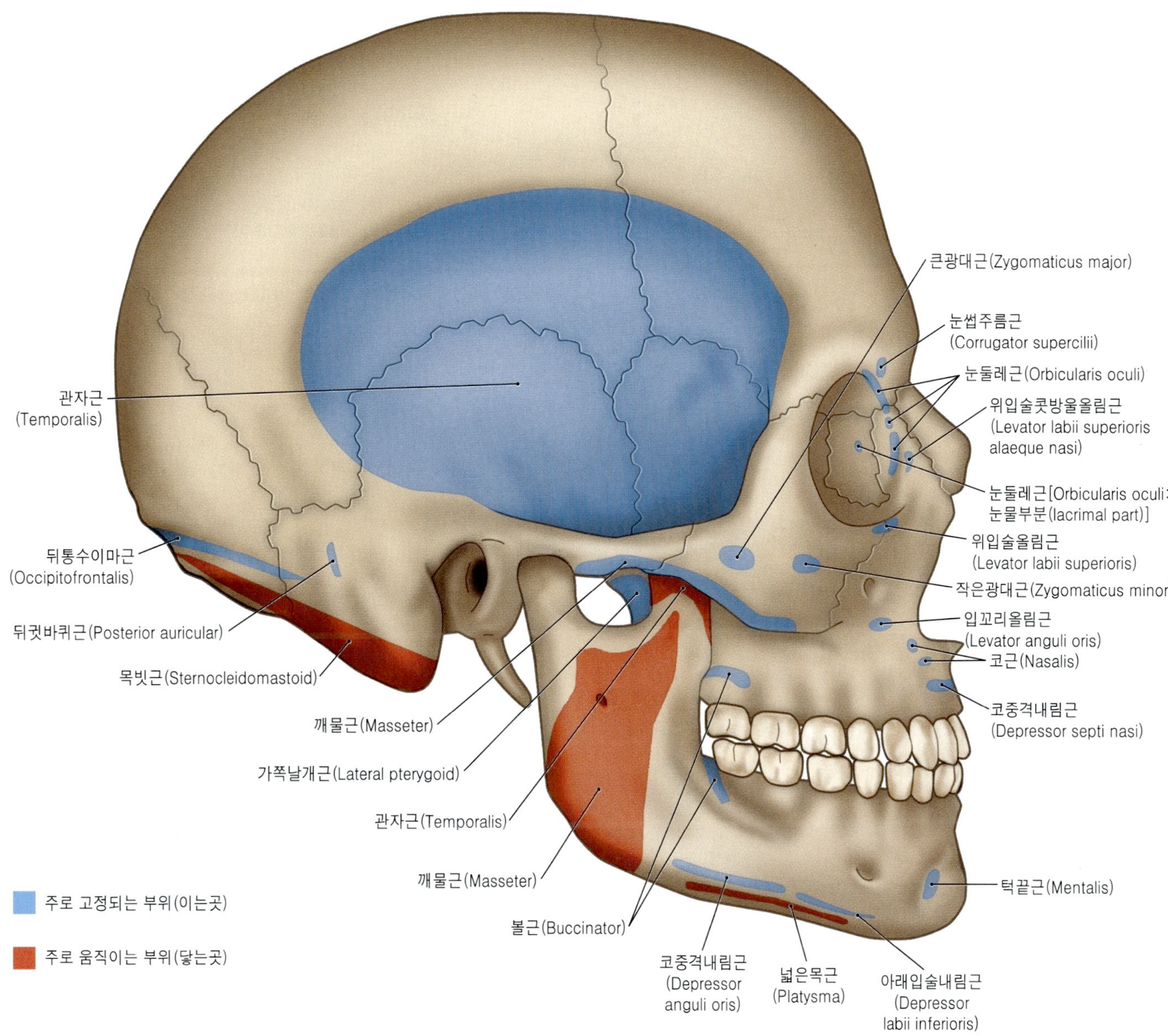

그림 2-35. 머리의 근육부착점의 가쪽면.

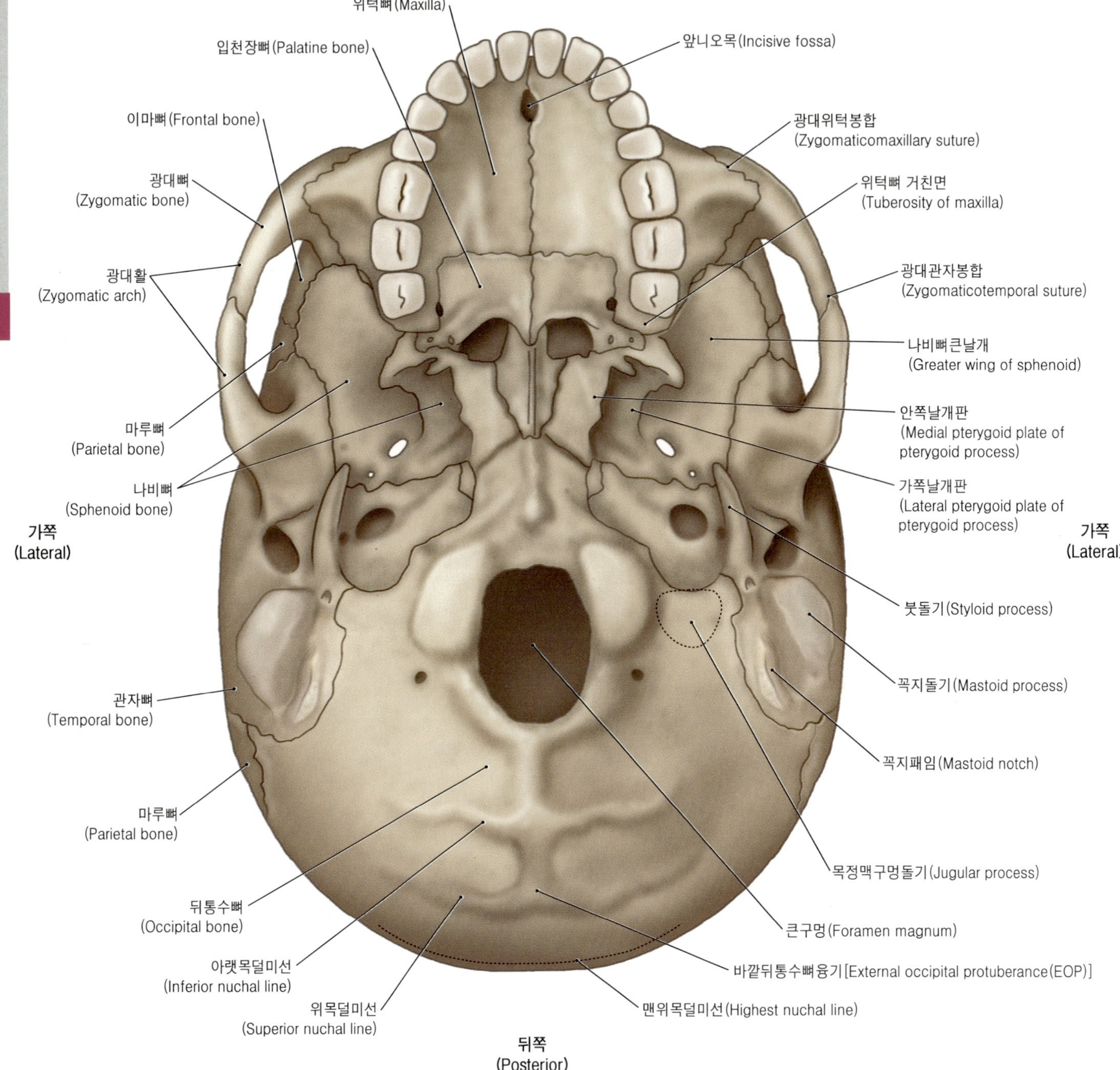

그림 2-36. 머리의 뼈와 뼈 기준점의 아래쪽면.

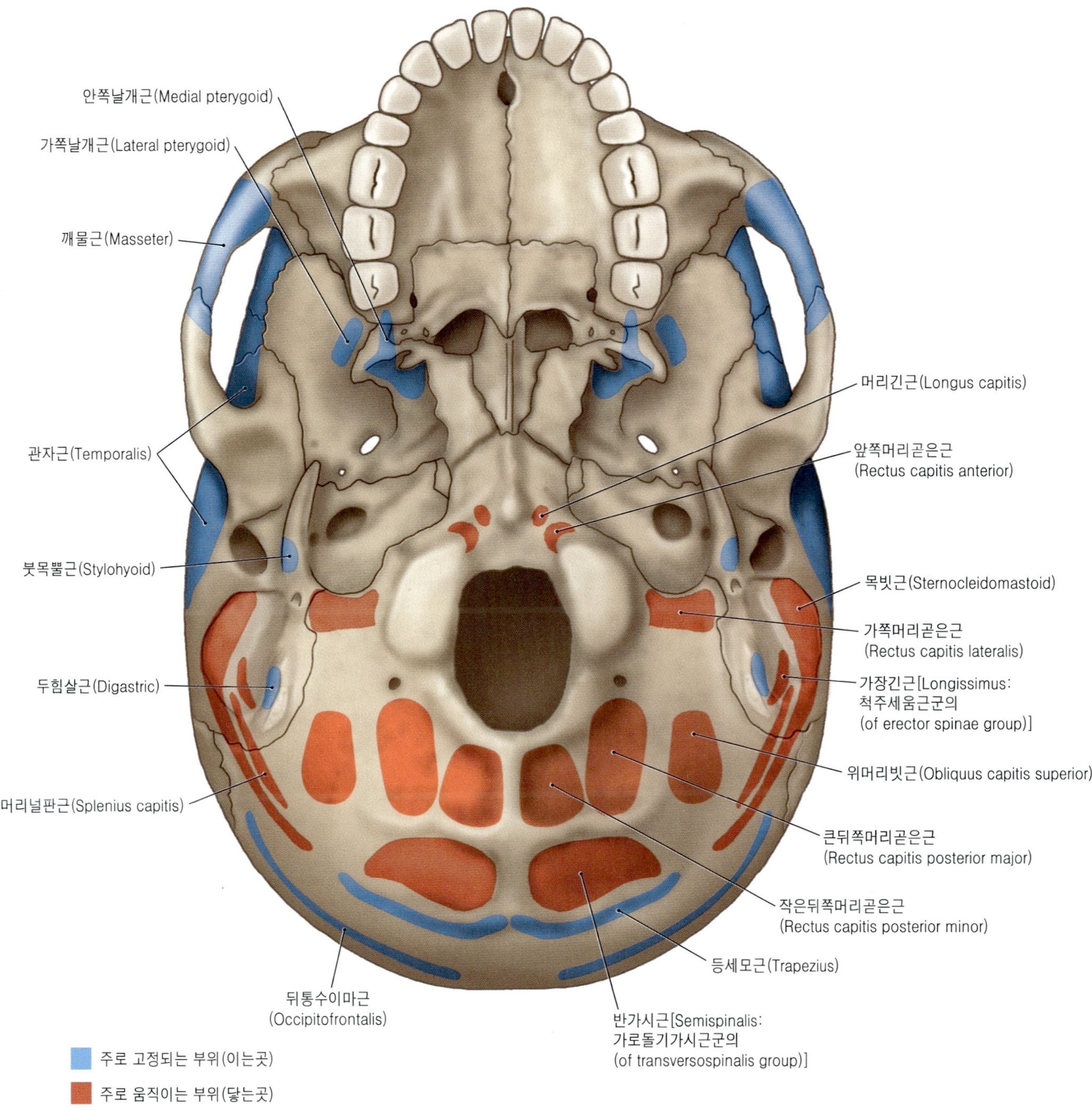

그림 2-37. 머리의 근육부착점의 아래쪽면.

하지(Lower extremity)

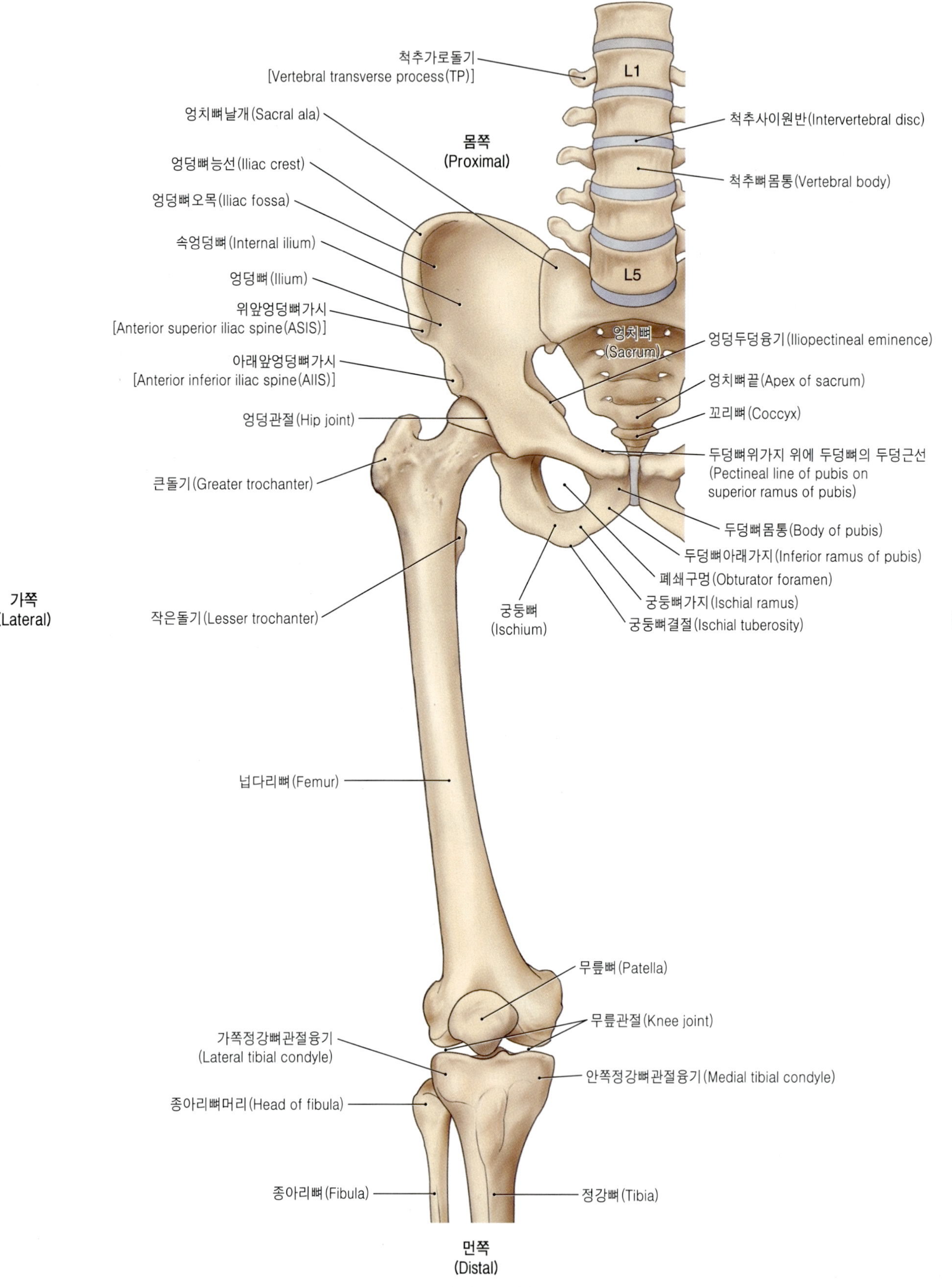

그림 2-38. 오른쪽 골반 및 넙다리의 뼈와 뼈 기준점의 앞쪽면.

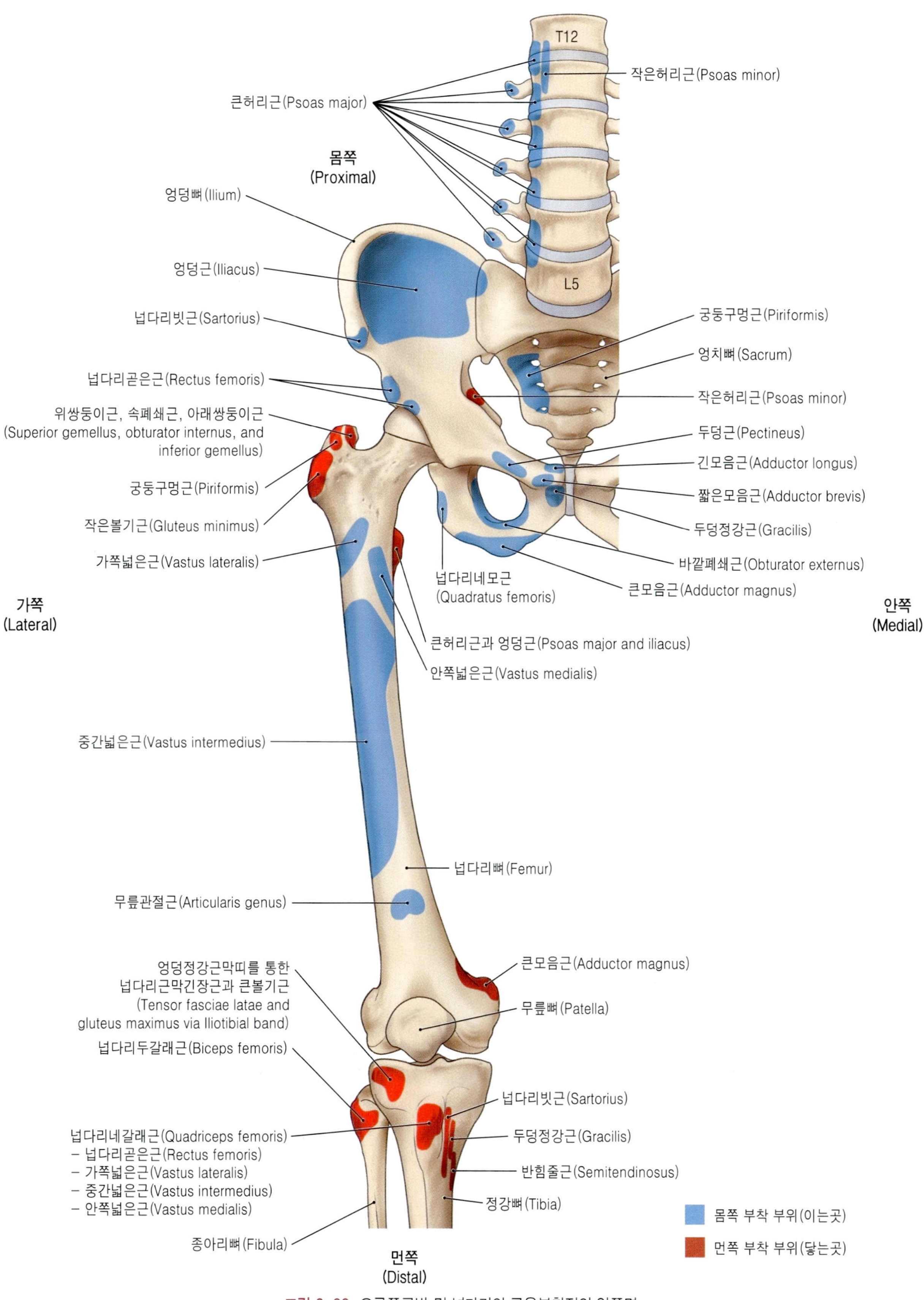

그림 2-39. 오른쪽골반 및 넙다리의 근육부착점의 앞쪽면.

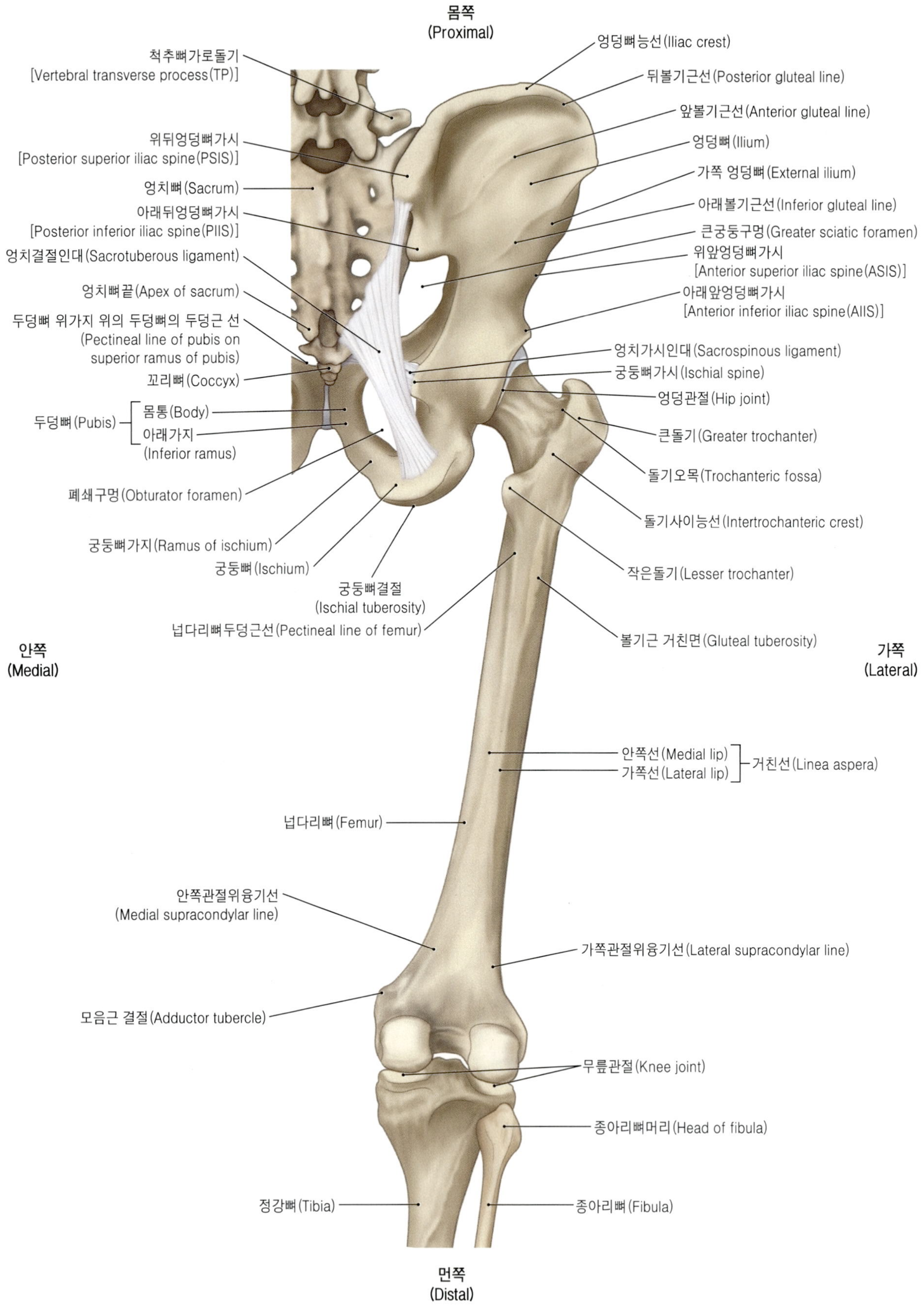

그림 2-40. 오른쪽골반 및 넙다리의 뼈와 뼈 기준점의 뒤쪽면.

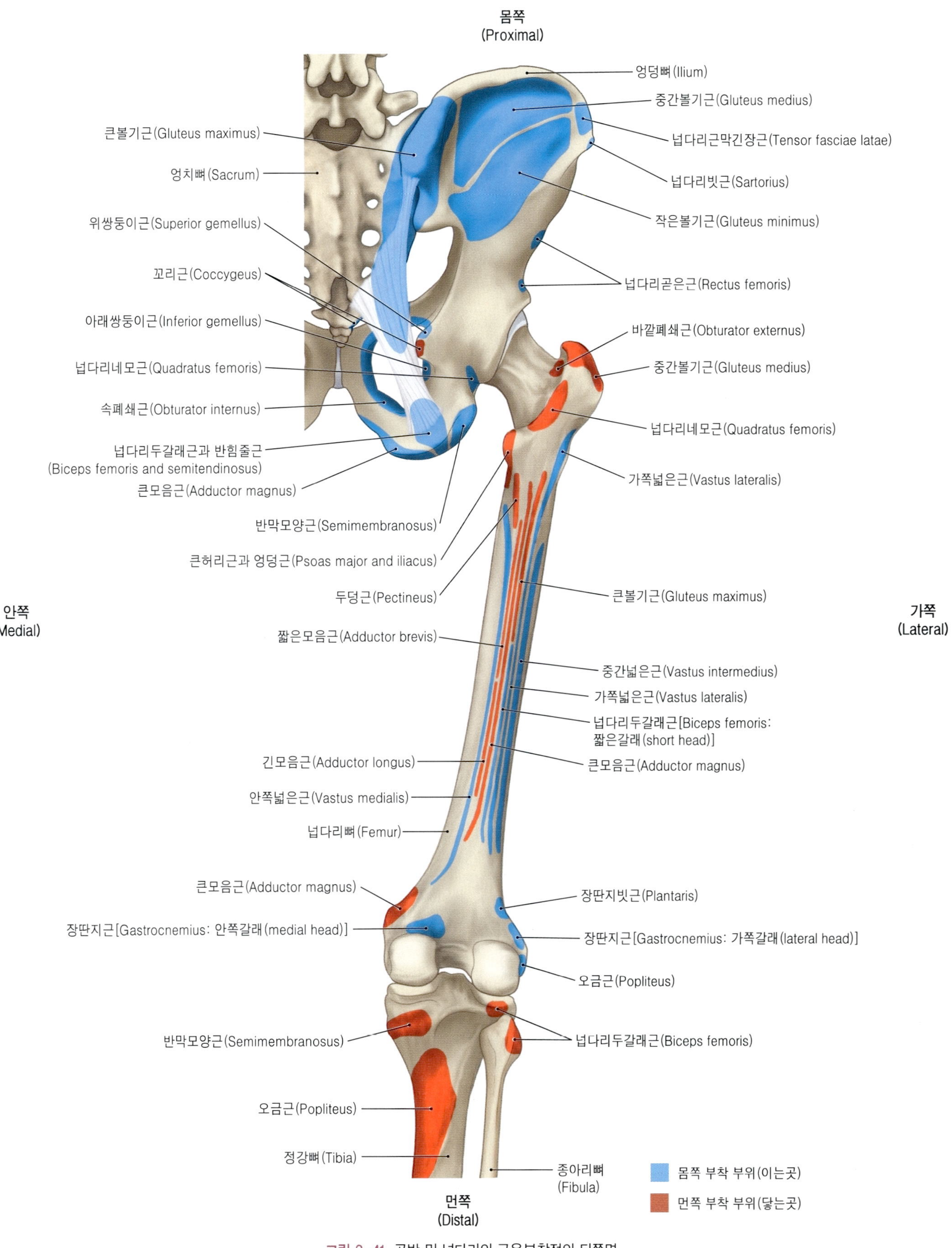

그림 2-41. 골반 및 넙다리의 근육부착점의 뒤쪽면.

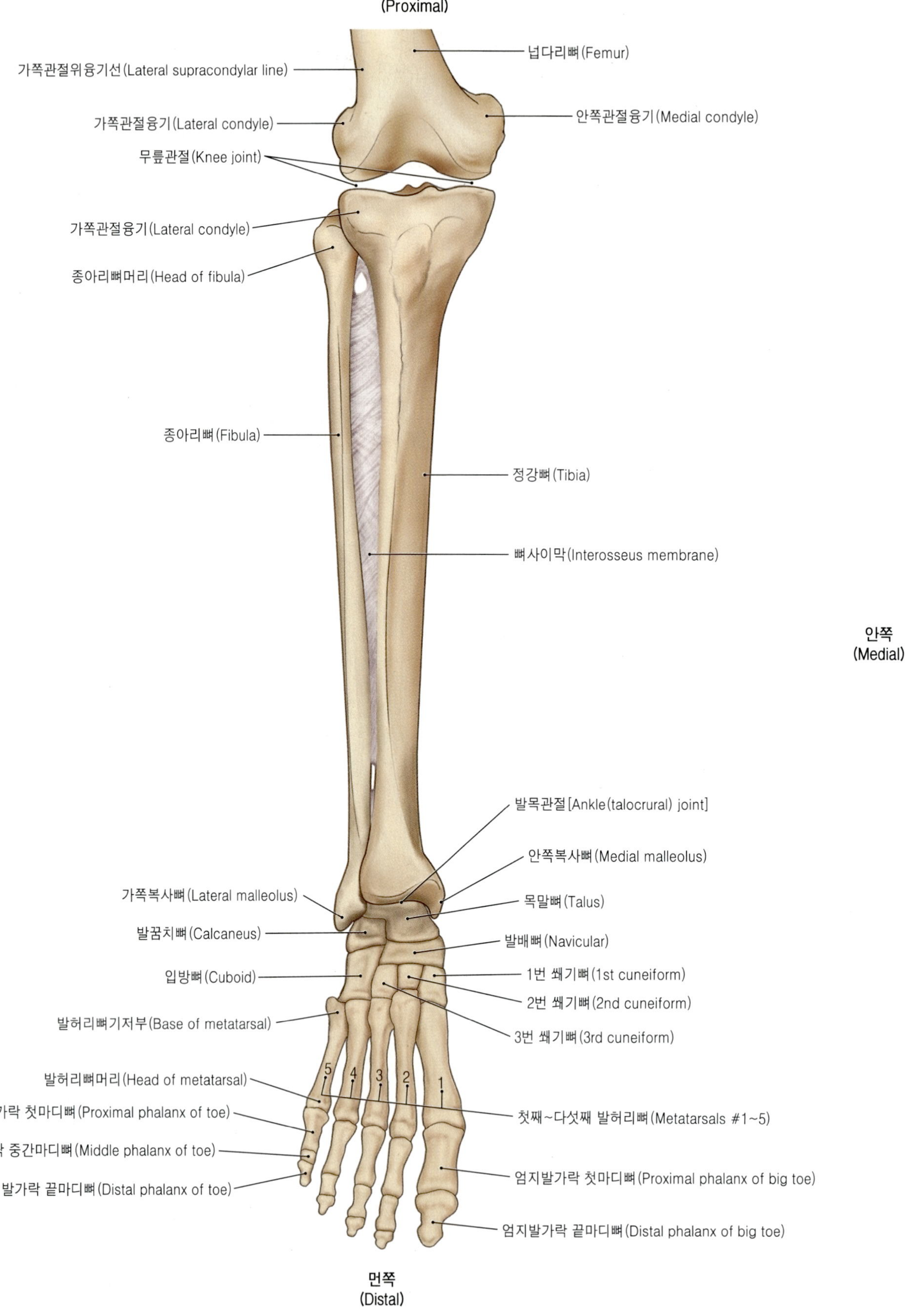

그림 2-42. 오른쪽 다리의 뼈와 뼈 기준점의 앞쪽면.

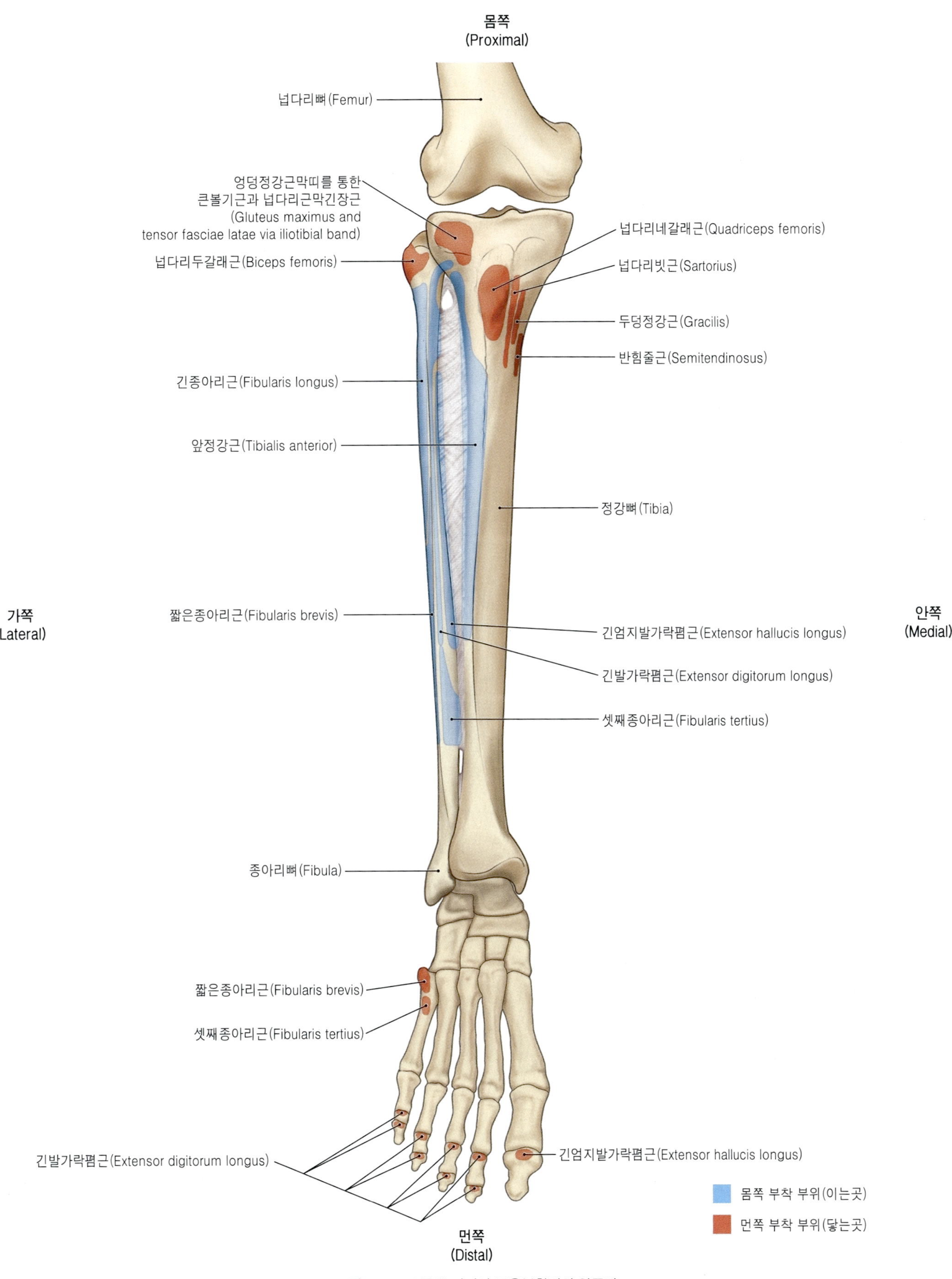

그림 2-43. 오른쪽 다리의 근육부착점의 앞쪽면.

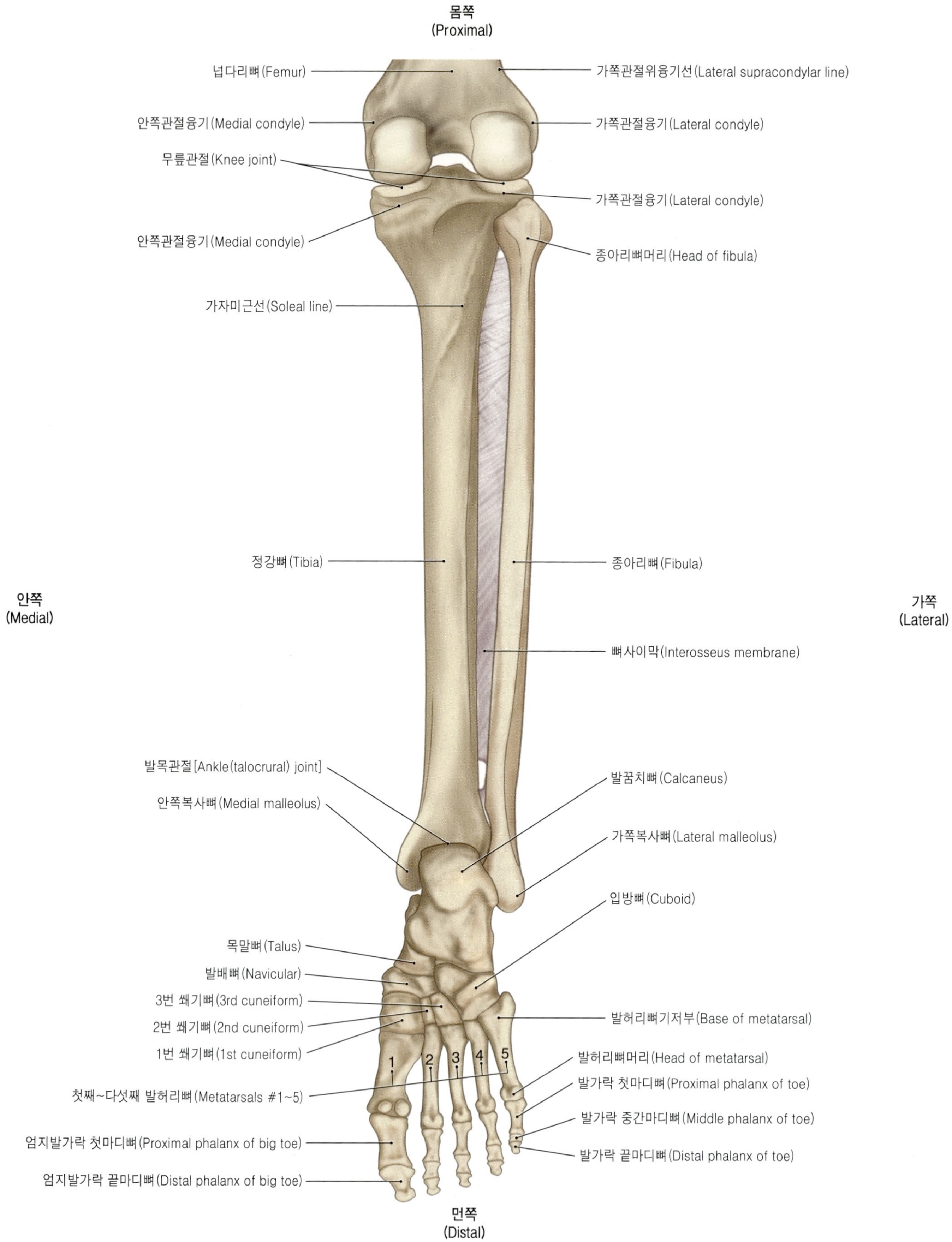

몸쪽
(Proximal)

넙다리뼈(Femur)
가쪽관절위융기선(Lateral supracondylar line)
안쪽관절융기(Medial condyle)
가쪽관절융기(Lateral condyle)
무릎관절(Knee joint)
가쪽관절융기(Lateral condyle)
안쪽관절융기(Medial condyle)
종아리뼈머리(Head of fibula)
가자미근선(Soleal line)
정강뼈(Tibia)
종아리뼈(Fibula)

안쪽
(Medial)

가쪽
(Lateral)

뼈사이막(Interosseus membrane)
발목관절[Ankle(talocrural) joint]
발꿈치뼈(Calcaneus)
안쪽복사뼈(Medial malleolus)
가쪽복사뼈(Lateral malleolus)
입방뼈(Cuboid)
목말뼈(Talus)
발배뼈(Navicular)
3번 쐐기뼈(3rd cuneiform)
발허리뼈기저부(Base of metatarsal)
2번 쐐기뼈(2nd cuneiform)
1번 쐐기뼈(1st cuneiform)
1 2 3 4 5
발허리뼈머리(Head of metatarsal)
첫째~다섯째 발허리뼈(Metatarsals #1~5)
발가락 첫마디뼈(Proximal phalanx of toe)
발가락 중간마디뼈(Middle phalanx of toe)
엄지발가락 첫마디뼈(Proximal phalanx of big toe)
발가락 끝마디뼈(Distal phalanx of toe)
엄지발가락 끝마디뼈(Distal phalanx of big toe)

먼쪽
(Distal)

그림 2-44. 오른쪽 다리의 뼈와 뼈 기준점의 뒤쪽면.

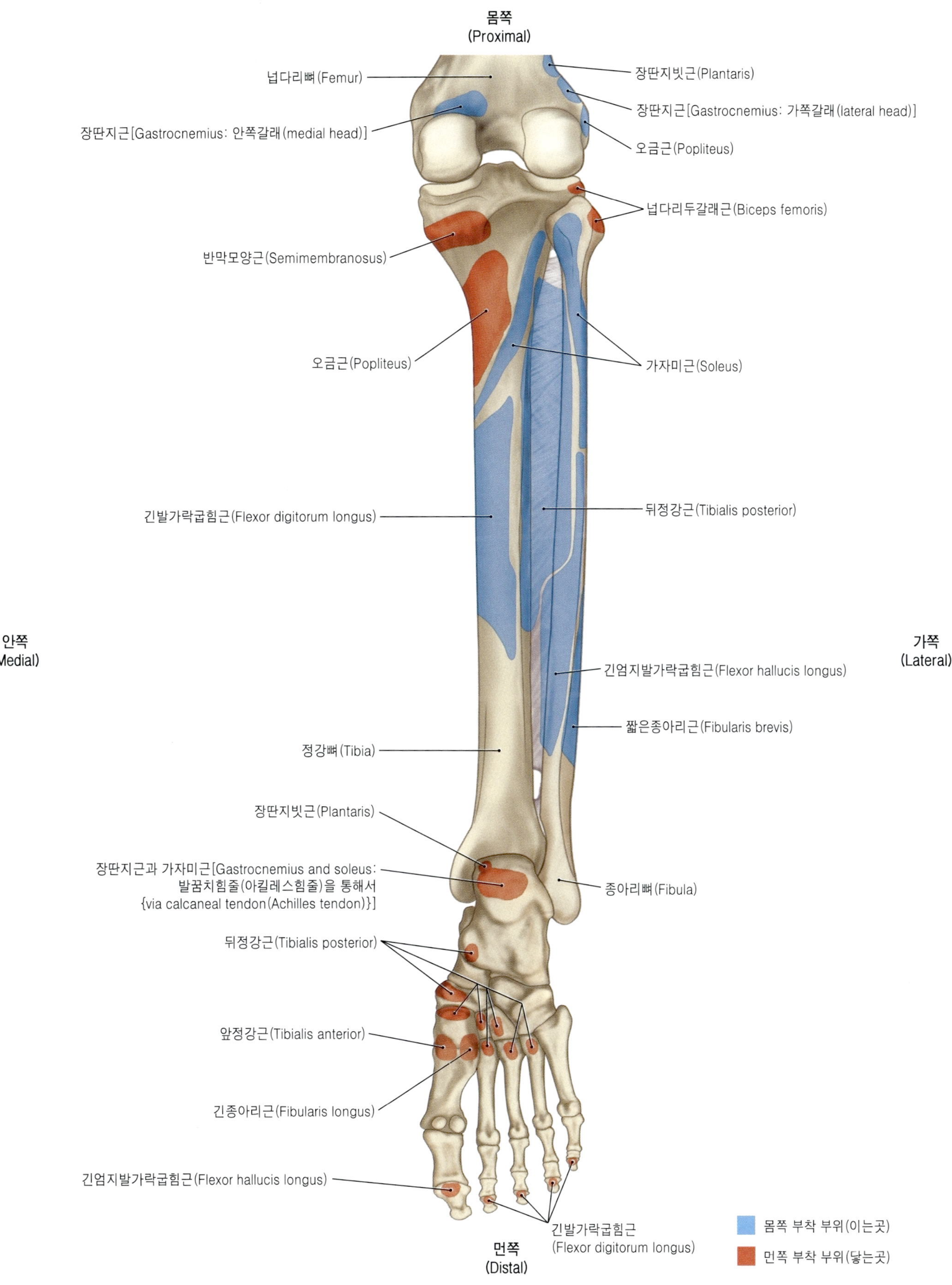

그림 2-45. 오른쪽 다리의 근육부착점의 뒤쪽면.

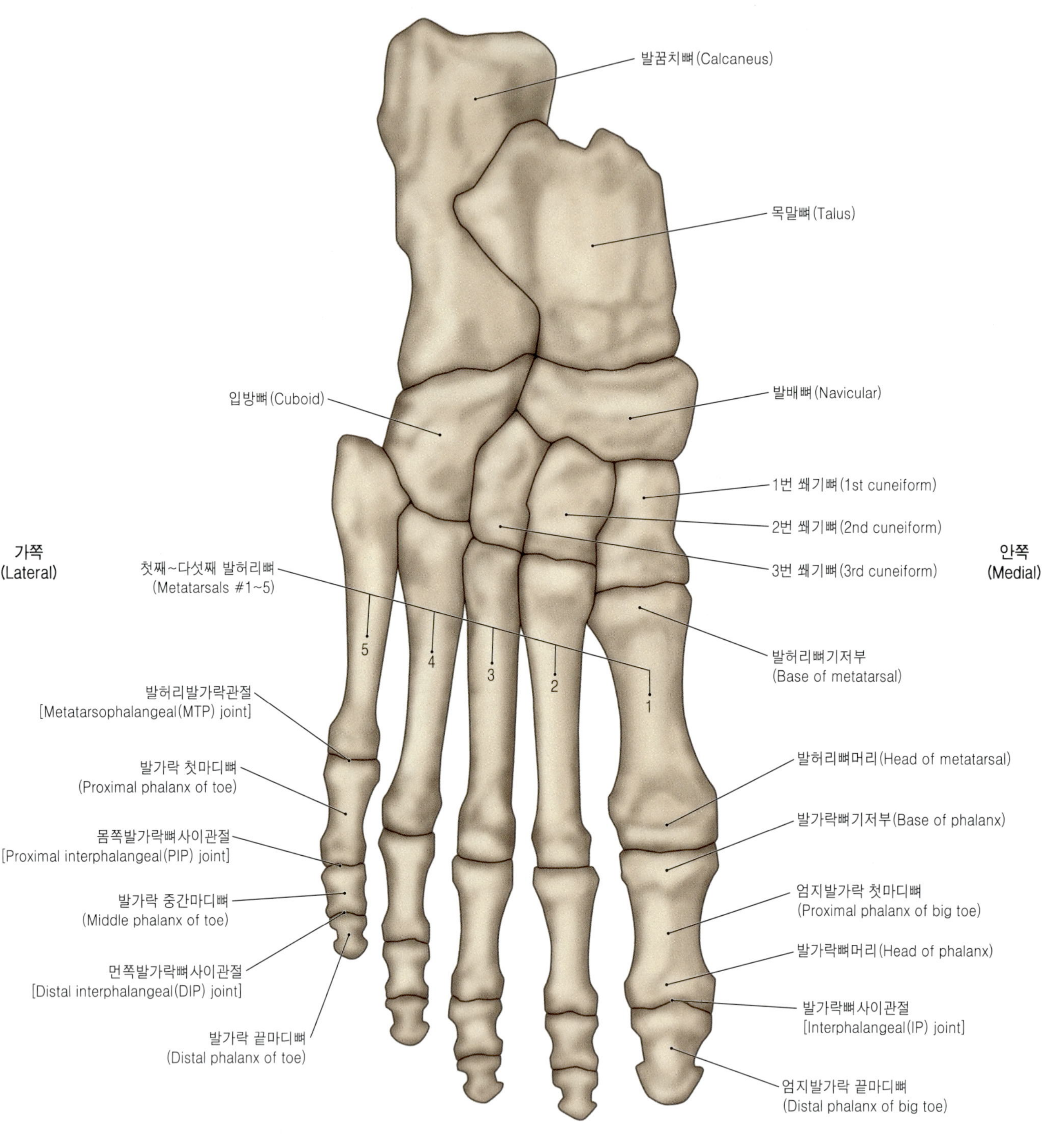

그림 2-46. 오른쪽 발의 뼈와 뼈 기준점의 발등쪽면.

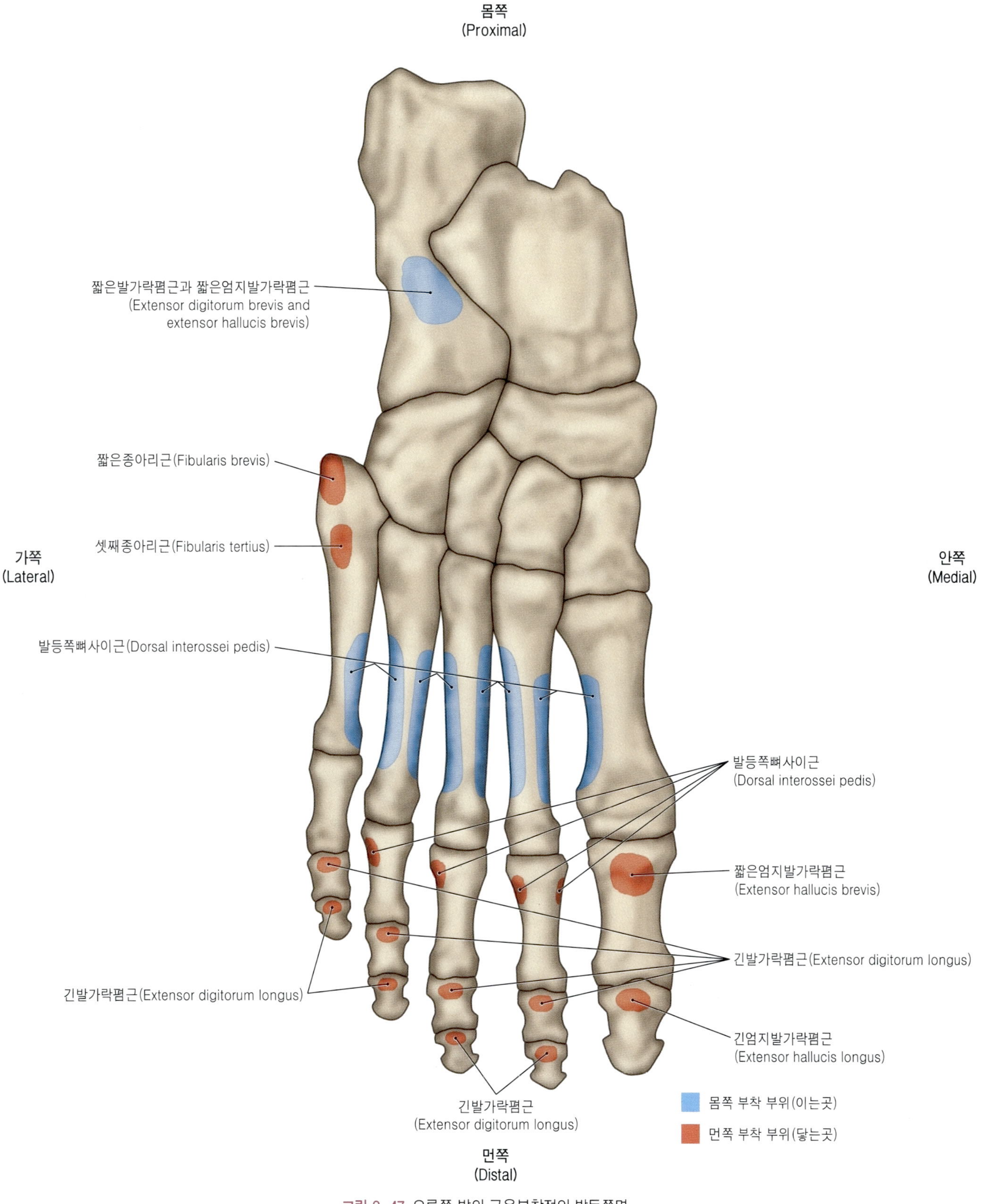

그림 2-47. 오른쪽 발의 근육부착점의 발등쪽면.

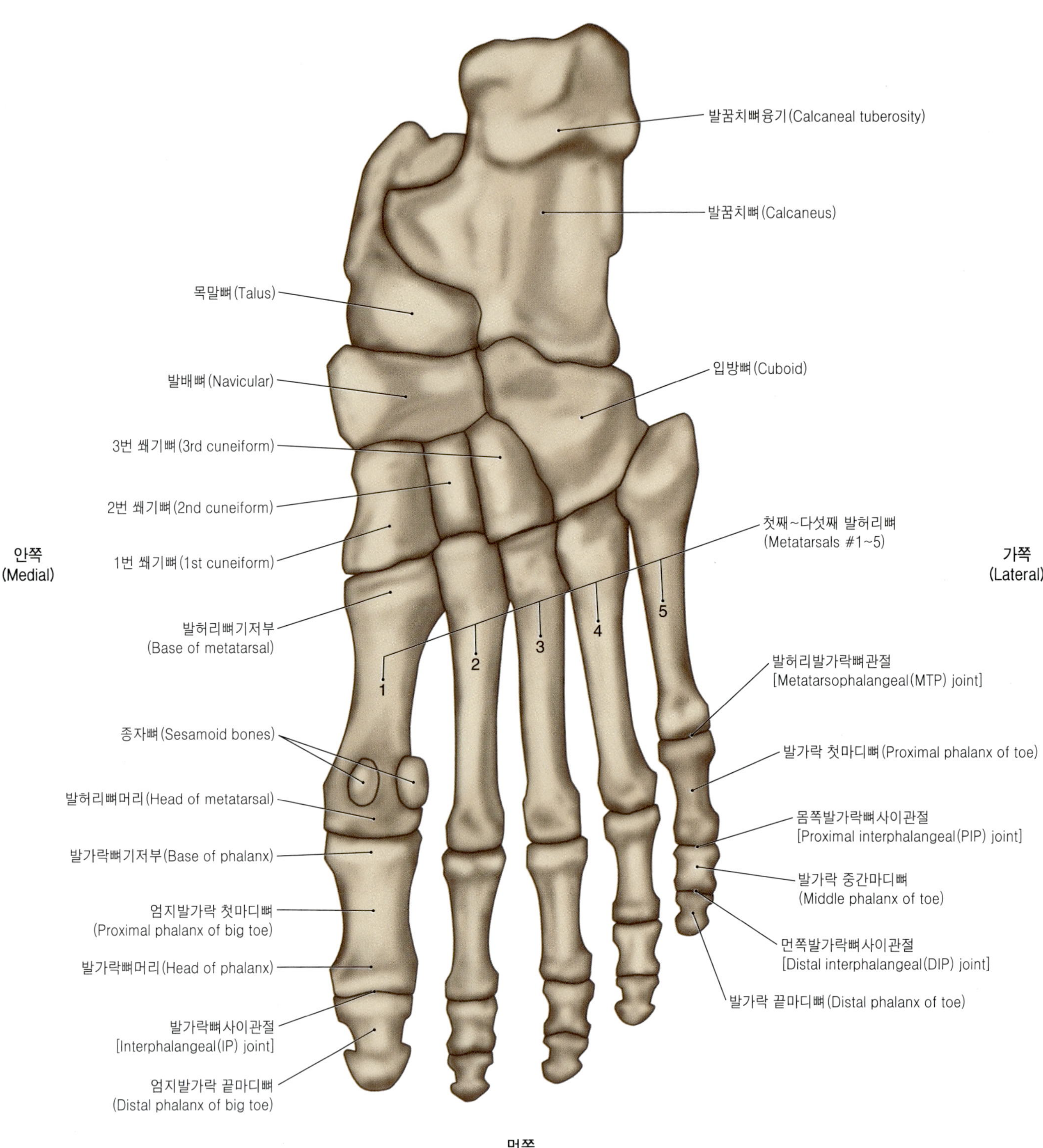

그림 2-48. 오른쪽 발의 뼈와 뼈 기준점의 발바닥쪽면.

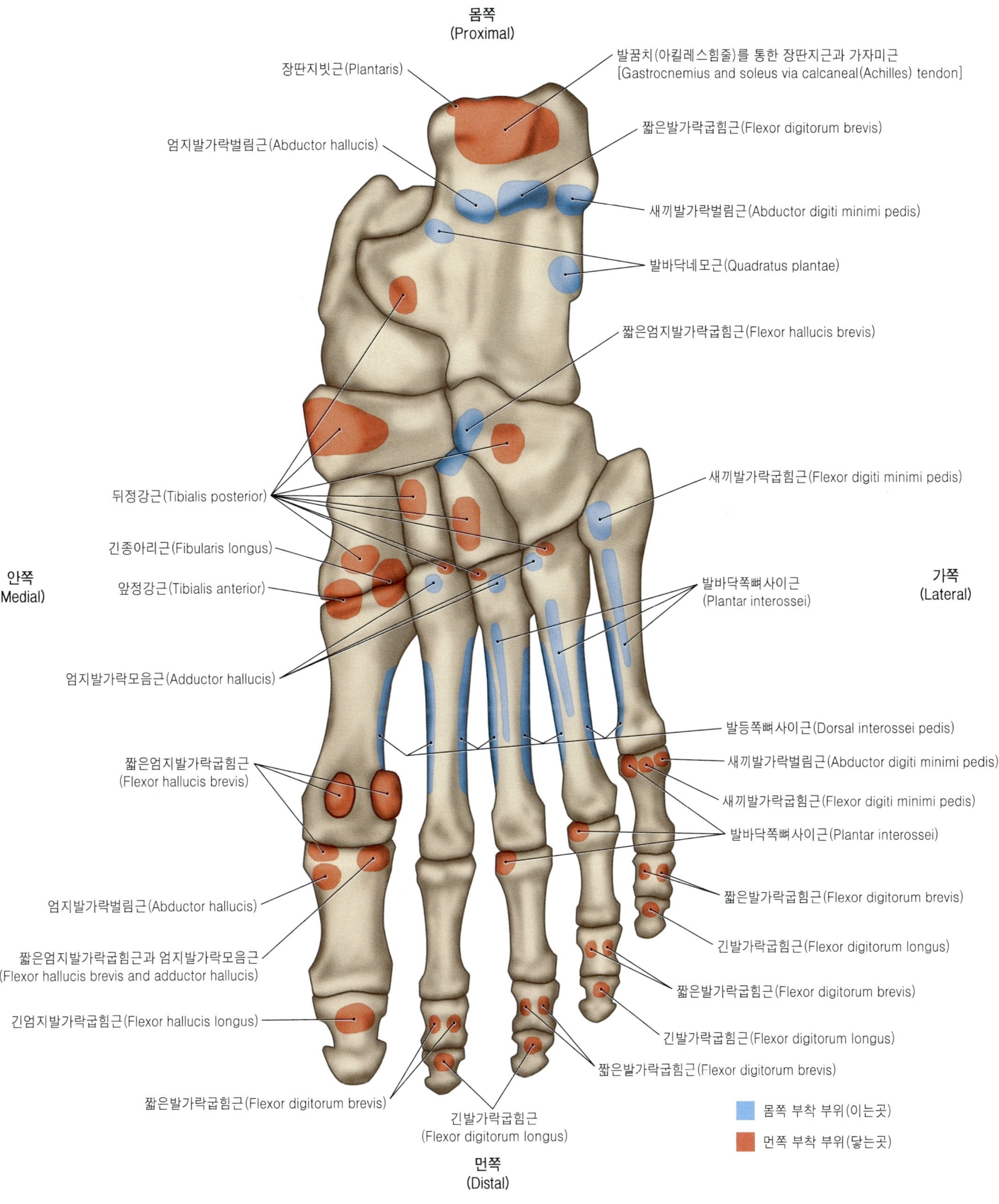

그림 2-49. 오른쪽 발의 근육부착점의 발바닥쪽면.

복습 문제(Review questions)

1. 성인의 몸에는 대략적으로 몇 개의 뼈가 존재하는가? __________.
2. 2개 또는 그 이상의 뼈가 접하는 부분을 __________(이)라고 한다.
3. 어떤 종류의 관절이 윤활액을 포함한 에워싸인 공간을 가지고 있는가?
   a. 섬유
   b. 연골
   c. 윤활
   d. 전부
4. 기능적 분류에 따라 관절의 유형을 운동이 증가하는 순서대로 나열하라.
5. 관절의 구조적 분류와 기능적 분류 사이의 상관관계에 대해 설명하라.
6. 가동성 윤활관절은 움직임 발생을 허락하는 __________의 개수에 따라 세분화될 수 있다.
7. 일축성 윤활관절의 2가지 종류의 이름을 쓰고 각각 예를 들어라.
8. 이축성 윤활관절의 2가지 종류의 이름을 쓰고 각각 예를 들어라.
9. 삼축성 윤활관절의 중요한 종류의 이름을 쓰고 2가지 예를 들어라.
10. 무축성 윤활관절에서 나타나는 움직임을 설명하고 그러한 관절의 예를 들어라.

복습 문제의 정답은 책의 마지막 부분에서 확인할 수 있다.

생각해 보기(Think it through)

우리가 지금 관절에 대해 알고 있는 것을 인지하고, 전신에 걸쳐 생각해 본 다음 우리가 움직이는 방식의 관절 역할에 대해 생각해보자. 만약 우리가 가지고 있는 관절 중 소수가 지금과는 다른 방식으로 움직인다면 어떤 영향을 미칠까? 만약 팔꿈치관절이 안장관절이라면? 만약 무릎이 삼축성 절구관절이라면? 이러한 변화들이 움직임 패턴에 어떤 영향을 미칠까?

제 3 장

근육은 어떻게 기능하는가 (How Muscles Function)

evolve http://evolve.elsevier.com/Muscolino/muscular

3

목적(Objectives)

이 장을 마친 후 학생들은 다음을 수행할 수 있어야 한다.

1. 이 장의 주요 용어들을 정의하라.
2. 근육의 기본 기능을 설명하라.
3. 근육의 동심성 수축을 설명하라.
4. 표준 작용근(standard mover)과 반대 작용근(reverse mover) 작용의 개념을 설명하라.
5. 열린사슬과 닫힌사슬 작용을 설명하라.
6. 명명(name)될 수 있는 근육 부착 방법에 대해 논의하라.
7. 근육의 편심성 수축에 대해 설명하라.
8. 근육의 등척성 수축에 대해 설명하라.
9. 근육이 수행할 수 있는 역할에 대해 논의하라.
10. 미세섬유 활주 기전에 대해 설명하라.
11. 근육 조직의 구성(organization)과 구조(structure)에 대해 설명하라.
12. 주요한 2가지 근섬유의 배열에 대해 설명하라.
13. 근육 학습을 위한 다섯 단계 방법에 대해 설명하라.
14. 근육 작용을 알아내는 과정을 설명하라.
15. 근육 학습을 위한 기능적 군 접근법에 대해 설명하라.
16. 근육 작용 학습을 위해 고무 밴드를 시각적, 운동감각적 보조 도구로 사용하는 방법에 대해 논의하라.
17. 근육 촉진에 대한 기본 지침(guideline)에 대해 설명하라.

당기는 힘을 만드는 근육 (Muscles create pulling forces)

근육 기능의 본질은 근육의 당기는 힘을 발생시키는 것이다. 이것은 매우 간단하다. 근육은 수축할 때 근육의 중심 방향으로 당겨지도록 시도한다. 이 결과로 근육부착점에 당기는 힘이 작용한다. 만약 당기는 힘이 충분히 강하다면 근육은 성공적으로 짧아질 것이며, 이것은 근육이 부착되어 있는 몸의 한쪽 부분이나 양쪽 부분을 움직이게 한다. 근육부착점 양쪽에 당기는 힘이 균일하다고 인식하는 것도 중요하다. 근육은 부착점 중 한쪽만 당길 수 없고 한쪽만 선택할 수도 없다. 사실상 근육은 단순히 '당기는 기구(pulling machine)'일 뿐이다. 신경계통(nervous system)에 의해 수축하라는 명령을 받으면 근육은 부착점을 당기고, 수축 명령이 없으면 근육은 이완(relax)되고 당기지 않는다(Box 3-1).

새로운 운동학 용어(kinesiology term)를 접할 때 어원(cognate)이 같은, 즉 일상 영어에 비슷한 용어가 있는지 알면 매우 유용하다. 이것은 우리가 새로운 운동학 용어의 의미를 암기하는 대신 직관적으로 이해하는 데 도움을 준다. 근육 기능의 공부할 때, 근육이 작용하는 방식이기 때문에 수축(*contract*)이라는 단어가 사용된다. 하지만 이 경우 근육의 수축을 이해하기 위해 영어에서 정의하는 *contract*라는 단어와 연관시키면 역효과가 날 수 있다. 영어에서 *contract*는 '줄이다'를 의미한다. 이와 같은 경우 많은 학생들이 근육을 수축했을 때 짧아지는 것이라고 가정하게 된다. 이러한 가정이 반드시 옳다고 보기는 어려우며, 근육계통(muscular system)이 어떻게 기능(function)하는지에 대해 제대로 알 수 있는 능력을 제한시킬 수도 있다. 사실 대부분의 근수축은 근육의 길이를 줄이지 않으며, 이런 방식으로 근육계통을 인식하는 것은 근육계 기능의 많은 부분을 간과하게 된다.

근수축이란 무엇인가? (What is a muscle contraction?)

근육은 수축할 때 짧아지려고 시도한다. 근육이 짧아질지 아닐지는 근수축력의 힘과 비교하여 근육이 짧아지려는 방향의 반대 방향

Box 3-1

근육을 단순히 '당기는 장치' 이상이 아니라고 부르는 것이 근육계통이 만들어내는 놀랍고 경외심을 불러일으키는 움직임 패턴의 복잡함을 줄이지는 않는다. 어떤 근육이든 당기는 단순한 장치이다. 그러나 여러 근육의 서로 다른 측면이 서로 협력하여 순차적으로 수축할 때 많은 '단순한' 당김의 합은 놀라울 정도로 유동적이고 복잡한 자세와 움직임 패턴을 만들어낸다. 당기는 힘을 협응시키는 이 심포니의 책임자는 신경체계이다.

으로 작용하는 저항의 크기에 기반한다. 근육이 짧아지기 위해서는 한쪽 또는 양쪽 부착 부위가 움직여야만 한다. 그러므로 짧아지는 것에 대한 저항은 주로 근육이 붙어 있는 신체 부위의 무게이다. 위팔뼈(humerus)부터 아래팔(forearm)의 자뼈(ulnar)까지 붙어 있는 위팔근(brachialis)을 살펴보자(그림 3-1).

위팔근이 수축하고 짧아지기 위해서는 반드시 아래팔이 위팔을 향해 움직이거나 위팔이 아래팔을 향해 움직여야 한다. 아래팔이 움직일 때 저항은 아래팔과 아래팔에 붙어 같이 움직여야만 하는 손의 무게가 된다. 팔이 움직일 때 저항은 팔의 무게와 팔이 아래팔을 향해 움직일 때 같이 움직일 수밖에 없는 상체의 무게가 된다. 그러므로 위팔근이 수축하고 짧아지기 위해서는 아래팔(그리고 손) 또는 팔(그리고 상체)의 무게보다 더 큰 힘을 내야만 한다. 팔과 상체보다 아래팔과 손의 무게가 덜 나가기 때문에 위팔근이 수축할 때 대부분 위팔이 아닌 아래팔을 움직이게 된다. 따라서 위팔근이 수축하고 짧아지기 위해서 발생시켜야 하는 최소한의 힘은 가벼운 부착부인 아래팔의 무게만큼이 된다.

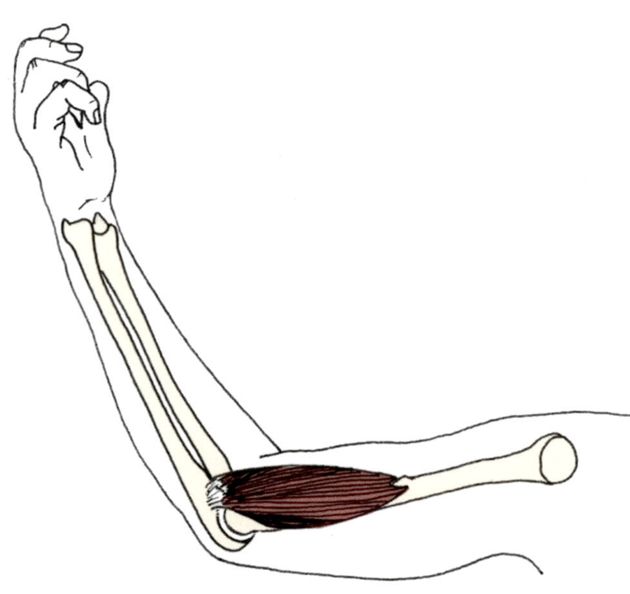

그림 3-1. 위팔근. 위팔근은 위팔의 위팔뼈부터 아래팔의 자뼈에 붙어 있다. 위팔근이 짧아지도록 수축하기 위해서, 아래팔이 위팔을 향해 움직이거나 위팔이 아래팔을 향해 움직여야 한다.

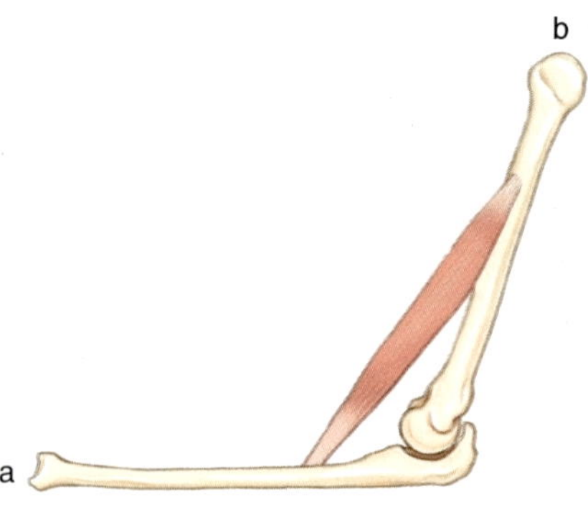

그림 3-2. '전형적인' 근육의 모습이 보인다. 이것은 뼈 a, b에 붙어 있고 그들 사이에 위치한 관절을 가로지른다.

그러나 위팔근이 짧아지기에 부족한 정도로 수축을 한다 해도 근육의 부착점에는 당기는 힘이 가해지고 있다는 것을 이해하는 것이 중요하다. 이러한 당기는 힘은 근골격계 기능에서 중요한 역할로 작용할 수 있다. 근육 기능이 묘사될 때 이것은 주로 근육의 단축수축으로 인해 발생하는 관절 작용의 용어로 서술된다. 이러한 이유로 근육이 짧아지는 수축에 과도하게 집중하고, 근육의 길이가 짧아지지 않는 수축의 중요성을 간과하는 경향이 나타나게 된다.

동심성 수축(Concentric contraction)

먼저 근육이 수축하고 길이가 짧아질 때 무슨 일이 일어나는지 알아보자. 근육이 짧아지는 수축은 *동심성 수축*이라고 한다. *동심성(concentric)*은 문자 그대로 '중심으로'를 의미한다. 다른 말로, 동심성 수축이 발생하면 근육은 중심 방향으로 움직인다. 언급한 대로 근육이 수축하고 짧아지기 위해서는 적어도 부착점 중 한 부분이 움직여야만 한다. '전형적인' 근육을 살펴 동심성 수축에 대해 더 알아보자(그림 3-2).

근육이 두 뼈에 부착하고, 이를 통해 두 뼈 사이에 위치한 관절을 지나게 된다(Box 3-2). 한쪽 부착 부위를 a라 하고 반대쪽 부착 부위를 b라고 가정해보자. 근육이 수축할 때, 두 뼈를 당기는 힘을 만든다. 만약 당기는 힘이 충분히 강하다면 동심성 수축은 3가지 방법으로 나타날 것이다. 근육이 성공적으로 a를 b쪽으로 당기거나, b를 a쪽으로 당기거나, a, b 모두를 당길 것이다(그림 3-3). 움직이는 뼈는 *이동하는 부착점(mobile attachment)*으로 설명되고, 움직이지 않는 뼈는 *고정된 부착점(fixed attachment)*이라고 설명된다. 동심

Box 3-2

전형적인 근육은 두 뼈에 부착하고 그 사이에 있는 관절을 가로지른다. 그러나 어떤 근육들은 두 뼈보다 더 많은 곳에 부착되거나 뼈 대신에 주변 연부조직에 부착한다. 어떤 근육들은 2개 이상의 관절을 지나기도 한다. 근수축의 근본적인 개념을 이해하는 것을 돕기 위해서 우리는 두 뼈에 붙고 하나의 관절을 가로지르는 전형적인 근육을 예로 들었다.

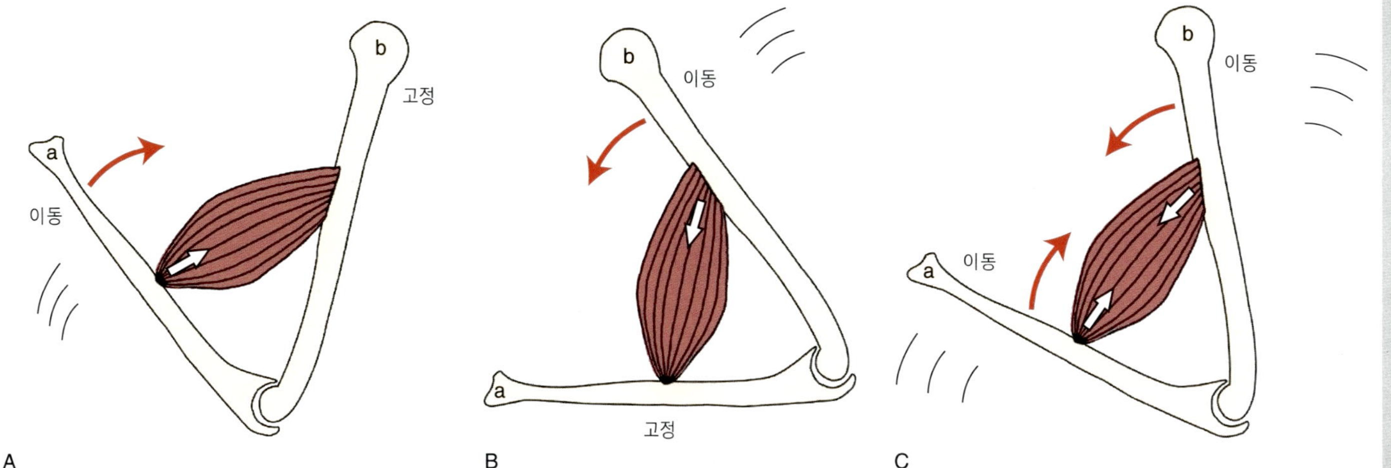

그림 3-3. 동심성 수축의 예. 근육은 동심성 수축을 할 수 있고 3가지 방법 중 하나의 작용을 일으킬 수 있다. 부착점을 a, b로 하고, 이 3가지 시나리오를 설명할 수 있다. **A,** 뼈 a가 b로 움직인다. **B,** 뼈 b가 a로 움직인다. **C,** 뼈 a와 b가 서로를 향해 움직인다.

성 수축이 발생하기 위해서는 적어도 한 부착점에서 이동성(mobile)과 움직임(move)이 있어야 한다. 어떤 부착점이 움직임 여부와 상관없이 근육이 수축하고 충분한 힘을 발생시켜 1개 혹은 2개의 부착점을 반대 부착점을 향해 움직이게 하면, 이것은 작용근(*mover* 또는 *agonist*)에 의해 발생하는 관절의 움직임이다. 정리하면, 작용근이 수축할 때 동심성 수축을 한다.

더 나아가 동심성 수축에서 어떤 부착점이 움직이게 될지에 대해 알아보면, 움직임을 위해 더 적은 저항을 제공하는 쪽일 것이다. 이것은 주로 부착점의 무게가 가벼운 쪽이다. 몸에서 사지의 근육을 살펴보면 더 가벼운 부착점은 대체로 먼쪽 부분이다. 상지(upper extremity)에서 손은 아래팔보다 가볍고, 아래팔은 위팔보다 가벼우며, 위팔은 팔이음뼈나 몸통보다 가볍다. 하지(lower extremity)에서 보면, 발은 종아리보다 가볍고, 종아리는 넙다리보다 가볍고, 넙다리는 골반보다 가볍다. 나아가 위에 언급했듯, 보다 몸쪽부착점이 움직이기 위해서는 더 많은 무게와 움직이는 것에 대한 저항이 추가되는 몸의 중심부가 움직여야 한다. 그러므로 사지의 근육이 동심성 수축을 할 때 주로 먼쪽 부착점이 움직인다. 이러한 이유로 근육의 관절 작용을 배울 때 주로 몸쪽 부위가 고정되고 먼쪽 부위가 움직이는 것으로 나타나거나 표현된다. 이것이 근육의 *표준 작용근 작용(standard mover actions)*이라고 할 수 있다.

반대 작용(Reverse actions)

비록 더 흔하고 전형적인 근육의 작용(기본 작용)은 몸쪽부착점이 고정되고 먼쪽부착점은 움직이는 것이지만, 항상 이러한 것은 아니다. 팔꿈치관절(elbow joint)을 지나는 위팔근의 동심성 수축을 살펴보자. 위팔근이 수축할 때 먼쪽부착점이 몸쪽부착점을 향하는 것과 같이, 아래팔과 손은 위팔을 향해 움직일 것이다(그림 3-4, *A*). 그러나 만약 손이 풀업 바(pull-up bar)와 같이 움직이지 않는 물체를 잡고 있으면 손이 고정되어 있기 때문에 풀업 바가 벽에서 떨어져 나오지 않는 한 아래팔 또한 고정되고 움직일 수 없을 것이다. 그러므로 위팔이 아래팔보다 움직임에 대한 더 적은 저항을 제공하게 되고, 위팔근이 위팔(그리고 함께 움직일 수밖에 없는 몸통의 무게)을 움직일 정도로 충분한 수축력을 제공한다면 위팔이 아래팔로 이동하게 되며 사람은 풀업(pull-up)을 할 것이다(그림 3-4, *B*). 먼쪽이 몸쪽을 향해 움직이는 대신 몸쪽부착점이 먼쪽부착점으로 이동하게 되면, 이것은 *반대 작용근 작용(reverse mover action)*이라고 불린다. 이런 전개로, 팔꿈치관절에서 아래팔을 위팔 방향으로 굽힘 하는 것을 일반적으로 표준 작용(standard action)이라고 생각하며, 팔꿈치관절에서 위팔을 아래팔 방향으로 굽힘 하는 것은 반대 작용이 된다. 근육에 대한 모든 기본 작용은 이론적으로 반대 작용이 가능하다.

반대 작용이 일어나는 빈도는 신체에 따라 다르고 수행되는 움직임과 활동을 기반으로 한다. 상지에서 반대 작용은 주로 손이 움직이지 않는 물체를 잡고 있을 때 발생한다. 그림 3-4에서 묘사된 풀업 바가 하나의 예이다. 계단을 올라갈 때 난간을 이용할 때, 당신이 앉은 자세에서 선 자세가 되도록 다른 사람이 당겨줄 때, 장애가 있는 사람이 장애인용 바(handicap bar)를 사용할 때와 같이 다양한 예시들이 일상생활 속에 존재한다.

하지에서의 반대 작용은 매우 흔하다. 우리가 서거나, 앉거나, 걸을 때 발은 많은 시간을 바닥과 닿아 있기 때문이다. 우리가 얼음 위나 다른 미끄러운(slick) 면 위에 있지 않는 한, 우리 발은 적어도 부분적으로나마 고정될 것이고 움직임에 대한 저항을 할 것이다. 결국 다리가 발을 향해 움직일 것이다. 비슷하게, 먼쪽이 고정되어 있으면 넙다리는 종아리를 향해 움직이게 될 것이고 골반은 넙다리를 향해 움직일 것이다.

우리가 앉은 자세에서 선 자세로 움직일 때 넙다리네갈래근군(quadriceps femoris muscle group)을 사용하는 것이 가장 좋은 예시이다(그림 3-5). 흔히 넙다리네갈래근을 무릎관절(knee joint)

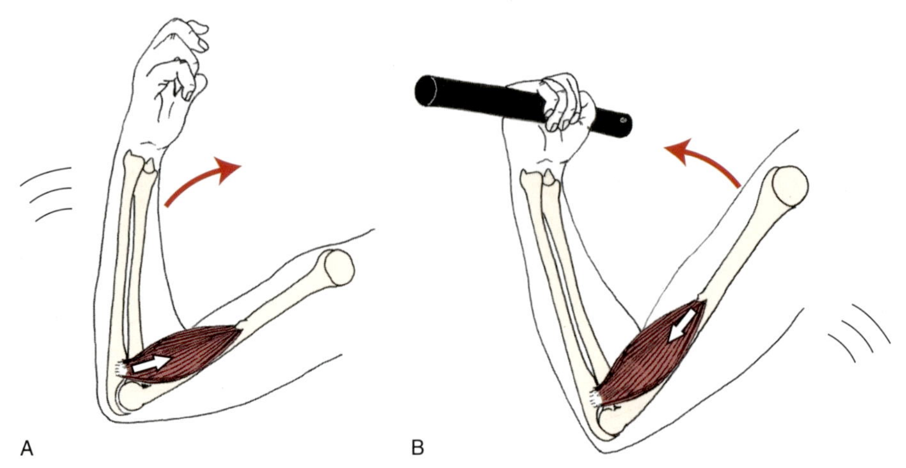

그림 3-4. 표준 작용근 작용과 반대 작용근 작용. **A**, 위팔근의 표준 작용근 작용은 먼쪽아래팔이 몸쪽위팔로 움직이는 것이다. **B**, 손이 고정된 경우 몸쪽위팔이 먼쪽아래팔을 향해 움직이는 반대 작용근 작용이 발생한다.

에서 종아리를 펴는 근육으로 생각한다. 그러나 이 경우 무릎관절에서 넙다리가 펴지는 반대 작용이 발생한다. 무릎에서 넙다리가 펴지므로 신체 나머지 부분도 들어 올려져야만 한다. 일어설 때 넙다리 앞쪽을 만져 넙다리네갈래근을 촉진해 보면, 쉽게 수축을 느낄 수 있다. 실제로, 이런 경우는 일상에서 빈번히 일어나는 활동이기 때문에 넙다리네갈래근군이 크고 강력해질 필요가 있다.

축 몸통(axial body)에서는 *몸쪽* 혹은 *먼쪽*이라는 단어를 사용하지 않는다. 여기에서는, 근육의 작용은 일반적으로 위쪽 부착 부위가 아래쪽 부착 부위 방향으로 움직인다고 생각한다. 이것은 위쪽축 몸통(머리, 목, 위쪽 몸통)은 아래쪽 축 몸통(아래쪽 몸통)보다 가볍기 때문이며, 앉거나 서 있을 때 아래쪽 몸통은 더 고정되어 결과적으로 움직임에 대한 저항이 더 크기 때문이다. 그러므로 축 몸통에 있는 근육들이 아래쪽 몸통을 위쪽 몸통, 목, 머리 방향으로 움직이는 것이 반대 작용근 작용이다. 이러한 반대 작용은 침대에서 움직이거나 바닥에서 운동하는 것과 같이 우리가 누워 있을 때 빈번하게 발생한다.

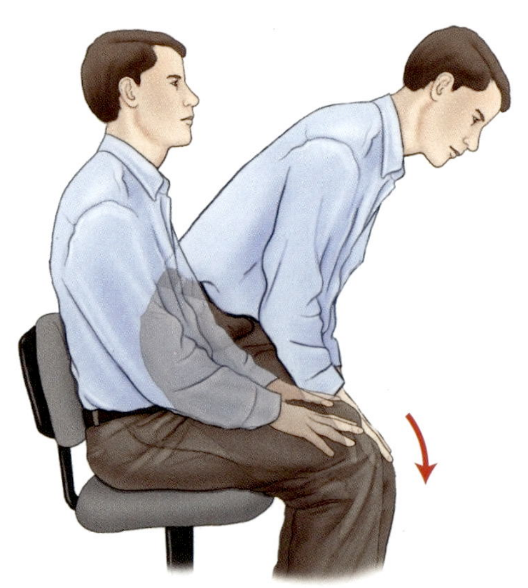

그림 3-5. 넙다리네갈래근의 반대 작용근 작용. 우리가 앉은 자세에서 일어날 때 넙다리네갈래근은 무릎관절에서 넙다리 폄인 반대 작용근 작용을 만들어낸다. 다시 말해서, 더 먼쪽의 종아리를 몸쪽의 넙다리로 펴는 대신 몸쪽의 넙다리를 먼쪽의 종아리로 펴는 것이다.

열린사슬과 닫힌사슬(Open-chain and closed-chain)

*열린사슬*과 *닫힌사슬*이라는 용어는 근육의 기본 작용과 반대 작용의 개념을 설명할 때 자주 사용된다. 사지와 축 몸통은 사슬의 구성 요소로 고려된다. 상지는 팔이음뼈, 위팔, 아래팔 그리고 손으로 구성되고, 하지는 다리이음뼈, 넙다리, 종아리 그리고 발로 구성되며, 축 몸통은 몸통, 목, 머리로 구성된다. 상지를 예로 들면, 만약 손과 같은 먼쪽 요소가 공기 중에서 자유롭게 움직이면 상지는 열린사슬이라고 설명되고, 손이 고정된 표면이나 물체를 잡고 있다면 상지는 닫힌사슬로 설명된다. 열린사슬은 주로 기본 작용의 결과이다. 닫힌사슬은 주로 반대 작용의 결과이다.

학생이 근육계통 기능과 근육의 특별한 작용에 대해 처음 공부할 때 너무 엄격한 사고방식을 세우거나 동심성 수축이 일어날 때 근육의 먼쪽(혹은 위쪽)부착점이 움직이는 열린사슬 자세에서만 작동한다는 생각을 해서는 안 된다. 이론적으로 닫힌사슬에서 반대 작용근 작용이 이론적으로 언제나 일어날 수 있다는 것을 기억해야 한다. 어떤 것은 드물게 발생하더라도, 다른 것들은 일상생활 움직임 패턴이나 활동에서 필수적인 부분으로 빈번하게 발생한다. 이 책에서 근육을 설명할 때에는 해당 근육의 닫힌사슬 반대 작용근 작용들은 열린사슬 표준 작용근 작용 옆에 서술하였다. 이는 독자가 근육의 기능에 대한 폭넓은 영역을 더 잘 이해하고 인식하도록 돕기 위함이다.

근육부착점 이름 붙이기: 이는곳과 닿는곳 vs. 부착점(Naming a muscle's attachments: origin and insertion vs. attachments)

근육의 부착점 이름을 짓는 고전적인 방법은 한쪽을 *이는곳(origin)*으로, 다른 쪽을 *닿는곳(insertion)*으로 설명하는 방법이다. 비록 정확한 정의는 다르지만, 이는곳은 더 고정된 부착점이고 닿는곳은 더 이동성이 있는 부착점으로 정의된다. 몸쪽부착점이 대체로 고정된 부착점이고 먼쪽부착점이 더 이동성 있는 부착점이기 때문에, 어떤 의학사전에서는 이는곳을 더 몸쪽부착점이라고 정의하고, 닿는곳을 더 먼쪽부착점으로 정의한다.

최근 *이는곳*과 *닿는곳*이라는 단어는 기호에 따라 사용이 줄고 있다. 그 이유는 아마도 처음 근육을 배우는 학생에게 근육의 한쪽부착점이 고정되어 있다고 가르치면, 그 부분이 항상 고정되어 있을 것이라는 생각을 촉진하는 경향 때문일 것이다. 이것은 학생이 근육 기능을 바라볼 때 생각의 유연성 없이 근육의 닿는곳이 고정되고 이는곳이 움직이는 닫힌사슬 반대 작용을 무시하는 사고를 이끌어 낼 수 있다. 이러한 닫힌사슬 반대 작용이 실제로 얼마나 자주 발생하는지 감안하면 학생이 근육에 대한 지식을 임상적으로 환자에게 적용할 때 장애가 될 수도 있다. 더욱이 근육을 처음 배우는 학생은 이미 근육의 이름, 부착점, 작용을 외우는 데 압박을 느끼고 있기 때문에, 지금 어떤 부착점이 이는곳과 닿는곳으로 지정되었는지 배우는 것은 더 부담이 될 수 있다.

이러한 이유로, 단순히 그 위치로 묘사하여 근육부착점의 이름을 짓는 것이 선호되고 있다. 결국에 이는곳이 몸쪽부착점으로 정의되고 닿는곳 또한 먼쪽부착점으로 정의할 수 있다면, *이는곳*과 *닿는곳*이라는 단어를 사용하지 않고 간단하게 몸쪽과 먼쪽부착점의 이름으로 배울 수 있지 않을까? 아니면 근육이 위나 아래 혹은 안쪽, 가쪽으로 주행한다면 간단히 부착점의 이름을 그 위치의 이름으로 사용할 수 있을 것이다. 이 방법은 간단할 뿐 아니라, 근육섬유의 방향을 가르치는 데도 도움이 될 것이다. 가장 중요한 단계인 근육의 작용 확인에서 학생들이 근육의 당김선(line of pull)을 찾는 데에도 도움이 된다.

이 책은 이는곳과 닿는곳이라는 용어를 사용하지 않는다. 이러한 용어를 사용하길 원하는 사람들을 위해 설명하자면, 각 근육에 주어진 처음 부착점이 주로 이는곳으로 정의되는 부착점이고, 두 번째로 주어지는 부착점이 닿는곳으로 정의되는 부착점이다. 이들을 배울 때 가장 중요한 것은 근육은 2가지 부착점을 가지고 한쪽이 움직일 수 있다는 것과, 어떤 특정한 전개에서 실제로 움직이는지 결정하는 것은 상대적인 저항에 달려 있다는 것이다.

편심성 수축(Eccentric contraction)

우리는 이미 동심성 수축에 대해 논의하였다. 그것은 근육이 부착점의 움직임에 대한 저항력보다 강하게 근육이 수축할 때 발생한다. 그러므로 근육은 부착점을 움직이고 짧아지는 데 성공한다. 우리가 서술한 대로 근육이 수축 시에 항상 짧아지는 것은 아니다.

근육은 수축을 하고 중심을 향해 당기지만, 저항 강도가 근육의 수축력보다 크다면 근육이 짧아지지 않을 뿐 아니라 근육부착점이 실제로 중심에서부터 먼쪽으로 당겨지게 된다. 근육이 수축하지만 길이는 길어지게 된다. 이처럼 길어지는 수축은 *편심성 수축*이라고 정의된다.

편심성 수축은 근육이 중력에 대항하여 작용할 때 종종 발생한다. 예를 들어, 내가 물체를 잡고 있고 이것을 책상 위로 내려놓고 싶을 때 중력이 내 아래팔과 손을 아래로 가져가도록 할 수 있다. 그러나 만약 깨지기 쉬운 물체라면 이것을 천천히 내려놓아 테이블에 부딪혀 깨지지 않게 해야 한다. 물체를 천천히 안전하게 내려놓기 위해선 중력 반대 방향으로의 근수축이 요구된다(그림 3-6). 이 경우 근수축의 목적은 중력을 이기고 물체를 들어 올리는 것이 아니라 중력을 줄여 관절 작용이 느려지게 하고 물체의 높이가 천천히 낮아지도록 하는 것이다. 그러므로 편심성 수축의 목적은 다른 힘, 보통 중력에 의해 발생한 관절 작용을 늦추거나 억제하는 것이다. 근육이 편심성 수축을 하면 관절 작용은 반대 방향으로 발생하기 때문에 이 근육은 *대항근(antagonist)*이라고 불린다. 정의하면, 대항근이 수축을 하면 편심성 수축을 한다(Box 3-3).

등척성 수축(Isometric contraction)

동심성 수축은 근육의 수축력이 저항력보다 클 때 발생하고 편심성 수축은 근육의 수축력이 저항력보다 작을 때 발생한다. 등척성 수축은 근육의 수축력과 저항력이 같을 때 발생한다. 두 힘이 동등하기 때문에 근육은 길어지거나 짧아지지 않는다. 대신, 수축할 때 같은 길이를 유지한다. 이것은 *등척성 수축*이라고 정의된다. 사실 *등척성*이라는 단어의 의미는 '같은 길이'이다. 만약 근육의 길이가 같은 상태에 머무르면 근육의 부착점이 움직이지 않는다. 근육의 등척성 수축 기능은 뼈의 부착점을 고정, 즉 안정시키기 때문에 굉장히 중요할 수 있다(그림 3-7). 이 안정화 힘은 그림 3-7의 *A*, *B*처럼 중력이

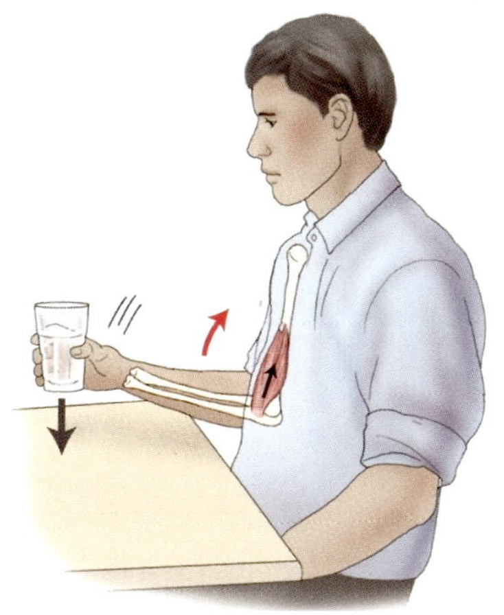

그림 3-6. 편심성 수축. 중력이 팔꿈치에서 아래팔의 폄을 유발해 아래팔과 손이 책상을 향해 낮아지도록 하지만, 사람의 근육(위팔근이 나타남)은 물컵을 천천히 내려놓기 위해 팔꿈치에서 굽힘을 만들어 아래팔을 위로 당긴다. 이 시나리오에서 위팔근은 관절 작용에서 일어나는 것에 대한 대항근으로서 동심성으로 수축하는 것이다.

Box 3-3

정의하면, 작용근이 수축하여 짧아지면 이것은 동심성 수축이고, 대항근이 수축하여 길어지면 이것은 편심성 수축이다. 이것은 모든 근육들이 짧아지는 동심성 수축을 하거나 길어지는 편심성 수축을 한다는 것이 아니다. 근육은 짧아지거나 늘어난 상태에서 이완될 수 있다.

나 다른 사람에 의해 발생된 외력에 대항하거나, 그림 3-7의 *C*처럼 몸의 다른 근육에 의해 발생되는 내력에 대항할 수 있다. 이 개념은 종종 *중심 안정화(core stabilization)*로 설명되고 몸에서 매우 일반적이다. 중심 안정화는 대개 작용근이 이것의 먼쪽부착점을 움직이는 동안 작용근의 몸쪽부착점을 안정화하기 위해 등척성으로 수축하는 하나의 근육을 포함한다.

근육의 역할(Roles of muscles)

우리가 본 것처럼 근육의 기능은 굉장히 간단해 보일 수 있다. 근육은 수축하고 당기는 힘을 발생시킨다. 그러나 근육은 동심성 수축을 하면 작용근으로 짧아지고, 편심성 수축을 하면 대항근으로 길어지며, 등척성 수축을 하면 안정화 근육으로 같은 길이를 유지한다. 주로 근육의 기능을 처음 배우는 학생은 근육의 표준 작용근이 동심성 수축을 하는 것에만 집중한다. 근육의 기능을 더 깊이 이해하기 위해서 우리는 자세나 움직임 패턴에서 근육이 할 수 있는 모든 역할과 모든 형태의 수축을 인식하고 이해해야 한다. 깊이 있는 이해만이 환자를 평가하고 치료할 때 임상적 적용을 위한 논리적 사고를 가능하게 해 준다.

미세섬유 활주 기전 (Sliding filament mechanism)

동심성·편심성·등척성 수축을 큰 그림으로 정확하게 이해하기 위해서, 근수축이라고 정의되는 실제 기전에 대해 조사하는 것은 도움이 된다. 이 기전은 *미세섬유 활주 기전(sliding filament mechanism)*으로 알려진 현미경적으로 미세한 수준(microscopic level)에서 발생한다.

근육은 *근섬유*라고 알려진 수천 개의 *근세포*로 이루어져 있다. 근육에서 이 섬유들이 군으로 함께 묶여진 것을 *다발(fascicles)*이라고 부른다. 근육은 각각의 구조가 서로 식별되도록 위치에 따라 이

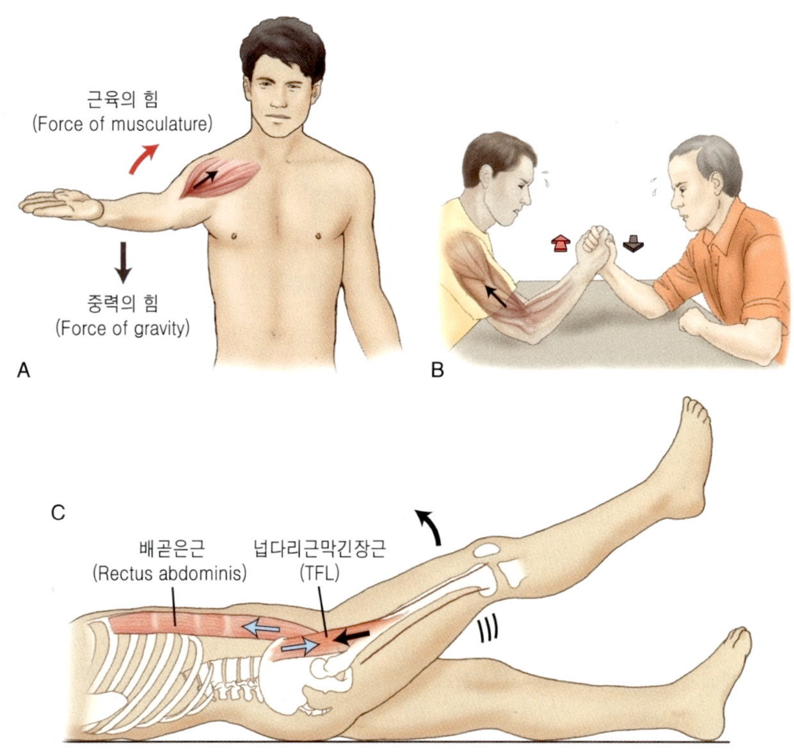

그림 3-7. 등척성 수축의 예. **A**, 사람의 어깨세모근이 등척성 수축을 하는 힘과 중력의 힘이 동등해 팔이 움직이지 않는다. **B**, 팔씨름을 하고 있는 쪽의 근육이 등척성 수축을 하고 있다. 반대편에서 만들어 내는 저항력이 근수축력과 정확하게 같기 때문이다. 그러므로 움직임이 발생하지 않는다. **C**, 배곧은근은 넙다리근막긴장근(tensor fasciae latae: TFL)이 넙다리를 움직이기 위해 수축할 때 골반의 움직임을 멈추기 위해 중심 안정화근으로 수축한다. (**C**, 출처: Muscolino JE: *Kinesiology: the skeletal system and muscle function,* ed 2, St Louis, 2010, Elsevier. Modeled from Neumann DA: *Kinesiology of the musculoskeletal system: foundations for physical rehabilitation,* ed 2, St Louis, 2010, Mosby.)

름이 다르게 붙여진 많은 층의 섬유근막(fibrous fascia)을 포함하고 있다. *근육속막[endomysium(복수형: endomysia)]*은 각각의 근섬유를 둘러싸고 *근육다발막[perimysium(복수형: perimysia)]*은 각 다발을 감싸며, *근육바깥막(epimysium)*은 근육 전체를 둘러싸고 있다(그림 3-8, *A*). 근육속막, 근육다발막, 근육바깥막은 뼈(그리고/또는 주변의 연부 조직)에 근육의 섬유조직부착점을 만들기 위해 근육의 각각의 끝을 넘어 연속한다. 만약 이 부착점이 줄의 모양을 하고 있으면 *힘줄(tendon)*이라고 불린다. 만약 이것이 넓고 평평하다면 *널힘줄(aponeurosis)*이라고 불린다. 힘줄과 널힘줄의 주목적은 근육힘살(muscle belly)의 당기는 힘을 부착점으로 전달하는 것이다(Box 3-4). 비록 근육의 힘줄(또는 널힘줄)은 분리된 구조로 종종 설명되지만, 힘줄이 근육 구조에 완전히 통합된 섬유근막의 연장선인 것을 이해하는 것은 중요하다(그림 3-8, *B*). 이러한 이유로 어떤 책들은 근육을 *근힘줄(muscle-tendon)* 또는 *근막단위(myofascial unit)*라고 언급한다.

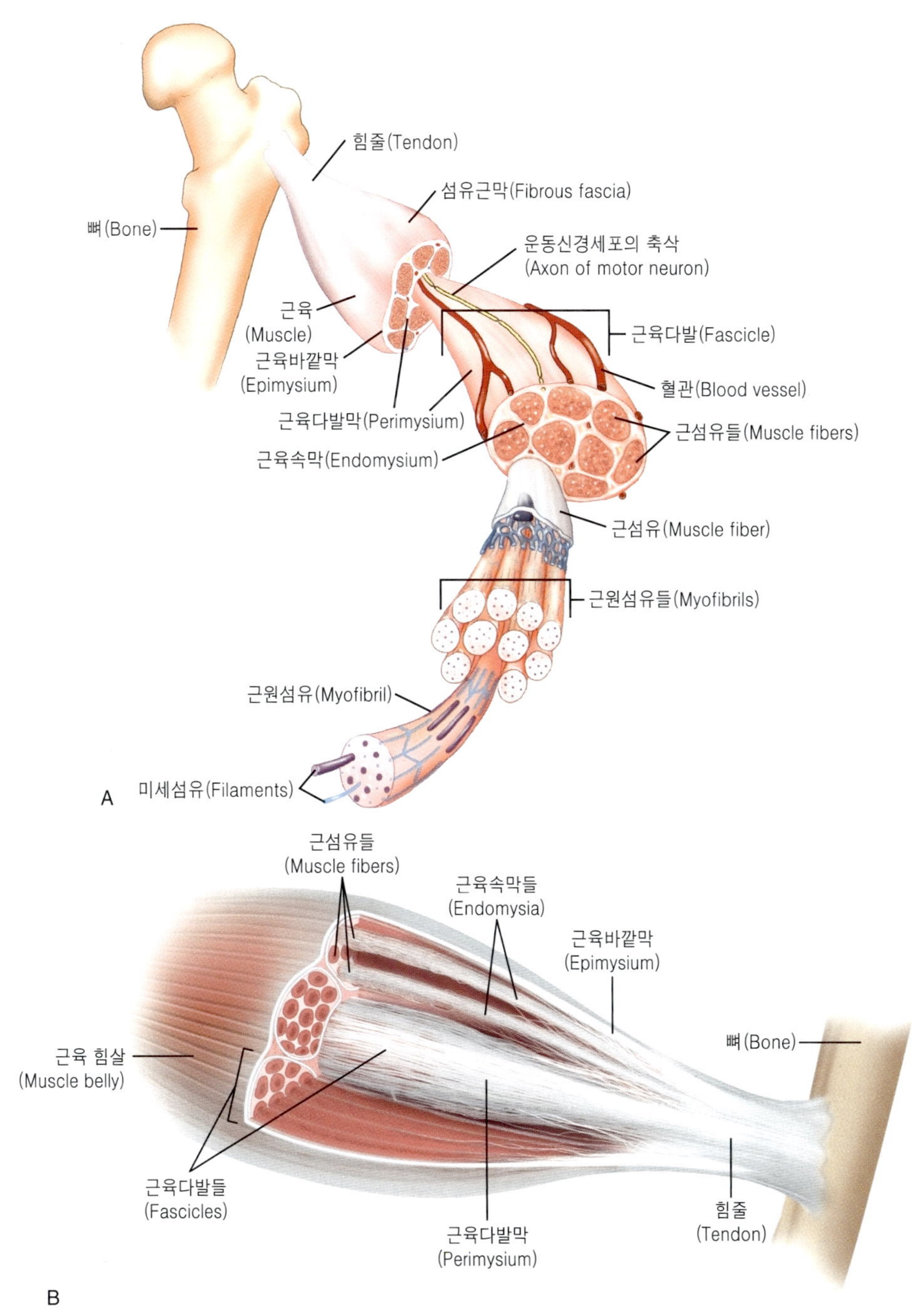

그림 3-8. 근육의 단면적. **A**, 근육은 섬유의 묶음(bundle)인 다발로 구성되어 있다. 이 섬유들은 미세섬유로 구성된 근원섬유로 이루어져 있다. 근막을 감싸는 막(sheaths)은 근육속막, 근육다발막, 근육바깥막으로 불리고 섬유, 근원섬유, 전체 근육을 각각 감싸고 있다. **B**, 근육의 근막은 구조에서 필수적이다. (**B**, Illustrated by Giovanni Rimasti. 출처: Muscolino JE: Reversing anatomy: from muscles to myofascial meridians, *Massage Therapy Journal*, Summer 2011.)

각각의 근섬유를 자세히 보면, *근원섬유(myofibrils)*라고 불리는 구조로 채워져 있다. 근원섬유는 근섬유를 따라 길게 주행하고 미세섬유(filaments)로 구성된다(그림 3-8, *A*). 이 미세섬유는 *근육원섬유마디(sarcomere)*라고 하는 구조에 배열되어 있다. *근육원섬유마디*라는 단어는 '근육의 단위'를 의미한다. 근육의 기능을 제대로 이해하기 위해서 근육원섬유마디의 기능을 필수적으로 이해해야 한다.

근육원섬유마디는 가는미세섬유와 굵은미세섬유로 구성된다. 가는미세섬유(thin filament)는 *액틴(actin)*이고 근육원섬유마디의 양쪽으로 정렬되어 근육원섬유마디의 가장자리인 *Z선*에 맞닿아 있다. 굵은미세섬유(thick filament)는 *미오신(myosin)* 미세섬유이고 중앙에 위치하고 머리라고 불리는 돌기(projections)를 포함한다. 신경계에서 자극이 근육으로 보내지면 가는근육미세섬유의 접합 부분이 노출되고 미오신의 머리가 그곳에 가서 붙어 *교차결합(cross-bridge)*을 만든다. 미오신의 머리는 근육원섬유마디의 가운데 방향으로 구부러지기를 시도하고 가는근육미세섬유에 당기는 힘을 만들어 낸다. 만약 당기는 힘이 충분히 강하다면 가는근육미세섬유는 근육원섬유마디의 중심 부분으로 당겨질 것이고 굵은근육미세섬유를 따라 미끄러지게 되므로, 이것이 *미세섬유 활주 기전(sliding filament mechanism)*이다. 이로 인해 Z선은 중심 방향으로 당겨지고, 근육원섬유마디는 짧아진다(그림 3-9).

하나의 근육원섬유마디에 발생하면 근섬유의 모든 근원섬유, 그에 있는 모든 근육원섬유마디에도 발생한다. 이 개념을 기반으로 추론하면, 근원섬유의 모든 근육원섬유마디가 짧아지면 근원섬유도 짧아질 것이다. 근섬유의 근원섬유가 짧아진다면 근섬유도 짧아질 것이다. 만약 근섬유가 충분히 짧아진다면 근육 자체도 짧아질 것이고, 한쪽 혹은 양쪽 부착점을 중심 쪽으로 당겨 신체의 운동을 유발할 것이다. 이것이 동심성 수축(concentric contraction)의 발생이다.

근육의 수축이 중심 방향 쪽으로 당기는 힘에 의해 생성되었을 때, 당기는 힘은 모든 미오신머리들이 구부러지는 힘(bending force)의 합이다. 이 힘들의 합이 짧아짐에 대한 저항보다 크다면 가는근육미세섬유는 근육원섬유마디들의 중심 방향으로 당겨질 것이고 동심성 수축이 발생한다. 만약 짧아짐에 대한 저항보다 힘들의 합이 작다면, 가는근육미세섬유는 근육원섬유마디의 중심으로부터 먼쪽으로 당겨질 것이고 편심성 수축(eccentric contraction)이 발생한다. 만약 저항력과 미오신머리들이 내는 힘의 합이 같다면, 가는근육미세섬유는 움직이지 않을 것이고 등척성 수축(isometric contraction)이 발생한다. 그러므로 근수축의 정의는 교차결합(cross-bridges)을 발생시키는 미오신머리들과 가는근육미세섬유의 당기는 힘을 포함한다.

Box 3-4

신체 부위 내 근육군을 둘러싸고 감싸는 섬유근막 층이 더 있다. 이 층은 종종 근육사이막[intermuscular septa(단수: septum)]이라고 불린다.

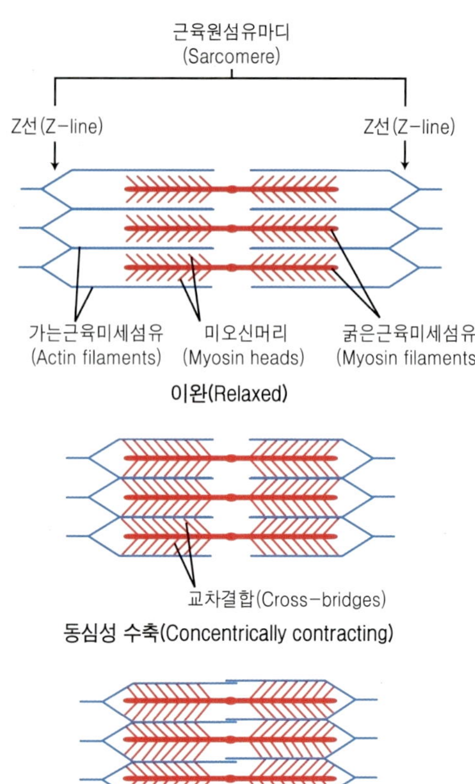

그림 3-9. 근육원섬유마디는 가는근육미세섬유와 굵은근육미세섬유로 구성되어 있다. 신경계에서 근육섬유에게 수축하라고 명령을 내리면, 미오신머리는 가는근육미세섬유와 결합하고 그것을 근육원섬유마디의 중심 부분을 향해 끌어당긴다. 만약 당기는 힘이 충분히 강하다면 가는근육미세섬유는 움직이고 근육원섬유마디는 짧아질 것이다.

근섬유 구조(Muscle fiber architecture)

모든 근육들의 섬유 배열이 같은 것은 아니다. 근섬유 정렬의 2가지 주요 구조 유형이 있다. 세로(longitudinal)와 깃털 모양(pennate)이다. 세로근육은 섬유들이 근육의 길이를 따라 주행한다. 깃털 모양의 근육은 섬유들이 근육 길이에 비스듬한 방향으로 주행한다. 세로근육의 주요 유형은 그림 3-10에 나와 있고 깃털 모양 근육의 주요 유형은 그림 3-11에 나타나 있다. 각각의 근섬유가 근육 전체 길이를 따라 부착점에서 부착점까지 주행하는 것이 아니라는 점은 주의할 만하다. 오히려 끝에서부터 끝까지, 종종 더 짧고 연속적으로 연결되어 있다.

근육 배우기(Learning muscles)

- 우리가 근육에 대해 배울 때에는 필수적으로 2가지 주요한 면인 (1) 근육부착점과 (2) 근육 작용에 대해 알아야 한다.
- 일반적으로 말하자면 근육의 부착점은 암기하여야 한다. 하지만 가끔씩 근육의 이름이 근육부착점에 대한 힌트를 주기도 한다.

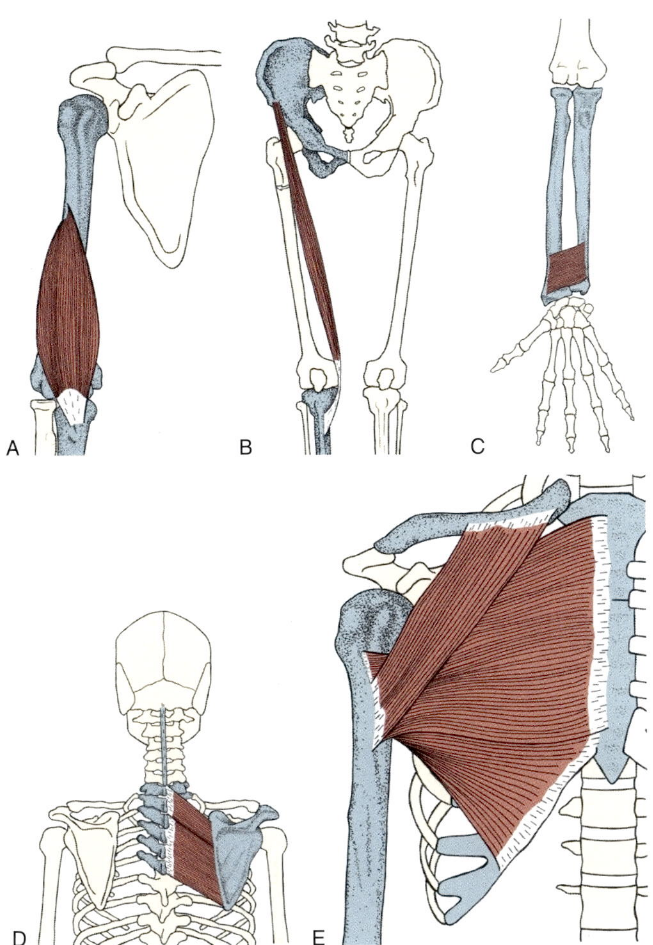

그림 3-10. 세로근육(longitudinal muscles)의 다양한 구조 유형. A, 위팔근이 방추 모양(fusiform-shaped)의 근육을 나타낸다. B, 넙다리빗근(sartorius)은 끈 모양의 근육을 나타낸다. C, 네모엎침근은 사각형 모양의 근육을 나타낸다. D, 마름근은 마름모꼴의 근육을 나타낸다. E, 큰가슴근은 삼각형 모양(부채 모양이라고도 알려진)의 근육을 나타낸다.

- 예를 들면, *부리위팔근(coracobrachialis)*이라는 이름은 부리위팔근이 어깨뼈의 부리돌기에 하나의 부착점을 가지고 이것의 다른 부착점이 위팔뼈에 있다는 것을 말해 준다.
- 유사하게, *큰광대근(zygomaticus major)*이라는 이름은 이 근육이 광대뼈 위에 부착한다는 것을 말해 준다. 이것은 *작은광대근(zygomaticus minor)*이라고 불리는 또 다른 근육보다 크다.

- 근육부착점과 다르게 근육의 작용은 암기하지 않아도 된다. 대신, 근육이 부착점을 당겨 몸의 움직임을 만들어 낸다는 간단한 개념만 이해하면 근육의 작용과 근육의 작용들을 추론해 낼 수 있다.

근육 배움의 다섯 단계 접근 (Five-step approach to learning muscles)

먼저 근육을 공부하고 배워야 하는 상황이라면, 다음의 다섯 단계 접근법이 추천된다.

- 1단계: 근육의 이름을 보고 그 이름이 주는 '무료 정보(free information)'들을 살펴보면 부착점과 근육의 작용을 기억하는 데 도움이 될 것이다.
- 2단계: 몸에서 시각화하기 충분한 근육의 일반적인 위치를 알아둬라. 이 시점에서 당신은 다음 내용을 이해하기에 충분할 정도는 알고 있어야 한다.
  - 어떤 관절을 가로지르는지 알아둬라.
  - 관절의 어디를 가로지르는지 알아둬라(예: 앞쪽, 안쪽 등).
  - 관절을 어떻게 가로지르는지 알아둬라(예: 섬유가 주행하는 방향으로, 수직 또는 평행으로).
- 3단계: 근육의 작용을 알기 위해서 근육 위치(2단계)의 일반적

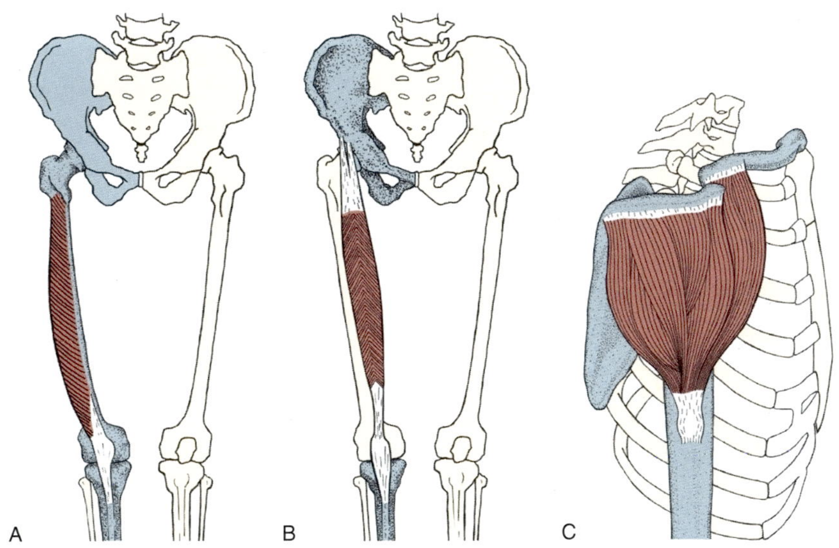

그림 3-11. 깃털근육의 3가지 구조 유형. 깃털근육은 근섬유가 비스듬한 각도에서 떨어지는 근육의 길이를 따라 주행하는 하나 이상의 중심 힘줄을 가지고 있다. A, 가쪽넓은근은 반깃근(unipennate muscle)이다. (Note: 중심 힘줄은 앞에서 보이지 않는다.) B, 넙다리곧은근은 쌍깃근(bipennate muscle)이다. C, 어깨세모근은 뭇깃근(multipennate muscle)이다.

인 지식을 사용하라.

- 4단계: 돌아가서 근육의 특정한 부착점에 대해 배워라(필요하면 암기하라).
- 5단계: 신체의 근육과 다른 근육들(그리고 다른 연부 조직들)의 관계에 대해 생각하고 다음을 고려하라. 근육이 얕은 곳에 있는가 또는 깊은 곳에 있는가? 덧붙여 어떤 다른 근육들(그리고 다른 연부조직들)이 이 근육 주변에 위치하고 있는가?

근육의 작용 알아내기(3단계의 세부 정보)

- 당신이 몸에 있는 근육의 위치에 익숙해 졌다면, 근육의 작용을 추론하는 과정을 시작할 때이다. 다음 나오는 내용을 숙지하는 것이 매우 중요하다.
  - 근육섬유들이 가로지르는 관절에 대한 근육섬유들의 방향
- 앞의 내용을 숙지하면서, 다음을 살펴보자.
  - 관절에 대한 근육의 당김선(line of pull)
- 이 당김선이 근육의 작용을 결정한다(예: 신체 부위가 관절에서 움직임을 만들기 위해 근육이 어떻게 수축하는가).
- 가장 좋은 접근은 아래 3가지 질문이다.
  1. 근육이 어떤 관절을 가로지르는가?
  2. 근육이 관절의 어디를 가로지르는가?
  3. 근육이 관절을 어떻게 가로지르는가?

질문 1. 근육이 어떤 관절을 가로지르는가?

- 근육의 작용을 알아내기 위한 첫 번째 방법은 단순히 어떤 관절을 가로지르는가를 아는 것이다.
- 다음의 방식을 적용하라. 만약 근육이 관절을 가로지르면 그 관절에서 작용을 할 수 있다(Note: 물론 이것은 관절이 움직임을 허용하고 건강함을 가정한 것이다).
- 예를 들어, 부리위팔근(coracobrachialis, 그림 5-7 참조)을 보고 오목위팔관절(glenohumeral joint)을 지난다고 아는 것은 우리에게 오목위팔관절에서 움직임이 반드시 있다는 것을 말해 준다.
- 우리가 아직 부리위팔근의 정확한 작용을 알지 못할 수도 있지만, 적어도 어느 관절에서 이 근육이 작용을 하는지 알고 있다.
- 어떤 작용이 일어나는지 정확하게 알기 위해서는, 질문 2와 3을 볼 필요가 있다.
- Note: 근육이 이것이 가로지르는 관절에서 움직임(예: 작용)을 만드는 능력을 가지는 것에 대해 반대 규칙이 있다는 것 또한 일반적인 사실임을 알아내는 것은 가치 있는 일이다. 다시 말해, 근육이 관절을 지나지 않는다면 관절에서 움직임을 만들어 낼 수 없다(이 규칙에는 예외가 있다).

질문 2와 3. 근육이 관절의 어디를 가로지르는가? 관절을 어떻게 가로지르는가?

- 이 2가지 질문은 항상 같이 보아야 한다.
- 근육이 관절의 *어디(where)*를 가로지르는가는 이것이 관절의 앞쪽, 뒤쪽, 안쪽 또는 가쪽인지를 말한다.
- 다음의 일반적인 규칙이 적용되기 때문에 근육을 하나의 광범위한 군 중의 하나로 간주하는 것은 유용하다. 관절의 앞쪽으로 가로지르는 근육은 대체로 신체 부분을 관절에서 굽힘 시키고, 근육이 관절의 뒤쪽으로 가로지르면 대체로 신체 부분을 관절에서 폄 시킨다. 근육이 관절의 가쪽으로 가로지르면 대체로 신체 부분을 관절에서 벌림 시키고, 근육이 관절의 안쪽으로 가로지르면 대체로 신체 부분을 관절에서 모음 시킨다.
- 근육이 *어떻게(how)* 관절을 가로지르는지는 관절을 지나는 섬유의 주행 방향이 수직 또는 수평임을 의미한다. 이는 매우 중요하다.
- 이 생각을 보여주기 위해, 큰가슴근(pectoralisi major)을 살펴보자(그림 5-8 참조). 큰가슴근은 (1) 빗장뼈갈래(clavicular head), (2) 복장뼈갈래(sternocostal head) 두 부분으로 이루어져 있다. 큰가슴근의 두 갈래는 GH관절(오목위팔관절)을 가로지르는 것이 공통적이다(예: 둘 다 GH관절의 앞쪽으로 가로지른다). 그러나 *어떻게* 가로지르는지가 매우 다르다. 빗장뼈갈래는 GH관절을 섬유 방향이 수직적으로 주행해 팔을 GH관절에서 굽힘 시킨다(시상면에서 앞쪽과 위쪽으로 당기기 때문에 *굽힘*이라고 한다). 그러나 복장뼈갈래는 GH관절을 섬유 방향이 수평으로 주행해 팔을 GH관절에서 모음 한다(이마면에서 팔을 밖에서 안으로 당기기 때문에 *모음*이라고 한다).
- 섬유가 수평한 방향을 가지고 있는 근육은 *어떻게* 근육이 관절을 가로지르는지에 대한 요소도 고려해야 한다. 즉, 근육이 뼈 위의 첫 번째 위치에 부착하는지 아니면 근육이 부착되기 전에 뼈 주위를 감싸는지 고려해야만 한다. 수평하게(가로면에서) 주행하는 근육과 부착 전 뼈 주위를 감싸는 근육은 수축해 부착점을 당길 때 돌림작용을 만들어낸다.
- 예를 들어, 큰가슴근의 복장뼈갈래는 위팔뼈에 가장 먼저 닿는 지점이 부착면이 아니다. 대신, 위팔뼈대(shaft) 주위를 감싸 두갈래근고랑(bicipital groove)의 가쪽 입술에(lateral lip) 부착한다. 복장뼈갈래가 당기면 GH관절에서 다른 움직임들에 더하여 위팔을 안쪽돌림 시킨다.
- 본질적으로, 근육을 배우기 위해 다섯 단계 중 3단계의 3가지 질문을 함으로써(근육이 어떤 관절을 가로지르는가? 근육이 관절의 어디를 가로지르는가? 근육이 관절을 어떻게 가로지르는가?) 우리는 관절에 대한 근육섬유의 방향을 알아낼 수 있다. 이를 통해 관절에 대한 근육의 당김선과 작용을 알아냄은 물론, 암기에 대한 문제로부터 벗어날 수 있다.

근육을 배우기 위한 기능적 군 접근법 (Functional group approach)

앞의 근육을 배우기 위한 다섯 단계 접근을 몇 번 사용해 학습하면, 근육을 배우기 위한 기능적 군 접근 방식으로 전환하는 데 매우 도움이 된다. 이 접근 방법은 공통된 관절 작용을 기반으로 근육을 기능적 군으로 나누어서 볼 수 있다는 것을 강조한다. 예를 들어, 위

팔두갈래근(biceps brachii)은 팔꿈치관절 앞으로 가로질러 이것을 굽힘 시킨다는 것을 학습했다면, 위팔근 또한 팔꿈치관절 앞으로 지나기 때문에 굽힘 시킨다는 것을 더 쉽게 배울 수 있다. 사실 팔꿈치관절 앞쪽으로 가로지르는 모든 근육은 팔꿈치관절굽힘근의 기능적 군에 속한다. 비슷하게 팔꿈치관절의 뒤쪽으로 가로지르는 근육은 팔꿈치관절굽힘근의 기능적 군에 속한다. 오목위팔관절에 기능적 군 접근을 적용하면 오목위팔관절 앞쪽으로 가로지르는 수직적인 섬유 방향을 가진 모든 근육들은 (혹은 적어도 수직적인 요소가 섬유 방향에 있다면) 굽힘 한다. 오목위팔관절 뒤쪽으로 가로지르는 수직적인 섬유 방향을 가진 모든 근육들은 오목위팔관절을 편다. 가쪽으로 가로지르는 모든 근육들은 벌림하고, 안쪽으로 가로지르는 모든 근육들은 모음 한다. 안쪽돌림, 가쪽돌림 하는 기능적 군들은 위치별로 분리되어 있지 않지만, 정밀 검사를 통해 어깨관절을 안쪽돌림 하는 모든 근육들은 같은 방향, 그리고 가쪽돌림 하는 모든 근육들은 다른 방향으로 둘러싸는 것을 볼 수 있다. 제19장에서 모든 근육의 주요 기능적 군의 예시를 포함하고 있다.

근육의 작용을 배우기 위한 시각적, 운동감각적 운동 (Visual and kinesthetic exercise for learning a muscle's actions)

고무 밴드 운동(Rubber band exercise)

- 근육의 작용을 배우는 가장 좋은 방법은 배우고자 하는 근육이 위치한 곳에 크고 색이 있는 고무 밴드(또는 크고 색이 있는 신발 끈 또는 줄)를 당신의 몸이나 파트너의 몸에 같은 위치에 두는 것이다.
- 근육의 부착점에 고무 밴드의 한쪽끝을 고정하고, 반대쪽부착점에도 고무 밴드의 끝을 둔다.
- 근육섬유의 방향과 근육의 주행 방향이 고무 밴드와 같도록 확실히 한다. 만약 불편하지 않다면 고무 밴드(또는 신발 끈)를 근육의 부착점에 고리로 걸거나 묶을 수도 있다.
- 고무 밴드를 위치시킨 후 고무 밴드의 한쪽끝을 반대쪽부착점 방향으로 당기면 고무 밴드와 근육이 신체에서 하는 작용을 볼 수 있다. 그 다음, 고무 밴드의 부착점을 처음 두었던 곳으로 되돌려 놓고 고무 밴드의 다른 끝이 운동을 반복하면 고무 밴드와 근육이 다른 근육의 부착점에서 하는 움직임을 볼 수 있다(Box 3-5).
- 고무 밴드를 당신이나 파트너의 몸에 두는 것으로 가로지르는 관절에 대한 근육섬유의 방향을 재연(simulating)할 수 있다.
- 고무 밴드의 양끝을 중심 방향으로 당김으로써 지나가는 관절에 대한 근육의 당김선을 재연할 수 있다. 결과적으로 발생하는 움직임은 그 근육이 하는 주동 작용이다. 근육의 작용을 시각적으로 보는 것과 운동감각적으로 경험하는 것 모두 좋은 운동 방법이다.
- 이 운동은 모든 근육 작용을 배울 때 이용 가능하다. 특히 돌림작용과 같이 시각화하기 다소 어려운 작용들을 확인할 때 도움이 된다.
- Note: 크고 색이 있는 고무 밴드를 사용하는 것은 신발 끈이나 줄을 사용하는 것보다 유용하다. 당신이 고무 밴드를 당겨서 근육이 있는 자리에 둘 때, 자연적인 고무 밴드의 탄성이 근수축 시 부착점에 가해지는 잡아당기는 힘을 모방해 만들어 내기 때문이다.
- 가능하다면 이 운동을 파트너와 함께 하도록 한다. 파트너에게 고무 밴드의 한쪽 '부착점'을 잡도록 시키고 당신은 반대쪽 '부착점'을 잡는다. 이 방법은 당신의 한 손이 자유롭게 고무 밴드를 중심으로 향하도록 잡아당길 수 있게 한다.
- 주의 사항: 고무 밴드를 사용한다면, 갑작스럽게 고무 밴드를 놓아 당신이나 파트너가 다치지 않도록 주의한다. 이러한 이유로 얼굴 주변에 사용할 때는 신발 끈이나 줄을 이용할 것을 권한다.

Box 3-5

고무 밴드로 운동할 때, 당신이 잡아당기는 고무 밴드의 부착점은 다른 부착점 방향으로 정확히 당겨지며 다른 방향은 없다는 것은 매우 중요하다. 다시 말해, 당신이 당김선은 근육이 당김선과 정확히 일치한다는 말이다(근본적으로 근육섬유 방향으로 결정된다).
고무 밴드로 운동할 때, 당신이 당기는 근육의 부착점은 다음 상황에서 움직이는 부착점이 될 수 있다. 당신이 움직이지 않는 쪽이 고정된 부착점인 상황이라면, 게다가 이 운동을 2번(예: 움직이는 쪽과 고정되는 쪽을 바꿔서 반복)한다면, 당신은 열린사슬에서 표준 작용근 작용과 닫힌사슬에서 반대 작용근 작용을 재연(simulating)할 수 있다.

촉진 지침(Palpation guidelines)

근육 촉진을 배우는 것은 과학인 동시에 예술이다. 촉진하고자 하는 근육의 부착점과 대상 근육의 작용을 아는 것은 과학을 기반으로 한다. 부착점을 아는 것은 당신이 촉진하는 손가락을 어디에 두어야 하는지 알게 한다. 작용을 앎으로써 환자에게 대상 근육을 수축시키기 위해 어떤 작용의 수행을 요청해야 하는지 알고, 이를 통해 인접한 연부 조직 가운데 눈에 띄게 할 것이다. 주변 근육의 작용을 아는 것 또한 중요한데, 수축을 요청할 때 대상 근육의 최고의 작용을 선택할 수 있으며, 대상 근육의 이상적이고 독립적인 수축을 성취할 수 있게 해 준다. 근육 촉진의 예술은 많은 다른 지침을 포함한다. 근육 촉진에 대한 더 많은 정보는 Evolve 웹사이트에서 확인할 수 있다. 근육과 뼈 촉진의 더 많은 논의를 위해 *The Muscle and Bone Palpation Manual, with Trigger Points, Referral Patterns, and Stretching*, 2nd ed(Elsevier, 2015)을 참고하길 권한다.

복습 문제(Review questions)

1. 신경계가 근육에 수축 신호를 보내면 무슨 일이 발생하는가?

2. 근육이 짧아지는 수축은 ________수축이다. 이 수축에서 어느 부착점이 움직이는가?

3. 반대 작용근 작용은 무엇인가? 언제 작용이 발생하는지 예를 들어 보라.

4. 열린사슬과 닫힌사슬 시나리오에서 근육 작용 간의 관계는 무엇인가?

5. 근육이 늘어나는 수축은 ________수축이다. 무엇이 이 유형의 수축을 일으키는가?

6. 움직임이 없는 유형의 근수축은 ________수축이다. 이 유형 수축은 어떠한 중요 기능을 수행하는가?

7. 힘줄은 근육 조직을 둘러싼 어떤 근막 층의 연장으로 구성되어 있는가?

8. 근육원섬유마디는 ________와(과) ________미세섬유로 구성되어 있다. 이 두 미세섬유가 근수축 동안 상호작용을 하면 그들은 ______________을(를) 형성한다.

9. 근육 작용을 외울 필요가 없다는 주장 뒤에 있는 생각은 무엇인가?

10. 근육을 촉진하는 동안 대상 근육과 인접한 근육의 작용을 아는 것이 왜 중요한가?

복습 문제의 정답은 책의 마지막 부분에서 확인할 수 있다.

생각해 보기(Think it through)

어느 날 당신은 선호하는 뉴스를 열어 다음 기사 제목을 보았다. '사람의 몸에서 새 근육이 발견되었다'. 더 읽어 보니, 아직 명명되지 않은 이 근육의 윗부분은 빗장뼈 안쪽의 아래 표면에 붙어 있고, 아래로 내려가 아랫부분은 뒤 엉덩뼈능선과 (같은쪽) 엉치뼈의 뒤에 붙어 있다는 내용이 있었다. 더 이상의 정보가 제공되지 않을 때 이것이 지나가는 관절의 작용을 알아낼 수 있는가? 근육을 배우기 위한 다섯 단계 접근법의 3단계를 참고하라.

제 4 장

팔이음뼈관절의 근육 (Muscles of the Shoulder Girdle Joints)

evolve http://evolve.elsevier.com/Muscolino/muscular

목차(Chapter Outline)

목적(Objectives)

이 장을 마친 후 학생들은 이 장에서 다룬 각 근육에 대해 다음을 수행할 수 있어야 한다.

1. 일반적인 구조를 설명하라.
2. 일반적인 기능을 설명하라.
3. 부착점들을 서술하라.
4. 표준 작용근 작용을 서술하라.
5. 반대 작용근 작용을 서술하라.
6. 근육이 가진 당김선과 만들어내는 움직임을 논의하라.
7. 편심성 길항근 기능을 서술하라.
8. 등척성 안정화 기능을 서술하라.
9. 신경지배를 서술하라.
10. 동맥공급을 서술하라.
11. 촉진을 위한 시작 자세를 설명하라.
12. 촉진하는 단계를 설명하라.
13. 다른 신체 구조와 근육의 관계에 대해 논의하라.
14. 촉진, 평가 및 임상적 의사 결정을 도와주는 추가적인 정보에 대해 논의하라.

개요(Chapter Overview)

이 장에서 다루는 근육들은 팔이음뼈(어깨갈비관절과 복장빗장관절의 어깨뼈와 빗장뼈)의 움직임에 관련된 주요 기능을 가진 근육이다. 인체의 다른 근육들도 팔이음뼈를 움직일 수 있지만, 일반적으로 그들의 주요 기능이 다른 관절에 관련되어 있기 때문에 다른 장에 분류하였다. 오목위팔관절을 가로지르고 움직이는 근육들은 제5장에서 다뤄진다.

목적(Objectives) *(계속)*

구조의 개요(Overview of structure)

구조적으로 팔이음뼈를 움직이는 근육들은 몸통부터 어깨뼈나 빗장뼈까지 부착되어 있다. 등세모근(trapezius), 마름근(rhomboids) 그리고 어깨올림근(levator scapulae)과 같은 근육들의 힘살은 뒤쪽에 위치해 있을 것이다. 앞톱니근(serratus anterior), 작은가슴근(pectoralis minor) 그리고 빗장밑근(subclavius)과 같은 근육들은 앞쪽에 위치해 있을 것이다.

기능의 개요(Overview of function)

작용과 관련된 다음의 일반적 규칙들은 팔이음뼈 근육들의 기능적 군(functional groups)을 위해 서술될 수 있다.

- □ 만약 근육이 어깨뼈에 붙고 그 근육의 다른 부착점이 어깨뼈의 위쪽(superior)에 있으면 그 근육은 어깨갈비관절(scapulocostal joint)에서 어깨뼈를 위로 올릴 수 있다.
- □ 만약 근육이 어깨뼈에 붙고 그 근육의 다른 부착점이 어깨뼈의 아래쪽(inferior)에 있다면 그 근육은 어깨갈비관절에서 어깨뼈를 아래로 내릴 수 있다.
- □ 만약 근육이 어깨뼈에 붙고 그 근육의 다른 부착점은 어깨뼈의 뒤쪽면의 안쪽(medial: 척추뼈에 가까운 쪽)이라면 그 근육은 어깨갈비관절에서 어깨뼈를 뒤로 당길(모을) 수 있다.
- □ 만약 근육이 어깨뼈에 붙고 그 근육의 다른 부착점은 어깨뼈의 가쪽(lateral: 몸의 앞쪽면에 가까운 쪽)이라면 그 근육은 어깨갈비관절에서 어깨뼈를 내밀(벌릴) 수 있다.
- □ 만약 근육이 어깨뼈 돌림(scapular rotation)의 축(axis)에서 떨어져 있는 어깨뼈에 부착(축 이탈, off-axis)한다면, 그 근육은 어깨갈비관절에서 어깨뼈를 위쪽 방향이나 아래쪽 방향으로 돌릴 수 있다. 이런 돌림이 수행되는지는 축에 대한 당김선(line of pull)에 달려 있다.
- □ 어깨갈비관절에서 어깨뼈를 움직이는 어떤 근육들은 복장빗장관절에서 빗장뼈에 같은 움직임을 만들 수 있다(반대로도 가능하다).
- □ 이들 표준 작용근 작용들의 반대 작용들은 어깨뼈가 고정되고 다른 부착점(몸통)이 어깨갈비관절에서 어깨뼈 쪽으로 움직이는 것이 포함된다.
- □ Note: 어깨갈비관절에서 어깨뼈 움직임은 대부분 복장빗장관절의 빗장뼈 움직임으로 인해 발생한다.

팔이음뼈 부위 근육들의 뒤쪽면 (Posterior View of the Muscles of the Shoulder Girdle Region)

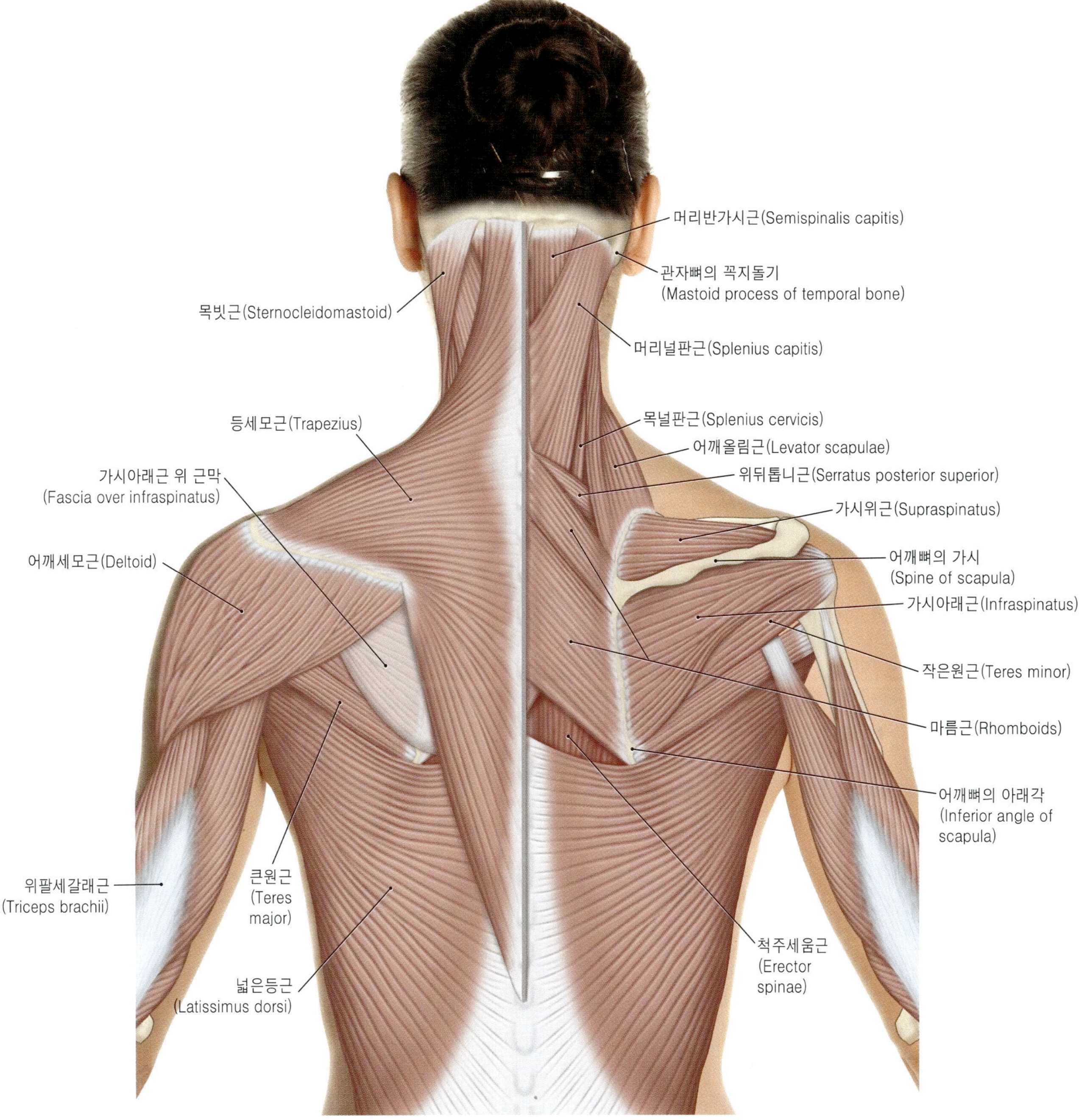

그림 4-1. 왼쪽은 얕은층이고, 오른쪽은 깊은층(어깨세모근, 등세모근, 목빗근과 가시아래근 근막이 제거되었다)이다.

□ 팔이음뼈 부위 근육들의 앞쪽면 (Anterior View of the Muscles of the Shoulder Girdle Region)

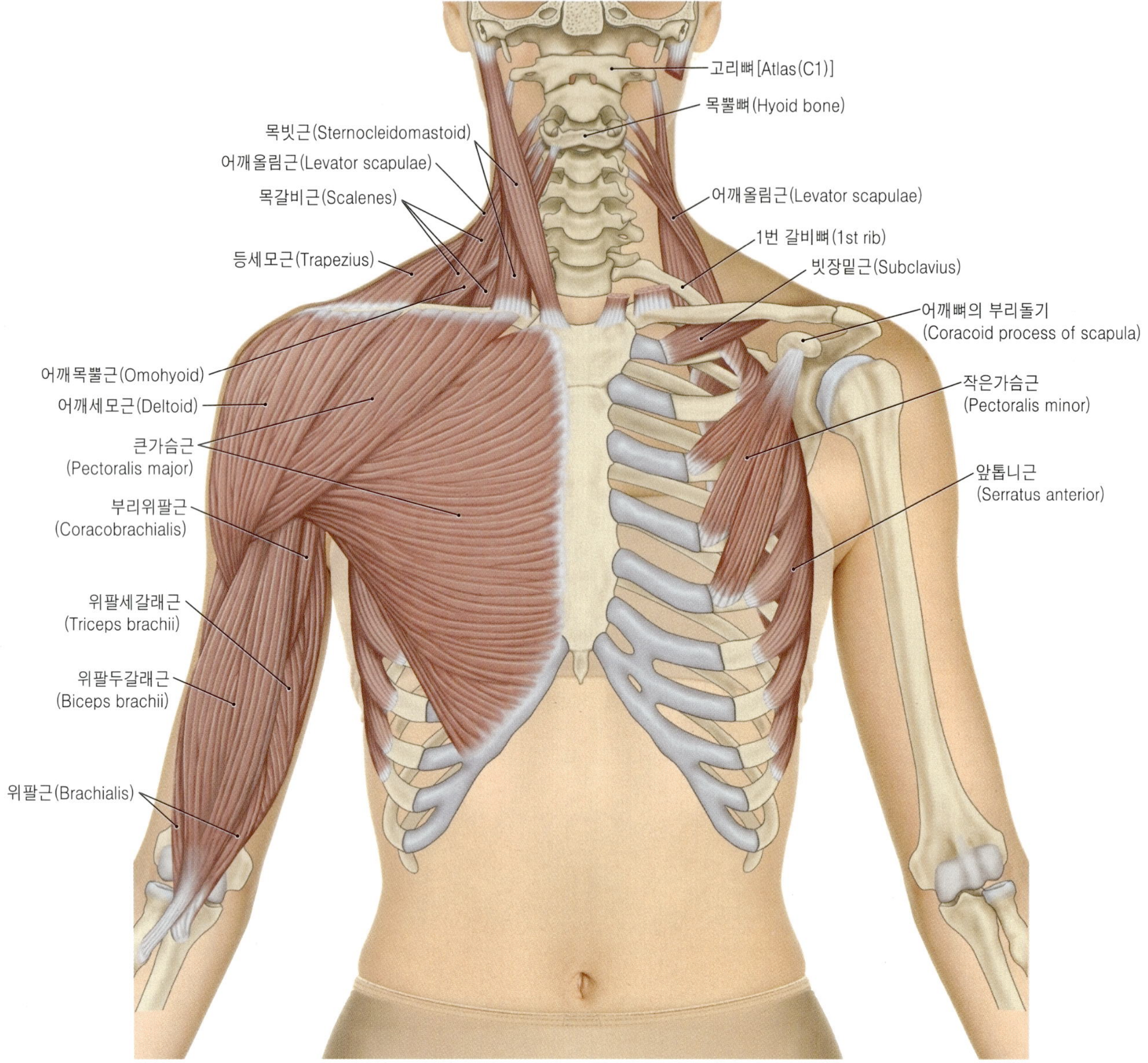

그림 4-2. 오른쪽은 얕은층이고, 왼쪽은 깊은층(어깨세모근, 큰가슴근, 등세모근, 목갈비근, 어깨목뿔근과 팔의 근육들은 제거되었으며, 목빗근은 잘려졌다)이다.

팔이음뼈 부위 근육들의 오른쪽 가쪽면 □
(Right Lateral View of the Muscles of the Shoulder Girdle and Neck Region)

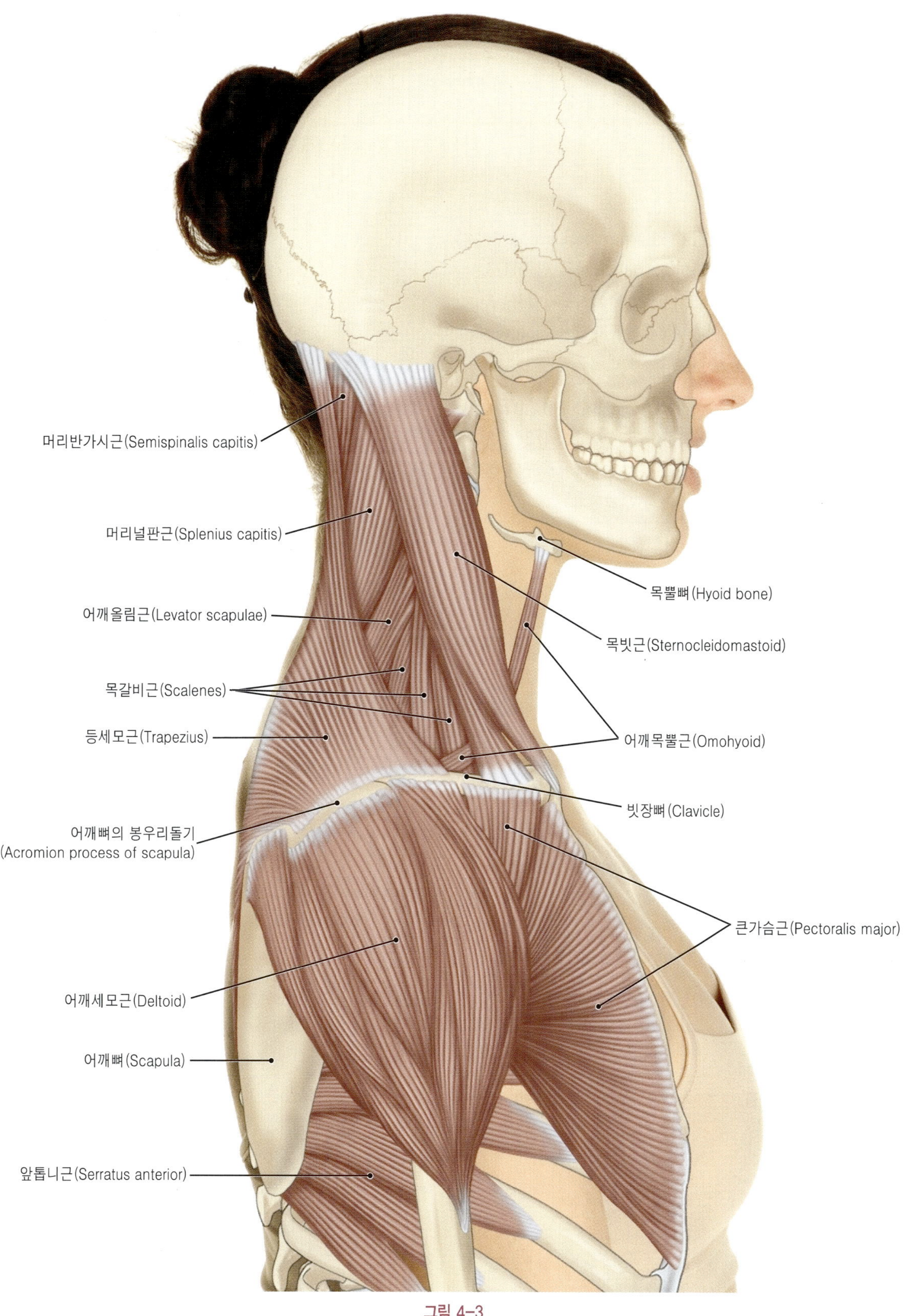

그림 4-3.

□ 등세모근(Trapezius; Trap)

등세모근이라는 이름은 이 근육이 사다리꼴(trapezoid)과 비슷한 형태라는 것을 말해 준다.

□ **어원**
Trapezius: 그리스어. *작은 탁자*(또는 사다리꼴)

□ **발음**
tra-PEE-zee-us

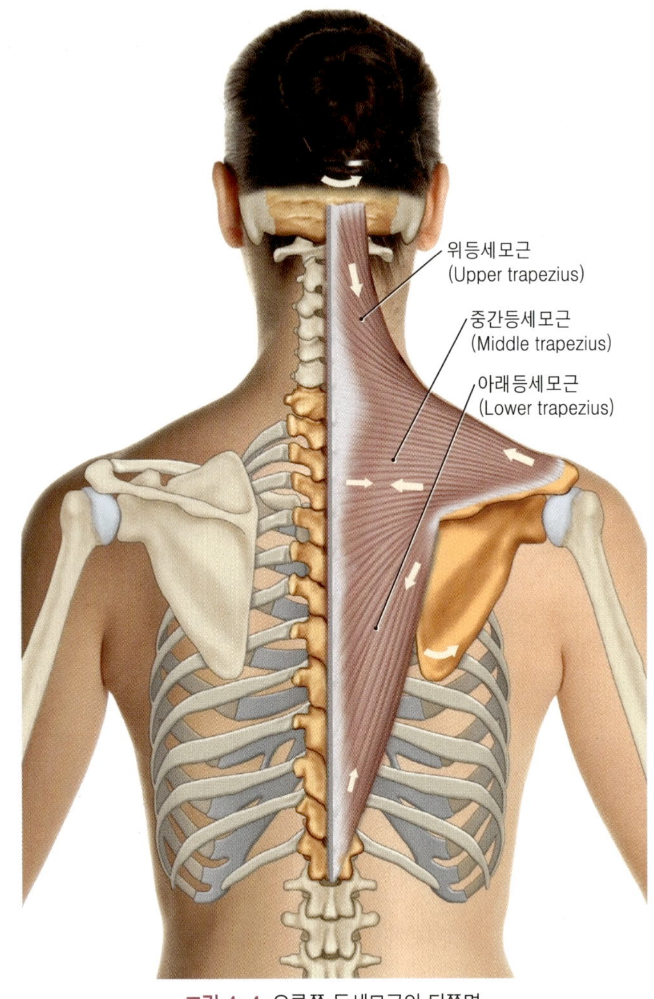

그림 4-4. 오른쪽 등세모근의 뒤쪽면.

부착점(Attachments)

□ **전체 근육: 뒤통수뼈의 바깥쪽 융기(external occipital protuberance), 뒤통수의 위쪽 목덜미선(nuchal line)의 안쪽 1/3, 목덜미인대(nuchal ligament) 그리고 C7~12의 가시돌기*에서부터***

□ **전체 근육: 빗장뼈의 가쪽 1/3, 어깨뼈봉우리돌기(acromion process) 그리고 어깨뼈의 가시(spine)*까지***

□ 위: 뒤통수뼈의 바깥쪽 융기(external occipital protuberance), 뒤통수의 위쪽 목덜미선(nuchal line)의 안쪽 1/3, 목덜미인대(nuchal ligament) 그리고 C7의 가시돌기*에서부터*

□ 위: 빗장뼈의 가쪽 1/3 그리고 어깨뼈의 봉우리돌기*까지*

□ 중간: T1~5의 가시돌기*에서부터*

□ 중간: 어깨뼈의 봉우리돌기와 가시*까지*

□ 아래: 어깨뼈가시 뿌리(root)의 결절(tubercle)*에서부터*

□ 아래: T6~12의 가시돌기*까지*

기능(Functions)

동심성(단축성) 작용근 작용

표준 작용근 작용	반대 작용근 작용
위	
□ **1. 어깨갈비관절에서 어깨뼈를 위쪽으로 올린다.**	□ **1. 척추관절에서 머리와 목을 편다.**
□ **2. 어깨갈비관절에서 어깨뼈를 뒤로 당긴다.**	□ **2. 척추관절에서 머리와 목을 반대쪽으로 돌린다.**
□ **3. 어깨갈비관절에서 어깨뼈를 위쪽으로 돌린다.**	□ **3. 척추관절에서 머리와 목을 가쪽으로 굽힌다.**
중간	
□ **4. 어깨갈비관절에서 어깨뼈를 뒤로 당긴다.**	□ 4. 척추관절에서 몸통을 반대쪽으로 돌린다.
아래	
□ **5. 어깨갈비관절에서 어깨뼈를 아래쪽으로 내린다.**	□ 5. 척추관절에서 몸통을 편다.
□ 6. 어깨갈비관절에서 어깨뼈를 뒤로 당긴다.	□ 6. 척추관절에서 몸통을 반대쪽으로 돌린다.
□ 7. 어깨갈비관절에서 어깨뼈를 위쪽으로 돌린다.	□ 7. 척추관절에서 몸통을 가쪽으로 굽힌다.

표준 작용근 작용 노트

- 위등세모근은 아래쪽으로 어깨뼈부터 위쪽으로 척추와 뒤통수뼈까지 붙어 있다. 척추와 뒤통수부착점이 고정되고 등세모근이 수축할 때 등세모근은 어깨뼈를 머리와 목 방향으로 위쪽으로 당긴다. 그러므로 등세모근은 어깨갈비관절(ScC joint)에서 어깨뼈를 위쪽으로 올린다(작용 1).
- 전체 등세모근은 가쪽으로 어깨뼈부터 안쪽으로 척추까지(근섬유들이 이마면에서 수평 방향으로 주행하면서) 붙어 있다. 척추부착점이 고정되고 등세모근이 수축할 때 등세모근은 어깨뼈를 척추를 향하여 안쪽으로 당긴다. 그러므로 전체 등세모근은 어깨갈비관절에서 어깨뼈를 뒤쪽으로 당긴다. 3가지 부분 중에서 중간등

세모근의 섬유들이 이마면에서 수평 방향으로 향해 있기 때문에 중간등세모근이 이 작용에 가장 좋다(작용 2, 4, 6).

- 위등세모근이 어깨뼈봉우리 돌기를 당기고 아래등세모근이 어깨뼈가시 뿌리(root)의 결절(tubercle)을 당길 때, 둘 다 어깨뼈를 관절오목(glenoid fossa)이 위쪽으로 향하도록 당기게 된다(위·아래등세모근은 오른쪽 어깨뼈를 그림 4-4처럼 시계 반대 방향으로 돌린다). 그러므로 위와 아래등세모근은 어깨갈비관절에서 어깨뼈를 위쪽으로 돌린다(작용 3, 7).
- 아래등세모근은 위쪽으로는 어깨부터 아래쪽으로는 척추까지 붙는다. 척추부착점이 고정되고 아래등세모근이 수축할 때 아래등세모근은 어깨뼈를 척추를 향해 아래쪽으로 당긴다. 그러므로 아래등세모근은 어깨갈비관절에서 어깨뼈를 아래쪽으로 내린다(작용 5).
- 위등세모근이 빗장뼈를 직접 당기고, 전체 등세모근이 어깨뼈부착점을 간접적으로 당기는 것을 통해 등세모근은 어깨갈비관절에서 어깨뼈에 작용하는 것처럼, 복장빗장관절에서 빗장뼈에 같은 작용을 만들어 낼 수 있다(작용 1, 2, 3, 4, 5, 6, 7).
- 만약 아래등세모근이 어깨뼈를 척추를 향해 아래쪽으로 당기고 어깨뼈를 몸통에 대해 고정시킨다면, 위 몸통(어깨뼈가 몸통에 고정)은 시상면에서 아래쪽척추부착점을 향해 펴질 것이다(작용 5).

반대 작용근 작용 노트

- 위등세모근은 목뼈(cervical spine)관절과 고리뒤통수관절(atlanto-occipital joint) 뒤쪽(근섬유들이 시상면에서 수직으로 주행하면서)으로 가로지른다. 그러므로 위등세모근은 목뼈관절의 목과 고리뒤통수관절의 머리를 편다(반대 작용 1).
- 위등세모근은 목뼈관절과 고리뒤통수관절 뒤쪽(근섬유들이 가로면에서 수평으로 주행하면서)으로 가로지른다. 위등세모근이 수축할 때 이 근육은 더 안쪽부착점(척추, 뒤통수뼈부착점)을 가쪽부착점(어깨뼈, 빗장뼈) 방향으로 당겨, 목 또는 머리 앞쪽면이 등세모근이 부착되어 있는 몸통의 방향으로부터 몸통의 반대쪽으로 향하게 한다. 그러므로 위등세모근은 목뼈관절의 목과 고리뒤통수관절의 머리를 반대쪽으로 돌린다(반대 작용 2).
- 위등세모근은 목뼈관절과 고리뒤통수관절 가쪽(근섬유들이 이마면에서 수직으로 주행하면서)으로 가로지른다. 그러므로 위등세모근은 목뼈관절의 목과 고리뒤통수관절의 머리를 가쪽으로 굽힌다(반대 작용 3).
- 어깨뼈를 고정하고 중간과 아래등세모근이 척추 부착 부위를 당긴다면 가시돌기가 어깨뼈 방향으로 당겨질 것이다. 이것은 척추의 앞쪽 몸통이 몸의 반대 방향을 향하게 만든다. 그러므로 중간과 아래등세모근은 척추관절(spinal joint)에서 몸통을 반대쪽으로 돌린다(반대 작용 4, 6).
- 아래등세모근은 척추관절을 뒤쪽(근섬유들이 시상면에서 수직으로 주행하면서)으로 가로지른다. 만약 어깨뼈가 고정되고 아래쪽 척추 부착 부위가 위쪽 어깨뼈 방향으로 당겨진다면 몸통은 척추관절에서 펴질 것이다(반대 작용 5).

움직임

등세모근은 하나 이상의 당김선을 가지고 있기 때문에 1가지 이상의 움직임을 만들어 낼 수 있다.

1. 위등세모근은 빗면에서 어깨뼈 위로 하나의 당김선을 가지고 있기 때문에 어깨갈비관절에서 올림, 뒤당김 그리고 위쪽돌림이 결합된 하나의 움직임을 만든다.
2. 중간등세모근은 어깨뼈 위로 하나의 당김선을 가지고 있기 때문에 어깨갈비관절에서 하나의 뒤당김 움직임을 만든다.
3. 아래등세모근은 빗면에서 어깨뼈를 위로 하나의 당김선을 가지고 있기 때문에 어깨갈비관절에서 내림, 뒤당김 그리고 위쪽돌림이 결합된 하나의 움직임을 만든다.
4. 위등세모근은 빗면에서 목과 머리 위로 하나의 당김선을 가지고 있기 때문에 척추 관절의 폄, 가쪽굽힘 그리고 반대쪽돌림이 결합된 하나의 움직임을 만든다.

편심성 길항근 기능

위

1. 어깨갈비관절에서 어깨뼈의 내림, 내밈 그리고 아래쪽돌림을 제한하고 느리게 한다.
2. 척추관절에서 머리와 목의 굽힘, 반대쪽 가쪽굽힘 그리고 같은쪽 돌림을 제한하고 느리게 한다.

중간

1. 어깨갈비관절에서 어깨뼈의 내밈을 제한하고 느리게 한다.
2. 척추관절에서 몸통의 같은쪽돌림을 제한하고 느리게 한다.

아래

1. 어깨갈비관절에서 어깨뼈의 올림, 내밈 그리고 아래돌림을 제한하고 느리게 한다.
2. 척추관절에서 몸통의 굽힘, 같은쪽돌림 그리고 반대쪽 가쪽굽힘을 제한하고 느리게 한다.

등척성 안정화 기능

1. 어깨뼈와 빗장뼈를 안정화시킨다.
2. 척추관절에서 머리, 목 그리고 몸통을 안정화시킨다.

작용에 대한 추가적인 노트

1. 이 근육의 다른 작용은 어깨뼈를 기울일 수 있다는 것이다. 만약 어깨뼈의 안쪽 가장자리가 몸벽(body wall)쪽에서 멀어지면서 움직인다면, 중간등세모근과 아래등세모근의 수축이 몸벽에 대하여 그 위치에서 뒤쪽으로 당길 것이다. 어깨뼈의 안쪽 가장자리가 몸

등세모근(Trapezius; Trap) *(계속)*

벽쪽으로 움직이는 것을 *안쪽기울임*이라고 한다. 그러므로 중간 등세모근과 아래등세모근은 어깨뼈를 안쪽으로 기울인다. 어깨뼈가 내밈 될 때 어깨뼈가 가쪽으로 기울여지는 경향[익상(wing out)]이 있기 때문에 어깨가 내밈 될 때 어깨뼈의 안쪽기울임 움직임이 특히 중요하다. 어깨뼈를 안쪽으로 기울이는 근육들은 어깨뼈가 가쪽으로 기울어지는(winging out) 것을 방지한다. Note: 어깨뼈를 가쪽으로 기울이는 것은 *어깨뼈가 안쪽으로 돌림*을 의미하며, 안쪽으로 기울이는 것은 *가쪽으로 돌림*을 의미한다.

2. 등세모근은 빗장뼈에 부착한다. 그러므로 이것은 빗장뼈와 어깨뼈를 올리는 역할을 한다. 어깨갈비관절에서 어깨뼈의 각 움직임을 위해 복장빗장관절에서 빗장뼈 또한 움직인다.
3. 위등세모근의 근작용은 종종 양쪽 위등세모근이 수축하여 척추관절의 머리와 목의 폄을 만들어 내는 것으로 기술된다. 이것은 분명한 사실이다. 하지만 이것을 위등세모근의 한쪽 수축이 폄을 만들어내지 않는다고 해석해서는 안 된다. 폄을 하기 때문이다(시상면에서 척추관절의 뒷쪽으로 당김선이 있기 때문이다). 사실 위등세모근의 한쪽 수축은 그것의 당김선이 모든 3개의 면을 가로지르기 때문에 폄, 같은쪽의 가쪽굽힘 그리고 머리와 목의 반대쪽돌림을 야기할 것이다. 그래서 위등세모근의 양쪽 수축이 머리와 목의 순수한 폄을 야기시키지만(반대쪽의 가쪽굽힘은 서로 균형을 이루고 반대쪽돌림도 서로 균형을 이룬다), 한쪽 수축도 폄을 야기할 것이다. Note: 이 개념은 모든 척추근육들의 폄과 굽힘에 적용된다.

신경지배

- ☐ 척수더부신경(spinal accessory nerve) [뇌신경 XI(cranial nerve XI; CN XI)]
  - ☐ 그리고 C3, **C4**

동맥공급

- ☐ 가로목동맥(갑상목동맥의 가지)과 등쪽어깨동맥(빗장밑동맥의 가지)

촉진

1. 대상자를 엎드리게 하고 촉진하는 손을 등세모근 위에 놓는다.
2. 대상자에게 오목위팔관절에서 팔을 스스로 벌리게 하고 어깨갈비관절에서 어깨뼈를 약간 뒤로 당기게 한다.
3. 근섬유 방향에 수직으로 튕기면서 등세모근의 3부분, 아래, 중간 그리고 위등세모근을 모두 촉진한다.
4. 위등세모근의 촉진을 용이하게 하기 위하여 대상자에게 척추관절에서 머리와 목을 약간 펴도록 한다.

다른 구조와의 관계 (Relationship to other structures)

- ☐ 전체 등세모근은 목과 등[넓은목근(platysma)의 깊은 곳에 있는 가장 앞쪽 부위를 제외]에서 얕은 곳에 위치해 있다.
- ☐ 목 부위 등세모근의 바로 깊은 곳에는 머리반가시근(semispinalis capitis), 머리널판근(splenius capitis) 그리고 어깨올림근(levator scapulae)이 있다. 몸통 부위 등세모근의 바로 깊은 곳에는 가시위근(supraspinatus), 마름근(rhomboids) 그리고 넓은등근(latissimus dorsi)의 가장 윗부분이 있다.
- ☐ 등세모근의 앞쪽 가장자리 바로 앞쪽에는 머리널판근(splenius capitis), 어깨올림근(levator scapulae) 그리고 목갈비근(scalenes)[*목의 뒤쪽 삼각(posterior triangle) 안에*]이 있다.
- ☐ 등세모근은 얕은뒤팔선 근막경선(superficial back arm line myofascial meridian)에 위치해 있다.

기타(Miscellaneous)

1. 등세모근은 보통 위, 중간 그리고 아래의 3가지 기능적 부분을 가지고 있다.
2. 등세모근의 가쪽 부착 부위는 어깨세모근의 몸쪽부착점과 같다. 가쪽빗장뼈, 어깨뼈봉우리돌기(acromion process) 그리고 어깨뼈의 가시이다.
3. 위등세모근은 사실 매우 좁고 얇다. 위등세모근에서 기인한다고 여기는 윗목 통증은 많은 경우에 깊은머리반가시근에 의해 생기곤 한다.
4. 사람이 머리를 앞으로 기울일 때 머리와 목 폄 근육의 등척성 수축이 일어나지 않으면 머리의 무게중심(center of gravity)이 굽힘 방향으로 떨어지게 될 것이다. 이런 유형의 자세가 자주 취해지기 때문에, 위등세모근을 포함한 목 뒤쪽 근육들은 인체에서 가장 흔하게 발견되는 팽팽한 근육(tight muscle)일 것이다.
5. 지갑이나 가방을 어깨에 걸 때마다(무게에 상관없이), 어깨의 경사가 아래 방향으로 내려간 사람은 가방이 흘러내릴 것이다. 일반적으로 사람들은 이것을 막기 위해서 무의식적으로 가방을 멘 쪽의 어깨뼈를 들어 올린다. 이런 자세는 어깨뼈의 올림근(위등세모근을 포함)을 오랜 시간 동안 등척성으로 수축하도록 야기하므로 팽팽(tight)해지고 통증이 생긴다. 이것은 위등세모근의 팽팽함(tightness)을 만드는 일반적인 자세이다.
6. 전화기를 손으로 잡는 대신 머리와 어깨 사이에 끼워 사용하면, 목의 가쪽굽힘근이나 몸쪽에 있는 어깨뼈올림근(위등세모근을 포함한)이 전화기를 유지할 때마다 등척성으로 수축할 것이다. 만약 이런 자세를 오랜 시간 유지한다면 사용하는 근육에 긴장과 통증을 유발할 것이다. 이것은 위등세모근의 팽팽함(tightness)을 유발할 수 있는 일반적인 자세이다.
7. *둥근 어깨(rounded shoulders)*는 어깨뼈가 내밈(벌림) 되고 (어깨갈비관절에서) 아래로 내린 자세이상(postural condition)이며, (오목위팔관절에서) 위팔을 안쪽으로 돌리는 자세이다. 등세모근의 어깨뼈 당김 작용을 고려하면(특히 중간등세모근), 등세모근이 약할 때 어깨뼈 내밈을 효과적으로 반대하여 작용할 수 없

기 때문에 이런 이상(condition)을 유발할 수 있다. 어깨뼈의 내밈근(종종 작은가슴근과 큰가슴근)이 팽팽(tight)해지는 경우에 특히 발생한다.

8. 머리덮개(scalp)의 뒤쪽 절반을 신경지배하는 큰뒤통수신경(greater occipital nerve)은 위등세모근(그리고 가로돌기가시 군의 반가시근)을 통해 관통한다. 위등세모근이 팽팽(tight)해지면 큰뒤통수신경을 압박할 수 있고, 머리 뒤쪽에서 느껴지는 *긴장성 두통(tension headache)*을 야기한다. [이러한 이상(condition)은 *큰뒤통수신경통(greater occipital neuralgia)*으로 알려져 있다.]
9. 손에 무게가 무거운 것을 들고 있을 때마다 어깨뼈와 빗장뼈에 아래방향 힘의 압력을 가하게 된다. 등세모근의 다른 중요한 기능은 먼쪽 빗장뼈와 어깨뼈가 아래방향 힘으로 인해 아래쪽으로 당겨지지 않도록 등척성으로 수축하는 것이다. 그러므로 오랜 기간 손에 무거운 무게를 드는 것은 위등세모근의 긴장과 통증을 유발할 수 있다.
10. 오목위팔관절에서 팔이 벌림 될 때마다, 벌림 근육군(대부분 어깨세모근)은 어깨뼈를 (오목위팔관절과 어깨갈비관절에서) 아래쪽으로 돌리는 힘을 만들어 낼 것이다. 위등세모근과 같이 위쪽으로 돌리는 근육들은 어깨뼈를 아래쪽으로 돌아가는 것으로부터 고정하기(안정화시키기) 위해서 수축되어야 한다. 그러므로 팔을 벌림 한 자세에서 유지하는 것은 위등세모근의 팽팽함(tightness)을 유발하는 또 다른 자세이다. 팔을 약 30° 혹은 더 벌린다면, 위쪽으로 돌리는 근육들은 팔 벌림을 수반하는 짝 작용(coupled action)으로 어깨뼈의 위쪽돌림을 만들기 위해 수축해야 한다.

☐ 큰마름근과 작은마름근(Rhomboids Major and Minor)

마름근(rhomboids)이라는 이름은 이 근육들이 마름모꼴(평행사변형 또는 다이아몬드 모양)의 기하학적 모양을 가지고 있다는 것을 말해 준다. 더 큰(major)과 더 작은(minor)은 큰마름근이 작은마름근보다 크다는 것을 의미한다.

☐ 어원

Rhomb: 그리스어. *마름모꼴(rhombos)*(기하학적 모양)

Oid: 그리스어. *모양, 유사함(resemblance)*

Major: 라틴어. *더 큰(larger)*

Minor: 라틴어. *더 작은(smaller)*

☐ 발음

ROM-boyd

MAY-jor

MY-nor

부착점(Attachments)

☐ 마름근: C7~5의 가시돌기(spinous processes)*에서부터*

☐ 마름근: **어깨뼈가시의 뿌리**(root of the spine)**로부터 어깨뼈의 아래쪽 각**(inferior angle of the scapula)**까지의 어깨뼈 안쪽 가장자리**(medial border)*까지*

☐ 작은: C7~1의 가시돌기와 아래쪽 목덜미인대*에서부터*

☐ 작은: 어깨뼈가시의 뿌리*까지*

☐ 큰: 어깨뼈가시의 뿌리와 어깨뼈의 아래쪽 각 사이*에서부터*

☐ 큰: T2~5의 가시돌기*까지*

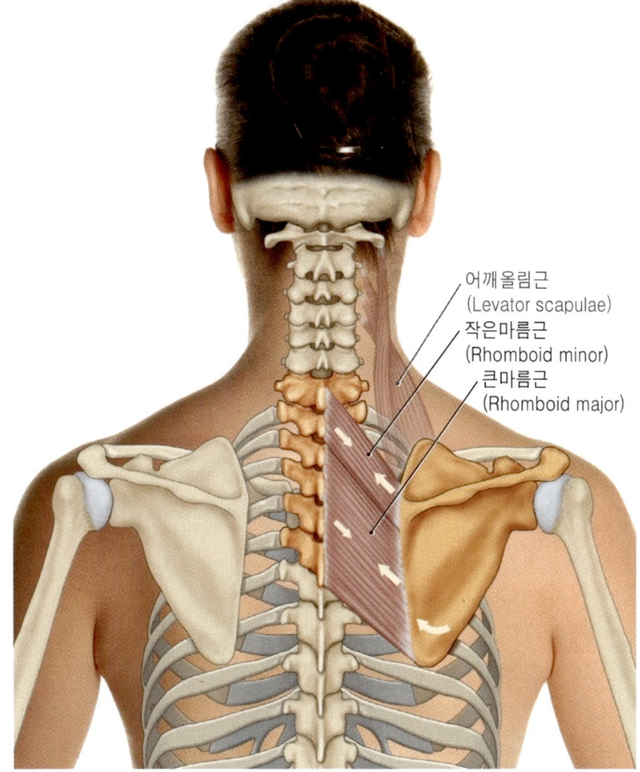

그림 4-5. 오른쪽 큰마름근과 작은마름근의 뒤쪽면. 어깨올림근은 희미하게 보인다.

기능(Functions)

동심성(단축성) 작용근 작용

표준 작용근 작용	반대 작용근 작용
☐ **1. 어깨갈비관절에서 어깨뼈를 뒤로 당긴다(retract).**	☐ 1. 척추관절에서 몸통을 반대쪽으로 돌린다.
☐ **2. 어깨갈비관절에서 어깨뼈를 위쪽으로 올린다.**	☐ 2. 척추관절에서 몸통을 편다.
☐ **3. 어깨갈비관절에서 어깨뼈를 아래쪽으로 돌린다.**	
☐ 4. 어깨갈비관절에서 어깨뼈를 안쪽으로 기울인다.	☐ 3. 척추관절에서 몸통을 반대쪽으로 돌린다.

표준 작용근 작용 노트

- 마름근은 안쪽으로 척추부터 가쪽으로 어깨뼈까지 (근섬유들이 약간 수평으로 주행하면서) 붙어 있다. 마름근이 수축할 때 어깨뼈는 척추를 향해 안쪽으로 당긴다. 그러므로 마름근은 어깨갈비관절에서 어깨뼈를 뒤로 당긴다(작용 1).
- 마름근은 위쪽으로 척추부터 아래쪽으로 어깨뼈까지 (근섬유들이 약간 수직으로 주행하면서) 붙어 있다. 마름근이 수축할 때 어깨뼈를 척추 방향 위쪽으로 당긴다. 그러므로 마름근은 어깨갈비관절에서 어깨뼈를 위쪽으로 올린다(작용 2).
- 마름근이 수축하면 어깨뼈의 아래쪽 각이 척추를 향해 돌면서 올라가게 하며 어깨뼈를 당긴다. 이는 관절오목(glenoid fossa)이 아래 방향을 향하게 만들 것이다. 그러므로 마름근은 어깨갈비관절에서 어깨뼈를 아래쪽으로 돌린다. 큰마름근은 어깨뼈의 부착위치가 좀 더 아래쪽에 있기 때문에 아래쪽으로의 돌림에 있어 작은마름근보다 강하다. 이 근육은 어깨뼈 돌림의 축으로부터 더 멀리 붙어 있기 때문에 어깨뼈가 돌림하기 위해서 큰마름근은 더 좋은 지렛대를 가진다(작용 3).
- 어깨갈비관절에서 어깨뼈의 아래쪽돌림은 마름근을 수축하고 촉진하기 위한 가장 좋은 관절 작용이다(작용 3).
- 어깨뼈의 안쪽기울임은 어깨뼈의 안쪽 가장자리를 몸벽(body wall)에 대해 뒤로 가져오는 움직임이다[어깨뼈의 안쪽기울임(medial tilt)은 가쪽돌림(lateral rotation)으로 알려져 있다]. 해부학적 자세에서, 어깨뼈는 안쪽으로 충분히 기울어져야 한다. 어깨뼈의 안쪽 움직임은 어깨뼈가 내밈 할 때 가쪽으로 기울임[익상(wing out)] 되는 경향이 있기 때문에 어깨뼈 내밈 때 특히

중요하다. 그러므로 어깨뼈를 안쪽으로 기울이는 근육들은 가쪽기울임이나 익상으로부터 어깨뼈를 유지시켜야 한다(작용 4).

반대 작용근 작용 노트

- 어깨뼈가 고정되고 마름근이 수축할 때 어깨뼈 방향으로 척추의 가시돌기가 당겨진다. 이는 몸의 반대 방향으로 그 척추의 앞쪽 몸통(anterior bodies)이 돌림 하게 할 것이다. 그러므로 마름근은 척추관절에서 몸통을 반대쪽으로 돌릴 수 있다(반대 작용 1, 3).
- 마름근은 수직 방향의 섬유들과 함께 척추관절을 뒤쪽으로 가로지른다. 만약 어깨뼈가 고정되어 있다면 척추부착점이 어깨뼈 방향 아래쪽으로 당겨진다. 그러므로 마름근은 척추관절에서 몸통이 펴지도록 할 수 있다(반대 작용 2).

움직임

1. 마름근은 빗면에서 하나의 당김선을 가지고 있기 때문에 어깨갈비관절에서 어깨뼈의 뒤로 당김, 위로 올림 그리고 아래쪽돌림이 결합된 하나의 움직임(어깨뼈의 안쪽기울임과 같은)을 만든다.

편심성 길항근 기능

1. 어깨뼈의 내밈, 내림, 위쪽돌림 그리고 가쪽기울임을 제한하고 느리게 한다.
2. 몸통의 굽힘과 같은쪽돌림을 제한하고 느리게 한다.

등척성 안정화 기능

1. 어깨뼈를 안정화시킨다.
2. C7~5 척추뼈를 안정화시킨다.

작용에 대한 추가적인 노트

1. 어깨갈비관절에서 어깨뼈 위에 있는 마름근의 당김은 복장빗장관절의 빗장뼈에도 작용을 가한다.

신경지배

- ☐ 등쪽어깨신경(dorsal scapular nerve)
  - ☐ C4, C5

동맥공급

- ☐ 등쪽어깨동맥(빗장밑동맥의 가지)

촉진

1. 대상자에게 등 부분에 손을 올려놓고 엎드리거나 앉게 하고, 어깨뼈(어깨뼈의 아래각과 가시의 뿌리 사이 정도에)와 척추 사이에 손을 위치시켜 촉진한다.
2. 대상자에게 손을 등에서 멀어지게 들어 올리라고 한 뒤 마름근의 수축을 촉진한다.
3. 전체 마름근을 촉진한다.

다른 구조와의 관계 (Relationship to other structures)

- ☐ 마름근은 등세모근보다 깊이 있다.
- ☐ 큰마름근의 바로 위쪽에는 작은마름근이 있다.
- ☐ 작은마름근은 어깨뼈의 어깨올림근부착점 아래에 붙어 있다.
- ☐ 마름근보다 깊은 곳에는 머리널판근(splenius capitis), 목널판근(splenius cervicis), 위뒤톱니근(serratus posterior superior) 그리고 척추세움근(erector spinae)과 가로돌기가시근육(transversospinalis)군들이 있다.
- ☐ 마름근은 나선(spiral line)과 깊은뒤팔선(deep back arm line) 근막경선(myofascial meridian)에 위치한다.

기타(Miscellaneous)

1. 큰마름근과 작은마름근은 동일한 섬유 방향을 가지므로 동일한 당김선(lines of pull)과 동일한 작용을 하기 때문에 함께 고려된다(큰마름근이 더 큰 아래쪽돌림 힘을 가진다는 것을 제외한다).
2. 때때로 두 마름근 사이에 작은 공간이 있기도 하지만 없기도 하다. 이 두 근육은 합쳐져 있을 수도 있다.
3. 마름근의 아래쪽 가장자리는 위쪽 가장자리보다 더 쉽게 보이거나 촉진될 수 있다.
4. 마름근들은 어깨뼈의 앞쪽에 있는 앞톱니근[나선 근막경선(spiral line myofascial meridian)의 부분으로]과 섞인다. 이런 혼합 때문에 마름근과 앞톱니근은 종종 마름톱니근육(rhomboserratus muscle)으로 언급되기도 한다. 마름톱니근육군(rhomboserratus musculature)은 어깨뼈의 자세를 유지하고 균형을 맞추는 하나의 사슬(sling) 역할을 한다.
5. 마름근은 때때로 *크리스마스트리근육*(*Christmas tree* muscles)이라고 불린다. 근육 사이에 있는 척추와 마름근을 양쪽으로 바라볼 때, 크리스마스 트리 모양처럼 보인다.
6. 둥근 *어깨*(*rounded shoulders*)는 흔히 어깨뼈가 어깨갈비관절에서 내밀어져(벌어져) 있고(protracted), 아래로 내려가 있으며(depressed), 팔은 오목위팔관절에서 안쪽으로 돌아가 있는 자세이상(postural condition)이다. 마름근의 작용인 어깨뼈의 뒤당김(retraction)과 올림(elevation)을 고려하여, 마름근들이 약해지면 마름근은 내밈근들(protractors)과 내림근들(depressors)에 효과적으로 대항할 수 없게 되므로 이와 같은 이상(condition)에 기여할 수 있다. 만약 어깨뼈의 내밈근들 및 내림근들(보통 작은가슴근과 큰가슴근)이 팽팽(tight)하다면 특히 그렇다.

□ 어깨올림근(Levator Scapulae)

어깨올림근이라는 이름은 그 근육이 어깨뼈(scapula)를 올린다는 것을 말해 준다.

□ **어원**

Levator: 라틴어. *들어올리는 것(lifter)*

Scapulae: 라틴어. *어깨뼈의(of the scapula)*

□ **발음**

le–VAY–tor

SKAP–you–lee

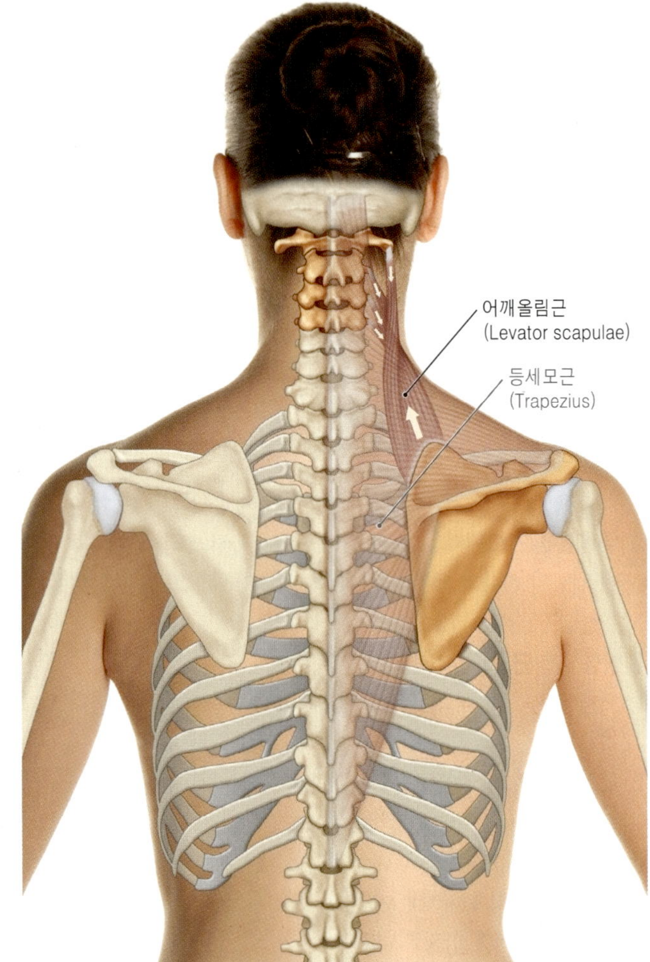

그림 4-6. 오른쪽 어깨올림근의 뒤쪽면. 등세모근은 희미하게 보인다.

부착점(Attachments)

□ C1~4 가로돌기

□ C3~4 가로돌기의 뒤쪽 결절*에서부터*

□ **어깨뼈의 안쪽 가장자리, 어깨뼈의 위쪽 각(superior angle)에서 가시의 뿌리***까지*

기능(Functions)

동심성(단축성) 작용근 작용

표준 작용근 작용	반대 작용근 작용
□ **1. 어깨갈비관절의 어깨뼈를 위로 올린다.**	□ **1. 척추관절의 목을 편다.**
□ 2. 어깨갈비관절에서 어깨뼈를 아래쪽으로 돌린다.	□ **2. 척추관절에서 목을 가쪽으로 굽힌다.**
□ 3. 어깨갈비관절에서 어깨뼈를 뒤로 당긴다.	□ 3. 척추관절에서 목을 같은 방향으로 돌린다.

표준 작용근 작용 노트

- 어깨올림근은 (근섬유들은 수직으로 주행하면서) 아래쪽으로 어깨뼈부터 위쪽으로 목뼈까지 붙어 있다. 목뼈가 고정되었을 때 어깨올림근이 수축하면, 이 근육은 목뼈 방향으로 어깨뼈를 위쪽으로 당긴다. 그러므로 어깨올림근은 어깨갈비관절에서 어깨뼈를 위로 올린다(작용 1).
- 목뼈가 고정되고 어깨올림근이 수축하면, 어깨뼈의 위쪽 각이 위쪽으로 당겨지고, 아래쪽 각은 위쪽과 안쪽으로 움직인다. 이는 관절오목(glenoid fossa)이 아래쪽을 향하도록 한다. 그러므로 어깨올림근은 어깨갈비관절에서 어깨뼈를 아래쪽으로 돌린다(작용 2).
- 어깨올림근은 (근섬유들은 약간 수평으로 주행하면서) 안쪽으로 척추부터 가쪽으로 어깨뼈까지 붙어 있다. 어깨올림근이 수축할 때, 이는 어깨뼈를 척추방향 안쪽으로 당긴다. 그러므로 어깨올림근은 어깨갈비관절의 어깨뼈를 뒤쪽으로 당기게(모음) 된다(작용 3).

반대 작용근 작용 노트

- 어깨올림근은 (근섬유들은 시상면에서 수직으로 주행하면서) 목뼈 뒤쪽으로 가로지른다. 어깨뼈가 고정되고 어깨올림근이 수축하면 목뼈는 어깨뼈 쪽으로 뒤쪽과 아래쪽 방향으로 당겨진다. 그러므로 목뼈관절에서 목을 편다(반대 작용 1).
- 어깨올림근은 (근섬유들은 이마면에서 수직으로 주행하면서) 목뼈의 가쪽으로 가로지른다. 어깨뼈가 고정되고 어깨올림근이 수축하면, 이는 어깨뼈 방향으로 목뼈를 가쪽, 아래쪽으로 당긴다. 그러므로 어깨올림근은 목뼈관절에서 목을 가쪽으로 굽힌다(반대 작용 2).
- 어깨올림근섬유는 가로돌기에 부착되어 있는 목뼈 주변을 둘러싼다(근섬유들은 가로면의 뒤부터 앞쪽 방향으로 약간 수평을 향한다). 어깨올림근이 수축하면 어깨올림근이 붙어 있는 쪽 몸을 향해 목의 앞쪽면을 당기면서 어깨올림근은 가로돌기를 뒤안쪽으로 당긴다. 그러므로 어깨올림근은 목뼈관절에서 같은쪽으로 목을 돌린다. 또한 같은쪽돌림근인 인접한 머리널판근(splenius capitis)과 목널판근(splenius cervicis)은 비슷한 당김선(line of pull)이라는 것을 주목한다(반대 작용 3).

움직임

1. 어깨올림근은 빗면에 하나의 당김선을 가지고 있으므로, 어깨갈비관절에서 어깨뼈의 올림, 아래쪽으로 돌림 그리고 뒤쪽으로 당김의 결합된 하나의 움직임을 만든다.
2. 목을 당기는 반대 작용에 관련하여, 어깨올림근은 빗면에서 하나의 당김선을 가지고 있으므로, 척추관절에서 폄, 가쪽굽힘 그리고 같은쪽돌림의 결합된 하나의 움직임을 만든다.

편심성 길항근 기능

1. 어깨뼈를 아래로 내림, 위쪽돌림 그리고 내미는 것을 제한하고 느리게 한다.
2. 목의 굽힘, 반대쪽 가쪽굽힘 그리고 반대쪽돌림을 제한한다.

등척성 안정화 기능

1. 어깨뼈를 안정화시킨다.
2. 위목뼈관절을 안정화시킨다.

작용에 대한 추가적인 노트

1. 이 근육의 다른 작용들과 함께 어깨뼈를 기울일 수 있다. 어깨올림근이 어깨뼈를 당길 때, 어깨뼈를 위쪽으로 당기고 아래각을 위쪽 그리고 몸벽의 뒤쪽으로부터 멀어지게 하는 방법으로 어깨뼈를 당길 수 있다. 어깨뼈의 아래각이 몸벽으로부터 멀어지는 것을 *위쪽기울임(upward tilt)*이라고 한다. 그러므로 어깨올림근은 어깨갈비관절에서 어깨뼈를 위쪽으로 기울인다.
2. 어깨갈비관절의 어깨뼈에서 어깨올림근의 당김은 복장빗장관절의 빗장뼈에도 영향을 미친다.

신경지배

- 등쪽어깨신경(dorsal scapular nerve)
  - C3, C4, C5

동맥공급

- 등쪽어깨동맥(빗장밑동맥의 가지)

촉진

1. 대상자는 허리에 손을 놓고 앉은 채로(등세모근의 이완을 위해), 촉진하는 손을 어깨뼈의 위쪽 각 바로 위쪽에 놓는다.
2. 대상자에게 아주 적고(short), 부드러운(gentle) 관절가동범위(range of motion)로 어깨뼈를 올리도록 하고 어깨올림근의 수축을 느낀다.
3. 목의 뒤쪽 삼각(목빗근과 위등세모근 사이)에 이르기까지 위쪽으로 어깨올림근의 촉진을 계속한다. 목의 뒤쪽 삼각을 촉진할 때 대상자의 손을 허리에 올릴 필요는 없고 대상자에게 좀 더 강하게, 필요하다면 저항을 주어 수축하도록 한다.

다른 구조와의 관계 (Relationship to other structures)

- 아래쪽으로는 어깨올림근은 등세모근 깊은 곳에 있다. 위쪽으로는 어깨올림근은 목빗근 깊은 곳에 있다.
- 중간에서 상부 어깨올림근 부분은 등세모근과 머리널판근 뒤쪽 사이 얕은 곳에 있고, *목의 뒤쪽 삼각(posterior triangle of the neck)*의 목빗근과 사각근 앞쪽 사이에 있다.
- 어깨올림근의 어깨뼈부착점은 마름근의 부착점 위에 있다.
- 어깨올림근의 가로돌기부착점은 목널판근(splenius cervicis)의 가로돌기부착점 바로 깊은쪽(앞쪽)에 있고 목갈비근(scalenes)의 가로돌기부착점보다 바로 얕은쪽(뒤쪽)에 있다.
- 어깨올림근은 깊은뒤팔선 근막경선(deep back arm line myofascial meridian)에 위치해 있다.

기타(Miscellaneous)

1. 어깨뼈올림근의 중간 지점에서 근섬유의 비틀림(twsit)은 근육 중간 부위의 밀도(density)를 높게 만든다. 증가한 밀도는 통증유발점(trigger point)으로 오해되기 쉽다. (물론 이 부위에 유발점이 생길 가능성도 있다).
2. 어깨올림근의 목가로돌기부착점이 어깨뼈부착점보다 앞에 있기 때문에, 일부 자료들은 어깨올림근이 어깨뼈를 앞으로 당기는 능력을 가졌다고 서술한다. 그러므로 어깨올림근은 어깨갈비관절에서 어깨뼈를 내밀 수 있다(벌릴 수 있다). 어깨올림근이 어깨뼈를 뒤로 당기거나 내미는 것은 개인적인 자세 때문이다. 자세에서 더 둥근 어깨를 가지고 있는 대상자는 어깨올림근이 어깨뼈를 앞으로 내밀 수 있는 가능성이 크다.
3. 많은 학생들과 치료사들은 어깨올림근이 위치한 고리뼈(C1)의 가로돌기에 대한 좋은 감각을 가지지 않기 때문에 어깨올림근 위쪽 부분을 촉진하기 어려웠다. 고리뼈의 가로돌기는 턱뼈가지(ramus of the mandible)의 뒤쪽 가장자리에서 뒤쪽, 귀의 바로 아래쪽 그리고 관자뼈의 꼭지돌기의 바로 앞쪽에서 쉽게 촉진할 수 있다.

□ 앞톱니근(Serratus Anterior)

앞톱니근이라는 이름은 이 근육이 톱니 모양이라는 것과 앞쪽[위뒤톱니근(serratus posteriorsuperior)과 아래뒤톱니근(serratus posterior inferior)의]에 있다는 것을 말해 준다.

□ **어원**

Serratus: 라틴어. *패여 있는(notching)*

Anterior: 라틴어. *앞쪽에(in front)*

□ **발음**

ser-A-tus

an-TEE-ri-or

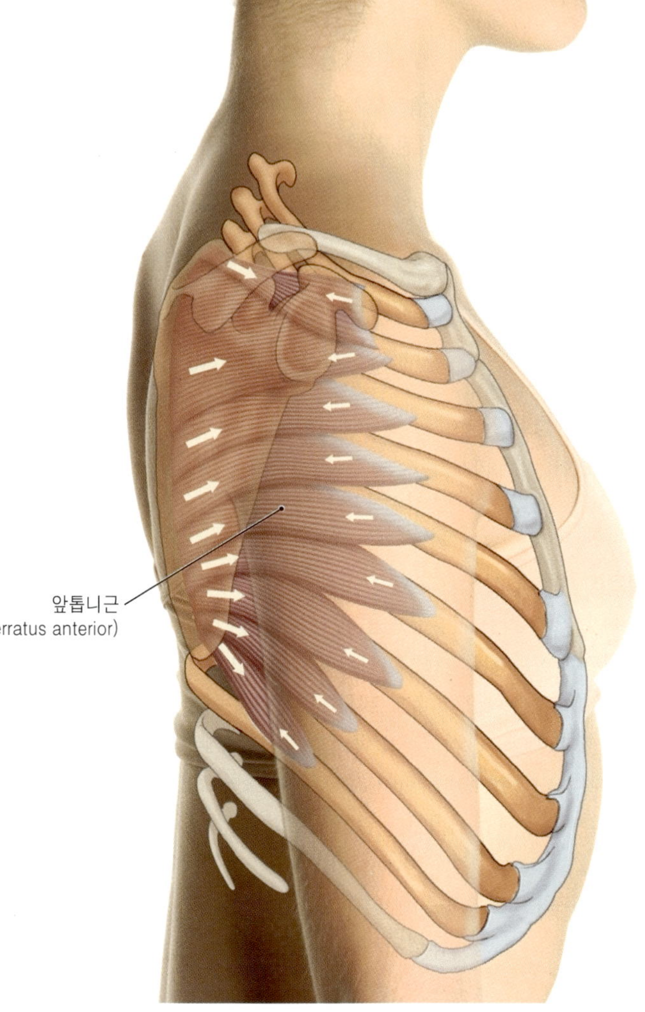

그림 4-7. 오른쪽 앞톱니근의 가쪽면.

부착점(Attachments)

□ **1~9번 갈비뼈***에서부터*

- □ 앞가쪽

□ **어깨뼈 안쪽 가장자리(medial border of the scapula) 전체의 앞쪽면***까지*

기능(Functions)

동심성(단축성) 작용근 작용

표준 작용근 작용	반대 작용근 작용
□ **1. 어깨갈비관절에서 어깨뼈를 내민다.**	□ 1. 어깨갈비관절에서 몸통을 뒤로 당긴다.
□ **2. 어깨갈비관절에서 어깨뼈를 위쪽으로 돌린다.**	□ 2. 어깨갈비관절에서 몸통을 아래로 내린다.
□ 3. 어깨갈비관절에서 어깨뼈를 위쪽으로 올린다.	
□ 4. 어깨갈비관절에서 어깨뼈를 아래로 내린다.	□ 3. 어깨갈비관절에서 몸통을 위로 올린다.
□ 5. 어깨갈비관절에서 어깨뼈를 안쪽으로 기울인다.	
□ 6. 어깨갈비관절에서 어깨뼈를 아래로 기울인다.	

표준 작용근 작용 노트

- 앞톱니근의 갈비(갈비뼈) 부착 부위는 어깨뼈 부착 부위보다 더 앞에 있다. 앞톱니근이 수축할 때 어깨뼈는 갈비뼈 방향의 앞쪽으로 당겨진다. 그러므로 앞톱니근은 어깨갈비관절에서 어깨뼈를 내민다(벌린다)(작용 1).
- 어깨뼈의 내밈은 상지에서 밀고, 치고(punching), 앞쪽으로 손을 뻗을 때 중요하다(작용 1).
- 앞톱니근이 수축할 때, 어깨뼈의 아래각이 앞톱니근의 갈비 부착 부위 방향으로 앞·위쪽돌림을 야기시키면서 어깨뼈가 당겨진다(어깨뼈의 아래각에 근섬유가 붙어 있기 때문이다). 이는 관절오목(glenoid fossa)이 위쪽을 향하도록 한다. 그러므로 앞톱니근은 어깨갈비관절에서 어깨뼈를 위쪽으로 돌린다(작용 2).
- 어깨뼈의 위쪽돌림은 오목위팔관절에서 팔의 벌림 및 굽힘이 동반되어야만 하는 짝움직임(coupled motion)이다. 앞톱니근은 오목위팔관절에서 팔을 굽힐 때, 특히 어깨뼈가 위쪽돌림할 때 사용된다(작용 2).
- 앞톱니근은 어깨뼈의 내밈, 위쪽돌림 그리고 안쪽기울임의 작용근(prime mover)이다(작용 1, 2, 5).
- 단지 앞톱니근의 위쪽 근섬유는 어깨뼈를 올리는 것만 할 수 있다(작용 3).
- 앞톱니근의 아래쪽 근섬유는 어깨뼈를 내리는 것만 할 수 있다(작용 4).
- 어깨갈비관절에서 어깨뼈를 움직일 때, 복장빗장관절에서 빗장뼈 또한 움직인다(작용 1, 2, 3, 4).

• 안쪽기울임(가쪽돌림이라고도 알려진)은 몸벽에 대해서 어깨뼈의 안쪽 가장자리를 제자리로 가져가는 움직임이다. 해부학적 자세에서, 어깨뼈는 충분히 안쪽으로 기울여져야 한다. 만약 앞톱니근이 약하면 대상자는 어깨뼈가 익상된(어깨뼈가 가쪽으로 기울어진) 자세를 가질 것이다. 앞톱니근이 강한 내밈근과 안쪽기울임 근육이라는 사실은 어깨뼈가 내밀어질 때 가쪽으로 기울어지는 경향이 있기 때문에 매우 중요하다(작용 5).
• 어깨뼈가 아래쪽으로 기울어지는 것은 어깨뼈 아래각이 몸벽에 대해 당겨지는 움직임이다. 해부학적 자세에서 어깨뼈는 충분히 아래로 기울어져야 한다(작용 6).

반대 작용근 작용 노트

• 어깨갈비관절에서 어깨뼈에 대해 몸통을 당기는 반대 작용(뒤쪽으로 움직이는 것)은 푸쉬업(push-up)을 수행할 때 가장 잘 나타난다. 푸쉬업을 하는 동안 몸을 땅에서 멀리 밀어내면서 팔꿈치관절을 완전히 폈을 때, 몸의 위쪽 움직임이 조금 더 나타난다. 이 움직임은 바닥에 손이 놓여 있기 때문에 고정된 어깨뼈 방향으로 앞톱니근이 몸을 위로(뒤쪽으로) 밀어내어 만든다(반대 작용 1).
• 어깨갈비관절에서 어깨뼈에 대해 몸통을 아래로 내리는 반대 작용은 만약 팔을 머리 위 180° 구부린 채로 손을 움직이지 못하는 물체에 고정시키고 몸이 고정 물체로부터 아래방향으로 당겨질 때 발생할 것이다(반대 작용 2).
• 어깨갈비관절에서 어깨뼈에 대해 몸통이 올라가는 반대 작용은 잘 발생하지 않는다(반대 작용 3).

움직임

1. 앞톱니근은 빗면에 하나의 당김선을 가지고 있기 때문에 어깨갈비관절에서 어깨뼈의 내밈, 위쪽돌림 안쪽기울임 그리고 아래쪽기울임의 결합된 하나의 움직임이 발생할 것이다. (Note: 앞톱니근의 위쪽 근섬유 또한 어깨뼈를 위로 올리고 앞톱니근의 아래쪽 근섬유 또한 어깨뼈를 아래로 내린다.)

편심성 길항근 기능

1. 어깨뼈를 뒤로 당김, 아래쪽돌림, 아래쪽내림, 위쪽올림, 가쪽기울임 그리고 위쪽기울임을 제한하고 느리게 한다.
2. 몸통의 내밈, 위쪽올림 그리고 아래쪽내림을 제한하고 느리게 한다.

등척성 안정화 기능

1. 어깨뼈를 안정화시킨다.
2. 갈비뼈우리(rib cage)를 안정화시킨다.

등척성 안정화 기능 노트

• 앞톱니근의 어깨뼈 기능의 안정화는 특히 어깨뼈가 건강한 자세를 유지하는 데에 중요하다. 앞톱니근은 어깨뼈의 가쪽기울임(익상)과 위쪽기울임을 예방하는 가장 중요한 근육이다.

작용에 대한 추가적인 노트

1. 일부 자료들은 앞톱니근의 맨 위 근섬유는 어깨뼈를 아래쪽돌림과 가쪽기울임을 할 수 있다고 서술한다.
2. 앞톱니근이 갈비뼈우리를 움직이면서 호흡에 관여하는지 아닌지에 대한 논쟁(controversy)이 있다. 앞톱니근의 갈비뼈부착점을 고려하면 보조호흡(accessory respiratory) 작용을 하는 것처럼 보인다.
3. 어깨갈비관절에서 어깨뼈 위의 앞톱니근 당김은 복장빗장관절의 빗장뼈에도 영향을 준다.

신경지배

□ 긴가슴신경(long thoracic nerve)
  □ **C5**, C6, C7

동맥공급

□ 등쪽 어깨동맥(빗장밑동맥의 가지)과 가쪽 가슴동맥(겨드랑동맥의 가지)
  □ 그리고 위쪽 가슴동맥(겨드랑동맥의 가지)

촉진

1. 대상자를 바로 눕게 하고 어깨관절의 팔을 90° 굽히게(손이 천장 쪽을 가리키도록) 한 뒤, 촉진하는 손을 겨드랑주름(axillary folds)의 앞쪽과 뒤쪽 사이에 있는 몸통 가쪽 갈비뼈우리벽(rib cage wall)에 위치시킨다.
2. 대상자가 천장 쪽으로 손을 밀게 하여 어깨뼈를 뻗게 하고 앞톱니근의 수축을 느낀다. 저항을 추가해도 된다.
3. 위치시킨 다음, 앞톱니근의 가능한 한 앞쪽(큰가슴근의 밑) 그리고 뒤쪽(넓은 등근과 어깨뼈의 밑)까지 따라가서 촉진한다.

다른 구조와의 관계 (Relationship to other structures)

□ 뒤쪽 관점에서 보면, 앞톱니근의 대부분은 어깨뼈와 넓은등근보다 깊은 곳에 놓여있다. 앞쪽 관점에서 보면, 대부분의 근육은 큰가슴근과 작은가슴근보다 깊은 곳에 놓여 있다.
□ 앞톱니근은 몸통에서 배바깥빗근을 만나는 앞가쪽면에 위치한다.
□ 앞톱니근의 갈비뼈부착점(갈비뼈)의 가장 아래 4~5번 갈래(slips)는 배바깥빗근과 서로 맞물린다.
□ 어깨밑근의 옆에(앞에) 앞톱니근이 놓여 있다.
□ 앞톱니근은 나선 근막경선(spiral line myofascial meridian)에 위치한다.

앞톱니근(Serratus Anterior) *(계속)*

기타(Miscellaneous)

1. 톱니 모양은 톱니 나이프의 형태로 만들어져 각각의 갈비뼈에 붙어있는 것에서 유래했다.
2. 잘 발달되어 있는 사람의 경우 앞톱니근이 서있는 자세에서 앞가쪽 몸통에 갈비뼈처럼 보인다.
3. 앞톱니근은 세 부분으로 고려될 수 있다. 첫 번째 부분은 1, 2번 갈비뼈에서 어깨뼈의 위쪽 각까지, 두 번째 부분은 2, 3번 갈비뼈에서 어깨뼈 중간 가장자리의 길이까지, 그리고 세번째 부분은 4~9번 갈비뼈에서 어깨뼈 아래각까지이다. 앞톱니근의 세 번째 부분(가장 아랫부분)이 가장 강하다.
4. 앞톱니근은 어깨뼈의 앞쪽 부분에서[나선 근막경선(spiral line myofascial meridian)의 부분으로] 마름근과 연결된다. 이 연결 때문에, 마름근과 앞톱니근은 때때로 *마름톱니근육(rhomboserratus muscle)*으로 언급된다. 마름톱니근육군은 어깨뼈의 자세를 유지하고 균형을 잡는 사슬(sling)로 기능한다.

작은가슴근(Pectoralis Minor) ☐

작은가슴근이라는 이름은 이들 근육이 가슴 부위에 위치하고 있다는 것과 작다(큰가슴근보다 작다)는 것을 말해 준다.

☐ **어원**

Pectoralis: 라틴어, *가슴(chest)*

Minor: 라틴어, *더 작은(smaller)*

☐ **발음**

PEK-to-ra-lis

MY-nor

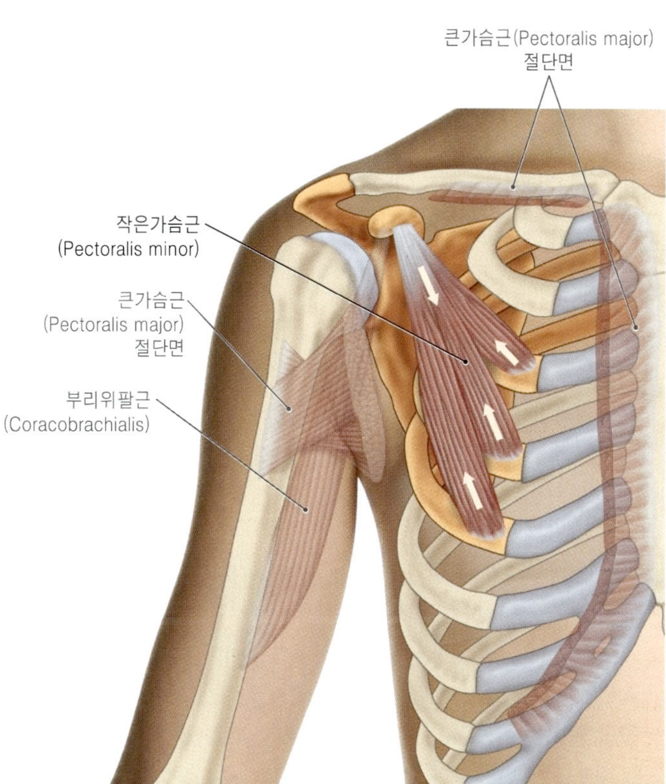

그림 4-8. 오른쪽 작은가슴근의 앞쪽면. 부리위팔근과 큰가슴근의 절단면은 희미하게 보인다.

부착점(Attachments)

☐ 3~5번 갈비뼈*에서부터*

☐ 어깨뼈의 부리돌기(coracoid process)

  ☐ 안쪽면*까지*

기능(Functions)

동심성(단축성) 작용근 작용

표준 작용근 작용	반대 작용근 작용
☐ **1. 어깨갈비관절의 어깨뼈를 내민다**	☐ **1. 복장빗장관절과 갈비척추관절에서 3~5번 갈비뼈를 올린다.**
☐ **2. 어깨갈비관절에서 어깨뼈를 아래로 내린다.**	
☐ **3. 어깨갈비관절에서 어깨뼈를 아래쪽으로 돌린다.**	
☐ 4. 어깨갈비관절에서 어깨뼈를 가쪽으로 기울인다.	
☐ 5. 어깨갈비관절에서 어깨뼈를 위쪽으로 기울인다.	

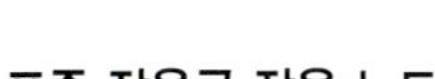

표준 작용근 작용 노트

- 작은가슴근은 뒤쪽으로 어깨뼈부터 앞쪽으로 갈비뼈에 (근섬유들이 수평으로 주행하면서) 붙는다. 작은가슴근이 수축할 때 어깨뼈를 앞쪽으로 가슴우리부착점을 당긴다. 그러므로 작은가슴근은 어깨갈비관절에서 어깨뼈를 내민다(벌린다)(작용 1).
- 작은가슴근은 위쪽으로 어깨뼈부터 아래쪽으로 갈비뼈에 (근섬유들이 수직으로 주행하면서) 붙는다. 작은가슴근이 수축할 때 어깨뼈는 아래쪽으로 가슴우리부착점 방향으로 당겨진다. 그러므로 작은가슴근은 어깨갈비관절에서 어깨뼈를 아래로 내린다(작용 2).
- 작은가슴근이 수축하고 어깨뼈의 부리돌기가 당겨질 때 부리돌기가 아래쪽과 가쪽으로 당겨지고, 어깨뼈아래각이 올라가고 안쪽으로 움직이는 방법으로 어깨뼈를 돌린다. 이런 돌림은 어깨뼈의 관절오목(glenoid fossa)이 아래를 향하기 때문이다. 그러므로 작은가슴근은 어깨갈비관절에서 어깨뼈를 아래쪽으로 돌린다(작용 3).
- 어깨갈비관절에서 어깨뼈의 아래 돌림은 작은가슴근을 동원하고 촉진하기 가장 좋은 관절 움직임이다(작용 3).
- 가쪽기울임은 몸벽으로부터 어깨뼈의 안쪽 가장자리까지 멀리 가져가는 어깨뼈의 움직임이다. 해부학적인 자세에서 어깨뼈는 최대한 안쪽으로 기울어져 있어야 한다. 작은가슴근이 수축되고 어깨뼈를 당길 때 부리돌기를 앞에서 안쪽으로 당기게 되어 뒤쪽의 몸벽으로부터 어깨뼈의 안쪽 가장자리가 멀어지게 당긴다. 팽팽(tight)한 작은가슴근은 *날개뼈(winged scapula)*라는 일반 용어로 알려진 어깨뼈의 가쪽기울임을 초래할 수 있다. Note: 어깨뼈의 가쪽기울임은 어깨뼈의 안쪽돌림으로도 알려져 있다(작용 4).
- 위쪽기울임은 어깨뼈의 아래각이 몸벽에서 멀어지도록 하는 어깨뼈의 움직임이다. 해부학적인 자세에서 어깨뼈는 충분히 아래쪽으로 기울어져 있어야 한다. 작은가슴근이 수축되고 어깨뼈가 당겨질 때 작은가슴근은 부리돌기를 앞쪽 아래로 당기게 되고, 이것은 어깨뼈의 아래각을 위쪽으로 들어올려 뒤쪽 몸벽으로부터 멀어지게 한다(작용 5).

반대 작용근 작용 노트

- 작은가슴근은 위쪽으로 어깨뼈부터 아래쪽으로 갈비뼈에 (근섬

작은가슴근(Pectoralis Minor) (계속)

유가 수직으로 주행하면서) 붙는다. 어깨뼈가 고정되고 작은가슴근이 수축할 때 어깨뼈 방향으로 갈비뼈를 위로 당긴다. 그러므로 작은가슴근은 복장갈비과 갈비척추관절에서 3~5번 갈비뼈를 올린다. 작은가슴근이 어깨뼈의 5가지 움직임을 수행하지만, 갈비뼈에서 단 한 가지의 반대 작용(올림)만 가능하다(반대 작용 1).

- 갈비뼈의 올림은 가슴안(thoracic cavity)과 폐의 부피를 증가하는 데 도움을 준다. 그러므로 작은가슴근은 흡기근육이다(반대 작용 1).

움직임

1. 작은가슴근은 빗면에서 하나의 당김선을 가지고 있기 때문에, 어깨갈비관절에서 어깨뼈를 내밈, 내림, 아래로 돌림, 가쪽기울임 그리고 위쪽기울임을 결합한 하나의 움직임을 만든다.

편심성 길항근 기능

1. 어깨뼈의 뒤당김, 올림, 위쪽으로 돌림, 안쪽기울임 그리고 아래쪽기울임을 제한하고 느리게 한다.
2. 3~5번 갈비뼈를 내리는 것을 제한하고 느리게 한다.

등척성 안정화 기능

1. 어깨뼈를 안정화시킨다.
2. 3~5번 갈비뼈를 안정화시킨다.

작용에 대한 추가적인 노트

1. 어깨갈비관절의 어깨뼈에서 작은가슴근의 당김은 복장빗장관절의 빗장뼈에도 영향을 미친다.

신경지배

- ☐ 안쪽과 가쪽 가슴근신경(medial an lateral pectoral nerves)
  - ☐ C5, C6, **C7**, **C8**, T1

동맥공급

- ☐ 가슴봉우리동맥(thoracoacromial trunk)의 가슴근가지(겨드랑동맥의 가지)
  - ☐ 그리고 뒤갈비사이동맥(posterior intercostal arteries; 대동맥의 가지)과 가쪽가슴동맥(겨드랑동맥의 가지)

촉진

1. 대상자는 편안하게 손을 허리에 대고 앉는다. 촉진하는 손가락을 어깨뼈의 부리돌기(coracoid process) 바로 아래에 놓는다.
2. 대상자에게 허리에 올린 손을 뒤쪽으로 들어서 떼라고 요청하고 작은가슴근의 수축을 느낀다.
3. 근육의 전체를 촉진한다.

다른 구조와의 관계 (Relationship to other structures)

- ☐ 작은가슴근은 큰가슴근보다 깊은 곳에 있다.
- ☐ 작은가슴근보다 깊은 곳에는 앞톱니근과 가슴우리가 있다.
- ☐ 작은가슴근의 위쪽부착점은 부리돌기이다. 위팔두갈래근의 짧은 갈래와 부리위팔근은 또한 어깨뼈의 부리돌기에 부착한다.
- ☐ 작은가슴근은 깊은앞팔선 근막경선(deep front arm line myofascial meridian)에 위치해 있다.

기타(Miscellaneous)

1. 작은가슴근은 종종 2번 갈비뼈에 붙어 있다.
2. 신경의 팔신경얼기(brachial plexus)와 빗장밑동맥(subclavian artery)과 정맥은 작은가슴근과 가슴우리 사이에 끼여 있다. 그러므로 이것은 신경들과 혈관들의 일반적인 포착(entrapment) 부위이다. 만약 작은가슴근이 팽팽해지면 혈관과 신경들은 압박받게 될 수 있고, 이런 이상을 *작은가슴근증후군(pectoralis minor syndrome)*이라고 부른다[*가슴문증후군(thoracic outlet syndrome)*의 4가지 형태 중 하나이다].
3. *둥근 어깨*는 어깨뼈가 내밀어지고(벌려지고) 어깨갈비관절에서 내려가고 오목위팔관절에서 팔뼈가 안쪽으로 돌아간 일반적인 자세이상(postural condition)이다. 작은가슴근의 작용인 어깨뼈 내밈(protraction)과 내림(depression)을 고려하면 작은가슴근이 팽팽해질 때 그들은 이런 이상을 확실히 유발시킬 수 있다. Note: 둥근 어깨는 *위교차증후군(upper crossed syndrome)*으로 알려진 일반적인 자세변형패턴의 부분이다. 위교차증후군은 또한 증가된 가슴척주뒤굽음과 앞쪽으로 나온 머리(내밈)를 포함한다.
4. 둥근 어깨로 인한 작은가슴근의 팽팽함은 빗장뼈를 1번 갈비뼈 방향으로 떨어뜨려 이 두 뼈 사이의 공간[갈비빗장공간(costoclavicular space)]이 감소하는 데에 기여할 수 있다. 신경의 팔얼기신경과 빗장밑동맥과 정맥이 이 공간을 지나는 것을 고려하면, 이들은 아마 충돌할(impinged) 것이다. 이것을 *갈비빗장증후군(costoclavicular syndrome)*이라고 부른다(*가슴문증후군*의 4가지 형태 중 하나이다).

빗장밑근(Subclavius) □

빗장밑근이라는 이름은 이 근육이 빗장뼈 밑(아래쪽)에 있다는 것을 말해 준다.

□ **어원**

Sub: 라틴어. *밑(under)*

Clavius: 라틴어. *열쇠(key)*

□ **발음**

sub-KLAY-vee-us

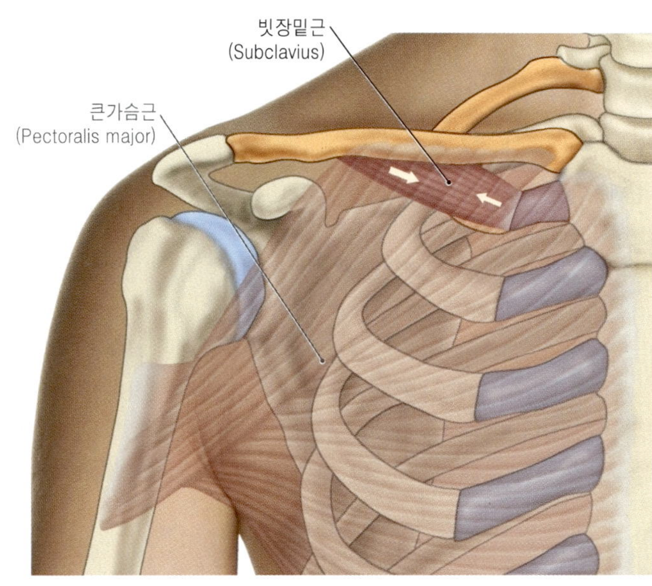

그림 4-9. 오른쪽 빗장밑근의 앞쪽면. 큰가슴근은 희미하게 보인다.

부착점(Attachments)

- □ 1번 갈비뼈(1st rib)
  - □ 갈비연골의 교차점(junction)*에서부터*
- □ 빗장뼈(clavicle)
  - □ 아래면의 중간 1/3*까지*

기능(Functions)

동심성(단축성) 작용근 작용

표준 작용근 작용	반대 작용근 작용
□ **1. 어깨빗장관절에서 빗장뼈를 내린다.**	□ **1. 복장갈비관절과 갈비척추관절에서 1번 갈비뼈를 올린다.**
□ 2. 어깨빗장관절에서 빗장뼈를 내민다	
□ 3. 어깨빗장관절에서 빗장뼈를 아래쪽으로 돌린다.	

표준 작용근 작용 노트

- 빗장밑근은 아래로 1번 갈비뼈부터 위쪽으로 빗장뼈까지 (근섬유들이 약간 수직으로 주행하면서) 붙어 있다. 1번 갈비뼈가 고정되고 빗장밑근이 수축될 때, 1번 갈비뼈를 향해 아래쪽으로 빗장뼈가 당겨진다. 그러므로 빗장밑근은 어깨빗장관절(SC joint)의 빗장뼈를 내린다(작용 1).
- 또한 빗장뼈부착점은 1번 갈비뼈부착점보다 약간 뒤쪽에 있기 때문에, 빗장밑근이 수축하면 1번 갈비뼈부착점을 향해 앞쪽으로 빗장뼈를 당긴다. 그러므로 빗장밑근은 어깨빗장관절에서 빗장뼈를 내민다(작용 2).
- 빗장밑근이 수축할 때, 앞아래쪽 방향으로 빗장뼈를 당겨 빗장뼈의 앞면이 아래쪽을 향하도록 만든다(빗장밑근의 당김은 빗장뼈의 축보다 앞에 있기 때문에 빗장뼈를 돌린다). 그러므로 빗장밑근은 어깨빗장관절에서 빗장뼈를 아래쪽으로 돌린다. Note: 빗장뼈는 해부학적인 자세에서 충분히 아래쪽으로 돌려져 있으므로 빗장밑근은 처음에 위쪽으로 돌려진 빗장뼈를 아래쪽으로 돌려야 한다(작용 3).
- 빗장뼈와 어깨뼈가 종종 하나의 단위로 움직이는 것을 고려하면, 빗장밑근이 어깨빗장관절의 빗장뼈를 움직일 때, 이것은 또한 어깨갈비관절의 어깨뼈의 같은 움직임을 만들어낸다(작용 1, 2, 3).

반대 작용근 작용 노트

- 빗장밑근은 위쪽으로 빗장뼈부터 아래쪽으로 1번 갈비뼈까지 붙어 있다. 빗장뼈가 고정되어 있고 빗장밑근이 수축할 때 빗장뼈를 향해 1번 갈비뼈를 위쪽으로 당긴다. 그러므로 빗장밑근은 복장갈비와 갈비척추관절에서 1번 갈비뼈를 올린다(반대 작용 1).
- 갈비뼈를 올리는 것은 가슴안(thoracic cavity)의 부피를 증가시키므로 폐에 도움을 준다. 따라서 빗장밑근은 흡기에 도움을 줄 수 있다(반대 작용 1).

움직임

1. 빗장밑근은 빗면에서 하나의 당김선을 가지고 있으므로, 어깨빗장관절에서 빗장뼈의 내림, 내밈 그리고 아래쪽돌림의 결합된 하나의 움직임을 만든다.

편심성 길항근 기능

1. 빗장뼈의 올림, 뒤당김 그리고 위쪽돌림을 제한하고 느리게 한다.
2. 첫번째 갈비뼈 내림을 제한하고 느리게 한다.

등척성 안정화 기능

1. 빗장뼈와 1번 갈비뼈를 안정화시킨다.
2. 간접적으로 어깨뼈를 안정화시킨다.

빗장밑근(Subclavius) *(계속)*

등척성 안정화 기능 노트

- 많은 문헌에서 빗장밑근의 주요 기능은 오목위팔관절의 팔의 움직임 동안 빗장뼈를 안정화시키는 것이라고 서술한다. 이것의 안쪽부터 가쪽 수평의 당김선이 복장뼈자루(manubrium of the sternum) 안에 빗장뼈 안쪽끝을 유지하는 것에 도움을 준다.

작용에 대한 추가적인 노트

1. 빗장밑근에 대한 이곳에 나열된 빗장밑근의 작용들은 이 근육이 붙어 있는 뼈에 당김선을 기반으로 가정한 것이다. 빗장밑근이 수축하기 위해 동원되는지 아닌지에 대한 근전도 증거는 논쟁이 있으며 불명확하다. 그러므로 정확히 이 근육이 어떤 작용을 수행하는지, 언제 그 작용들을 수행하는지에 관해서는 상당한 논란이 존재한다.
2. 복장빗장관절에서 빗장밑근이 빗장뼈를 당기는 것은 어깨관절에서 어깨뼈도 함께 움직이게 한다.

신경지배

- ☐ 팔신경얼기(brachial plexus)로부터 나온 신경
  - ☐ C5, C6

동맥공급

- ☐ 가슴봉우리동맥(thoracoacromial trunk)의 빗장뼈가지(겨드랑동맥의 가지)와 어깨뼈위동맥(갑상목동맥의 가지)

촉진

1. 대상자를 바로 눕게 하고 팔을 안쪽으로 돌리고 (큰가슴근이 이완되고 느슨해지도록) 몸의 옆쪽에 편하게 놓고, 촉진하는 손가락을 빗장뼈의 중간 1/3보다 살짝 아래에 위치시킨다.
2. 이제 손가락을 빗장뼈 아래로 구부리고 빗장뼈의 아래쪽면에 대하여 빗장밑근을 느낀다.
3. 빗장밑근을 수축하기 위해서 대상자가 팔이음뼈(shoulder girdle)를 내리게 하고 빗장밑근의 수축을 느낀다.

다른 구조와의 관계 (Relationship to other structures)

- ☐ 빗장뼈와 1번 갈비뼈 사이에 빗장밑근이 위치한다.
- ☐ 큰가슴근보다 깊은 곳에 빗장밑근이 위치한다.
- ☐ 빗장밑근보다 깊은 곳에 신경의 팔신경얼기와 빗장밑동맥과 정맥이 있다.
- ☐ 빗장밑근은 깊은앞팔선 근막경선(deep front arm line myofascial meridian)에 위치한다.

기타(Miscellaneous)

1. 빗장밑근에 대한 다소 일반적인 기형은 추가적으로, 혹은 빗장뼈에 붙어 있는 대신, 어깨뼈의 부리돌기(coracoid process)에 부착되어 있는 것이다.
2. 신경의 팔신경얼기와 빗장밑동맥과 정맥은 빗장뼈와 1번 갈비뼈 사이 빗장밑근보다 깊은 곳에 위치해 있다. 만약 빗장밑근이 팽팽하다면 빗장뼈와 1번 갈비뼈를 서로의 방향으로 당길 것이고, 두 뼈 사이의 공간(갈비빗장 공간)을 줄이게 되며 신경혈관구조(neurovascular structures)가 압박될 수 있다. 이 위치에서 이 신경 및 혈관들이 포착(entrapment)되었을 때, 이것을 *갈비빗장 증후군(costoclavicular syndrome)*이라고 부른다(*가슴문증후군*의 4가지 형태 중 하나이다).

복습 문제(Review questions)

1. 머리와 목에서 위등세모근의 돌림작용은 무엇인가?

2. 위등세모근을 관통하는 신경은 무엇인가? 만약에 이 신경이 압박된다면 어떤 증상을 경험하게 되는가?

3. 마름근을 촉진하는 동안 이 근육들을 수축하게 하는 가장 최적의 관절 움직임은 무엇인가?

4. 둥근 어깨의 흔한 자세이상(postural condition)에서 마름근의 역할을 설명하라.

5. 어깨뼈의 위쪽기울임을 설명하라. 어떤 근육(들)이 이 움직임에 기여하는가?

6. 통증유발점으로 착각할 수 있는 근섬유의 꼬임을 힘살의 중간 부위 정도에 포함하는 어깨뼈 근육은 무엇인가?

7. 앞톱니근의 갈비뼈 부착 부위는 무엇인가?

8. 어깨뼈를 안쪽기울임(가쪽돌림)하는 앞톱니근의 작용과 관련하여 앞톱니근의 중요성에 대해서 설명하라.

9. 만약에 있다면 작은가슴근이 호흡에서 하는 역할은 무엇인가?

10. 빗장밑근의 부착점이 어떻게 되는가? 이 정보를 고려하면 이 근육이 과도하게 팽팽(tightness)해졌을 때 유발할 수 있는 잠재적인 문제점은 무엇인가?

복습 문제의 정답은 책의 마지막 부분에서 확인할 수 있다.

생각해 보기(Think it through)

이 장의 근육들은 어깨뼈 안정화근육을 모두 나열하였다. 이렇게 많은 근육들이 어깨뼈 안정화로써 기능할 수 있는 이유는 무엇인가?

제 5 장

오목위팔관절의 근육
(Muscles of the Glenohumeral Joint)

evolve http://evolve.elsevier.com/Muscolino/muscular

목차(Chapter Outline)

5

목적(Objectives)

이 장을 마친 후 학생들은 이 장에서 다룬 각 근육에 대해 다음을 수행할 수 있어야 한다.

1. 일반적인 구조를 설명하라.
2. 일반적인 기능을 설명하라.
3. 부착점들을 서술하라.
4. 표준 작용근 작용을 서술하라.
5. 반대 작용근 작용을 서술하라.
6. 근육이 가진 당김선과 만들어내는 움직임들을 논의하라.
7. 편심성 길항근 기능을 서술하라.
8. 등척성 안정화 기능을 서술하라.
9. 신경지배를 서술하라.
10. 동맥공급을 서술하라.
11. 촉진을 위한 시작 자세를 대해 설명하라.
12. 촉진하는 단계를 설명하라.
13. 다른 신체 구조와 근육의 관계에 대해 논의하라.
14. 촉진, 평가 및 임상적 결정을 도와주는 추가적인 정보에 대해 논의하라.

개요(Chapter Overview)

이 장에서 다루는 근육들은 보통 오목위팔관절(glenohumeral joint)의 움직임과 관련된 핵심적인 기능을 한다. 몸에 있는 다른 근육들이 오목위팔관절을 움직일 수 있지만 그 근육의 주요 기능은 일반적으로 다른 관절과 관련되어 있기 때문에 다른 장에 배치하였다. 위팔두갈래근(biceps brachii), 위팔세갈래근(triceps brachii)이며 제6장에서 다뤄진다.

구조의 개요(Overview of structure)

- 구조적으로 오목위팔관절의 근육은 다양하다. 그 중 2개는 크고 광범위한 근육으로 몸통의 근위부쪽에서 시작하고 오목위팔관절을 지나 위팔뼈 위에 부착하는 길을 만든다. 2개 중 하나는 큰가슴근으로 앞쪽에 있으며, 다른 하나는 넓은등근으로 뒤쪽에 있다. 오목위팔관절의 나머지 근육들은 어깨뼈(또는 빗장뼈)에서 위팔뼈로 부착하기 위해 주행한다. 이런 근육들은 어깨세모근(deltoid), 부리위팔근(coracobrachialis), 큰원근(teres major) 그리고 돌림근띠군(rotator cuff group)이 포함된다.
- 더 크고 얕은 곳에 있는 근육들은 움직임을 만들기 위해 우선적으로 중요하다. 더 깊고, 더 작은 근육, 특히 돌림근띠군 근육은 우선적으로 오목위팔관절에서 위팔뼈의 머리를 안정화하는 기능을 한다.

목적(Objectives) *(계속)*

기능의 개요(Overview of function)

작용에 대한 다음의 일반적인 규칙들은 오목위팔관절의 기능적인 근육군을 위해 서술될 수 있다. 만약 근섬유가 수직 방향으로 오목위팔관절을 앞쪽으로 가로지르면, 이는 어깨뼈를 향해 팔의 앞쪽면을 움직임으로써 오목위팔관절에서 팔을 굽힐 수 있다.

- 만약 근육이 수직 방향으로 오목위팔관절을 뒤쪽으로 가로지르면, 이는 어깨뼈 방향으로 팔의 뒤쪽면을 움직임으로써 오목위팔관절에서 팔을 펼 수 있다.
- 만약 근육이 오목위팔관절을 가쪽(관절의 위쪽, 가장 위)으로 가로지르면, 이는 오목위팔관절에서 어깨뼈 방향으로 팔의 가쪽면을 움직이면서 팔을 벌릴 수 있도록 한다.
- 만약 근육이 오목위팔관절을 안쪽(그 관절 중심의 아래쪽, 밑쪽)으로 가로지르면, 이는 오목위팔관절에서 어깨뼈 방향으로 팔의 안쪽면을 움직이면서 팔을 모을 수 있도록 한다.
- 팔의 안쪽돌림근들은 안쪽부터 가쪽, 앞쪽까지 오목위팔관절의 위팔뼈 주변을 감싼다.
- 팔의 가쪽돌림근들은 안쪽부터 가쪽으로, 오목위팔관절의 뒤쪽까지 위팔뼈를 감싼다.
- 이런 표준 작용근 작용의 반대 작용은 오목위팔관절에서 위팔뼈에 대한 어깨뼈의 상대적인 움직임을 포함한다(어깨갈비관절에서 어깨뼈는 가슴우리에 대해서도 상대적으로 움직일 것이다). 이러한 반대 작용은 보통 어깨뼈의 돌림이나 기울임 작용이다.

□ 오목위팔관절과 팔이음뼈 근육들의 뒤쪽면 (Posterior View of the Muscles of the Glenohumeral Joint and Shoulder Girdle Region)

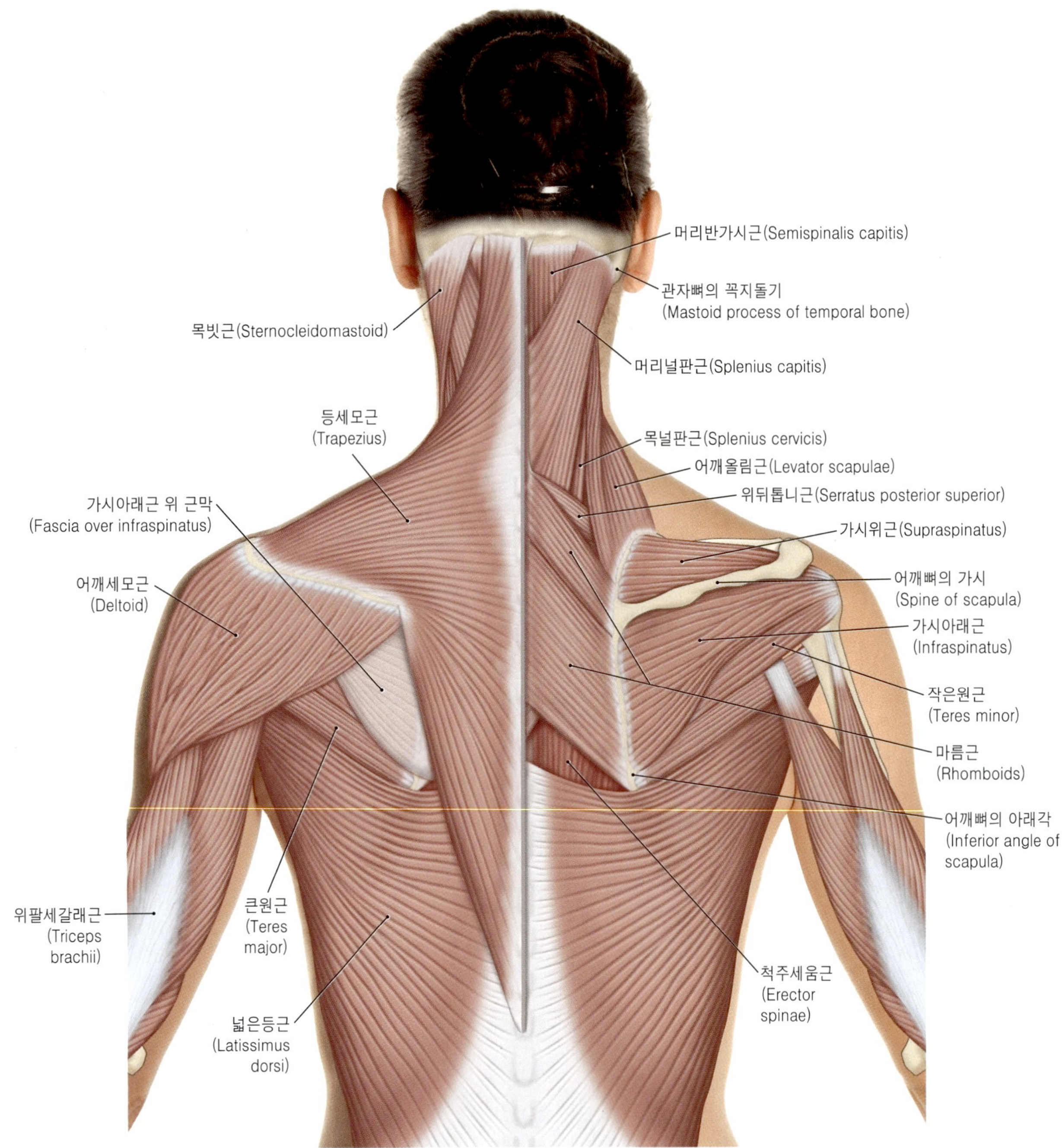

그림 5-1. 왼쪽은 얕은층이고, 오른쪽은 깊은층(어깨세모근, 등세모근, 목빗근과 가시아래근 근막이 제거되었다)이다.

오목위팔관절과 팔이음뼈 근육들의 앞쪽면 (Anterior View of the Muscles of the Glenohumeral Joint and Shoulder Girdle Region)

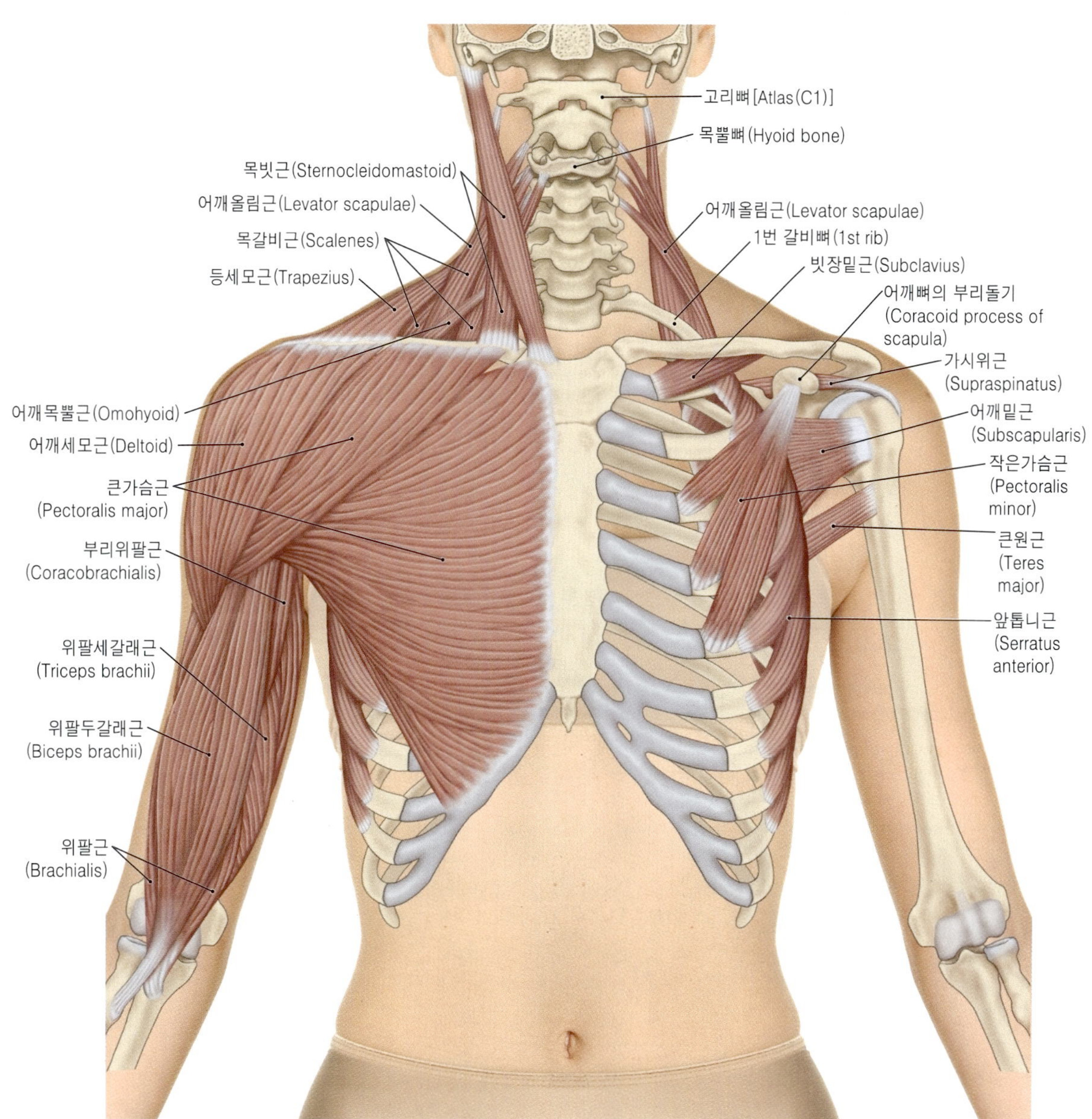

그림 5-2. 오른쪽은 얕은층이고, 왼쪽은 깊은층(어깨세모근, 큰가슴근, 등세모근, 목빗근, 목갈비근, 어깨목뿔근과 팔의 근육들은 제거되었다)이다.

□ 오목위팔관절 근육들의 뒤쪽면과 앞쪽면 (Posterior and Anterior Views of the Muscles of the Glenohumeral Joint)

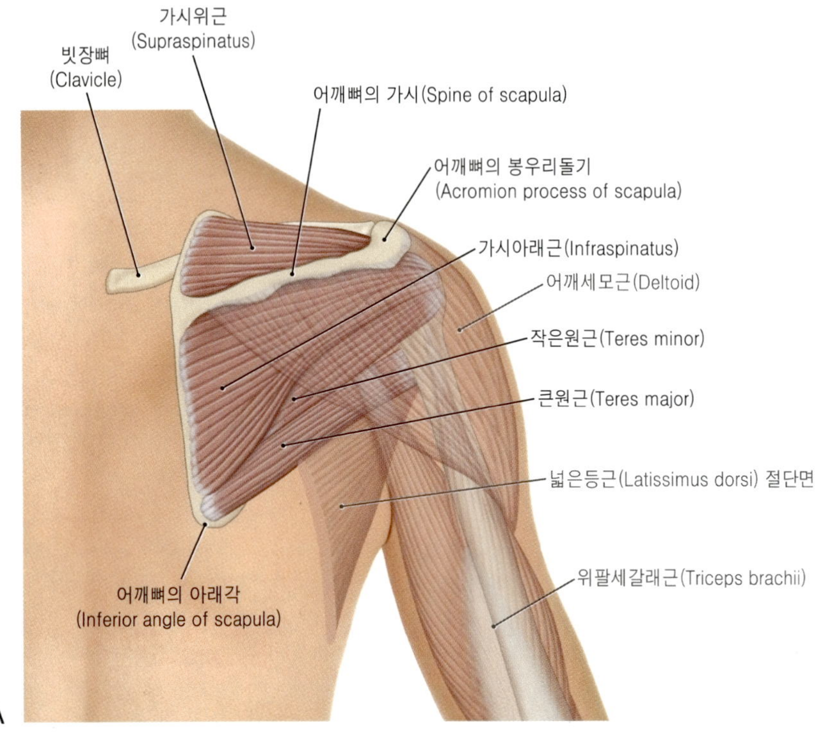

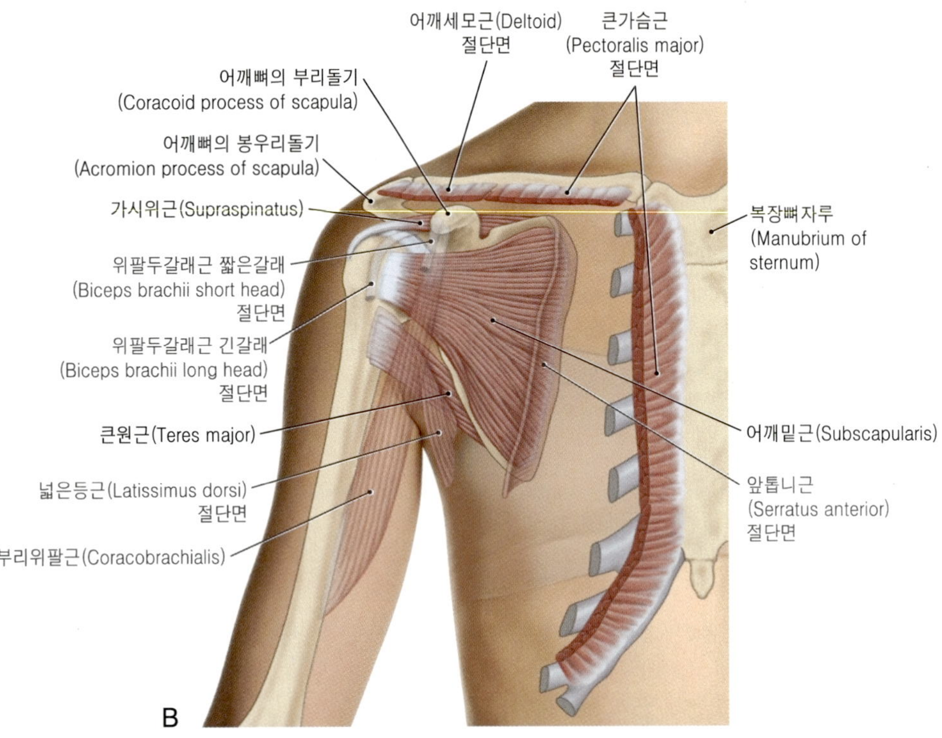

그림 5-3. **A**, 뒷면. 어깨세모근, 위팔세갈래근과 넓은등근이 희미하게 보인다. **B**, 앞쪽면. 가슴우리는 제거되었다. 부리위팔근은 희미하게 보인다.

오른쪽 오목위팔관절의 이마면 단면의 앞쪽면 (Anterior View of a Frontal Plane Section through the Right Glenohumeral Joint)

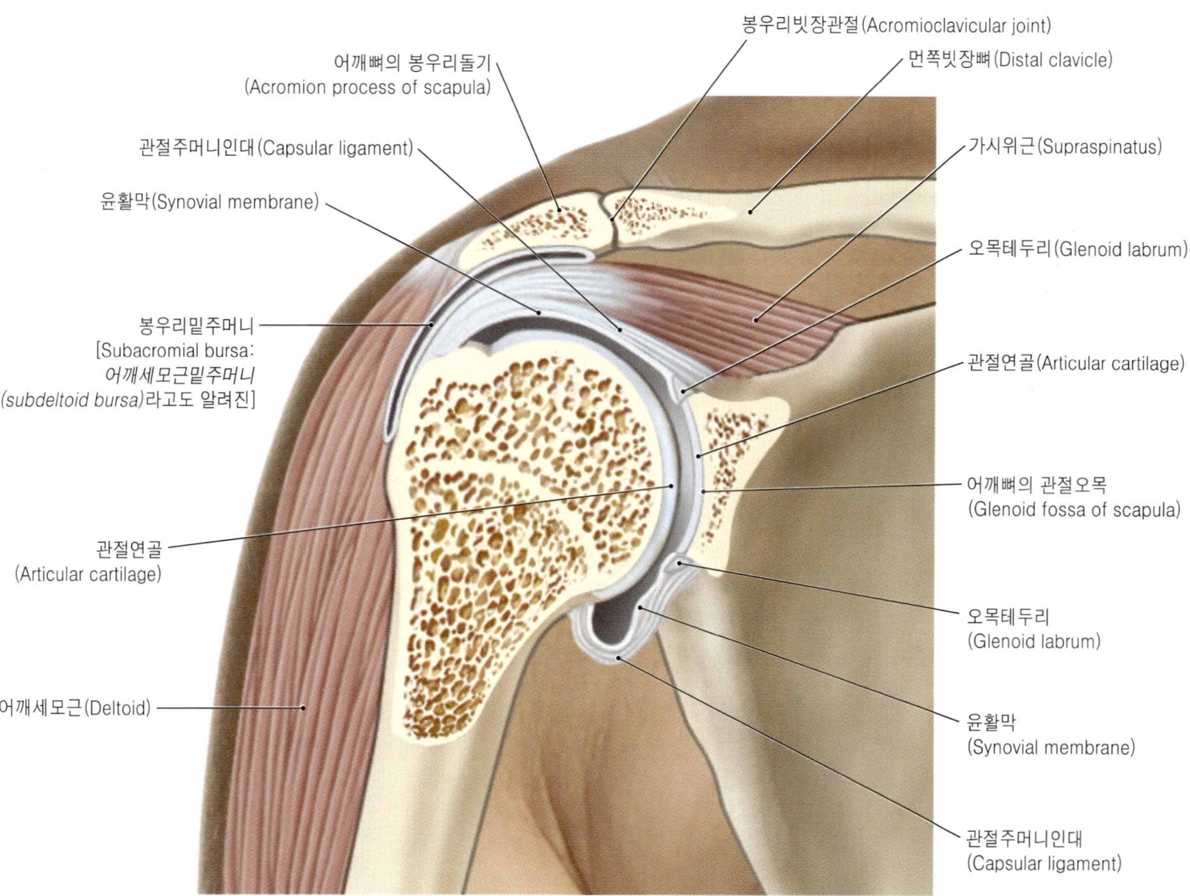

그림 5-4.

□ 목, 팔이음뼈 그리고 몸통 근육들의 오른쪽 가쪽면 (Right Lateral Views of the Muscles of the Neck, Shoulder Girdle, and Trunk Regions)

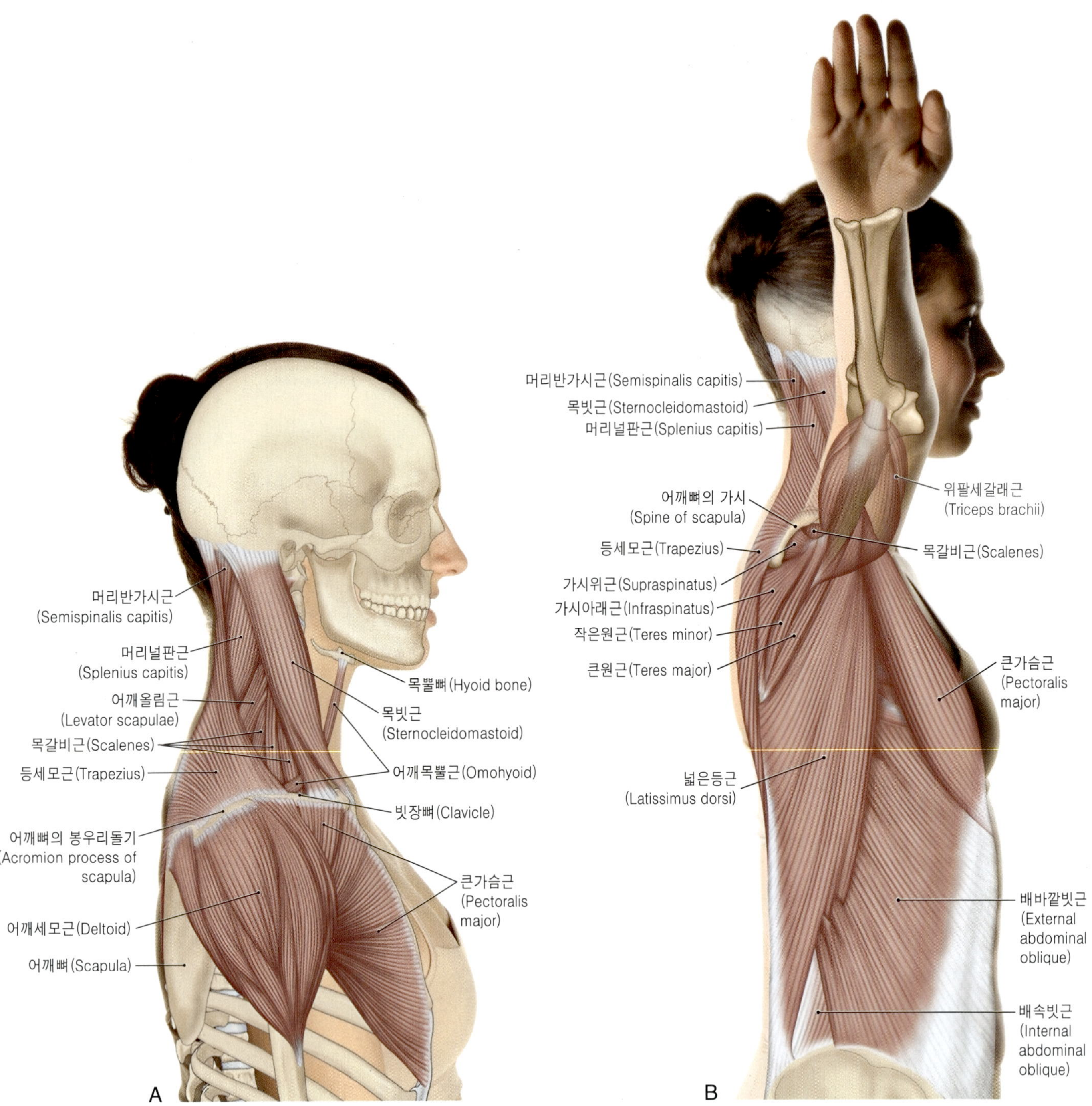

그림 5-5. A, 해부학적 자세. B, 팔이 벌어져 있다. 위팔세갈래근은 희미하게 보인다.

어깨세모근(Deltoid) □

어깨세모근이라는 이름은 이 근육의 모양이 그리스 문자 델타(Δ)와 비슷한 삼각형 모양이라는 것을 말해 준다.

□ **어원**
Delta: 그리스어. *델타(Δ) 문자*
Oid: 그리스어. *유사(resemblance)*

□ **발음**
DEL–toid

부착점(Attachments)

□ 가쪽빗장뼈, 봉우리돌기, 어깨뼈의 가시
  □ 빗장뼈 가쪽의 1/3*에서부터*

□ 위팔뼈의 어깨세모근거친면(deltoid tuberosity)*까지*

기능(Functions)

동심성(단축성) 작용근 작용

표준 작용근 작용	반대 작용근 작용
□ 1. 오목위팔관절에서 팔을 벌린다(전체근육).	□ 1. 오목위팔관절과 어깨갈비관절에서 어깨뼈를 아래쪽으로 돌린다.
□ 2. 오목위팔관절에서 팔을 굽힌다(앞어깨세모근).	□ 2. 몸통을 같은쪽으로 돌린다.
□ 3. 오목위팔관절에서 팔을 안쪽으로 돌린다(앞어깨세모근).	
□ 4. 오목위팔관절에서 팔을 수평으로 굽힌다(앞어깨세모근).	
□ 5. 오목위팔관절에서 팔을 편다(뒤어깨세모근).	□ 3. 몸통을 반대쪽으로 돌린다.
□ 6. 오목위팔관절에서 팔을 가쪽으로 돌린다(뒤어깨세모근).	
□ 7. 오목위팔관절에서 팔을 수평으로 편다(뒤어깨세모근).	

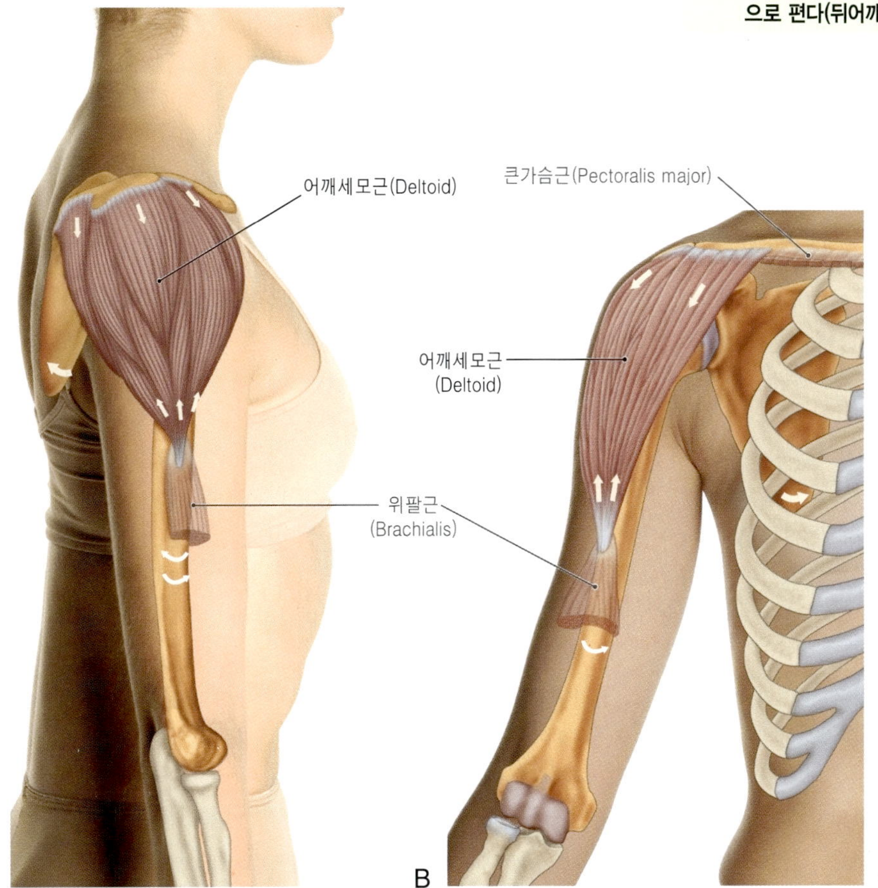

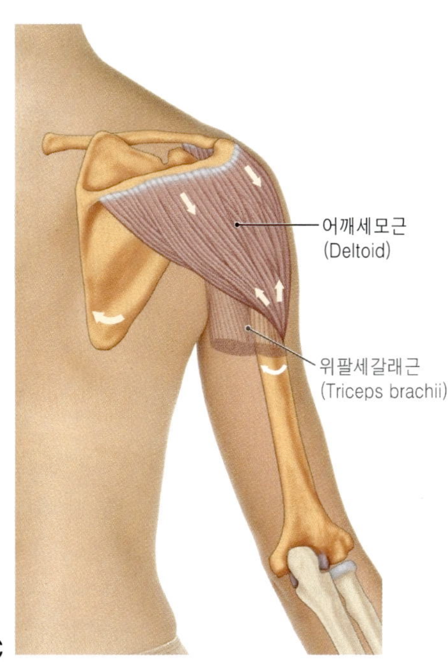

그림 5-6. 오른쪽 어깨세모근. A, 옆쪽면. 위팔근의 몸쪽 끝은 희미하게 보인다. B, 앞쪽면. 큰가슴근과 위팔근의 몸쪽끝은 희미하게 보인다. C, 뒤쪽면. 위팔세갈래근의 몸쪽 끝은 희미하게 보인다.

어깨세모근(Deltoid) *(계속)*

표준 작용근 작용 노트

- 어깨세모근은 가쪽면에서 오목위팔관절의 가장 윗부분을 가로지른다(근섬유들은 이마면에서 수직으로 주행한다). 오목위팔관절에서 팔을 벌린다. 어깨세모근의 앞과 뒤쪽 부분은 오목위팔관절에서 팔을 벌릴 수 있지만, 중간어깨세모근의 근섬유가 이 작용에 최고의 당김선을 가진다(작용 1).
- 전체 관절가동범위 동안 어깨세모근은 오목위팔관절에서 팔을 벌릴 수 있지만, 어깨세모근의 활성도는 90°와 120° 사이에서 가장 강하다(작용 1).
- 앞·뒤어깨세모근의 가장 아래근섬유들은 오목위팔관절 움직임의 축 아래로 지나기 때문에 오목위팔관절에서 팔을 모을 수 있다(작용 1).
- 앞어깨세모근은 오목위팔관절 앞쪽을 가로지른다(근섬유들은 시상면에서 수직으로 주행한다). 오목위팔관절에서 팔을 굽힌다. 앞어깨세모근은 오목위팔관절에서 팔의 굽힘을 하는 주요 작용근으로 간주된다(작용 2).
- 중간어깨세모근은 어깨뼈가 시상면 방향으로 이마면에서 대략 30~35°로 향하고 있기 때문에 팔을 굽히는 요소를 가진다(작용 2).
- 앞어깨세모근은 빗장뼈 안쪽으로부터 위팔뼈의 더 가쪽까지 오목위팔관절의 앞쪽으로 가로지른다(근섬유들은 가로면에서 약간 수평으로 주행한다). 하지만 이것은 먼저 위팔뼈의 면에 붙기보다는 위팔뼈 주변을 둘러싸고 어깨세모근거친면(deltoid tuberosity)에 붙는다. 그러므로 앞어깨세모근이 수축할 때 위팔뼈의 앞쪽면은 안쪽으로 돌아간다. 이런 움직임은 오목위팔관절에서 팔의 안쪽돌림이라고 불린다(작용 3).
- 팔이 먼저 90° 벌려져 있으면 앞어깨세모근의 근섬유는 오목위팔관절의 앞쪽에 수평 방향으로 배열된다. 위팔뼈부착점이 빗장뼈부착점을 향해 당겨지면 팔은 몸의 정중선을 향해 수평과 앞쪽으로 움직인다. 이 움직임을 오목위팔관절에서 팔의 수평굽힘(또는 수평모음)이라고 부른다(작용 4).
- 앞어깨세모근은 오목위팔관절에서 팔의 강력한 수평굽힘근이다. 실제로, 이 움직임이 앞어깨세모근을 촉진할 때 중간·뒤어깨세모근과 분리하고 활성시키기에 가장 좋은 작용이다(작용 4).
- 뒤어깨세모근은 오목위팔관절을 뒤쪽으로 가로지른다(근섬유들은 시상면에서 수직으로 주행한다). 오목위팔관절에서 팔을 편다(작용 5).
- 뒤어깨세모근은 안쪽으로 어깨뼈로부터 더 가쪽으로 위팔뼈까지 오목위팔관절을 뒤쪽으로 가로지른다(근섬유들은 가로면에서 약간 수평으로 주행한다). 하지만 뒤어깨세모근은 이것이 도달하는 위팔뼈의 첫 번째 닿는 부분에 부착하지 않고 세모근거친면(deltoid tuberosity)에 부착하기 위해서 위팔뼈 주변을 둘러싼다. 그러므로 뒤어깨세모근이 수축할 때 위팔뼈의 앞쪽면은 가쪽으로 돌아간다. 이 움직임은 오목위팔관절에서 팔의 가쪽돌림으로 불린다(작용 6).
- 팔이 먼저 90° 벌려져 있을 때 뒤어깨세모근의 근섬유는 오목위팔관절의 뒤 수평 방향으로 배열된다. 위팔뼈부착점이 어깨뼈의 가시부착점 방향으로 당겨질 때 팔은 몸의 정중선으로부터 멀어지는 수평, 뒤쪽 방향으로 움직인다. 이 움직임은 오목위팔관절에서 팔의 수평폄(또는 수평벌림)이라 불린다(작용 7).
- 뒤어깨세모근은 오목위팔관절에서 팔의 강력한 수평폄 근육이다. 실제로, 이 움직임이 뒤어깨세모근을 촉진할 때 중간과 앞어깨세모근과 분리하고 수축시키기에 가장 좋은 움직임이다(작용 7).

반대 작용근 작용 노트

- 팔이 고정되고 어깨세모근이 수축할 때 어깨세모근은 어깨뼈봉우리돌기를 윗팔뼈를 향해 아래쪽으로 어깨뼈를 직접 당긴다. 그리고 가쪽빗장뼈를 당겨 어깨뼈를 간접적으로 당긴다. 이것은 어깨뼈의 아래각을 척추(vertebral column)를 향해서 위로 돌리게 만들고 관절오목을 아래로 향하게 만든다. 그러므로 어깨세모근은 오목위팔관절의 위팔뼈와 어깨갈비관절의 가슴우리에 대하여 어깨뼈를 아래쪽으로 돌린다(반대 작용 1).
- 어깨세모근에 의한 어깨뼈의 아래쪽돌림의 반대 작용은 매우 중요하다. 만약 이 움직임이 어깨세모근이 수축하여 위팔뼈를 벌릴 때 위쪽으로 돌리는 근육들(보통 위등세모근)에 의해 대항되지 못한다면, 위팔뼈머리와 어깨뼈의 어깨뼈봉우리돌기가 서로 밀착될 것이고, 돌림근띠인대와 봉우리밑주머니가 그 사이에서 충돌할 것이다(반대 작용 1).
- 만약 팔이 고정되고 앞어깨세모근이 빗장뼈를 당기면, 빗장뼈는 정상적으로 복장빗장관절에서 움직여질 것이다(내림, 아래쪽돌림 그리고 내밈으로). 하지만 만약 빗장뼈와 어깨뼈가 몸통에 고정된다면 몸통은 빗장뼈와 어깨뼈와 함께 당겨질 것이고 앞어깨세모근이 위치한 몸의 같은 방향을 향해서 돌려질 것이다. 이 작용은 오목위팔관절에서 몸통의 같은쪽돌림이라고 불릴 것이다(이것은 오목위팔관절에서 위팔뼈에 대한 어깨뼈의 움직임이며, 빗장뼈와 어깨뼈에 고정된 몸통이 어깨뼈의 움직임을 따라서 함께 움직여 몸의 같은쪽을 향해 도는 것이다(반대 작용 2).
- 팔이 고정되고 뒤어깨세모근이 어깨뼈를 당기면, 어깨뼈는 정상적으로 오목위팔관절과 어깨갈비관절에서 움직인다(아래쪽돌림과 아래쪽기울임으로). 하지만 만약 어깨뼈가 몸통에 대해서 고정된다면 몸통은 어깨뼈와 함께 당겨질 것이고 뒤어깨세모근이 위치한 몸의 반대 방향으로 돌려질 것이다. 이 작용은 오목위팔관절에서 몸통의 반대쪽돌림이라고 불린다(이것은 오목위팔관절에서 위팔뼈에 대한 어깨뼈의 움직임이고 어깨뼈에 고정된 몸통이 어깨뼈가 움직임에 따라 함께 움직여 몸의 다른 쪽을 향해 도는 것이다)(반대 작용 3).

움직임

어깨세모근은 하나 이상의 당김선을 가지고 있기 때문에, 이는 하나 이상의 움직임을 만들어 낼 수 있다.

1. 앞어깨세모근은 빗면에서 하나의 당김선을 가지고 있으므로 오목위팔관절에서 팔의 굽힘, 벌림 그리고 안쪽돌림이 결합한 하나의 움직임을 만든다.
2. 뒤어깨세모근은 빗면에서 하나의 당김선을 가지고 있고 오목위팔관절에서 팔의 폄, 벌림 그리고 가쪽돌림이 결합한 하나의 움직임을 만든다.
3. 중간어깨세모근은 기본적으로 하나의 기본면(이마면)에서 하나의 당김선을 가지고 있으므로 오목위팔관절에서 기본면 작용인 위팔 벌림 하나의 움직임을 가진다.

편심성 길항근 기능

1. 팔의 모음, 폄, 수평폄, 굽힘, 수평굽힘, 가쪽돌림 그리고 안쪽돌림을 제한하고 느리게 한다.
2. 몸통의 반대쪽돌림과 같은쪽돌림을 제한하고 느리게 한다.
3. 빗장뼈 올림, 위쪽돌림 그리고 뒤쪽당김을 제한하고 느리게 한다.
4. 어깨뼈의 위쪽돌림과 위쪽기울임을 제한하고 느리게 한다.

편심성 길항근 작용 노트

- 어깨뼈의 위쪽기울임은 어깨뼈의 아래각이 가슴우리벽에 대해서 들리는 움직임이다.

등척성 안정화 기능

1. 오목위팔관절을 안정화시킨다.
2. 어깨뼈와 빗장뼈를 안정화시킨다.

작용에 대한 추가적인 노트

1. 중간어깨세모근은 완벽하게 이마면에 있지는 않다. 오히려 이 근육은 어깨뼈면에 있고, 이는 이상적으로 이마면에 대해 대략 30~35° 앞쪽(시상면을 향해)에 있다. 그러므로 실제로 팔을 벌림으로 움직일 때 순수한 벌림이 아닌 약간의 굽힘을 동반한다. 만약 어떤 사람이 '굽은 어깨' 자세를 취한다면 중간어깨세모근이 더 시상면을 향해 있을 것이고, 이것의 움직임은 굽힘쪽으로 향해 좀 더 편향될 것이며 순수한 벌림은 더 줄어들 것이다.
2. 앞·뒤어깨세모근의 가장 아래근섬유는 오목위팔관절의 이마면 움직임에 대한 (앞·뒤쪽) 축 아래로 지나간다. 그러므로 이것의 가장 아래근섬유들은 오목위팔관절에서 팔을 모을 수 있다.

신경지배

- ☐ 겨드랑신경(axillary nerve)
  - ☐ **C5**, C6

동맥공급

- ☐ 동맥공급 앞·뒤 위팔휘돌이동맥(겨드랑동맥의 가지)
  - ☐ 그리고 가슴봉우리동맥(겨드랑동맥의 가지)의 가슴근가지와 세모근가지

촉진

1. 대상자는 앉은 채로, 어깨뼈봉우리돌기 바로 먼쪽에 촉진하는 손을 올려놓는다.
2. 대상자가 오목위팔관절에서 팔을 벌리게 하고 어깨세모근의 수축을 느낀다. 저항을 추가할 수 있다.
3. 뒤쪽 근섬유는 뒤쪽으로 앞쪽 근섬유는 앞쪽으로 어깨세모근을 계속 촉진한다. 위팔뼈의 세모근거친면(deltoid tuberosity)을 향해 먼쪽으로 모든 근섬유를 촉진한다.
4. Note: 수평굽힘은 앞쪽 근섬유 촉진을 위해 사용될 수 있고 수평폄은 뒤쪽 근섬유 촉진을 위해 사용될 수 있다.

다른 구조와의 관계 (Relationship to other structures)

- ☐ 어깨세모근은 얕은 곳에 있고 앞쪽, 가쪽 그리고 뒤쪽 어깨에서 찾을 수 있다. 이는 어깨에 특징적인 모양을 준다.
- ☐ 앞어깨세모근은 큰가슴근의 빗장뼈갈래 바로 옆에 놓여 있다. 이 두 근육 사이에는 보통 작지만 시각적으로 뚜렷한 간격이 있다.
- ☐ 뒤어깨세모근의 아래쪽은 가시아래근(infraspinatus), 작은원근(teres minor), 큰원근(teres major) 그리고 위팔세갈래근(triceps brachii)이 있다.
- ☐ 다음 근육들은 모두 어깨세모근보다 깊은 곳에 힘줄을 가진다: 작은가슴근, 부리위팔근과 위팔두갈래근의 짧은갈래(모두 어깨뼈의 부리돌기에 붙는다), 가시위근, 가시아래근, 작은원근 그리고 어깨밑근(돌림근띠는 위팔뼈의 큰결절과 작은결절에 붙는다). 그리고 큰가슴근, 위팔두갈래근의 긴갈래와 위팔세갈래근의 긴갈래와 가쪽갈래.
- ☐ 어깨세모근은 얕은뒤팔선 근막경선 내에 위치한다.

기타(Miscellaneous)

1. 어깨세모근은 세 부분으로 구성된다: 앞, 중간 그리고 뒤.
2. 앞어깨세모근은 오목위팔관절을 앞쪽으로 가로지르고 몸쪽으로 가쪽빗장뼈에 붙는다. 중간어깨세모근은 오목위팔관절의 가쪽으로 가로지르고 몸쪽으로 어깨뼈봉우리돌기에 붙는다. 뒤어깨세모근은 오목위팔관절을 뒤쪽으로 가로지르고 몸쪽으로 어깨뼈에 붙는다.
3. 어깨세모근의 몸쪽부착점은 등세모근의 가쪽부착점과 같다. 즉, 가쪽빗장뼈, 어깨뼈봉우리돌기 그리고 어깨뼈의 가시이다.
4. 어깨세모근이 오목위팔관절 주변에 어떻게 펼쳐지는지 확인하라.

어깨세모근(Deltoid) *(계속)*

이것은 오목위팔관절을 앞쪽, 가쪽 그리고 뒤쪽을 가로지른다. 이 방향은 엉덩관절의 중간볼기근의 방향과 비슷하다. 그러므로 두 근육 모두 그들의 각 관절에서 같은 움직임을 수행할 수 있다. 어깨세모근은 오목위팔관절에서 팔을 벌림, 굽힘, 폄 그리고 안쪽·가쪽으로 돌린다. 중간볼기근은 엉덩관절에서 넙다리를 벌림, 굽힘, 폄 그리고 안쪽·가쪽으로 돌린다.

5. 어깨세모근의 앞·뒤근섬유는 세로 모양이다(깃 모양이 아닌). 중간근섬유는 뭇깃 모양(multipennate)이다.
6. 이것이 깃 모양이기 때문에 중간어깨세모근은 (이마면에서) 안정화를 위한 기능을 더 많이 한다. 세로 모양(깃 모양이 아닌)의 앞과 뒤의 근섬유는 (시상면에서) 움직임을 위한 기능을 보다 많이 한다.

부리위팔근(Coracobrachialis) ☐

부리위팔근이라는 이름은 이 근육이 부리돌기(coracoid process)와 위팔(brachium, arm)과 관련이 있다는 것을 말해 준다. 그러므로 이것의 부착점은 어깨뼈의 부리돌기(coracoid process)와 위팔뼈에 있다.

☐ **어원**

Coraco: 그리스어. *어깨뼈의 부리돌기를 나타낸다.*

Brachialis: 라틴어. *팔을 나타낸다.*

☐ **발음**

KOR-a-ko-BRA-key-AL-is

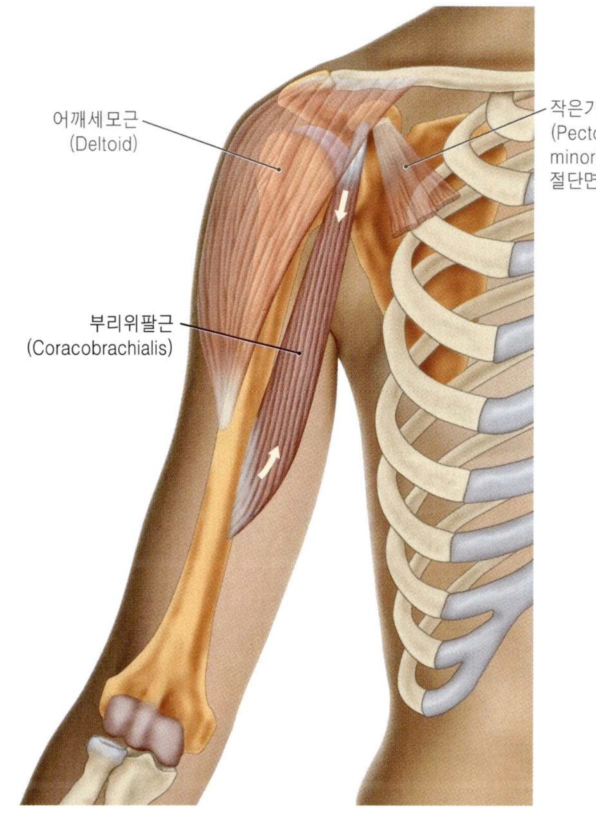

그림 5-7. 오른쪽 부리위팔근의 앞쪽면. 어깨세모근과 큰가슴근의 몸쪽끝이 희미하게 보인다.

부착점(Attachments)

☐ 어깨뼈의 부리돌기
- ☐ *꼭대기에서부터*

☐ 위팔뼈의 안쪽 대(shaft)
- ☐ *중간 1/3까지*

기능(Functions)

동심성(단축성) 작용근 작용

표준 작용근 작용	반대 작용근 작용
☐ **1. 오목위팔관절에서 팔을 굽힌다.**	☐ 1. 오목위팔관절과 어깨갈비관절에서 어깨뼈의 위쪽으로 기울인다.
☐ **2. 오목위팔관절에서 팔을 모은다.**	☐ 2. 오목위팔관절과 어깨갈비관절에서 어깨뼈의 아래쪽으로 돌린다.
☐ 3. 오목위팔관절에서 팔의 수평으로 굽힌다.	☐ 3. 오목위팔관절과 어깨갈비관절에서 어깨뼈를 내민다.

표준 작용근 작용 노트

- 부리위팔근은 오목위팔관절을 앞쪽으로 가로지른다(근섬유들은 시상면에서 수직으로 주행한다). 그러므로 이는 오목위팔관절에서 팔의 굽힘을 한다(작용 1).
- 부리위팔근은 오목위팔관절을 안쪽으로 가로지른다(근섬유들은 이마면에서 수직으로 주행한다). 그러므로 이는 오목위팔관절에서 팔을 모은다(작용 2).
- 부리위팔근은 오목위팔관절에서 팔의 강력한 수평굽힘근이다. 실제로, 저항에 대해 수평으로 팔을 굽히는 것은 부리위팔근을 수축시키고 촉진하기에 가장 효과적인 방법일 것이다(작용 3).

반대 작용근 작용 노트

- 오목위팔관절에서 팔에 대하여 어깨뼈가 움직일 때 어깨뼈는 어깨갈비관절에서 가슴우리에 대해서도 움직인다(반대 작용 1, 2, 3).
- 부리돌기가 앞쪽과 아래로 당겨지는 것은 아래각을 위쪽으로 들리도록 하고 가슴우리벽에 대해서 뒤쪽으로 들리게 한다. 어깨뼈의 아래각이 가슴우리에 대해 들리는 것은 위쪽기울임이라고 한다(반대 작용 1).
- 부리돌기가 앞쪽에서 아래와 가쪽으로 당겨지는 것은 아래각이 뒤쪽에서 위로 들리고 안쪽을 향하게 한다. 이것은 관절오목(glenoid fossa)이 아래쪽을 향하도록 만든다. 그러므로 부리위팔근은 어깨갈비관절에서 어깨뼈를 아래쪽으로 돌린다(반대 작용 2).
- 만약 팔이 굽혀진 상태에서 고정된다면 어깨뼈는 팔을 향해서 앞쪽으로 당겨질 것이다. 그러므로 이것은 내밈이다. 그러나 가동범위는 위팔뼈의 머리가 움직임의 경로를 막고 있기 때문에 상당히 제한될 것이다(반대 작용 3).

움직임

1. 부리위팔근은 빗면에서 하나의 당김선을 가지므로 오목위팔관절에서 팔의 굽힘과 모음이 결합된 하나의 움직임을 만든다.

부리위팔근(Coracobrachialis) *(계속)*

편심성 길항근 기능

1. 팔의 폄, 벌림 그리고 수평폄을 제한하고 느리게 한다.
2. 어깨뼈의 위쪽돌림, 뒤당김 그리고 아래쪽기울임을 제한하고 느리게 한다.

등척성 안정화 기능

1. 오목위팔관절을 안정화시킨다.
2. 어깨뼈를 안정화시킨다.

작용에 대한 추가적인 노트

1. 해부학적 자세에서 부리위팔근은 오목위팔관절에서 팔의 가로면 돌림을 위한 (수직)축 위의 위팔뼈에 부착한다. 그러므로 오목위팔관절이 해부학적 자세에 있을 때 부리위팔근은 돌림할 수 없다. 하지만 팔이 먼저 돌려져 있으면 부리위팔근의 당김선이 가로면 움직임을 위한 축에 대하여 상대적으로 바뀌게 된다. 만약 팔이 가쪽으로 돌려져 있다면, 부리위팔근은 해부학적 자세로 돌아오게 팔을 안쪽으로 돌릴 수 있다. 팔이 안쪽으로 돌려져 있다면, 부리위팔근은 해부학적 자세로 돌아가도록 팔을 가쪽으로 돌릴 수 있다. 그러므로 부리위팔근은 오목위팔관절에서 팔의 위치에 따라 돌림할 수 있다. 각 경우에 그것은 해부학적 자세로 돌아오도록 팔을 돌림한다. 이런 기능을 가진 근육들은 때때로 *재-회전근(de-rotators)*으로 불린다.

신경지배

- ☐ 근육피부신경(musculocutaneous nerve)
  - ☐ C5, C6, C7

동맥공급

- ☐ 위팔동맥(brachial artery)의 근육가지(muscular branches)(겨드랑동맥의 연속)
  - ☐ 앞쪽 위팔휘돌이동맥(겨드랑동맥의 가지)

촉진

1. 대상자는 팔을 90° 벌리고 가쪽으로 돌리고 앉으며, 아래팔은 약 90° 정도 굽힌다. 대상자의 팔의 대략 중간 부분의 아래 안쪽면에 촉진할 손가락을 놓는다.
2. 오목위팔관절에서 수평으로 구부리는 대상자의 팔에 저항을 주고 부리위팔근의 수축을 느낀다. (Note: 부리위팔근을 위팔두갈래근의 짧은갈래와 분간하는 것은 어려울 수 있다. 위팔두갈래근 또한 팔꿈치관절에서 아래팔을 굽히며 수축한다.)
3. Note: 정중신경(median nerve), 자신경(ulnar nerve)들 그리고 위팔동맥이 얕은 곳에 있기 때문에 안쪽팔을 촉진할 때에는 주의해야 한다.

다른 구조와의 관계 (Relationship to other structures)

- ☐ 앞쪽 관점에서 부리위팔근은 어깨세모근과 큰가슴근보다 깊은 곳에 놓여 있다.
- ☐ 몸쪽으로 부리위팔근은 위팔두갈래근의 짧은갈래 안쪽으로 놓여 있다. 먼쪽으로 부리위팔근은 위팔두갈래근의 짧은갈래보다 깊은 곳에 있다.
- ☐ 부리위팔근은 위팔근과 위팔세갈래근(안쪽 갈래)의 부착점 사이 안쪽면에 있는 윗팔뼈의 몸통에 부착한다.
- ☐ 부리위팔근의 몸쪽부착점은 어깨뼈의 부리돌기이다. 위팔두갈래근의 짧은갈래와 작은가슴근 또한 부리돌기에 붙는다.
- ☐ 부리위팔근은 깊은앞팔선 근막경선에 위치한다.

기타(Miscellaneous)

1. 부리위팔근의 몸쪽부착점은 위팔두갈래근 짧은갈래의 몸쪽부착점과 섞인다.
2. 근육피부신경은 부리위팔근을 통과한다.

큰가슴근(Pectoralis Major) ☐

큰가슴근이라는 이름은 이들 근육이 가슴(pectoral, chest) 부위에 위치하고 있다는 것과 크다(major)는 것을 말한다(작은가슴근보다 크다).

☐ **어원**

Pectoralis: 라틴어, *가슴(chest)*

Major: 라틴어, *더 큰*

☐ **발음**

PEK-to-ra-lis

MAY-jor

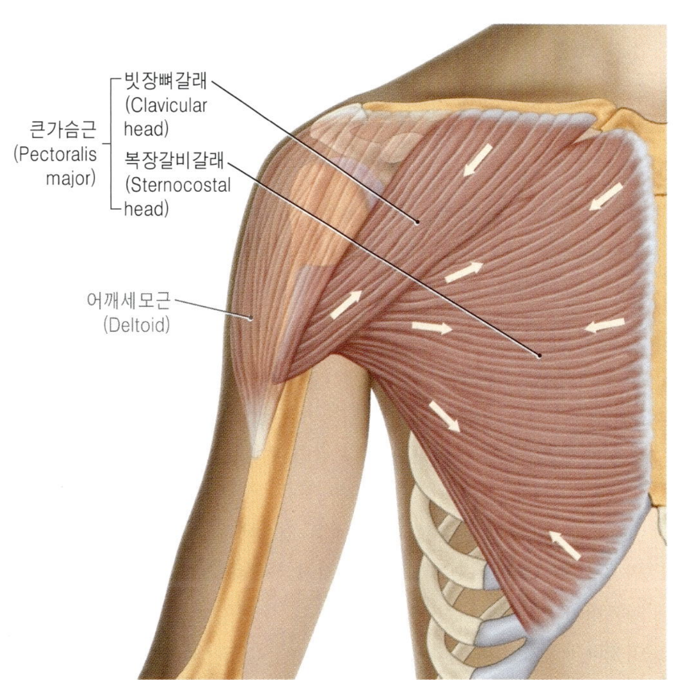

그림 5-8. 오른쪽 큰가슴근의 앞쪽면. 어깨세모근은 희미하게 보인다.

부착점(Attachments)

☐ **빗장뼈(clavicle) 안쪽, 복장뼈(sternum) 그리고 1~7번 갈비뼈의 갈비연골(costal cartilages)**

☐ 빗장뼈의 안쪽 1/2과 배바깥빗근의 널힘줄*에서부터*

☐ **위팔뼈의 두갈래근고랑(bicipital groove)의 가쪽입술(lateral lip)***까지*

기능(Functions)

동심성(단축성) 작용근 작용

표준 작용근 작용	반대 작용근 작용
☐ **1. 오목위팔관절에서 팔을 모은다.**	☐ 1. 몸통을 가쪽으로 편위(deviate)시킨다.
☐ **2. 오목위팔관절에서 팔을 안쪽으로 돌린다.**	
☐ **3. 오목위팔관절에서 팔을 굽힌다.**	☐ 2. 척추관절에서 몸을 굽힌다.
☐ **4. 오목위팔관절에서 팔을 편다.**	☐ 3. 몸통을 앞쪽으로 평행이동시킨다.
☐ 5. 오목위팔관절에서 팔을 벌린다.	☐ 4. 오목위팔관절과 어깨갈비관절에서 어깨뼈를 아래쪽으로 돌린다.
☐ 6. 오목위팔관절에서 팔을 수평으로 굽힌다.	☐ 5. 몸통을 같은쪽으로 돌린다.
☐ 7. 어깨갈비관절에서 어깨뼈를 내민다.	
☐ 8. 어깨갈비관절에서 어깨뼈를 뒤로 당긴다.	
☐ 9. 어깨갈비관절에서 어깨뼈를 아래로 내린다.	☐ 6. 몸통을 올린다.

표준 작용근 작용 노트

- 큰가슴근은 몸통 안쪽부터 위팔뼈 가쪽까지 오목위팔관절 앞쪽으로 가로지른다(근섬유는 이마면에서 수평으로 주행하고 오목위팔관절 중심 아래로 가로지른다). 큰가슴근이 수축할 때, 이는 위팔뼈를 몸통을 향해 안쪽으로 당긴다. 그러므로 큰가슴근은 오목위팔관절에서 팔을 모은다. 모음은 복장갈비갈래에 의해 주요하게 수행되고, 이 근섬유는 좀 더 수평 방향으로 향해 있고 이마면 내에 위치해 있다(작용 1).
- 큰가슴근은 몸통부터 위팔뼈까지 오목위팔관절을 앞쪽으로 가로지른다. 하지만 큰가슴근은 위팔뼈의 가장 안쪽면에 붙는 것이 아니라 위팔뼈 주변을 감싸며 두갈래근고랑의 가쪽입술에 붙는다(근섬유들은 가로면에서 수평으로 주행한다). 큰가슴근이 수축했을 때 이것은 위팔뼈부착점을 뒤안쪽으로 당겨 팔의 앞쪽면이 안쪽을 향하게 한다. 그러므로 큰가슴근은 오목위팔관절의 위팔뼈를 안쪽으로 돌린다. 안쪽돌림은 복장갈비갈래에 의해 주요하게 수행되고, 이 근섬유는 좀 더 수평 방향으로 향하며 가로면에 위치해 있다(작용 2).
- 큰가슴근의 빗장뼈갈래는 다소 수직으로 주행하는 근섬유와 함께 오목위팔관절을 앞쪽으로 가로지른다. 그러므로 그것은 오목위팔관절에서 팔을 굽힌다. 큰가슴근의 빗장뼈갈래는 대략 60°의 자세까지만 팔을 굽힐 수 있다(작용 3).
- 큰가슴근의 복장빗장뼈갈래는 오목위팔관절을 다음과 같이 가로지른다(근섬유들은 시상면에서 주행한다). 만약 팔이 이미 굽힘 자세에 있다면, 이 근섬유들은 팔을 가슴 쪽으로 다시 돌아오도록 앞·뒤로 당길 수 있다. 그러므로 큰가슴근은 오목위팔관절에

큰가슴근(Pectoralis Major) (계속)

서 팔을 펼 수 있다. 큰가슴근은 해부학적 자세를 넘어서는 오목위팔관절에서 팔을 펼 수 없다(작용 4).

- 만약 팔이 대략 100° 벌림 되거나 그 이상의 자세에 있다면 큰가슴근 빗장뼈갈래의 당김선이 상대적으로 오목위팔관절에 대하여 관절 중심의 아래에서부터 위쪽으로 이동하게 되고, 이는 오목위팔관절 팔의 모음작용에서 벌림작용으로 변하게 한다(작용 5).
- 팔이 먼저 90° 벌림 되어 있을 때, 큰가슴근의 근섬유는 오목위팔관절의 앞쪽으로 놓여 있고 오목위팔관절에서 팔을 강력하게 수평굽힘(수평모음) 하는 힘을 만들어 낼 수 있다(작용 6).
- 큰가슴근이 팔을 당길 때, 만약 어깨뼈가 팔뼈에 고정되면 어깨뼈 또한 움직여질 것이고 어깨갈비관절에서 움직일 것이다. 위팔의 굽힘과 안쪽돌림으로 당겨지는 힘은 결과적으로 어깨뼈를 내밈 시킬 수 있다. 위팔에 대한 폄의 당기는 힘은 어깨뼈를 뒤당김(retraction) 시킬 수 있다. 만약 팔이 머리 위에 있다면, 가슴방향으로 팔뼈와 어깨뼈가 당겨지는 것은 어깨뼈를 아래로 내리도록 할 수 있을 것이다. Note: 이것은 빗장뼈가 복장빗장관절에서의 같은 움직임을 수행하도록 할 것이다(작용 7, 8, 9).
- 어깨뼈의 내밈은 밀고 던지는 움직임을 수행할 때 특히 중요하다. 어깨뼈의 뒤당김은 당기는 움직임에서 중요하다(작용 7, 8).

반대 작용근 작용 노트

- 팔에 대하여 몸이 움직이는 반대 근작용은 만약 어깨뼈가 몸통에 대하여 고정되어 있으면 오목위팔관절에서 발생할 수 있고(몸통과 어깨뼈가 팔에 대해 하나의 단위로 움직임), 만약 어깨뼈가 위팔뼈에 대해 고정되어 있다면 어깨갈비관절에서 발생할 수 있다(몸통이 하나의 단위인 어깨뼈·팔에 대해서 움직임)(반대 작용 1, 2, 3, 5, 6).
- 팔에 대하여 몸이 움직이는 반대 근작용은 종종 앉은 자세에서 장애인용 손잡이[장애인용 바(handicap bars)]를 사용하여 스스로를 당겨 올리는 사람들이나 난간을 이용해서 계단을 스스로 당겨 올라가는 사람들에게서 종종 수행된다(반대 작용 1, 2, 3, 5, 6).
- 만약 팔이 벌림 움직임에서 고정된다면, 큰가슴근은 이마면에서 팔쪽을 향해 몸통을 가쪽으로 당길 수 있다. 이것은 같은쪽 팔방향으로 몸이 가쪽편위되는(deviating) 결과를 초래한다(반대 작용 1).
- 만약 팔이 고정되어 있다면 큰가슴근의 빗장뼈갈래는 위팔뼈를 향해 몸통을 아래쪽으로 당길 수 있다. 이것은 척추관절에서 몸통의 굽힘을 만들어 낸다[뿐만 아니라 오목위팔관절에서 위팔뼈에 대해서 어깨뼈가 (몸통과 함께) 움직인다](반대 작용 2).
- 만약 팔이 굽혀지고 고정된 자세라면 복장갈비뼈갈래는 위팔뼈부착점을 향해 앞쪽으로 몸통을 당길 수 있다(반대 작용 3).
- 팔이 고정되어 있고 큰가슴근이 수축할 때 이것은 빗장뼈를 당기고 어깨뼈봉우리를 위팔뼈를 향해 아래로 당김으로써 간접적으로 어깨뼈를 당긴다. 이것은 관절오목(glenoid fossa)을 아래방향으로 향하게 한다. 그러므로 큰가슴근은 오목위팔관절에서 위팔뼈와 어깨갈비관절의 가슴우리에 대해 어깨뼈를 아래쪽으로 돌린다(반대 작용 4).
- 위팔뼈가 고정되었을 때 큰가슴근은 가로면에서 팔을 향해 몸통을 당길 수 있다. 이것은 위팔뼈부착점을 향해서 몸통이 같은쪽으로 돌림하는 결과를 초래할 것이다(반대 작용 5).
- 고정된 몸통에 대해서 어깨뼈가 내려가는 반대 작용(큰가슴근이 위팔뼈를 당기는 것을 통해)은 어깨뼈를 향해 몸통을 위로 당겨 올리는 것이다(반대 작용 6).

움직임

큰가슴근은 하나 이상의 당김선을 가지기 때문에 하나 이상의 움직임을 만들 수 있다.

1. 큰가슴근의 복장갈비갈래는 빗면에서 하나의 당김선을 가지고, 오목위팔관절에서 팔의 모음과 안쪽돌림이 결합된 하나의 움직임을 만든다(그리고 팔이 굽혀진 상태에서는 팔의 폄이 나타난다).
2. 큰가슴근의 빗장뼈갈래는 빗면에서 하나의 당김선을 가지므로 오목위팔관절에서 팔의 모음, 안쪽돌림 그리고 굽힘의 결합된 하나의 움직임을 만든다.

편심성 길항근 기능

1. 팔의 벌림, 가쪽돌림, 폄, 수평폄, 굽힘 그리고 모음을 제한하고 느리게 한다.
2. 어깨뼈의 뒤당김, 내밈, 올림 그리고 위쪽돌림을 제한하고 느리게 한다.
3. 반대쪽돌림, 폄, 반대편 가쪽편위, 뒤쪽평행이동, 그리고 몸통 내림을 제한하고 느리게 한다.

등척성 안정화 기능

1. 오목위팔관절을 안정화시킨다.
2. 빗장뼈와 어깨뼈를 안정화시킨다.

작용에 대한 추가적인 노트

1. 큰가슴근과 넓은등근은 몸부터 팔까지 붙어 있는 크고 강력한 근육이다. 이 두 근육은 서로 오목위팔관절에서 팔을 모으고 안쪽으로 돌린다는 점에서 팔의 근작용에 대해 협력작용을 한다. 그들은 서로 시상면의 팔의 근작용에 대해서 협력작용과 대항작용을 모두 한다. 큰가슴근의 복장갈비갈래는 오목위팔관절에서 팔을 펴고, 빗장뼈갈래는 오목위팔관절에서 팔을 굽히며, 넓은등근은 오목위팔관절에서 팔을 편다.

신경지배

☐ 안쪽·가쪽가슴근신경(medial and lateral pectoral nerves)

☐ **C5**, C6, **C7**, C8, T1

동맥공급

- ☐ 가슴봉우리동맥의 가슴가지(겨드랑동맥의 가지)
  - ☐ 그리고 뒤갈비사이동맥(posterior intercostal arteries: 대동맥의 가지)과 가쪽가슴동맥(lateral thoracic artery: 겨드랑동맥의 가지)

촉진

1. 대상자는 앉은 상태로 오목위팔관절를 90° 벌림 하여 팔을 올린다. 촉진하는 손을 큰가슴근 힘살에 올려놓는다.
2. 대상자는 저항에 대하여 수평굽힘을 하고 큰가슴근의 수축을 느낀다.
3. 큰가슴근의 몸통부착점을 향해 안쪽과 위쪽으로 그리고 위팔뼈부착점을 향해 먼쪽으로 큰가슴근을 계속하여 촉진한다.
4. Note: 조직의 *앞겨드랑이선(anterior axillary fold)*은 큰가슴근에 의해 만들어진다.

다른 구조와의 관계 (Relationship to other structures)

- ☐ 큰가슴근은 가슴의 얕은 곳에 있다.
- ☐ 작은가슴근과 빗장밑근뿐만 아니라 부리위팔근의 몸쪽 부착 부위와 위팔두갈래근의 짧은갈래와 긴갈래도 큰가슴근보다 깊은 곳에 있다.
- ☐ 큰가슴근 빗장뼈갈래의 가쪽에는 앞쪽 어깨세모근이 있다.
- ☐ 큰가슴근은 얕은앞쪽팔선(superficial front arm line), 앞기능선(front functional) 근막경선(myofascial meridians)에 위치해 있다.

기타(Miscellaneous)

1. 큰가슴근을 구분하는 방식은 자료마다 다르다. 어떤 자료는 빗장뼈, 복장뼈, 갈비뼈와 복근갈래를 가진다고 구분하고, 다른 자료는 복장과 갈비갈래를 복장빗장갈래로 보며, 또 다른 자료는 복근갈래를 완전히 생략하기도 한다. 이를 어떻게 나누는지와 관계없이, 큰가슴근이 서로 다르게 어깨관절을 가로지르는 위근섬유와 아래근섬유를 가지고 있으며, 따라서 오목위팔관절에서 다른 근작용을 가진다는 것을 깨닫는 것이 가장 중요하다.
2. 큰가슴근의 위팔뼈부착점을 향해 큰가슴근은 층을 가진다. 빗장뼈의 근섬유는 가장 얕은 곳(앞)에 있고, 복장뼈의 근섬유는 빗장뼈의 근섬유보다 깊이 있으며, 갈비와 복근섬유는 가장 깊은 곳(가장 뒤)에 있다.
3. 빗장뼈의 근섬유는 위팔뼈의 더 먼쪽에 붙고 복장갈비뼈의 근섬유는 위팔뼈의 더 몸쪽에 붙는다.
4. 큰가슴근 복장갈비뼈갈래의 근섬유는 꼬여 있고, 따라서 위쪽근섬유는 위팔뼈에서 더 먼쪽으로 붙으며 아래쪽근섬유는 위팔뼈에서 더 몸쪽으로 붙는다. Note: 넓은등근의 근섬유는 또한 꼬여 있어서 위쪽근섬유는 위팔뼈의 먼쪽에 붙고 아래쪽근섬유는 위팔뼈의 몸쪽에 붙는다.
5. 손을 하늘로 들어서 팔을 180° 벌리게 되면, 큰가슴근 근섬유의 꼬임은 없어진다. 위팔뼈에 가장 먼쪽에 붙어 있는 몸통의 위쪽근섬유는 위팔뼈의 '높은 곳'에 붙고, 위팔뼈에 가장 몸쪽에 붙어 있는 몸통의 아래쪽근섬유는 위팔뼈의 '낮은 곳'에 붙는다.
6. 큰가슴근은 앞쪽으로 겨드랑(겨드랑선)과 가장자리를 이루는 조직의 *앞겨드랑선(anterior axillary fold)*의 대부분을 구성한다.

□ 넓은등근(Latissimus Dorsi; LAT)

넓은등근이라는 이름은 이 근육이 등의 넓은 근육이라는 것을 말해 준다.

□ 어원
Latissimus: 라틴어. *폭넓은(wide)*
Dorsi: 라틴어. *등의(of the back)*

□ 발음
la-TIS-i-mus
DOOR-si

부착점(Attachments)

- □ **T7~L5의 가시돌기, 엉치뼈뒤쪽(sacrum), 뒤쪽엉덩뼈능선(iliac crest)**
  - □ 모든 등허리근막을 경유
  - □ 가장 아래 3~4개 갈비뼈와 어깨뼈의 아래쪽 각(inferior angle of the scapula)*에서부터*
- □ **위팔뼈의 두갈래근고랑(bicipital groove)의 안쪽입술(medial lip)***까지*

기능(Functions)

동심성(단축성) 작용근 작용

표준 작용근 작용	반대 작용근 작용
□ **1. 오목위팔관절에서 팔을 안쪽으로 돌린다.**	□ 1. 척추관절에서 골반과 몸통을 반대쪽으로 돌린다.
□ **2. 오목위팔관절에서 팔을 모은다.**	□ 2. 허리엉치관절에서 같은 방향 골반을 올린다.
□ **3. 오목위팔관절에서 팔을 편다.**	□ 3. 허리엉치관절에서 골반을 앞쪽으로 기울이고 척추관절에서 몸통을 편다.
□ 4. 어깨갈비관절에서 어깨뼈를 내린다.	□ 4. 몸통을 올린다.

그림 5-9. 오른쪽 넓은등근의 뒤쪽면.

표준 작용근 작용 노트

- 넓은등근은 안쪽으로 골반과 몸통으로부터 가쪽으로 위팔뼈까지 오목위팔관절을 가로지른다(근섬유들은 가로면에서 약간 수평으로 주행한다). 그러나 넓은등근은 그것이 도달하는 위팔뼈에 먼저 붙지 않고 어깨뼈의 앞쪽면 주변을 둘러싸며 위팔뼈의 두갈래근고랑(bicipital groove)의 안쪽입술(medial lip)에 붙는다. 넓은등근이 수축할 때, 이는 두갈래근고랑(bicipital groove)의 안쪽입술(medial lip)을 뒤안쪽으로 당겨 위팔뼈의 앞쪽면이 안쪽을 바라보도록 만든다. 그러므로 넓은등근은 오목위팔관절에서 팔을 안쪽으로 돌린다(작용 1).
- 넓은등근은 몸통의 안쪽부터 가쪽으로 위팔뼈까지 오목위팔관절의 뒤쪽으로 가로지른다(근섬유들은 이마면에서 수평으로 주행한다). 가쪽부착점인 위팔뼈가 안쪽부착점인 몸통을 향해 당겨질 때, 위팔뼈는 중심선을 향해 당겨진다. 따라서 넓은등근은 오목위팔관절에서 팔을 모은다(작용 2).
- 넓은등근은 오목위팔관절 뒤쪽으로 주행한다(근섬유들은 시상면에서 수직으로 주행한다). 이것은 오목위팔관절에서 팔을 편다(작용 3).
- 넓은등근은 몸통의 아래쪽부터 위팔뼈의 위쪽으로 붙는다(근섬유들은 수직으로 주행한다). 어깨뼈에 대해서 위팔뼈가 고정되고 넓은등근이 수축했을 때 위팔뼈와 어깨뼈를 아래로 당긴다. 위팔뼈가 어깨뼈에 대해 고정되었을 때 넓은등근은 어깨갈비관절에서 어깨뼈를 아래로 내린다(작용 4).
- 넓은등근은 종종 어깨뼈의 아래각에 부착점을 가지기 때문에 어

깨뼈를 직접적으로 움직이는 능력을 가진다. 몸통이 고정되어 있을 때 척추와 어깨뼈 사이에 있는 근섬유들은 어깨갈비관절에서 어깨뼈를 내림, 뒤로 당김(모음) 및 아래쪽으로 돌림 할 것이다. 팔이 고정되었을 때에는 팔과 어깨뼈 사이에 있는 근섬유들이 어깨갈비관절에서 어깨뼈를 올리고, 내밀고(벌리고), 위쪽으로 돌릴 것이다(작용 4).

반대 작용근 작용 노트

- 위팔뼈의 부착점이 고정되면, 넓은등근은 (특히 더 수평 방향을 향하는 위쪽근섬유들이) 팔쪽으로 몸통을 당기게 될 것이며, 이는 넓은등근이 몸통 앞면을 넓은등근이 부착된 몸의 반대쪽으로 향하게 한다. 그러므로 넓은등근은 척추관절에서 몸통을 반대쪽으로 돌린다(반대 작용 1).
- 위팔뼈의 부착점이 고정되면, 넓은등근은 가쪽골반을 위쪽으로 당겨지는(근섬유가 수직으로 주행하기 때문에) 허리엉치관절에서 그쪽으로 골반을 올린다. Note: 골반의 한쪽이 올라가는 것은 다른 쪽이 내려가도록 한다(반대 작용 2).
- 허리엉치관절은 많은 움직임을 허용하지 않기 때문에 골반이 올라갈 때 아래허리척추는 골반과 함께 움직일 것이고, 이는 아래허리척추가 위허리와 등척추 아래에서 가쪽굽힘을 유발한다. 고정된 상지를 향해서 몸통이 움직이는 것은 장애인용 바(handicap bar)를 사용하는 사람들에 의해 수행되는 움직임의 형태이다. 이 움직임은 오목위팔관절에서는 몸통에 어깨뼈가 고정되어 있을 때 또는 어깨갈비관절에서는 위팔뼈에 어깨뼈가 고정되어 있을 때 발생할 수 있다(반대 작용 2).
- 위팔뼈부착점이 고정되었을 때, 넓은등근은 허리엉치관절 뒤쪽으로 가로지르고 뒤쪽골반을 위쪽으로 당겨 허리엉치관절에서 골반을 앞쪽으로 기울인다(반대 작용 3).
- 척추 폄과 관련하여, 넓은등근의 근섬유들은 허리쪽에서 좀 더 수직을 향해 있기 때문에 넓은등근은 주로 허리뼈를 편다(이들은 등쪽에서는 좀 더 수평하게 향해 있다). 게다가 허리엉치관절은 많은 움직임이 허용되지 않기 때문에 골반이 앞쪽으로 기울어질 때, 아래허리척추뼈는 골반과 함께 움직일 것이고, 이는 위허리와 등척추뼈아래에서 아래허리척추뼈의 폄을 만든다(반대 작용 3).
- 팔을 몸 위쪽으로 먼저 올린 자세(그것이 굽혀지고, 펴지고, 벌려지고 모아지는 것에 상관없이)이고 넓은등근의 위팔뼈부착점이 고정되며 넓은등근을 수축하였을 때 이것은 위팔뼈 방향 위쪽으로 몸통을 당긴다(근섬유들이 수직으로 주행하기 때문이다). 그러므로 넓은등근은 어깨갈비관절에서 몸통을 들어 올린다. 어깨갈비관절에서 어깨뼈에 대하여 몸통의 이런 움직임은 어깨뼈가 팔에 고정되어야 한다. 이런 종류의 움직임은 장애인용 바(handicap bars)를 사용하거나 풀업(pull-ups) 또는 등산(mountain climbing)을 하는 사람들에게서 수행된다. 만약 몸통에 어깨뼈가 고정된다면 오목위팔관절에서 나타날 수 있다(반대 작용 4).

움직임

1. 넓은등근은 빗면에서 팔 위에 하나의 당김선을 가지고 있기 때문에 오목위팔관절에서 팔의 폄, 모음 그리고 안쪽돌림의 결합된 하나의 움직임을 만든다.
2. 골반에서 당겨지는 반대 작용에 관해서, 넓은등근이 빗면에 하나의 당김선을 가지고 있기 때문에 골반의 올림, 앞쪽기울임 그리고 반대쪽돌림의 결합된 하나의 움직임을 만든다.

편심성 길항근 기능

1. 가쪽돌림, 벌림 그리고 굽힘을 제한하고 느리게 한다.
2. 골반의 같은쪽돌림, 같은 방향으로 내림 그리고 뒤쪽으로 기울임을 제한하고 느리게 한다.
3. 몸통의 같은쪽돌림, 굽힘 그리고 내림을 제한하고 느리게 한다.
4. 어깨뼈의 올림을 제한하고 느리게 한다.

등척성 안정화 기능

1. 오목위팔관절을 안정화시킨다.
2. 척추관절을 안정화시킨다.
3. 어깨뼈를 안정화시킨다.

작용에 대한 추가적인 노트

1. 넓은등근은 수영의 크롤 수영법[crawl: 자유형 스트로(freestyle stroke)]을 위해 필요한 오목위팔관절의 모든 3가지 움직임들을 가진다. 즉, 오목위팔관절에서 팔의 폄, 모음 그리고 안쪽돌림이다. 이러한 이유 때문에 넓은등근은 종종 *수영선수의 근육(swimmer's muscle)*이라고 불린다.
2. 일부 자료들은 넓은등근이 다른 작용을 가지고 있다고 하는데, 이는 아래부착부가 고정되면 어깨뼈가 뒤당김 되고 몸통이 같은 쪽으로 돌아가며, 가슴이 펴지고 아래갈비뼈가 올라가는 것을 포함한다. 이 근육의 근섬유 방향을 고려하면 넓은등근이 이와 같은 관절 움직임을 하는 데 기여할 수 있는 것처럼 보인다.
3. 큰원근의 근섬유 방향이 넓은등근의 근섬유 방향과 비슷하다는 것을 주목해야 한다. 그들은 오목위팔관절에서 팔에 같은 작용을 한다.
4. 넓은등근과 큰가슴근은 모두 크고 몸통에서 팔까지 붙어 있는 강력한 근육들이다. 이 두 근육은 오목위팔관절의 팔이 모음 되고 안쪽으로 돌림 하는 팔의 움직임에 대해 서로 협력근으로 작용한다. 이들은 시상면의 팔 움직임에 대하여 서로 협력과 대립 작용을 한다. 넓은등근은 오목위팔관절에서 팔을 펴고, 큰가슴근의 복장갈비갈래 또한 팔을 펴지만, 빗장갈래는 오목위팔관절에서 팔을 굽힌다.

넓은등근(Latissimus Dorsi; LAT) *(계속)*

신경지배

☐ 가슴등신경(the thoracodorsal nerve)

☐ C6, **C7**, C8

동맥공급

☐ 가슴등동맥(어깨밑동맥의 가지)과 뒤갈비사이동맥의 등쪽가지(대동맥의 가지)

촉진

1. 대상자와 검사자 모두 서 있는다. 그리고 검사자는 대상자의 앞쪽 그리고 옆쪽에 선다.
2. 대상자는 그들의 손을 검사자의 어깨에 올려두고 검사자의 손을 대상자의 뒤쪽겨드랑주름에 위치시킨다.
3. 대상자가 검사자의 어깨로 저항을 제공하고 저항에 대해 오목위팔관절에서 팔을 펴고 모으게 하며, 넓은등근이 수축되는 것을 느낀다.
4. 겨드랑이에서 위팔뼈 부착부 먼쪽으로 넓은등근을 촉진하고 허리·골반부착부 아래쪽을 계속해서 촉진한다.

다른 구조와의 관계 (Relationship to other structures)

☐ 넓은등근은 약간의 부분이 아래등세모근 밑에 있는 것을 제외하면 얕은 곳에 위치해 있다.

☐ 넓은등근의 먼쪽힘줄은 큰원근의 먼쪽힘줄과 평행하게 주행한다.

☐ 큰원근과 넓은등근은 모두 위팔뼈의 두갈래근고랑(bicipital groove)의 안쪽입술(medial lip)에 붙는다. 안쪽입술에서 넓은등근이 좀 더 앞쪽에 붙고 큰원근은 바로 뒤쪽에 붙는다.

☐ 넓은등근의 갈비뼈위부착점은 배바깥빗근의 갈비뼈위부착점과 거의 수직으로 만난다(배바깥빗근과 앞톱니근의 상호교차점 아래).

☐ 허리부위에서 넓은등근 깊은 곳에 아래뒤톱니근(serratus posterior inferior), 배바깥·속빗근의 가장 뒤쪽 부착부, 척주세움근(erector spinae) 그리고 허리네모근(quadratus lumborum)이 있다.

☐ 뒤쪽 관점에서 보면, 앞톱니근은 겨드랑이 부위에서 넓은등근의 깊은(deep) 곳에 위치해 있다.

☐ 앞쪽 관점에서 보면 넓은등근의 위팔뼈 부착부는 큰가슴근, 위팔두갈래근의 짧은갈래 그리고 부리위팔근의 깊은 곳에 있다.

☐ 위팔뼈 위의 넓은등근의 먼쪽힘줄부착점은 큰원근의 위팔뼈부착점(그것의 뒤쪽)과 큰가슴근의 위팔뼈부착점(그것의 앞쪽) 사이에 있다. 이것을 기억하기 위한 속담은 '2개의 큰 근육(two major) 사이 그 여자(the lady)'이다. *여성(laty*라고 발음한다)은 넓은등근을 의미하며 *2개 큰 근육*은 큰원근과 큰가슴근을 의미한다.

☐ 넓은등근은 얕은앞팔선(superficial front arm line), 뒤기능선(back functional line) 근막경선(myofascial meridians) 안에 위치한다.

기타(Miscellaneous)

1. 넓은등근의 근섬유들은 꼬여 있으며, 위쪽근섬유들은 위팔뼈 먼쪽에 붙어 있고 아래쪽근섬유들은 위팔뼈 가까이 부착한다(큰가슴근의 복장갈비갈래 먼쪽근섬유는 꼬여 있으며, 위쪽근섬유는 가장 먼쪽위팔뼈 부착부에 붙어 있고 아래쪽근섬유는 가장 몸쪽위팔뼈 부착부에 부착한다). 큰가슴근과 유사하게, 이런 꼬임은 손바닥을 하늘로 향한 상태에서 팔을 180° 벌림 하면 사라진다.
2. 넓은등근과 큰원근은 뒤쪽겨드랑이(armpit)의 가장자리를 만드는 *뒤쪽겨드랑주름*의 대부분을 구성한다.
3. 때때로 넓은등근은 큰원근과 섞인다.
4. 넓은등근의 어깨뼈부착점은 종종 없다.
5. 넓은등근의 위팔뼈부착점이 두갈래근고랑(bicipital groove)의 안쪽입술(medial lip) 안쪽에 있기 때문에, 이것은 안쪽입술에 있는 대신 위팔뼈의 두갈래근고랑에 있는 것으로 종종 설명된다.
6. 넓은등근의 척추와 골반부착점은 모두 등허리근막을 경유하고, 근막의 한층은 등(thoracic)과 허리(lumbar) 부위의 깊은층 근육들을 덮고 있다. 등허리근막(thoracolumbar fascia)은 특히 허리 부분에서 두꺼운데, 이것은 3가지 층으로 나누어져 있고 허리 부위의 깊은 근육을 포위하고 감싸면서 결국 뒤쪽 엉덩뼈 능선(posterior iliac crest)과 허리척추의 가시돌기(spinous process)와 가로돌기(transverse process)에 부착된다.

큰원근(Teres Major) □

큰원근이라는 이름은 이 근육이 둥글고(round) 작은원근보다 크다는 것을 말해 준다.

□ **어원**

Teres: 라틴어. *둥근(round)*

Major: 라틴어. *더 큰(larger)*

□ **발음**

TE-reez

MAY-jor

부착점(Attachments)

□ 어깨뼈의 아래각(inferior angle)과 가쪽가장자리(lateral border)의 아래

□ 등쪽면의 아래 1/3*에서부터*

□ 위팔뼈의 두갈래근고랑(bicipital groove)의 안쪽입술(medial lip)*까지*

기능(Functions)

동심성(단축성) 작용근 작용

표준 작용근 작용	반대 작용근 작용
□ **1. 오목위팔관절에서 팔을 안쪽으로 돌린다.**	□ 1. 오목위팔관절과 어깨갈비관절에서 어깨뼈를 위쪽으로 돌린다.
□ **2. 오목위팔관절에서 팔을 모은다.**	
□ **3. 오목위팔관절에서 팔을 편다.**	□ 2. 오목위팔관절과 어깨갈비관절에서 어깨뼈를 아래쪽으로 기울인다.

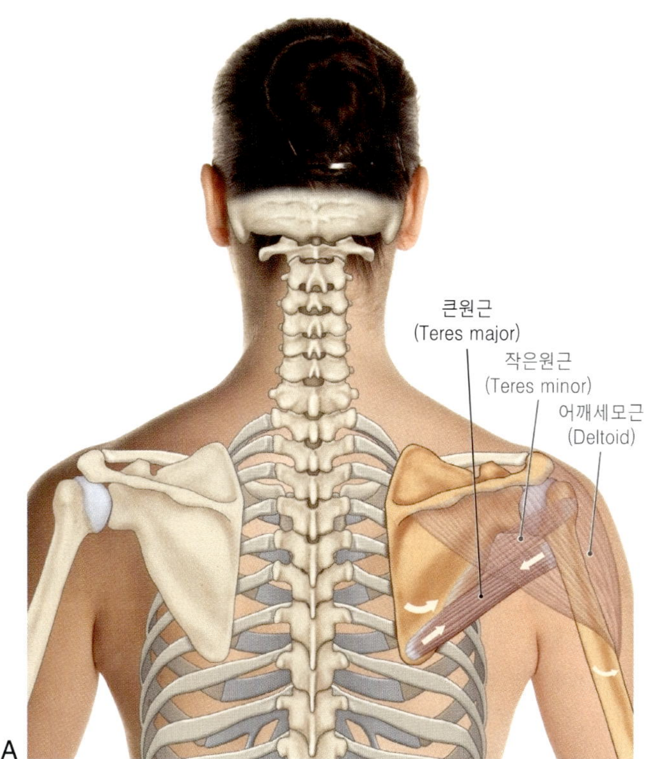

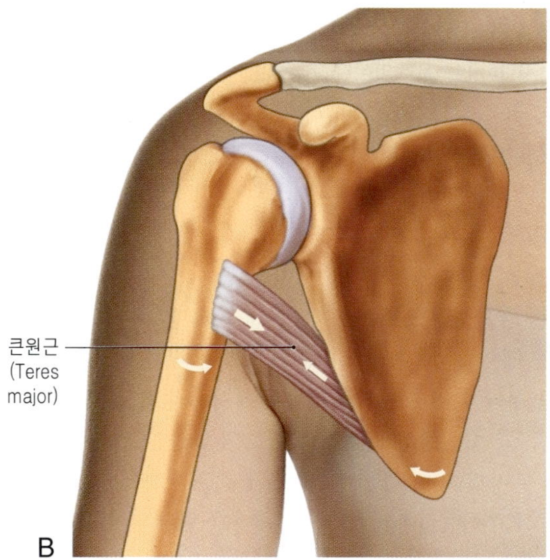

그림 5-10. 큰원근의 오른쪽면. A, 뒤쪽면. 어깨세모근과 작은원근은 희미하게 보인다. B, 앞쪽면.

표준 작용근 작용 노트

- 큰원근은 안쪽으로 어깨뼈부터 가쪽으로 위팔뼈까지 오목위팔관절을 가로지른다(근섬유들은 가로면에서 약간 수평으로 주행한다). 하지만 큰원근은 그것이 닿는 위팔뼈에 먼저 부착되는 것이 아니라 위팔뼈의 앞쪽면을 둘러싸고 위팔뼈의 두갈래근고랑(bicipital groove)의 안쪽입술(medial lip)에 붙는다. 그러므로 큰원근이 수축하면 위팔뼈부착점이 어깨뼈부착점으로 당겨지고, 위팔뼈의 앞쪽면은 안쪽으로 향한다. 이 움직임은 위팔뼈의 앞쪽면이 안쪽으로 돌아가기 때문에 오목위팔관절에서 팔의 안쪽돌림이라고 불린다(작용 1).
- 큰원근은 안쪽으로는 어깨뼈부터 가쪽으로는 위팔뼈까지 오목위팔관절을 뒤쪽으로 가로지른다(근섬유들은 이마면에서 수평으로 주행한다). 그러므로 가쪽 위팔뼈부착점이 안쪽 어깨뼈부착점을 향해서 당겨질 때 위팔뼈는 중심선으로 당겨지게 된다. 그러므로 큰원근은 오목위팔관절에서 팔을 모은다(작용 2).
- 큰원근은 오목위팔관절 뒤쪽으로 주행한다(근섬유들은 시상면에서 약간 수직으로 주행한다). 그러므로 그것은 오목위팔관절에서 팔을 편다(작용 3).

큰원근(Teres Major) *(계속)*

반대 작용근 작용 노트

- 만약 팔은 고정되고 큰원근이 수축된다면 어깨뼈의 아래각은 위팔뼈 쪽으로 당겨지고, 결과적으로 오목위팔관절에서 어깨뼈가 위쪽돌림된다. 어깨뼈가 오목위팔관절에서 팔에 대해 움직일 때, 이는 또한 어깨갈비관절의 가슴우리에 대하여 움직인다(반대 작용 1).
- 위팔뼈부착점이 어깨뼈부착점 앞쪽에 있기 때문에, 위팔뼈부착점을 고정할 때 큰원근은 어깨뼈의 아래각을 가슴우리벽에 대하여 앞쪽으로 당길 수 있다. 이런 움직임은 어깨뼈의 아래기울임(downward tilt)이라고 부른다(반대 작용 2).

움직임

1. 큰원근은 빗면에서 하나의 당김선을 가지기 때문에 오목위팔관절에서 팔의 폄, 모음 그리고 안쪽돌림의 결합된 하나의 움직임을 만든다.

편심성 길항근 기능

1. 가쪽돌림, 벌림 그리고 굽힘을 제한하고 느리게 한다.
2. 어깨뼈의 아래쪽돌림과 위쪽기울임을 제한하고 느리게 한다.

편심성 길항근 작용 노트

- 어깨뼈의 위쪽기울임은 어깨뼈의 아래각이 가슴우리벽에 대해서 떨어지면서 들리는 움직임이다.

등척성 안정화 기능

1. 오목위팔관절을 안정화시킨다.
2. 어깨뼈를 안정화시킨다.

작용에 대한 추가적인 노트

1. 큰원근은 때때로 넓은등근의 *작은 형제* 또는 *작은 도우미*로 불린다. 이는 두 근육이 어깨뼈와 위팔뼈 사이로 함께 주행하고, 위팔뼈의 두갈래근고랑(bicipital groove)의 안쪽입술(medial lip)에 함께 붙어 있으며, 그들의 근섬유가 같은 방향으로 주행하기 때문에 오목위팔관절에서 팔의 같은 작용을 한다(안쪽돌림, 모음 그리고 폄). 큰원근이 매우 두껍기 때문에(이 때문에 큰원근이라는 이름을 가졌다) 아마도 큰원근의 더 좋은 이름은 *큰 작은 형제(big little brother)* 또는 *큰 작은 도우미(big little helper)*가 될 수 있다.

신경지배

- ☐ 아래쪽 어깨밑신경(lower subscapular nerve)
  - ☐ C5, **C6**, C7

동맥공급

- ☐ 어깨휘돌이동맥[circumflex scapular artery: 어깨밑동맥(subscapular artery)의 가지]
  - ☐ 그리고 가슴등동맥(thoracodorsal artery: 어깨밑동맥의 연결)

촉진

1. 대상자는 검사대 위에 팔을 편안하게 놓고 엎드리게 한 상태로 아래팔은 검사대에 늘어뜨리고 촉진하는 손을 어깨뼈의 가쪽가장자리의 아래쪽에서 바로 가쪽에 놓는다.
2. 대상자가 오목위팔관절에서 팔을 안쪽으로 돌리게 하고(이때 대상자의 손이 뒤쪽으로 돌아가고 올라가야 한다) 큰원근의 수축을 느낀다. 저항을 추가할 수 있다.
3. 겨드랑이부터 먼쪽인 위팔뼈의 앞쪽면에 있는 두갈래근고랑(bicipital groove)의 안쪽입술(medial lip)을 향해 계속하여 큰원근을 촉진한다.

다른 구조와의 관계 (Relationship to other structures)

- ☐ 큰원근은 작은원근 아래에 놓여 있다.
- ☐ 위팔세갈래근의 긴갈래는 작은원근과 큰원근 사이를 주행한다.
- ☐ 큰원근의 먼쪽힘줄은 넓은등근의 먼쪽힘줄과 평행하게 주행한다.
- ☐ 큰원근과 넓은등근 모두 위팔뼈의 두갈래근고랑(bicipital groove)의 안쪽입술(medial lip)에 부착한다. 여기에서 큰원근은 넓은등근의 뒤쪽에 붙어 있다.
- ☐ 큰원근의 아래에는 어깨뼈가 있다.
- ☐ 큰원근은 얕은앞팔선(superficial front arm line)에 위치하고 깊은뒤팔선 근막경선(deep back arm line myofascial meridians)에 포함된다.

기타(Miscellaneous)

1. 큰원근과 작은원근은 *원근(teres)*라는 이름을 공유하고(둘 다 모양이 둥글기 때문에) 서로 옆에 있음에도 불구하고, 그들은 위팔뼈를 서로 반대 방향으로 감싸므로 반대 돌림작용을 가진다. 큰원근은 오목위팔관절의 앞쪽면을 둘러싸고 위팔뼈에 붙어 있으므로 오목위팔관절에서 팔을 안쪽으로 돌린다. 반면 작은원근은 오목위팔관절의 뒤쪽면 주위를 감싸며 위팔뼈에 붙어 있으므로 오목위팔관절에서 팔을 가쪽으로 돌린다.
2. 큰원근과 작은원근은 팔을 돌림하는 작용이 다르기 때문에 다른 기능군에 속한다. 이 두 근육은 다른 신경이 지배한다.
3. 넓은등근과 큰원근은 뒤쪽겨드랑이(armpit) 가장자리를 만드는 *뒤쪽겨드랑주름*의 대다수를 구성한다.
4. 큰원근의 힘살 및 먼쪽인대는 때때로 넓은등근과 섞인다.

돌림근띠군(Rotator Cuff Group) ☐

돌림근띠는 *어깨뼈부터 위팔뼈까지 붙어 있는 4개 근육의 군(group)이다. 4가지 돌림근띠근육은 가시위근(supraspinatus), 가시아래근(infraspinatus), 작은원근(teres minor)과 어깨밑근(subscapularis)이다.*

부착점(Attachments)

☐ 4가지 근육들은 돌림근띠군으로 함께 모여져 있는데, 이들의 먼쪽힘줄들이 모두 띠를 형성하기 위해 결합하고 위팔뼈의 큰결절과 작은결절을 교차하고 있기 때문이다.

☐ 가시위근, 가시아래근 그리고 작은원근은 모두 위팔뼈의 큰결절에 부착한다.

☐ 어깨밑근은 위팔뼈의 작은결절에 부착한다.

기능(Functions)

☐ 4가지 근육들은 위팔뼈에서 움직임근으로 움직임을 할 때, 4가지 중에 3가지의 근육들이 위팔뼈를 돌리므로 돌림근띠군으로 칭해진다. 심지어 네 번째 근육인 가시위근도 벌림(그리고 굽힘)이 축·돌림 움직임으로 간주되는 의미에서 돌림 움직임을 한다.

☐ 기능적으로 하나의 군으로서 돌림근띠근육들은 위팔뼈의 먼쪽 부분이 해부학적 자세로부터 올려질 때마다(팔의 굽힘, 폄, 벌림 그리고 모음이 발생할 수 있다) 어깨뼈의 관절오목(glenoid fossa)에서 위팔뼈의 머리를 고정(안정화)하는 역할을 하기 때문에 매우 중요하다. 위팔뼈를 올릴 때 손을 더 높은 위치로 가져갈 수 있도록 먼쪽끝 부분에서만 올리는 것이 이상적이다. 이것이 발생할 때 위팔뼈의 몸쪽 끝, 위팔뼈의 머리가 어깨뼈의 관절오목 안에서 아래로 내려가 안정화 작용이 되어야만 한다. 이것은 돌림근띠군에 의해 주로 수행된다. 위팔뼈의 굽힘, 폄 벌림 그리고 모음을 할 때 먼쪽위팔뼈의 올림이 모두 동반될 것이기 때문에, 돌림근띠근육들은 작용근(movers)이기보다는 위팔뼈의 안정화근(stabilizers)으로 좀 더 활성화된다. 4개의 돌림근띠근육들에서 가장 활성되는 2가지 근육은 가시아래근과 어깨밑근이다.

☐ 고정근(fixators: 안정화근)으로서의 역할은 어깨관절의 인대구조가 매우 느슨하고(lax), 매우 얕은 관절오목을 가지고 있는 뼈 모양이 많은 운동성(mobile)을 갖고, 덜 안정한 관절을 만들기 때문에 특히 중요하고 필요하다. 그래서 이 근육들에서 안정화는 주로 제공되어야만 한다.

기타(Miscellaneous)

1. 돌림근띠힘줄의 가시위근 부분과 어깨뼈의 봉우리돌기 사이에 윤활주머니(bursa)가 위치해 있고 어깨세모근은 윤활주머니 위에 있다. 이 윤활주머니는 *봉우리밑주머니(subacromial bursa)* 및 *어깨세모근밑주머니(subdeltoid bursa)*라고 알려져 있다.

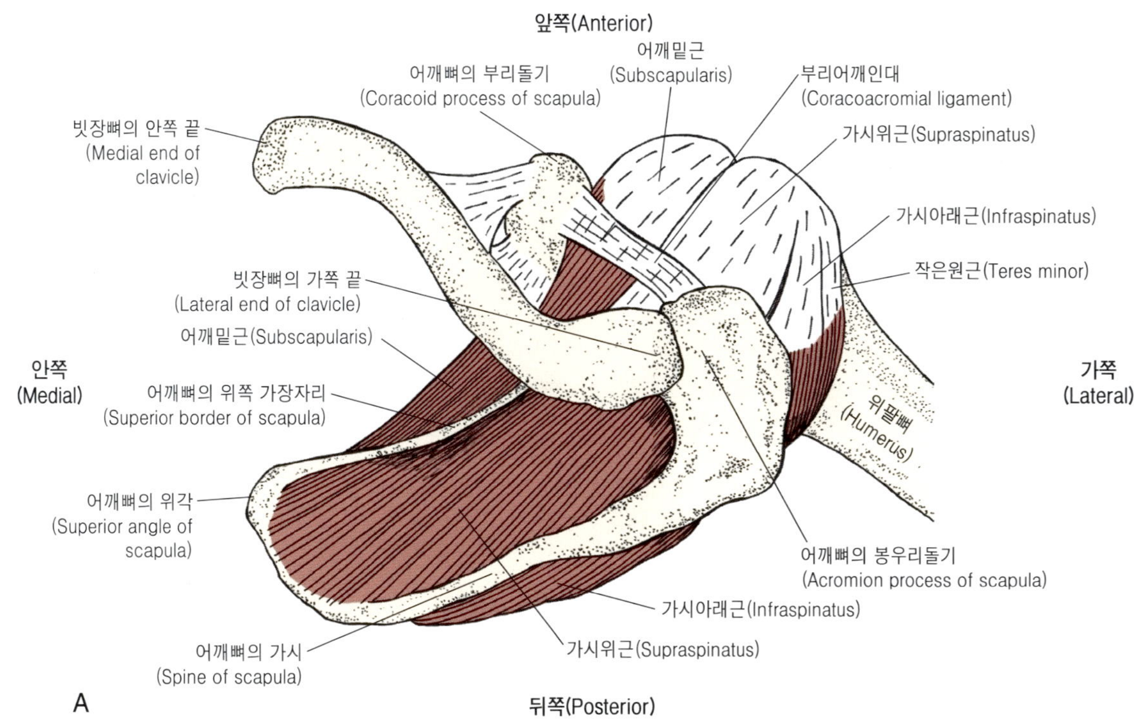

그림 5-11. 오른쪽 돌림근띠군 근육들의 면. A, 오른쪽 어깨뼈의 위쪽면. *(계속)*

돌림근띠군(Rotator Cuff Group) *(계속)*

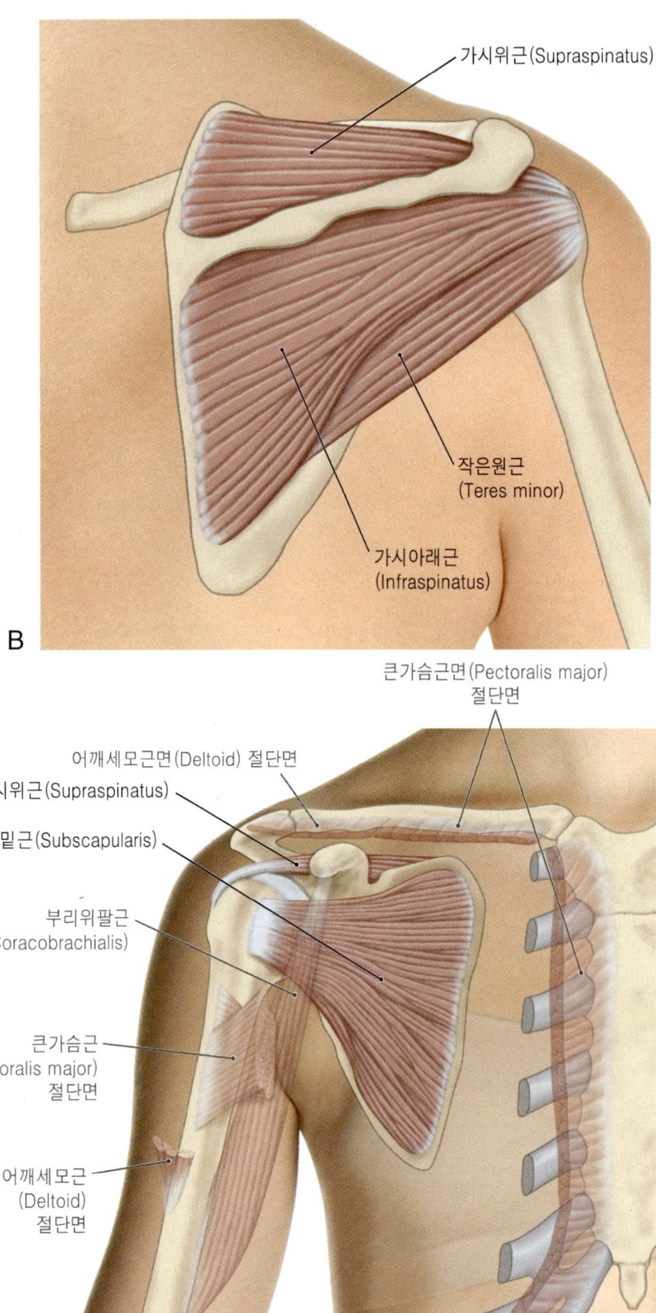

그림 5-11. *(계속)* **B**, 가시위근, 가시아래근과 작은원근이 보이는 뒤쪽면. **C**, 어깨밑근이 보이는 앞쪽면. 부리위팔근과 잘려진 어깨세모근과 큰원근이 희미하게 보인다.

신경지배

- ☐ 돌림근띠근육들은 어깨위(suprascapular), 겨드랑이(axillary) 그리고 위쪽과 아래쪽 어깨밑(upper and lower subscapular)신경에 의해 신경지배된다.

동맥공급

- ☐ 돌림근띠근육들은 동맥공급을 거의 어깨위동맥(suprascapular arteries)과 어깨휘돌이동맥(circumflex scapular arteries)에서 받는다.

가시위근[Supraspinatus: 돌림근띠군의(of Rotator Cuff Group)] □

가시위근(supraspinatus)*이라는 이름은 이 근육이 어깨뼈의 가시위오목(supraspinous fossa)에 붙는다는 것을 말해 준다.*

□ **어원**

Supraspinatus: 라틴어. (어깨뼈의) *가시 위(above the spine)*

□ **발음**

SOO-pra-spy-NAY-tus

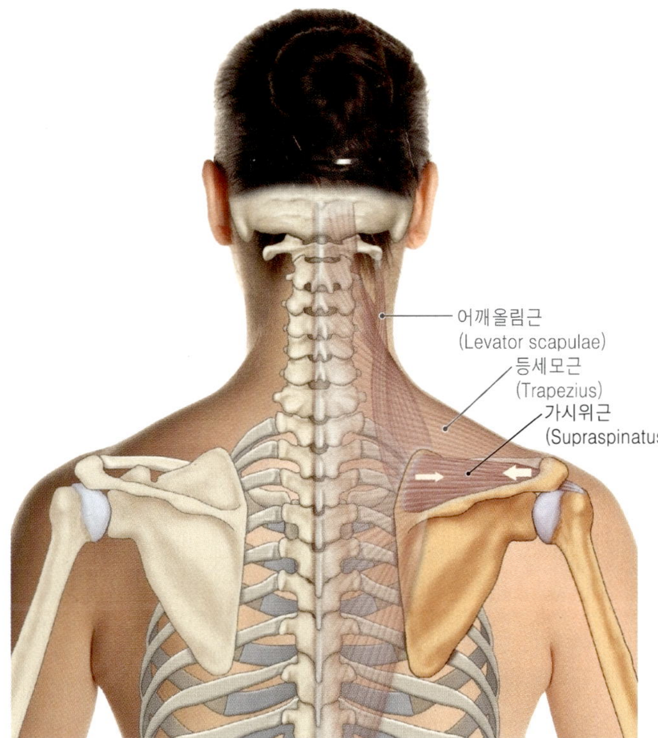

그림 5-12. 오른쪽 가시위근의 뒤쪽면. 등세모근과과 어깨올림근은 희미하게 보인다.

부착점(Attachments)

□ 어깨뼈의 가시위오목
- □ 안쪽 2/3*에서부터*

□ 위팔뼈의 큰결절(greater tubercle)
- □ 앞쪽관절면(superior facet)*까지*

기능(Functions)

동심성(단축성) 작용근 작용

표준 작용근 작용	반대 작용근 작용
□ **1. 오목위팔관절에서 팔을 벌린다.**	□ 1. 오목위팔관절과 어깨갈비관절에서 어깨뼈를 아래쪽으로 돌린다.
□ **2. 오목위팔관절에서 팔을 굽힌다.**	

표준 작용근 작용 노트

- 가시위근은 관절 꼭대기를 넘어 오목위팔관절을 가로지른다(근섬유들은 먼저 이마면에서 수평으로, 그 다음에는 수직으로 주행한다). 그러므로 가시위근은 오목위팔관절에서 팔을 벌린다. 중간어깨세모근의 근섬유 방향이 가시위근의 근섬유 방향과 비슷하다. 한동안 가시위근은 오목위팔관절에서 팔의 벌림 초기에만 작용하고 어깨세모근이 이 움직임을 완성해야 한다고 믿어 왔다. 하지만 최근 연구에서 오목위팔관절의 벌림 전체 가동범위 동안 가시위근이 팔을 움직일 수 있다는 것을 보여줬다. 물론 가시위근이 어깨세모근의 근력을 가지고 있지는 않다(작용 1).
- 가시위근은 어깨뼈의 면에서 팔을 위로 당긴다. 어깨뼈는 대략 30~35° 이마면에서 시상면으로 벗어나 있기 때문에, 팔은 이마면에서 순수하게 벌림 되어 당겨지지 않고 시상면에서 다소 굽혀진다. 만약에 사람이 둥근 어깨를 가지게 되면 어깨뼈가 다소 이마면에서 멀어지고 시상면으로 더 가까워지게 되며, 이는 가시위근으로 인한 굽힘작용의 요소가 증가하게 된다(그리고 그에 상응하게 이마면에서 순수한 벌림의 양은 감소한다). 일부의 문헌에서 가시위근의 작용은 벌림이 아니고, 팔이 벌림과 굽힘의 결합으로 어깨뼈의 면에서 움직이는 *어깨면(scaption)* 벌림으로 기술한다(작용 2).

반대 작용근 작용 노트

- 만약 가시위근이 수축되고 위팔뼈가 고정된다면 이는 어깨뼈를 당겨서 관절오목을 아래쪽으로 향하게 할 것이다. 그러므로 이것은 오목위팔관절에서 위팔뼈에 대하여 어깨뼈를 아래쪽돌림한다. 어깨뼈가 오목위팔관절에서 팔에 대하여 어깨뼈가 움직일 때, 어깨갈비관절에서 가슴우리에 대하여 어깨뼈도 움직인다(반대 작용 1).

움직임

1. 빗면에서 가시위근은 하나의 당김선을 가지고 있기 때문에 오목위팔관절에서 팔의 벌림과 굽힘의 결합된 하나의 움직임을 만든다.

편심성 길항근 기능

1. 팔의 모음과 폄을 제한하고 느리게 한다.
2. 어깨뼈를 위쪽으로 돌리는 것을 제한하고 느리게 한다.

등척성 안정화 기능

1. 오목위팔관절을 안정화시킨다.
2. 어깨뼈를 안정화시킨다.

가시위근[Supraspinatus: 돌림근띠군의(of Rotator Cuff Group)] (계속)

등척성 안정화 기능 노트

- 돌림근띠근육(가시위근, 가시아래근, 작은원근 그리고 어깨밑근)은 오목위팔관절에서 위팔뼈머리의 안정화 근육으로 매우 중요하다.

작용에 대한 추가적인 노트

1. 일부 자료들은 가시위근이 오목위팔관절에서 팔의 수평폄(수평벌림) 또한 기여할 수 있다고 서술한다.
2. 해부학적 자세에서 가시위근은 오목위팔관절에서 팔의 가로면 돌림을 만들 수 없다. 하지만 많은 자료들에서 위팔뼈가 먼저 돌림되어 있을 때, 가시위근이 돌림에 기여할 수 있다고 하였다. 이 돌림기능은 위팔뼈가 해부학적 자세로 돌아가는 '재-회전근'을 할 것이다. 그러므로 가시위근은 재-회전근으로 고려될 수 있다.
3. 4개의 돌림근띠근육에서 가시위근만 오목위팔관절에서 팔의 가로면 돌림작용에(해부학적 자세로부터) 기여하지 못한다.

신경지배

- ☐ 어깨위신경(suprascapular nerve)
  - ☐ C5, C6

동맥공급

- ☐ 어깨위동맥[suprascapular artery: 갑상목동맥(thyrocervical artery)의 가지]

촉진

1. 대상자는 앉아서 팔을 옆쪽에 내려놓고, 촉진하는 손을 어깨뼈의 가시 바로 위쪽에 놓는다.
2. 대상자에게 앞쪽으로의 거의 30~35° 순수한 벌림(즉, 벌림과 굽힘이 결합된 빗면 움직임)인 오목위팔관절에서 팔의 짧고(short), 완만한(gentle) 관절가동범위를 수행하게 하고 가시위근의 수축을 느낀다. (Note: 만약 대상자가 엎드려 있다면, 팔의 짧고, 완만한 범위의 순수한 벌림을 실시할 수 있다.)
3. 가시위근오목에서 전체적인 힘살을 촉진한 뒤 위팔뼈의 큰결절의 먼쪽힘줄을 촉진한다(Note: 어깨뼈봉우리돌기의 깊은 부분은 촉진되지 않는다).

다른 구조와의 관계 (Relationship to other structures)

- ☐ 가시위근은 어깨뼈의 가시 위쪽에 있다.
- ☐ 가시위근의 몸쪽부착점은 등세모근의 깊은(deep) 곳이다.
- ☐ 가시위근의 먼쪽힘줄은 어깨뼈의 봉우리돌기 깊은 곳은 주행하고 세모근 깊은 곳의 위팔뼈 큰결절에 먼쪽으로 붙는다.
- ☐ 가시위근은 깊은뒤팔선(deep back arm line)에 위치하고 깊은앞팔선 근막경선(deep front arm line myofascial meridians)에 포함될 것이다.

기타(Miscellaneous)

1. 가시위근은 4개의 돌림띠근육들 중 하나이다. 돌림띠근육들은 가시위근, 가시아래근, 작은원근 그리고 어깨밑근이다. 때로는 돌림띠근육들은 *SITS* 근육들로 불리는데, 각각 네 돌림띠근육들의 첫 문자의 4개 약자이다. 가시위근은 *SITS*의 첫 번째 *S*이다.
2. 가시위근은 위팔뼈의 큰결절(greater trochanter)에 붙어 있는 3개의 근육 중 하나이다. 여기에 붙어 있는 다른 두 근육은 가시아래근과 작은원근이다.
3. 가시위근의 먼쪽힘줄은 가시위근 깊은 곳에 있는 오목위팔관절의 낭(capsule)에 붙어 있다.
4. 어깨뼈봉우리돌기와 어깨세모근은 가시위근 위에 있다. 가시위근과 이 두 구조물 사이에는 윤활주머니(bursa)가 있는데 이는 *봉우리밑(subacorminal)주머니* 또는 *어깨세모근밑(subdeltoid)주머니*라고 한다.
5. 가시위근의 위치가 어깨뼈봉우리돌기와 위팔뼈의 큰결절 사이에 있기 때문에, 가시위의 먼쪽힘줄이 돌림근띠근육의 힘줄에서 가장 빈번하게 손상된다. 사실, 가시위근의 먼쪽힘줄은 돌림근띠 힘줄의 *중요한 영역(critical zone)*으로 자주 언급된다.
6. 가시위근의 먼쪽힘줄은 대부분이 큰결절과 어깨뼈봉우리돌기 사이에서 자주 충돌하고(impinged), 안쪽으로 돌림된 팔을 약 90° 이상 혹은 더 벌릴 때 손상 받는다.
7. 가시위근 근섬유의 구조는 깃털 모양(pennate)이다.

가시아래근[Infraspinatus: 돌림근띠군의(of Rotator Cuff Group)] ☐

가시아래근(infraspinatus)이라는 이름은 이 근육의 부착점 중 하나가 어깨뼈의 가시아래오목(infraspinous fossa)이라는 것을 말해 준다.

☐ **어원**

Infraspinatus: 라틴어. (어깨뼈의) *가시 아래(below the spine)*

☐ **발음**

IN–fra–spy–NAY–tus

부착점(Attachments)

☐ 어깨뼈의 가시아래오목

  ☐ 안쪽 2/3*에서부터*

☐ 위팔뼈의 큰결절(greater tubercle)

  ☐ 중간 관절면(middle facet)*까지*

기능(Functions)

동심성(단축성) 작용근 작용

표준 작용근 작용	반대 작용근 작용
☐ **1. 오목위팔관절에서 팔을 가쪽으로 돌린다.**	☐ 1. 오목위팔관절과 어깨갈비 관절에서 어깨뼈를 가쪽으로 기울인다.
☐ 2. 오목위팔관절에서 팔을 수평으로 편다.	

표준 작용근 작용 노트

- 가시아래근은 안쪽에서 가쪽으로 오목위팔관절을 뒤쪽으로 가로지른다(근섬유들은 가로면에서 수평으로 주행한다). 그러나 위팔뼈의 처음 닿는 곳에 부착하지 않고, 큰결절에 부착하기 위해 위팔뼈를 둘러싸고 있다. 그러므로 가시아래근이 수축하고 위팔뼈부착점이 어깨뼈부착점 방향으로 당겨지면 위팔뼈의 뒤쪽면이 안쪽으로 움직인다. 이런 움직임은 위팔뼈의 앞쪽면이 가쪽으로 돌아가기 때문에 오목위팔관절에서 팔의 가쪽돌림(lateral rotation)이라고 불린다. 가시아래근의 근섬유 방향과 작은원근의 근섬유 방향이 비슷하다(작용 1).
- 가시아래근은 오목위팔관절에서 매우 많은 팔의 움직임들이 팔의 가쪽돌림이 포함되기 때문에 매우 활성적인(active) 근육이다(작용 1).
- 팔을 90° 벌림 한 자세일 때, 가시아래근의 당김선은 수평에 있고 팔을 바로 뒤쪽으로 당길 수 있다. 이 움직임은 오목위팔관절에서 팔의 수평폄(또는 수평벌림)으로 불린다(작용 2).

반대 작용근 작용 노트

- 가시아래근이 수축하고 위팔뼈가 고정되었을 때 어깨뼈는 위팔뼈쪽으로 당겨진다. 이것은 어깨뼈의 안쪽 가장자리가 가슴우리벽으로부터 떨어져 들리는 것을 유발한다. 이 움직임은 어깨뼈의 가쪽기울임(또는 안쪽돌림)으로 불린다(반대 작용 1).

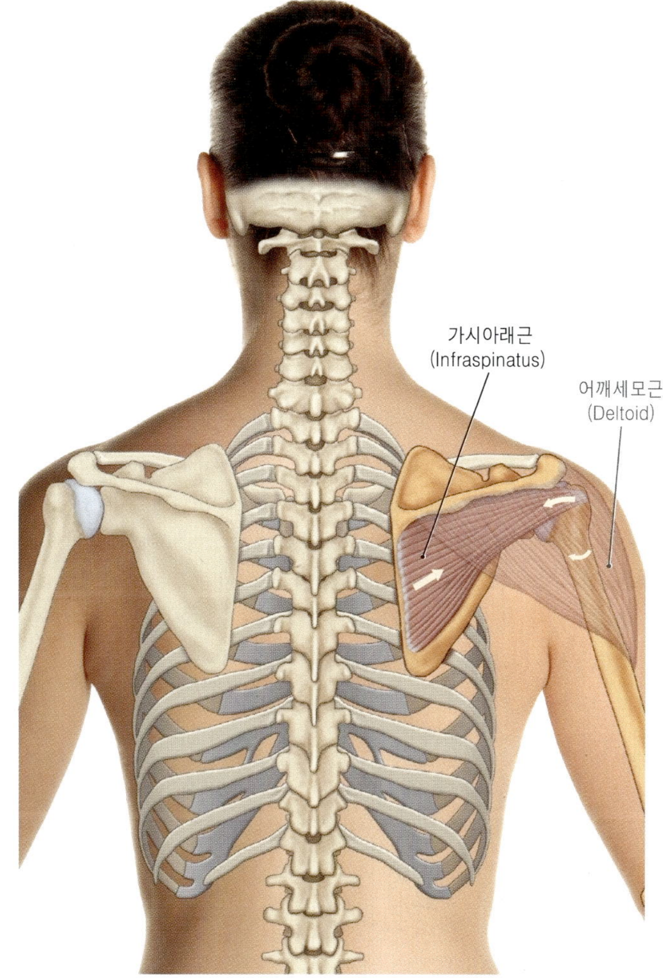

그림 5-13. 오른쪽 가시아래근의 뒷면. 어깨세모근은 희미하게 보인다.

- 오목위팔관절에서 팔에 대해서 어깨뼈가 움직일 때, 이는 어깨갈비관절에서 가슴우리에 대해서도 움직인다(반대 작용 1).

움직임

1. 가시아래근은 가로면에서 하나의 당김선을 가지고 있다. 그러므로 이 움직임은 기본면(cardinal plane)의 관절 움직임이고, 오목위팔뼈에서 팔의 가쪽돌림이다.

편심성 길항근 기능

1. 팔의 안쪽돌림(medial rotation)과 수평굽힘을 제한하고 느리게 한다.
2. 어깨뼈 안쪽기울임(medial tilt)을 제한하고 느리게 한다.

편심성 길항근 작용 노트

- 어깨뼈의 안쪽기울임은 어깨뼈의 안쪽 가장자리가 가슴우리벽쪽

가시아래근[Infraspinatus: 돌림근띠군의(of Rotator Cuff Group)] *(계속)*

으로 움직이는 움직임이다(이것은 어깨뼈의 가쪽돌림으로 알려져 있다).

등척성 안정화 기능

1. 오목위팔관절을 안정화시킨다.
2. 어깨뼈의 안정화시킨다.

등척성 안정화 기능 노트

- 돌림근띠근육들(가시위근, 가시아래근, 작은원근, 어깨밑근)은 오목위팔관절에서 위팔뼈머리의 안정화 근육으로 매우 중요하다.

작용에 대한 추가적인 노트

1. 가시아래근이 오목위팔관절에서 팔을 벌리거나 모을 수 있는지 아닌지는 논란이 있다. 일부 자료들은, 위근섬유들은 팔을 벌릴 수 있고 아래근섬유들은 팔을 모을 수 있다고 서술한다. 다른 자료들은 하나 또는 다른 움직임이 발생하는지의 여부는 그 당시 오목위팔관절의 위치 때문이라고 서술한다. 어떤 경우든 지레팔(lever arm)이 좋지 않기 때문에 가시아래근은 오목위팔관절에서 팔의 벌림근 또는 모음근으로 아주 작은 힘을 가진다.

신경지배

☐ 어깨위신경(suprascapular nerve)
 ☐ C5, C6

동맥공급

☐ 어깨위동맥[suprascapular artery: 갑상목동맥의 가지(branch of the thyrocervical artery)]
 ☐ 그리고 어깨휘돌이동맥[circumflex scapular artery: 어깨밑동맥의 가지(branch of the subscapular artery)]

촉진

1. 대상자는 팔을 테이블에 놓고 엎드리게 하며 아래팔은 검사대 아래로 늘어뜨리고 가시아래오목에 촉진하는 손을 위치시킨다(어깨세모근 아래에 있어야 한다).
2. 대상자가 작은 관절가동범위 내에서 오목위팔관절의 팔을 가쪽으로 돌리게 하고(이것은 대상자의 손이 앞쪽 그리고 위쪽으로 올라가게 한다) 가시아래근의 수축을 느낀다. (Note: 작은원근으로부터 가시아래근을 구별하기가 간단하지 않을 수 있다.)
3. 가시아래오목(infraspinous fossa)부터 먼쪽위팔뼈의 큰결절까지 가시아래근을 촉진한다.

다른 구조와의 관계 (Relationship to other structures)

☐ 가시아래근은 어깨뼈의 가시 아래에 있다.
☐ 가시아래근 아래에는 작은원근과 큰원근이 있다.
☐ 가시아래근의 많은 부분 혹은 대부분은 가시아래오목의 얕은 곳에 있다.
☐ 안쪽에서 가시아래근의 일부는 등세모근아래에 있다. 먼쪽에서 가시아래근은 어깨세모근 깊은 곳에 있다.
☐ 가시아래근은 깊은뒤팔선 근막경선(deep back arm line myofascial meridian) 안에 위치한다.

기타(Miscellaneous)

1. 가시아래근은 4개의 돌림띠근육들 중 하나이다. 돌림띠근육들은 가시위근, 가시아래근, 작은원근 그리고 어깨밑근이다. 때로는 돌림띠근육들은 *SITS* 근육들로 불리며 각각 네 돌림띠근육들의 첫 문자의 4개 약자이다. 가시아래근은 *SITS*의 *I*이다.
2. 가시위근은 위팔뼈의 큰결절에 붙어 있는 세 근육들 중 하나이다. 나머지 두 근육은 가시위근과 작은원근이다.
3. 가시아래근의 먼쪽힘줄은 가시아래근 아래에 있는 오목위팔관절의 주머니(capsule)에 달라붙는다.
4. 때때로 가시아래근과 오목위팔관절 사이에 윤활주머니(bursa)가 위치한다.
5. 보통 가시아래근 위에는 두꺼운 층의 근막이 덮고(overlying) 있다.
6. 때때로 가시아래근은 작은원근과 섞인다.
7. 가시아래근섬유구조는 깃털 모양(pennate)이다.

작은원근[Teres Minor: 돌림근띠군의(of Rotator Cuff Group)] ☐

작은원근(teres minor)*이라는 이름은 이 근육이 둥글고(round) (큰원근보다) 작다는 것을 말해준다.*

☐ **어원**
Teres: 라틴어. *둥근(round)*
Minor: 라틴어. *더 작은(smaller)*

☐ **발음**
TE-reez
MY-nor

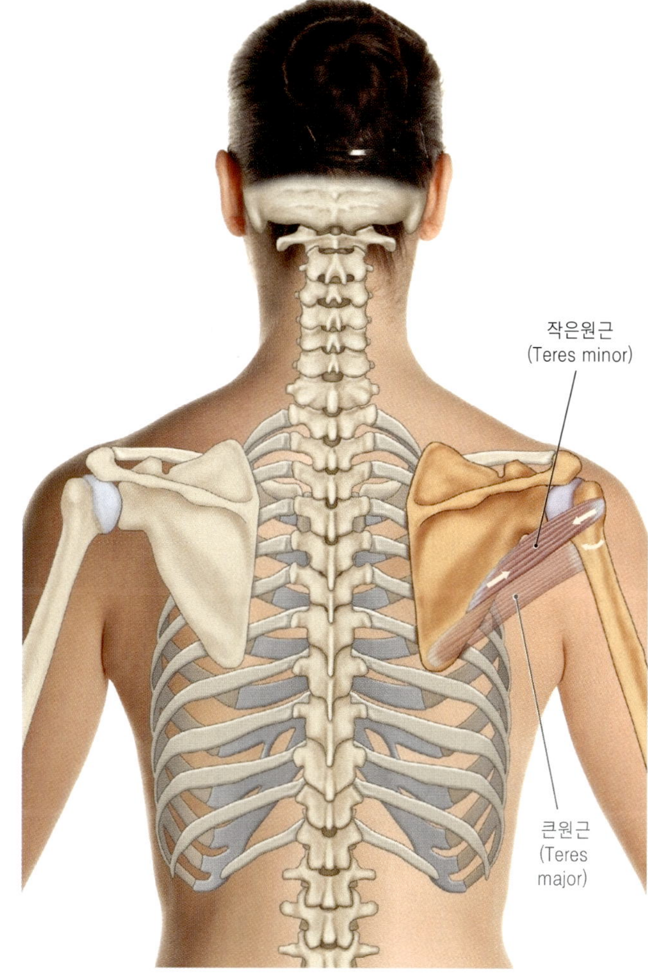

그림 5-14. 오른쪽 작은원근의 뒤쪽면. 큰원근은 희미하게 보인다.

부착점(Attachments)

☐ **어깨뼈의 가쪽가장자리 위쪽**
- ☐ 등쪽면의 위쪽 2/3*에서부터*

☐ **위팔뼈의 큰결절**
- ☐ 아래면(inferior facet)*까지*

기능(Functions)

동심성(단축성) 작용근 작용

표준 작용근 작용	반대 작용근 작용
☐ **1. 오목위팔관절에서 팔을 가쪽으로 돌린다.**	☐ 1. 오목위팔관절과 어깨갈비관절에서 어깨뼈를 가쪽으로 기울인다.
☐ 2. 오목위팔관절에서 팔을 모은다.	☐ 2. 오목위팔관절과 어깨갈비관절에서 어깨뼈를 위쪽으로 돌린다.
☐ 3. 오목위팔관절에서 팔을 수평으로 편다.	☐ 3. 오목위팔관절과 어깨갈비관절에서 어깨뼈를 가쪽으로 기울인다.

표준 작용근 작용 노트

- 작은원근은 안쪽에서 가쪽을 향해 오목위팔관절의 뒤쪽으로 가로지른다. 하지만 이는 작은원근이 도착하는 위팔뼈에 먼저 붙지 않고 위팔뼈 주변을 둘러싸고 큰결절에 붙는다. 그러므로 작은원근이 수축하고 위팔뼈부착점이 어깨뼈부착점을 향해 당겨질 때 위팔뼈의 뒤쪽면은 안쪽으로 움직인다. 이런 움직임은 위팔뼈의 앞쪽면이 가쪽으로 돌아가기 때문에, 오목위팔관절에서 팔의 가쪽돌림이라고 부른다. 작은원근의 근섬유 방향은 가시아래근의 근섬유의 방향과 비슷하다(작용 1).
- 많은 팔의 움직임들이 오목위팔관절에서 팔의 가쪽돌림을 포함하기 때문에 작은원근은 매우 활동적인 근육이다(작용 1).
- 작은원근이 오목위팔관절에서 팔을 모을 수 있는지 없는지는 다소 논란이 있다. 하지만 위팔뼈부착점은 그 관절의 중심보다 아래에 있기 때문에 충분히 모음을 수행할 수 있다(작용 2).
- 팔이 90° 벌림 자세에 있을 때 작은원근의 당김선은 수평하게 있고 팔을 바로 뒤쪽으로 당길 수 있다. 이런 움직임은 오목위팔관절에서 팔의 수평폄(또는 수평벌림)이라고 불린다(작용 3).

반대 작용근 작용 노트

- 만약 팔을 고정시키고 작은원근을 수축시킨다면 가슴우리벽으로부터 안쪽 가장자리가 들리기 때문에 어깨뼈는 위팔뼈 방향으로 당겨진다. 이런 움직임은 어깨뼈의 가쪽기울임(또는 안쪽돌림)으로 불리고 오목위팔관절에서 발생한다(반대 작용 1, 3).
- 팔이 고정되고 작은원근이 수축한다면, 어깨뼈의 아래각이 위팔뼈 방향으로 당겨지고 결과적으로 오목위팔관절에서 어깨뼈의 위쪽돌림이 나타난다(반대 작용 2).
- 어깨뼈가 오목위팔관절에서 팔에 대해 움직일 때, 또한 어깨갈비관절에서 가슴우리에 대해서 움직인다(반대 작용 1, 2, 3).

작은원근[Teres Minor: 돌림근띠군의(of Rotator Cuff Group)] (계속)

움직임

1. 작은원근은 빗면에서 하나의 당김선을 가지고 있기 때문에, 오목위팔관절에서 팔의 가쪽돌림과 모음을 결합한 하나의 움직임을 만든다.

편심성 길항근 기능

1. 팔의 안쪽돌림, 벌림 그리고 수평굽힘을 제한하고 느리게 한다.
2. 어깨뼈의 안쪽기울임과 아래쪽돌림을 제한하고 느리게 한다.

편심성 길항근 작용 노트

- 어깨뼈의 안쪽기울임은 어깨뼈의 안쪽 가장자리가 가슴우리벽 방향으로 이동하는 움직임이다.

등척성 안정화 기능

1. 오목위팔관절을 안정화시킨다.
2. 어깨뼈를 안정화시킨다.

등척성 안정화 기능 노트

- 돌림근띠근들(가시위근, 가시아래근, 작은원근 그리고 어깨밑근)은 오목위팔관절에서 위팔뼈의 머리를 안정화하는 근육으로 매우 중요하다. 하지만 일부 자료들은 작은원근의 안정화 기능은 다른 돌림근띠근들만큼 중요하지 않다고 주장한다. 아마도 작은원근이 모든 벌림 움직임에 대립하는 모든 작용을 가지고, 또한 작은원근의 뒤쪽 위치가 굽힘 움직임에 대항하기 때문일 것이다. 하지만 이것의 수직 방향 근섬유들은 이상적으로 위팔뼈의 머리를 관절오목(glenoid fossa) 안에서 먼쪽끝이 올라갈 때 아래쪽으로 유지되도록 한다.

작용에 대한 추가적인 노트

1. 일부 자료들은 작은원근이 오목위팔관절에서 팔의 폄을 도와준다고 서술한다. 만약 그렇다면, 이것은 팔이 먼저 굽힘 된 자세에 있을 때 일어날 가능성이 크다.

신경지배

- □ 겨드랑신경(axillary nerve)
  - □ C5, C6

동맥공급

- □ 어깨휘돌이동맥[circumflex scapular artery: 어깨밑동맥의 가지(branch of the subscapular artery)]
  - □ 뒤쪽위팔휘돌이동맥[posterior circumflex humeral artery: 겨드랑동맥의 가지(branch of the axillary artery)]

촉진

1. 대상자는 팔을 테이블에 놓고 엎드리게 하며 아래팔은 검사대 아래로 늘어뜨리고 촉진하는 손을 어깨뼈의 위가쪽가장자리 바로 가쪽에 놓고 작은원근의 둥근 힘살을 느낀다.
2. 대상자는 오목위팔관절에서 팔의 가쪽돌림을 하도록 하고(이것은 대상자의 손이 앞쪽과 위쪽으로 돌리도록 한다) 검사자는 이것의 수축을 느낀다. 이때 저항이 주어질 수 있다. (Note: 아래가시근으로부터 작은원근을 구별하는 것은 쉽지 않다.)
3. 작은원근을 위팔뼈의 큰 결절까지 먼쪽으로 촉진한다.

다른 구조와의 관계 (Relationship to other structures)

- □ 작은원근의 안쪽 부분은 얕은 곳에 있고 어깨뼈의 가쪽가장자리에 위치해 있다. 작은원근의 가쪽부분은 어깨세모근의 깊은 곳에 있다.
- □ 어깨뼈에서 작은원근은 큰원근의 부착점 바로 위에 부착한다.
- □ 작은원근은 가시아래근(바로 위)과 큰원근(바로 아래)의 사이에 놓여있다.
- □ 위팔세갈래근의 긴갈래는 작은원근과 큰원근의 사이를 주행한다.
- □ 작은원근의 깊은뒤팔선 근막경선(deep back arm line myofascial meridian)에 위치한다.

기타(Miscellaneous)

1. 작은원근은 4개의 돌림띠근육들 중 하나이다. 돌림띠근육들은 가시위근, 가시아래근, 작은원근 그리고 어깨밑근이다. 때로는 돌림띠근육들은 *SITS* 근육들로 불리는데, 각각 네 돌림띠근육들의 첫 문자의 4개 약자이다. 작은원근은 *SITS*의 *T*이다.
2. 작은원근은 위팔뼈의 큰결절에 붙어 있는 세 근육들 중 하나이다. 나머지 두 근육은 가시위근과 가시아래근이다.
3. 작은원근과 큰원근이 *원근*이라는 단어를 공유하고(둘 다 둥그런 모양을 가지기 때문에) 서로 옆에 위치해 있지만, 그들은 위팔뼈를 반대 방향으로 둘러싸고 있으며 반대 돌림작용을 가진다. 작은원근은 위팔뼈 위에 부착하기 위해 오목위팔관절의 뒤쪽면으로 둘러싸므로(wrap around) 오목위팔관절에서 팔의 가쪽돌림을 한다. 큰원근은 위팔뼈에 붙기 위하여 어깨관절의 앞쪽면을 둘러싸고 있기 때문에 오목위팔관절에서 팔의 안쪽으로 돌린다.
4. 큰원근과 작은원근은 팔의 다른 돌림작용을 하기 때문에 다른 기능적 군에 속한다. 이 두 근육들은 신경지배 또한 다르다.
5. 작은원근의 먼쪽힘줄은 작은원근의 아래에 있는 오목위팔관절의 주머니(capsule)에 부착한다.
6. 때때로 가시아래근은 작은원근과 섞인다.
7. 작은원근의 근섬유 구조는 세로(longitudinal) 모양이다(깃털 모양이 아닌).

어깨밑근[Subscapularis: 돌림근띠군의(of Rotator Cuff Group)] ☐

어깨밑근(subscapularis)*이라는 이름은 이 근육의 부착점 중 하나가* 어깨밑오목(subscapular fossa)*이라는 것을 말해 준다.*

☐ **어원**

Subscapularis: 라틴어. *어깨밑오목(subscapular fossa)*

☐ **발음**

sub-skap-u-LA-ris

부착점(Attachments)

☐ 어깨뼈의 어깨밑오목*에서부터*

☐ 위팔뼈의 작은결절(lesser tubercle)*까지*

기능(Functions)

동심성(단축성) 작용근 작용

표준 작용근 작용	반대 작용근 작용
☐ **1. 오목위팔관절에서 팔을 안쪽으로 돌린다.**	☐ 1. 오목위팔관절과 어깨갈비관절에서 어깨뼈를 안쪽으로 기울인다.

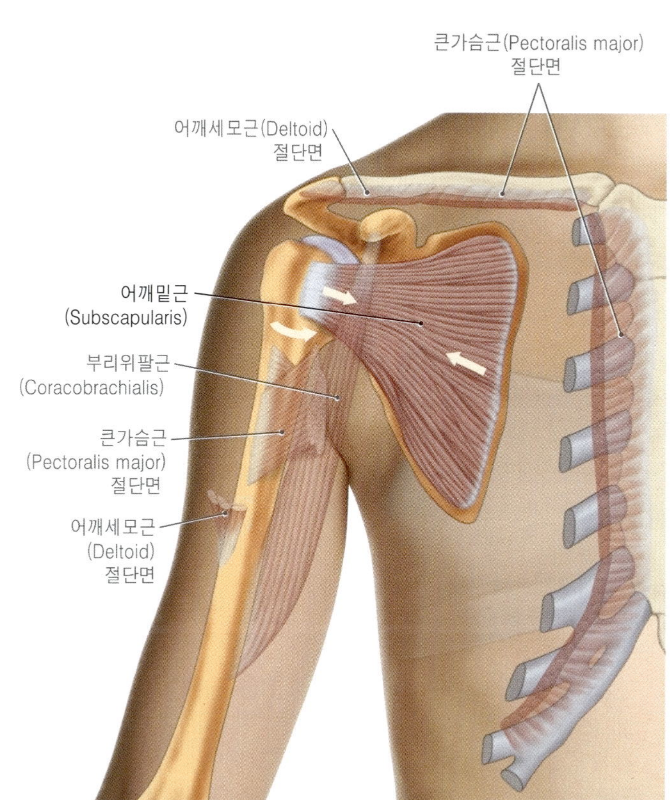

그림 5-15. 오른쪽 어깨밑근의 앞쪽면. 가슴우리의 대부분은 제거되었다. 부리위팔근은 희미하게 보인다. 큰가슴근과 어깨세모근은 잘리고 희미하게 보인다.

표준 작용근 작용 노트

- 어깨밑근은 안쪽에서 가쪽을 향해서 오목위팔관절의 앞쪽으로 가로지른다(근섬유들은 가로면에서 수평으로 주행한다). 하지만 이는 이것이 도착하는 위팔뼈에 먼저 부착되지 않고 위팔뼈를 둘러싸고 작은결절에 붙는다. 그러므로 어깨밑근이 수축하면 위팔뼈 부착점이 어깨뼈부착점을 향해서 당겨지고, 위팔뼈의 앞면은 안쪽으로 움직인다. 위팔뼈의 앞쪽면이 안쪽으로 돌기 때문에 이런 움직임은 오목위팔관절에서 팔의 안쪽돌림이라고 불린다. 어깨밑근의 근섬유 방향은 넓은등근과 큰원근의 근섬유 방향과 비슷하다(작용 1).

반대 작용근 작용 노트

- 위팔뼈가 고정되고 어깨밑근이 수축하면, 어깨밑근은 가슴우리벽에 대해서 어깨뼈의 안쪽 가장자리를 당긴다. 이것은 어깨뼈의 안쪽기울임(또는 가쪽돌림)으로 불리고 오목위팔관절에서 위팔뼈에 대해 발생한다. 오목위팔관절에서 팔에 대해 어깨뼈가 움직일 때, 어깨갈비관절에서 가슴우리에 대해서도 움직인다(반대 작용 1).

움직임

1. 어깨밑근은 가로면에 대해서 하나의 당김선을 가지고 있기 때문에, 이 움직임은 기본면(cardinal plane)의 관절 작용이고 오목위팔관절에서 팔의 안쪽돌림이다.

편심성 길항근 기능

1. 팔의 가쪽돌림과 어깨뼈의 가쪽기울임을 제한하고 느리게 한다.

편심성 길항근 작용 노트

- 어깨뼈의 가쪽기울임은 가슴우리벽으로부터 어깨뼈의 안쪽 가장자리가 들리는 움직임이다(이것은 또한 어깨뼈의 안쪽돌림이라고 알려져 있다).

등척성 안정화 기능

1. 오목위팔관절을 안정화시킨다.
2. 어깨뼈를 안정화시킨다.

등척성 안정화 기능 노트

- 돌림근띠근육들(가시위근, 가시아래근, 작은원근, 어깨밑근)은 오목위팔관절에서 위팔뼈머리의 안정화 근육으로 매우 중요하다.

작용에 대한 추가적인 노트

1. 어깨밑근이 오목위팔관절에서 팔의 다른 작용을 수행할 수 있는지 없는지에 관한 논쟁이 있다. 일부 자료들은 팔의 위치에 따라서 가시위근이 팔의 모음, 벌림, 굽힘, 폄 또한 수평굽힘을 한다고 서술한다. 하지만 이것의 부착 위치가 위팔뼈의 다소 몸쪽이기 때문에 지레팔(lever arm)이 약할 것이다. 또한 만약 이 작용이 나

어깨밑근[Subscapularis: 돌림근띠군의(of Rotator Cuff Group)] (계속)

타난다면 매우 약할 것이다.

2. 어깨밑근의 아래근섬유가 오목위팔관절의 움직임 축(axis of motion) 아래에 있기 때문에 오목위팔관절과 어깨갈비관절에서 어깨뼈의 위쪽돌림의 반대 작용에 기여할 수 있다.

신경지배

- 위·아래 어깨밑신경들(upper and lower subscapular nerves)
  - C5, **C6**

동맥공급

- 어깨휘돌이동맥[circumflex scapular artery: 어깨밑동맥의 가지(branch of the subscapular artery)], 등쪽어깨동맥(dorsal scapularartery) 그리고 어깨위동맥(suprascapular artery)[모두 빗장밑동맥(subclavican)의 직접(direct) 혹은 간접(indirect) 가지]
  - 그리고 가쪽가슴동맥[lateral thoracic artery: 겨드랑동맥의 가지(branch of the axillary artery)]

촉진

1. 대상자는 눕고 촉진하려는 목표근육 쪽 팔을 가슴에 교차하고 팔꿈치는 배 위에 올려놓고 손은 반대쪽 어깨 위에 유지한다(팔은 약간 구부려지고 오목위팔관절에서 모음이 되고 아래팔은 팔꿈치관절에서 구부려질 것이다). 대상자는 반대쪽 손을 가슴에 교차하여 팔의 팔꿈치 위에 위치시키고, 팔꿈치를 아래쪽으로 밀면서 부드럽게(gentle) 잡는다.
2. 검사자의 위쪽[머리쪽(cephalad)] 손은 어깨뼈 밑에 위치시키고 어깨뼈의 안쪽 가장자리를 잡고 가쪽(어깨갈비관절에서 어깨뼈를 내밈)으로 당긴다.
3. 아래[inferior: 촉진하는(palpating)] 손은 대상자의 어깨뼈와 가슴우리 사이 안으로 누르고 손가락 끝을 어깨밑근을 촉진하기 위해 어깨뼈 앞쪽면에 대하여 뒤쪽 방향으로 누른다.
4. 어깨밑근을 수축하기 위하여, 대상자에게 가슴에 대하여 아래팔을 살짝 눌러 오목위팔관절에서 팔을 안쪽돌림하게 한다.
5. 가급적 어깨밑근을 촉진한다.

다른 구조와의 관계 (Relationship to other structures)

- 뒤쪽 관점에서 보면 어깨밑근은 어깨뼈의 깊은 곳에 있고 가슴우리의 얕은 곳에 있다. 앞쪽 관점에서 보면 어깨밑근은 전체 가슴우리 아래에 어깨뼈의 얕은 곳에 있다.
- 어깨밑근의 앞쪽벽은 앞톱니근을 마주한다. 어깨밑근과 앞톱니근 모두 어깨뼈와 가슴우리의 사이에 위치해있다.
- 앞쪽면부터 어깨밑근의 먼쪽힘줄은 위팔두갈래근에서 짧은갈래의 몸쪽힘줄과 부리위팔근힘줄의 깊숙이 있다.
- 어깨밑근의 먼쪽힘줄은 넓은등근과 큰원근의 먼쪽힘줄 바로 몸쪽의 위팔뼈에 붙는다.
- 어깨밑근은 깊은뒤팔선 근막경선(deep back arm line myofascial meridian)에 있다.

기타(Miscellaneous)

1. 어깨밑근은 4개의 돌림띠근육들 중 하나이다. 돌림띠근육들은 가시위근, 가시아래근, 작은원근 그리고 어깨밑근이다. 때로는 돌림띠근육들은 *SITS* 근육들로 불리는데, 각각 네 돌림띠근육들의 첫 문자의 4개 약자이다. 어깨밑근은 *SITS*의 마지막 *S*이다.
2. 어깨밑근은 (넓은등근과 큰원근과 함께) 뒤쪽겨드랑이(armpit) 가장자리인 *뒤쪽겨드랑주름(axillary fold)*에 위치하고 있다
3. 어깨밑근의 먼쪽힘줄은 어깨밑근 깊은 곳에 있는 오목위팔관절의 주머니(capsule)에 달라붙어 있다.
4. 어깨밑근과 어깨뼈 사이에는 윤활주머니(bursa)가 위치해 있고 이것은 어깨뼈밑 *윤활주머니(subscapular bursa)*라고 불린다.
5. 어깨밑근의 근섬유 모양은 깃털 모양이다.

복습 문제(Review questions)

1. 어깨세모근에 의한 오목위팔관절에서 팔의 모음은 ________와(과) 움직임 각도에서 가장 강력하다.
2. 어깨세모근은 ______의 부분으로 간주된다. 이 부분(들)은 깃털 모양인가 아닌가? 이런 구조는 근육 기능과 어떤 관련이 있는가?

3. 부리위팔근을 수축 및 촉진하는 가장 효과적인 방법은 저항에 대해 ______관절에서 ______을(를) ______하는 것이다.
4. 부리위팔근을 관통하는 신경은 무엇인가?

5. 만약 팔이 대략 100° 또는 더 벌림된 위치에 있다면, 큰가슴근은 무슨 효과를 가지는가?

6. 때때로 *수영선수의 근육*이라고 불리는 근육은 무엇인가? 왜 그런 별명을 가지고 있는가?

7. 작은원근과 큰원근 사이를 주행하는 구조물은 무엇인가?

8. 돌림근띠를 구성하는 4개의 근육은 무엇인가? 전체 군의 가장 중요한 기능은 무엇인가?

9. *어깨면(scaption)*의 용어를 정의하라.

10. 돌림근띠군의 근육 중 가로면에서 오목위팔관절의 팔돌림 움직임에 기여하지 않는 것은 무엇인가?

복습 문제의 정답은 책의 마지막 부분에서 확인할 수 있다.

생각해 보기(Think it through)

인접한 큰원근과 작은원근을 촉진할 때, 촉진을 위한 방법은 거의 동일하다. 이 장에서 제공한 근육의 위치, 부착점 그리고 움직임의 정보를 활용하여 치료사들이 어떻게 이 두 근육을 구별할 수 있는지 설명하라.

제 6 장

팔꿈치관절과 노자관절의 근육
(Muscles of the Elbow and Radioulnar Joints)

evolve http://evolve.elsevier.com/Muscolino/muscular

6

목차(Chapter Outline)

목적(Objectives)

이 장을 마친 후 학생들은 이 장에서 다룬 각 근육에 대해 다음을 수행할 수 있어야 한다.

1. 일반적인 구조를 설명하라.
2. 일반적인 기능을 설명하라.
3. 부착점들을 서술하라.
4. 표준 작용근 작용을 서술하라.
5. 반대 작용근 작용을 서술하라.
6. 근육이 가지고 있는 당김선과 만들어내는 움직임을 논의하라.
7. 편심성 길항근 기능을 서술하라.
8. 등척성 안정화 기능을 서술하라.
9. 신경지배를 서술하라.
10. 동맥공급을 서술하라.
11. 촉진을 위한 시작 자세를 설명하라.
12. 촉진하는 단계를 설명하라.
13. 다른 신체 구조들과 근육의 관계에 대해 논의하라.
14. 촉진, 평가 및 임상적 의사 결정을 도와주는 추가적인 정보에 대해 논의하라.

개요(Chapter Overview)

이 장에서 다루는 근육들은 팔꿈치관절과 노자관절(radioulnar joint)의 움직임에 관련된 주요 기능을 가지고 있다. 몸에 있는 다른 근육들도 팔꿈치관절과 노자관절을 움직일 수 있지만 보통 그 근육들의 주요 기능이 다른 관절에 있다고 고려되기 때문에, 다른 장에 배치하였다. 손목관절 및 손가락 관절을 가로지르는 근육들은 제7, 8장에서 다루었다.

구조의 개요(Overview of structure)

구조적으로 팔꿈치관절을 굽히는 근육들은 앞쪽에 위치한다. 위팔두갈래근(biceps brachii)과 위팔근(brachialis)은 팔(arm)에 힘살을 가지고, 위팔노근(brachioradialis)은 아래팔에 힘살을 가진다. 모든 경우에서 그 근육들은 팔꿈치관절 앞으로 주행한다. 팔꿈치관절을 펴는 근육들은 뒤쪽에 위치한다. 위팔세갈래근(triceps brachii)은 팔에 힘살을 가지고 팔꿈치근(anconeus)은 아래팔에 힘살을 가진다. 그들 모두는 뒤쪽으로 팔꿈치관절(elbow joint)을 가로지른다.

구조적으로 원엎침근(pronator teres)과 네모엎침근(pronator quadratus)은 앞쪽에 위치하고 뒤침근은 뒤쪽에 위치한다.

Note: 이 장에서 다루는 일부 근육들은 팔꿈치관절과 노자관절을 둘다 가로지르고 움직인다.

목적(Objectives) (계속)

팔의 구획(Compartments of the arm)

팔의 근육은 보통 앞과 뒤 구획으로 나누어져 있다.

- 앞쪽 구획(anterior compartment)은 얕은 곳에는 위팔두갈래근, 깊은 곳에는 위팔근과 부리위팔근(coracobrachilais)을 포함한다.
- 뒤쪽 구획(posterior compartment)은 위팔세갈래근을 포함한다.

기능의 개요(Overview of function)

작용과 관련된 다음의 일반적인 규칙들은 팔꿈치와 노자관절근육의 기능적 군(functional group)들을 위해서 서술될 수 있다.

- 만약 어떤 근육이 그 근육섬유들의 수직 방향으로 팔꿈치관절(elbow joint) 앞쪽을 가로지른다면, 그 근육은 아래팔의 앞면을 위팔의 앞면 쪽으로 움직이게 함으로써 팔꿈치관절에서 아래팔을 구부릴 수 있다.
- 만약 어떤 근육이 그 근육섬유들의 수직 방향으로 팔꿈치관절 뒤쪽을 가로지른다면 그 근육은 아래팔의 뒷면을 위팔의 뒷면 쪽으로 움직이게 함으로써 팔꿈치관절에서 아래팔을 펼 수 있다.
- 팔꿈치관절에서 반대 작용(reverse action)은 팔꿈치관절에서 위팔이 아래팔을 향해 움직이는 것을 포함한다. 이 움직임은 보통 손(그리고 아래팔)이 움직이지 않는(immovable) 물체를 잡고 고정되었을 때 발생한다.
- 만약 어떤 근육이 그 근육섬유들의 수평 방향으로 노자관절(radioulnar joint) 앞쪽을 가로지른다면 그 근육은 노자관절에서 아래팔을 엎침 할 수 있다.
- 만약 어떤 근육이 그 근육섬유들의 수평 방향으로 노자관절 뒤쪽을 가로지른다면 그 근육은 노자관절에서 아래팔을 뒤침 할 수 있다.
- 노자관절에서 이 같은 표준 작용근 작용(standard mover actions)의 반대 작용은 자뼈가 노뼈를 향해 움직이는 것을 포함한다. 이런 움직임은 흔히 손(그러므로 노뼈)이 움직이지 않는 물체를 잡고 고정되었을 때 발생한다.

□ 오른쪽 팔꿈치관절근육들의 앞쪽면 (Anterior Views of the Muscles of the Right Elbow Joint)

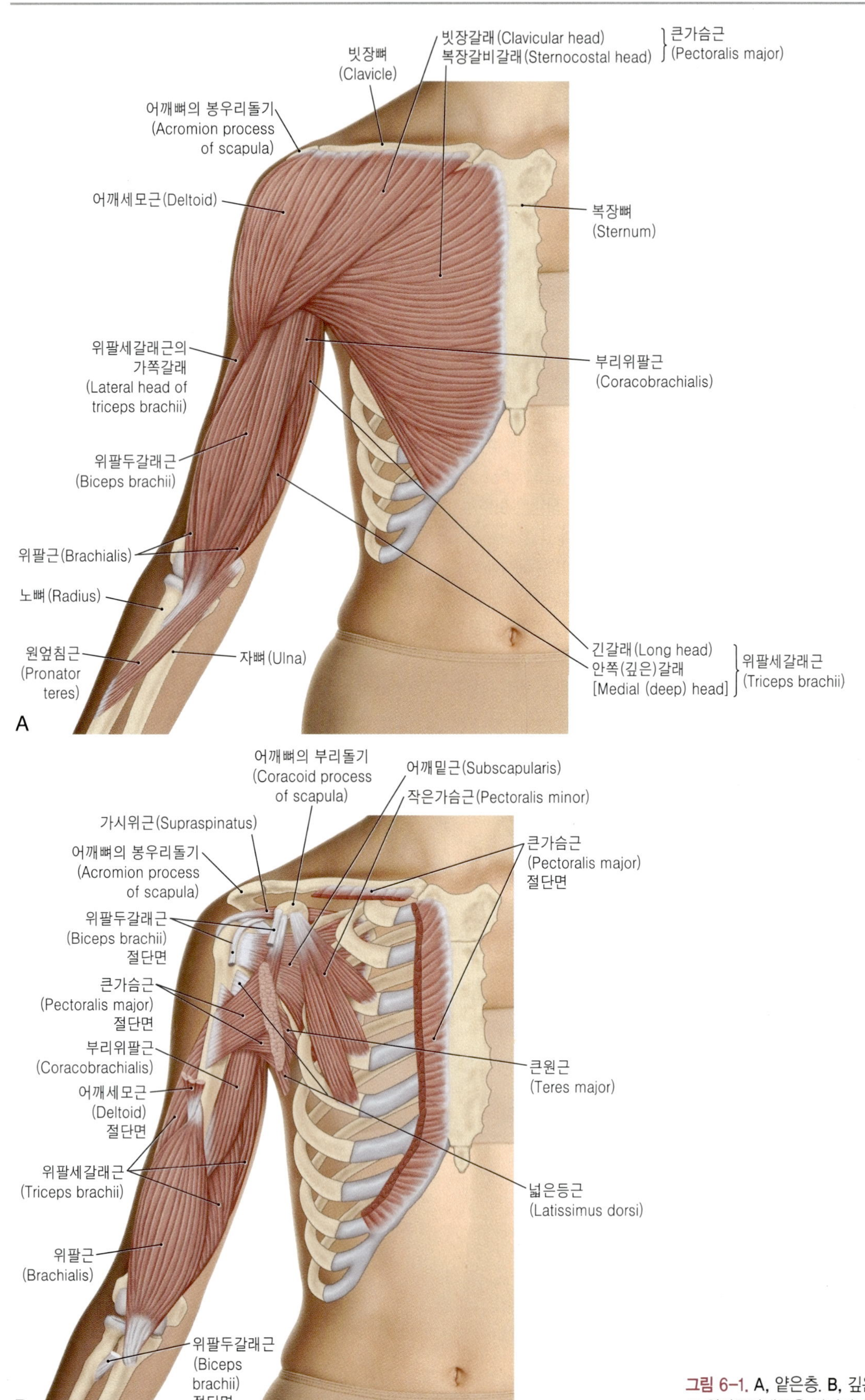

그림 6-1. A, 얕은층. B, 깊은층. 큰가슴근, 어깨세모근 그리고 위팔두갈래근은 잘리거나 제거되었다.

오른쪽 팔꿈치관절근육들의 뒤쪽면 □
(Posterior Views of the Muscles of the Right Elbow Joint)

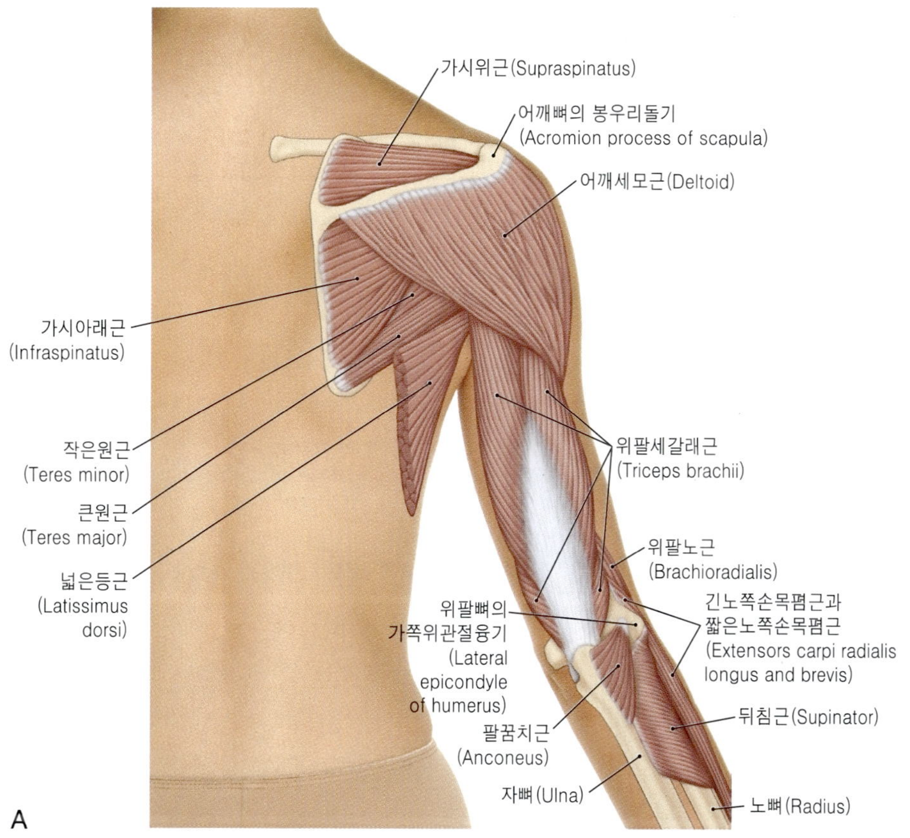

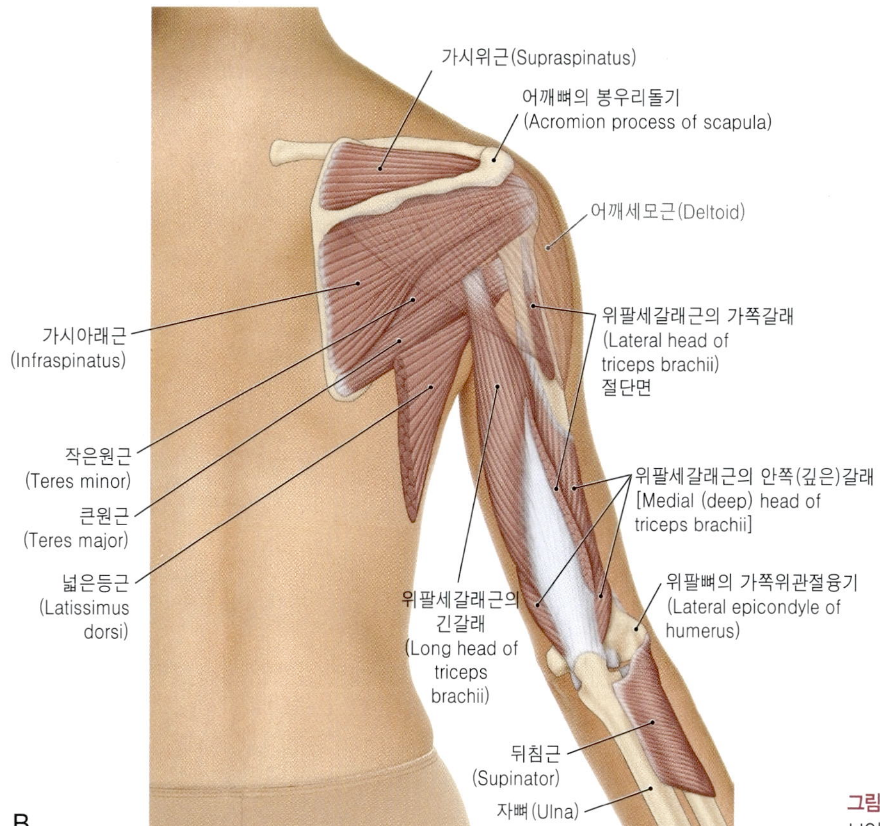

그림 6-2. A, 얕은층. B, 깊은층. 어깨세모근은 희미하게 보인다.

□ 오른쪽 팔꿈치관절근육들의 가쪽면 (Lateral View of the Muscles of the Right Elbow Joint)

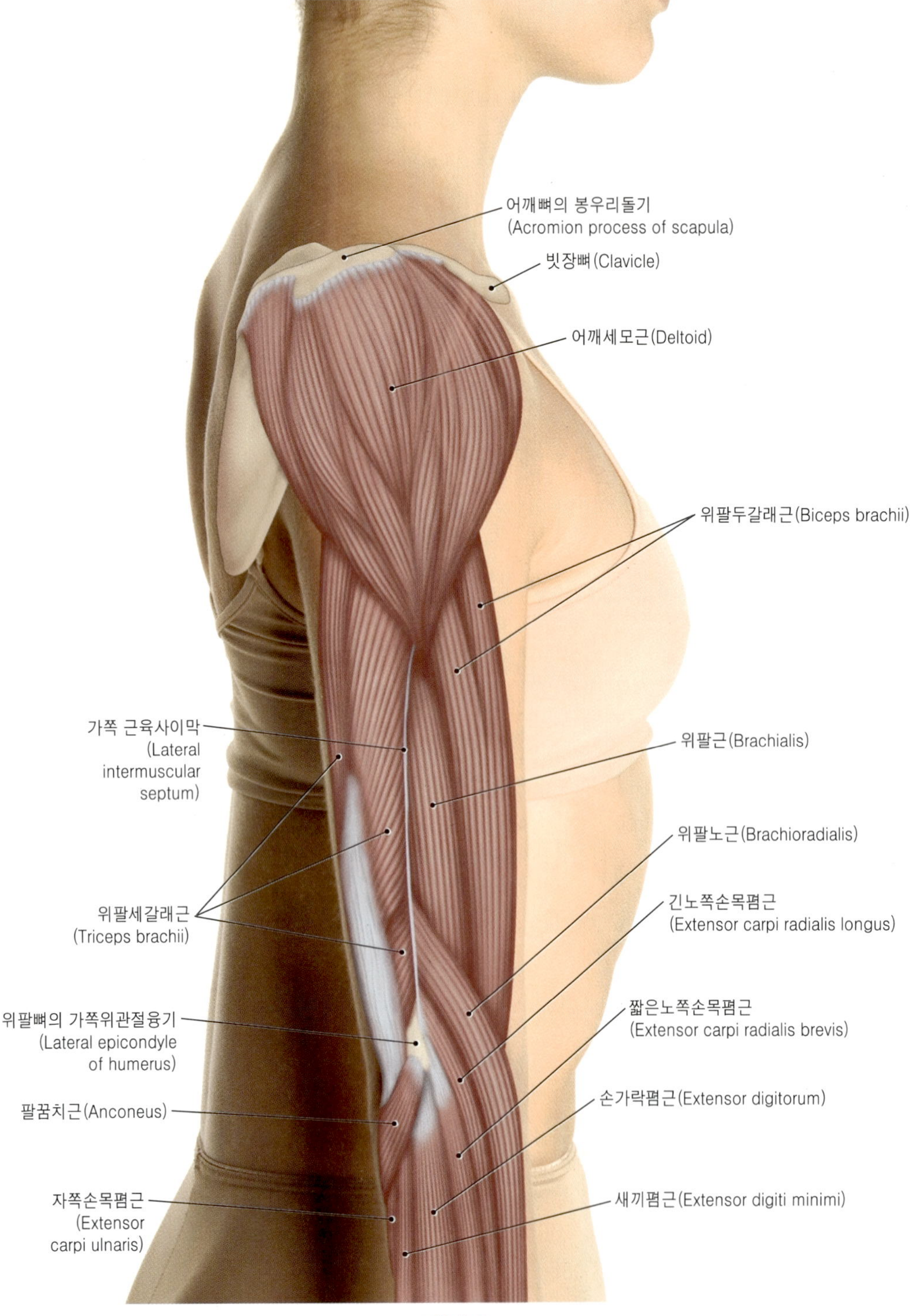

그림 6-3.

오른쪽 팔꿈치관절근육들의 안쪽면(Medial View of the Muscles of the Right Elbow Joint) □

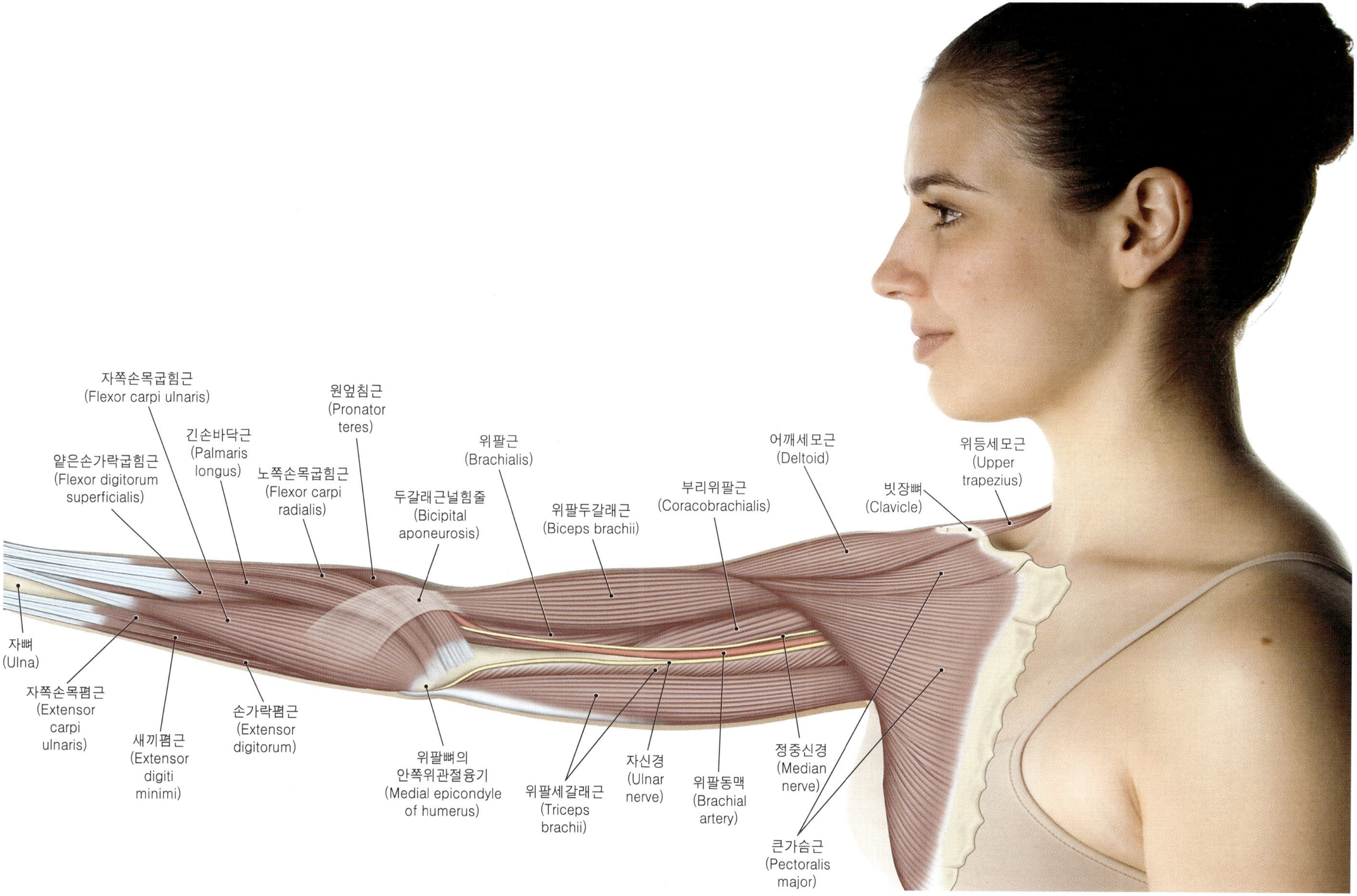

그림 6-4.

□ 오른쪽 노자관절근육들의 면 (Views of the Muscles of the Right Radioulnar Joints)

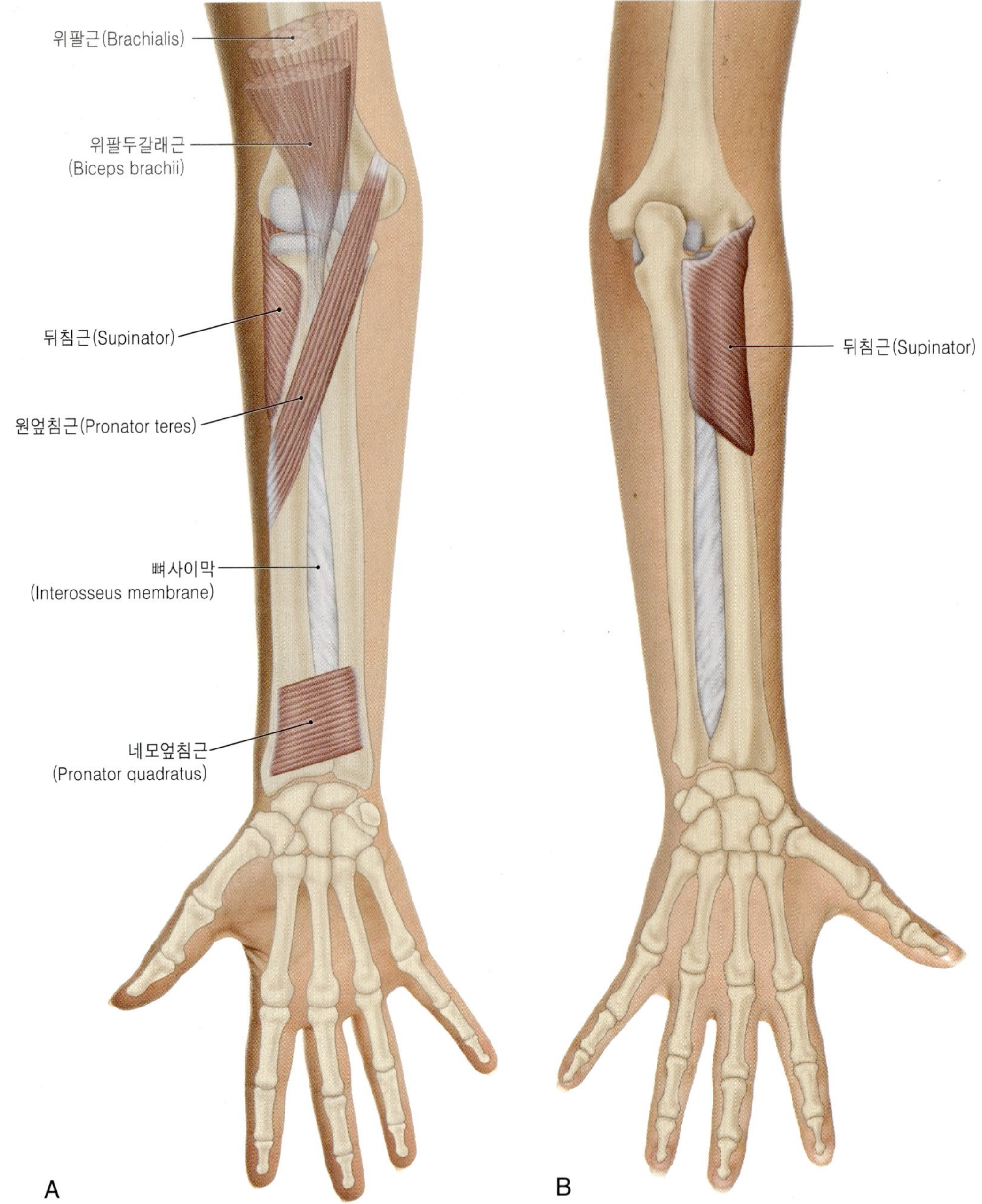

그림 6-5. A, 앞쪽면. 위팔두갈래근과 위팔근은 잘리고 희미하게 보인다. B, 뒤쪽면.

오른쪽 팔의 가로면 단면(Transverse Plane Cross Sections of the Right Arm) □

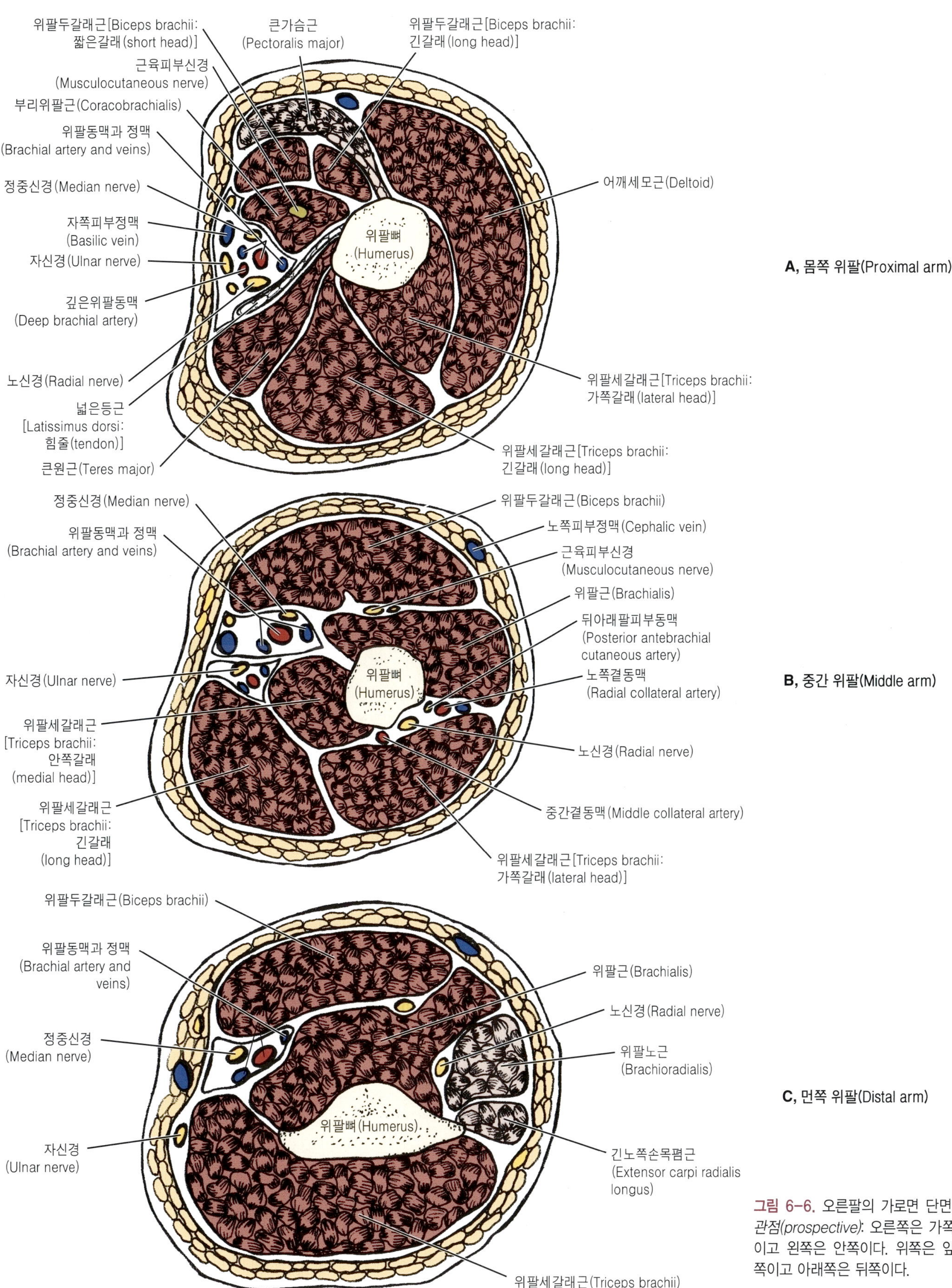

그림 6-6. 오른팔의 가로면 단면. *관점(prospective)*: 오른쪽은 가쪽이고 왼쪽은 안쪽이다. 위쪽은 앞쪽이고 아래쪽은 뒤쪽이다.

□ 위팔두갈래근(Biceps Brachii)

위팔두갈래근*이라는 이름은 이 근육이 2개의 갈래를 가지고 있고 위팔(팔) 위에 놓여 있다는 것을 말해 준다.*

□ **어원**
Biceps: 라틴어. *2개의 머리(two heads)*
Brachii: 라틴어. *팔의(of the arm)*

□ **발음**
BY-seps
BRAY-key-eye

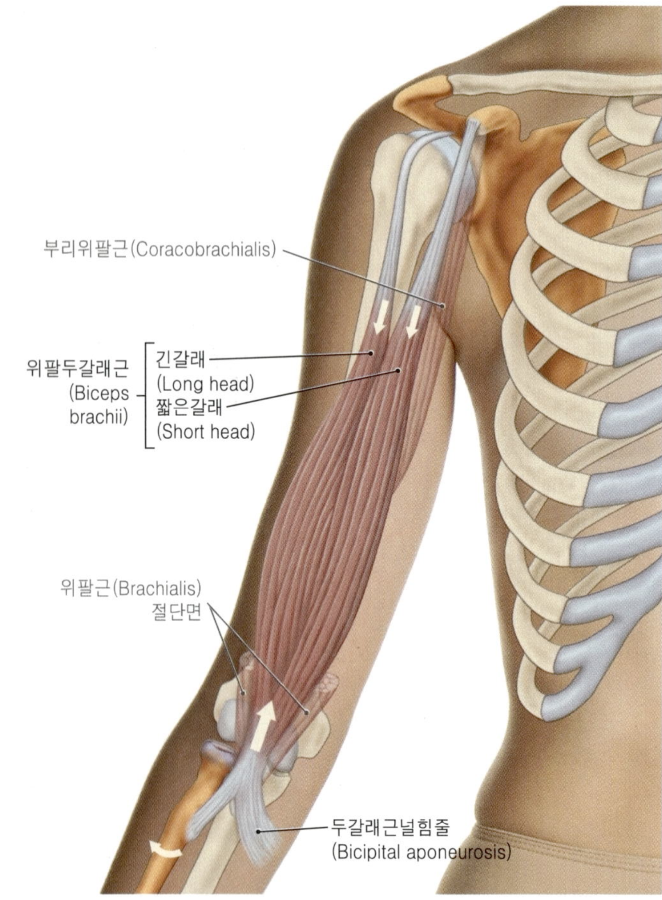

그림 6-7. 오른쪽 위팔두갈래근의 앞쪽면. 부리위팔근과 위팔근의 먼쪽끝은 희미하게 보인다.

부착점(Attachments)

□ **긴갈래: 어깨뼈의 관절위결절(supraglenoid tubercle)**
□ **짧은갈래: 어깨뼈의 부리돌기(coracoid process)**
  □ 꼭지점(the apex)*에서부터*
□ **노뼈거친면(radial tuberosity)**
  □ 그리고 공통굽힘근 힘줄과 힘살 위에 가로놓인 깊은 근막 안의 두갈래널힘줄(bicipital aponeurosis)*까지*

기능(Functions)

동심성(단축성) 작용근 작용

표준 작용근 작용	반대 작용근 작용
□ **1. 팔꿈치관절에서 팔을 굽힌다.**	□ 1. 팔꿈치관절에서 팔을 굽힌다.
□ **2. 노자관절에서 아래팔을 뒤침 한다.**	□ 2. 노자관절에서 자뼈를 뒤침하고 오목위팔관절에서 팔을 안쪽으로 돌린다.
□ **3. 오목위팔관절에서 팔을 굽힌다.**	□ 3. 오목위팔관절과 어깨갈비관절에서 어깨뼈를 위쪽으로 기울인다.
□ 4. 오목위팔관절에서 팔을 벌린다(긴갈래).	□ 4. 오목위팔관절과 어깨갈비관절에서 어깨뼈를 아래쪽으로 돌린다.
□ 5. 오목위팔관절에서 팔을 모은다(짧은갈래).	□ 5. 오목위팔관절과 어깨갈비관절에서 어깨뼈를 아래쪽으로 돌리고 가쪽으로 기울인다.
□ 6. 오목위팔관절에서 팔을 수평으로 굽힌다.	□ 6. 오목위팔관절과 어깨갈비관절에서 어깨뼈를 내민다.

표준 작용근 작용 노트

- 위팔두갈래근은 팔꿈치관절을 앞쪽으로 가로지른다(근섬유들은 시상면에서 수직으로 주행한다). 그러므로 이는 팔꿈치관절에서 아래팔을 굽힌다(작용 1).
- 아래팔을 엎침 시킬 때, 노뼈거친면 위의 위팔두갈래근 부착점은 노뼈와 자뼈 사이 깊은 곳에 있다. 따라서 이 근섬유들은 몸쪽노뼈의 안쪽면 주변을 둘러싼다. 위팔두갈래근이 노뼈거친면을 당길 때, 노뼈의 머리는 가쪽으로 돌 것이고 먼쪽노뼈는 먼쪽자뼈 중심으로 움직일 것이다. 이 노뼈의 움직임을 *뒤침(supination)*이라고 부른다. 그러므로 위팔두갈래근은 노자관절(RV joints)에서 아래팔을 뒤침 한다(작용 2).
- 위팔두갈래근은 아래팔의 굽힘근일 뿐 아니라 뒤침근이다. 이러한 이유로 위팔두갈래근을 수축시키고 촉진하는 것은 대상자가 아래팔이 최대로 뒤침 되었을 때 아래팔을 굽히게 함으로써 가장 잘 이루어진다. 위팔두갈래근은 팔꿈치관절의 굽힘이나 폄 자세에 상관없이 노자관절에서 아래팔을 뒤침 할 수 있다. 하지만 위팔두갈래근은 아래팔이 약간 굽혀져 있을 때 아래팔의 뒤침에 관해서는 가장 강력하다(작용 1, 2).
- 위팔두갈래근은 어깨관절을 앞쪽으로 가로지른다(근섬유들은 시상면에서 수직으로 주행한다). 그러므로 위팔두갈래근은 어깨관절에서 팔을 굽힌다(작용 3).
- 중간어깨세모근과 유사하게 위팔두갈래근의 긴갈래는 오목위팔

관절의 꼭대기를 가로지른다. 따라서 오목위팔관절에서 팔을 벌린다. 이것의 벌림 하는 능력은 팔이 가쪽돌림 되어 있을 때 증가한다. 팔을 가쪽으로 돌리는 것은 벌림을 위해 이마면에서 긴갈래(head)의 힘줄을 보다 이마면에 놓는다(작용 4).

- 위팔두갈래근의 짧은갈래는 오목위팔관절 중심의 얕은 곳에서, 안쪽에서 가쪽으로 오목위팔관절을 가로지른다(근섬유들은 이마면에서 수평으로 주행한다). 그러므로 이 근육은 오목위팔관절에서 팔을 모음 한다. 이것은 부리위팔근과 같이 오목위팔관절에 대하여 당김선(line of pull)이 같기 때문에 위팔두갈래근의 짧은갈래가 오목위팔관절에서 팔을 모을 수 있다(작용 5).
- 만약 팔이 먼저 90°까지 벌림이 되어 있다면, 위팔두갈래근섬유들은 앞쪽 오목위팔관절을 수평으로 가로지르게 위치하고 팔을 정중선(midline)을 향해 수평으로 당길 수 있다. 이 작용은 오목위팔관절에서 팔의 수평굽힘(수평모음)이라고 불린다. 위팔두갈래근에 의한 팔의 수평굽힘은 주로 짧은갈래 때문이다. 팔이 더 안쪽으로 돌려질수록 긴갈래가 이 작용에 더 기여할 수 있다(작용 6).

반대 작용근 작용 노트

- 만약 아래팔이 고정된다면, 위팔두갈래근이 팔의 앞쪽면을 아래팔의 앞쪽면을 향해서 당긴다. 이 작용은 팔꿈치관절에서 팔의 굽힘이다. 팔꿈치관절에서 팔의 굽힘은 매우 중요하고 사람이 움직이지 않는 물체를 잡고 그쪽을 향해 몸을 당기면[예: 장애인용 바(handicap bar)를 사용하거나 계단을 오를 때 계단의 난간(handrail)을 사용하는 것] 발생한다(반대 작용 1).
- 일반적으로 뒤침과 엎침은 고정된 자뼈를 중심으로 운동성을 갖는 노뼈가 움직이는 것이라고 생각된다. 하지만 만약 손이 고정된다면(움직이지 않는 물체를 잡고), 손목관절은 돌림이 허용되지 않기 때문에 노뼈 또한 돌림 움직임에 대하여 고정될 것이다. 그러므로 노자관절에서 노뼈의 뒤침 반대 작용은 고정된 노뼈를 중심으로 운동성(mobile)을 갖고 있는 자뼈가 뒤침 된다. 자뼈의 이 움직임은 효율적인 안쪽돌림이다. 하지만 자뼈가 노뼈 주변을 안쪽으로 돌 때, 팔꿈치관절에서 돌림 움직임이 허용되지 않기 때문에 위팔뼈는 자뼈와 함께 움직이고 이것은 오목위팔관절에서 팔의 안쪽돌림이 된다(반대 작용 2).
- 만약 위팔두갈래근이 수축하고 팔과 아래팔이 고정된다면 어깨뼈는 시상면에서 팔을 향해 당겨지게 된다. 이것은 가슴우리벽으로부터 아래각(inferior angle)을 들어 올림으로써 오목위팔관절에서 팔에 대해 어깨뼈를 위쪽으로 기울인다. 오목위팔관절에서 팔에 대해 어깨뼈가 움직일 때, 어깨갈비관절에서 가슴우리에 대해서도 어깨뼈가 움직인다(반대 작용 3).
- 이마면에서 어깨뼈에 대해 팔을 벌림으로 움직이는 긴갈래의 반대 작용은 이마면에서 어깨뼈를 팔에 대해 아래쪽돌림(downward rotation)으로 움직이는 것이다. 이 움직임은 오목위팔관절에서 발생한다. 오목위팔관절에서 어깨뼈가 움직일 때 어깨갈비관절에서 가슴우리에 대해 움직인다(반대 작용 4).
- 오목위팔관절에서 팔의 모음의 반대 작용은 긴갈래의 당김선처럼 짧은갈래의 당김선이 어깨뼈 돌림의 축과 같은 쪽에 있기 때문에 오목위팔관절과 어깨갈비관절에서 어깨뼈를 아래쪽으로 돌리는 것이다(반대 작용 5).
- 짧은갈래는 긴갈래에 비해 오목위팔관절보다 앞을 지나가기 때문에 어깨뼈의 안쪽 가장자리를 가슴우리벽으로부터 멀어지게 당기는 경향이 있다. 이것은 어깨뼈의 가쪽기울임(안쪽돌림)으로 알려져 있다(반대 작용 5).
- 위팔뼈에 대한 어깨뼈의 내밈은 반대 작용으로 거의 일어나지 않는다(반대 작용 6).

움직임

위팔두갈래근은 하나 이상의 당김선을 가지고 있기 때문에 하나 이상의 움직임을 만들어 낼 수 있다.

1. 위팔두갈래근의 긴갈래는 빗면에서 하나의 당김선을 가지고 있기 때문에 각각 팔꿈치관절과 노자관절에서 아래팔의 굽힘과 뒤침(아래팔이 폄과 엎침 자세에서 시작한다고 가정), 오목위팔관절에서 팔의 굽힘과 벌림이 결합된 하나의 움직임을 만든다.
2. 위팔두갈래근의 짧은갈래는 빗면에서 하나의 당김선을 가지고 있기 때문에 팔꿈치관절과 노자관절에서 아래팔의 굽힘과 뒤침(아래팔이 폄과 엎침 자세에서 시작한다고 가정), 오목위팔관절에서 팔의 굽힘과 모음이 결합된 하나의 움직임을 만든다.

편심성 길항근 기능

1. 팔꿈치관절의 폄을 제한하고 느리게 한다.
2. 노자관절의 엎침을 제한하고 느리게 한다.
3. 팔의 폄, 수평폄, 모음, 벌림 그리고 가쪽돌림을 제한하고 느리게 한다.
4. 어깨뼈 위쪽돌림, 아래쪽기울임, 안쪽기울임 그리고 당김을 제한하고 느리게 한다.

편심성 길항근 작용 노트

- 팔꿈치관절에서 아래팔의 폄을 제한하고 느리게 하는 것은 조심스럽게 조절하면서 물건을 내릴 때 매우 중요하다.
- 반대 작용을 제한하고 느리게 하는 것은 위팔두갈래근의 먼쪽부착점을 고정할 때 발생하는데, 대개 움직이지 않는 물체를 손으로 잡을 때[닫힌-사슬운동학(closed-chain kinematics)] 발생한다.

등척성 안정화 기능

1. 팔꿈치관절, 노자관절 그리고 오목위팔관절을 안정화시킨다.
2. 어깨뼈를 안정화시킨다.

위팔두갈래근(Biceps Brachii) *(계속)*

작용에 대한 추가적인 노트

1. 일부 자료들은 위팔두갈래근이 오목위팔관절에서 팔을 안쪽으로 돌릴 수 있다고 서술한다. 이것은 아래팔에서 근육의 당김이 팔로 전달되기 위하여 아래팔이 노자관절과 팔꿈치관절에서 고정되어야 한다.

신경지배

- ☐ 근육피부신경(musculocutaneous nerve)
  - ☐ C5, C6

동맥공급

- ☐ 위팔동맥(brachial artery)의 근육가지(muscular branches: 겨드랑동맥의 연속)
  - ☐ 그리고 앞위팔휘돌이동맥(anterior circumflex humeral artery: 겨드랑동맥의 가지)

촉진

1. 대상자를 앉거나 눕게 하고 아래팔을 뒤침 한 상태에 두고 앞쪽 팔에 촉진할 손을 올려두며 위팔두갈래근을 느낀다.
2. 대상자가 팔꿈치관절에서 아래팔을 굽히게 하고 위팔두갈래근의 수축을 느낀다. 저항을 추가할 수 있다.
3. 계속해서 위팔두갈래근을 몸쪽과 먼쪽부착점을 향해서 촉진한다.
4. Note: 정중신경, 자신경 그리고 위팔동맥이 이곳의 얕은 곳에 있기 때문에 안쪽팔의 촉진에 주의해야 한다.

다른 구조와의 관계 (Relationship to other structures)

- ☐ 몸쪽으로, 위팔두갈래근은 어깨세모근과 큰가슴근의 먼쪽힘줄의 깊은 곳에 있다. 위팔두갈래근의 나머지는 얕은 곳에 있다.
- ☐ 앞쪽에서 보면, 위팔근은 위팔두갈래근의 깊은 곳에 놓여 있다.
- ☐ 위팔두갈래근의 짧은갈래는 부리위팔근의 가쪽에 놓여 있다.
- ☐ 위팔두갈래근 짧은갈래의 몸쪽부착점은 어깨뼈의 부리돌기이다. 부리위팔근과 작은가슴근 또한 부리돌기에 붙어 있다.
- ☐ 위팔두갈래근의 긴갈래는 위팔뼈의 두갈래근고랑을 통해 가로지른다. 위팔두갈래근의 긴갈래는 오목위팔관절의 관절안(joint cavity)을 통해 가로지른다. 그러므로 이것은 관절내(intra-articular)이다.
- ☐ 위팔두갈래근의 힘살과 먼쪽힘줄 바로 안쪽에는 위팔동맥과 정중신경이 있다.
- ☐ 두갈래근널힘줄(bicipital aponeurosis)은 공통굽힘근 힘줄·힘살(common flexor belly/tendon)의 얕은 곳에 있고 뼈에 부착되어 있지 않다.
- ☐ 위팔두갈래근은 깊은앞팔선(deep front arm line), 얕은앞팔선(superficial front arm line) 근막경선(myofascial meridians)에 포함된다.

기타(Miscellaneous)

1. 위팔뼈의 *두갈래근*고랑의 이름은 위팔두갈래근의 긴갈래가 그것을 지나가기 때문에 두갈래근고랑(bicipital groove)이라고 이름 지어졌다. (위팔뼈의 두갈래근고랑은 2개의 결절 사이에 위치하기 때문에 *결절사이고랑*이라 알려져 있다.)
2. 위팔두갈래근 짧은갈래의 몸쪽부착점은 어깨뼈의 부리돌기에서 부리위팔근의 몸쪽부착점과 섞인다.
3. 두갈래근널힘줄은 *섬유널힘줄(lacertus fibrosis)*로 알려져 있다.

위팔근(Brachialis) ☐

위팔근이라는 이름은 이 근육이 위팔(팔)에 붙어 있다는 것을 말해 준다.

☐ **어원**

Brachialis: 라틴어. *팔을 의미*

☐ **발음**

BRAY-key-AL-is

부착점(Attachments)

☐ **위팔뼈앞쪽 몸통(shaft)의 먼쪽 1/2***에서부터*

☐ **자뼈 거친면(ulnar tuberosity)**

☐ 그리고 자뼈의 갈고리돌기(coronoid process)*까지*

기능(Functions)

동심성(단축성) 작용근 작용

표준 작용근 작용	반대 작용근 작용
☐ **1. 팔꿈치관절에서 아래팔을 굽힌다.**	☐ 1. 팔꿈치관절에서 팔을 굽힌다.

표준 작용근 작용 노트

- 위팔근은 팔꿈치관절 앞쪽으로 가로지른다(근섬유들은 시상면에서 수직으로 주행한다). 그러므로 그것은 팔꿈치관절에서 아래팔을 굽힌다(작용 1).
- 위팔두갈래근이 팔꿈치관절을 굽힌다고 잘 알려져 있지만, 위팔근이 실제적인 팔꿈치관절 굽힘의 주 작용근(prime mover: 가장 강력한 작용근)이다(작용 1).
- 만약 아래팔이 완전히 엎침되어 있다면 위팔근은 특히 팔꿈치관절의 굽힘에 영향을 주게 된다(위팔두갈래근과 위팔노근은 아래팔을 구부리는 것 외에도 충분히 엎침된 아래팔을 뒤침 하기 때문이다)(작용 1).

반대 작용근 작용 노트

- 만약 아래팔이 고정된다면 위팔근은 팔의 앞쪽면을 아래팔의 앞쪽면을 향해 당긴다. 이러한 작용은 팔꿈치관절에서 팔의 굽힘이라고 한다. 팔꿈치관절에서 팔의 굽힘의 반대 작용은 매우 중요하며, 사람이 움직이지 않는 물체를 잡고 그쪽으로 몸을 당길 때 발생한다. 예를 들어, 장애인용 바(handicap bar)를 사용할 때나 계단을 오를 때 계단의 난간을 사용하는 것이다(반대 작용 1).

움직임

1. 위팔근은 시상면에서 하나의 당김선을 가지고 있기 때문에 기본면(cardinal plane) 관절 움직임인 팔꿈치관절의 굽힘이 위팔근 움직임이다.

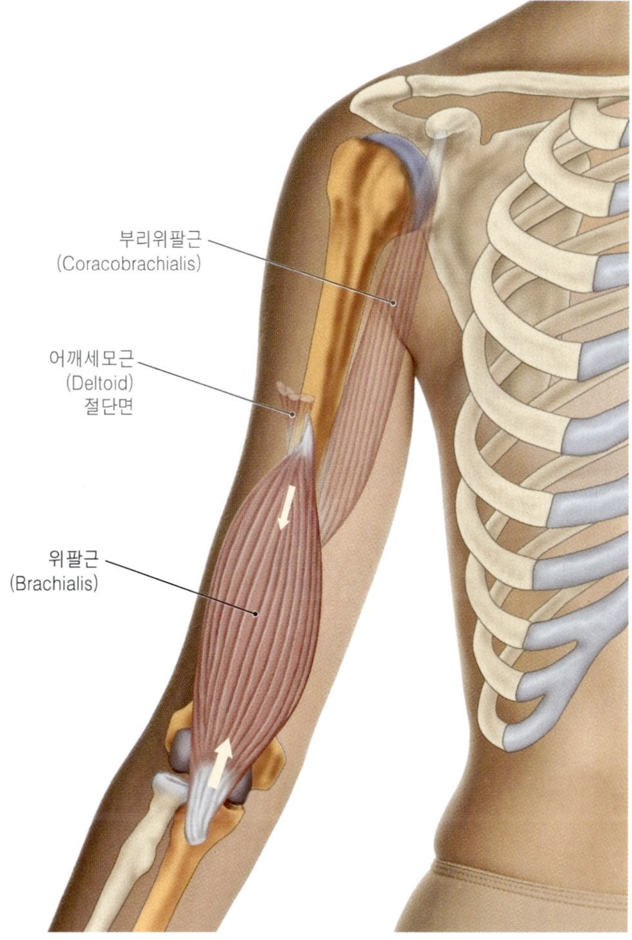

그림 6-8. 오른쪽 위팔근의 앞쪽면. 부리위팔근과 어깨세모근의 먼쪽끝은 희미하게 보인다.

편심성 길항근 기능

1. 팔꿈치관절의 폄을 제한하고 느리게 한다.

편심성 길항근 작용 노트

- 팔꿈치관절에서 아래팔의 폄을 제한하고 느리게 하는 것은 조심스럽게 물건을 내릴 때 매우 중요하다.

등척성 안정화 기능

1. 팔꿈치관절을 안정화시킨다.

위팔근(Brachialis) *(계속)*

신경지배

□ 근육피부신경(musculocutaneous nerve)
  □ C5, **C6**, C7

동맥공급

□ 위팔동맥(brachial artery)의 근육가지(muscular branch: 겨드랑 동맥의 연속)

촉진

1. 대상자를 앉거나 눕게 하고 노자관절에서 아래팔을 완전히 엎침 한 상태에 둔 다음, 먼쪽과 가쪽 팔에 촉진할 손을 올려둔다.
2. 대상자가 짧고 부드러운 가동범위로 아래팔을 구부리도록 하고 위팔근의 수축을 느낀다. 만약 저항이 주어진다면 약한(gentle) 저항만 주어야 한다.
3. 위팔근은 팔의 가쪽면과 안쪽면에서 촉진될 수 있다. 그것은 위팔두갈래근을 지나 앞쪽으로 촉진될 수도 있다.
4. Note: 정중신경, 자신경 그리고 위팔동맥이 이곳의 얕은 곳에 있기 때문에 먼쪽 안쪽팔의 촉진에 주의해야 한다.

다른 구조와의 관계 (Relationship to other structures)

□ 대부분의 위팔근이 위팔두갈래근 깊은 곳에 있지만 위팔근의 가쪽가장자리는 위팔두갈래근과 위팔세갈래근 사이의 얕은 곳에 있다. 더 먼쪽으로, 위팔근은 위팔두갈래근의 먼쪽힘줄의 양쪽 위에 얕은 곳에 있다.
□ 위팔근의 깊은 곳에는 위팔뼈의 몸통이 있다.
□ 위팔근의 몸쪽부착점은 V 모양으로 형성되어 있고 어깨세모근의 먼쪽부착점을 둘러싸고 있다.
□ 안쪽면에서는 위팔세갈래근이 위팔근 뒤에 있다.
□ 가쪽면에서는 위팔세갈래근이 위팔근 몸쪽으로 뒤쪽에 있다. 위팔노근은 먼쪽으로 위팔근 뒤에 있다.
□ 위팔근은 깊은앞팔선 근막경선(deep front arm line myofascial meridian)에 위치한다.

기타(Miscellaneous)

1. 위팔근은 강력하고 상당히 큰 근육이며, 위팔두갈래근의 윤곽이 잘 보이도록 해준다. (모든 큰 위팔두갈래근 뒤에 큰 위팔근이 있다.)
2. 위팔두갈래근은 노뼈거친면에 붙는 반면, 위팔근은 자뼈거친면에 붙는다.

위팔노근[Brachioradialis: 노쪽군의(of Radial Group)] □

위팔노근이라는 이름은 이 근육이 위팔뼈(brachium, arm)와 노뼈(radius)에 부착한다는 것을 말해 준다.

□ **어원**
Brachio: 라틴어. *위팔을 의미*
Radialis: 라틴어. *노뼈를 의미*

□ **발음**
BRAY-key-o-RAY-dee-AL-is

부착점(Attachments)

- □ 위팔뼈의 가쪽관절융기위능선(lateral supracondylar ridge)
  - □ 몸쪽 2/3*에서부터*
- □ 노뼈붓돌기(styloid process)
  - □ 가쪽면*까지*

기능(Functions)

동심성(단축성) 작용근 작용

표준 작용근 작용	반대 작용근 작용
□ **1. 팔꿈치관절에서 아래팔을 굽힌다.**	□ 1. 팔꿈치관절에서 팔을 굽힌다.
□ **2. 노자관절에서 아래팔을 뒤침 한다.**	□ 2. 노자관절에서 자뼈를 뒤침 하고 오목위팔관절에서 팔을 안쪽으로 돌린다.
□ **3. 노자관절에서 아래팔을 엎침 한다.**	□ 3. 노자관절에서 자뼈를 엎침 하고 오목위팔관절에서 팔을 가쪽으로 돌린다.

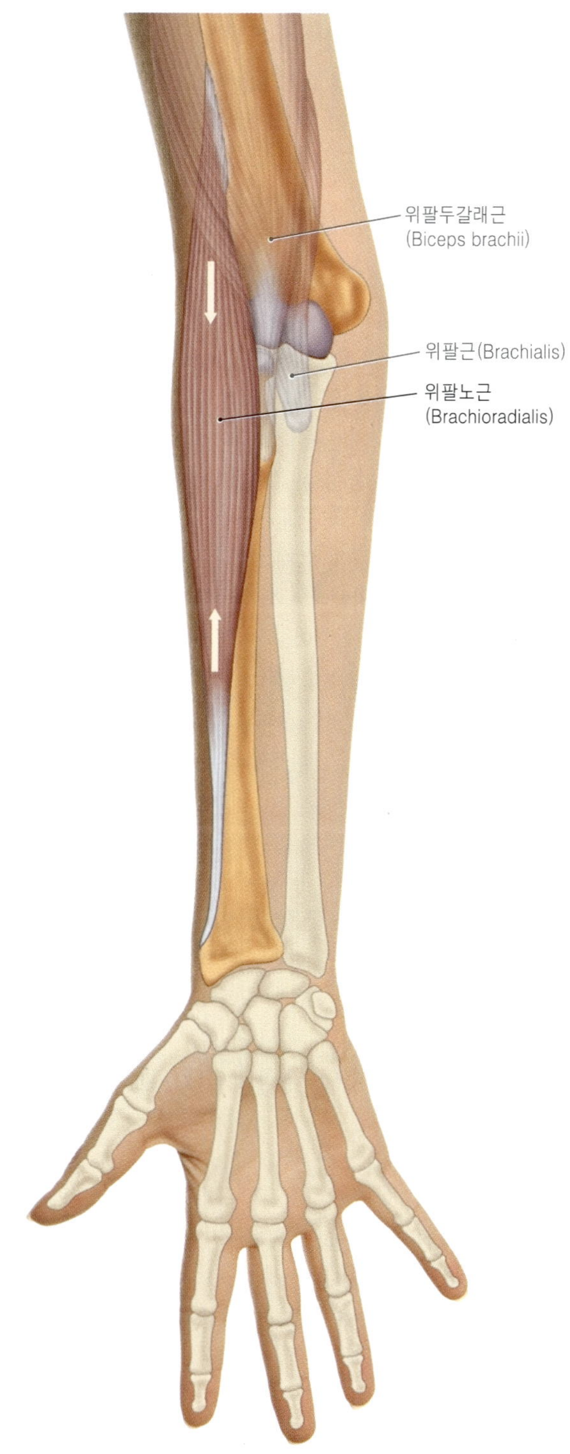

그림 6-9. 오른쪽 위팔노근의 앞쪽면. 위팔두갈래근과 위팔근은 희미하게 보인다.

표준 작용근 작용 노트

- 위팔노근은 팔꿈치관절을 앞으로 가로지른다(근섬유들은 시상면에서 수직으로 주행한다). 그러므로 이것은 팔꿈치관절에서 아래팔을 굽힌다(작용 1).
- 위팔노근은 아래팔이 최대 엎침과 최대 뒤침 사이 중간의 자세에 있을 때 아래팔 굽힘근으로 가장 효과적이다(작용 1).
- 위팔노근은 노자관절에서 아래팔을 엎침, 뒤침 모두 할 수 있다는 점에서 특이하다. 만약 아래팔이 완전히 뒤침 되어 있다면, 최대 엎침과 최대 뒤침 사이의 대략 중간 자세가 위팔노근의 두 부착점인 노뼈붓돌기와 위팔뼈의 가쪽 관절융기위능선(supracondylar ridge)이 가장 가까운 자세이기 때문에 위팔노근은 최대 엎침과 최대 뒤침 사이 대략 중간 자세까지 아래팔을 엎침 할 수 있다. 유사하게 만약 아래팔이 완전히 엎침 되어 있다면, 위팔노근은 같은 이유로 최대 엎침과 최대 뒤침 사이의 대략 중간 자세까지 아래팔을 뒤침 할 수 있다. 위팔노근은 인간의 신체에서 하나의 당김선을 가지고 있지만 근육이 수축할 때 관절의 위치에 따라 같은 관절에서 2가지 반대되는 작용(노자관절에서 엎침과 뒤침)을 할 수 있는 근육의 좋은 예이다.

위팔노근[Brachioradialis: 노쪽군의(of Radial Group)] *(계속)*

반대 작용근 작용 노트

- 만약 아래팔이 고정된다면, 위팔노근은 팔의 앞쪽면을 아래팔의 앞쪽면을 향해 당긴다. 이런 작용을 팔꿈치관절에서 팔의 굽힘이라고 한다. 팔꿈치관절에서 팔의 굽힘의 반대 작용은 매우 중요하고 사람이 움직이지 않는 물체를 잡고 그것을 향해 몸을 당길 때 발생한다. 예를 들어, 장애인용 바(handicap bar)를 사용할 때나 계단을 오를 때 계단의 난간(handrail)을 사용하는 것이다(반대 작용 1).
- 일반적으로 뒤침과 엎침은 고정된 자뼈를 중심으로 운동성(mobile)을 갖는 노뼈가 움직이는 것이라고 생각된다. 하지만 만약 손이 고정된다면(아마도 움직이지 않는 물체를 잡고), 손목관절은 돌림이 허용되지 않기 때문에 노뼈 또한 돌림 움직임에 대하여 고정될 것이다. 그러므로 노자관절에서 아래팔 뒤침의 반대 작용은 고정된 노뼈 주변으로 운동성을 갖고 있는 자뼈가 뒤침 되는 것을 포함한다. 자뼈의 이러한 뒤침 움직임은 효율적인 안쪽돌림이다. 자뼈가 노뼈 위를 안쪽돌림 할 때 팔꿈치관절 또한 돌림 움직임을 허용하지 않기 때문에 위팔뼈는 자뼈와 함께 움직인다. 이는 오목위팔관절에서 팔의 안쪽돌림이다. 마찬가지로, 노자관절에서 아래팔의 엎침의 반대 작용은 고정된 노뼈 주변을 움직이는 자뼈가 엎침하는 것도 포함한다. 이런 자뼈의 엎침 움직임은 효과적인 가쪽돌림이다. 이는 오목위팔관절에서 팔의 가쪽돌림을 발생시킨다(반대 작용 2, 3).

움직임

1. 해부학적 자세에서, 위팔노근은 빗면에서 하나의 당김선을 가지고 있기 때문에 아래팔의 굽힘과 엎침의 결합된 하나의 움직임을 만든다.
2. Note: 아래팔이 만약 최대 엎침된 자세에서 시작한다면, 위팔노근 당김선이 바뀌고 아래팔의 굽힘과 뒤침이 결합된 하나의 움직임을 만들어낸다.

편심성 길항근 기능

1. 팔꿈치관절의 폄을 제한하고 느리게 한다.
2. 노자관절의 뒤침과 엎침을 제한하고 느리게 한다.

편심성 길항근 작용 노트

- 팔꿈치관절에서 아래팔의 폄을 제한하고 느리게 하는 것은 조심스럽게 물건을 내릴 때 매우 중요하다.
- 위팔노근은 아래팔이 완전히 뒤침된 자세와 완전 뒤침과 완전 엎침의 중간자세 사이에 있을 때만 엎침을 제한하고 느리게 할 수 있다. 마찬가지로, 이것은 아래팔이 완전히 엎침된 자세와 완전 뒤침과 완전 엎침의 중간자세 사이에 있을 때만 뒤침을 제한하고 느리게 할 수 있다.

등척성 안정화 기능

1. 팔꿈치관절과 노자관절을 안정화시킨다.

작용에 대한 추가적인 노트

1. 엎침과 뒤침을 모두 할 수 있는 위팔노근은 이 책에서 *재-회전근(de-rotators)*이라고 다루는 다른 근육들과 유사하다. 만약 우리가 최대 엎침과 최대 뒤침의 중간자세를 아래팔의 중립자세라고 생각한다면, 위팔노근은 아래팔이 먼저 엎침 또는 뒤침 되어 있을 때 그 자세를 넘어 중립자세로 돌아가도록 아래팔의 돌림을 없앤다고 볼 수 있다. 이 유추는 해부학적 자세를 아래팔의 중립자세로 여기지 않는다는 것을 주목해야 한다. (비록 순수한 동작은 아니지만, 엎침과 뒤침은 아래팔의 본질적인 돌림동작이다.)

신경지배

☐ 노신경(radial nerve)
  ☐ C5, **C6**

동맥공급

☐ 위팔동맥의 가지[branch of the brachial artery: 겨드랑동맥의 연속(continuation of the axillary artery)]와 노동맥[radial artery: 위팔동맥의 끝가지(terminal branch of the brachial artery)]

촉진

1. 대상자는 팔꿈치관절에서 아래팔을 90°로 굽히고 최대 엎침과 최대 뒤침의 중간자세로 앉거나 눕게 하며, 촉진할 손을 아래팔의 가쪽 앞아래팔에 놓는다.
2. 대상자에게 굽힌 아래팔에 저항을 주고 위팔노근의 수축을 보고 느낀다.
3. 몸쪽으로는 위팔의 가쪽 관절융기위능선(lateral supracondylar ridge)을 향해, 먼쪽으로는 노뼈붓돌기를 향해 위팔노근을 계속하여 촉진한다.

다른 구조와의 관계 (Relationship to other structures)

☐ 위팔노근은 긴엄지벌림근(abductor pollicis longus)과 짧은엄지폄근(extensor pollicis brevis)이 위를 가로지르는 먼쪽끝을 제외하고는 가쪽아래팔에서 얕은 곳에 있다.

☐ 위팔노근의 몸쪽힘줄은 위팔근과 위팔세갈래근 사이에서 발견된다.

☐ 위팔노근의 힘살은 긴노쪽손목폄근(extensor carpi radialis longus)의 바로 앞에 있다.

☐ 원엎침근의 노뼈쪽부착점은 위팔노근보다 깊게 있다.

☐ 위팔노근은 얕은뒤팔선(superficial back arm line), 깊은앞팔선(deep front arm line) 근막경선(myofascial meridian)에 위치한다.

기타(Miscellaneous)

1. 위팔노근, 긴노쪽손목폄근 그리고 짧은노쪽손목폄근(extensor carpi radialis brevis)은 종종 아래팔 근육들의 *노쪽군(radial group)*으로 분류된다. 그들은 또한 *세 뭉치(wad of three)*로 알려져 있다.
2. 위팔노근과 긴노쪽손목폄근 모두 위팔뼈의 가쪽융기위능선, 바로 위팔뼈의 몸쪽·가쪽위관절융기(lateral epicondyle)에 붙는다.
3. 위팔노근은 아래팔의 앞쪽 구획의 얕은층에 위치한다(원엎침근, 손목굽힘근육군과 함께).
4. 때때로 위팔노근은 히치하이킹(hitchhiking) 시에 엎침과 뒤침 사이의 중간자세에서 아래팔을 구부리는 특징적인 작용(엄지손가락이 위로 올린 자세) 때문에 *히치하이커 근육(hitchhiker muscle)*이라는 별명으로 불린다(위팔노근에는 엄지손가락 자체를 움직이는 기능이 없음을 명심한다).
5. 위팔노근은 팔꿈치관절에서 아래팔의 굽힘근이지만 모든 아래팔의 폄근을 신경지배하는 노신경의 지배를 받는다.

☐ 위팔세갈래근(Triceps Brachii)

위팔세갈래근이라는 이름은 이 근육이 3개의 갈래를 가지며 위팔(팔)에 부착된다는 것을 말해 준다.

☐ **어원**

Triceps: 라틴어. *3개의 머리(three heads)*

Brachii: 라틴어. *팔의(of the arm)*

☐ **발음**

TRY-seps

BRAY-key-eye

부착점(Attachments)

☐ 긴갈래: 어깨뼈의 관절아래결절(infraglenoid tubercle)

☐ 가쪽갈래: 위팔뼈의 뒤쪽 몸통(shaft)

  ☐ 몸쪽 1/3

☐ 안쪽갈래: 위팔뼈의 뒤쪽 몸통

  ☐ 먼쪽 2/3*에서부터*

☐ 자뼈의 팔꿈치머리 돌기(olecranon process)*까지*

기능(Functions)

동심성(단축성) 작용근 작용

표준 작용근 작용	반대 작용근 작용
☐ **1. 팔꿈치관절에서 아래팔을 편다.**	☐ 1. 팔꿈치관절에서 팔을 편다.
☐ **2. 오목위팔관절에서 팔을 편다(긴갈래).**	☐ 2. 오목위팔관절과 어깨갈비관절에서 어깨뼈를 아래쪽으로 돌린다.
☐ 3. 오목위팔관절에서 팔을 모은다(긴갈래).	
☐ 4. 오목위팔관절에서 팔을 수평으로 편다(긴갈래).	☐ 3. 오목위팔관절과 어깨갈비관절에서 어깨뼈를 내밀고 가쪽기울임한다.

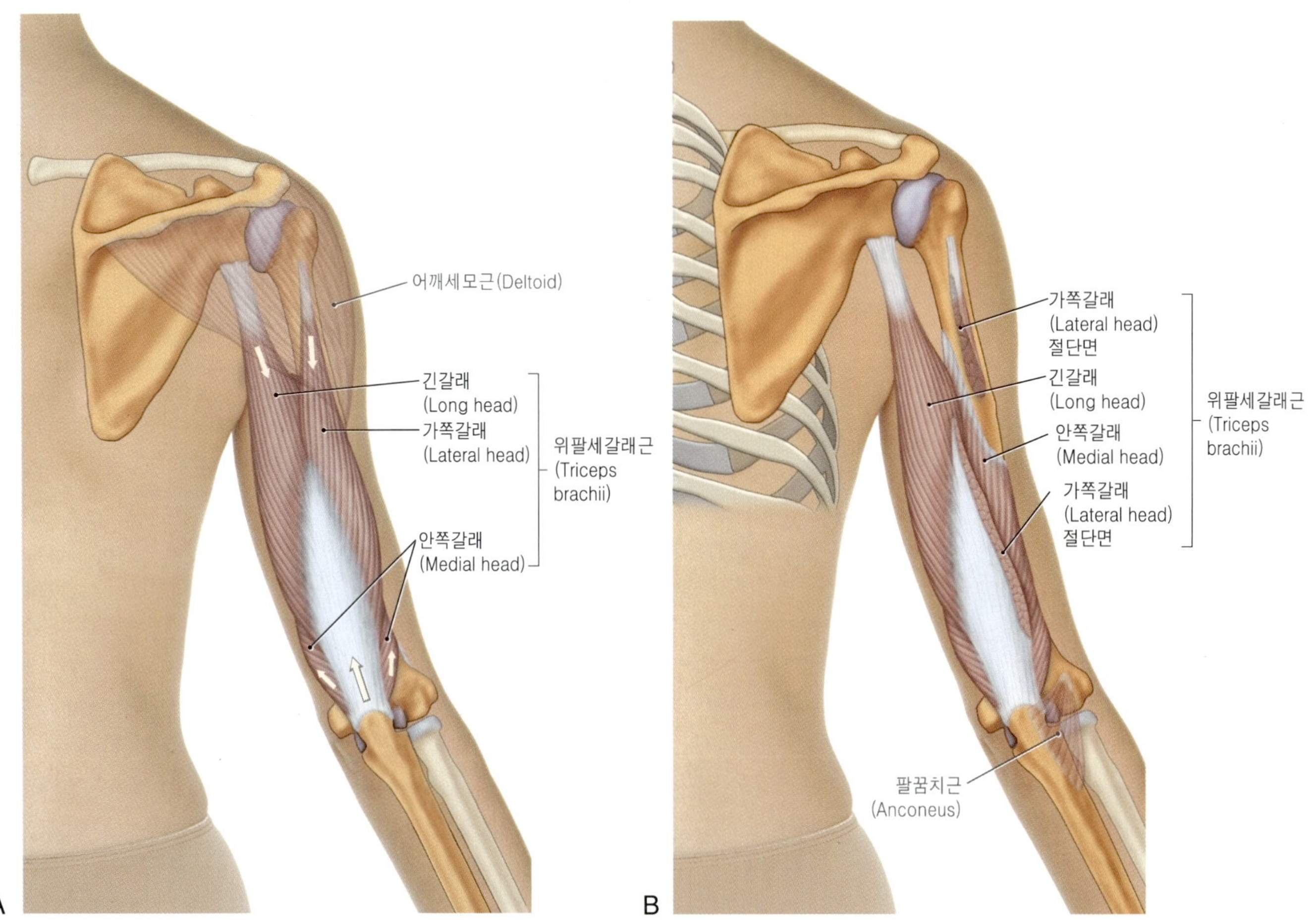

그림 6-10. 오른쪽 위팔세갈래근의 뒤쪽면. **A**, 얕은층. 어깨세모근은 희미하게 보인다. **B**, 깊은층. 가쪽갈래는 안쪽갈래를 더욱 잘 보기 위해 잘라냈다. 팔꿈치근은 희미하게 보인다.

표준 작용근 작용 노트

- 위팔세갈래근은 팔꿈치관절 뒤쪽으로 가로지른다(근섬유들은 시상면에서 수직으로 주행한다). 그러므로 이것은 팔꿈치관절에서 아래팔을 편다(작용 1).
- 위팔세갈래근은 팔꿈치관절 폄의 작용근(가장 강력한 작용근)이다(작용 1).
- 위팔세갈래근의 긴갈래는 어깨관절 뒤쪽으로 주행한다(근섬유들은 시상면에서 수직으로 주행한다). 그러므로 이것은 오목위팔관절의 팔을 편다(작용 2).
- 위팔세갈래근의 긴갈래는 어깨관절을 안쪽으로 가로지른다(근섬유들은 이마면에서 수직으로 주행한다). 그러므로 이것은 오목위팔관절에서 팔을 모은다. Note: 이마면에서 팔이 벌림 됨에 따라 근섬유 방향에 대한 수평적 요소가 증가한다. 그러므로 만약 처음에 팔이 벌어져 있다면, 위팔세갈래근의 모음 작용은 더 두드러진다(작용 3).
- 만약 팔이 90° 벌어진다면, 위팔세갈래근의 긴갈래는 오목위팔관절을 뒤쪽으로 가로지르면서 수평 방향으로 위치한다. 그러므로 이것은 오목위팔관절에서 팔을 수평으로 펼 수 있다(수평으로 벌린다)(작용 4).

반대 작용근 작용 노트

- 만약에 위팔세갈래근의 먼쪽부착점이 고정된다면, 팔의 뒷면이 아래팔의 뒷면을 향해서 당겨질 것이다. 그러므로 위팔세갈래근은 팔꿈치관절에서 팔을 편다(반대 작용 1).
- 위팔세갈래근의 긴갈래가 어깨뼈를 아래쪽으로 당길 때, 관절오목이 아래쪽을 향하게 된다. 그러므로 긴갈래는 오목위팔관절에서 어깨뼈를 아래쪽으로 돌린다(반대 작용 2).
- 오목위팔관절에서 팔에 대해 관계되어 어깨뼈가 움직일 때, 어깨갈비관절에서도 가슴우리에 대해 관계되어 어깨뼈가 움직인다(반대 작용 2, 3).
- 벌려진 팔을 향해 가쪽으로 어깨뼈를 당기는 것은 어깨뼈의 내밈을 만든다(반대 작용 3).
- 위팔세갈래근의 긴갈래는 팔이 몸 앞에 있다면 팔을 수평으로 펼 때에만, (어깨뼈의 안쪽 가장자리가 가슴우리벽으로부터 멀어지게 당기면서) 어깨뼈를 가쪽으로 기울일(안쪽으로 돌릴) 수 있다(반대 작용 3).

움직임

1. 위팔세갈래근의 가쪽·안쪽(깊은)갈래는 시상면에서 하나의 당김선을 가지기 때문에 그들의 움직임은 기본면(cardinal plane) 관절 움직임인 팔꿈치관절의 폄이다.
2. 위팔세갈래근의 긴갈래는 빗면에서 하나의 당김선을 가지고 있기 때문에 아래팔의 폄, 오목위팔관절에서 팔의 폄과 모음이 결합된 하나의 움직임을 만든다.

편심성 길항근 기능

1. 팔꿈치관절의 굽힘을 제한하고 느리게 한다.
2. 팔의 굽힘, 벌림 그리고 수평굽힘을 제한하고 느리게 한다.
3. 어깨뼈의 위쪽돌림, 뒤당김 그리고 안쪽기울임을 제한하고 느리게 한다.

편심성 길항근 작용 노트

- 어깨뼈의 안쪽기울임(가쪽돌림이라고도 알려짐)은 어깨뼈의 안쪽 가장자리가 가슴우리벽으로 향하는 움직임이다. 팔이 몸의 앞쪽에 있을 때 위팔세갈래근의 긴갈래는 어깨뼈를 가쪽으로만 기울일 수 있음을 고려하면, 팔이 몸의 앞쪽에 있을 경우에만 안쪽기울임을 제한하고 느리게 할 수 있다.

등척성 안정화 기능

1. 팔꿈치관절과 오목위팔관절을 안정화시킨다.
2. 어깨뼈를 안정화시킨다.

신경지배

- ☐ 노신경(radial nerve)
  - ☐ C6, **C7**, C8

동맥공급

- ☐ 깊은위팔동맥[deep brachial artery: 위팔동맥의 가지(branch of the brachial artery)]
  - ☐ 그리고 어깨휘돌이동맥[circumflex scapular artery: 어깨밑동맥의 가지(branch of the subscapular artery)]

촉진

1. 대상자를 앉게 하고 촉진할 손을 자뼈의 팔꿈치머리돌기의 몸쪽인 먼쪽·뒤쪽 팔에 위치한다.
2. 대상자들은 팔꿈치관절에서 저항에 대하여 아래팔을 펴게 하고 위팔세갈래근의 수축을 느낀다.
3. 위팔세갈래근을 몸쪽으로 어깨뼈의 관절아래결절(infraglenoid tubercle)을 향해 뒤어깨세모근보다 깊은 곳으로 촉진을 계속한다.

다른 구조와의 관계 (Relationship to other structures)

- ☐ 위팔세갈래근은 어깨세모근보다 깊게 있는 긴갈래와 가쪽갈래의 몸쪽부착점을 제외하고 뒤쪽 팔의 얕은 곳에 있다.
- ☐ 가쪽에서 위팔세갈래근은 몸쪽으로 위팔근과 먼쪽으로 위팔노근, 긴노쪽손목폄근과 경계를 이룬다.
- ☐ 안쪽에서는 위팔세갈래근은 부리위팔근, 위팔근과 경계를 이룬다.
- ☐ 위팔세갈래근의 긴갈래는 작은원근과 큰원근 사이를 주행한다.
- ☐ 위팔세갈래근은 깊은뒤팔선(deep back arm line) 근막경선(myofascial meridian)에 위치한다.

위팔세갈래근(Triceps Brachii) *(계속)*

기타(Miscellaneous)

1. 뒤쪽면에서 보면 위팔세갈래근의 안쪽갈래는 다른 두 갈래보다 깊숙이 있다. 이러한 이유 때문에 위팔세갈래근의 안쪽갈래는 때때로 *깊은갈래(deep head)*로 알려져 있다(아마도 위팔세갈래근의 이 갈래를 위한 더 나은 이름일 것이다).
2. 만약 안쪽갈래가 깊은갈래로 지칭된다면, 위팔세갈래근은 '얕은갈래'가 없는 '깊은갈래'가 되고, '안쪽갈래'가 없는 '가쪽갈래'가 되며, '짧은갈래'가 없는 '긴갈래'가 된다.
3. 이것의 몸쪽끝에서 위팔세갈래근의 안쪽갈래는 위팔뼈의 안쪽몸쪽에 붙는다. 하지만 더 먼쪽에서 안쪽갈래는 위팔뼈의 가쪽몸통(lateral shaft)에 부착하도록 가로지른다.
4. 위팔세갈래근의 안쪽갈래는 3개의 갈래 중 가장 활동적이고, 그것은 그 부분이 신경계에 의해 가장 자주 사용된다는 것을 의미한다. 그러나 가장 강한 것은 가쪽갈래이다.
5. 노신경은 위팔세갈래근의 안쪽갈래와 가쪽갈래 사이를 가로지른다. 노신경의 위치가 이곳이므로 자주 손상 받는다.

팔꿈치근(Anconeus) □

팔꿈치근이라는 이름은 그 근육이 팔꿈치(elbow)와 관련되어 있음을 말해 준다.

□ **어원**
Anconeus: 그리스어. *팔꿈치(elbow)*
□ **발음**
an-KO-nee-us

부착점(Attachments)

□ **위팔뼈의 가쪽위관절융기(lateral epicondyle)에***서부터*
□ **몸쪽·뒤쪽 자뼈**
 □ 자뼈의 팔꿈치머리돌기의 가쪽면 그리고 뒤쪽자뼈의 몸쪽 1/4*까지*

기능(Functions)

동심성(단축성) 작용근 작용

표준 작용근 작용	반대 작용근 작용
□ **1. 팔꿈치관절에서 아래팔을 편다.**	□ 1. 팔꿈치관절에서 팔을 편다.

표준 작용근 작용 노트

- 팔꿈치근은 팔꿈치관절을 뒤쪽으로 주행한다(근섬유들은 시상면에서 수직으로 주행한다). 그러므로 그것은 팔꿈치관절에서 아래팔을 편다(작용 1).

반대 작용근 작용 노트

- 팔꿈치근의 먼쪽부착점이 고정되면, 팔의 뒤쪽면이 아래팔의 뒤쪽면을 향해서 당겨질 것이다. 그러므로 팔꿈치근은 팔꿈치관절에서 팔을 편다(반대 작용 1).

움직임

1. 팔꿈치근은 하나의 당김선을 가지고 있으므로 하나의 움직임을 만든다. 이 당김선(line of pull)은 빗면(oblique plane)에 있지만, 단축(uniaxial)이고 오직 빗면의 당김을 시상면[기본면(cardinal plane)]에서 나타낼 수 있는 팔꿈치관절을 주행한다. 그러므로 그것의 움직임은 관절의 움직임, 팔꿈치관절의 폄이다.

편심성 길항근 기능

1. 팔꿈치관절의 굽힘을 제한하고 느리게 한다.

등척성 안정화 기능

1. 자뼈와 팔꿈치관절을 안정화시킨다.

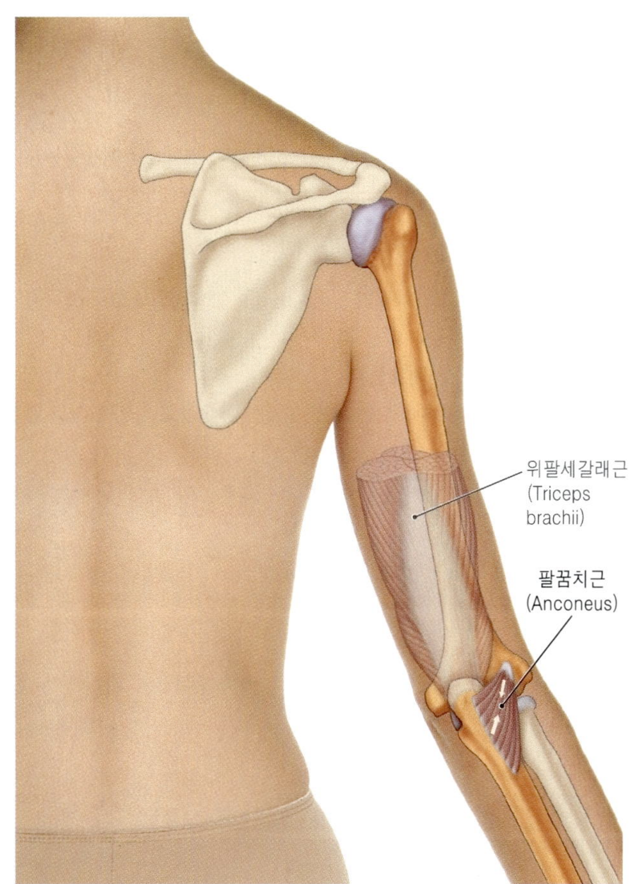

그림 6-11. 오른쪽 팔꿈치근의 뒤쪽면. 위팔세갈래근은 잘렸고 희미하게 보인다.

등척성 안정화 기능 노트

- 일부 자료들은 팔꿈치근의 주요 기능이 노자관절에서 아래팔을 엎침 하는 동안 자뼈가 팔꿈치관절에서 안쪽으로 이동(모음)하지 않도록 안정화시키는 것이라고 서술한다.

작용에 대한 추가적인 노트

1. 일부 자료들은 팔꿈치근이 팔꿈치관절에서 자뼈를 가쪽으로 움직일 수 있다고 한다. 즉 팔꿈치관절에서 아래팔을 벌린다고 서술한다(때때로 자뼈의 가쪽편위라 인용된다). 팔꿈치근 근섬유들이 이마면에서 가쪽으로, 위팔뼈에서 안쪽으로 자뼈까지 부착하면서 위치한다는 것을 고려하면, 자뼈의 부착점이 위팔뼈부착점을 향해 가쪽으로 당겨지기 때문에 이해가 된다. 팔꿈치관절에서 자뼈를 벌리는 것은 밖굽이팔꿈치[cubitus valgus: 운반(carrying)] 각도를 증가시킨다.

팔꿈치근(Anconeus) (계속)

신경지배

☐ 자신경(radial nerve)

  ☐ C6, C7, C8

동맥공급

☐ 깊은위팔동맥[deep brachial artery: 위팔동맥의 가지(branch of the brachial artery)]

촉진

1. 대상자를 앉게 하고, 자뼈의 팔꿈치머리돌기와 위팔뼈의 가쪽위관절융기의 절반 지점을 찾은 후 촉진하는 손가락을 그 지점에서 약 1/2 inch(1cm) 먼쪽에 놓는다.
2. 대상자에게 저항에 대해 팔꿈치관절에서 아래팔을 펴도록 하고 팔꿈치근의 수축을 느낀다
3. 팔꿈치근의 전체를 촉진한다.

다른 구조와의 관계 (Relationship to other structures)

☐ 팔꿈치근은 얕은 곳에 있고 몸쪽과 뒤쪽아래팔의 가쪽면에 위치한다.

☐ 팔꿈치근은 짧은노쪽손목폄근(extensor carpi radialis brevis), 손가락폄근(extensor digitorum), 새끼폄근(extensor digiti minimi) 그리고 자쪽손목폄근(extensor carpi ulnaris)의 몸쪽에 있다.

☐ 팔꿈치근은 깊은뒤팔선 근막경선(deep back arm line myofascial merdian)에 위치한다.

기타(Miscellaneous)

1. 팔꿈치근 외에도, 뒤침근이 위팔뼈의 가쪽위관절융기(lateral epicondyle)의 몸쪽에 붙어 있다. 또한 가쪽위관절융기에서 발생하는 4개의 다른 근육들은 위팔뼈의 가쪽위관절융기 위에 있는 공통폄근 힘줄·힘살 부착점을 공유한다(짧은노쪽손목폄근, 손가락폄근, 새끼폄근 그리고 자쪽손목폄근).
2. 팔꿈치근은 아래팔의 뒤쪽 구획의 얕은층에 위치한다(손목폄근군, 손가락폄근, 새끼폄근과 더불어).
3. 팔꿈치근은 위팔세갈래근과 종종 섞인다.
4. 가쪽위관절융기 및 공통폄근 힘줄과 힘살의 자극, 염증은 *가쪽위관절융기염(lateral epicondylitis)*, *가쪽위관절융기증(lateral epicondylosis)* 또는 *테니스팔꿉증(tennis elbow)*으로 알려져 있다.

원엎침근이라는 이름은 이 근육들이 아래팔을 엎친다는 것과 모양이 둥글다는 것을 말해 준다.

□ 어원

Pronator: 라틴어. *신체 부위를 엎치는 근육*

Teres: 라틴어. 둥근

□ 발음

pro–NAY–tor

TE–reez

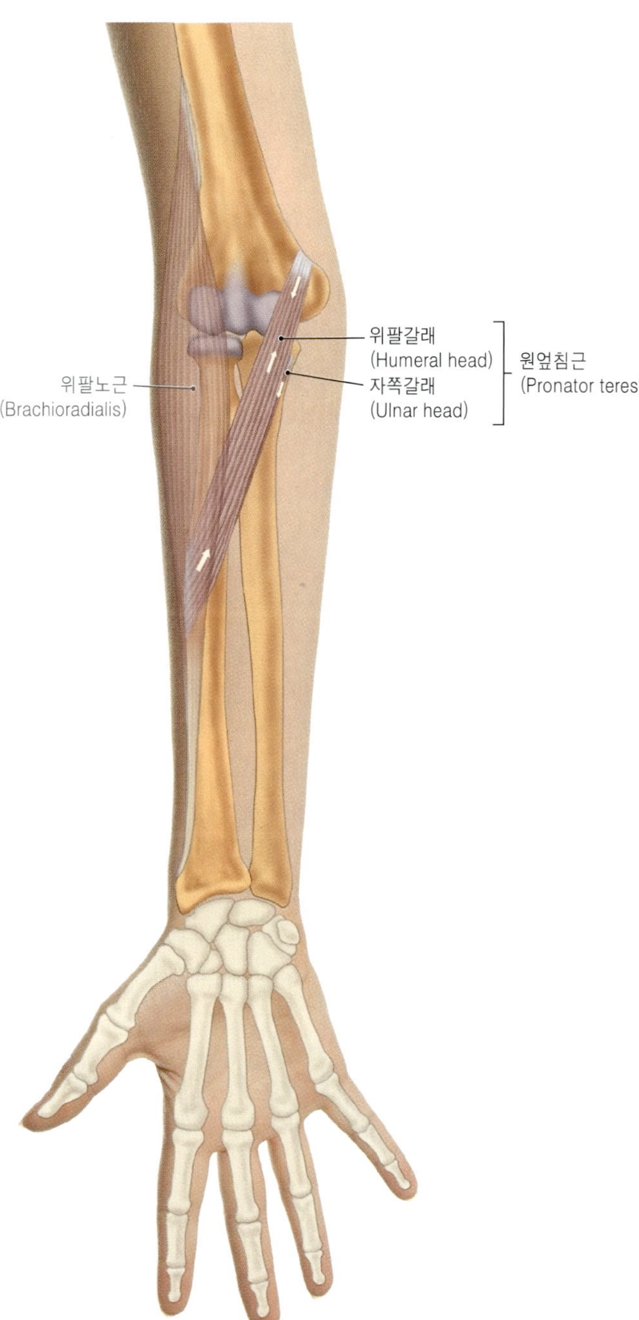

그림 6–12. 오른쪽 원엎침근의 앞쪽면. 위팔노근은 희미하게 보인다.

부착점(Attachments)

□ 위팔갈래: 위팔뼈의 안쪽위관절융기(medial epicondyle of the humerus)[공통굽힘근 힘줄·힘살을 경유하는(via the common flexor belly/tendon)]

- □ 그리고 위팔뼈의 안쪽관절융기위능선(medial supracondylar ridge)

□ 자뼈갈래: 자뼈의 갈고리돌기(coronoid process)

- □ 안쪽면(medial surface)*에서부터*

□ 노뼈 가쪽

- □ 안쪽 1/3*까지*

기능(Functions)

동심성(단축성) 작용근 작용

표준 작용근 작용	반대 작용근 작용
□ **1. 노자관절에서 아래팔을 엎침 한다.**	□ 1. 노자관절에서 자뼈를 엎침하고 오목위팔관절에서 팔을 가쪽으로 돌린다.
□ **2. 팔꿈치관절에서 아래팔을 굽힌다.**	□ 2. 팔꿈치관절에서 팔을 굽힌다.

표준 작용근 작용 노트

- 원엎침근은 안쪽 팔꿈치 부위에서 노뼈에 아래팔의 가쪽(노뼈)면까지 노자관절의 앞쪽으로 주행한다(근섬유들은 가로면에서 약간 수평으로 주행한다). 원엎침근이 수축하면 원엎침근은 노쪽부착점을 앞안쪽으로 당긴다. 이것은 노뼈머리를 안쪽으로 돌리고 먼쪽노뼈를 자뼈 앞쪽으로 가로지르게 한다. 이 노뼈의 움직임을 엎침이라고 부른다. 그러므로 원엎침근은 노자관절에서 아래팔을 엎침 시킨다(작용 1).
- 노자관절에서 아래팔의 엎침은 보통 고정된 자뼈 주변을 노뼈가 움직이는 것이다(작용 1).
- 원엎침근은 팔꿈치관절을 앞으로 가로지른다(근섬유들은 시상면에서 수직으로 주행한다). 그러므로 이것은 팔꿈치관절에서 아래팔을 굽힌다(작용 2).

반대 작용근 작용 노트

- 일반적으로 엎침은 고정된 자뼈 주변을 노뼈가 움직이는 것이라 생각된다. 하지만 만약 손이 고정된다면(아마도 움직이지 않는 물체를 유지할 때), 손목관절이 돌림을 허용하지 않기 때문에 노뼈는 돌림 움직임에 대해서 고정될 것이다. 그러므로 노자관절에서

원엎침근(Pronator Teres) *(계속)*

아래팔 엎침의 반대 작용은 고정된 노뼈 주변을 움직이는 자뼈가 엎침 하는 것도 포함한다. 이런 자뼈의 엎침 움직임은 효과적인 가쪽돌림이다. 자뼈가 노뼈 주변을 가쪽으로 돌 때, 팔꿈치관절에서도 돌림 움직임이 허용되지 않기 때문에 위팔뼈는 자뼈와 함께 움직이고, 이것은 오목위팔관절에서 팔뼈의 가쪽돌림이 된다(반대 작용 1).

- 만약 아래팔이 고정된다면, 원엎침근은 팔의 앞쪽면을 아래팔의 앞쪽면을 향해 당긴다. 이러한 작용을 팔꿈치관절에서 팔의 굽힘이라고 한다. 팔꿈치관절에서 팔의 굽힘의 반대 작용은 매우 중요하며, 사람이 움직이지 않는 물체를 잡고 그쪽으로 몸을 당길 때 발생한다. 예를 들어, 장애인용 바(handicap bar)를 사용할 때나 계단을 오르면서 계단의 난간(handrail)을 사용할 때이다(반대 작용 2).

움직임

1. 원엎침근은 빗면에서 하나의 당김선을 가진다. 그러므로 팔꿈치관절과 노자관절에서 각각 아래팔의 굽힘과 엎침의 결합된 하나의 움직임을 만든다.

편심성 길항근 기능

1. 노자관절의 뒤침을 제한하고 느리게 한다.
2. 팔꿈치관절의 폄을 제한하고 느리게 한다.

편심성 길항근 작용 노트

- 팔꿈치관절에서 아래팔의 폄을 제한하고 느리게 하는 것은 조심스럽게 조절하면서 물건을 내릴 때 매우 중요하다.

등척성 안정화 기능

1. 노자관절을 안정화시킨다.
2. 팔꿈치관절을 안정화시킨다.

신경지배

- □ 정중신경(median nerve)
  - □ C6, **C7**

동맥공급

- □ 자동맥[ulnar artery: 위팔동맥의 끝가지(terminal branch of the brachial artery)]
  - □ 그리고 노동맥(radial artery: 위팔동맥의 끝가지)

촉진

1. 대상자는 팔꿈치관절에서 아래팔을 부분적으로 굽히고 노자관절에서 완전한 엎침과 뒤침의 중간 범위에 엎침 시켜두고 앉게 하고, 촉진하는 손을 몸쪽·앞쪽아래팔에 놓고 먼쪽·앞쪽아래팔의 손에 저항을 준다.
2. 대상자가 저항에 대해 아래팔을 더욱 엎침 하도록 하고 수축을 느낀다.
3. 원엎침근을 위팔뼈의 안쪽위관절융기(epicondyle)를 향해서 몸쪽으로, 가쪽노뼈를 향해서 먼쪽으로 계속하여 촉진한다.

다른 구조와의 관계 (Relationship to other structures)

- □ 원엎침근의 몸쪽 부분은 몸쪽·앞쪽아래팔에서 얕은 곳에 있지만 먼쪽부착점은 위팔노근 깊은 곳에 있다.
- □ 원엎침근의 자뼈갈래는 원엎침근의 위팔뼈갈래의 전체적으로 깊은 곳에 있거나 대부분이 깊은 곳에 있다.
- □ 원엎침근은 노쪽손목굽힘근(flexor carpi radialis)보다 가쪽에 있다.
- □ 원엎침근은 대부분 얕은손가락굽힘근(flexor digitorum superficialis)의 얕은 곳에 있다.
- □ 원엎침근은 깊은앞팔선(deep front arm line), 얕은뒤팔선(superficial back arm line) 근막경선(myofacial meridians)에 위치한다.

기타(Miscellaneous)

1. 원엎침근의 위팔뼈갈래는 몸쪽으로 위팔뼈의 안쪽위관절융기에서부터 공통굽힘근 힘줄·힘살을 통해 일어난다.
2. 공통굽힘근 힘줄·힘살은 일반적으로 *공통굽힘근 힘줄(common flexor tendon)*로 언급된다. 하지만 이런 근육들의 힘살은 대개 근육의 힘줄이 섞이기 훨씬 전에 혼합한다.
3. 비록 원엎침근의 위팔뼈갈래는 공통굽힘근 힘줄·힘살의 일부이지만 위팔뼈의 안쪽위관절융기의 위팔뼈갈래 부착점 위치는 다른 공통굽힘근 힘줄·힘살의 4개 근육의 부착점보다 약간 더 몸쪽에 있다.
4. 원엎침근은 (손목굽힘근군과 위팔노근의 근육과 함께) 아래팔 앞쪽 구획의 얕은층에 있다.
5. 원엎침근의 위팔뼈갈래는 2개의 갈래 중에서 훨씬 크다.
6. 원엎침근의 위팔뼈갈래와 자뼈갈래 사이의 정중신경의 주행 경로는 포착(entrapment)될 수 있는 부위이다. 정중신경이 이 부위에서 포착될 때, 이를 *원엎침근증후군(pronator teres syndrome)*이라 부른다[그리고 손목굴증후군(carpal tunnel syndrome) 또는 병리적 목뼈원반(pathologic cervical disc)과 비슷한 증상들이 나타날 수 있다].
7. 원엎침근의 과사용은 안쪽위관절융기, 공통굽힘근 힘줄의 통증 및 염증을 유발할 수 있다. 이런 상태는 *안쪽위관절융기염(medial epicondylitis)*, *안쪽위관절융기증(medial epicondylosis)* 또는 *골퍼팔꿈치(golfer's elbow)*로 알려져 있다.

네모엎침근(Pronator Quadratus) □

네모엎침근이라는 이름은 이 근육들이 아래팔을 엎치고 사각형 모양임을 말해 준다.

□ **어원**

Pronator: 라틴어. *신체 부위를 엎치는 근육*

Quadratus: 라틴어. *네모, 사각형*

□ **발음**

pro-NAY-tor

kwod-RAY-tus

부착점(Attachments)

□ **먼쪽자뼈의 앞쪽**

- □ 먼쪽 1/4*에서부터*

□ **먼쪽노뼈의 앞쪽**

- □ 먼쪽 1/4*까지*

기능(Functions)

동심성(단축성) 작용근 작용

표준 작용근 작용	반대 작용근 작용
□ **1. 노자관절에서 아래팔을 엎침 한다.**	□ 1. 노자관절에서 자뼈를 엎침하고 오목위팔관절에서 팔을 가쪽으로 돌린다.

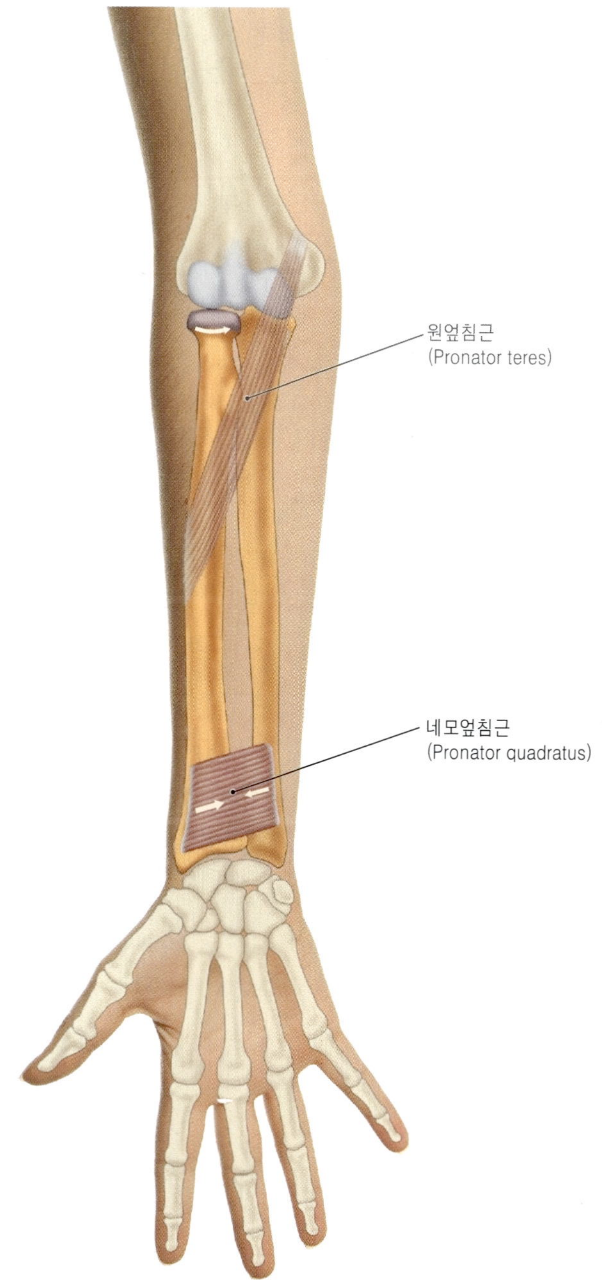

그림 6-13. 오른쪽 네모엎침근의 앞쪽면. 원엎침근은 희미하게 보인다.

표준 작용근 작용 노트

- 네모엎침근은 자뼈에서 노뼈 앞쪽아래팔의 먼쪽을 주행한다(근섬유들은 가로면에서 수직으로 주행한다). 네모엎침근이 수축할 때, 이것은 먼쪽노뼈를 앞안쪽으로 당긴다. 이것은 먼쪽자뼈 앞에서 먼쪽노뼈를 가로지르게 한다(그리고 노뼈 머리를 안쪽으로 돌린다). 이런 노뼈의 움직임을 엎침이라고 한다. 그러므로 노자관절에서 네모엎침근은 아래팔을 엎침 한다(작용 1).
- 노자관절에서 아래팔의 엎침은 보통 고정된 자뼈 주위에서 노뼈가 움직이는 것을 말한다(작용 1).
- 많은 자료들에 따르면, 원엎침근이 훨씬 큼에도 불구하고 노자관절에서 아래팔 엎침 하는 작용근은 네모엎침근이다. 먼쪽노뼈에서 네모엎침근의 훌륭한 지렛대(leverage) 역할을 하기 때문이다(작용 1).

반대 작용근 작용 노트

- 일반적으로 엎침은 고정된 자뼈 주변으로 운동성(movable)을 가진 노뼈가 움직이는 것이라고 생각된다. 하지만 만약 손이 고정된다면(아마도 움직이지 않는 물체를 잡고), 손목관절은 돌림이 허용되지 않기 때문에 노뼈도 돌림 움직임에 대하여 고정될 것이다. 그러므로 노자관절에서 노뼈 엎침의 반대 작용은 고정된 노뼈 주변으로 운동성(mobile)을 갖고 있는 자뼈가 엎침 되는 것을 포함한다. 이러한 자뼈의 엎침 작용은 효율적인 가쪽돌림이다. 자뼈가 노뼈 주위를 가쪽돌림 할 때, 팔꿈치관절 또한 돌림 움직임을 허용하지 않기 때문에 위팔뼈는 자뼈와 함께 움직인다. 이는 오목위팔관절에서 팔의 가쪽돌림을 초래한다.

네모엎침근(Pronator Quadratus) *(계속)*

움직임

1. 네모엎침근은 본질적으로 가로면에서 하나의 당김선을 가진다. 그러므로 이것의 움직임은 기본면의 관절 움직임, 노자관절에서 아래팔의 엎침이다.

편심성 길항근 기능

1. 노자관절의 뒤침을 제한하고 느리게 한다.

등척성 안정화 기능

1. 노자관절을 안정화시킨다.

등척성 안정화 기능 노트

- 네모엎침근은 먼쪽노뼈와 자뼈의 분리 방지를 위해 특히 중요하다.

신경지배

☐ 정중신경(median nerve)

  ☐ 앞뼈사이신경(anterior interosseus nerve), C7, **C8**

동맥공급

☐ 앞뼈사이 동맥[anterior interosseus artery: 자동맥의 가지 (branch of the ulnar artery)]

촉진

1. 대상자를 앉거나 눕게 하고 촉진하는 손을 먼쪽·앞가쪽아래팔에서 먼쪽에 놓는다.
2. 노동맥에 위치한 노쪽맥박을 찾은 다음, 네모엎침근이 위치한 양쪽을 촉진한다. 네모엎침근은 매우 깊숙이 있으며 촉진 및 식별이 어려울 수 있다.
3. 노자관절에서 아래팔의 능동 엎침에 대해 저항을 주고 네모엎침근의 수축을 느낀다.

다른 구조와의 관계 (Relationship to other structures)

☐ 네모엎침근은 앞쪽아래팔의 가장 깊이 있는 근육이다.

☐ 앞쪽면의 손목을 가로지르는 모든 구조가 네모엎침근의 얕은 곳에 있다.

☐ 노뼈와 자뼈 그리고 뼈사이막의 깊은 곳에 네모엎침근이 있다.

☐ 네모엎침근은 깊은앞팔선(deep front arm line), 깊은뒤팔선(deep back arm line) 근막경선(myofascial merdians)에 위치한다.

기타(Miscellaneous)

1. 네모엎침근[깊은손가락굽힘근(flexor digitorum profundus)과 긴엄지굽힘근(flexor pollicis longus)과 함께]은 아래팔의 앞쪽 구획의 깊은층에 있다.

뒤침근(Supinator) □

뒤침근이라는 이름은 이 근육이 아래팔을 뒤침한다는 것을 말해 준다.

□ **어원**

Supinator: 라틴어. *신체 부위를 뒤집는 근육*

□ **발음**

SUE-pin-AY-tor

부착점(Attachments)

- □ **위팔뼈의 가쪽위관절융기(lateral epicondyle)와 몸쪽자뼈(ulna)**
  - □ 자뼈의 뒤침근능선(supinator crest)*에서부터*
- □ **몸쪽노뼈**
  - □ 뒤쪽·가쪽 그리고 앞면의 몸쪽 1/3*까지*

기능(Functions)

동심성(단축성) 작용근 작용

표준 작용근 작용	반대 작용근 작용
□ **1. 노자관절에서 아래팔을 뒤침 한다.**	□ 1. 노자관절에서 자뼈를 뒤침 하고 오목위팔관절에서 팔을 안쪽으로 돌린다.
□ 2. 팔꿈치관절에서 아래팔을 굽힌다.	□ 2. 팔꿈치관절에서 팔을 굽힌다.

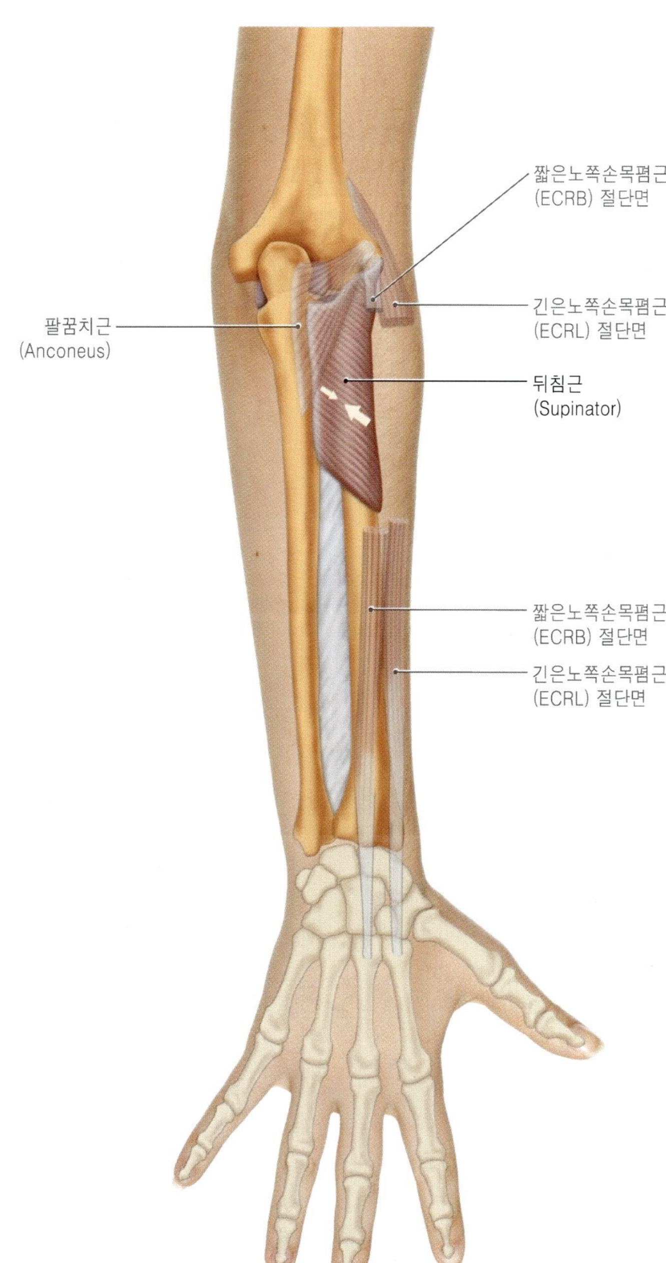

그림 6-14. 오른쪽 뒤침근의 뒤쪽면. 팔꿈치근은 희미하게 보인다. 긴노쪽손목폄근(ECRL)과 짧은노쪽손목폄근(ECRB)은 잘리고 희미하게 보인다.

표준 작용근 작용 노트

- 뒤침근은 몸쪽·뒤쪽자뼈에서 몸쪽·뒤가쪽노뼈까지 주행하므로 뒤쪽아래팔 주변을 둘러싼다. 뒤침근이 노뼈를 뒤쪽면의 자뼈 방향으로 당길 때, 이것은 노뼈의 머리를 가쪽으로 돌리고 노뼈의 먼쪽을 먼쪽자뼈 주변의 뒤가쪽(posterolaterally)으로 움직이게 한다. 이러한 노뼈의 움직임을 *뒤침(supination)*이라고 한다. 그러므로 뒤침근은 노자관절에서 아래팔을 뒤침 한다(작용 1).
- 뒤침근은 수직으로 주행하는 약간의 근섬유를 가지며 팔꿈치관절의 앞에 위치한다. 그러므로 뒤침근은 팔꿈치관절을 굽힐 수 있다. 하지만 이러한 방식으로 주행하는 근섬유가 적은 것을 고려하면 뒤침근의 이 작용은 매우 약하다(작용 2).

반대 작용근 작용 노트

- 뒤침과 엎침은 일반적으로 고정된 자뼈 주변을 운동성(movable)을 가진 노뼈가 움직이는 것이라고 생각된다. 하지만 손이 고정된다면(아마도 움직이지 않는 물체를 잡고), 손목관절은 돌림이 허용되지 않기 때문에 노뼈가 돌림 움직임에 대하여 고정될 것이다. 그러므로 노자관절에서 아래팔 뒤침의 반대 작용은 고정된 노뼈 주변으로 운동성(mobile)을 가진 자뼈가 뒤침 되는 것을 포함한다. 자뼈의 이 작용은 효율적인 안쪽돌림이다. 노뼈 주변으로 자뼈가 돌 때 팔꿈치관절도 돌림 움직임을 허용하지 않기 때문에, 위팔뼈는 자뼈와 함께 움직인다. 이는 오목위팔관절에서 팔의 안쪽돌림이다(반대 작용 1).
- 팔꿈치관절에서 팔을 향해 아래팔이 굽힘 하는 것의 반대 작용은 팔꿈치관절에서 아래팔을 향해 팔을 굽힘 하는 것이다(반대 작용 2).

뒤침근(Supinator) *(계속)*

움직임

1. 뒤침근은 본질적으로 가로면에서 하나의 당김선을 가진다. 그러므로 이 움직임은 기본면 관절 움직임, 노자관절에서 아래팔의 뒤침이다.
2. Note: 만약 더 수직으로 향하는 일부 앞쪽 근섬유들을 고려한다면, 뒤침근은 두 번째 움직임을 갖고, 두 번째 기본면(cardinal plane) 관절 작용인 팔꿈치관절에서의 굽힘이다.

편심성 길항근 기능

1. 노자관절의 엎침을 제한하고 느리게 한다.
2. 팔꿈치관절의 폄을 제한하고 느리게 한다.

등척성 안정화 기능

1. 노자관절을 안정화시킨다.
2. 팔꿈치관절을 안정화시킨다.

신경지배

- ☐ 노신경(radial nerve)
  - ☐ C6, C7

동맥공급

- ☐ 노동맥의 가지(위팔동맥의 끝 가지), 뼈사이되돌이동맥(interosseus recurrent) 그리고 뒤뼈사이동맥(posterior interosseus arteries: 자동맥의 가지)

촉진

1. 대상자는 앉고 아래팔을 수동적으로 굽힘, 엎침 하고 무릎 위에서 편하게 이완시킨다. 아래팔 근육의 노쪽군(위팔노근, 긴노쪽손목폄근 그리고 짧은노쪽손목폄근)을 검사자가 한쪽면을 엄지손가락으로 다른 면을 집게, 가운뎃손가락으로는 잡고, 그것을 아래팔의 뒤쪽 근조직으로부터 앞쪽으로 움직인다.
2. 뒤침근의 노뼈부착점을 찾기 위해 노뼈에 대해 아래팔의 노쪽군과 손가락폄근의 사이에서 더 깊게 촉진하고 파고들어간다. 대상자는 노자관절에서 아래팔을 천천히 뒤침 하고 뒤침근의 수축을 느낀다.
3. 가쪽위관절융기와 자뼈부착점을 향해서 몸쪽으로 뒤침근을 계속하여 촉진한다.

다른 구조와의 관계 (Relationship to other structures)

- ☐ 몸쪽·뒤쪽아래팔에서 뒤침근은 깊은 근육이다. 뒤침근은 팔꿈치근, 손가락폄근, 새끼폄근, 짧은노쪽손목폄근, 긴노쪽손목폄근 그리고 위팔노근의 깊은 곳에 있다.
- ☐ 뒤침근의 먼쪽힘줄은 원엎침근의 먼쪽부착점 옆 노뼈 위에 붙어 있다.
- ☐ 뒤침근은 깊은앞팔선 근막경선(deep front arm line myofascial meridian)에 위치한다.

기타(Miscellaneous)

1. 뒤침근 외에도, 팔꿈치근이 위팔뼈의 가쪽위관절융기의 몸쪽에 붙는다. 또한 가쪽위관절융기에서 일어나는 4개의 다른 근육들은 위팔뼈의 가쪽위관절융기 위에 있는 공통폄근 힘줄·힘살 부착점을 공유한다(짧은노쪽손목폄근, 손가락폄근, 새끼폄근 그리고 자쪽손목폄근).
2. 뒤침근[긴엄지벌림근(abductor pollicis longus), 짧은엄지폄근(extensor pollicis brevis), 긴엄지폄근(extensor pollicis longus) 그리고 집게폄근(extensor indicis)으로 구성된 깊은 먼쪽 4개의 근육과 더불어]은 아래팔 뒤쪽 구획의 깊은층에 위치한다.
3. 몸쪽으로, 뒤침근은 얕은층과 깊은층의 두 층을 가지고 있다.
4. 노신경의 깊은가지인 뒤뼈사이신경은 뒤침근의 두 층 사이를 지나가며 이 부위에서 포착될 수 있다(많은 자료에서 뒤뼈사이신경은 노신경의 깊은 가지라고도 불린다고 서술한다. 하지만 다른 자료에서는 뒤뼈사이신경은 노신경의 깊은가지가 뒤침근에서 나온 후의 노신경의 깊은 가지의 연속이라고 서술한다).
5. 뒤침근능선은 자뼈 가쪽면에 있는 아래팔의 두뼈 사이의 깊은 곳에 위치한다.
6. 가쪽위관절융기, 공통폄근 힘줄·힘살의 자극이나 염증은 *가쪽위관절융기염(lateral epicondylitis)*, *가쪽위관절융기증(lateral epicondylosis)* 또는 *테니스팔꿉증(tennis elbow)*으로 알려져 있다.

복습 문제(Review questions)

1. 안쪽팔을 촉진할 때 치료사는 어떤 구조를 신경 써야 할까?

2. 오목위팔관절안(glenohumeral joint cavity)을 지나서 부착점을 가지는 근육은 무엇인가?
   a. 위팔두갈래근(biceps brachii)
   b. 위팔노근(brachioradialis)
   c. 위팔근(brachialis)
   d. 위팔세갈래근(triceps brachii)

3. 이 장의 ______________근육은 같은 관절에서 2가지 반대 작용을 할 수 있는 근육의 예이다. 어떤 작용이며, 어떻게 이것이 가능한가?

4. 팔꿈치관절에서 굽힘의 작용근은 무엇일까?

5. 위팔근을 촉진할 때, 아래팔의 최적의 자세는 무엇인가?

6. 때때로 ________________(이)라고 알려져 있는 아래팔근육들의 노쪽군은 다음과 같은 근육들로 이루어져 있다: ______________

7. 위팔세갈래근의 어떤 갈래가 신경계에서 가장 자주 활성화되는가? 어떤 갈래가 가장 강력한가? 어떤 구조가 위팔세갈래근의 두 갈래 사이를 지나는가?

8. 가쪽위관절융기, 공통폄근 힘줄·힘살의 자극, 염증은 ________(으)로 잘 알려져 있다 ________________.

9. 공통굽힘근 힘줄과 힘살을 이루는 근육은 무엇인가?

10. 정중신경은 아래팔에서 어떤 구조에 의해 포착되는가? 이런 상태를 무엇이라고 하는가?

복습 문제의 정답은 책의 마지막 부분에서 확인할 수 있다.

생각해 보기(Think it through)

원엎침근과 뒤침근 같은 근육들은 오목위팔관절을 지나지 않음에도 불구하고 어떻게 그 관절의 작용을 야기하는 것일까?

제 7 장

손목관절의 근육 (Muscles of the Wrist Joint)

evolve http://evolve.elsevier.com/Muscolino/muscular

목차(Chapter Outline)

7

목적(Objectives)

이 장을 마친 후 학생들은 이 장에서 다룬 각 근육에 대해 다음을 수행할 수 있어야 한다.

1. 일반적인 구조를 설명하라.
2. 일반적인 기능을 설명하라.
3. 부착점들을 서술하라.
4. 표준 작용근 작용을 서술하라.
5. 반대 작용근 작용을 서술하라.
6. 근육이 가진 당김선과 만들어진 움직임을 논의하라.
7. 편심성 길항근 기능을 서술하라.
8. 등척성 안정화 기능을 서술하라.
9. 신경지배를 서술하라.
10. 동맥공급을 서술하라.
11. 촉진을 위한 시작 자세를 설명하라.
12. 촉진하는 단계를 설명하라.
13. 다른 신체 구조들과 근육의 관계에 대해 논의하라.
14. 촉진, 평가 및 임상적 의사 결정을 도와주는 추가적인 정보에 대해 논의하라.

개요(Chapter Overview)

이 장에서 다루는 근육들은 손목관절의 움직임에 관련된 주요 기능을 가진 근육들이다. 몸에 있는 다른 근육들도 손목관절을 움직일 수 있지만, 그들의 주된 기능이 일반적으로 다른 관절에서 설명되기 때문에 다른 장에서 설명한다. 이러한 근육들을 외재성 손가락관절근육(extrinsic finger joint muscles)이라 하고 제8장에서 다뤘다.

구조의 개요(Overview of structure)

- 구조적으로 손목관절의 근육들은 하나의 군당 세 근육으로 구성되어 있는 두 얕은 군으로 나뉜다.
- 손목굽힘근군은 앞쪽에 위치해 있고 공통굽힘근 힘줄과 힘살을 통해 위팔뼈의 안쪽위관절융기에 몸쪽으로 부착한다.
- 손목폄근군은 뒤쪽에 위치해 있고 이 군의 세 근육 중 2개는 공통폄근 힘줄·힘살을 통해 위팔뼈의 가쪽위관절융기에 몸쪽으로 붙는다. 세 번째 것은 가쪽위관절융기의 바로 몸쪽에 있는, 위팔뼈의 가쪽관절융기위능선(supracondylar ridge)에 몸쪽으로 붙는다.
- 손목굽힘근군은 노쪽손목굽힘근(flexor carpi radialis), 긴손바닥근(palmaris longus) 그리고 자쪽손목굽힘근(flexor carpi ulnaris)으로 구성된다. 손목폄근군은 긴노쪽손목폄근(extensor carpi radialis longus), 짧은노쪽손목폄근(extensor carpi radialis brevis) 그리고 자쪽손목폄근(extensor carpi ulnaris)으로 구성된다. 긴노쪽손목폄근과 짧은노쪽손목폄근은 [위팔노근(brachioradialis)과 더불어] 아래팔 근육들의 노쪽군의 부분이고 때때로 *세 뭉치(wad of three)*로도 불린다.

목적(Objectives) *(계속)*

□ Note: 공통굽힘근 힘줄·힘살은 보통 간단하게 *공통굽힘근 힘줄(common flexor tendon)*로 언급된다. 하지만 이런 근육들의 힘살은 대개 근육의 힘줄이 혼합하기 훨씬 전에 섞인다. 유사하게 공통폄근 힘줄·힘살은 보통 간단하게 *공통폄근 힘줄(common extensor tendon)*으로 언급된다. 하지만 이러한 근육들의 힘살은 대개 근육의 힘줄이 혼합하기 훨씬 전에 섞인다.

아래팔의 구획(Compartments of the forearm)

아래팔의 근육들은 흔히 앞쪽굽힘근 부분(anterior flexor compartment)과 뒤쪽폄근 부분(posterior extensor compartment)으로 나뉜다.

- 앞쪽 구획은 3개의 층으로 구성된다: 얕은층(superficial), 중간층(intermediate), 깊은층(deep).
  - 얕은층은 원엎침근(pronator teres)과 손목굽힘근군(노쪽손목굽힘근, 긴손바닥근, 자쪽손목굽힘근) 그리고 위팔노근을 포함한다.
  - 중간층은 얕은손가락굽힘근(flexor digitorum superficialis)을 포함한다.
  - 깊은층은 깊은손가락굽힘근(flexor digitorum profundus), 긴엄지굽힘근(flexor pollicis longus) 그리고 네모엎침근(pronator quadratus)을 포함한다.
- 뒤쪽 구획은 2개의 층으로 구성된다: 얕은층, 깊은층.
  - 얕은층은 손목폄근군(긴노쪽손목폄근, 짧은노쪽손목폄근 그리고 자쪽손목폄근), 손가락폄근(extensor digitorum), 새끼폄근(extensor digiti minimi) 그리고 팔꿈치근(anconeus)을 포함한다.
  - 깊은층은 뒤침근과 깊은 먼쪽 4개의 군[긴엄지벌림근(abductor pollicis longus), 짧은엄지폄근(extensor pollicis brevis), 긴엄지폄근(extensor pollicis longus) 그리고 집게폄근(extensor indicis)]을 포함한다.
- Note: 일부 자료들은 노쪽군이 위팔노근(앞쪽 구획의)과 긴노쪽손목폄근, 짧은노쪽손목폄근으로(뒤쪽 구획의) 구성되어 있다고 설명한다.

기능의 개요(Overview of function)

손목관절근육들의 기능적 군(functional group)에 대해 작용과 관련된 다음의 움직임과 관련한 일반적 규칙들을 서술할 수 있다.

□ 만약 어떤 근육이 그 근육의 섬유와 수직 방향으로 손목관절의 앞쪽을 가로지른다면 그 근육은 손바닥 면을 아래팔의 앞쪽면 쪽으로 움직이게 함으로써 손목관절에서 손을 구부릴 수 있다.

□ 만약 어떤 근육이 그 근육의 섬유와 수직 방향으로 손목관절의 뒤쪽으로 가로지른다면 그 근육은 손등 면을 아래팔의 뒤쪽면 쪽으로 움직이게 함으로써 손목관절에서 손을 펼 수 있다.

□ 만약 어떤 근육이 그 근육섬유의 수직 방향으로 노쪽(가쪽) 위로 손목관절을 가로지른다면 그 근육은 손의 노쪽면을 아래팔의 노쪽면으로 움직이게 함으로써 손목관절에서 손을 노뼈 쪽으로 편위(벌림)시킬 수 있다.

□ 만약 어떤 근육이 그 근육섬유의 수직 방향으로 자쪽(안쪽) 위로 손목관절을 가로지른다면 그 근육은 손의 자쪽면을 아래팔의 자쪽면으로 움직이게 함으로써 손목관절에서 손을 자뼈 쪽으로 편위(모음)시킬 수 있다.

□ 이들 표준 작용근 작용(standard mover action)의 반대 작용(reverse action)은 손목관절에서 아래팔이 손 쪽으로 움직이게 하는 것을 말한다. 이런 반대 작용들은 고정된 물체를 잡았을 때[상지가 닫힌사슬자세(closed-chain position)일 때]처럼 손이 고정되었을 때 발생한다.

□ 오른쪽 손목관절근육들의 앞쪽면-얕은층 (Anterior View of the Muscles of the Right Wrist Joint-Superficial View)

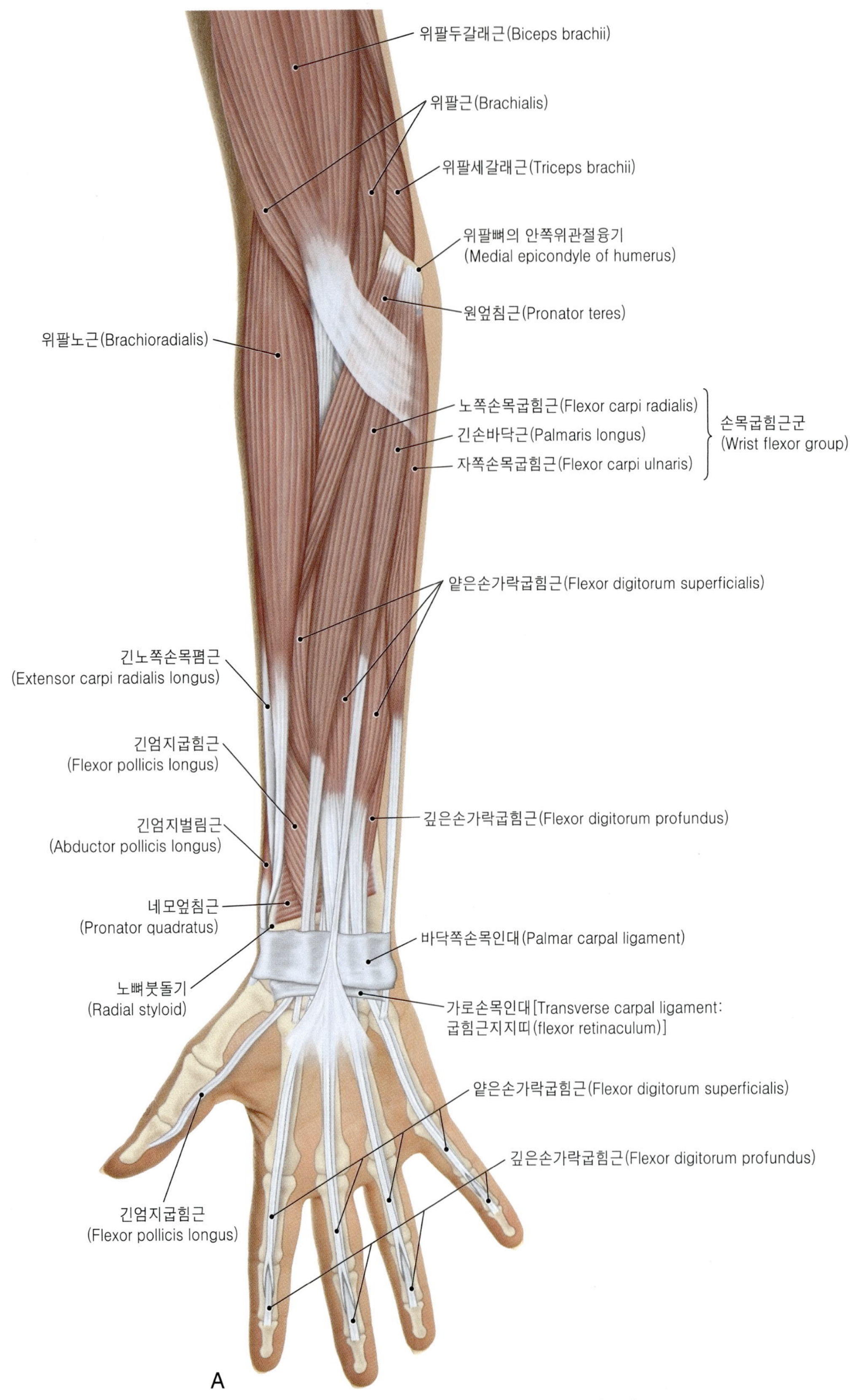

그림 7-1. 오른쪽 손목관절근육의 앞쪽면. A, 얕은층. *(계속)*

오른쪽 손목관절근육들의 앞쪽면-중간층 □
(Anterior View of the Muscles of the Right Wrist Joint-Intermediate View)

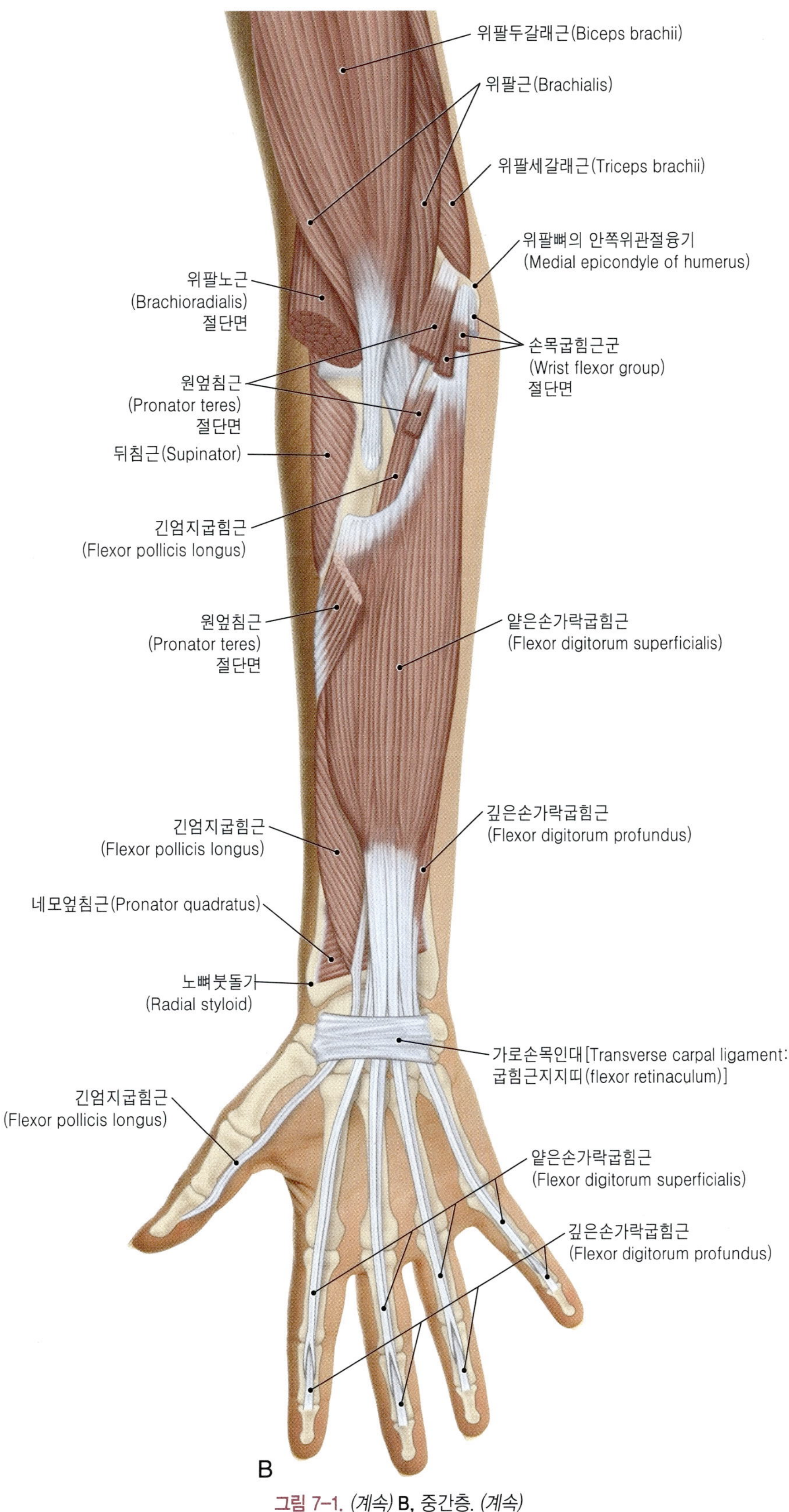

그림 7-1. *(계속)* B, 중간층. *(계속)*

□ 오른쪽 손목관절근육들의 앞쪽면-깊은층 (Anterior View of the Muscles of the Right Wrist Joint-Deep View)

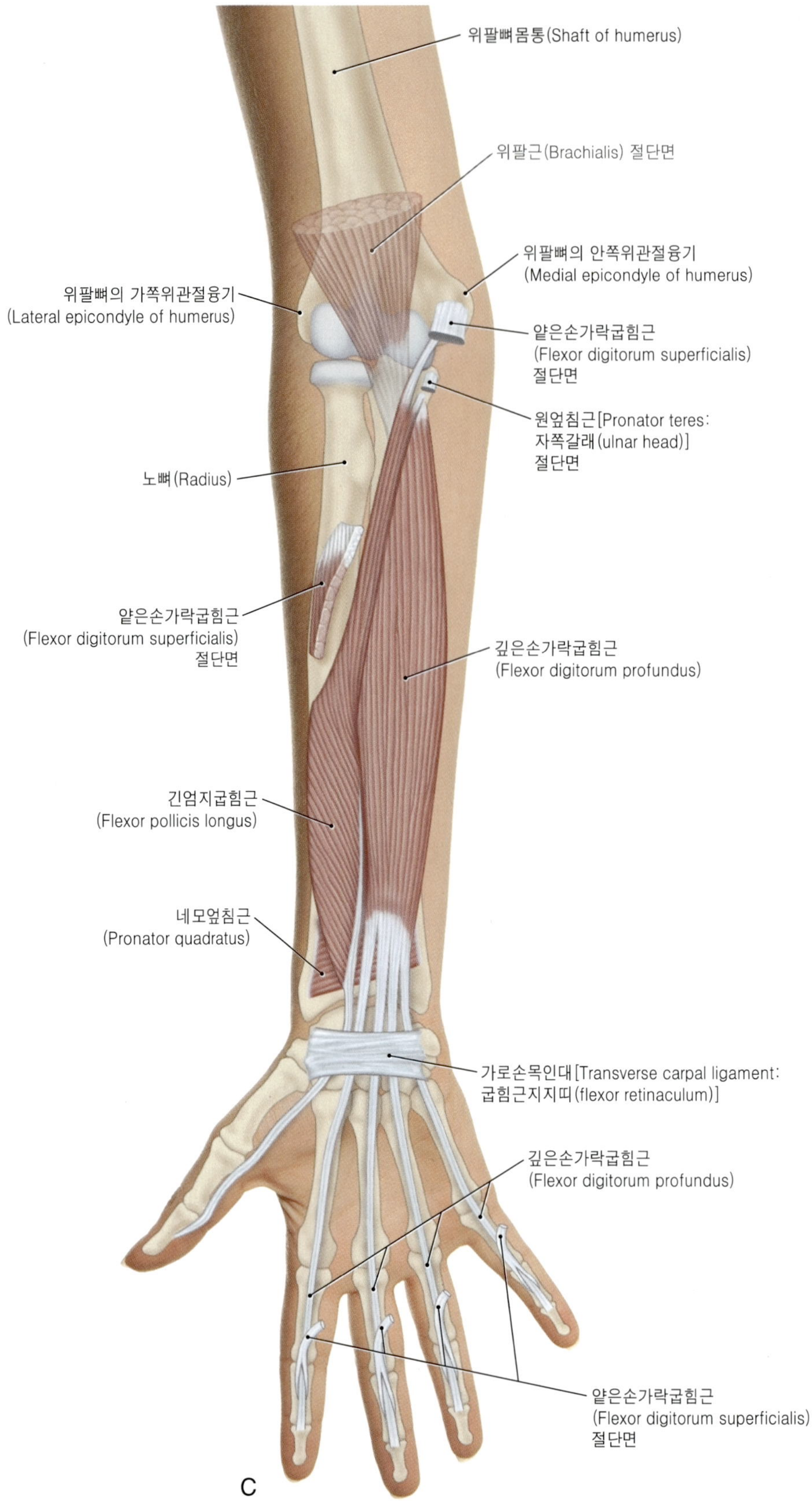

그림 7-1. *(계속)* C, 깊은층. 위팔근(잘림)은 희미하게 보인다.

오른쪽 손목굽힘근군 근육들의 앞쪽면 (Anterior View of the Right Wrist Flexor Group of Muscles)

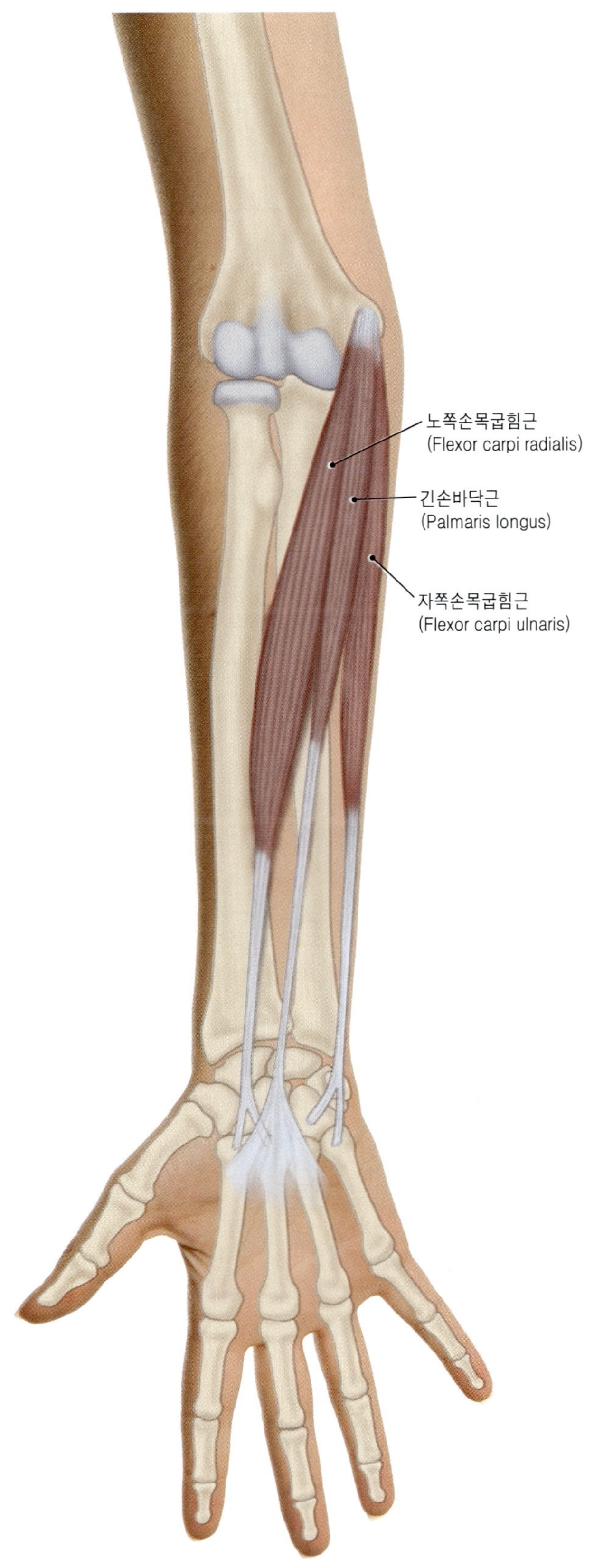

그림 7-2. 오른쪽 손목굽힘근군 근육들의 앞쪽면.

□ 오른쪽 손목관절근육들의 뒤쪽면-얕은층 (Posterior View of the Muscles of the Right Wrist Joint-Superficial View)

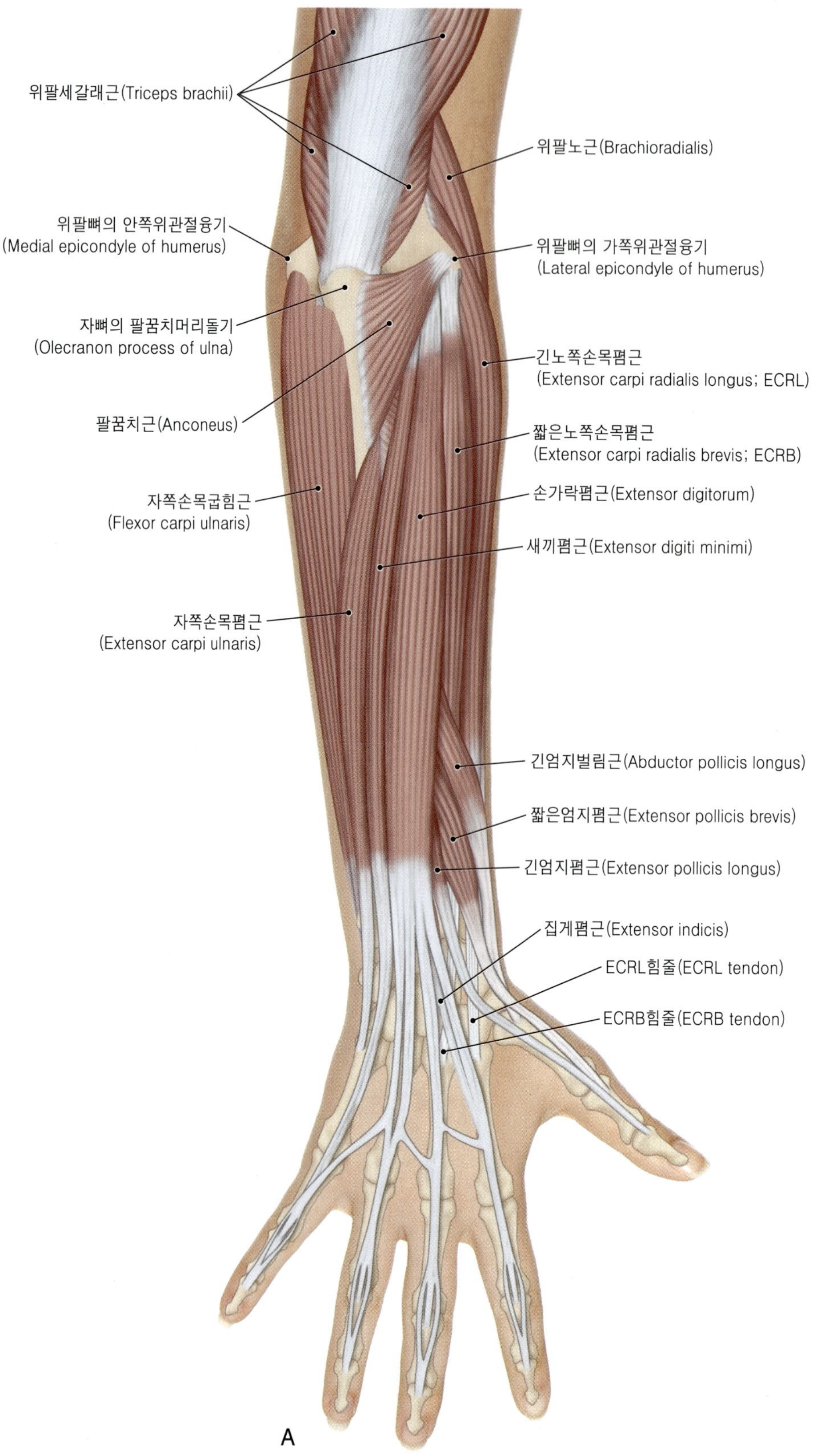

그림 7-3. 오른쪽 손목관절근육의 뒤쪽면. A, 얕은층. *(계속)*

오른쪽 손목관절근육들의 뒤쪽면-깊은층 □
(Posterior Views of the Muscles of the Right Wrist Joint-Deep Views)

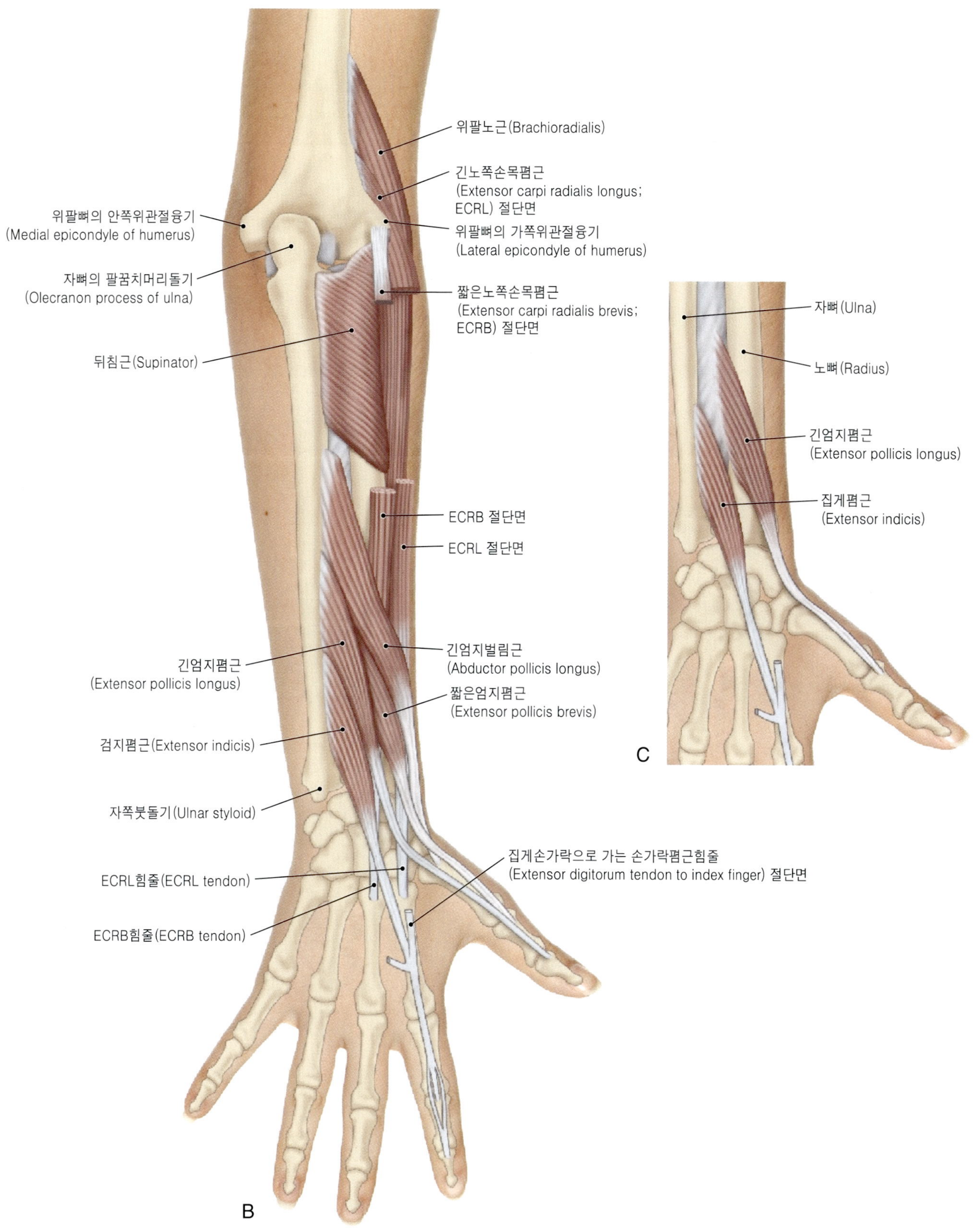

그림 7-3. *(계속)* B, C, 깊은층

□ 오른쪽 손목폄근군 근육들의 뒤쪽면 (Posterior View of the Right Wrist Extensor Group of Muscles)

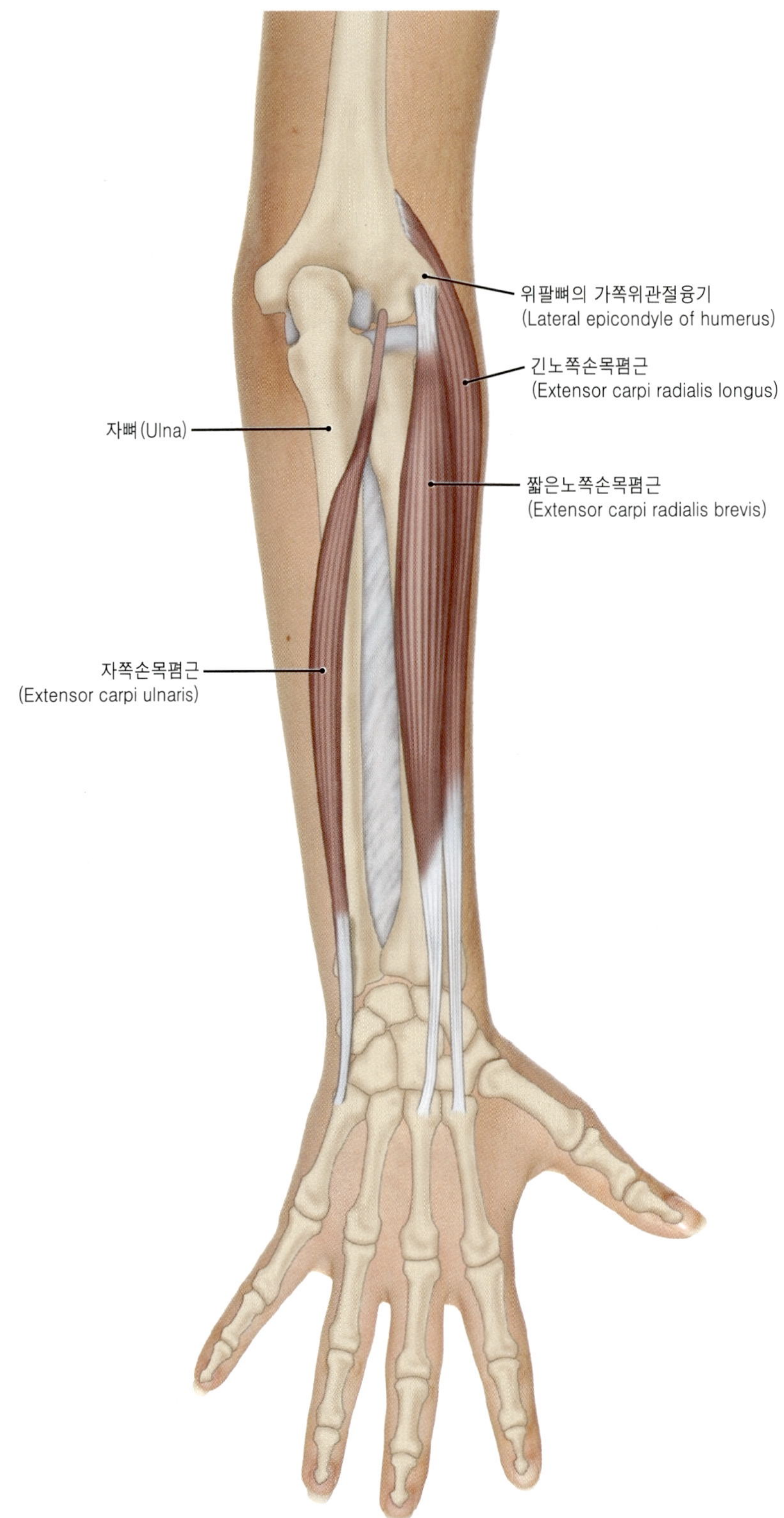

그림 7-4. 오른쪽 손목폄근군 근육의 뒤쪽면.

오른쪽 손목관절근육들의 안쪽면 (Medial View of the Muscles of the Right Wrist Joint)

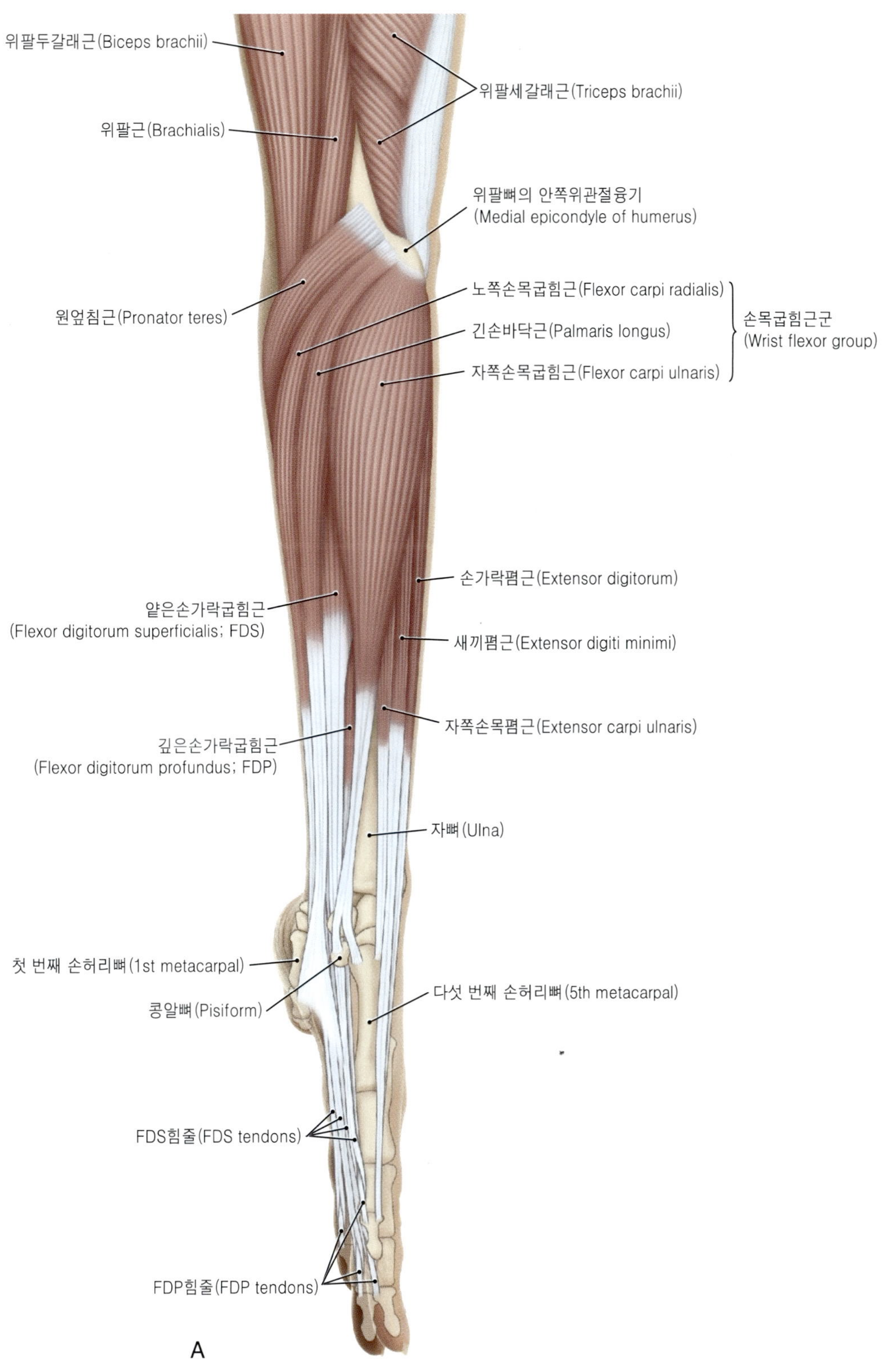

그림 7-5. 오른쪽 손목관절근육의 안쪽면과 가쪽면. A, 안쪽면. *(계속)*

□ 오른쪽 손목관절근육들의 가쪽면 (Lateral View of the Muscles of the Right Wrist Joint)

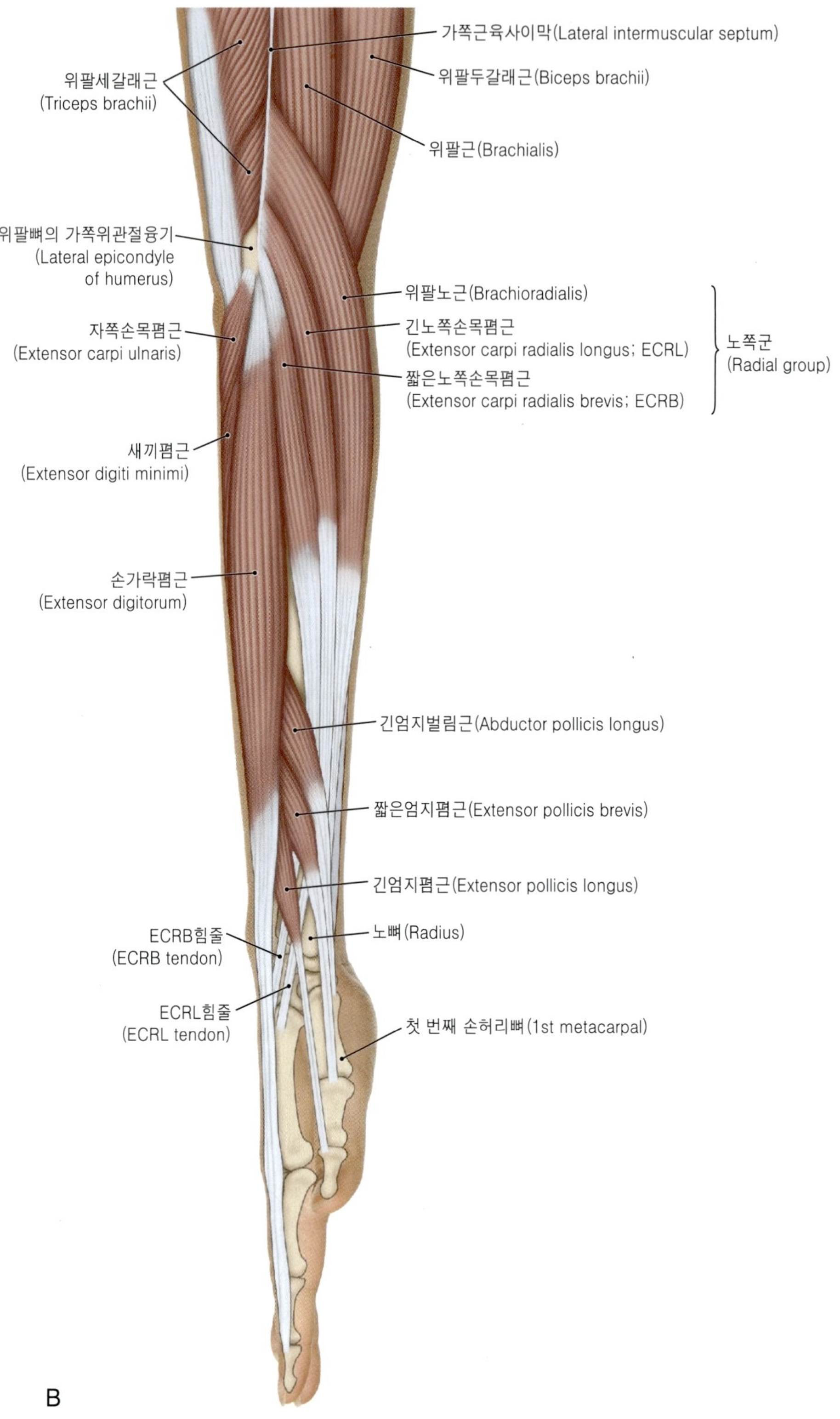

그림 7-5. *(계속)* B, 팔꿈치를 완전히 편 상태의 가쪽면. *(계속)*

오른쪽 손목관절근육들의 가쪽면 (Lateral View of the Muscles of the Right Wrist Joint) *(계속)*

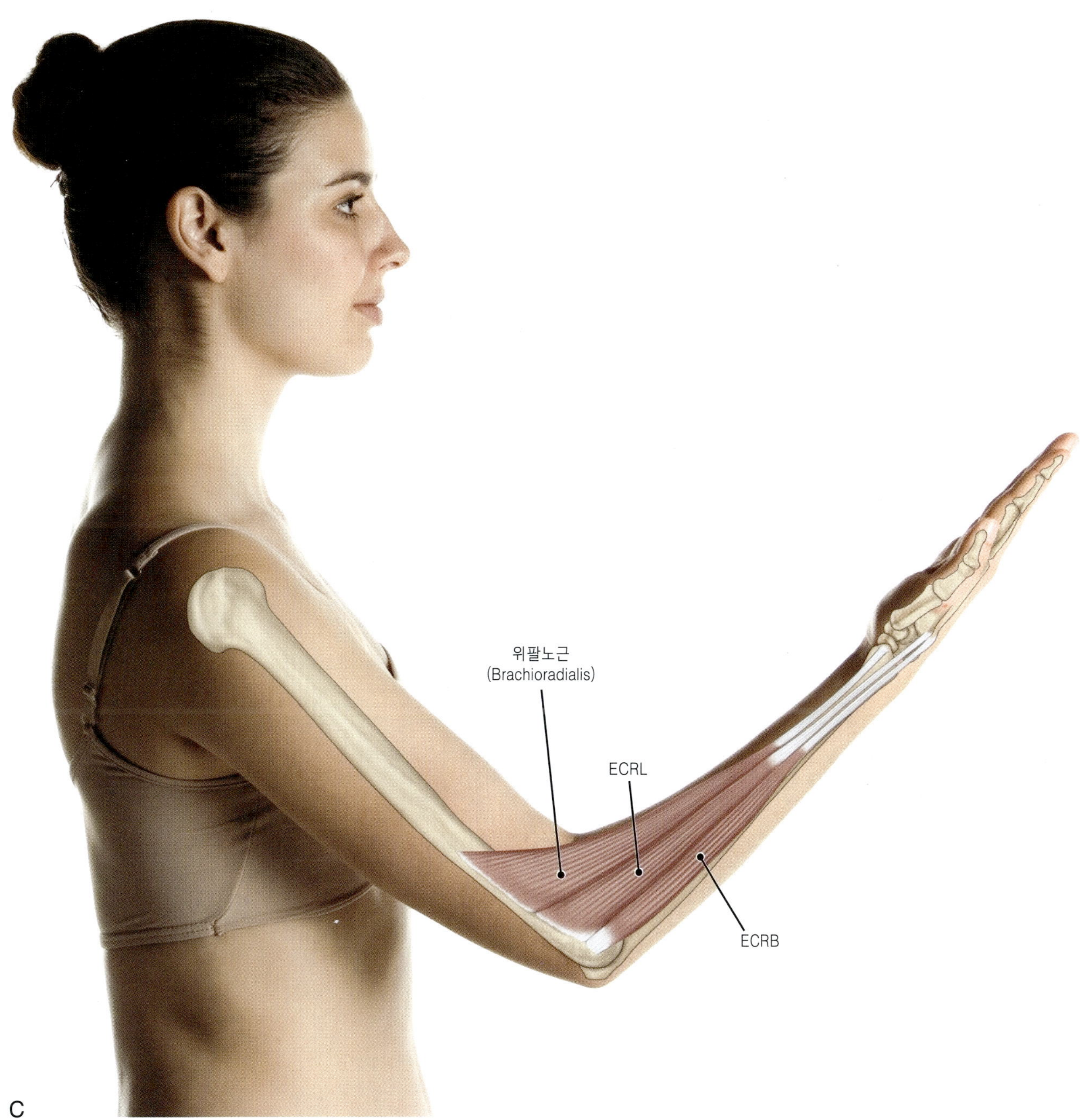

그림 7-5. *(계속)* **C**, 팔꿈치관절을 굽힌 상태의 가쪽면. 노쪽군의 3개의 근육들이 보인다. ECRL: 긴노쪽손목폄근, ECRB: 짧은노쪽손목폄근.

□ 오른쪽아래팔의 가로면 단면 (Transverse Plane Cross Sections of the Right Forearm)

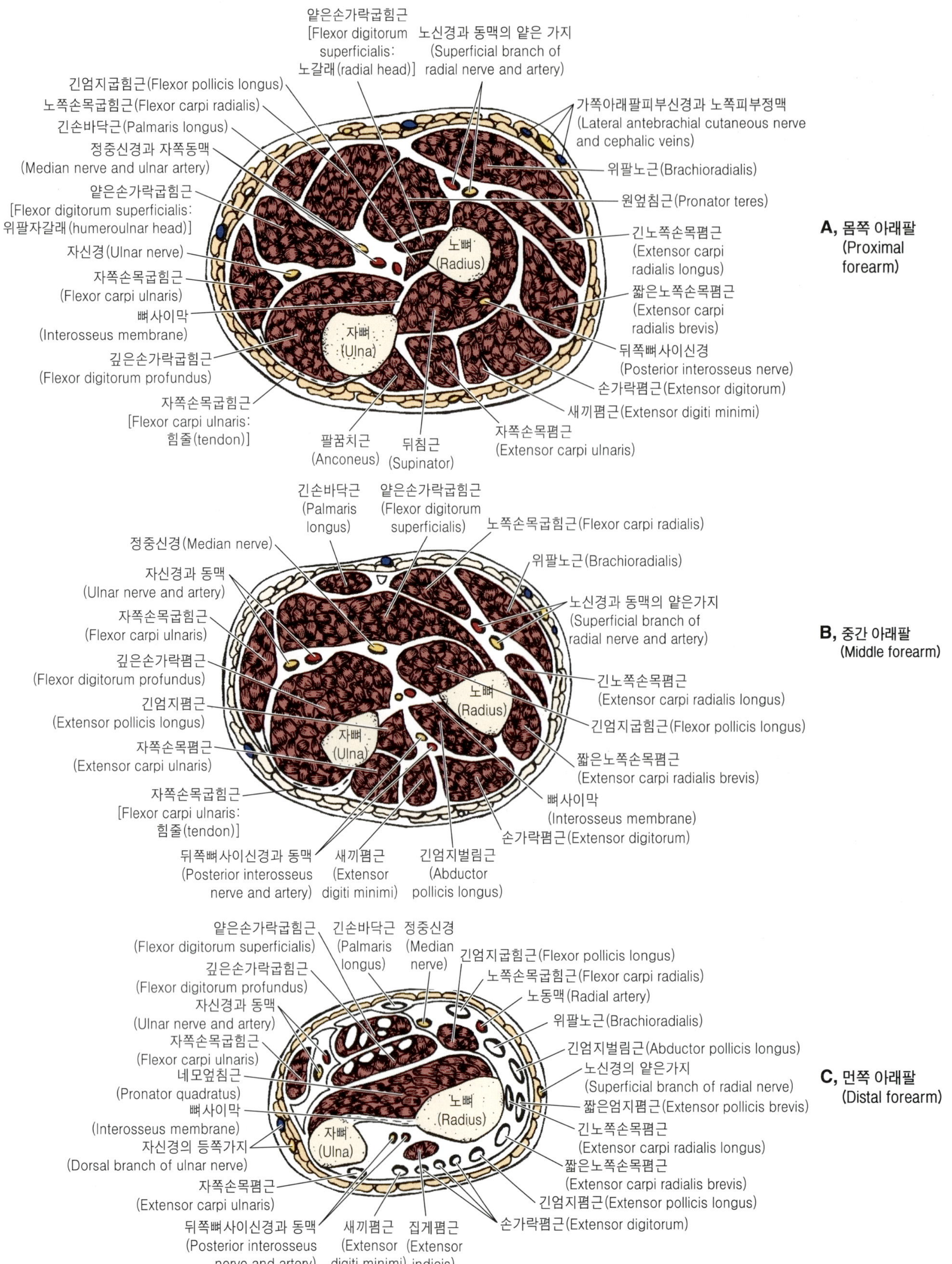

그림 7-6. A, 몸쪽. B, 중간. C, 먼쪽.

노쪽손목굽힘근[Flexor Carpi Radialis: 손목굽힘근군의(of Wrist Flexor Group)] ☐

노쪽손목굽힘근이라는 이름은 근육의 2가지 작용을 말해준다: 굽힘근은 이 근육이 굽힘을 수행하는 것을 말하고 노쪽은 이 근육이 노쪽편위(벌림)를 수행한다는 것을 말한다. 이 작용은 손목관절에서 함께 발생하는데, 손목(carpi)은 손목(wrist)을 뜻한다.

☐ **어원**

Flexor: 라틴어. *신체 부위를 구부리는 근육*
Carpi: 라틴어. *손목의*
Radialis: 라틴어. *(아래팔의) 노쪽*

☐ **발음**

FLEKS-or
KAR-pie
RAY-dee-A-lis

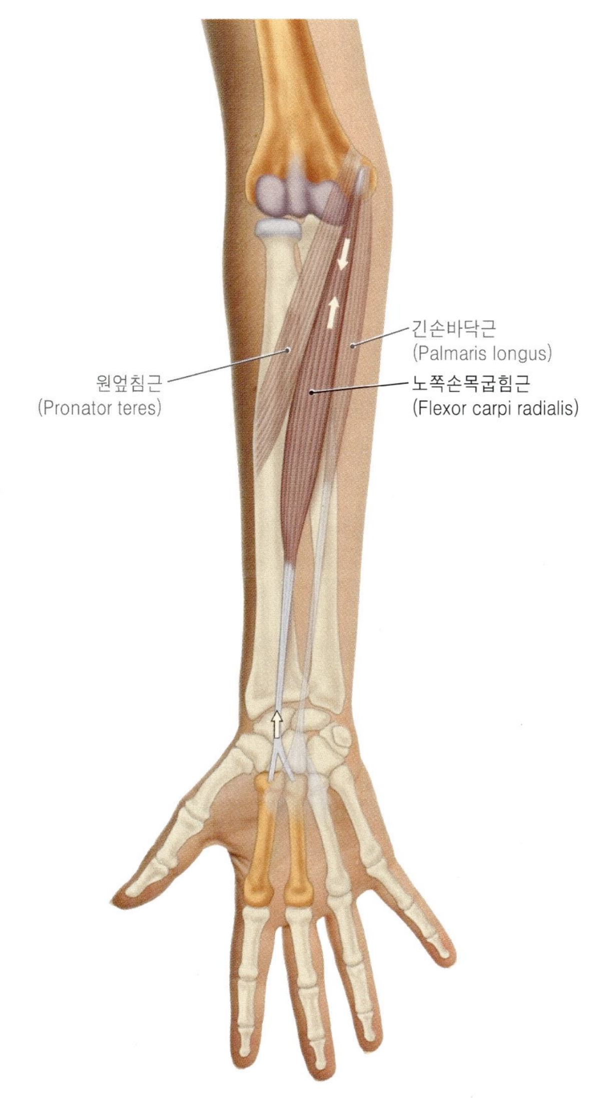

그림 7-7. 오른쪽 자쪽손목굽힘근의 앞쪽면. 네모엎침근과 긴손바닥근은 희미하게 보인다.

부착점(Attachments)

☐ **공통굽힘근 힘줄·힘살을 경유하여 위팔뼈의 안쪽위관절융기(medial epicondyle)**에서부터

☐ **노쪽에서 손의 앞쪽**

  ☐ 두 번째, 세 번째 손허리뼈 바닥의 앞쪽면*까지*

기능(Functions)

동심성(단축성) 작용근 작용

표준 작용근 작용	반대 작용근 작용
☐ **1. 손목관절에서 손을 굽힌다.**	☐ 1. 손목관절에서 아래팔을 굽힌다.
☐ **2. 손목관절에서 손을 노쪽편위한다.**	☐ 2. 손목관절에서 아래팔을 노쪽편위한다.
☐ 3. 팔꿈치관절에서 아래팔을 굽힌다.	☐ 3. 팔꿈치관절에서 팔을 굽힌다.
☐ 4. 노자관절에서 아래팔을 엎침 한다.	☐ 4. 노자관절의 자뼈를 엎침하고 오목위팔관절에서 팔을 가쪽으로 돌린다.

표준 작용근 작용 노트

- 노쪽손목굽힘근은 손에 부착하기 위해 손목관절의 앞면을 가로지른다(근섬유들은 시상면에서 수직으로 주행한다). 그러므로 그것은 손목관절에서 손을 굽힌다(작용 1).
- 노쪽손목굽힘근은 손목관절의 노쪽(가쪽)면을 가로지른다(근섬유들은 이마면에서 수직으로 주행한다). 그러므로 손목관절에서 손이 노쪽 방향으로 편위(벌림)한다(작용 2).
- 손목관절의 움직임은 노손목관절(radiocarpal)과 손목뼈중간관절(midcarpal joint)에서 발생한다(작용 1, 2).
- 손목굽힘근군의 모든 3가지 근육(노쪽손목굽힘근, 긴손바닥근 그리고 자쪽손목굽힘근)은 팔꿈치관절을 앞쪽으로 가로지르기 때문에 (시상면에서 수직으로 주행하는 근섬유와 함께) 팔꿈치관절에서 아래팔을 굽힐 수 있다(작용 3).
- 일반적으로 노자관절에서 아래팔의 엎침은 고정된 자뼈 주위를 노뼈가 움직이는 것을 포함한다. 노쪽손목굽힘근은 가쪽 손의 부착점에서 당길 때, 손의 노쪽면을 앞안쪽으로 당김선으로 노자관절을 앞쪽으로 지나고, 따라서 먼쪽자뼈 주위의 먼쪽노뼈를 당긴다. 그러므로 노쪽손목굽힘근은 노자관절에서 아래팔을 엎친다. 원엎침근과 당김선이 유사한 것을 주목하자(작용 4).

노쪽손목굽힘근[Flexor Carpi Radialis: 손목굽힘근군의(of Wrist Flexor Group)] (계속)

반대 작용근 작용 노트

- 손목관절에서 반대 작용은 움직이지 않는 물체에 손이 고정되고, 고정된 손에 대하여 아래팔이 움직일 때 발생한다. 노쪽손목굽힘근의 시상면에서 손목관절의 반대 작용은 앞쪽아래팔이 앞쪽 손을 향해 당겨지는 것, 즉 손목관절에서 아래팔 굽힘을 야기한다. 노쪽손목굽힘근의 이마면에서 손목관절의 반대 작용은 아래팔의 노쪽면이 손의 노쪽면을 향해 당겨지는 것, 즉 손목관절에서 아래팔 노쪽편위를 야기시킨다(반대 작용 1, 2).
- 팔꿈치관절에서 팔의 굽힘의 반대 작용은 매우 중요하며 사람이 움직이지 않는 물체를 잡고 있고 그것을 향해 몸을 당길 때(예: 장애인용 바를 사용하거나 계단을 오를 때 계단의 난간을 사용하는 것)마다 발생한다(반대 작용 3).
- 일반적으로 엎침은 고정된 자뼈 주변을 노뼈가 움직이는 것이라 생각된다. 하지만 만약 손이 고정된다면(움직이지 않는 물체를 잡음으로써), 손목관절이 돌림을 허용하지 않기 때문에 노뼈는 회전 움직임에 대해서 고정될 것이다. 그러므로 노자관절에서 아래팔 엎침의 반대 작용은 고정된 노뼈 주변을 움직이는 자뼈가 엎침 하는 것도 포함한다. 이 자뼈의 엎침 움직임은 효과적인 가쪽돌림이다. 자뼈가 노뼈 주변을 가쪽으로 돌림할 때 팔꿈치관절에서 돌림 움직임이 허용되지 않기 때문에 위팔뼈는 자뼈와 함께 움직이고, 이것이 오목위팔관절에서 위팔뼈의 가쪽돌림이다(반대 작용 4).

움직임

1. 노쪽손목굽힘근은 빗면에서 하나의 당김선을 가진다. 그러므로 손목관절에서 손의 굽힘과 노쪽편위, 팔꿈치관절에서 아래팔의 굽힘(노자관절에서 아래팔의 엎침뿐만 아니라)이 결합된 하나의 움직임을 만들어 낸다.

편심성 길항근 기능

1. 손목관절의 폄과 자쪽편위를 제한하고 느리게 한다.
2. 팔꿈치관절의 폄을 제한하고 느리게 한다.
3. 노자관절의 뒤침을 제한하고 느리게 한다.

편심성 길항근 기능 노트

- 팔꿈치관절에서 아래팔의 폄을 제한하고 느리게 하는 것은 물건을 조심스럽게 내릴 때 매우 중요하다.

등척성 안정화 기능

1. 손목관절을 안정화시킨다.
2. 팔꿈치관절을 안정화시킨다.
3. 노자관절을 안정화시킨다.

신경지배

- ☐ 정중신경(median nerve)
  - ☐ C6, C7

동맥공급

- ☐ 노동맥과 자동맥[ulnar and radial arteries: 위팔동맥의 끝가지(terminal branches of the brachial artery)]

촉진

1. 대상자를 앉거나 눕게 하고 촉진하는 손을 앞쪽 손목에 가로질러 놓는다.
2. 대상자에게 손목관절에서 손을 스스로 굽힘 및 노쪽편위(벌림)시키고 노쪽(가쪽: 손목 앞쪽의 중심부에 위치하는 긴손바닥근의 먼쪽힘줄의 약간 가쪽)의 노쪽손목굽힘군 먼쪽힘줄을 보고 느낀다. 저항이 주어질 수 있다.
3. 노쪽손목굽힘근을 몸쪽으로 위팔뼈 몸쪽위관절융기를 향하여 촉진을 계속한다.
4. 긴손바닥근과 공통굽힘근 힘줄·힘살의 다른 근육들로부터 노쪽손목굽힘근을 구별하기 위해, 손목관절에서 대상자에게 손의 노쪽 편위를 수행하도록 요구하는 것이 최선의 작용이다.

다른 구조와의 관계 (Relationship to other structures)

- ☐ 노쪽손목굽힘근은 앞쪽아래팔의 얕은 곳에 있다.
- ☐ 몸쪽으로, 노쪽손목굽힘근은 원엎침근(pronator teres) 안쪽에 있다. 먼쪽으로, 노쪽손목굽힘근은 위팔노근보다 안쪽에 있다.
- ☐ 노쪽손목굽힘근은 긴손바닥근보다 가쪽에 있다.
- ☐ 노쪽손목굽힘근은 얕은손가락굽힘근(flexor digitorum superficialis)의 얕은 곳에 있다.
- ☐ 노쪽손목굽힘근은 얕은앞팔선 근막경선(superficial front arm line myofascial merdian) 안에 위치한다.

기타(Miscellaneous)

1. 노쪽손목굽힘근, 긴손바닥근 그리고 자쪽손목굽힘근은 아래팔의 손목굽힘근으로 종종 함께 군을 이룬다.
2. 노쪽손목굽힘근은 몸쪽으로 위팔뼈의 안쪽위관절융기로부터 공통굽힘근 힘줄·힘살을 경유하여 발생한다. 공통굽힘근 힘줄·힘살은 원엎침근, 노쪽손목굽힘근, 긴손바닥근, 자쪽손목굽힘근 그리고 얕은손가락굽힘근의 5개 근육들의 몸쪽부착점이다.
3. 노쪽손목굽힘근의 과도한 사용은 안쪽관절융기, 공통굽힘근 힘줄·힘살의 자극 및 염증을 야기할 수 있다. 이것은 *안쪽위관절융기염(medial epicondylitis)* 또는 *골퍼팔꿈치(golfer's elbow)*로 알려져 있다.

긴손바닥근[Palmaris Longus: 손목굽힘근군의(of Wrist Flexor Group)] ☐

긴손바닥근이라는 이름은 이 근육이 손의 손바닥에 부착하는 것과 (짧은손바닥근보다) 길이가 길다는 것을 말한다.

☐ **어원**

Palmaris: 라틴어. *손바닥*

Longus: 라틴어. *긴(longer)*

☐ **발음**

pall-MA-ris

LONG-us

부착점(Attachments)

☐ **위팔뼈의 안쪽위관절융기를 경유하여 공통굽힘근 힘줄·힘살**에 *서부터*

☐ **손의 손바닥**

☐ 손바닥널힘줄(palmar aponeurosis)과 굽힘근지지띠(flexor retinaculum)*까지*

기능(Functions)

동심성(단축성) 작용근 작용

표준 작용근 작용	반대 작용근 작용
☐ **1. 손목관절에서 손을 굽힌다.**	☐ 1. 손목관절에서 아래팔을 굽힌다.
☐ 2. 손바닥의 피부를 주름(wrinkle) 잡는다.	
☐ 3. 팔꿈치관절에서 아래팔을 굽힌다.	☐ 2. 팔꿈치관절에서 팔을 굽힌다.
☐ 4. 노자관절에서 아래팔을 엎침한다.	☐ 3. 노자관절에서 자뼈를 엎침하고 오목위팔관절에서 팔을 가쪽돌림한다.
☐ 5. 손목관절에서 손을 노쪽편위한다.	☐ 4. 손목관절에서 아래팔을 노쪽편위한다.
☐ 6. 손목관절에서 손을 자쪽편위한다.	☐ 5. 손목관절에서 아래팔을 자쪽편위한다.

그림 7-8. 오른쪽 긴손바닥근의 앞쪽면. 노쪽손목굽힘근과 자쪽손목굽힘근은 희미하게 보인다.

표준 작용근 작용 노트

- 긴손바닥근은 손에 부착하기 위해 손목을 앞쪽으로 가로지른다(근섬유들은 시상면에서 수직으로 주행한다). 그러므로 이것은 손목관절에서 손을 굽힌다(작용 1).
- 긴손바닥근이 먼쪽 부착을 당길 때, 손목관절이 굽히지 않았다면(아마도 손목관절폄근육에 의해 안정화되었기 때문에), 손바닥널힘줄(palmar aponeurosis)을 당기고, 손바닥의 피부에 주름을 잡는다. 이렇게 함으로써 손 패임(cup)을 도와, 쥐어진 물체에 조금 더 강한 쥠(grip)을 만든다(작용 2).
- 손목굽힘근군의 3가지 근육들(노쪽손목굽힘근, 긴손바닥근 그리고 자쪽손목굽힘근)은 이 근육들이 아래팔의 앞쪽을 지나가기 때문에 팔꿈치관절에서 아래팔을 굽힐 수 있다(근섬유들은 시상면에서 수직으로 주행한다)(작용 3).
- 노자관절에서 아래팔의 엎침은 일반적으로 고정된 자뼈 주위를 노뼈가 움직이는 것을 포함한다. 긴손바닥근은 손바닥 안의 더 가쪽에 부착하기 위해 안쪽 팔꿈치 부위에서부터 가로지른다. 긴손바닥근은 가쪽 손 부착점에서 당겨질 때 노자관절에서 앞쪽을 가로지르는데, 이것이 손의 가쪽을 앞안쪽으로 당기고 그에 따라 먼쪽자뼈 주위의 먼쪽노뼈를 당긴다. 즉, 노자관절에서 아래팔의 엎침이다(작용 4).
- 긴손바닥근은 손목이 먼저 자쪽편위에 있을 때만 손목을 노쪽편위(벌림)할 수 있다. 긴손바닥근은 손목이 노쪽편위에 있을 때만

긴손바닥근[Palmaris Longus: 손목굽힘근군의(of Wrist Flexor Group)] *(계속)*

자쪽편위(모음)할 수 있다. 어느 경우에나, 이것은 손을 해부학적으로 돌아갈 수 있게 '돌린다'(일반적으로 어떠한 축의 돌림 움직임을 설명하기 위해 '돌림'이라는 용어를 사용한다). 그러므로 긴손바닥근은 *재-회전근(de-rotator muscle)*으로 간주될 수 있다(작용 5, 6).

- 손목관절의 움직임은 노손목관절(radiocarpal joint)과 손목뼈중간관절(midcarpal joint)에서 발생한다(작용 1, 5, 6).

반대 작용근 작용 노트

- 손목관절에서 반대 작용은 손이 고정된 물체를 잡아서 고정되고 아래팔이 고정된 손에 대해 움직일 때 발생한다. 이러한 반대 작용들의 이름은 표준 작용근 작용들과 같다(반대 작용 1, 4, 5).
- 팔꿈치관절에서 팔의 굽힘의 반대 작용은 매우 중요하며, 사람이 고정된 물체를 잡고 자신의 몸을 그것을 향해서 당길 때[예: 계단을 오를 때 장애인용 바(handicap bar)를 이용하거나 난간을 이용하는 것]마다 발생한다(반대 작용 2).
- 엎침(pronation)은 대개 고정된 자뼈 주변으로 이동하는 노뼈를 가지는 것으로 생각된다. 그러나 만약 손이 고정되어 있다면(아마도 고정된 물체를 잡은 것에 의해서), 손목관절이 돌림을 허용하지 않기 때문에 노뼈는 돌림 움직임에 관해서는 고정될 것이다. 그러므로 RU관절에서의 아래팔의 엎침의 반대 작용은 고정된 노뼈 주변으로 이동하는 자뼈의 엎침을 포함한다. 이 자뼈의 엎침 움직임은 효과적인 가쪽돌림이다. 팔꿈치관절 또한 돌림 움직임을 허용하지 않기 때문에 자뼈가 노뼈 주변으로 가쪽으로 돌아갈 때 위팔뼈는 자뼈와 함께 움직인다. 이것은 GH관절에서 팔의 가쪽돌림을 일으킨다(반대 작용 3).

움직임

1. 긴손바닥근은 손목과 팔꿈치관절을 가로질러 시상(기본)면에서 하나의 당김선을 가진다. 그러므로 이것은 손목관절에서 손의 굽힘과 팔꿈치관절에서 아래팔의 굽힘을 결합한 하나의 움직임을 만든다.
2. Note: 만약 아래팔이 노쪽편위 자세에 있다면 손목관절에서 손의 자쪽편위를 만든다. 만약 아래팔이 자쪽편위 자세에 있다면 손목관절에서 손의 노쪽편위를 만든다.
3. 일단 긴손바닥근이 손으로 들어가면 손바닥의 근막에 붙기 위해 노쪽과 자쪽 방향으로 퍼진다. 그러므로 긴손바닥근이 다른 움직임을 만드는 동안, 긴손바닥근은 손바닥 근막을 손의 중심으로 당겨서 손바닥 피부를 주름지게 한다.

편심성 길항근 기능

1. 손목관절폄, 노쪽편위 그리고 자쪽편위를 제한하고 느리게 한다.
2. 팔꿈치관절폄을 제한하고 느리게 한다.
3. RU관절 뒤침을 제한하고 느리게 한다.

편심성 길항근 작용 노트

- 물체를 조심스러운 방식으로 내릴 때, 팔꿈치관절에서 아래팔폄을 제한하고 느리게 하는 것은 매우 중요하다.

등척성 안정화 기능

1. 손목관절을 안정화시킨다.
2. 팔꿈치관절을 안정화시킨다.
3. RU관절을 안정화시킨다.

신경지배

□ 정중신경(median nerve)
  □ C7, C8

동맥공급

□ 자동맥(위팔동맥의 종말가지)

촉진

1. 긴손바닥근은 얕은 곳에 있고 촉진이 쉽다.
2. 대상자가 앉거나 누운 자세에서, 촉진하는 손을 앞쪽 손목에 둔다.
3. 대상자에게 손을 컵 모양으로 만들도록 하고[엄지두덩(thenar eminence)을 새끼두덩(hypothenar eminence)으로 가져옴으로써] 손목관절에서 저항에 대하여 손가락을 완전히 편 채로 손을 굽히도록 요청한다. 앞쪽 손목의 중심에서 긴손바닥근의 먼쪽힘줄을 보고 느낀다. 저항이 추가될 수 있다.
4. 긴손바닥근을 먼쪽으로는 손바닥근막에서, 몸쪽으로는 위팔뼈의 안쪽위관절융기를 향해 계속해서 촉진한다. 긴손바닥근의 몸쪽힘줄을 공통굽힘근 힘줄·힘살의 다른 근육의 몸쪽힘줄로부터 구분하는 것은 어렵다.

다른 구조와의 관계 (Relationship to other structures)

□ 긴손바닥근은 앞안쪽(anteromedial) 아래팔에서 얕은 곳에 있다.
□ 긴손바닥근은 노쪽손목굽힘근(flexor carpi radialis)보다 안쪽에 있다.
□ 몸쪽으로는, 긴손바닥근은 자쪽손목굽힘근(flexor carpi ulnaris)보다 가쪽에 있다. 더 먼쪽으로는, 긴손바닥근은 얕은손가락굽힘근(flexor digitorum superficialis)보다 가쪽에 있다.
□ 긴손바닥근은 얕은앞팔선 근막경선(superficial front arm line myofascial meridian) 내에 위치한다.

기타(Miscellaneous)

1. 노쪽손목굽힘근, 긴손바닥근 그리고 자쪽손목굽힘근은 종종 아래팔의 *손목굽힘근군*으로 함께 군을 이룬다.
2. 긴손바닥근은 공통굽힘근 힘줄·힘살을 경유하여 위팔근의 안

쪽위관절융기로부터 몸쪽으로 시작한다. 공통굽힘근 힘줄·힘살은 원엎침근, 노쪽손목굽힘근, 긴손바닥근, 자쪽손목굽힘근 그리고 얕은손가락굽힘근의 5개 근육들의 공통된 몸쪽부착점이다.

3. 긴손바닥근은 굽힘근지지띠(retinaculum)의 얕은 곳에 있는 힘줄을 가진 앞쪽아래팔의 유일한 근육이다.

4. 안쪽위관절융기, 공통굽힘근 힘줄·힘살의 자극 및 염증은 *안쪽위관절융기염*, *안쪽위관절융기증* 또는 *골퍼팔꿈치*라고 알려져 있다.

5. 다수의 개인(대략 10~20%)에서 긴손바닥근은 양쪽 또는 한쪽으로 결여된다.

□ 자쪽손목굽힘근[Flexor Carpi Ulnaris: 손목굽힘근군의(of Wrist Flexor Group)]

자쪽손목굽힘근이라는 이름은 이것의 2가지 작용을 말해준다. 굽힘근은 이 근육이 굽힘을 수행한다는 것을 의미하고, 자쪽은 이 근육이 자쪽편위(모음)를 수행한다는 것을 의미한다. 2가지 작용 모두는 손목관절에서 일어난다. 손목(carpi)은 손목(wrist)을 나타낸다.

□ **어원**
Flexor: 라틴어. *신체 부분을 굽히는 근육*
Carpi: 라틴어. *손목의*
Ulnaris: 라틴어. *(아래팔의) 자쪽*

□ **발음**
FLEKS-or
KAR-pie
ul-NA-ris

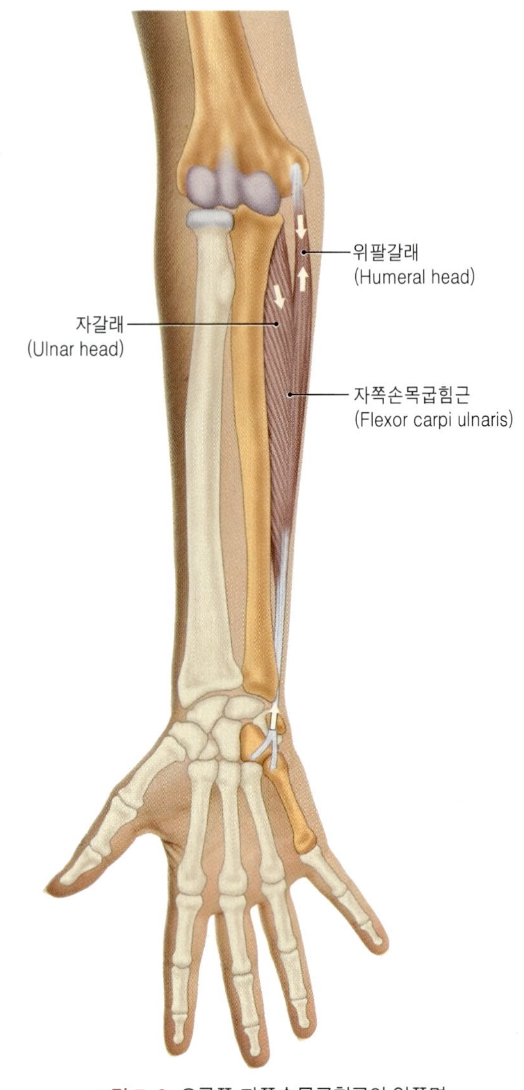

그림 7-9. 오른쪽 자쪽손목굽힘근의 앞쪽면.

부착점(Attachments)

- □ **공통굽힘근 힘줄·힘살과 자뼈를 경유하여 위팔뼈의 안쪽위관절융기**
  - □ 팔꿈치머리(olecranon)의 안쪽 가장자리와 자뼈의 뒤쪽 몸쪽 2/3*에서부터*
- □ **자쪽면의 앞쪽 손**
  - □ 콩알뼈(pisiform), 갈고리뼈의 갈고리(hook of the hamate) 그리고 다섯 번째 손허리뼈의 바닥*까지*

기능(Functions)

동심성(단축성) 작용근 작용

표준 작용근 작용	반대 작용근 작용
□ **1. 손목관절에서 손을 굽힌다.**	□ 1. 손목관절에서 아래팔을 굽힌다.
□ **2. 손목관절에서 손을 자쪽으로 편위시킨다.**	□ 2. 손목관절에서 아래팔을 자쪽으로 편위시킨다.
□ 3. 팔꿈치관절에서 아래팔을 굽힌다.	□ 3. 팔꿈치관절에서 팔을 굽힌다.

표준 작용근 작용 노트

- 자쪽손목굽힘근은 손에 부착하기 위해 손목관절을 앞쪽으로 가로지른다(근섬유들은 시상면에서 수직으로 주행한다). 그러므로 자쪽손목굽힘근은 손목관절에서 손을 굽힌다(작용 1).
- 자쪽손목굽힘근은 손목의 자쪽(안쪽)으로 가로지른다(근섬유들은 이마면에서 수직으로 주행한다). 그러므로 자쪽손목굽힘근은 손목관절에서 손을 자쪽으로 편위(모음)시킨다(작용 2).
- 손목관절의 움직임은 노손목관절과 손목뼈중간관절에서 발생한다(작용 1, 2).
- 손목굽힘근군의 3가지 근육(노쪽손목굽힘근, 긴손바닥근 그리고 자쪽손목굽힘근)은 앞쪽으로 가로지르기 때문에 (그것들의 섬유가 시상면에서 수직으로 주행하면서) 팔꿈치관절에서 아래팔을 굽힐 수 있다(작용 3).

반대 작용근 작용 노트

- 손목관절에서 반대 작용은 손이 고정된 물체를 잡아서 고정되고 아래팔이 고정된 손에 대해 움직일 때 발생한다. 자쪽손목굽힘근의 시상면 반대 작용은 손목관절에서 아래팔을 굽히는 것이다. 자쪽손목굽힘근의 이마면 반대 작용은 손목관절에서 아래팔을 자쪽으로 편위시키는 것이다(반대 작용 1, 2).
- 팔꿈치관절에서 팔의 굽힘의 반대 작용은 매우 중요하고 사람이 고정된 물체를 잡고 사람의 몸을 고정된 물체를 향해서 당길 때(예: 계단을 오를 때 장애인용 바를 이용하거나 난간을 이용하는 것) 언제든지 발생한다(반대 작용 3).

움직임

1. 자쪽손목굽힘근은 빗면에서 하나의 당김선을 가지고 있기 때문에 손목관절에서의 손의 굽힘과 자쪽편위, 팔꿈치관절에서의 아래팔의 굽힘으로 결합된 하나의 움직임을 만든다.

편심성 길항근 기능

1. 손목 폄과 노쪽편위를 제한하고 느리게 한다.
2. 팔꿈치관절의 폄을 제한하고 느리게 한다.

편심성 길항근 작용 노트

- 팔꿈치관절에서 아래팔의 폄을 제한하고 느리게 하는 것은 물건을 조심스럽게 내릴 때 매우 중요하다.

등척성 안정화 기능

1. 손목관절을 안정화시킨다.
2. 팔꿈치관절을 안정화시킨다.

등척성 안정화 기능 노트

- 자쪽손목굽힘근은 손목관절 자체를 안정화할 뿐만 아니라 손목군의 콩알뼈(pisiform bone)도 안정화시킨다. 이것은 콩알뼈가 새끼벌림근의 몸쪽부착점이고 이 근육이 새끼손가락을 효율적으로 벌리기 위해서는 콩알뼈가 반드시 안정화 및 고정되어야 하기 때문에 새끼손가락벌림근(손의 내재근)이 수축할 때 중요하다.

신경지배

☐ 자신경(ulnar nerve)
  ☐ C7, C8

동맥공급

☐ 자동맥(위팔동맥의 끝가지)

촉진

1. 대상자가 앉거나 누운 자세에서, 촉진하는 손을 앞쪽 손목에 가로질러 놓는다.
2. 대상자에게 손목관절에서 손을 스스로 굽힘 하거나 자쪽편위(모음)하도록 하고 앞쪽손목의 자쪽(안쪽)에서 자쪽손목굽힘근의 먼쪽힘줄을 느낀다. 저항이 주어질 수 있다.
3. 자쪽손목굽힘근을 먼쪽으로는 콩알뼈 쪽으로, 몸쪽으로는 위팔뼈의 안쪽위관절융기와 뒤쪽자뼈 쪽으로 촉진을 계속한다.
4. 긴손바닥근과 공통굽힘근 힘줄·힘살의 다른 근육들로부터 자쪽손목굽힘근을 구별하기 위해 손목관절에서 손의 자쪽편위는 대상자에게 수행을 요구하는 최선의 작용이다.

다른 구조와의 관계 (Relationship to other structures)

☐ 자쪽손목굽힘근은 안쪽아래팔에서 가장 얕은 곳에 있다.
☐ 자쪽손목굽힘근은 자쪽손목폄근보다 앞쪽에 있다.
☐ 몸쪽으로는, 자쪽손목굽힘근은 긴손바닥근보다 안쪽에 있다. 더 먼쪽으로는, 자쪽손목굽힘근은 얕은손가락굽힘근보다 안쪽에 있다.
☐ 안쪽 관점에서 보면, 자쪽손목굽힘근은 얕은손가락굽힘근과 깊은손가락굽힘근보다 얕은 곳에 있다.
☐ 자쪽손목굽힘근은 얕은앞팔선 근막경선(superficial front arm line myofascial meridian) 내에 위치한다.

기타(Miscellaneous)

1. 자쪽손목굽힘근, 긴손바닥근 그리고 자쪽손목굽힘근은 아래팔의 *손목굽힘근*으로 종종 함께 군을 이룬다.
2. 자쪽손목굽힘근은 몸쪽으로 위팔뼈의 안쪽위관절융기로부터 공통굽힘근 힘줄·힘살을 경유하여 발생한다. 공통굽힘근 힘줄·힘살은 원엎침근, 노쪽 손목굽힘근, 긴손바닥근, 자쪽손목굽힘근 그리고 얕은손가락굽힘근의 5개 근육들의 공통 몸쪽부착점이다.
3. 자쪽손목굽힘근은 위팔뼈갈래와 자뼈갈래의 2개 갈래를 가진다. 위팔뼈갈래는 자뼈갈래보다 크기가 더 크다(자뼈갈래는 아주 얇다).
4. 자쪽손목굽힘근의 자뼈갈래 부착점은 자쪽손목폄근과 깊은손가락굽힘근의 자쪽부착점과 섞인다.
5. 일부 자료들은 콩알뼈에서 끝나는 자쪽손목굽힘근의 먼쪽힘줄은 자쪽손목굽힘근을 수축하여 콩알갈고리(pisohamate)와 콩알손허리(pisometacarpal) 인대를 경유하여 갈고리뼈와 다섯 번째 손허리뼈로 전해진다고 설명한다.
6. 자신경은 자뼈손목굽힘근의 두 갈래 사이를 지난다. 자쪽손목굽힘근의 두 갈래 사이에서 자신경이 압박되는 것을 *팔꿉굴증후군(cubital tunnel syndrome)*이라고 부른다.
7. 자쪽손목굽힘근은 정중신경이 아닌 자신경의 지배를 받는 앞쪽아래팔의 유일한 근육이다. [깊은손가락굽힘근은 정중신경과 자신경 모두의 지배를 받는다(그리고 위팔노근은 노신경의 지배를 받는다).]
8. 자쪽손목굽힘근의 과도한 사용은 안쪽위관절융기, 공통굽힘근 힘줄·힘살의 자극이나 염증을 야기할 수 있다. 이것을 *안쪽위관절융기염(medial epicondylitis)*, *안쪽위관절융기증(medial epicondylosis)* 또는 *골퍼팔꿈치(golfer's elbow)*라고 한다.
9. 자쪽손목굽힘근은 새끼손가락벌림근(abductor digiti minimi manus; ADMM)을 수축하는 것으로 관여할 수 있다. 두 근육들은 모두 콩알뼈 부착점을 공유한다. 새끼손가락벌림근이 새끼손가락을 벌리기 위해 수축할 때, 자쪽손목굽힘근은 콩알뼈를 안정화하기 위해 등척성으로 수축하여 새끼손가락벌림근의 수축성 힘이 더 효율적으로 새끼손가락에 집중하게 한다.

□ 긴노쪽손목폄근[Extensor Carpi Radialis Longus: 손목폄근과 노쪽군의(of Wrist Extensor and Radial Groups)]

긴노쪽손목폄근*이라는 이름은 2가지 작용을 말한다.* 폄근(extensor)*은 이 근육이 폄을 수행한다는 것을 말해주고,* 노쪽(radialis)*의 근육이 노쪽편위(벌림)를 수행한다는 것을 말해 준다. 이 2가지 작용은 모두 손목관절에서 발생한다.* 손목(carpi)*은 손목(wrist)을 나타내고,* 긴(longus)*은 이 근육이 (짧은노쪽손목폄근보다) 길다는 것을 말해준다.*

□ **어원**

Extensor: 라틴어. *신체 부분을 펴는 근육*
Carpi: 라틴어. *손목의*
Radialis: 라틴어. *(아래팔의) 노쪽면*
Longus: 라틴어. *더 긴*

□ **발음**

eks-TEN-sor
KAR-pie
RAY-dee-A-lis
LONG-us

부착점(Attachments)

□ 위팔뼈의 가쪽관절융기위능선(lateral supracondylar ridge)
  □ 먼쪽 1/3*에서부터*
□ 노쪽면의 뒤쪽 손
  □ 두 번째 손허리뼈바닥의 뒤쪽면*까지*

기능(Functions)

동심성(단축성) 작용근 작용

표준 작용근 작용	반대 작용근 작용
□ **1. 손목관절에서 손을 편다.**	□ 1. 손목관절에서 아래팔을 편다.
□ **2. 손목관절에서 손을 노쪽으로 편위시킨다.**	□ 2. 손목관절에서 아래팔을 노쪽으로 편위시킨다.
□ 3. 팔꿈치관절에서 아래팔을 굽힌다.	□ 3. 팔꿈치관절에서 팔을 굽힌다.
□ 4. RU관절에서 아래팔을 엎친다.	□ 4. RU관절에서 자뼈를 엎치고 GH관절에서 팔을 가쪽으로 돌린다.
□ 5. RU관절에서 아래팔을 뒤친다.	□ 5. RU관절에서 자뼈를 뒤치고 GH관절에서 팔을 안쪽으로 돌린다.

RU관절: 노자관절, GH관절: 오목위팔관절

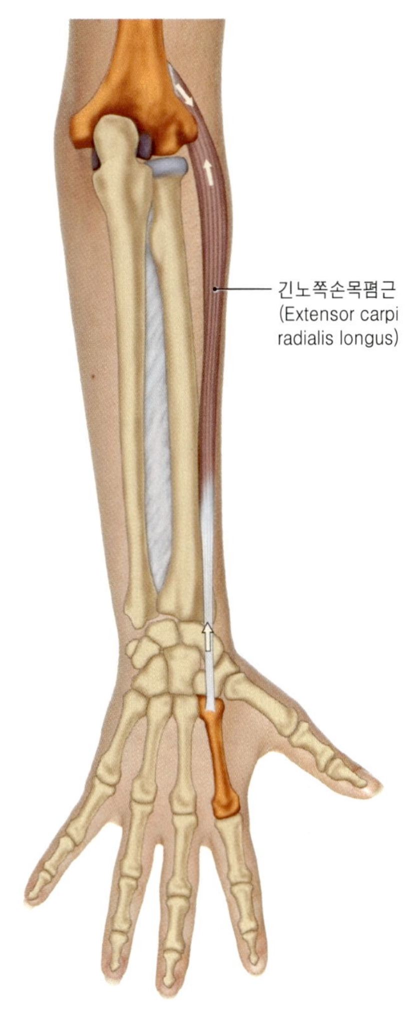

그림 7-10. 오른쪽 긴노쪽손목폄근의 뒤쪽면.

표준 작용근 작용 노트

- 긴노쪽손목폄근은 손에 부착되기 위해 손목관절을 뒤쪽으로 가로지른다(근섬유들은 시상면에서 수직으로 주행한다). 그러므로 이것은 손목관절에서 손을 편다(작용 1).
- 긴노쪽손목폄근은 손목관절을 노쪽(가쪽)면으로 가로지른다(근섬유들은 이마면에서 수직으로 주행한다). 그러므로 긴노쪽손목폄근은 손목관절에서 손을 노쪽으로 편위(벌림)시킨다(작용 2).
- 긴노쪽손목폄근은 손목관절을 뒤쪽으로 가로지르므로 손목의 폄근이다. 그러나 이것은 팔꿈치관절을 앞쪽으로 가로지르므로 팔꿈치관절을 굽힌다(작용 1, 3).
- 가까운 위팔노근과 유사하게, 긴노쪽손목폄근은 RU관절에서 아래팔을 엎치고 뒤칠 수 있다. 그러나 긴노쪽손목폄근은 뒤침한 아래팔을 대략 완전한 뒤침과 완전한 엎침 사이의 중간 자세로 엎치는 것만 할 수 있다. 이 중간 자세는 긴노쪽손목폄근의 부착점이 서로 가까워지는 자세이다. 이것은 하나의 당김선을 가지는 근육의 예이지만 근육이 수축할 때 관절의 자세에 따라 같은 관절에서 2가지 반대 작용을 가질 수 있다(작용 4, 5).
- 노자관절에서 아래팔의 엎침과 뒤침은 대부분 고정된 자뼈 주변

의 노뼈의 움직임을 포함한다(작용 4, 5).

• 손목관절에서 움직임은 노손목(radiocarpal)관절과 손목뼈중간(midcarpal)관절에서 발생한다(작용 1, 2).

반대 작용근 작용 노트

• 손목관절에서의 반대 작용은 손이 고정된 물체를 잡아서 고정되고 아래팔이 고정된 손에 대해 움직일 때 발생한다. 긴노쪽손목폄근의 시상면에서 반대 작용은 손목관절에서 아래팔의 폄이다. 이것의 이마면에서 반대 작용은 손목관절에서 아래팔의 노쪽편위이다(반대 작용 1, 2).

• 팔꿈치관절에서 팔의 굽힘의 반대 작용은 매우 중요하고 사람이 고정된 물체를 잡고 사람의 몸을 그것을 향해서 당길 때마다 발생한다(예: 계단을 오를 때 장애인용 바를 이용하거나 난간을 이용하는 것을 포함한다)(반대 작용 3).

• 고정된 노뼈의 주변으로 자뼈의 엎침과 뒤침의 반대 작용은 대개 손이 고정된 물체를 잡아 고정되고 자뼈가 고정된 노뼈에 대해 움직일 때만 발생한다. 자뼈의 엎침은 효율적인 가쪽돌림이고 뒤침은 효율적인 안쪽돌림이다. 팔꿈치관절은 돌림을 허용하지 않기 때문에 위팔뼈는 자뼈와 함께 움직여야만 할 것이다. 이러한 이유로, 아래팔엎침의 반대 작용은 오목위팔관절에서 팔을 가쪽으로 돌리는 것이다. 그리고 아래팔 뒤침의 반대 작용은 오목위팔관절에서 팔을 안쪽으로 돌린다(반대 작용 4, 5).

움직임

1. 긴노쪽손목폄근은 빗면에서 하나의 당김선을 가지고 있기 때문에 손목관절에서는 손의 폄과 노쪽편위, 팔꿈치관절에서는 아래팔의 굽힘으로 결합된 하나의 움직임을 만든다.
2. Note: 만약 아래팔이 완전뒤침자세에 있다면, 노자관절에서 아래팔의 엎침을 생성한다. 만약 아래팔이 완전엎침자세에 있다면 노자관절에서 아래팔의 뒤침을 생성한다.

편심성 길항근 기능

1. 손목관절굽힘과 자쪽편위를 제한하고 느리게 한다.
2. 팔꿈치관절 폄을 제한하고 느리게 한다.
3. 노자관절에서 엎침과 뒤침을 제한하고 느리게 한다.

편심성 길항근 작용 노트

• 팔꿈치관절에서 아래팔의 폄을 제한하고 느리게 하는 것은 물체를 조심스러운 방식으로 내릴 때 매우 중요하다.

등척성 안정화 기능

1. 손목관절을 안정화시킨다.
2. 팔꿈치관절을 안정화시킨다.
3. 노자관절을 안정화시킨다.

등척성 안정화 기능 노트

• 손목관절의 안정화는 긴노쪽손목폄근의 중요한 작용이다. 주먹을 만들기 위해 얕은·깊은손가락굽힘근을 수축할 때마다 긴노쪽손목폄근과 같은 손목관절폄근은 손의 굽힘으로부터 이러한 손가락굽힘근을 예방하기 위해 손목관절에서 수축해야 한다.

신경지배

☐ 노신경(radial nerve)

  ☐ C5, **C6**

동맥공급

☐ 위팔동맥(겨드랑동맥의 연속)과 노동맥(위팔동맥의 종말가지)의 가지

촉진

1. 대상자가 앉거나 누운 자세에서, 촉진하는 손을 위팔노근의 힘살 뒤쪽에 놓는다.
2. 대상자에게 손목관절을 노쪽으로 편위시킬 것을 요구하고 긴노쪽손목폄근의 수축을 느낀다.
3. 몸쪽으로는 위팔뼈의 가쪽 관절융기위능선 방향으로, 먼쪽으로는 두 번째 손허리뼈 방향으로 긴노쪽손목폄근을 계속 촉진한다. (Note: 긴노쪽손목폄근과 짧은노쪽손목폄근 사이를 파악하는 것은 노력이 필요하다.)

다른 구조와의 관계 (Relationship to other structures)

☐ 긴노쪽손목폄근은 위팔노근의 바로 뒤와 짧은노쪽손목폄근의 바로 앞에 있다.

☐ 긴노쪽손목폄근은 위팔노근의 몸쪽으로 깊이 있는 작은 부분과 긴엄지벌림근, 짧은엄지폄근 그리고 긴엄지폄근의 깊이 있는 위팔노근의 먼쪽힘줄의 부분을 제외하고 얕은 곳에 있다.

☐ 긴노쪽손목폄근은 얕은뒤팔선 근막경선(superficial back arm line myofascial meridian) 내에 위치한다.

기타(Miscellaneous)

1. 긴노쪽손목폄근, 짧은노쪽손목폄근 그리고 자쪽손목폄근은 종종 아래팔의 손목폄근군으로 함께 군을 이룬다.
2. 긴노쪽손목폄근, 짧은노쪽손목폄근 그리고 위팔노근은 종종 아래팔 근육의 노쪽군으로 함께 군을 이룬다. 이 군은 *세 뭉치(wad of three)*로 알려져 있다.

☐ 짧은노쪽손목폄근[Extensor Carpi Radialis Brevis: 손목폄근과 노쪽군의(of Wrist Extensor and Radial Groups)]

짧은노쪽손목폄근*이라는 이름은 이것의 2가지 기능을 말해준다. 폄근은 이 근육이 폄을 수행한다는 것을 말해주고, 노근은 이 근육이 노쪽편위(벌림)를 수행한다는 것을 말해 준다. 이 2가지 근육 모두는 손목관절에서 발생한다. 손목(carpi)은 손목(wrist)을 나타내고, 짧은(brevis)은 이 근육이 (긴노쪽손목폄근보다) 짧다는 것을 말해준다.*

☐ **어원**

Extensor: 라틴어. *신체 부분을 펴는 근육*
Carpi: 라틴어. *손목의*
Radialis: 라틴어. *(아래팔의)노쪽면*
Brevis: 라틴어. *더 짧은*

☐ **발음**

eks-TEN-sor
KAR-pie
RAY-dee-A-lis
BRE-vis

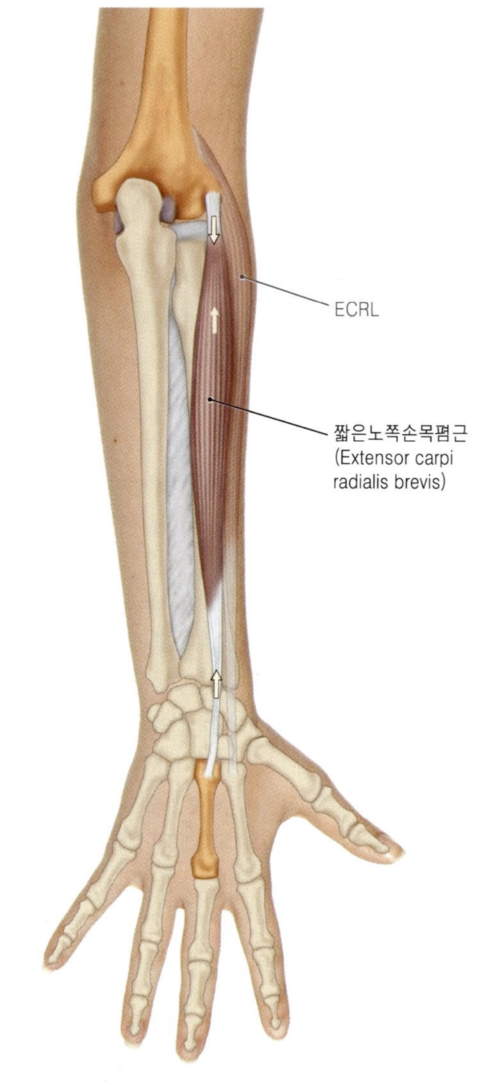

그림 7-11. 오른쪽 짧은노쪽손목폄근의 뒤쪽면. 긴노쪽손목폄근(ECRL)은 희미하게 보인다.

부착점(Attachments)

☐ **공통폄근 힘줄·힘살을 경유하여 위팔뼈의 가쪽위관절융기***에서부터*

☐ **노쪽면의 뒤쪽 손**

- ☐ 세 번째 손허리뼈 바닥의 뒤쪽면*까지*

기능(Functions)

동심성(단축성) 작용근 작용

표준 작용근 작용	반대 작용근 작용
☐ **1. 손목관절에서 손을 편다.**	☐ 1. 손목관절에서 아래팔을 편다.
☐ **2. 손목관절에서 손을 노쪽으로 편위시킨다.**	☐ 2. 손목관절에서 아래팔을 노쪽으로 편위시킨다.
☐ 3. 팔꿈치관절에서 아래팔을 굽힌다.	☐ 3. 팔꿈치관절에서 팔을 굽힌다.
☐ 4. RU관절에서 아래팔을 엎친다.	☐ 4. RU관절에서 자뼈를 엎치고 GH관절에서 팔을 가쪽으로 돌린다.
☐ 5. RU관절에서 아래팔을 뒤친다.	☐ 5. RU관절에서 자뼈를 뒤치고 GH관절에서 팔을 안쪽으로 돌린다.

RU관절: 노자관절, GH관절: 오목위팔관절

표준 작용근 작용 노트

- 짧은노쪽손목폄근은 손에 붙기 위해 손목관절을 뒤로 가로지른다(근섬유들은 시상면에서 수직으로 주행한다). 그러므로 이것은 손목관절에서 손을 편다(작용 1).
- 짧은노쪽손목폄근은 노쪽(가쪽)면에서 손목관절을 가로지른다(근섬유들은 이마면에서 수직으로 주행한다). 그러므로 이것은 손목관절에서 손을 노쪽으로 편위(벌림)시킨다(작용 2).
- 손목관절에서 움직임은 노손목관절과 손목뼈중간관절에서 발생한다(작용 1, 2).
- 짧은노쪽손목폄근은 손목관절을 뒤쪽으로 가로지르는 손목관절의 폄근이다. 그러나 이것은 팔꿈치관절을 앞쪽으로 가로질러서 팔꿈치관절을 굽힌다(작용 1, 3).
- 주변의 위팔노근과 유사하게, 짧은노쪽손목폄근은 노자관절에서 아래팔을 엎치고 뒤칠 수 있다. 그러나 이것은 뒤침이 된 아래팔을 대략 완전한 뒤침과 완전한 엎침의 중간 자세로 엎칠 수만 있

다. 그리고 엎침이 된 아래팔을 완전한 뒤침과 완전한 엎침의 중간 자세로 뒤칠 수만 있다. 중간 자세는 이것의 부착점이 서로 가까워지는 자세이다. 이것은 근육이 하나의 당김선을 가지지만 근육이 수축할 때 관절의 자세에 따라 같은 관절에서 2가지 반대 작용을 할 수 있는 예시이다(작용 4, 5).

- 노자관절에서 아래팔의 엎침과 뒤침은 대개 고정된 자뼈 주변의 노뼈의 움직임을 포함한다(작용 4, 5).

반대 작용근 작용 노트

- 손목관절에서 반대 작용은 손이 고정된 물체를 잡아서 고정되고 아래팔이 고정된 손에 대해 움직일 때 발생한다. 짧은노쪽손목폄근의 시상면 반대 작용은 손목관절에서 아래팔의 폄이다. 이마면에서 반대 작용은 손목관절에서 아래팔의 노쪽편위이다(반대 작용 1, 2).
- 팔꿈치관절에서 팔의 굽힘의 반대 작용은 매우 중요하고 사람이 고정된 물체를 잡고 사람의 몸을 고정된 물체를 향해서 당길 때마다 발생한다(예: 계단을 오를 때 장애인용 바를 이용하거나 난간을 이용하는 것을 포함한다)(반대 작용 3).
- 고정된 노뼈 주변의 자뼈의 엎침과 뒤침의 반대 작용은 대개 손이 고정된 물체를 잡아 고정되고 자뼈가 고정된 노뼈에 대해 움직일 때만 발생한다. 자뼈의 엎침은 효율적인 가쪽돌림이고 자뼈의 뒤침은 효율적인 안쪽돌림이다. 팔꿈치관절은 돌림을 허용하지 않기 때문에 위팔뼈는 자뼈와 함께 움직여야만 할 것이다. 이러한 이유로, 아래팔 엎침의 반대 작용은 오목위팔관절에서 팔을 가쪽으로 돌린다. 그리고 아래팔 뒤침의 반대 작용은 오목위팔관절에서 팔을 안쪽으로 돌린다(반대 작용 4, 5).

움직임

1. 짧은노쪽손목폄근은 빗면에서 하나의 당김선을 가지고 있기 때문에 손목관절에서 손의 폄, 노쪽편위 그리고 팔꿈치관절에서 아래팔의 굽힘으로 결합된 하나의 움직임을 만든다.
2. Note: 만약 아래팔이 완전뒤침자세에 있다면, 이것은 RU관절에서 아래팔의 엎침을 만들 것이다. 만약 아래팔이 완전엎침자세에 있다면, 이것은 또한 노자관절에서 아래팔의 뒤침을 만들 것이다.

편심성 길항근 기능

1. 손목관절 굽힘과 자쪽편위를 제한하고 느리게 한다.
2. 팔꿈치관절의 폄을 제한하고 느리게 한다.
3. 노자관절의 뒤침과 엎침을 제한하고 느리게 한다.

편심성 길항근 작용 노트

- 팔꿈치관절에서 아래팔의 폄을 제한하고 느리게 하는 것은 물체를 조심스러운 방식으로 내릴 때 매우 중요하다.

등척성 안정화 기능

1. 손목관절을 안정화시킨다.
2. 팔꿈치관절을 안정화시킨다.
3. 노자관절을 안정화시킨다.

등척성 안정화 기능 노트

- 손목관절의 안정화는 짧은노쪽손목폄근의 중요한 작용이다. 얕은·깊은손가락굽힘근이 주먹을 만들기 위해 수축할 때마다 짧은노쪽손목폄근과 같은 손목관절폄근은 손목관절에서 손을 굽히는 것으로부터 예방하기 위해 손가락굽힘근을 반드시 수축해야 한다. 모든 손목관절폄근 중에서 짧은노쪽손목폄근은 안정화에 관해서는 가장 능동적이고, 이를 통해 손목관절에서 손의 굽힘을 예방한다.

신경지배

- ☐ 노신경(radial nerve)
  - ☐ 뒤쪽뼈사이신경(posterior interosseus nerve), **C7**, C8

동맥공급

- ☐ 위팔동맥의 가지(겨드랑동맥의 연속)
  - ☐ 그리고 노동맥(위팔동맥의 종말 가지)

촉진

1. 대상자가 앉거나 누운 상태에서, 아래팔근육의 노쪽군(위팔노근, 긴노쪽손목폄근 그리고 짧은노쪽손목폄근)을 당신의 엄지손가락을 한쪽으로, 집게손가락과 가운데손가락을 반대쪽으로 하여 꼬집고 아래팔에서 약간 멀어지게 당긴다. 노쪽군의 뒤쪽면에 있는 손가락들은 짧은노쪽손목폄근 위에 있다.
2. 대상자에게 손목관절에서 손을 노쪽으로 편위시키도록 하고 짧은노쪽손목폄근의 수축을 느낀다. (Note: 짧은노쪽손목폄근과 긴노쪽손목폄근을 구분하는 것은 어려운 일이다.)
3. 짧은노쪽손목폄근의 먼쪽힘줄은 대상자가 손목을 중립 자세에 두고 (또는 약간 폄) 주먹을 쥘 때 손목 뒤쪽의 노쪽면에서 쉽게 볼 수 있고 촉진할 수 있다.

다른 구조와의 관계 (Relationship to other structures)

- ☐ 짧은노쪽손목폄근은 위팔노근과 긴노쪽손목폄근의 몸쪽으로 깊은 곳에 있는 작은 부분과, 긴엄지벌림근, 짧은엄지폄근 그리고 긴엄지폄근의 깊은 곳에 있는 먼쪽힘줄의 부분을 제외하고 얕은 곳에 있다. 세 번째 손허리뼈 위로의 실제 먼쪽부착점은 집게폄근(extensor indicis)의 먼쪽힘줄에 깊이 있다.
- ☐ 짧은노쪽손목폄근은 긴노쪽손목폄근의 바로 뒤와 손가락폄근의 바로 앞에 있다.

짧은노쪽손목폄근[Extensor Carpi Radialis Brevis: 손목폄근과 노쪽군의(of Wrist Extensor and Radial Groups)] *(계속)*

□ 짧은노쪽손목폄근은 얕은뒤팔선 근막경선(superficial back arm line myofascial meridian) 내에 위치한다.

기타(Miscellaneous)

1. 긴노쪽손목폄근, 짧은노쪽손목폄근 그리고 자쪽손목폄근은 종종 아래팔의 *손목폄근군*으로 함께 군을 이룬다.
2. 짧은노쪽손목폄근, 긴노쪽손목폄근 그리고 위팔노근은 종종 아래팔근육의 *노쪽군*으로 함께 군을 이룬다. 이 군은 *세 뭉치(wad of three)*로도 알려져 있다.
3. 짧은노쪽손목폄근은 공통폄근 힘줄·힘살을 경유하여 위팔의 가쪽위관절융기로부터 몸쪽으로 발생한다. 공통폄근 힘줄·힘살은 네 근육의 공통 몸쪽부착점이다. 네 근육은 짧은노쪽손목폄근, 손가락폄근, 새끼폄근, 그리고 자쪽손목폄근이다. (팔꿈치근과 손뒤침근은 위팔뼈의 가쪽위관절융기로부터 발생하지만, 공통폄근 힘줄·힘살로부터는 발생하지 않는다.)
4. 짧은노쪽손목폄근의 과사용은 가쪽위관절융기, 공통폄근 힘줄·힘살의 자극 및 염증을 야기할 수 있다. 이것은 *가쪽위관절융기염*, *가쪽위관절융기증*, 또는 *테니스팔꿉증(tennis elbow)*으로 알려져 있다.

자쪽손목폄근[Extensor Carpi Ulnaris: 손목폄근군의(of Wrist Extensor Group)] □

자쪽손목폄근이라는 이름은 이것의 2가지 작용을 말해준다. 폄근은 이 근육이 폄을 수행한다는 것을 말해주고, 자쪽은 이 근육이 자쪽 편위(모음)를 수행한다는 것을 말해 준다. 이 작용 모두 손목관절에서 발생하는데, 손목(carpi)은 손목(wrist)을 나타낸다.

□ **어원**

Extensor: 라틴어. *신체 부분을 펴는 근육*
Carpi: 라틴어. *손목의*
Ulnaris: 라틴어. *(아래팔의) 자쪽면*

□ **발음**

eks-TEN-sor
KAR-pie
ul-NA-ris

자쪽손목폄근
(Extensor carpi ulnaris)
새끼폄근
(Extensor digiti minimi)

그림 7-12. 오른쪽 노쪽손목폄근의 뒤쪽면. 새끼폄근은 희미하게 보인다.

부착점(Attachments)

□ **공통폄근 힘줄·힘살과 자뼈를 경유하여 위팔뼈 가쪽위관절융기**
  □ 자뼈의 뒤쪽 중간 1/3*에서부터*

□ **자쪽면의 뒤쪽 손**
  □ 다섯 번째 손허리뼈 바닥의 뒤쪽면*까지*

기능(Functions)

동심성(단축성) 작용근 작용

표준 작용근 작용	반대 작용근 작용
□ **1. 손목관절에서 손을 편다.**	□ 1. 손목관절에서 아래팔을 편다.
□ **2. 손목관절에서 손을 자쪽으로 편위시킨다.**	□ 2. 손목관절에서 아래팔을 자쪽으로 편위시킨다.
□ 3. 팔꿈치관절에서 아래팔을 편다.	□ 3. 팔꿈치관절에서 팔을 편다.
□ 4. RU관절에서 아래팔을 엎친다.	□ 4. RU관절에서 자뼈를 엎치고 GH관절에서 팔을 가쪽으로 돌린다.

RU관절: 노자관절, GH관절: 오목위팔관절

표준 작용근 작용 노트

- 자쪽손목폄근은 손에 부착하기 위해 손목관절을 뒤쪽으로 가로지른다(근섬유들은 시상면에서 수직으로 주행한다). 그러므로 이것은 손목관절에서 손을 편다(작용 1).
- 자쪽손목폄근은 자쪽(안쪽)면으로 손목관절을 가로지른다(근섬유들은 이마면에서 수직으로 주행한다). 그러므로 이것은 손목관절에서 손을 자쪽으로 편위(모음)시킨다(작용 2).
- 손목관절에서 움직임은 노손목관절과 손목중간관절에서 발생한다(작용 1, 2).
- 자쪽손목폄근은 팔꿈치관절을 뒤쪽으로 가로지른다(근섬유들은 시상면에서 수직으로 주행한다). 그러므로 이것은 팔꿈치관절에서 아래팔을 편다(작용 3).
- 자쪽손목폄근은 뒤침이 된 아래팔을 완전한 뒤침과 완전한 엎침 사이의 중간 자세로 엎치는 것만 가능하다. RU관절에서 아래팔의 엎침은 대개 고정된 자뼈 주변의 노뼈의 움직임을 포함한다(작용 4).

반대 작용근 작용 노트

- 손목관절에서 반대 작용은 손이 고정된 물체를 잡아서 고정되고 아래팔이 고정된 손에 대해 움직일 때 발생한다. 자쪽손목폄근의 시상면에서 반대 작용은 손목관절에서 아래팔의 폄이다. 이것의 이마면에서 반대 작용은 손목관절에서 아래팔의 자쪽편위이다(반대 작용 1, 2).

자쪽손목폄근[Extensor Carpi Ulnaris: 손목폄근군의(of Wrist Extensor Group)] (계속)

- 팔꿈치관절에서 반대 작용은 아래팔이 고정되고(대개 손이 고정된 물체를 잡았을 때) 고정된 아래팔에 대해 팔이 움직일 때 발생한다. 자쪽손목폄근의 시상면에서 반대 작용은 팔꿈치관절에서 팔의 폄이다.
- 고정된 노뼈 주변에서 자뼈 엎침의 반대 작용은 대개 손이 고정된 물체를 붙잡아 고정되고 자뼈가 고정된 노뼈에 대해 움직일 때만 발생한다. 자뼈의 엎침은 효율적인 가쪽돌림이다. 팔꿈치관절은 돌림을 허용하지 않기 때문에 위팔뼈는 자뼈와 함께 움직여야 할 것이다. 이러한 이유로, 아래팔 엎침의 반대 작용은 오목위팔관절에서 팔을 가쪽으로 돌린다(반대 작용 4).

움직임

1. 자쪽손목폄근은 빗면에서 하나의 당김선을 가지고 있기 때문에 손목관절에서 손의 폄과 자쪽편위(노자관절에서 아래팔의 엎침뿐만 아니라), 팔꿈치관절에서 아래팔의 폄으로 결합된 하나의 움직임을 만든다.

편심성 길항근 기능

1. 손목관절의 굽힘과 노쪽편위를 제한하고 느리게 한다.
2. 팔꿈치관절에서 굽힘을 제한하고 느리게 한다.
3. 노자관절에서 뒤침을 제한하고 느리게 한다.

등척성 안정화 기능

1. 손목관절을 안정화시킨다.
2. 팔꿈치관절을 안정화시킨다.
3. 노자관절을 안정화시킨다.

등척성 안정화 기능 노트

- 손목관절을 안정화하는 것은 자쪽손목폄근의 중요한 기능이다. 주먹을 만들기 위해 얕은·깊은손가락굽힘근을 수축할 때마다 자쪽손목폄근과 같은 손목관절폄근은 이러한 손가락굽힘근이 손목관절에서 손 또한 굽히는 것을 예방하기 위해 수축해야만 한다.

신경지배

- ☐ 노신경(radial nerve)
  - ☐ 뒤쪽뼈사이신경(posterior interosseus nerve), **C7**, C8

동맥공급

- ☐ 뒤쪽뼈사이동맥(자동맥의 가지)

촉진

1. 대상자가 앉거나 누운 상태에서 촉진하는 손을 자뼈의 몸통 바로 뒤에 두고 자쪽손목폄근의 힘살을 느낀다.
2. 자쪽손목폄근을 몸쪽으로는 위팔뼈 가쪽위관절융기 방향으로, 먼쪽으로는 다섯번째 손허리뼈 방향으로 계속해서 촉진한다.
3. 자쪽손목폄근을 더 끌어내기 위해, 대상자가 손목관절에서 손을 자쪽으로 편위(모음)시키도록 한다.

다른 구조와의 관계 (Relationship to other structures)

- ☐ 자쪽손목폄근은 뒤쪽아래팔에서 얕은 곳에 있고 새끼폄근의 안쪽 그리고 자뼈의 안쪽 가장자리와 자쪽손목굽힘근보다 안쪽에 있다.
- ☐ 팔꿈치근은 자쪽손목폄근의 몸쪽에 있다.
- ☐ 자쪽손목폄근은 자뼈의 몸통과 손뒤침근, 긴엄지벌림근, 짧은엄지폄근, 긴엄지폄근 그리고 집게폄근을 포함하는 뒤쪽아래팔 근육의 깊은층의 얕은 곳에 있다.
- ☐ 자쪽손목폄근은 얕은뒤팔선 근막경선(superficial back arm line myofascial meridian) 내에 위치한다.

기타(Miscellaneous)

1. 긴노쪽손목폄근, 짧은노쪽손목폄근 그리고 자쪽손목폄근은 종종 아래팔의 *손목폄근군*으로 함께 군을 이룬다.
2. 자쪽손목폄근은 공통폄근 힘줄·힘살을 경유하여 위팔뼈의 가쪽위관절융기로부터 몸쪽으로 일어난다. 공통폄근 힘줄·힘살은 짧은노쪽손목폄근, 손가락폄근, 새끼폄근 그리고 자쪽손목폄근 네 근육의 공통몸쪽부착점이다. (또한 팔꿈치근과 손뒤침근은 위팔뼈의 가쪽위관절융기에서 기시하지만, 공통폄근 힘줄·힘살로부터는 기시하지 않는다.)
3. 자쪽손목폄근은 위팔뼈갈래와 자뼈갈래의 두 갈래를 가진다. 위팔뼈갈래는 자뼈갈래보다 훨씬 더 크다(자뼈갈래는 아주 얇다).
4. 자뼈에 있는 자쪽손목굽힘근의 부착점은 자쪽손목굽힘근과 깊은손가락굽힘근의 자쪽부착점과 섞인다.
5. 자쪽손목굽힘근의 과사용은 가쪽위관절융기, 공통폄근 힘줄·힘살의 자극 및 염증을 야기할 수 있다. 이것은 *가쪽위관절융기염*, *가쪽위관절융기증* 또는 *테니스팔꿈증*으로 알려져 있다.

복습 문제(Review questions)

1. 아래팔근육의 노쪽군은 어떤 근육들로 구성되어 있나? 이 군의 공통 이름은 무엇인가?

2. 손목의 움직임은 어떤 두 관절에서 발생하는가?

3. 손바닥 피부를 주름지게 하는 긴손바닥근 작용의 기능적 의미는 무엇인가?

4. 자쪽손목굽힘근으로 안정화되는 손목뼈는 무엇인가? 이 등척성 안정화 기능은 언제 이용되는가?

5. 팔꿉굴증후군은 어떤 신경의 압박으로 이름 지어진 것인가?

6. 외인성 손가락굽힘근이 주먹을 만들기 위해 수축할 때, 손목관절에서 손의 굽힘을 방지하기 위해 펴는 힘이 반드시 있어야 한다. 모든 손목관절폄근 중 어떤 근육이 가장 안정화에 대해서 능동적이고, 손목관절에서 손의 굽힘을 예방하는가?

7. 손목·손가락관절의 굽힘근 또는 폄근의 과사용은 이것들의 공통힘살·힘줄 부착점에 염증 또는 부상을 초래할 수 있다. 이러한 상태를 흔히 뭐라고 부르는가?

8. 노쪽손목굽힘근을 촉진할 때, 어떤 움직임이 긴손바닥근과 공통굽힘근 힘줄·힘살의 다른 근육들로부터 구별하는 데 가장 잘 사용되는가?

9. 긴노쪽손목굽힘근과 이것의 이웃 구조물들과의 관계는 무엇인가?

10. 손목폄근군을 구성하는 근육들은 어떤 것인가?

복습 문제의 정답은 책의 마지막 부분에서 확인할 수 있다.

생각해 보기(Think it through)

노쪽손목굽힘근과 같은 근육들이 오목위팔관절에서 움직임을 만드는 것이 가능한가? 만약 그렇다면, 어떻게 가능한가?

제 8 장

손가락관절의 외재근
(Extrinsic Muscles of the Finger Joints)

evolve http://evolve.elsevier.com/Muscolino/muscular

8

목차(Chapter Outline)

목적(Objectives)

이 장을 마친 후 학생들은 이 장에서 다룬 각 근육에 대해 다음을 수행할 수 있어야 한다.

1. 일반적인 구조를 설명하라.
2. 일반적인 기능을 설명하라.
3. 부착점들을 서술하라
4. 표준 작용근 작용을 서술하라.
5. 반대 작용근 작용을 서술하라.
6. 근육이 당김선과 만들어내는 움직임을 논의하라.
7. 편심성 길항근 기능을 서술하라.
8. 등척성 안정화 기능을 서술하라.
9. 신경지배를 서술하라.
10. 동맥공급을 서술하라.
11. 촉진을 위한 시작 자세를 설명하라.
12. 촉진하는 단계를 설명하라.
13. 다른 신체 구조와 근육의 관계에 대해 논의하라.
14. 촉진, 평가 및 임상적 의사 결정을 도와주는 추가적인 정보에 대해 논의하라.

개요(Chapter Overview)

이 장에서 다루는 근육들은 엄지를 포함한 손가락을 움직이는 손의 외재근들(extrinsic muscles)이다. 손의 외재근은 몸쪽으로 팔 또는 아래팔에 부착되고, 먼쪽으로는 손에 들어가고 부착하기 위해 주행한다. 손가락을 움직이는 손의 내재근(intrinsic muscles)은 제9장에서 다루어진다(손의 내재근은 전체적으로 손 안에 위치한다. 즉, 손의 내재근은 손에서 시작하고 끝난다).
Note: 아래팔, 손목 그리고 손의 단면도는 그림 7-6과 9-3A, B를 참조하라.

구조의 개요(Overview of structure)

- 구조적으로 손가락을 움직이는 손의 외재근은 3개군으로 나누어질 수 있다. 3개군은 다음과 같다. 굽힘근들(flexors), 얕은폄근들(superficial extensors) 그리고 깊은먼쪽 4개군(deep distal four group) 중 깊은폄근들(deep extensors)이다.
- 굽힘근들은 얕은손가락굽힘근(flexor digitorum superficialis), 깊은손가락굽힘근(flexor digitorum profundus) 그리고 긴엄지굽힘근(flexor pollicis longus)이다.
- 얕은폄근들은 손가락폄근(extensor digitorum)과 새끼폄근(extensor digiti minimi)이다.
- 깊은먼쪽 4개군은 긴엄지벌림근(abductor pollicis longus), 짧은엄지폄근(extensor pollicis brevis), 긴엄지폄근(extensor pollicis longus) 그리고 집게폄근(extensor indicis)이다. 이 군의 4개 근육 중 3개는 엄지를 움직이기 때문에 그들의 이름에 *엄지(pollicis)*라는 단어를 가진다(*pollicis*는 엄지를 의미한다). 집게폄근은 집게손가락을 움직인다.

목적(Objectives) *(계속)*

□ 손가락굽힘근은 아래팔의 앞쪽에 위치하고, 얕은손가락폄근은 아래팔의 뒤쪽에 위치한다. 깊은먼쪽 4개 근육들은 먼쪽아래팔의 뒤쪽 깊은 곳에 위치한다.

□ Note: 공통굽힘근 힘줄·힘살은 대개 간단하게 *공통굽힘근 힘줄*이라 한다. 그러나 이 근육들의 힘살은 일반적으로 근육의 힘줄이 혼합되기 전에 길게 섞인다. 유사하게 공통폄근 힘줄·힘살은 보통 간단하게 *공통폄근 힘줄*이라 한다. 그러나 이 근육들의 힘살 역시 일반적으로 근육의 힘줄이 혼합되기 전에 길게 섞인다.

아래팔의 구획(Compartments of the forearm)

아래팔근육은 대개 앞쪽과 뒤쪽 구획으로 나누어진다.

- 앞쪽 구획은 얕은층, 중간층 그리고 깊은층의 3개의 층으로 구성된다.
  - 얕은층은 원엎침근(pronator teres), 손목굽힘근군[노쪽손목굽힘근(lexor carpi radialis)], 긴손바닥근(palmaris longus), 자쪽손목굽힘근(flexor carpi ulnaris) 그리고 위팔노근(brachioradialis)을 포함한다.
  - 중간층은 얕은손가락굽힘근을 포함한다.
  - 깊은층은 깊은손가락굽힘근, 긴엄지굽힘근 그리고 네모엎침근(pronator quadratus)을 포함한다.
- 뒤쪽 구획은 얕은층과 깊은층의 2개의 층으로 구성된다.
  - 얕은층은 손목폄근군[긴노쪽손목폄근(extensor carpi radialis longus), 짧은노쪽손목폄근(extensor carpi radialis brevis), 자쪽손목폄근(extensor carpi ulnaris)], 손가락폄근, 새끼폄근 그리고 팔꿈치근(anconeus)을 포함한다.
  - 깊은층은 뒤침근(supinator)과 깊은먼쪽 4개군(긴엄지벌림근, 짧은엄지폄근, 긴엄지폄근 그리고 집게폄근)을 포함한다.
- Note: 일부 자료들은 (앞쪽 구획의) 위팔노근과 (뒤쪽 구획의) 긴·짧은노쪽손목폄근들로 구성된 노쪽군을 기술하고 있다.

기능의 개요(Overview of function)

작용에 관련된 다음의 일반적인 규칙들은 손가락 외재근의 기능적인 군을 위해 서술될 수 있다.

□ 집게~새끼손가락은 세 관절에서 움직일 수 있다: 손허리손가락(metacarpophalangeal; MCP)관절, 몸쪽손가락뼈사이(proximal interphalangeal; PIP)관절 그리고 먼쪽손가락뼈사이(distal interphalangeal; DIP)관절. 만약 근육이 오직 MCP관절만 가로지르면, 이것은 MCP관절에서만 손가락을 움직일 수 있다. 근육이 MCP, PIP관절을 가로지르면, 이것은 이 두 관절에서 손가락을 움직일 수 있다. 만약 근육이 MCP, PIP, DIP관절을 가로지르면 이것은 모든 세 관절에서 손가락을 움직일 수 있다. Note: 새끼손가락은 손목손허리뼈(carpometacarpal; CMC)관절에서도 움직일 수 있다.

□ 엄지손가락(첫 번째 손가락)은 손목손허리(CMC)관절, 손허리손가락(MCP)관절 그리고 손가락뼈사이(IP)관절의 세 관절에서 움직일 수 있다. 마찬가지로 근육은 이것이 가로지르는 1개의 관절 또는 관절들에서만 엄지를 움직일 수 있다.

□ 만약 근육이 집게~새끼손가락의 MCP, PIP관절 또는 DIP관절의 앞쪽면으로 가로지르면, 이 근육들은 가로지르는 관절(들)에서 손가락을 굽힐 수 있다. 만약 근육이 집게~새끼손가락의 MCP·PIP관절 또는 DIP관절 뒤쪽면으로 가로지르면, 이 근육들은 가로지르는 관절(들)에서 손가락을 펼 수 있다.

□ 만약 근육이 집게~반지 또는 새끼손가락의 MCP관절을 가운뎃손가락을 향하여 가로지르면, 이것은 손가락을 가운뎃손가락으로 가져오는 것으로 MCP관절에서 손가락을 모을 수 있다. 만약 근육이 집게, 가운데 또는 반지손가락에서 가운뎃손가락 옆으로부터 멀어지는 면으로 가로지르면, 이것은 손가락을 가운뎃손가락으로부터 멀리 가져오는 것으로 MCP관절에서 손가락을 벌릴 수 있다[(가운뎃손가락은 양쪽으로 벌린다(노쪽·자쪽 벌림)].

목적(Objectives) *(계속)*

- 엄지의 CMC, MCP, IP관절의 안쪽면으로 가로지르는 근육들은 가로지르는 관절(들)에서 엄지를 굽힐 수 있다. 엄지의 CMC, MCP, IP관절을 가쪽면으로 가로지르는 근육들은 가로지르는 관절(들)에서 엄지를 펼 수 있다.
- 엄지의 CMC관절을 앞쪽면으로 가로지르는 근육들은 CMC관절에서 엄지를 벌릴 수 있다. 엄지의 CMC관절을 뒤쪽면으로 가로지르는 근육들은 CMC관절에서 엄지를 모을 수 있다.
- 반대 작용들은 몸쪽부착점이 먼쪽으로 움직이는 것을 포함한다. 이것은 손가락으로 고정되어 움직일 수 없는 물체를 잡을 때 발생할 것이다.
- 엄지손가락을 비롯한 손가락의 외재근들이 몸쪽으로 팔 또는 아래팔에 부착하기 때문에, 손가락의 외재근들은 손목, 팔꿈치 및 노자관절 또한 움직일 수 있다.
- 만약 근육이 팔꿈치 또는 손목관절을 앞쪽으로 가로지르면 팔꿈치 또는 손목관절을 굽힐 수 있다; 만약 근육이 이 관절들을 뒤쪽으로 가로지르면 팔꿈치 또는 손목관절을 펼 수 있다.
- 만약 근육이 손목관절을 가쪽(노쪽) 면으로 가로지르면 손목관절에서 손을 노쪽으로 편위(벌림)할 수 있다. 만약 근육이 손목관절을 안쪽(자쪽) 면에서 가로지르면 자쪽으로 편위(모음)할 수 있다.
- 만약 근육이 노자관절을 가로지르면 노자관절에서 아래팔을 엎치거나 뒤칠 수 있다.

오른쪽 손목관절의 근육과 손가락 외재근의 앞쪽면-얕은층 (Anterior View of the Muscles of the Right Wrist Joint and Extrinsic Finger Muscles-Superficial View)

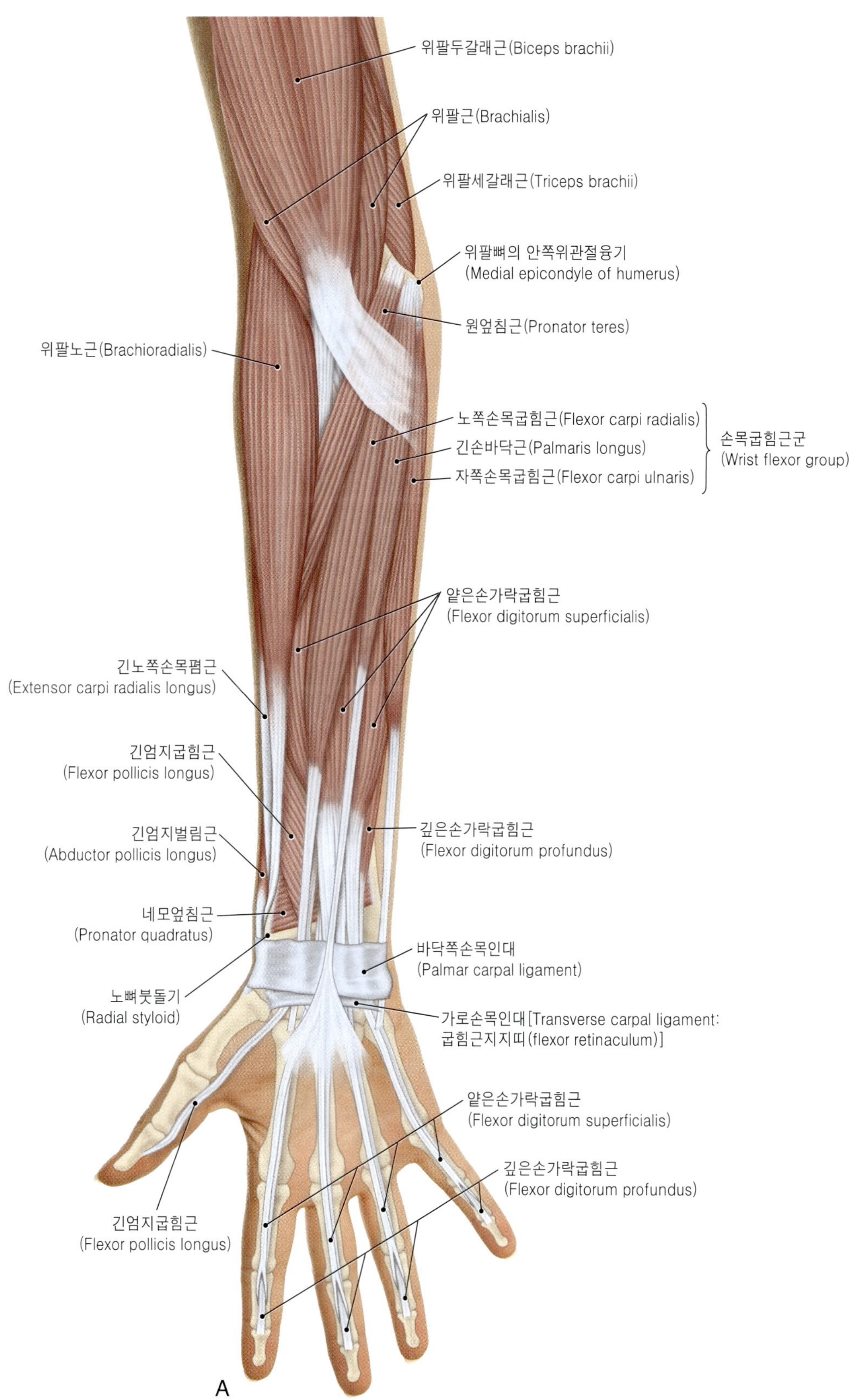

그림 8-1. 오른쪽 손목관절의 근육과 손가락 외재근의 앞쪽면. A, 얕은층. *(계속)*

□ 오른쪽 손목관절의 근육과 손가락 외재근의 앞쪽면–중간층 (Anterior View of the Muscles of the Right Wrist Joint and Extrinsic Finger Muscles–Intermediate View)

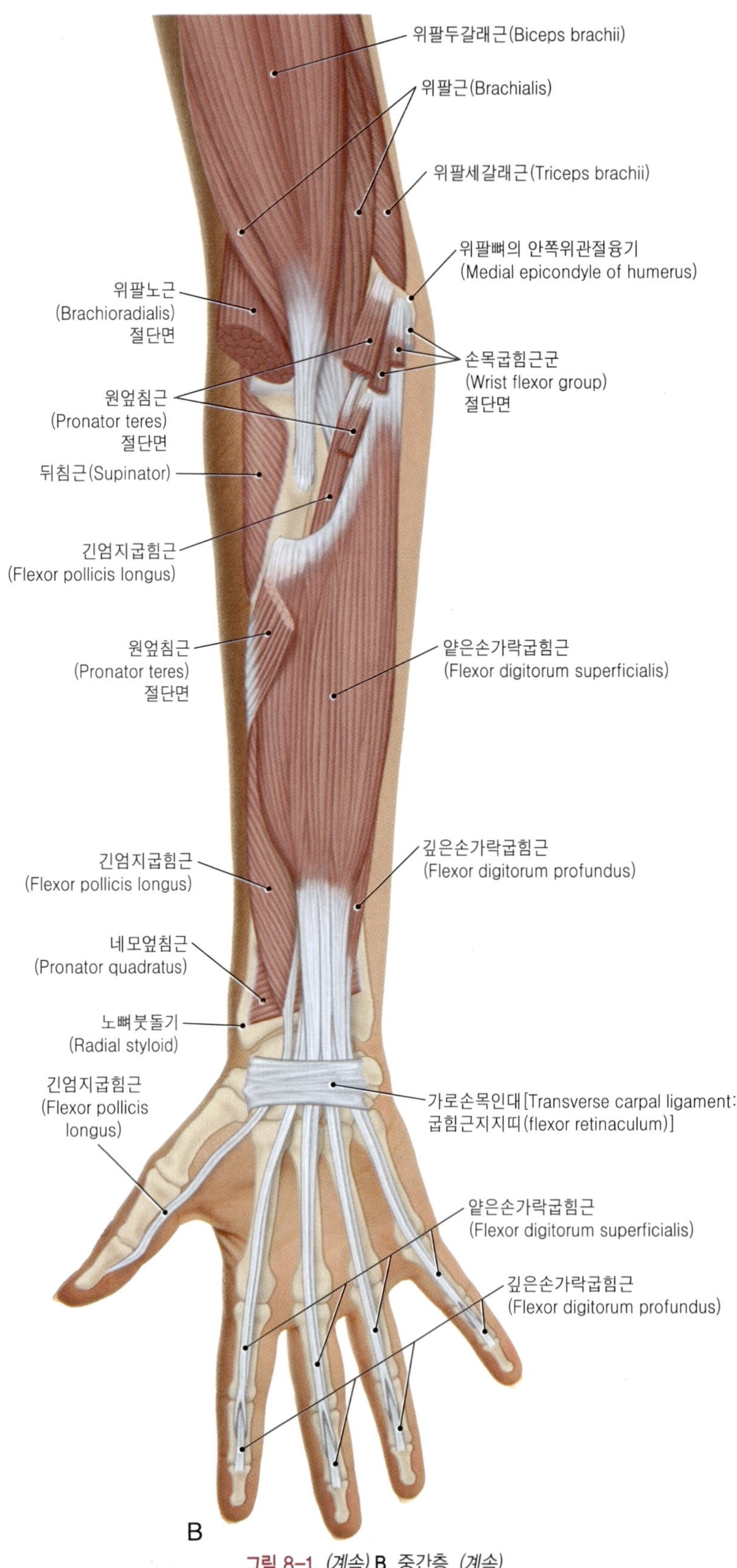

그림 8-1. *(계속)* B, 중간층. *(계속)*

오른쪽 손목관절의 근육과 손가락 외재근의 앞쪽면-깊은층 □
(Anterior View of the Muscles of the Right Wrist Joint and Extrinsic Finger Muscles-Deep View)

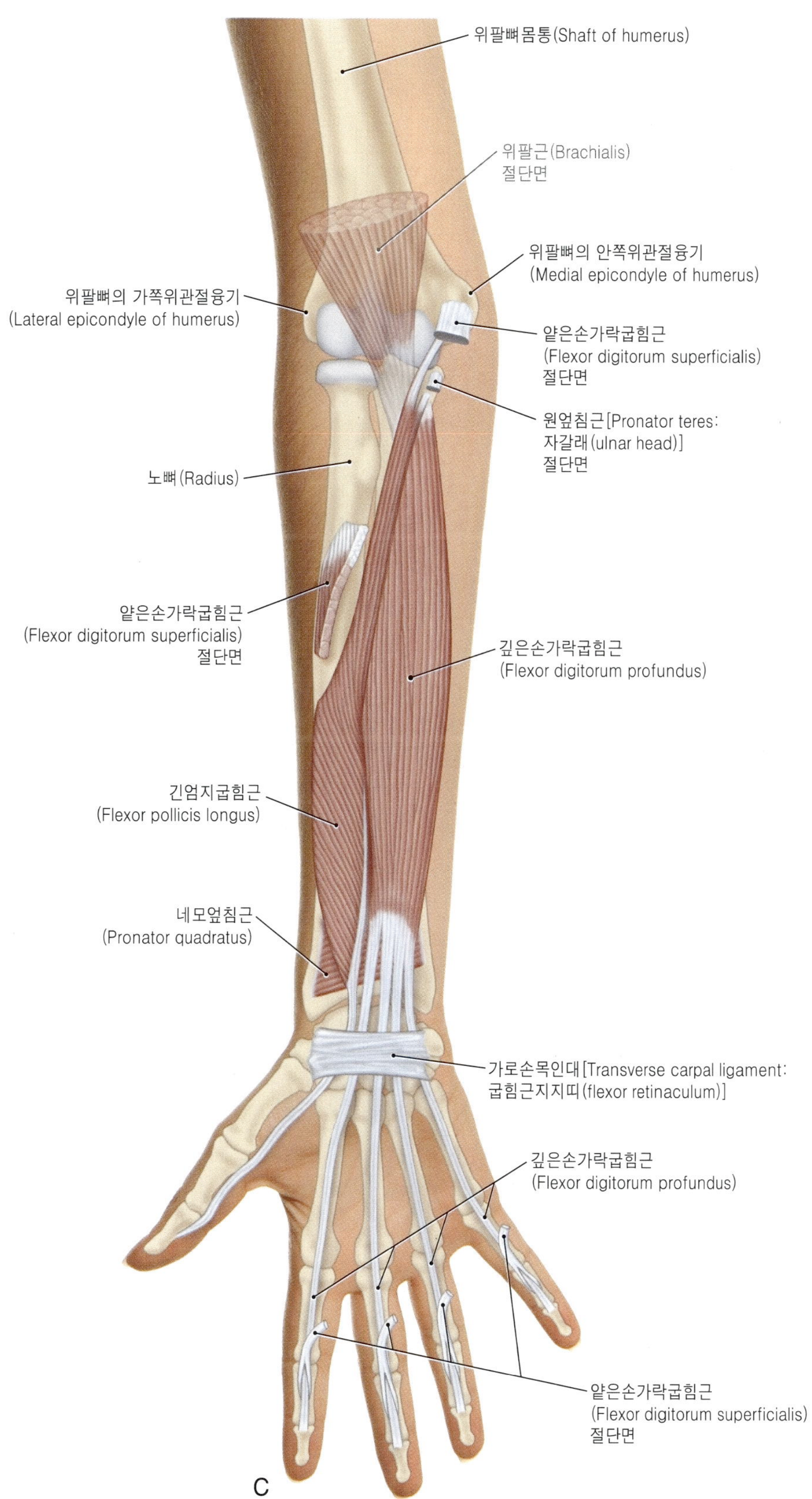

그림 8-1. *(계속)* C, 깊은층. 위팔근은 잘려 있고 희미하게 보인다.

□ 오른쪽 손목관절의 근육과 손가락 외재근의 뒤쪽면-얕은층 (Posterior View of the Muscles of the Right Wrist Joint and Extrinsic Finger Muscles-Superficial View)

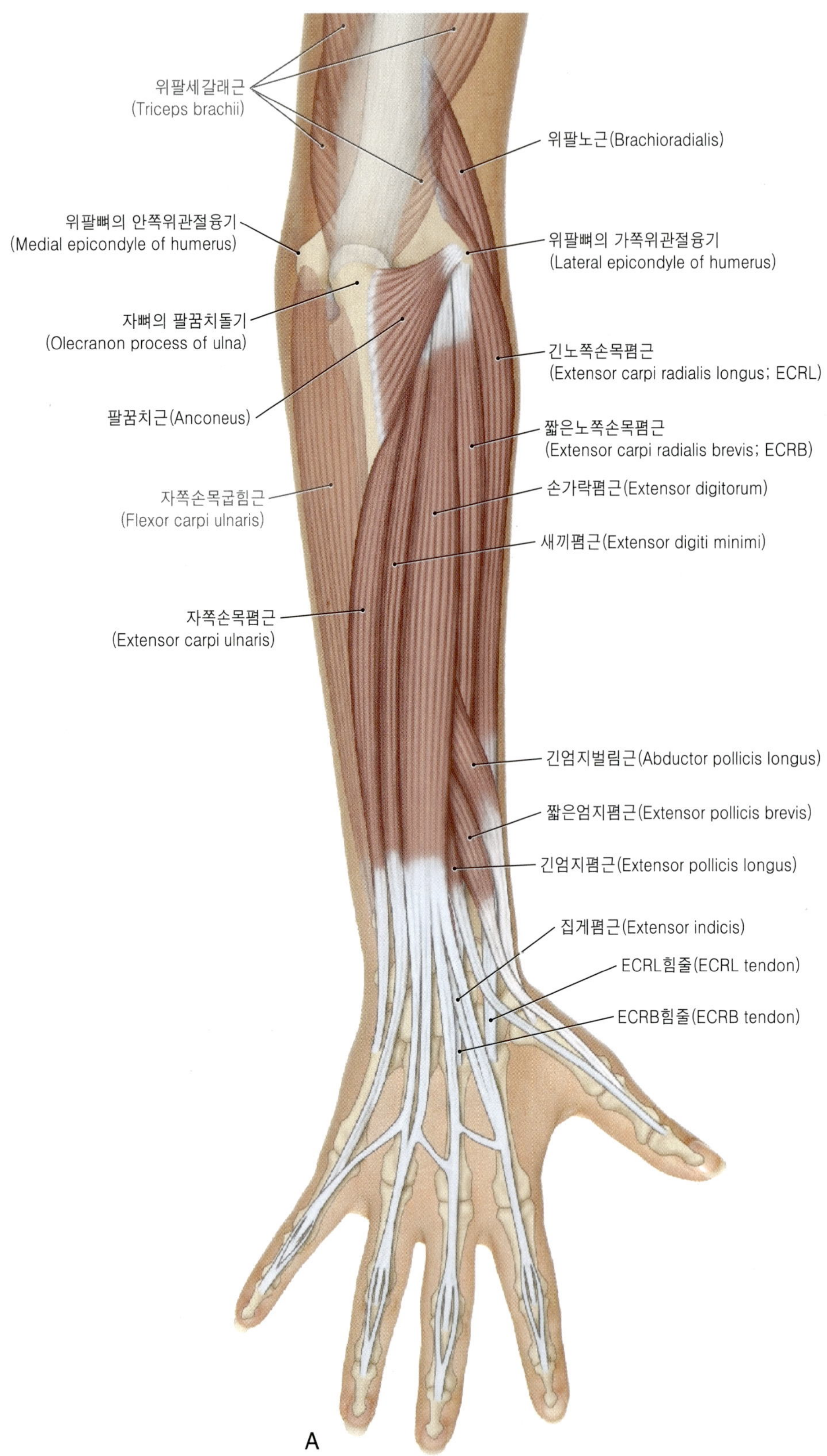

그림 8-2. 오른쪽 손목관절의 근육과 손가락 외재근의 뒤쪽면. **A,** 얕은층. 위팔세갈래근과 자쪽손목굽힘근은 희미하게 보인다. *(계속)*

오른쪽 손목관절의 근육과 손가락 외재근의 뒤쪽면-중간층과 깊은층 □
(Posterior Views of the Muscles of the Right Wrist Joint and Extrinsic Finger Muscles-Intermediate and Deep Views)

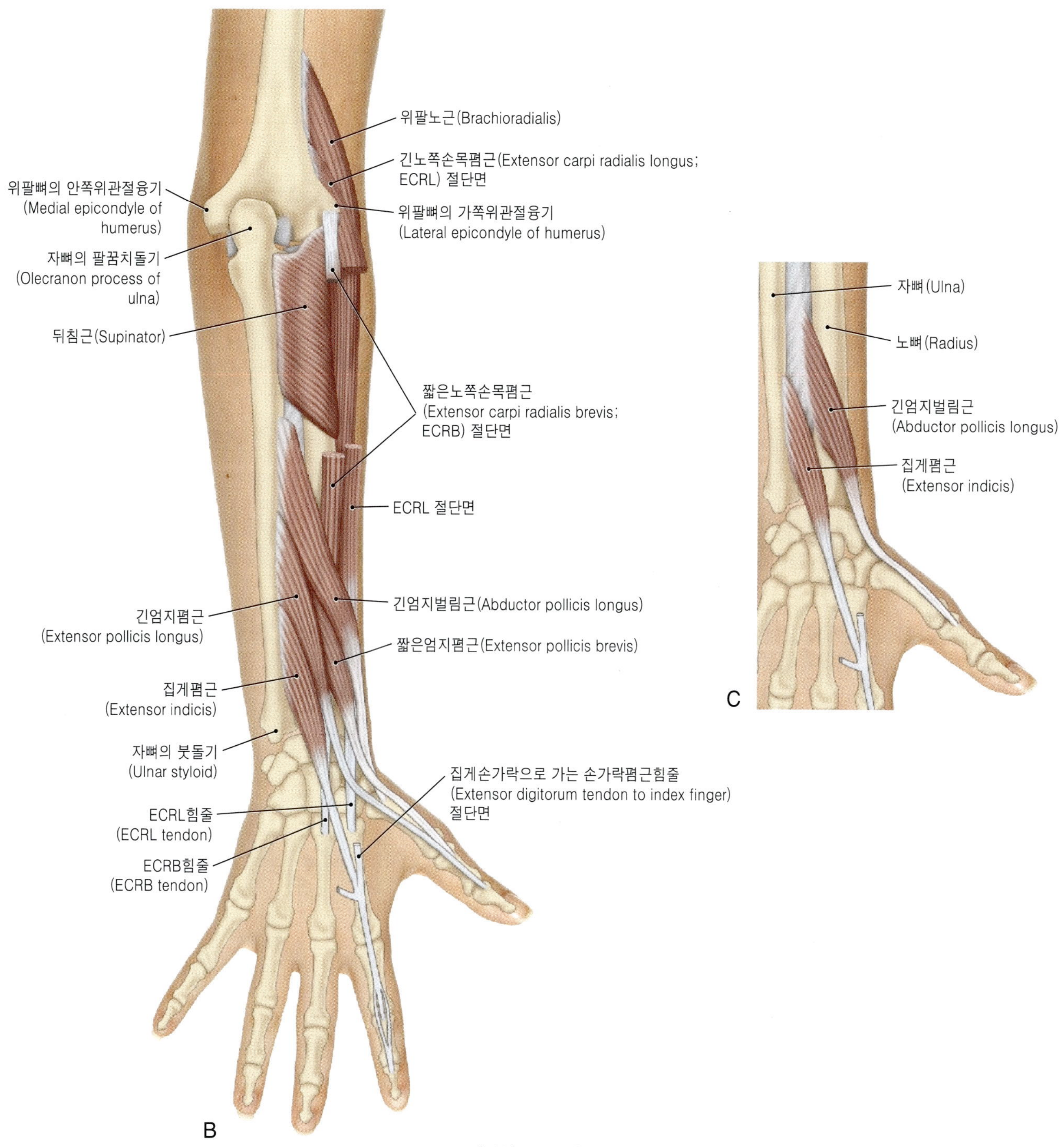

그림 8-2. *(계속)* B, 중간층. C, 깊은층

□ 오른쪽 손목관절의 근육과 손가락 외재근의 가쪽면 (Lateral View of the Muscles of the Right Wrist Joint and Extrinsic Finger Muscles)

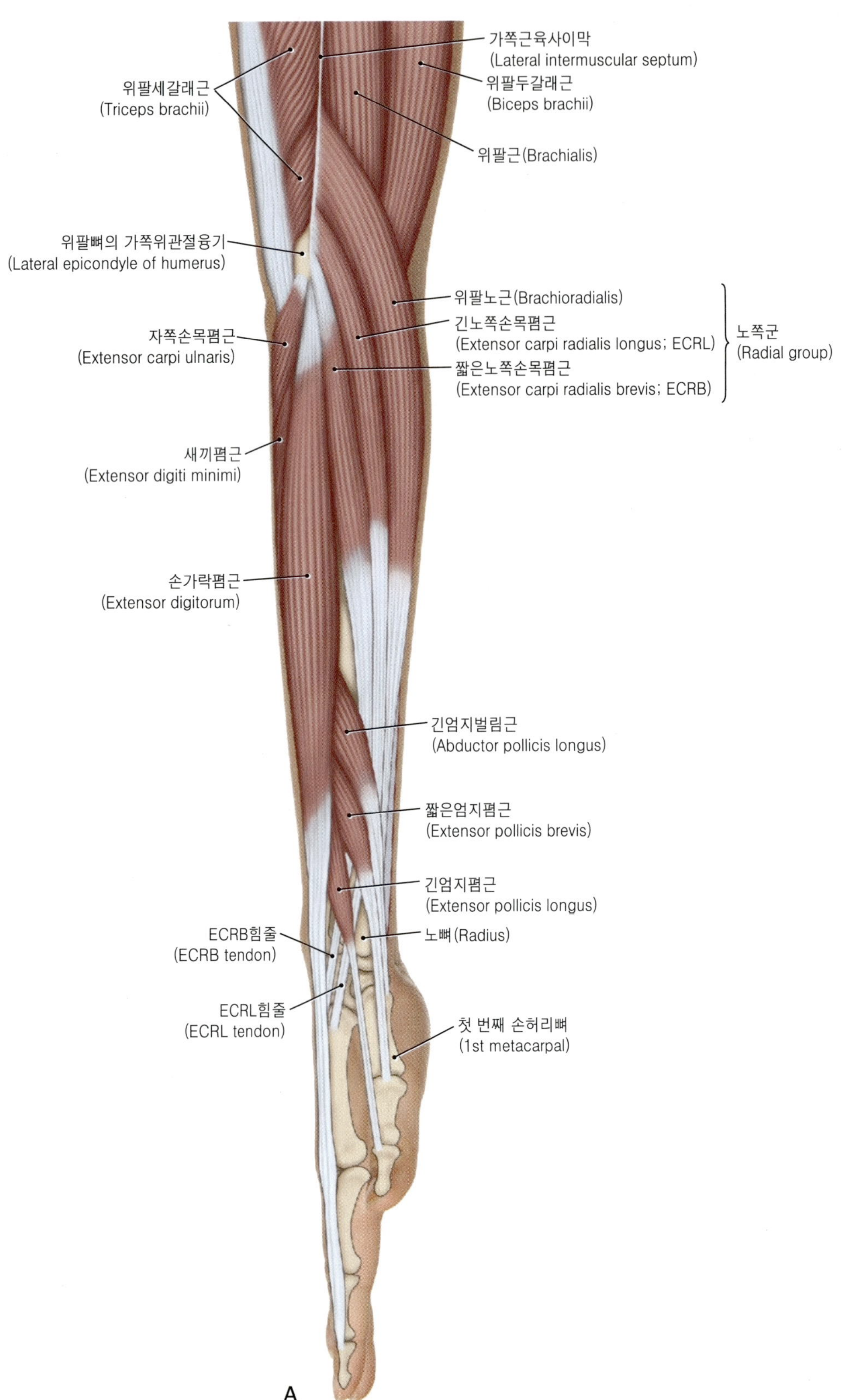

그림 8-3. 오른쪽 손목관절의 근육과 손가락 외재근의 가쪽면과 안쪽면. A, 가쪽면. *(계속)*

오른쪽 손목관절의 근육과 손가락 외재근의 안쪽면 (Medial View of the Muscles of the Right Wrist Joint and Extrinsic Finger Muscles)

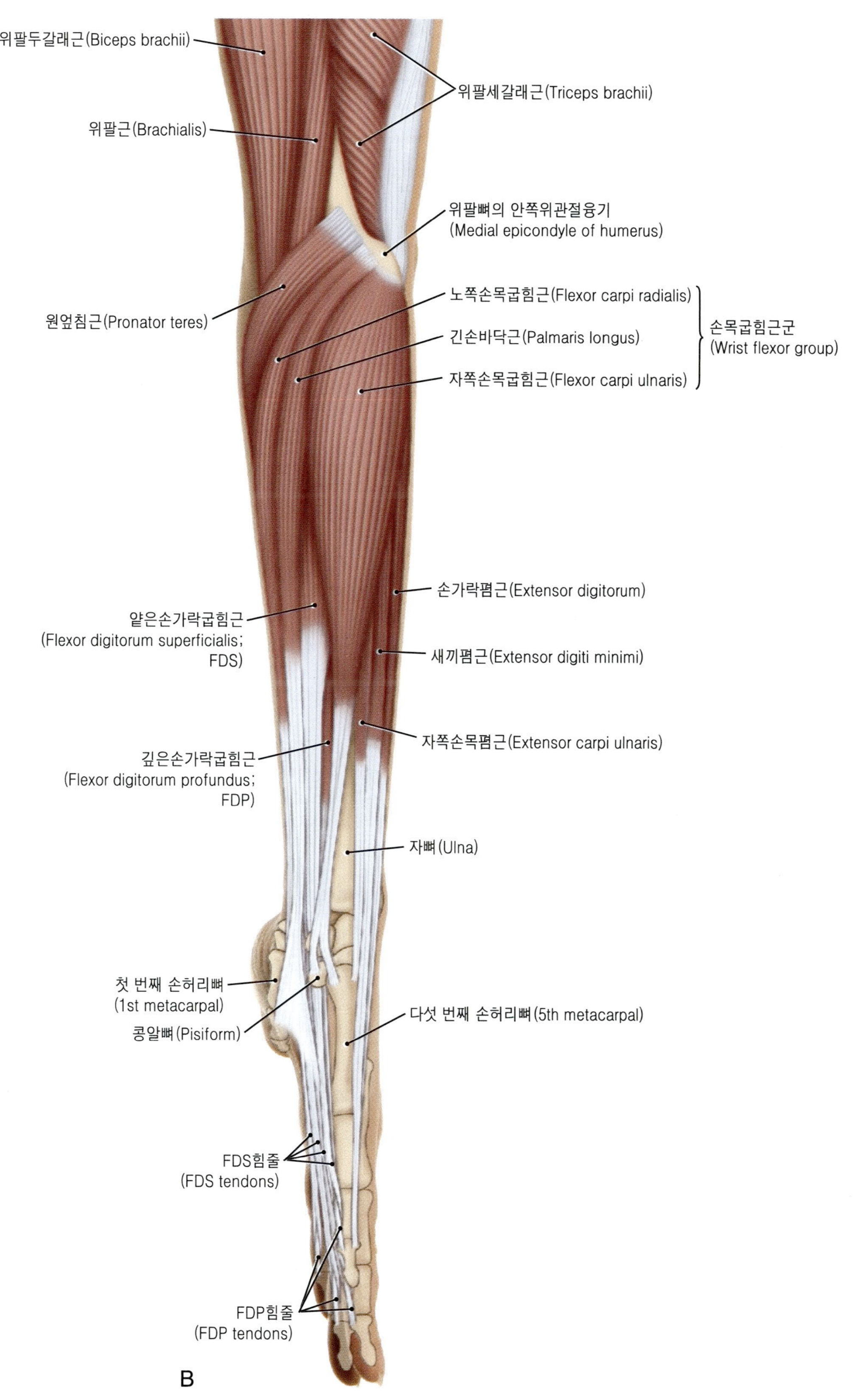

그림 8-3. *(계속)* B, 안쪽면.

□ 얕은손가락굽힘근(Flexor Digitorum Superficialis; FDS)

얕은손가락굽힘근*이라는 이름은 이 근육이 손가락(digits, fingers)을 굽히고 깊은손가락굽힘근보다 얕은층에 있다는 것을 말해 준다.*

□ **어원**

Flexor: 라틴어. *신체의 일부를 굽히는 근육*
Digitorum: 라틴어. *손가락*
Superficialis: 라틴어. *얕은층에 있다*(표면 가까이)

□ **발음**

FLEKS-or
dij-i-TOE-rum
SOO-per-fish-ee-A-lis

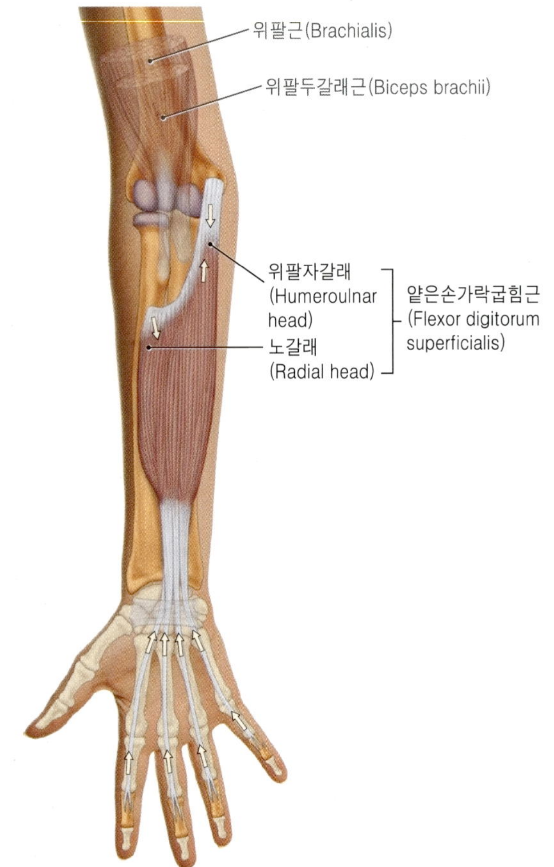

그림 8-4. 오른쪽 얕은손가락굽힘근의 앞쪽면. 위팔두갈래근과 위팔근의 먼쪽끝은 희미하게 보인다.

부착점(Attachments)

□ **공통굽힘근 힘줄·힘살, 앞쪽자뼈·노뼈를 경유하여 위팔뼈의 안쪽위관절융기**
- □ 위팔자갈래(humeroulnar head): 위팔뼈의 안쪽위관절융기(medial epicondyle)(공통굽힘근 힘줄·힘살을 경유하여)와 자뼈의 갈고리돌기(coronoid process)
- □ 노쪽갈래(radial head): 노뼈의 앞쪽몸통의 몸쪽 1/2(노뼈 거친면의 먼쪽에서 바로 시작하는)*에서부터*

□ **집게~새끼손가락의 앞쪽면**
- □ 각각의 네 힘줄은 가운뎃손가락의 앞쪽면의 옆쪽에 부착하는 2개의 갈래로 나누어짐

기능(Functions)

동심성(단축성) 작용근 작용

표준 작용근 작용	반대 작용근 작용
□ **1. MCP, PIP관절에서 집게~새끼손가락을 굽힌다.**	□ 1. MCP관절에서 손허리뼈를 굽히고 PIP관절에서 첫마디뼈를 굽힌다.
□ **2. 손목관절에서 손을 굽힌다.**	□ 2. 손목관절에서 아래팔을 굽힌다.
□ 3. 팔꿈치관절에서 아래팔을 굽힌다.	□ 3. 팔꿈치관절에서 팔을 굽힌다.

MCP관절: 손허리손가락관절, PIP관절: 몸쪽손가락뼈사이관절

표준 작용근 작용 노트

- 얕은손가락굽힘근(flexor digitorum superficialis; FDS)은 집게~새끼손가락의 MCP, PIP관절을 앞쪽면으로 가로지른다(근섬유들은 시상면에서 수직으로 주행한다). 그러므로 FDS는 MCP, PIP관절들에서 집게~새끼손가락을 굽힌다(작용 1).
- 더 구체적으로, FDS는 MCP관절에서 각각의 손가락의 첫마디뼈(proximal phalanx)를 굽히고 PIP관절에서 각각의 손가락의 중간마디뼈(middle phalanx)를 굽힌다(작용 1).
- FDS는 먼쪽손가락뼈사이관절(DIP)를 가로지르지 않기 때문에 손가락들을 움직일 수 없다. 오직 깊은손가락굽힘근만 DIP관절들을 가로지르고 굽힐 수 있다. 많은 다른 근육들(손의 내재근)이 MCP관절을 가로지르고 굽힐 수 있기 때문에, FDS의 주요 작용은 PIP관절에서 집게~새끼손가락의 중간마디뼈를 굽히는 것이다(작용 1).
- FDS는 손목관절을 앞쪽으로 가로지른다(근섬유들은 시상면에서 수직으로 주행한다). 그러므로 FDS는 손목관절에서 손을 굽힌다. 손목관절에서의 움직임은 노손목(radiocarpal)관절과 손목뼈 중간(midcarpal)관절에서 발생한다(작용 2).
- FDS는 팔꿈치관절을 앞쪽으로 가로지른다(근섬유들은 시상면에서 수직으로 주행한다). 그러므로 FDS는 팔꿈치관절에서 아래팔을 굽힌다(작용 3).

반대 작용근 작용 노트

- MCP, PIP관절에서 반대 작용은 대개 고정된 물체를 잡아 손가락의 먼쪽 뼈가 고정되는 대신 각 관절의 몸쪽 뼈의 움직임을 요구

할 때 발생한다(반대 작용 1).

- 손목관절에서 반대 작용은 손이 고정된 물체를 잡아 고정되고, 고정된 손에 대하여 아래팔을 움직일 때 발생한다(반대 작용 2).
- 팔꿈치관절에서 팔의 굽힘의 반대 작용은 매우 중요하며, 고정된 물체를 잡고 사람의 몸을 고정된 물체로 당길 때(예: 계단을 오를 때 장애인용 바를 이용하거나 난간을 이용하는 것) 언제라도 발생한다(반대 작용 3).

움직임

1. 얕은손가락굽힘근은 4개의 분리된 힘줄로 나뉘기 때문에 어떠한 섬유·운동 단위(fibers/motor units)가 수축하는지에 따라 MCP, PIP관절들에서 각각의 손가락(집게~새끼손가락) 굽힘이 분리되어 수행될 수 있다.
2. 얕은손가락굽힘근이 만들 수 있는 나머지 작용에 대하여, 시상면에서 하나의 당김선을 가진다. 그러므로 손가락굽힘이 발생하는 동안, 손목관절에서 손을 굽히고 팔꿈치관절에서 아래팔을 굽혀야 한다.

편심성 길항근 기능

1. MCP, PIP관절 폄을 제한하고 느리게 한다.
2. 손목관절 폄을 제한하고 느리게 한다.
3. 팔꿈치관절 폄을 제한하고 느리게 한다.

편심성 길항근 작용 노트

- 팔꿈치관절에서 아래팔의 폄을 제한하고 느리게 하는 것은 물건을 조심스럽게 내릴 때 매우 중요하다.

등척성 안정화 기능

1. MCP, PIP관절을 안정화시킨다.
2. 손목관절을 안정화시킨다.
3. 팔꿈치관절을 안정화시킨다.
4. RU관절을 안정화시킨다.

등척성 안정화 기능 노트

- FDS는 근섬유들이 수직 방향이기 때문에 노자(RU)관절을 가로지르는 작용이 적거나 거의 없지만, RU관절을 가로지르는 것을 고려하면 이 관절들의 안정화를 도울 수 있다.

작용에 대한 추가적인 노트

1. 일부 자료들은 얕은·깊은손가락굽힘근은 모두 MCP관절에서 집게~새끼손가락의 모음에 기여할 수 있다고 설명한다.
2. 일부 자료들은 깊은손가락굽힘근이 손목관절에서 손의 자쪽편위에 기여할 수 있다고 설명한다. 더 많은 안쪽섬유가 손의 자쪽면으로 가로지르는 것을 고려하며, 그들은 손목관절에서 자쪽편위에 기여할 수 있다.

신경지배

- ☐ 정중신경(median nerve)
  - ☐ C7, **C8**, T1

동맥공급

- ☐ 자동맥·노동맥(위팔동맥의 종말가지)

촉진

1. 대상자가 앉거나 누운 상태에서, 촉진하는 손을 자뼈몸통의 안쪽 가장자리에서 대략 1/2 inch(1cm) 앞쪽으로 몸쪽·앞쪽아래팔의 안쪽면에 둔다.
2. 대상자가 손허리손가락관절에서 능동적으로 집게~새끼손가락을 굽히게 하고 (손가락뼈사이관절에서 손가락을 편 채로 유지하며) 얕은손가락굽힘근(FDS)의 수축을 느낀다.
3. 계속해서 몸쪽으로는 위팔뼈부착점 쪽으로, 먼쪽으로는 손가락까지 FDS를 촉진한다.

다른 구조와의 관계 (Relationship to other structures)

- ☐ 얕은손가락굽힘근(FDS)은 노쪽손목굽힘근, 긴손바닥근 그리고 자쪽손목굽힘근의 바로 깊은 곳 앞쪽아래팔에 위치한다.
- ☐ 안쪽 관점에서, FDS는 자쪽손목굽힘근의 자쪽갈래의 깊은 곳에 있다.
- ☐ 굽힘근 FDS의 깊은 곳에 있는 것은 깊은손가락굽힘근과 긴엄지굽힘근이다.
- ☐ FDS의 네 힘줄은 손목굴을 통과하는데, 정중신경 안쪽과 깊은 손가락굽힘근의 네 힘줄보다 얕은쪽을 지난다.
- ☐ 얕은손가락굽힘근은 얕은앞팔선 근막경선(superficial front arm line myofascial meridian) 내에 위치한다.

기타(Miscellaneous)

1. 얕은손가락굽힘근(FDS)은 *얕은손가락굽힘근(flexor digitorum sublimis)*으로도 알려져 있다.
2. FDS의 위팔뼈부착점은 공통굽힘근 힘줄·힘살을 경유하여 위팔뼈 안쪽위관절융기로부터 시작한다. 공통굽힘근 힘줄·힘살은 다섯 근육들의 공통 몸쪽부착점이다. 다섯 근육은 원엎침근, 노쪽손목굽힘근, 긴 손바닥근, 자쪽손목굽힘근 그리고 FDS이다.
3. FDS의 4개의 먼쪽힘줄은 얕은쪽으로는 가운뎃손가락과 반지손가락으로 가는 힘줄과, 깊은쪽으로는 새끼손가락과 집게손가락으로 가는 힘줄로 두 층으로 배열된다. (만약 당신이 자신의 새끼손가락과 집게손가락으로 가운데와 반지손가락 뒤에서 그들이 닿게 한다면, 이 힘줄들이 손목굴을 통해 지나갈 때의 배열을 가질 수 있을 것이다.)

얕은손가락굽힘근(Flexor Digitorum Superficialis; FDS) (계속)

4. FDS의 먼쪽힘줄은 드문 방식으로 가운뎃손가락 위에 부착한다. 깊은손가락굽힘근의 먼쪽힘줄은 더 깊지만 궁극적으로 끝마디뼈의 더 먼쪽으로 부착하기 때문에, FDS의 힘줄은 깊은손가락굽힘근의 힘줄이 끝마디뼈로 지나가도록 하기 위해서 갈라져야만 한다. 갈라진 FDS의 먼쪽힘줄은 각각 중간마디뼈의 앞쪽면의 양쪽에 부착한다. (이 배열은 짧은발가락굽힘근의 먼쪽힘줄의 각각 나누어져 하지의 둘째~다섯째 발가락의 끝마디뼈에 긴발가락굽힘근의 먼쪽힘줄이 지나도록 하는 것과 근본적으로 동일하다.)
5. 정중신경과 자동맥은 FDS의 두 갈래 사이를 지난다.
6. 손목굴에서 FDS 및 깊은손가락굽힘근의 윤활집(synovial sheaths)의 자극(Irritation)은 정중신경을 누를 수 있고 *손목굴증후군(carpal tunnel syndrome)*을 야기할 수 있다.
7. 안쪽위관절융기, 공통굽힘근 힘줄·힘살의 자극과 염증은 *안쪽위관절융기염(medial epicondylitis)*, *안쪽위관절융기증(medial epicondylosis)* 또는 *골퍼팔꿈치(golfer's elbow)*라고 알려져 있다.

깊은손가락굽힘근(Flexor Digitorum Profundus; FDP) ☐

깊은손가락굽힘근이라는 이름은 이 근육이 손가락(digits, fingers)을 굽히고 (얕은손가락굽힘근보다) 깊은 곳에 있다는 것을 말해 준다.

☐ **어원**

Flexor: 라틴어. *신체 부분을 굽히는 근육*

Digitorum: 라틴어. *손가락(finger)*

Profundus: 라틴어. *깊은*

☐ **발음**

FLEKS-or

dij-i-TOE-rum

pro-FUN-dus

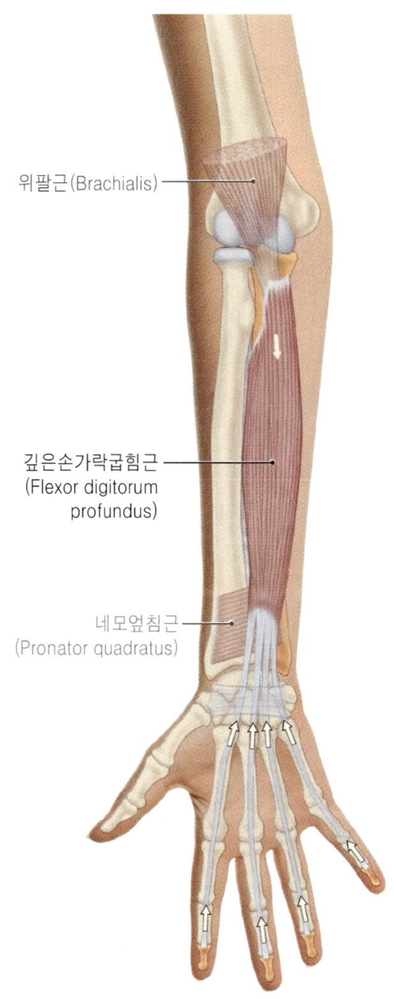

그림 8-5. 오른쪽 깊은손가락굽힘근의 앞쪽면. 네모엎침근과 위팔근의 먼쪽 끝은 희미하게 보인다.

부착점(Attachments)

☐ **자뼈 중간 그리고 앞쪽**

- ☐ (자뼈 거친면의 바로 먼쪽에서 시작하는) 몸쪽 1/2과 뼈사이막(interosseous membrane)*에서부터*

☐ **집게~새끼손가락의 앞쪽면**

- ☐ 끝마디뼈(distal phalanges)*까지*

기능(Functions)

동심성(단축성) 작용근 작용

표준 작용근 작용	반대 작용근 작용
☐ **1. MCP, PIP, DIP관절에서 집게~새끼손가락을 굽힌다.**	☐ 1. MCP관절에서 손허리뼈(metacarpals)를 굽히고, PIP관절에서 첫마디뼈를 굽히며, DIP관절에서 중간마디뼈를 굽힌다.
☐ **2. 손목관절에서 손을 굽힌다.**	☐ 2. 손목관절에서 아래팔을 굽힌다.

MCP관절: 손허리손가락관절, PIP관절: 몸쪽손가락뼈사이관절, DIP관절: 먼쪽손가락뼈사이관절

표준 작용근 작용 노트

- 깊은손가락굽힘근(FDP)은 (근섬유들은 시상면에서 수직으로 주행하면서) MCP관절과 집게~새끼손가락의 PIP, DIP관절을 앞쪽으로 가로지른다. 그러므로 FDP는 MCP, PIP, DIP관절에서 집게~새끼손가락을 굽힌다(작용 1).
- 더 세부적으로 FDP는 MCP관절에서 각각의 손가락 첫마디뼈를 굽히고, PIP관절에서 각각의 손가락의 중간마디뼈를 굽히며, DIP관절에서 각각의 손가락끝마디뼈를 굽힌다(작용 1).
- FDP는 MCP, PIP, DIP관절을 가로지르고 집게~새끼손가락을 굽힐 수 있다. 그러나 이것은 DIP관절을 굽힐 수 있는 유일한 근육이기 때문에, 이 작용이 특히 중요하다(작용 1).
- FDP의 단축(tautness: 수동적인 탄력 반동 힘)은 MCP, PIP, DIP관절에서 집게~새끼손가락에 부분적으로 굽힌 자세를 만든다.
- FDP의 각각의 손가락의 근육힘살은 잘 나누어져 있지 않다(집게손가락은 제외). 그렇기 때문에 한 손가락만의 분리된 DIP관절 굽힘이 어렵다(작용 1).
- FDP는 (근섬유들은 시상면에서 수직으로 주행하면서) 손목관절을 앞쪽으로 가로지른다. 그러므로 이것은 손목관절에서 손을 굽힌다. 손목관절에서의 움직임은 노손목(radiocarpal)관절과 손목뼈중간(midcarpal)관절에서 발생한다(작용 2).

반대 작용근 작용 노트

- MCP관절과 손가락뼈사이관절에서 반대 작용은 대개 고정된 물체를 잡는 것으로, 손가락의 먼쪽 뼈가 고정되어 각각 관절에서 몸쪽 뼈가 대신 움직일 때 발생한다(반대 작용 1).
- 손목관절에서의 반대 작용은 고정된 물체를 잡아 손이 고정되고,

깊은손가락굽힘근(Flexor Digitorum Profundus; FDP) (계속)

고정된 손에 대하여 아래팔이 움직일 때 발생한다(반대 작용 2).

움직임

1. 깊은손가락굽힘근은 4개의 분리된 힘줄로 나누어지기 때문에, 어떤 섬유/운동 단위가 수축하느냐에 따라, MCP, PIP, DIP관절에서 각각 손가락(집게~새끼손가락)의 굽힘이 분리되어 수행될 수 있다.
2. 깊은손가락굽힘근이 만들 수 있는 나머지 작용에 대하여, 깊은손가락굽힘근은 빗면에서 하나의 당김선을 가진다. 그러므로 손가락굽힘이 일어나는 동안 깊은손가락굽힘근은 손목관절에서 반드시 아래팔을 굽힌다.

편심성 길항근 기능

1. MCP, PIP, DIP관절의 폄을 제한하고 느리게 한다.
2. 손목관절 폄을 제한하고 느리게 한다.

등척성 안정화 기능

1. MCP, PIP, DIP관절을 안정화시킨다.
2. 손목관절을 안정화시킨다.

작용에 대한 추가적인 노트

1. 일부 자료들은 얕은·깊은손가락굽힘근 모두가 MCP관절에서 집게~새끼손가락의 모음에 기여할 수 있다고 서술한다.
2. 일부 자료들은 깊은손가락굽힘근은 손목관절에서 손의 자쪽편위에 기여할 수 있다고 서술한다. 더 많은 안쪽섬유들이 손을 자뼈쪽에서 가로지르는 것을 고려하면, 그것들은 손목관절에서 자쪽편위에 기여할 수 있다.

신경지배

- ☐ 정중신경(median nerve), 자신경(ulnar nerve)
  - ☐ C8, T1
  - ☐ 정중신경의 앞쪽뼈사이가지(anterior interosseus branch)

동맥공급

- ☐ 자동맥·노동맥(위팔동맥의 종말가지), 앞쪽뼈사이동맥(자동맥의 가지)

촉진

1. 대상자가 앉거나 누운 자세에서 촉진하는 손을 자뼈의 몸통 안쪽 가장자리 바로 앞쪽으로 몸쪽아래팔의 안쪽면에 둔다.
2. 대상자가 손가락뼈사이관절에서 손가락을 굽히도록 하고 (손허리손가락관절은 편 채로 유지하며) 깊은손가락굽힘근의 수축을 느낀다.
3. 깊은손가락굽힘근을 가능한 한 더 몸쪽으로, 그리고 먼쪽으로 계속 촉진한다.

다른 구조와의 관계 (Relationship to other structures)

- ☐ 앞쪽 관점에서 보면, FDP는 얕은손가락굽힘근의 깊은 곳에 있다.
- ☐ 안쪽 관점에서 보면, FDP는 자쪽손목굽힘근의 자쪽갈래보다 깊은 곳에 있다.
- ☐ FDP는 긴엄지굽힘근보다 안쪽에 있다.
- ☐ FDP보다 깊은 곳에는 자뼈와 뼈사이막이 있다.
- ☐ 깊은손가락굽힘근은 얕은앞팔선 근막경선(superficial front arm line myofascial meridian) 내에 위치한다.

기타(Miscellaneous)

1. FDP의 먼쪽힘줄은 일반적이지 않은 방법으로 끝마디뼈에 그들의 부착점에 도달한다. 얕은손가락굽힘근힘줄은 얕은 곳에 있고 갈라져 있다. FDP의 힘줄은 끝마디뼈로 계속 가기 위해 이 갈라진 사이를 통과한다. (이것은 하지의 긴발가락굽힘근과 짧은발가락굽힘근의 배열과 근본적으로 동일하다.)
2. 손목굴의 얕은손가락굽힘근, FDP의 윤활집(synovial sheaths)의 자극(irritation)은 정중신경을 압박하여 손목굴증후군을 야기할 수 있다.

긴엄지굽힘근(Flexor Pollicis Longus) □

긴엄지굽힘근이라는 이름은 이 근육이 엄지를 굽히고 (짧은엄지굽힘근보다) 길다는 것을 의미한다.

□ **어원**

Flexor: 라틴어. *신체 부분을 굽히는 근육*

Pollicis: 라틴어. *엄지*

Longus: 라틴어. *긴*

□ **발음**

FLEKS-or

POL-i-sis

LONG-us

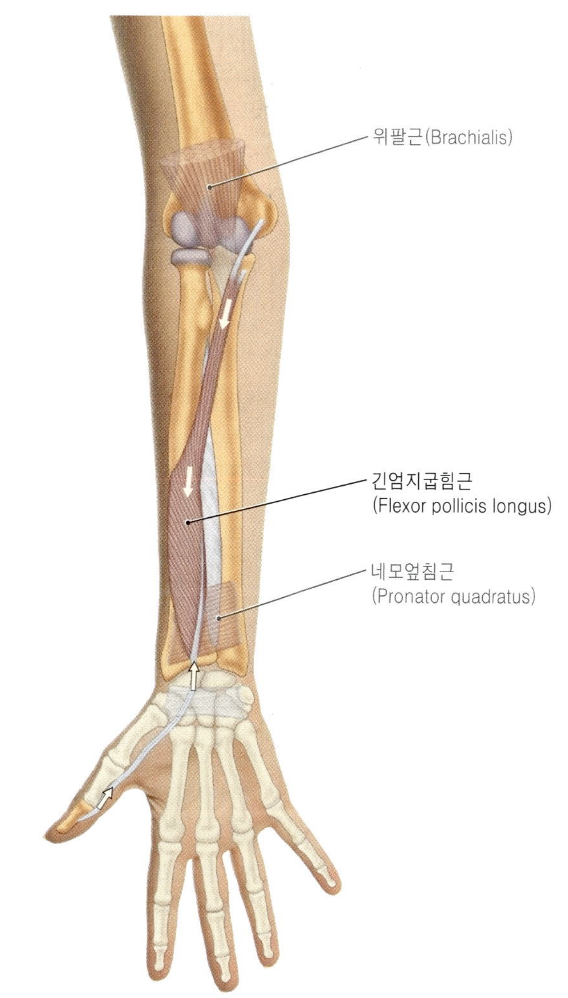

그림 8-6. 오른쪽 긴엄지굽힘근의 앞쪽면. 네모엎침근과 위팔근의 먼쪽끝은 희미하게 보인다.

부착점(Attachments)

□ **노뼈의 앞쪽면**

□ 그리고 뼈사이막(interosseus membrane), 위팔뼈의 안쪽 위관절융기, 자뼈의 갈고리돌기(coronoid process)*에서부터*

□ **엄지**

□ 끝마디뼈 바닥의 앞쪽면*까지*

기능(Functions)

동심성(단축성) 작용근 작용

표준 작용근 작용	반대 작용근 작용
□ **1. CMC, MCP, IP관절에서 엄지를 굽힌다.**	□ 1. MCP관절에서 손허리뼈를 굽히고 IP관절에서 첫마디뼈를 굽힌다.
□ **2. 손목관절에서 손을 굽힌다.**	□ 2. 손목관절에서 아래팔을 굽힌다.
□ 3. 손목관절에서 손을 노쪽으로 편위시킨다.	□ 3. 손목관절에서 아래팔을 노쪽으로 편위시킨다.
□ 4. 팔꿈치관절에서 아래팔을 굽힌다.	□ 4. 팔꿈치관절에서 위팔을 굽힌다.
□ 5. RU관절에서 아래팔을 엎친다.	□ 5. RU관절에서 자뼈를 엎치고 GH관절에서 팔을 가쪽으로 돌린다.

CMC관절: 손목손허리관절, MCP관절: 손허리손가락관절, IP관절: 손가락뼈사이관절, RU관절: 노자관절, GH관절: 오목위팔관절

표준 작용근 작용 노트

- 긴엄지굽힘근은 엄지의 끝마디뼈에 부착하기 위해 엄지의 CMC관절의 안쪽을 (자뼈쪽으로) 가로지른다(근섬유들은 이마면에서 수직으로 주행한다). 긴엄지굽힘근이 수축할 때, 이것은 손의 바닥면(이마면)에서 엄지손가락을 집게손가락 방향으로 안쪽(자뼈쪽)으로 당긴다. 이 작용을 엄지의 굽힘이라고 불린다. 그러므로 긴엄지굽힘근은 첫 번째 CMC관절에서 엄지의 손허리뼈를 굽혀서 엄지를 굽힌다. 엄지 굽힘이 엄지맞섬(opposition)의 구성요소인 것을 고려하면, 긴엄지굽힘근은 맞섬에 기여한다. 긴엄지굽힘근은 엄지의 끝마디뼈에 부착하기 위해 엄지의 MCP, IP관절을 안쪽(자뼈쪽)으로 가로지른다. 그러므로 긴엄지굽힘근은 이 관절들에서도 엄지의 첫마디뼈와 끝마디뼈를 굽힌다. 발생학적으로 엄지의 돌림성 발달(rotational development) 때문에, 엄지의 굽힘과 폄으로 이름 지어진 작용은 이마면에서 발생한다(작용 1).
- 긴엄지굽힘근은 IP관절에서 엄지를 굽힐 수 있는 유일한 근육이다. 그러므로 이 작용(특히 촉진을 하기 위해 다른 엄지의 근육들로부터 구별할 때)은 긴엄지굽힘근에 가장 잘 수축한다(작용 1).
- 긴엄지굽힘근은 손목관절 앞쪽으로 가로지른다(근섬유들은 시상면에서 수직으로 주행한다). 그러므로 이것은 손목관절에서 손을 굽힌다. 손목관절에서의 움직임은 노손목(radiocarpal)관절과 손목뼈중간(midcarpal)관절에서 발생한다(작용 2).

긴엄지굽힘근(Flexor Pollicis Longus) *(계속)*

- 긴엄지굽힘근은 손에 부착하기 위해 손목뼈를 노뼈쪽(가쪽)으로 가로지른다(근섬유들은 이마면에서 수직으로 주행한다). 그러므로 이것은 손목관절에서 손을 자쪽으로 편위(벌림)시킨다(작용 3).
- 긴엄지굽힘근의 위팔자갈래(humeroulnar head)는 작거나 없기도 하기 때문에 노자관절에서 팔꿈치관절의 굽힘과 엎침 작용은 약하거나 없다(작용 4, 5).
- RU관절에서 아래팔의 엎침은 대개 굽혀진 자뼈 중심으로 노뼈 움직임을 포함한다(작용 5).

반대 작용근 작용 노트

- 반대 작용은 몸쪽부착점이 먼쪽부착점으로 움직이는 것을 포함한다. 이것은 보통 고정된 물체를 잡고 있거나 먼쪽부착점이 고정되었을 때 발생했을 것이다(반대 작용 1, 2, 3, 4).
- 또 다른 반대 작용은 CMC관절에서 큰마름뼈(trapezium)가 엄지의 손허리뼈쪽으로 움직이는 것(굽힘)이다. 이것은 먼쪽끝(손허리뼈)이 엄지로 고정된 물체를 잡아서 고정되었을 경우 발생할 수 있다. 큰마름뼈의 움직임은 손에 대하여 전체 손목(wrist)과 아래팔의 움직임을 포함한다(반대 작용 1).
- 손목관절에서 반대 작용은 고정된 물체를 잡아 손이 고정되고 고정된 손에 대하여 아래팔이 움직일 때 발생한다(반대 작용 2, 3).
- 팔꿈치관절에서 위팔을 굽히는 반대 작용은 매우 중요하고 사람이 고정된 물체를 잡고 그 방향으로 사람의 몸을 당길 때(예: 계단을 오를 때 장애인용 바를 이용하거나 난간을 이용하는 것)마다 발생한다. 그러나 긴엄지굽힘근의 위팔자갈래가 아주 작거나 없기도 하기 때문에 이 기능은 아주 약하거나 없다(반대 작용 4).
- 고정된 노뼈 중심으로 자뼈의 엎침의 반대 작용은 대개 손이 고정된 물체를 잡는 것으로 고정되고, 고정된 노뼈에 대하여 자뼈가 움직일 때만 발생한다. 팔꿈치관절이 돌림을 허락하지 않기 때문에, 이것은 GH관절에서 팔을 가쪽으로 돌아가게 할 것이다. 그러나 긴엄지굽힘근의 위팔자갈래는 아주 작거나 없기도 하기 때문에 이 기능은 아주 약하거나 없다(반대 작용 5).

움직임

1. 긴엄지굽힘근은 빗면에서 하나의 당김선을 가지고 있기 때문에(RU관절에서 아래팔의 엎침과 손목관절에서 손의 노쪽편위뿐만 아니라) CMC, MCP, PIP관절에서 엄지의 굽힘, 손목관절에서 손의 굽힘 그리고 팔꿈치관절에서 아래팔의 굽힘으로 결합된 하나의 움직임을 만든다.

편심성 길항근 기능

1. CMC, MCP, IP관절의 폄을 제한하고 느리게 한다.
2. 손목관절 폄을 제한하고 느리게 한다.
3. 손목관절의 자쪽편위를 제한하고 느리게 한다.
4. 팔꿈치관절 폄을 제한하고 느리게 한다.
5. RU관절에서 뒤침을 제한하고 느리게 한다.

편심성 길항근 작용 노트

- 팔꿈치관절에서 아래팔의 폄을 제한하고 느리게 하는 것은 물건을 조심스럽게 내릴 때 매우 중요하다.

등척성 안정화 기능

1. 엄지의 CMC, MCP, IP관절을 안정화시킨다.
2. 손목관절을 안정화시킨다.
3. 팔꿈치관절을 안정화시킨다.
4. RU관절을 안정화시킨다.

등척성 안정화 기능 노트

- 긴엄지굽힘근의 위팔자갈래가 작거나 없기도 하기 때문에 팔꿈치와 RU관절을 가로지르는 안정화 힘은 약하거나 없을 수 있다.

작용에 대한 추가적인 노트

1. 일부 자료들은 긴엄지굽힘근이 손목손허리관절(시상면)에서 엄지의 모음에 기여할 수 있다고 서술한다.

신경지배

- □ 정중신경(median nerve)
  - □ 정중신경의 앞쪽뼈사이가지(anterior interosseus branch), C7, **C8**

동맥공급

- □ 노동맥(위팔 동맥의 종말 가지)과 앞쪽뼈사이동맥(자동맥의 가지)

촉진

1. 대상자가 앉거나 누운 자세에서, 촉진하는 손가락을 아래팔의 먼쪽·앞가쪽(앞노쪽)에 둔다.
2. 대상자가 엄지의 끝마디뼈를 손가락뼈사이관절에서 능동적으로 굽히도록 하고 긴엄지굽힘근의 수축을 느낀다. Note: 대상자가 뼈사이관절에서 분리된 엄지의 움직임을 하도록 하여 긴엄지굽힘근이 주변 근육들로부터 구별될 수 있도록 하는 것이 중요하다.
3. 긴엄지굽힘근을 몸쪽 및 먼쪽으로 가능한 한 멀리 계속 촉진한다.

다른 구조와의 관계 (Relationship to other structures)

- □ 긴엄지굽힘근은 앞쪽아래팔의 깊은 근육이다. 이것의 대부분은 얕은손가락굽힘근의 바로 깊은 곳에 있다. 그러나 긴엄지굽힘근의 일부는 먼쪽아래팔의 노쪽손목굽힘근 먼쪽힘줄의 안쪽면(그리고 보다 적은 범위에서 가쪽면)에서 얕은 곳에 있다.
- □ 긴엄지굽힘근은 깊은손가락굽힘근보다 가쪽에 있다.
- □ 긴엄지굽힘근의 깊은 곳에는 노뼈와 뼈사이막이 있다.

□ 긴엄지굽힘근은 얕은앞팔선 근막경선(superficial front arm line myofascial meridian) 내에 위치한다.

기타(Miscellaneous)

1. 긴엄지굽힘근의 먼쪽힘줄은 정중신경의 가쪽으로 손목굴을 통과한다.
2. 손목굴에서 긴엄지굽힘근의 윤활집(synovial sheath)의 자극(irritation)은 정중신경을 압박하여 손목굴증후군을 야기할 수 있다.
3. 긴엄지굽힘근의 몸쪽부착점은 변할 수 있다. 안쪽위관절융기의 부착점이 종종 없다. 때때로 갈고리돌기 부착점은 갈고리돌기의 안쪽에 있다. 이것은 때로는 가쪽에 있고 다른 때는 모두 없다.
4. 긴엄지굽힘근은 종종 인접한 깊은손가락굽힘근과 섞여서 집게손가락의 DIP관절에서 끝마디뼈의 굽힘으로부터 엄지손가락의 뼈사이관절 굽힘을 분리할 수 없다.

□ 손가락폄근(Extensor Digitorum)

손가락폄근이라는 이름은 손가락을 펴는 근육이라는 것을 말해 준다.

□ **어원**

Extensor: 라틴어. *신체 부분을 펴는 근육*

Digitorum: 라틴어. *손가락*(finger)

□ **발음**

eks-TEN-sor

dij-i-TOE-rum

부착점(Attachments)

□ **공통폄근 힘줄·힘살을 경유하여 위팔뼈의 가쪽위관절융기***에서부터*

□ **집게~새끼손가락의 마디뼈**

- □ 손등손가락전개부(dorsal digital expansion)를 경유하여 중간·끝마디뼈의 뒤쪽면*까지*

기능(Functions)

동심성(단축성) 작용근 작용

표준 작용근 작용	반대 작용근 작용
□ **1. MCP, PIP, DIP관절에서 집게~새끼손가락을 편다.**	□ 1. MCP관절에서 손허리뼈를 펴고, PIP관절에서 첫마디뼈를 펴며, DIP관절에서 중간마디뼈를 편다.
□ **2. 손목관절에서 손을 편다.**	□ 2. 손목관절에서 아래팔을 편다.
□ 3. CMC관절에서 새끼손가락을 안쪽으로 돌린다.	□ 3. CMC관절에서 갈고리(hamate: 손목)의 가쪽으로 돌린다.
□ 4. 팔꿈치관절에서 아래팔을 편다.	□ 4. 팔꿈치관절에서 팔을 편다.

MCP관절: 손허리손가락관절, PIP관절: 몸쪽손가락뼈사이관절, DIP관절: 먼쪽손가락뼈사이관절, CMC관절: 손목손허리관절

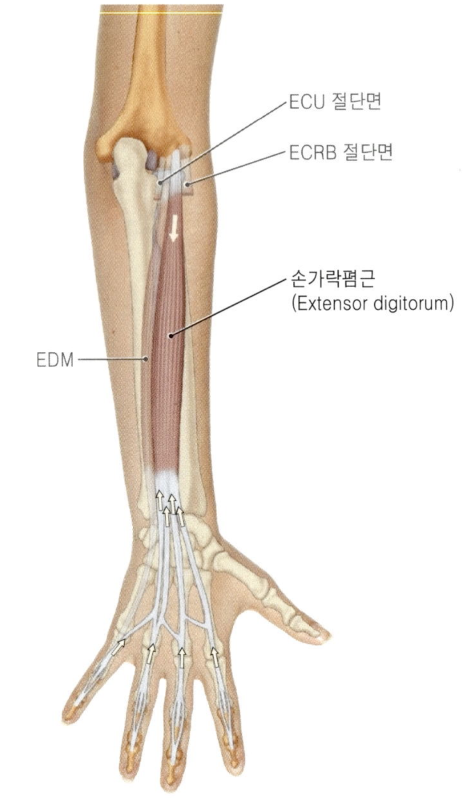

그림 8-7. 오른쪽 손가락폄근의 뒤쪽면. 새끼폄근(EDM), 잘린 자쪽손목폄근(ECU)과 잘린 짧은노쪽손목폄근(ECRB)은 희미하게 보인다.

표준 작용근 작용 노트

- 손가락폄근은 집게~새끼손가락의 끝마디뼈에 최종적으로 부착하기 위해 (근섬유들은 시상면에서 수직으로 주행하면서) MCP, PIP, DIP관절을 뒤쪽으로 가로지른다. 그러므로 손가락폄근은 MCP, PIP, DIP관절에서 집게~새끼손가락을 편다(작용 1).
- 더 구체적으로 손가락폄근은 MCP관절에서 각각 손가락의 첫마디뼈를 펴고, PIP관절에서 각각 손가락의 중간마디뼈를 펴며, DIP관절에서 각각 손가락의 끝마디뼈를 편다(작용 1).
- 먼쪽으로 손가락폄근의 힘줄은 힘줄 사이 연결에 의해 어느 정도 묶여 있어서, 각 손가락의 독립적 움직임을 어렵게 한다(작용 1).
- 손가락폄근은 (근섬유들은 시상면에서 수직으로 주행하면서) 손목관절을 뒤쪽으로 가로지른다. 그러므로 이것은 손목(노손목과 손목뼈중간)관절에서 손을 편다(작용 2).
- 새끼손가락(다섯 번째 손가락)으로 가는 손가락폄근힘줄은 새끼손가락의 손가락뼈의 더 안쪽으로 부착하기 위하여 (근섬유들은 가로면에서 약간 수평으로 주행하면서) 가쪽위관절융기의 가쪽으로부터 다섯 번째 CMC관절을 뒤쪽으로 가로지른다. 손가락폄근이 수축할 때 손가락폄근은 새끼손가락의 뒤쪽면을 가쪽으로 당긴다. 이 동작은 새끼손가락의 안쪽돌림이다. 왜냐하면 새끼손가락의 앞쪽면이 안쪽으로 돌기 때문이다. 그러므로 손가락폄근은 다섯 번째 CMC관절에서 새끼손가락의 손허리뼈를 안쪽으로 돌린다(작용 3).
- CMC관절에서 새끼손가락의 안쪽돌림은 엄지의 맞섬(opposition) 자세로부터 해부학적 자세로 새끼손가락을 물러섬(reposition) 시키는 중요한 부분이다(작용 3).
- 손가락폄근은 (근섬유들은 시상면에서 수직으로 주행하면서) 팔꿈치관절을 뒤로 가로지른다. 그러므로 손가락폄근은 팔꿈치관절에서 아래팔을 편다(작용 4).

반대 작용근 작용 노트

- MCP, PIP, DIP관절에서의 반대 작용은 대개 고정된 물체를 잡아서 손가락의 먼쪽 뼈가 고정되므로, 먼쪽 뼈 대신에 각 관절의 몸쪽 뼈의 움직임이 요구될 때 발생한다(반대 작용 1).
- 손목관절에서 반대 작용은 손이 고정된 물체를 잡아 고정되고, 고정된 손에 대하여 아래팔이 움직일 때 발생한다(반대 작용 2).
- CMC관절에서 손목뼈(carpus) 갈고리뼈(hamate)의 가쪽돌림은 새끼손가락의 손허리뼈가 고정되고 갈고리뼈(그리고 전체 손목뼈와 노뼈)가 다섯 번째 손허리뼈에 대하여 움직일 때에만 발생한다. 이것은 노자관절에서 노뼈의 뒤침을 야기한다(반대 작용 3).
- 손가락폄근은 팔꿈치관절을 뒤쪽으로 가로지른다. 그러므로 이것은 팔꿈치관절을 편다. 만약 먼쪽부착점이 고정된다면 아래팔을 위팔쪽으로 펴는 것 대신에 위팔을 아래팔 쪽으로 펼 것이다.

움직임

1. 손가락폄근은 4개의 힘줄로 분리되기 때문에 어떤 섬유·운동 단위가 수축하느냐에 따라 MCP, PIP, DIP관절에서 각각 손가락폄(집게~새끼)이 분리되어 수행될 수 있다.
2. 손가락폄근이 일으킬 수 있는 나머지 작용에 관하여, 손가락폄근은 빗면에서 하나의 당김선을 가진다. 그러므로 손가락 폄이 발생하는 동안 (CMC관절에서 새끼손가락을 안쪽으로 돌리는 것뿐만 아니라) 손가락폄근은 반드시 손목관절에서 손을 펴고 팔꿈치관절에서 아래팔을 편다.

편심성 길항근 기능

1. MCP, PIP, DIP관절 굽힘을 제한하고 느리게 한다.
2. 손목관절 굽힘을 제한하고 느리게 한다.
3. 새끼손가락의 가쪽돌림을 제한하고 느리게 한다.
4. 팔꿈치관절 굽힘을 제한하고 느리게 한다.

편심성 길항근 작용 노트

- 손가락폄근은 다섯 번째 CMC관절에서 갈고리뼈(hamate)(손목과 노뼈)의 안쪽돌림과 노자관절에서 노뼈의 엎침을 제한하고 느리게 한다.

등척성 안정화 기능

1. MCP, PIP, DIP관절을 안정화시킨다.
2. 손목관절을 안정화시킨다.
3. 다섯 번째 CMC관절과 노자관절을 안정화시킨다.
4. 팔꿈치관절을 안정화시킨다.

작용에 대한 추가적인 노트

1. 일부 자료들은 손가락폄근이 손목관절에서 손의 자쪽편위에 기여할 수 있다고 서술한다. 더 안쪽섬유가 자쪽으로 손을 가로지르는 것을 고려하면, 손가락폄근은 손목관절에서 자쪽편위에 기여할 수도 있다. 마찬가지로 일부 자료들은 손가락폄근이 손목관절에서 손의 노쪽편위에 기여할 수 있다고 서술한다. 더 가쪽섬유가 노쪽으로 손을 가로지르는 것을 고려하면, 손가락폄근은 손목관절에서 노쪽편위에 기여할 수도 있다. 이마면에서 손의 자세가 바뀌는 것에 따라(즉, 더 많은 자쪽편위 또는 노쪽편위에 있을 때), 손가락폄근의 당김선은 관절의 중심으로부터 더 멀어지는 것으로 섬유의 지렛대 힘(leverage force)이 증가한다. 뿐만 아니라, 관절의 한쪽 측면에 있는 섬유의 수가 증가함에 따라 변할 수 있다. 그러므로 손이 해부학적 자세에서 벗어났을 때 이 근육의 이마면 작용은 증폭될 수 있다.
2. 손가락폄근이 MCP관절과 IP관절에서 손가락을 펴기 위해 강력하게 수축할 때마다 손을 고정(안정화)하기 위해 손목관절에서 손의 굽힘 힘을 만들어서 손가락폄근이 손목관절에서 손의 폄을 일으키지 않는다. 이것은 손가락을 강력하게 펴는 동안 위팔뼈의 안쪽위관절융기에서 공통굽힘근 힘줄·힘살을 촉진하는 것으로 쉽게 느껴진다.

신경지배

- ☐ 노신경(radial nerve)
  - ☐ 뒤쪽뼈사이신경(posterior interosseus nerve): C7, C8

동맥공급

- ☐ 뒤쪽뼈사이동맥(자동맥의 가지)

촉진

1. 대상자가 앉거나 누운 자세에서, 촉진하는 손을 아래팔 뒤쪽의 중간에 둔다.
2. 대상자가 (손허리손가락관절과 손가락뼈사이관절에서) 집게~새끼손가락을 스스로 펴도록 하고 손가락폄근의 수축을 느낀다. 저항이 추가될 수 있다.
3. 손가락폄근을 몸쪽에서 먼쪽까지 가능한 한 멀리 촉진한다.

다른 구조와의 관계 (Relationship to other structures)

- ☐ 손가락폄근은 짧은·긴노쪽손목폄근의 안쪽, 새끼폄근과 자쪽손목폄근보다 가쪽에 위치한다.
- ☐ 손가락폄근은 얕은 곳에 있다. 손가락폄근의 깊은 곳으로는 뒤침근, 긴엄지벌림근, 짧은엄지폄근, 긴엄지폄근 그리고 집게폄근을 포함하는 뒤쪽아래팔근육의 깊은층이 있다.
- ☐ 손가락폄근은 얕은뒤팔선 근막경선(superficial back arm line myofascial meridian) 내에 위치한다.

손가락폄근(Extensor Digitorum) *(계속)*

기타(Miscellaneous)

1. 손가락폄근은 종종 *손가락폄근총(extensor digitorum communis)*으로 불린다.
2. 손가락폄근은 공통폄근 힘줄·힘살을 경유하여 위팔뼈의 가쪽위관절융기로부터 몸쪽으로 기시한다. 공통폄근 힘줄·힘살은 짧은노쪽손목폄근, 손가락폄근, 새끼폄근 그리고 자쪽손목폄근 4개의 근육의 공통 몸쪽부착점이다. (팔꿈치뼈와 뒤침근은 위팔뼈의 가쪽융기로부터도 기시하지만 공통폄근 힘줄·힘살로부터는 아니다.)
3. 손가락폄근의 먼쪽부착점은 첫마디뼈의 뒤쪽, 안쪽, 가쪽면을 덮는 섬유널힘줄전개부(fibrous aponeurotic expansion)를 형성하기 위해 퍼진다. 손가락폄근의 먼쪽부착점은 그 후 중간·끝마디뼈의 뒤쪽면에 부착하기 위해 먼쪽으로 계속된다. 이 구조물은 손등*손가락전개부(dorsal digital expansion)*라고 불린다.
4. 손등손가락전개부(dorsal digital expansion)는 *폄근전개부(extensor expansion)*, *등쪽덮개(dorsal hood)*라고 알려져 있다. *등쪽덮개*라는 용어는 이것의 목적 중 하나가 손가락을 굽히고 펼 때 조직의 이동이 가능한 덮개로서 기여하기 때문에 사용된다.
5. 손등손가락전개부는 손벌레모양근(lumbricals manus), 손바닥뼈사이근(palmar interossei), 손등뼈사이근(dorsal interossei manus) 그리고 새끼손가락벌림근(abductor digiti minimi manus)의 부착점을 제공한다. 손등손가락전개부가 몸쪽·먼쪽뼈사이관절을 뒤쪽으로 가로지르는 것을 고려하면, 이 근육들은 이 관절들에서 중간·끝마디뼈를 펼 수 있다.
6. 가쪽위관절융기, 공통폄근 힘줄·힘살의 자극과 염증은 *가쪽위관절융기염(lateral epicondylitis)*, *가쪽위관절융기증(lateral epicondylosis)* 또는 *테니스팔꿉증(tennis elbow)*이라고 알려져 있다.

새끼폄근(Extensor Digiti Minimi) ☐

새끼폄근이라는 이름은 이 근육이 새끼손가락을 편다는 것을 말해 준다.

☐ **어원**

Extensor: 라틴어. *신체 일부를 펴는 근육*

Digiti: 라틴어. *손가락*(finger)

Minimi: 라틴어. *가장 작은*

☐ **발음**

eks-TEN-sor

DIJ-i-tee

MIN-i-mee

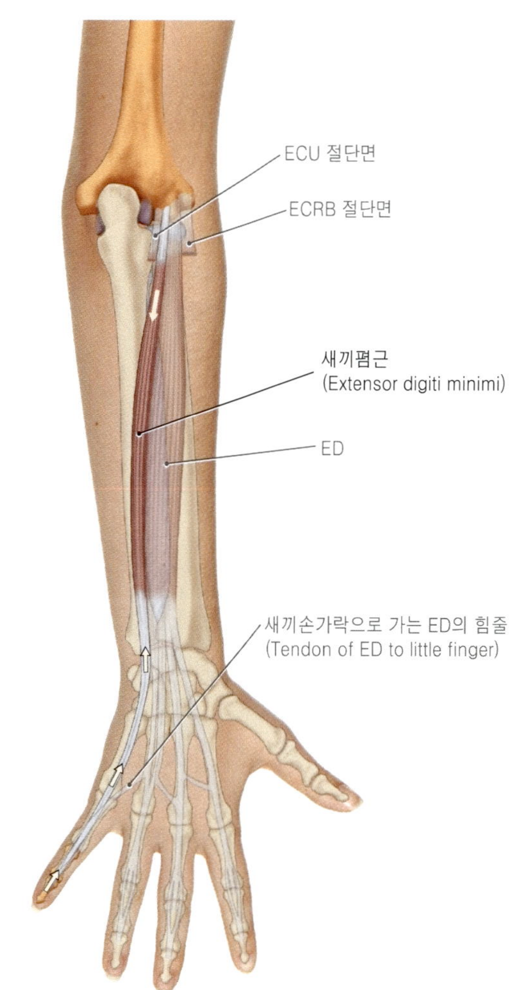

그림 8-8. 오른쪽 손목 폄근의 뒤쪽면. 손가락폄근(ED), 잘린 자쪽손목폄근(ECU) 그리고 잘린 짧은노쪽손목폄근(ECRB)은 희미하게 보인다.

부착점(Attachments)

- ☐ **공통폄근 힘줄·힘살을 경유하여 위팔뼈의 가쪽위관절융기***에서부터*
- ☐ **새끼손가락(다섯 번째 손가락)의 손가락뼈**
  - ☐ 손가락폄근의 힘줄의 자쪽면에 부착(손등손가락전개부를 경유하여 새끼손가락의 중간·끝마디뼈의 뒤쪽면에 부착하기 위해)*까지*

기능(Functions)

동심성(단축성) 작용근 작용

표준 작용근 작용	반대 작용근 작용
☐ **1. MCP, PIP, DIP관절에서 새끼손가락(다섯 번째 손가락)을 편다.**	☐ 1. MCP관절에서 다섯 번째 손허리뼈를 펴고, PIP관절에서 다섯 번째 첫마디뼈를 펴며, DIP관절에서 다섯 번째 중간마디뼈를 편다.
☐ **2. 손목관절에서 손을 편다.**	☐ 2. 손목관절에서 아래팔을 편다.
☐ 3. CMC관절에서 새끼손가락을 안쪽으로 돌린다.	☐ 3. CMC관절에서 갈고리뼈(손목뼈)의 가쪽으로 돌린다.
☐ 4. 팔꿈치관절에서 아래팔을 편다.	☐ 4. 팔꿈치관절에서 팔을 편다.
☐ 5. 손목관절에서 손을 자쪽으로 편위시킨다.	☐ 5. 손목관절에서 아래팔을 자쪽으로 편위시킨다.

MCP관절: 손허리손가락관절, PIP관절: 몸쪽손가락뼈사이관절, DIP관절: 먼쪽손가락뼈사이관절, CMC관절: 손목손허리관절

표준 작용근 작용 노트

- 새끼폄근은 새끼손가락의 손가락폄근의 먼쪽힘줄에 부착하기 전에 (새끼손가락의) 다섯 번째 MCP관절을 가로지른다. (근섬유들이 시상면에서 수직으로 주행하면서) 새끼폄근이 이 관절의 뒤로 가로지르기 때문에, 이것은 다섯 번째 MCP관절에서 새끼손가락을 편다. 더 나아가 손가락폄근의 먼쪽힘줄에 부착하는 것으로,

새끼폄근은 마치 손가락폄근의 힘살이 스스로 수축하고, 손가락폄근의 힘줄을 당기는 것처럼 새끼폄근의 힘줄을 당긴다. 그러므로 새끼폄근은 손가락폄근과 같이 새끼손가락에서 같은 작용, 즉 PIP, DIP관절에서 새끼손가락의 편다(작용 1).

- 더 구체적으로, 새끼폄근은 MCP관절에서 새끼손가락의 첫마디뼈를 펴고, PIP관절에서 새끼손가락의 중간마디뼈를 펴며, DIP관절에서 새끼손가락의 끝마디뼈를 편다(작용 1).
- 새끼폄근은 (근섬유들은 시상면에서 수직으로 주행하면서) 손목관절을 뒤로 가로지른다. 그러므로 이것은 손목(노손목과 손목뼈중간)관절에서 손을 편다(작용 2).
- 새끼폄근은 새끼손가락의 더 안쪽에 부착하기 위해 (근섬유들은 가로면에서 약간 수평으로 주행하면서) 위팔뼈의 가쪽위관절융기의 가쪽으로부터 다섯 번째 CMC관절을 뒤로 가로지른다. 새끼

새끼폄근(Extensor Digiti Minimi) *(계속)*

폄근이 수축할 때, 이것은 새끼손가락의 뒤쪽면을 가쪽으로 당긴다. 이것은 새끼손가락의 안쪽돌림이다. 왜냐하면 새끼손가락의 앞쪽면이 안쪽으로 돌기 때문이다. 그러므로 새끼폄근은 다섯 번째 CMC관절에서 새끼손가락의 손허리뼈를 안쪽으로 돌린다(작용 3).

- CMC관절에서 새끼손가락의 안쪽돌림은 엄지의 맞섬(opposition) 자세로부터 새끼손가락을 해부학적 자세로 물러섬(repositioning) 시키는 중요한 부분이다(작용 3).
- 새끼폄근은 (근섬유들은 시상면에서 수직으로 주행하면서) 팔꿈치관절을 뒤쪽으로 가로지른다. 그러므로 이것은 팔꿈치관절에서 아래팔을 편다(작용 4).
- 새끼폄근은 (근섬유들은 이마면에서 수직으로 주행하면서) 손목관절을 자쪽(안쪽)면으로 가로지른다. 그러므로 이것은 손목관절에서 손을 자쪽으로 편위(모음)시킨다(작용 5).

반대 작용근 작용 노트

- MCP, PIP, DIP관절에서 반대 작용은 내개 고정된 물체를 잡아 손가락의 먼쪽 뼈가 고정되어 각 관절의 몸쪽 뼈가 대신 움직일 때 발생한다(반대 작용 1).
- 손목관절에서 반대 작용은 손이 고정된 물체를 잡아 고정되고 아래팔이 고정된 손에 대해 움직일 때 발생한다(반대 작용 2).
- CMC관절에서 손목뼈의 갈고리뼈의 가쪽돌림은 새끼손가락의 손허리뼈가 안정화되고 다섯 번째 손허리뼈에 대해 갈고리뼈(그리고 전체 손목뼈와 노뼈)가 움직일 때만 발생한다. 이것은 노자관절(radioulnar joint)에서 노뼈의 뒤침을 야기한다(반대 작용 3).
- 새끼폄근은 팔꿈치관절을 뒤쪽으로 가로지른다. 그러므로 이것은 팔꿈치를 편다. 만약 먼쪽부착점이 고정되었다면 아래팔이 위팔쪽으로 펴지는 대신 위팔이 아래팔 쪽으로 펴질 것이다(반대 작용 4).
- 새끼폄근의 이마면에서 손목관절 반대 작용은 아래팔의 자쪽면이 손의 자쪽면쪽으로 당겨지게 한다. 즉, 손목관절에서 아래팔의 자쪽편위를 야기한다(반대 작용 5).

움직임

1. 새끼폄근은 빗면에서 하나의 당김선을 가지고 있기 때문에 (CMC관절에서 새끼손가락의 안쪽돌림과 손목관절에서 손의 자쪽편위뿐만 아니라) MCP, PIP, DIP관절에서 새끼손가락의 폄, 손목관절에서 손의 폄, 팔꿈치관절에서 아래팔의 폄으로 결합된 하나의 움직임을 만든다.

편심성 길항근 기능

1. 다섯 번째 MCP, PIP, DIP관절 굽힘을 제한하고 느리게 한다.
2. 손목관절 굽힘을 제한하고 느리게 한다.
3. 새끼손가락의 가쪽돌림을 제한하고 느리게 한다.
4. 팔꿈치관절 굽힘을 제한하고 느리게 한다.

편심성 길항근 작용 노트

- 새끼폄근은 다섯 번째 CMC관절에서 갈고리뼈(손목뼈와 노뼈)의 안쪽돌림과 노자관절에서 노뼈의 엎침을 제한하고 느리게 한다.

등척성 안정화 기능

1. 다섯 번째 MCP, PIP, DIP관절을 안정화시킨다.
2. 손목관절을 안정화시킨다.
3. 다섯 번째 CMC관절과 노자관절을 안정화시킨다.
4. 팔꿈치관절을 안정화시킨다.

작용에 대한 추가적인 노트

1. 새끼폄근이 손목손허리(carpometacarpal)관절도 가로지르는 것을 고려하면, 새끼폄근은 손목손허리관절에서도 새끼손가락의 손허리뼈(metacarpal)의 폄에 기여할 수 있다.
2. 일부 자료들은 새끼폄근이 새끼손가락의 MCP관절의 자쪽면에 충분히 멀리 붙어 있어서 가운뎃손가락으로부터 새끼손가락을 멀리 당길 수 있다고 서술한다. 그러므로 새끼폄근은 MCP관절에서 새끼손가락을 벌릴 수 있다.
3. 새끼폄근은 손가락폄근의 먼쪽힘줄에 붙음으로써 새끼손가락의 손등손가락전개부(dorsal digital expansion)를 당기는 힘을 가한다.

신경지배

- ☐ 노신경(radial nerve)
  - ☐ 뒤쪽뼈사이신경(posterior interosseus nerve), **C7**, C8

동맥공급

- ☐ 뒤쪽뼈사이동맥(자동맥의 가지)

촉진

1. 대상자가 앉거나 누운 자세에서, 촉진하는 손을 자뼈쪽으로 아래팔의 뒤쪽에 둔다.
2. 대상자에게 다섯 번째 손허리손가락관절과 손가락뼈사이관절에서 새끼손가락을 스스로 펴게 하고 새끼폄근의 수축을 느낀다. 저항이 추가될 수 있다.
3. Note: 새끼폄근을 새끼손가락으로 가는 손가락폄근의 섬유로부터 구분하는 것은 어렵다. 이 손가락폄근의 섬유들은 더 가쪽(노쪽)에 위치한다. 새끼폄근섬유는 더 안쪽(자뼈쪽)에 위치한다.

다른 구조와의 관계 (Relationship to other structures)

- 새끼폄근은 얕은 곳에 있고 (이것보다 가쪽에 있는) 손가락폄근과 (이것보다 안쪽에 있는) 자쪽손목폄근 사이에 위치한다.
- 새끼폄근은 뒤침근, 긴엄지벌림근, 짧은엄지폄근, 긴엄지폄근 그리고 집게폄근을 포함하는 뒤쪽아래팔근육의 깊은층보다 얕은 곳에 있다.
- 새끼폄근은 얕은뒤팔선 근막경선(superficial back arm line myofascial meridian) 내에 위치한다.

기타(Miscellaneous)

1. 새끼폄근은 공통굽힘근 힘줄·힘살을 경유하여 위팔뼈 가쪽위관절융기로부터 몸쪽으로 기시한다. 공통폄근 힘줄·힘살은 네 근육의 공통 몸쪽부착점이다. 네 근육은 짧은노쪽손목폄근, 손가락폄근, 새끼폄근, 그리고 자쪽손목폄근이다. (팔꿈치근과 뒤침근도 또한 위팔뼈의 가쪽위관절융기로부터 기시하지만 공통폄근 힘줄·힘살로부터는 아니다.)
2. 새끼폄근힘살은 때때로 손가락폄근의 힘살과 섞인다.
3. 새끼폄근과 집게폄근 모두 그들이 부착하는 손가락폄근힘줄의 자쪽면에 부착한다.
4. 새끼손가락과 엄지손가락 외에는, 오직 집게손가락만이 두 번째 폄근(집게폄근)을 가진다.
5. 가쪽위관절융기, 공통폄근 힘줄·힘살의 자극(irritation)과 염증은 *가쪽위관절융기염, 가쪽위관절융기증, 테니스팔꿉증(tennis elbow)*으로 알려져 있다.

□ 깊은먼쪽 4개군(Deep Distal Four Group)

깊은먼쪽 4개군은 힘살이 먼쪽아래팔의 뒤쪽 깊은 곳에 있는 4개의 근육군이다. 이들 중 3개군은 엄지손가락을 움직이기 때문에 그들의 이름에 *엄지(pollicis)*라는 단어를 가진다(*pollicis*는 엄지를 의미한다). 긴엄지벌림근과 짧은엄지폄근은 해부학적 코담배갑의 가쪽(노쪽)면의 가장자리(border)이고, 해부학적 코담배갑의 안쪽(자쪽)면 가장자리는 긴엄지폄근이다. 네 번째 근육은 이름이 암시하는 것과 같이 집게손가락을 펴는 집게폄근이다.

비록 힘살들이 손가락의 얕은폄근들보다 깊이 있을지라도, 3개의 엄지근육의 먼쪽힘줄은 아래팔과 손목 주변의 먼쪽 1/4에서 노쪽군(위팔노근, 짧은·노쪽손목폄근)의 근육들에 얕게 지나간다. 3개의 엄지근육의 엄지의 먼쪽 부착 형태를 알아보는 것은 흥미롭다. 긴엄지벌림근은 손허리뼈에 부착되고, 짧은엄지폄근은 첫마디뼈에 부착되며, 긴엄지폄근은 끝마디뼈에 부착된다.

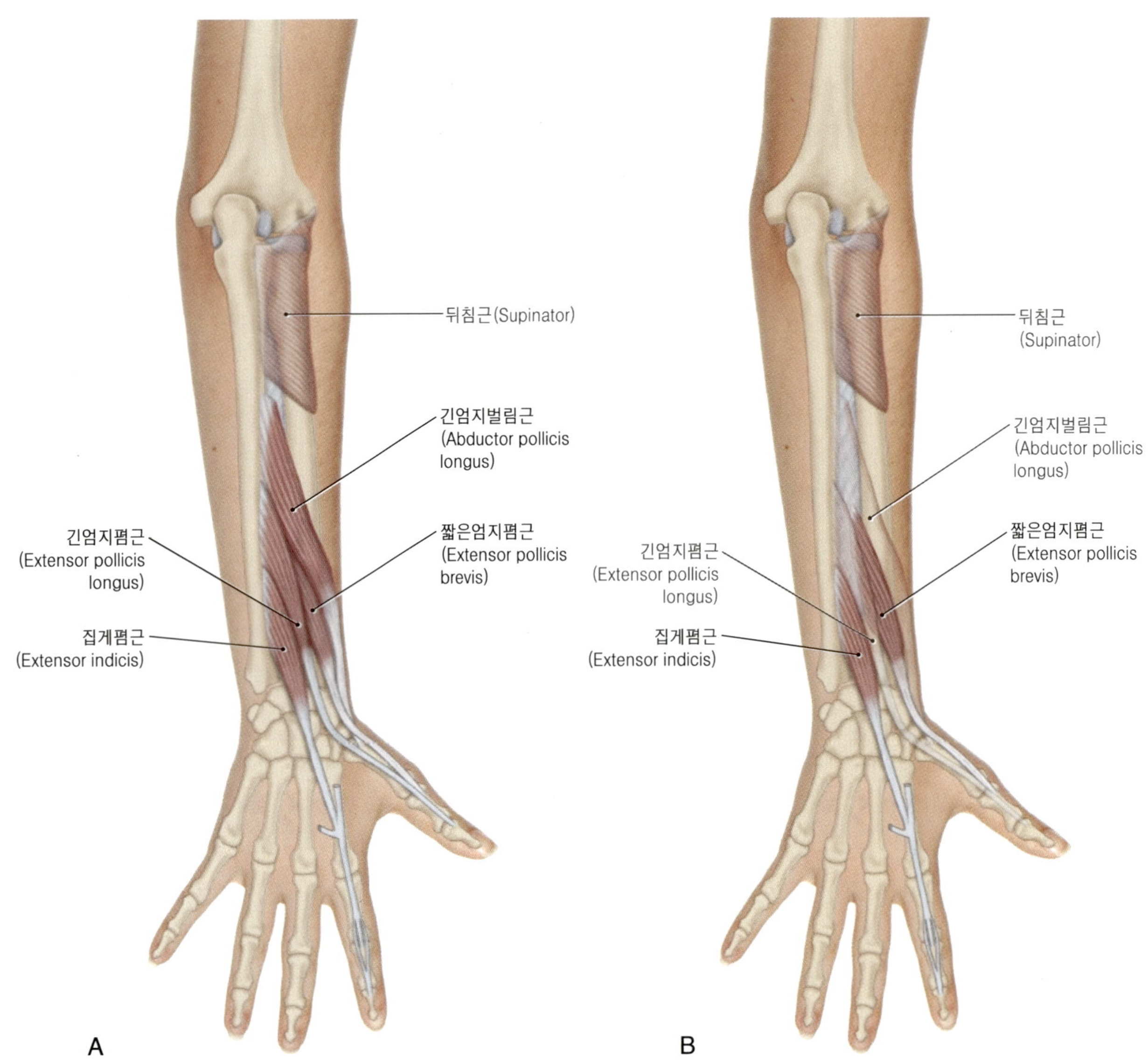

그림 8-9. 오른쪽 깊은먼쪽 4개군의 근육들의 뒤쪽면. **A**, 모든 4개의 근육들로, 뒤침근은 희미하게 보인다. **B**, 긴엄지벌림근과 긴엄지폄근이 희미하게 보이는 같은 그림이다.

긴엄지벌림근[Abductor Pollicis Longus: □ 깊은먼쪽 4개군의(of Deep Distal Four Group)]

긴엄지벌림근*이라는 이름은 이 근육이 엄지를 벌리고 (짧은엄지벌림근보다) 길다는 것을 말해 준다.*

□ **어원**

Abductor: 라틴어. *신체 일부를 벌리는 근육*

Pollicis: 라틴어. *엄지*

Longus: 라틴어. *더 긴*

□ **발음**

ab-DUK-tor

POL-i-sis

LONG-us

부착점(Attachments)

□ **뒤쪽노뼈와 자뼈**

□ 대략 노뼈, 자뼈, 그리고 뼈사이막의 중간 1/3*에서부터*

□ **엄지**

□ 첫 번째 손허리뼈바닥(base of the first metacarpal)의 가쪽면*까지*

기능(Functions)

동심성(단축성) 작용근 작용

표준 작용근 작용	반대 작용근 작용
□ **1. CMC관절에서 엄지를 벌린다.**	□ 1. CMC관절에서 손목뼈(큰마름뼈)를 벌린다.
□ **2. CMC관절에서 엄지를 편다.**	□ 2. CMC관절에서 손목뼈(큰마름뼈)를 편다
□ 3. CMC관절에서 엄지를 가쪽으로 돌린다.	□ 3. CMC관절에서 손목뼈(큰마름뼈)를 안쪽으로 돌린다.
□ 4. 손목관절에서 손을 노쪽으로 편위시킨다.	□ 4. 손목관절에서 아래팔을 노쪽으로 편위시킨다.
□ 5. 손목관절에서 손을 굽힌다.	□ 5. 손목관절에서 아래팔을 굽힌다.
□ 6. 노자관절에서 아래팔을 뒤친다.	□ 6. 노자관절에서 자뼈를 뒤치고 오목위팔관절에서 팔을 안쪽으로 돌린다.

CMC관절: 손목손허리관절(엄지의, 엄지의 안장관절)

표준 작용근 작용 노트

- 긴엄지벌림근은 엄지의 손허리뼈에 부착하기 위해 (근섬유들은 시상면에서 수직으로 주행하면서) 첫 번째 CMC관절을 앞쪽으로 가로지른다. 긴엄지벌림근이 수축할 때, 이것은 엄지의 손허리뼈를 앞쪽(시상면에서 손바닥면으로부터 직각으로 멀어지는 방향)으로

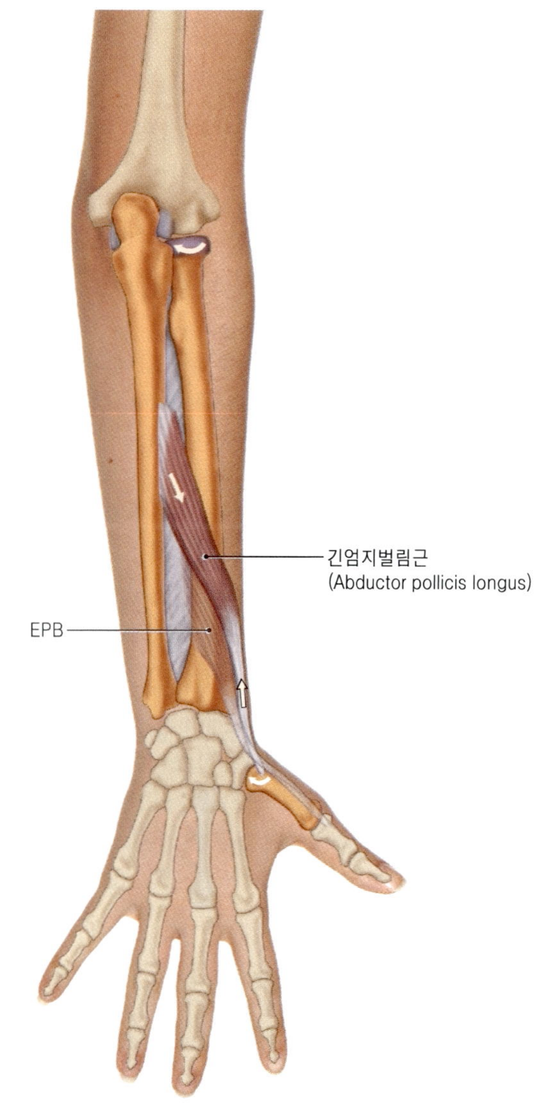

그림 8-10. 긴엄지벌림근의 뒤쪽면. 짧은엄지폄근(EPB)은 희미하게 보인다.

당긴다. 이 작용은 *엄지의 벌림*으로 불린다. 그러므로 긴엄지벌림근은 첫 번째 CMC관절에서 엄지의 손허리뼈를 벌리는 것에 의해 엄지를 벌린다(작용 1). [Note: 발생학적으로 엄지의 돌림성 발달(rotational development) 때문에, 엄지의 벌림과 모음으로 불리는 작용은 시상면에서 발생한다.]

- 긴엄지벌림근은 엄지의 손허리뼈에 부착되기 위해 첫 번째 CMC관절을 가쪽(노쪽)으로 가로지른다(근섬유들은 이마면에서 수직으로 주행한다). 긴엄지벌림근이 수축할 때, 이것은 엄지의 손허리뼈를 가쪽(즉 노쪽으로, 이마면에서 손바닥면에서 집게손가락으로부터 멀어지는 쪽으로)으로 당긴다. 이 작용은 *엄지의 폄*이라

긴엄지벌림근[Abductor Pollicis Longus: 깊은먼쪽 4개군의(of Deep Distal Four Group)] (계속)

고 불린다. 그러므로 긴엄지벌림근은 첫 번째 CMC관절에서 엄지의 손허리뼈를 폄으로써 엄지를 편다(작용 2). (Note: 발생학적으로 엄지의 돌림성 발달 때문에, 엄지의 굽힘과 폄으로 불리는 작용은 이마면에서 발생한다.)

- 긴엄지벌림근은 엄지의 더 가쪽으로 부착되기 위해 (근섬유들은 가로면에서 약간 수평으로 주행하면서) 첫 번째 CMC관절에서 아래팔의 안쪽으로부터 뒤쪽으로 가로지른다. 긴엄지벌림근이 수축할 때, 긴엄지벌림근은 엄지를 뒤가쪽으로 당긴다. 긴엄지벌림근은 엄지의 가쪽돌림이다. 엄지의 앞쪽면이 가쪽으로 돌기 때문이다. 그러므로 긴엄지벌림근은 첫 번째 CMC관절에서 엄지를 가쪽으로 돌린다(작용 3).
- 긴엄지벌림근은 (근섬유들은 이마면에서 수직으로 주행하면서) 손목관절의 노쪽(가쪽)면을 가로지른다. 그러므로 긴엄지벌림근은 손목관절에서 손을 노쪽으로 편위(벌림)시킨다(작용 4).
- 긴엄지벌림근은 (근섬유들은 시상면에서 수직으로 주행하면서) 손목관절을 약간 앞쪽으로 가로지른다. 그러므로 긴엄지벌림근은 손목관절에서 손을 굽힌다(작용 5).
- 긴엄지벌림근은 (근섬유들은 가로면에서 약간 수평으로 주행하면서) 근섬유들이 자뼈에서 노뼈 방향으로 아래팔 뒤쪽에서 자뼈와 노뼈를 가로지른다. 엄지와 손이 아래팔의 노뼈로 고정되었을 때, 긴엄지벌림근이 그들의 먼쪽부착점에서 당기고 먼쪽노뼈가 움직인다. 만약 아래팔이 엎침 자세에 있다면, 긴엄지벌림근의 당김선은 먼쪽노뼈가 먼쪽자뼈 중심으로 뒤가쪽 방향으로 당겨지게 (그리고 노뼈머리가 가쪽으로 돌게) 유도한다. 이 노뼈의 움직임은 *뒤침*으로 불린다. 그러므로 긴엄지벌림근은 노자관절에서 아래팔을 뒤친다(작용 6).

반대 작용근 작용 노트

- 첫 번째 CMC관절에서 엄지의 손허리뼈 움직임의 반대 작용은 CMC관절에서 엄지의 손허리뼈 쪽으로 손목뼈(큰마름뼈)의 움직임이다. 이러한 반대작용은 아마도 엄지가 고정된 물체를 잡아서 먼쪽끝(손허리뼈)이 고정되었을 때 발생될 것이다. 큰마름뼈의 움직임은 손에 대하여 전체 손목뼈와 아래팔의 움직임을 포함할 것이다(반대 작용 1, 2, 3).
- 손목관절에서 반대 작용은 손이 고정된 물체를 잡아 고정되고 고정된 손에 대하여 아래팔이 움직일 때 발생한다(반대 작용 4, 5).
- 아래팔의 뒤침은 대개 고정된 자뼈 중심으로 이동하는 노뼈의 움직임을 포함한다. 자뼈가 고정된 노뼈 중심으로 뒤치는 것의 반대 작용은 대개 손이 고정된 물체를 잡아 고정되었을 때 발생한다. 팔꿈치관절이 돌림을 허용하지 않기 때문에, 자뼈의 뒤침은 팔의 움직임을 동반하고, 오목위팔관절에서 팔의 안쪽돌림을 유발한다(반대 작용 6).

움직임

1. 긴엄지벌림근은 빗면에서 하나의 당김선을 가지고 있기 때문에, CMC관절에서 엄지의 벌림, 폄, 가쪽돌림 그리고 손목관절에서 손의 노쪽편위, 굽힘 그리고 RU관절에서 아래팔의 뒤침으로 결합된 하나의 움직임을 만든다.

편심성 길항근 기능

1. 엄지의 CMC관절에서 손허리뼈의 모음, 굽힘 그리고 안쪽돌림을 제한하고 느리게 한다.
2. 엄지의 CMC관절에서 손목뼈(큰마름뼈)의 모음, 굽힘 그리고 가쪽돌림을 제한하고 느리게 한다.
3. 손목관절의 자쪽편위와 폄을 제한하고 느리게 한다.
4. 노자관절의 엎침을 제한하고 느리게 한다.

등척성 안정화 기능

1. 첫 번째 CMC관절을 안정화시킨다.
2. 손목관절을 안정화시킨다.
3. 노자관절을 안정화시킨다.

작용에 대한 추가적인 노트

1. 긴엄지벌림근이 CMC관절에서 엄지를 펴고, 이 작용은 엄지의 물러섬(reposition)의 구성 움직임(그리고 또다른 물러섬 구성 움직임으로 폄은 가쪽돌림과 결합된다)인 것을 고려하면, 긴엄지벌림근은 CMC관절에서 엄지의 물러섬에 기여한다고 말할 수 있다.
2. 긴엄지벌림근이 CMC관절에서 엄지를 펴기 위해 빠르게 또는 강력하게 수축할 때는 항상 긴엄지벌림근은 손목관절에서 손을 노쪽으로 편위시킨다. 노쪽편위를 방지하기 위해, 손목관절에서 손의 자쪽치우침근(즉, 자쪽손목굽힘근 또는 자쪽손목폄근)은 손을 노쪽으로 편위되지 않도록 안정화하는 자쪽편위의 힘을 발생시키기 위해 반드시 수축해야 한다. 엄지를 펼 때 아래팔의 자쪽면을 촉진하면 긴엄지벌림근을 느낄 수 있다.
3. 모든 3개의 엄지를 움직이는 아래팔 뒤쪽의 깊은 먼쪽 근육(긴엄지벌림근, 짧은엄지폄근, 그리고 긴엄지폄근)은 손목관절에서 손을 노쪽으로 편위(벌림)시킬 수 있다.

신경지배

- ☐ 노신경(radial nerve)
  - ☐ 뒤쪽뼈사이신경(posterior interosseus nerve): **C7**, C8

동맥공급

- ☐ 뒤쪽뼈사이동맥(자동맥의 가지)
  - ☐ 그리고 앞쪽뼈사이동맥의 관통가지(자동맥의 가지)

촉진

1. 대상자가 앉은 자세에서 아래팔은 완전한 엎침과 완전한 뒤침 사이 중간 자세에 두고, 촉진하는 손을 손목 가쪽에 둔다.
2. 대상자가 첫 번째 손목손허리관절에서 엄지를 스스로 벌리고 펴도록 하고 긴엄지벌림근과 짧은엄지폄근의 먼쪽힘줄을 느낀다. (그들은 대개 해부학적 코담배갑(anatomic snuffbox)의 노쪽(가쪽)면에서 볼 수 있는 가장자리지만, 서로 바로 옆에 있기 때문에 하나의 힘줄처럼 보이기도 한다.)
3. 계속해서 긴엄지벌림근을 몸쪽 및 먼쪽으로 가능한 한 멀리 촉진한다.

다른 구조와의 관계 (Relationship to other structures)

- □ 긴엄지벌림근은 먼쪽아래팔 뒤쪽에서 발견되는 긴엄지벌림근, 짧은엄지폄근, 긴엄지폄근, 그리고 집게폄근의 4개의 깊은 근육 중 하나이다. 긴엄지벌림근의 대부분 힘살은 손가락폄근, 새끼폄근, 그리고 자쪽손목폄근보다 깊은 곳에 있다.
- □ 긴엄지벌림근의 힘살은 긴엄지폄근과 짧은엄지폄근의 바로 가쪽에 있다.
- □ 긴엄지벌림근의 힘살은 짧은엄지폄근의 힘살 중 일부에 가로놓인다.
- □ 긴엄지벌림근의 먼쪽힘살·힘줄은 먼쪽아래팔의 뒤가쪽에서 얕아지고 (짧은엄지폄근을 따라) 노쪽 근육군(위팔노근, 긴·짧은노쪽손목폄근)의 보다 얕은 곳에 있다.
- □ 긴엄지벌림근과 짧은엄지폄근은 노뼈붓돌기(styloid process)의 바로 앞쪽을 지난다.
- □ 긴엄지벌림근은 얕은뒤팔선((superficial back arm line), 깊은앞팔선(deep front arm line) 근막경선(myofascial meridians) 내에 포함된다.

기타(Miscellaneous)

1. 긴엄지벌림근은 아래팔 뒤쪽의 깊은 먼쪽 4개의 군을 구성하는 4개의 근육 중 하나이다(4개의 근육은 긴엄지벌림근, 짧은엄지폄근, 긴엄지폄근 그리고 집게폄근이다).
2. 긴엄지벌림근의 먼쪽힘줄과 짧은엄지폄근의 먼쪽힘줄은 해부학적 코담배갑(anatomic snuffbox)의 가쪽가장자리를 구성한다. 이 두 힘줄은 서로 매우 가까이 있고 서로 구별하기 힘들다. 긴엄지벌림근은 2개 중 더 앞가쪽에 있다. (Note: 해부학적 코담배갑은 긴엄지폄근으로 안쪽면에 가장자리를 이룬다.)
3. 긴엄지벌림근의 먼쪽힘줄은 종종 큰마름뼈에 부착되기 위해 나누어진다.
4. 긴엄지벌림근과 짧은엄지폄근은 공통윤활집(common synovial sheath)을 공유한다. 엄지의 과도한 움직임으로, 긴엄지벌림근 및 짧은엄지폄근의 힘줄과 노뼈붓돌기 사이의 마찰은 힘줄윤활막염(tenosynovitis, 윤활집의 염증)을 일으킨다. 이 상태는 *드퀘르뱅병(de Quervain's disease)* 또는 *드퀘르뱅 협착윤활막염(de Quervain's stenosing tenosynovitis)*으로 알려져 있다.

□ 짧은엄지폄근[Extensor Pollicis Brevis: 깊은먼쪽 4개군의(of Deep Distal Four Group)]

짧은엄지폄근*이라는 이름은 이 근육이 엄지를 펴고 (긴엄지폄근보다) 짧다는 것을 말해 준다.*

□ **어원**

Extensor: 라틴어. *신체 일부를 펴는 근육*

Pollicis: 라틴어. *엄지*

Brevis: 라틴어. *더 짧은*

□ **발음**

eks-TEN-sor

POL-i-sis

BRE-vis

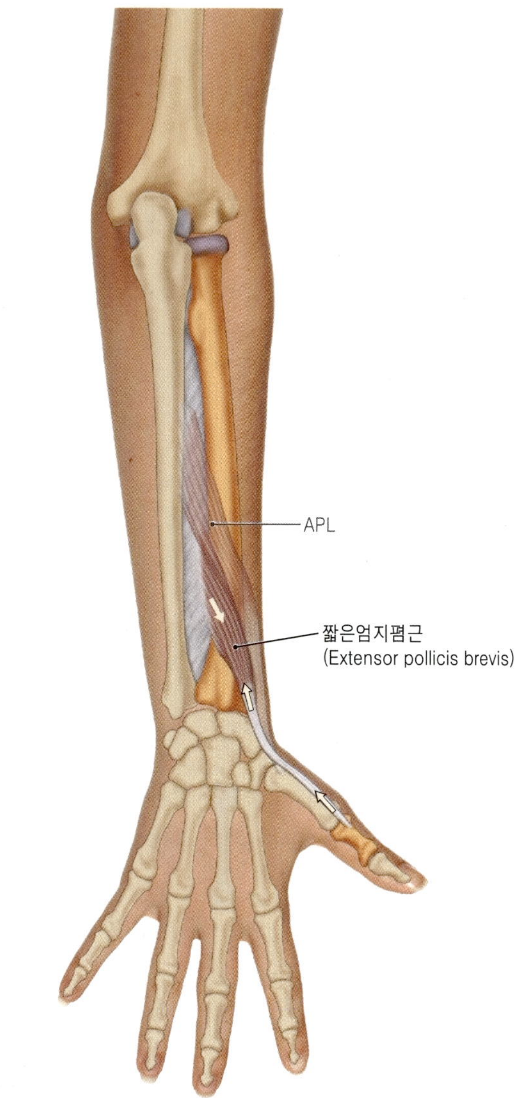

그림 8-11. 짧은엄지폄근의 뒤쪽면. 긴엄지벌림근(APL)은 희미하게 보인다.

부착점(Attachments)

□ 노뼈 뒤쪽

- □ 먼쪽 1/3과 주변 뼈사이막*에서부터*

□ 엄지

- □ 첫마디뼈의 뒤가쪽 바닥*까지*

기능(Functions)

동심성(단축성) 작용근 작용

표준 작용근 작용	반대 작용근 작용
□ **1. CMC·MCP관절에서 엄지를 편다.**	□ 1. CMC관절에서 손목뼈(큰마름뼈)를 펴고 MCP관절에서 첫 번째 손허리뼈를 편다.
□ **2. CMC관절에서 엄지를 벌린다.**	□ 2. CMC관절에서 손목뼈(큰마름뼈)를 벌린다.
□ 3. CMC관절에서 엄지를 가쪽으로 돌린다.	□ 3. CMC관절에서 손목뼈(큰마름뼈)를 안쪽으로 돌린다.
□ 4. 손목관절에서 손을 노쪽으로 편위시킨다.	□ 4. 손목관절에서 아래팔을 노쪽으로 편위시킨다.

CMC관절: 손목손허리관절(엄지의, 엄지의 안장관절), MCP관절: 손허리손가락관절

표준 작용근 작용 노트

- 짧은엄지폄근은 엄지의 첫마디뼈에 부착하기 위해 (근섬유들은 이마면에서 수직으로 주행하면서) 엄지의 첫 번째 CMC관절을 가쪽(노쪽)으로 가로지른다. 짧은엄지폄근이 수축할 때, 이것은 손바닥면(이마면)에서 집게손가락으로부터 멀어지게 엄지손가락의 첫마디뼈를 가쪽(노쪽)으로 당긴다. 이 작용은 엄지의 폄으로 불린다. 그러므로 짧은엄지폄근은 첫 번째 CMC관절에서 엄지의 손허리뼈를 펴는 것에 의해 엄지를 편다. 추가적으로, 짧은엄지폄근은 엄지의 첫 번째 MCP관절을 가쪽(노쪽)으로 가로지른다. 그러므로 이것은 이 관절에서 엄지의 첫마디뼈를 편다(작용 1). [Note: 발생학적으로 엄지의 돌림성 발달(rotational development) 때문에 엄지의 굽힘과 폄으로 불리는 작용은 이마면에서 발생한다.]
- 짧은엄지폄근은 엄지의 첫마디뼈에 부착하기 위해 (근섬유들은 시상면에서 수직으로 주행하면서) 엄지의 첫 번째 CMC관절을 앞쪽으로 가로지른다. 짧은엄지폄근이 수축할 때, 짧은엄지폄근은 손바닥면에서 직각으로, 멀어지는 방향으로 엄지의 첫마디뼈를 당긴다. 이 작용은 엄지의 벌림으로 불린다. 그러므로 짧은엄지폄근은 첫 번째 CMC관절에서 엄지의 손허리뼈의 벌림으로 엄지를 벌린다. [Note: 발생학적으로 엄지의 돌림성 발달(rotational development) 때문에, 엄지의 벌림과 모음으로 불리는 작용은

시상면에서 발생한다.] 짧은엄지폄근은 엄지의 첫번째 MCP관절을 앞쪽으로 가로지른다. 그러나 이 관절은 벌림을 허용하지 않는다(작용 2).

- 짧은엄지폄근은 엄지의 더 가쪽으로 부착하기 위해 (근섬유들은 가로면에서 약간 수평으로 주행하면서) 아래팔의 안쪽으로부터 첫 번째 CMC관절을 뒤쪽으로 가로지른다. 짧은엄지폄근이 수축할 때 엄지를 뒤가쪽으로 당긴다. 이 동작은 엄지의 가쪽돌림이다. 왜냐하면 엄지의 앞쪽면이 가쪽으로 돌기 때문이다. 그러므로 짧은엄지폄근은 첫 번째 CMC관절에서 엄지를 가쪽으로 돌린다(작용 3).
- 짧은엄지폄근은 (근섬유들은 이마면에서 수직으로 주행하면서) 손목관절을 노쪽(가쪽)면으로 가로지른다. 그러므로 짧은엄지폄근은 손목관절에서 손을 노쪽으로 편위(벌림)시킨다(작용 4).

반대 작용근 작용 노트

- 첫 번째 CMC관절에서 엄지의 손허리뼈의 움직임의 반대 작용은 CMC관절에서 엄지의 손허리뼈 쪽으로 손목뼈(큰마름뼈)를 움직이는 것이다. 이것은 엄지가 고정된 물체를 잡아서 먼쪽끝(손허리뼈)이 고정되었을 때 발생할 수 있다. 큰마름뼈의 움직임은 손에 대하여 전체 손목뼈와 아래팔의 움직임을 포함한다(반대 작용 1, 2, 3).
- MCP관절에서 엄지의 첫마디뼈의 움직임의 반대 작용은 MCP관절에서 첫마디뼈쪽으로 엄지의 손허리뼈를 움직이는 것이다. 이것은 엄지로 고정된 물체를 잡아서, 먼쪽끝(첫마디뼈)이 고정되었을 때 발생할 수 있다(반대 작용 1).
- 손목관절에서 반대 작용은 손이 고정된 물체를 잡아 고정되고 고정된 손에 대하여 아래팔이 움직일 때 발생한다(반대 작용 4).

움직임

1. 짧은엄지폄근은 빗면에서 하나의 당김선을 가지고 있기 때문에 CMC관절에서 엄지의 폄, 가쪽돌림, 벌림과 MCP관절에서 엄지의 폄 그리고 손목관절에서 손의 노쪽편위로 결합된 하나의 움직임을 만든다.

편심성 길항근 기능

1. 엄지의 CMC·MCP관절의 굽힘을 제한하고 느리게 한다.
2. 엄지의 CMC관절의 모음을 제한하고 느리게 한다.
3. 엄지의 CMC관절에서 손허리뼈의 안쪽돌림과 손목뼈(큰마름뼈)의 가쪽돌림을 제한하고 느리게 한다.
4. 손목의 자쪽편위를 제한하고 느리게 한다.

등척성 안정화 기능

1. 엄지의 CMC, MCP관절을 안정화시킨다.
2. 손목관절을 안정화시킨다.

작용에 대한 추가적인 노트

1. 일부 자료들은 짧은엄지폄근이 손목관절에서 손을 굽힐 수 있다고 서술한다. 긴엄지벌림근이 손목관절을 굽힐만큼 충분히 앞쪽이 있는 것을 고려하면, 짧은엄지폄근은 손목관절에서 긴엄지벌림근의 바로 옆을 가로지르고, 이 동작은 짧은엄지폄근의 당김선이 손목관절에서 손을 굽히는 것처럼 보인다. 손목을 굽히는 지렛대 힘(leverage force)은 손목관절이 더 굽혀질수록 증가될 것이다.
2. 짧은 엄지폄근이 CMC관절에서 엄지를 펴고, 이 움직임이 엄지의 물러섬(reposition)의 구성 움직임(component motion)인 것을 고려하면(그리고 또 다른 물러섬의 구성 움직임인 폄은 가쪽돌림과 결합), 짧은엄지폄근은 CMC관절에서 엄지의 물러섬에 기여한다고 말할 수 있다.
3. 짧은엄지폄근이 CMC관절에서 엄지를 폄 또는 벌림 하기 위해 빠르게 또는 강력하게 수축할 때마다 짧은엄지폄근은 또한 손목관절에서 손을 노쪽으로 편위할 것이다. 이를 방지하기 위하여, 손목관절에서 손의 자쪽치우침근(자쪽손목굽힘근 또는 자쪽손목폄근)은 노쪽으로 편위되지 않도록 안정화하는 자쪽편위의 힘을 일으키기 위해 반드시 수축해야 한다. 엄지를 폄 또는 벌림 할 때 아래팔의 자쪽면을 촉진하면 짧은엄지폄근이 느껴질 것이다.
4. 짧은엄지폄근은 노자관절을 가로지르지 않기 때문에 깊은먼쪽 4개군 중 노자관절에서 아래팔을 뒤칠 수 없는 유일한 근육이다.
5. 모든 엄지를 움직이는 아래팔 뒤쪽의 3개의 깊은먼쪽근육들(긴엄지벌림근, 짧은엄지폄근, 그리고 긴엄지폄근)은 손목관절에서 손을 노쪽으로 편위(벌림)시킬 수 있다.

신경지배

- ☐ 노신경(radial nerve)
  - ☐ 뒤쪽뼈사이신경(posterior interosseus nerve): **C7**, C8

동맥공급

- ☐ 뒤쪽뼈사이동맥(자동맥의 가지)
  - ☐ 그리고 앞쪽뼈사이동맥의 관통가지(자동맥의 가지)

짧은엄지폄근[Extensor Pollicis Brevis: 깊은먼쪽 4개군의(of Deep Distal Four Group)] *(계속)*

촉진

1. 대상자가 앉은 자세에서 아래팔은 완전한 엎침과 완전한 뒤침 사이의 중간 자세에 두고 촉진하는 손을 손목 가쪽에 둔다.
2. 대상자에게 첫번째 손목손허리관절에서 엄지를 스스로 벌리고 펴도록 하고 짧은엄지폄근과 긴엄지벌림근의 먼쪽힘줄을 느낀다. [그것들은 해부학적 코담배갑(anatomic snuffbox)의 노쪽(가쪽)면에서 눈으로 볼 수 있는 가장자리를 이루지만, 그들이 서로 바로 옆에 있기 때문에 하나의 힘줄인 것처럼 보인다.]
3. 계속해서 짧은엄지폄근을 몸쪽으로 먼쪽으로 가능한 한 멀리 촉진한다.

다른 구조와의 관계 (Relationship to other structures)

- □ 짧은엄지폄근은 먼쪽아래팔 뒤쪽에서 찾을 수 있는 4개의 깊은 근육 중 하나이다(긴엄지벌림근, 짧은엄지폄근, 긴엄지폄근, 그리고 집게폄근). 짧은엄지폄근의 대부분의 힘살은 손가락폄근보다 깊은 곳에 있다.
- □ 짧은엄지폄근은 긴엄지벌림근의 바로 안쪽과 긴엄지폄근의 바로 가쪽에 있다.
- □ 짧은엄지폄근의 힘살의 상당수는 긴엄지벌림근과 긴엄지폄근의 힘살보다 깊은 곳에 있다.
- □ 짧은엄지폄근의 먼쪽 힘살과 힘줄은 먼쪽아래팔 뒤가쪽에서 얕아지고 (긴엄지벌림근을 따라서) 노쪽군(위팔노근 그리고 긴 그리고 짧은노쪽손목폄근)보다 얕은 곳에 있다.
- □ 짧은엄지폄근과 긴엄지벌림근은 노뼈붓돌기 바로 앞쪽을 지난다.
- □ 짧은엄지폄근은 얕은뒤팔선(superficial back arm line), 깊은앞팔선(deep front arm line) 근막경선(myofascial meridians) 내에 포함된다.

기타(Miscellaneous)

1. 짧은엄지폄근은 뒤쪽아래팔의 깊은먼쪽 4개군을 구성하는 4개의 근육 중 하나이다(이 군의 4개의 근육은 긴엄지벌림근, 짧은엄지폄근, 긴엄지폄근 그리고 집게폄근이다).
2. 짧은엄지폄근의 먼쪽힘줄과 긴엄지벌림근의 먼쪽힘줄은 해부학적 코담배갑(anatomic snuffbox)의 가쪽가장자리를 구성한다. 이 두 힘줄들은 서로 아주 가깝고 서로 구별하기 힘들다. 짧은엄지폄근은 둘 중 더 뒤안쪽에 있다. (Note: 해부학적 코담배갑은 긴엄지폄근으로 안쪽 가장자리를 이룬다.)
3. 짧은엄지폄근과 긴엄지벌림근은 공통윤활집을 공유한다. 엄지의 과도한 움직임으로, 짧은엄지폄근 및 긴엄지벌림근의 힘줄과 노뼈붓돌기 사이의 마찰은 힘줄윤활막염(tenosynovitis, 윤활집의 염증)을 야기할 수 있다. 이 상태는 *드퀘르뱅병(de Quervain's disease)* 또는 *드퀘르뱅 협착윤활막염(de Quervain's stenosing tenosynovitis)*으로 알려져 있다.

긴엄지폄근[Extensor Pollicis Longus: □ 깊은먼쪽 4개군의(of Deep Distal Four Group)]

긴엄지폄근이라는 이름은 이 근육이 엄지를 펴고 (짧은엄지폄근보다) 길다는 것을 말해 준다.

□ **어원**

Extensor: 라틴어. *신체 일부를 펴는 근육*

Pollicis: 라틴어. *엄지*

Longus: 라틴어. *더 긴*

□ **발음**

eks–TEN–sor

POL–i–sis

LONG–us

부착점(Attachments)

□ **자뼈 뒤쪽**

- □ 중간 1/3과 주변 뼈사이막*에서부터*

□ **엄지**

- □ 엄지의 끝마디뼈의 뒤쪽면에서 엄지의 손등손가락전개부를 경유

기능(Functions)

동심성(단축성) 작용근 작용

표준 작용근 작용	반대 작용근 작용
□ **1. CMC, MCP, IP관절에서 엄지를 편다.**	□ 1. CMC관절에서 손목뼈(큰마름뼈)를 펴고, MCP관절에서 첫 번째 손허리뼈를 펴고 IP 관절에서 첫마디뼈를 편다.
□ 2. CMC관절에서 엄지를 가쪽으로 돌린다.	□ 2. CMC관절에서 손목뼈(큰마름뼈)를 안쪽으로 돌린다.
□ 3. 손목관절에서 손을 편다.	□ 3. 손목관절에서 아래팔을 편다.
□ 4. 손목관절에서 손을 노쪽으로 편위시킨다.	□ 4. 손목관절에서 아래팔을 노쪽으로 편위시킨다.
□ 5. 노자관절에서 아래팔을 뒤친다.	□ 5. 노자관절에서 아래팔을 뒤치고 오목위팔관절에서 팔을 안쪽으로 돌린다.
□ 6. CMC관절에서 엄지를 모은다.	□ 6. CMC관절에서 손목뼈(큰마름뼈)를 모은다.

CMC관절: 손목손허리관절(엄지의, 엄지의 안장관절), MCP관절: 손허리손가락관절, IP 관절: 손가락뼈사이관절

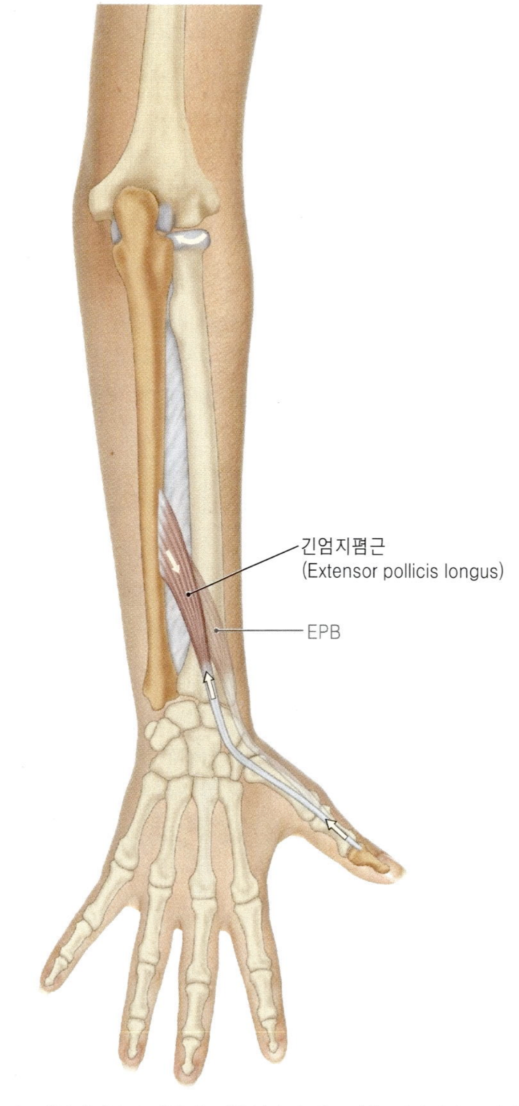

그림 8–12. 긴엄지폄근의 뒤쪽면. 짧은엄지폄근(EPB)은 희미하게 보인다.

표준 작용근 작용 노트

- 긴엄지폄근은 엄지의 엄지의 끝마디뼈에 부착하기 위해 CMC관절을 가쪽(노쪽)으로 가로지른다(근섬유들은 이마면에서 수직으로 주행한다). 긴엄지폄근을 수축할 때, 긴엄지폄근은 손바닥 면에서(이마면), 집게손가락으로부터 멀어지게 엄지의 끝마디뼈를 가쪽(노쪽)으로 당긴다. 이 작용은 *엄지의 폄*으로 불린다. 그러므로 긴엄지폄근은 첫 번째 CMC관절에서 엄지의 손허리뼈를 펴는 것에 의해 엄지를 편다. [Note: 발생학적으로 엄지의 돌림성 발달(rotational development) 때문에, 엄지의 굽힘과 폄으로 불리는 작용은 이마면에서 발생한다.] 추가적으로, 긴엄지폄근은 엄지의 MCP, IP관절을 가쪽(노쪽)으로 가로지른다. 그러므로 긴엄지폄근은 이 관절들에서 엄지의 손가락뼈를 편다(작용 1).
- 긴엄지폄근은 엄지의 더 가쪽에 부착하기 위해 아래팔의 안쪽으

긴엄지폄근[Extensor Pollicis Longus: 깊은먼쪽 4개군의(of Deep Distal Four Group)] *(계속)*

로부터 첫 번째 CMC관절을 뒤쪽으로 가로지른다(근섬유들은 가로면에서 약간 수평으로 주행한다). 긴엄지폄근이 수축할 때 긴엄지폄근은 엄지를 뒤가쪽으로 당긴다. 이 동작은 엄지의 가쪽돌림이다. 왜냐하면 엄지의 앞쪽면이 가쪽으로 돌기 때문이다. 그러므로 긴엄지폄근은 첫 번째 CMC관절에서 엄지를 가쪽으로 돌린다(작용 2).

- 긴엄지폄근은 손목관절을 뒤쪽으로 가로지른다(근섬유들은 시상면에서 수직으로 주행한다). 그러므로 긴엄지폄근은 손목관절에서 손을 편다(작용 3).
- 긴엄지폄근은 손목관절을 노쪽(가쪽)으로 가로지른다(근섬유들은 이마면에서 수직으로 주행한다). 그러므로 긴엄지폄근은 손목관절에서 손을 노쪽으로 편위(벌림)시킨다(작용 4).
- 긴엄지폄근은 이것의 섬유가 노뼈에서 자뼈 방향으로 아래팔 뒤쪽에서 자뼈와 노뼈를 가로지른다(근섬유들은 가로면에서 약간 수평으로 주행하기 때문이다). 엄지와 손이 아래팔의 노뼈에 고정되고, 긴엄지폄근이 먼쪽부착점을 당길 때, 먼쪽노뼈가 움직인다. 만약 아래팔이 엎침 자세에 있다면, 긴엄지폄근의 당김선은 먼쪽자뼈 중심으로 뒤가쪽 방향으로 먼쪽노뼈가 당겨지는 것을 유발한다(그리고 노뼈의 머리가 가쪽으로 돌아가도록 한다). 이 노뼈의 움직임은 *뒤침*이라고 불린다. 그러므로 긴엄지폄근은 노자관절에서 아래팔을 뒤친다(작용 5).
- 긴엄지폄근은 엄지가 처음 벌림 자세에 있을 때 CMC관절에서 엄지를 모을 수 있다. CMC관절에서 엄지의 모음은 시상면에서 손바닥 방향으로 그리고 직각으로 엄지의 손허리뼈의 움직임이다(작용 6). [Note: 발생학적으로 엄지의 돌림성 발달(rotational development) 때문에, 엄지의 벌림과 모음이라고 불리는 작용은 시상면에서 발생한다.]

반대 작용근 작용 노트

- 첫 번째 CMC관절에서 엄지의 손허리뼈 움직임의 반대 작용은 CMC관절에서 엄지의 손허리뼈 방향으로 손목뼈(큰마름뼈)를 움직이는 것이다. 이 작용은 엄지로 고정된 물체를 잡아서 먼쪽끝(손허리뼈)이 고정될 때 발생할 수 있다. 큰마름뼈의 움직임은 손에 대하여 전체 손목뼈와 아래팔의 움직임을 포함할 수 있다(반대 작용 1, 2, 6).
- 손목관절에서 반대 작용은 손이 고정된 물체를 잡아 고정되고 고정된 손에 대하여 아래팔이 움직일 때 발생한다(반대 작용 3, 4).
- 아래팔의 뒤침은 대개 고정된 자뼈 중심으로 이동하는 노뼈가 움직이는 것을 포함한다. 고정된 노뼈 중심의 자뼈의 반대 작용은 대개 손이 고정된 물체를 잡아 고정될 때 발생한다. 팔꿈치관절이 돌림을 허용하지 않기 때문에, 자뼈의 뒤침은 팔이 이것과 함께 움직이도록 유도하고, 오목위팔관절에서 팔의 안쪽돌림을 유발한다(반대 작용 5).

움직임

1. 긴엄지폄근은 빗면에서 하나의 당김선을 가지고 있기 때문에 CMC관절에서 엄지의 폄·가쪽돌림·모음, MCP, IP관절에서 엄지의 폄, 손목관절에서 손의 폄, 노쪽편위, RU관절에서 아래팔의 뒤침으로 결합된 하나의 움직임을 만든다.

편심성 길항근 기능

1. 엄지의 CMC, MCP, IP관절의 굽힘을 제한하고 느리게 한다.
2. 엄지의 CMC관절에서 손허리뼈의 안쪽돌림과 손목뼈(큰마름뼈)의 가쪽돌림을 제한하고 느리게 한다.
3. 손목관절 굽힘과 자쪽편위를 제한하고 느리게 한다.
4. 노자관절의 엎침을 제한하고 느리게 한다.
5. 엄지의 CMC관절의 벌림을 제한하고 느리게 한다.

등척성 안정화 기능

1. 엄지의 CMC, MCP, IP관절을 안정화시킨다.
2. 손목관절을 안정화시킨다.
3. 노자관절을 안정화시킨다.

작용에 대한 추가적인 노트

1. 일부 자료들은 긴엄지폄근은 엄지의 맞섬(opposition)과 관여되었다고 기술한다. 다른 자료는 긴엄지폄근이 대신에 엄지의 물러섬(reposition)과 연관된다고 말한다. 둘 다 진실일 것이다. 긴엄지폄근은 엄지의 물러섬의 구성작용(component actions)인 엄지를 펴고 가쪽으로 돌린다. 그러나 긴엄지폄근은 엄지 맞섬의 구성 작용인 엄지를 모은다. 그러므로 이 근육은 맞섬과 물러섬 모두에 관여할 수 있다.
2. 긴엄지폄근이 CMC관절에서 엄지의 폄을 수행하기 위해 빠르게 또는 강력하게 수축할 때마다, 긴엄지폄근은 손목관절에서 손을 노쪽으로 편위시킬 수 있다. 이를 방지하기 위해서 손목관절에서 손의 자쪽치우침근(자쪽손목굽힘근 또는 자쪽손목폄근)은 손이 노쪽으로 편위되지 않도록 손을 안정화시키는 자쪽편위 힘을 발생시키기 위해 수축해야만 한다. 엄지를 펼 때 아래팔의 자쪽면을 촉진하면 이것이 느껴질 것이다.
3. 모든 엄지를 움직이는 아래팔 뒤쪽의 3개의 깊은먼쪽근육들(긴엄지벌림근, 짧은엄지폄근, 긴엄지폄근)은 손목관절에서 손을 노쪽으로 편위(벌림)시킬 수 있다.

신경지배

- ☐ 노신경(radial nerve)
  - ☐ 뒤쪽뼈사이신경(posterior interosseus nerve): **C7**, C8

동맥공급

- ☐ 뒤쪽뼈사이동맥(자동맥의 가지)
  - ☐ 그리고 앞쪽뼈사이동맥의 관통가지(자동맥의 가지)

촉진

1. 대상자가 앉은 상태에서 아래팔이 완전한 엎침·뒤침 사이의 중간 자세에 두고, 촉진하는 손을 손목의 뒤가쪽에 둔다.
2. 대상자에게 손목손허리관절, 손허리손가락관절 그리고 손가락뼈사이관절에서 엄지손가락을 스스로 펴도록 하고 긴엄지폄근의 먼쪽힘줄의 긴장을 느낀다. 이것은 대개 해부학적 코담배갑의 자쪽(안쪽)면에서 눈으로 볼 수 있는 가장자리를 이룬다.
3. 계속해서 긴엄지폄근을 먼쪽으로 엄지와 몸쪽으로 자뼈의 노쪽(가쪽)면 부착점을 촉진한다.

다른 구조와의 관계 (Relationship to other structures)

- ☐ 긴엄지폄근은 먼쪽아래팔 뒤쪽에 있는 4개의 깊은근육 중 하나이다(긴엄지벌림근, 짧은엄지폄근, 긴엄지폄근 그리고 집게폄근). 긴엄지폄근의 대부분의 힘살은 손가락폄근, 새끼폄근 그리고 자쪽손목폄근보다 깊은곳에 있다.
- ☐ 긴엄지폄근의 자뼈 뒤쪽에 있는 몸쪽부착점은 긴엄지폄근과 집게폄근 사이에 위치한다. 이것은 긴엄지폄근의 먼쪽과 집게폄근의 몸쪽이다.
- ☐ 긴엄지폄근은 짧은엄지폄근의 몸쪽부착점보다 얕은 곳에 있다.
- ☐ 긴엄지벌림근과 짧은엄지폄근의 힘살은 긴엄지폄근의 힘살의 바로 가쪽에 놓여 있다.
- ☐ 긴엄지폄근의 먼쪽힘살·힘줄은 손목 뒤쪽에서 얕은쪽으로 간다. 그것들은 긴노쪽손목폄근과 짧은노쪽손목폄근보다 얕은 곳에 있다.
- ☐ 긴엄지폄근의 먼쪽힘줄은 이것의 당김선을 바꾸는 *등쪽결절[dorsal tubercle: 리스터결절(Lister's tubercle)*이라고도 알려진]이라고 불리는 노뼈의 뼈지렛대 중심으로 돌아간다.
- ☐ 긴엄지폄근은 얕은뒤팔선 근막경선(superficial back arm line myofascial meridian) 내에 포함된다.

기타(Miscellaneous)

1. 긴엄지폄근은 뒤쪽아래팔의 깊은먼쪽 4개군을 구성하는 4개의 근육 중 하나이다(이 군의 4개 근육은 긴엄지벌림근, 짧은엄지폄근, 긴엄지폄근 그리고 집게폄근이다).
2. 긴엄지폄근의 깊은 힘줄은 해부학적 코담배갑의 안쪽 가장자리를 구성한다. (Note: 해부학적 코담배갑은 긴엄지벌림근과 짧은엄지폄근의 가쪽으로 가장자리를 이룬다.)
3. 긴엄지폄근의 먼쪽부착점은 엄지의 첫마디뼈의 뒤쪽, 안쪽, 가쪽면을 덮는 섬유널힘줄전개부(aponeurotic expansion)가 되기 위해 펼쳐진다. 이것은 그 다음에 끝마디뼈의 뒤쪽면에 부착하기 위해 먼쪽으로 계속된다. 이 구조물은 *손등손가락전개부(dorsal digital expansion)*라고 불린다.
4. 손등손가락전개부는 *폄근전개부(extensor expansion)* 또는 *손등덮개(dorsal hood)*로도 알려져 있다. 손등덮개라는 이름은 이것이 엄지를 굽히고 펼 때 이동 가능한 조직의 덮개로 기여하기 때문에 지어졌다.
5. 엄지의 손등손가락전개부는 짧은엄지벌림근과 엄지모음근(그리고 만약 존재한다면 엄지의 손바닥뼈사이근)의 부착점을 제공한다. 엄지의 손등손가락전개부가 손가락뼈사이관절을 뒤쪽으로 가로지르는 것을 고려하면 짧은엄지벌림근, 엄지모음근, 엄지의 손바닥뼈사이근은 손가락뼈사이관절에서 엄지의 끝마디뼈를 모두 펼 수 있다.

□ 집게폄근[Extensor Indicis: 깊은먼쪽 4개군의(of Deep Distal Four Group)]

집게폄근*이라는 이름은 이 근육이 집게손가락을 편다는 것을 말해 준다.*

□ **어원**

Extensor: 라틴어. *신체 부분을 펴는 근육*

Indicis: 라틴어. *집게손가락(두 번째 손가락)*

□ **발음**

eks-TEN-sor

IN-di-sis

부착점(Attachments)

□ **자뼈 뒤쪽**

- □ 먼쪽 1/3과 뼈사이막*에서부터*

□ **집게손가락(두 번째 손가락)**

- □ 손가락폄근의 힘줄의 자쪽면에 부착(손등손가락전개부를 경유하여 집게손가락의 중간·끝마디뼈의 뒤쪽면에 부착하기 위해)*까지*

기능(Functions)

동심성(단축성) 작용근 작용

표준 작용근 작용	반대 작용근 작용
□ **1. MCP, PIP, DIP관절에서 집게손가락을 편다.**	□ 1. MCP관절에서 두 번째 손허리뼈를 편다. PIP관절에서 첫마디뼈를 편다. DIP관절에서 중간마디뼈를 편다.
□ **2. 손목관절에서 손을 편다.**	□ 2. 손목관절에서 아래팔을 편다.
□ 3. MCP관절에서 집게손가락을 모은다.	□ 3. MCP관절에서 두 번째 손허리뼈를 모은다.
□ 4. 노자관절에서 아래팔을 뒤친다.	□ 4. 노자관절에서 자뼈를 뒤치고 오목위팔관절에서 팔을 안쪽으로 돌린다.

MCP: 손허리손가락관절, PIP관절: 몸쪽손가락뼈사이관절, DIP관절: 먼쪽손가락뼈사이관절

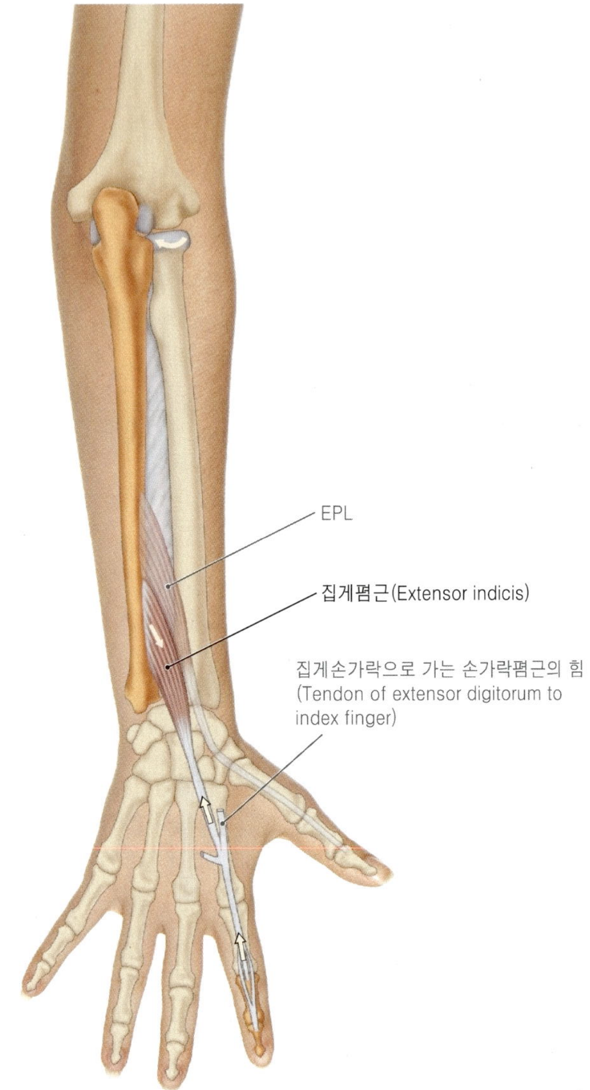

그림 8-13. 집게폄근의 뒤쪽면. 긴엄지폄근(EPL)은 희미하게 보인다.

표준 작용근 작용 노트

- 집게폄근은 집게손가락의 손가락폄근의 먼쪽힘줄에 부착하기 전에 (집게손가락의) 두 번째 MCP관절을 가로지른다. 집게폄근은 이 관절을 뒤로 가로지르게 때문에(근섬유들이 시상면에서 수직으로 주행하면서), 두 번째 MCP관절에서 집게손가락을 편다. 더 나아가 손가락폄근의 먼쪽힘줄에 부착하는 것으로, 집게폄근은 마치 손가락폄근의 힘살이 수축하고 스스로 힘줄을 당기는 것과 같이 집게폄근의 힘줄을 당긴다. 그러므로 집게폄근은 손가락폄근과 같이 집게손가락에서 같은 작용, 즉 PIP, DIP관절에서 집게손가락을 편다(작용 1).
- 더 세부적으로, 이것은 MCP관절에서 집게손가락의 첫마디뼈를 펴고, PIP관절에서 중간마디뼈를 펴며, DIP관절에서 끝마디뼈를 편다(작용 1).
- 집게폄근은 (근섬유들은 시상면에서 수직으로 주행하면서) 손목관절을 뒤쪽으로 가로지른다. 그러므로 이것은 손목관절에서 손을 편다(작용 2).
- 집게폄근은 (근섬유들은 이마면에서 약간 수평으로 주행하면서) 두 번째 MCP관절의 안쪽부터 가쪽으로 가로지르며 자뼈로부터 집게손가락으로 부착한다. 집게폄근이 집게손가락을 당길 때, 이것은 집게손가락을 자뼈 방향으로 안쪽으로 당긴다(가운뎃손가락

방향으로). 그러므로 집게폄근은 두 번째 MCP관절에서 집게손가락을 모을 수 있다(작용 3).

- 집게폄근은 아래팔 뒤쪽에서 근섬유들이 (근섬유들은 가로면에서 약간 수평으로 주행하면서) 자뼈에서 노뼈 방향으로 자뼈와 노뼈를 가로지른다. 집게손가락과 손이 아래팔의 노뼈에 고정되어 있고, 집게폄근이 이것의 먼쪽부착점에서 당길 때 먼쪽노뼈가 움직인다. 만약 아래팔이 엎침 자세에 있다면, 집게폄근의 당김선은 먼쪽노뼈가 먼쪽자뼈 중심으로 뒤가쪽 방향으로 당겨지게(그리고 노뼈의 머리가 가쪽으로 돌도록) 한다. 이 노뼈의 움직임은 뒤침이라고 불린다. 그러므로 집게폄근은 노자관절에서 아래팔을 뒤친다(작용 4).

반대 작용근 작용 노트

- 반대 작용은 각 관절에서 더 몸쪽 뼈를 움직인다. 이것은 일반적으로 집게손가락이 고정된 물체를 잡을 때, 대개 먼쪽 뼈가 고정되었을 때 발생할 것이다(반대 작용 1, 2, 3, 4).
- 손목관절에서 반대 작용은 손이 고정된 물체를 잡아 고정되고 고정된 손에 대하여 아래팔이 움직일 때 발생한다(반대 작용 2).
- 아래팔의 뒤침은 일반적으로 고정된 자뼈 중심으로 이동 가능한 노뼈의 움직임을 포함한다. 자뼈가 고정된 노뼈 중심으로 뒤치는 반대 작용은 대개 손이 고정된 물체를 잡아 고정되었을 때 발생한다. 팔꿈치관절이 돌림을 허용하지 않기 때문에, 자뼈의 뒤침은 팔이 이것과 함께 움직이도록 유발하고, 오목위팔관절에서 팔의 안쪽돌림을 유발한다(반대 작용 4).

움직임

1. 집게폄근은 빗면에서 하나의 당김선을 가지고 있기 때문에(MCP관절에서 집게손가락의 모음과 RU관절에서 아래팔의 뒤침뿐만 아니라), MCP, PIP, DIP관절에서 집게손가락의 폄과 손목관절에서 손의 폄으로 결합된 하나의 움직임을 만든다.

편심성 길항근 기능

1. MCP, PIP, DIP관절에서 집게손가락의 굽힘을 제한하고 느리게 한다.
2. 손목관절 굽힘을 제한하고 느리게 한다.
3. 집게손가락의 벌림을 제한하고 느리게 한다.
4. 노자관절의 엎침을 제한하고 느리게 한다.

등척성 안정화 기능

1. 집게손가락의 MCP, PIP, DIP관절을 안정화시킨다.
2. 손목관절을 안정화시킨다.
3. 노자관절을 안정화시킨다.

작용에 대한 추가적인 노트

1. 집게폄근은 손가락폄근의 먼쪽힘줄에 부착함으로써 집게손가락의 손등손가락전개부를 당기기 위해 노력한다.

신경지배

- □ 노신경(radial nerve)
  - □ 뒤쪽뼈사이신경(posterior interosseus nerve): C7, C8

동맥공급

- □ 뒤쪽뼈사이동맥(자동맥의 가지)
  - □ 그리고 앞쪽뼈사이동맥의 관통가지(자동맥의 가지)

촉진

1. 대상자가 앉은 자세에서 아래팔은 노자관절에서 완전히 엎침되어 있고, 촉진하는 손가락을 뒤쪽면에서 자뼈의 먼쪽 1/3에 둔다.
2. 대상자가 손허리손가락관절과 손가락뼈사이관절에서 스스로 집게손가락을 펴게 하고 집게폄근의 수축을 느낀다.
3. 계속해서 집게폄근을 먼쪽·몸쪽으로 가능한 한 멀리 촉진한다.
   Note: 집게손가락으로 집게폄근의 먼쪽힘줄을 가는손가락폄근의 먼쪽힘줄과 구분하는 것은 어려울 것이다. 만약 2개의 근육이 느껴진다면, 집게폄근은 더 안쪽(자쪽)에 있는 것일 것이다.

다른 구조와의 관계 (Relationship to other structures)

- □ 4개의 깊은근육들 중 하나인 집게폄근은 먼쪽아래팔의 뒤쪽에서 발견된다(긴엄지벌림근, 짧은엄지폄근, 긴엄지폄근 그리고 집게폄근). 집게폄근의 힘살은 대부분 손가락폄근, 새끼폄근 그리고 자쪽손목폄근보다 깊은 곳에 있다.
- □ 집게폄근은 긴엄지폄근의 부착점 바로 먼쪽으로 자뼈 뒤쪽에 부착한다.
- □ 집게폄근의 힘살은 긴엄지폄근의 힘살 바로 안쪽에 있다.
- □ 집게폄근의 먼쪽힘줄은 뒤쪽 손에서 얕은 쪽으로 오고 집게손가락에 부착하는 손가락폄근의 힘줄 바로 안쪽(자쪽)에 놓여 있다.
- □ 집게폄근은 얕은뒤팔선 근막경선(superficial back arm line myofascial meridian) 내에 포함된다.

기타(Miscellaneous)

1. 집게폄근은 뒤쪽아래팔의 깊은먼쪽 4개군을 구성하는 4개의 근육들 중 하나이다(4개의 근육들은 긴엄지벌림근, 짧은엄지폄근, 긴엄지폄근 그리고 집게폄근이다). 집게폄근은 엄지손가락 대신에 집게손가락을 움직이는 이 군의 유일한 근육이다.
2. 집게폄근은 집게손가락(손가락폄근 외에)의 또 다른 폄근이다. 이 근육은 우리가 물건을 가리키는 데(to point) 도움이 된다[또는 가리키다(indicate), 이러한 이유로 이름이 *indicis*이다].

☐ 집게폄근[Extensor Indicis: 깊은먼쪽 4개군의(of Deep Distal Four Group)]

3. 집게손가락과 엄지손가락 외에, 새끼손가락이 유일하게 두 번째 폄근을 가진다(새끼폄근).

4. 집게손가락으로 가는 집게폄근과 새끼손가락으로 가는 새끼폄근 모두 그들이 부착하는 손가락폄근힘줄의 자쪽면에 부착한다.

복습 문제(Review questions)

1. 아래팔의 앞쪽 구획은 ___________개의 층을 가진다. 각 층에 포함되는 근육을 나열하라.

2. 아래팔의 뒤쪽 구획은 ___________개의 층을 가진다. 각 층에 포함되는 근육을 나열하라.

3. 얕은손가락굽힘근과 깊은손가락굽힘근 사이의 대표적인 기능적 차이가 무엇인가?

4. 어떤 구조물이 손목굴을 통과하여 지나는가?

5. 무엇이 집게~새끼손가락의 손허리손가락관절, 몸쪽·먼쪽손가락뼈사이관절에서 약간 굽힌 자세(flexed position)에 책임이 있는가?

6. 관절 작용에 관련하여 엄지가 가진 발생학적 발달이 가진 효과는 무엇인가?

7. 손목손허리관절에서 새끼손가락의 안쪽돌림이 기여하는 기능은 무엇인가?

8. 손가락폄근의 손가락으로의 먼쪽부착점에 대하여 특이한 점은 무엇인가?

9. 어떤 근육이 해부학적 코담배갑을 정의하고 구성하는가? 서로 상대적인 그들의 위치를 구체적으로 설명하라.

10. 노뼈붓돌기를 지나고, 때때로 마찰을 일으키는 공통윤활집을 공유하는 2개의 근육은 무엇인가? 이 마찰 상태(friction condition)에 지어진 이름은 무엇인가?

복습 문제의 정답은 책의 마지막 부분에서 확인할 수 있다.

생각해 보기(Think it through)

긴엄지폄근의 먼쪽힘줄은 노뼈의 뼈지렛대 중심으로 돈다. 이것이 근육에 가지는 효과가 무엇인가? 이것은 어떠한 기능적 의미를 제공하는가?

제 9 장

손가락관절의 내재근
(Intrinsic Muscles of the Finger Joints)

evolve http://evolve.elsevier.com/Muscolino/muscular

목차(Chapter Outline)

9

목적(Objectives)

이 장을 마친 후 학생들은 이 장에서 다룬 각 근육에 대해 다음을 수행할 수 있어야 한다.

1. 일반적인 구조를 설명하라.
2. 일반적인 기능을 설명하라.
3. 부착점들을 서술하라.
4. 표준 작용근 작용을 서술하라.
5. 반대 작용근 작용을 서술하라.
6. 근육이 가진 당김선과 만들어내는 움직임을 논의하라.
7. 편심성 길항근 기능을 서술하라.
8. 등척성 안정화 기능을 서술하라.
9. 신경지배를 서술하라.
10. 동맥공급을 서술하라.
11. 촉진을 위한 시작 자세를 설명하라.
12. 촉진하는 단계를 설명하라.
13. 다른 신체 구조와 근육의 관계에 대해 논의하라.
14. 촉진, 평가 그리고 임상적 의사 결정을 도와주는 추가적인 정보에 대해 논의하라.

개요(Chapter Overview)

이 장에서 다루는 근육들은 엄지를 포함한 손가락을 움직이는 손의 내재근들(intrinsic muscles)이다. 손의 내재근들은 전부 손에 위치한다. 즉, 그들은 손에서 시작하고 끝난다. 손가락을 움직이는 손의 외재근들은 제8장에서 다루었다(손의 외재근은 몸쪽으로는 팔 또는 아래팔에 부착한 다음, 손에 들어가고 부착하기 위해 먼쪽으로 주행한다).

구조의 개요(Overview of structure)

- 구조적으로 손가락을 움직이는 손의 내재근은 3개의 군으로 나눌 수 있다. 엄지두덩근들(thenar eminence muscles), 새끼두덩근들(hypothenar eminence muscles) 그리고 중심구획근육들(central compartment muscles)이다. 그리고 이 군들에 속하지 않는 하나의 다른 근육, 짧은손바닥근(palmaris brevis)이 있다(이것은 새끼두덩근군 위에 가로놓이기 때문에 때때로 새끼두덩근군에 위치한다).
- 엄지군은 몸쪽 손의 가쪽(노쪽)면에 위치하고 그곳의 두덩을 만든다. 3개의 엄지두덩근군의 근육들은 짧은엄지벌림근, 짧은엄지굽힘근 그리고 엄지맞섬근이다. 모든 3개의 엄지두덩근들은 엄지에 부착하고 엄지를 움직인다(*Pollicis*는 엄지를 의미한다).
- 새끼두덩근군은 몸쪽 손의 안쪽(자쪽)에 위치하고 그곳에 두덩을 만든다. 3개의 새끼두덩근군의 근육들은 새끼손가락벌림근(abductor digiti minimi manus), 새끼손가락굽힘근(flexor digiti minimi manus) 그리고 새끼맞섬근(opponens digiti minimi)이다. 3개의 새끼두덩근육들은 모두 새끼손가락에 부착하고 새끼손가락을 움직인다. *Digiti minimi*는 새끼손가락(또는 새끼발가락)을 의미한다.

목적(Objectives) (계속)

엄지두덩근군과 새끼두덩근군 사이의 대칭성을 정리하라. 각각의 군은 벌림근, 굽힘근 그리고 맞섬근을 포함하는 3개의 근육을 포함한다.

- 중심구획군은 엄지두덩근군과 새끼두덩근군 사이의 손의 중심에 위치한다. 중심구획의 근육들은 엄지모음근(adductor pollicis), 손벌레모양근(lumbricals manus), 손바닥쪽뼈사이근(palmar interossei) 그리고 손등쪽뼈사이근(dorsal interossei manus)이다. 손벌레모양근, 손바닥쪽뼈사이근 그리고 손등쪽뼈사이근은 모두 손의 손등손가락전개부(dorsal digital expansion)에 부착한다.

손의 구획(Compartments of the hand)

손의 내재근은 일반적으로 엄지두덩근군, 새끼두덩근군, 중심구획의 3개의 구획으로 나누어진다.

- 엄지두덩근군은 3개의 근육으로 구성된다. 3개의 근육은 짧은엄지벌림근(abductor pollicis brevis), 짧은엄지굽힘근(flexor pollicis brevis) 그리고 엄지맞섬근(opponens pollicis)이다.
- 새끼두덩근군은 3개의 근육으로 구성된다. 3개의 근육은 새끼손가락벌림근(abductor digiti minimi manus), 새끼손가락굽힘근(flexor digiti minimi manus) 그리고 새끼맞섬근(opponens digiti minimi)이다.
- 중심구획은 4개의 근육들·근육군으로 구성된다. 4개의 근육은 엄지모음근(adductor pollicis), 손벌레모양근(lumbricals manus), 손바닥쪽뼈사이근(palmar interossei) 그리고 손등쪽뼈사이근(dorsal interossei manus)이다.
- Note: 짧은손바닥근(palmaris brevis)은 때때로 새끼두덩근군의 근육으로 간주된다.

기능의 개요(Overview of function)

작용에 관한 아래의 일반적인 규칙은 손가락 내재근들의 기능적 군으로 서술될 수 있다.

- 집게~새끼손가락은 3개의 관절에서 움직일 수 있다. 손허리손가락(MCP), 몸쪽 손가락뼈사이(PIP) 그리고 먼쪽손가락뼈사이(DIP)관절[새끼손가락은 손목손허리(CMC)관절에서 움직일 수 있다]이다. 만약 근육이 MCP관절만 가로지른다면, 이것은 MCP관절에서만 손가락을 움직일 수 있다. 만약 근육이 MCP, PIP관절을 가로지른다면, 이것은 이 관절들 모두에서 손가락을 움직일 수 있다. 만약 근육이 MCP, PIP, DIP관절을 지난다면, 이것은 세 관절 모두에서 손가락을 움직일 수 있다.
- 엄지손가락(첫 번째 손가락)은 세 관절 모두에서 움직일 수 있다. 바로 손목손허리(CMC), 손허리손가락(MCP) 그리고 손가락뼈사이(IP)관절이다. 유사하게, 근육은 이것이 가로지르는 관절 또는 관절들에서만 엄지를 움직일 수 있다.
- 만약 근육이 집게~새끼손가락의 MCP, PIP관절 또는 DIP관절을 앞쪽면으로 가로지른다면, 가로지르는 관절(들)에서 손가락을 굽힐 수 있다. 만약 근육이 집게~새끼손가락의 MCP, PIP관절 또는 DIP관절을 뒤쪽면으로 가로지른다면, 가로지르는 관절(들)에서 손가락을 펼 수 있다.
- 만약 근육이 두 번째, 네 번째 또는 다섯 번째 MCP관절을 가운뎃손가락을 보는 쪽면으로 가로지른다면, 이것은 MCP관절에서 손가락을 모을 수 있다. 만약 근육이 집게, 가운데 또는 반지손가락의 MCP관절을 가운뎃손가락의 중심으로부터 멀어지는 쪽면으로 가로지른다면, 이것은 MCP관절에서 손가락을 벌린다[가운뎃손가락은 양쪽(노쪽과 자쪽)]으로 벌린다.
- 손가락의 움직임에 관하여 더 세부적으로 다루면, 손가락의 첫마디뼈는 MCP관절, 중간마디뼈는 PIP관절, 끝마디뼈는 DIP관절에서 움직인다.
- 엄지의 CMC, MCP, IP관절을 안쪽면으로 가로지르는 근육들은 가로지르는 관절(들)에서 엄지를 굽힐 수 있다. 엄지의 CMC, MCP, IP관절을 가쪽면으로 가로지르는 근육들은 가로지르는 관절(들)에서 엄지를 펼 수 있다.
- 엄지의 CMC관절을 앞쪽면으로 가로지르는 근육들은 CMC관절에서 엄지를 벌릴 수 있다. 엄지의 CMC관절을 뒤쪽으로 가로지르는 근육들은 CMC관절에서 엄지를 모을 수 있다.
- 더 세부적으로, 엄지의 손허리뼈는 CMC관절, 첫마디뼈는 MCP관절, 끝마디뼈는 IP관절에서 움직인다.
- Note: 발생학적으로 엄지의 돌림성 발달(rotational development) 때문에, 엄지의 굽힘과 폄으로 불

목적(Objectives) *(계속)*

리는 작용은 (시상면이 아닌) 이마면에서 발생한다. 그리고 엄지의 벌림과 모음은 (이마면이 아닌) 시상면에서 발생한다.

- 손의 손등손가락전개부에 부착하는 모든 근육은 MCP관절에서 굽히고 IP관절에서 편다.
- 반대 작용은 몸쪽부착점이 먼쪽부착점을 향해 움직이는 것을 포함한다. 이것은 손가락이 고정된 물체를 잡아 고정되었을 때 발생할 수 있다.
- 그러므로 모든 손가락의 반대 작용은 MCP관절에서 손허리뼈의 움직임을 포함한다(고정된 첫마디뼈에 대해) 집게~새끼손가락의 반대 작용은 PIP관절에서(고정된 중간마디뼈에 대해) 첫마디뼈의 움직임과, DIP관절에서 (고정된 끝마디뼈에 대해) 중간 마디뼈의 움직임을 포함한다. 엄지에서 반대 작용은 IP관절에서 (고정된 끝마디뼈에 대해) 첫마디뼈의 움직임을 포함한다.

Box 9-1 손바닥쪽뼈사이근에 관한 노트

엄지손가락의 손내재근의 이름에 관하여 많은 혼란이 있다. 일부 자료는 4개의 손바닥쪽뼈사이근이 있고, 그 중 하나는 엄지로 간다고 서술하고 다른 자료들은 엄지에 부착하는 것 없이 오직 3개의 손가락뼈사이근을 가진다고 서술한다. 어떤 자료는 짧은엄지굽힘근이 하나의 부분만 있다고 서술하고 다른 자료들은 얕은·깊은갈래를 가진다고 서술한다. 비록 모든 자료에서 엄지모음근이 가로갈래와 빗갈래를 가진다고 동의하지만, 몇몇은 짧은엄지굽힘근의 깊은갈래가 실제로 엄지모음근의 빗갈래의 일부라고 서술한다. 다른 자료들은 짧은엄지굽힘근의 깊은갈래가 엄지모음근으로부터 분리되었다고 서술한다. 이러한 혼란은 이 부위에서 발생하는 큰 차이로 인해 야기된다. 한 신체로부터 또 다른 신체로, 근육의 해부학은 존재하는 구조물에 어떻게 이름을 지어야 하는지 혼란을 이끌 만큼 다양하다. 이 책은 다음의 체계성을 지켰다. 3개의 손바닥쪽뼈사이근과 짧은엄지굽힘근은 얕은갈래와 깊은갈래의 두 부분을 가진다. 이 부위에 또 다른 다발(근육섬유군)이 존재할 때, 이것은 실제 네 번째 손바닥쪽뼈사이근(때때로 *헨레의 손바닥쪽뼈사이근*으로 알려진)일 것이다. 이것은 짧은엄지굽힘근의 깊은갈래의 또 다른 다발이거나 엄지모음근의 빗갈래의 다발일 수 있다.

오른손의 근육의 앞쪽(손바닥쪽)면-손바닥널힘줄의 얕은층 □
[Anterior(Palmar) View of the Musculature of the Right Hand-Superficial View with Palmar Aponeurosis]

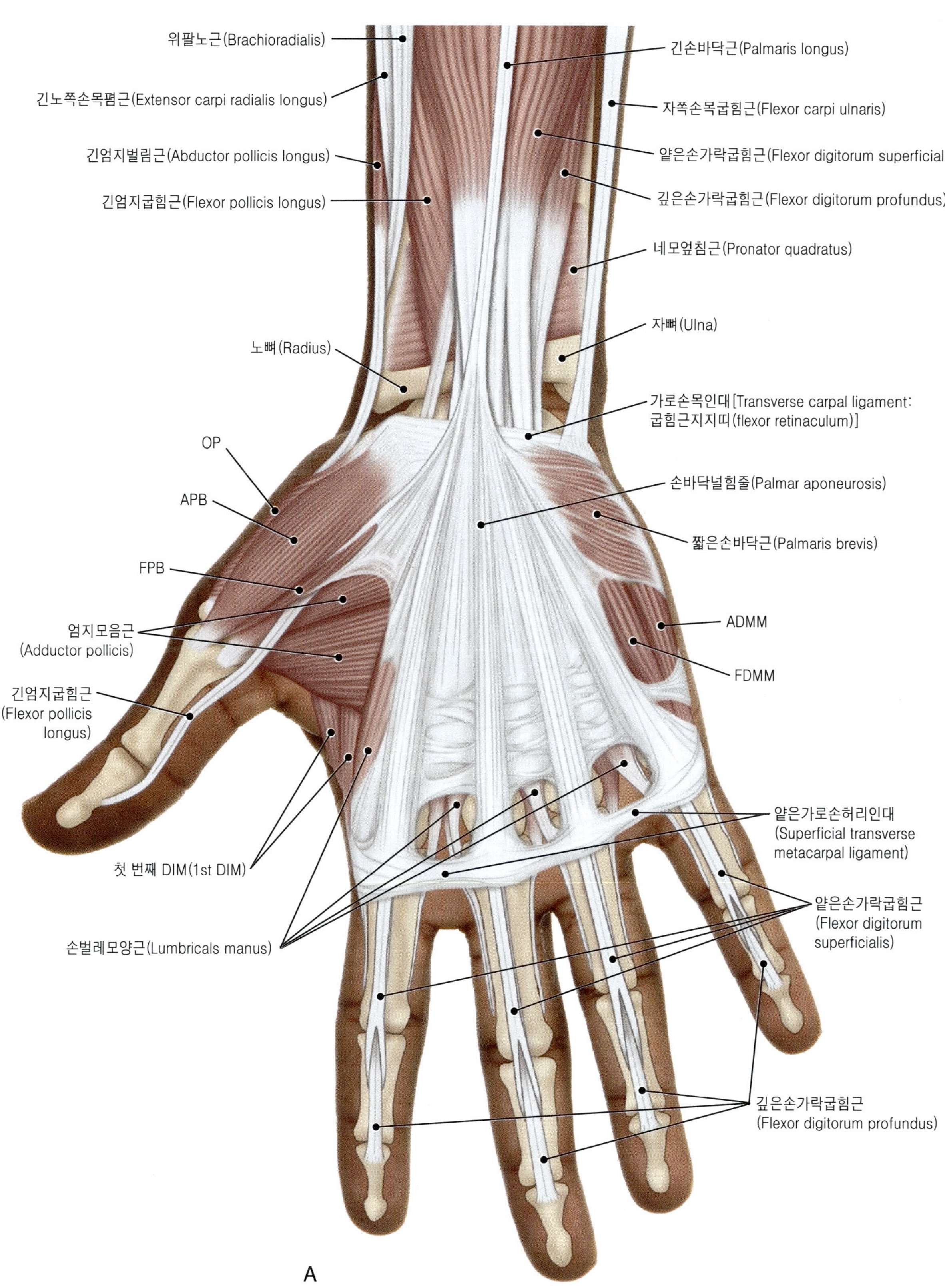

그림 9-1. 오른손의 근육의 앞쪽(손바닥쪽)면. **A,** 손바닥널힘줄과 손의 얕은층. ADMM: 새끼손가락벌림근, APB: 짧은엄지벌림근, DIM: 손등쪽뼈사이근, FDMM: 새끼손가락굽힘근, FPB: 짧은엄지굽힘근, OP: 엄지맞섬근. *(계속)*

□ 오른손의 근육의 앞쪽(손바닥쪽)면-얕은 근육층 [Anterior(Palmar) View of the Musculature of the Right Hand-Superficial Muscular View]

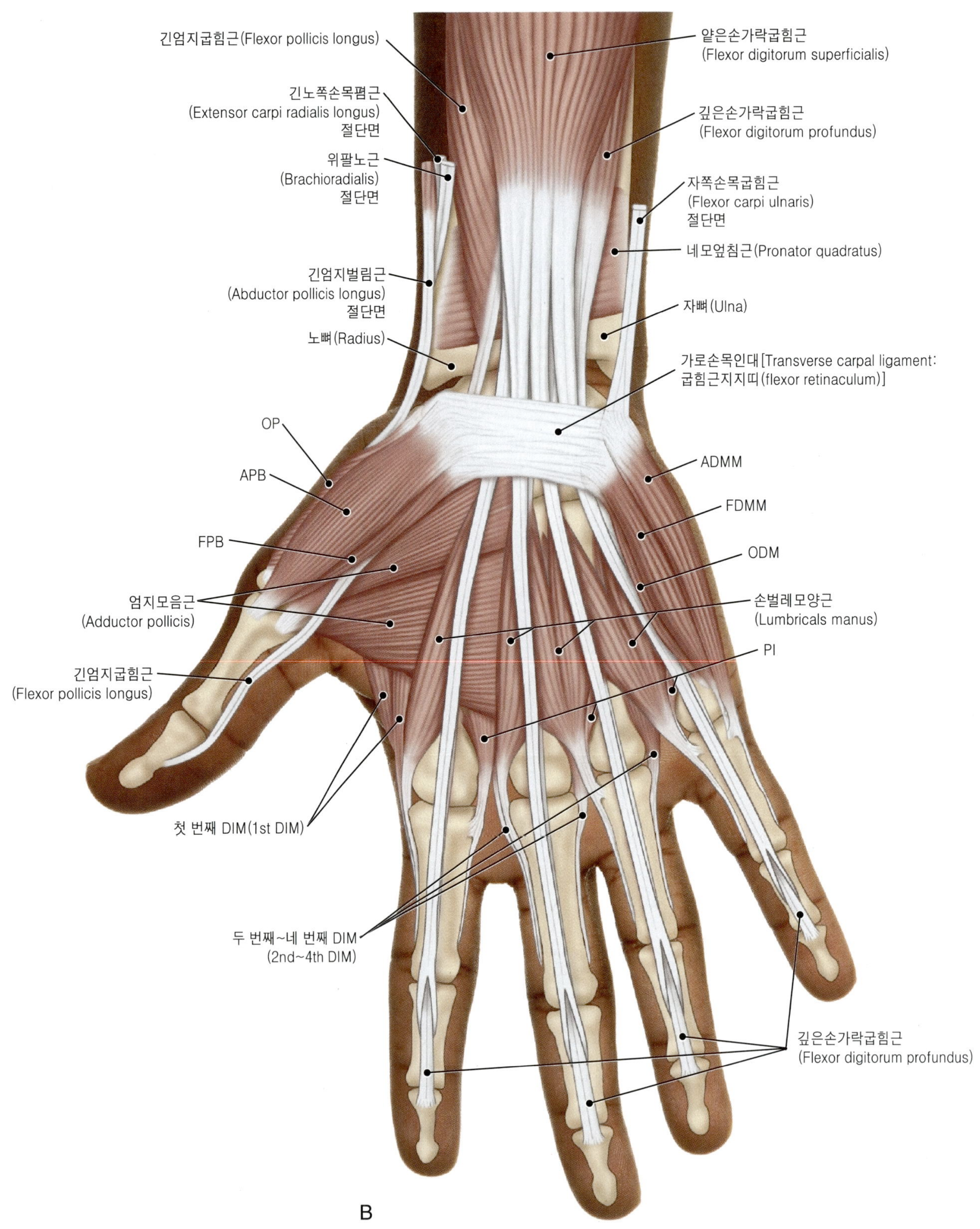

그림 9-1. *(계속)* **B**, 손바닥널힘줄이 제거된 손의 근육의 얕은층. ADMM: 새끼손가락벌림근, APB: 짧은엄지벌림근, DIM: 손등쪽뼈사이근, FDMM: 새끼손가락굽힘근, FPB: 짧은엄지굽힘근, ODM: 새끼맞섬근, OP: 엄지맞섬근, PI: 손바닥쪽뼈사이근. *(계속)*

오른손의 근육의 앞쪽(손바닥쪽)면-중간 근육층 □
[Anterior(Palmar) View of the Musculature of the Right Hand-Intermediate Muscular View]

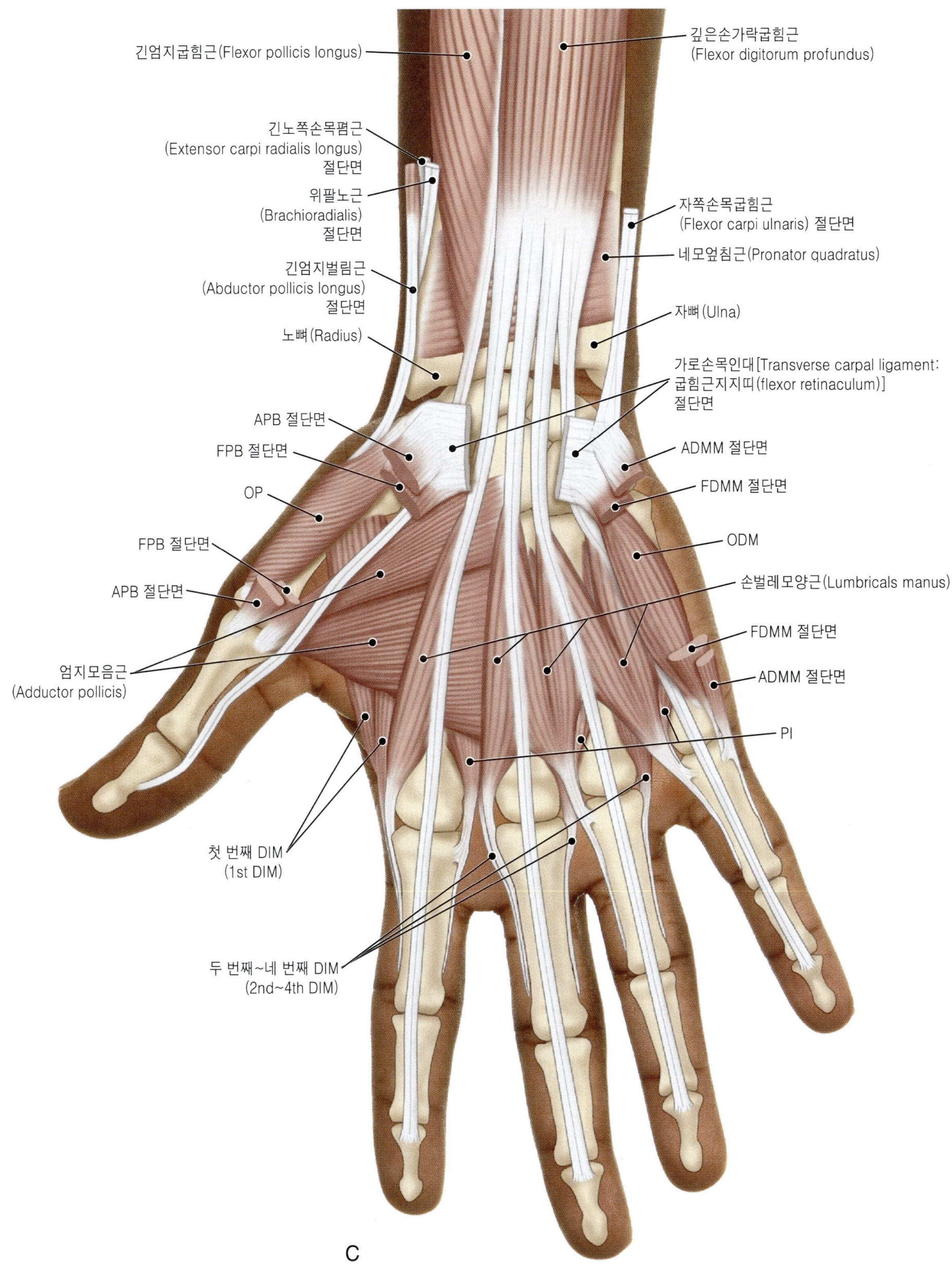

그림 9-1. *(계속)* C, 더 얕은 엄지두덩과 새끼두덩근육을 자른 중간층. ADMM: 새끼손가락벌림근, APB: 짧은엄지벌림근, DIM: 손등쪽뼈사이근, FDMM: 새끼손가락굽힘근, FPB: 짧은엄지굽힘근, ODM: 새끼맞섬근, OP: 엄지맞섬근, PI: 손바닥쪽뼈사이근. *(계속)*

☐ 오른손의 근육의 앞쪽(손바닥쪽)면-깊은 근육층 [Anterior(Palmar) View of the Musculature of the Right Hand-Deep Muscular View]

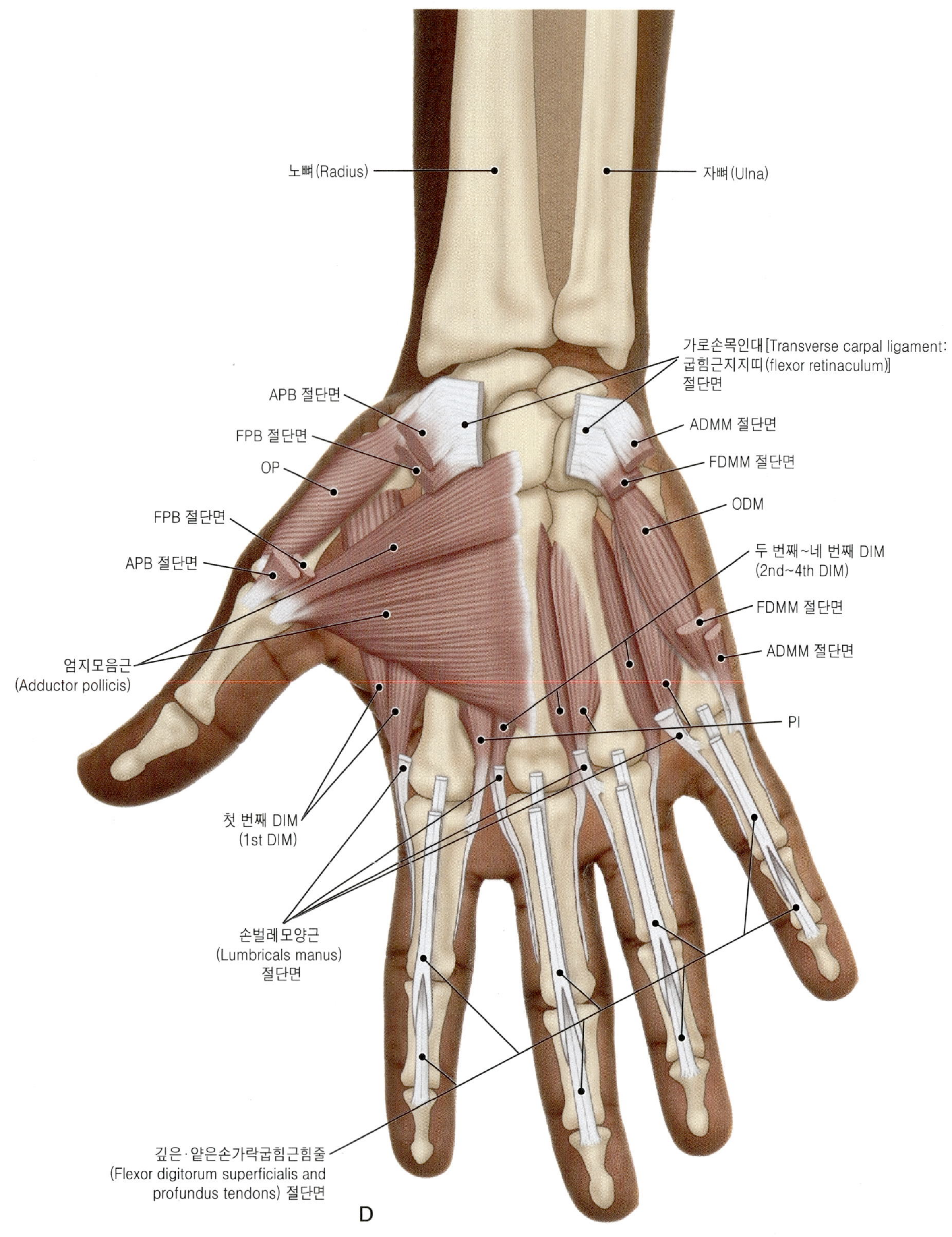

그림 9-1. *(계속)* **D,** 얕은엄지두덩과 얕은두덩근육, 손벌레모양근, 손가락굽힘근의 힘줄, 모든 아래팔의 근육들의 잘리거나 제거된 깊은층. ADMM: 새끼손가락벌림근, APB: 짧은엄지벌림근, DIM: 손등쪽뼈사이근, FDMM: 새끼손가락굽힘근, FPB: 짧은엄지굽힘근, ODM: 새끼맞섬근, OP: 엄지맞섬근, PI: 손바닥쪽뼈사이근. *(계속)*

오른손의 근육의 앞쪽(손바닥쪽)면-가장 깊은 근육층 □
[Anterior(Palmar) View of the Musculature of the Right Hand-Deepest Muscular View]

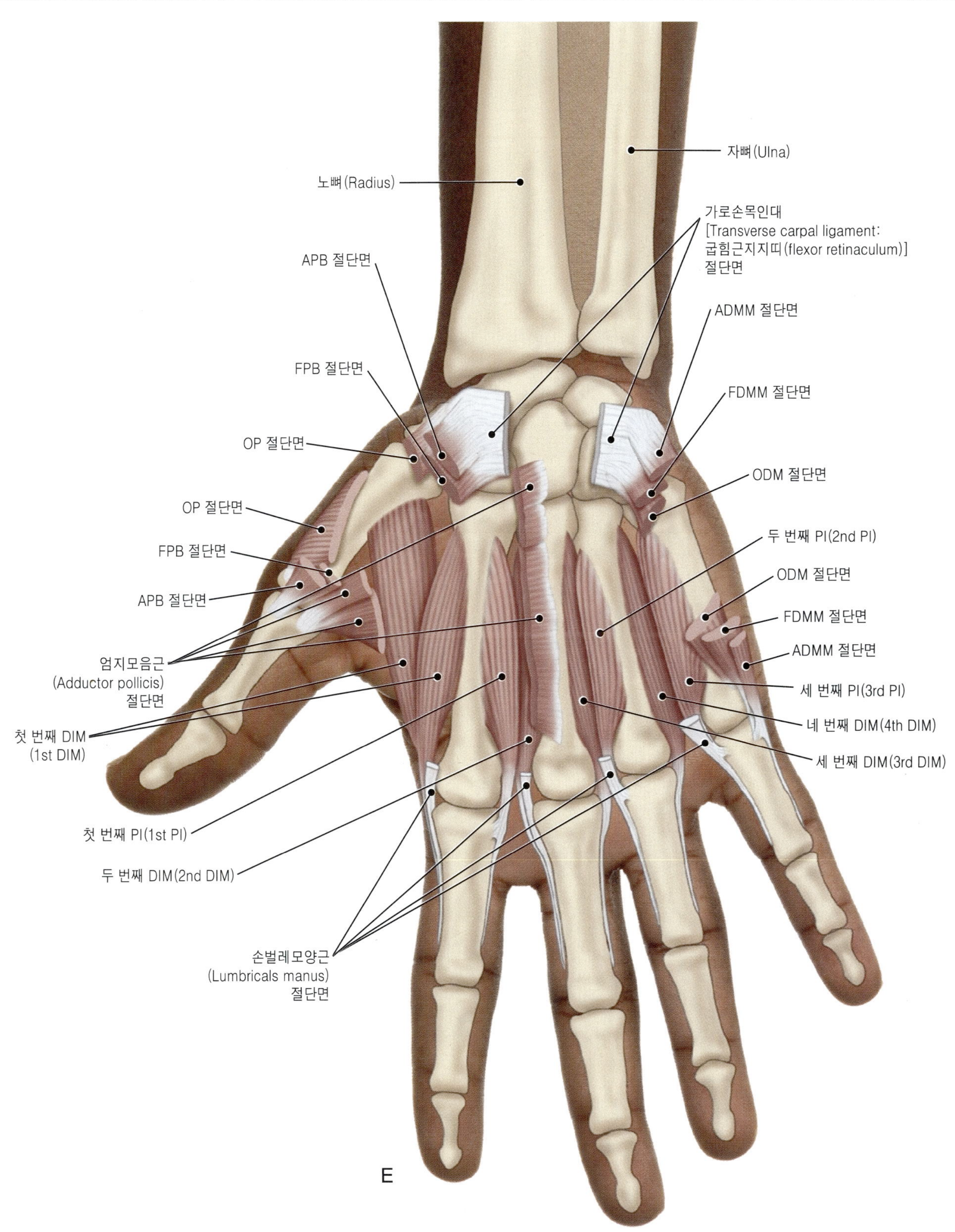

그림 9-1. *(계속)* **E,** 손바닥근의 가장 깊은층. ADMM: 새끼손가락벌림근, APB: 짧은엄지벌림근, DIM: 손등쪽뼈사이근, FDMM: 새끼손가락굽힘근, FPB: 짧은엄지굽힘근, ODM: 새끼맞섬근, OP: 엄지맞섬근, PI: 손바닥쪽뼈사이근.

□ 오른손의 근육의 뒤쪽(손등쪽)면 [Posterior(Dorsal) View of the Musculature of the Right Hand]

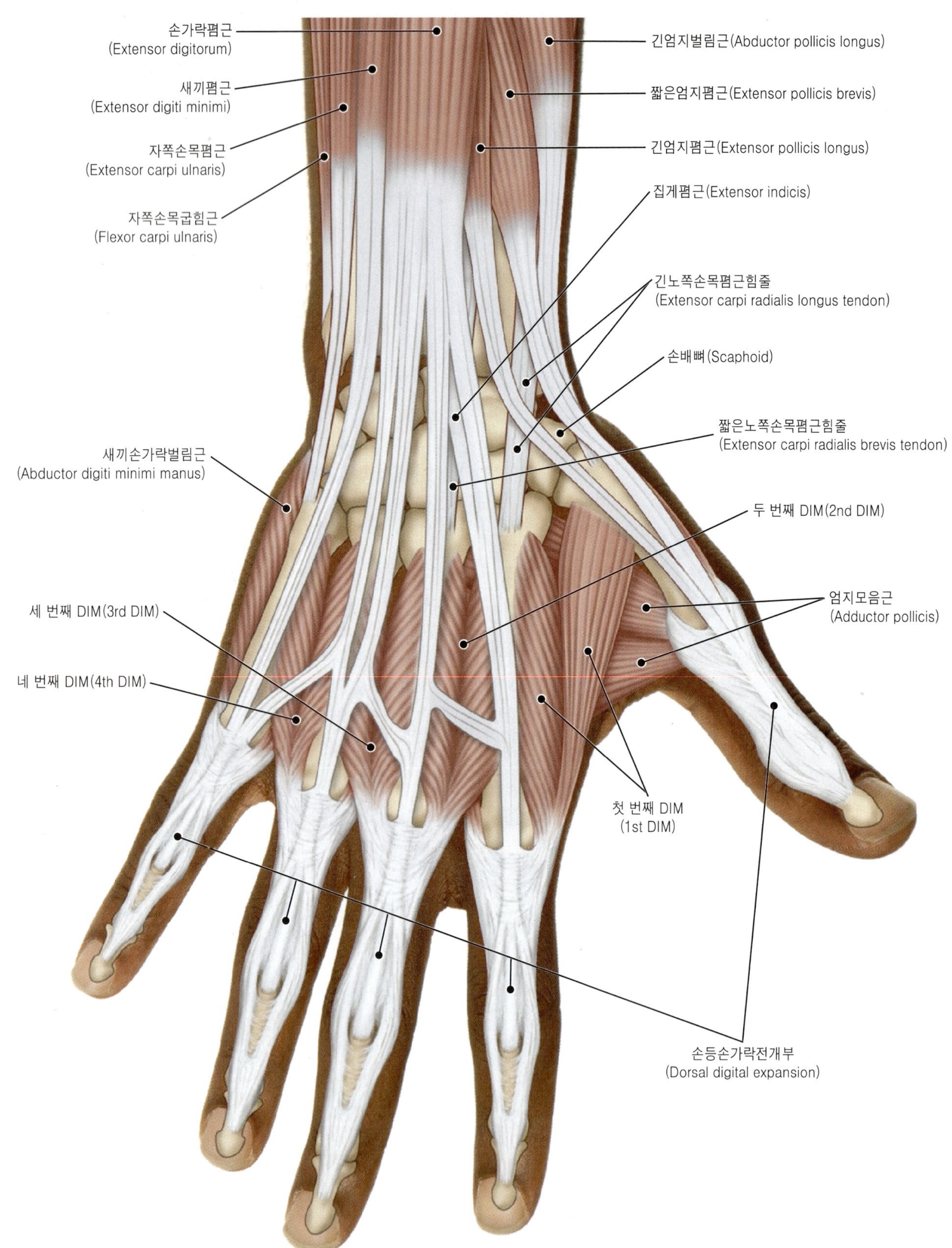

그림 9-2. 오른손의 뒤쪽(손등쪽)면. DIM: 손등쪽뼈사이근.

오른손목의 가로면 단면(Transverse Plane Cross Section of the Right Wrist) □

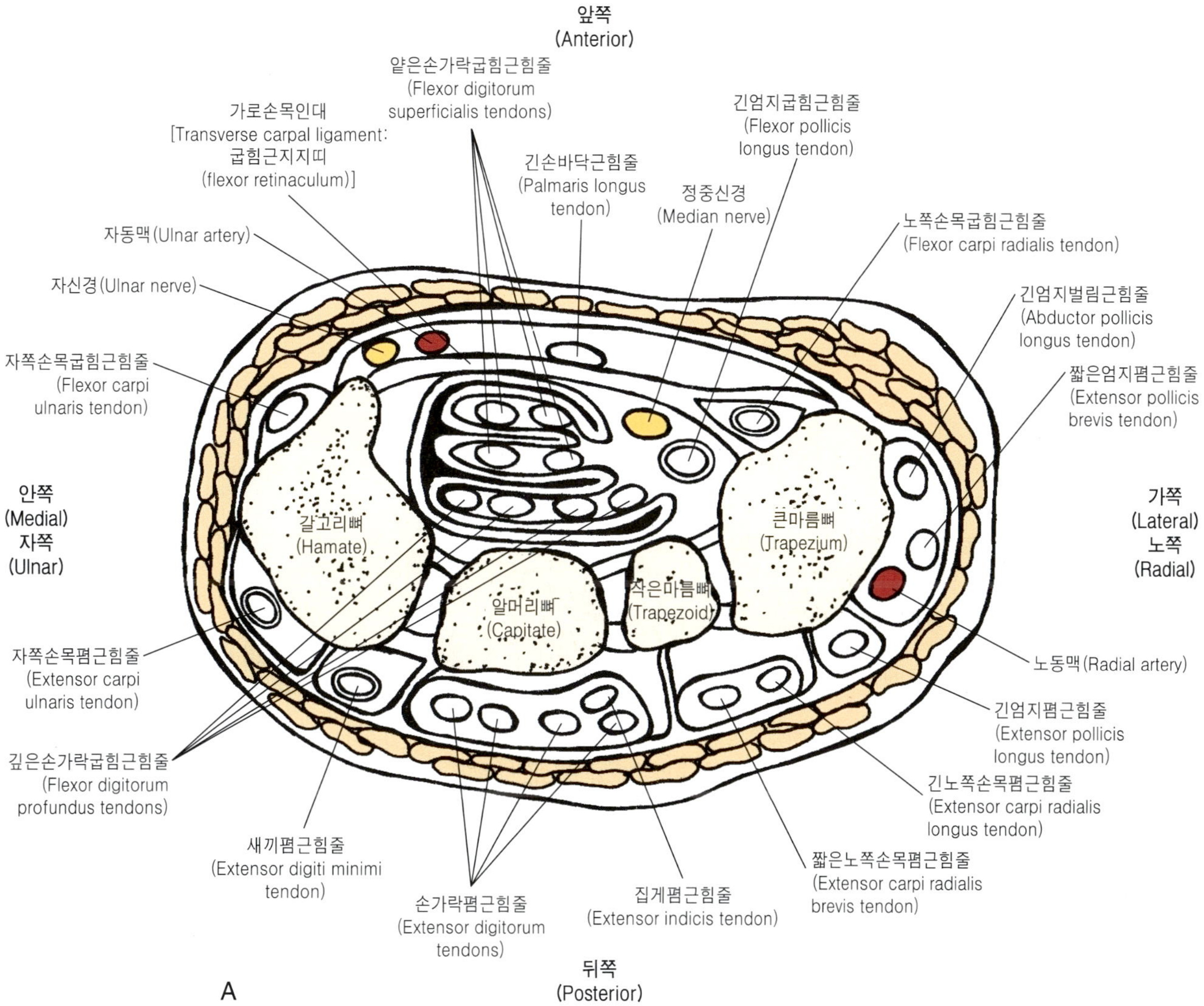

앞쪽
(Anterior)

얕은손가락굽힘근힘줄
(Flexor digitorum superficialis tendons)

가로손목인대
[Transverse carpal ligament:
굽힘근지지띠
(flexor retinaculum)]

긴엄지굽힘근힘줄
(Flexor pollicis longus tendon)

긴손바닥근힘줄
(Palmaris longus tendon)

정중신경
(Median nerve)

노쪽손목굽힘근힘줄
(Flexor carpi radialis tendon)

자동맥(Ulnar artery)

자신경(Ulnar nerve)

긴엄지벌림근힘줄
(Abductor pollicis longus tendon)

짧은엄지폄근힘줄
(Extensor pollicis brevis tendon)

자쪽손목굽힘근힘줄
(Flexor carpi ulnaris tendon)

안쪽
(Medial)
자쪽
(Ulnar)

갈고리뼈
(Hamate)

알머리뼈
(Capitate)

작은마름뼈
(Trapezoid)

큰마름뼈
(Trapezium)

가쪽
(Lateral)
노쪽
(Radial)

노동맥(Radial artery)

자쪽손목폄근힘줄
(Extensor carpi ulnaris tendon)

긴엄지폄근힘줄
(Extensor pollicis longus tendon)

깊은손가락굽힘근힘줄
(Flexor digitorum profundus tendons)

긴노쪽손목폄근힘줄
(Extensor carpi radialis longus tendon)

새끼폄근힘줄
(Extensor digiti minimi tendon)

짧은노쪽손목폄근힘줄
(Extensor carpi radialis brevis tendon)

손가락폄근힘줄
(Extensor digitorum tendons)

집게폄근힘줄
(Extensor indicis tendon)

뒤쪽
(Posterior)

A

그림 9-3. A, 손목뼈의 먼쪽 줄을 통한 오른쪽 손목의 가로면 단면. 4개의 얕은손가락굽힘근힘줄, 4개의 깊은손가락굽힘근힘줄, 긴엄지굽힘근힘줄 그리고 정중신경이 손목굴에서 가로손목인대의 깊은 곳에 위치한다. 관점은 몸쪽에서 먼쪽이다. *(계속)*

□ 손허리뼈를 통과한 오른손의 가로면 단면 (Transverse Plane Cross Section of the Right Hand through the Metacarpal Bones)

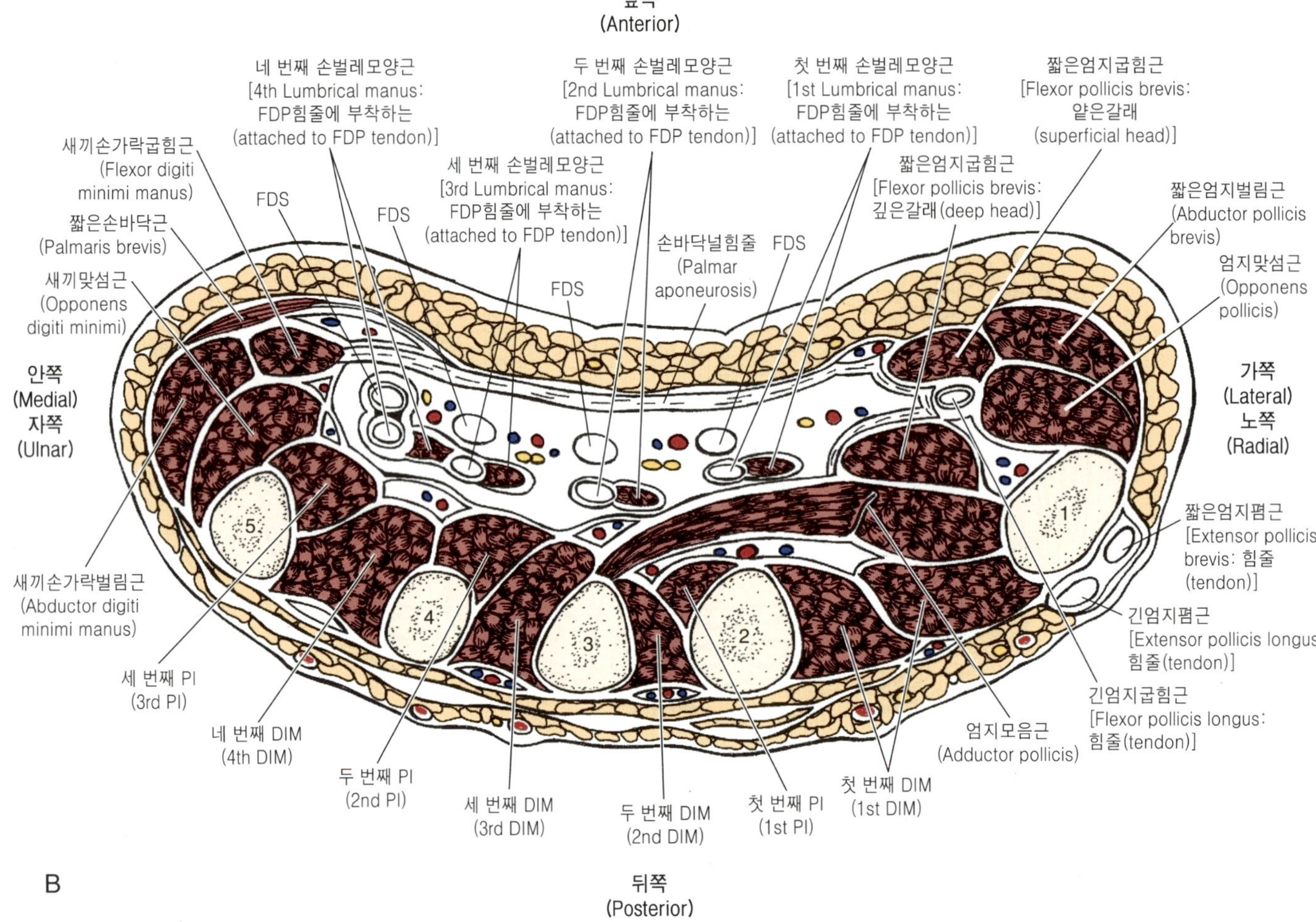

그림 9-3. *(계속)* **B**, 손허리뼈를 통한 오른손의 자른 단면. DIM: 손등쪽뼈사이근, FDP: 깊은손가락굽힘근, FDS: 얕은손가락굽힘근, LM: 손벌레모양근, PI: 손바닥쪽뼈사이근. 관점은 몸쪽에서 먼쪽이다.

손등손가락전개부(Dorsal Digital Expansion)

손등손가락전개부는 옆쪽으로부터 근육에 부착되는 손벌레모양근, 손바닥쪽뼈사이근, 손등쪽뼈사이근 그리고 새끼손가락벌림근의 부착점이다. 사실상 손등손가락전개부는 손가락을 굽히고 펼 때 움직일 수 있는 덮개 역할을 하는 손가락의 손가락폄근(집게~새끼손가락)의 먼쪽부착점의 섬유널힘줄전개부이다. 손등손가락전개부는 각각의 손가락의 첫마디뼈의 손등쪽, 가쪽, 안쪽면에서 시작하고, 궁극적으로 중간과 끝마디뼈의 손등쪽에 부착한다. 손등손가락전개부가 결국 중간 및 끝마디뼈의 손등쪽(뒤쪽)에 부착하기 때문에, 손등손가락전개부에 부착하는 모든 근육은 손가락뼈사이관절에서 이 손가락마디뼈들을 펼 수 있다. 또한 긴엄지폄근의 먼쪽힘줄로 형성된 엄지의 손등손가락전개부가 있다. 손등손가락전개부는 *폄근전개부(extensor expansion)*와 *손등덮개(dorsal hood)*로 알려져 있다.

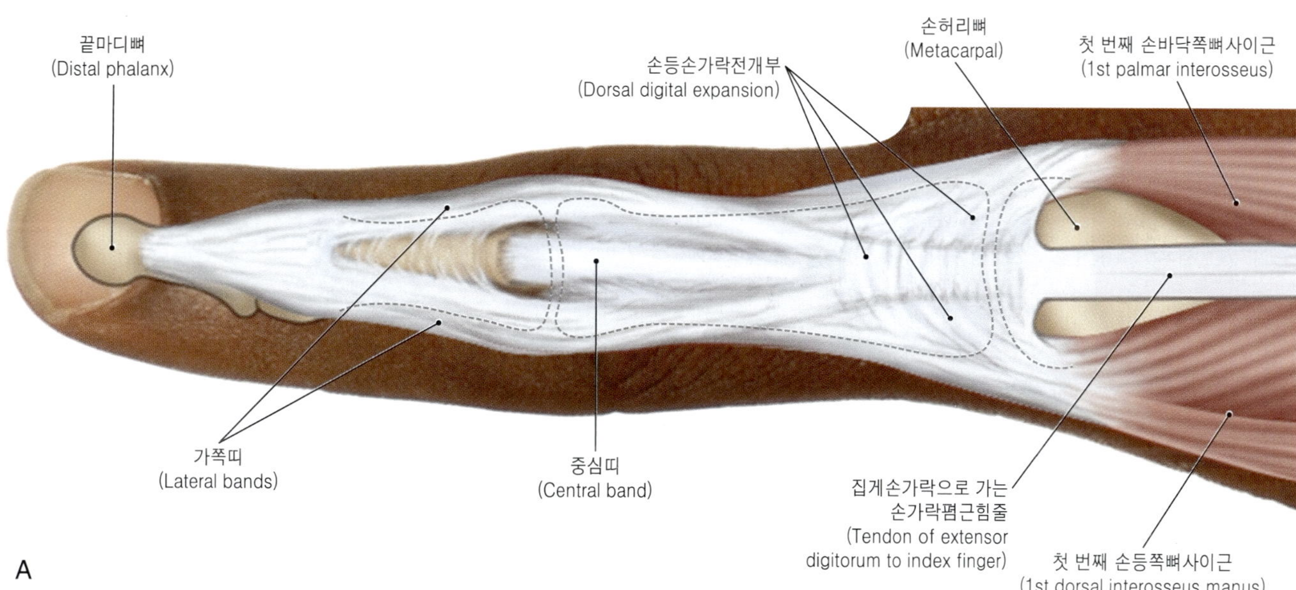

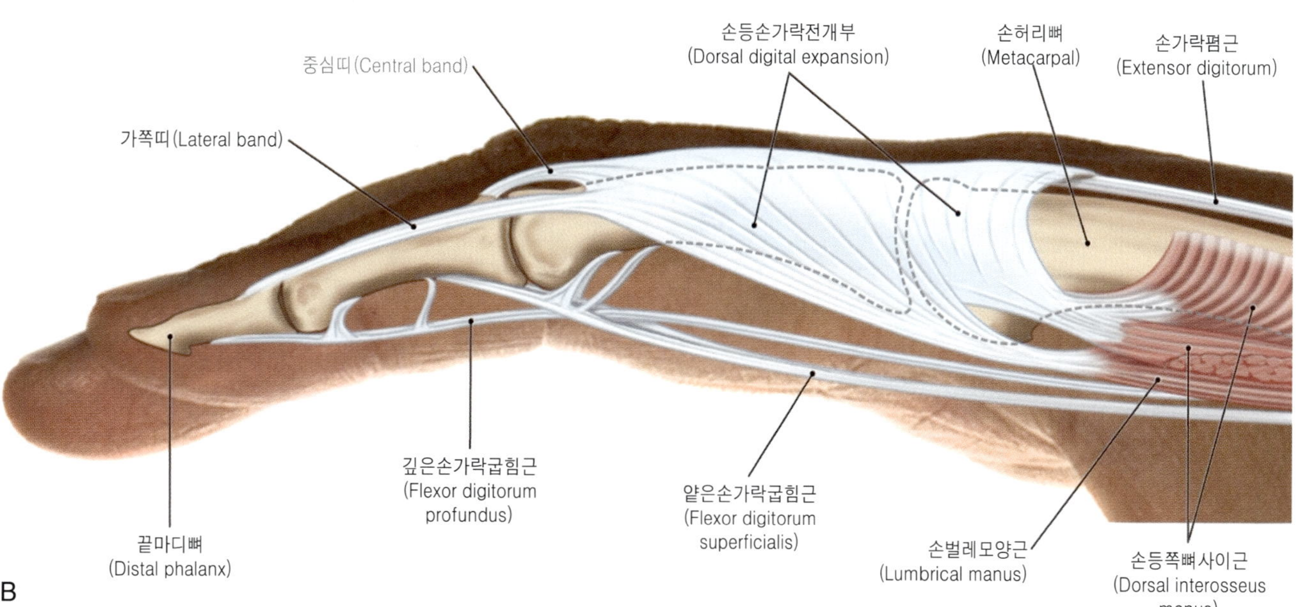

그림 9-4. 오른손의 집게손가락의 손등손가락전개부 면. 점선은 밑에 있는 뼈의 가장자리를 나타낸다. **A**, 손등쪽면. **B**, 가쪽면.

□ 엄지두덩근군(Thenar Eminence Group)

엄지두덩근육들의 조직 (Organization of the thenar muscles)

엄지두덩은 손바닥의 노쪽면에 위치하는 연부 조직의 두덩이다. 엄지두덩근군에는 3개의 근육들이 있다. 3개 근육은 짧은엄지벌림근(abductor pollicis brevis), 짧은엄지굽힘근(flexor pollicis brevis) 그리고 엄지맞섬근(opponens pollicis)이다.

부착점(Attachments)

- □ 모든 3개의 엄지두덩근육들은 몸쪽으로 굽힘근지지띠(flexor retinaculum)와 손목뼈에 부착한다.
- □ 모든 3개의 엄지두덩근육들은 먼쪽으로 엄지에 부착한다.
  - □ 짧은엄지벌림근과 짧은엄지굽힘근은 엄지의 첫마디뼈에 부착한다.
  - □ 엄지맞섬근은 엄지의 손허리뼈에 부착한다.

기능(Functions)

- □ 모든 3개의 엄지두덩근육들은 엄지를 움직인다.
- □ 각 경우에서, 근육의 이름은 이것의 중요한 관절 작용을 나타낸다.

기타(Miscellaneous)

1. 엄지두덩근들의 층은 대략 다음과 같다. 짧은엄지벌림근이 셋 중 가장 얕은 곳에 있고 짧은엄지굽힘근은 중간에 위치하며 엄지맞섬근은 셋 중 가장 깊숙이 있다.
2. 엄지두덩과 유사한 새끼두덩에 위치하는 3개의 근육들이 있다. 3개의 새끼두덩근육들은 새끼손가락벌림근, 새끼손가락굽힘근 그리고 새끼맞섬근이다.
3. 엄지두덩근육들은 깊은앞팔선 근막경선(deep front arm line myofascial meridian) 내에 위치한다.

신경지배

□ 3개의 엄지두덩근육들은 정중신경(median nerve)에 의해 지배된다. [자신경(ulnar nerve)은 대개 작은 범위에 기여한다.]

동맥공급

□ 3개의 엄지두덩근육들은 노동맥으로부터 그들의 동맥공급을 받는다.

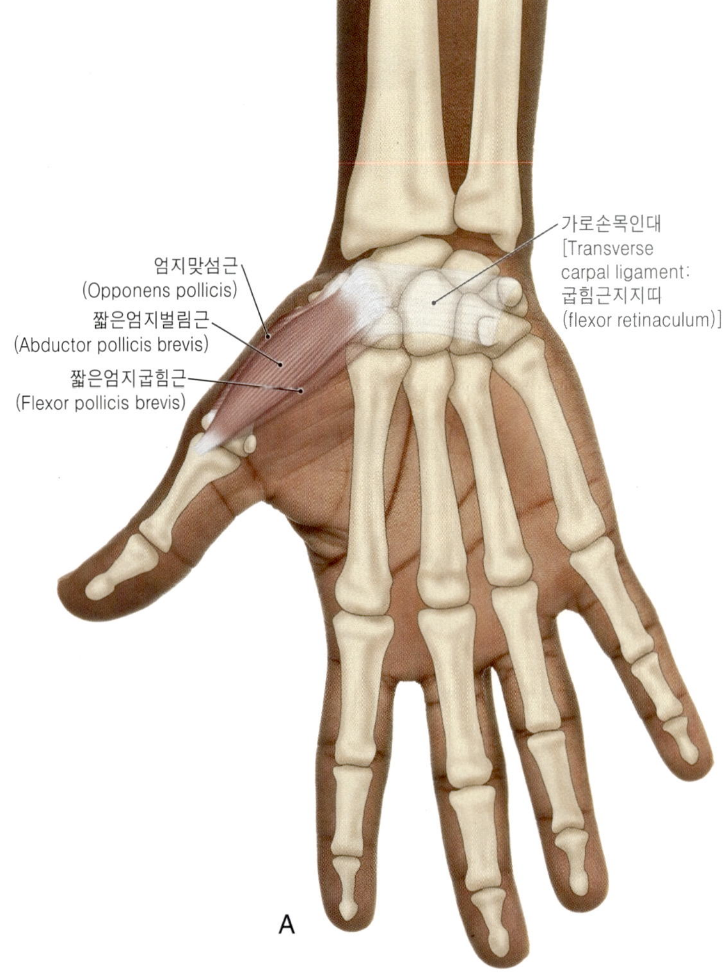

그림 9-5. 오른쪽 엄지두덩근군의 앞쪽면. A, 얕은층. *(계속)*

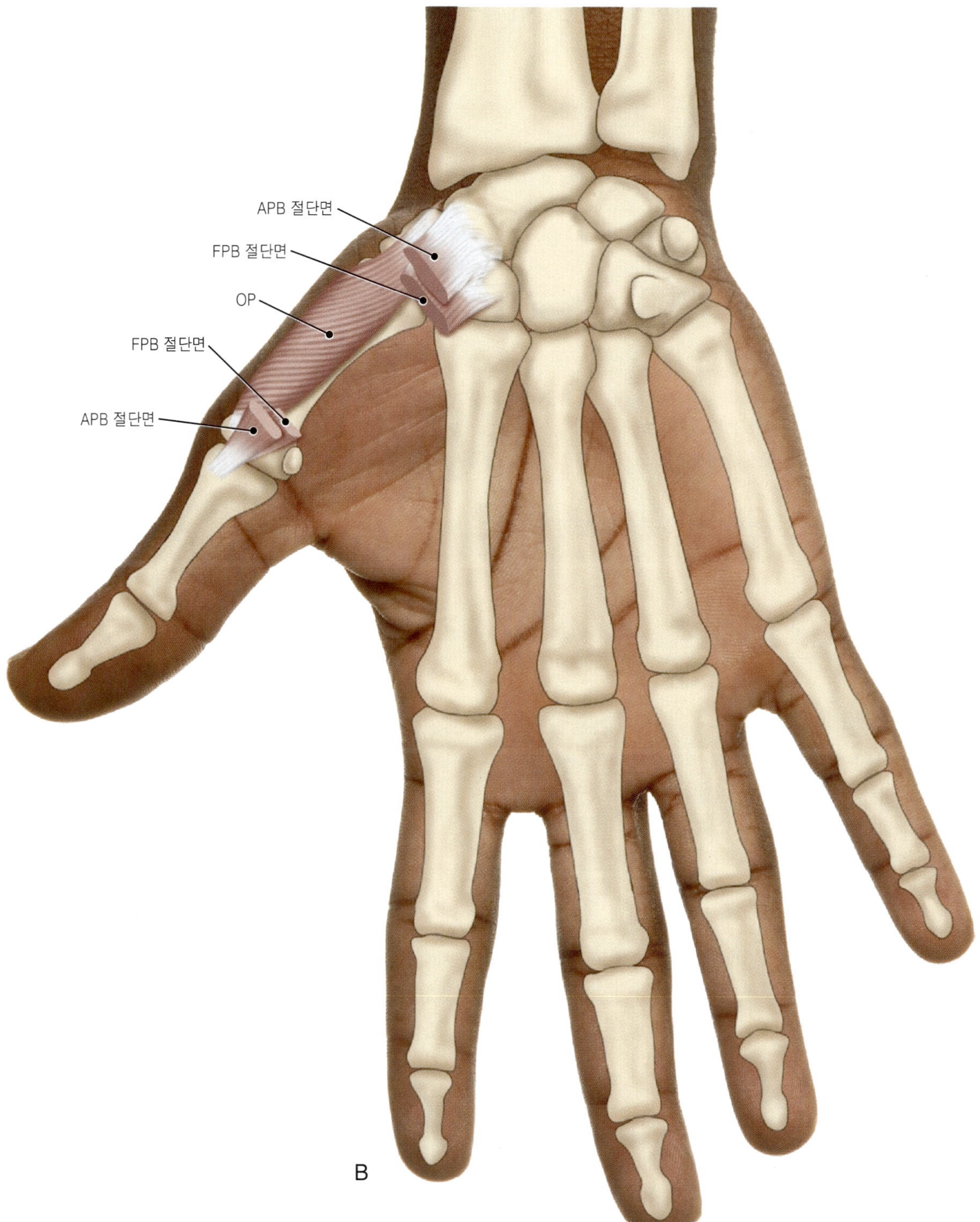

그림 9-5. *(계속)* B, 깊은층. 짧은엄지벌림근과 짧은엄지굽힘근은 잘려 있다. APB: 짧은엄지벌림근, FPB: 짧은엄지굽힘근, OP: 엄지맞섬근.

□ 짧은엄지벌림근(Abductor Pollicis Brevis)

짧은엄지벌림근*이라는 이름은 이 근육이 엄지를 벌리고 (긴엄지벌림근보다) 짧다는 것을 말해준다.*

□ **어원**

Abductor: 라틴어. *신체 부위를 벌리는 근육*

Pollicis: 라틴어. *엄지*

Brevis: 라틴어. *더 짧은*

□ **발음**

ab-DUK-tor

POL-i-sis

BRE-vis

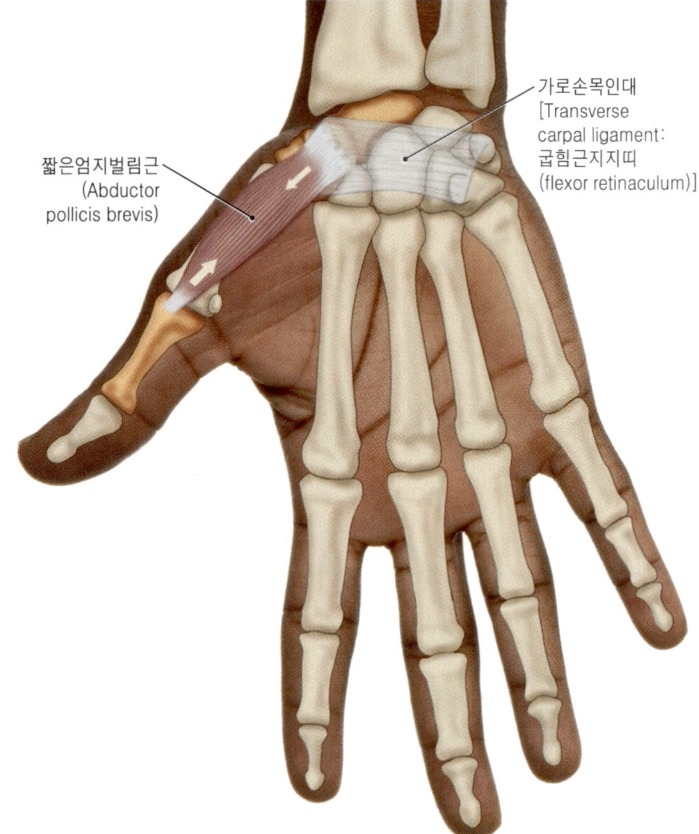

그림 9-6. 오른쪽 짧은엄지벌림근의 앞쪽면.

부착점(Attachments)

□ 굽힘근지지띠, 손배뼈(scaphoid)와 큰마름뼈(trapezium)

  □ 손배뼈의 결절과 큰마름뼈의 결절*에서부터*

□ 엄지의 첫마디뼈

  □ 첫마디뼈의 바닥과 손등손가락전개부의 노쪽(가쪽)면*까지*

기능(Functions)

동심성(단축성) 작용근 작용

표준 작용근 작용	반대 작용근 작용
□ **1. CMC관절에서 엄지를 벌린다.**	□ 1. CMC관절에서 큰마름뼈를 벌린다.
□ 2. MCP관절에서 엄지를 굽힌다.	□ 2. MCP관절에서 엄지의 손허리뼈를 굽힌다.
□ 3. CMC, IP관절에서 엄지를 편다.	□ 3. CMC관절에서 큰마름뼈를 편다. IP관절에서 엄지의 첫마디뼈를 편다.

CMC관절: 손목손허리관절(엄지의, 엄지의 안장관절), MCP관절: 손허리손가락관절, IP관절: 손가락뼈사이관절

표준 작용근 작용 노트

- 짧은엄지벌림근은 엄지의 첫마디뼈에 부착하기 위해 (근섬유들은 시상면에서 수직으로 주행하면서) 엄지의 첫 번째 CMC관절을 앞쪽으로 가로지른다. 짧은엄지벌림근이 수축할 때, 손바닥 면에서 수직으로 그리고 멀어지는 방향으로 시상면에서 엄지의 손허리뼈를 당긴다. 이 작용은 *엄지의 벌림*이라고 불린다. 그러므로 짧은엄지벌림근은 첫 번째 CMC관절에서 엄지의 손허리뼈를 벌림으로써 엄지를 벌린다. [Note: 발생학적으로 엄지의 돌림성 발달(rotational development) 때문에, 엄지의 벌림과 모음으로 불리는 작용은 시상면에서 발생한다]. 추가적으로 짧은엄지벌림근은 엄지의 MCP관절을 앞쪽으로 가로지르지만, 이 관절은 벌릴 수 없다(작용 1).
- 짧은엄지벌림근은 엄지의 첫마디뼈에 부착하기 위해 (근섬유들은 이마면에서 수직으로 주행하면서) 엄지의 MCP관절을 안쪽(자쪽)으로 가로지른다. 짧은엄지벌림근이 수축할 때 엄지의 첫마디뼈를 손바닥면(이마면)에서 안쪽(자쪽) 방향으로 집게손가락을 향해 당긴다. 이 작용은 *엄지의 굽힘*으로 불린다. 그러므로 짧은엄지벌림근은 MCP관절에서 엄지의 첫마디뼈를 굽힘으로써 엄지를 굽힌다(작용 2). [Note: 발생학적으로 엄지의 돌림성 발달(rotational development) 때문에, 엄지의 굽힘과 폄으로 불리는 작용은 이마면에서 발생한다.]
- 짧은엄지벌림근은 엄지의 첫마디뼈에 부착하기 위해 (근섬유들은 이마면에서 수직으로 주행하면서) 첫 번째 CMC관절을 가쪽(노쪽)으로 가로지른다. 짧은엄지벌림근을 수축할 때 손의 손바닥 면(이마면)에서 가쪽(노쪽) 방향으로, 집게손가락에서 멀어지는 방향으로 엄지의 손허리뼈를 당긴다. 이 작용은 *엄지의 폄*이라고 불린다. 그러므로 짧은엄지벌림근은 첫 번째 CMC관절에서 엄지의 손허리뼈를 펴는 것으로 엄지를 편다. CMC관절의 폄은 가쪽돌림과 결합되기 때문에 짧은엄지벌림근은 CMC관절에서 가쪽으로 돌린다. 추가적으로 부착점이 엄지의 손등손가락전개부에 있기 때문에, 짧은엄지벌림근은 엄지의 IP관절을 가쪽

(노쪽)으로 가로지른다. 그러므로 짧은엄지벌림근은 엄지의 IP관절에서 엄지의 끝마디뼈를 편다(작용 3).

반대 작용근 작용 노트

- 첫 번째 CMC관절에서 움직임의 반대 작용은 CMC관절에서 엄지의 손허리뼈 방향으로 손목뼈(큰마름뼈)가 움직일 때 발생한다. 아마도 이것은 엄지가 고정된 물체를 잡았기 때문에 먼쪽끝(손허리뼈)이 고정되었을 때 발생할 것이다. 큰마름뼈의 움직임은 손에 대해 전체 손목뼈(손목)와 아래팔의 움직임을 포함할 것이다(반대 작용 1, 3).
- MCP관절에서 엄지의 반대 작용은 손허리뼈가 MCP관절에서 엄지의 첫마디뼈에 대해 움직일 때 발생한다. 이것은 먼쪽 분절, 즉 첫마디뼈가 고정되었을 때, 예를 들어 엄지가 고정된 물체를 잡을 때 발생한다(반대 작용 2).
- IP관절 폄의 반대 작용은 끝마디뼈 대신에 첫마디뼈가 움직이는 것을 포함한다. 이것은 대개 엄지가 고정된 물체를 잡았기 때문에 끝마디뼈가 고정되었을 때 발생한다(반대 작용 3).

움직임

1. 짧은엄지벌림근은 빗면에서 하나의 당김선을 가지고 있기 때문에 (MCP관절에서 엄지의 굽힘뿐만 아니라) CMC관절에서 엄지의 벌림과 폄으로 결합된 하나의 움직임을 만든다.

편심성 길항근 기능

1. 엄지의 CMC관절에서 모음을 제한하고 느리게 한다.
2. 엄지의 MCP관절에서 폄을 제한하고 느리게 한다.
3. 엄지의 CMC, IP관절에서 굽힘을 제한하고 느리게 한다.

등척성 안정화 기능

1. 엄지의 CMC관절을 안정화시킨다.
2. 엄지의 MCP관절을 안정화시킨다.
3. 엄지의 IP관절을 안정화시킨다.

작용에 대한 추가적인 노트

1. CMC관절 맞섬은 굽힘·안쪽돌림 그리고 벌림으로 구성되고, 짧은엄지벌림근은 CMC관절에서 엄지를 벌리기 때문에 엄지의 맞섬근육으로 서술될 수 있다.
2. 일부 자료에서 짧은엄지벌림근은 CMC관절에서 엄지를 굽힌다고 서술한다. CMC관절의 굽힘 또는 폄을 위한 이마면에서의 움직임의 앞뒤쪽축에 대해 이 근육의 당김선을 찾을 때 우리는 근육이 거의 바로 축 위에 있고, 그러므로 짧은엄지벌림근은 CMC관절에서 폄 또는 굽힘에 약하게 관여할 것이라 본다. 그러나 더 안쪽섬유가 CMC관절을 굽히는 것이 (그리고 더 가쪽섬유가 CMC관절을 펴는 것이) 가능하거나 가능성이 있다.
3. 모든 3개의 엄지두덩근육들은 엄지에 부착하고 움직인다. (Note: 모든 3개의 새끼두덩근육들은 새끼손가락에 부착하고 움직인다.)

신경지배

- ☐ 정중신경(median nerve)
  - ☐ C8, **T1**

동맥공급

- ☐ 노동맥의 가지(위팔동맥의 종말가지)

촉진

1. 대상자가 앉거나 누운 자세에서 촉진하는 손가락을 엄지두덩의 가쪽(노쪽) 면 위에 둔다.
2. 대상자에게 저항에 대해 첫 번째 손목손허리관절에서 엄지를 벌리도록 요청하고 짧은엄지벌림근의 수축을 느낀다. [Note: 인접한 짧은엄지굽힘근으로부터 짧은엄지벌림근의 자쪽(안쪽) 가장자리를 구분하는 것은 어려울 수 있다.]

다른 구조와의 관계 (Relationship to other structures)

- ☐ 짧은엄지벌림근은 엄지두덩에서 얕은 곳에 있다.
- ☐ 짧은엄지벌림근은 짧은엄지굽힘근보다 가쪽에 있다. 짧은엄지벌림근은 그들이 겹쳐지는 곳에서 얕은 곳에 있다. 짧은엄지굽힘근의 가쪽 부분은 짧은엄지벌림근으로 덮여 있다.
- ☐ 짧은엄지벌림근은 엄지맞섬근의 얕은 곳에 있다.
- ☐ 짧은엄지벌림근은 깊은앞팔선 근막경선(deep front arm line myofascial meridian) 내에 위치한다.

기타(Miscellaneous)

1. 엄지두덩의 3개의 근육들은 짧은엄지벌림근, 짧은엄지굽힘근 그리고 엄지맞섬근이다. (Note: 3개의 유사한 새끼두덩근육들이 있다. 그들은 새끼손가락벌림근, 새끼손가락굽힘근 그리고 새끼맞섬근이다.)

□ 짧은엄지굽힘근(Flexor Pollicis Brevis)

짧은엄지굽힘근*이라는 이름은 이 근육이 엄지를 굽히고 (긴엄지굽힘근보다) 짧다는 것을 말해 준다.*

□ **어원**

Flexor: 라틴어. *신체 일부를 굽히는 근육*

Pollicis: 라틴어. *엄지*

Brevis: 라틴어. *더 짧은*

□ **발음**

FLEKS-or

POL-i-sis

BRE-vis

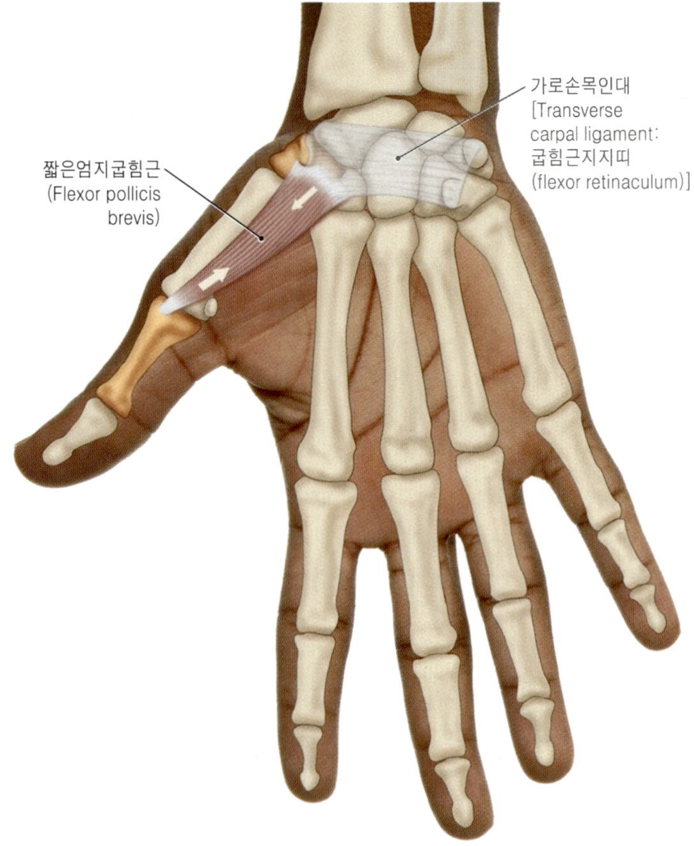

그림 9-7. 오른쪽 짧은엄지굽힘근의 앞쪽면.

부착점(Attachments)

□ 굽힘근지지띠와 큰마름뼈*에서부터*

□ 엄지의 첫마디뼈

- □ 첫마디뼈의 바닥의 노쪽(가쪽)면*까지*

기능(Functions)

동심성(단축성) 작용근 작용

표준 작용근 작용	반대 작용근 작용
□ **1. CMC, MCP관절에서 엄지를 굽힌다.**	□ 1. CMC관절에서 큰마름뼈를 굽힌다. CMC관절에서 엄지의 손허리뼈를 굽힌다.
□ 2. CMC관절에서 엄지를 벌린다.	□ 2. CMC관절에서 큰마름뼈를 벌린다.

CMC관절: 손목손허리관절(엄지의, 엄지의 안장관절), MCP관절: 손허리손가락관절

표준 작용근 작용 노트

- 짧은엄지굽힘근은 엄지의 첫마디뼈에 부착하기 위해 (근섬유들은 이마면에서 수직으로 주행하면서) 엄지의 CMC관절을 안쪽(자쪽)으로 가로지른다. 짧은엄지굽힘근이 수축할 때, 손의 손바닥면(이마면)에서 안쪽(자쪽) 방향으로, 집게손가락을 향하여 엄지의 손허리뼈를 당긴다. 이 작용은 엄지의 굽힘으로 불린다. 그러므로 짧은엄지굽힘근은 첫 번째 CMC관절에서 엄지의 손허리뼈를 굽힘으로써 엄지를 굽힌다. [Note: 발생학적으로 엄지의 돌림성 발달(rotational development) 때문에, 엄지의 굽힘과 폄으로 불리는 작용은 이마면에서 발생한다.] CMC관절의 굽힘은 안쪽돌림과 결합되기 때문에 짧은엄지굽힘근은 CMC관절을 안쪽으로 돌린다. 추가적으로 짧은엄지굽힘근은 엄지의 MCP관절을 안쪽으로 가로지른다. 그러므로 짧은엄지굽힘근은 MCP관절에서 엄지의 첫마디뼈를 굽히는 것으로 엄지를 굽힌다(작용 1).
- 짧은엄지굽힘근은 엄지의 첫마디뼈에 부착하기 위해 (근섬유들은 시상면에서 수직으로 주행하면서) 엄지의 CMC관절을 앞쪽으로 가로지른다. 짧은엄지굽힘근이 수축할 때, 짧은엄지굽힘근은 손의 손바닥면에 수직으로 그리고 멀어지는 방향으로 시상면에서 엄지의 손허리뼈를 당긴다. 이 작용은 *엄지의 벌림*으로 불린다. 그러므로 짧은엄지굽힘근은 첫 번째 CMC관절에서 엄지의 손허리뼈를 벌림으로써 엄지를 벌린다. [Note: 발생학적으로 엄지의 돌림성 발달(rotational development) 때문에, 엄지의 벌림과 모음으로 불리는 작용은 시상면에서 발생한다.] 추가적으로 짧은엄지굽힘근은 엄지의 MCP관절을 앞쪽으로 가로지르지만, 이 관절은 벌릴 수 없다(작용 2).

반대 작용근 작용 노트

- 첫 번째 CMC관절에서 움직임의 반대 작용은 CMC관절에서 엄지의 손허리뼈를 향해서 손목뼈(큰마름뼈)가 움직일 때 발생한다. 이것은 아마도 엄지가 고정된 물체를 잡았기 때문에 먼쪽끝(손허리뼈)이 고정되었을 때 발생한다. 큰마름뼈의 움직임은 손에 대해 전체 손목뼈(손목)와 아래팔의 움직임을 포함할 것이다(반대 작용 1, 2).
- MCP관절에서의 움직임의 반대 작용은 엄지의 첫마디뼈에 대해

손허리뼈가 움직일 때 발생한다. 이것은 대개 엄지가 고정된 물체를 잡았기 때문에, 먼쪽분절인 첫마디뼈가 고정되었을 때 발생한다(반대 작용 1).

움직임

1. 짧은엄지굽힘근은 빗면에서 하나의 당김선을 가지고 있기 때문에 (MCP관절에서 엄지의 굽힘뿐만 아니라) CMC관절에서 엄지의 굽힘과 벌림으로 결합된 하나의 움직임을 만든다.

편심성 길항근 기능

1. 엄지의 CMC, MCP관절의 폄을 제한하고 느리게 한다.
2. 엄지의 CMC관절의 모음을 제한하고 느리게 한다.

등척성 안정화 기능

1. 엄지의 CMC, MCP관절을 안정화시킨다.

작용에 대한 추가적인 노트

1. 관절면 모양으로 인해 CMC관절의 굽힘과 안쪽돌림은 결합되고, 따라서 CMC관절에서 엄지를 굽히는 근육은 CMC관절에서 엄지를 안쪽으로 돌린다. 그러므로 짧은엄지굽힘근은 CMC관절에서 엄지를 안쪽으로 돌린다.
2. 짧은엄지굽힘근은 CMC관절 맞섬은 굽힘, 안쪽돌림 그리고 벌림으로 구성되고, 짧은엄지굽힘근은 CMC관절에서 엄지의 굽힘과 안쪽돌림을 하기 때문에 엄지의 맞섬의 근육으로 서술될 수 있다.
3. 일부 자료에서 짧은엄지굽힘근은 CMC관절에서 엄지를 모을 수 있다고 서술한다. 엄지모음근 옆에 위치하는 더 안쪽섬유가 이 당김선을 가지므로 특히 엄지가 먼저 벌어져 있을 때 이 작용을 가질 수 있을 것처럼 보인다.
4. 모든 3개의 엄지두덩근육들은 엄지에 부착하고 움직인다. (Note: 모든 3개의 새끼두덩근육들은 새끼손가락에 부착하고 움직인다.)

신경지배

□ 정중신경(median nerve), 자신경(ulnar nerve)
  □ C8, **T1**(얕은갈래: 정중신경, 깊은갈래: 자신경)

동맥공급

□ 노동맥의 가지(위팔동맥의 종말가지)

촉진

1. 대상자가 앉거나 누운 자세에서 촉진하는 손가락을 엄지두덩의 안쪽(자쪽)면에 둔다.
2. 대상자에게 첫 번째 손목손허리관절에서 엄지를 굽히도록 요청하고 짧은엄지굽힘근의 안쪽 부분의 수축을 느낀다.
3. 계속해서 짧은엄지굽힘근을 더 가쪽으로, 짧은엄지벌림근의 깊은 곳으로 촉진한다. (Note: 짧은엄지굽힘근의 가쪽 부분으로부터 얕은 짧은엄지벌림근을 식별하는 것은 어려울 수 있다.)

다른 구조와의 관계 (Relationship to other structures)

□ 짧은엄지굽힘근의 안쪽 부분은 엄지두덩의 얕은 곳에 있다. 짧은엄지굽힘근의 가쪽 부분은 짧은엄지벌림근의 깊은 곳에 있다.
□ 짧은엄지폄근의 얕은갈래는 엄지맞섬근의 안쪽 부분보다 얕은 곳에 있다. 짧은엄지굽힘근의 깊은갈래는 엄지맞섬근의 안쪽 부분의 깊은 곳에 있다. 이러한 이유로 엄지맞섬근의 안쪽 부분은 짧은엄지굽힘근의 두 갈래 사이에 끼여 있다.
□ 긴엄지굽힘근의 먼쪽힘줄은 짧은엄지굽힘근의 두 갈래 사이에 끼여 있다.
□ 짧은엄지굽힘근은 깊은앞팔선 근막경선(deep front arm line myofascial meridian) 내에 위치한다.

기타(Miscellaneous)

1. 3개의 엄지두덩근육들은 짧은엄지벌림근, 짧은엄지굽힘근 그리고 엄지맞섬근이다. (Note: 3개의 유사한 새끼두덩근육들이 있다. 그들은 새끼손가락벌림근, 새끼손가락굽힘근 그리고 새끼맞섬근이다.)
2. 짧은엄지굽힘근은 대개 얕은·깊은갈래를 가진다고 여겨진다.
3. 일부 자료에서는 짧은엄지굽힘근은 얕은·깊은갈래를 가지지 않고 대신 한 부분만을 가진다고 서술한다. *짧은엄지굽힘근의 깊은갈래*라고 불리는 것은 일부 자료에서 엄지모음근의 빗갈래의 부분으로 여기고 다른 자료들에서 엄지의 손바닥쪽뼈사이근으로 간주한다.
4. 짧은엄지굽힘근의 먼쪽힘줄에 종자뼈(sesamoid one)가 있다. (Note: 엄지모음근의 먼쪽힘줄에 위치하는 엄지의 두 번째 종자뼈가 있다.)

☐ 엄지맞섬근(Opponens Pollicis)

엄지맞섬근*이라는 이름은 이 근육이 엄지에 맞선다는 것을 말해 준다.*

☐ **어원**

Opponens: 라틴어. *맞섬*

Pollicis: 라틴어. *엄지*

☐ **발음**

op-PO-nens

POL-i-sis

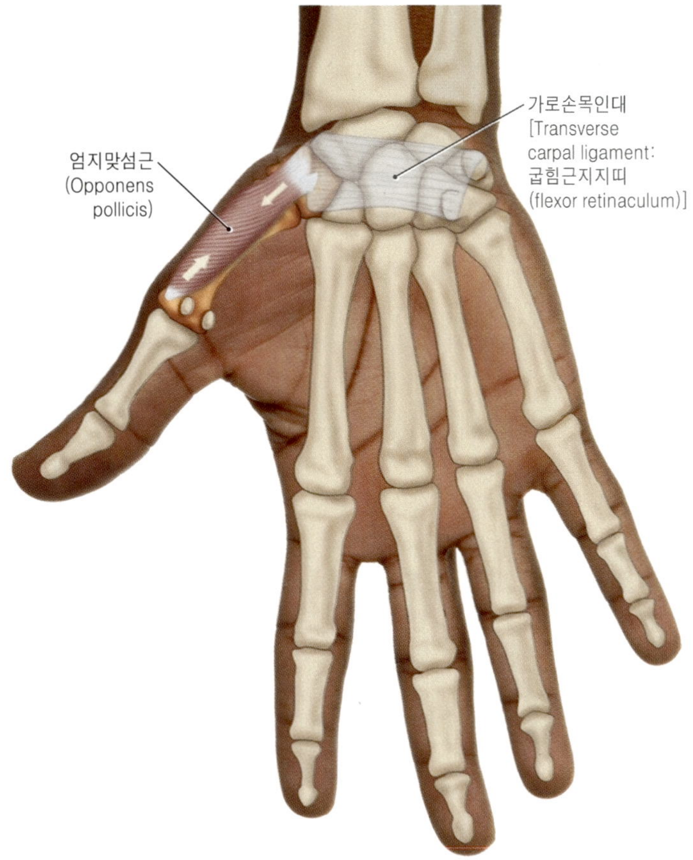

그림 9-8. 오른쪽 엄지맞섬근의 앞쪽면.

부착점(Attachments)

☐ **굽힘근지지띠와 큰마름뼈**

- ☐ 큰마름뼈의 결절*에서부터*

☐ **첫 번째 손허리뼈(엄지의)**

- ☐ 앞쪽면과 노쪽(가쪽) 가장자리*까지*

기능(Functions)

동심성(단축성) 작용근 작용

표준 작용근 작용	반대 작용근 작용
☐ **1. CMC관절에서 엄지를 맞선다.**	☐ 1. CMC관절에서 큰마름뼈를 굽히고 가쪽으로 돌리며 벌린다.
☐ 2. CMC관절에서 엄지를 굽힌다.	☐ 2. CMC관절에서 큰마름뼈를 굽힌다.
☐ 3. CMC관절에서 엄지를 안쪽으로 돌린다.	☐ 3. CMC관절에서 큰마름뼈를 가쪽으로 돌린다.
☐ 4. CMC관절에서 엄지를 벌린다.	☐ 4. CMC관절에서 큰마름뼈를 벌린다.

CMC관절: 손목손허리관절(엄지의, 엄지의 안장관절)

표준 작용근 작용 노트

- 맞섬은 세부적으로 기본면 작용(cardinal plane action)이 아니라, 오히려 엄지의 패드를 다른 손가락의 패드로 가져오기 위해 요구되는 CMC관절에서 발생하는 3개의 기본면 작용으로 결합된 삼축 빗면 움직임에 붙여진 용어이다. 맞섬은 엄지의 손허리뼈의 굽힘, 안쪽돌림 그리고 벌림을 포함한다(작용 1, 2, 3, 4).
- 엄지맞섬근은 엄지의 손허리뼈에 부착하기 위해 (근섬유들은 이마면에서 수직으로 주행하면서) 엄지의 첫 번째 CMC관절을 안쪽(자쪽)으로 가로지른다. 엄지맞섬근이 수축할 때, 엄지맞섬근은 손의 손바닥면(이마면)에서 안쪽(자쪽) 방향으로, 집게손가락을 향하는 방향으로 엄지의 손허리뼈를 당긴다. 이 작용은 *엄지의 굽힘*으로 불린다. 그러므로 엄지맞섬근은 첫 번째 CMC관절에서 엄지의 손허리뼈를 굽히는 것으로 엄지를 굽힌다. (Note: 발생학적으로 엄지의 돌림성 발달(rotational development) 때문에, 엄지의 굽힘과 폄이라고 불리는 작용은 이마면에서 발생한다.) CMC관절 굽힘 작용은 항상 CMC관절의 안쪽돌림과 결합된다(작용 2).
- 엄지맞섬근은 엄지의 손허리뼈에 더 가쪽으로 부착하기 위해 (근섬유들은 가로면에서 약간 수평으로 주행하면서) 굽힘근지지띠의 약간 안쪽에서부터 첫 번째 CMC관절의 앞쪽으로 가로지른다. 엄지맞섬근을 수축할 때, 엄지맞섬근은 엄지의 안쪽면이 약간 뒤쪽을 향하게 야기하며, 새끼손가락(다섯째손가락) 쪽으로 첫 번째 손허리뼈를 뒤쪽으로 돌린다. 그러므로 엄지맞섬근은 CMC관절에서 엄지의 손허리뼈를 안쪽으로 돌리는 것으로 엄지를 안쪽으로 돌린다. CMC관절 안쪽돌림 작용은 항상 CMC관절 굽힘과 결합된다(작용 3).
- 엄지맞섬근은 엄지의 손허리뼈에 부착하기 위해 (근섬유들은 시상면에서 수직으로 주행하면서) 엄지의 첫 번째 CMC관절을 앞쪽으로 가로지른다. 엄지맞섬근을 수축할 때, 엄지맞섬근은 손의 손바닥면에 수직으로 그리고 멀어지는 방향으로 시상면에서 엄지의 손허리뼈를 당긴다. 이 작용은 *엄지의 벌림*으로 불린다. 그러므로 엄지맞섬근은 첫 번째 CMC관절에서 엄지의 손허리뼈를 벌

리는 것으로 엄지를 벌린다. Note: 발생학적으로 엄지의 돌림성 발달(rotational development) 때문에, 엄지의 벌림과 모음으로 불리는 움직임은 시상면에서 발생한다(작용 3).

반대 작용근 작용 노트

- 맞섬이 3개의 기본면 작용의 결합인 빗면 움직임인 것을 고려하면, 맞섬의 반대 작용은 맞섬의 구성인 이 3개의 모든 기본면의 반대 작용을 포함한다(반대 작용 1, 2, 3, 4).
- 첫 번째 CMC관절에서 움직임의 반대 작용은 CMC관절에서 엄지의 손허리뼈 쪽으로 손목뼈(큰마름뼈)가 움직일 때 발생한다. 이것은 대개 엄지가 고정된 물체를 잡았기 때문에 먼쪽끝(손허리뼈)이 고정되었을 때 발생한다. 큰마름뼈의 움직임은 손에 대해 전체 손목뼈(손목)와 아래팔의 움직임을 포함할 것이다(반대 작용 1, 2, 3, 4).

움직임

1. 엄지맞섬근은 빗면에서 하나의 당김선을 가지고 있기 때문에, CMC관절에서 엄지의 굽힘, 안쪽돌림 그리고 벌림으로 결합된 하나의 움직임, 맞섬을 만든다.

편심성 길항근 기능

1. CMC관절에서 엄지의 물러섬을 제한하고 느리게 한다.
2. 엄지의 CMC관절이 폄을 제한하고 느리게 한다.
3. 엄지의 CMC관절에서 손허리뼈의 가쪽돌림과 큰마름뼈의 안쪽돌림을 제한하고 느리게 한다.
4. 엄지의 CMC관절에서 모음을 제한하고 느리게 한다.

등척성 안정화 기능

1. 엄지의 CMC관절을 안정화시킨다.

작용에 대한 추가적인 노트

1. 모든 3개의 엄지두덩근육들은 엄지에 부착하고 움직인다. (Note: 모든 3개의 새끼두덩근육들은 새끼손가락에 부착하고 움직인다.)
2. 일부 자료들은 엄지맞섬근이 첫 번째 손허리손가락관절에서 엄지를 펼 수 있다고 서술한다. 만약 이것이 사실이라면, 이것은 손의 손바닥면(이마면)에서 다른 손가락들로부터 엄지손가락을 노쪽(가쪽)으로 당기는 것으로 이 작용을 만드는 가장 가쪽섬유일 것이다.

신경지배

□ 정중신경(median nerve), 자신경(ulnar nerve)
□ C8, T1

동맥공급

□ 노동맥의 가지(위팔동맥의 종말가지)

촉진

1. 대상자가 앉거나 누운 자세에서 촉진하는 손가락을 엄지의 손허리뼈의 몸통에 반대쪽의 엄지두덩의 가쪽 부분(즉, 짧은엄지벌림근의 깊은 곳) 위에 둔다.
2. 대상자가 저항에 반대해 첫 번째 손목손허리관절에서 엄지를 굽히도록 하고 엄지맞섬근의 가쪽 부분의 수축을 느낀다.
3. 계속해서 엄지맞섬근을 더 안쪽으로, 짧은엄지벌림근과 굽힘근의 깊은 곳으로 촉진한다. (Note: 이 2개의 더 얕은 엄지두덩근육들로부터 엄지맞섬근을 구분하는 것은 어려울 수 있다. 그들이 둘 다 첫 번째 손목손허리관절에서 엄지의 손허리뼈의 굽힘 또는 벌림할 수 있기 때문이다.

다른 구조와의 관계 (Relationship to other structures)

□ 엄지맞섬근은 3개의 엄지두덩근육들 중 가장 깊이 있다.
□ 엄지맞섬근은 짧은엄지벌림근과 짧은엄지굽힘근의 깊은 곳에 있다.
□ 엄지맞섬근의 깊은 곳은 긴엄지벌림근의 먼쪽부착점이다.
□ 엄지맞섬근은 깊은앞팔선 근막경선(deep front arm line myofascial meridian) 내에 위치한다.

기타(Miscellaneous)

1. 엄지두덩의 3개의 근육들은 짧은엄지벌림근, 짧은엄지굽힘근 그리고 엄지맞섬근이다. (Note: 3개의 유사한 새끼두덩근육들이 있다. 그들은 새끼손가락벌림근, 새끼손가락굽힘근 그리고 새끼맞섬근이다.)
2. 엄지맞섬근과 새끼맞섬근 모두는 그들이 각각 손허리뼈(첫 번째와 다섯 번째)에 부착하고 다른 모든 엄지두덩과 새끼두덩근육들처럼 손가락뼈에 부착하지 않는다.
3. 엄지맞섬근의 자신경 구성은 종종 없다.
4. 유인원(ape)들은 그들의 엄지의 맞설 수 있지만, 이것이 매우 짧아서 물건을 잡기에는 그다지 기능적이지 않다.

□ 새끼두덩근군(Hypothenar Eminence Group)

새끼두덩근은 손바닥면의 자쪽에 위치하는 연부조직의 두덩이다. 새끼두덩근군에는 새끼손가락벌림근, 새끼손가락굽힘근 그리고 새끼맞섬근의 3개 근육들이 있다.

부착점(Attachments)

- □ 모든 3개의 새끼두덩근육들은 몸쪽으로 굽힘근지지띠 또는 손목뼈 위에 부착한다.
- □ 모든 3개의 새끼두덩근육들은 먼쪽으로 새끼손가락(다섯 번째 손가락)에 부착한다.
  - □ 새끼손가락벌림근과 새끼손가락굽힘근은 새끼손가락의 첫마디뼈에 부착한다.
  - □ 새끼맞섬근은 새끼손가락의 손허리뼈에 부착한다.

기능(Functions)

- □ 모든 3개의 새끼두덩근육들은 새끼손가락을 움직인다.
- □ 각각의 경우에서 근육의 이름은 이것의 중요한 관절 작용을 나타낸다.

기타(Miscellaneous)

새끼두덩근육들의 층은 대략 다음과 같다.

1. 새끼손가락벌림근은 3개 중 가장 얕게 있다.
2. 새끼손가락굽힘근은 중간에 있다.
3. 새끼맞섬근은 셋 중 가장 깊숙이 있다.
4. 새끼두덩근육과 유사한 엄지두덩에 위치한 3개의 근육들이 있다. 3개의 엄지두덩근육들은 짧은엄지벌림근, 짧은엄지굽힘근 그리고 엄지맞섬근이다.
5. 새끼두덩근육들은 깊은뒤팔선 근막경선(deep back arm line myofascial meridian) 내에 위치한다.

신경지배

- □ 3개의 새끼두덩근육들은 자신경(ulnar nerve)에 의해 지배된다.

동맥공급

- □ 3개의 새끼두덩근육들은 자동맥으로부터 그들의 동맥공급을 받는다.

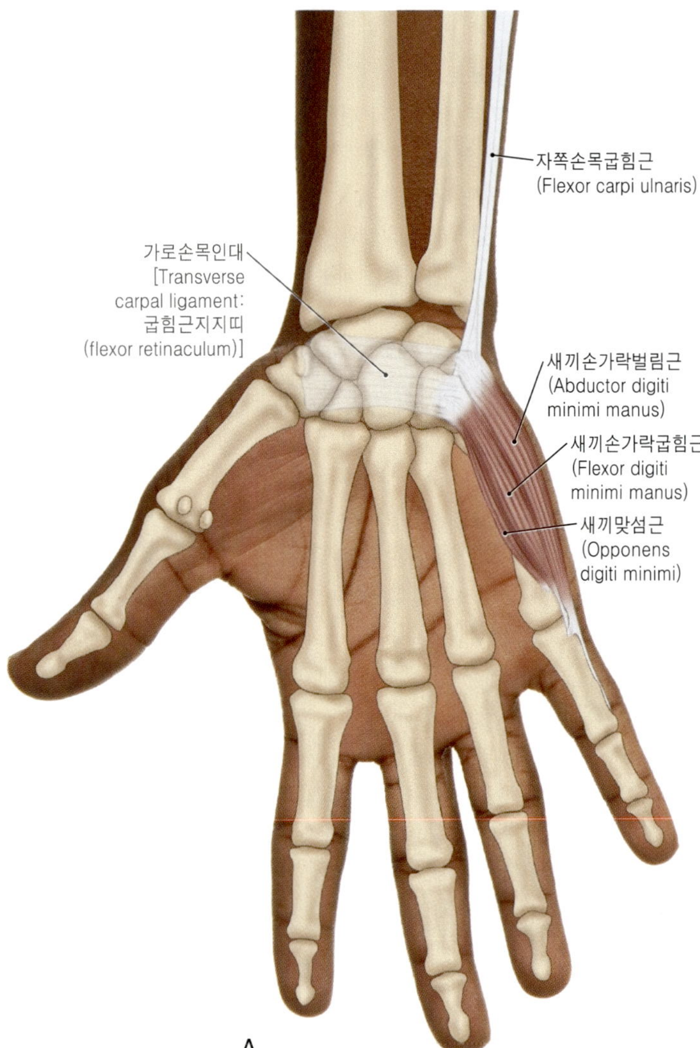

그림 9-9. 오른쪽 새끼두덩근육의 앞쪽면. A, 얕은층. *(계속)*

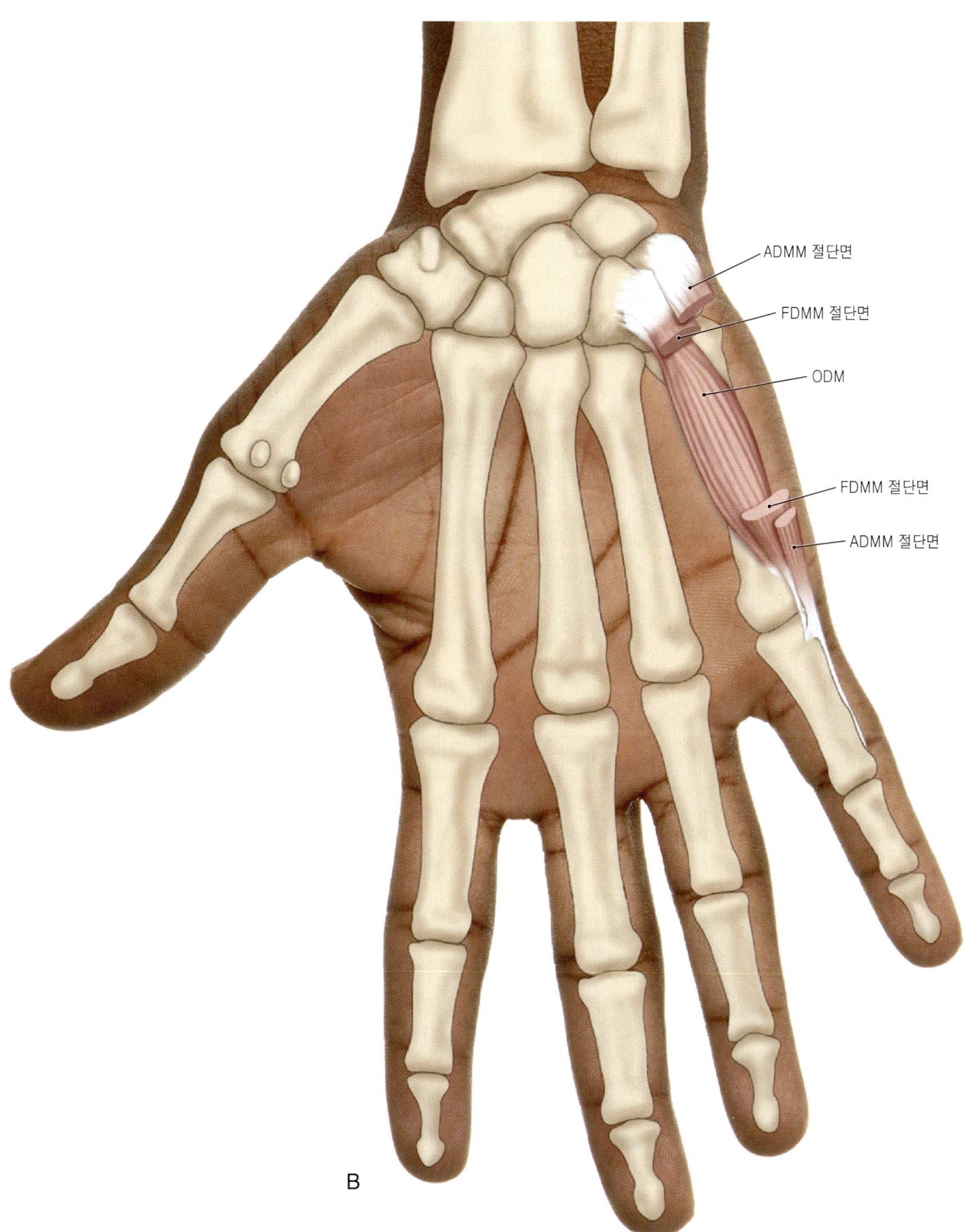

그림 9-9. *(계속)* B, 깊은층. 새끼손가락벌림근과 새끼손가락굽힘근은 잘려 있다. ADMM: 새끼손가락벌림근, FDMM: 새끼손가락굽힘근, ODM: 새끼맞섬근.

□ 새끼손가락벌림근(Abductor Digiti Minimi Manus)

새끼손가락벌림근*이라는 이름은 이 근육이 새끼손가락을 벌린다는 것을 말해 준다.*

□ **어원**

Abductor: 라틴어. *신체 부위를 벌리는 근육*

Digiti: 라틴어. *손가락*(finger)

Minimi: 라틴어. *가장 작은*

Manus: 라틴어. 손

□ **발음**

ab-DUK-tor

DIJ-i-tee

MIN-i-mee

MAN-us

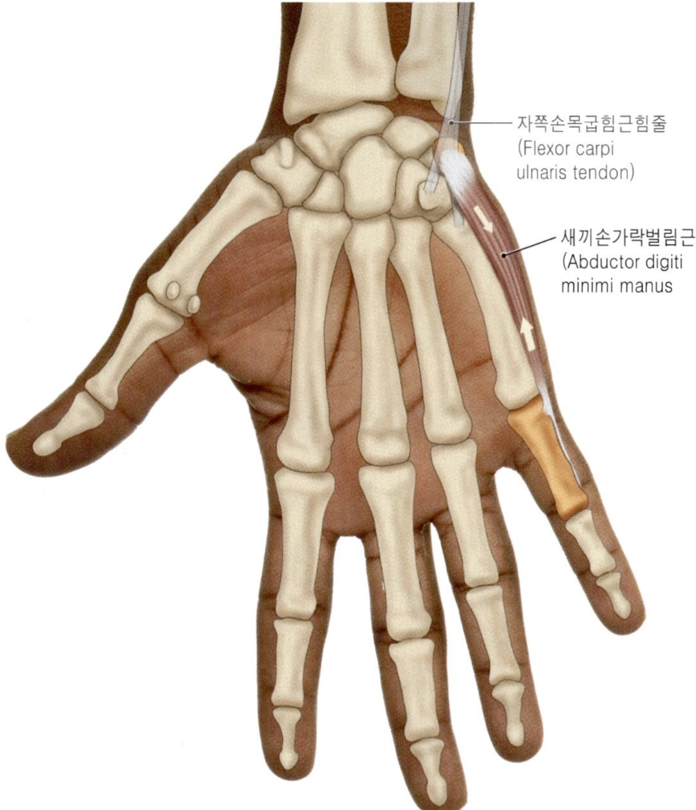

그림 9-10. 오른쪽 새끼손가락벌림근의 앞쪽면.

부착점(Attachments)

□ **콩알뼈**

 □ 그리고 자쪽손목굽힘근의 힘줄*에서부터*

□ **새끼손가락(다섯 번째 손가락)의 첫마디뼈**

 □ 첫마디뼈의 바닥과 손등손가락전개부의 자쪽(안쪽)면*까지*

기능(Functions)

동심성(단축성) 작용근 작용

표준 작용근 작용	반대 작용근 작용
□ 1. **MCP관절에서 새끼손가락을 벌린다.**	□ 1. MCP관절에서 다섯 번째 손허리뼈를 벌린다.
□ 2. CMC관절에서 새끼손가락을 벌린다.	□ 2. 새끼손가락의 CMC관절에서 갈고리뼈를 벌린다.
□ 3. MCP, CMC관절에서 새끼손가락을 굽힌다.	□ 3. MCP관절에서 다섯 번째 손허리뼈를 굽힌다. CMC관절에서 콩알뼈를 먼쪽으로 활주한다.
□ 4. PIP, DIP관절에서 새끼손가락을 편다.	□ 4. PIP관절에서 새끼손가락의 첫마디뼈를 편다. DIP관절에서 새끼손가락의 중간마디뼈를 편다.

MCP관절: 손허리손가락관절, CMC관절: 손목손허리관절, PIP관절: 몸쪽손가락뼈사이관절, DIP관절: 먼쪽손가락뼈사이관절

표준 작용근 작용 노트

- 새끼손가락벌림근은 (근섬유들은 이마면에서 수직으로 주행하면서) 몸쪽으로는 손목 부위로부터 먼쪽으로는 새끼손가락의 첫마디뼈로 새끼손가락의 CMC, MCP관절을 안쪽(자쪽)으로 가로지른다. 새끼손가락벌림근이 수축할 때, 새끼손가락벌림근은 다섯 번째 손허리뼈와 새끼손가락의 첫마디뼈를 안쪽(자쪽)으로 벌림으로 당긴다. 그러므로 새끼손가락벌림근은 CMC관절에서 손허리뼈와 MCP관절에서 첫마디뼈를 벌리는 것으로 새끼손가락을 벌린다(작용 1, 2).
- CMC관절에서 새끼손가락의 벌림은 엄지로부터 멀어지는 이마면에서의 새끼손가락 손허리뼈의 움직임이다. 이 작용은 새끼손가락의 물러섬(엄지의 맞섬으로부터 돌아가는 것)의 구성 요소이다(작용 2).
- 새끼손가락벌림근은 (근섬유들은 시상면에서 수직으로 주행하면서) 새끼손가락의 MCP관절을 앞쪽으로 가로지른다. 그러므로 이것은 MCP관절에서 새끼손가락을 굽힌다. MCP관절에서 새끼손가락의 굽힘은 MCP관절에서 새끼손가락의 첫마디뼈의 굽힘을 포함한다(작용 3).
- 새끼손가락벌림근은 뒤쪽면에서 새끼손가락의 PIP, DIP관절을 가로지르는 손등손가락전개부에 부착한다(이것의 당김선은 시상면에서 수직으로 주행한다). 그러므로 새끼손가락벌림근은 새끼손가락의 PIP·DIP관절에서 각각 새끼손가락의 중간·끝마디뼈를 편다. 손의 손등손가락전개부에 부착하는 모든 근육들은 손가락뼈사이(IP)관절을 편다(작용 4).

반대 작용근 작용 노트

- 다섯 번째 MCP관절에서 움직임의 반대 작용은 새끼손가락의 첫마디뼈 쪽으로 손허리뼈를 움직이는 것이다. 이것은 새끼손가락이 고정된 물체를 잡을 때와 같이 먼쪽끝(첫마디뼈)이 고정되었을 때 발생한다(반대 작용 1).
- 다섯 번째 CMC관절의 움직임의 반대 작용은 새끼손가락의 손허리뼈 쪽으로 갈고리뼈가 움직이는 것이다. 이것은 아마도 새끼손가락이 고정된 물체를 잡았기 때문에 먼쪽끝(손허리뼈)이 고정되었을 때 발생한다. 갈고리뼈의 움직임은 손에 대해 전체 손목뼈(손목)와 아래팔의 움직임을 포함할 수 있다(반대 작용 2).
- MCP관절에서 새끼손가락의 굽힘의 반대 작용은 새끼손가락의 첫마디뼈에 대해 손허리뼈를 굽힐 때 발생한다. 이것은 새끼손가락이 고정된 물체를 잡을 때와 같이 먼쪽 분절, 첫마디뼈가 고정되었을 때 발생한다. 유사하게, CMC관절에서 먼쪽부착점인 손허리뼈가 고정되고, 몸쪽부착점인 콩알뼈가 먼쪽 방향으로 축이 아닌 활주로 당겨질 것이다(반대 작용 3).
- 새끼손가락의 PIP관절 폄의 반대 작용은 PIP관절에서 중간마디뼈 대신 첫마디뼈가 움직일 때 발생한다. 새끼손가락의 DIP관절 폄의 반대 작용은 DIP관절에서 끝마디뼈 대신 중간마디뼈가 움직일 때 발생한다. 이 반대 작용들은 대개 새끼손가락이 고정된 물체를 잡아서 먼쪽끝이 고정될 때 발생한다(반대 작용 4).

움직임

1. 새끼손가락벌림근은 빗면에서 하나의 당김선을 가지고 있기 때문에 MCP관절에서 새끼손가락의 벌림과 굽힘(CMC관절에서 벌림과 굽힘 그리고 PIP와 DIP관절에서 폄뿐만 아니라)으로 결합된 하나의 움직임을 만든다.

편심성 길항근 기능

1. 새끼손가락의 MCP와 CMC관절에서 모음과 폄을 제한하고 느리게 한다.
2. 새끼손가락의 PIP와 DIP관절의 굽힘을 제한하고 느리게 한다.

등척성 안정화 기능

1. 새끼손가락의 MCP관절을 안정화시킨다.
2. 새끼손가락의 CMC관절을 안정화시킨다.
3. 새끼손가락의 PIP, DIP관절을 안정화시킨다.

작용에 대한 추가적인 노트

1. 모든 3개의 새끼두덩근육들은 새끼손가락에 부착하고 움직인다. (Note: 모든 3개의 엄지두덩근육들은 엄지에 부착하고 움직인다.)

신경지배

- ☐ 자신경(ulnar nerve)
  - ☐ C8, **T1**

동맥공급

- ☐ 자동맥의 가지(위팔동맥의 종말가지)

촉진

1. 대상자가 앉거나 누운 자세에서, 촉진하는 손가락을 새끼두덩의 안쪽면, 콩알뼈의 바로 먼쪽에 둔다.
2. 대상자가 다섯 번째 손허리손가락관절에서 새끼손가락을 스스로 벌리도록 하고 새끼손가락벌림근의 힘살의 수축을 느낀다. 저항이 주어질 수 있다.
3. 이 근육의 부착점을 몸쪽으로, 먼쪽을 따라 촉진한다.

다른 구조와의 관계 (Relationship to other structures)

- ☐ 새끼손가락벌림근은 새끼두덩근의 안쪽 부분에서 얕은 곳에 있다.
- ☐ 새끼손가락벌림근은 약간 얕은 곳에 있으며, 따라서 새끼손가락굽힘근의 약간 위에 가로놓인다.
- ☐ 새끼손가락벌림근은 깊은뒤팔선 근막경선(deep back arm line myofascial meridian) 내에 위치한다.

기타(Miscellaneous)

1. 새끼손가락벌림근은 *새끼벌림근(abductor digiti minimi)*으로 알려져 있다. 그러나 이것은 발의 새끼발가락을 벌리는 발의 새끼발가락벌림근과 혼동할 수 있다.
2. 새끼두덩의 3개의 근육들은 새끼손가락벌림근, 새끼손가락굽힘근 그리고 새끼맞섬근이다. (Note: 3개의 유사한 엄지두덩근육들이 있다. 그들은 짧은엄지벌림근, 짧은엄지굽힘근 그리고 엄지맞섬근이다.)
3. 손등쪽뼈사이근육들은 가운뎃손가락으로부터 멀어지는 쪽으로 집게손가락과 반지손가락(두 번째, 네 번째 손가락)의 손허리손가락관절을 가로지른다. 결과적으로 손등쪽뼈사이근육은 집게~반지손가락을 벌린다. 새끼손가락벌림근은 가운뎃손가락으로부터 멀어지는 면으로 새끼손가락의 손허리손가락관절을 가로지르고 새끼손가락을 벌린다. 그러므로 새끼손가락벌림근은 구조와 기능에 관하여 손등쪽뼈사이근육과 유사한 근육으로 간주할 수 있다.
4. 새끼손가락벌림근이 수축할 때마다 자쪽손목굽힘근은 새끼손가락벌림근의 몸쪽부착점, 콩알뼈를 고정(안정화)하기 위해 수축한다. 이것은 먼쪽·앞쪽·자쪽 손목에서 자쪽손목굽힘근의 먼쪽힘줄에서 쉽게 촉진된다.

□ 새끼손가락굽힘근(Flexor Digiti Minimi Manus)

새끼손가락굽힘근*이라는 이름은 이 근육이 새끼손가락을 굽힌다는 것을 말해 준다.*

□ **어원**

Flexor: 라틴어. *신체 부위를 굽히는 근육*
Digiti: 라틴어. *손가락*(finger)
Minimi: 라틴어. *가장 작은*
Manus: 라틴어. 손

□ **발음**

FLEKS–or
DIJ–i–tee
MIN–i–mee
MAN–us

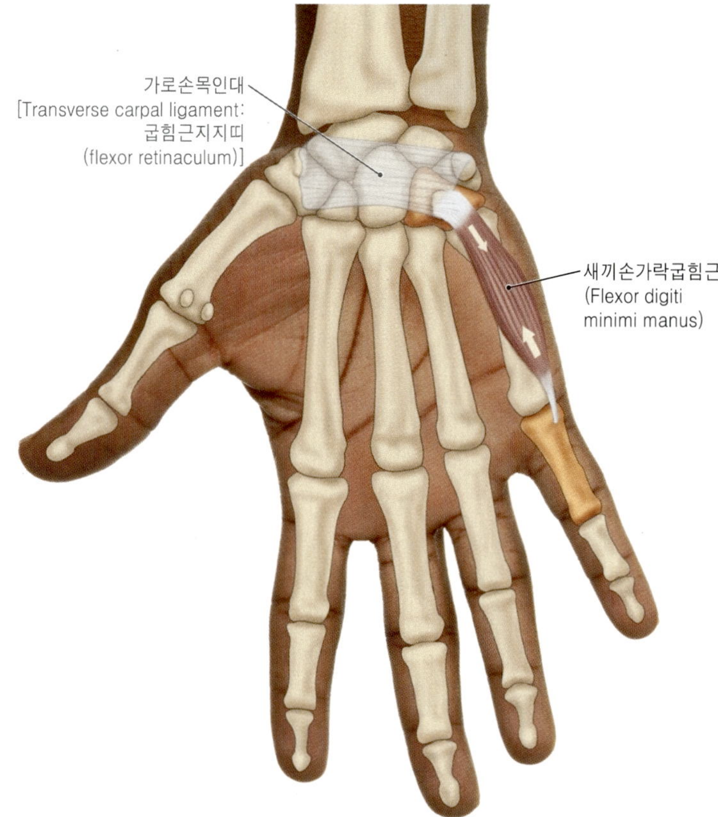

그림 9–11. 오른쪽 새끼손가락굽힘근의 앞쪽면.

부착점(Attachments)

□ 굽힘근지지띠와 갈고리뼈
  □ 갈고리뼈의 갈고리*에서부터*
□ 새끼손가락(다섯 번째 손가락)의 첫마디뼈
  □ 첫마디뼈의 바닥의 앞자쪽(앞안쪽)면*까지*

기능(Functions)

동심성(단축성) 작용근 작용

표준 작용근 작용	반대 작용근 작용
□ **1. MCP관절에서 새끼손가락을 굽힌다.**	□ 1. MCP관절에서 다섯 번째 손허리뼈를 굽힌다.
□ 2. CMC관절에서 새끼손가락을 굽힌다.	□ 2. 다섯 번째 CMC관절에서 갈고리뼈를 먼쪽으로 활주한다.

MCP관절: 손허리손가락관절, CMC관절: 손목손허리관절

표준 작용근 작용 노트

- 새끼손가락굽힘근은 (근섬유들은 시상면에서 수직으로 주행하면서) 새끼손가락의 MCP관절을 앞쪽으로 가로지른다. 그러므로 이것은 MCP관절에서 새끼손가락을 굽힌다. MCP관절에서 새끼손가락의 굽힘은 MCP관절에서 새끼손가락의 첫마디뼈의 굽힘을 포함한다(작용 1).
- 새끼손가락굽힘근은 (근섬유들은 시상면에서 수직으로 주행하면서) 새끼손가락의 CMC관절을 앞쪽으로 가로지른다. 그러므로 이것은 CMC관절에서 새끼손가락을 굽힌다. CMC관절에서 새끼손가락의 굽힘은 CMC관절에서 새끼손가락의 손허리뼈 굽힘을 포함한다. 이 관절 작용은 엄지의 패드(pad of the thumb)를 만나기 위한 새끼손가락의 맞섬 움직임의 구성 요소이다(작용 2).

반대 작용근 작용 노트

- MCP관절에서 새끼손가락의 굽힘의 반대 작용은 새끼손가락의 첫마디뼈에 대해 손허리뼈를 굽힐 때 발생한다. 이것은 새끼손가락이 고정된 물체를 잡았을 때와 같이 먼쪽 분절, 첫마디뼈가 고정되었을 때 발생한다(반대 작용 1).
- 새끼손가락의 CMC관절의 굽힘의 반대 작용은 갈고리뼈가 CMC관절에서 새끼손가락의 손허리뼈 방향으로 움직일 때 발생한다. 이것은 아마도 새끼손가락이 고정된 물체를 잡아서 먼쪽끝(손허리뼈)이 고정되었을 때 발생한다. 갈고리뼈의 움직임은 손에 대해 전체 손목뼈(손목)와 아래팔의 움직임을 포함할 수 있다.

움직임

1. 새끼손가락굽힘근은 기본면에서 하나의 당김선을 가지고 있기 때문에, MCP·CMC관절에서 새끼손가락의 굽힘으로 결합된 하나의 움직임을 만든다.

편심성 길항근 기능

1. 새끼손가락의 MCP관절의 폄을 제한하고 느리게 한다.
2. 새끼손가락의 CMC관절에서 폄을 제한하고 느리게 한다.

등척성 안정화 기능

1. 새끼손가락의 MCP관절을 안정화시킨다.
2. 새끼손가락의 CMC관절을 안정화시킨다.

작용에 대한 추가적인 노트

1. 다섯 번째 CMC관절에서 굽힘은 약간 가쪽돌림과 결합된다(엄지패드에 반대해 새끼손가락의 맞섬을 일으키기 위해). 그러므로 새끼손가락굽힘근이 CMC관절에서 다섯 번째 손허리뼈를 굽히는 것을 고려하면, 이것은 또한 CMC관절에서 다섯 번째 손허리뼈를 가쪽으로 돌릴 수 있다.
2. 모든 새끼두덩근육들은 새끼손가락에 부착하고 움직인다. (Note: 모든 3개의 엄지두덩근육들은 엄지에 부착하고 움직인다.)

신경지배

- □ 자신경(ulnar nerve)
  - □ C8, **T1**

동맥공급

- □ 자동맥의 가지(위팔동맥의 종말가지)

촉진

1. 대상자가 앉거나 누운 상태에서, 촉진하는 손가락을 갈고리뼈의 갈고리 바로 먼쪽으로 새끼두덩의 가쪽가장자리를 향해 둔다.
2. 대상자가 다섯 번째 손허리손가락관절에서 새끼손가락을 스스로 굽히도록 하고 새끼손가락굽힘근 힘살 가쪽면의 수축을 느낀다. 저항은 추가될 수 있다.
3. 새끼손가락벌림근의 깊은 곳에서, 새끼손가락굽힘근의 안쪽 부분의 일부는 당신이 계속해서 안쪽으로 촉진할 때 새끼손가락벌림근이 이완되어 있는 한 촉진될 수 있다. (절대 대상자가 새끼손가락을 벌리지 않도록 하라.)

다른 구조와의 관계 (Relationship to other structures)

- □ 새끼손가락굽힘근은 새끼두덩에서 새끼손가락벌림근의 가쪽과 부분적으로 깊은 쪽에 놓여 있다.
- □ 새끼손가락굽힘근의 부분적으로 깊이 있는 것은 새끼맞섬근이다.
- □ 새끼손가락굽힘근은 깊은뒤팔선 근막경선(deep back arm line myofascial meridian) 내에 위치한다.

기타(Miscellaneous)

1. 새끼손가락굽힘근은 *새끼굽힘근(flexor digiti minimi)*으로 알려져 있다. 그러나 이것은 새끼발가락을 굽히는 발의 새끼발가락굽힘근과 혼동될 수 있다.
2. 새끼손가락굽힘근은 또한 *짧은새끼굽힘근*으로 알려져 있다. 그러나 이름 끝에 *짧은*이라는 단어의 추가는 필요 없고 이 경우에 이치에 맞지 않다. 대개 근육의 이름 끝에 *짧은*이라는 단어는 다른 것이 같은 이름을 가지는 더 긴 근육으로부터 근육을 구분하기 위해 추가되는데 이 경우는 긴새끼굽힘근이 없다.
3. 3개의 새끼두덩근육들은 새끼손가락벌림근, 새끼손가락굽힘근 그리고 새끼맞섬근이다. (Note: 3개의 유사한 엄지두덩근육들이 있다. 짧은엄지벌림근, 짧은엄지굽힘근 그리고 엄지맞섬근이다.)
4. 새끼손가락굽힘근은 3개의 새끼두덩근육들 중 가장 작다.
5. 새끼손가락굽힘근은 종종 아주 작거나 완전히 없다.

□ 새끼맞섬근(Opponens Digiti Minimi)

새끼맞섬근이라는 이름은 이 근육이 새끼손가락을 맞선다는 것을 말해 준다.

□ **어원**

Opponens: 라틴어, *맞섬*

Digiti: 라틴어, *손가락*

Minimi: 라틴어, *가장 작은*

□ **발음**

op-PO-nens

DIJ-i-tee

MIN-i-mee

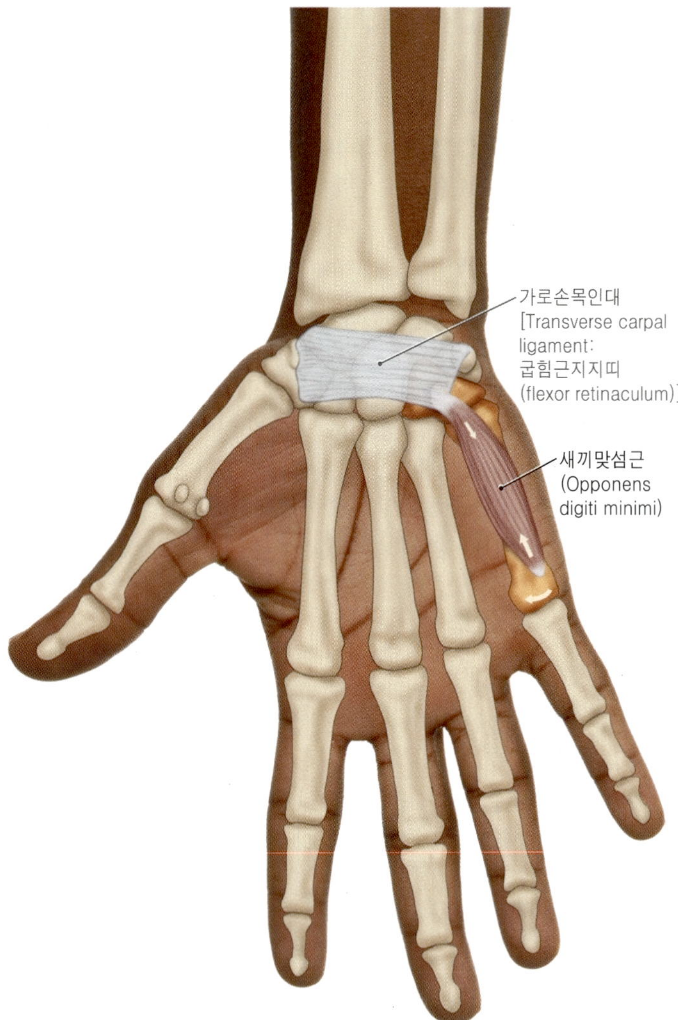

그림 9-12. 오른쪽 새끼맞섬근의 앞쪽면.

부착점(Attachments)

□ **굽힘근지지띠와 갈고리뼈**

- □ 갈고리뼈의 갈고리*에서부터*

□ **(새끼손가락의) 다섯 번째 손허리뼈**

- □ 다섯 번째 손허리뼈의 앞쪽면과 안쪽(자쪽) 가장자리*까지*

기능(Functions)

동심성(단축성) 작용근 작용

표준 작용근 작용	반대 작용근 작용
□ 1. **CMC관절에서 새끼손가락을 맞선다.**	□ 1. 다섯 번째 CMC관절에서 갈고리뼈를 굽히고, 안쪽으로 돌리며, 모은다.
□ 2. CMC관절에서 새끼손가락을 굽힌다.	□ 2. 새끼손가락의 CMC관절에서 갈고리뼈를 굽힌다.
□ 3. CMC관절에서 새끼손가락을 가쪽으로 돌린다.	□ 3. 새끼손가락의 CMC관절에서 갈고리뼈를 안쪽으로 돌린다.
□ 4. CMC관절에서 새끼손가락을 모은다.	□ 4. 새끼손가락의 CMC관절에서 갈고리뼈를 모은다.

CMC관절: 손목손허리관절

표준 작용근 작용 노트

- 새끼손가락의 맞섬은 특정 기본면 작용이 아니다. 대신 이것은 모두 새끼손가락의 패드가 엄지의 패드를 만나도록 가져가는 것을 목표로 하는 CMC관절에서 새끼손가락의 굽힘, 가쪽돌림 그리고 모음으로 구성된 삼축 빗면 움직임이다(작용 1, 2, 3, 4).
- 새끼맞섬근은 새끼손가락의 손허리뼈에 부착하기 위해 (근섬유들은 시상면에서 수직으로 주행하면서) 다섯 번째 CMC관절을 앞쪽으로 가로지른다. 새끼맞섬근이 수축할 때 새끼맞섬근은 다섯 번째 손허리뼈를 굽힘으로 앞쪽으로 당긴다. 그러므로 새끼맞섬근은 CMC관절에서 새끼손가락의 손허리뼈를 굽히는 것으로 새끼손가락을 굽힌다(작용 2).
- 새끼맞섬근은 굽힘근지지띠의 약간 더 가쪽으로부터 새끼손가락 손허리뼈의 더 안쪽으로 (근섬유들은 가로면에서 약간 수평으로 주행하면서) 다섯 번째 CMC관절을 앞쪽으로 가로지른다. 새끼맞섬근이 수축할 때 이것은 새끼손가락의 앞쪽면이 약간 가쪽으로 향하게 하면서, 다섯 번째 손허리뼈를 엄지 방향으로 앞가쪽으로 돌린다. 그러므로 새끼맞섬근은 CMC관절에서 새끼손가락의 손허리뼈를 가쪽으로 돌리는 것으로 새끼손가락을 가쪽으로 돌린다(작용 3).
- 새끼맞섬근은 (근섬유들은 이마면에서 약간 수평으로 주행하면서) 손목 부위에서 가쪽으로부터 새끼손가락의 손허리뼈 안쪽으로 다섯 번째 CMC관절을 앞쪽으로 가로지른다. 새끼맞섬근이 수축할 때, 새끼맞섬근은 다섯 번째 손허리뼈를 모음으로 가쪽으로 당긴다. 그러므로 새끼맞섬근은 CMC관절에서 새끼손가락의 손허

리뼈를 모으는 것으로 새끼손가락을 모은다(작용 4).

반대 작용근 작용 노트

- 맞섬이 세 기본면 작용의 결합인 빗면 움직임인 것을 고려하면, 맞섬의 반대 작용은 맞섬 3개의 기본면 구성요소 모두의 반대 작용을 포함한다(반대 작용 1, 2, 3, 4).
- 다섯 번째 CMC관절에서 움직임의 반대 작용은 CMC관절에서 새끼손가락의 손허리뼈를 향하여 갈고리뼈가 움직일 때 발생한다. 이것은 대개 새끼손가락이 고정된 물체를 잡아서, 먼쪽끝(손허리뼈)이 고정되었을 때 발생한다. 갈고리뼈의 움직임은 손에 대해 전체 손목뼈(손목)와 아래팔의 움직임을 포함한다(반대 작용 1, 2, 3, 4).

움직임

1. 새끼맞섬근은 빗면에서 하나의 당김선을 가지고 있기 때문에, CMC관절에서 새끼손가락의 굽힘, 가쪽돌림 그리고 모음으로 결합된 하나의 움직임인 맞섬을 만든다.

편심성 길항근 기능

1. CMC관절에서 새끼손가락의 물러섬을 제한하고 느리게 한다.
2. 새끼손가락의 CMC관절에서 폄과 벌림을 제한하고 느리게 한다.
3. 새끼손가락의 CMC관절의 손허리뼈의 안쪽돌림과 갈고리뼈의 가쪽돌림을 제한하고 느리게 한다.

등척성 안정화 기능

1. 새끼손가락의 CMC관절을 안정화시킨다.

작용에 대한 추가적인 노트

1. 모든 3개의 새끼두덩근육들은 새끼손가락에 부착하고 움직인다. (Note: 모든 3개의 엄지두덩근육들은 엄지에 부착하고 움직인다.)

신경지배

- ☐ 자신경(ulnar nerve)
  - ☐ C8, T1

동맥공급

- ☐ 자동맥의 가지(위팔동맥의 종말가지)

촉진

1. 대상자가 앉거나 누운 자세에서 촉진하는 손가락을 갈고리뼈의 갈고리 바로 먼쪽으로 새끼두덩의 가쪽면에 둔다.
2. 대상자가 다섯 번째 손목손허리관절에서 새끼손가락을 스스로 맞서도록 하고 새끼맞섬근의 힘살이 수축하는 것을 느낀다.
3. 계속해서 새끼맞섬근을 안쪽으로 촉진하고 새끼손가락굽힘근과 새끼손가락벌림근의 깊은 곳으로 힘살을 따라가려고 노력한다.

다른 구조와의 관계 (Relationship to other structures)

- ☐ 새끼맞섬근의 안쪽 부분은 새끼손가락벌림근과 새끼손가락굽힘근의 깊은 곳에 있다. 새끼맞섬근의 가쪽 부분의 작은 부분은 새끼두덩의 가장 가쪽면에서 얕은 곳에 있다.
- ☐ 새끼맞섬근은 얕은·깊은손가락굽힘근의 더 가쪽 힘줄 중 일부의 얕은 곳에 있다.
- ☐ 새끼맞섬근은 깊은뒤팔선 근막경선(deep back arm line myofascial meridian) 내에 위치한다.

기타(Miscellaneous)

1. 3개의 새끼두덩근육들은 새끼손가락벌림근, 새끼손가락굽힘근 그리고 새끼맞섬근이다. (Note: 3개의 유사한 엄지두덩근육들이 있다. 짧은엄지벌림근, 짧은엄지굽힘근 그리고 엄지맞섬근이다.)
2. 새끼맞섬근과 엄지맞섬근 모두는 다른 엄지두덩과 새끼두덩근육들이 그런 것처럼, 그들 각자의 손허리뼈(첫 번째와 다섯 번째)에 부착하고 손가락뼈에 부착하지 않는다.
3. 새끼맞섬근의 위로 가로놓여 있는 새끼손가락굽힘근은 종종 작거나 완전히 없다. 이것이 발생할 때 새끼맞섬근은 상대적으로 더 얕게 노출될 것이다.
4. 새끼맞섬근은 3개의 새끼두덩근육들 중 가장 크다.

□ 중심구획군(Central Compartment Group)

중심구획은 손의 엄지두덩과 새끼두덩 사이에 위치한다. 중심구획군에는 엄지모음근(adductor pollicis), 손벌레모양근(lumbricals manus), 손바닥쪽뼈사이근(palmar interossei) 그리고 손등쪽뼈사이근(dorsal interossei manus)의 4개 근육 또는 근육군들이 있다.

부착점(Attachments)

- □ 손벌레모양근, 손바닥쪽뼈사이근 그리고 손등쪽뼈사이근은 모두 먼쪽으로 손의 손등손가락전개부에 부착한다.
- □ 손벌레모양근은 모두 각각의 손가락의 노쪽(가쪽)면에 부착한다.
- □ 손바닥쪽뼈사이근은 집게손가락, 반지손가락 그리고 새끼손가락의 가운뎃손가락을 향하는 면에 부착한다.
- □ 손등쪽뼈사이근은 가운뎃손가락의 중심으로부터 멀어지는 면의 집게손가락~반지손가락에 부착한다.

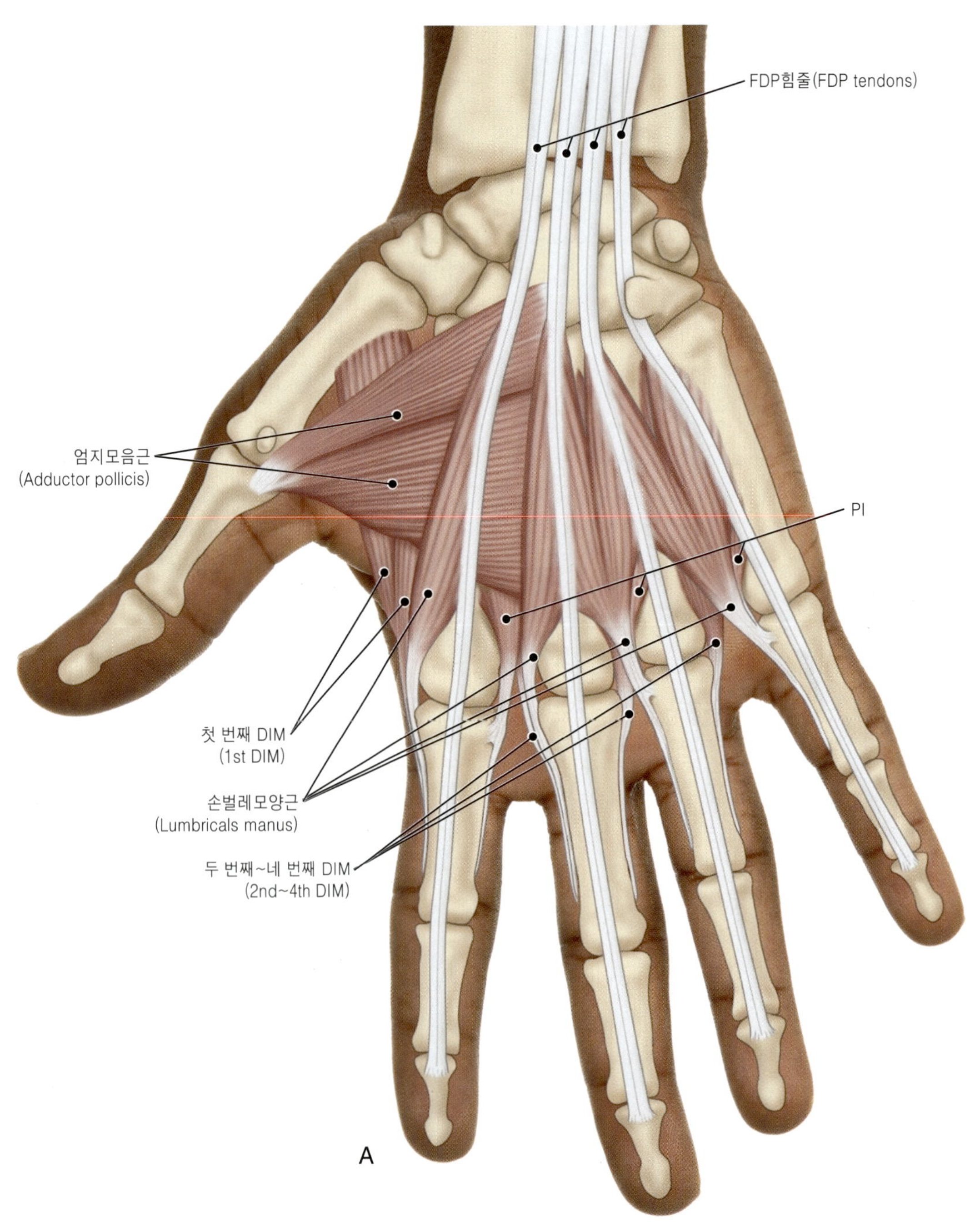

그림 9-13. 오른쪽 중심구획 근육군의 앞쪽면. DIM: 손등쪽뼈사이근, PI: 손바닥쪽뼈사이근, FDP: 깊은손가락굽힘근. A, 얕은층. *(계속)*

기능(Functions)

- ☐ 손바닥쪽뼈사이근은 손허리손가락관절에서 손가락을 모은다.
- ☐ 손등쪽뼈사이근은 손허리손가락관절에서 손가락을 벌린다.
- ☐ 손의 뼈사이근의 이마면 작용을 기억하기 위한 연상기호는 DAB PAD이다: 손등쪽벌림(Dorsals ABduct), 손바닥쪽모음(Plantars ADduct).
- ☐ 손벌레모양근, 손바닥쪽뼈사이근 그리고 손등쪽뼈사이근은 모두 손허리손가락관절에서 손가락을 굽히고 손가락뼈사이관절에서 손가락을 편다.

신경지배

- ☐ 4개의 중심구획 근육들은 자신경(ulnar nerve)의 지배를 받는다[손벌레모양근의 2개는 정중신경(median nerve)의 지배를 받는다].

동맥공급

- ☐ 4개의 중심구획 근육들은 노동맥과 자동맥의 가지(위팔동맥의 종말가지)로부터 그들의 동맥공급을 받는다.

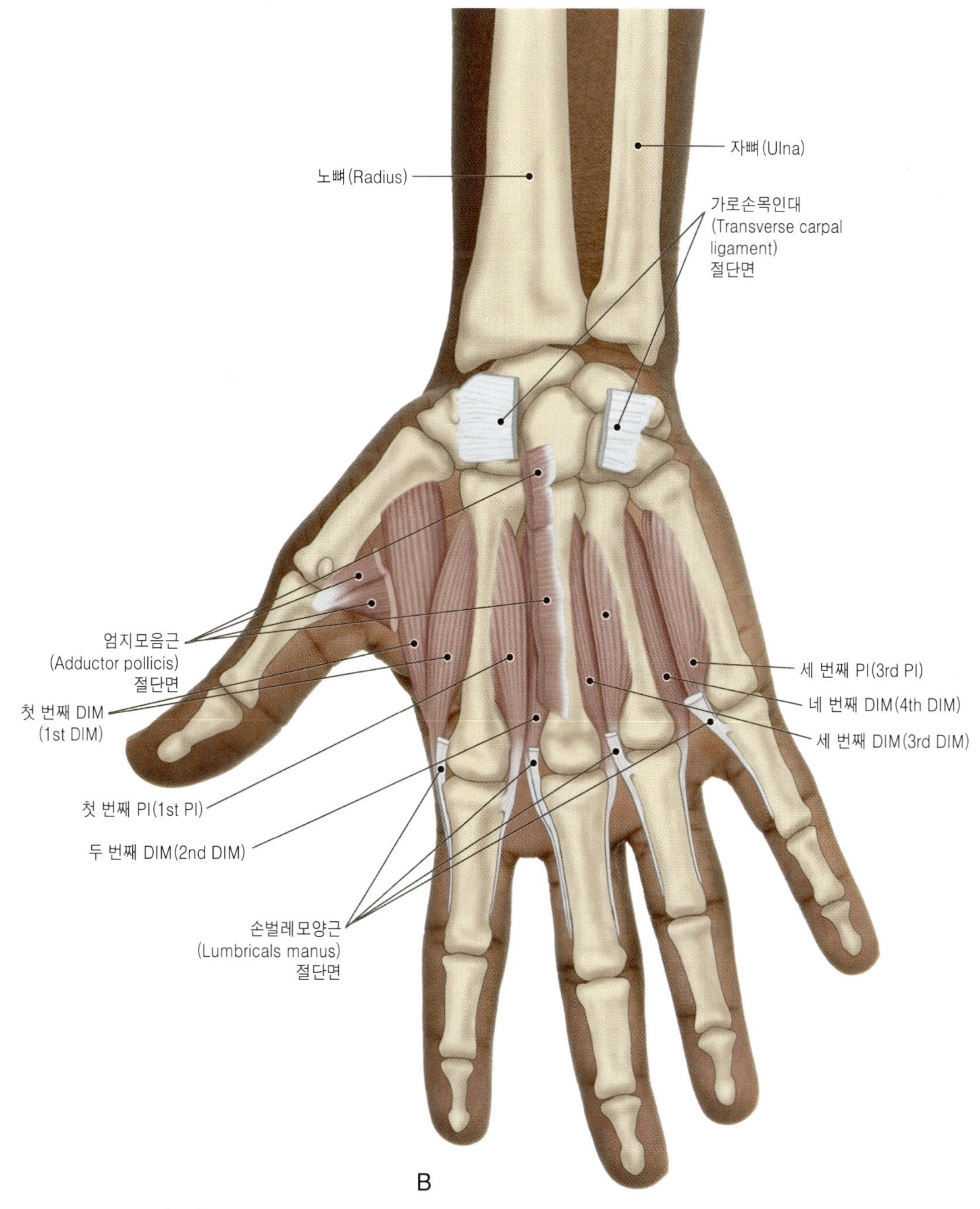

그림 9-13. *(계속)* **B**, 깊은층. 엄지모음근과 손벌레모양근은 잘려 있다. DIM: 손등쪽뼈사이근, PI: 손바닥쪽뼈사이근.

□ 엄지모음근(Adductor Pollicis)

엄지모음근*이라는 이름은 이 근육이 엄지를 모은다는 것을 말해 준다.*

□ **어원**

Adductor: 라틴어. *신체 일부를 모으는 근육*

Pollicis: 라틴어. *엄지*

□ **발음**

ad-DUK-tor

POL-i-sis

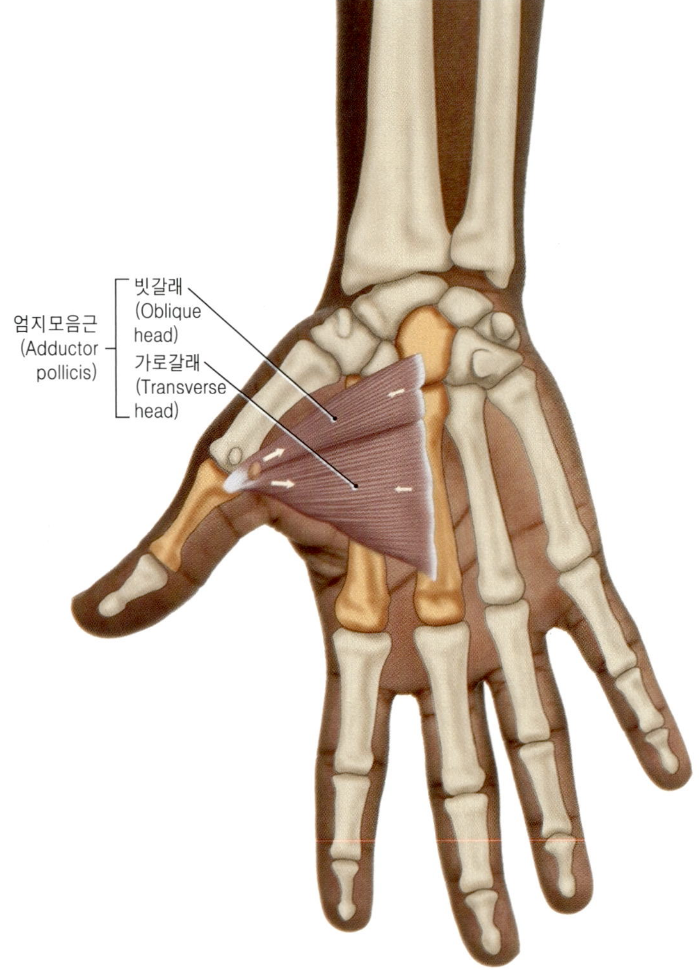

그림 9-14. 오른쪽 엄지모음근의 앞쪽면.

부착점(Attachments)

□ **세 번째 손허리뼈***에서부터*

□ **엄지의 첫마디뼈***까지*

□ **빗갈래:** 두 번째, 세 번째 손허리뼈의 앞쪽 바닥과 알머리뼈(capitate)*에서부터*

□ **빗갈래:** 첫마디뼈의 바닥의 안쪽면과 손등손가락전개부*까지*

□ **가로갈래:** 세 번째 손허리뼈의 앞쪽면의 먼쪽 2/3*에서부터*

□ **가로갈래:** 첫마디뼈의 바닥의 안쪽면*까지*

기능(Functions)

동심성(단축성) 작용근 작용

표준 작용근 작용	반대 작용근 작용
□ **1. CMC관절에서 엄지를 모은다.**	□ 1. 엄지의 CMC관절에서 큰마름뼈를 모은다.
□ 2. CMC와 MCP관절에서 엄지를 굽힌다.	□ 2. CMC관절에서 큰마름뼈를 굽히고, MCP관절에서 엄지의 손허리뼈를 굽힌다.
□ 3. IP관절에서 엄지를 편다.	□ 3. IP관절에서 엄지의 첫마디뼈를 편다.

CMC관절: 손목손허리관절(엄지의, 엄지의 안장관절), MCP관절: 손허리손가락관절, IP관절: 손가락뼈사이관절

표준 작용근 작용 노트

- 엄지모음근은 손의 손바닥에 뒤안쪽으로부터 엄지의 앞가쪽에 부착하는 것으로 (근섬유들은 시상면에서 수평으로 주행하면서) 엄지의 CMC관절을 뒤쪽으로 가로지른다. 엄지가 처음 벌림 자세에 있고 엄지모음근이 수축할 때, 엄지모음근은 손의 바닥면에 수직으로 엄지를 뒤쪽으로 당긴다. 이 작용은 *엄지의 모음*으로 불린다. 그러므로 엄지모음근은 CMC관절에서 엄지의 손허리뼈를 모으는 것으로 엄지를 모은다(작용 1). [Note: 발생학적으로 엄지의 돌림성 발달(rotational development) 때문에, 엄지의 벌림과 모음으로 불리는 움직임은 시상면에서 발생한다.]
- 엄지모음근은 안쪽으로 손에서부터 더 가쪽으로 (근섬유들은 이마면에서 주행하면서) 엄지의 손허리뼈까지 엄지의 첫 번째 CMC관절을 가로지른다. 엄지모음근을 수축할 때, 엄지모음근은 손의 손바닥면(이마면)에서 엄지모음근의 다른 부착점(세 번째 손허리뼈)을 향해서 엄지를 안쪽(자쪽)으로 당긴다. 이 작용은 *엄지의 굽힘*으로 불린다. 그러므로 엄지모음근은 CMC관절에서 엄지의 손허리뼈를 굽히는 것으로 엄지를 굽힌다. 엄지모음근은 엄지의 첫 번째 MCP관절을 안쪽으로 (근섬유들이 이마면에서 이어진 채로) 가로지른다. 그러므로 엄지모음근은 첫 번째 MCP관절에서 엄지의 첫마디뼈를 굽힌다(작용 2). [Note: 발생학적으로 엄지의 돌림성 발달(rotational development) 때문에 엄지의 굽힘과 폄으로 불리는 작용은 이마면에서 발생한다.]
- 엄지모음근은 중요한 작용인 CMC관절에서 엄지의 모음에 더하여 CMC관절에서 엄지 굽힘에 매우 강하다(작용 1, 2).
- 엄지모음근의 부착점이 엄지의 IP관절을 가쪽면으로 가로지르는

(근섬유들은 이마면에서 수직으로 주행하면서) 손등손가락전개부에 있기 때문에, 엄지모음근은 IP관절에서 엄지의 끝마디뼈를 펴는 것으로 엄지를 펼 수 있다(작용 3).

반대 작용근 작용 노트

- 첫 번째 CMC관절에서 움직임의 반대 작용은 큰마름뼈가 CMC관절에서 엄지의 손허리뼈를 향해 움직일 때 발생한다. CMC관절에서 움직임의 반대 작용은 아마도 엄지가 고정된 물체를 잡아서 먼쪽끝(손허리뼈)이 고정되었을 때 발생한다. 큰마름뼈의 움직임은 손에 대해 전체 손목뼈(손목)와 아래팔의 움직임을 포함한다(반대 작용 1, 2).
- MCP관절에서 엄지의 반대 작용은 MCP관절에서 엄지의 첫마디뼈에 대해 손허리뼈가 움직일 때 발생한다. MCP관절에서 엄지의 반대 작용은 엄지가 고정된 물체를 잡은 것과 같이 먼쪽 분절, 첫마디뼈가 고정되었을 때 발생한다(반대 작용 2).
- IP관절 폄의 반대 작용은 끝마디뼈 대신 첫마디뼈의 움직임을 포함한다. IP관절 폄의 반대 작용은 대개 엄지가 고정된 물체를 잡아서 끝마디뼈가 고정되었을 때 발생한다(반대 작용 3).

움직임

1. 해부학적 자세에서, 엄지모음근은 이마(기본)면에서 하나의 당김선을 가지고 있기 때문에, CMC관절과 MCP관절에서 엄지의 굽힘(또한 손등손가락전개부의 당김 때문에 IP관절에서 엄지의 폄)인 하나의 움직임을 만든다.
2. 만약 엄지가 처음 벌림 자세에 있다면, 엄지모음근은 빗면에서 하나의 당김선을 가지고 있기 때문에, (MCP관절에서 엄지의 굽힘과 IP관절에서 폄뿐만 아니라) CMC관절에서 엄지의 모음과 굽힘으로 결합된 하나의 움직임을 만든다.

편심성 길항근 기능

1. 엄지의 CMC관절의 벌림을 제한하고 느리게 한다.
2. 엄지의 CMC, MCP관절의 폄을 제한하고 느리게 한다.
3. 엄지의 IP관절의 굽힘을 제한하고 느리게 한다.

등척성 안정화 기능

1. 엄지의 CMC, MCP, IP관절을 안정화시킨다.

작용에 대한 추가적인 노트

1. 엄지의 맞섬은 CMC관절에서 엄지의 손허리뼈의 굽힘, 안쪽돌림, 그리고 벌림으로 구성된다. 엄지모음근이 CMC관절에서 엄지를 굽히는 것을 고려하면, 엄지모음근은 맞섬을 도운다. 더 나아가, 엄지의 손허리뼈가 굽혀질 때마다 엄지모음근은 안쪽으로 돌린다. 그러므로 엄지모음근은 CMC관절에서 엄지를 안쪽으로 돌린다고도 할 수 있다.
2. 엄지의 맞섬은 엄지의 패드가 다른 손가락의 패드를 만나게 한다. 해부학적 자세로부터, 엄지의 맞섬은 CMC관절에서 엄지의 굽힘, 안쪽돌림 그리고 벌림을 포함한다. 그러나 엄지가 처음 벌림 되어 있다면, 그 다음 다른 손가락 패드와 만나기 위해 엄지가 움직이는 것은 (손의 손바닥을 향하는 이마면에서) 엄지의 모음을 포함할 수 있다. 이렇게 하여 엄지모음근은 엄지의 맞섬을 돕는 것으로 간주될 수 있다. 엄밀히 말하면, 맞섬은 해부학적 자세로부터 정의되므로 엄지의 모음은 엄지의 맞섬의 구성 요소로 정의될 수 없다. 하지만 실제로 엄지의 모음근으로 엄지를 모으는 것은 아마도 분명 엄지가 다른 손가락 패드를 만나고 잠재적으로 엄지와 그 손가락 사이로 물건을 잡도록 움직이는 중요한 측면이다.

신경지배

☐ 자신경(ulnar nerve)
  ☐ C8, T1

동맥공급

☐ 노동맥의 가지(위팔동맥의 종말가지)

촉진

1. 대상자가 앉거나 눕고 손목손허리관절에서 엄지를 벌린 채로, 촉진하는 손가락을 손의 엄지 사이(thumb web)의 가운데에 둔다.
2. 대상자가 첫 번째 손목손허리관절에서 저항에 대해 엄지를 스스로 모으게 하고 엄지모음근의 수축을 느낀다.
3. 계속해서 엄지모음근을 이것의 부착점으로 가쪽과 안쪽으로 가능한 한 멀리 촉진한다.

다른 구조와의 관계 (Relationship to other structures)

☐ 엄지 사이에서 얕게 있는 엄지모음근의 일부를 제외하고, 엄지모음근은 손에서 깊게 위치한다. 모든 엄지두덩근육들은 얕은 깊은손가락굽힘근의 먼쪽힘줄(집게와 가운뎃손가락으로 향하는), 긴엄지굽힘근의 먼쪽힘줄 그리고 첫 번째와 두 번째 손벌레모양근은 엄지모음근의 얕은 곳에 있다.

☐ 비록 엄지두덩근육들에 다소 깊숙이 있을지라도 엄지모음근은 짧은엄지굽힘근과 엄지맞섬근보다 안쪽에 놓여 있다.

☐ 노쪽손목굽힘근의 먼쪽부착점과 두 번째 손허리뼈의 몸통은 엄지모음근의 깊은 곳에 있다.

☐ 앞쪽 관점에서 첫 번째 손바닥쪽뼈사이근과 첫 번째와 두 번째 손등쪽뼈사이근들은 엄지모음근의 깊은 곳에 있다.

☐ 엄지모음근은 깊은앞팔선 근막경선(deep front arm line myofascial meridian) 내에 위치한다.

엄지모음근(Adductor Pollicis) *(계속)*

기타(Miscellaneous)

1. 엄지모음근은 *빗갈래*와 *가로갈래의* 두 갈래를 가진다. 빗갈래는 손에서 더 비스듬히 이어진다(이것의 섬유 방향이 수직·수평 방향 사이에 있다). 가로 갈래는 손을 가로로 가로지른다(이것의 섬유 방향이 수평 방향이다). (Note: 발의 엄지발가락모음근은 또한 빗갈래와 가로갈래의 2개의 갈래를 가진다.)
2. 엄지모음근의 빗갈래 부위에 대해 많은 변화와 혼란이 있다. 빗갈래는 종종 짧은엄지굽힘근과 행동을 같이 하는 다발(근육섬유군)을 가지고 짧은엄지굽힘근의 *깊은갈래*라고 불린다.
3. 엄지모음근의 빗갈래는 내부에 위치하는 종자뼈를 가진다. (Note: 짧은엄지굽힘근의 먼쪽힘줄에는 엄지의 두 번째 종자뼈가 있다.)
4. 손의 엄지 사이의 대부분의 조직들은 엄지모음근과 첫 번째 손등쪽뼈사이근으로 구성된다.
5. 엄지모음근의 엄지의 손등손가락전개부로의 부착점은 작고 종종 없다. 이것이 없을 때, 엄지모음근은 엄지의 손가락뼈사이관절에서 엄지의 끝마디뼈를 펴는 능력을 가지지 않는다.

손벌레모양근(Lumbricals Manus) ☐

첫 번째, 두 번째, 세 번째, 그리고 네 번째로 불리는 (노쪽에서 자쪽으로) 4개의 손벌레모양근들이 있다.
손벌레모양근*이라는 이름은 이 근육이 지렁이 같은 모양이고 손에 위치한다는 것을 말해 준다.*

☐ **어원**

Lumbricals: 라틴어. *지렁이*
Manus: 라틴어. *손을 나타낸다.*

☐ **발음**

LUM-bri-kuls
MAN-us

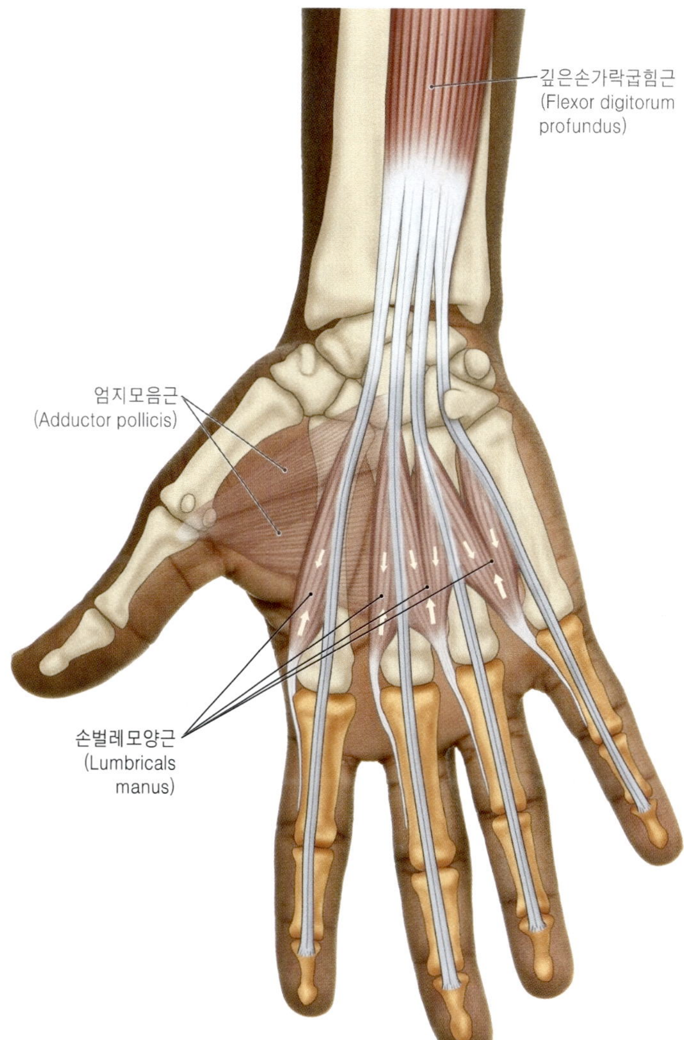

그림 9-15. 오른쪽 손벌레모양근의 앞쪽면. 엄지모음근은 희미하게 보인다.

부착점(Attachments)

☐ 깊은손가락굽힘근의 먼쪽힘줄
- ☐ **첫 번째:** 집게손가락(두 번째 손가락) 힘줄의 노쪽(가쪽)면
- ☐ **두 번째:** 가운뎃손가락(세 번째 손가락) 힘줄의 가쪽면
- ☐ **세 번째:** 가운뎃손가락(세 번째 손가락) 힘줄의 자쪽(안쪽)면과 반지손가락(네 번째 손가락) 힘줄의 노쪽면
- ☐ **네 번째:** 반지손가락(네 번째 손가락) 힘줄의 자쪽면과 새끼손가락(다섯 번째 손가락) 힘줄의 자쪽면*에서부터*

☐ 손가락폄근의 먼쪽힘줄(손등손가락전개부)
- ☐ 힘줄의 노쪽면은 손등손가락전개부로 합병한다.
- ☐ **첫 번째:** 집게손가락(두 번째 손가락) 힘줄로
- ☐ **두 번째:** 가운뎃손가락(세 번째 손가락) 힘줄로
- ☐ **세 번째:** 반지손가락(네 번째 손가락) 힘줄로
- ☐ **네 번째:** 새끼손가락(다섯 번째 손가락) 힘줄로

기능(Functions)

동심성(단축성) 작용근 작용

표준 작용근 작용	반대 작용근 작용
☐ **1. PIP, DIP관절에서 집게~새끼손가락을 편다.**	☐ 1. PIP, DIP관절에서 더 몸쪽 마디뼈를 편다.
☐ **2. MCP관절에서 집게~새끼손가락을 굽힌다.**	☐ 2. MCP관절에서 손허리뼈를 굽힌다.
☐ 3. MCP관절에서 집게~새끼손가락을 벌림 및 모음한다.	☐ 3. MCP관절에서 손허리뼈를 벌림 및 모음한다.

MCP관절: 손허리손가락관절, PIP관절: 몸쪽손가락뼈사이관절, DIP관절: 먼쪽손가락뼈사이관절

표준 작용근 작용 노트

- 손벌레모양근은 손가락폄근의 힘줄에 부착하는 것으로[손가락의 MCP관절 후에, 하지만 손가락뼈사이(IP) 관절 앞], 집게~새끼손가락의 끝마디뼈인 손가락폄근 먼쪽부착점을 당기는 힘을 가한다. 손벌레모양근은 사실상 집게~새끼손가락의 PIP, DIP관절을 뒤쪽으로 가로지르므로(손벌레모양근의 당김이 시상면에서 수직으로 가해진 채로) PIP관절에서 가운뎃손가락을 펴고 두 번째~다섯 번째 DIP관절에서 끝마디뼈를 편다(작용 1).
- 손벌레모양근은 (근섬유들은 시상면에서 수직으로 주행하면서) 집게~새끼손가락의 MCP관절을 앞쪽으로 가로지른다. 그러므로 그들은 MCP관절에서 집게~새끼손가락의 첫마디뼈를 굽힌다(작용 2).
- 손벌레모양근은 각각의 손가락의 MCP관절을 노쪽으로 가로지른다. 그러므로 각각의 손벌레모양근은 벌림 및 모음의 기준선으로부터 멀어지거나 가까워지는 손가락의 당김에 따라 손가락을 벌리거나 모으는 능력을 가진다. 첫 번째 손벌레모양근은 집게손가락을 벌리고, 두 번째 근육은 가운뎃손가락을 벌리며, 세 번째 근

육은 반지손가락을 모으고, 네 번째 근육은 새끼손가락을 모은다(작용 3).

반대 작용근 작용 노트

- 손가락뼈사이관절에서 더 몸쪽손가락뼈의 폄은 PIP관절에서 첫마디뼈의 폄과 DIP관절에서 중간마디뼈의 폄을 나타낸다(반대 작용 1).
- MCP관절에서 손가락의 반대 작용은 손허리뼈가 MCP관절에서 손가락의 몸쪽마디뼈에 대해 손허리뼈가 움직일 때 발생한다. MCP관절에서 손가락의 반대 작용은 손가락이 고정된 물체를 잡을 때와 같이 먼쪽 분절, 첫마디뼈가 고정되었을 때 발생한다(반대 작용 2, 3).

움직임

1. 각각의 손벌레모양근은 빗면에서 하나의 당김선을 가지고 있기 때문에, MCP관절에서 손가락의 벌림 또는 모음뿐만 아니라, PIP, DIP관절에서 손가락의 폄과 MCP관절에서 손가락의 굽힘으로 결합된 하나의 움직임을 만든다.

편심성 길항근 기능

1. 손가락뼈사이관절에서 집게~새끼손가락의 굽힘을 제한하고 느리게 한다.
2. MCP관절에서 집게~새끼손가락의 폄을 제한하고 느리게 한다.
3. MCP관절에서 집게~새끼손가락의 모음 또는 벌림을 제한하고 느리게 한다.

등척성 안정화 기능

1. 집게~새끼손가락의 MCP와 손가락뼈사이관절을 안정화시킨다.

작용에 대한 추가적인 노트

1. 발의 벌레모양근은 그들이 발허리발가락관절에서 발가락을 굽히고 발가락뼈사이(IP)관절에서 발가락을 펴는 것과 유사한 작용을 가진다.
2. MCP관절을 굽히고 동시에 몸쪽·먼쪽 IP관절을 폄으로써, 손벌레모양근은 엄지에 맞서는 손가락의 강한 잡기를 하는 데 도움이 된다.
3. IP관절에서 손가락의 폄에 직접 기여하는 것 외에도, 손벌레모양근과 손의 뼈사이근은 또 다른 방식으로 이 작용들을 일으키는 것을 돕는다. 손가락폄근이 수축할 때마다 이 손의 내재근들은 MCP관절에서 손가락폄근이 MCP관절을 과도하게 펴지 않도록 하기 위해 굽히는 힘을 만든다. 그렇게 함으로써 손벌레모양근이 장력을 일으키는 능력을 잃게 하고 손가락의 IP관절을 편다.
4. 손의 손등손가락전개부에 부착하는 모든 근육들은 MCP관절을 굽히고 IP관절을 편다.

신경지배

- ☐ 정중신경(median nerve), 자신경(ulnar nerve)
- ☐ C8, **T1**(첫 번째와 두 번째 손벌레모양근: 정중신경, 세 번째와 네 번째 손벌레모양근: 자신경)

동맥공급

- ☐ 노·자동맥의 가지(위팔동맥의 종말가지)

촉진

1. 대상자가 앉거나 누운 자세에서, 촉진하는 손가락을 새끼손가락 손허리뼈의 앞쪽 몸통의 노쪽(가쪽)면에 둔다.
2. 대상자가 손가락뼈사이관절을 완전히 편 채로 다섯 번째 손허리손가락관절에서 새끼손가락을 스스로 굽히게 하고 네 번째 손벌레모양근의 수축을 느낀다.
3. 첫 번째~세 번째 손벌레모양근을 촉진하게 위해 각각 집게~반지손가락의 가쪽면에서 이전에 설명된 절차를 따른다.

다른 구조와의 관계 (Relationship to other structures)

- ☐ 손벌레모양근은 손의 손바닥에서 사실상 그렇게 깊숙이 있지 않다. 손바닥에서 그들은 손바닥 근막에만 깊숙이 있다. 손벌레모양근이 마디뼈에 다가갈수록, 그들은 손가락의 뒤쪽면에 있는 손가락폄근의 힘줄에 부착하기 위해 더 깊이(보다 뒤쪽으로) 들어간다.
- ☐ 손벌레모양근의 힘살은 깊은손가락굽힘근의 먼쪽힘줄 사이에 위치한다.
- ☐ 첫 번째와 두 번째 손벌레모양근의 바로 깊은 곳에는 엄지모음근이 있다. 세 번째와 네 번째 손벌레모양근의 바로 깊은 곳에는 손허리뼈와 손바닥쪽뼈사이근이 있다.
- ☐ 손벌레모양근은 얕은앞팔선 근막경선(superficial front arm line myofascial meridian) 내에 위치한다.

기타(Miscellaneous)

1. 손벌레모양근은 사실 노쪽·가쪽에서부터 자쪽·안쪽으로 첫 번째~네 번째라고 불리는 4개의 작은 분리된 근육들이다.
2. 손벌레모양근은 *벌레모양근*으로 알려져 있다. 그러나 이 용어는 발의 발벌레모양근과 혼동될 수 있다.

손바닥쪽뼈사이근(Palmar Interossei) □

첫 번째~세 번째(노쪽에서 자쪽)로 불리는 3개의 손바닥쪽뼈사이근이 있다.

손바닥쪽뼈사이근*이라는 이름은 이 근육이 손바닥쪽(앞쪽)에서 뼈(손허리뼈) 사이에 위치하는 근육이라는 것을 말해 준다.*

□ **어원**

Palmar: 라틴어. *손바닥*

Interossei: 라틴어. *뼈 사이에*

□ **발음**

PAL-mar

IN-ter-OSS-ee-I

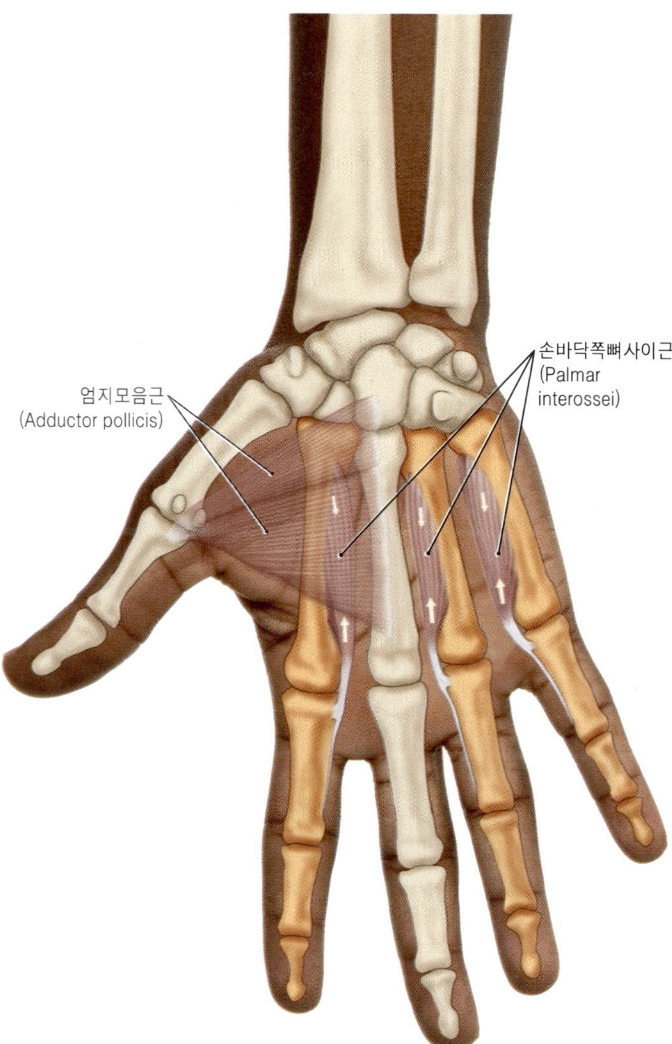

그림 9-16. 오른쪽 손바닥쪽뼈사이근의 앞쪽면. 엄지모음근은 희미하게 보인다.

부착점(Attachments)

- □ **집게, 반지 그리고 새끼손가락의 손허리뼈**
  - □ 손허리뼈의 앞쪽면과 '가운뎃손가락 면'
  - □ **첫 번째:** 집게손가락(두 번째 손가락)의 손허리뼈에 부착
  - □ **두 번째:** 반지손가락(네 번째 손가락)의 손허리뼈에 부착
  - □ **세 번째:** 새끼손가락(다섯 번째 손가락)의 손허리뼈에 부착
- □ **집게, 반지 그리고 새끼손가락의 첫마디뼈의 '가운뎃손가락면'**
  - □ 첫마디뼈의 바닥과 손등손가락전개부
  - □ **첫 번째:** 집게손가락(두 번째 손가락)에 부착
  - □ **두 번째:** 반지손가락(네 번째 손가락)에 부착
  - □ **세 번째:** 새끼손가락(다섯 번째 손가락)에 부착

기능(Functions)

동심성(단축성) 작용근 작용

표준 작용근 작용	반대 작용근 작용
□ **1. MCP관절에서 집게, 반지 그리고 새끼손가락을 모은다.**	□ 1. MCP관절에서 집게, 반지 그리고 새끼손가락의 손허리뼈를 모은다.
□ 2. MCP관절에서 집게, 반지 그리고 새끼손가락을 굽힌다.	□ 2. MCP관절에서 집게, 반지 그리고 새끼손가락의 손허리뼈를 굽힌다.
□ 3. PIP, DIP관절에서 집게, 반지 그리고 새끼손가락을 편다.	□ 3. PIP, DIP관절에서 집게, 반지 그리고 새끼손가락의 더 몸쪽 마디뼈를 편다.

MCP관절: 손허리손가락관절, PIP관절: 몸쪽손가락뼈사이관절, DIP관절: 먼쪽손가락뼈사이관절

표준 작용근 작용 노트

- 손바닥쪽뼈사이근육은 (근섬유들은 이마면에서 수직으로 주행하면서) 항상 손허리뼈와 손가락뼈의 '가운뎃손가락 면'에 있다. 그러므로 손바닥쪽뼈사이근은 가운뎃손가락을 향하여 손바닥쪽뼈사이근이 부착된 손가락을 당긴다. 이 작용은 *손가락의 모음*으로 정의된다(작용 1).
- 첫 번째 손바닥쪽뼈사이근육은 집게손가락(두 번째 손가락)의 MCP관절을 안쪽으로 가로지르고 가운뎃손가락(손가락의 벌림과 모음의 축인)을 향하는 이 손가락의 첫마디뼈를 안쪽으로 당긴다. 그러므로 첫 번째 손바닥쪽뼈사이근육은 MCP관절에서 집게손가락을 모은다. 두 번째와 세 번째 손바닥쪽뼈사이근육은 반지손가락과 새끼손가락(네 번째와 다섯 번째 손가락)의 MCP관절을 각각 가쪽면으로 가로지르고, 따라서 이 손가락들을 가운뎃손가락을 향하며 가쪽으로 당긴다. 그러므로 두 번째와 세 번째 손바닥쪽뼈사이근육은 MCP관절에서 반지손가락과 새끼손가락을 모은다(작용 1).
- 손바닥쪽뼈사이근은 (근섬유들은 시상면에서 수직으로 주행하면

서) MCP관절을 손바닥(앞쪽)면으로 가로지른다. 그러므로 그들은 MCP관절에서 집게, 반지 그리고 새끼손가락의 첫마디뼈를 굽힌다(작용 2).

- 손가락폄근의 손등손가락전개부로의 부착점 때문에, 손바닥쪽뼈사이근은 손가락의 몸쪽·먼쪽 손가락뼈사이(IP)관절을 뒤쪽으로 가로지르는 손등손가락전개부를 통해 그들의 당김을 가한다(당김선은 시상면에서 수직으로 주행한다). 그러므로 손바닥쪽뼈사이근은 몸쪽 PIP관절에서 중간 마디뼈를 펴고 두 번째, 네 번째 그리고 다섯 번째 DIP관절에서 끝마디뼈를 편다(작용 3).

반대 작용근 작용 노트

- MCP관절에서 손가락의 반대 작용은 손가락의 첫마디뼈에 대해 손허리뼈를 움직일 때 발생한다. 이것은 손가락이 고정된 물체를 잡을 때와 같이 먼쪽 분절인 첫마디뼈가 고정될 때 발생한다(반대 작용 1, 2).
- 손가락뼈사이(IP)관절에서 더 몸쪽마디뼈의 폄은 PIP관절에서 첫마디뼈의 폄과 DIP관절에서 중간마디뼈의 폄을 나타낸다(반대 작용 3).

움직임

1. 각각의 손바닥쪽뼈사이근은 빗면에서 하나의 당김선을 가지고 있기 때문에, PIP, DIP관절에서 손가락의 폄뿐만 아니라, MCP관절에서 손가락의 모음과 굽힘으로 결합된 하나의 움직임을 만든다.

편심성 길항근 기능

1. MCP관절에서 집게, 반지 그리고 새끼손가락의 벌림을 제한하고 느리게 한다.
2. MCP관절에서 집게, 반지 그리고 새끼손가락의 폄을 제한하고 느리게 한다.
3. PIP와 DIP관절에서 집게, 반지 그리고 새끼손가락의 굽힘을 제한하고 느리게 한다.

등척성 안정화 기능

1. 집게, 반지 그리고 새끼손가락의 MCP, PIP, DIP관절을 안정화시킨다.

작용에 대한 추가적인 노트

1. 손바닥쪽뼈사이근과 손등쪽뼈사이근의 작용을 기억하기 위한 연상 기호는 DAB PAD이다: 손등쪽벌림(Dorsals ABduct), 손바닥쪽모음(Plantars ADduct).
2. 일부 자료들은 손바닥쪽뼈사이근이 부착하는 손가락의 MCP관절에서 돌림을 일으키는 능력이 있다고 서술한다. 그들의 약간 앞쪽에서 뒤쪽 방향을 고려하면, 돌림은 아주 희박하지만 가능할 것처럼 보인다. 첫 번째 뼈사이근은 집게손가락을 가쪽으로 돌린다. 그리고 두 번째와 세 번째 손바닥쪽뼈사이근은 반지손가락과 새끼손가락을 각각 안쪽으로 돌린다.
3. 발의 발바닥쪽뼈사이근은 손의 손바닥쪽뼈사이근과 본질적으로 동일한 작용을 가진다[발허리발가락(MTP)관절에서 발가락의 모음, MTP 관절에서 발가락의 굽힘 그리고 몸쪽·먼쪽 발가락뼈사이(IP)관절에서 발가락의 폄].
4. IP관절에서 손가락의 폄에 직접적으로 기여하는 것에 더하여, 손의 뼈사이근과 손벌레모양근은 또 다른 방식으로 이런 작용들을 일으키는 것을 돕는다. 손가락폄근이 수축할 때, 이 손의 내재근들은 손가락폄근이 MCP관절을 과도하게 펴지 못하도록 하기 위해 MCP관절에서 굽히는 힘을 일으킨다. 그렇게 함으로써 장력을 일으키는 능력을 상실하며 손가락의 IP관절을 편다.
5. 모든 손의 손등손가락전개부에 부착하는 근육들은 MCP관절을 굽히고 IP관절을 편다.

신경지배

☐ 자신경(ulnar nerve)
  ☐ C8, **T1**, 자신경의 깊은 가지

동맥공급

☐ 노·자동맥의 가지(위팔동맥의 종말가지)

촉진

1. 대상자가 앉거나 누운 자세에서, 촉진하는 손가락을 '새끼손가락'의 손허리뼈의 앞쪽 몸통의 노쪽(가쪽) 면에 둔다.
2. 대상자가 손가락뼈사이관절을 완전히 편 채로 다섯 번째 손허리손가락관절에서 새끼손가락을 스스로 굽히게 하고 네 번째 손벌레모양근의 수축을 느낀다.
3. 첫 번째~세 번째 손벌레모양근을 촉진하기 위해 각각 집게~반지손가락의 가쪽면에서 이전에 서술한 절차를 따른다.

다른 구조와의 관계 (Relationship to other structures)

☐ 손바닥쪽뼈사이근은 손허리뼈의 손바닥쪽(앞쪽)과 손허리뼈 사이의 위치에 위치한다.

☐ 각각의 손바닥쪽뼈사이근은 손허리뼈의 가운뎃손가락을 향하는 면에 위치한다. (가운뎃손가락은 손바닥쪽뼈사이근이 부착하지 않는다.)

☐ 앞쪽 관점에서 보면, 손바닥쪽뼈사이근은 앞쪽 손의 모든 근육들의 깊은 곳에 있다.

☐ 앞쪽 관점에서 보면, 손바닥쪽뼈사이근의 깊은 곳에 손허리뼈와 손등쪽뼈사이근이 있다.

☐ 손바닥쪽뼈사이근은 얕은뒤팔선 근막경선(superficial back arm line myofascial meridian) 내에 포함된다.

기타(Miscellaneous)

1. 노쪽·가쪽에서 자쪽·안쪽으로 첫 번째~세 번째로 불리는 3개의 손바닥쪽뼈사이근이 있다.
2. 가운뎃손가락과 엄지손가락을 제외한 각각의 손가락에 하나씩, 3개의 손바닥쪽뼈사이근이 있다. 가운뎃손가락은 손바닥쪽뼈사이근을 가지지 않는다고 하는 것이 이치에 맞다. 손바닥쪽뼈사이근은 손가락을 모은다. 정의에 따르면, 가운뎃손가락은 해부학적 자세에 있을 때 이것을 통해 이어진 가상선이 손가락의 벌림과 모음의 축이기 때문에 모을 수 없다(그러므로 이마면 방향에서 가운뎃손가락이 움직일 때 어느 쪽이든 이것을 벌린다). 엄지는 자신의 모음근육(엄지모음근)을 가진다.
3. 많은 자료들은 엄지에 붙는 네 번째 손바닥쪽뼈사이근이 있다고 서술한다. 이것은 노쪽에서 자쪽(가쪽에서 안쪽)으로 이름 지어졌으므로 손바닥쪽뼈사이근의 이름이 바뀔 수 있기 때문이다. 이러한 이유로 엄지의 손바닥쪽뼈사이근이 첫 번째이고, 두 번째 손바닥쪽뼈사이근이 집게손가락에 붙을 것이고, 세 번째 손바닥쪽뼈사이근은 반지손가락에 붙고, 네 번째 손바닥쪽뼈사이근은 새끼손가락에 붙을 것이다. 엄지에 부착하는 이 손바닥쪽뼈사이근은 *헨레의 손바닥쪽뼈사이근(palmar interosseous of Henle)*으로도 알려져 있다.
4. 실제로 네 번째 손바닥쪽뼈사이근의 존재 여부는 때때로 논란의 여지가 있다. 일부 자료는 이 여분의 근육 또는 근섬유의 다발을 엄지모음근의 빗갈래의 일부 또는 짧은엄지굽힘근의 깊은갈래의 일부라고 부른다.

□ 손등쪽뼈사이근(Dorsal Interossei Manus; DIM)

첫 번째~네 번째(노쪽에서 자쪽)로 불리는 4개의 손등쪽뼈사이근이 있다.

손등쪽뼈사이근*이라는 이름은 이 근육이 손등쪽(뒤쪽)의 뼈(손허리뼈) 사이와 손에 위치한다는 것을 말해 준다.*

□ **어원**

Dorsal: 라틴어. *등쪽*

Interossei: 라틴어. *뼈 사이에*

Manus: 라틴어. *손*

□ **발음**

DOR-sul

IN-ter-OSS-ee-i

MAN-us

부착점(Attachments)

□ **엄지~새끼손가락의 손허리뼈**
- □ 각각의 근육은 2개의 손허리뼈의 인접한 면으로부터 발생한다.
- □ **첫 번째:** 엄지와 집게손가락(첫 번째와 두 번째 손가락)의 손허리뼈에 부착
- □ **두 번째:** 집게와 가운뎃손가락(두 번째와 세 번째 손가락)의 손허리뼈에 부착
- □ **세 번째:** 가운데와 반지손가락(세 번째와 네 번째 손가락)의 손허리뼈에 부착
- □ **네 번째:** 반지와 새끼손가락(네 번째와 다섯 번째 손가락)의 손허리뼈에 부착

□ **집게~반지손가락의 가운뎃손가락의 중심으로부터 멀어지는 방향의 첫마디뼈**
- □ 첫마디뼈의 바닥과 손등손가락전개부
- □ **첫 번째:** 집게손가락(두 번째 손가락)의 가쪽면에 부착
- □ **두 번째:** 가운뎃손가락(세 번째 손가락)의 가쪽면에 부착
- □ **세 번째:** 가운뎃손가락(세 번째 손가락)의 안쪽면에 부착
- □ **네 번째:** 반지손가락(네 번째 손가락)의 안쪽면에 부착

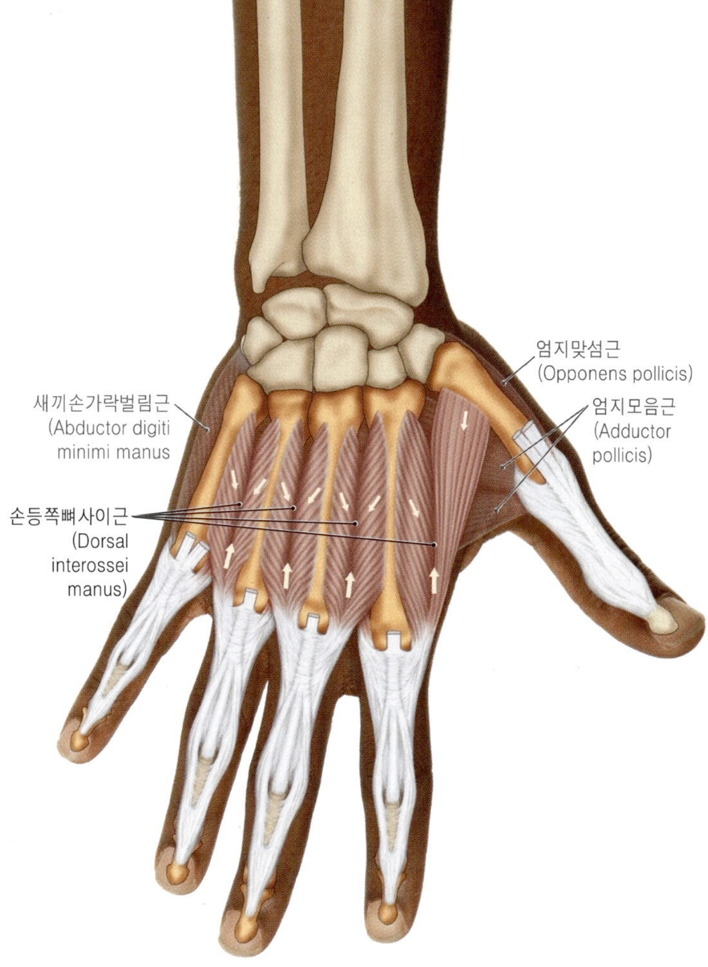

그림 9-17. 오른쪽 손등쪽뼈사이근의 뒤쪽면. 엄지모음근, 엄지맞섬근 그리고 새끼손가락벌림근은 희미하게 보인다.

기능(Functions)

동심성(단축성) 작용근 작용

표준 작용근 작용	반대 작용근 작용
□ **1. MCP관절에서 집게~반지 손가락을 벌린다.**	□ 1. MCP관절에서 집게~반지 손가락의 손허리뼈를 벌린다. CMC(안장)관절에서 엄지를 굽히고 모은다.
□ 2. MCP관절에서 집게~반지 손가락을 굽힌다.	□ 2. MCP관절에서 집게~반지 손가락의 손허리뼈를 굽힌다.
□ 3. PIP, DIP관절에서 집게~ 반지손가락을 편다.	□ 3. PIP, DIP관절에서 집게~ 반지손가락의 더 몸쪽마디 뼈를 편다.

MCP관절: 손허리손가락관절, CMC관절: 손목손허리관절, PIP관절: 몸쪽손가락뼈사이관절, DIP관절: 먼쪽손가락뼈사이관절

표준 작용근 작용 노트

- 손등쪽 손가락뼈사이근육(DIM)은 항상 가운뎃손가락이 해부학적 자세에 있을 때 (근섬유들은 이마면에서 수직으로 주행하면서) 가운뎃손가락의 중심을 지나 그려지는 가상선인 벌림과 모음의 축에서 멀어지는 쪽으로 향하는 손허리뼈와 손가락뼈의 한쪽면에 있다. 그러므로 이것들은 이 축으로부터 멀어지는 쪽으로 손가락을 당기고 벌린다(작용 1).
- 첫 번째와 두 번째 DIM은 집게손가락과 가운뎃손가락의 MCP관절을 가쪽으로 가로지른다. 그들은 이 손가락들의 첫마디뼈를 벌림과 모음의 축에서 멀어지는 쪽인 가쪽으로 당긴다. 그러므로 각각의 첫 번째 DIM은 집게손가락을 벌리고, 두 번째 DIM은 MCP관절에서 가운뎃손가락을 '노쪽으로 벌린다'. 세 번째와 네 번째 DIM은 가운뎃손가락과 집게손가락의 MCP관절을 안쪽으로 가로지른다. 그들은 이 손가락들의 첫마디뼈를 벌림과 모음의 축으로부터 멀어지는 쪽인 안쪽으로 당긴다. 그러므로 각각의 세 번째 DIM은 가운뎃손가락을 '자쪽으로 당기고', 네 번째 DIM은 MCP관절에서 반지손가락을 벌린다(작용 1).
- DIM은 (근섬유들은 시상면에서 수직으로 주행하면서) MCP관절을 앞쪽으로 가로지른다. 그러므로 그들은 MCP관절에서 집게~반지손가락의 첫마디뼈를 굽힌다(작용 2).
- DIM은 손가락의 PIP와 DIP관절을 뒤쪽으로 가로지르는 손등손가락 전개부에 부착한다(당김선은 시상면에서 수직으로 주행한다). 그러므로 DIM은 집게~반지손가락의 PIP관절에서 중간마디뼈를 펴고 DIP관절에서 끝마디뼈를 편다(작용 3).

반대 작용근 작용 노트

- MCP관절에서 손가락의 반대 작용은 손가락의 첫마디뼈에 대해 손허리뼈가 움직일 때 발생한다. 이것은 손가락이 고정된 물체를 잡을 때와 같이 먼쪽 분절, 첫마디뼈가 고정되었을 때 발생한다(반대 작용 1, 2).
- 집게손가락이 고정(안정화)되었을 때, 엄지에 부착하는 첫 번째 손등쪽뼈사이근의 갈래는 엄지의 CMC(안장)관절에서 이것의 엄지 부착점을 엄지의 굽힘과 모음을 야기하며 집게손가락을 향하여 안쪽·뒤쪽으로 당긴다(반대 작용 1).
- PIP, DIP관절에서 더 몸쪽마디뼈를 펴는 것은 PIP관절에서 첫마디뼈의 폄과 DIP관절에서 중간마디뼈의 폄을 나타낸다(반대 작용 3).

움직임

1. 각각의 손등쪽뼈사이근은 빗면에서 하나의 당김선을 가지고 있기 때문에, PIP, DIP관절에서 손가락의 폄뿐만 아니라, MCP관절에서 손가락의 모음과 굽힘으로 결합된 하나의 움직임을 만든다.

편심성 길항근 기능

1. MCP관절에서 집게~반지손가락의 모음을 제한하고 느리게 한다.
2. MCP관절에서 집게~반지손가락의 폄을 제한하고 느리게 한다.
3. PIP·DIP관절에서 손가락의 굽힘을 제한하고 느리게 한다.

등척성 안정화 기능

1. 집게~반지손가락의 MCP, IP관절을 안정화시킨다.
2. 엄지의 CMC관절을 안정화시킨다.

작용에 대한 추가적인 노트

1. 손등쪽뼈사이근(DIM)과 손바닥쪽뼈사이근의 작용을 기억하는 연상기호는 DAB PAD이다: 손등쪽벌림(Dorsals ABduct), 손바닥쪽모음(Plantars ADduct).
2. 엄지를 굽히고 모으는 첫 번째 손등쪽뼈사이근의 반대 작용은 엄지와 다른 손가락 사이에 물건을 잡기 위해 엄지의 맞섬을 돕기 위해 중요하다.
3. 첫 번째 손등쪽뼈사이근이 앞쪽에서 뒤쪽 방향을 가지는 것을 감안할 때, 특히 엄지가 벌림 자세에 있다면(시상면에서 손의 손바닥면에서 멀어지는 쪽으로), 엄지를 고정한 상태에서 첫 번째 손등쪽뼈사이근은 MCP관절에서 집게손가락을 안쪽으로 돌릴 수 있다.
4. 손가락뼈사이(IP)관절에서 손가락의 폄에 직접 기여하는 것에 더하여, 손의 손가락뼈사이근과 손벌레모양근은 또 다른 방식으로 이 작용을 일으키는 것을 돕는다. 손가락폄근을 수축할 때마다 손의 내재근들은 손가락폄근이 과도하게 MCP관절을 펴지 않도록 MCP관절에서 굽힘 힘을 일으키고, 그렇게 함으로써 장력을 일으키는 능력을 잃게 하며 손가락의 IP관절을 편다.
5. 반대 작용에 대해, DIM은 CMC관절에서 네 번째와 다섯 번째 손가락의 손허리뼈를 모을 수 있다. 첫 번째 DIM이 엄지의 손허리뼈를 움직일 수 있는 것과 유사하게, 네 번째 DIM은 새끼손가락의 손허리뼈를 손의 중심선 쪽으로 이것을 당겨 모음으로 움직일 수 있다. 세 번째 DIM은 (만약 가운뎃손가락의 끝마디뼈 부착점이 고정되어 있다면) 반지손가락의 손허리뼈를 모음으로써 움직일 수 있다. 이론상, 유사한 방식으로 두 번째 DIM은 집게손가락의 손허리뼈를 모을 수 있다. 그러나 집게손가락의 CMC관절은 상당히 고정되어 있고 이 움직임을 자유롭게 하지 못한다.
6. 손의 DIM과 근본적으로 동일한 작용을 가지는 4개의 발등쪽뼈사이근이 있다[발허리발가락(MTP)관절에서 발가락의 벌림, MTP관절에서 발가락의 굽힘 그리고 몸쪽·먼쪽 IP관절에서 발가락의 폄].

손등쪽뼈사이근(Dorsal Interossei Manus; DIM) *(계속)*

신경지배

☐ 자신경(ulnar nerve)

　☐ C8, **T1**, 자신경의 깊은가지

동맥공급

☐ 노쪽·자쪽동맥의 가지(위팔동맥의 종말가지)

촉진

1. 대상자가 앉거나 누운 자세에서, 촉진하는 손가락을 두 번째 손허리뼈의 손등쪽 노쪽면의 반대에 둔다.
2. 대상자에게 저항에 반대해 집게손가락을 벌리게 하고 첫 번째 손등쪽뼈사이근의 수축을 느낀다.
3. 다른 3개의 손등쪽뼈사이근을 촉진하기 위해, 손가락벌림으로부터 손등쪽뼈사이근이 부착된 쪽으로 저항을 주는 동안 손등쪽면에서 손허리뼈 사이를 촉진한다.

다른 구조와의 관계 (Relationship to other structures)

☐ 손등쪽뼈사이근은 손의 손등쪽(뒤쪽)의 손허리뼈 사이에 위치한다.

☐ 각각의 손등쪽뼈사이근은 가운뎃손가락의 중심으로부터 멀어지는 쪽을 향하는 첫마디뼈의 면에 부착한다. (가운뎃손가락은 2개의 손등쪽뼈사이근을 가지며 각 방향에 1개씩 있다.)

☐ 앞쪽 관점에서, 손등쪽뼈사이근은 손바닥쪽뼈사이근의 깊숙이 있다. 첫 번째 손등쪽뼈사이근은 엄지모음근의 가장 깊숙이 있다.

☐ 뒤쪽 관점에서, 손등쪽뼈사이근은 얕은 곳에 있고 손가락폄근힘줄 사이와 손허리뼈 사이에 위치하며 첫 번째 손등쪽뼈사이근은 엄지 사이의 얕은 곳에 있다.

☐ 손등쪽뼈사이근은 얕은뒤팔선 근막경선(superficial back arm line myofascial meridian) 내에 포함된다.

기타(Miscellaneous)

1. 노쪽·가쪽에서 자쪽·안쪽으로 첫 번째~네 번째로 불리는 4개의 손등쪽뼈사이근이 있다.
2. 4개의 손등쪽뼈사이근이 있다. 집게손가락을 벌리는 것 1개, 반지손가락을 벌리는 것 1개 그리고 가운뎃손가락을 벌리는 것 2개(엄지와 새끼손가락은 그들 자신의 벌림근을 가진다)이다. 새끼손가락의 노쪽면에 부착하는 손등쪽뼈사이근은 손허리손가락관절에서 가운뎃손가락을 '노쪽으로 벌린다'. 가운뎃손가락의 자쪽에 부착하는 손등쪽뼈사이근은 손허리손가락관절에서 가운뎃손가락을 '자쪽으로 벌린다'.
3. 첫 번째 손등쪽뼈사이근(가장 큰 것)은 *집게벌림근*으로도 알려져 있다.
4. 손등쪽뼈사이근은 깃근육 모양이다.
5. 새끼손가락벌림근과 짧은엄지벌림근이 새끼손가락과 엄지손가락을 벌리는 손의 내재근이라는 것을 고려하면, 그들은 다른 세 손가락(집게~반지)을 벌리는 손등쪽뼈사이근과 유사하게 여겨질 수 있다.
6. 손의 엄지 사이의 조직 대부분은 첫 번째 손등쪽뼈사이근과 엄지모음근으로 구성된다.

짧은손바닥근(Palmaris Brevis) ☐

짧은손바닥근*이라는 이름은 이 근육이 손바닥에 부착하고 (긴손바닥근보다) 짧다는 것을 말해 준다.*

☐ **어원**

Palmaris: 라틴어. *손바닥*

Brevise: 라틴어. *더 짧은*

☐ **발음**

pall-MA-ris

BRE-vis

부착점(Attachments)

☐ **굽힘근지지띠와 손바닥널힘줄***에서부터*

☐ **손의 자쪽(안쪽) 가장자리의 진피***까지*

기능(Functions)

동심성(단축성) 작용근 작용

표준 작용근 작용	반대 작용근 작용
☐ **1. 손바닥의 피부를 주름지게 한다.**	☐ 1. 손바닥의 피부를 주름지게 한다.

표준 작용근 작용 노트

- 짧은손바닥근은 (근섬유들은 수평으로 주행하면서) 손의 가쪽에서 안쪽으로 부착한다. 짧은손바닥근이 수축할 때 손의 자쪽(안쪽)면의 진피가 안쪽부착점을 향해 가쪽으로 손바닥의 중심 쪽을 향해 당긴다. 이것은 손의 자쪽면의 피부 주름을 유발한다. 이 피부 주름은 새끼두덩의 크기를 강조하거나 증가시키는 것으로 생각된다. 그렇게 함으로써 손바닥잡기의 힘과 안도감에 다소 기여한다고 여겨진다(작용 1).

반대 작용근 작용 노트

- 짧은손바닥근의 반대 작용은 손의 보다 중심근막이 손의 자쪽 가장자리의 피부와 근막쪽으로 움직일 때 일어날 것이다. 이것은 여전히 손바닥의 피부를 주름지게 한다. 다시 말해서, 표준 작용근 작용과 같다(반대 작용 1).

움직임

1. 짧은손바닥근은 하나의 당김선을 가지고 있기 때문에 근육의 중심 쪽으로 손바닥의 피부를 주름지게 하는 하나의 움직임을 만든다.

편심성 길항근 기능

1. 손바닥의 피부가 늘어나는 것을 제한하고 느리게 한다.

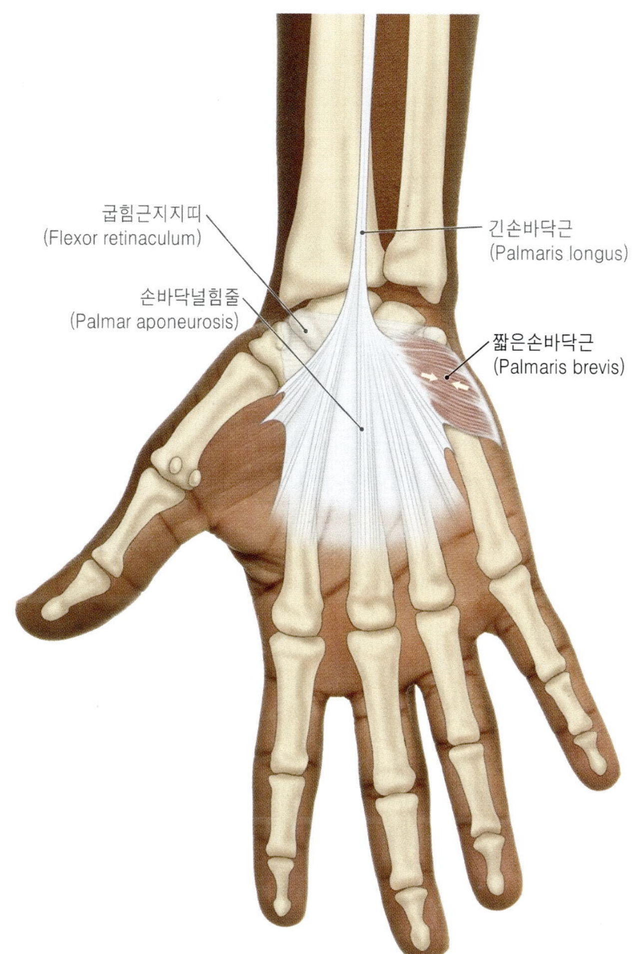

그림 9-18. 오른쪽 짧은손바닥근의 앞쪽면.

편심성 길항근 작용 노트

- 손바닥의 피부가 늘어나는 것을 제한하고 느리게 하면 피부가 늘어나거나 길어지는 것을 제한한다. 이것은 매우 의미가 있거나 중요한 기능은 아니다.

등척성 안정화 기능

1. 관절 안정화 기능이 작거나 없다. 아마도 짧은손바닥근은 안쪽 손목과 손허리뼈를 약간 안정화하거나 무시해도 될 정도로 도울 것이다.

등척성 안정화 기능 노트

- 짧은손바닥근은 아주 얇고 얕은 근막의 근육이고 뼈에 부착하지 않는다. 그러므로 이것은 별다른 관절 안정화 기능을 가지지 않는다.

짧은손바닥근(Palmaris Brevis) *(계속)*

신경지배

- □ 자신경(ulnar nerve)
  - □ C8, T1

동맥공급

- □ 자동맥(위팔동맥의 종말동맥)과 노동맥의 얕은손바닥가지

촉진

1. 짧은손바닥근은 몸쪽으로 손바닥의 자쪽면, 새끼두덩근육군에 얕은 쪽의 피부에 위치한다. 그러나 이를 촉진하고 주변 조직과 구별하기에는 너무 얇다.

다른 구조와의 관계 (Relationship to other structures)

- □ 짧은손바닥근은 손의 안쪽(자쪽)면의 얕은쪽에 있다.
- □ 새끼두덩근은 모두 짧은손바닥근의 깊은 곳에 있다.
- □ 짧은손바닥근은 깊은뒤팔선 근막경선(deep back arm line myofascial meridian) 내에 위치한다.

기타(Miscellaneous)

1. 짧은손바닥근은 아주 얇고 네모 모양인 근육이다.
2. 짧은손바닥근은 새끼두덩의 위에 놓여 있다. 새끼두덩의 모든 근육들과 같이 자신경의 지배를 받는다.
3. 일부 자료들은 짧은손바닥근을 새끼두덩근육군의 일부로 간주한다.

복습 문제(Review questions)

1. 구조적 관점에서 손가락을 움직이는 손의 내재근은 몇 개의 군으로 나눌 수 있는가? 각각 군들의 이름을 적어라.

2. 손의 손등손가락전개부에 부착하는 근육은 무엇인가? ______

3. 짧은엄지굽힘근의 두 갈래 사이에 이어지는 것은 ______

4. 엄지의 2개 종자뼈는 어떤 근육에 위치하는가?

5. 엄지의 맞섬 움직임을 설명하라.

6. 자쪽손목굽힘근은 어떤 손의 내재근의 몸쪽부착점을 안정화하기 위해 수축하는가?

7. 손의 손가락뼈사이근의 이마면 움직임을 구별하기 위해 추천되는 연상기호는 무엇인가?

8. 만약 엄지가 벌림 자세에 있다면, 엄지모음근으로 인해 어떤 움직임이 일어나는가?

9. 손벌레모양근, 손바닥쪽뼈사이근 그리고 손등쪽뼈사이근의 손가락으로의 먼쪽부착점 위치를 설명하라.

10. 집게손가락과 가운뎃손가락 사이에 연필을 쥐는 것은 어떤 2개의 근육을 촉진하는 방법인가?

복습 문제의 정답은 책의 마지막 부분에서 확인할 수 있다.

생각해 보기(Think it through)

3개의 손바닥쪽뼈사이근이 있지만, 4개의 손등쪽뼈사이근이 있다고 한다. 이유가 무엇인가?

제 10 장

척추관절의 근육 (Muscles of the Spinal Joints)

evolve http://evolve.elsevier.com/Muscolino/muscular

목차(Chapter Outline)

목적(Objectives)

이 장을 마친 후 학생들은 이 장에서 다룬 각 근육에 대해 다음을 수행할 수 있어야 한다.

1. 일반적인 구조를 설명하라.
2. 일반적인 기능을 설명하라.
3. 부착점들을 서술하라.
4. 표준 작용근 작용을 서술하라.
5. 반대 작용근 작용을 서술하라.
6. 근육이 당기는 선과 만들어지는 움직임을 논의하라.
7. 편심성 길항근 기능을 서술하라.
8. 등척성 안정화 기능을 서술하라.
9. 신경지배를 서술하라.
10. 동맥공급을 서술하라.
11. 촉진을 위한 시작 자세를 설명하라.
12. 촉진하는 단계를 설명하라.
13. 다른 신체 구조와 근육의 관계에 대해 논의하라.
14. 촉진, 평가 및 임상적 의사 결정을 도와주는 추가적인 정보에 대해 논의하라.

개요(Chapter Overview)

이 장에서 다루는 근육들은 척추관절에서 몸통, 목 그리고 머리의 움직임으로 간주되는 주요 기능을 하는 근육들이다. 몸의 다른 근육들 또한 척추관절들을 움직일 수 있지만, 그들의 주된 기능이 보통 다른 관절에서 있다고 여겨지기 때문에 그 근육들은 다른 장에서 다뤘다. 해당 근육들에 대한 정보는 제4, 5, 11~14장에 다루고 있다.

구조의 개요(Overview of structure)

- 구조적으로 척추관절의 근육들은 척추의 부위(region), 근육의 위치(location) 그리고 그들의 깊이(depth)와 같은 3가지 요소를 기준으로 나눌 수 있다. 부위적(regionally)으로 척추관절의 근육들은 세 군으로 나눌 수 있는데, 척추의 전체 길이를 주행하는 근육들, 주로 목에만 있는 근육들, 그리고 주로 허리에만 위치하는 근육들로 분류가 가능하다. 위치와 관련하여 척추관절의 근육들은 앞쪽(anterior) 또는 뒤쪽(posterior)으로 설명될 수 있다. 깊이에 관해서는 얕은(superficial) 또는 깊은(deep)을 기준으로 나눌 수 있다.
- 이러한 범주 외에도, 특정 척추근육군들이 존재한다. 골반부터 머리까지 척추의 전체 길이를 주행하는 2개의 근육군들이 있다. 척추세움근(erector spinae)과 가로돌기가시근육(transversospinalis)군들이다. 일괄하여, 이 근육들은 종종 *척추옆근육(paraspinal muscles)*이라 한다. 목에서는 목

목적(Objectives) *(계속)*

갈비근(scalene), 척추앞(prevertebral) 그리고 뒤통수밑(suboccipital)군들이 있다[목뿔군(hyoid group)은 제12장에서 다룬다]. 목갈비근과 척추앞군들은 앞쪽에 위치해 있으며 뒤통수밑(suboccipital)군은 뒤쪽에 위치하고 있다. 배쪽 부위에서는 앞배벽근육(anterior abdominal wall muscles)군이 있다.

- 일반적으로 척추의 더 크고 얕은 근육들은 움직임을 만드는 데 중요하고, 더 깊고 작은 근육들은 척추를 안정화시키기 위한 것이다.

기능의 개요(Overview of function)

다음 작용과 관련된 일반적인 규칙들은 척추근육의 기능적인 군(functional group)들을 위해 서술될 수 있다.

- 만약 근육이 근섬유들의 수직 방향으로 척추관절 앞쪽으로 가로지르면, 그 근육은 앞쪽에서 위쪽부착점을 아래쪽부착점을 향해 아래로 움직임으로써 척추관절에서 몸통, 목, 머리를 구부릴 수 있다.
- 만약 근육이 근섬유들의 수직 방향으로 척추관절의 뒤쪽으로 가로지르면, 그 근육은 뒤쪽에서 위쪽부착점을 아래쪽부착점을 향해 움직임으로써 척추관절에서 몸통, 목, 머리를 펼 수 있다.
- 만약 근육들이 가쪽으로 척추관절을 가로지르면, 그 근육은 같은쪽 몸통에서 위쪽부착점을 아래쪽부착점을 향해 아래로 움직임으로써 척추관절에서 몸통, 목, 머리를 가쪽으로 굽힐 수 있다(같은 방향 가쪽굽힘).
- 척추의 오른쪽·왼쪽돌림근들은 섬유 방향에 수평적인 요소(horizontal component)를 가지고 있고, 그 근육들이 움직이는 신체 부위를 둘러싸고 있다. 아래쪽에서 위쪽으로의 근육을 설명하면, 몸의 뒤쪽에 위치한 같은쪽(ipsilateral) 돌림근들은 안쪽(medial)에서 가쪽(lateral)으로 주행한다. 몸의 앞쪽으로 위치한 근육들은 가쪽에서 안쪽으로 주행한다. 아래쪽에서 위쪽으로의 근육을 설명하면, 몸의 뒤쪽에 위치한 반대쪽(contralateral) 돌림근들은 가쪽에서 안쪽으로 주행하며 앞쪽으로 위치한 근육들은 안쪽에서 가쪽으로 주행한다.
- 이러한 근육들의 반대 작용(reverse action)들은 척추관절에서 위쪽척추에 대한 아래쪽척추의 움직임을 포함한다. 이러한 반대 작용들은 보통 대상자가 누워서 아래쪽부착점의 움직임이 자유로울 때 일어난다. 만약 근육이 골반에 붙어 있다면 반대 작용은 허리엉치척추관절(lumbosacral spinal joint)에서의 골반 움직임을 포함한다.
- 아래쪽척추에 대한 위쪽척추의 굽힘의 반대 작용은 위쪽척추에 대한 아래쪽척추의 굽힘이며, 만약 근육이 골반에 붙어 있다면 골반의 뒤쪽기울임(posterior tilt)이다.
- 아래쪽척추에 대한 위쪽척추의 폄의 반대 작용은 위쪽척추에 대한 아래쪽척추의 폄(extension)이며, 만약 근육이 골반에 붙어 있다면 골반의 앞쪽기울임(anterior tilt)이다.
- 아래쪽척추에 대한 위쪽척추 가쪽굽힘(lateral flexion)의 반대 작용은 위쪽척추에 대한 아래쪽척추의 가쪽굽힘이고, 만약 골반에 붙어 있다면 골반의 같은쪽올림(그러므로 골반의 반대쪽내림)이다.
- 아래쪽척추에 대한 위쪽척추 같은쪽돌림(ipsilateral rotation)의 반대 작용은 위쪽척추에 대한 아래쪽척추 반대쪽돌림(contralateral rotation)이고, 만약 골반에 붙어 있다면 골반의 반대쪽돌림이다.
- 아래쪽척추에 대한 위쪽척추 반대쪽돌림의 반대 작용은 위쪽척추에 대한 아래쪽척추의 같은쪽돌림이고, 만약 근육이 골반에 붙어 있다면 골반의 같은쪽돌림이다.

몸통 근육의 뒤쪽면-얕은층과 중간층

(Posterior Views of the Muscles of the Trunk-Superficial and Intermediate Views)

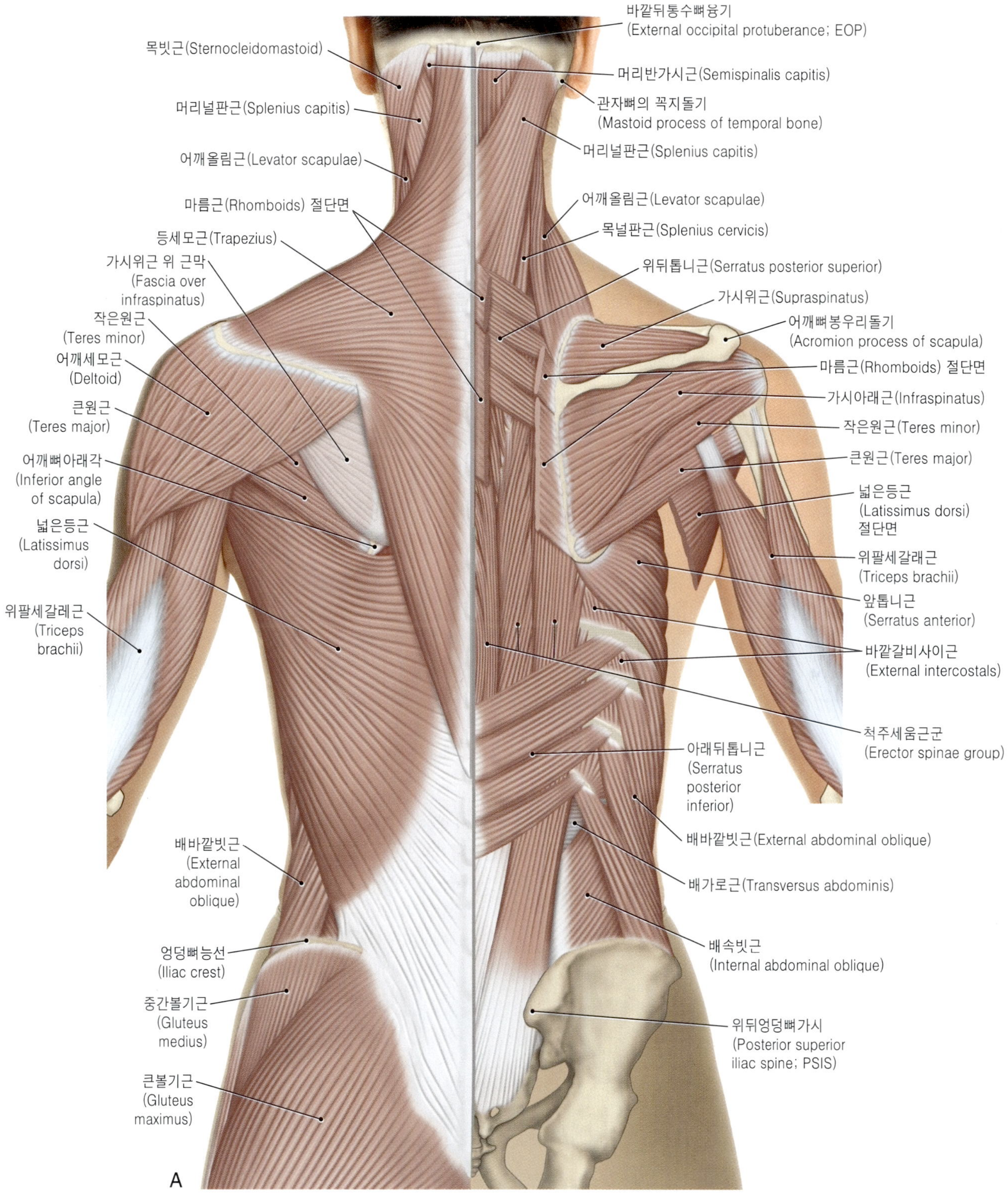

그림 10-1. 몸통의 근육들의 뒤쪽면. A, 왼쪽에서 얕은층과 오른쪽에서 중간층. *(계속)*

☐ 몸통 근육의 뒤쪽면-깊은층 (Posterior Views of the Muscles of the Trunk-Deep Views)

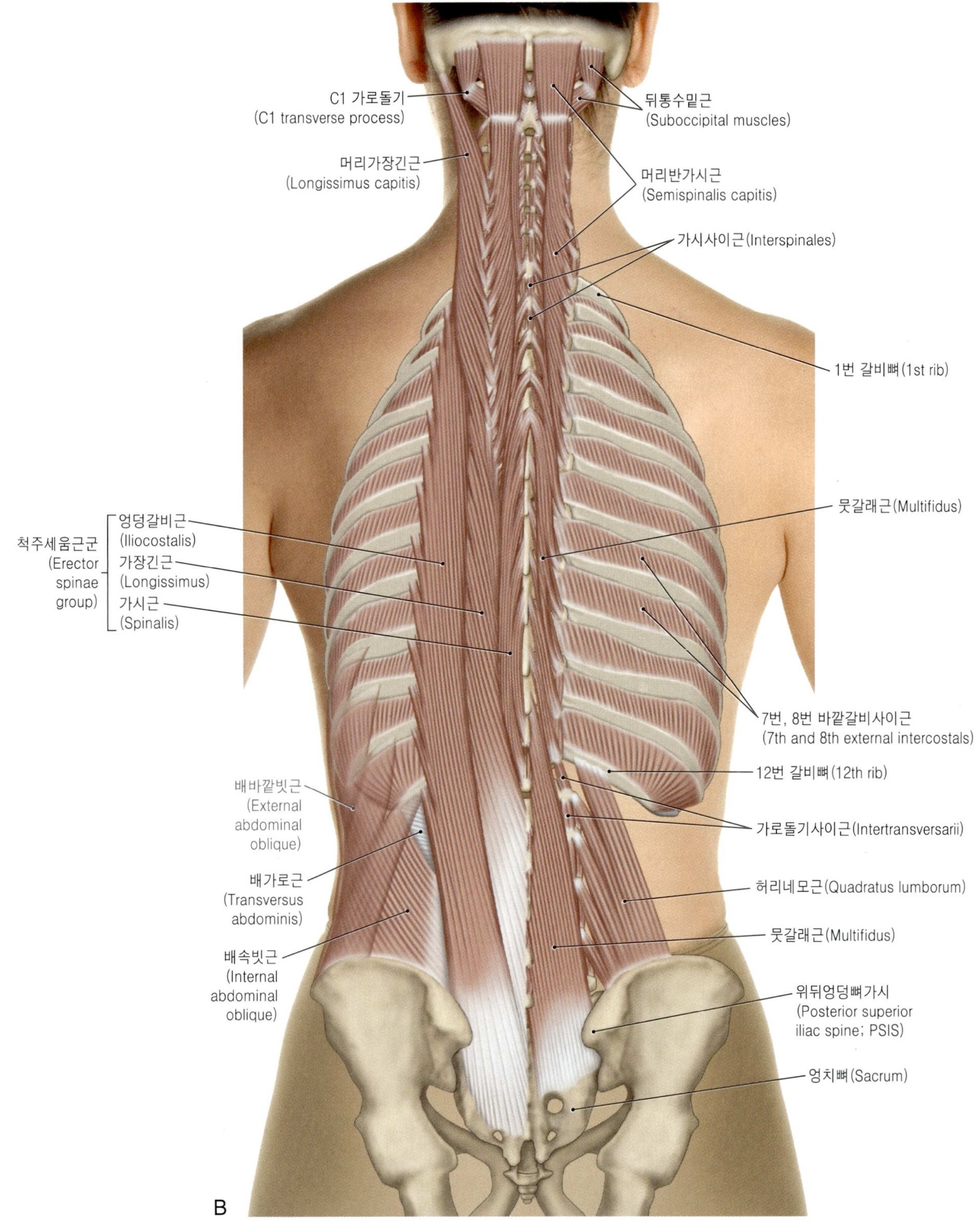

그림 10-1. *(계속)* **B**. 2개의 깊은층. 왼쪽보다 오른쪽이 깊다. 배바깥빗근이 희미하게 보인다.

몸통의 근육들의 앞쪽면-얕은층과 중간층
(Anterior Views of the Muscles of the Trunk-Superficial and Intermediate Views)

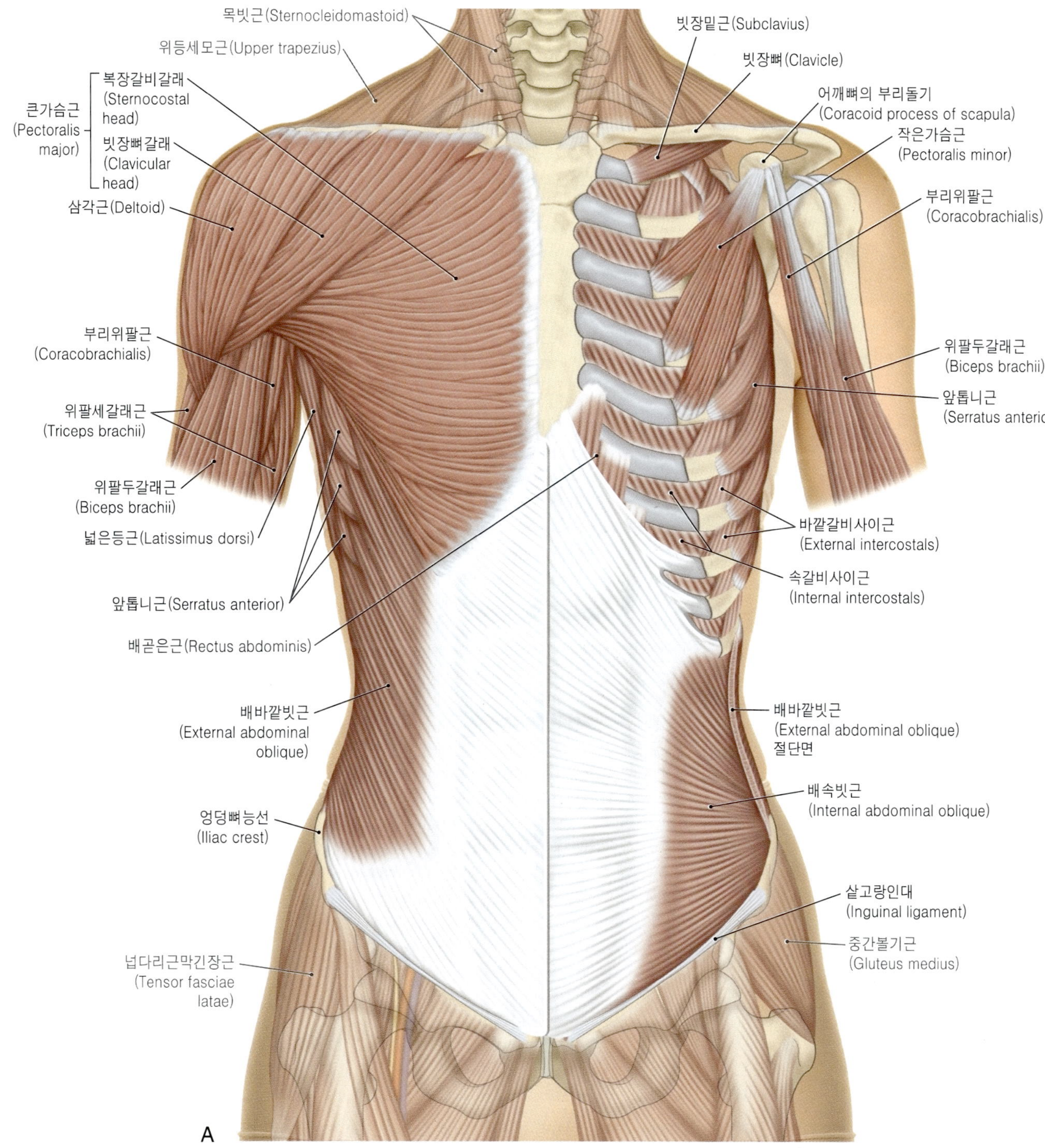

그림 10-2. 몸통의 근육들의 앞쪽면. A, 얕은층은 오른쪽 중간층은 왼쪽. 목과 넙다리의 근육들은 희미하게 보인다. *(계속)*

□ 몸통 근육들의 앞쪽면-깊은층 (Anterior Views of the Muscles of the Trunk-Deep Views)

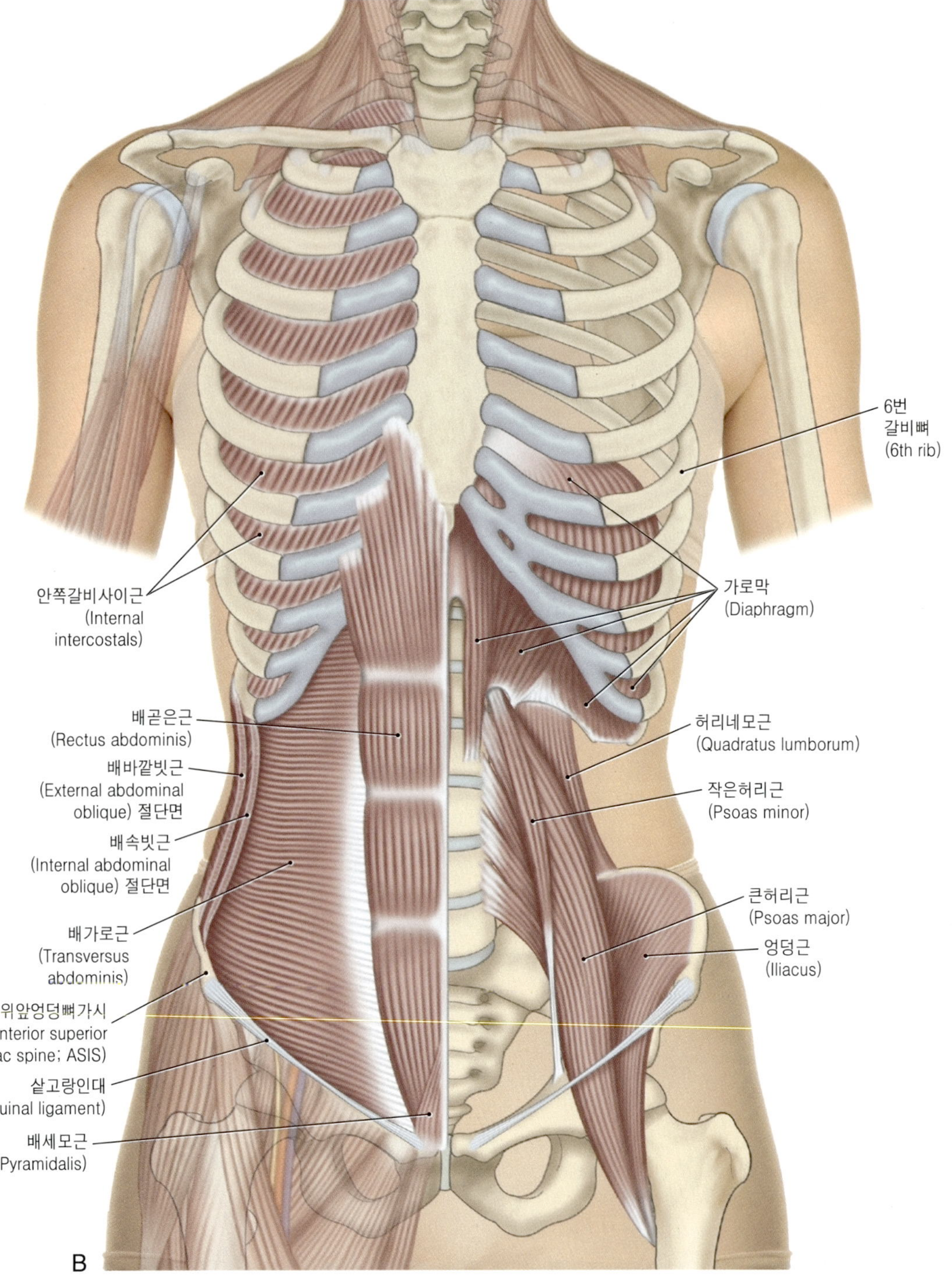

그림 10-2. *(계속)* **B**, 왼쪽에서 보이는 뒤배벽 깊은층. 목·팔·넙다리근육들은 희미하게 보인다.

몸통 근육의 오른쪽 가쪽면 (Right Lateral View of the Muscles of the Trunk)

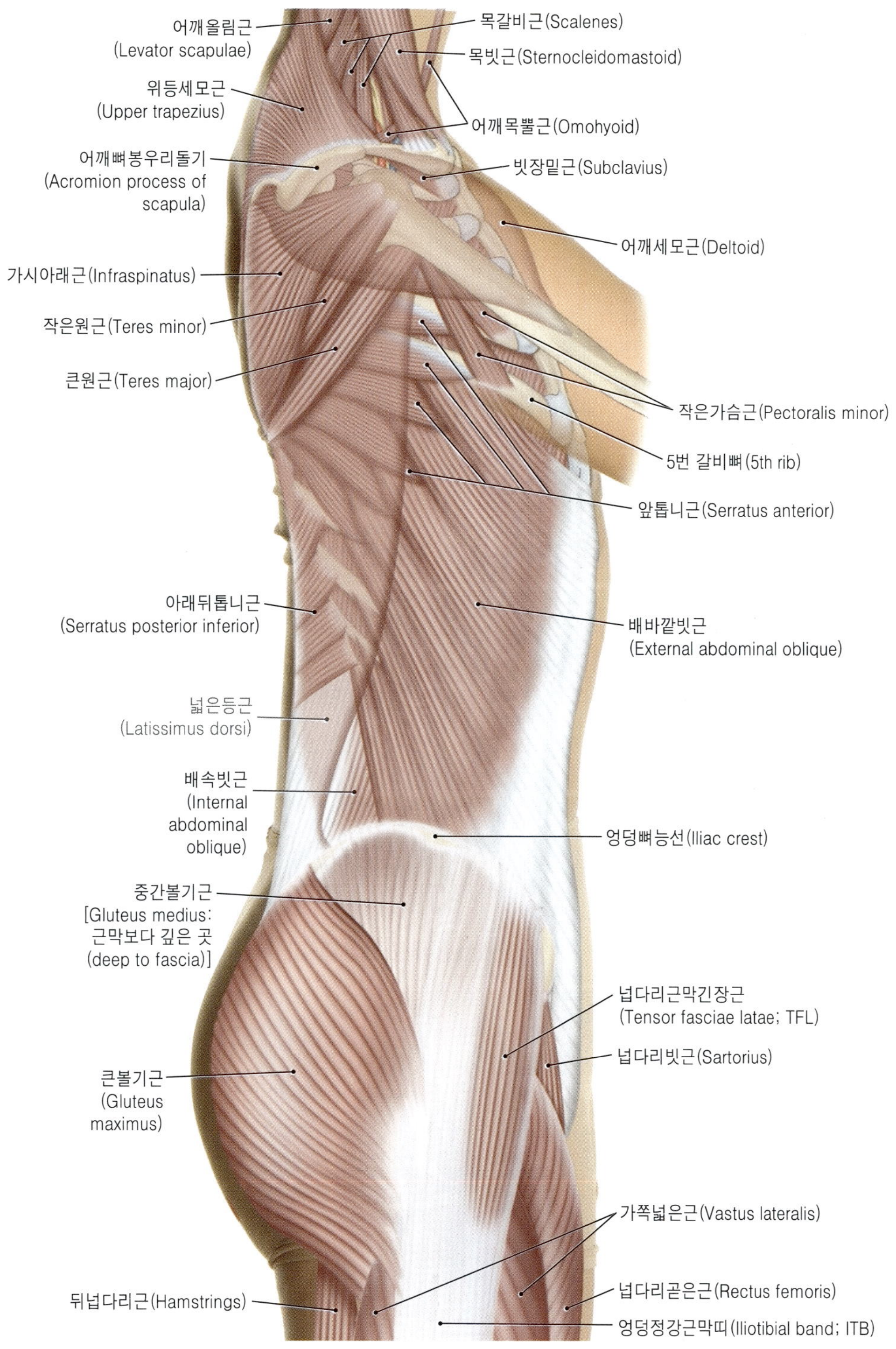

그림 10-3. 몸통의 근육들의 오른쪽 가쪽면. 넓은등근과 어깨세모근은 희미하게 보인다.

□ 몸통의 가로면 단면(Transverse Plane Cross Sections of the Trunk)

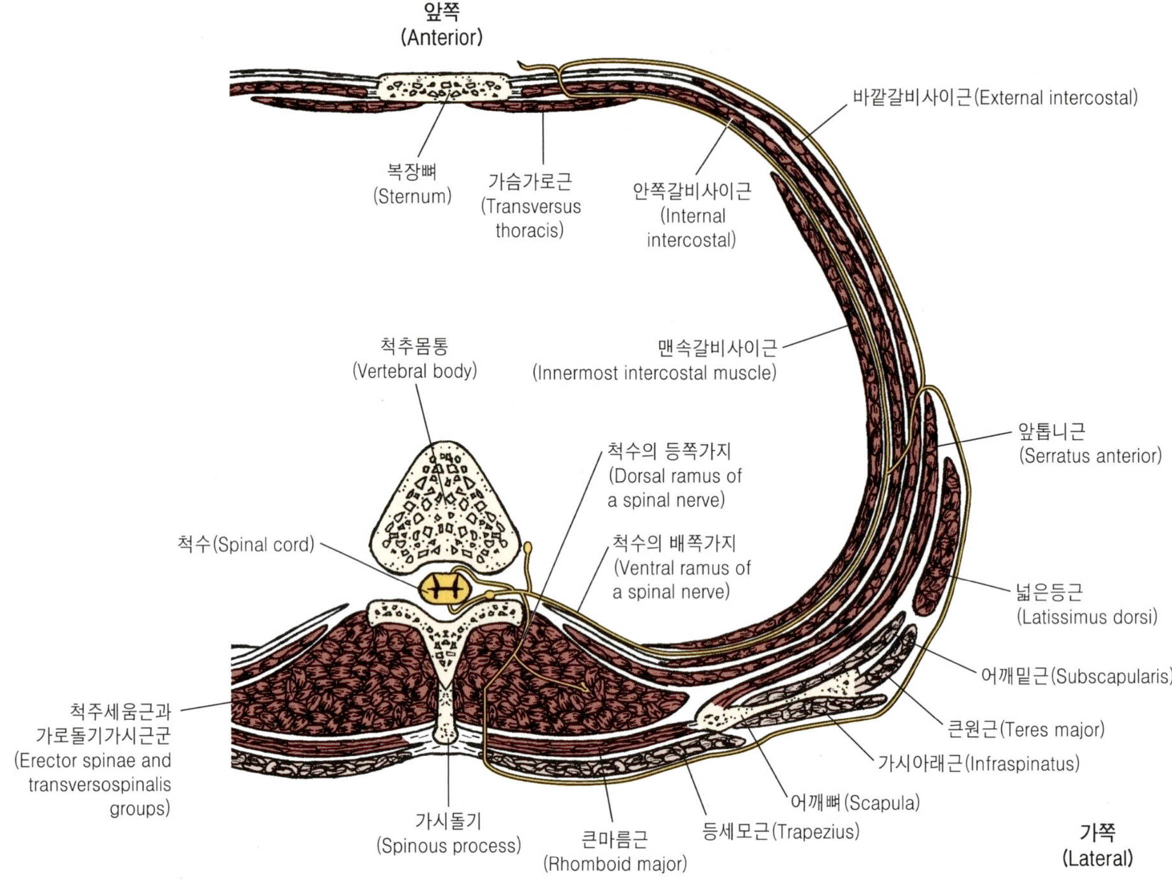

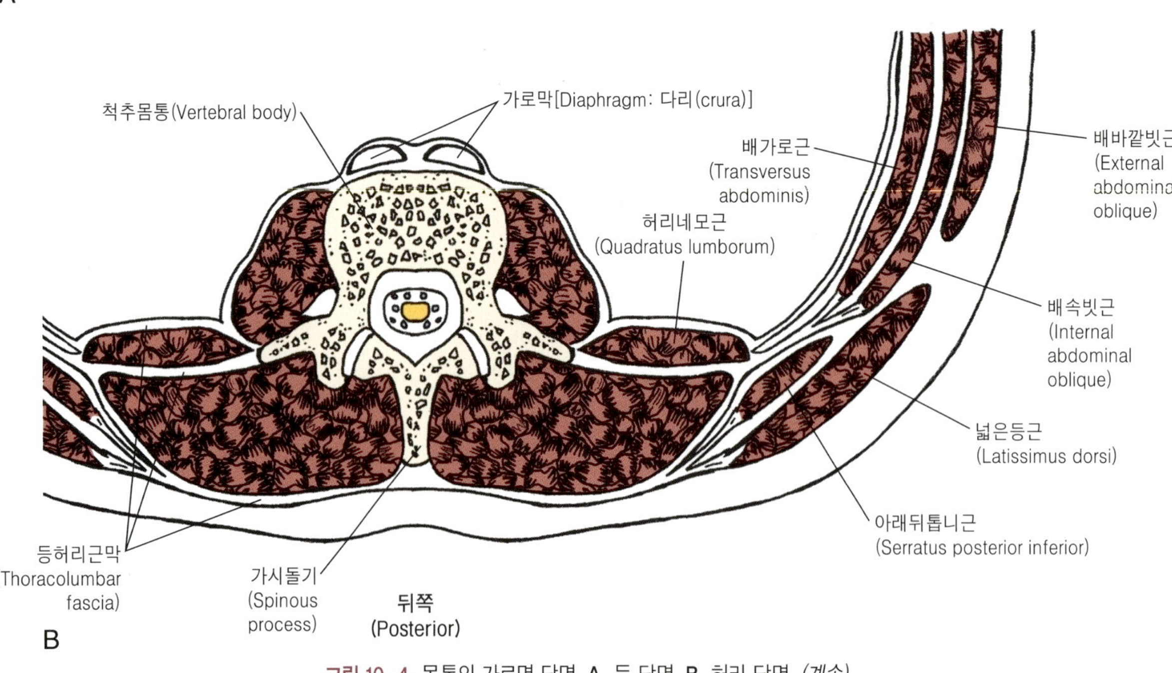

그림 10-4. 몸통의 가로면 단면. A, 등 단면. B, 허리 단면. *(계속)*

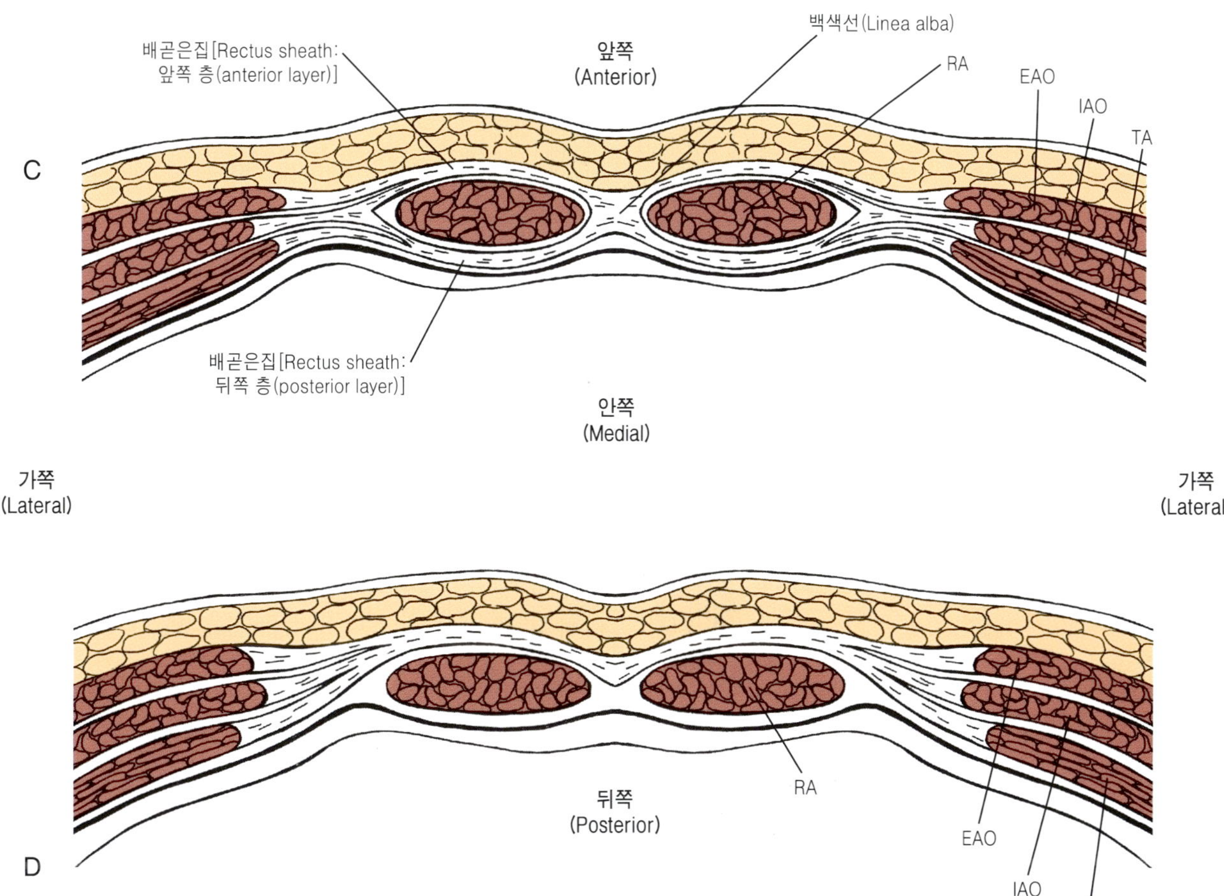

그림 10-4. *(계속)* **C**, 활꼴선 아래 앞배벽의 가로지르는 부분. 3개의 앞가쪽 배벽근육들의 널힘줄은 앞쪽에서 배곧은근을 지나간다. **D**, 활꼴선 위의 앞배벽 단면 3개의 앞가쪽 배근육들의 널힘줄은 앞·뒤로 배곧은근을 지난다. EAO: 배바깥빗근(external abdominal oblique), IAO: 배속빗근(internal abdominal oblique), RA: 배곧은근(rectus abdominis), TA: 배가로근(transversus abdominis).

□ 목과 위쪽 등 부위의 뒤쪽면-얕은층 (Posterior Views of the Neck and Upper Back Region-Superficial Views)

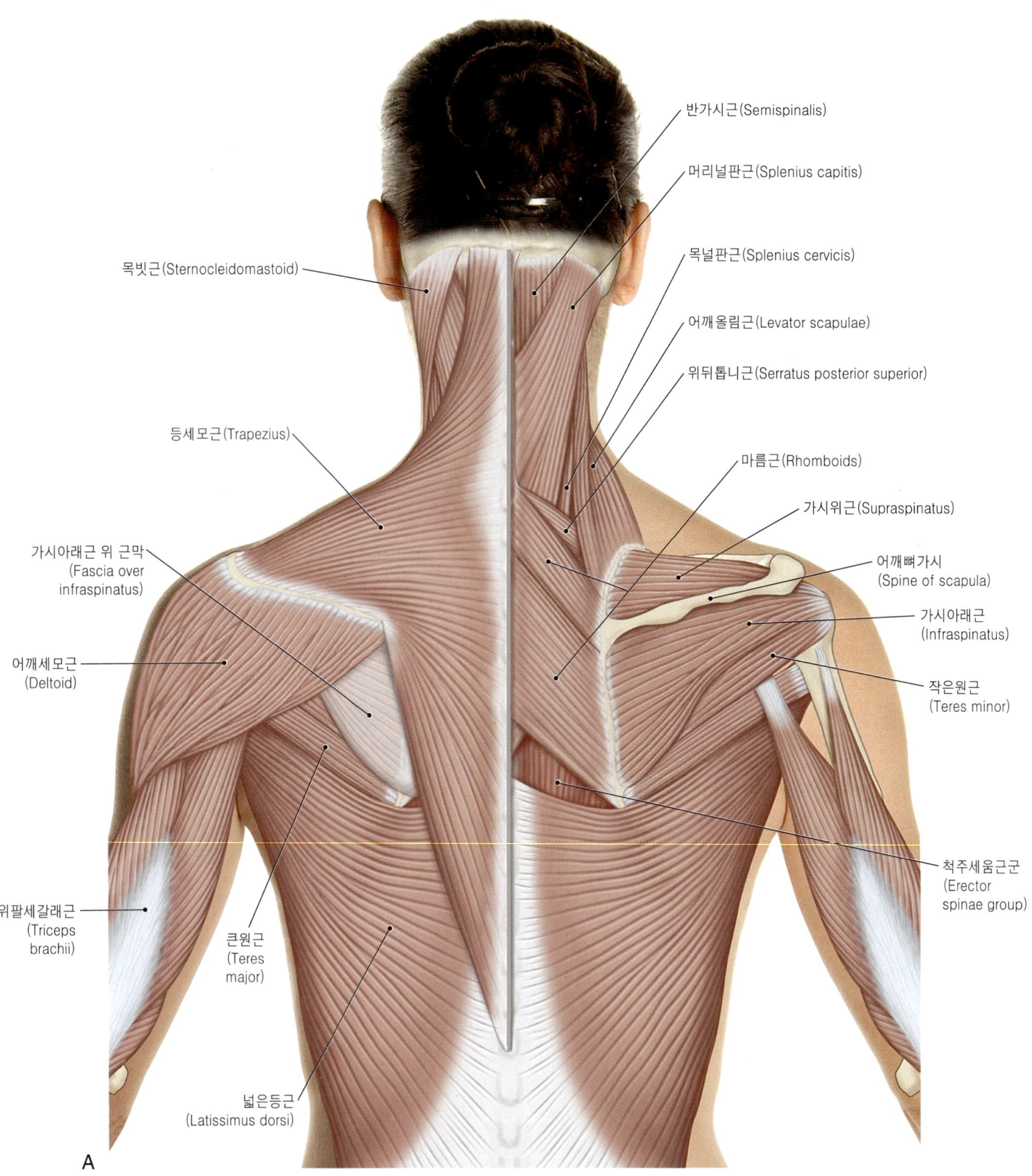

그림 10-5. 목과 위쪽 등 부위의 뒤쪽면. A, 얕은층. 등세모근, 목빗근 그리고 어깨세모근은 오른쪽에서 제거되었다. *(계속)*

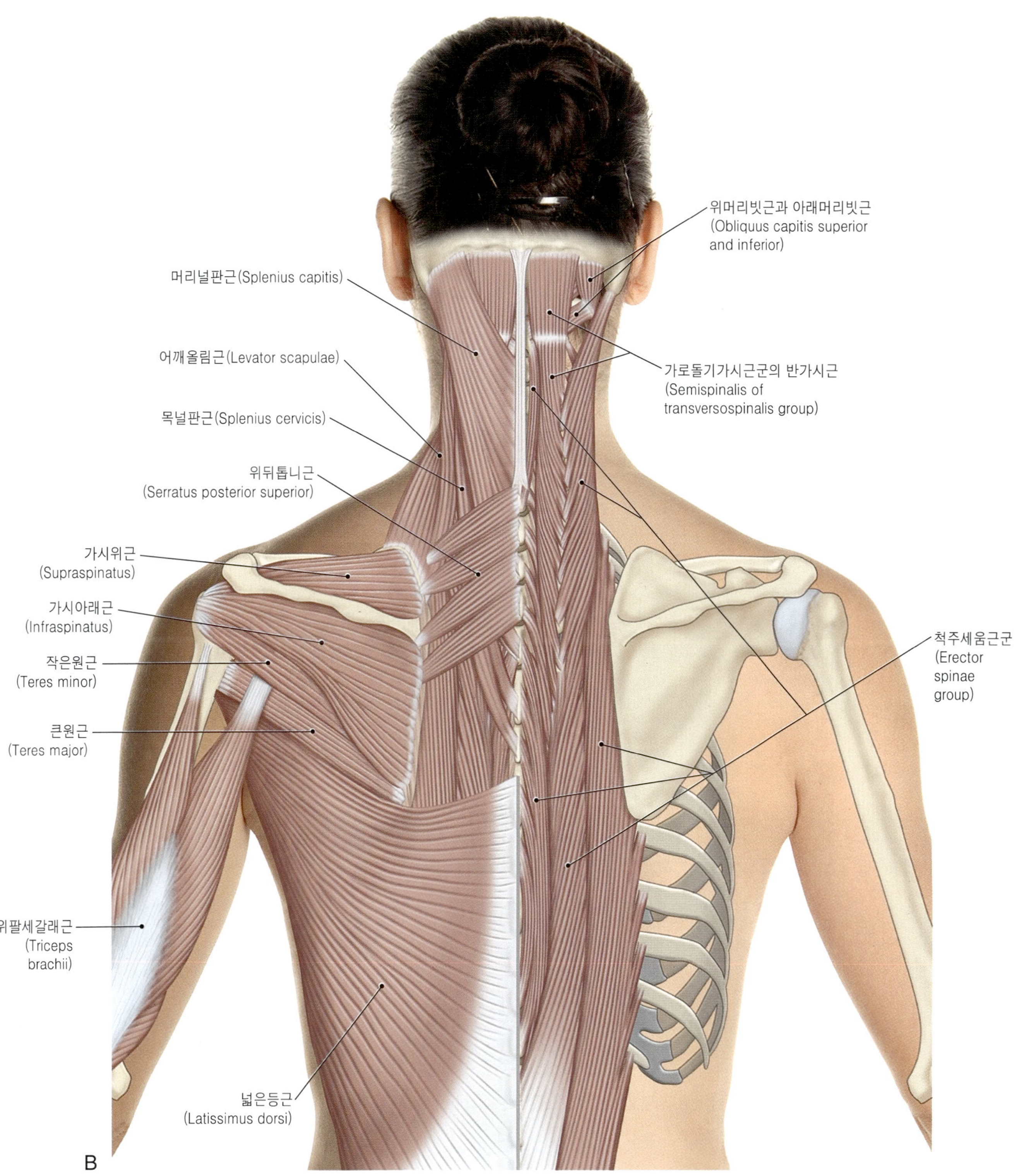

그림 10-5. *(계속)* B, 중간층. 위뒤앞톱니근, 머리와 목널판근, 어깨올림근, 가시위근, 가시아래근, 작은원근, 큰원근 그리고 위팔세갈레근이 오른쪽에서 제거되었다. *(계속)*

☐ 목과 위쪽 등 부위의 뒤쪽면-깊은층 (Posterior Views of the Neck and Upper Back Region-Deep Views)

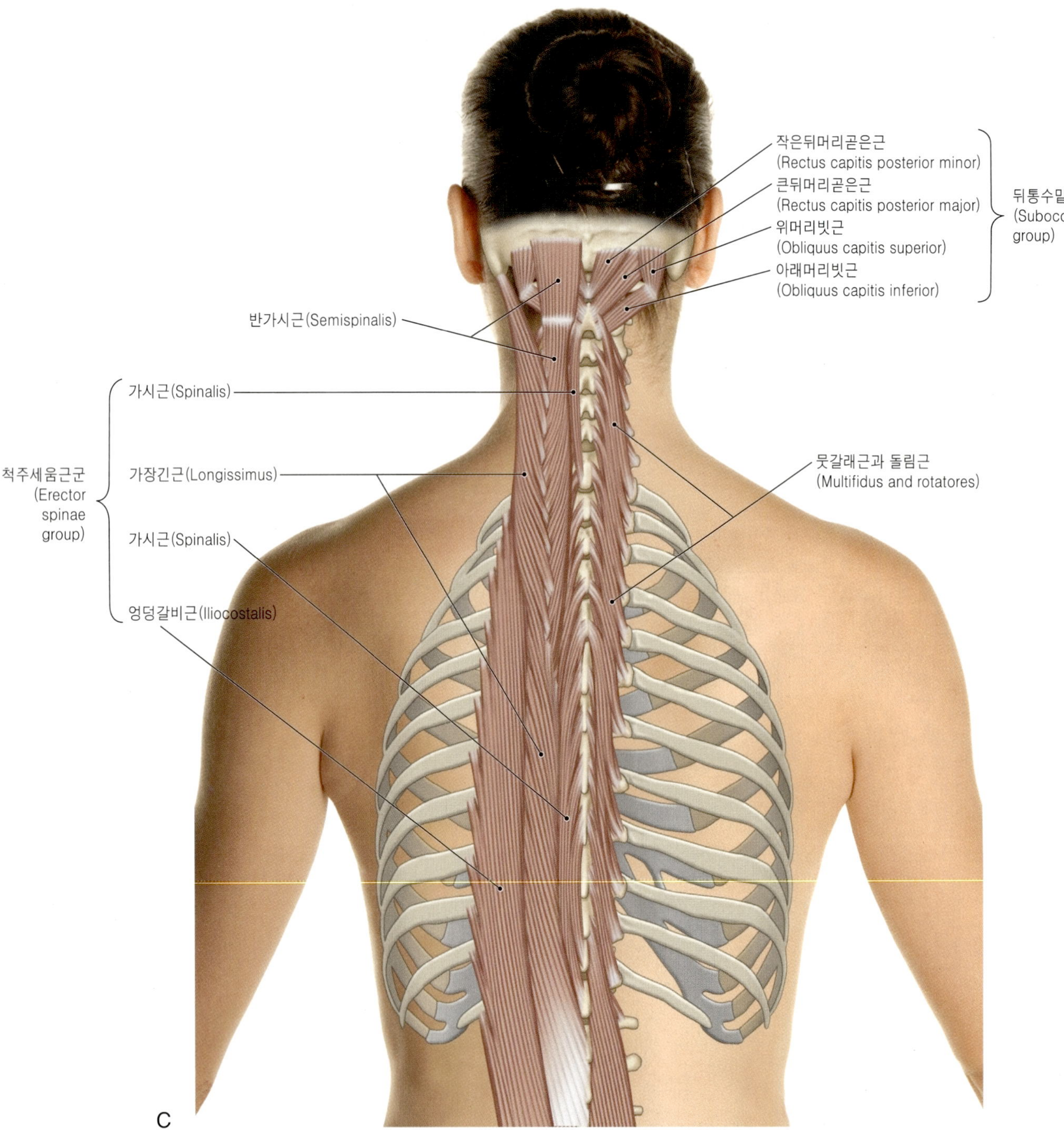

그림 10-5. *(계속)* C, 깊은층. 엉덩갈비근, 가장긴근, 척주세움근군의 가시근 그리고 가로돌기가시근군의 반가시근은 오른쪽에서 제거되었다.

목과 위쪽 가슴 부위의 앞쪽면-얕은층 □
(Anterior Views of the Neck and Upper Chest Region-Superficial Views)

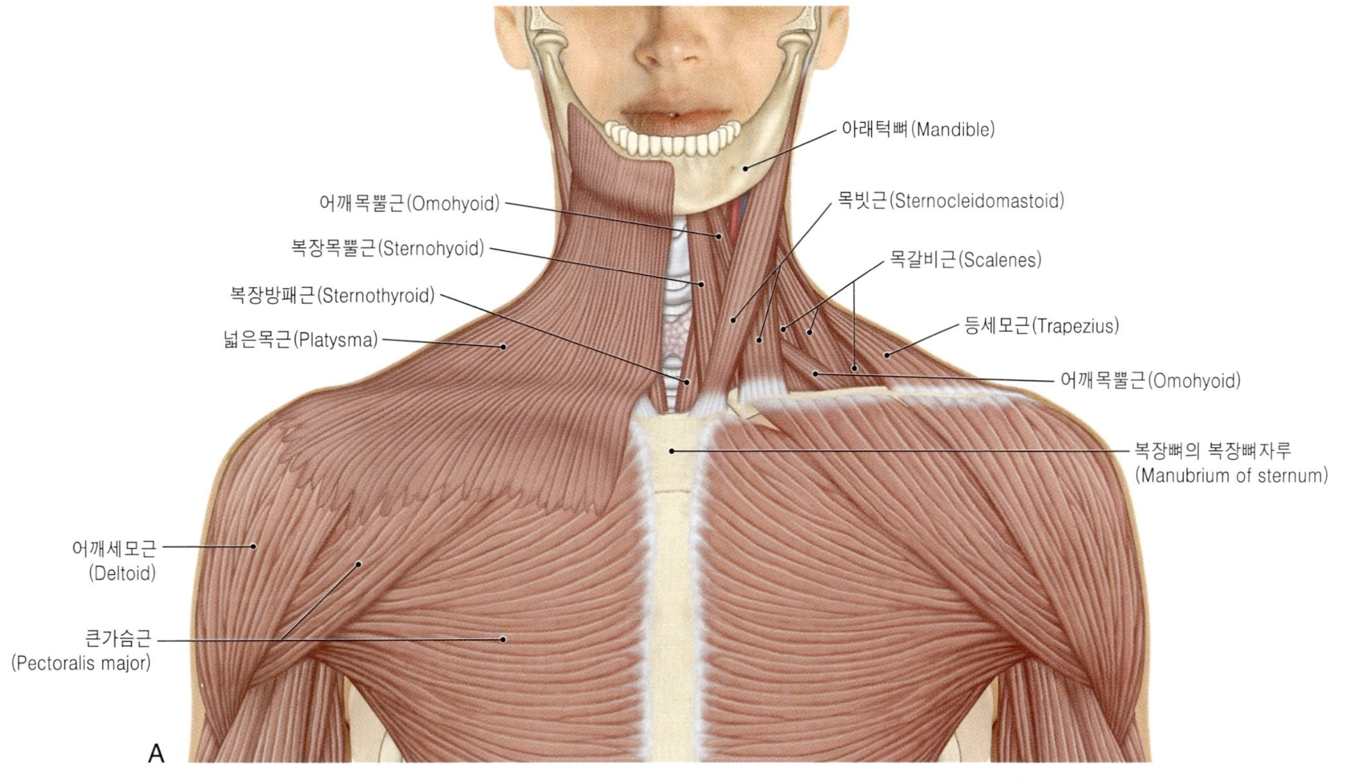

그림 10-6. 목과 위쪽 가슴 부위의 앞쪽면. A, 얕은층. 넓은목근은 왼쪽에서 제거되었다. *(계속)*

□ 목과 위쪽 가슴 부위의 앞쪽면-중간층과 깊은층 (Anterior Views of the Neck and Upper Chest Region-Intermediate and Deep Views)

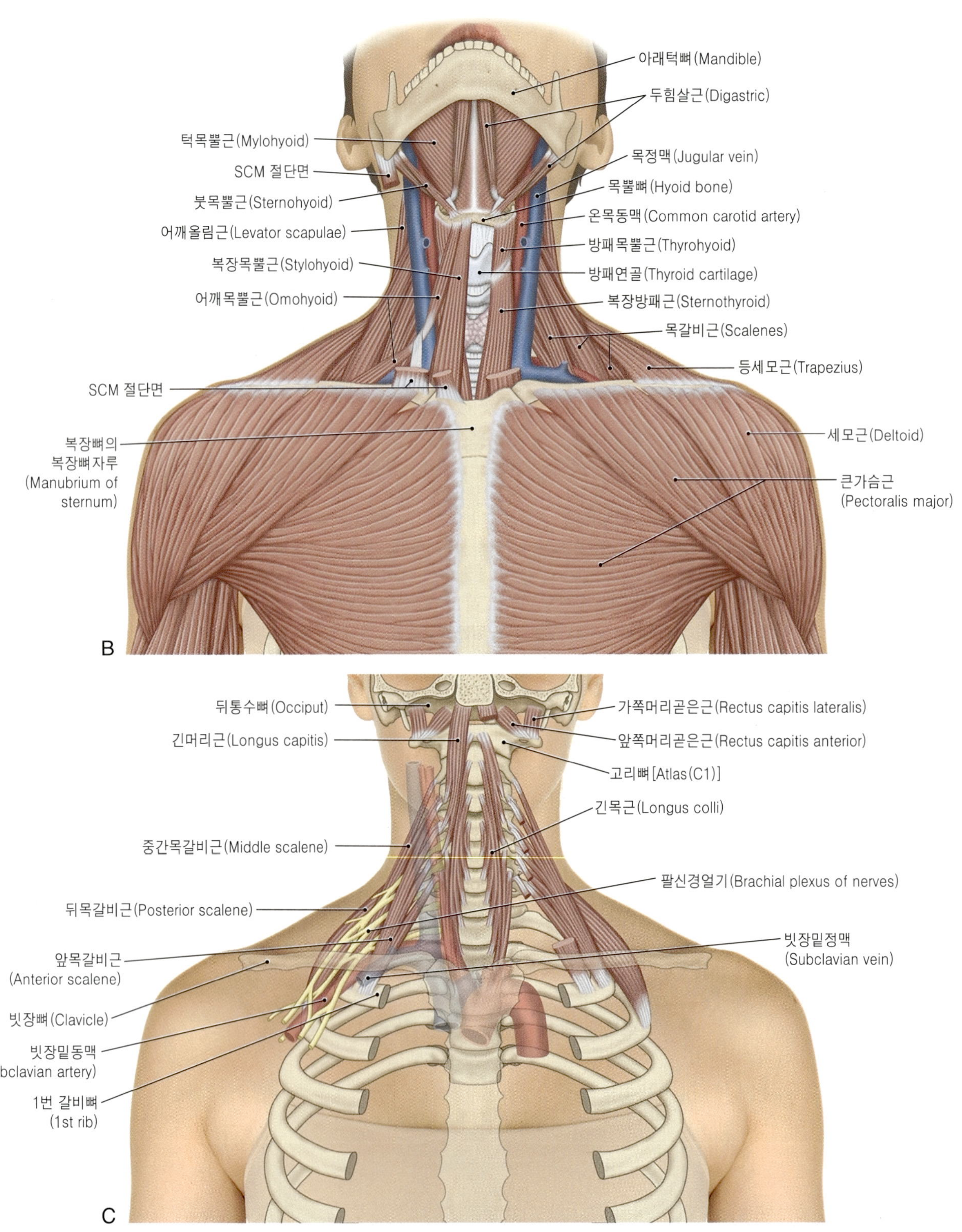

그림 10-6. *(계속)* B, 머리가 펴진 중간층. 목빗근은 오른쪽에서 제거되었다. 목빗근과 어깨목뿔근은 제거되었고 복장목뿔근은 왼쪽에서 잘라졌다. C, 깊은층. 팔신경얼기의 신경, 빗장밑동맥·정맥뿐만 아니라, 앞목갈비근과 긴머리근은 왼쪽에서 잘리거나 제거되었다. 빗장뼈와 혈관은 희미하게 보인다. SCM: 목빗근(sternocleidomastoid).

목 부위 근육들의 오른쪽 가쪽면 (Right Lateral View of the Muscles of the Neck Region)

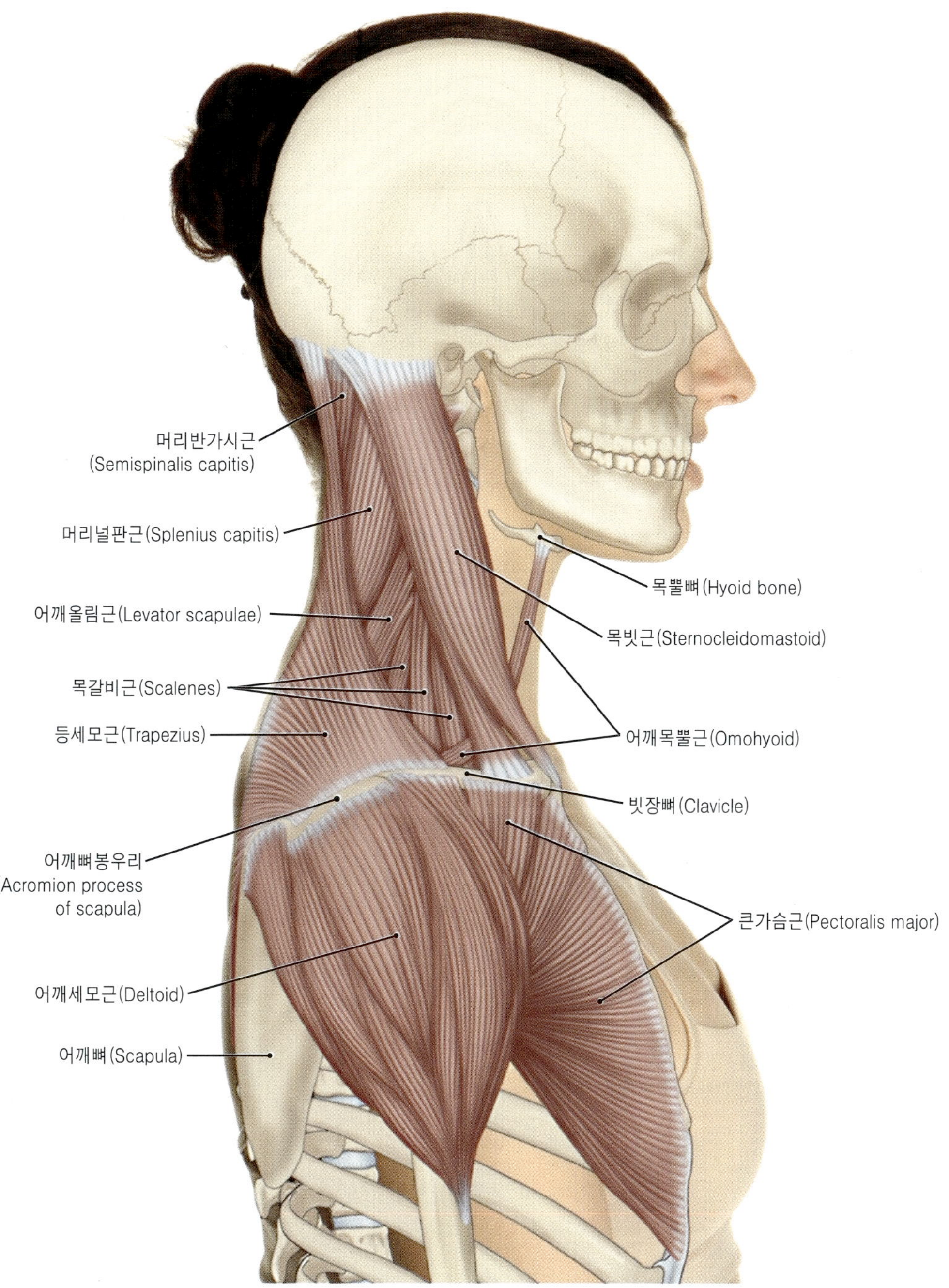

그림 10-7. 목 부위 근육들의 오른쪽 가쪽면.

□ 목의 단면(Cross-Sectional View of the Neck)

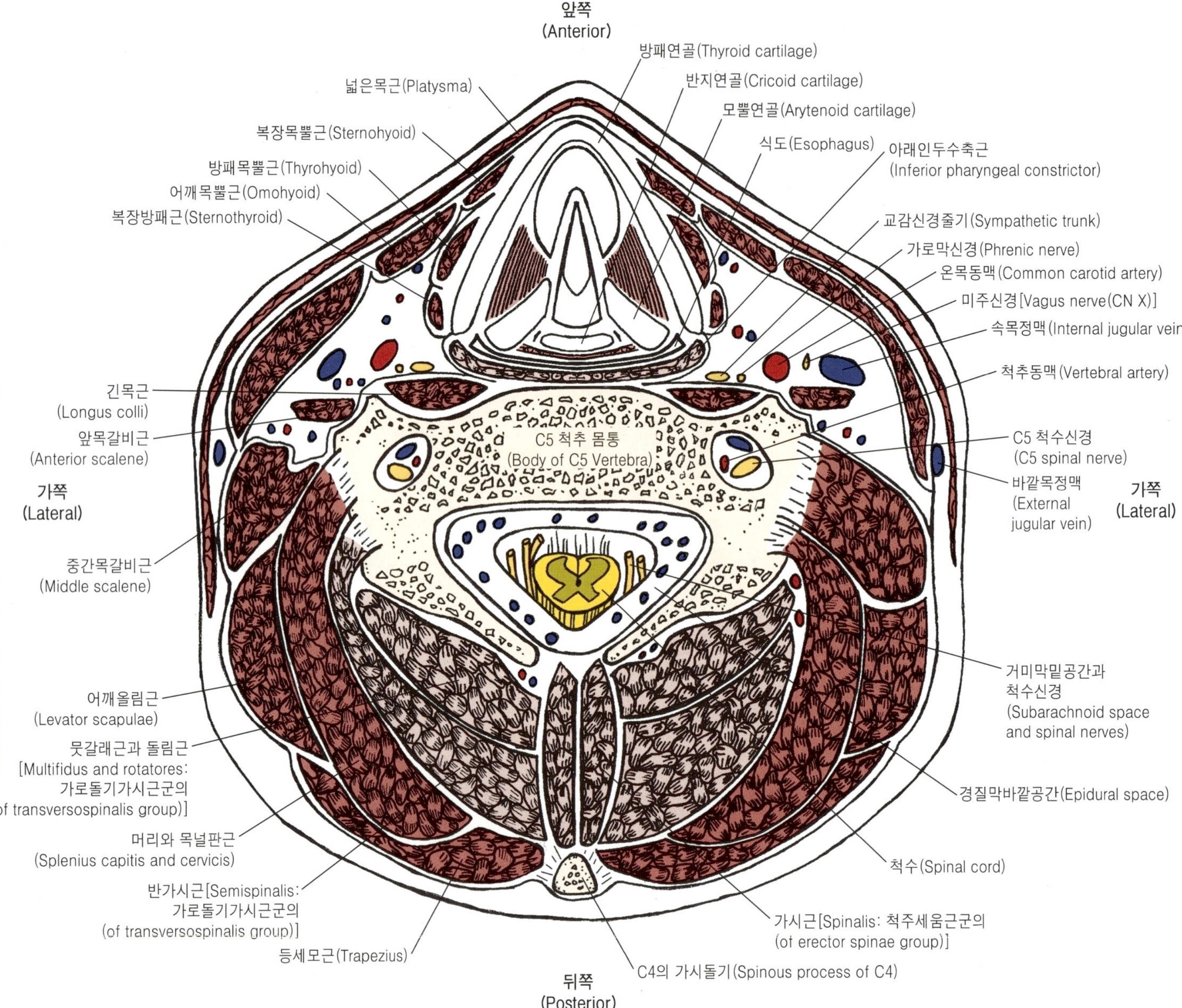

그림 10-8. C5 척추레벨에서 목의 단면.

척주세움근군(Erector Spinae Group) □

척주세움근이라는 이름은 이 근육이 척추를 바로 세우게 만든다는 것을 말해 준다. [일반적으로 척추는 굽힘(flexion)으로 앞을 향해 구부린다는 것을 고려하면, 척추를 세우기 위해서는 척추의 폄을 수행해야 할 것이다.]

□ **어원**

Erector: 라틴어. *세움*

Spinae: 라틴어. *가시*(척추를 의미)

□ **발음**

ee-REK-tor

SPEE-nee

부착점(Attachments)

□ 골반(pelvis)*에서부터*

□ 척추(spine), 가슴우리(rib cage) 그리고 머리(head)*까지*

기능(Functions)

동심성(단축성) 작용근 작용

표준 작용근 작용	반대 작용근 작용
□ **1. 척추관절에서 몸통, 목, 머리를 편다.**	□ **1. 허리엉치관절(lumboscaral joint)에서 골반을 앞쪽으로 기울이고 위쪽척추에 대해 아래쪽척추를 편다.**
□ **2. 척추관절에서 몸통, 목, 머리를 가쪽으로 굽힌다.**	□ 2. 허리엉치관절에서 같은쪽으로 골반을 올리고 위쪽 척추에 대해 아래쪽척추를 가쪽으로 굽힌다.
□ 3. 척추관절에서 몸통, 목, 머리를 같은쪽으로 돌린다.	□ 3. 허리엉치관절에서 골반을 반대쪽으로 돌리고 위쪽 척추에 대해 아래쪽척추를 반대쪽으로 돌린다.

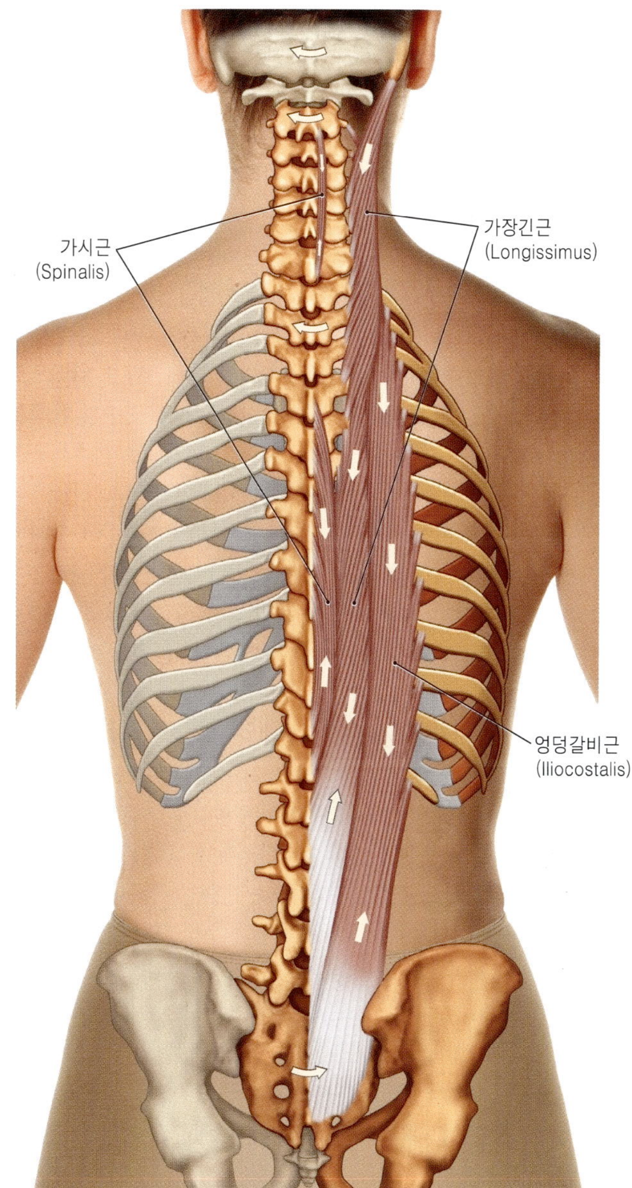

그림 10-9. 오른쪽 척주세움근군의 뒤쪽면.

표준 작용근 작용 노트

- 척주세움근군(erector spinae group)은 골반에서 머리까지 (근섬유들은 시상면에서 수직으로 주행하면서) 뒤쪽으로 척추관절들을 가로지른다. 그러므로 척주세움근군은 척추관절에서 몸통과 목을 펴고 고리뒤통수관절(atlanto-occipital joint)에서 머리를 편다(작용 1).
- 척주세움근군은 (근섬유들은 이마면에서 수직으로 주행하면서) 골반에서 머리까지 가쪽으로 척추관절들을 가로지른다. 그러므로 척주세움근군들은 척추관절에서 몸통과 목을 가쪽으로 굽히고 고리뒤통수관절에서 머리를 가쪽으로 굽힌다(작용 2).
- 척주세움근군의 배열은 아래쪽부착점이 안쪽이고 이것의 위쪽 부착점이 더 가쪽(가로면에서 다소 수평으로 주행하는 근섬유들을 가지고 있으므로)인 것이 일반적이다. 아래쪽부착점이 고정되고 척주세움근이 수축하면, 이 근육은 몸통, 목, 머리의 앞쪽면이 근육이 부착되어 있는 몸의 같은쪽을 향하게 하여, 위가쪽부착점을 정중선을 향해 뒤안쪽으로 당긴다. 그러므로 척주세움근군은 척추관절에서 몸통과 목을 같은 방향으로 돌리고 고리뒤통수관절(atlanto-occipital joint)에서 머리를 같은 방향으로 돌린다(작용 3).

척주세움근군(Erector Spinae Group) *(계속)*

반대 작용근 작용 노트

- 척추의 움직임을 생각할 때, 우리는 보통 고정되어 있는 아래쪽척추에 대한 위쪽척추의 움직임을 생각한다. 하지만 위쪽척추에 대한 아래쪽척추를 움직이는 반대 작용 또한 가능하다. 이 반대 작용은 보통 대상자가 누워 있어서 아래쪽부착점이 움직일 때 일어난다. 게다가 만약 골반이 움직이게 되면 허리엉치관절은 큰 움직임을 허용하지 않기 때문에 허리척추가 골반과 함께 움직여 등척추 아래에서 (등척추에 대하여) 허리척추가 움직일 것이다(반대 작용 1, 2, 3).
- 위쪽부착점이 고정되면 척주세움근군은 뒤쪽골반을 위쪽으로 당기면서 허리엉치관절에서 골반을 앞쪽으로 기울인다(반대 작용 1).
- 척주세움근이 수축하고 위쪽부착점이 고정되면 허리엉치관절에서 근육이 붙어 있는 쪽 골반을 올리면서 가쪽골반을 위쪽으로 당긴다(근섬유들은 수직으로 주행하기 때문이다). 골반의 한쪽올림(elevation)은 다른 쪽의 골반을 내린다. 그러므로 척주세움근군은 같은쪽골반은 올리고 반대쪽골반은 내린다(반대 작용 2).
- 척주세움근군의 위쪽부착점이 고정되고 척주세움근군이 수축하면 아래쪽골반부착점을 당기게 된다. (척주세움근군의 근섬유들이 가로면에서 약간 수평한 방향을 향하기 때문에 골반은 가로면에서 돌게 될 것이다.) 뒤쪽골반은 척주세움근군이 붙어 있는 몸쪽 방향으로 뒤쪽·가쪽 방향으로 당겨질 것이다. 그러므로 척주세움근군은 허리엉치관절에서 골반을 반대쪽으로 돌릴 것이다(반대 작용 3).
- (고정된 아래쪽척추와 골반에 대하여) 위쪽척추를 같은쪽으로 돌리는 것의 반대 작용은 골반과 아래쪽척추를 (고정된 위쪽척추에 대하여) 반대쪽으로 돌리는 것이다. 즉, 만약 오른쪽에 위치한 척주세움근군이 위쪽척추의 오른쪽 돌림을 수행하면, 이 반대 작용은 골반과 아래쪽척추의 왼쪽돌림을 하는 것이다(반대 작용 3).

움직임

1. 척주세움근군은 사실상 빗면에서 하나의 당김선을 가지므로 척추의 폄, 가쪽굽힘 그리고 같은쪽돌림이 결합된 하나의 움직임을 만들어 낸다.

편심성 길항근 기능

1. 몸통, 목과 머리의 굽힘, 반대쪽·가쪽굽힘 그리고 반대쪽돌림을 제한하고 느리게 한다.
2. 골반의 뒤쪽기울임과 같은쪽내림을 제한하고 느리게 한다.
3. 골반과 아래쪽척추의 같은쪽돌림을 제한하고 느리게 한다.

편심성 길항근 작용 노트

- 몸통의 굽힘을 제한하고 느리게 하는 편심성 기능은 매우 중요하다. 척주세움근은 우리가 굽힘을 하는 모든 순간마다 바닥쪽으로 내려가는 것을 조절하기 위해 편심성으로 수축한다.

등척성 안정화 기능

1. 척주관절들을 안정화시킨다.
2. 복장갈비(sternocostal)관절과 갈비척추(costospinal)관절에서 갈비뼈를 안정화시킨다.
3. 엉치엉덩(sacroiliac)관절을 안정화시킨다.

등척성 안정화 기능 노트

- 척주세움근군은 엉덩갈비근(iliocostalis)과 가장긴근(longissimus)이 아래쪽으로 엉덩뼈능선(iliac crest)과 엉치뼈(sacrum)에 붙기 때문에, 엉치엉덩(sacroiliac)관절을 안정화시키도록 돕는다.

작용에 대한 추가적인 노트

1. 척주세움근군의 가장긴근만 머리에 붙어, 고리뒤통수관절에서 머리를 움직일 수 있다[가시근의 머리쪽 부분은 일반적으로 합쳐지고 가로돌기가시근육(transversospinalis)군의 머리반가시근(semispinalis capitis)의 부분으로 간주될 수 있다].
2. 척주세움근군의 엉덩갈비근과 가장긴근만이 골반에 붙어 허리엉치관절에서 골반을 움직일 수 있다.
3. 척주세움근군은 가슴우리(rib cage)에 붙어 있어 복장갈비와 갈비척추관절에서 갈비뼈가 움직이도록 할 수 있다. 갈비뼈를 올리는 것은 주로 들숨을 돕는다. 갈비뼈를 내리는 것은 주로 날숨을 돕는다. 허리엉덩갈비근(iliocostalis lumborum)과 등네모근(thoracis lumborum)은 갈비뼈관절 움직임에 관하여 가장 동적일 수 있다.

신경지배

- ☐ 척수신경(spinal nerve)
  - ☐ 목, 등, 허리의 척수신경의 등쪽가지(dorsal rami)

동맥공급

- ☐ 뒤쪽갈비사이(posterior intercostal)와 허리동맥들(lumbar arteries)의 등쪽가지(대동맥의 모든 가지)
  - ☐ 그리고 가슴등동맥(thoracodorsal artery: 빗장밑동맥의 가지)

촉진

1. 대상자를 엎드리게 하고 촉진하는 손을 허리 부위의 척주의 가시돌기 가쪽에 대고 척주세움근 근섬유들의 수직 방향을 느낀다.
2. 척주세움근의 부착점을 향해 아래쪽·위쪽으로 척주세움근을 계속해서 촉진한다.
3. 척주세움근군을 수축시키려면, 대상자에게 테이블 밖에 위치한 몸의 위쪽 부분(몸통, 목, 머리)을 스스로 펴도록 하고, 특히 허리와 아래 등쪽 부위에서 척주세움근군의 수축을 느낀다.

다른 구조와의 관계 (Relationship to other structures)

- 많은 척주세움근군이 고리판고랑(laminar groove)에서 척추 가시돌기의 양측[가시돌기와 가로돌기 사이의 고리판(laminae) 위에]에, 특히 허리에 놓여져 있지만 척주세움근군은 갈비뼈에 붙고 꽤 가쪽으로 붙어 있음을 명심해야 한다.
- 척주세움근군은 등과 목에서 깊게 있다. 허리 부위에서 척주세움근군은 넓은등근(latissimus dorsi)과 아래뒤톱니근(serratus posterior inferior)보다 깊게 위치한다. 등 부위에서 척주세움근군은 등세모근(trapezius), 넓은등근(latissimus dorsi), 큰마름근(rhomboid major), 작은마름근(rhomboids minor), 위뒤톱니근(serratus posterior superior), 머리널판근(splenius capitis) 그리고 목널판근(splenius cervicis)보다 깊게 있다. 목 부위에서 척주세움근군은 등세모근(trapezius), 머리널판근(splenius capitis), 목널판근(splenius cervicis) 그리고 목빗근(sternocleidomastoid)보다 깊은 곳에 있다.
- 몸통에서 가로돌기가시(transversospinalis)근육군, 허리네모근과 가슴우리(rib)는 척주세움근군보다 깊은 곳에 있다. 목에서 뒤통수밑근육군(suboccipital muscle group)은 척주세움근군보다 깊은 곳에 있다.
- 척주세움근군은 얕은뒤선(superficial back line), 나선(spiral line) 근막경선(myofascial meridians) 내에 위치해 있다.

기타(Miscellaneous)

1. 척주세움근군은 3개의 하위군으로 나뉠 수 있다. 이 세 하위군은 (가쪽부터 안쪽으로) 엉덩갈비근(the iliocostalis), 가장긴근(longissimus) 그리고 가시근(spinalis)이다.
2. 일반적으로 다음 서술들은 척주세움근 하위군에 관하여 만들어 질 수 있다.
   - 엉덩갈비근은 엉덩뼈(ilium)에서 갈비뼈까지 붙어 있다.
   - 가장긴근은 3가지 하위군 중에 가장 긴 근육이다.
   - 가시근은 가시돌기(spinous processes)부터 가시돌기까지 붙어 있다.
3. 척주세움근의 3가지 하위군 중 엉덩갈비근과 가장긴근만이 골반에 붙어 있으며 가장긴근만 머리에 붙어 있다. [가끔 머리가시근(spinalis capitis) 조직이 머리에 붙어 있다.]
4. 척주세움근의 각각의 3가지 하위군은 세 하위군으로 더 나눌 수 있다. 그 근육들은 허리엉덩갈비근(iliocostalis lumborum), 등엉덩갈비근(iliocostalis thoracis), 목엉덩갈비근(iliocostalis cervicis) 그리고 머리엉덩갈비근(iliocostalis capitis)이다. [Note: 머리가시근(spinalis capitis)은 종종 섞이게 되므로 이것은 가로돌기가시근(transversospinalis)군의 머리반가시근(semispinalis) 부분으로 간주된다.]
5. 척주세움근군은 *엉치척추근(sacrospinalis)*군으로도 알려져 있다.
6. *척추옆근*(*paraspinal* musculature)이라는 용어는 척주세움근과 가로돌기가시근군을 함께 설명하기 위해 사용될 수 있다.
7. 허리엉치 부위에서 척주세움근 근조직은 허리의 등허리 근막(thoracolumbar fascia)에 붙어 있다.
8. 목에는 아주 작은 척주세움근 조직이 있다. 이것은 상당히 가쪽에 위치[머리가장긴근(longissimus capitis)]하고 있다. 목에 있는 척주 옆 근조직의 많은 부분은 가로돌기가시근군의 반가시근(semispinalis)이다.

□ 엉덩갈비근[Iliocostalis: 척주세움근군의(of Erector Spinae Group)]

엉덩갈비근이라는 이름은 이 근육이 엉덩뼈(ilium)에서 갈비뼈(ribs)까지 붙어 있다는 것을 말해 준다.

□ **어원**
Ilio: 라틴어. *엉덩뼈(ilium)*
Costalis: 라틴어. *갈비뼈(ribs)*

□ **발음**
IL-ee-o-kos-TA-lis

부착점(Attachments)

□ **전체의 엉덩갈비근: 엉치뼈(sacrum), 엉덩뼈능선(iliac crest), 그리고 3~12번 갈비뼈***에서부터*

□ **전체의 엉덩갈비근(entire iliocostalis): 1~12번 갈비뼈과 C4~7의 가로돌기***까지*

□ 허리엉덩갈비근(iliocostalis lumborum): 안쪽 엉덩뼈능선과 안쪽과 가쪽 엉치뼈 능선*에서부터*

□ 허리엉덩갈비근: 7~12번 갈비뼈의 각(angle of rib)*까지*

□ 등엉덩갈비근(iliocostalis thoracis): 7~12번 갈비뼈의 각*에서부터*

□ 등엉덩갈비근(iliocostalis thoracis): 1~6번 갈비뼈의 각과 C7의 가로돌기*까지*

□ 목엉덩갈비근(iliocostalis cervicis): 3~6번 갈비뼈 각*에서부터*

□ 목엉덩갈비근(iliocostalis cervicis): C4~6의 가로돌기*까지*

기능(Functions)

동심성(단축성) 작용근 작용

표준 작용근 작용	반대 작용근 작용
□ **1. 척추관절에서 몸통과 목을 편다.**	□ **1. 허리엉치관절에서 골반을 앞쪽으로 기울이고 위쪽척추에 대해 아래쪽척추를 편다.**
□ **2. 척추관절에서 몸통과 목을 가쪽으로 굽힌다.**	□ 2. 허리엉치관절에서 같은쪽의 골반을 올리고 위쪽척추에 대해 아래쪽척추를 가쪽으로 굽힌다.
□ 3. 척추관절에서 몸통과 목을 같은쪽으로 돌린다.	□ 3. 허리엉치관절에서 골반을 반대쪽으로 돌린다. 그리고 위쪽척추에 대해 아래쪽척추를 반대 방향으로 돌린다.

표준 작용근 작용 노트

- 엉덩갈비근은 (근섬유들은 시상면에서 수직으로 주행하면서) 골반으로부터 아래 목까지 척추관절을 뒤쪽으로 가로지른다. 그러므로 척추관절에서 몸통과 목을 편다(작용 1).

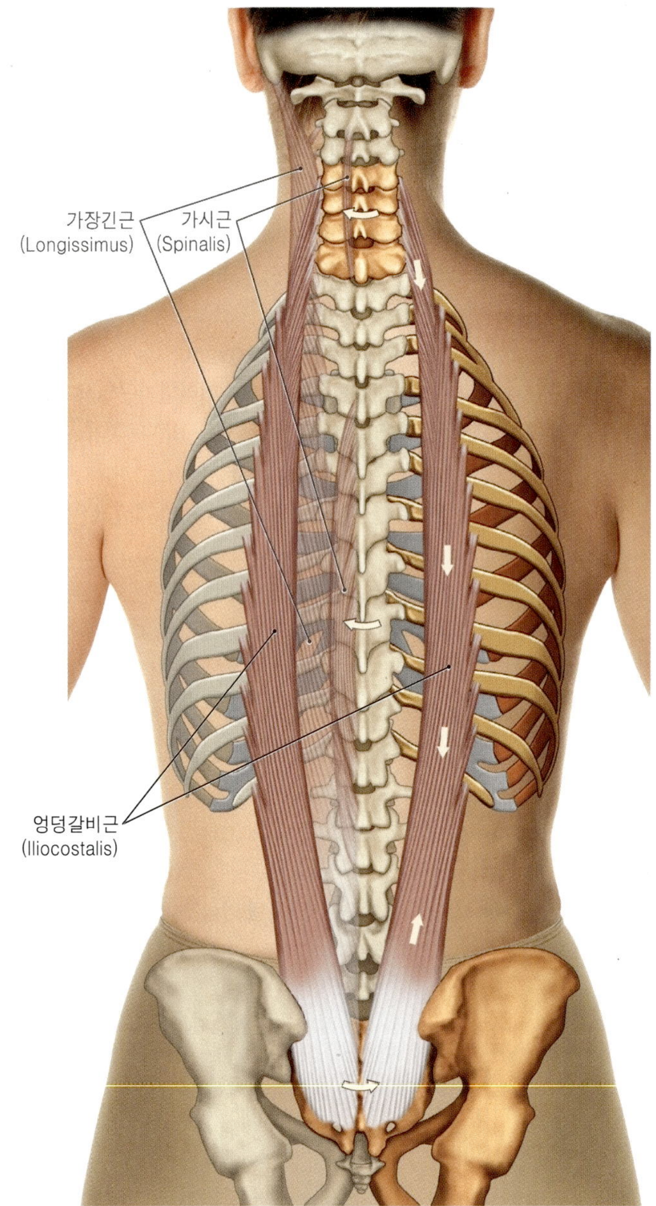

그림 10-10. 양쪽 엉덩갈비근의 뒤쪽면. 다른 2개의 척주세움근은 왼쪽에 희미하게 보인다.

- 엉덩갈비근은 (근섬유들은 이마면에서 수직으로 주행하면서) 골반에서 아래 목까지 가쪽으로 척추관절을 가로지른다. 그러므로 척추관절에서 몸통과 목을 가쪽으로 굽힌다(작용 2).
- 엉덩갈비근의 정렬은 (근섬유들은 가로면에서 약간 수평 방향으로 주행하면서) 일반적으로 아래쪽부착점이 안쪽이고 위쪽면이 더 가쪽이다. 아래 부착점이 고정되고 엉덩갈비근이 수축하면, 엉덩갈비근은 몸통 또는 목의 앞쪽면이 엉덩갈비근이 붙어 있는 몸쪽을 향하게 하면서, 이 위가쪽부착점을 뒤안쪽 방향으로 정중선(midline)을 향해 당긴다. 그러므로 갈비사이근은 척추관절에서

몸통과 목을 같은 방향으로 돌린다(작용 3).

반대 작용근 작용 노트

- 척추의 움직임을 생각할 때, 우리는 보통 고정된 아래쪽척추에 대한 위쪽척추의 움직임을 생각한다. 하지만 위쪽척추에 대한 아래쪽척추 움직임의 반대 작용 또한 가능하다(이것은 보통 대상자가 누워 있어 아래쪽부착점이 움직일 때 발생한다). 게다가 만약 골반이 움직이게 되면 허리엉치관절은 큰 움직임을 허용하지 않기 때문에, 허리척추가 골반과 함께 움직여 허리척추가 등척추(에 대하여) 아래에서 움직일 것이다(반대 작용 1, 2, 3).
- 엉덩갈비근이 수축하고 위쪽부착점이 고정되어 있을 때, 이것은 (시상면에서) 골반 뒤쪽을 위쪽으로 당겨서 허리엉치관절에서 골반을 앞쪽으로 기울인다(반대 작용 1).
- 엉덩갈비근이 수축하고 위쪽부착점이 고정되어 있을 때, 이것은 (이마면에서) 골반 가쪽을 위쪽으로 당기고 허리엉치관절에서 같은쪽골반을 올린다. 골반의 한쪽의 올림은 다른 쪽의 내림을 야기한다. 그러므로 엉덩갈비근은 같은쪽으로 골반을 올리고 반대쪽으로 골반을 내린다(반대 작용 2).
- 엉덩갈비근이 수축하고 위쪽부착점이 고정되면, 이 근육은 앞쪽골반이 엉덩갈비근이 붙어 있는 몸쪽으로부터 몸의 반대쪽을 향하게 하여, 엉덩갈비근이 부착되어 있는 몸쪽을 향해 뒤쪽골반을 뒤가쪽으로 당긴다(가로면에서 근섬유 방향의 수평적인 요소들이 있다는 것을 주목한다). 그러므로 엉덩갈비근은 허리엉치관절에서 골반을 반대쪽으로 돌린다(반대 작용 3).
- (고정된 아래쪽척추와 골반에 대하여) 위쪽척추를 같은쪽으로 돌리는 것의 반대 작용은 골반과 아래쪽척추를 (고정된 위쪽척추에 대하여) 반대쪽으로 돌리는 것이다. 즉, 만약 오른쪽에 있는 엉덩갈비근이 위쪽척추의 오른쪽 돌림을 한다면 이것의 반대 작용은 골반과 아래쪽척추의 왼쪽돌림을 하는 것이다(반대 작용 3).

움직임

1. 엉덩갈비근은 사실상 빗면에서 하나의 당김선을 가지고 있어 척추의 폄, 가쪽굽힘 그리고 같은쪽돌림이 결합된 하나의 움직임을 만든다.

편심성 길항근 기능

1. 몸통과 목의 굽힘(flexion), 반대쪽·가쪽굽힘(opposite-side lateral flexion) 그리고 반대쪽돌림(contralateral rotation)을 제한하고 느리게 한다.
2. 골반의 뒤쪽기울임과 같은쪽골반내림을 제한하고 느리게 한다.
3. 골반과 아래쪽척추의 같은쪽돌림을 제한하고 느리게 한다.

편심성 길항근 작용 노트

- 몸통의 굽힘을 제한하고 느리게 하는 편심성(eccentric) 기능은 매우 중요하다. 엉덩갈비근은 우리의 몸이 매순간 바닥쪽으로 내려가는 것을 제어하기 위해 편심성으로 수축한다.

등척성 안정화 기능

1. 척추관절들을 안정화시킨다.
2. 복장갈비(sternocostal)와 갈비척추(costospinal)관절에서 갈비뼈들을 안정화시킨다.
3. 엉치엉덩(sacroiliac)관절을 안정화시킨다.

등척성 안정화 기능 노트

- 엉덩갈비근은 아래쪽으로 엉덩뼈능선과 엉치뼈에 붙어 있기 때문에 엉덩갈비근은 엉치엉덩관절을 안정화시키는 것을 돕는다.

작용에 대한 추가적인 노트

1. 척주세움근군의 엉덩갈비근(iliocostalis)과 가장긴근의 근육들만 골반에 붙어 있고 허리엉치관절에서 골반을 움직일 수 있다.
2. 엉덩갈비근은 가슴우리(rib cage)에 붙어 있으므로 복장갈비관절(sternocostal joint)과 갈비척추관절(costospinal joint)에서 잠재적으로 갈비뼈를 움직일 수 있다. 갈비뼈를 올리는 것은 주로 들숨(inspiration)을 돕는다. 갈비뼈들을 내리는 것은 주로 날숨(expiration)을 돕는다. 이론적으로 다른 엉덩갈비근의 부착점이 아래쪽·위쪽 모두에 있다는 것을 고려하면, 엉덩갈비근은 갈비뼈들을 내리거나 올릴 수 있어야 한다. 하지만 허리엉덩갈비(iliocostalis lumborum)의 골반부착점이 가장 안정된 부착점이기 때문에 갈비뼈의 내림은 가슴우리에서 엉덩갈비근의 가장 강한 작용일 것이다.

신경지배

- ☐ 척수신경(spinal nerve)
  - ☐ 아래목뼈, 등뼈 그리고 위허리척수신경의 등쪽가지(dorsal rami)

동맥공급

- ☐ 뒤쪽갈비사이(posterior intercostal)와 허리동맥(lumbar arteries)들의 등쪽가지(대동맥의 모든 가지)
  - ☐ 그리고 가슴등동맥(thoracodorsal artery: 빗장밑동맥의 가지)

촉진

1. 대상자를 엎드리게 하고, 허리와 등 부위에서 척주세움근군을 찾는다(300쪽의 촉진 부분 참조).
2. 일단 엉덩갈비근을 찾는다면, 엉덩갈비근은 척주세움근군의 가장 가쪽 근섬유일 것이다.
3. 골반부터 갈비뼈부착점까지 엉덩갈비근을 촉진한다.

엉덩갈비근[Iliocostalis: 척주세움근군의(of Erector Spinae Group)] *(계속)*

다른 구조와의 관계 (Relationship to other structures)

- □ 엉덩갈비근는 척주세움근군의 일부로, 뒤쪽 몸통에서 꽤 깊이 있다.
- □ 엉덩갈비근은 [목에서 가장긴근과 머리반가시근(semispinalis capitis)뿐만 아니라] 넓은등근(latissimus dorsi), 아래뒤톱니근(serratus posterior inferior), 등세모근(trapezius), 큰마름근과 작은마름근(rhomboids major and minor), 위뒤톱니근(serratus posterior superior), 머리널판근(splenius capitis) 그리고 목널판근(splenius cervices)보다 깊게 있다.
- □ 엉덩갈비근보다 깊은 곳에는 뭇갈래근(multifidus), 허리네모근(quadratus lumborum), 가슴우리 그리고 바깥·속갈비사이근들이 있다.
- □ 엉덩갈비근은 척주세움근들 중 가장 가쪽에 있다. 이 근육은 종종 어깨뼈보다 깊은 곳에 충분히 가쪽으로 멀리 주행한다.
- □ 엉덩갈비근은 얕은뒤선(superficial back line), 나선(spiral line) 근막경선(myofascial meridians) 내에 위치해 있다.

기타(Miscellaneous)

1. 엉덩갈비근은 *엉덩갈비목근(iliocostocervicalis)*으로도 잘 알려져 있다.
2. 엉덩갈비근은 허리엉덩갈비근(iliocostalis lumborum), 등엉덩갈비근(iliocostalis thoracis) 그리고 목엉덩갈비근(iliocostalis cervicis)으로 나뉜다.
3. 척주세움근군의 3개의 하위군들 중에, 엉덩갈비근은 갈비뼈에서 가장 가쪽부착점을 가진다. 척주세움근군에 도수치료(manual therapy)를 할 때 이러한 사실을 명심해야 한다. 엉덩갈비근은 어깨뼈보다 깊은 곳에 충분히 가쪽으로 붙어 있다.

가장긴근[Longissimus: 척추세움근군의(of Erector Spinae Group)] □

가장긴근이라는 이름은 이 근육이 길다는 것을 말해 준다. 이것은 척추세움근 하위군들 중에 가장 길다.

□ **어원**

Longissimus: 라틴어. *매우 긴*

□ **발음**

lon-JIS-i-mus

부착점(Attachments)

□ **전체 가장긴근: 엉치뼈(sacrum), 엉덩뼈능선(iliac crest), L1~5, T1~5의 가로돌기(transverse processes), 가시돌기(transverse processes) 그리고 C5~7의 관절돌기(articular processes)***에서부터*

□ **전체 가장긴근: 4~12번 갈비뼈, C2~6 및 T1~12의 가로돌기 그리고 관자뼈의 꼭지돌기(mastoid process)***까지*

□ 등가장긴근: 안쪽엉덩뼈능선, 뒤쪽엉치뼈 그리고 L1~5의 가로돌기와 가시돌기*에서부터*

□ 등가장긴근: 모든 등척추뼈의 가로돌기와 아래쪽 9개 갈비뼈(결절과 각 사이)*까지*

□ 목가장긴근: 위 5개 등척추뼈의 가로돌기*에서부터*

□ 목가장긴근: C2~6의 가로돌기(뒤 결절)*까지*

□ 머리가장긴근: 위쪽 5개 등척추의 가로돌기와 아래쪽 3개 목척추의 관절돌기*에서부터*

□ 머리가장긴근: 관자뼈의 꼭지돌기*까지*

기능(Functions)

동심성(단축성) 작용근 작용

표준 작용근 작용	반대 작용근 작용
□ **1. 척추관절에서 몸통, 목, 머리를 편다.**	□ **1. 허리엉치관절에서 골반을 앞쪽으로 기울이고 위쪽척추에 대해 아래쪽척추를 편다.**
□ **2. 척추관절에서 몸통, 목, 머리를 가쪽으로 굽힌다.**	□ 2. 허리엉치관절에서 같은쪽 골반을 올리고 위쪽척추에 대해 아래쪽척추를 가쪽으로 굽힌다.
□ 3. 척추관절에서 몸통, 목, 머리를 같은쪽으로 돌린다.	□ 3. 허리엉치관절에서 골반을 반대쪽으로 돌리고 위쪽 척추에 대해 아래쪽척추를 반대쪽으로 돌린다.

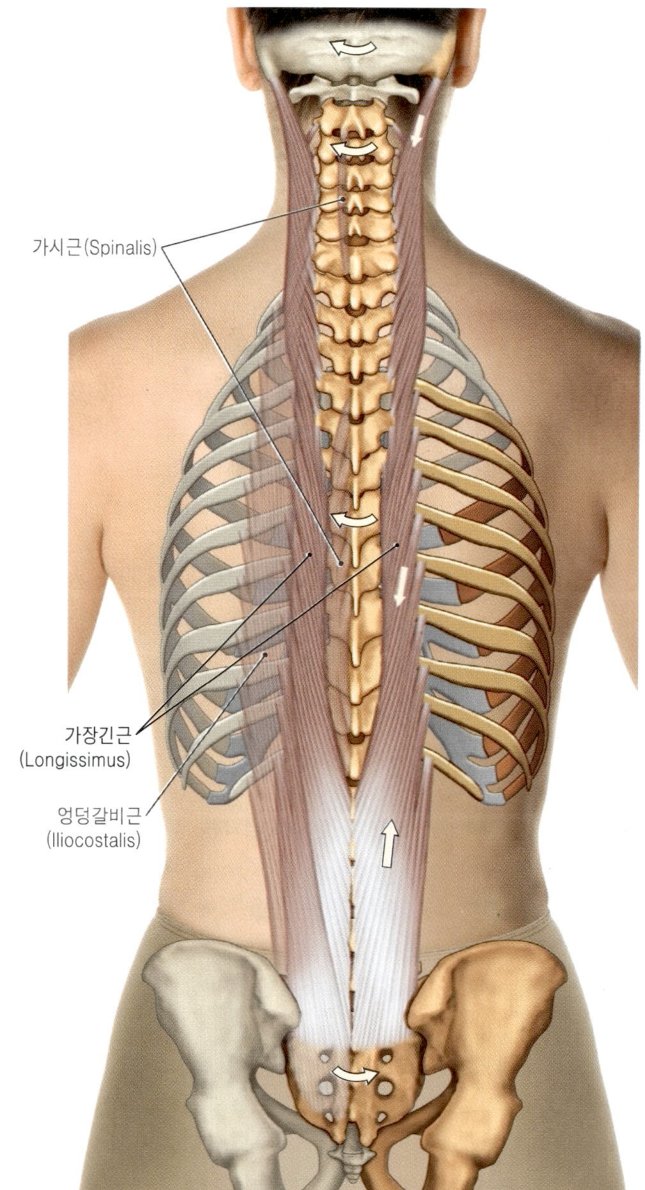

그림 10-11. 양쪽 가장긴근의 뒤쪽면. 다른 2개의 척추세움근들은 왼쪽에서 희미하게 보인다.

표준 작용근 작용 노트

- 가장긴근은 (근섬유들은 시상면에서 수직으로 주행하면서) 골반에서 머리까지 척추관절 뒤쪽으로 가로지른다. 그러므로 가장긴근은 척추관절에서 몸통과 목을 펴고 고리뒤통수관절(atlanto-occipital joint)에서 머리를 편다(작용 1).
- 가장긴근은 (근섬유들은 이마면에서 수직으로 주행하면서) 골반으로부터 머리까지 가쪽으로 척추관절을 가로지른다. 그러므로 가장긴근은 척추관절에서 몸통과 목을 가쪽으로 굽히고 고리뒤통수관절에서 머리를 가쪽으로 굽힌다(작용 2).
- 가장긴근의 정렬은 (근섬유들은 가로면에서 다소 수평으로 주행하면서) 일반적으로 아래쪽부착점이 안쪽이고 위쪽 부착면은 더 가쪽이다. 아래쪽부착점이 고정되고 가장긴근이 수축하면, 몸통,

목과 머리의 앞쪽면이 가장긴근이 붙어 있는 몸의 같은쪽을 향하게 하면서, 위가쪽 부착면을 정중선을 향해 뒤안쪽으로 당긴다. 그러므로 가장긴근은 척추관절에서 몸통과 목을 같은쪽으로 돌리고 고리뒤통수관절에서 머리를 같은쪽으로 돌린다(반대 작용 3).

반대 작용근 작용 노트

- 척추의 움직임을 생각할 때, 우리는 보통 고정된 아래쪽척추에 대한 위쪽척추의 움직임을 생각한다. 하지만 위쪽척추에 대한 아래쪽척추 움직임의 반대 작용 또한 가능하다(이 반대 작용은 대상자가 누워 있어서 아래쪽부착점이 움직일 때 일어난다). 게다가 만약 골반이 움직이게 되면 허리엉치관절은 큰 움직임을 허용하지 않기 때문에, 허리척추가 골반과 함께 움직여 등척추(에 대하여) 아래에서 허리척추가 움직일 것이다(반대 작용 1, 2, 3).
- 가장긴근이 수축하고 위쪽부착점이 고정되어 있으면, 이것은 골반 뒤쪽을 위쪽으로 당기고 허리엉치관절에서 골반을 앞쪽으로 기울이게 된다(반대 작용 1).
- 가장긴근이 수축하고 위쪽부착점이 고정되면, 허리엉치관절에서 같은쪽골반을 올리면서 (근섬유들은 수직으로 주행하기 때문에) 가쪽골반을 위쪽으로 당긴다. 골반의 한쪽 부분의 올림(elevation)은 다른쪽 부분의 내림(depression)을 유발한다. 그러므로 가장긴근은 같은쪽골반을 올리고 반대쪽골반을 내린다(반대 작용 2).
- 가장긴근이 수축하고 위쪽부착점이 고정되면, 앞쪽골반을 가장긴근이 부착되어 있는 몸쪽에서 몸 반대쪽을 향하게 하여 골반 뒤쪽을 가장긴근이 부착되어 있는 몸쪽을 향해 뒤가쪽으로 당긴다(근섬유들의 방향에 수평한 요소들이 있음을 주목한다). 그러므로 가장긴근은 허리엉치관절에서 골반을 반대 방향으로 돌린다(반대 작용 3).
- (고정된 아래쪽척추와 골반에 대해) 위쪽척추를 같은쪽으로 돌리는 반대 작용은 골반과 (고정된 위쪽척추에 대해) 아래쪽척추를 반대쪽으로 돌린다. 즉, 만약 오른쪽 부분의 가장긴근이 위쪽척추의 오른쪽 돌림을 한다면, 이것의 반대 작용은 골반과 아래쪽척추의 왼쪽돌림이 될 것이다(반대 작용 3).

움직임

1. 가장긴근은 사실상 빗면에서 하나의 당김선을 가지고 있으므로 척추의 폄, 가쪽굽힘 그리고 같은쪽돌림이 결합된 하나의 움직임을 만든다.

편심성 길항근 기능

1. 몸통, 목 그리고 머리의 굽힘, 반대쪽·가쪽굽힘, 반대쪽돌림을 제한하고 느리게 한다.
2. 골반의 뒤쪽기울임과 같은쪽의 골반 내림을 제한하고 느리게 한다.
3. 골반과 아래쪽척추의 같은쪽돌림을 제한하고 느리게 한다.

편심성 길항근 작용 노트

- 몸통의 굽힘을 제한하고 느리게 하는 편심성(eccentric) 기능은 매우 중요하다. 가장긴근은 우리가 굽힘을 하는 모든 순간마다 바닥쪽으로 내려가는 것을 조절하기 위해 편심성으로 수축한다.

등척성 안정화 기능

1. 척추관절들을 안정화시킨다.
2. 복장갈비(sternocostal)관절과 갈비척추(costospinal)관절에서 갈비뼈들을 안정화시킨다.
3. 엉치엉덩(sacroiliac)관절을 안정화시킨다.

등척성 안정화 기능 노트

- 가장긴근이 아래쪽으로 엉덩뼈능선과 엉치뼈에 붙어 있기 때문에, 이것은 엉치엉덩관절을 안정화하도록 돕는다.

작용에 대한 추가적인 노트

1. 척주세움근군의 가장긴근만 머리에 붙어 있고, 고리뒤통수관절(atlanto-occipital joint)에서 머리를 움직일 수 있다[보통 가시근의 머리 부분이 결합되어 가로돌기가시근(transversospinalis)군의 머리반가시근의 부분으로 간주된다].
2. 척주세움근군의 엉덩갈비근과 가장긴근만이 골반에 붙어 있어 허리엉치관절에서 골반을 움직일 수 있다.
3. 허리가장긴근(longissimus lumborum)은 가슴우리에 붙으므로 잠재적으로 복장갈비관절과 갈비척추관절에서 갈비뼈를 움직일 수 있다. 허리골반부착점이 고정되어 있다고 가정하면, 허리 가장긴근의 수축은 가슴우리(특히 1~9번 갈비뼈)를 내리도록 할 것이다. 가슴우리의 내림은 호흡할 때 날숨(expiration)을 돕는다.

신경지배

- ☐ 척수신경(spinal nerve)
  - ☐ 아래쪽 목, 등, 허리의 척수신경의 등쪽가지(dorsal rami)

동맥공급

- ☐ 뒤쪽갈비사이(posterior intercostal)와 허리동맥(lumbar arteries)들의 등쪽가지(대동맥의 모든 가지)

촉진

1. 대상자를 엎드리게 하고 촉진하는 손을 허리와 등 부위 척주세움근군에 위치한다(300쪽의 촉진 부분 참조).
2. 일단 위치시키면, 가시근(spinalis, 안쪽)과 엉덩갈비근(iliocostalis, 가쪽) 사이의 가장긴근을 촉진한다. 가장긴근은 수직으로 주행하는 큰 근육으로 촉진될 수 있다.
3. 가장긴근은 몸통 위쪽으로 올라갈 때 점차적으로 더 가쪽으로 주행한다는 것을 주목한다.

다른 구조와의 관계 (Relationship to other structures)

- □ 가장긴근은 엉덩갈비근(가장긴근 바로 가쪽에 있는)과 가시근(가장긴근 바로 안쪽에 있는) 사이에 위치한다.
- □ 가장긴근은 넓은등근(latissimus dorsi), 아래뒤톱니근(serratus posterior inferior), 등세모근(trapezius), 큰마름근(rhomboid major), 작은마름근(rhomboids minor), 위뒤톱니근(serratus posterior superior), 머리널판근(splenius capitis) 그리고 목널판근(splenius cervicis)보다 깊게 있다.
- □ 뒤쪽에서 봤을 때, 관자뼈의 꼭지돌기(mastoid process)에 있는 가장긴근의 부착점은 목빗근(sternocleidomastoid)과 머리널판근(splenius capitis)의 꼭지돌기(mastoid) 부착점보다 깊은 곳에 있다.
- □ 가장긴근보다 깊은 곳에 뭇갈래근(multifidus), 갈비올림근(levatores costarum), 가로돌기사이근(intertransversarii), 허리네모근(quadratus lumborum), 가슴우리 그리고 바깥·속갈비사이근(intercostal muscles)이 있다.
- □ 목가장긴근(longissimus cervicis)의 아래쪽부착점은 등 부위에서 등가장긴근보다 안쪽에 있다.
- □ 대부분의 목가장긴근은 머리가장긴근(longissimus capitis)보다 깊은 곳에 있다.
- □ 머리가장긴근은 (머리가장긴근의 바로 가쪽에 있는) 목가장긴근과 머리널판근(splenius capitis)(머리가장긴근에 바로 안쪽에 있는) 사이에 놓여 있다.
- □ 가장긴근은 얕은뒤선(superficial back line), 나선(spiral line) 근막경선(myofascial meridians) 내에 위치해 있다.

기타(Miscellaneous)

1. 가장긴근은 등가장긴근, 목가장긴근 그리고 머리가장긴근으로 나눌 수 있다.
2. 가장긴근은 척주세움근 3개의 하위군 중에 가장 길고 크다.
3. 척주세움근군 3개의 하위군 중에 가장긴근은 가장 위쪽부착점(관자뼈의 꼭지돌기)을 가지고 있으며 목 부위에서 두드러지게 보이는 유일한 척주세움근이다.
4. 허리 부위에서 가장긴근은 엉덩갈비근과 섞인다. 등 부위에서 가장긴근은 가시근과 섞인다.
5. 등의 가장긴근은 등허리근막(thoracolumbar fascia)에 부착된다.

□ 가시근[Spinalis: 척주세움근군의(of Erector Spinae Group)]

가시근이라는 이름은 가시돌기(spinous processes)에서 가시돌기까지 붙어 있는 근육이라는 것을 말해 준다.

□ **어원**

Spinalis: 라틴어, *가시돌기(spinous process)*

□ **발음**

spy–NA–lis

부착점(Attachments)

□ **전체 가시근: T11~L2의 가시돌기(spinous processes), C7의 가시돌기와 목덜미인대(nuchal ligament)*에서부터***

□ **전체의 가시근: T4~8 가시돌기(spinous processes)와 C2의 가시돌기*까지***

□ 등가시근: T11~L2의 가시돌기*에서부터*

□ 등가시근: T4~8의 가시돌기*까지*

□ 목가시근: 아래쪽 목덜미인대(nuchal ligament)와 C7의 가시돌기*에서부터*

□ 목가시근: C2의 가시돌기*까지*

□ 머리가시근: 보통 머리반가시근(semispinalis capitis)의 안쪽 부분으로 간주된다.

기능(Functions)

동심성(단축성) 작용근 작용

표준 작용근 작용	반대 작용근 작용
□ **1. 척추관절에서 몸통과 목을 편다.**	□ 1. 위쪽척추에 대해 아래쪽 척추를 편다.
□ **2. 척추관절에서 몸통과 목을 가쪽으로 굽힌다.**	□ 2. 위쪽척추에 대해 아래쪽 척추를 가쪽으로 굽힌다.

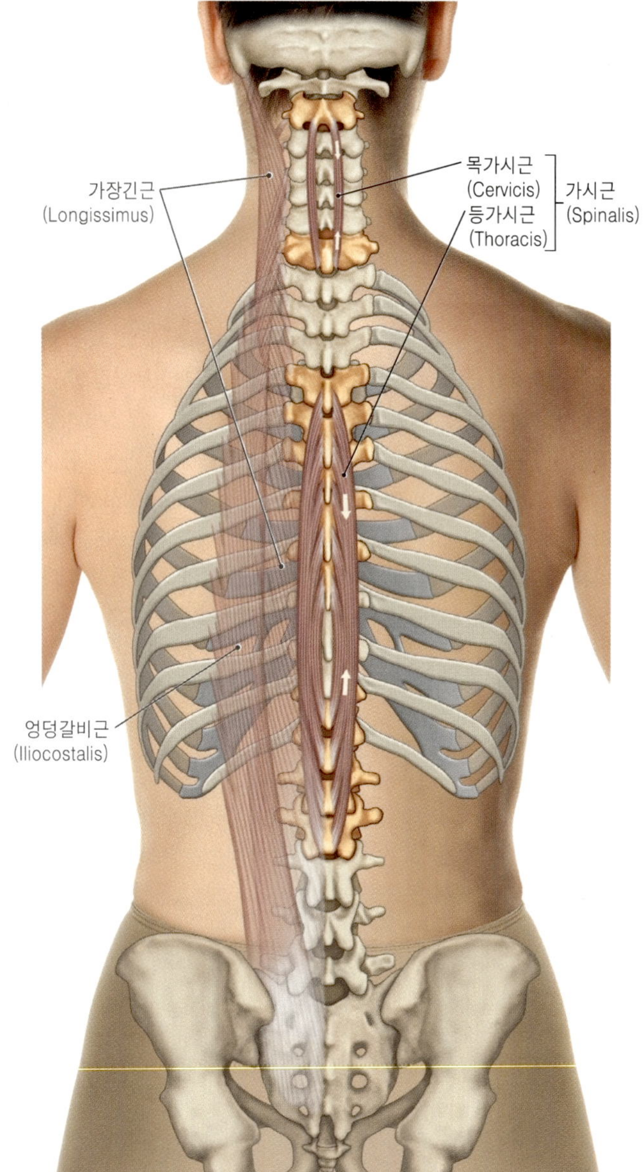

그림 10–12. 양쪽 가시근의 뒤쪽면. 다른 2개의 척주세움근은 왼쪽에 희미하게 보인다.

표준 작용근 작용 노트

- 가시근은 (근섬유들은 시상면에서 수직으로 주행하면서) 척추관절을 뒤쪽으로 가로지른다. 그러므로 가시근은 척추관절에서 몸통과 목을 편다(작용 1).
- 가시근은 (근섬유들은 이마면에서 수직으로 주행하면서) 척추관절을 가쪽으로 가로지른다. 그러므로 가시근은 척추관절에서 몸통과 목을 가쪽으로 굽힌다(작용 2).
- 폄(extension)은 가시근의 가장 강한 작용이다. 가시근의 가쪽굽힘 능력은 약하다(작용 1, 2).

반대 작용근 작용 노트

- 척추의 움직임을 생각할 때, 우리는 보통 고정되어 있는 아래쪽척추에 대한 위쪽척추의 움직임을 생각한다. 하지만 고정된 위쪽척추에 대한 아래쪽척추를 움직이는 반대 작용 또한 가능하다. 이 반대 작용은 보통 대상자가 누워 있어서 아래쪽부착점이 움직일 때 일어난다(반대 작용 1, 2).

움직임

1. 가시근은 사실상 빗면에서 1개의 당김선을 가지고 있으므로 척추의 폄과 가쪽굽힘이 결합된 하나의 움직임을 만든다.

편심성 길항근 기능

1. 몸통과 목의 굽힘과 반대쪽·가쪽굽힘을 제한하고 느리게 한다.

편심성 길항근 작용 노트

• 몸통의 굽힘을 제한하고 느리게 하는 편심성(eccentric) 기능은 매우 중요하다. 가시근은 우리가 굽힘을 하는 모든 순간마다 바닥쪽으로 내려가는 것을 조절하기 위해 편심성으로 수축을 한다.

등척성 안정화 기능

1. 척추관절들을 안정화시킨다.

작용에 대한 추가적인 노트

1. 일부 자료들은 척주세움근군의 다른 두 군이 할 수 있는 것처럼 가시근이 척추를 같은쪽으로 돌리는 것을 수행할 수 있다고 서술한다. 근섬유들의 방향을 고려하면(가시돌기부터 가시돌기까지 부착점이 있기 때문에 수평적 요소들은 사실상 없다), 이 작용은 쉽지 않거나 아주 약할 것이다.
2. 일부 자료들은 가시근들이 머리(head)에 붙는 머리 부분(capitis portion)을 가지고 있으므로 고리뒤통수관절(atlanto-occipital joint)에서 머리를 움직일 수 있다고 간주한다. 다른 자료들은 머리쪽 부분이 합쳐져 있고 머리반가시근[semispinalis capitis: 가로돌기가시근(transversospinalis)군 중에]의 부분으로 간주될 수 있다고 서술한다. 가시근이 머리에 붙어 있는 것으로 간주되지 않으면, 가장긴근은 고리뒤통수관절에서 머리를 움직일 수 있는 유일한 척주세움근이다.

신경지배

□ 척수신경(spinal nerve)
  □ 아래 목과 등의 척수신경의 등쪽가지(dorsal rami)

동맥공급

□ 뒤쪽갈비사이(posterior intercostal)와 허리동맥(lumbar arteries)의 등쪽가지(대동맥의 모든 가지)

촉진

1. 가시근은 가장긴근(longissimus)과 반가시근(semispinalis)이 뒤섞이는 작고 깊은 근육이다. 가시근은 가장긴근을 따라 촉진할 때 가장 잘 촉진된다(306쪽의 촉진 부분 참조).
2. 만약 촉진된다면 가시근은 척주세움근의 가장 안쪽 근섬유이다. 인접한 척주세움근과 가로돌기가시근으로부터 가시근을 구별하기는 매우 어려울 것이다.

다른 구조와의 관계 (Relationship to other structures)

□ 가시근섬유들은 척주세움근군의 모든 근섬유들 중 가장 안쪽에 있다.

□ 가시근은 넓은등근(latissimus dorsi), 아래뒤톱니근(serratus posterior inperior), 등세모근(trapezius), 큰마름근(rhomboid major), 작은마름근(rhomboids minor), 위뒤톱니근(serratus posterior superior), 머리널판근(splenius capitis) 그리고 목널판근(splenius cervicis)보다 깊은 곳에 위치해 있다.

□ 가시근보다 깊은 곳에는 뭇갈래근(multifidus), 돌림근들(rotatores) 그리고 척추뼈(vertebrae)가 있다.

□ 가시근은 얕은뒤선(superficial back line), 나선(spiral line) 근막경선(myofascial meridians) 내에 위치해 있다.

기타(Miscellaneous)

1. 가시근은 등가시근, 목가시근 그리고 머리가시근으로 나눌 수 있다.
2. 척주세움근군의 3개의 하위군 중 가시근은 가장 작고 안쪽에 위치한다.
3. 가시근은 오직 등 부위에서만 두드러진다.
4. 등가시근은 보통 가장긴근과 밀접하게 섞여 있다.
5. 머리가시근은 *목두힘살근(biventer cervicis)*으로도 알려져 있다. 힘줄의 띠가 이 근육을 수평으로 나눠서 가로지르기 때문에, 사실상 2개의 힘살로 나뉜다(*biventer*는 2개의 힘살을 의미한다).
6. 보통 머리가시근은 (가로돌기가시근군 중의) 머리반가시근 안쪽 부분과 섞이므로 보통 머리반가시근의 한 부분으로 간주된다. 머리가시근이 구별된 근육으로 있으면, 이 근육은 매우 작고 머리반가시근보다 안쪽에 위치한다.
7. 목가시근은 종종 존재하지 않는다.
8. 이것이 존재하면 목가시근의 부착 위치가 다양하다. 목가시근의 아래쪽부착점은 종종 T1~2에 닿고, 위쪽부착점은 종종 C3~4에 닿는다.

□ 가로돌기가시근군(Transversospinalis Group)

가로돌기가시근이라는 이름은 가로돌기(transverse processes, 아래쪽으로)에서 가시돌기(spinous processes, 위쪽으로)까지 붙어 있는 근육군이라는 것을 말해 준다.

□ **어원**

Transverso: 라틴어. *가로돌기*

Spinalis: 라틴어. *가시돌기*

□ **발음**

trans-VER-so-spy-NA-lis

부착점(Attachments)

□ 골반*에서부터*

□ 척추와 머리

- □ 일반적으로 아래쪽의 가로돌기에서 위쪽의 가시돌기로 주행*까지*

기능(Functions)

동심성(단축성) 작용근 작용

표준 작용근 작용	반대 작용근 작용
□ 1. **척추관절에서 몸통과 목을 편다.**	□ 1. **허리엉치관절에서 골반을 앞쪽으로 기울이고 위쪽척추에 대해 아래쪽척추를 편다.**
□ 2. **척추관절에서 몸통, 목, 머리를 가쪽으로 굽힌다.**	□ 2. 허리엉치관절에서 같은쪽 골반을 올리고 위쪽척추에 대해 아래쪽척추를 가쪽으로 굽힌다.
□ 3. **척추관절에서 몸통과 목을 반대쪽으로 돌린다.**	□ 3. 허리엉치관절에서 골반을 같은쪽으로 돌리고 위쪽척추에 대해 아래쪽척추를 같은쪽으로 돌린다.

표준 작용근 작용 노트

- 가로돌기가시근군은 (근섬유들은 시상면에서 수직으로 주행하면서) 골반으로부터 머리까지 뒤쪽으로 척추관절을 가로지른다. 그러므로 가로돌기가시근군은 척추관절에서 몸통과 목을 펴고, 고리뒤통수관절(atlanto-occipital joint)에서 머리를 편다(작용 1).
- 가로돌기가시근의 3개의 근육들 중에 반가시근(semispinalis)이 (시상면에서) 가장 수직 방향으로 향하기 때문에 반가시근 근섬유들이 폄(extension)을 만드는 데 가장 적절하다. 반가시근 중 목반가시근은 뒤목에서 가장 큰 근육일 것이고 목과 머리의 가장 강력한 폄근일 것이다(작용 1).
- 가로돌기가시근군은 (근섬유들은 이마면에서 수직으로 주행하면서) 골반으로부터 머리까지 가쪽으로 척추관절들을 가로지른다.그러므로 이 가로돌기가시근군은 몸통과 목을 척추관절에서 가쪽으로 굽히고, 고리뒤통수관절에서 머리를 가쪽으로 굽힌다 (작용 2).
- 가로돌기가시근군의 정렬은 (근섬유들은 가로면에서 다소 수평으로 주행하면서) 보통 아래가쪽 가로돌기에서 위안쪽 가시돌기까지 있다. 아래쪽부착점은 보통 더 고정되어 있다(몸통과 골반의 아래쪽부착점은 넙다리, 다리 그리고 지면에 닿는 발까지 연결되어 있기 때문이다). 그러므로 일반적으로 위쪽부착점이 움직인다. 가로돌기가시근군이 수축하면, 이 근육은 몸 앞쪽면이 몸 반대쪽을

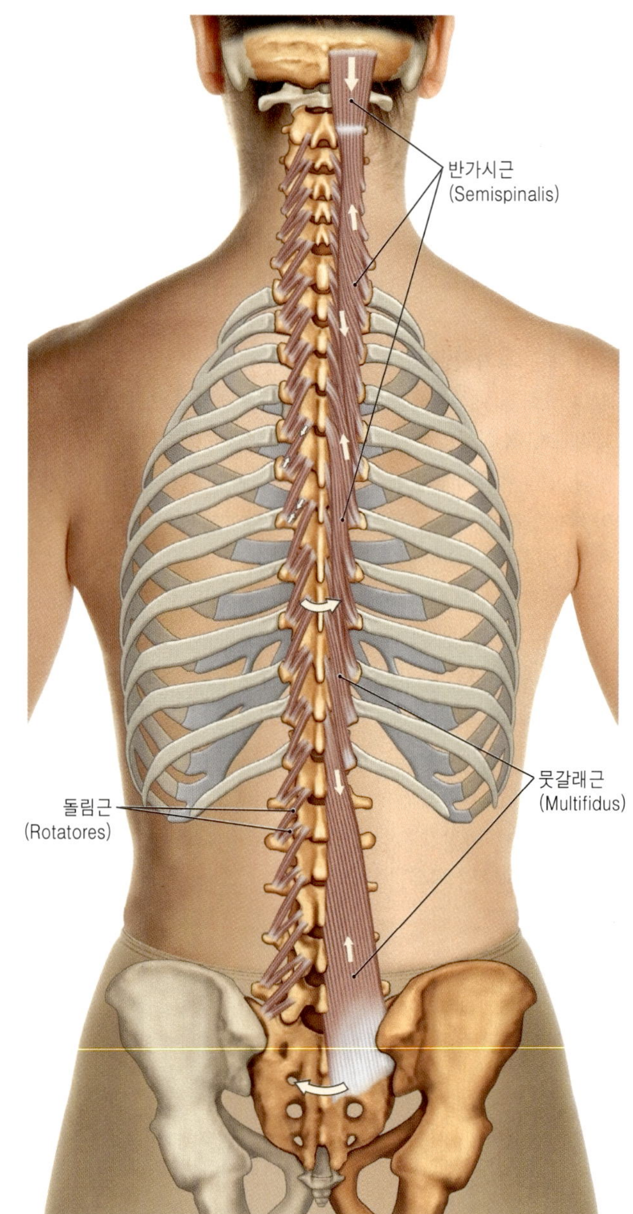

그림 10-13. 양쪽 가로돌기가시근군의 뒤쪽면. 반가시근과 뭇갈래근은 오른쪽에서 볼 수 있고 돌림근들은 왼쪽에서 볼 수 있다.

향해 움직이도록 하면서 더 아래가쪽가로돌기를 향해 뒤가쪽으로 가시돌기 위쪽부착점을 당긴다. 그러므로 가로돌기가시근군은 척추관절에서 몸통과 목을 반대쪽으로 돌린다(가로돌기가시근군은 머리와 부착하기 위해 고리뒤통수관절을 가로지르지만 가로돌기가시근의 근섬유 방향은 이 지점에서 거의 수직이다. 그러므로 가로돌기가시근은 고리뒤통수관절에서 머리를 돌리지 못하거나 그럴 능력이 거의 없다)(작용 3).

- 가로돌기가시근군 중에서 반가시근만 머리에 붙어 있고 고리뒤통수관절에서 머리를 움직일 수 있다(작용 1, 2).
- 가로돌기가시근군의 3개의 하위군의 근섬유 방향은 다양하다. 반가시근 하위군은 가장 수직이다. 돌림근(rotator) 하위군은 가장 수평이다. 그리고 뭇갈래근(multifidus) 하위군은 주행 방향이 다른 두 군 사이에 있다. 이 근섬유들의 방향을 고려하면, 반가시근이 척추 작용의 폄과 가쪽굽힘 요소에 가장 적절하고 돌림근들이 척추 작용의 반대쪽돌림 요소에 가장 적절하다고 볼 수 있을 것이다(그러므로 *돌림근*이라는 이름은 근육들이 가로면에서 수평이고 돌림을 한다는 사실을 말해 준다)(작용 1, 2, 3).

반대 작용근 작용 노트

- 척추의 움직임을 생각할 때, 우리는 고정된 아래쪽척추에 대한 위쪽척추의 움직임을 생각한다. 하지만 만약 가로돌기가시근의 근조직의 위쪽부착점이 고정되어 있다면, 위쪽척추에 대해 아래쪽척추가 움직이는 반대 작용이 발생할 수 있다. 게다가 만약 골반이 움직이게 되면 허리엉치관절은 큰 움직임을 허용하지 않기 때문에, 허리척추가 골반과 함께 움직여 등척추(에 대하여) 아래에서 허리척추가 움직일 것이다(반대 작용 1, 2, 3).
- 가로돌기가시근의 근조직이 수축하고 위쪽부착점들이 고정되면, 이것은 허리엉치관절(lumboiliac joint)에서 골반을 앞쪽으로 기울이고 골반뒤쪽을 위쪽으로 당긴다(반대 작용 1).
- 가로돌기가시근 구조물이 수축하고 위쪽부착점들이 고정되면, 허리엉치관절(이마면)에서 같은쪽골반을 올리면서 가쪽골반을 위쪽으로 당긴다. 골반의 한쪽올림(elevation)은 다른쪽을 내리게 된다. 그러므로 가로돌기가시근군은 골반을 같은쪽으로 올리고 반대쪽은 내린다(반대 작용 2).
- 가로돌기가시근 구조물들이 수축하고 위쪽부착점들이 고정되면, 아래쪽골반부착점을 당긴다. 왜냐하면 가로돌기가시근의 근섬유가 가로면에서 약간의 수평방향를 가지고 있기 때문에 골반은 돌아갈 것이다. 가로돌기가시근군이 수축하면, 이 근육은 골반 앞쪽이 가로돌기가시근군이 부착된 몸쪽과 같은쪽을 향하도록 하면서, 골반뒤쪽을 척추를 향해 뒤안쪽으로 당긴다. 그러므로 가로돌기가시근군은 허리엉치관절에서 골반을 같은쪽으로 돌린다(반대 작용 3).
- 위쪽척추를 (고정된 아래쪽척추와 골반에 대해) 반대 방향으로 돌리는 반대 작용은 아래쪽척추와 골반을 (고정된 위쪽척추에 대해) 같은 방향으로 돌리는 것이다. 즉, 만약 오른쪽에 있는 가로돌기가시근군이 위쪽척추의 왼쪽돌림을 만든다면, 이것의 반대 작용은 골반과 아래쪽척추의 오른쪽 돌림 일 것이다(반대 작용 3).
- 오직 가로돌기가시근 중에서 뭇갈래근(multifidus)만이 골반에 붙어 있으며 허리엉치관절에서 골반을 움직일 수 있다(반대 작용 1, 2, 3).

움직임

1. 가로돌기가시근은 사실상 빗면에서 1개의 당김선을 가지고 있으므로 척추의 폄, 가쪽굽힘 그리고 반대 방향돌림이 결합된 하나의 움직임을 만든다.

편심성 길항근 기능

1. 몸통, 목 그리고 머리의 굽힘과 반대쪽·가쪽굽힘(opposite-side lateral flexion)을 제한하고 느리게 한다.
2. 몸통과 목의 같은쪽돌림을 제한하고 느리게 한다.
3. 골반의 뒤쪽기울임과 같은쪽내림을 제한하고 느리게 한다.
4. 골반과 아래쪽척추의 반대쪽돌림을 제한하고 느리게 한다.

등척성 안정화 기능

1. 척추관절들을 안정화시킨다.
2. 엉치엉덩관절을 안정화시킨다.

등척성 안정화 기능 노트

- 뭇갈래근은 배가로근(transversus abdominis)[그리고 골반바닥근(pelvic floor)]과 함께, 코어안정화(core stabilization)의 가장 중요한 근육 중 하나로 여겨진다.
- 뭇갈래근이 엉덩뼈능선과 엉치뼈보다 아래쪽에 붙어 있기 때문에 가로돌기가시근군은 엉치엉덩관절을 안정화하도록 도울 수 있다. 뭇갈래근은 허리에서 가장 큰 근육이다.

작용에 대한 추가적인 노트

1. 일반적으로 가로돌기가시근들은 정중선 바로 가쪽에서 아래쪽으로 가로돌기에서 위쪽으로 가시돌기로 척추에서 뒤쪽으로 부착한다. 그러므로 전체적으로 척추관절에서 척추의 폄, 가쪽굽힘, 반대쪽돌림을 한다(표준 열린사슬 운동). 하지만 머리반가시근의 거의 완벽한 수직당김선 때문에, 가로돌기가시근은 머리를 펴고 가쪽굽힘을 할 수 있지만 반대쪽으로 돌릴 수는 없다.

신경지배

- ☐ 척수신경(spinal nerve)
  - ☐ 목, 등, 허리의 척수신경의 등쪽가지(dorsal rami)

척추관절의 근육 10

가로돌기가시근군(Transversospinalis Group) *(계속)*

동맥공급

- □ 뒤통수동맥[occipital artery: 바깥목동맥(external carotid artery)의 가지], 뒤쪽갈비사이(posterior intercostal) 그리고 허리동맥(lumbar arteries)의 등쪽가지(대동맥의 모든 가지)
  - □ 그리고 깊은목동맥[deep cervical artery: 갑상목동맥(thyrocervical trunk)의 가지]

촉진

1. 대상자를 엎드리게 하고, 등척추의 고리판고랑(laminar groove) 위쪽으로 촉진하려는 손가락을 둔다.
2. 대상자에게 목과 몸통을 약간 펴고 반대쪽으로 약간 돌리게 하여 가로돌기가시근들이 수축하는 것을 느낀다. 등과 허리 부위에서 전반적으로 가로돌기가시근을 촉진한다.
3. 목의 가로돌기가시근을 촉진하기 위해, 대상자를 눕도록 하고 가시돌기와 돌기사이관절(facets) 사이에서 위등세모근(upper trapezius)보다 깊은 곳을 촉진한다.

다른 구조와의 관계 (Relationship to other structures)

- □ 가로돌기가시근군은 등에서 매우 깊은 곳에 있으며 척추[고리판(laminae) 위, 가시돌기와 가로돌기 사이]의 고리판고랑(laminar groove)에 놓여 있다.
- □ 몸통에서 가로돌기가시근군은 척주세움근군보다 바로 깊은 곳에 있다. 목에서 가로돌기가시근군은 등세모근(trapezius), 머리널판근(splenius capitis) 그리고 목빗근(sternocleidomastoid)보다 깊은 곳에 있다.
- □ 몸통에서 척추뼈는 가로돌기가시근군보다 바로 깊은 곳에 있다.
- □ 목에서 뒤통수밑근육(suboccipitals)은 가로돌기가시근군보다 바로 깊은 곳에 있다.
- □ 가로돌기가시근은 얕은뒤선 근막경선(superficial back line myofascial meridian) 내에 위치한다.

기타(Miscellaneous)

1. *가로돌기가시근(transversospinalis)*이라는 이름은 *가로돌기(transverso)*부터 *가시돌기(spinalis)*까지 붙어 있는 근육군이라는 것을 말해 준다. 가로돌기부착점은 아래쪽부착점이다. 가시돌기부착점은 위쪽부착점이다.
2. 가로돌기가시근의 아래 부착점이 항상 가로돌기에 정확히 붙어 있는 것은 아니다. 가끔 아래부착점은 꼭지돌기(mammillary process)나 관절돌기(articular process)에 붙어 있기도 하다.
3. 가로돌기가시근군은 3개의 하위군으로 나눌 수 있다. 이 3개의 하위군은 (얕은 곳에서 깊은 곳까지) 반가시근(semispinalis), 뭇갈래근(multifidus) 그리고 돌림근(rotatores)이 있다.
4. 다음 서술들은 가로돌기가시근 하위군들에 대해 만들어 질 수 있다.
   - 돌림근들은 아래 부착점 위쪽척추의 첫 번째~두 번째 수준 위쪽으로 붙어 있다.
   - 뭇갈래근(multifidus)은 아래 부착점 위에 세 번째~네 번째 수준의 위쪽으로 붙어 있다.
   - 반가시근(semispinalis)은 아래 부착점 위에 다섯 번째 또는 그 위 수준 위쪽으로 붙어 있다.
   - Note: 모든 책들이 가로돌기가시근의 하위군을 이름 짓는 이 기준을 따르는 것은 아니다. 하지만 이것이 아마도 가장 단순하고 명확한 명칭일 것이다.
5. 가로돌기가시근들 3가지 하위군 중에 오직 뭇갈래근만 골반에 붙어 있고 반가시근만 머리에 붙어 있다.
6. *척추옆근육(paraspinal musculature)*이라는 용어는 척주세움근과 가로돌기가시근을 함께 기술하는 데 사용된다.
7. 반가시근은 목 부위에서 상당히 크고 가장 잘 발달되어 있다.
8. 뭇갈래근은 허리 부위에서 상당히 크고 가장 잘 발달되어 있다.

반가시근[*Semispinalis*: 가로돌기가시근군의(of Transversospinalis Group)] □

반가시근이라는 이름은 이 근육이 가시돌기(spinous processes)와 연관되어 있다는 것을 말해 준다.

□ **어원**

Semi: 라틴어. *반(half)*

Spinalis: 라틴어. *가시돌기*

□ **발음**

SEM-ee-spy-NA-lis

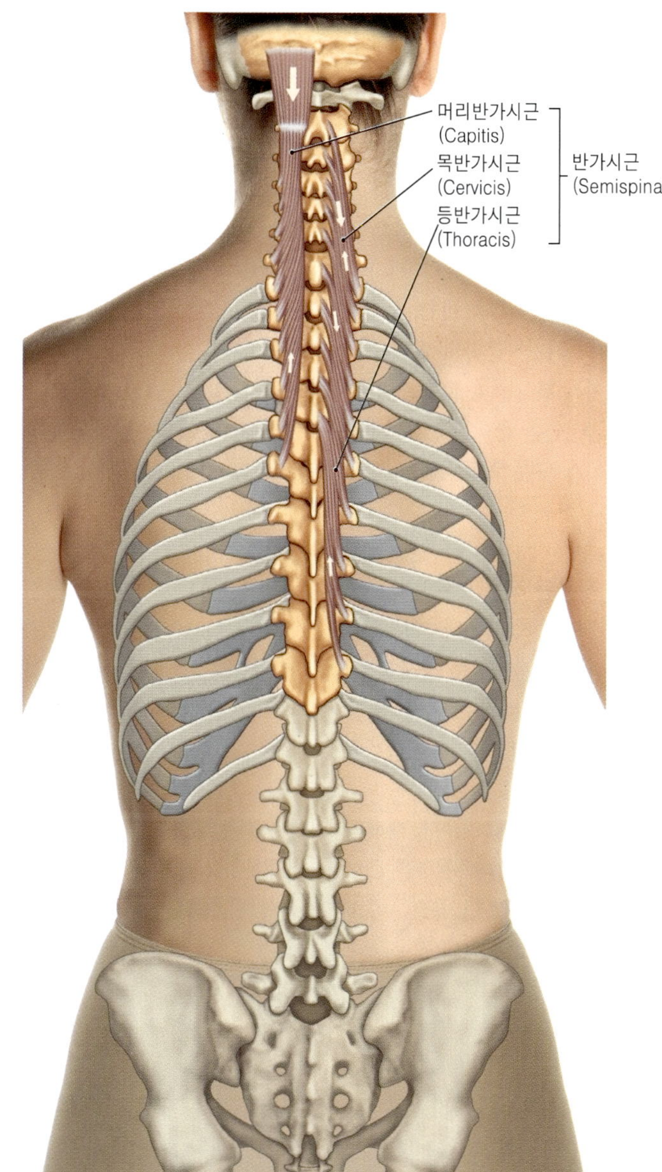

그림 10-14. 반가시근들의 뒤쪽면. 등반가시근과 목반가시근은 오른쪽에서 볼 수 있다. 머리반가시근은 왼쪽에서 볼 수 있다.

부착점(Attachments)

□ **전체의 반가시근: C7~T10의 가로돌기와 C4~6의 관절돌기***에서부터*

□ **전체의 반가시근: C2~4의 가시돌기와 뒤통수뼈(아래쪽부착점에서 위쪽으로 다섯 번째~여섯 번째 분절 수준)***까지*

□ 등반가시근(semispinalis thoracis): T6~10의 가로돌기*에서부터*

□ 등반가시근: C6~4의 가시돌기*까지*

□ 목반가시근(semispinalis cervicis): T1~5의 가로돌기*에서부터*

□ 목반가시근: C2~5의 가시돌기*까지*

□ 목반가시근: C7~T6의 가로돌기와 C4~6의 관절돌기(articular process)*에서부터*

□ 머리반가시근(semispinalis capitis): 위쪽과 아래 목덜미선(nuchal lines) 사이의 뒤통수뼈*까지*

기능(Functions)

동심성(단축성) 작용근 작용

표준 작용근 작용	반대 작용근 작용
□ **1. 척추관절에서 몸통과 목을 편다.**	□ 1. 위쪽척추에 대해 아래쪽 척추를 편다.
□ **2. 척추관절에서 몸통, 목, 머리를 가쪽으로 굽힌다.**	□ 2. 위쪽척추에 대해 아래쪽 척추를 가쪽으로 굽힌다.
□ **3. 척추관절에서 몸통과 목을 반대쪽으로 돌린다.**	□ 3. 위쪽척추에 대해 아래쪽 척추를 같은 방향으로 돌린다.

표준 작용근 작용 노트

- 반가시근은 (근섬유들은 시상면에서 수직으로 주행하면서) 등 부위부터 머리까지 척추관절을 뒤쪽으로 가로지른다. 그러므로 반가시근은 척추관절에서 몸통과 목을 펴고 고리뒤통수관절(atlanto-occipital joint)에서 머리를 편다(작용 1).
- 가로돌기가시근(transversospinalis)군의 3개 근육들 중에, 반가시근은 (시상면에서) 가장 수직 방향을 향하기 때문에 반가시근 근섬유들이 폄(extension)을 만드는 데 가장 적절하다. 머리반가시근은 뒤쪽 목에서 가장 크고 목과 머리의 가장 강한 폄근일 것이다(작용 1).
- 반가시근은 (근섬유들은 이마면에서 수직으로 주행하면서) 등 부위에서부터 머리까지 가쪽으로 척추관절을 가로지른다. 그러므로 반가시근은 몸통과 목을 척추관절에서 가쪽으로 굽히고, 고리뒤통수관절에서 머리를 가쪽으로 굽힌다(작용 2).
- 반가시근의 정렬은 (근섬유들은 가로면에서 다소 수평적으로 주

행하면서) 일반적으로 아래가쪽가로돌기부터 위안쪽으로 가시돌기까지 있다. 아래쪽부착점은 보통 더 고정되어 있다(몸통에서 아래쪽부착점은 골반, 넙다리, 다리 그리고 지면과 닿아있는 발에 연결되어 있기 때문이다). 그러므로 보통 위쪽부착점이 움직인다. 반가시근이 수축하면, 반가시근은 몸의 앞쪽면이 몸 반대쪽을 향해 움직이도록 가시돌기에 있는 위 부착점을 더 아래가쪽의 가로돌기를 향해 뒤가쪽으로 당긴다. 그러므로 반가시근은 척추관절에서 목과 몸통을 반대쪽으로 돌린다(작용 3).

- 반가시근은 아래로 T10까지만 붙어 있다. 그러므로 이 근육은 몸통의 (허리척추가 아닌) 등척추만 움직인다(작용 1, 2, 3).
- 가로돌기가시근군의 반가시근만 머리에 붙어 있고 고리뒤통수관절에서 머리를 움직일 수 있다(작용 1, 2).
- 반가시근은 근섬유가 고리뒤통수관절을 가로지를 때 완벽하게 수직이기 때문에 고리뒤통수관절에서 머리를 반대쪽으로 돌릴 수 없다(작용 3).

반대 작용근 작용 노트

- 척추의 움직임을 생각할 때 우리는 고정된 아래쪽척추에 대한 위쪽척추의 움직임을 생각한다. 하지만 위쪽척추에 대한 아래쪽척추가 움직이는 반대 작용 또한 가능하다. 이 반대 작용은 보통 대상자가 누워 있어 아래쪽부착점이 움직일 수 있을 때 일어난다(반대 작용 1, 2, 3).
- (고정된 아래쪽척추에 대해) 위쪽척추를 반대쪽으로 돌리는 반대 작용은 아래쪽척추를 (고정된 위쪽척추에 대해) 같은 방향으로 돌린다. 즉, 만약 오른쪽 반가시근이 위쪽척추를 왼쪽으로 돌린다면 이것의 반대 작용은 아래쪽척추의 오른쪽 돌림일 것이다(반대 작용 3).

움직임

1. 반가시근은 사실상 빗면에서 1개의 당김선을 가지므로 척추의 폄, 가쪽굽힘 그리고 반대 방향돌림이 결합된 하나의 움직임을 만든다.

편심성 길항근 기능

1. 몸통, 목 그리고 머리의 굽힘과 반대쪽·가쪽굽힘을 제한하고 느리게 한다.
2. 몸통과 목의 같은쪽돌림을 제한하고 느리게 한다.
3. 위쪽척추에 대해 아래쪽척추의 반대쪽돌림을 제한하고 느리게 한다.

등척성 안정화 기능

1. 척추관절들을 안정화시킨다.
2. 고리뒤통수관절에서 머리를 안정화시킨다.

작용에 대한 추가적인 노트

1. 머리반가시근(semispinalis capitis)의 당김선은 거의 완벽하게 수직이어서 머리(위쪽 목과)의 돌림에 기여할 수 없다.

신경지배

- ☐ 척수신경(spinal nerve)
  - ☐ 목과 등의 척수신경의 등쪽가지(dorsal rami)

동맥공급

- ☐ 뒤통수동맥(occipital artery: 바깥목동맥의 가지)과 뒤쪽갈비사이동맥(posterior intercostal arteries)의 등쪽가지(대동맥의 가지)
  - ☐ 그리고 깊은목동맥(deep cervical artery: 목갈비동맥의 가지)

촉진

1. 대상자가 (등세모근의 이완을 돕기 위해) 허리의 잘록한 부분에 손을 깔고 눕게 하고, 촉진하려는 손가락을 목 뒤안쪽, 가시돌기 바로 가쪽에 위치시키며, 등세모근보다 깊은 곳에 있는 머리반가시근을 느낀다.
2. 위·아래목덜미선(nuchal lines) 사이의 뒤통수부착점을 향해 위쪽으로 반가시근을 계속해서 촉진한다.

다른 구조와의 관계 (Relationship to other structures)

- ☐ 등반가시근은 척주세움근군의 바로 깊은 곳에 있다.
- ☐ 목반가시근은 목가시근(spinalis cervicis)과 머리반가시근보다 깊은 곳에 있다.
- ☐ 목에서 머리반가시근은 위등세모근(upper trapezius), 머리널판근(splenius capitis), 목널판근(splenius cervices) 그리고 목빗근(sternocleidomastoid)보다 깊은 곳에 있고 뒤통수밑 근육들보다 얕은 곳에 있다.
- ☐ 머리반가시근의 뒤통수부착점은 등세모근과 더 얕은 곳에서는 목빗근, 깊은 곳에서는 뒤통수밑근육들 사이에 위치한다.
- ☐ 반가시근은 얕은뒤선 근막경선(superficial back line myofascial meridian) 내에 위치해 있다.

기타(Miscellaneous)

1. 반가시근은 아래쪽으로 가로돌기에 부착하고 아래부착점에서 다섯 번째 혹은 그 이상의 수준 위의 척추뼈의 가시돌기에 부착하기 위해 위쪽으로 주행한다. 반가시근은 주로 아래쪽부착점보다 여섯 수준 위에 부착한다.
2. 반가시근은 등반가시근, 목반가시근 그리고 머리반가시근으로 나눌 수 있다.
3. 머리반가시근은 반가시근의 3개의 하위군 중에 가장 크고 목 뒤쪽에서 가장 큰 근육이다.
4. (척주세움근군 중에) 머리가시근은 보통 머리반가시근의 안쪽 부

분과 섞인다. 그러므로 머리가시근은 보통 머리반가시근의 일부로 간주된다. (종종, 머리가시근은 구별된 근육이다.)

5. 척주세움근군의 머리가시근이 머리반가시근의 안쪽 부분과 결합되면, 이 근육은 목두힘살근(biventer cervicis)으로 알려질 수 있다. 그 이유는 힘줄의 띠가 종종 이 근육을 나누면서 수평으로 가로지르고, 사실상 2개의 힘살로 나누고 이 근육이 목에 있기 때문이다. (*Biventer*는 2개의 힘살을 의미하며, *cervicis*는 목이라는 의미이다.)
6. 머리반가시근의 아래쪽부착점은 다양하며 종종 T7의 가로돌기와 C7~T1의 가시돌기에 부착되어 있다.
7. 목반가시근의 아래 부착점은 다양하고 종종 T6의 가로돌기에 부착되어 있다.
8. 머리덮개(scalp)의 뒤쪽 반을 지배하는 큰뒤통수신경(greater occipital nerve)은 머리반가시근을 (위등세모근과) 뚫고 지나간다. 머리반가시근이 팽팽해지면, 큰뒤통수신경이 눌리게 되면서 머리 뒤쪽에서 느껴지는 *긴장성 두통(tension headache)*을 유발할 수 있다. (이 증상은 *큰뒤통수신경통*이라고도 알려져 있다.)
9. 도수 치료시·임상기들은 종종 반가시근에 의한 대상자·환자들의 뒷목에서의 팽팽함을 위등세모근이나 척주세움근 때문이라고 여긴다.

□ 뭇갈래근[Multifidus: 가로돌기가시근군의(of Transversospinalis Group)]

뭇갈래근이라는 이름은 분리된 부착점으로 인하여 갈라지는 많은 분리된 근육들로 구성되어 있음을 말해 준다.

□ **어원**

Multi: 라틴어. *많은*

Fidus: 라틴어. *갈라지는*

□ **발음**

mul-TIF-id-us

부착점(Attachments)

□ **뒤쪽엉치뼈(posterior sacrum), 위뒤엉덩뼈가시(posterior superior iliac spine), 뒤엉치엉덩인대(posterior sacroiliac ligament) 그리고 L5~C4 척추뼈**

- □ 허리 부위: 모든 꼭지돌기(mamillary processes)(가로돌기 아님)
- □ 등 부위: 모든 가로돌기
- □ 목 부위: C4~7의 관절돌기(articular processes)(가로돌기 아님)*에서부터*

□ **아래쪽부착점보다 세 번째~네 번째 수준 위쪽척추뼈의 가시돌기***까지*

기능(Functions)

동심성(단축성) 작용근 작용

표준 작용근 작용	반대 작용근 작용
□ 1. **척추관절에서 몸통과 목을 편다.**	□ 1. **허리엉치관절(lumboscaral joint)에서 골반을 앞쪽으로 기울이고, 위쪽척추에 대해 아래쪽척추를 편다.**
□ 2. **척추관절에서 몸통과 목을 가쪽으로 굽힌다.**	□ 2. 허리엉치관절에서 같은쪽의 골반을 올리고 위쪽척추에 대해 아래쪽척추를 가쪽으로 굽힌다.
□ 3. **척추관절에서 몸통과 목을 반대쪽으로 돌린다.**	□ 3. 허리엉치관절에서 골반을 같은쪽으로 돌리고 위쪽 척추에 대해 아래쪽척추를 같은쪽으로 돌린다.

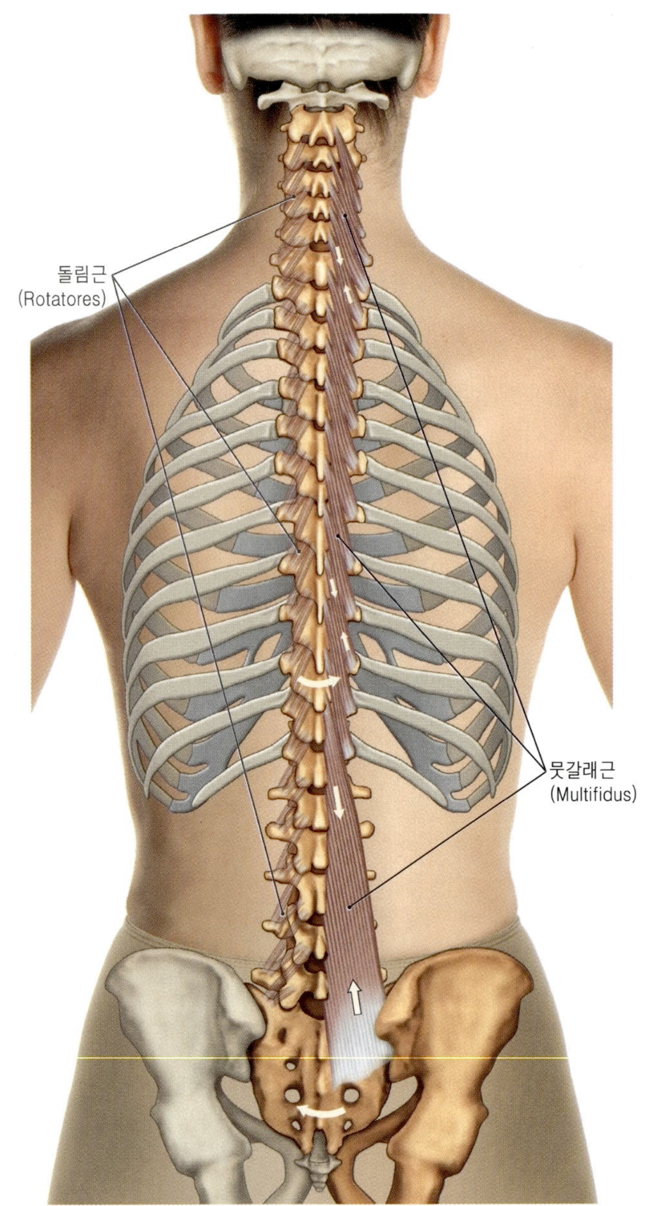

그림 10-15. 오른쪽 뭇갈래근의 뒤쪽면. 돌림근들은 왼쪽에서 희미하게 보인다.

표준 작용근 작용 노트

- 뭇갈래근(multifidus)은 (근섬유들은 시상면에서 수직으로 주행하면서) 골반에서 목 척추까지 뒤쪽으로 척추관절들을 지난다. 그러므로 뭇갈래근은 척추관절에서 몸통과 목을 편다(작용 1).
- 뭇갈래근은 (근섬유들은 이마면에서 수직으로 주행하면서) 골반에서 목척추까지 가쪽으로 척추관절들을 지난다. 그러므로 뭇갈래근은 척추관절에서 몸통과 목을 가쪽으로 굽힌다(작용 2).
- 뭇갈래근의 배열은 (근섬유들은 가로면에서 다소 수평적으로 주행하면서) 일반적으로 아래가쪽 가로돌기(또는 꼭지돌기나 관절돌기)에서 위안쪽 가시돌기까지 있다. 아래쪽부착점은 보통 더 고정되어 있다(왜냐하면 몸통과 골반의 아래쪽부착점이 넙다리, 다리 그리고 지면에 닿는 발까지 연결되어 있기 때문이다). 그러므로 보통 위쪽부착점이 움직인다. 뭇갈래근군이 수축하면, 이 근육은 몸 앞쪽면이 반대쪽 몸을 향하여 움직이도록 가시돌기의 위쪽부착점을 더 아래가쪽의 가로돌기를 향하여 뒤가쪽으로 당긴다. 그

러므로 뭇갈래근군은 척추관절에서 몸통과 목을 반대쪽 방향으로 돌린다(작용 3).

반대 작용근 작용 노트

- 척추의 움직임을 생각할 때 우리는 고정된 아래쪽척추에 대한 위쪽척추의 움직임을 생각한다. 하지만 만약 뭇갈래근 구조물의 위쪽부착점이 고정되어 있다면, 위쪽척추에 대하여 아래쪽척추가 움직이는 반대 작용이 발생할 수 있다. 게다가 만약 골반이 움직이게 되면 허리엉치관절은 큰 움직임을 허용하지 않기 때문에 허리척추가 골반과 함께 움직여 등척추(에 대하여) 아래에서 허리척추가 움직일 것이다(반대 작용 1, 2, 3).
- 뭇갈래근이 수축하고 위쪽부착점들이 고정되면, 이 근육은 허리엉치관절에서 골반을 앞쪽으로 기울이고 뒤쪽골반을 위로 당긴다(반대 작용 1).
- 뭇갈래근이 수축하고 위쪽부착점들이 고정되면, 뭇갈래근은 허리엉치관절에서 같은쪽골반을 위로 올리면서 골반을 (이마면에서) 위쪽으로 당긴다. 골반의 한쪽올림은 다른 쪽을 내리게 한다. 그러므로 뭇갈래근은 골반을 같은쪽으로 올리고 반대쪽으로 내린다(반대 작용 2).
- 뭇갈래근 위쪽부착점이 고정되고 수축을 하면, 이 근육은 아래쪽골반부착점을 당긴다. (뭇갈래근의 근섬유가 가로면에서 약간 수평으로 향하기 때문에 골반은 돌아갈 것이다.) 뭇갈래근이 수축하면, 이 근육은 앞쪽골반이 뭇갈래근이 부착된 몸쪽을 향하게 하면서, 뒤쪽골반을 뒤안쪽으로 척추를 향해 당긴다. 그러므로 뭇갈래근은 허리엉치관절에서 골반을 같은쪽으로 돌린다(반대 작용 3).
- (고정된 아래쪽척추와 골반에 대해) 위쪽척추를 반대쪽으로 돌리는 반대 작용은 (고정된 위쪽척추에 대해) 아래쪽척추와 골반을 같은쪽으로 돌리는 것이다. 즉, 만약 오른쪽에 있는 뭇갈래근군이 위쪽척추의 왼쪽돌림을 만든다면, 이것의 반대 작용은 골반과 아래쪽척추를 오른쪽으로 돌리는 것이다(반대 작용 3).

움직임

1. 뭇갈래근은 사실상 빗면에서 1개의 당김선을 가지므로 척추의 폄, 가쪽굽힘 그리고 반대 방향 돌림이 결합된 하나의 움직임을 만든다.

편심성 길항근 기능

1. 몸통과 목의 굽힘, 반대쪽·가쪽굽힘, 같은쪽돌림을 제한하고 느리게 한다.
2. 골반의 뒤쪽기울임과 같은쪽내림을 제한하고 느리게 한다.
3. 골반과 아래쪽척추의 같은쪽돌림을 제한하고 느리게 한다.

등척성 안정화 기능

1. 척추관절들을 안정화시킨다.
2. 엉치엉덩(sacroiliac)관절을 안정화시킨다.

등척성 안정화 기능 노트

- 뭇갈래근은 배가로근(transversus abdominis)[그리고 골반바닥(pelvic floor)근]과 함께, 코어 안정화(core stabilization)의 가장 중요한 근육 중 하나로 여겨진다.
- 뭇갈래근이 엉덩뼈능선과 엉치뼈 아래쪽에 붙어 있기 때문에 가로돌기가시근군은 엉치엉덩관절을 안정화하도록 도울 수 있다.

작용에 대한 추가적인 노트

1. 가로돌기가시근군 중에 오직 뭇갈래근만이 골반에 붙어 있고 허리엉치관절에서 골반을 움직일 수 있다.

신경지배

- □ 척수신경(spinal nerve)
  - □ 목, 등, 허리의 척수신경의 등쪽가지(dorsal rami)

동맥공급

- □ 뒤쪽갈비사이(posterior intercostal)와 허리동맥들(lumbar arteries)의 등쪽가지(대동맥의 모든 가지)

촉진

1. 대상자를 엎드리게 하고 위쪽 엉치뼈의 정중선 바로 가쪽에 촉진하려는 손가락을 위치한다.
2. 대상자가 테이블에서 몸통, 목 그리고 머리를 떼고 펴도록 하며(반대쪽으로 약간 돌리도록), 뭇갈래근의 수축을 느낀다.
3. 허리와 등 부위로 뭇갈래근을 계속해서 촉진한다.

다른 구조와의 관계 (Relationship to other structures)

- □ 허리 부위에서, 뭇갈래근은 척주세움근군보다 바로 깊은 곳에 있다. 등과 목 부위에서 뭇갈래근군은 반가시근(semispinalis)보다 바로 깊은 곳에 있다.
- □ 돌림근들과 척추뼈는 뭇갈래근군보다 바로 깊은 곳에 있다.
- □ 뭇갈래근은 얕은뒤선 근막경선(superficial back line myofascial meridian) 내에 위치해 있다.

기타(Miscellaneous)

1. 뭇갈래근군의 부착점들은 아래쪽으로 가로돌기(또는 꼭지돌기나 관절돌기)에서 위쪽으로 가시돌기까지 있다
2. 일반적인 정의에 의하면, 뭇갈래근군은 아래부착점보다 위쪽 세 번째~네 번째 수준 가시돌기에 부착한다.

뭇갈래근[Multifidus: 가로돌기가시근군의(of Transversospinalis Group)] (계속)

3. 뭇갈래근군은 허리엉치 부위에서 가장 부피가 크고 허리에서 가장 큰 근육이다.
4. 일부 자료들은 뭇갈래근군이 아래 부착점으로부터 1~4개의 척추뼈 위쪽까지 걸쳐 있는 층들을 가지고 있다고 설명한다. 더 구체적으로, 그들은 3개의 층으로 기술한다. 가장 얕은층은 아래쪽으로 가로돌기에서 위쪽으로 세 번째~네 번째 가시돌기까지 주행한다. 그 다음 층은 같은 가로돌기로부터 위쪽의 두 번째~세 번째 수준 가시돌기로 주행한다. 일부 자료들은 가장 깊은층이 같은 가로돌기에서 바로 다음 위쪽척추의 가시돌기까지 주행한다고 서술한다. (가로돌기가시근군의 보다 일반적인 이름은 이러한 섬유들의 일부를 *돌림근*이라고 부르는 것이다.)
5. 허리 부위에서 뭇갈래근을 덮고 있는 척주세움근은 매우 적다. 하지만 이 부위에서 척주세움근의 힘줄섬유들은 매우 두껍고, 이것을 지나서 촉진하기는 어렵다.

돌림근[Rotatores: 가로돌기가시근군의(of Transversospinalis Group)] ☐

돌림근이라는 이름은 이 근육들이 돌림을 수행하는 것임을 말해 준다.

☐ **어원**

Rotatores: 라틴어. *도는 것, 몸의 부분을 축에서 돌리는 근육*

☐ **발음**

ro-ta-TO-reez

부착점(Attachments)

☐ 가로돌기(transverse process)(아래쪽으로)*에서부터*

☐ 고리판(위쪽으로)

  ☐ 아래쪽부착점보다 1~2분절 수준 위*까지*

기능(Functions)

동심성(단축성) 작용근 작용

표준 작용근 작용	반대 작용근 작용
☐ **1. 척추관절에서 몸통과 목을 반대 방향으로 돌린다.**	☐ 1. 위쪽척추에 대해 아래쪽 척추를 같은쪽으로 돌린다.
☐ **2. 척추관절에서 몸통과 목을 편다.**	☐ 2. 위쪽척추에 대해 아래쪽 척추를 편다.
☐ **3. 척추관절에서 몸통, 목을 가쪽으로 굽힌다.**	☐ 3. 위쪽척추에 대해 아래쪽 척추를 가쪽으로 굽힌다.

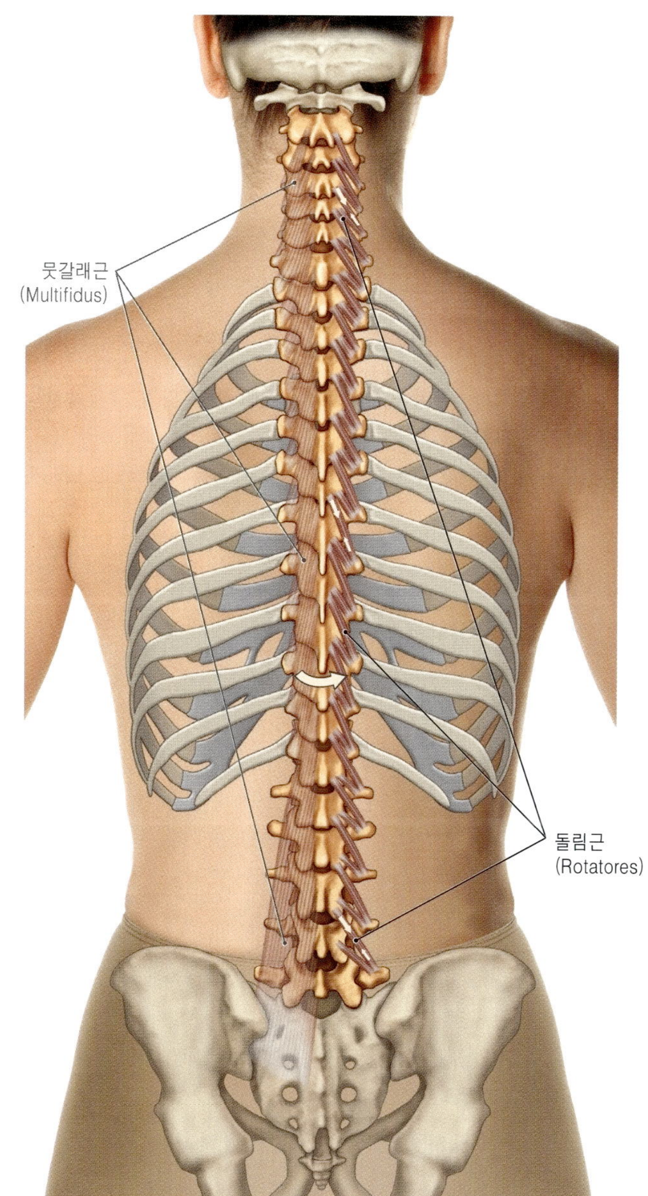

그림 10-16. 오른쪽 돌림근들의 뒤쪽면. 뭇갈래근은 왼쪽에서 희미하게 보인다.

표준 작용근 작용 노트

- 돌림근군의 배열은 (근섬유들은 가로면에서 거의 수평으로 주행하면서) 일반적으로 아래가쪽으로 가로돌기에서부터 위안쪽으로 고리판까지이다. 아래쪽부착점은 보통 더 고정되어 있다(몸통과 골반의 아래쪽부착점이 넙다리, 다리 그리고 지면에 붙어 있는 발까지 연결되어 있기 때문이다). 그러므로 보통 위쪽부착점이 움직인다. 돌림근군이 수축하면, 이 근육은 몸의 앞쪽면이 몸의 반대쪽 부분을 향해 움직이도록 고리판(lamina)에 있는 위쪽부착점을 더 아래가쪽의 가로돌기를 향해 뒤가쪽으로 당긴다. 그러므로 돌림근군은 척추관절에서 몸통과 목을 반대쪽으로 돌린다(작용 1).
- 가로돌기가시근(transversospinalis)군 3개 근육들 중에서 돌림근은 돌림을 만드는 데 가장 적절하다. 왜냐하면 (가로면에서) 돌림근의 근섬유가 가장 수평을 향하기 때문이다. 그래서 이름이 돌림근(*rotatores*)이다(작용 1).
- 돌림근군은 (근섬유들은 가로면에서 다소 수직으로 주행하면서) 아래쪽으로 가로돌기에서부터 위쪽으로 고리판까지 척추관절들을 뒤쪽으로 가로지른다. 그러므로 돌림근군은 척추관절에서 몸통과 목을 편다(작용 2).
- 돌림근은 (근섬유들은 이마면에서 약간 수직하게 주행하면서) 가쪽으로 척추관절들을 주행한다. 그러므로 뭇갈래근은 척추관절에서 몸통과 목을 가쪽으로 굽힌다(작용 3).
- 돌림근의 근섬유 방향은 거의 수평이며 약간 수직이기 때문에, 돌림근들은 폄과 가쪽굽힘이 매우 약하다(작용 2, 3).

반대 작용근 작용 노트

- 척추의 움직임을 생각할 때, 우리는 고정된 아래쪽척추에 대한 위쪽척추의 움직임을 떠올린다. 하지만 만약 돌림근의 위쪽부착점이 고정되어 있다면, 위쪽척추에 대하여 아래쪽척추가 움직이는 반대 작용이 발생할 수 있다(반대 작용 1, 2, 3).

돌림근[Rotatores: 가로돌기가시근군의(of Transversospinalis Group)] *(계속)*

• (고정된 아래쪽척추에 대해) 위쪽척추를 반대쪽으로 돌리는 반대 작용은 (고정된 위쪽척추에 대해) 아래쪽척추를 같은쪽으로 돌린다. 즉, 만약 오른쪽 돌림근이 위쪽척추의 왼쪽돌림을 한다면 그 근육의 반대 작용은 아래쪽척추의 오른쪽 돌림이 될 것이다(반대 작용 1).

움직임

1. 돌림근은 사실상 빗면에서 1개의 당김선을 가지므로, 척추의 반대쪽돌림, 폄 그리고 가쪽굽힘이 결합된 하나의 움직임을 만든다.

편심성 길항근 기능

1. 몸통과 목의 같은 방향 돌림, 굽힘 그리고 반대 방향 가쪽굽힘을 제한하고 느리게 한다.
2. 위쪽척추에 대한 아래쪽척추의 반대쪽돌림을 제한하고 느리게 한다.

등척성 안정화 기능

1. 척추관절들을 안정화시킨다.

등척성 안정화 기능 노트

• 매우 깊고 작은 근육들인 돌림근은 척추의 움직임보다는 안정화에 더 중요하다.

신경지배

☐ 척수신경(spinal nerve)

☐ 목, 등, 허리의 척수신경의 등쪽가지(dorsal rami)

동맥공급

☐ 뒤쪽갈비사이(posterior intercostal)와 허리동맥(lumbar arteries)의 등쪽가지(대동맥의 모든 가지)

촉진

1. 대상자를 엎드리게 하고, 대상자의 등 부위의 고리판고랑(laminar groove)에 촉진하려는 손가락을 위치한다.
2. 대상자가 몸통을 약간 펴고 반대쪽으로 돌리도록 하고 돌림근의 수축을 느낀다.
3. Note: 돌림근들은 매우 작고 아주 깊게 있어서 사실상 인접한 근육으로부터 촉진하고 분별하기가 불가능하다.

다른 구조와의 관계 (Relationship to other structures)

☐ 돌림근들은 고리판고랑에서 아주 깊게 있다. 그 근육들은 뭇갈래근보다 바로 깊은 곳에 있다.

☐ 돌림근보다 깊은 곳에는 척추뼈가 있다.

☐ 돌림근은 얕은뒤선 근막경선(superficial back line myofascial meridian) 내에 위치한다.

기타(Miscellaneous)

1. *돌림근*이라는 이름은 척추의 돌림을 수행한다는 것을 말해 준다. 돌림이 가로·수평면 움직임이라는 것을 고려하면, 돌림근들이 가로돌기가시근군 중 가장 수평 방향으로 있는 것을 이해할 수 있다.
2. 일반적인 정의에 의하면 돌림근군은 아래 부착점보다 첫 번째~두 번째 수준 위의 고리판에 부착한다.
3. 돌림근들은 보통 척추 바로 위쪽에 붙어 있는 *짧은(brevis)* 성분과 아래쪽부착점 위로 두 수준 위쪽척추뼈에 부착하기 위해 하나의 척추를 건너뛰는 *긴(longus)* 성분으로 나뉜다.
4. 돌림근은 허리돌림근, 등돌림근 그리고 목돌림근의 3개 하위군으로 나눌 수 있다.
5. 등돌림근 하위군만 잘 발달되어 있다. 허리돌림근과 목돌림근은 오직 등돌림근과 비슷한 배열의 불규칙한 근육다발로만 표현된다.
6. 일부 자료들은 돌림근들의 주요 역할이 척추관절들의 위치에 대한 섬세한 모니터링을 제공하기 위한 고유감각(proprioceptive)이라고 말한다.

가시사이근(Interspinales) □

가시사이근이라는 이름은 이 근육이 척추의 가시돌기(spinous processes) 사이에 위치해 있음을 말해 준다.

□ **어원**
Inter: 라틴어. *사이*
Spinales: 라틴어. *가시돌기*
□ **발음**
IN-ter-spy-NA-leez

부착점(Attachments)

□ **가시돌기로부터***에서부터*
□ **바로 위 가시돌기***까지*

□ 목 부위: T1~C2 사이에 가시사이근 6쌍이 위치해 있다
□ 등 부위: T1~2과 T11~12 사이에 가시사이근 2쌍이 위치해 있다.
□ 허리 부위: L1~5 사이에 가시사이근 2쌍이 위치해 있다.

기능(Functions)

동심성(단축성) 작용근 작용

표준 작용근 작용	반대 작용근 작용
□ **1. 척추관절에서 목과 몸통을 편다.**	□ 1. 위쪽척추에 대해 아래쪽 척추를 편다.

표준 작용근 작용 노트

- 각각의 가시사이근들은 아래쪽으로 척추뼈의 가시돌기에서부터 바로 위쪽척추뼈의 가시돌기까지 부착한다. 그러므로 가시사이근들은 (근섬유들은 시상면에서 수직으로 주행하면서) 척추관절을 뒤쪽으로 가로지른다. 아래쪽척추부착점이 고정되어 있다고 가정하면, 가시사이근들이 수축할 때 이 근육은 위쪽척추뼈를 아래쪽 척추뼈를 향하여 아래뒤쪽으로 당기고, 이것은 척추관절에서 목과 몸통의 위쪽척추뼈의 폄을 만든다(작용 1).
- 가시사이근들은 목과 허리척추관절만 편다(작용 1).

반대 작용근 작용 노트

- 척추의 움직임을 생각할 때, 우리는 보통 고정된 아래쪽척추에 대한 위쪽척추의 움직임을 생각한다. 하지만 가시사이근의 위쪽부착점이 고정되면 위쪽척추에 대한 아래쪽척추를 움직이는 반대 작용 또한 일어날 수 있다. 이 반대 작용은 보통 대상자가 누워서 아래쪽부착점이 움직일 때 일어난다(반대 작용 1).

움직임

1. 가시사이근은 시상면에서 1개의 당김선을 가지므로, 가시사이근의 움직임은 척추를 펴는 기본면에서의 관절 작용이다.

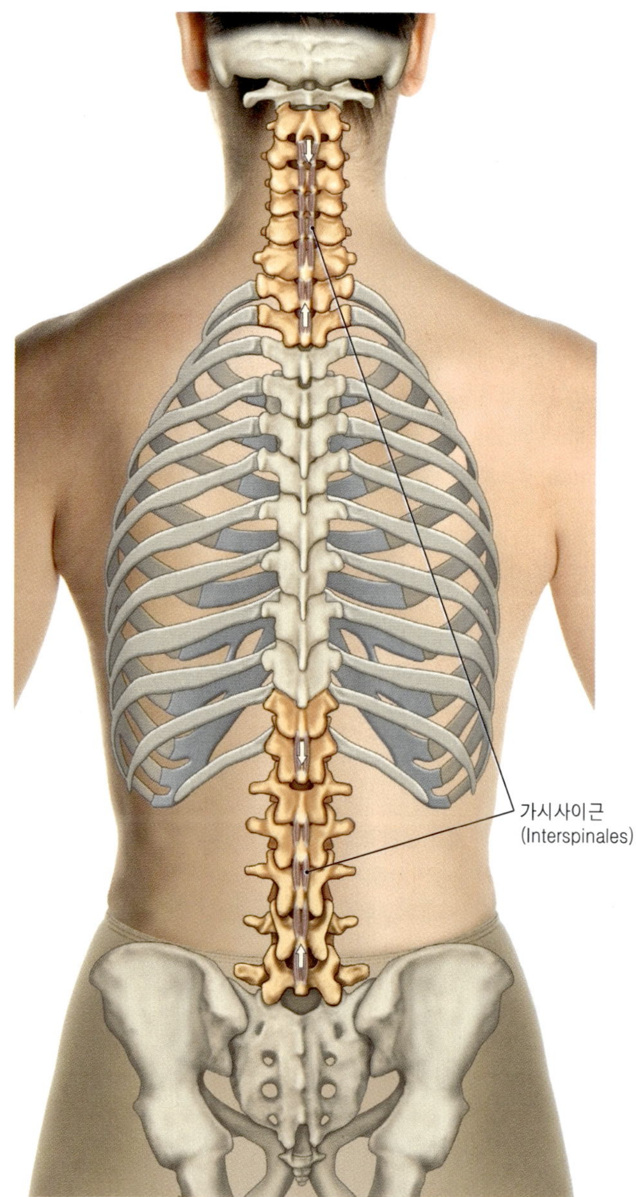

그림 10-17. 오른쪽과 왼쪽 가시사이근의 뒤쪽면.

편심성 길항근 기능

1. 척추관절에서 목과 몸통의 굽힘을 제한하고 느리게 한다.

등척성 안정화 기능

1. 목과 허리척추관절들을 안정화시킨다.

등척성 안정화 기능 노트

- 일부 자료들은 가시사이근이 척추의 움직임을 실제로 만들어 낼 충분한 힘이나 지렛대 힘(leverage)을 가지지 않을 것이라고 믿

가시사이근(Interspinales) *(계속)*

지만, 가시사이근은 척추의 고정근(stabilizer)으로서 중요할 수 있다.

작용에 대한 추가적인 노트

1. 일부 자료들은 가시사이근의 주요 역할이 척추관절들의 위치에 대한 섬세한 모니터링을 제공하기 위한 고유감각(proprioceptive)이라고 말한다.
2. 만약 척추뼈가 해부학자세에서 멀어지도록 돌게 되면, 가시사이근의 당기는 선은 척추뼈를 다시 해부학적 자세로 돌릴 수 있다. 이와 관련하여, 가시사이근은 해부학적 자세로 척추뼈를 돌리는 작용근(mover)으로 역할을 할 수 있으며 척추뼈를 해부학적 자세로부터 멀어지도록 돌리는 것을 제한하고 느리게 하는 길항근으로 역할을 할 수 있다. 이러한 이유로 그들은 재-회전근(de-rotators)으로 잘 알려져 있을 것이다.

신경지배

☐ 척수신경(spinal nerve)
  ☐ 등쪽가지(dorsal rami)

동맥공급

☐ 뒤쪽 갈비사이(intercostals)동맥의 등쪽가지(대동맥의 모든 가지)

촉진

1. 대상자를 앉게 하고 허리 부위에서 인접한 두 척추의 가시돌기 사이에 촉진하려는 손가락을 위치시킨다.
2. 대상자가 몸통을 약간 구부리도록 하고 가시사이근을 느낀다.
3. 그 다음, 대상자가 시작 자세로 돌아가도록 몸을 펴도록 하면서 가시사이근의 수축을 느낀다.
4. 같은 접근을 목 부위에서도 시도할 수 있다. 하지만 목덜미인대(nuchal ligame)의 두께 때문에 목가시사이근(cervical interspinales)을 촉진하는 것은 어려울 수 있다.

다른 구조와의 관계 (Relationship to other structures)

☐ 가시사이근은 인접한 척추뼈의 가시돌기의 꼭지(apices) 사이에, 가시사이인대 양쪽에 위치한 한 쌍의 근육이다.
☐ 가시사이근은 가시끝인대(supraspinous ligament: 목 부위의 목덜미인대)보다 깊은 곳에 위치한다.
☐ 가시사이근은 얕은뒤선 근막경선(superficial back line myofascial meridian) 내에 위치해 있다.

기타(Miscellaneous)

1. 가시사이근은 각 측의 가시사이인대 위에 있는 쌍으로 이루어진 근육(paired muscles)이다.
2. 가시사이근은 척추 전체에 걸쳐서 위치하지는 않는다. 그들은 주로 목 부위(C2과 T1 사이의 6개의 쌍)와 허리 부위(L1과 L5 사이의 4개의 쌍)에서 발견된다. 등 부위에서는 일반적으로 T1~2과 T11~12에서 오직 2쌍만 발견된다.
3. 가시사이근은 다양하게 위치하고 T2~3, L1~T12 그리고 S1~L5에서 종종 발견된다.

가로돌기사이근(Intertransversarii) □

가로돌기사이근이라는 이름은 이 근육이 척추뼈의 가로돌기(transverse processes) 사이에 위치하고 있음을 말해 준다.

□ **어원**

Inter: 라틴어, *사이*

Transversaria: 라틴어, *가로돌기*

□ **발음**

IN–ter–trans–ver–SA–ri–eye

부착점(Attachments)

□ **가로돌기로부터***에서부터*

□ **바로 위쪽 가로돌기***까지*

□ 목 부위: 몸의 각 측의 C1과 T1 사이에 가로돌기사이근 7쌍(앞쪽과 뒤쪽)이 위치해 있다.

□ 등 부위: 몸의 각 측의 T10과 L1 사이에 가로돌기사이근 3개가 위치해 있다.

□ 허리 부위: 몸의 각 측의 L1과 L5 사이에 가로돌기사이근 4쌍(안쪽과 가쪽)이 위치해 있다.

기능(Functions)

동심성(단축성) 작용근 작용

표준 작용근 작용	반대 작용근 작용
□ **1. 척추관절에서 목과 몸통을 가쪽으로 굽힌다.**	□ 1. 위쪽척추에 대해 아래쪽 척추를 가쪽으로 굽힌다.

표준 작용근 작용 노트

- 각 가로돌기사이근은 1개의 척추뼈의 가로돌기부터 위쪽으로 주행하여 바로 위쪽척추뼈의 가로돌기에 붙어 있다. 그러므로 이 근육은 (이 근섬유들은 이마면에서 수직으로 주행하면서) 가쪽으로 척추관절을 가로지른다. 아래쪽척추부착점이 고정되어 있다고 가정하면, 가로돌기사이근이 수축했을 때 이 근육은 위쪽척추를 아래쪽척추를 향해 아래가쪽으로 당겨 그 사이의 척추관절에서 목과 몸통의 위쪽척추의 가쪽굽힘을 만든다(작용 1).
- 가로돌기사이근은 목과 허리척추관절을 가쪽으로만 굽힌다(작용 1).

반대 작용근 작용 노트

- 척추의 움직임을 생각할 때, 우리는 고정된 아래쪽척추에 대한 위쪽척추의 움직임을 생각한다. 하지만 가로돌기사이근의 위쪽부착점이 고정되어 있으면, 위쪽척추에 대해 아래쪽척추를 움직이는 반대 작용이 발생할 수 있다. 이 반대 작용은 보통 대상자가 누워 있어서 아래쪽부착점이 움직일 때 일어난다(반대 작용 1).

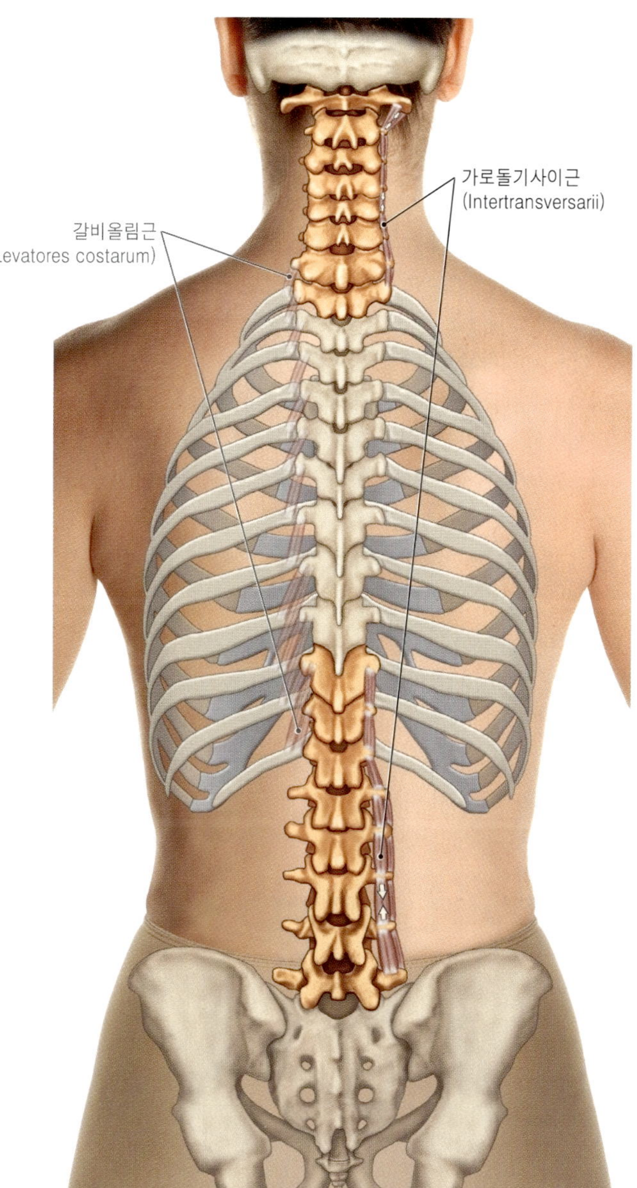

그림 10-18. 오른쪽 가로돌기사이근의 뒤쪽면. 갈비올림근은 왼쪽에 희미하게 보인다.

움직임

1. 가로돌기사이근은 이마면에서 하나의 당김선을 가지므로 척추를 가쪽으로 굽히는 기본면 관절 작용의 움직임을 가진다.

편심성 길항근 기능

1. 척추관절에서 목과 몸통의 반대쪽·가쪽굽힘을 제한하고 느리게 한다.

등척성 안정화 기능

1. 목과 허리척추관절을 안정화시킨다.

등척성 안정화 기능 노트

- 가로돌기사이근은 척추의 작용근이 아닌 척추를 고정(stabilizer)시키는 자세 근육으로서 중요하다고 간주된다.

작용에 대한 추가적인 노트

1. 일부 자료들은 가로돌기사이근의 주요 역할이 척추관절들의 위치에 대한 섬세한 모니터링을 제공하기 위한 고유감각(proprioceptive)이라고 말한다.
2. 만약 척추가 해부학적 자세로부터 멀어지도록 돌면, 가로돌기사이근의 당기는 선이 해부학적 자세로 그들을 돌릴 수 있다. 가로돌기사이근은 해부학적 자세 쪽으로 척추를 돌리는 작용근(mover)으로 역할을 할 수 있고, 해부학적 자세에서 멀어지는 척추의 돌림을 제한하고 느리게 하는 길항근(antagonist)의 작용도 할 수 있다. 이러한 이유로 가로돌기사이근은 재-회전근(de-rotators)으로도 잘 알려져 있다.

신경지배

- ☐ 척수신경(spinal nerve)
  - ☐ 등쪽·배쪽가지

동맥공급

- ☐ 뒤쪽갈비사이(posterior intercostal)동맥의 등쪽가지(대동맥의 모든 가지)

촉진

1. 가로돌기사이근은 매우 작고 깊은 곳에 있다. 인접한 구조물로부터 그 근육들을 촉진하고 구별하는 것은 불가능하지는 않지만 아주 어렵다.

다른 구조와의 관계 (Relationship to other structures)

- ☐ 등과 허리의 가로돌기사이근 가로돌기 사이에 위치해 있고 아주 깊은 곳에 있다. 넓은등근, 척주세움근 그리고 아래뒤톱니근은 모두 등과 허리의 가로돌기사이근보다 얕은 곳에 있다.
- ☐ 목가로돌기사이근은 가로돌기 사이에 위치해 있으며 아주 깊은 곳에 있다. 등세모근(trapezius), 머리널판근(splenius capitis), 목널판근(splenius cervicis) 그리고 머리반가시근(semispinalis capitis)은 모두 목가로돌기사이근보다 얕은 곳에 있다.
- ☐ 가로돌기사이근은 얕은뒤선 근막경선(superficial back line myofascial meridian) 내에 위치해 있다.

기타(Miscellaneous)

1. 앞쪽 목가로돌기사이근(anterior cervical intertransversarii)은 목척추가로돌기의 앞쪽결절에 붙어 있고, 뒤쪽 목가로돌기사이근(posterior cervical intertransversarii)은 목척추가로돌기의 뒤쪽결절에 붙어 있다. 허리 안쪽 가로돌기사이근(lumbar medial intertransversarii)은 허리척추뼈의 덧돌기(accessory processes)와 꼭지돌기(mammillary processes)에 붙고, 허리 가쪽 가로돌기사이근은 허리척추뼈의 가로돌기에 붙어 있다.
2. C1(atlas)과 C2(axis) 사이의 가로돌기사이근은 종종 없다.
3. 특히 등 부위에 가로돌기사이근은 존재하지 않는다. 갈비올림근(levatores costarum)과 갈비사이근(intercostals)은 등 부위에서 2쌍의 가로돌기사이근과 같은 종류라고 간주된다.
4. 척수신경의 배쪽·등쪽가지(rami)는 특히 목 부위에서 가로돌기사이근 사이를 지나고 가로돌기사이근을 뚫고 지나간다.

목빗근(Sternocleidomastoid; SCM) □

목빗근이라는 이름은 복장뼈(sternum)와 빗장뼈(clavicle) 그리고 관자뼈(temporal bone)의 꼭지돌기(mastoid process)에 붙어 있는 근육이라는 것을 말해 준다.

□ **어원**

Sterno: 그리스어. *복장뼈(sternum)*
Cleido: 그리스어. *빗장뼈(clavicle)*
Mastoid: 그리스어. *꼭지돌기(mastoid process)*

□ **발음**

STER-no-KLI-do-MAS-toyd

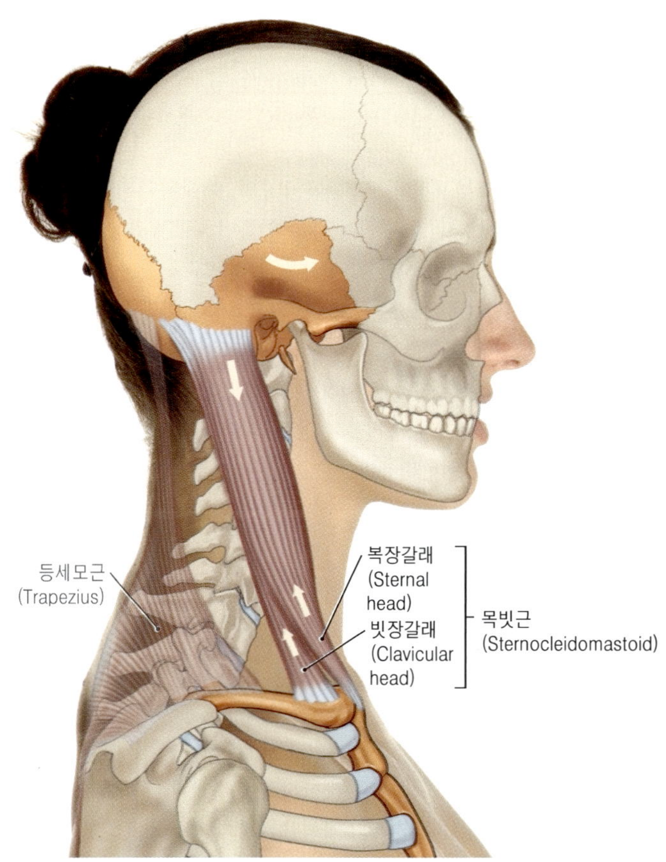

그림 10-19. 오른쪽 목빗근의 가쪽면. 등세모근은 희미하게 보인다.

부착점(Attachments)

- □ 복장뼈갈래(sternal head): 복장뼈자루(manubrium)
  - □ 앞위쪽면
- □ 빗장뼈갈래(clavicular head): 안쪽빗장뼈
  - □ 안쪽 1/3*에서부터*
- □ 관자뼈(temporal bone)의 꼭지돌기(mastoid process)
  - □ 그리고 뒤통수뼈의 위쪽 목덜미선(nuchal line)의 가쪽 1/2 *까지*

기능(Functions)

동심성(단축성) 작용근 작용

표준 작용근 작용	반대 작용근 작용
□ **1. 척추관절에서 아래 목을 굽힌다.**	□ 1. 복장뼈(sternum)와 빗장뼈(clavicle)를 올린다.
□ **2. 척추관절에서 위 목과 머리를 편다.**	
□ **3. 척추관절에서 목과 머리를 가쪽으로 굽힌다.**	
□ **4. 척추관절에서 목과 머리를 반대쪽으로 돌린다.**	□ 2. 척추관절에서 몸통을 같은 쪽으로 돌린다.

표준 작용근 작용 노트

- 목빗근(SCM)은 (근섬유들은 시상면에서 수직으로 주행하면서) 아래 목 관절을 앞쪽으로 가로지른다. 그러므로 이 근육은 목 척추관절에서 아래 목을 굽힌다(작용 1).
- 목빗근은 복장뼈·빗장뼈에서 머리까지 뒤쪽으로 올라가기 때문에, 이 근육은 위쪽 목관절을 뒤쪽으로 가로지른다. 그러므로 이 근육은 목 척추관절에서 위쪽 목을 펴고 고리뒤통수관절(atlanto-occipital joint)에서 머리를 편다(작용 2).
- 목빗근은 목의 한 부위를 굽힐 수 있고 다른 부위를 펼 수 있는 유일한 근육이다(모든 다른 근육들은 목을 굽히거나 펼 수 있다). 확실하게 나누어지는 선이 위치하는 곳은 대상자의 목의 굽은 정도에 의해 결정된다(작용 1, 2).
- 목빗근은 (근섬유들은 이마면에서 수직하게 주행하면서) 척추관절을 가쪽으로 가로지른다. 그러므로 목척추관절에서 목을 가쪽으로 굽히고, 고리뒤통수관절에서 머리를 가쪽으로 굽힌다(작용 3).
- 빗장뼈갈래는 목과 머리의 가쪽굽힘을 할 때 복장뼈갈래보다 활동적으로 작용한다(작용 3).
- 목빗근은 (근섬유들은 가로면에서 다소 수평적으로 주행하면서) 앞쪽으로 복장뼈와 빗장뼈에서 머리뼈(cranium)까지 더 뒤쪽으로 목 주변을 둘러싸고 있다. 목빗근이 수축하면, 목과 머리의 앞쪽면이 목빗근이 부착되어 있는 쪽에서부터 몸의 반대쪽을 향하게 하면서 머리뼈를 당긴다. 그러므로 목빗근은 목 척추와 고리뒤통수관절(AOJ)에서 머리를 반대쪽으로 돌린다(작용 4).
- 복장뼈갈래는 목과 머리는 반대쪽으로 돌릴 때 빗장뼈갈래보다 더 능동적이다(작용 4).

목빗근(Sternocleidomastoid; SCM) *(계속)*

반대 작용근 작용 노트

- 만약 목빗근의 머리쪽부착점이 고정되어 있으면, 반드시 복장뼈와 빗장뼈부착점이 움직일 것이다. 목빗근은 복장뼈와 빗장뼈로부터 수직으로 주행하는 근섬유를 가지고 있기 때문에, 복장뼈와 빗장뼈는 머리쪽부착점 쪽으로 올라갈 수 있다. 복장뼈와 빗장뼈를 올리는 것은 들숨(호흡을 들이마시는 것) 동안에 가슴우리 올림을 도울 수 있다. 그러므로 목빗근은 호흡보조근육이다(반대 작용 1).
- 목빗근의 머리쪽부착점이 고정되어 있으면, 복장뼈와 빗장뼈부착점은 가로면에서 당겨질 것이며 몸통 앞쪽면은 목빗근이 붙어 있는 몸과 같은쪽으로 향하게 될 것이다. 그러므로 목빗근은 척추관절에서 몸톰을 같은쪽으로 돌릴 수 있다(고정된 아래쪽척추에 대한 위쪽척추의 반대쪽돌림의 반대 작용은 고정된 위쪽척추에 대한 아래쪽척추의 같은쪽돌림이다). 이 반대 작용은 머리쪽부착점에 대해 몸통의 무게가 움직일 수 있도록 머리쪽부착점이 충분히 고정되어야 한다(반대 작용 2).

움직임

1. 목빗근은 빗면에서 1개의 당김선을 가지므로, 아래쪽 목의 굽힘, 머리와 위쪽 목의 폄, 머리와 목의 가쪽굽힘 그리고 반대쪽돌림이 결합된 하나의 움직임을 만든다.

편심성 길항근 기능

1. 척추관절에서 아래 목의 폄을 제한하고 느리게 한다.
2. 척추관절에서 위 목과 머리의 굽힘을 제한하고 느리게 한다.
3. 척추관절에서 목과 머리의 반대쪽·가쪽굽힘과 같은 방향 돌림을 제한하고 느리게 한다.
4. 복장뼈와 빗장뼈의 내림을 제한하고 느리게 한다.
5. 몸통의 같은쪽돌림을 제한하고 느리게 한다.

등척성 안정화 기능

1. 목 척추관절과 복장빗장관절(sternoclavicular joint)을 안정화시킨다.

등척성 안정화 기능 노트

- 목빗근은 고리뒤통수관절(AOJ)에서 머리를 포함하여 목 전체를 안정화시킨다. 또한 복장뼈, 빗장뼈에 붙으면서 복장빗장 관절의 안정화를 돕는다.

작용에 대한 추가적인 노트

1. 목빗근은 머리의 내밈(protraction: 앞쪽 이동)에 강하게 관여할 수 있다. 목빗근의 정확한 시상면에서의 작용인 머리의 내밈은 사실상 아래쪽 목 척추의 굽힘과 머리와 위쪽 목 척추의 폄이다.
2. 일부 자료들은 머리의 위치가 충분히 이동한다면 목 척추관절에 대한 목빗근의 당김선이 바뀌면서 위쪽 목에서의 목빗근의 작용은 폄에서 굽힘으로 바뀔 수 있다고 서술한다.
3. 목빗근이 아래쪽 목을 굽히거나 위쪽 목을 펴는 것 사이의 구분선은 개인의 목 척추의 자세에 따라 다르다. 아래 목 척추의 과소굽음증(hypolordosis)과 머리가 앞쪽으로 나오는 것(forward head carriage)이 더 증가할수록, 목빗근의 당김선이 목 척추관절의 더 뒤쪽으로 지나기 때문에 굽힘과 폄 사이에 구분선은 더 아래에 있을 것이다.
4. 또한 목빗근은 복장빗장관절에서 빗장뼈를 약하게 위쪽으로 돌릴 수 있을 것이다.

신경지배

- ☐ 척수더부신경[spinal accessory nerve(CN XI)]
  - ☐ 그리고 C2, C3

동맥공급

- ☐ 뒤통수와 뒤쪽귓바퀴동맥[바깥목동맥(external carotid artery)의 가지]
  - ☐ 그리고 위갑상동맥[superior thyroid artery: 바깥목동맥(external carotid artery)의 가지]

촉진

1. 대상자가 목과 머리를 반대 방향으로 돌린 채로 눕게 한다.
2. 그리고 나서 대상자가 머리와 목을 천장 쪽을 향해 공중으로 들어 올리도록 하면 목빗근은 눈에 보이게 수축할 것이다.
3. 목빗근의 부착점에서 부착점까지 촉진한다.

다른 구조와의 관계 (Relationship to other structures)

- ☐ 넓은목근(platysma)을 제외하고 (모든 앞쪽 목근육들보다 얕은 곳에 있는) 목빗근은 전체적으로 얕은 곳에 있다.
- ☐ 다음 근육들은 목빗근보다 깊은 곳에 있다(아래쪽부터 위쪽으로 나열된다): 목뿔아래근(infrahyoids), 목갈비근(scalenes), 어깨올림근(levator scapulae), 두힘살근(digastric) 그리고 머리널판근(splenius capitis).
- ☐ 관자뼈의 꼭지돌기와 뒤통수뼈의 위쪽 목덜미선(nuchal line) 목빗근의 부착점은 머리널판근보다 얕은 곳에 있고 등세모근보다 가쪽에 있다.
- ☐ 목빗근은 얕은앞선(superficial front line), 가쪽선(lateral line) 근막경선(myofascial merdians) 내에 위치해 있다.

기타(Miscellaneous)

1. 목빗근의 가장 큰 위쪽부착점은 관자뼈의 꼭지돌기 부착점이다. 하지만 목빗근은 뒤통수뼈에 부착되어 있는 얇은힘줄막의 부착점을 가지고 있다.

2. 온목동맥(common carotid artery)의 목동맥팽대(carotid sinus)는 목의 중간까지 목빗근보다 바로 깊은 곳 안쪽에 놓여 있다. 목동맥팽대가 압박되었을 때 혈압을 낮추기 위해 일어나는 신경학적 반사(neurologic reflex)를 고려하면, 특히 노약자에 대한 이 부위의 도수치료는 반드시 신중하게 행해져야 한다.
3. 목빗근과 목갈비근(scalenes)은 종종 교통사고로 인해 손상 받는다. 이 외상은 (마치 채찍질처럼) 머리와 목이 강하게 앞쪽과 뒤쪽으로 던져진다는 점에서 보통 *채찍질(whiplash)* 손상이라고 불린다. 머리와 목이 뒤쪽으로 던져지면, 목의 앞쪽 근육들은 찢어질 것이다. 또는 앞쪽 목근육의 연축(spasm)을 유발하는 목의 근방추(muscle spindle)반사가 일어날 수 있다. 머리와 목이 앞쪽으로 던져지게 되면 같은 외상이 뒤쪽 근육에 발생할 것이다.
4. 목빗근은 목의 다른 근육들을 촉진하는 훌륭한 랜드마크(landmark)이다. 목빗근의 뒤쪽(가쪽) 가장자리와 위등세모근의 앞쪽 가장자리를 찾고, 두 경계 사이에 위치해 있는 길고 좁은 세모공간(triangular space)을 촉진해보라. 이 세모 공간은 *목의 뒤쪽삼각형(posterior triangle)*이라고 불린다. 목빗근의 안쪽 가장자리를 찾는 것은 긴목근(longus colli)과 긴머리근(longus capitis)을 촉진하는 랜드마크로 사용될 수 있다.
5. 목빗근이 우세한 목굽힘근일 때, 이 근육은 (아래 목의 굽힘과 머리와 위 목의 폄에 의해 초래되는) 거북목자세[forward(내밀어진) head posture]에 기여한다. 이 근육은 머리의 중력 중심이 몸통 앞에 위치하도록 하여, 중력에 의해 머리가 굽혀지는 것을 방지하기 위해 목머리폄근(cervicocranial extensor)(예: 위등세모근, 머리반가시근)의 일정한 등척성 수축을 필요로 한다.
6. 목빗근의 과도한 수축과 그 결과로 나타나는 거북목 자세를 피하려면 바로 누운 자세에서 일어날 때 턱을 들고 일어나지 않도록 하는 것이 중요하다. 즉, 일어나려고 하기 전에 턱을 부드럽게 당기고 일어나도록 설명해 주어야 한다.

□ 목갈비근군(Scalene Group)

*목갈비근은 앞가쪽 목에서 발견되는 근육들의 군이다. 목갈비근은 앞목갈비근(anterior scalene), 중간목갈비근(middle scalene), 그리고 뒤목갈비근(posterior scalene)*의 3가지 근육들이 있다.

부착점(Attachments)

- □ 1개의 군으로서 목갈비근(scalene)은 위쪽으로 목 척추의 가로돌기에서부터 아래쪽으로 1~2번 갈비뼈까지 붙어 있다.
- □ 목갈비근들의 이름은 각 근육의 상대적인 위치를 가리킨다. 3개의 근육 중 앞목갈비근은 가장 앞쪽에 있고 뒤 목갈비근은 가장 뒤에 있으며 중간목갈비근은 중간에 있다.

기능(Functions)

- □ 1개의 군으로서 목갈비근(scalenes)은 척추관절에서 목을 굽히고 가쪽으로 굽히며 복장갈비(sternocostal)와 갈비척추(costospinal) 관절에서 1~2번 갈비뼈를 올린다.
- □ 목갈비근(scalenes)은 척추관절에서 목의 가쪽굽힘을 하는 작용근이라고 여겨진다.
- □ 1~2번 갈비뼈올림으로, 목갈비근은 가슴안(thoracic cavity)을 확장시키는 갈비뼈올림과 확장을 도울 수 있고, 폐가 흡기를 위해 확장되기 위한 더 많은 공간을 만든다. 그러므로 목갈비근은 호흡보조근육이다.
- □ 목 돌림과 관련하여 목갈비근의 역할에 대한 논쟁이 있다. 일부 자료들은 목갈비근이 반대쪽돌림을 수행한다고 서술한다. 다른 자료들은 같은쪽돌림을 수행한다고 서술한다. 또 다른 자료들은 목갈비근이 반대쪽돌림과 같은쪽돌림을 지정하지 않고 돌림을 수행한다고 기술한다. 여전히 다른 자료들은 이 문제에 관해 침묵한다. 근섬유의 방향과 당김선의 결과로 일어나는 것을 고려하면 모든 목갈비근 중 앞쪽목갈비근은 돌림을 수행하는 데 가장 적절하고 목척추관절에서 목의 반대쪽돌림을 수행할 것이다.

기타(Miscellaneous)

1. 목갈비근은 (목빗근의 뒤쪽·가쪽가장자리와 위등세모근의 위가장자리 그리고 빗장뼈에 의해 경계 지어지는) *목의 뒤쪽삼각형(posterior triangle of the neck)*에서 얕은 곳에 있다.
2. 목갈비근 중에서 중간목갈비근은 가장 길고 크며, 뒤쪽목갈비근은 가장 짧고 작다.
3. 목갈비근을 촉진할 때는 반드시 신중함이 요구되는데, 그 이유는 팔신경얼기(brachial plexus)신경과 빗장밑동맥(subclavian artery)들이 앞·중간목갈비근 사이에서 나오기 때문이다.
4. *작은목갈비근(scalenus minimus)*이라고 불리는, 가끔 존재하는 네 번째 목갈비근이 있다. 이 근육이 존재할 때, 보통 앞목갈비근(scalene)의 뒤쪽에서 발견되며, C7의 가로돌기(앞 결절)에서 1번 갈비뼈(안쪽 가장자리)와 폐의 가슴막에 부착한다.
5. 목갈비근(scalene)은 깊은앞선 근막경선(deep front line myofascial meridian) 내에 위치한다.

신경지배

□ 목갈비근(scalene)은 목척수신경[cervical spinal nerve(배쪽가지)]에 의해 지배된다.

동맥공급

□ 목갈비근(scalenes)으로의 동맥공급은 오름목동맥이나 가로목동맥에 의해 제공된다.

임상적 적용(Clinical applications)

- □ 목빗근과 목갈비근은 종종 교통사고의 결과로 손상 받는다. 이 외상은 머리와 목이 강하게 앞쪽과 뒤쪽으로 던져진다는 점에서 (마치 채찍질처럼) 보통 *채찍질(whiplash)* 손상이라고 불린다. 머리와 목이 뒤쪽으로 던져지면, 목의 앞쪽 근육들은 찢어질 것이다. 또는 앞쪽 목근육의 연축(spasm)을 유발하는 목의 근방추(muscle spindle) 반사가 일어날 수 있다. 머리와 목이 앞쪽으로 던져지면 같은 외상이 뒤쪽 근육에 발생할 것이다. 만약 머리와 목이 가쪽으로 던져진다면, 같은 외상은 반대쪽·가쪽굽힘 근육들에 발생할 것이다.
- □ 팔신경얼기(brachial plexus)신경과 빗장밑동맥(subclavian artery)들이 앞쪽목갈비근과 중간목갈비근 사이를 주행한다. 만약 이 근육들이 팽팽(tight)하면 이 신경과 동맥의 포착(entrapment)이 일어날 수 있다. 이것이 발생하면, 4가지 *가슴문증후군(thoracic outlet syndrome)* 중 하나인 *앞목갈비근증후군(anterior scalene syndrome)*이라고 불린다. 이러한 상황은 상지에 감각증상(sensory symptoms)[예: 저림(tingling), 통증(pain), 마비(numbness)]과 운동증상[예: 약화(weakness)와 부분 마비]을 유발할 수 있다.
- □ 목갈비근(scalenes)의 팽팽함은 *갈비빗장증후군(costoclavicular syndrome)*이라고 불리는 *가슴문증후군(thoracic outlet syndrome)*의 다른 유형에 기여할 수 있다. 갈비빗장증후군(costoclavicular syndrome)은 빗장뼈와 1번 갈비뼈 사이의 팔신경얼기(brachial plexus)신경과 빗장밑동맥·정맥(subclavian artery and vein)의 포착(entrapment)이다. 만약 목갈비근이 팽팽하다면 이 근육이 빗장뼈에 대하여 1번 갈비뼈를 위로 당기고 신경혈관 구조물을 압박하여 이러한 상태에 기여할 수 있다.

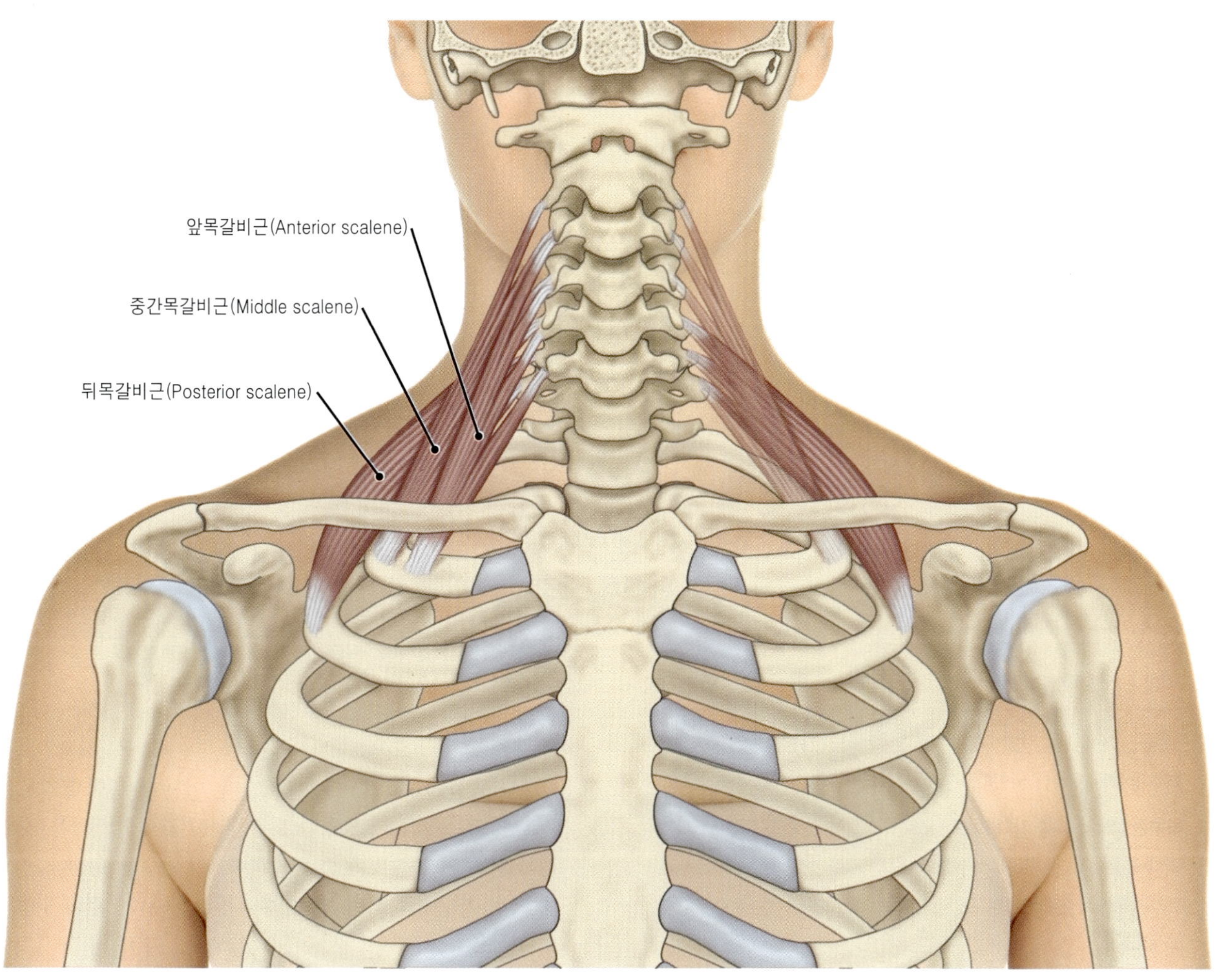

그림 10-20. 목갈비근의 앞쪽면. 3개의 모든 목갈비근은 오른쪽에서 보인다. 뒤목갈비근과 희미하게 보이는 중간목갈비근은 왼쪽에서 보인다.

□ 앞목갈비근[Anterior Scalene: 목갈비근군의(of Scalene Group)]

앞목갈비근이라는 이름은 이 근육이 계단 모양 또는 사다리꼴 모양을 가지고 있다는 것과 (중간목갈비근과 뒤목갈비근보다) 앞쪽으로 위치해 있다는 것을 말해 준다.

□ **어원**

Anterior: 라틴어. *전, 앞에*

Scalene: 라틴어. *평평하지 않은, 사다리*

□ **발음**

an–TEE–ri–or

SKAY–leen

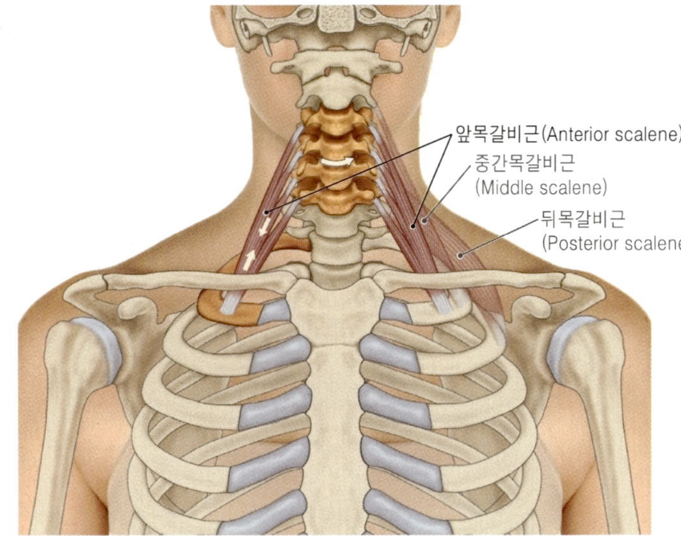

그림 10-21. 양쪽 앞목갈비근의 앞면. 다른 2개의 목갈비근은 왼쪽에 희미하게 보인다.

부착점(Attachments)

- □ 목척추의 가로돌기(transverse processes)
  - □ C3~6의 앞쪽 결절*에서부터*
- □ 1번 갈비뼈
  - □ 안쪽 가장자리(inner border)의 목갈비근결절(tubercle)*까지*

기능(Functions)

동심성(단축성) 작용근 작용

표준 작용근 작용	반대 작용근 작용
□ 1. 척추관절에서 목을 굽힌다.	□ 1. 복장갈비(sternocostal)관절과 갈비척추(costospinal)관절에서 1번 갈비뼈를 올린다.
□ 2. 척추관절에서 목을 가쪽으로 굽힌다.	
□ 3. 척추관절에서 목을 반대쪽으로 돌린다.	

표준 작용근 작용 노트

- 앞목갈비근은 (근섬유들은 시상면에서 수직으로 주행하면서) 목 척추관절을 앞쪽으로 가로지른다. 그러므로 이 근육은 목 척추관절에서 목을 굽힌다(작용 1).
- 앞목갈비근은 (근섬유들은 이마면에서 수직으로 주행하면서) 목 척추관절을 가쪽으로 가로지른다. 그러므로 이것은 목 척추관절에서 목을 가쪽으로 굽힌다(작용 2).
- 1번 갈비뼈에 있는 앞목갈비근의 부착점은 (근섬유들은 가로면에서 약간 수평으로 주행하면서) 가로돌기부착점보다 더 앞쪽이다. 앞목갈비근이 수축할 때, 이 근육은 척추뼈의 앞쪽면이 앞목갈비근이 부착된 쪽으로부터 몸 반대쪽을 향하도록 가로돌기(transverse processes)를 1번 갈비뼈를 향해 앞안쪽으로 당긴다. 그러므로 앞목갈비근은 목척추관절에서 목을 반대쪽으로 돌린다(작용 3).
- 목의 돌림과 관련하여 목갈비근의 역할에 대한 논쟁이 있다. 일부 자료들은 목갈비근이 반대쪽돌림을 수행한다고 서술한다. 다른 자료들은 같은쪽돌림을 수행한다고 서술한다. 다른 자료들은 목갈비근이 반대쪽돌림과 같은쪽돌림이 정해지지 않고 돌림을 수행한다고 서술하며, 또 다른 자료들은 이 문제에 대해 침묵을 지키고 있다. 근섬유의 방향과 당김선의 결과로 일어나는 것을 고려하면, 모든 목갈비근 중 앞목갈비근이 돌림을 수행하는 데 있어 가장 적절하고 목 척추관절에서 목의 반대쪽돌림을 수행할 것이다(작용 3).

반대 작용근 작용 노트

- 앞목갈비근(scalene)의 목쪽부착점이 고정되어 있으면, 1번 갈비뼈가 움직일 것이다. 앞목갈비근의 근섬유 방향이 1번 갈비뼈에서 목 척추까지 수직임을 고려하면, 앞목갈비근은 복장갈비(sternocostal)관절과 갈비척추(costospinal)관절에서 1번 갈비뼈를 올린다(반대 작용 1).
- 1번 갈비뼈를 올림으로써, 앞목갈비근은 가슴안(thoracic cavity)을 확장시키는 가슴우리의 올림과 확장을 도울 수 있고, 폐가 흡기를 위해 더 많은 공간을 만들도록 한다. 그러므로 앞목갈비근(scalene)은 호흡의 보조근육(accessory muscle)이다. 이 근육을 촉진하고자 할 때 근육의 수축이 들숨과 같이 일어남을 아는 것이 중요하다(반대 작용 1).

움직임

1. 앞목갈비근은 빗면에서 하나의 당김선을 가지므로, 척추관절에서 목의 굽힘과 가쪽굽힘 그리고 반대쪽돌림이 결합된 하나의 움직임을 만든다.

편심성 길항근 기능

1. 척추관절에서 목의 폄, 반대쪽·가쪽굽힘 그리고 같은쪽돌림을 제한하고 느리게 한다.
2. 복장갈비(sternocostal)관절과 갈비척추(costospinal)관절에서 1번 갈비뼈를 내리는 것을 제한하고 느리게 한다.

등척성 안정화 기능

1. 목척추관절들을 안정화시킨다.
2. 1번 갈비뼈를 안정화시킨다.

신경지배

- ☐ 목척수신경(cervical spinal nerve))
  - ☐ 배쪽가지, C4~6

동맥공급

- ☐ 오름목동맥(ascending cervical artery: 아래갑상동맥의 가지)

촉진

1. 대상자가 앉거나 눕게 하고 촉진하는 손가락을 빗장뼈 바로 위와 목빗근의 빗장뼈갈래의 가쪽가장자리 바로 가쪽에 놓는다.
2. 대상자가 코를 통해 짧고 빠르게 숨을 쉬도록 하고 앞목갈비근의 수축을 느낀다. 중간목갈비근 또한 수축할 것이다. 이것은 앞목갈비근의 바로 가쪽에 위치할 것이다.
3. Note: 팔신경얼기(brachial plexus)와 빗장밑동맥(subclavian artery)이 가깝기 때문에, 이 부분의 촉진은 반드시 주의해야 한다.

다른 구조와의 관계 (Relationship to other structures)

- ☐ 앞목갈비근은 *목의 뒤쪽삼각형(posterior triangle)*[목빗근, 위등세모근(upper trapezius) 그리고 빗장뼈(clavicle)에 의해 경계 지어지는]에서 얕은 곳에 있다.
- ☐ 앞목갈비근의 아랫부분은 빗장뼈와 어깨목뿔뼈(omohyoid)[그리고 모든 앞쪽 목 근육들보다 얕은 곳에 있는 넓은목근(platysma)]가 앞으로 가로지르는 것을 제외하고는 얕은 곳에 있다.
- ☐ 앞목갈비근의 위쪽 부분은 목빗근보다 깊은 곳에 있다.
- ☐ 앞목갈비근 바로 뒤가쪽에는 중간목갈비근이 있다.
- ☐ 앞목갈비근보다 깊은 곳에는 팔신경얼기(brachial plexus)의 신경, 빗장밑동맥 그리고 폐의 가슴막(pleural membrane)이 있다.
- ☐ 만약 긴목근(longus colli)의 위쪽 부분뿐만 아니라 앞목갈비근과 긴머리근 사이의 관계를 살펴보면, 목 척추의 가로돌기의 부착점이 중단되는 것을 제외하고는 1번 갈비뼈(앞목갈비근의 가장 아래쪽부착점)부터 고리뼈(C1)와 머리(긴목근과 긴머리근의 가장 위쪽부착점까지)로 연속적인 당김선이 있다는 것을 확인할 수 있다.
- ☐ 앞목갈비근은 깊은앞선 근막경선(deep front line myofascial meridian) 내에 위치해 있다.

기타(Miscellaneous)

1. 앞목갈비근(anterior scalene)은 앞목갈비근, 중간목갈비근(middle scalene) 그리고 뒤목갈비근(posterior scalene)으로 구성된 목갈비근군의 일부이다.
2. 팔신경얼기(brachial plexus)와 빗장밑동맥(subclavian artery)은 앞목갈비근과 중간목갈비근 사이를 주행한다. 만약 이 근육들이 팽팽해지면 신경과 동맥의 포착이 발생할 수 있다. 이것을 4가지 *가슴문증후군(thoracic outlet syndrome)* 유형 중에 하나인 *앞목갈비근증후군(anterior scalene syndrome)*이라고 부른다. 이러한 상태는 상지의 감각증상(sensory symptoms)[예: 저림(tingling), 통증(pain), 마비(numbness)]과 운동증상[예: 약화(weakness)와 부분마비]을 유발할 수 있다.
3. 앞목갈비근은 *갈비빗장증후군(costoclavicular syndrome)*이라고 불리는 *가슴문증후군(thoracic outlet syndrome)*의 다른 유형에 기여할 수 있다. 갈비빗장증후군(costoclavicular syndrome)은 빗장뼈와 1번 갈비뼈 사이의 팔신경얼기(brachial plexus)신경과 빗장밑동맥·정맥(subclavian artery and vein)의 *포착(entrapment)*이다. 만약 앞목갈비근이 팽팽하다면 이 근육이 빗장뼈에 대하여 1번 갈비뼈를 위로 당겨서 신경혈관 구조물을 압박하여 이러한 상태에 기여할 수 있다.
4. 온목동맥(common carotid artery)은 앞목갈비근의 위쪽부착점과 매우 가깝다. 온목동맥이 압박될 때 혈압을 낮추기 위해 일어나는 신경학적 반사(neurologic reflex)를 고려하면, 특히 노약자들에 대한 이 부위의 마사지는 반드시 신중하게 행해져야 한다.
5. 목빗근과 목갈비근은 종종 교통사고의 결과로 손상 받는다. 이 외상은 (마치 채찍질처럼) 머리와 목이 강하게 앞쪽과 뒤쪽으로 던져진다는 점에서 보통 *채찍질(whiplash)* 손상이라고 불린다. 머리와 목이 뒤쪽으로 던져지면, 목의 앞쪽근육들은 찢어질 것이다. 또는 앞쪽목근육의 연축(spasm)을 유발하는 목의 근방추(muscle spindle) 반사가 일어날 수 있다. 머리와 목이 앞쪽으로 던져지면 같은 외상이 뒤쪽근육에 발생할 것이다. 만약 머리와 목이 가쪽으로 던져진다면 같은 외상은 반대쪽·가쪽굽힘 근육들에 발생할 것이다.

□ 중간목갈비근[Middle Scalene: 목갈비근군의(of Scalene Group)]

중간목갈비근이라는 이름은 이 근육이 계단 모양 또는 사다리꼴 모양을 가지고 있다는 것과 목갈비근군에서 가운데(앞목갈비근과 뒤목갈비근 사이)에 위치해 있다는 것을 말해 준다.

□ **어원**

Middle: 라틴어. *중간(사이)*

Scalene: 라틴어. *평평하지 않은, 사다리*

□ **발음**

MI-dil

SKAY-leen

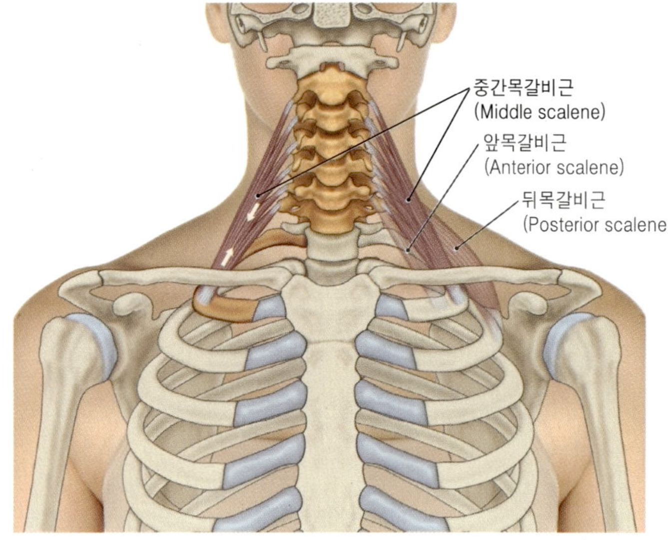

그림 10-22. 양쪽 중간목갈비근의 앞쪽면. 다른 2개의 목갈비근은 왼쪽에 희미하게 보인다.

부착점(Attachments)

□ 목척추의 가로돌기(transverse processes)

  □ C2~7의 뒤쪽결절*에서부터*

□ 1번 갈비뼈

  □ 위쪽면*까지*

기능(Functions)

동심성(단축성) 작용근 작용

표준 작용근 작용	반대 작용근 작용
□ 1. **척추관절에서 목을 굽힌다.** □ 2. **척추관절에서 목을 가쪽으로 굽힌다.**	□ 1. **복장갈비(sternocostal)관절과 갈비척추(costospinal)관절에서 1번 갈비뼈를 올린다.**

표준 작용근 작용 노트

- 중간목갈비근은 (근섬유들은 시상면에서 수직으로 주행하면서) 목척추관절을 앞쪽으로 가로지른다. 그러므로 이 근육은 목 척추관절에서 목을 굽힌다(작용 1).
- 중간목갈비근은 (근섬유들은 이마면에서 수직으로 주행하면서) 목 척추관절을 가쪽으로 가로지른다. 그러므로 이것은 목 척추관절에서 목을 가쪽으로 굽힌다(작용 2).

반대 작용근 작용 노트

- 중간목갈비근의 목쪽부착점이 고정되어 있으면 1번 갈비뼈가 움직일 것이다. 중간목갈비근의 근섬유 방향이 1번 갈비뼈에서 목척추까지 수직임을 고려하면, 중간목갈비근은 복장갈비(sternocostal)관절과 갈비척추(costospinal)관절에서 1번 갈비뼈를 올린다(반대 작용 1).
- 1번 갈비뼈를 올림으로써 중간목갈비근은 가슴안(thoracic cavity)을 확장시키는 가슴우리의 올림과 확장을 도울 수 있고, 폐가 흡기를 위해 더 많은 공간을 만들도록 한다. 그러므로 중간목갈비근은 호흡보조근(accessory muscle)이다. 이것을 촉진하기 위해 이 근육의 수축이 들숨과 함께 수축함을 아는 것이 중요하다(반대 작용 1).

움직임

1. 중간목갈비근(scalene)은 빗면에서 1개의 당김선을 가지므로 척추관절에서 목의 굽힘과 가쪽굽힘이 결합된 하나의 움직임을 만든다.

편심성 길항근 기능

1. 척추관절에서 목의 폄과 반대쪽·가쪽굽힘을 제한하고 느리게 한다.
2. 복장갈비(sternocostal)관절과 갈비척추(costospinal) 관절에서 1번 갈비뼈를 내리는 것을 제한하고 느리게 한다.

등척성 안정화 기능

1. 목척추관절들을 안정화시킨다.
2. 1번 갈비뼈를 안정화시킨다.

작용에 대한 추가적인 노트

1. 1번 갈비뼈에 붙어 있는 중간목갈비근의 부착점은 가로돌기부착점들보다 더 앞쪽에 있다. 그러므로 중간목갈비근도 앞목갈비근처럼 척추관절에서 목을 반대쪽으로 돌리는 능력을 가지고 있다.

신경지배

- ☐ 목척수신경(cervical spinal nerve)
  - ☐ 배쪽가지, C3~8

동맥공급

- ☐ 가로목동맥(갑상목동맥의 가지)

촉진

1. 대상자가 앉거나 눕게 하고, 촉진하려는 손가락을 빗장뼈 바로 위, *목의 뒤쪽삼각형(posterior triangle:* 목빗근과 위등세모근 사이) 가운데에 놓는다.
2. 대상자가 코를 통해 짧고 빠르게 숨을 쉬도록 하고 중간목갈비근의 수축을 느끼도록 한다. 앞목갈비근과 뒤목갈비근 또한 수축할 것이다. 앞목갈비근은 중간목갈비근보다 안쪽에 위치할 것이고 뒤목갈비근은 중간목갈비근보다 가쪽에 위치할 것이다.
3. Note: 팔신경얼기(brachial plexus)와 빗장밑동맥(subclavian artery)이 가깝기 때문에 이 부분의 촉진은 반드시 주의해야만 한다.

다른 구조와의 관계 (Relationship to other structures)

- ☐ 중간목갈비근은 *목의 뒤쪽삼각형(posterior triangle)*[목빗근, 위등세모근(upper trapezius) 그리고 빗장뼈(clavicle)에 의해 경계 지어지는]의 얕은 곳에 있다.
- ☐ 앞목갈비근과 마찬가지로, 중간목갈비근의 아랫부분은 빗장뼈와 어깨목뿔뼈(omohyoid)[그리고 모든 앞쪽 목 근육들보다 얕은 곳에 있는 넓은목근(platysma)]가 앞으로 지나가는 것을 제외하고는 얕은 곳에 있다.
- ☐ 앞목갈비근과 마찬가지로 중간목갈비근의 위쪽 부분은 목빗근보다 깊은 곳에 있다.
- ☐ 중간목갈비근의 바로 앞안쪽에 앞목갈비근이 있다.
- ☐ 중간목갈비근의 뒤가쪽에는 뒤목갈비근과 어깨올림근(levator scapulae)이 있다.
- ☐ 중간목갈비근은 깊은앞선 근막경선(deep front line myofascial meridian) 내에 위치해 있다.

기타(Miscellaneous)

1. 중간목갈비근(middle scalene)은 앞목갈비근(anterior scalene), 중간목갈비근 그리고 뒤목갈비근(posterior scalene)으로 구성된 목갈비근군의 일부이다.
2. 중간목갈비근은 목갈비근 중에서 가장 크고 길다.
3. 큰마름근으로 향하는 신경(등쪽 어깨뼈 신경)과 앞톱니근[serratus anterior: 긴가슴신경(long thoracic nerve)]으로 가는 척수신경 분절의 일부가 중간목갈비근을 뚫고 지나간다.
4. 팔신경얼기(brachial plexus)와 빗장밑동맥(subclavian artery)은 앞목갈비근과 중간목갈비근 사이를 주행한다. 만약 이 근육들이 팽팽해지면 신경과 동맥의 포착이 발생할 수 있다. 이것을 4가지 *가슴문증후군(thoracic outlet syndrome)* 유형 중에 하나인 *앞목갈비근증후군(anterior scalene syndrome)*이라고 부른다. 이 상태는 상지의 감각증상(sensory symptoms)[예: 저림(tingling), 통증(pain), 무감각(numbness)]과 운동증상[예: 약화(weakness)와 부분 마비]을 유발할 수 있다.
5. 중간목갈비근은 *갈비빗장증후군(costoclavicular syndrome)*이라고 불리는 *가슴문증후군(thoracic outlet syndrome)*의 다른 유형에 기여할 수 있다. 갈비빗장증후군은 빗장뼈와 1번 갈비뼈 사이에서 팔신경얼기(brachial plexus)신경과 빗장밑동맥·정맥(subclavian artery and vein)의 *포착(entrapment)*이다. 만약 중간목갈비근이 팽팽하다면 이 근육이 빗장뼈에 대하여 1번 갈비뼈를 위로 당겨서 신경혈관 구조물을 압박하여 이러한 상태에 기여할 수 있다.
6. 목빗근과 목갈비근은 종종 교통사고의 결과로 인해 손상 받는다. 이 외상은 (마치 채찍질처럼) 머리와 목이 강하게 앞쪽과 뒤쪽으로 던져진다는 점에서 보통 *채찍질(whiplash)* 손상이라고 불린다. 머리와 목이 뒤쪽으로 던져지면, 목의 앞쪽 근육들은 찢어질 것이다. 또는 앞쪽목근육의 연축(spasm)을 유발하는 목의 근방추(muscle spindle) 반사가 일어날 수 있다. 머리와 목이 앞쪽으로 던져지면 같은 외상이 뒤쪽 근육에 발생할 것이다. 만약 머리와 목이 가쪽으로 던져진다면, 같은 외상은 반대쪽·가쪽굽힘 근육들에 발생할 것이다.

☐ 뒤목갈비근[Posterior Scalene: 목갈비근군의(of Scalene Group)]

뒤목갈비근이라는 이름은 이 근육이 계단 모양 또는 사다리꼴 모양을 가지고 있다는 것과 목갈비근군에서 뒤(앞목갈비근과 중간목갈비근의 뒤쪽)에 위치해 있다는 것을 말해준다.

☐ **어원**

Posterior: 라틴어. *뒤에, 등쪽으로*

Scalene: 라틴어. *평평하지 않은, 사다리*

☐ **발음**

pos-TEE-ri-or

SKAY-leen

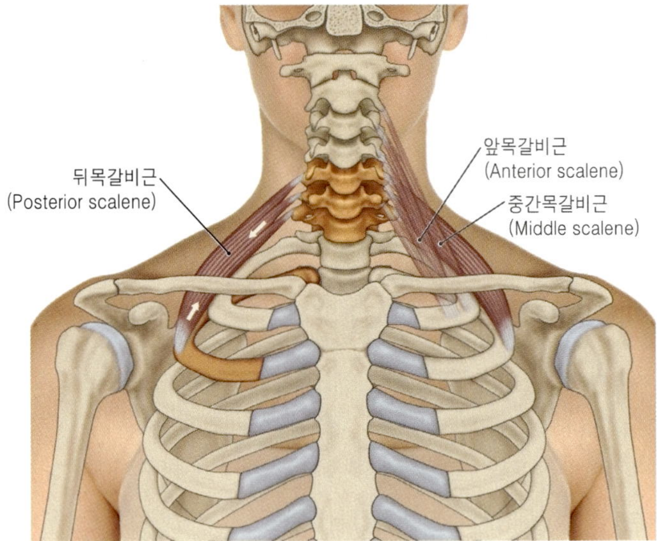

그림 10-23. 양쪽 뒤목갈비근의 앞면. 다른 2개의 목갈비근은 왼쪽에서 희미하게 보인다.

부착점(Attachments)

- ☐ 목척추의 가로돌기(transverse processes)
  - ☐ C5~7의 뒤쪽 결절*에서부터*
- ☐ 2번 갈비뼈
  - ☐ 바깥쪽면*까지*

기능(Functions)

동심성(단축성) 작용근 작용

표준 작용근 작용	반대 작용근 작용
☐ 1. 척추관절에서 목을 가쪽으로 굽힌다.	☐ 1. 복장갈비(sternocostal)관절과 갈비척추(costospinal)관절에서 2번 갈비뼈를 올린다.

표준 작용근 작용 노트

- 뒤목갈비근은 목척추관절을 가쪽으로 가로지른다(근섬유들은 이마면에서 수직으로 주행한다). 그러므로 이 근육은 목척추관절에서 목을 가쪽으로 굽힌다. 뒤목갈비근이 아래쪽 3개의 목척추만 가로지르는 것을 고려하면 가쪽굽힘 작용은 오직 아래 목에서만 발생할 것이다(작용 1).

반대 작용근 작용 노트

- 뒤목갈비근의 목쪽부착점이 고정되어 있으면 2번 갈비뼈가 움직일 것이다. 뒤목갈비근의 근섬유 방향이 2번 갈비뼈에서 목척추까지 수직임을 고려하면, 뒤목갈비근은 복장갈비(sternocostal)관절과 갈비척추(costospinal)관절에서 2번 갈비뼈를 올린다(반대 작용 1).
- 2번 갈비뼈 올림으로, 뒤목갈비근은 가슴안(thoracic cavity)을 확장시키는 가슴우리의 올림과 확장을 도울 수 있고, 폐가 흡기를 위해 더 많은 공간을 만들도록 한다. 그러므로 뒤목갈비근은 호흡보조근(accessory muscle)이다. 이것을 촉진하기 위해 이 근육의 들숨과 함께 수축함을 아는 것이 중요하다(반대 작용 1).

움직임

1. 뒤목갈비근은 이마면에서 하나의 당김선을 가지므로, 이 움직임은 이 척추관절에서 목을 가쪽으로 굽히는 기본면에서의 관절작용이다.

편심성 길항근 기능

1. 척추관절에서 목의 반대쪽·가쪽굽힘과 복장갈비(sternocostal)관절과 갈비척추(costospinal)관절에서 2번 갈비뼈를 내리는 것을 제한하고 느리게 한다.

등척성 안정화 기능

1. 아래목척추관절을 안정화시킨다.
2. 2번 갈비뼈를 안정화시킨다.

신경지배

- ☐ 목척수신경(cervical spinal nerve)
  - ☐ 배쪽가지, C6~8

동맥공급

- ☐ 가로목동맥(갑상목동맥의 가지)

촉진

1. 대상자가 앉게 하고 촉진하려는 손가락을 빗장뼈 바로 위쪽과 위등세모근(upper trapezius)의 빗장뼈부착점 바로 안쪽에 위치시킨다.
2. 대상자가 코를 통해 짧고 빠르게 숨을 쉬도록 하고 뒤목갈비근의 수축을 느낀다. 앞목갈비근과 중간목갈비근 또한 수축할 것이다. 그 근육들은 뒤목갈비근보다 안쪽에 위치한다.

다른 구조와의 관계 (Relationship to other structures)

- □ 뒤목갈비근은 *목의 뒤쪽삼각형(posterior triangle)*에서 얕은 곳에 있다[목빗근, 위등세모근(upper trapezius) 그리고 빗장뼈(clavicle)에 의해 경계지어지는]. 이 공간에서 뒤목갈비근은 위등세모근(upper trapezius)과 어깨올림근(levator scapulae)의 바로 앞·중간목갈비근의 바로 뒤쪽에 있다.
- □ 뒤목갈비근은 3개의 갈비근 중에 가장 뒤쪽에 있다. 따라서 뒤목갈비근은 아래 목에서 거의 바로 가쪽에 위치해 있으며 가쪽에서 봤을 때 가장 얕은 곳에 있다.
- □ 2번 갈비뼈에 부착하기 위해 뒤목갈비근은 1번 갈비뼈 위를 (바깥쪽에서) 지난다.
- □ 뒤목갈비근은 깊은앞선 근막경선(deep front line myofascial meridian) 내에 위치해 있다.

기타(Miscellaneous)

1. 뒤목갈비근(posterior scalene)은 앞목갈비근(anterior scalene), 중간목갈비근(middle scalene) 그리고 뒤목갈비근을 이루는 목갈비근군의 일부이다
2. 뒤목갈비근은 3개의 목갈비근 중에 가장 작고 짧다.
3. 목빗근과 목갈비근은 종종 교통사고의 결과로 손상 받는다. 이 외상은 (마치 채찍질처럼) 머리와 목이 강하게 한 방향으로 던져지고, 그런 다음 반대쪽 방향으로 던져진다는 점에서 보통 *채찍질(whiplash)* 손상이라고 불린다. 만약 머리와 목이 가쪽으로 던져지면, 반대쪽·가쪽굽힘 근육들은 찢어질 것이다. 또는 가쪽굽힘 목근육의 연축(spasm)을 유발하는 목의 근방추(muscle spindle)반사가 일어날 수 있다.
4. 뒤목갈비근은 촉진하고 구분하기 가장 어려운 목갈비근이다.

□ 척추앞근군(Prevertebral Group)

척추앞군은 앞쪽 목 깊은 곳에 자리 잡은 4개의 근육으로 구성되어 있다. 그들은 앞에서 봤을 때 척주의 바로 앞(전, 접두사 *pre-*)에 있기 때문에 척추앞근(prevertebrals)이라고 불린다. 척추앞군의 4개 근육들은 앞쪽 목의 긴목근(longus colli)과 머리의 긴머리근(longus capitis), 고리뼈(atlas)에서 뒤통수뼈(occiput)로 주행하는 2개의 작은앞머리곧은근(rectus capitis anterior)과 가쪽머리곧은근(rectus capitis lateralis)이다.

척추앞근육들은 목과 머리를 주로 안정화하는 기능을 하기 때문에 임상적으로 매우 중요하다. 이 근육들은 보통 채찍질 손상(whiplash trauma) 동안 목과 머리가 강하게 펴지도록 뒤로 던져졌을 때 흔히 손상을 받게 된다. 손상을 당하거나 많이 쓰게 되면(overused)[예: 많은 윗몸일으키기(sit-ups), 크런치(crunches), 컬업(curl-ups)을 할 때], 긴근육들은 특히 음식을 삼킬 때 인후통의 감각을 만든다. 하지만 이 2개의 곧은근들(rectus muscles)은 촉진하거나 작용하는 것이 어려운 반면에, 2개의 긴근(longus muscles)들은 접근하기가 상당히 쉽다.

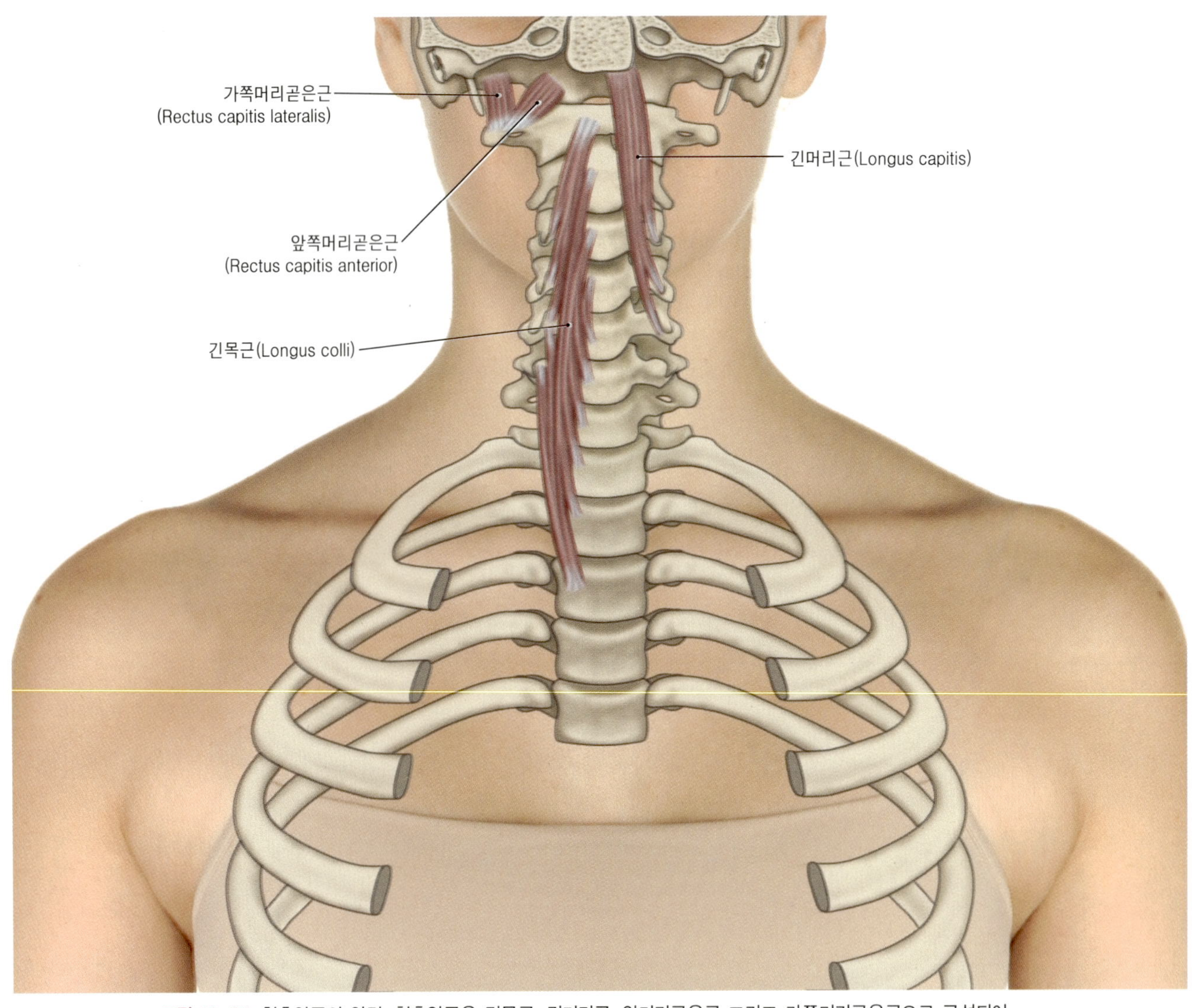

그림 10-24. 척추앞군의 앞면. 척추앞군은 긴목근, 긴머리근, 앞머리곧은근 그리고 가쪽머리곧은근으로 구성되어 있다. A, 긴목근, 앞머리곧은근 그리고 가쪽머리곧은근은 오른쪽에서 보인다. 긴머리근은 왼쪽에서 보인다. *(계속)*

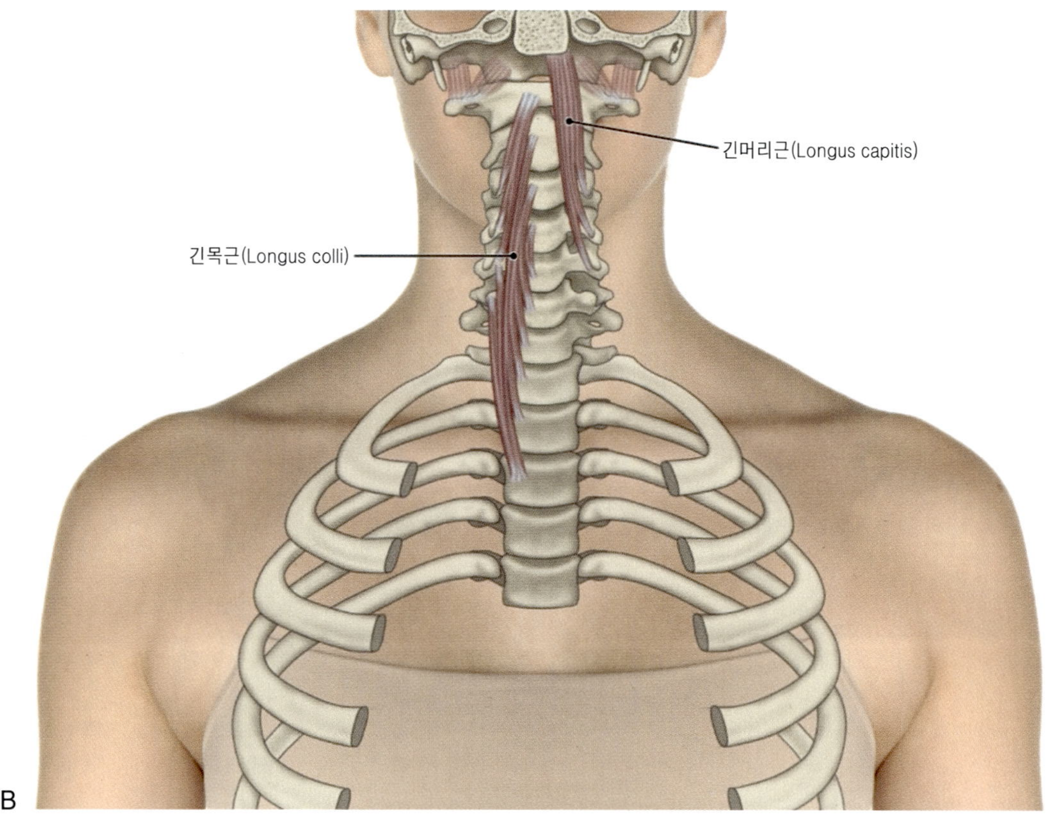

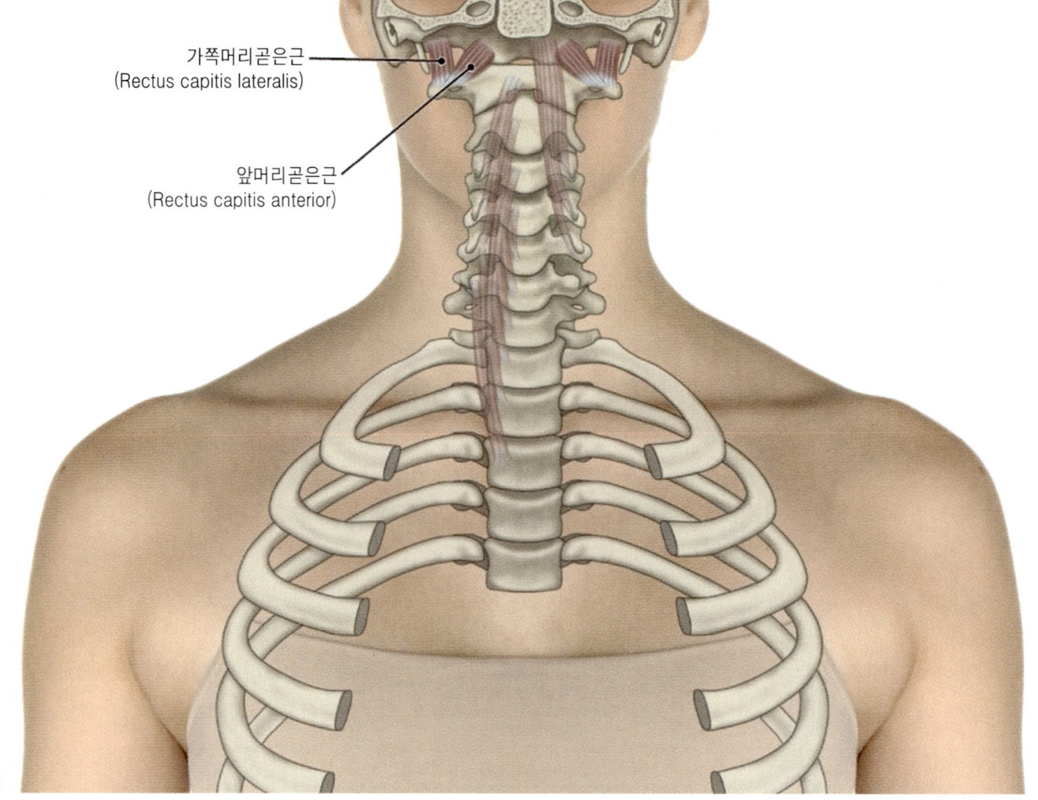

그림 10-24. *(계속)* **B**, 긴목근은 오른쪽에서 보이고, 긴머리근은 왼쪽에서 보인다. 앞머리곧은근과 가쪽머리곧은근은 양쪽에서 희미하게 보인다. **C**, 앞머리곧은근과 가쪽머리곧은근은 양쪽에서 보인다. 긴목근은 오른쪽에 희미하게 보이고 긴머리근은 왼쪽에 희미하게 보인다.

☐ 긴목근[Longus Colli: 척추앞근군의(of Prevertebral Group)]

긴목근이라는 이름은 목에서 발견되고 긴 근육이라는 것을 말해 준다.

☐ **어원**

Longus: 라틴어. *긴*

Colli: 라틴어. *목*

☐ **발음**

LONG-us

KOL-eye

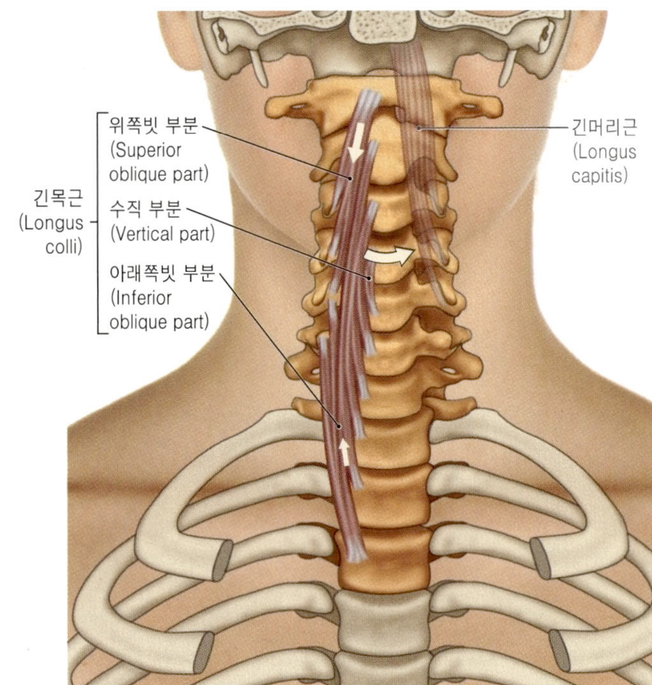

그림 10-25. 오른쪽 긴목근의 앞쪽면. 긴머리근은 왼쪽에 희미하게 보인다.

부착점(Attachments)

☐ **전체 근육: C3~T3 척추뼈의 가로돌기(transverse processes)와 앞쪽척추뼈몸통(anterior bodies)***에서부터*

☐ **전체 근육: C2~6 척추뼈의 가로돌기(transverse process), 앞쪽 척추뼈몸통 그리고 C1의 앞쪽 활(arch)***까지*

☐ 위쪽빗(oblique) 부분

- ☐ C3~T5의 가로돌기(transverse processes)*에서부터*
- ☐ C1의 앞쪽활(arch)*까지*

☐ 아래쪽빗(oblique) 부분

- ☐ T1~3의 앞쪽척추뼈몸통(anterior bodies)*에서부터*
- ☐ C5~6의 가로돌기(transverse processes)*까지*

☐ 수직 부분

- ☐ C5~T3의 앞쪽척추뼈몸통(anterior bodies)*에서부터*
- ☐ C2~4의 앞쪽척추뼈몸통(anterior bodies)*까지*

기능(Functions)

동심성(단축성) 작용근 작용

표준 작용근 작용	반대 작용근 작용
☐ **1. 척추관절에서 목을 굽힌다.**	☐ 1. 위목에 대해 아래목과 위등(upper back)을 굽힌다.
☐ 2. 척추관절에서 목을 가쪽으로 굽힌다.	☐ 2. 위목에 대해 아래목과 위등을 가쪽으로 굽힌다.
☐ 3. 척추관절에서 목을 반대쪽으로 돌린다.	☐ 3. 위목에 대해 아래목과 위등을 같은쪽으로 돌린다.

표준 작용근 작용 노트

- 긴목근은 (근섬유들은 시상면에서 수직 방향으로 주행하면서) 목의 관절을 앞쪽으로 가로지른다. 그러므로 목 척추관절에서 목을 굽힌다. 긴목근의 모든 부분은 이 움직임을 수행한다(작용 1).
- 긴목근은 목척추관절에서 목의 강한 굽힘근으로 간주된다(작용 1).
- 긴목근은 (근섬유들은 이마면에서 수직으로 주행하면서) 목의 관절을 가쪽으로 가로지른다. 그러므로 긴목근은 목척추관절에서 목을 가쪽으로 굽힌다. 특히 긴목근의 위·아래의 빗 부분들은 이 작용을 수행한다(작용 2).
- 긴목근의 아래쪽빗 부분의 근섬유들은 아래쪽척추뼈의 앞쪽척추뼈몸통의 안쪽(inferior oblique)에서부터 위쪽척추뼈의 가로돌기의 가쪽까지 주행한다. (그러므로 근섬유들은 가로면에서 약간 수평으로 주행한다.) 만약 아래쪽부착점이 고정되어 있고 긴목근이 수축한다면, 척추뼈의 앞쪽면이 긴목근이 부착된 몸쪽에서 반대쪽을 향하도록 위 부착점을 당긴다. 그러므로 긴목근은 목척추관절에서 목을 반대쪽으로 돌린다. 긴목근의 아래쪽빗 부분이 이 작용을 수행한다(작용 3).

반대 작용근 작용 노트

- 긴목근의 반대 작용은 위 부착점이 고정되어 있고 아래목과 위등(upper back)의 척추가 위목에 대해 움직일 때 발생한다. 이것은 보통 대상자가 누워 있어 아래 부착점이 움직일 때 일어난다(반대 작용 1, 2, 3).
- (고정된 아래 부착점에 대해) 위목의 반대쪽돌림에 대한 반대 작용은 (고정된 위 부착점에 대해) 같은쪽으로 아래쪽척추를 돌리는 것이다. 즉, 만약 오른쪽 부분의 긴목근이 위목의 왼쪽돌림을 하면 이 반대 작용은 위목에 대해 아래목과 위등(upper back)의 오른쪽 돌림이 될 것이다. 반대 작용은 보통 대상자가 누워 있어 아래부착점이 움직일 때 발생한다(반대 작용 3).

움직임

1. 긴목근은 빗면에서 1개의 당김선을 가지고 있어 척추관절에서 목의 굽힘, 가쪽굽힘 그리고 반대쪽돌림이 결합된 하나의 움직임을 만든다.

편심성 길항근 기능

1. 척추관절에서 목의 폄과 반대쪽·가쪽굽힘을 제한하고 느리게 한다.
2. 척추관절에서 목의 같은쪽돌림을 제한하고 느리게 한다.
3. 척추관절에서 (위 부착점에 대해) 아래목과 위등(upper back)의 반대쪽돌림을 제한하고 느리게 한다.

등척성 안정화 기능

1. 목과 위등척추관절을 안정화시킨다.

등척성 안정화 기능 노트

- 긴목근과 다른 척추앞근육들은 말하고, 삼키며, 기침하고, 재채기를 하는 동안 목과 머리를 고정(안정화)하는 데 중요하다. 또한 이 근육들은 빠른 팔의 움직임 동안 목을 고정하고 안정화시킨다.

작용에 대한 추가적인 노트

1. 많은 자료들은 긴목근이 척추관절에서 목을 같은쪽돌림 한다고 서술한다. 이 근육의 당김선을 보면, 위쪽 빗섬유가 같은쪽돌림을 위한 약한 당김선을 가지는 것처럼 보이지만, 아래쪽 빗섬유(oblique fiber)는 반대쪽돌림을 만들 것처럼 보인다. 이 근육이 목척추의 어떠한 돌림을 수행하느냐에 관계없이, 돌림을 위한 지렛대 힘(leverage force)이 약하기 때문에 돌림은 긴목근의 주요한 기능이 아니다.

신경지배

- ☐ 목척수신경(cervical spinal nerve)
  - ☐ 배쪽가지, C2~6

동맥공급

- ☐ 아래갑상동맥[inferior thyroid artery: 갑상목동맥(thyrocervical trunk)의 가지]과 척추동맥[vertebral artery: 빗장밑동맥(subclavian artery)의 가지]
  - ☐ 그리고 오름인두동맥[ascending pharyngeal artery: 바깥목동맥(external carotid artery)의 가지]

촉진

1. 대상자가 앉거나 눕도록 하고 목빗근 안쪽 가장자리보다 바로 안쪽에 촉진하려는 손을 놓는다.
2. 뒤쪽과 약간 안쪽 방향으로 대상자의 앞쪽 목을 부드럽지만 단단히 누르고 목척추의 척추뼈몸통과 가로돌기를 느낀다.
3. 대상자가 머리와 목을 약한 저항에 대하여 굽히게 하고 긴목근의 수축을 느낀다. 긴목근을 긴머리근(longus capitis)으로부터 구분하는 것은 어렵다.
4. Note: 온목동맥(common carotid artery), 후두(larynx) 그리고 목구멍(trachea)이 근처에 위치하기 때문에 이 부위를 촉진할 때 주의해야 한다.

다른 구조와의 관계 (Relationship to other structures)

- ☐ 긴목근은 (긴머리근과 같이) 앞쪽 목에 깊숙이 있다. 긴목근은 목뿔뼈(hyoid bone), 목뿔위(suprahyoid), 목뿔아래(infrahyoid), 후두, 기관 및 식도보다 깊게 있다. 긴목근은 목과 위쪽 등척추뼈몸통에 대하여 놓여 있다.
- ☐ 긴목근은 일반적으로 긴머리근보다 아래쪽(inferior)에 있다. 그들이 겹치는 곳에는 긴목근이 긴머리근보다 깊게(deep) 있다.
- ☐ 긴목근(그리고 긴머리근)과 앞목갈비근의 관계를 살펴보면, 목 척추의 가로돌기의 부착점이 중단되는 것을 제외하고는, 1번 갈비뼈(앞목갈비근의 가장 아래쪽부착점)부터 고리뼈(C1)와 머리(긴목근과 긴머리근의 가장 위쪽부착점까지)로 연속적인 당김선이 있다는 것을 확인할 수 있다.
- ☐ 긴목근의 아랫부분(아래쪽 빗부분의 아랫부분)은 복장뼈보다 깊은 곳에 놓여 있다.
- ☐ 긴목근은 깊은앞선 근막경선(deep front line myofascial meridian) 내에 위치한다.

기타(Miscellaneous)

1. 긴목근과 긴머리근은 종종 앞머리곧은근(rectus capitis anterior)과 가쪽머리곧은근(rectus capitis lateralis)과 함께 군을 이루며 *척추앞근육들(prevertebral muscles)*이라고 불린다. (앞쪽에서 볼 때 그들은 척주 앞에 있다.)
2. 긴목근은 3부분을 가지고 있다: *위쪽빗 부분*, *아래쪽빗 부분* 그리고 *수직 부분*.
3. 긴목근의 부착점에는 일반적인 패턴이 있다. 수직 부분의 부착점은 앞척추뼈몸통부터 앞척추뼈몸통까지이다. 아래쪽빗 부분의 부착점은 앞척추뼈몸통에서 가로돌기(transverse processes)까지이다. 위쪽빗 부분의 부착점은 가로돌기부터 고리뼈(atlas, C1)의 앞활(arch)까지이다. 긴목근의 모든 가로돌기부착점은 가로돌기의 앞쪽 결절에 있다.
4. 긴목근과 긴머리근은 (마치 채찍질처럼) 머리와 목이 강하게 앞쪽과 뒤쪽으로 던져졌을 때 받는 채찍질(whiplash) 사고에서 종종 손상을 받는다.
5. 또한 긴목근과 긴머리근은 많은 윗몸일으키기(sit-ups), 크런치(crunches) 그리고 컬업(curl-ups) 운동을 하는 동안 종종 악화된다.
6. 말하고, 삼키고, 기침하고, 재채기를 하는 것은 긴목근이 팽팽(tight)하거나 손상 받은 사람들에게 앞쪽 목 깊은 곳의 통증을 악화시킬 수 있다.
7. 긴목근과 긴머리근이 팽팽한 대상자들은 특히 삼킬 때 인후통이 있는 것처럼 느껴진다고 기술한다.

□ 긴머리근[Longus Capitis: 척추앞근군의(of Prevertebral Group)]

긴머리근이라는 이름은 이 근육이 길고 머리에 붙어 있다는 것을 말해 준다.

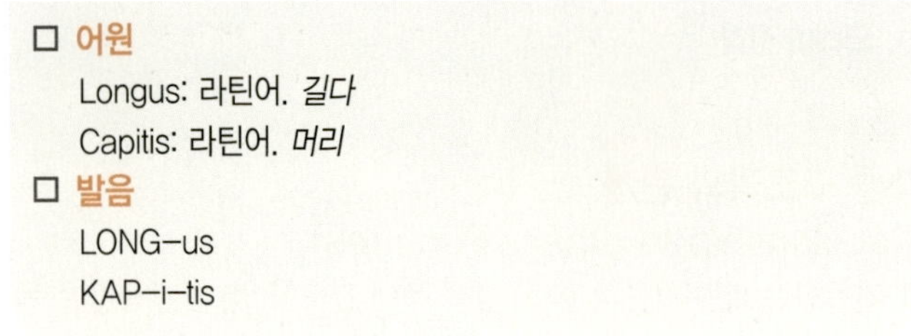

□ 어원
Longus: 라틴어, *길다*
Capitis: 라틴어, *머리*
□ 발음
LONG-us
KAP-i-tis

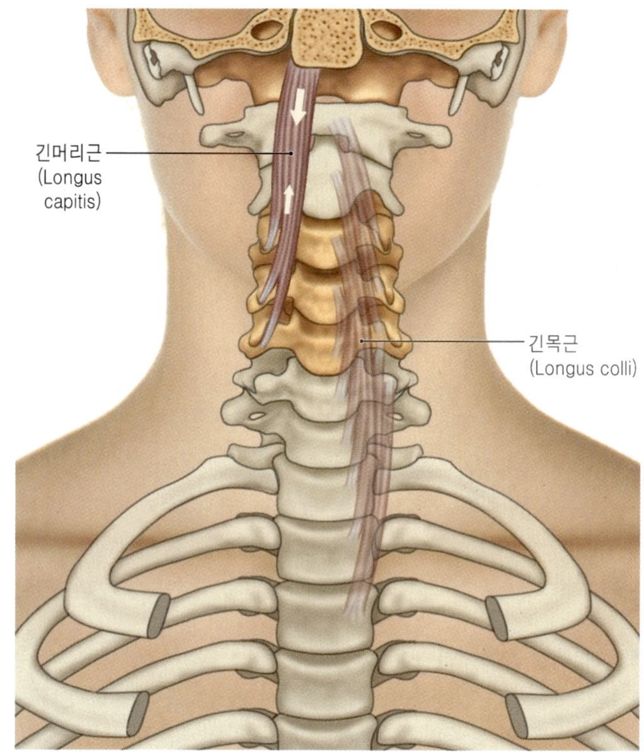

그림 10-26. 오른쪽 긴머리근의 앞쪽면. 긴목근은 왼쪽에서 희미하게 보인다.

부착점(Attachments)

□ 목척추뼈의 가로돌기(transverse processes)
  □ C3~5의 앞쪽 결절*에서부터*

□ 뒤통수뼈
  □ 뒤통수뼈의 바닥 부분(basilar part)의 아래쪽면[큰구멍(foramen magnum) 바로 앞쪽]*까지*

기능(Functions)

동심성(단축성) 작용근 작용

표준 작용근 작용	반대 작용근 작용
□ **1. 척추관절에서 목과 머리를 굽힌다.**	□ 1. 머리에 대해 아래목을 굽힌다.
□ 2. 척추관절에서 목과 머리를 가쪽으로 굽힌다	□ 2. 머리에 대해 아래목을 가쪽으로 굽힌다.

표준 작용근 작용 노트

- 긴머리근은 (근섬유들은 시상면에서 수직으로 주행하면서) 고리뒤통수관절(atlanto-occipital joint)과 위쪽 목의 관절들을 앞쪽으로 가로지른다. 그러므로 고리뒤통수관절에서 머리를 굽히고, 목척추관절에서 위목을 굽힌다(작용 1).
- 긴머리근은 (근섬유들은 이마면에서 수직으로 주행하면서) 고리뒤통수관절과 위목의 관절들을 가쪽으로 가로지른다. 그러므로 고리뒤통수관절에서 머리를 가쪽으로 굽히고 목척추관절에서 위목을 가쪽으로 굽힌다(작용 2).

반대 작용근 작용 노트

- 긴머리근의 일반적인 작용은 고정된 아래 부착점에 대해 위목과 머리를 움직이는 것이다. 긴머리근의 반대 작용은 위목과 머리에 대해 고정된 아래목의 척추들이 움직일 때 일어난다. 이것은 대상자가 누워서 아래 부착점이 움직일 수 있을 때 일어난다(반대 작용 1, 2).

움직임

1. 긴머리근은 빗면에서 1개의 당김선을 가지므로 척추관절에서 목의 굽힘과 가쪽굽힘이 결합된 하나의 움직임을 만든다.

편심성 길항근 기능

1. 척추관절에서 목과 머리의 폄과 반대쪽·가쪽굽힘을 제한하고 느리게 한다.

등척성 안정화 기능

1. 고리뒤통수관절에서 머리를 포함하여 위목척추관절을 안정화시킨다.

등척성 안정화 기능 노트

- 긴머리근과 다른 척추앞근육들은 말하고, 삼키고, 기침하고, 재채기를 하는 동안 목과 머리를 고정(안정화)하는 데 중요하다. 또한 그들은 팔의 빠른 움직임 동안 목을 고정 및 안정화시킨다.

작용에 대한 추가적인 노트

1. 일부 자료들은 긴머리근이 척추관절에서 머리와 목을 돌릴 수 있다고 서술하지만, 같은쪽으로 돌림인지 반대쪽으로 돌림인지에 대한 논란이 있다. 긴머리근의 근섬유 방향을 고려하면 당김선이 머리와 목의 같은쪽돌림을 유발하는 것처럼 보인다. 방향에 관계없이 돌림은 긴머리근의 강한 작용은 아닐 것이다.

신경지배

- ☐ 목척수신경(cervical spinal nerve)
  - ☐ 배쪽가지, C1~3

동맥공급

- ☐ 아래갑상동맥[inferior thyroid artery: 갑상목동맥(thyrocervical trunk)의 가지]와 척추동맥[vertebral artery: 빗장밑동맥(subclavian artery)의 가지]
  - ☐ 그리고 오름인두동맥[ascending pharyngeal artery: 바깥목동맥(external carotid artery)의 가지]

촉진

1. 대상자가 앉거나 눕도록 하고, 목빗근의 안쪽 가장자리보다 안쪽에 촉진하려는 손을 놓는다.
2. 뒤쪽과 약간 안쪽 방향으로 대상자의 앞목을 부드럽지만 단단히 누르고, 목척추의 척추뼈몸통과 가로돌기를 느낀다.
3. 약한 저항에 대해 대상자가 머리와 목을 굽히게 하고 긴머리근의 수축을 느낀다. 긴목근(longus colli)으로부터 긴머리근을 구분해 내는 것은 어렵다.
4. Note: 온목동맥(common carotid artery), 후두(larynx) 그리고 목구멍(trachea)이 주위에 위치해 있기 때문에 이 부위를 촉진할 때 주의해야 한다.

다른 구조와의 관계 (Relationship to other structures)

- ☐ 긴머리근은 앞쪽 목의 깊은 곳에 있다(긴목근과 함께). 긴머리근은 목뿔뼈(hyoid bone), 목뿔위(suprahyoid)근육, 기관(trachea), 식도(esophagus)보다 깊은 곳에 있다.
- ☐ 긴머리근은 일반적으로 긴목근(longus colli)보다 위(superior)에 있다. 두 근육들이 겹쳐지는 곳에서는 긴목근이 긴머리근보다 깊은(deep) 곳에 있다. 앞머리곧은근(rectus capitis anterior) 또한 긴머리근보다 깊은 곳에 있다.
- ☐ 만약 긴머리근[긴목근의 위쪽 부분(superior part)]과 앞목갈비근 사이의 관계를 본다면, 목척추가로돌기 부착점의 중단을 제외하고는, 1번 갈비뼈(앞목갈비근의 가장 아래쪽부착점)부터 고리뼈(atlas)와 머리(긴목근과 긴머리근의 가장 위쪽부착점)까지 연속적인 당김선이 있다.
- ☐ 긴머리근은 깊은앞선 근막경선(deep front line myofascial meridian) 내에 위치한다.

기타(Miscellaneous)

1. 긴머리근, 긴목근 그리고 앞머리곧은근(rectus capitis anterior)과 가쪽머리곧은근(rectus capitis lateralis)은 종종 같이 군을 이루며 *척추앞근육(prevertebral muscles)*이라고 불린다. [앞에서 보면, 이 근육들은 척주 앞{즉, 전(*pre*-)}에 있다.]
2. 긴머리근의 척추부착점들은 다양하다. 긴머리근은 종종 C6에 붙어 있다.
3. 긴머리근과 긴목근은 (마치 채찍질처럼) 종종 머리와 목이 앞쪽과 뒤쪽으로 강하게 던져졌을 때 받는 채찍질(whiplash) 사고에서 손상을 받는다.
4. 또한 긴머리근과 긴목근은 많은 윗몸일으키기(sit-ups), 크런치(crunche), 컬업(curl-ups) 운동을 수행하는 동안 종종 악화된다.
5. 말하고, 삼키고, 기침하고, 재채기를 하는 것은 긴머리근이 팽팽(tight)하거나 손상 받은 사람들에서 깊은앞쪽목의 통증(deep anterior neck pain)을 악화시킬 수 있다.
6. 특히 긴목근과 긴머리근이 팽팽한 대상자들은 종종 삼킬 때 인후통이 있는 것처럼 느껴진다고 설명한다.

□ 앞머리곧은근[Rectus Capitis Anterior: 척추앞근군의(of Prevertebral Group)]

앞머리곧은근이라는 이름은 근섬유가 곧게 주행한다는 것과 머리에 앞쪽으로 붙어 있다는 것을 말해 준다.

□ **어원**

Rectus: 라틴어. *곧은*

Capitis: 라틴어. *머리*

Anterior: 라틴어. *전, 앞에*

□ **발음**

REK-tus

KAP-i-tis

an-TEE-ri-or

앞머리곧은근
(Rectus capitis
anterior)

가쪽머리곧은근
(Rectus capitis
lateralis)

그림 10-27. 양쪽 앞머리곧은근의 앞쪽면. 가쪽머리곧은근은 왼쪽에서 희미하게 보인다.

부착점(Attachments)

□ 고리뼈(atlas, C1)

- □ 가로돌기(transverse process) 바닥(base)의 앞쪽면*에서부터*

□ 뒤통수뼈(occiput)

- □ 뒤통수바닥부분(basilar part)의 아래쪽면[큰구멍(foramen magnum)의 바로 앞쪽]*까지*

기능(Functions)

동심성(단축성) 작용근 작용

표준 작용근 작용	반대 작용근 작용
□ **1. 고리뒤통수관절에서 머리를 굽힌다.**	□ 1. 고리뒤통수관절에서 머리에 대해 고리뼈를 굽힌다.

표준 작용근 작용 노트

- 앞머리곧은근은 (근섬유들은 시상면에서 수직으로 주행하면서) 고리뼈(C1)와 뒤통수 사이의 고리뒤통수관절 앞쪽으로 가로지른다. 그러므로 이것은 고리뒤통수관절에서 고리뼈에 대해 머리를 굽힌다(작용 1).

반대 작용근 작용 노트

- 앞머리곧은근의 일반적인 작용은 고리뼈(atlas)에 대해 머리를 굽히는 것이다. 고리뒤통수관절에서 머리를 고정시키거나 머리쪽으로 고리뼈를 굽힌다면 반대 작용이 일어날 것이다. 이것은 일반적으로 대상자가 누워 있어서 아래쪽부착점이 움직일 때(예: 대상자가 눕고 발을 들어 올리고 넘겨서 머리 뒤로 가져오는 동작을 할 때)만 일어난다(반대 작용 1).

움직임

1. 앞머리곧은근은 시상면에서 하나의 당김선을 가지므로, 이 근육의 움직임은 고리뒤통수관절에서 머리를 굽히는 기본면에서의 관절 작용이다.

편심성 길항근 기능

1. 고리뒤통수관절에서 폄을 제한하고 느리게 한다.

등척성 안정화 기능

1. 고리뒤통수관절에서 머리를 안정화시킨다.

등척성 안정화 기능 노트

- 앞머리곧은근과 다른 척추앞근육들은 말하고, 삼키며, 기침하고, 재채기를 하는 동안 목과 머리를 고정(안정화)하는 데 중요하다.

작용에 대한 추가적인 노트

1. 일부 자료들은 앞머리곧은근이 고리뒤통수관절에서 머리를 돌릴 수 있다고 서술한다. 하지만 같은쪽돌림을 만들어내는지 아니면 반대쪽돌림을 만들어 내는지에 대해 논란이 있다. 이 근육의 당김선을 보면, 아마도 같은쪽돌림을 만들 것이다. 어느 쪽이든 돌리는 힘은 약할 것이다.
2. 일부 자료들은 앞머리곧은근이 고리뒤통수관절에서 머리를 가쪽으로 굽힌다고 서술한다. 당김선은 이 근육이 가쪽굽힘을 만들 수 있다고 나타나지만 이 힘은 약할 것이다.

신경지배

□ 목척수신경(cervical spinal nerve))

- □ 배쪽가지, C1~2

앞머리곧은근[Rectus Capitis Anterior: 척추앞근군의(of Prevertebral Group)] (계속)

동맥공급

☐ 척추동맥[빗장밑동맥(subclavian artery)의 가지]

촉진

1. 앞머리곧은근은 고리뼈와 뒤통수뼈 사이의 앞쪽목에 아주 깊고 높게 위치해 있어 보통 촉진되지 않는다.

다른 구조와의 관계 (Relationship to other structures)

☐ 앞머리곧은근은 앞쪽목의 아주 깊은 곳에 있다.

☐ 앞머리곧은근의 바로 얕은 곳에는 긴머리근(longus capitis)이 있다.

☐ 고리뼈의 앞머리곧은근 부착점은 고리뼈의 가쪽머리곧은근(rectus capitis lateralis)의 부착점 바로 안쪽에 있다. 고리뼈 부착점에서, 앞머리곧은근은 뒤통수에 부착하기 위해 위와 안쪽으로 주행하는 반면, 가쪽머리곧은근은 뒤통수에 부착하기 위해 위와 약간 가쪽으로 주행한다.

☐ 앞머리곧은근은 깊은앞선 근막경선(deep front line myofascial meridian) 내에 위치한다.

기타(Miscellaneous)

1. 앞머리곧은근과 가쪽머리곧은근은 종종 긴목근(longus colli), 긴머리근(longus capitis)과 함께 군을 이루며 *척추앞근육들(prevertebral muscles)*이라고 불린다. [앞쪽에서 보면 근육들은 척주 앞{즉, 전(*pre-*)}에 있다.]
2. 앞머리곧은근 이외에 가쪽머리곧은근(rectus capitis lateralis), 큰뒤머리곧은근(rectus capitis posterior major) 그리고 작은뒤머리곧은근(rectus capitis posterior minor)이 있다. 이 4개의 근육들은 뒤통수에 붙는다[그러므로 *머리근(capitis)*이다].
3. 앞머리곧은근은 채찍질 사고(whiplash accident)에서 종종 손상 받는다.
4. 앞머리곧은근은 말하고, 삼키며, 기침하고, 재채기할 때 머리를 안정화하도록 수축하기 때문에, 이런 활동들은 앞머리곧은근이 팽팽(tight)하거나 손상 받은 사람들의 깊은 앞쪽 목의 통증을 악화시킬 수 있다.

☐ 가쪽머리곧은근[Rectus Capitis Lateralis: 척추앞근군의(of Prevertebral Group)]

가쪽머리곧은근이라는 이름은 근섬유가 곧게 주행한다는 것과 머리 가쪽에 붙어 있다는 것을 말해 준다.

☐ **어원**

Rectus: 라틴어. *곧은*

Capitis: 라틴어. *머리*

Lateralis: 라틴어. *옆*

☐ **발음**

REK-tus

KAP-i-tis

la-ter-A-lis

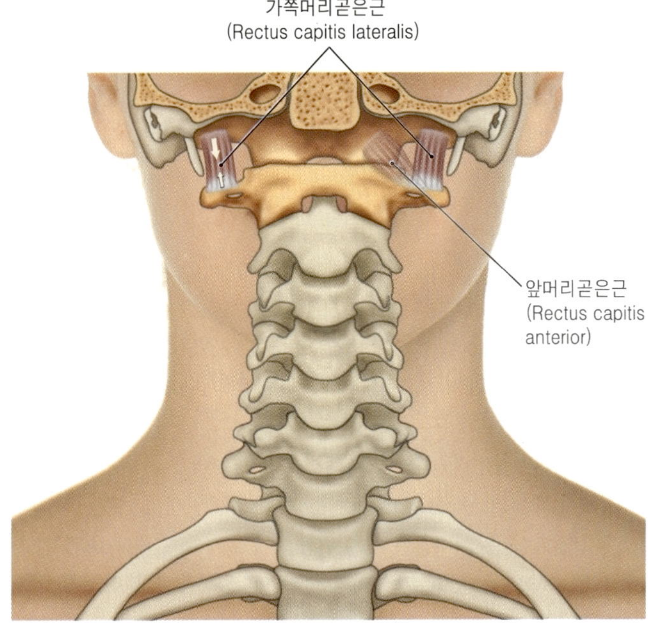

그림 10-28. 양쪽 가쪽머리곧은근의 앞쪽면. 앞머리곧은근은 왼쪽에 희미하게 보인다.

부착점(Attachments)

☐ **고리뼈(atlas, C1)**
- ☐ 가로돌기(transverse process)의 위쪽면*에서부터*

☐ **뒤통수뼈(occiput)**
- ☐ 뒤통수뼈 목정맥구멍돌기(jugular process)의 아래쪽면*까지*

기능(Functions)

동심성(단축성) 작용근 작용

표준 작용근 작용	반대 작용근 작용
☐ **1. 고리뒤통수관절에서 머리를 가쪽으로 굽힌다.**	☐ 1. 고리뒤통수관절에서 머리에 대해 고리뼈(atlas)를 가쪽으로 굽힌다

표준 작용근 작용 노트

- 가쪽머리곧은근은 (근섬유들은 이마면에서 수직으로 주행하면서) 고리뼈(C1)과 뒤통수 사이의 고리뒤통수관절을 가쪽으로 가로지른다. 그러므로 가쪽머리곧은근은 고리뒤통수관절에서 고리뼈 위의 머리를 가쪽으로 굽힌다(작용 1).

반대 작용근 작용 노트

- 가쪽머리곧은근의 일반적인 작용은 고리뼈(atlas)에 대해 머리를 가쪽으로 굽히는 것이다. 고리뒤통수관절에서 머리가 고정되고 머리쪽으로 고리뼈(atlas)를 가쪽으로 굽힌다면 반대 작용이 일어날 것이다. 이것은 보통 대상자가 누워 있어서 아래쪽부착점이 움직일 때만 일어난다(반대 작용 1).

움직임

1. 가쪽머리곧은근은 이마면에서 하나의 당김선을 가지므로, 가쪽머리곧은근의 움직임은 고리뒤통수관절에서 머리를 가쪽으로 굽히는 기본면에서의 관절 작용이다.

편심성 길항근 기능

1. 고리뒤통수관절에서 반대쪽·가쪽굽힘을 제한하고 느리게 한다.

등척성 안정화 기능

1. 고리뒤통수관절에서 머리를 안정화시킨다.

작용에 대한 추가적인 노트

1. 일부 자료들은 가쪽머리곧은근이 고리뒤통수관절에서 머리를 굽힐 수 있다고 서술한다. 가쪽머리곧은근의 당김선이 시상면에서의 움직임을 위한 축보다 앞쪽에 있다(즉, 이 근육은 척주뼈를 앞쪽으로 가로지른다)는 것을 고려하면, 가쪽머리곧은근은 고리뒤통수관절에서 머리를 굽히는 능력을 가질 것이다. 하지만 지렛대 힘(leverage force)이 작고 머리의 굽힘은 이 근육의 약한 작용일 것이다.
2. 가쪽머리곧은근은 바로 수직으로 주행한다. 그러므로 몸이 해부학적 자세에 있을 때, 돌림에 대한 모멘트암(moment arm)을 가지지 않는다. 하지만 머리가 먼저 돌려지면 가쪽머리곧은근은 머리를 해부학적 자세로 다시 돌리는 능력을 가질 것이다. 그러므로 가쪽머리곧은근은 *재-회전근(de-rotator)*이다.
3. 가쪽머리곧은근과 다른 척추앞근육들은 말하고, 삼키고, 기침하고, 재채기를 하는 동안 목과 머리를 고정(안정화)하는 데 있어 중요하다.

신경지배

- ☐ 목척수신경(cervical spinal nerve)
  - ☐ 배쪽가지, C1~2

동맥공급

- ☐ 척추동맥[vertebral artery: 빗장밑동맥(subclavian artery)의 가지]과 뒤통수동맥[occipital artery: 바깥목동맥(external carotid artery)의 가지]

촉진

1. 대상자가 앉거나 눕게 하고 고리뼈(atlas)의 가로돌기 바로 위쪽으로 촉진하려는 손가락을 놓는다[고리뼈의 가로돌기는 아래턱뼈(mandible)의 가지 뒤에, 관자뼈(temporal bone)의 꼭지돌기(mastoid process) 앞에, 그리고 귀 아래에 있다].
2. 고리뼈의 가로돌기 위쪽으로 조금 더 깊게 촉진하고 가쪽머리곧은근을 느낀다. 인접한 구조물로부터 이 근육의 근육힘살(belly)을 구별하는 것은 어렵다.
3. Note: 관자뼈의 붓돌기(styloid process)는 이 부위와 매우 가깝다. 붓돌기는 아주 민감한 구조물이기 때문에 압력을 너무 많이 가하지 않도록 주의해야 한다.

다른 구조와의 관계 (Relationship to other structures)

- ☐ 가쪽머리곧은근은 앞가쪽 목에 깊게 있다.
- ☐ 고리뼈의 가쪽머리곧은근 부착점은 고리뼈의 앞머리곧은근 부착점 바로 가쪽에 있다. 고리뼈 부착점으로부터 가쪽머리곧은근은 뒤통수뼈에 붙어서 위쪽과 약간 가쪽으로 주행하지만 앞머리곧은근은 뒤통수뼈에 붙어서 위쪽과 안쪽으로 주행한다.
- ☐ 가쪽에서 봤을 때 관자뼈(temporal bone)의 붓돌기는 가쪽머리곧은근보다 얕은 곳에 있다.
- ☐ 가쪽머리곧은근은 깊은앞선(deep front line), 가쪽선(lateral line) 근막경선(myofascial meridians) 내에 포함될 것이다.

기타(Miscellaneous)

1. 가쪽머리곧은근과 앞머리곧은근은 종종 긴목근(longus colli), 긴머리근(longus capitis)과 함께 군을 이루며 척추앞근육들(*prevertebral muscles*)이라고 불린다. [앞쪽에서 바라볼 때 그들은 척추 앞{즉, 전(*pre*-)}에 있다.]
2. 가쪽머리곧은근 이외에 앞머리곧은근, 큰뒤머리곧은근(rectus capitis posterior major), 작은뒤머리곧은근(rectus capitis posterior minor)이 있다. 이 4개의 근육들은 뒤통수에 붙는다[그러므로 *머리근(capitis)*이다].
3. 가쪽머리곧은근은 채찍질 사고(whiplash accident)에서 종종 손상 받는다.
4. 가쪽머리곧은근은 말하고, 삼키고, 기침하고, 재채기할 때 머리를 안정하도록 수축하기 때문에, 이 활동들은 가쪽머리곧은근이 팽팽(tight)하거나 손상 받은 사람들에서 깊은 앞쪽 목의 통증을 악화시킬 수 있다.
5. 가쪽머리곧은근은 척추의 뒤가로돌기사이근(posterior intertransversarii)과 같은 종류라고 여겨진다.

□ 머리널판근(Splenius Capitis)

머리널판근*이라는 이름은 이 근육이 붕대(좁은 직사각형)처럼 생겼고 머리에 부착되어 있다는 것을 말해 준다.*

□ **어원**
Splenius: 그리스어. *붕대*
Capitis: 라틴어. *머리*

□ **발음**
SPLEE-nee-us
KAP-i-tis

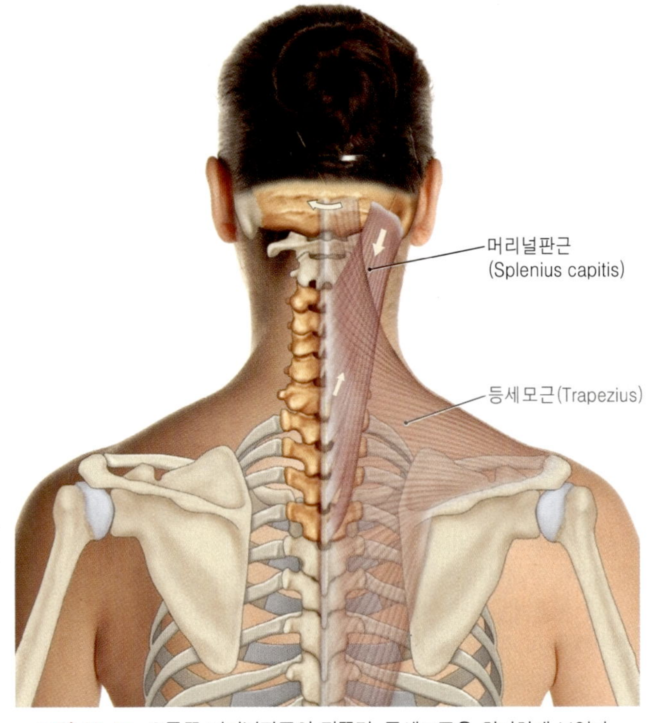

그림 10-29. 오른쪽 머리널판근의 뒤쪽면. 등세모근은 희미하게 보인다.

부착점(Attachments)

□ C3~6의 목덜미인대(nuchal ligament)와 C7~T4의 가시돌기(spinous processes)*에서부터*

□ 관자뼈(temporal bone)의 꼭지돌기(mastoid process)와 뒤통수뼈

　□ 뒤통수뼈 위쪽 목덜미선의 가쪽 1/3*까지*

기능(Functions)

동심성(단축성) 작용근 작용

표준 작용근 작용	반대 작용근 작용
□ 1. **척추관절에서 머리와 목을 편다.**	□ 1. 머리와 위목척추뼈에 대해 아래목척추뼈와 위등척추뼈를 편다.
□ 2. **척추관절에서 머리와 목을 가쪽으로 굽힌다.**	□ 2. 머리와 위목척추뼈에 대해 아래목척추뼈와 위등척추뼈를 가쪽으로 굽힌다.
□ 3. **척추관절에서 머리와 목을 같은쪽으로 돌린다.**	□ 3. 머리와 위목척추뼈에 대해 아래목척추뼈와 위등척추뼈를 반대쪽으로 돌린다.

표준 작용근 작용 노트

- 머리널판근은 (근섬유들은 시상면에서 수직으로 주행하면서) 고리뒤통수관절과 목척추의 관절들을 뒤쪽으로 가로지른다. 그러므로 머리널판근은 고리뒤통수관절에서 머리를 펴고 목척추관절에서 목을 편다(작용 1).
- 머리널판근은 (근섬유들은 이마면에서 수직으로 주행하면서) 고리뒤통수관절과 목척추의 관절들을 가쪽으로 가로지른다. 그러므로 머리널판근은 고리뒤통수관절에서 머리를 가쪽으로 굽히고, 목척추관절에서 목을 가쪽으로 굽힌다(작용 2).
- 머리널판근은 (근섬유들은 가로면에서 다소 수평으로 주행하면서) 목덜미인대·가시돌기 부착점에 붙고 목 주위 앞쪽으로 감싸서 머리뼈에 붙는다. 머리널판근이 수축하면 머리와 목의 앞쪽면이 머리널판근이 붙어 있는 몸의 같은 방향을 향하도록 하면서 머리 부착점을 뒤안쪽으로 당긴다. 그러므로 머리널판근은 고리뒤통수관절에서 머리를 같은쪽으로 돌리고 목척추관절에서 목을 같은쪽으로 돌린다(작용 3).

반대 작용근 작용 노트

- 척추의 움직임을 생각할 때, 일반적으로 우리는 고정된 아래쪽척추에 대한 위쪽척추의 움직임을 생각한다. 하지만 고정된 위쪽척추에 대한 아래쪽척추를 움직이는 반대 작용 또한 가능하다. 이것은 보통 대상자가 누워서 아래 부착점이 움직일 때 발생한다(반대 작용 1, 2, 3).
- 고정된 아래쪽척추에 대한 머리와 위쪽척추의 같은쪽돌림의 반대 작용은 고정된 머리와 위쪽척추에 대한 아래쪽척추를 반대로 돌리는 것이다. 즉, 오른쪽 머리널판근이 머리와 목을 오른쪽으로 돌린다면, 반대 작용은 위등과 아래목척추의 왼쪽돌림이 될 것이다(반대 작용 3).

움직임

1. 머리널판근이 빗면에서 1개의 당김선을 가지므로 척추관절에서 머리와 목의 폄, 가쪽굽힘 그리고 같은쪽돌림이 결합된 하나의 움직임을 만든다.

편심성 길항근 기능

1. 머리와 목의 굽힘, 반대쪽·가쪽굽힘 그리고 반대쪽돌림을 제한하고 느리게 한다.
2. 머리에 대해 아래쪽척추부착점의 굽힘, 반대쪽·가쪽굽힘 그리고 같은쪽돌림을 제한하고 느리게 한다.

등척성 안정화 기능

1. 머리, 목, 위등척추를 안정화시킨다.

신경지배

- □ 목척수신경(cervical spinal nerve))
  - □ 중간목척수신경(middle cervical spinal nerve)의 등쪽가지

동맥공급

- □ 뒤통수동맥[occipital artery: 바깥목동맥(external carotid artery)가지]

촉진

1. 대상자를 앉게 하고, *목의 뒤쪽삼각형(posterior triangle)* 윗면(목빗근과 위등세모근 사이 부분)에 촉진하려는 손가락을 놓는다.
2. 대상자가 머리와 목을 능동적으로 돌리도록 하고 같은쪽 머리널판근의 수축을 느낀다. 저항이 더해질 수 있다.
3. 목빗근보다 깊은 곳에 있는 위쪽부착점과 위등세모근보다 깊은 곳에 있는 아래쪽부착점을 향해 머리널판근을 계속해서 촉진하도록 한다.

다른 구조와의 관계 (Relationship to other structures)

- □ 머리널판근의 대부분은 아래쪽으로 위등세모근(upper trapezius)과 위쪽으로 목빗근보다 깊게 있다.
- □ 머리널판근의 가장 아랫부분은 작은마름근(rhomboid minor)과 위뒤톱니근(serratus posterior superior)보다 깊게 있다.
- □ 꼭지돌기(mastoid process)에 있는 머리널판근의 부착점은 목빗근보다 깊은 곳(앞쪽)에 있지만 머리가장긴근(longissimus capitis)보다 얕은 곳(뒤쪽)에 있다.
- □ 등세모근(trapezius)과 목빗근 사이 *목의 뒤쪽삼각형(posterior triangle)* 얕은 곳에 머리널판근의 작은 부분이 있다.
- □ 목널판근의 아랫부분은 머리널판근의 바로 아래에 놓여 있다.
- □ 머리널판근과 목널판근이 겹쳐진 곳에, 목널판근이 머리널판근보다 깊은 곳에 있다.
- □ 척주세움근군은 머리널판근보다 깊은 곳에 놓여 있다.
- □ 머리널판근은 가쪽선(lateral line), 나선(spiral line) 근막경선(myofascial meridians) 내에 위치한다.

기타(Miscellaneous)

1. 왼쪽·오른쪽 머리널판근은 양쪽으로 V 모양을 형성한다. 이 V 모양 때문에 왼쪽·오른쪽 머리널판근은 가끔 *골프티(golf tee)* 근육으로도 알려져 있다.
2. 머리널판근의 아래 부착점은 다양하고 종종 아래쪽으로 T3의 가시돌기까지에만 붙어 있다.
3. 머리널판근의 꼭지돌기는 목빗근 부착점(머리널판근보다 뒤쪽에 있는)과 머리가장긴근(longissimus: 머리널판근보다 앞쪽에 있는)의 부착점 사이에 끼여 있다.
4. 머리널판근과 목널판근은 자주 섞인다. 정의에 따르면, 머리 위쪽으로 붙어 있는 근섬유들은 머리널판근으로 정의되고 목 척추에 위쪽으로 붙어 있는 근섬유는 목널판근(splenius cervicis)이라고 정의된다.

☐ 목널판근(Splenius Cervicis)

목널판근이라는 이름은 이 근육이 붕대(좁은 직사각형)처럼 생겼고 목 척추(목)에 부착되어 있다는 것을 말해 준다.

☐ **어원**

Splenius: 그리스어, *붕대*

Cervicis: 라틴어, *목 척추*

☐ **발음**

SPLEE-nee-us

SER-vi-sis

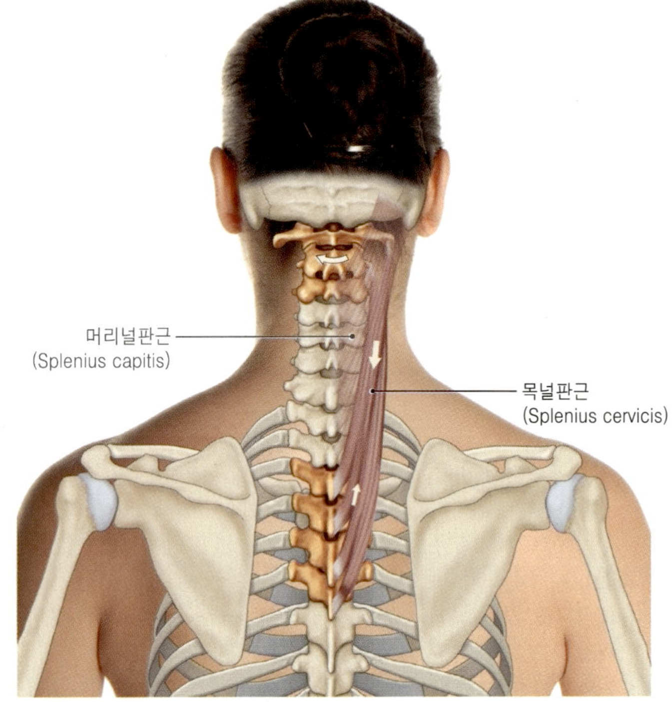

그림 10-30. 오른쪽 목널판근의 뒤쪽면. 머리널판근은 희미하게 보인다.

부착점(Attachments)

☐ T3~6 가시돌기(spinous processes)*에서부터*

☐ C1~3 가로돌기(transverse processes)*까지*

  ☐ 가로돌기의 뒤쪽 결절

기능(Functions)

동심성(단축성) 작용근 작용

표준 작용근 작용	반대 작용근 작용
☐ **1. 척추관절에서 목을 편다.**	☐ 1. 위목척추에 대해 위등척추를 편다.
☐ **2. 척추관절에서 목을 가쪽으로 굽힌다.**	☐ 2. 위목척추에 대해 위등척추를 가쪽으로 굽힌다.
☐ **3. 척추관절에서 목을 같은쪽으로 돌린다.**	☐ 3. 위목척추에 대해 위등척추를 반대쪽으로 돌린다.

표준 작용근 작용 노트

- 목널판근은 (근섬유들은 시상면에서 수직으로 주행하면서) 목척추뼈를 뒤쪽으로 가로지른다. 그러므로 목널판근은 목척추관절에서 목을 편다(작용 1).
- 목널판근은 (근섬유들은 이마면에서 수직으로 주행하면서) 목 척추뼈를 가쪽으로 가로지른다. 그러므로 목널판근은 목척추관절에서 목을 가쪽으로 굽힌다(작용 2).
- 목널판근은 (근섬유들은 가로면에서 다소 수평 방향으로 주행하면서) 위등 부위의 가시돌기로부터 위목가로돌기에 붙기 위해 목을 앞쪽으로 감싼다. 목널판근이 수축하면, 목널판근은 목의 앞쪽면이 목널판근이 붙어 있는 쪽을 향하도록 하면서 목을 뒤안쪽으로 당긴다. 그러므로 목척추관절에서 목널판근은 목을 같은쪽으로 돌린다(작용 3).

반대 작용근 작용 노트

- 척추의 움직임을 생각할 때, 우리는 보통 고정된 아래쪽척추에 대한 위쪽척추의 움직임을 생각한다. 하지만 고정된 위쪽척추에 대한 아래쪽척추를 움직이는 반대 작용 또한 가능하다. 이것은 보통 대상자가 누워서 아래 부착점이 움직일 때 발생한다(반대 작용 1, 2, 3).
- 고정된 아래쪽척추에 대한 위쪽척추의 같은쪽돌림의 반대 작용은 고정된 위쪽척추에 대해 아래쪽척추를 반대로 돌리는 것이다. 즉, 만약 오른쪽목널판근이 목을 오른쪽으로 돌린다면, 이것의 반대 작용은 위등의 왼쪽돌림이 될 것이다(반대 작용 3).

움직임

1. 목널판근은 빗면에서 1개의 당김선을 가지므로 척추관절에서 목의 폄, 가쪽굽힘 그리고 같은쪽돌림이 결합된 하나의 움직임을 만든다.

편심성 길항근 기능

1. 목의 굽힘, 반대 방향 가쪽굽힘 그리고 반대쪽돌림을 제한하고 느리게 한다.
2. 위쪽척추에 대한 아래쪽척추의 굽힘, 반대 가쪽굽힘 그리고 같은쪽돌림을 제한하고 느리게 한다.

등척성 안정화 기능

1. 목과 위등척추를 안정화시킨다.

작용에 대한 추가적인 노트

1. 머리널판근(splenius capitis)과 목널판근은 머리널판근이 머리와 목을 돌리는 것을 제외하고 같은 작용을 갖지만 목널판근은 오직 목만 움직인다[머리널판근은 머리에 붙어서 고리뒤통수관절(atlanto-occipital joint)을 지나기 때문에 머리를 움직인다. 목널판근은 머리를 움직이지 않는다].

신경지배

- ☐ 목척수신경(cervical spinal nerve)
  - ☐ 아래목척수신경(lower cervical spinal nerve)의 등쪽가지

동맥공급

- ☐ 뒤통수동맥[occipital artery: 바깥목동맥(external carotid artery)의 가지]와 위뒤갈비사이동맥(upper posterior intercostal arteries)의 등쪽가지

촉진

1. 대상자가 앉도록 하고 머리널판근(splenius capitis)과 어깨올림근(levator scapulae) 사이의 목널판근 위에 촉진하려는 손을 놓는다.
2. 대상자가 목을 능동적으로 돌리도록 요구하고 목널판근에 같은 방향의 수축을 느낀다. 약한 저항을 줄 수 있다.
3. 가능한 한 많은 목널판근을 촉진한다.
4. Note: 인접한 구조물로부터 이 근육을 촉진하고 구별하는 것이 어려울 수 있다.

다른 구조와의 관계 (Relationship to other structures)

- ☐ 목널판근은 등세모근(trapezius), 마름근(rhomboids) 그리고 위뒤톱니근(serratus posterior superior)보다 깊은 곳에 있다. 이 근육의 위 부착점 쪽으로 목널판근이 머리널판근보다 깊은 곳에 있다.
- ☐ 뒤에서 봤을 때, 목널판근의 목 가로돌기부착점은 어깨올림근(levator scapulae)과 목갈비근(scalene)의 목 가로돌기부착점보다 얕은 곳(뒤쪽)에 있다.
- ☐ 목널판근의 아랫부분은 머리널판근(splenius capitis) 바로 아래쪽에 놓여 있다.
- ☐ 척주세움근 구조물은 목널판근보다 깊은 곳에 있다.
- ☐ 목널판근은 나선 근막경선(spiral line myofascial meridian) 내에 위치한다.

기타(Miscellaneous)

1. 왼쪽·오른쪽 목널판근은 양쪽으로 V 모양을 형성한다.
2. 목널판근의 위쪽부착점은 다양하며 종종 C1~2의 가로돌기(transverse processe)에만 붙어 있다.

□ 뒤통수밑근육군(Suboccipital Group)

뒤통수밑근육(suboccipitals)은 뒤통수 뒤쪽 부위에 깊게 위치하는 4개의 짧은 근육들의 군이다. 뒤통수밑근육에는 큰뒤머리곧은근(rectus capitis posterior major), 작은뒤머리곧은근(rectus capitis posterior minor), 아래머리빗근(obliquus capitis inferior) 그리고 위머리빗근(obliquus capitis superior)의 4개 근육들이 있다.

부착점(Attachments)

뒤통수밑 근육들의 이름들은 일반적으로 그 근섬유 방향을 언급한다.

- □ *Rectus*는 '곧다'는 의미이다. 큰뒤머리곧은근과 작은뒤머리곧은근은 각각 C2의 가시돌기와 C1의 뒤쪽 결절에 붙어 있으며 뒤통수의 아래 목덜미선까지 거의 곧게 위로 주행한다.
- □ *Obliquus*는 '비스듬하다'는 의미이다. 아래머리빗근은 C2의 가시돌기부터 C1의 가로돌기까지 비스듬하게 있으며 위머리빗근은 C1의 가로돌기부터 뒤통수뼈(아래·위목덜미선 사이)까지 비스듬하게 붙어 있다.
- □ 뒤통수밑근육들은 등세모근(upper trapezius), 목빗근, 머리널판근(splenius capitis) 그리고 머리반가시근(semispinalis capitis)(가로돌기사이근육군의)보다 깊은곳에서 발견된다.

기능(Functions)

- □ 뒤통수밑근육군의 주요 작용들은 고리뒤통수관절에서 목과 머리를 펴고 앞쪽으로 이동(내밈)시키는 것이다.
- □ 아래머리빗근(obliquus capitis inferior)은 고리중쇠(atlan-toaxial)관절에서 중쇠뼈 위의 고리뼈를 같은 방향으로 돌린다.
- □ 뒤통수밑근육들은 작용근보다는 머리의 자세를 미세하게 조절하는 자세 안정화 근육으로 더 중요하게 생각될 수 있다.
- □ 일부 자료들은 뒤통수밑근육군의 주된 역할이 머리와 위목척추뼈의 섬세한 모니터링을 제공하기 위한 고유감각(proprioceptive)이라고 믿는다.

기타(Miscellaneous)

1. 뒤통수밑 부위에는 뒤통수밑근육들만 위치하는 것은 아니다. 팽팽한(tight) 근육들이 그 부위에서 촉진될 때, 그 근육들이 항상 뒤통수밑근육들인 것은 아니다. 그 근육들은 등세모근(trapezius), 머리널판근(splenius capitis), 목널판근(splenius cervicis), 머리반가시근(semispinalis capitis)이거나, 심지어 머리가장긴근(longissimus capitis) 또는 목빗근의 위쪽부착점일 수도 있다.
2. 뒤통수 밑 구조물들이 만성적으로 팽팽할 때 긴장성두통(tension headaches)이 종종 발생한다.
3. 뒤통수 밑 구조물들은 얕은뒤선 근막경선(superficial back line myofascial meridian) 내에 위치한다.

신경지배

□ 4개의 뒤통수 근육들은 뒤통수밑신경(suboccipital nerve)에 의해 지배받는다(C1의 등쪽가지).

동맥공급

□ 4개의 뒤통수밑근육들은 뒤통수동맥으로부터 동맥공급의 대부분을 받는다.

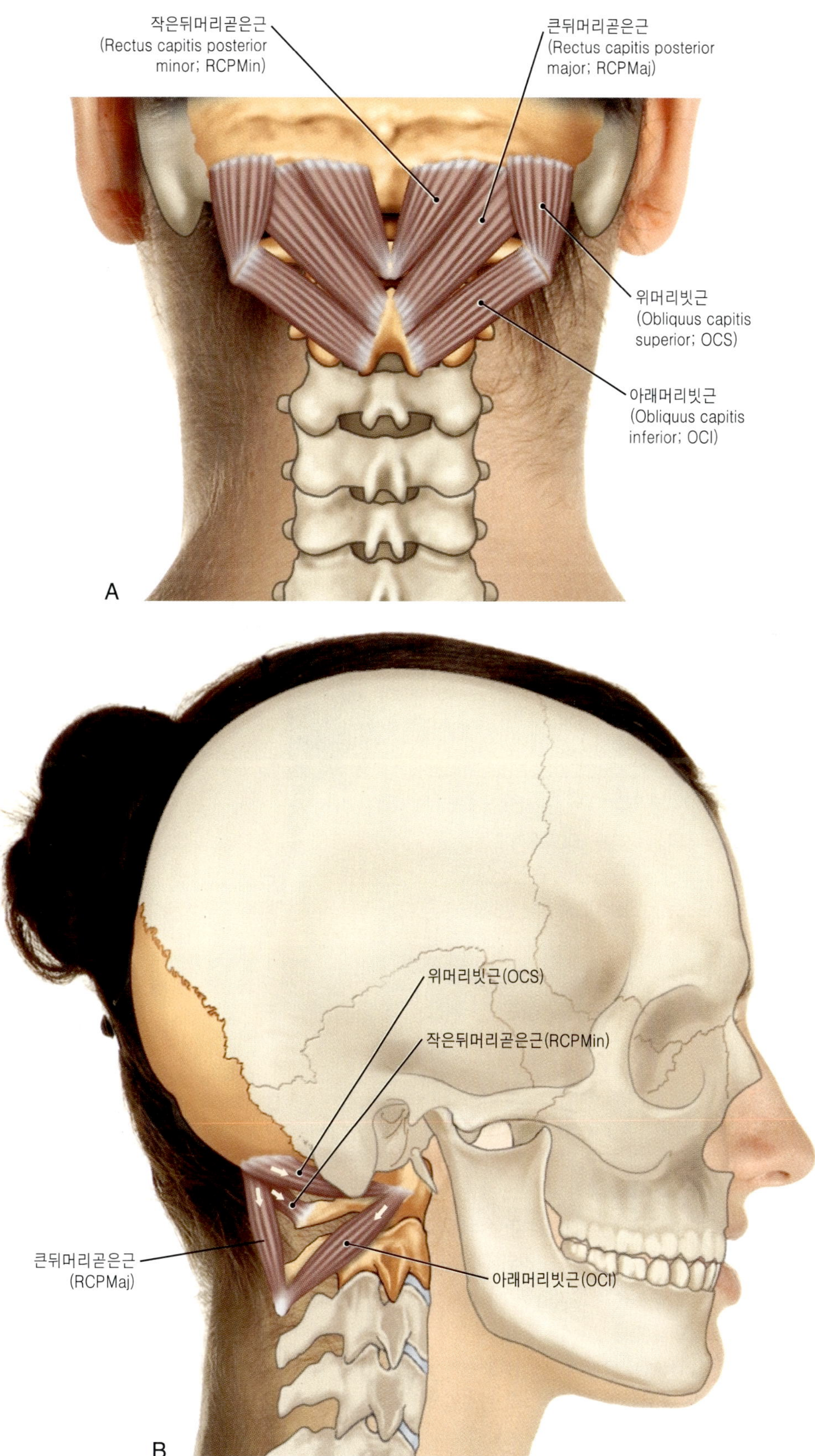

그림 10-31. 뒤통수밑근육군. A, 뒤쪽면. B, 오른쪽 가쪽면. 작은뒤머리곧은근과 위머리빗근의 앞에서 뒤쪽으로의 수평 방향을 주목한다. 이 근섬유 방향은 고리뒤통수관절에서 머리의 앞쪽 이동에 이상적이다.

☐ 큰뒤머리곧은근[Rectus Capitis Posterior Major: 뒤통수밑근육군의(of Suboccipital Group)]

큰뒤머리곧은근이라는 이름은 이 근육의 근섬유가 [2개의 머리빗근(obliquus capitis) 뒤통수밑근육들보다] 곧게 주행한다는 것을 말해 준다. 또한 이 근육이 머리 뒤쪽에 붙어 있다는 것과 [작은뒤머리곧은근(the rectus capitis posterior minor)보다] 크다는 것을 말해 준다.

☐ **어원**

Rectus: 라틴어. *곧은*

Capitis: 라틴어. *머리*

Posterior: 라틴어. *뒤, 뒤쪽으로*

Major: 라틴어. *큰*

☐ **발음**

REK–tus

KAP–i–tis

pos–TEE–ri–or

MAY–jor

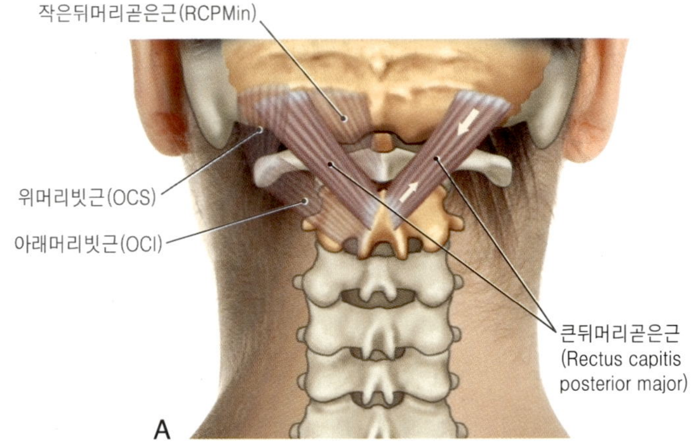

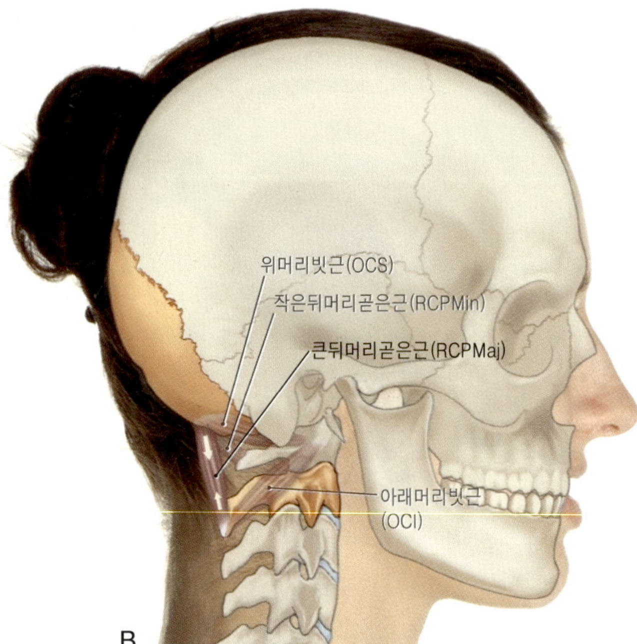

그림 10–32. 큰뒤머리곧은근. **A**, 양쪽 뒤쪽면. 다른 3개의 뒤통수밑근육들은 왼쪽에 희미하게 보인다. **B**, 오른쪽 가쪽면. 다른 3개의 뒤통수밑근육들(작은뒤머리곧은근, 위머리빗근, 아래머리빗근)은 희미하게 보인다.

부착점(Attachments)

☐ **중쇠뼈(axis, C2)의 가시돌기(spinous process)***에서부터*

☐ **뒤통수뼈**

  ☐ 아래 목덜미 선의 가쪽 1/2*까지*

기능(Functions)

동심성(단축성) 작용근 작용

표준 작용근 작용	반대 작용근 작용
☐ **1. 고리뒤통수관절에서 머리를 편다.**	☐ 1. 머리에 대해 위목척추를 편다.
☐ 2. 고리뒤통수관절에서 머리를 가쪽으로 굽힌다.	☐ 2. 머리에 대해 위목척추를 가쪽으로 굽힌다.
☐ 3. 고리뒤통수관절에서 머리를 같은쪽으로 돌린다.	☐ 3. 머리에 대해 위목척추를 반대쪽으로 돌린다.

표준 작용근 작용 노트

- 큰뒤머리곧은근은 (근섬유들은 시상면에서 수직으로 주행하면서) 고리뒤통수관절을 뒤쪽으로 가로지른다. 그러므로 고리뒤통수관절에서 고리뼈 위의 머리를 편다(작용 1).
- 큰뒤머리곧은근은 (근섬유들은 이마면에서 수직으로 주행하면서) 중쇠뼈 정중선 근처부터 뒤통수뼈에 더 가쪽까지 고리뒤통수관절을 가로지른다. 그러므로 큰뒤머리곧은근은 고리뒤통수관절에서 고리뼈 위의 머리를 가쪽으로 굽힌다(작용 2).
- 큰뒤머리곧은근은 뒤쪽으로 중쇠뼈에서 더 앞쪽으로 뒤통수뼈까지 뒤통수 부위를 둘러싸고 있는 근섬유로 (근섬유들은 가로면에서 다소 수평적으로 주행하면서) 고리뒤통수관절을 가로지른다. 큰뒤머리곧은근이 수축할 때, 머리의 앞쪽면이 큰뒤머리곧은근이 붙어 있는 몸의 같은쪽으로 향하도록 뒤통수를 당긴다. 그러므로 큰머리곧은근은 고리뒤통수관절의 고리뼈(atlas, C1) 위에 머리를 같은 방향으로 돌린다(작용 3).

반대 작용근 작용 노트

- 머리가 고정되면 큰뒤머리곧은근은 머리에 대해 고리뼈와 중쇠뼈를 움직일 수 있다. 이것은 대상자가 누워있어서 아래부착점이 움직일 때에만 일어날 것이다(반대 작용 1, 2, 3).
- 척추에 대한 머리의 같은쪽돌림의 반대 작용은 머리에 대한 척추

의 반대쪽돌림이다(반대 작용 3).

움직임

1. 큰뒤머리곧은근은 빗면에서 1개의 당김선을 가지므로 고리뒤통수관절에서 머리의 폄, 가쪽굽힘 그리고 같은쪽돌림이 결합된 하나의 움직임을 만든다.

편심성 길항근 기능

1. 머리의 굽힘, 반대쪽가쪽굽힘 그리고 반대쪽돌림을 제한하고 느리게 한다.

등척성 안정화 기능

1. 고리뒤통수관절에서 머리와 고리뼈를 안정화시킨다.
2. 고리중쇠(atlantoaxial)관절을 안정화시킨다.

등척성 안정화 기능 노트

- 뒤통수밑근육들은 일반적으로 작용근(mover)보다는 머리 자세의 미세한 조절을 제공하는 자세안정화(postural stabilization) 근육으로 더 중요하게 생각된다.

작용에 대한 추가적인 노트

1. 큰뒤머리곧은근은 (고리뒤통수관절에서) 머리와 고리뼈 사이에서 관절을 가로지르는 것과 같은 방법으로 고리뼈와 중쇠뼈를 가로지른다. 그러므로 큰뒤머리곧은근은 고리중쇠관절이 가쪽굽힘을 제한하는 것을 제외하고, 고리중쇠(atlantoaxial)관절에서 고리뒤통수관절과 같은 작용을 수행할 수 있다. 그러므로 큰뒤머리곧은근은 고리중쇠(atlantoaxial)관절에서 중쇠뼈 위의 고리뼈를 펴고 같은쪽으로 돌린다.
2. 일부 자료들은 뒤통수밑근육군의 주요 역할이 머리·위목척추뼈 자세의 섬세한 모니터링을 제공하기 위한 고유감각(proprioceptive)이라고 믿는다.

신경지배

- ☐ 뒤통수밑신경(suboccipital nerve)
  - ☐ C1의 등쪽가지

동맥공급

- ☐ 뒤통수동맥[occipital artery: 바깥목동맥(external carotid artery)의 가지]과 깊은목동맥[deep cervical artery: 목갈비동맥(costocervical trunk)의 가지]
  - ☐ 그리고 척추동맥(vertebral artery)의 근육가지[빗장밑동맥(subclavian artery)의 가지]

촉진

1. 대상자가 누워서 가능한 한 편하게 있도록 하고, 위목 부위에서 가장 튀어나온 가시돌기인 중쇠뼈의 가시돌기보다 약간 위쪽·가쪽으로 촉진하려는 손가락을 놓는다.
2. 중쇠뼈의 가시돌기부터 뒤통수뼈를 향해 위가쪽으로 주행하는 큰뒤머리곧은근의 섬유를 느낀다.

다른 구조와의 관계 (Relationship to other structures)

- ☐ 뒤통수밑근육들과 마찬가지로 큰뒤머리곧은근은 뒤통수밑 부위에 아주 깊게 있다. 이 근육은 등세모근(trapezius)과 머리반가시근(semispinalis capitis)보다 깊게 있다.
- ☐ 큰뒤머리곧은근보다 깊은 곳에는 뒤통수뼈, 고리뼈 그리고 중쇠뼈가 있다.
- ☐ 큰뒤머리곧은근은 작은뒤머리곧은근(rectus capitis posterior minor) 바로 가쪽에 놓여 있다.
- ☐ 큰뒤머리곧은근의 뒤통수부착점은 위머리빗근(obliquus capitis superior)의 뒤통수부착점보다 깊게 있다.
- ☐ 큰뒤머리곧은근은 목의 *뒤통수밑삼각형(suboccipital triangle)*의 경계를 이룬다. 뒤통수밑삼각형은 큰뒤머리곧은근과 아래머리빗근(obliquus capitis inferior), 그리고 위머리빗근(obliquus capitis superior) 사이에 위치한다. 뒤통수아래신경(suboccipital nerve)과 척추동맥(vertebral artery)은 뒤통수밑삼각형에 위치한다.
- ☐ 큰뒤머리곧은근은 얕은뒤선 근막경선(superficial back line myofascial meridian) 내에 위치한다.

기타(Miscellaneous)

1. 큰뒤머리곧은근은 *뒤통수밑근육(suboccipital muscles)*이라고 불리는 4개의 근육 중 하나이다. 그 근육들은 큰뒤머리곧은근, 작은뒤머리곧은근(rectus capitis posterior minor), 아래머리빗근(obliquus capitis inferior), 위머리빗근(obliquus capitis superior)이다.
2. 뒤통수밑근육들 외에도 앞머리곧은근(rectus capitis anterior)과 가쪽머리곧은근(rectus capitis lateralis)이 있다.
3. 큰뒤머리곧은근(rectus capitis posterior major)과 작은뒤머리곧은근(rectus capitis posterior minor)은 모두 뒤통수뼈의 아래목덜미선에 붙어 있다.

☐ 작은뒤머리곧은근[Rectus Capitis Posterior Minor: 뒤통수밑근육군의(of Suboccipital Group)]

작은뒤머리곧은근이라는 이름은 이 근육의 근섬유가 곧게 주행한다는 것을 말해준다[2개의 머리빗근(obliquus capitis) 뒤통수밑근육들보다]. 또한 이 근육이 머리에 뒤쪽에 붙어 있다는 것과 [큰뒤머리곧은근(the rectus capitis posterior major)보다] 작다는 것을 말해 준다.

☐ **어원**

Rectus: 라틴어. *곧은*
Capitis: 라틴어. *머리*
Posterior: 라틴어. *뒤, 뒤쪽*
Minor: 라틴어. *더 작은*

☐ **발음**

REK-tus
KAP-i-tis
pos-TEE-ri-or
MY-nor

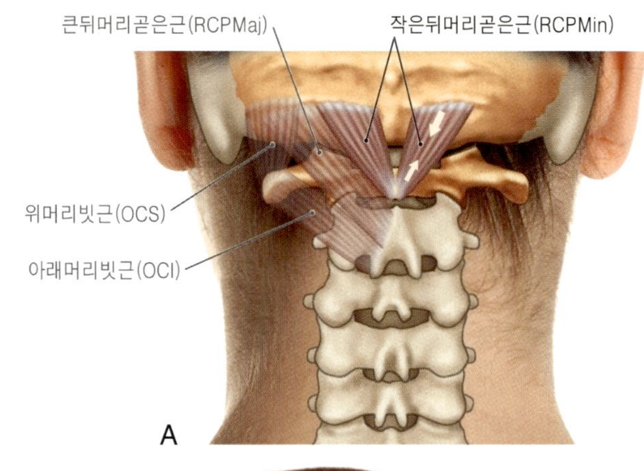

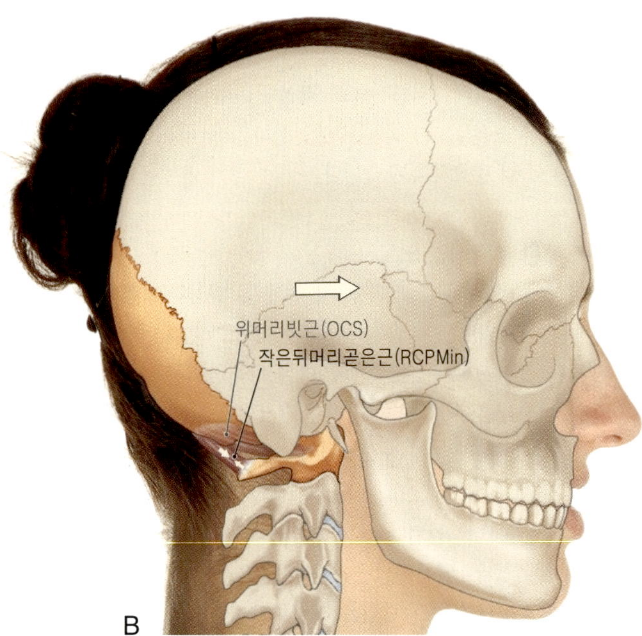

그림 10-33. 작은뒤머리곧은근. **A**, 양쪽 뒤쪽면. 다른 3개의 뒤통수밑근육들은 왼쪽에서 희미하게 보인다. **B**, 오른쪽 가쪽면. 위머리빗근은 희미하게 보인다.

부착점(Attachments)

☐ **고리뼈(atlas, C1)의 뒤쪽 결절***에서부터*

☐ **뒤통수뼈**

  ☐ 아래목덜미선의 안쪽 1/2*까지*

기능(Functions)

동심성(단축성) 작용근 작용

표준 작용근 작용	반대 작용근 작용
☐ **1. 고리뒤통수관절에서 머리를 내민다.**	☐ 1. (고리뒤통수관절에서) 머리에 대해 고리뼈를 뒤로 당긴다.
☐ 2. 고리뒤통수관절에서 머리를 편다.	☐ 2. (고리뒤통수관절에서) 머리에 대해 고리뼈를 편다.
☐ 3. 고리뒤통수관절에서 머리를 가쪽으로 굽힌다.	☐ 3. (고리뒤통수관절에서) 머리에 대해 고리뼈를 가쪽으로 굽힌다.

표준 작용근 작용 노트

- 작은뒤머리곧은근은 고리뼈 앞쪽으로부터 뒤통수뼈 뒤쪽으로 주로 수평으로 주행한다(근육이 가쪽에서 보일 때 가장 잘 식별된다). 이것이 수축하면, 고리뼈 쪽으로 뒤통수뼈를 당긴다. 그러므로 이것은 고리뒤통수관절에서 머리를 내민다(앞쪽으로 이동시킨다)(작용 1).
- 작은뒤머리곧은근은 (근섬유들은 시상면에서 수직으로 주행하면서) 뒤쪽으로 고리뒤통수관절을 가로지른다. 그러므로 이것은 고리뒤통수관절에서 고리뼈 위 머리를 편다. 이 작용은 근섬유들이 수평으로 주로 주행하기 때문에 상대적으로 약하다(작용 2).
- 작은뒤머리곧은근은 (근섬유들은 이마면에서 약간 수직으로 주행하면서) 고리뼈에 정중선 가까이에서부터 더 가쪽으로 뒤통수까지 고리뒤통수관절을 가로지른다. 그러므로 고리뒤통수관절에서 고리뼈 위의 머리를 가쪽으로 굽힌다. 이 작용은 근섬유들이 주로 수평 방향으로 주행하기 때문에 상대적으로 약하다(작용 3).

반대 작용근 작용 노트

- 머리가 고정되면 작은뒤머리곧은근은 고리뒤통수관절에서 머리에 대해 고리뼈를 움직일 수 있다. 이것은 대상자가 누워 있어서 아래 부착점이 움직일 때만 발생할 것이다(반대 작용 1, 2, 3).

움직임

1. 작은뒤머리곧은근은 빗면에서 1개의 당김선을 가지므로 고리뒤통수관절에서 머리의 내밈과 폄, 가쪽굽힘이 결합된 하나의 움직임을 만든다.

편심성 길항근 기능

1. 머리의 뒤당김, 굽힘과 반대쪽·가쪽굽힘을 제한하고 느리게 한다.

등척성 안정화 기능

1. 고리뒤통수관절에서 머리와 고리뼈를 안정화시킨다.

등척성 안정화 기능 노트

- 뒤통수밑근육들은 작용근(mover)보다는 머리 자세의 미세한 조절을 제공하는 자세안정화(postural stabilization) 근육으로 아주 중요하게 생각된다.

작용에 대한 추가적인 노트

1. 일부 자료들은 작은뒤머리곧은근이 고리뒤통수관절에서 머리를 같은쪽으로 돌릴 수 있다고 서술한다. 큰머리곧은근(rectus capitis posterior major)의 당김선과 비교했을 때, 같은쪽돌림을 만드는 능력을 가지는 것이 명확해 보인다. 하지만, 고리뒤통수관절은 돌림을 거의 허용하지 않는다. 그러므로 고리뒤통수관절에서 작은뒤머리곧은근의 돌림 능력은 많은 자료들에 의해 무시할 수 있다고 고려된다.
2. 작은뒤머리곧은근은 척수의 큰구멍(foramen magnum)에서 뇌와 척수의 경질막(dura mater)에 직접적으로 부착한다. 경질막(the dura mater) 부착점의 목적은 머리가 고리뒤통수관절의 고리뼈에서 앞으로 나갈 때(protracts) 경질막이 스스로 접히거나 충돌하는 것으로부터 보호하기 위한 것으로 보인다.
3. 일부 자료들은 뒤통수밑근육군의 주된 역할이 머리와 위목척추뼈 자세의 섬세한 모니터링을 제공하기 위한 고유감각(proprioceptive)이라고 믿는다.

신경지배

- ☐ 뒤통수밑신경(suboccipital nerve)
  - ☐ C1의 등쪽가지

동맥공급

- ☐ 뒤통수동맥[occipital artery: 바깥목동맥(external carotid artery)의 가지]과 척추동맥[vertebral artery: 빗장밑동맥(subclavian artery)의 가지]
  - ☐ 그리고 깊은목동맥[deep cervical artery: 목갈비동맥(costocervical trunk)의 가지]

촉진

1. 대상자가 누워서 가능한 한 편하게 있도록 하고, 촉진하려는 손을 뒤통수 바로 아래쪽과 정중선의 약간 가쪽에 위치시키고, 뒤통수뼈 쪽으로 고리뼈의 뒤쪽 결절로부터 위쪽으로 주행하는 작은뒤머리곧은근을 느껴본다.

다른 구조와의 관계 (Relationship to other structures)

- ☐ 작은뒤머리곧은근은 뒤통수밑근육들과 마찬가지로, 뒤통수밑 부위에서 매우 깊은 곳에 있다. 이 근육은 등세모근(trapezius)과 머리반가시근(semispinalis capitis)보다 깊게 있다.
- ☐ 작은뒤머리곧은근보다 깊은 곳에는 뒤통수뼈, 고리뼈가 있다.
- ☐ 작은뒤머리곧은근은 큰뒤머리곧은근(rectus capitis posterior major) 바로 안쪽에 놓여 있다.
- ☐ 작은뒤머리곧은근은 얕은뒤선 근막경선(the superficial back line myofascial meridian) 내에 위치한다.

기타(Miscellaneous)

1. 작은뒤머리곧은근은 *뒤통수밑근육(suboccipital muscles)*이라고 불리는 4개의 근육 중 하나이다. 그 근육들은 큰뒤머리곧은근(rectus capitis posterior major), 작은뒤머리곧은근, 아래머리빗근(obliquus capitis inferior), 위머리빗근(obliquus capitis superior)이다.
2. 4개의 뒤통수밑근육들 외에도, 앞머리곧은근(rectus capitis anterior)과 가쪽머리곧은근(rectus capitis lateralis)이 있다.
3. 큰뒤머리곧은근(rectus capitis posterior major)과 작은뒤머리곧은근 모두 뒤통수뼈의 아래목덜미선에 붙어 있다.
4. 아래목덜미선 부착점 외에도 작은뒤머리곧은근은 뒤통수뼈 아래목덜미선과 큰구멍(the foramen magnum) 사이에서 더 아래로 붙어 있다. 작은뒤머리곧은근의 결합조직(connective tissue) 부착점은 경질막에 바로 붙는다고 발견되었다. 뒤통수 부위에서 어떤 뒤쪽 목근육의 팽팽함(tightness)이라도 *긴장성두통(tension headaches)*을 유발하지만, 경질막 부착점과 관련하여, 작은뒤머리곧은근의 팽팽함은 아마 이 부위의 다른 근육들보다 긴장성두통을 더 쉽게 일으킬 것이다.
5. 고리뒤통수관절(atlanto-occipital joint)에서 머리의 내밈(protraction) 작용을 고려하면, 팽팽한 작은뒤머리곧은근은 거북목 자세, 즉 머리를 앞으로 유지하는 것(내밈)에 기여할 수 있다.

□ 아래머리빗근[Obliquus Capitis Inferior: 뒤통수밑근육군의(of Suboccipital Group)]

아래머리빗근이라는 이름은 이 근육이 비스듬(2개의 뒤머리곧은 뒤통수밑근육육들과 비교하여)하게 주행한다는 것을 말해준다. 또한 이 근육이 머리 근처에 부착되고(4개의 뒤통수밑근육 중 머리에 직접적으로 부착되지 않는 유일한 근육) 아래쪽으로[위머리빗근(obliquus capitis superior)보다 아래에] 위치한다는 것을 말해 준다.

□ 어원
Obliquus: 라틴어. *비스듬한*
Capitis: 라틴어. *머리*
Inferior: 라틴어. *아래*

□ 발음
ob-LEE-kwus
KAP-i-tis
in-FEE-ri-or

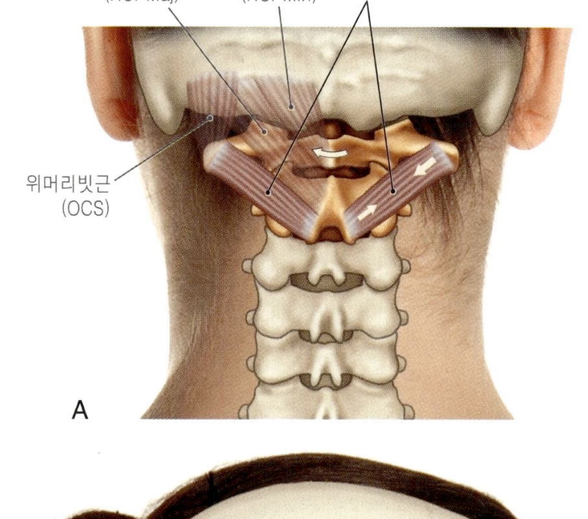

부착점(Attachments)

□ 중쇠뼈(axis, C2)의 가시돌기(spinous process)*에서부터*
□ 고리뼈(atlas, C1)의 가로돌기(transverse process)*까지*

기능(Functions)

동심성(단축성) 작용근 작용

표준 작용근 작용	반대 작용근 작용
□ 1. **고리중쇠관절에서 고리뼈를 같은쪽으로 돌린다.**	□ 1. (고리중쇠관절에서) 고리뼈에 대해 중쇠뼈를 반대쪽으로 돌린다.

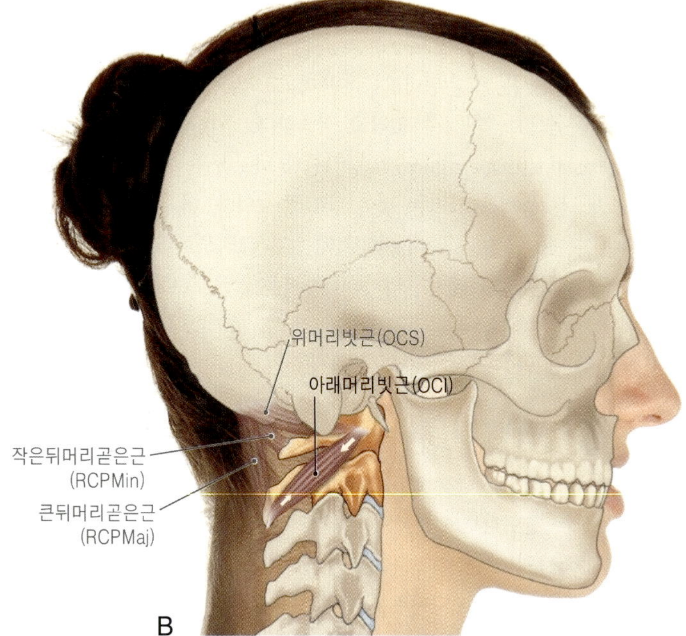

그림 10-34. 아래머리빗근. **A,** 양쪽 뒤쪽면. 다른 3개의 뒤통수밑근육들은 왼쪽에 희미하게 보인다. **B,** 오른쪽 가쪽면. 다른 3개의 뒤통수밑근육들은 희미하게 보인다. 위머리빗근, 큰뒤머리곧은근, 작은뒤머리곧은근.

표준 작용근 작용 노트

- 아래머리빗근은 근섬유들이 가로면에서 수평으로 주행하면서, 중쇠뼈의 가시돌기에서 고리뼈의 가로돌기로 붙어 있다. 아래머리빗근이 수축하면, 고리뼈의 앞쪽면이 아래머리빗근이 부착되어 있는 몸과 같은쪽을 향하도록 하면서 중쇠뼈의 가시돌기쪽으로 고리뼈의 가로돌기를 당긴다. 그러므로 아래머리빗근은 고리중쇠관절에서 중쇠뼈 위의 고리뼈를 같은쪽으로 돌린다[Note: 만약 머리가 고리뼈에 고정되어 있으면, 머리는 '고리뼈를 따라 움직일 것(go along for the ride)'이고 머리와 고리뼈는 함께 중쇠뼈 위에서 회전할 것이다](작용 1).
- 고리중쇠관절에서 중쇠뼈에 대한 고리뼈의 돌림은 아주 중요한 움직임이다. 머리목 부위의 돌림의 거의 절반은 고리중쇠관절에서 일어난다(작용 1).

반대 작용근 작용 노트

- 만약 머리와 고리뼈가 고정된다면 아래머리빗근은 고리뼈에 대해 중쇠뼈를 움직일 수 있다. 이것은 대상자가 누워있어 아래쪽부착점이 움직일 때만 발생할 것이다(반대 작용 1).
- 고리중쇠관절에서 고리뼈의 같은쪽돌림의 반대 작용은 고리중쇠관절에서 중쇠뼈의 반대쪽돌림이다(반대 작용 1).

움직임

1. 아래머리빗근은 가로면에서 1개의 당김선을 가지므로, 아래머리빗근의 움직임은 고리중쇠관절에서 고리뼈를 같은쪽으로 돌리는 기본면에서의 관절 작용이다.

편심성 길항근 기능

1. 고리뼈의 반대쪽돌림을 제한하고 느리게 한다.
2. 고리뼈의 같은쪽돌림을 제한하고 느리게 한다.

등척성 안정화 기능

1. 고리중쇠관절에서 고리뼈와 중쇠뼈를 안정화시킨다.

등척성 안정화 기능 노트

- 뒤통수밑근육들은 작용근이며, 보다 일반적으로 머리와 위목부위의 자세안정화(postural stabilization) 근육으로 더 중요하다. 하지만 4개의 뒤통수밑근육들 중 아래머리빗근이 작용근으로 가장 중요한데, 그 이유는 이 위치가 고리뼈를 돌리기 위한 훌륭한 지렛대(leverage)를 제공하기 때문이다.

작용에 대한 추가적인 노트

1. 아래머리빗근은 머리에 부착하기 위해 고리뒤통수관절(atlanto-occipital joint)을 가로지르지 않는 유일한 뒤통수밑근육이다. 그러므로 이 근육은 고리뒤통수관절에서 머리를 움직일 수 없는 유일한 뒤통수밑근육이며 고리중쇠관절에서 고리뼈를 움직인다. 하지만 표준 작용 #1에서 첫 번째 노트에 명시된 바와 같이, 만약 머리가 고리뼈에 고정되었다면, 머리는 '고리뼈를 따라 움직일 것(go along for the ride)'이며 머리와 고리뼈는 중쇠뼈 위에서 같이 돌림을 할 것이다.
2. 일부 자료들은 아래머리빗근이 고리중쇠관절에서 고리뼈를 가쪽으로 굽힐 수 있다고 서술한다. 이 근육의 당김선을 고려하면, 이러한 작용은 가능할 것이다. 하지만 고리중쇠관절에서 많은 가쪽굽힘 움직임이 가능하지 않다는 것을 고려하면, 이 움직임은 어느 정도 무시해도 될 것이다.
3. 일부 자료들은 아래머리빗근이 고리중쇠관절에서 고리뼈를 펼 수 있다고 서술한다. 하지만 이 근육의 당김선이 주로 수평인 것을 고려하면, 이 작용은 아주 약할 것이다.
4. 일부 자료들은 뒤통수밑근육군의 주된 역할이 머리와 위목척추뼈 자세의 섬세한 모니터링을 제공하기 위한 고유감각(proprioceptive)이라고 믿는다.

신경지배

- □ 뒤통수밑신경(suboccipital nerve)
  - □ C1의 등쪽가지

동맥공급

- □ 깊은목동맥[deep cervical artery: 목갈비동맥(costocervical trunk)의 가지]과 뒤통수동맥(occipital artery)의 내림가지[바깥목동맥(external carotid artery)의 가지]
  - □ 그리고 척추동맥(vertebral artery)의 근육가지[빗장밑동맥(subclavian artery)의 가지]

촉진

1. 대상자가 누워서 가능한 한 편하게 있도록 하고 위쪽목 부위에서 가장 튀어나온 중쇠뼈의 가시돌기에 촉진하려는 손가락을 놓는다. 그리고 중쇠뼈의 가시돌기에서 고리뼈의 가로돌기를 향해 약간 위쪽과 가쪽으로 주행하는 아래머리빗근의 근섬유를 느낀다.
2. 대상자가 머리와 목을 같은쪽으로 돌리도록 하고 근육의 수축을 느낀다. 저항이 더해질 수 있다.

다른 구조와의 관계 (Relationship to other structures)

- □ 아래머리빗근은 다른 모든 뒤통수밑근육들과 마찬가지로 뒤통수밑 부위에 매우 깊숙이 있다. 이 근육은 등세모근, 머리널판근, 머리반가시근 그리고 목빗근보다 깊은 곳에 있다.
- □ 아래머리빗근보다 깊은 곳에는 고리뼈와 중쇠뼈가 있다.
- □ 아래머리빗근은 *목의 뒤통수밑삼각형(suboccipital triangle)*의 경계이다. 뒤통수밑삼각형은 큰뒤머리곧은근(rectus capitis posterior major), 아래머리빗근 그리고 위머리빗근(obliquus capitis superior) 사이에 위치한다. 뒤통수신경(suboccipital nerve)과 척추동맥(vertebral artery)은 뒤통수밑삼각형(suboccipital triangle)에 위치한다.
- □ 큰뒤통수신경이 목의 더 깊은 곳에서 아래머리빗근 바로 아래로 나온다.
- □ 아래머리빗근은 얕은뒤선 근막경선(superficial back line myofascial meridian) 내에 위치한다.

기타(Miscellaneous)

1. 아래머리빗근은 *뒤통수밑근육*이라고 불리는 4개의 근육들 중 하나이다. 그 근육들은 큰뒤머리곧은근(rectus capitis posterior major), 작은뒤머리곧은근(rectus capitis posterior minor), 아래머리빗근, 위머리빗근(obliquus capitis superior)이다.
2. 4가지 뒤통수밑근육들 외에도 앞머리곧은근과 가쪽머리곧은근이 있다.
3. 아래머리빗근과 위머리빗근은 둘 다 고리뼈의 가로돌기에 붙어 있다. 4개의 다른 근육들(어깨올림근, 목널판근, 앞머리곧은근, 가쪽머리곧은근) 또한 고리뼈의 가로돌기에 붙어 있다.
4. *아래머리빗근*이라는 이름은 이 근육이 머리에 부착하지 않는다는 점에서 맞지 않는 명칭이다. 그러므로 이름에서 *머리(capitis)*라는 단어는 생략해야 할 것이다.

☐ 위머리빗근[Obliquus Capitis Superior: 뒤통수밑근육군의(of Suboccipital Group)]

위머리빗근이라는 이름은 이 근육이 비스듬(2개의 뒤머리곧은 뒤통수밑근육들과 비교하여)하게 주행한다는 것을 말해준다. 이것은 근육이 머리에 붙어 있고 위쪽(아래머리빗근보다)으로 위치한다는 것을 말해 준다.

☐ **어원**

Obliquus: 라틴어. *비스듬한*

Capitis: 라틴어. *머리*

Superior: 라틴어. *위에*

☐ **발음**

ob-LEE-kwus

KAP-i-tis

sue-PEE-ri-or

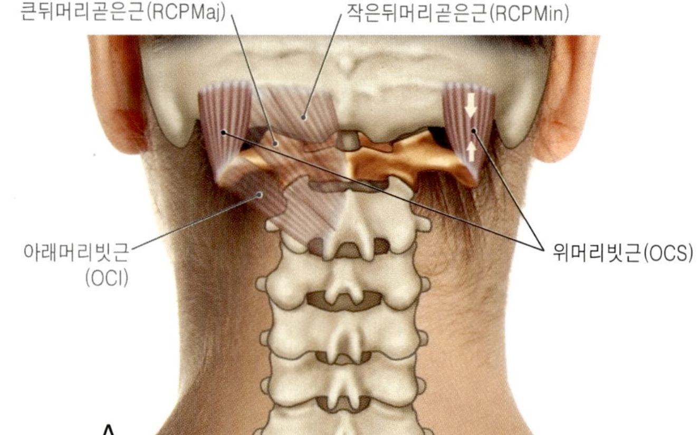

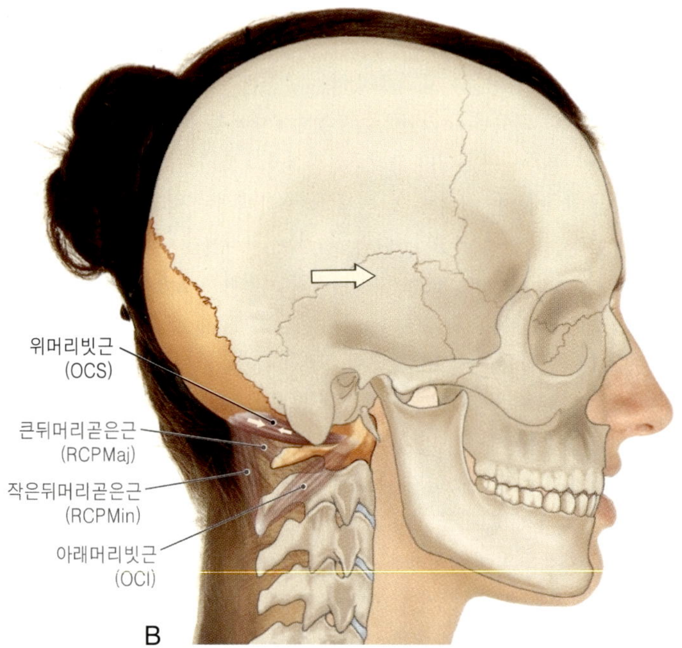

그림 10-35. 위머리빗근. **A**, 양쪽 뒤쪽면. 다른 3개의 뒤통수밑근육들은 왼쪽에서 희미하게 보인다. **B**, 오른쪽 가쪽면. 다른 3개의 뒤통수밑근육들(아래머리빗근, 큰뒤머리곧은근, 작은뒤머리곧은근)은 희미하게 보인다.

부착점(Attachments)

☐ 고리뼈(C1)의 가로돌기*에서부터*

☐ 뒤통수뼈

  ☐ 위와 아래 목덜미선 사이*까지*

기능(Functions)

동심성(단축성) 작용근 작용

표준 작용근 작용	반대 작용근 작용
☐ **1. 고리뒤통수관절에서 머리를 내민다.**	☐ 1. (고리뒤통수관절에서) 머리에 대해 고리뼈를 뒤로 당긴다.
☐ 2. 고리뒤통수관절에서 머리를 가쪽으로 굽힌다.	☐ 2. (고리뒤통수관절에서) 머리에 대해 고리뼈를 가쪽으로 굽힌다.
☐ 3. 고리뒤통수관절에서 머리를 편다.	☐ 3. (고리뒤통수관절에서) 머리에 대해 고리뼈를 편다.
☐ 4. 고리뒤통수관절에서 머리를 반대쪽으로 돌린다.	☐ 4. (고리뒤통수관절에서) 머리에 대해 고리뼈를 같은쪽으로 돌린다.

표준 작용근 작용 노트

- 위머리빗근은 앞쪽으로 고리뼈에서 뒤쪽으로 뒤통수뼈까지 주로 수평으로 주행한다(이 근육은 가쪽에서 봤을 때 가장 식별하기 좋다). 이 근육이 수축하면 고리뼈 쪽으로 뒤통수뼈를 앞쪽으로 당긴다. 그러므로 이것은 고리뒤통수관절에서 고리뼈 위에서 머리를 내민다(앞쪽으로 이동시킨다)(작용 1).
- 위머리빗근은 (근섬유들은 이마면에서 약간 수직으로 주행하면서) 고리뒤통수관절에서 가쪽으로 가로지른다. 그러므로 이것은 고리뒤통수관절에서 고리뼈 위에서 머리를 가쪽으로 굽힌다(작용 2).
- 위머리빗근은 (근섬유들은 시상면에서 약간 수직으로 주행하면서) 고리뒤통수관절을 뒤쪽으로 가로지른다. 그러므로 이것은 고리뒤통수관절에서 고리뼈 위에 머리를 편다(작용 3).
- 위머리빗근이 수축하고 뒤통수뼈가 움직이면, 고리뼈 위의 부착점을 향해 가로면에서 뒤통수뼈 부착점을 약간 가쪽으로 당긴다. 이것은 머리가 위머리빗근이 붙어 있는 쪽에서부터 몸의 반대쪽으로 향하도록 한다. 그러므로 위머리빗근은 고리뒤통수관절에서 고리뼈 위의 머리를 반대 방향으로 돌린다(작용 4).

반대 작용근 작용 노트

- 머리가 고정되면 위머리빗근은 머리에 대해 고리뼈를 움직일 수 있다. 이것은 대상자가 누워서 아래쪽부착점이 움직일 때만 일어날

것이다(반대 작용 1, 2, 3, 4).

- 고리뒤통수관절에서 머리의 반대쪽돌림의 반대 작용은 고리뒤통수관절에서 고리뼈의 같은쪽돌림이다(반대 작용 4).

움직임

1. 위머리빗근은 빗면에서 1개의 당김선을 가지므로, 고리뒤통수관절에서 머리의 내밈, 가쪽굽힘, 폄 그리고 반대쪽돌림이 결합된 하나의 움직임을 만든다.

편심성 길항근 기능

1. 머리의 뒤당김, 반대쪽·가쪽굽힘, 굽힘, 같은쪽돌림을 제한하고 느리게 한다.

등척성 안정화 기능

1. 고리뒤통수관절에서 머리와 고리뼈를 안정화시킨다.

등척성 안정화 기능 노트

- 뒤통수밑근육들은 일반적으로 작용근보다는 머리 자세의 섬세한 조절을 제공하는 자세안정화(postural stabilization) 근육으로 더 중요하게 생각된다.

작용에 대한 추가적인 노트

1. 일부 자료들은 위머리빗근이 고리뒤통수관절에서 머리를 같은쪽으로 돌릴 수 있다고 서술한다. 하지만 이 근육의 당김선을 고려하면 위머리빗근이 머리의 같은쪽의 고리뼈를 향해 뒤통수부착점을 당길 경우, 머리의 앞쪽면이 몸의 같은쪽이 아닌 반대쪽을 향하도록 할 것이다. 그러므로 이 근육이 반대쪽돌림을 유발할 수 있으나 같은쪽돌림은 아니다.
2. 일부 자료들은 뒤통수밑근육군의 주된 역할이 머리와 위목척추뼈 자세의 섬세한 모니터링을 제공하기 위한 고유감각(proprioceptive)이라고 믿는다.

신경지배

- □ 뒤통수밑신경(suboccipital nerve)
  - □ C1의 등쪽가지

동맥공급

- □ 뒤통수동맥[occipital artery: 바깥목동맥(external carotid artery)의 가지]과 깊은목동맥[deep cervical artery: 목갈비동맥(costocervical trunk)의 가지]
  - □ 그리고 척추 동맥(vertebral artery)의 근육가지[빗장밑동맥(subclavian artery)의 가지]

촉진

1. 대상자가 누워서 가능한 한 편하게 있도록 하고 고리뼈의 가로돌기와 뒤통수뼈 사이에서 뒤통수 바로 아래쪽에 촉진하려는 손가락을 놓으며 고리뼈의 가로돌기에서부터 뒤통수를 향해 위쪽·안쪽으로 주행하는 위머리빗근의 근섬유를 느낀다.
2. 이 근육은 인접한 근육들로부터 촉진하고 구별하기 어렵다.

다른 구조와의 관계 (Relationship to other structures)

- □ 위머리빗근은 모든 뒤통수밑근육들과 같이, 뒤통수 부위에 매우 깊게 있다. 이것은 등세모근, 머리널판근, 머리반가시근 그리고 목빗근보다 깊은 곳에 있다.
- □ 위머리빗근보다 깊은 곳에는 뒤통수뼈와 고리뼈가 있다.
- □ 위머리빗근의 뒤통수부착점은 큰뒤머리곧은근의 뒤통수부착점보다 얕은 곳에 있다.
- □ 위머리빗근의 뒤통수부착점은 머리반가시근의 뒤통수부착점보다 약간 가쪽으로 (그리고 부분적으로 깊게) 있다.
- □ 위머리빗근은 목의 *뒤통수밑삼각형(suboccipital triangle of the neck)*의 경계이다. 뒤통수밑삼각형은 큰뒤머리곧은근(rectus capitis posterior major), 아래머리빗근(obliquus capitis inferior) 그리고 위머리빗근 사이에 위치한다. 뒤통수아래신경(suboccipital nerve)과 척추동맥(vertebral artery)은 *뒤통수밑삼각형(suboccipital triangle of the neck)*에 위치한다.
- □ 위머리빗근은 얕은뒤선(superficial back line), 가쪽선(lateral line) 근막경선(myofascial meridians) 내에 위치한다.

기타(Miscellaneous)

1. 위머리빗근은 *뒤통수밑근육*이라고 불리는 4개의 근육들 중 하나이다. 그 근육들은 큰뒤머리곧은근(rectus capitis posterior major), 작은뒤머리곧은근(rectus capitis posterior minor), 아래머리빗근(obliquus capitis inferior) 그리고 위머리빗근이다.
2. 4개의 뒤통수밑근육들 외에도 앞머리곧은근(rectus capitis anterior)과 가쪽머리곧은근(rectus capitis lateralis)이 있다.
3. 위머리빗근과 아래머리빗근 둘 다 고리뼈의 가로돌기에 붙어 있다. 4개의 다른 근육들(어깨올림근, 목널판근, 앞머리곧은근 그리고 가쪽머리곧은근)은 또한 고리뼈의 가로돌기에 붙어 있다.
4. 위머리빗근의 고리뒤통수관절에서 머리내밈의 작용을 고려하면, 팽팽한 위머리빗근은 거북목자세에 기여할 수 있다. 즉, 머리가 앞쪽으로 유지되는 것(내밀어짐)을 말한다.

□ 허리네모근(Quadratus Lumborum; QL)

허리네모근*이라는 이름은 이 근육이 다소 사각형 같다는 것과 허리 부위에 위치한다는 것을 말해 준다.*

□ 어원

Quadratus: 라틴어. *네모난*

Lumborum: 라틴어. *허리(아래 등)*

□ 발음

kwod-RAY-tus

lum-BOR-um

부착점(Attachments)

□ **12번 갈비뼈와 L1~4 가로돌기**

- □ 12번 갈비뼈 아래 가장자리의 안쪽 1/2*에서부터*

□ **뒤쪽엉덩뼈능선**

- □ 뒤안쪽엉덩뼈능선과 엉덩허리인대(iliolumbar ligament) *까지*

기능(Functions)

동심성(단축성) 작용근 작용

표준 작용근 작용	반대 작용근 작용
□ 1. 허리엉치관절에서 같은쪽 골반을 올리고 위쪽허리척추뼈(척추관절에서)에 대해 아래쪽 허리뼈를 가쪽으로 굽힌다.	□ 1. 척추관절에서 몸통을 가쪽으로 굽힌다. □ 2. 갈비척추관절에서 12번 갈비뼈를 내린다.
□ 2. 허리엉치관절에서 골반을 앞쪽으로 기울이고 위쪽허리척추(척추관절에서)에 대해 아래쪽허리척추를 편다.	□ 3. 척추관절에서 몸통을 편다.

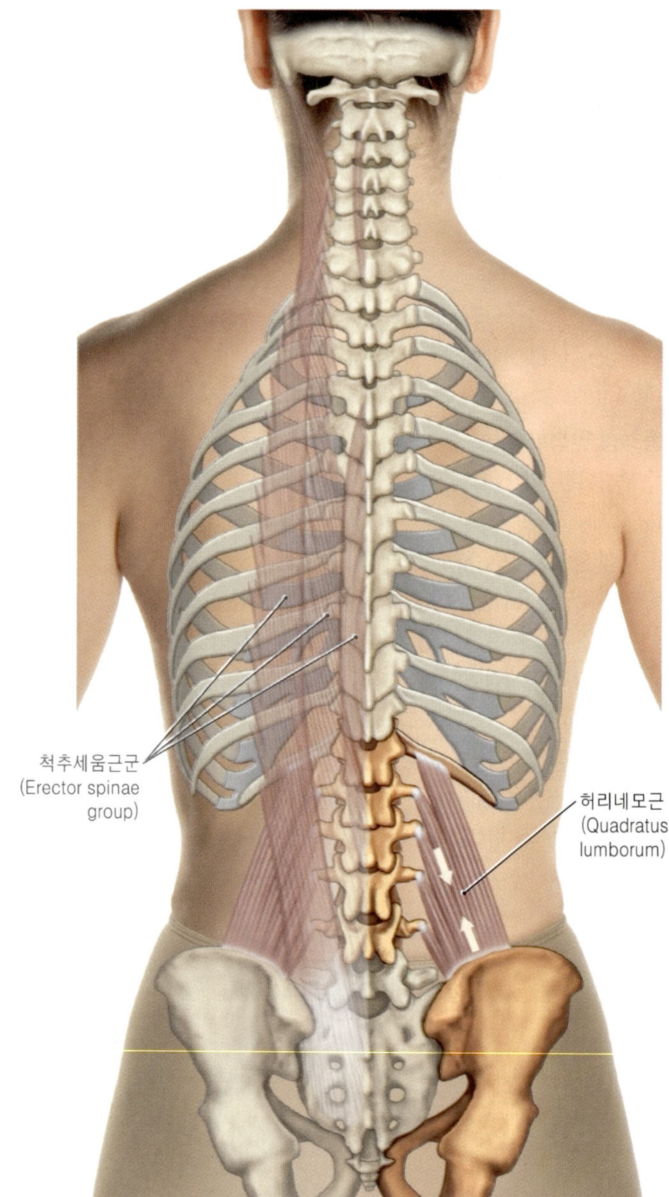

그림 10-36. 오른쪽 허리네모근의 뒤쪽면. 척추세움근군은 왼쪽에서 희미하게 보인다.

표준 작용근 작용 노트

- 위쪽부착점이 고정되어 있을 때, 허리네모근은 가쪽골반을 당기면서 (이마면에) 허리엉치관절에서 같은쪽골반을 올린다. 골반의 한쪽을 올리는 것은 다른 쪽을 내리는 것을 유발한다. 그러므로 허리네모근은 골반의 같은쪽올림을 만들고 반대쪽내림을 수행한다(작용 1).
- 위쪽부착점이 고정되어 있을 때 허리엉치관절에서 뒤쪽골반을 당김으로써 허리네모근은 골반을 (시상면에서) 앞쪽으로 기울인다(작용 2).
- 골반을 움직일 때, 허리엉치관절은 큰 정도의 움직임을 허용하지 않기 때문에, 위허리척추(에 대해) 아래에 있는 아래허리척추가 가쪽으로 굽히고 펴도록 하면서 아래허리척추가 골반과 같이 움직일 것이다(작용 1, 2).

반대 작용근 작용 노트

- 허리네모근은 (근섬유들은 이마면에서 수직으로 주행하면서) 가쪽으로 척추관절을 가로지른다. 그러므로 이 근육이 수축하고 아래골반부착점이 고정된다면, 이 근육은 척추관절에서 몸통을 가쪽으로 굽힌다(반대 작용 1).
- 골반부착점이 고정되어 있고 허리네모근이 수축하면, 이 근육은 골반 쪽으로 12번 갈비뼈를 아래로 당긴다. 그러므로 허리네모근은 갈비척추관절에서 12번 갈비뼈를 내린다(반대 작용 2).

- 허리네모근의 반대 작용은 위쪽부착점이 아래쪽부착점(골반) 대신 움직일 때이다. 허리네모근은 2개의 위쪽부착점을 가지는데, 허리척추와 12번 갈비뼈이다. 그러므로 골반의 같은쪽올림에 대해 이마면에서 2개의 반대 작용(척추의 가쪽굽힘과 12번 갈비뼈의 내림)을 가진다(반대 작용 1, 2).
- 허리네모근은 (근섬유들은 시상면에서 수직으로 주행하면서) 척추관절을 뒤쪽으로 가로지른다. 그러므로 이 근육이 수축하고 아래 골반부착점이 고정되어 있을 때, 이 근육은 척추관절에서 몸통을 편다(반대 작용 3).

움직임

1. 허리네모근은 빗면에서 골반에 대해 1개의 당김선을 가지므로 허리엉치관절에서 골반의 올림과 앞쪽기울임이 결합된 하나의 움직임(위허리척추에 대한 아래허리척추의 가쪽굽힘 및 폄뿐만 아니라)을 만든다.
2. 몸통을 당기는 반대 작용과 관련하여 허리네모근은 빗면에서 하나의 당김선을 가지므로 허리척추의 폄과 가쪽굽힘, 12번 갈비뼈의 내림이 결합된 하나의 움직임을 만든다.

편심성 길항근 기능

1. 골반의 같은쪽내림과 뒤쪽기울임을 제한하고 느리게 한다.
2. 몸통의 굽힘과 반대쪽·가쪽굽힘을 제한하고 느리게 한다.
3. 12번 갈비뼈의 올림을 제한하고 느리게 한다.

등척성 안정화 기능

1. 골반, 허리척추관절 그리고 12번 갈비뼈를 안정화시킨다.

등척성 안정화 기능 노트

- 12번 갈비뼈의 안정화는 허리네모근의 중요한 기능이다. 12번 갈비뼈를 내리는 허리네모근의 힘은 가로막(diaphragm)이 수축하여 12번 갈비뼈를 위쪽으로 당길 때 12번 갈비뼈가 안정화하도록 한다. 가로막의 가슴우리부착점을 안정시킴으로써 가로막 수축이 이 둥근꼭대기(dome)를 떨어뜨리므로, 들숨 시에 위쪽에서 아래쪽으로 가슴안(thoracic cavity) 공간을 증가시킨다(이것은 복부호흡 시 발생한다).

작용에 대한 추가적인 노트

1. 일부 자료들은 허리네모근이 허리척추를 돌릴 수 있다고 서술한다. 근육의 당김선과 가로면 돌림의 수직축을 비교하여 보면, 이 당김선은 축 위에 상당히 근접해 있어서 허리네모근이 허리척추를 돌릴 힘을 거의 가지고 있지 않을 것이다. 하지만 만약 척추가 먼저 돌려진다면, 허리네모근은 척추를 해부학적 자세로 다시 당길 수 있다. 그러므로 허리네모근은 *재-회전근(de-rotators)*이다. 반대쪽으로 돌아간 척추를 같은쪽으로 돌리는 것은 강한 작용으로 나타날 것이다.
2. 일부 자료들에 따르면, 허리네모근의 가쪽섬유들의 주요 기능은 몸통과 골반의 작용근으로써의 작용이지만 안쪽 근섬유의 주요한 기능은 몸통을 자세적으로 안정화시키는 것이다.

신경지배

- □ 허리신경얼기(lumbar plexus)
  - □ T12, L1~3

동맥공급

- □ 갈비밑(subcostal)동맥과 허리동맥의 가지(대동맥의 모든 가지)
  - □ 그리고 엉덩허리동맥[iliolumbar artery: 속엉덩동맥(internal iliac artery)의 가지]

촉진

1. 대상자가 엎드리게 하고, 촉진하려는 손을 엉덩뼈능선 위쪽과 척주세움근 바로 가쪽에 놓는다.
2. 대상자들이 촉진하려는 쪽 골반을 올리도록 하고 안쪽으로 척주세움근보다 깊은 곳을 촉진하고 누르며 허리네모근의 수축을 느낀다. (Note: 이 자세에서 골반의 올림은 테이블의 평면을 따라 골반을 머리쪽으로 움직이는 것을 포함한다.)
3. 척주세움근보다 깊은 곳에서 허리네모근 촉진을 계속한다. 허리가로돌기를 향해 안쪽으로, 12번 갈비뼈를 향해 위안쪽으로, 엉덩뼈능선을 향해 아래안쪽으로 촉진한다.

다른 구조와의 관계 (Relationship to other structures)

- □ 허리네모근은 매우 깊게 있고 뒤쪽 배벽의 부분을 형성한다.
- □ 허리네모근의 대부분은 척주세움근보다 깊게 있다. 허리네모근 가쪽 부분의 작은 부분은 배벽의 근육들보다 깊게 있다[배바깥빗근(external abdominal oblique), 배속빗근(internal abdominal oblique) 그리고 배가로근(transversus abdominis)].
- □ 허리네모근보다 깊은 곳(앞쪽)에 배내장(abdominal viscera)이 있다.
- □ 허리네모근보다 약간 앞쪽·안쪽에는 큰허리근(psoas major)이 있다.
- □ 허리네모근은 깊은앞선 근막경선(deep front line myofascial meridians) 내에 위치하고 가쪽선(lateral line) 내에 포함된다.

기타(Miscellaneous)

1. 허리네모근의 흔한 변이(common variation)는 L5의 가로돌기에 부착점을 가진다.
2. 허리네모근을 다룰 때, 대상자가 엎드리거나 눕거나, 옆으로 눕도록 위치시킬 수 있다. 하지만 이 근육 대부분이 (거대한 척주세움근보다) 깊기 때문에, 이 근육은 가쪽에서 안쪽으로 촉진하

허리네모근(Quadratus Lumborum; QL) *(계속)*

는 압력(즉, 옆에서 들어오는 것)을 주어서 접근을 해야만 한다.

3. 허리네모근이 허리 부위 가쪽에 있는 유일한 근육이 아니라는 것을 명심하고, 이 부위 모든 통증이 이 근육 때문이라고 비난받아서는 안 된다. 척주세움근군은 또한 가쪽 허리 부위에 존재하고 기능적·활동적으로 작용하며, 긴장과 통증을 만들어낼 것이다.
4. 허리네모근은 골반을 올릴 수 있다. *엉덩이끌어올림(hiking up the hip)*이라는 용어는 이 작용을 설명하는 데 자주 사용된다. 하지만 이 용어는 잘못되고 모호할 수 있다. 일반적으로 *엉덩이(hip)*란 용어가 사용될 때(그렇지 않으면 문맥이 분명하지 않음), 허리엉치관절에서 골반의 움직임이 아니라 엉덩관절에서 넙다리뼈의 움직임을 의미한다.
5. 허리네모근의 존재는 충격을 완화하고 신장을 보호하는 것을 돕는다.

앞배벽근육들(Anterior Abdominal Wall Muscles) □

앞쪽배벽은 몸통에서 골반까지 부착하는 4개의 근육들로 구성된다. 이 근육들은 배곧은근(rectus abdominis), 배바깥빗근(external abdominal oblique), 배속빗근(internal abdominal oblique) 그리고 배가로근(transversus abdominis)이다.

부착점(Attachments)

- □ 배곧은근은 앞안쪽으로 위치해 있다.
- □ 배바깥빗근, 배속빗근, 배가로근은 앞가쪽(그리고 가쪽과 뒤가쪽으로)으로 위치한다.
  - □ 배바깥빗근은 앞가쪽배벽근육들 중 가장 얕은 곳에 있다.
  - □ 배속빗근은 중간에 있다.
  - □ 배가로근은 3개의 앞가쪽배벽근육들 중 가장 깊은 곳에 있다.
  - □ 이 3개의 앞가쪽배근육들은 허리 뒤쪽까지 붙어 있다.
- □ 배곧은근은 *배곧은근집(rectus sheath:* 근육막의 집)으로 에워싸여 있다.
- □ 배바깥빗근, 배속빗근, 배곧은근의 널힘줄(aponeuroses) 가운데 선은 배곧은근을 둘러싸고 있는 배곧은근집을 형성하기 위해 합쳐진다[또한 *배널힘줄(abdominal aponeurosis)*로 알려져 있다].
- □ 배곧은근집(rectus sheath)은 배곧은근의 앞쪽면 전체를 덮는다. 하지만 뒤쪽으로 배곧은근집은 위쪽부착점으로부터 배꼽과 두덩뼈 사이 중간 정도에 위치해 있는 *활꼴선(arcuate line)*까지 근육 위쪽의 2/3만 덮는다(291쪽 그림 10-4C와 10-4D의 단면을 본다).
- □ 샅고랑인대(inguinal ligament)는 사실상 배바깥빗근의 아래쪽 근막 부착점의 부분이다.

기능(Functions)

- □ 앞배벽의 모든 4개 근육들은 복부 내용물들을 압박할 수 있는데, 이 작용은 뱃속 내용물들을 배출하거나 내보내는 데(예: 구토를 하는 것, 장에서 대변을 내보내는 것, 방광에서 소변을 내보내는 것) 중요한 역할을 수행한다.
- □ 앞배벽의 모든 근육들은 배가로근을 제외하고 척추관절에서 몸통을 굽히거나 가쪽으로 굽힐 수 있으며 허리엉치관절에서 같은 쪽골반을 뒤쪽으로 기울이거나 올릴 수 있다.
- □ 배가로근은 뼈대를 움직일 수 없다. 이 작용은 배 내용물을 압박하는 것이다.
- □ 몸의 한쪽 배바깥빗근은 척추관절에서 몸의 돌림에 관하여, 몸의 반대쪽 배속빗근과 협동한다. 이 근육들의 근섬유 방향의 유사성을 주목해야 한다.
- □ 4개의 배빗근이 서로에게 어떻게 협력하는지 아니면 대항하는지 정확히 비교하는 것은 매우 흥미롭다. 예를 들면, 오른쪽 배속빗근과 오른쪽 배바깥빗근은 시상면에서 굽힘에 관하여 협력하고 이마면에서 오른쪽·가쪽굽힘에 대하여 협력하며 가로면에서의 돌림에 대하여 대항한다. 따라서 두 근육들은 서로에 대해 협력도 하고 대항도 할 것이다. 이것은 두 근육들이 서로에 대해 협력하거나 대항하는지를 우리가 결정할 때, 1가지 면 안에서 특정 관절 작용이 서로 상대적이라는 생각의 예이다.

기타(Miscellaneous)

1. 2개의 다른 근육들인 배세모근(pyramidalis)(그림 10-2B 참조)과 고환올림근[cremaster(Evolve website)]도 앞배벽에 위치해 있다.
2. 앞배벽근육들은 얕은앞선(superficial front line), 가쪽선(lateral line), 나선(spiral line) 근막경선(myofascial meridians) 내에 위치한다.

신경지배

□ 앞배벽근육들은 갈비사이신경(intercostal nerve)에 의해 지배된다.

동맥공급

□ 배곧은근은 위·아래배벽동맥(epigastric arteries)으로터 동맥공급의 대부분을 받는다. 3개의 가쪽 앞배벽근육들은 뒤쪽 갈비사이동맥(intercostal arteries)과 갈비밑동맥(subcostal arteries)으로부터 대부분의 동맥공급을 받는다.

□ 앞배벽근육들-얕은층(Anterior Abdominal Wall Muscles–Superficial View)

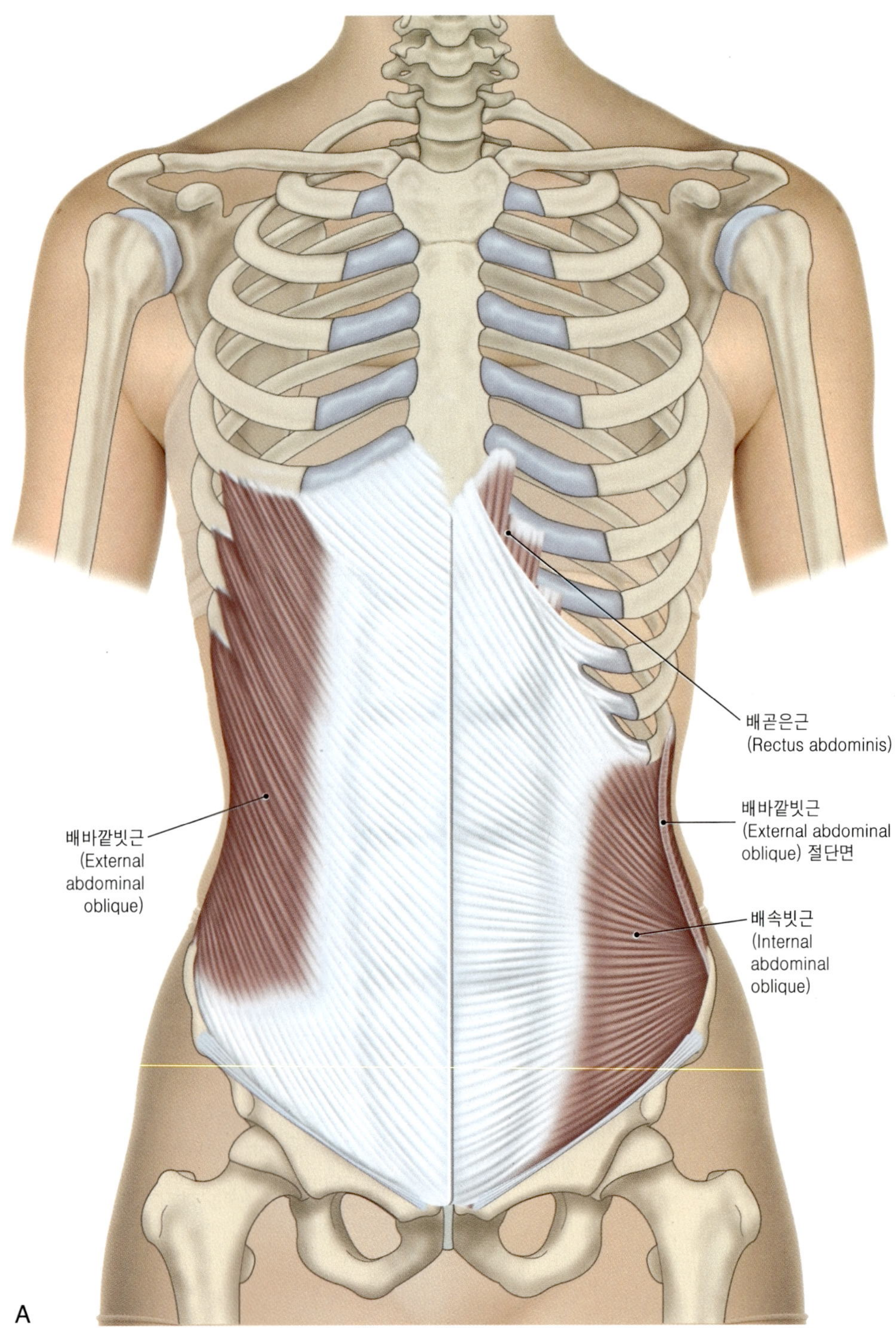

그림 10–37. 앞배벽의 4개 근육의 앞쪽면. A, 얕은층. *(계속)*

앞배벽근육들-깊은층(Anterior Abdominal Wall Muscles-Deep View)

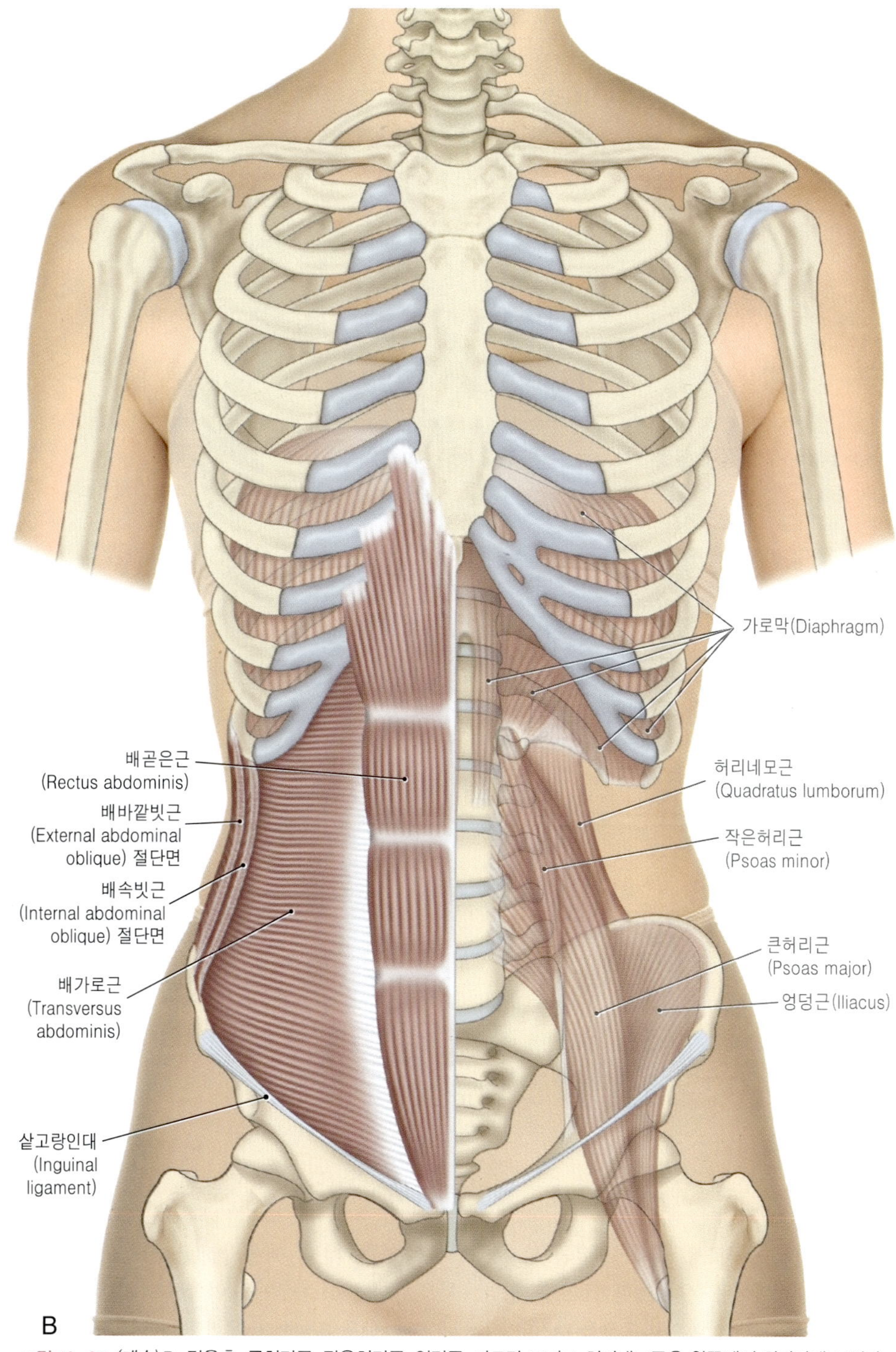

그림 10-37. *(계속)* **B**, 깊은층. 큰허리근, 작은허리근, 엉덩근, 가로막 그리고 허리네모근은 왼쪽에서 희미하게 보인다.

□ 배곧은근[Rectus Abdominis: 앞배벽의(of Anterior Abdominal Wall)]

배곧은근이라는 이름은 이 근육이 배를 곧게 뻗어 주행한다는 것을 말해 준다.

□ **어원**

Rectus: 라틴어. *곧게*

Abdominis: 라틴어. *배*

□ **발음**

REK-tus

ab-DOM-i-nis

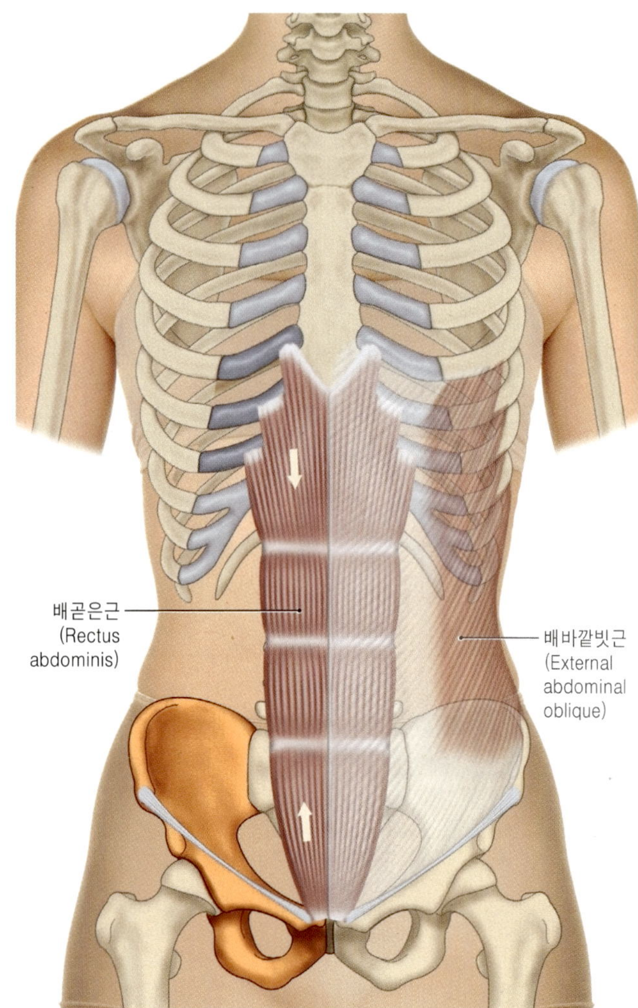

그림 10-38. 양쪽 배곧은근의 앞쪽면. 배바깥빗근은 왼쪽에서 희미하게 보인다.

부착점(Attachments)

□ 두덩뼈

  □ 두덩뼈의 능선과 결합*에서부터*

□ 칼돌기(xiphoid process)와 5~7번 갈비 연골*까지*

기능(Functions)

동심성(단축성) 작용근 작용

표준 작용근 작용	반대 작용근 작용
□ 1. **척추관절에서 몸을 굽힌다.**	□ 1. **허리엉치관절에서 골반을 뒤쪽으로 기울이고 위 몸통에 대해 (척추관절에서) 아래 몸통을 굽힌다.**
□ 2. **척추관절에서 몸통을 가쪽으로 굽힌다.**	□ 2. 허리엉치관절에서 같은쪽 골반을 올리고 위 몸통에 대해 (척추관절에서) 아래 몸통을 가쪽으로 굽힌다.
□ 3. 배골반안(abdominopelvic cavity)을 압박한다	□ 3. 배골반안을 압박한다.
□ 4. 가슴우리를 내린다.	□ 4. (위에서 언급한 것처럼) 같은쪽 골반을 뒤쪽으로 기울이고 올린다.

표준 작용근 작용 노트

- 배곧은근은 앞쪽으로 척추관절을 가로지르고 (근섬유들은 시상면에서 수직으로 주행하면서) 골반에 붙는다. 골반이 고정되어 있고 배곧은근이 수축하면 이것은 골반 앞쪽으로 몸통을 당긴다. 그러므로 배곧은근은 척추관절에서 몸통을 굽힌다(작용 1).
- 배곧은근은 약간 측면에서 척추관절을 가로지른다(근섬유들은 이마면에서 수직으로 주행하면서). 골반이 고정되고 배곧은근이 수축하면 이것은 골반쪽으로 몸통을 가쪽으로 당긴다. 그러므로 배곧은근은 척추관절에서 몸통을 가쪽으로 굽힌다. 배곧은근이 정중선에 매우 가깝기 때문에 이 작용에 대한 약한 지렛대(leverage)를 갖는다(작용 2).
- 배곧은근은 앞배벽에서 몸통에서 골반까지 붙어 있다(근섬유들은 수직으로 주행하면서). 몸통과 골반이 고정되어 있고 배곧은근이 수축하면, 이것은 배쪽으로 팽팽하게 하고 배 구조물들에 압박력을 가한다. 배골반안(abdominopelvic cavity)을 압박하면 배 내용물이 가로막을 압박하기 때문에 가슴안(thoracic cavity)의 압박을 유발한다. 몸안(body cavities)의 압박은 숨을 내쉬기, 기침, 재채기, 코 풀기, 구토하기, 소변보기, 대변보기 또는 출산하기와 같이 몸에서 물질을 내보낼 때 중요하다. 숨을 내쉬는 것을 돕는다는 것은 배곧은근이 호흡 보조근임을 의미한다(작용 3).
- 만약 배곧은근의 골반부착점이 고정되어 있고 이 근육이 수축하면 배곧은근은 가슴우리부착점을 아래쪽으로 당긴다. 일반적으로 배곧은근은 척추관절에서 전체 몸통을 굽힐 것이다. 하지만 만약 몸통의 폄근들이 몸통을 고정(안정화)하면 몸통이 굽히는 것을 막을 수 있고, 아래 가슴우리는 내려갈 것이다. 이 작용은 숨

을 내쉴 때 중요하다. 그러므로 배곧은근은 호흡의 보조근육으로서 가슴우리에서 바로 작용할 수 있다(작용 4).

반대 작용근 작용 노트

- 척추의 움직임을 생각할 때 고정된 아래쪽척추에 대해 위쪽척추를 움직이는 것을 생각한다. 하지만 위쪽척추에 대해 아래쪽척추를 움직이는 반대 작용도 가능하다. 게다가 만약 골반이 움직이면 허리척추는 허리엉치관절이 큰 움직임을 허용하지 않기 때문에 척추의 아래쪽 부위가 위쪽 부위에 대해 움직이도록 하면서 골반과 움직일 것이다. 이 반대 작용은 대상자가 누워 있어 아래쪽 부착점이 움직일 때(예: 침대에서 돌 때) 종종 일어난다(반대 작용 1, 2, 4).
- 배곧은근은 앞쪽으로 척추관절들을 가로지르고 (근섬유들은 시상면에서 수직으로 주행하면서) 골반에 붙어 있다. 몸통이 고정되고 배곧은근이 수축했을 때, 이 근육은 몸통 앞쪽으로 골반을 당긴다. 이 움직임은 골반의 *뒤쪽기울임(posterior til)*이라고 불리고 허리엉치관절에서 발생한다(반대 작용 1, 4).
- 만약 배곧은근의 위쪽부착점이 고정되어 있고 아래쪽부착점이 움직인다면, 골반은 허리엉치관절에서 한쪽 부분이 올라가고 반대쪽은 내려갈 것이다. 그러므로 배곧은근은 골반의 같은쪽올림과 반대쪽내림을 수행한다. 배곧은근의 아래쪽부착점이 정중선에 매우 가깝기 때문에 골반의 같은쪽올림에 대한 영향력은 매우 약하다(반대 작용 2, 4).
- 배 내용물에 대한 압박 작용은 배곧은근의 끝이 둘 다 고정되어 있고 근육힘살이 배쪽으로 팽팽해졌을 때 발생한다. 이 효과가 2개의 부착점이 동일하게 당기는 것에 의해 일어나는 것을 고려하면, 반대 작용은 표준 작용근 작용과 같다(반대 작용 3).

움직임

1. 배곧은근은 빗면에서 몸통에 대해 1개의 당김선을 가지므로, 척추관절에서 [배골반안(abdominopelvic cavity)의 압박과 가슴우리의 내림뿐만 아니라] 몸통의 굽힘과 가쪽굽힘이 결합된 1가지 움직임을 만든다.
2. 배곧은근은 빗면에서 골반에 대해 하나의 당김선을 가지므로 [배골반안(abdominopelvic cavity)의 압박 뿐만 아니라] 뒤쪽기울임과 같은쪽올림이 결합된 1가지 움직임을 만든다.

편심성 길항근 기능

1. 몸통의 폄과 반대쪽·가쪽굽힘을 제한하고 느리게 한다.
2. 골반의 앞쪽기울임과 같은쪽내림을 제한하고 느리게 한다.
3. 배골반안(abdominopelvic cavity)의 팽창을 제한하고 느리게 한다.
4. 가슴우리의 올림을 제한하고 느리게 한다.

편심성 길항근 작용 노트

- 몸통의 폄을 제한하고 느리게 하는 편심성 기능은 컬업(curl-up) 운동을 하는 동안 바닥으로 돌아올 때 중요하다.

등척성 안정화 기능

1. 허리척추관절들을 안정화시킨다.
2. 골반을 안정화시킨다.
3. 가슴우리를 안정화시킨다.

등척성 안정화 기능 노트

- 허리척추관절과 골반의 안정화는 곧 *몸의 중심부(the core)*의 안정화이다[또한 *발전소(powerhouse)*로도 알려져 있다]. 배가로근이 이 기능으로 잘 알려져 있지만 다른 배근육들도 도울 수 있다.

작용에 대한 추가적인 노트

1. 컬업[크런치(crunches), 윗몸일으키기(sit-up)]을 수행하는 것은 배곧은근을 수축 및 강화하는 효과적인 방법이다. 만약 목에 불편함이 발생한다면, 골반쪽으로 위 몸통을 굽히는 것 대신 골반을 몸통을 향해 앞쪽으로 기울이고 바닥에 대해 들어 올리는 (그리고 아래몸통을 위몸통쪽으로 굽히는) 반대 컬업(reverse curl-ups)이 수행될 수 있다.
2. 배곧은근의 위쪽부착점을 움직이는 것이 오직 위쪽 구획만을 수축시키고(컬업할 때 몸통을 굽히는 것 같은), 아래쪽부착점을 움직이는 것이 오직 아래쪽 구획만 수축시키는 것(반대 컬업 시에 골반의 뒤쪽기울임을 하는 것과 같은)이라는 주장이 종종 있다. 그러나 전체 근육이 관여하지 않으면 위 또는 아래 구획에 긴장을 유발할 수 없다. 예를 들어, 위쪽 구획이 이완되고 골반을 움직이기 위해 아래쪽 구획이 관여하는 경우, 아래쪽 구획은 골반을 움직이도록 당기지 않고 더 오랫동안 팽팽하게 하는 위쪽 구획의 섬유를 당기게 된다. 유사하게, 아래쪽 구획이 이완되고 위쪽 구획이 수축하는 경우 장력(tension force)은 이완된 아래쪽 구획의 섬유를 잡아 당겨 (그리고 길어지는) 흩어지게 될 것이다. 그러므로 어떤 부착점이 움직이더라도 배곧은근의 모든 구획은 관여하고 수축해야 한다.

신경지배

- ☐ 갈비사이신경(intercostal nerve)
  - ☐ T5~12의 배쪽가지

동맥공급

- ☐ 위배벽동맥[superior epigastric artery: 속가슴동맥(internal thoracic artery)의 가지]과 아래배벽동맥[inferior epigastric artery: 바깥엉덩동맥(external iliac artery)의 가지]
  - ☐ 그리고 갈비밑동맥(subcostal arteries)과 뒤갈비사이동맥(posterior intercostal arteries: 대동맥의 모든 가지)의 종말가지

배곧은근[Rectus Abdominis: 앞배벽의(of Anterior Abdominal Wall)] (계속)

촉진

1. 대상자가 무릎 아래에 베개를 두고 누워 있도록 하고 복장뼈의 칼돌기(xiphoid process)와 인접한 갈비뼈 위쪽과 두덩뼈 아래쪽으로 촉진하려는 손을 댄다.
2. 대상자가 몸통의 약간 굽힘과 휴식을 반복하게 하고 배곧은근의 수축을 느낄 수 있도록 한다.
3. 배곧은근의 가슴우리부착점을 향해 위쪽으로 촉진하고 골반부착점을 향해 아래쪽으로 촉진한다.

다른 구조와의 관계 (Relationship to other structures)

- □ 배곧은근은 앞안쪽 배에서 얕은곳에 있다. 이 근육은 배바깥빗근, 배속빗근 그리고 배가로근의 널힘줄로 구성된 (배널힘줄로도 알려진) 배곧은집(rectus sheath)에 쌓여 있다.
- □ 배곧은근보다 깊은 곳에는 배안(abdominal cavity) 복막이 있다.
- □ 배곧은근보다 가쪽에는 앞배벽의 다른 근육 3개가 있는데, 이는 배바깥빗근, 배속빗근 그리고 배가로근이다.
- □ 배곧은근보다 안쪽에는 백색선(linea alba)이 있다.
- □ 배곧은근은 얕은앞선 근막경선(superficial front line myofascial meridian) 내에 위치한다.

기타(Miscellaneous)

1. *나눔힘줄(tendinous inscription)*로 알려진 3개의 섬유밴드가 배곧은근을 가로로 쪼개고 4개의 구획 또는 박스로 나눈다. 이러한 이유로 배곧은근이 잘 발달된 사람에서 *에잇팩(eight-pack)* 근육으로 알려져 있다. (8개의 구획 중에 6개가 더 잘 보이기 때문에 사실상 이것은 *식스팩근육*이라고 잘못 불리는 경우가 많다.)
2. 각 배곧은근은 다른 3개 앞배벽근육들(배바깥빗근, 배속빗근 그리고 배가로근)의 널힘줄로 구성된 배곧은근집(rectus sheath)으로 둘러싸여 있다. 이 2개의 배곧은근집(왼쪽과 오른쪽)은 배의 정중선에서 만나 *백색선(linea alba)*을 형성한다.
3. 앞배벽의 4개의 근육들은 배곧은근(rectus abdominis), 배바깥빗근(external abdominal oblique), 배속빗근(internal abdominal oblique) 그리고 배가로근(transversus abdominis)이다. 이 모든 근육들은 배 내용물들에 대해서 압박을 가하고 배가 평평하게 되도록 돕는다.
4. 과거의 방법으로 다리를 펴고 윗몸 일으키기(straight-legged sit-ups)가 행해질 때, 발생하는 움직임은 척추관절에서 몸통의 굽힘이 아니라 엉덩관절에서 골반의 앞쪽기울임이다(몸통이 골반에 고정되어 있기 때문에 몸통이 공중으로 움직인다). 이 상황에서, 작용근들은 앞배벽근육들이 아니라 오히려 엉덩관절의 굽힘근일 것이다(왜냐하면 엉덩관절에서 골반의 앞쪽기울임이 엉덩관절에서 넙다리굽힘의 반대 작용이기 때문이다). 배벽근육들이 수축하지만 작용근으로서는 아니다. 그들은 골반을 몸통에 고정하면서 골반의 고정근(안정근)으로서 수축한다.
5. 배곧은근의 가쪽가장자리는 배골반안(abdominopelvic cavity)에서 깊게 있는 큰허리근(psoas major)을 촉진하는 좋은 랜드마크일 것이다. 배곧은근의 가쪽가장자리를 찾은 다음 촉진한 위치 바로 가쪽에서 아래로 내려간다(drop). 큰허리근을 향해 뒤안쪽으로 압력을 가하라.
6. 배곧은근의 폭은 꽤 다양하다. 이것은 그림 10-38에서 보이는 것보다 훨씬 넓은 경우가 많다.

배바깥빗근[External Abdominal Oblique: 앞배벽의(of Anterior Abdominal Wall)] ☐

배바깥빗근이라는 이름은 이 근육이 배 바깥쪽에 위치해 있다는 것(배속빗근보다는 얕은 곳에)과 이 근섬유들이 비스듬하게 위치해 있다는 것을 말해 준다.

☐ **어원**

External: 라틴어. *바깥쪽*
Abdominal: 라틴어. *배*
Oblique: 라틴어. *비스듬한, 대각선의*

☐ **발음**

EKS-turn-al
ab-DOM-in-al
o-BLEEK

부착점(Attachments)

☐ **앞엉덩뼈능선, 두덩뼈 그리고 배널힘줄(aponeurosis)**

☐ 두덩뼈능선과 결절*에서부터*

☐ **아래 8개의 갈비뼈(5~12번 갈비뼈)**

☐ 갈비뼈들의 아래쪽 가장자리*까지*

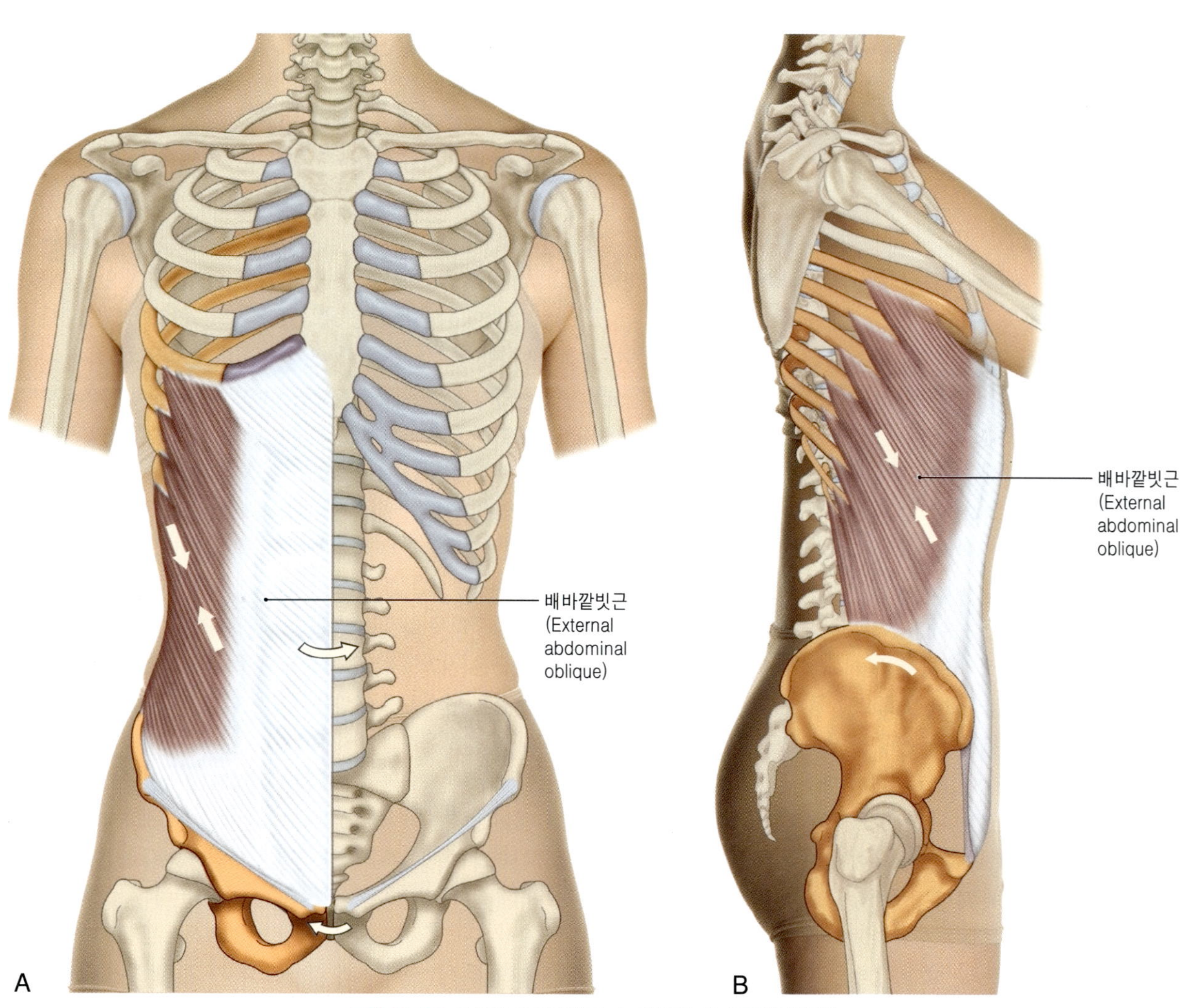

그림 10-39. 오른쪽 배바깥빗근. A, 앞쪽면. B, 오른쪽 가쪽면.

기능(Functions)

동심성(단축성) 작용근 작용

표준 작용근 작용	반대 작용근 작용
☐ 1. **척추관절에서 몸통을 굽힌다.**	☐ 1. **허리엉치관절에서 골반을 뒤쪽으로 기울이고 위몸통에 대해 (척추관절에서) 아래몸통을 굽힌다.**
☐ 2. **척추관절에서 몸통을 가쪽으로 굽힌다.**	☐ 2. 허리엉치관절에서 같은쪽 골반을 올리고 위몸통에 대해 (척추관절에서) 아래몸통을 가쪽으로 굽힌다.
☐ 3. **척추관절에서 몸통을 반대쪽으로 돌린다.**	☐ 3. 허리엉치관절에서 골반을 같은쪽으로 돌리고 위몸통에 대해 아래몸통을 같은쪽으로 돌린다(척추관절에서).
☐ 4. 배골반안(abdominopelvic cavity)을 압박한다.	☐ 4. 배골반안(abdominopelvic cavity)을 압박한다.
☐ 5. 가슴우리를 내린다.	☐ 5. (위에서 언급된 것처럼) 골반을 뒤쪽으로 기울이고 같은쪽을 올리며 같은쪽 돌림을 한다.

표준 작용근 작용 노트

- 배바깥빗근은 앞쪽으로 척추관절을 가로지르고 (근섬유들은 시상면에서 수직으로 주행하면서) 골반에 붙어 있다. 골반이 고정되고 배바깥빗근이 수축하면, 이 근육은 몸을 골반을 향해 앞쪽으로 당긴다. 그러므로 배바깥빗근은 척추관절에서 몸을 굽힌다(작용 1).
- 배바깥빗근은 (근섬유들은 이마면에서 수직으로 주행하면서) 가쪽으로 척추관절을 가로지른다. 골반이 고정되어 있고 배바깥빗근이 수축할 때, 골반을 향해 가쪽으로 몸통을 당긴다. 그러므로 배바깥빗근은 척추관절에서 몸통을 가쪽으로 굽힌다(작용 2).
- 배바깥빗근은 (근섬유들은 가로면에서 다소 수평으로 주행하면서) 몸통을 둘러싸고 있다. 골반이 고정되어 있고 배바깥빗근이 수축할 때, 몸통의 앞쪽면이 이 근육이 붙어 있는 몸통의 방향으로부터 반대쪽을 향하게 하면서 몸통을 당긴다. 그러므로 배바깥빗근은 척추관절에서 몸통을 반대쪽으로 돌린다(작용 3).
- 배바깥빗근과 배속빗근은 척추관절에서 몸통 돌림의 작용근이다(작용 3).
- 배바깥빗근은 (근섬유들은 다소 수직으로 주행하면서) 배벽에서 몸통부터 골반까지 붙어 있다. 몸통과 골반이 둘 다 고정되어 있고 배바깥빗근이 수축하면 이 근육은 배에 압박을 가한다. 배골반안(abdominopelvic cavity)을 압박하는 것은 배 내용물들을 가로막에 대해 밀어내기 때문에 가슴안(thoracic cavity)의 압박을 유발한다. 몸안(the body cavities)의 압박은 몸에서 물질을 내보낼 때 중요하다. 예를 들면 숨을 내쉬고, 기침하고, 재채기하고, 구토하고, 소변을 보고, 대변을 보거나 출산을 할 때이다. 날숨을 돕는 것은 배바깥빗근이 호흡의 보조근육이라는 것을 의미한다(작용 4).
- 배바깥빗근의 골반부착점이 고정되어 있고 이 근육이 수축하면, 이 근육은 가슴우리부착점을 아래쪽으로 당긴다. 일반적으로 이것은 척추관절에서 몸 전체를 굽히거나 가쪽으로 굽힐 것이다. 하지만 몸통의 폄근과 반대쪽·가쪽굽힘근이 몸통을 고정하고 움직이는 것을 막으면, 아래 8개의 갈비뼈가 내려갈 것이다. 이 작용은 숨을 내쉴 때 중요하다. 그러므로 배바깥빗근은 호흡의 보조근육으로서 가슴우리에 바로 작용한다(작용 5).

반대 작용근 작용 노트

- 척추의 움직임을 생각할 때, 일반적으로 우리는 고정된 아래쪽척추에 대한 위쪽척추의 움직임을 생각한다. 하지만 고정된 위쪽척추에 대한 아래쪽척추를 움직이는 반대 작용 또한 가능하다. 게다가 골반이 움직이면 허리엉치관절(lumbosacral joint)이 큰 움직임을 허락하지 않기 때문에 허리척추는 척추의 아래쪽 부위가 위쪽 부위에 대해 움직이도록 하면서 골반과 같이 움직일 수 있다. 이 반대 작용은 보통 대상자가 누워 있어 아래쪽부착점이 움직일 때(예: 침대에서 돌 때) 발생한다(반대 작용 1, 2, 3, 5).
- 배바깥빗근은 (근섬유들은 시상면에서 수직으로 주행하면서) 척추관절을 앞쪽으로 가로지르고 골반에 부착된다. 몸통이 고정되고 배바깥빗근이 수축하면 몸통쪽 앞으로 골반을 당긴다. 이 움직임은 골반의 *뒤쪽기울임(posterior tilt)*이라고 불리며, 허리엉치관절에서 유발된다(반대 작용 1, 5).
- 배바깥빗근의 위쪽부착점이 고정되어 있고 이 근육이 수축할 때, 가슴우리를 향해 가쪽골반을 위쪽으로 당긴다. 그러므로 배바깥빗근은 허리엉치관절에서 같은쪽의 골반을 올린다. 골반의 한쪽 올림은 반대쪽의 내림을 유발한다. 그러므로 배바깥빗근은 골반의 같은쪽올림과 반대쪽내림을 수행한다(반대 작용 2, 5).
- 배바깥빗근의 위쪽부착점이 고정되어 있고 이 근육이 수축하면, 골반 앞쪽면이 배바깥빗근이 붙어 있는 몸의 같은쪽을 향하도록 하면서 아래쪽부착점인 골반을 당긴다(왜냐하면 배바깥빗근의 근섬유는 가로면에서 수평 방향이기 때문이다). 그러므로 배바깥빗근은 허리엉치관절에서 골반을 같은쪽으로 돌린다(반대 작용 3).
- (고정된 아래쪽척추와 골반에 대해) 위쪽척추를 반대쪽으로 돌리는 반대 작용은 (고정된 위쪽척추에 대해) 아래쪽척추와 골반을 같은 방향으로 돌리는 것이다. 즉, 만약 오른쪽배바깥빗근이 위쪽척추를 왼쪽으로 돌린다면, 이것의 반대 작용은 허리엉치관절에서 골반의 오른쪽 돌림과 위쪽척추에 대해 아래쪽척추의 오른쪽 돌림일 것이다(반대 작용 3, 5).
- 배 내용물에 대한 압박의 작용은 배바깥빗근의 끝이 둘 다 고정되

어 있고 근육힘살이 복부쪽으로 팽팽해질 때 발생한다. 이 효과가 두 부착점에서 동등한 당김에 의해 발생되는 것을 고려하면, 반대 작용은 표준 작용근 작용과 같다(반대 작용 4).

움직임

1. 배바깥빗근은 몸통에 빗면으로 1개의 당김선을 가지므로 척추관절에서 [가슴우리의 내림과 배골반안(abdominopelvic cavity)의 압박뿐만 아니라] 몸통의 굽힘, 가쪽굽힘 그리고 반대쪽돌림이 결합된 1가지 움직임을 만든다.
2. 배바깥빗근은 골반에 빗면으로 1개의 당김선을 가지므로 [배골반안(abdominopelvic cavity)의 압박뿐만 아니라] 뒤쪽기울임, 같은쪽올림 그리고 같은쪽돌림이 결합된 1가지 움직임을 만든다.

편심성 길항근 기능

1. 몸통의 폄과 반대쪽·가쪽굽힘을 제한하고 느리게 한다.
2. 골반의 앞쪽기울임과 같은쪽내림을 제한하고 느리게 한다.
3. 골반과 아래몸통의 반대쪽돌림과 위몸통의 같은쪽돌림을 제한하고 느리게 한다.
4. 배골반안(abdominopelvic cavity)의 폄을 제한하고 느리게 한다.
5. 가슴우리의 올림을 제한하고 느리게 한다.

편심성 길항근 작용 노트

- 몸통의 폄을 제한하고 느리게 하는 편심성 기능은 컬업 운동 도중에 바닥으로 돌아갈 때 중요하다.

등척성 안정화 기능

1. 허리척추관절들을 안정화시킨다.
2. 골반을 안정화시킨다.
3. 가슴우리를 안정화시킨다.

등척성 안정화 기능 노트

- 허리척추관절과 골반의 안정화는 *몸 중심부(the core)*의 안정화이다[또한 *발전소(powerhouse)*로도 알려져 있다]. 배가로근이 이 기능으로 잘 알려져 있지만, 다른 배 근육들도 도울 수 있다.

작용에 대한 추가적인 노트

1. 굽힘에 관하여, 4개의 모든 배빗근들은 서로 협력한다.
2. 척추관절에서 몸통의 가쪽굽힘에 대하여 같은 방향의 배바깥빗근과 배속빗근은 서로 협력한다.
3. 배바깥빗근은 척추관절에서 몸통의 반대쪽돌림근이고, 배속빗근은 척추관절에서 몸통의 같은쪽돌림근이다. 그러므로 몸통돌림(가로면 작용)에 관하여, 그들은 서로 대항하는 것으로 설명된다. 하지만 배바깥빗근은 몸통을 돌리는 동안 몸의 반대쪽 배속빗근과 협력한다. 비슷하게, 배바깥빗근은 허리엉치관절에서 골반의 같은쪽돌림근이며, 배속빗근은 허리엉치관절에서 골반의 반대쪽 돌림근이다. 그래서 골반돌림(예: 가로면 작용)에 관하여, 그들은 서로 대항근으로 고려된다. 하지만 배바깥빗근은 골반을 돌리는 동안 몸 반대쪽의 배속빗근에 협력한다. 근섬유 방향의 유사성을 주의한다.
4. 컬업(크런치, 윗몸일으키기)을 수행할 때, 특히 굽힘에 돌림이 더해진다면(몇몇의 오른쪽 돌림 반복과 왼쪽돌림 반복), 배바깥빗근을 수축하게 하고 강화시키는 데 효과적인 방법이다. 만약 목의 불편함이 발생한다면, 골반 쪽으로 위 몸통을 굽히는 것 대신에, 골반을 몸통 쪽으로 앞쪽으로 기울이고 바닥에 대해 들어 올리는 반대 컬업(reverse curl-ups)이 수행되어야 한다(그리고 아래쪽 몸통은 위쪽몸통을 향하여 굽힌다). 배바깥빗근이 더 잘 수축하게 하기 위해 골반을 들 때, 골반은 돌려질 수 있다.

신경지배

- ☐ 갈비사이신경(intercostal nerve)
  - ☐ T7~12의 배쪽가지

동맥공급

- ☐ 갈비밑동맥(subcostal arteries), 뒤갈비사이동맥(posterior intercostal arteries: 대동맥의 모든 가지) 그리고 깊은엉덩휘돌이동맥[deep circumflex iliac artery: 바깥엉덩동맥(external iliac artery)의 가지]
  - ☐ 그리고 아래배벽동맥[inferior epigastric artery: 바깥엉덩동맥(external iliac artery)의 가지]

촉진

1. 대상자가 무릎 아래 베개를 두고 누워 있도록 한 채로 엉덩뼈능선(iliac crest)과 아래갈비뼈들 사이에서 앞가쪽 배에 촉진하려는 손을 놓는다.
2. 대상자가 척추관절에서 반대 방향으로 (몸통을 약간 구부린 채로) 몸통을 돌리도록 하고 배바깥빗근의 수축을 느낀다.
3. 갈비뼈부착점을 향해 위가쪽으로, 그리고 엉덩뼈능선과 배널힘줄(abdominal aponeurosis)을 향해 아래안쪽으로 배바깥빗근을 계속 촉진한다.

다른 구조와의 관계 (Relationship to other structures)

- ☐ 배바깥빗근은 배곧은근보다 가쪽에 위치한다.
- ☐ 배바깥빗근은 앞가쪽 배벽의 3개의 층 중에 가장 얕은 곳에 있다. 배바깥빗근의 바로 깊은 곳에 배속빗근이 있고 더 깊은 곳에 배가로근이 있다.
- ☐ 배바깥빗근은 앞가쪽 배벽을 따라 앞톱니근(5~9번 갈비뼈에서)과 맞물린다. 또한 배바깥빗근의 근섬유는 뒤가쪽 몸벽을 따라 (10~12번 갈비뼈에서 거의 수직 각도로) 넓은등근(latissimus

dorsi)의 근섬유와 만난다.

- □ 배바깥빗근이 앞배벽뿐만 아니라 가쪽배벽에도 위치한다는 것을 명심하라. 이 근육은 뒤배벽쪽을 뻗어나가며, 10~12번 갈비뼈에서 넓은등근과 맞물린다.
- □ 배바깥빗근은 가쪽선(lateral line), 나선(spiral line), 얕은앞선(involved with the superficial front line) 근막경선(myo-fascial meridians) 내에 포함된다.

기타(Miscellaneous)

1. 만약 당신이 손을 코트 주머니에 넣는다면, 당신의 손가락은 그쪽의 배바깥빗근의 근섬유 방향을 따라 가리킬 것이다. 이러한 이유로 배바깥빗근은 때때로 *주머니근육(pocket muscles)*이라 불린다.
2. 앞위쪽 엉덩뼈가시와 두덩뼈결절 사이에서 배바깥빗근의 널힘줄은 샅고랑인대(inguinal ligament)를 형성한다.
3. 배널힘줄은 실제로 3개의 앞가쪽 배벽근육들(배바깥빗근, 배속빗근, 배가로근)의 정중선널힘줄이다. 배널힘줄은 배곧은근을 둘러싸기 때문에 배곧은근집(rectus sheath)으로 알려져 있다.

배속빗근[Internal Abdominal Oblique: 앞배벽의(of Anterior Abdominal Wall)] ☐

배속빗근이라는 이름은 근육이 (배바깥빗근보다 깊은) 배 안쪽에 위치해 있다는 것과 그 근섬유가 비스듬히 위치해 있다는 것을 말해 준다.

☐ **어원**

Internal: 라틴어. *안쪽*

Abdominal: 라틴어. *배*

Oblique: 라틴어. *비스듬한, 대각선의*

☐ **발음**

in-TURN-al

ab-DOM-in-al

o-BLEEK

부착점(Attachments)

☐ 샅고랑인대(inguinal ligament), 엉덩뼈능선(iliac crest) 그리고 등허리근막(thoracolumbar fascia)

- ☐ 샅고랑인대의 가쪽 2/3*에서부터*

☐ 아래 3개의 갈비뼈들(10~12번)과 배널힘줄(abdominal aponeurosis)*까지*

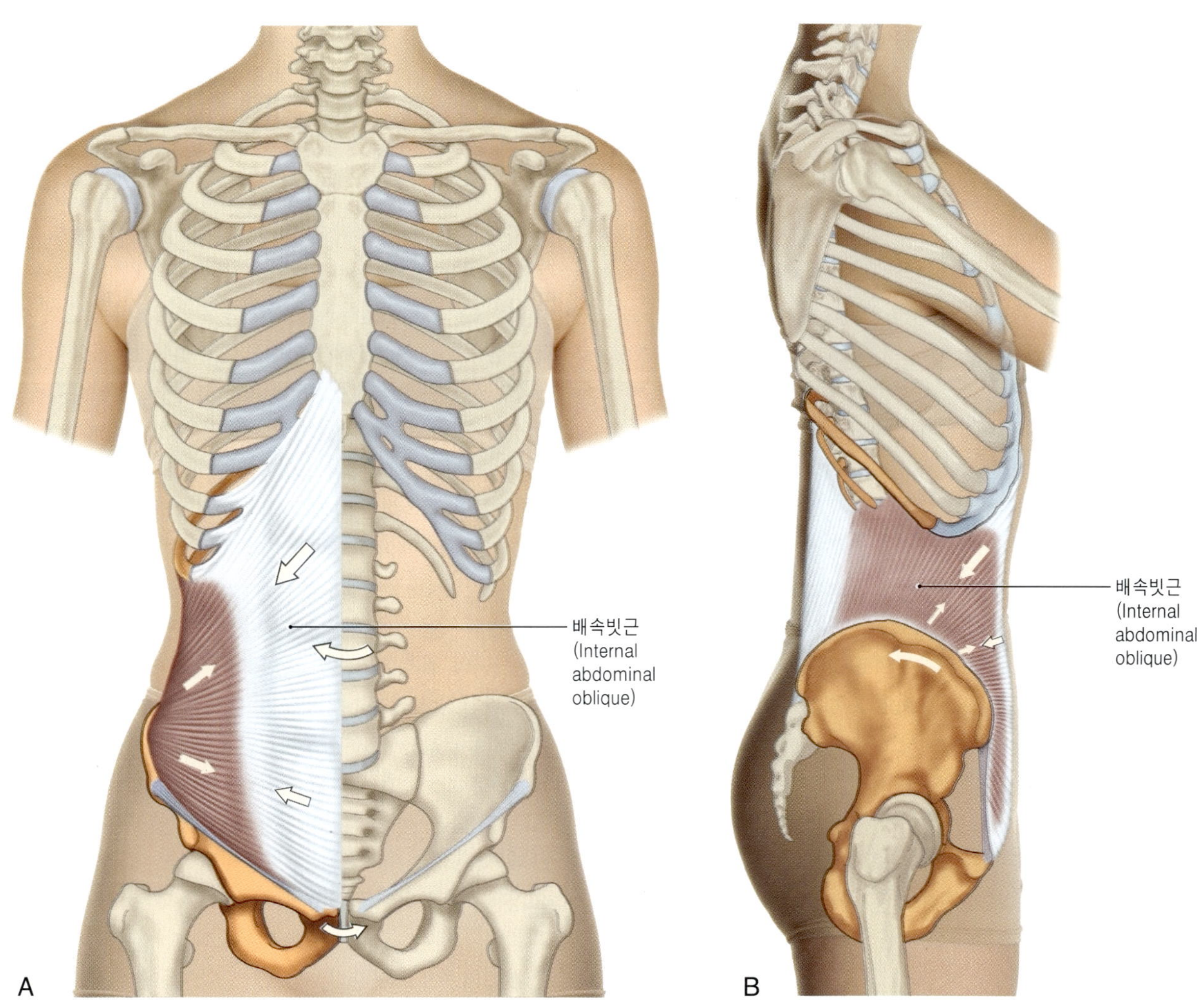

그림 10-40. 오른쪽 배속빗근. A, 앞쪽면. B, 오른쪽 가쪽면.

배속빗근[Internal Abdominal Oblique: 앞배벽의(of Anterior Abdominal Wall)] *(계속)*

기능(Functions)

동심성(단축성) 작용근 작용

표준 작용근 작용	반대 작용근 작용
☐ 1. **척추관절에서 몸통을 굽힌다.**	☐ 1. **허리엉치관절에서 골반을 뒤쪽으로 기울이고 위몸통에 대해 (척추관절에서) 아래몸통을 굽힌다.**
☐ 2. **척추관절에서 몸통을 가쪽으로 굽힌다.**	☐ 2. 허리엉치관절에서 같은쪽골반을 올리고 위몸통에 대해 (척추관절에서) 아래몸통을 가쪽으로 굽힌다.
☐ 3. **척추관절에서 몸통을 같은쪽으로 돌린다.**	☐ 3. 허리엉치관절에서 골반을 반대쪽으로 돌리고 위몸통에 대해 (척추관절에서) 아래몸통을 반대쪽으로 돌린다.
☐ 4. 배골반안(abdominopelvic cavity)을 압박한다.	☐ 4. 배골반안(abdominopelvic cavity)을 압박한다.
☐ 5. 가슴우리를 내린다.	☐ 5. (위에서 언급한 것처럼) 골반을 뒤쪽으로 기울이고, 같은쪽을 올리고, 반대쪽으로 돌린다.

표준 작용근 작용 노트

- 배속빗근은 (근섬유들은 시상면에서 수직으로 주행하면서) 척추관절을 앞쪽으로 가로지르고 골반에 붙어 있다. 골반이 고정되어 있고 배속빗근이 수축하면, 이것은 몸통을 골반 앞쪽으로 당긴다. 그러므로 배속빗근은 척추관절에서 몸통을 굽힌다(작용 1).
- 배속빗근은 (근섬유들은 이마면에서 수직으로 주행하면서) 척추관절을 가쪽으로 가로지른다. 골반이 고정되어 있고 배속빗근이 수축하면, 몸통을 향해 골반을 가쪽으로 당긴다. 그러므로 배속빗근은 척추관절에서 몸통을 가쪽으로 굽힌다(작용 2).
- 배속빗근은 (근섬유들은 가로면에서 다소 수평으로 주행하면서) 몸통을 둘러싸고 있다. 골반이 고정되어 있고 배속빗근이 수축하면, 몸통의 앞쪽면이 이 근육이 붙어 있는 몸과 같은 방향으로 향하도록 유도하면서 몸통을 당긴다. 그러므로 배속빗근은 척추관절에서 몸통을 같은쪽으로 돌린다(작용 3).
- 배바깥빗근과 배속빗근은 척추관절에서 몸통돌림의 작용근이다(작용 3).
- 배속빗근은 (근섬유들은 다소 수직으로 주행하면서) 앞배벽의 몸통에서 골반까지 붙어 있다. 몸통과 골반이 둘 다 고정되어 있고 배속빗근이 수축할 때 이것은 배에 압력을 가한다. 또한 배골반안(abdominopelvic cavity)을 압박하는 것은 골반 내용물이 가로막에 대항하여 밀어내기 때문에 가슴안(thoracic cavity)의 압박을 유발한다. 호흡, 기침, 재채기, 구토, 소변 배출, 배설 또는 출산과 같이 신체에서 물질을 배출할 때 내부의 압박이 중요하다. 날숨을 돕는 것은 배속빗근이 호흡보조근육이라는 것을 의미한다(작용 4).
- 배속빗근의 골반부착점이 고정되고 이 근육이 수축하면, 이 근육은 가슴우리부착점을 아래쪽으로 당길 것이다. 보통 이 근육은 척추관절에서 몸통 전체를 굽히거나 가쪽으로 굽힘 할 것이다. 하지만 만약 몸통의 폄근과 반대쪽·가쪽굽힘근이 몸통을 고정(안정화)하고 움직이는 것을 막는다면 아래갈비뼈가 내려갈 것이다. 이 작용은 숨을 내쉴 때 중요하다. 그러므로 배속빗근은 호흡의 보조근으로 가슴우리에 바로 작용할 수 있다(작용 5).

반대 작용근 작용 노트

- 척추의 움직임을 생각할 때 일반적으로 고정된 아래쪽척추에 대해 위쪽척추를 움직이는 것을 떠올린다. 하지만 위쪽척추에 대해 아래쪽척추를 움직이는 반대 작용 또한 가능하다. 게다가 만약 골반이 움직이면 허리엉치관절이 큰 움직임을 허락하지 않기 때문에 허리척추는 아래 부위의 척추가 위쪽 부위에 대해 움직이도록 하면서 골반을 움직일 것이다. 이 반대 작용은 대상자가 누워 있어 아래쪽부착점이 움직일 때(예: 침대에서 돌 때) 보통 발생한다(반대 작용 1, 2, 3, 5).
- 배속빗근은 척추관절들을 앞쪽으로 가로지르고 골반에 붙어 있다(근섬유들은 시상면에서 수직으로 주행한다). 몸통이 고정되고 배속빗근이 수축했을 때, 이 근육은 몸통을 향해 앞쪽으로 골반을 당긴다. 이 움직임은 골반의 *뒤쪽기울임(posterior tilt)*이라고 불리며 허리엉치관절에서 발생한다(반대 작용 1, 5).
- 배속빗근의 위쪽부착점이 고정되고 이 근육이 수축하면, 이 근육은 가슴우리 쪽으로 가쪽골반을 위로 당긴다. 그러므로 배속빗근은 허리엉치관절에서 같은쪽골반을 올린다. 그러므로 배속빗근은 골반의 같은쪽올림과 반대쪽내림을 수행한다(반대 작용 2, 5).
- 배속빗근의 위쪽부착점이 고정되어 있고 이 근육이 수축할 때, 이 골반의 앞쪽면이 배속빗근이 부착된 몸쪽이 반대쪽 몸과 마주하게 유발하면서 아래 부착점인 골반을 당긴다(배속빗근의 근섬유들은 가로면에서 수평 방향을 가지고 있기 때문이다). 그러므로 배속빗근은 허리엉치관절에서 골반을 반대쪽으로 돌린다(반대 작용 3).
- (고정된 아래쪽척추와 골반에 대해) 위쪽척추를 같은쪽으로 돌리는 반대 작용은 (고정된 위쪽척추에 대해) 골반과 아래쪽척추를 반대쪽·가쪽으로 돌린다. 즉, 만약 오른쪽에 위치한 배속빗근이 위쪽척추의 오른쪽 돌림을 수행하면, 이것의 반대 작용은 허리엉치관절에서 골반의 왼쪽돌림을 수행하고 위쪽척추에 대해 아래쪽척추를 왼쪽돌림 할 것이다(반대 작용 3, 5).
- 배 내용물에 대한 압박 작용은 배속빗근의 끝이 둘 다 고정되어 있고 근육힘살이 배를 향해 팽팽해질 때 발생한다. 이 효과가 두 부착점에서 동등한 당김에 의해 발생되는 것을 고려하면 반대 작

용은 표준 작용근 작용과 같다(반대 작용 4).

움직임

1. 배속빗근은 몸통에 빗면으로 1개의 당김선을 가지므로, [가슴우리의 내림과 배골반안(abdominopelvic cavity)의 압박뿐만 아니라] 척추관절에서 몸통의 굽힘, 가쪽굽힘 그리고 같은쪽돌림이 결합된 1가지 움직임을 만든다.
2. 배속빗근은 골반에 빗면으로 1개의 당김선을 가지므로, [배골반안(abdominopelvic cavity)의 압박뿐만 아니라] 뒤쪽기울임, 같은쪽올림 그리고 같은쪽돌림이 결합된 1가지 움직임을 만든다.

편심성 길항근 기능

1. 몸통의 폄과 반대쪽·가쪽굽힘을 제한하고 느리게 한다.
2. 골반의 앞쪽기울임과 같은쪽내림을 제한하고 느리게 한다.
3. 골반과 아래몸통의 같은쪽돌림과 몸통의 반대쪽돌림을 제한하고 느리게 한다.
4. 배골반안(abdominopelvic cavity)의 확장을 제한하고 느리게 한다.
5. 가슴우리의 올림을 제한하고 느리게 한다.

편심성 길항근 작용 노트

• 몸통의 폄을 제한하고 느리게 하는 편심성 기능은 컬업(curl-up) 운동 도중에 바닥으로 되돌아갈 때 중요하다.

등척성 안정화 기능

1. 허리척추관절들을 안정화시킨다.
2. 골반을 안정화시킨다.
3. 가슴우리를 안정화시킨다.

등척성 안정화 기능 노트

• 허리척추관절과 골반의 안정화는 *몸 중심부(the core)*의 안정화이다[*발전소(powerhouse)*로도 알려져 있다]. 배가로근이 이 기능으로 잘 알려져 있지만 다른 배근육들도 도울 수 있다.

작용에 대한 추가적인 노트

1. 굽힘에 관하여, 모든 4가지 배빗근은 서로 협력한다.
2. 척추관절에서 몸통의 가쪽굽힘에 대하여 같은 방향의 배바깥빗근과 배속빗근은 서로 협력한다.
3. 배속빗근은 척추관절에서 몸통의 같은쪽돌림근이고, 배바깥빗근은 척추관절에서 몸통의 반대쪽돌림근이다. 몸통돌림에 관하여(가로면 작용), 그들은 서로 대항하는 것으로 설명된다. 하지만 몸의 한쪽에서 배속빗근이 몸통을 돌리는 동안 몸의 반대쪽 배바깥빗근과 협력한다. 비슷하게, 배속빗근은 허리엉치관절에서 골반의 반대쪽돌림근이며 배바깥빗근은 허리엉치관절에서 골반의 같은쪽돌림근이다. 그래서 골반돌림(예: 가로면 작용)에 관하여, 근육들은 서로 대항근으로 고려된다. 하지만 한쪽의 배바깥빗근은 골반돌림을 하는 동안 몸 반대쪽의 배속빗근이 협력한다. 근섬유 방향의 유사성을 주의한다.
4. 컬업(크런치, 윗몸일으키기)을 수행하는 것은, 특히 굽힘에 돌림이 더해진다면(몇몇의 오른쪽 돌림 반복과 왼쪽돌림 반복) 배속빗근을 수축 및 강화시키는 데 효과적인 방법이다. 만약 목의 불편함이 발생한다면, 골반 쪽으로 위몸통을 굽히는 것 대신에 골반을 몸통 앞쪽으로 기울이고 바닥에 대해 들어 올리는 반대 컬업(reverse curl-ups)이 수행되어야 한다(그리고 아래 몸통은 위몸통을 향해 위로 굽힌다). 배속빗근이 더 잘 수축하여 오른다면 골반은 잘 돌려질 수 있다.

신경지배

☐ 갈비사이신경(intercostal nerve)
 ☐ T7~1의 배쪽가지

동맥공급

☐ 갈비밑동맥(subcostal arteries), 뒤갈비사이동맥(posterior intercostal arteries: 대동맥의 모든 가지) 그리고 깊은엉덩휘돌이동맥(deep circumflex iliac artery: 바깥엉덩동맥의 가지)
 ☐ 그리고 아래배벽동맥[inferior epigastric artery: 바깥엉덩동맥(external iliac artery)의 가지]

촉진

1. 대상자가 무릎 아래에 베개를 두고 누워 있도록 한 채로, 엉덩뼈능선(iliac crest)과 아래갈비뼈들 사이의 앞가쪽 배에 촉진하려는 손을 놓는다.
2. 대상자가 척추관절에서 같은쪽으로 몸통을 돌리도록(몸통을 약간 구부린 채로) 하고 배속빗근의 수축을 느낀다.
3. 이 근육의 부착점들을 향해 위·아래쪽으로 배속빗근을 계속 촉진한다.
4. Note: 배바깥빗근의 수축으로부터 배속빗근의 수축을 구별하는 것은 대상자가 이 근육이 잘 발달되어 있지 않으면 어려울 수 있다.

다른 구조와의 관계 (Relationship to other structures)

☐ 배속빗근은 배곧은근보다 가쪽에 위치한다.

☐ 배속빗근은 앞가쪽 배벽근육의 3개의 가운데 중앙에 있다. 배속빗근은 배바깥빗근보다 깊은 곳에, 배가로근보다 얕은 곳에 있다.

☐ 배속빗근이 앞배벽뿐만 아니라 가쪽·뒤쪽 배벽에도 위치한다는 것을 명심하라. 이 근육은 등허리 근막(척주세움근 바로 가쪽)의 뒤쪽으로 붙어 있다. 또한 등허리근막을 통해 허리척추의 가로돌기에도 붙어 있다.

☐ 배속빗근은 가쪽선(lateral line), 나선(spiral line) 내에 위치하

고 얕은앞선 근막경선(superficial front line myofascial meridians) 내에 포함된다.

기타(Miscellaneous)

1. 만약 당신이 손을 코트 주머니에 넣는다면, 당신의 손가락은 그 쪽의 배바깥빗근의 방향을 따라 가리킬 것이다. 배속빗근의 근섬유들은 배바깥빗근의 근섬유들에서 90° 반대 방향(직각)이다.
2. 배바깥빗근, 배속빗근의 중간널힘줄과 배가로근은 배곧은근으로 둘러싸인 배곧은근집을 형성한다. 배속빗근의 정중선 널힘줄 부분은 사실상 나누어져 있고, 얕은·깊은 곳으로 모두 배곧은근을 둘러싸고 있다. (이것은 배꼽과 두덩뼈 사이 중간 정도에 위치해 있는 활꼴선 위쪽으로 발생한다. 291쪽 그림 10-4C와 10-4D의 단면도를 참조하라.)

배가로근[Transversus Abdominis: 앞배벽의(of Anterior Abdominal Wall)] □

배가로근이라는 이름은 이 근육이 배를 가로질러 수평으로 주행한다는 것을 말해 준다.

□ **어원**

Transversus: 라틴어. *수평으로 주행하는*

Abdominis: 라틴어. *배*

□ **발음**

trans-VER-sus

ab-DOM-i-nis

부착점(Attachments)

□ **샅고랑인대(inguinal ligament), 엉덩뼈능선(iliac crest), 등허리근막(thoracolumbar fascia) 그리고 아래갈비연골(lower costal cartilages)**

- □ 샅고랑인대(inguinal ligament)의 가쪽 2/3, 7~12번 갈비뼈의 갈비연골*에서부터*

□ **배널힘줄(abdominal aponeurosis)**

- □ 백색선*까지*

기능(Functions)

동심성(단축성) 작용근 작용

표준 작용근 작용	반대 작용근 작용
□ **1. 배골반안(abdominopelvic cavity)을 압박한다.**	□ 1. 배골반안을 압박한다.

표준 작용근 작용 노트

- 배가로근은 뒤쪽으로 등허리근막으로부터 앞쪽으로 백색선(linea alba)까지 붙어 있고, 위쪽으로 아래갈비뼈에서 아래쪽으로 엉덩뼈능선과 샅고랑인대로 붙어 있다(근섬유는 수평으로 주행한다). 배가로근은 골격의 움직임을 유발하지 않는다. 대신 2개의 배가로근은 양쪽으로 조임근(sphincter)처럼 활동하여 배골반안(abdominopelvic cavity)을 당기고 압박한다. 배골반안(abdominopelvic cavity)을 압박하는 것은 배 내용물을 가로막에 대하여 밀어내기 때문에 가슴안(thoracic cavity)의 압박을 유

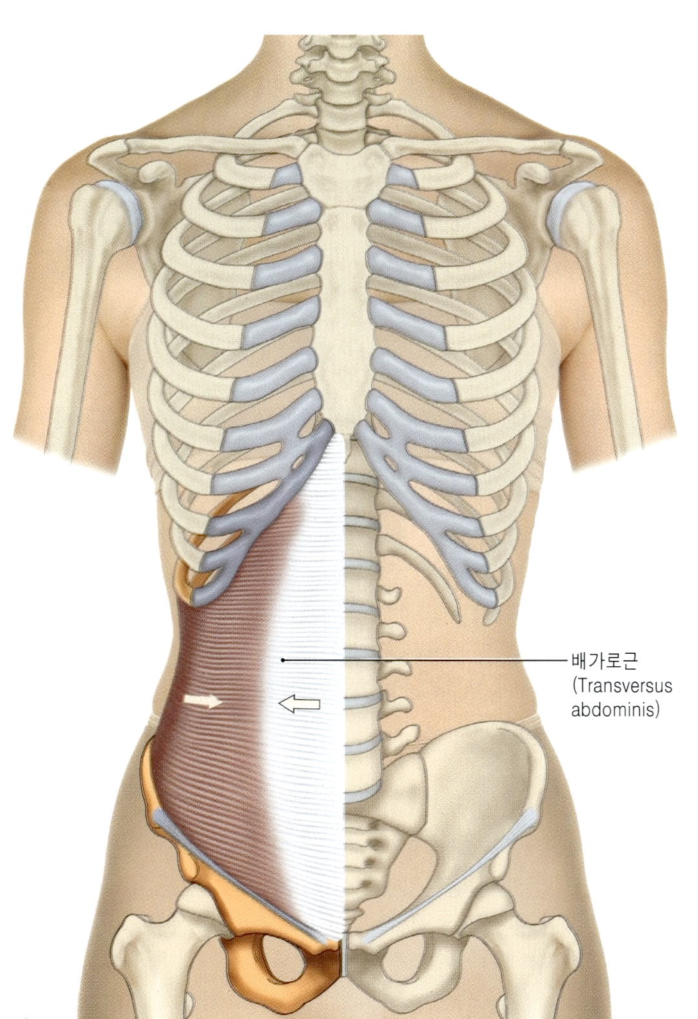

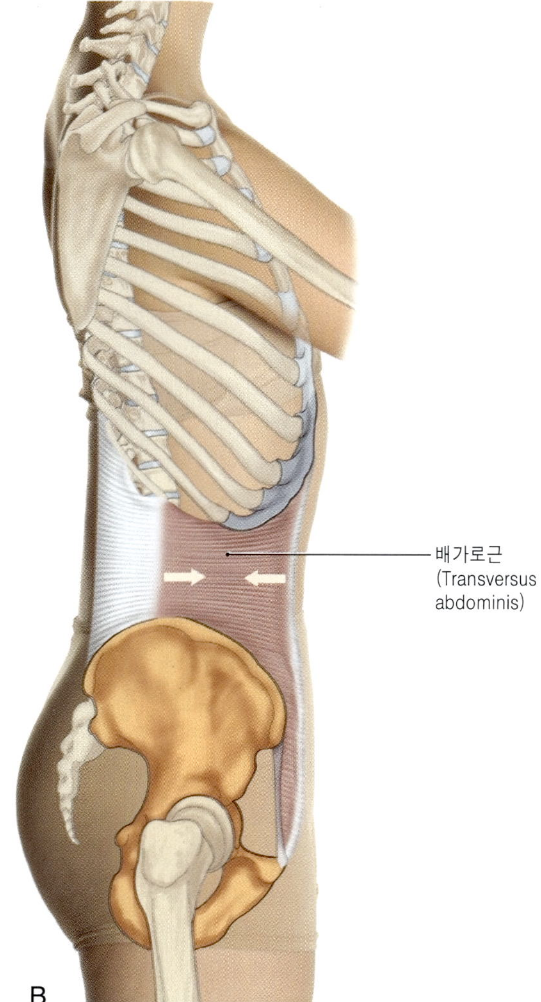

그림 10-41. 오른쪽 배가로근. A, 앞쪽면. B, 오른쪽 가쪽면.

배가로근[Transversus Abdominis: 앞배벽의(of Anterior Abdominal Wall)] *(계속)*

발한다. 몸 안의 압박은 숨을 내쉬고, 기침하며, 재채기하고, 구토하고, 소변, 대변 또는 아기를 낳는 것과 같이 몸속에서 무언가를 배출할 때 중요하다. 날숨을 돕는 것은 배가로근이 호흡의 보조근인 것을 의미한다(작용 1).

반대 작용근 작용 노트

- 배 내용물의 압박 작용은 배가로근의 끝이 둘 다 고정되어 있고 근육힘살이 배쪽으로 팽팽해질 때 발생한다. 이 효과가 두 부착점에서 동등한 당김에 의해 발생되는 것을 고려하면, 반대 작용은 표준 작용과 같다(반대 작용 1).

움직임

1. 배가로근은 (가로면에서) 몸을 둘러싸는 1개의 당김선을 가지므로, 이 근육의 움직임은 배골반안(abdominopelvic cavity)의 압박이다.

편심성 길항근 기능

1. 배골반안(abdominopelvic cavity)의 팽창을 제한하고 느리게 한다.

등척성 안정화 기능

1. 허리척추관절들을 안정화시킨다.
2. 골반을 안정화시킨다.
3. 아래갈비뼈들을 안정화시킨다.

등척성 안정화 기능 노트

- 배가로근은 뭇갈래근과 함께 몸의 중심부(core) 안정화를 위해 가장 중요한 근육 중 하나라고 믿어진다. *발전소(powerhouse)*로도 알려진 몸의 중심(core)은 앞·뒤·가쪽 배벽, 위쪽으로 가로막과 아래쪽으로 골반바닥에 의해 경계 지어진다.
- 배가로근은 또한 백색선을 팽팽하게 하고 안정화할 수 있다. 이 근육은 배널힘줄을 통해 백색선에 붙어 있기 때문에 배바깥빗근과 배속빗근의 작용 효율 증가를 도울 수 있다.

작용에 대한 추가적인 노트

1. 배가로근의 근섬유들은 가로면에서 수평으로 주행하기 때문에 이 근육은 이상적으로 척추관절에서 몸통의 돌림을 만들어 내는 데 적합하다고 볼 수 있다. 하지만 이 작용은 우선 무시할 수 있다. 돌림이 발생하기 위해서는, 배가로근의 앞쪽부착점(배 널힘줄)은 고정된 채로 있어야만 척추부착점(이론적으로 가시돌기를 한 쪽으로 돌려 척추 몸통의 앞쪽면을 반대쪽으로 돌리도록 하여 몸통의 반대쪽돌림을 일으킴)을 당길 수 있다. 하지만 앞쪽부착점(배널힘줄)을 고정하는 것은 다른 배가로근이 척추를 돌리도록 하는 능력에 대항하면서 반대쪽에서 같은쪽 척추를 당기기 때문에 반대쪽 가쪽배가로근에 의해 행해질 수 없다. (Note: 반대쪽 배바깥빗근이 배널힘줄을 안정화시키기 위하여 수축하는 경우에도 같은 문제가 발생한다. 그러므로 돌림이 일어나기 위해서는 배널힘줄은 반대쪽 배속빗근에 의해 안정화되어야 할 것이다.)

신경지배

- ☐ 갈비사이신경(intercostal nerve)
  - ☐ T7~1 배쪽가지

동맥공급

- ☐ 갈비밑동맥(subcostal arteries), 뒤갈비사이동맥(posterior intercostal arteries: 대동맥의 모든 가지) 그리고 깊은엉덩휘돌이동맥[deep circumflex iliac artery: 바깥엉덩동맥(external iliac artery)의 가지]
  - ☐ 그리고 아래배벽동맥[inferior epigastric artery: 바깥엉덩동맥(external iliac artery)의 가지]

촉진

1. 대상자가 무릎 아래에 베개를 두고 눕게 한 다음, 엉덩뼈능선(iliac crest)과 아래갈비뼈들 사이의 앞가쪽 배에 촉진하려는 손을 놓는다.
2. 대상자가 힘껏 숨을 내쉬도록 하고 배가로근의 수축을 느낀다.
3. 배바깥빗근과 배속빗근은 이 작용과 함께 잘 수축할 것이다. 이러한 다른 근육들로부터 배가로근의 수축을 구별하는 것은 아주 어렵다.

다른 구조와의 관계 (Relationship to other structures)

- ☐ 배가로근은 배곧은근 바로 가쪽에 있다.
- ☐ 배가로근은 3개의 앞가쪽 배벽에 가장 깊게 있다. 이것은 배속빗근 바로 깊은 곳에 있다.
- ☐ 배가로근보다 깊은 곳에는 배안(abdominal cavity)의 배막(peritoneum)이 있다.
- ☐ 배가로근이 단지 앞배벽에만 위치하는 것이 아니라 가쪽 배벽과 뒤쪽 배벽에도 있다는 것을 명심한다. 이것은 뒤쪽으로 등허리근막에 붙어 있고 등허리근막을 통해서 허리척추의 가로돌기에 붙어 있다.
- ☐ 배가로근은 얕은앞선(superficial front line), 가쪽선(lateral line), 나선(spiral line) 근막경선(myofascial meridians) 내에 포함된다.

기타(Miscellaneous)

1. 배가로근은 (배바깥빗근과 배속빗근과 함께) 배곧은근을 둘러싸고 있는 배곧은근집에 기여한다.
2. 배가로근의 위쪽섬유는 가로막과 등가로근(몸통에서 수평으로 주행하는 다른 근육)과 인접해 섞여 있다.
3. 배가로근은 코르셋처럼 배 주변을 둘러싸기 때문에 가끔 *코르셋 근육*이라고 불린다. 이 기능은 배를 잡는 역할을 한다.

작은허리근(Psoas Minor) ☐

작은허리근이라는 이름은 이 근육이 허리 부위에 위치한 것과 (큰허리근보다) 작다는 것을 말해준다.

☐ **어원**
Psoas: 그리스어, *허리*
Minor: 라틴어, *더 작은*

☐ **발음**
SO-as
MY-nor

부착점(Attachments)

☐ **T12와 L1의 앞가쪽척추뼈몸통**
  ☐ 그리고 T12와 L1 사이의 디스크*에서부터*

☐ **두덩뼈**
  ☐ 두덩뼈의 두덩뼈선(pectineal line)과 엉덩두덩융기(iliopectineal eminence, 엉덩뼈와 두덩뼈)*까지*

기능(Functions)

동심성(단축성) 작용근 작용

표준 작용근 작용	반대 작용근 작용
☐ **1. 척추관절에서 몸통을 굽힌다.**	☐ **1. 허리엉치관절에서 골반을 뒤쪽으로 기울이고 위쪽몸통에 대해 (척추관절에서) 아래쪽몸통을 굽힌다.**
☐ 2. 척추관절에서 몸통을 가쪽으로 굽힌다.	☐ 2. 허리엉치관절에서 같은쪽골반을 올리고 위쪽몸통에 대해 (척추관절에서) 아래쪽몸통을 가쪽으로 굽힌다.

그림 10-42. 양쪽 작은 허리근의 앞쪽면. 큰허리근은 왼쪽에 희미하게 보인다.

표준 작용근 작용 노트

- 작은허리근은 앞쪽으로 척추를 가로지르며 골반에 붙는다(근섬유들은 시상면에서 수직으로 주행한다). 골반이 고정되고 작은허리근이 수축하면, 몸통은 척추관절에서 골반쪽으로 굽혀진다(작용 1).
- 작은허리근은 가쪽 부분에서 약간 척추관절을 가로지른다(근섬유들은 이마면에서 수직으로 주행한다). 골반이 고정되고 작은허리근이 수축하면 몸통을 골반을 향해 가쪽으로 당긴다. 그러므로 작은허리근은 척추관절에서 몸통을 가쪽으로 굽힌다. 하지만 작은허리근이 정중선에 매우 가까이 있기 때문에 이것은 해당 작용에 대한 좋지 못한 지렛대(leverage)를 가진다(작용 2).

반대 작용근 작용 노트

- 척추의 움직임을 생각할 때, 일반적으로 우리는 고정된 아래쪽척추에 대해 위쪽척추가 움직이는 것을 생각한다. 하지만 위쪽척추에 대해 아래쪽척추를 움직이는 반대 작용 또한 가능하다(보통, 대상자가 누워 있어 아래쪽부착점이 움직일 때 발생한다). 게다가 만약 골반이 움직이면 허리엉치관절이 큰 움직임을 허락하지 않기 때문에 허리척추는 위쪽척추에 대해 아래쪽척추가 움직이도록 하면서 골반과 같이 움직일 것이다(반대 작용 1, 2).
- 작은허리근은 앞쪽으로 척추를 가로지르고 골반에 붙어 있다(근섬유들은 시상면에서 수직으로 주행한다). 몸통이 고정되고 작은허리근이 수축할 때, 이것은 골반을 척추를 향해 앞쪽·위쪽으로 당긴다. 이 움직임은 골반의 *뒤쪽기울임(posterior tilt)*이라고 불리며 허리엉치관절에서 일어난다(반대 작용 1).
- 만약 작은허리근의 위쪽부착점이 고정되고 아래쪽부착점이 움직이면, 이 골반에 같은쪽은 올라가고 반대쪽은 내려갈 것이다. 그러므로 작은허리근은 허리엉치관절에서 골반의 같은쪽을 올리고 반대쪽을 내릴 것이다(반대 작용 2).

작은허리근(Psoas Minor) *(계속)*

- 작은허리근의 아래 부착점이 정중선에 너무 가깝기 때문에, 골반의 같은쪽올림에 대한 좋지 못한 지렛대(leverage)를 가지고 있다(반대 작용 2).

움직임

1. 작은허리근은 빗면에서 몸통에 대한 1개의 당김선을 가지므로, 척추관절에서 몸통의 굽힘과 가쪽굽힘이 결합된 하나의 움직임을 만든다.
2. 작은허리근은 빗면에서 골반에 대한 하나의 당김선을 가지므로, 뒤쪽기울임과 같은쪽올림이 결합된 하나의 움직임을 만든다.

편심성 길항근 기능

1. 몸통의 폄과 반대쪽·가쪽굽힘을 제한하고 느리게 한다.
2. 골반의 앞쪽기울임과 같은쪽내림을 제한하고 느리게 한다.

등척성 안정화 기능

1. 허리척추관절들을 안정화시킨다.
2. 골반을 안정화시킨다.

작용에 대한 추가적인 노트

1. 작은허리근은 상당히 약하고 일반적으로 중요한 근육으로 설명되지 않는다.

신경지배

- □ L1 척수신경(spinal nerve)
  - □ L1으로부터 가지

동맥공급

- □ 허리동맥[내림대동맥(descending aorta)의 가지]
  - □ 그리고 정중엉치동맥(median sacral artery)의 맨아래허리동맥(arteria lumbalis ima), 엉덩허리동맥(iliolumbar artery)의 허리가지[속엉덩동맥(internal iliac artery)의 가지] 그리고 온엉덩동맥(common iliac artery: 대동맥의 가지)

촉진

1. 대상자가 누워 있게 한 채로 배곧은근 바로 가쪽에 배꼽과 위앞엉덩뼈가시(ASIS) 사이 중간의 앞쪽 배에 촉진하려는 손가락을 놓는다.
2. 큰허리근을 먼저 찾는다(제14장의 이 근육에 대한 촉진 부분을 참조).
3. 큰허리근 위에 놓인 작은허리근을 촉진한다. 더 얕은 배벽근육을 수축시키고 촉진을 막을 것이기 때문에 작은허리근을 수축하게 하지 않는다.
4. 만약 작은허리근이 팽팽해진(tight) 경우 큰허리근으로부터 이것을 느끼고 구별하는 것이 가능할 수도 있다.

다른 구조와의 관계 (Relationship to other structures)

- □ 작은허리근은 배에서 깊은 곳에 있고 큰허리근 바로 앞쪽에 놓여 있다.
- □ 작은허리근보다 앞쪽(얕은 곳)에는 배내장(abdominal viscera)이 있다.
- □ 작은허리근은 깊은앞선 근막경선(deep front line myofascial meridian) 내에 위치한다.

기타(Miscellaneous)

1. 작은허리근은 인구의 약 40%가 없다.
2. 장골치골융기(iliopectineal eminence: 엉덩뼈와 두덩뼈)는 엉덩두덩융기*(iliopubic eminence)*로도 잘 알려져 있다.
3. *작은허리근신드롬(psoas minor syndrome)*으로 불리는 상태는 10대 때 작은허리근이 몸통과 골반의 뼈 성장을 따라가지 못하고 결과적으로 긴장되어 통증을 유발하는 것이다.

복습 문제(Review questions)

1. 깊이의 관점에서 볼 때 척추의 근육들에 대하여 어떤 일반화가 이루어질 수 있는가?

___

___

___

2. 어떤 척주세움근 근육들이 어깨뼈보다 깊은 곳에서 충분히 가쪽으로 주행하는가?

___

3. 어떤 척추옆근육들이 목에서 가장 큰 근육을 구성하는가?

___

4. 돌림근들의 주요 역할은 움직임이 아니라 ___ ___(이)라고 제안된다.

5. ___와(과) ___ ___은(는) 앞쪽·중간목갈비근 사이를 주행한다. 이 근육들의 팽팽함(tightness)은 어떤 가슴문증후군(thoracic outlet syndromes)에 기여할 수 있는가?

6. 척추앞군은 어떤 4가지 근육으로 구성되는가? 하나의 군으로서 이 근육들의 주요 기능은 무엇인가?

___

___

___

___

___

___

7. ___의 부분은 등세모근과 목빗근 사이에 있는 목의 뒤쪽삼각형(posterior triangle of the neck)에서 얕은 곳에 있다.

8. 뒤통수밑삼각형(suboccipital triangle)의 경계들은 무엇이며 이 경계 안에 무엇이 포함되어 있는가?

___

___

___

___

___

9. 숨을 쉴 때 허리네모근(quadratus lumborum)에 의한 12번 갈비뼈의 안정화의 중요성을 설명하라.

___

___

___

___

10. 샅고랑인대(inguinal ligament)는 어떤 근육의 아래쪽 근막부착점의 부분인가?

___

복습 문제의 정답은 책의 마지막 부분에서 확인할 수 있다.

생각해 보기(Think it through)

배빗근들 사이의 협력근·대항근 관계에 대해 논의하라. 이 관계는 환자의 병력, 평가 그리고 치료와 어떤 관계가 있는가?

___

___

___

___

___

___

___

___

___

___

제 11 장

가슴우리관절의 근육 (Muscles of the Rib Cage Joints)

evolve http://evolve.elsevier.com/Muscolino/muscular

목차(Chapter Outline)

목적(Objectives)

이 장을 마친 후 학생들은 이 장에서 다룬 각 근육에 대해 다음을 수행할 수 있어야 한다.

1. 일반적인 구조를 설명하라.
2. 일반적인 기능을 설명하라.
3. 부착점들을 서술하라.
4. 표준 작용근 작용을 서술하라.
5. 반대 작용근 작용을 서술하라.
6. 근육이 당김선과 만들어내는 움직임을 논의하라.
7. 편심성 길항근 기능들을 서술하라.
8. 등척성 안정화 기능들을 서술하라.
9. 신경지배를 서술하라.
10. 동맥공급을 서술하라.
11. 촉진을 위한 시작 자세를 설명하라.
12. 촉진하는 단계를 설명하라.
13. 다른 신체 구조와 근육의 관계에 대해 논의하라.
14. 촉진, 평가 및 임상적 의사 결정을 도와주는 추가적인 정보에 대해 논의하라.

개요(Chapter Overview)

이 장에서 다루는 근육은 주로 [복장갈비관절(sternocostal joint)과 갈비척추관절(costospinal joint)에서] 가슴우리(rib cage)의 움직임을 주요 기능으로 하는 근육들이다. 몸의 다른 근육들도 갈비뼈를 움직일 수 있지만, 일반적으로 그 근육들의 주요 기능은 다른 관절에 있는 것으로 간주되기 때문에 해당 근육은 제4장, 제5장, 제10장에서 다루었다.

구조의 개요(Overview of structure)

구조적으로 가슴우리를 움직이는 근육들은 가슴우리에 붙는다. 이 근육들의 다른 부착점은 일반적으로 올림(elevation)이나 내림(depression) 움직임을 위해 갈비뼈의 위쪽 또는 아래쪽에 부착점이 있다. 이 근육들은 앞쪽, 뒤쪽 또는 옆쪽에 위치할 수 있다.

기능의 개요(Overview of function)

작용에 대한 다음의 일반적인 규칙들은 가슴우리 근육들의 기능적인 근육군을 위해 서술할 수 있다.

- 만약 한 근육이 가슴우리에 부착되고 다른 부착점이 가슴우리부착점 위로 부착되면, 이것은 복장갈비관절 및 갈비척추관절에서 갈비뼈를 부착된 방향으로 올릴 수 있다.
- 만약 한 근육이 가슴우리에 부착되고 다른 부착점이 가슴우리부착점 아래로 부착되면, 이것은 복장갈비관절 및 갈비척추관절에서 갈비뼈를 부착된 방향으로 내릴 수 있다.

목적(Objectives) *(계속)*

- 일반적으로 갈비뼈를 올리는 근육의 수축은 들숨(inspiration), 갈비뼈를 내리는 근육들의 수축은 날숨(expiration)과 같이 이루어진다.
- 이 규칙의 1가지 주목할 만한 예외는 근육이 아래쪽갈비뼈를 내리면서 가로막 아래쪽의 갈비뼈부착점을 안정화시키면, 가로막이 수축할 때 배(배꼽)호흡을 위하여 돔(dome) 형태의 중심힘줄(central tendon)을 가슴우리의 부착점을 향하여 더 잘 내릴 수 있게 한다.

□ 몸통 근육의 뒤쪽면-얕은층과 중간층 (Posterior Views of the Muscles of the Trunk–Superficial and Intermediate Views)

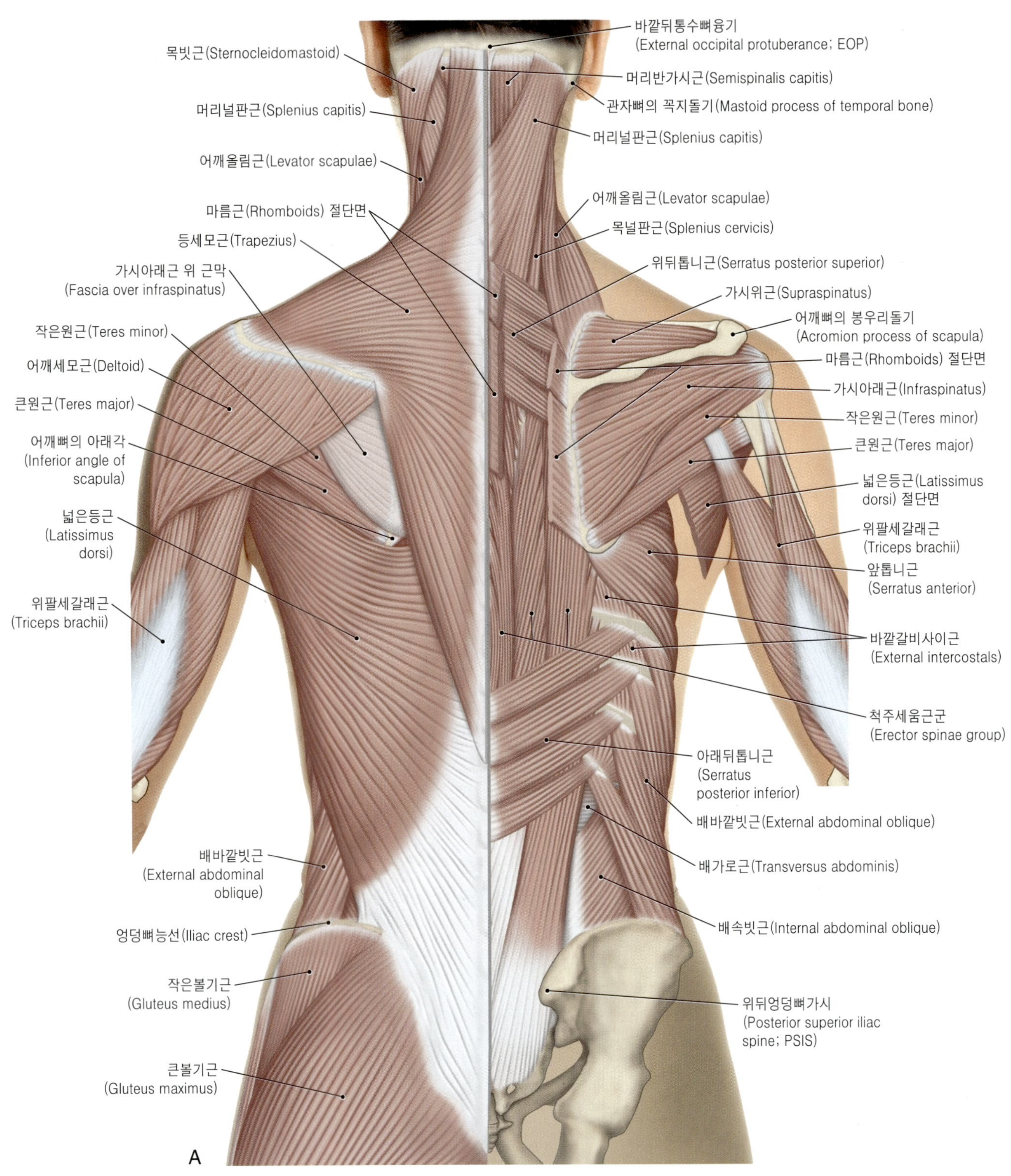

그림 11-1. 몸통의 근육 뒷면. A, 왼쪽의 얕은면과 오른쪽의 중간면. *(계속)*

몸통 근육의 뒤쪽면-깊은층
(Posterior Views of the Muscles of the Trunk-Deep Views)

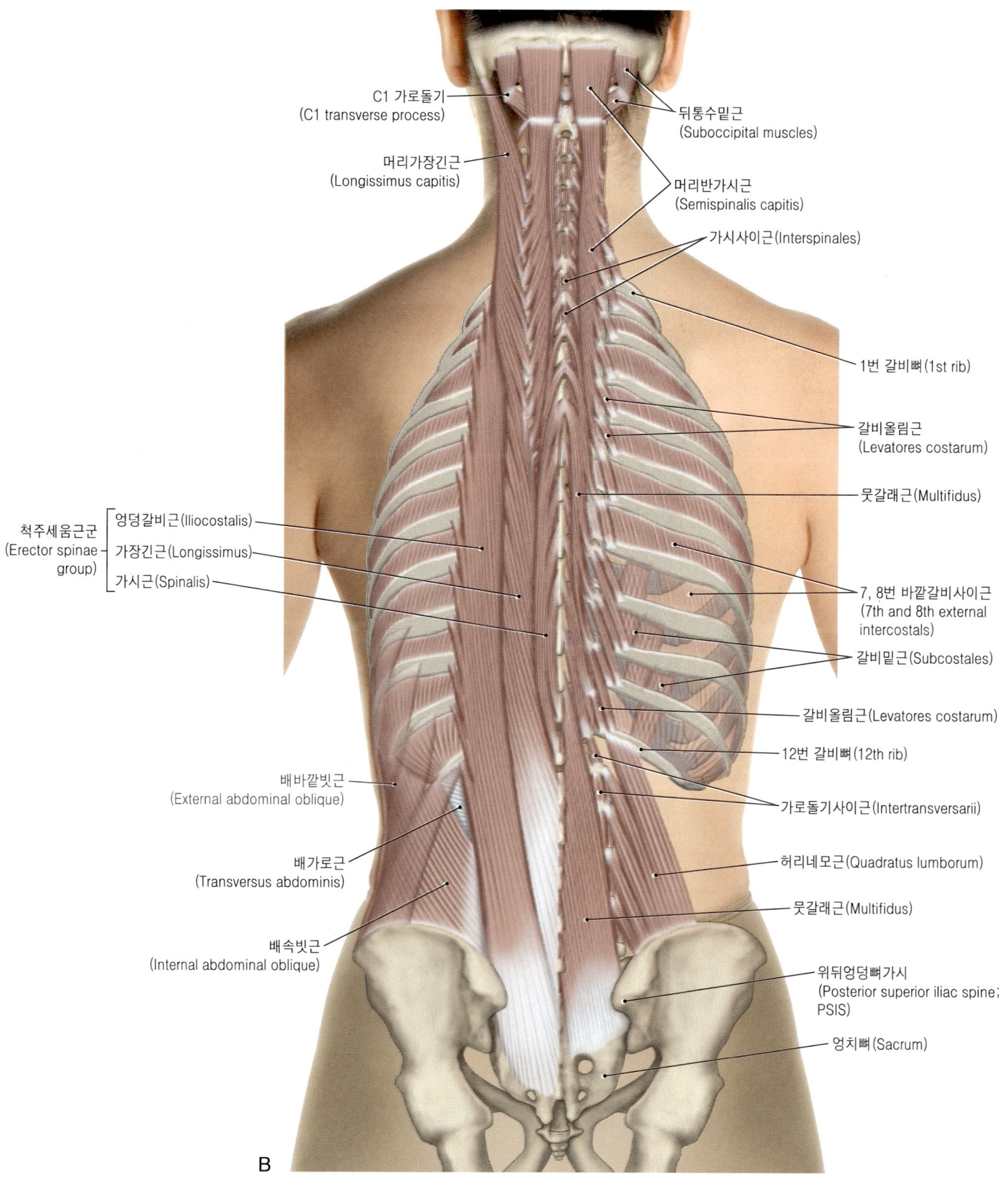

그림 11-1. *(계속)* **B**, 두 깊은면. 오른쪽은 왼쪽보다 더 깊다. 배바깥빗근은 왼쪽에 희미하게 보인다. 갈비사이근은 갈비 아래를 보여주기 위하여 8~12번 갈비뼈 사이 오른쪽에 희미하게 보인다.

☐ 몸통 근육의 앞쪽면-얕은층과 중간층 (Anterior Views of the Muscles of the Trunk–Superficial and Intermediate Views)

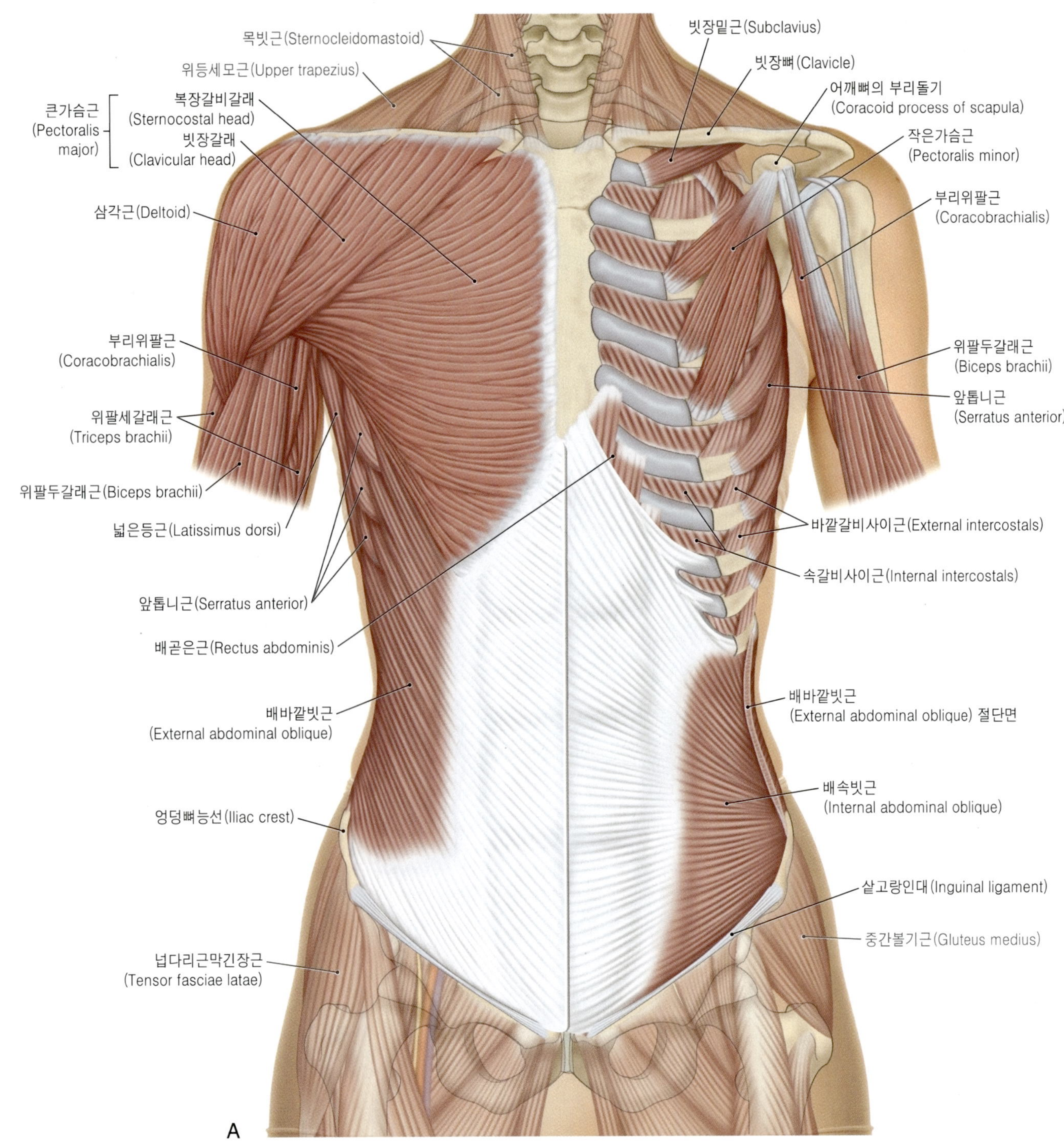

그림 11-2. 몸통의 근육 앞면. A, 오른쪽의 얕은면과 왼쪽의 중간면. 목과 넙다리의 근육들은 희미하게 보인다. *(계속)*

몸통 근육의 앞쪽면-깊은층 ☐
(Anterior Views of the Muscles of the Trunk-Deep Views)

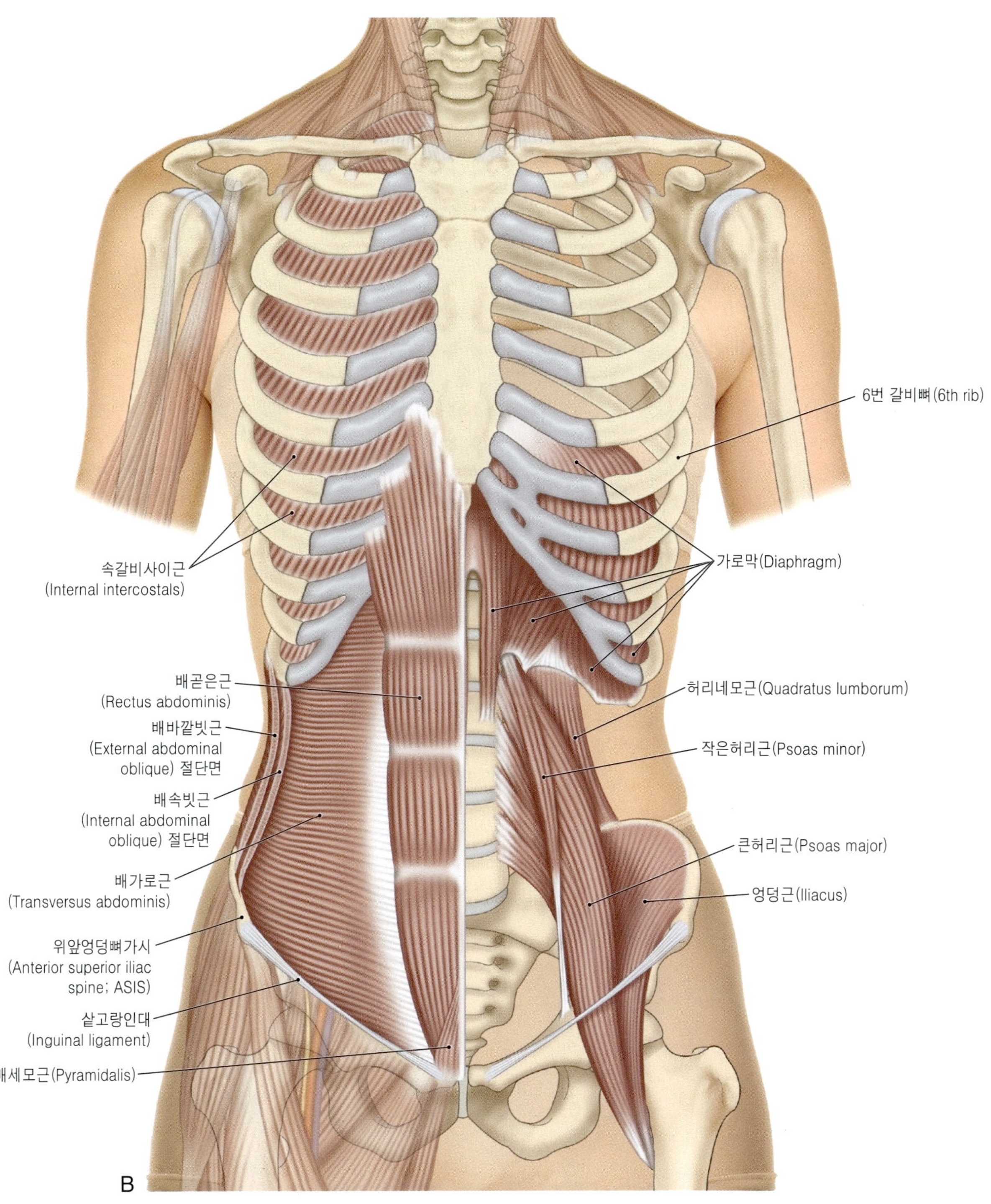

그림 11-2. *(계속)* B, 뒤배벽의 깊은면은 왼쪽에 보인다. 목, 팔 그리고 넙다리의 근육들은 희미하게 보인다.

□ 몸통 근육의 오른쪽 가쪽면-얕은층 (Right Lateral View of the Muscles of the Trunk-Superficial View)

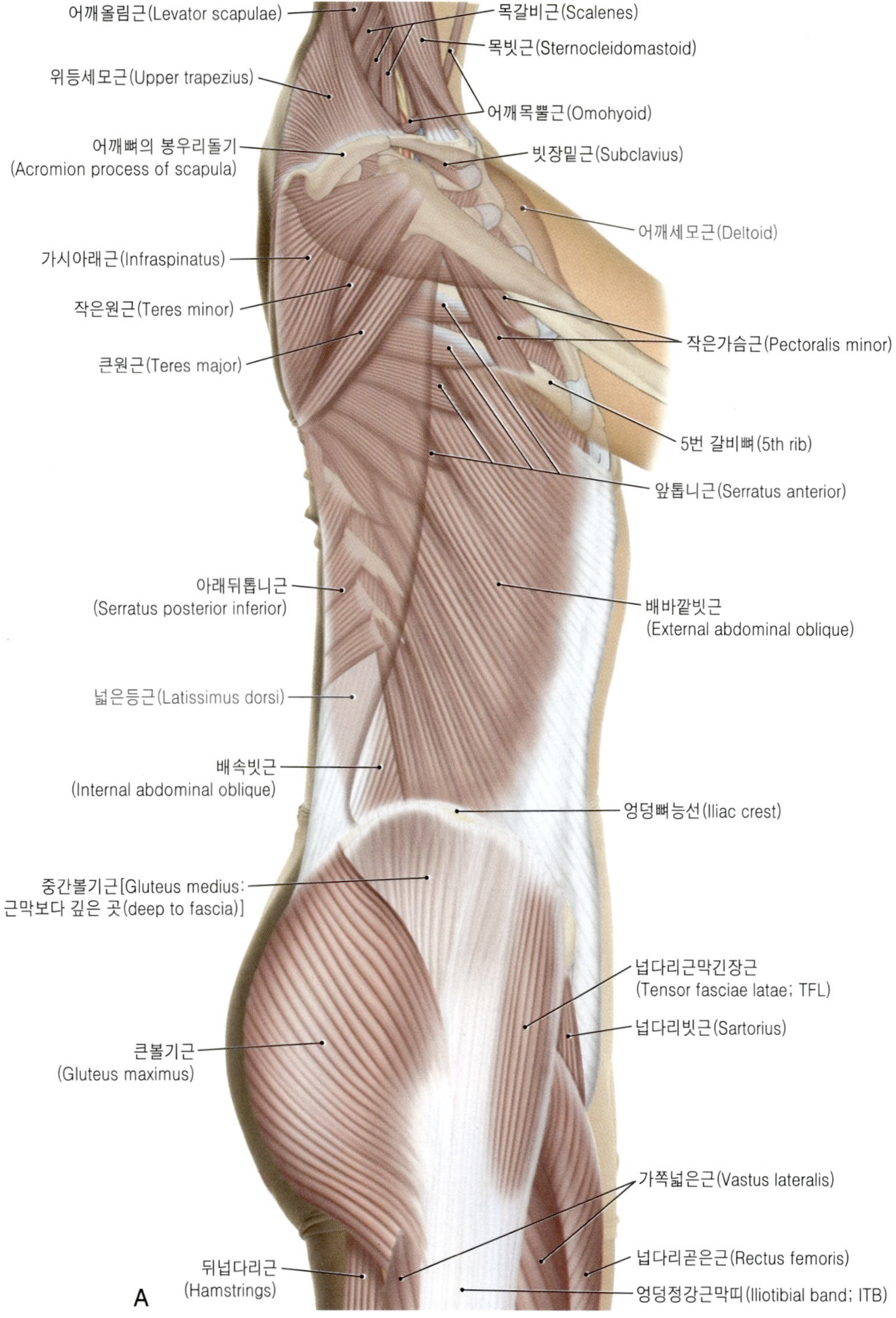

그림 11-3. 몸통 근육들의 오른쪽면. A, 얕은면. 넓은등근과 삼각근이 희미하게 보인다. *(계속)*

몸통 근육의 오른쪽 가쪽면-깊은층 □
(Right Lateral View of the Muscles of the Trunk-Deep View)

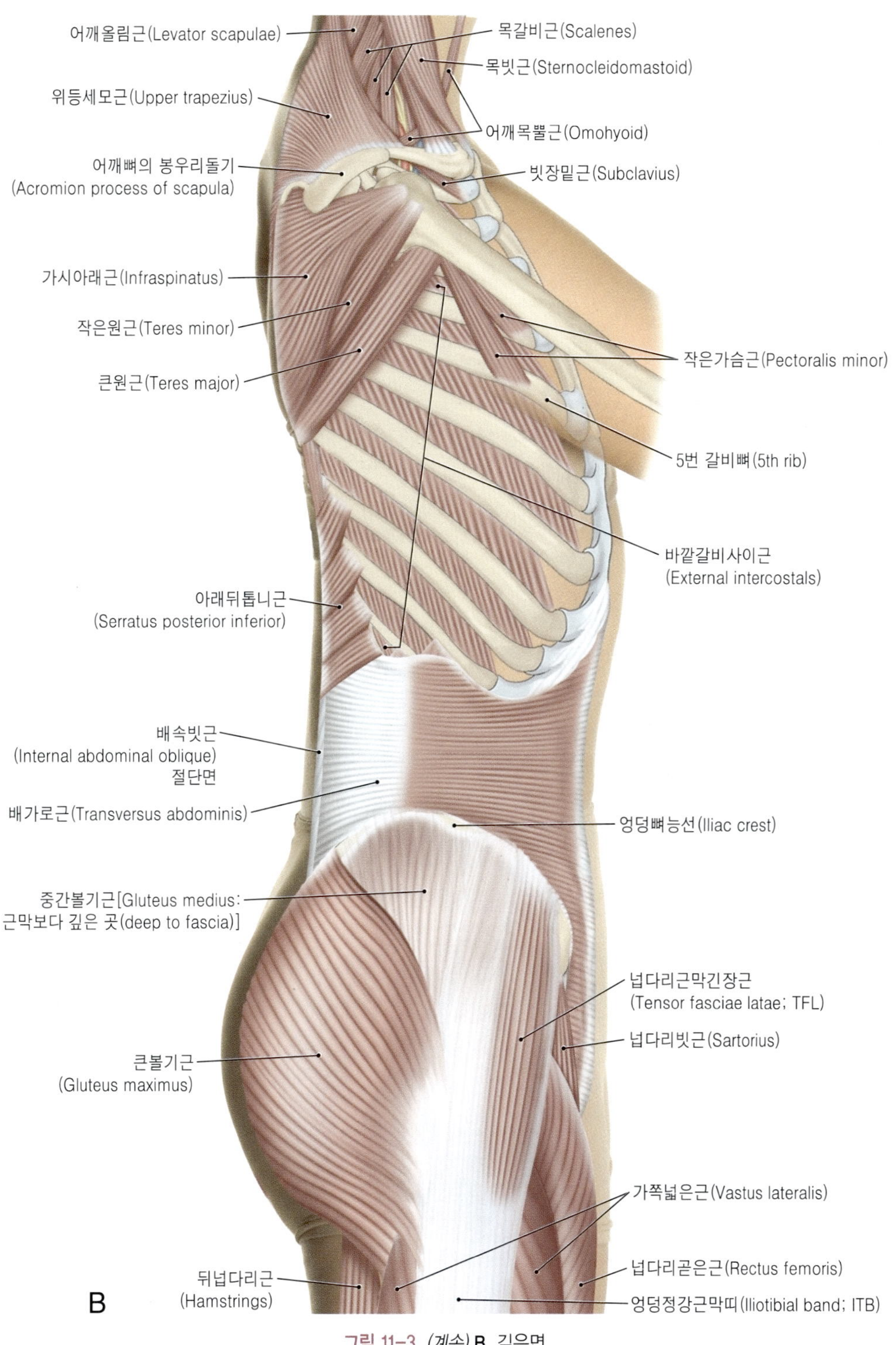

그림 11-3. *(계속)* B, 깊은면.

□ 바깥갈비사이근(External Intercostals)

바깥갈비사이근*이라는 이름은 이 근육이 갈비뼈 사이에 위치하며 바깥쪽에 있다는 것을 말해 준다(속갈비사이근보다 더 얕은 곳에 위치한다).*

□ **어원**

External: 라틴어. *바깥*

Inter: 라틴어. *사이*

Costals: 라틴어. *갈비뼈*

□ **발음**

EKS-turn-al

in-ter-KOS-tals

부착점(Attachments)

□ 1~12번 갈비뼈사이공간(intercostal space)

- □ 각각의 바깥갈비사이근은 한 갈비뼈의 아래가장자리에서 바로 아래에 위치한 갈비뼈의 위가장자리로 부착한다.

기능(Functions)

동심성(단축성) 작용근 작용

표준 작용근 작용	반대 작용근 작용
□ **1. 복장갈비관절(sternocostal joint)과 갈비척추관절(costospinal joint)에서 2~12번 갈비뼈를 올린다.**	□ 1. 복장갈비관절과 갈비척추관절에서 1~11번 갈비뼈를 내린다.
□ **2. 척추관절에서 몸통을 반대쪽으로 돌린다.**	□ 2. 척추관절에서 위몸통에 대하여 아래몸통을 같은쪽으로 돌린다.
□ 3. 척추관절에서 몸통을 굽힌다.	□ 3. 척추관절에서 위몸통에 대하여 아래몸통을 굽힌다.
□ 4. 척추관절에서 몸통을 편다.	□ 4. 척추관절에서 위몸통에 대하여 아래몸통을 편다.
□ 5. 척추관절에서 몸통을 가쪽으로 굽힌다.	□ 5. 척추관절에서 위몸통에 대하여 아래몸통을 가쪽으로 굽힌다.

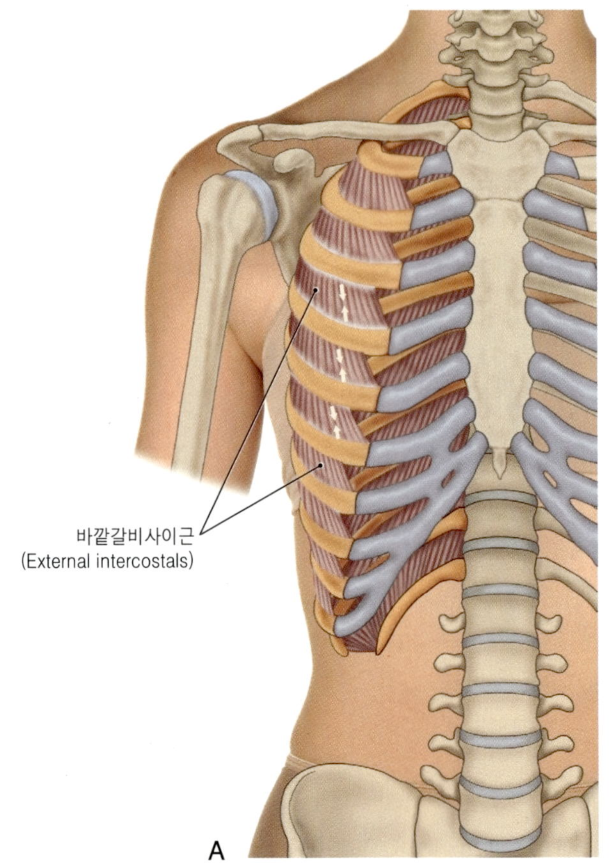

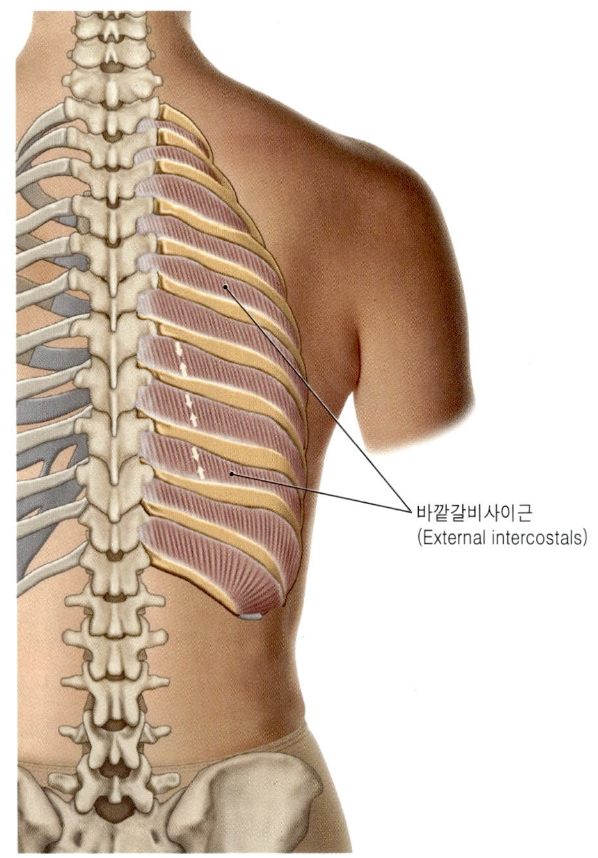

그림 11-4. 오른쪽 바깥갈비사이근. A, 앞쪽면. B, 뒤쪽면.

표준 작용근 작용 노트

- 바깥갈비사이근(external intercostals)은 갈비사이공간(intercostal spaces)에 위치하고 있으며, 더 위에 위치하는 갈비뼈의 아래가장자리보다 아래에 위치하는 갈비뼈의 위가장자리로 부착한다. 위갈비뼈가 고정되고 바깥사이갈비근이 수축하면, 바깥갈비사이근은 아래갈비뼈를 위로 끌어당기고, 아래갈비뼈를 올린다. 그러므로 바깥갈비사이근이 복장갈비관절과 갈비척추관절(sternocostal and costospinal joints)에서 2~12번 갈비뼈를 올린다. 갈비뼈의 올림은 들숨에 필요하다. 그러므로 바깥갈비사이근은 호흡근이다(작용 1).
- 바깥갈비사이근은 같은쪽의 배바깥빗근(external abdominal oblique)과 같은 섬유방향을 가지고 있다. 그러므로 그들은 같은 몸통의 작용(반대쪽돌림, 굽힘 그리고 가쪽굽힘)을 가진다(작용 2, 3, 5).
- 앞쪽의 바깥갈비사이근은 굽힘을 할 수 있고, 뒤쪽섬유는 폄을 할 수 있다. 모든 섬유, 특히 가장 가쪽섬유는 가쪽굽힘을 할 수 있다(작용 3, 4, 5).

반대 작용근 작용 노트

- 바깥갈비사이근은 갈비사이공간에 위치하고 있으며, 더 위에 위치하는 갈비뼈의 아래가장자리보다 아래에 위치하는 갈비뼈의 위가장자리로 부착한다. 아래갈비뼈가 고정되고 바깥갈비사이근이 수축하면, 위갈비뼈를 아래로 끌어당기고, 위갈비뼈를 내린다. 그러므로 바깥갈비사이근은 복장갈비관절과 갈비척추관절에서 1~11번 갈비뼈를 내린다. 갈비뼈의 내림은 날숨에 필요하다. 그러므로 바깥갈비사이근은 호흡근이다(반대 작용 1).
- 표준 작용근 작용은 위몸통이 아래몸통을 향해 움직일 때 일어난다. 반대 작용근 작용은 위부착점이 고정되어 있고 아래부착점이 움직여서 아래몸통이 위몸통을 향해 움직일 때 일어난다. 이 작용은 대개 대상자가 누워 있어 아래몸통이 움직일 때 발생한다. 굽힘의 반대 작용은 굽힘이고 폄의 반대 작용은 폄이며 가쪽굽힘의 반대 작용은 가쪽굽힘이다. 유일한 차이점은 위몸통이 아래로 움직이는 것 대신 아래몸통이 위몸통을 향해 움직이는 것이다. 그러나 위몸통의 반대쪽돌림의 반대 작용은 아래몸통의 같은쪽돌림이다(반대 작용 2, 3, 4, 5).

움직임

바깥갈비사이근은 하나 이상의 당김선을 가지고 있기 때문에 하나 이상의 움직임을 만들어 낼 수 있다.

1. 수축할 때, 앞쪽섬유는 빗면에서 하나의 당김선을 가지고 있으므로 척추관절에서 몸통의 반대쪽돌림, 굽힘 및 가쪽굽힘이 결합된 하나의 움직임을 만든다(뿐만 아니라 복장갈비관절과 갈비척추관절에서 갈비뼈를 들어올린다).
2. 수축할 때, 뒤쪽섬유는 빗면에서 하나의 당김선을 가지고 있으므로, 척추관절에서 몸통의 반대쪽돌림, 폄 및 가쪽굽힘이 결합된 하나의 움직임을 만든다(뿐만 아니라 복장갈비관절과 갈비척추관절에서 갈비뼈를 올린다).

편심성 길항근 기능

1. 2~12번 갈비뼈의 내림과 1~11번 갈비뼈의 올림을 제한하고 느리게 한다.
2. 위몸통의 같은쪽돌림과 아래몸통의 반대쪽돌림을 제한하고 느리게 한다.
3. 몸통의 굽힘, 폄 그리고 반대쪽 가쪽굽힘을 제한하고 느리게 한다.

등척성 안정화 기능

1. 갈비뼈들을 안정화시킨다.
2. 척추관절들을 안정화시킨다.

등척성 안정화 기능 노트

- 바깥갈비사이근(및 속갈비사이근)은 신체의 다른 운동 동안 가슴우리의 고정(안정화)과 관련된다.

작용에 대한 추가적인 노트

1. 바깥갈비사이근의 위치를 고려하면 이것은 호흡과 분명한 관계가 있다. 그러나 호흡 중 갈비뼈를 올리는지 또는 내리는지에 대해서는 논란이 있다. 일반적으로 갈비뼈를 올리는 것 때문에 들숨 동안 작용한다고 서술된다. 하지만 이것은 확실하지 않다. 바깥갈비사이근이 11개의 갈비사이공간에 위치하고, 이 11개의 갈비사이공간들이 앞쪽, 가쪽, 뒤쪽 몸통에 위치한다는 것을 고려하면, 이 근육군의 각각 부분들은 호흡주기의 각기 다른 시기에 활성화될 가능성이 크다. 일부 자료들은 위쪽과 더욱 가쪽의 바깥갈비사이근이 들숨 때 특히 활성화된다고 서술한다.

신경지배

- ☐ 갈비사이신경(intercostal nerves)

동맥공급

- ☐ 앞갈비사이동맥들[anterior intercostal arteries: 속가슴동맥(internal thoracic artery)의 가지]과 뒤갈비사이동맥들[posterior intercostal arteries: 대동맥(aorta)의 가지]
  - ☐ 그리고 목갈비동맥[costocervical trunk: 빗장밑동맥(subclavian artery)의 가지]과 위가슴동맥[superior thoracic artery: 겨드랑동맥(axillary artery)의 가지]의 가지

바깥갈비사이근(External Intercostals) (계속)

촉진

1. 대상자를 바로 눕게 하고 2개의 인접한 갈비뼈의 단단한 면을 찾은 다음 두 갈비뼈 사이에 있는 갈비사이공간에 촉진하고자 하는 손가락을 놓는다.
2. 바깥갈비사이근을 느낀다. 속갈비사이근과 바깥갈비사이근을 구별하는 것은 매우 어렵다.
3. 가슴우리의 다른 부위에서 가능한 곳 어디든 바깥갈비사이근을 촉진한다.

다른 구조와의 관계 (Relationship to other structures)

- □ 바깥갈비사이근은 1~12번 갈비뼈의 갈비사이공간에 위치한다. 그러므로 가슴우리를 덮고 있는 모든 근육보다 깊게 위치한다. 갈비뼈의 갈비연골(costal cartilages) 사이에는 바깥갈비사이근이 위치하지 않는다는 것을 주목한다.
- □ 바깥갈비사이근은 속갈비사이근보다 바로 얕은 곳에 위치한다.
- □ 바깥갈비사이근은 가쪽선 근막경선(lateral line myofascial meridian) 내에 위치한다.

기타(Miscellaneous)

1. 바깥갈비사이근의 섬유는 같은쪽배바깥빗근의 섬유와 같은쪽으로 향해 있다. 이러한 이유로, 갈비뼈 사이의 바깥갈비사이근은 배바깥빗근이 연장된 것처럼 보인다.
2. 바깥갈비사이근은 속갈비사이근보다 더 두껍다.
3. 바깥갈비사이근의 정확한 작용에 대한 논란과는 상관없이, 이 근육은 호흡에 관련되어 있음이 분명하다. 따라서 바깥갈비사이근(및 속갈비사이근)은 호흡기질환이 있는 모든 사람을 대상으로 다루어져야 한다. 게다가 운동선수는 운동 중 호흡에 대한 수요가 크기 때문에 이 근육을 사용함으로써 큰 이득을 볼 수 있다.
4. 갈비사이근은 우리가 고기로 먹는 갈비와 같은 부위이다.

속갈비사이근(Internal Intercostals) ☐

속갈비사이근*이라는 이름은 이 근육이 갈비뼈 사이에, 그리고 속에 위치해 있다는 것을 말해 준다(바깥갈비사이근보다 더 깊은 곳에 위치한다).*

☐ **어원**

Internal: 라틴어. *안쪽*

Inter: 라틴어. *사이*

Costals: 라틴어. *갈비뼈*

☐ **발음**

IN-turn-al

in-ter-KOS-tals

부착점(Attachments)

☐ **1~12번 갈비뼈의 갈비사이공간**

- ☐ 각각의 속갈비사이근은 하나의 갈비뼈 위가장자리와 그 갈비뼈의 갈비연골부터 바로 위 갈비뼈의 아래가장자리와 그 갈비뼈의 갈비연골에 부착한다.

기능(Functions)

동심성(단축성) 작용근 작용

표준 작용근 작용	반대 작용근 작용
☐ **1. 1~11번 갈비뼈를 복장갈비관절과 갈비척추관절에서 내린다.**	☐ 1. 2~12번 갈비뼈를 복장갈비관절과 갈비척추관절에서 올린다.
☐ **2. 척추관절에서 같은쪽으로 몸통을 돌린다.**	☐ 2. (척추관절에서) 위몸통에 대해 아래몸통을 반대쪽으로 돌린다.
☐ 3. 척추관절에서 몸통을 굽힌다.	☐ 3. (척추관절에서) 위몸통에 대해 아래몸통을 굽힌다.
☐ 4. 척추관절에서 몸통을 편다.	☐ 4. (척추관절에서) 위몸통에 대해 아래몸통을 편다.
☐ 5. 척추관절에서 가쪽으로 굽힌다.	☐ 5. (척추관절에서) 위몸통에 대해 아래몸통을 가쪽으로 굽힌다.

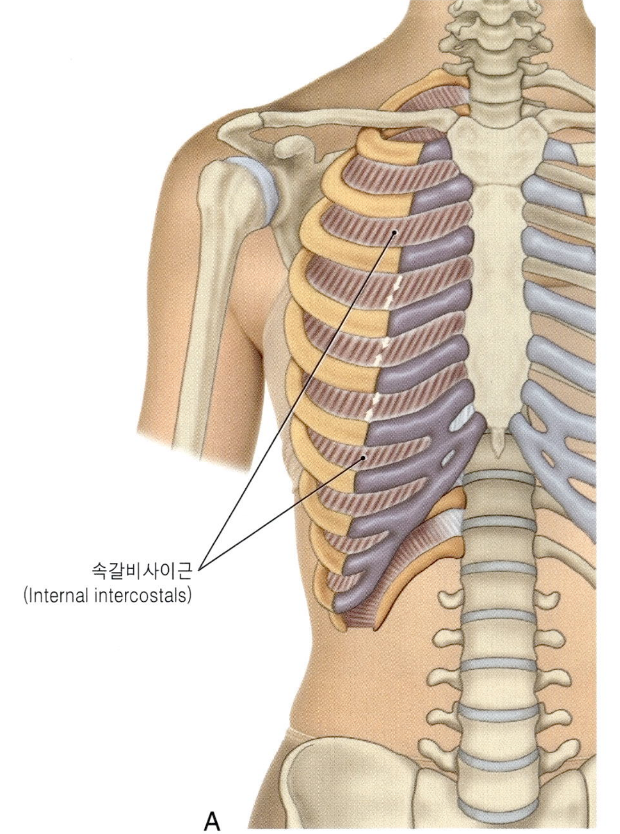

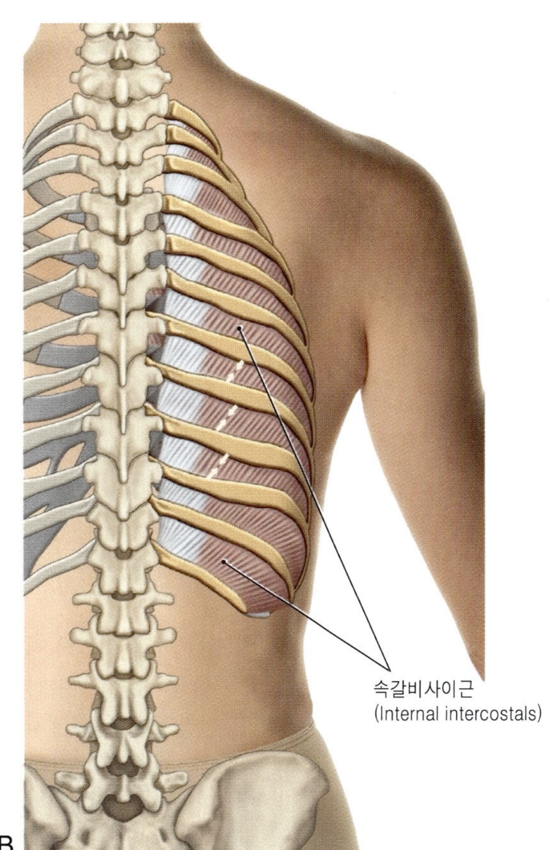

그림 11-5. 오른쪽 속갈비사이근. A, 앞쪽면. B, 뒤쪽면.

속갈비사이근(Internal Intercostals) *(계속)*

표준 작용근 작용 노트

- 속갈비사이근은 갈비사이공간에 위치하고 있으며 더 위에 위치하는 갈비뼈의 아래가장자리와 더 아래에 위치하는 갈비뼈의 위가장자리에 부착한다. 아래갈비뼈가 고정되고 속갈비사이근이 수축하면 속갈비사이근은 위갈비뼈를 아래로 끌어당기고, 위갈비뼈를 내린다. 그러므로 속갈비사이근은 복장갈비관절과 갈비척추관절에서 1~11번 갈비뼈를 내린다. 갈비뼈내림은 날숨에 꼭 필요하다. 그러므로 속갈비사이근은 호흡근이다(작용 1).
- 속갈비사이근은 같은쪽의 배속빗근(internal abdominal oblique)과 같은 섬유 방향을 가지고 있다. 그러므로 이들은 척추관절에서 몸통의 같은 작용, 즉 같은쪽의 돌림과 굽힘, 가쪽굽힘 움직임을 가진다(작용 2, 3, 5).
- 앞쪽의 속갈비사이근섬유들은 굽힘을 할 수 있다. 뒤쪽섬유는 폄을 할 수 있다. 하지만 모든 섬유, 특히 가장 가쪽섬유는 가쪽굽힘을 할 수 있다(작용 3, 4, 5).

반대 작용근 작용 노트

- 속갈비사이근은 갈비사이공간에 위치하고 있으며, 더 위에 위치하는 갈비뼈의 아래가장자리에서 보다 아래에 위치하는 갈비뼈의 위가장자리에 부착한다. 위갈비뼈가 고정되고 속갈비사이근이 수축하면 속갈비근은 아래갈비뼈를 위로 끌어당기고, 따라서 아래갈비뼈를 올린다. 그러므로 속갈비사이근은 복장갈비관절과 갈비척추관절에서 2~12번 갈비뼈를 올린다. 갈비뼈 올림은 들숨에 필요하다. 그러므로 속갈비사이근은 호흡근이다(반대 작용 1).
- 표준 작용근 작용은 위몸통이 아래몸통을 향해 움직일 때 일어난다. 반대 작용근 작용은 위부착점이 고정되어 있고 아래부착점이 움직여서 아래몸통이 위몸통을 향해 움직일 때 일어난다. 이것은 보통 대상자가 누워있어 아래몸통이 움직일 때 발생한다. 굽힘의 반대 작용은 굽힘이고, 폄의 반대 작용은 폄이며, 가쪽굽힘의 반대 작용은 가쪽굽힘이라는 것을 주목해야 한다. 유일한 차이점은 위몸통이 아래로 움직이는 대신 아래몸통이 위몸통을 향해 움직이는 것이다. 그러나 위쪽몸통 같은쪽돌림의 반대 작용은 아래쪽몸통의 반대쪽돌림이다(반대 작용 2, 3, 4, 5).

움직임

속갈비사이근은 하나 이상의 당김선을 가지고 있기 때문에 하나 이상의 움직임을 만들 수 있다.

1. 수축할 때 앞쪽섬유는 빗면에서 하나의 당김선을 가지므로 척추관절에서 몸통의 같은쪽돌림, 굽힘 및 가쪽굽힘이 결합된 하나의 움직임을 만든다(뿐만 아니라 복장갈비관절과 갈비척추관절에서 갈비뼈를 내린다).
2. 수축할 때 뒤쪽섬유는 빗면에서 하나의 당김선을 가지므로 척추관절에서 몸통의 같은쪽돌림, 폄 및 가쪽굽힘이 결합된 하나의 움직임을 만든다(뿐만 아니라 복장갈비관절과 갈비척추관절에서 갈비뼈를 내린다).

편심성 길항근 기능

1. 1~11번 갈비뼈의 올림과 2~12번 갈비뼈의 내림을 제한하고 느리게 한다.
2. 위몸통의 반대쪽돌림과 아래몸통의 같은쪽돌림을 제한하고 느리게 한다.
3. 몸통의 굽힘, 폄과 반대쪽의 가쪽굽힘을 제한하고 느리게 한다.

등척성 안정화 기능

1. 갈비뼈를 안정화시킨다.
2. 척추관절을 안정화시킨다.

등척성 안정화 기능 노트

- 속갈비사이근(및 바깥갈비사이근)은 신체의 다른 운동 동안 가슴우리 고정(안정화)과 관련된다.

작용에 대한 추가적인 노트

1. 속갈비사이근의 위치를 고려하면 이것은 호흡과 분명한 관계가 있다. 그러나 호흡 중 갈비뼈를 올리는지 또는 내리는지에 대해서는 논란이 있다. 일반적으로 날숨 동안 갈비뼈를 내림으로써 작용한다고 서술된다. 하지만 이것은 확실하지 않다. 속갈비사이근이 11개의 갈비사이공간에 위치하고, 이 11개의 갈비사이공간이 앞쪽, 가쪽, 뒤쪽 몸통에 위치한다는 것을 고려하면, 이 근육군의 각각 부분들은 호흡주기의 각기 다른 시기에 활성화가 될 가능성이 크다. 일부 자료들은 갈비연골 사이에 위치한 섬유(갈비연골섬유)가 들숨 때 특히 활성화된다고 하였고 갈비뼈 사이의 섬유들(뼈사이섬유)은 날숨 때 특히 활성화된다고 서술한다.

신경지배

☐ 갈비사이신경(intercostal nerve)

동맥공급

☐ 앞갈비사이동맥(속가슴동맥)과 뒤갈비사이동맥(대동맥의 가지)
 ☐ 목갈비동맥(빗장밑동맥의 가지)과 위가슴동맥(겨드랑동맥의 가지)의 가지

촉진

1. 속갈비사이근은 바깥갈비사이근이 존재하지 않는 갈비연골들 사이를 제외하면 바깥갈비사이근보다 깊게 위치한다. 갈비연골들 사이의 갈비사이공간에서 얕은 곳이나 바깥갈비사이근보다 깊은 곳에서 촉진될 수 있다. 바깥갈비사이근과 속갈비사이근육을 구분하는 것은 매우 어렵다.

다른 구조와의 관계 (Relationship to other structures)

- □ 속갈비사이근은 1~12번 갈비뼈 사이에 있는 갈비사이공간에 위치한다. 그러므로 갈비뼈 위를 덮고 있는 모든 근육보다 깊은 곳에 있다. 속갈비사이근은 바깥갈비사이근이 위치하지 않은 갈비연골 사이의 갈비사이공간을 제외하고, 바깥갈비사이근 바로 깊은 곳에 있다.
- □ 속갈비사이근은 맨속갈비사이근(innermost intercostals), 갈비밑근(subcostales) 그리고 폐의 가슴막(pleural membrane)보다 얕은 곳에 위치한다.
- □ 속갈비사이근은 가쪽선 근막경선(lateral line myofascial meridian) 내에 위치한다.

기타(Miscellaneous)

1. 앞쪽으로 속갈비사이근은 갈비연골들 사이의 공간에 위치한다. (바깥갈비사이근은 없다.)
2. 뒤쪽으로 속갈비사이근의 근섬유는 갈비뼈각(angle of rib)까지 도달한다. 그러나 속갈비사이근은 속갈비사이막(intercostal membrane)에 부착되며, 속갈비사이막은 안쪽으로 더 멀리 도달하여 척추에 부착된다.
3. 속갈비사이근의 섬유는 같은쪽의 배속빗근의 섬유와 같은쪽으로 향해 있다. 이러한 이유로 갈비뼈 사이의 속갈비사이근은 복부 배속빗근의 연장인 것처럼 보인다.
4. 속갈비사이근은 일반적으로 바깥갈비사이근보다 얇다. 속갈비사이근의 가장 두꺼운 부분은 갈비연골 사이에 있다.
5. 속갈비사이근의 정확한 작용에 대한 논란과는 상관없이, 이 근육들은 호흡에 관련되어 있음이 분명하다. 따라서 속갈비사이근(및 바깥갈비사이근)은 호흡기질환이 있는 모든 사람을 대상으로 다루어져야 한다. 게다가 운동선수는 운동 중 호흡에 대한 수요가 크기 때문에 이 근육을 사용함으로써 큰 이득을 볼 수 있다.
6. 속갈비사이근에서 *바로 깊은 곳*에 위치하고 *속갈비사이근*과 동일한 섬유 방향을 갖는 맨속갈비사이근(innermost intercostalis) 또는 맨속늑골사이근(intercostals intimi)이라고 하는 근육의 또 다른 층이 있다. 속갈비사이근의 더 깊은층으로 간주되었던 갈비사이근의 세 번째 층은 많은 자료에서 뚜렷한 근육층으로 간주되고 있다.
7. 갈비사이근은 우리가 고기로 먹는 갈비와 같은 부위이다.

□ 가슴가로근(Transversus Thoracis)

가슴가로근이라는 이름은 이 근육이 가슴 부위를 가로로 가로지르는 근육이라는 것을 말해 준다.

□ **어원**

Transversus: 라틴어. *가로로 주행*

Thoracis: 그리스어. *가슴*

□ **발음**

trans–VER–sus

thor–AS–is

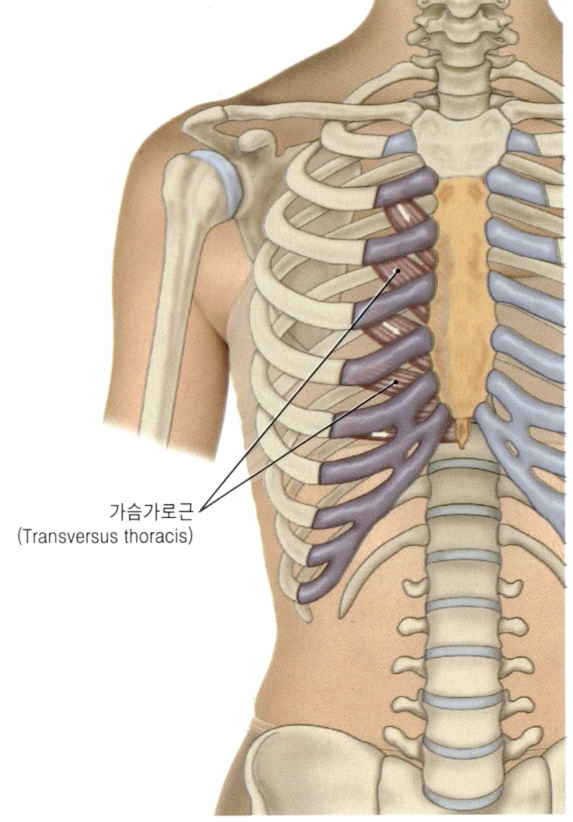

그림 11–6. 오른쪽 가슴가로근의 앞쪽면

부착점(Attachments)

□ **복장뼈(sternum)의 안쪽면(internal surfaces), 칼돌기(xiphoid process) 그리고 인접한 갈비연골**

  □ 복장뼈 아래 2/3 지점, 4~7번 갈비뼈의 갈비연골*에서부터*

□ **2~6번 갈비연골의 안쪽면***까지*

기능(Functions)

동심성(단축성) 작용근 작용

표준 작용근 작용	반대 작용근 작용
□ 1. **복장갈비관절과 갈비척추관절에서 2~6번 갈비뼈를 내린다.**	□ 1. 복장뼈를 올린다.

표준 작용근 작용 노트

- 가슴가로근은 아래쪽으로 복장뼈(sternum)와 칼돌기에서 위쪽으로는 2~6번 갈비연골로 약간 수직으로 주행하는 섬유를 가지고 있다. 가슴가로근이 수축하면 2~6번 갈비연골을 복장뼈와 칼돌기를 향해 아래쪽으로 당긴다. 그러므로 가슴가로근은 2~6번 갈비연골을 내리면서 복장갈비관절과 갈비척추관절에서 2~6번 갈비뼈를 내린다. 이 작용은 호흡에 필요하다(작용 1).
- 가슴가로근의 주요 역할은 호흡근이다. 갈비연골, 즉 2~6번 갈비뼈까지 내리면서 날숨을 위해 가슴우리의 공간을 감소시킨다.

반대 작용근 작용 노트

- 반대 작용은 복장뼈를 갈비뼈 쪽으로 움직이며 등뼈를 펴고 곧게 펴는 것과 같이 체간을 들어 올리는 것과 함께 발생할 수 있다. 복장뼈의 올림은 호흡할 때 들숨에 관여할 수도 있다(반대 작용 1).

움직임

1. 가슴가로근은 하나의 당김선을 가지고 있다. 이 관절 작용의 움직임은 갈비뼈내림이다.

편심성 길항근 기능

1. 2~6번 갈비뼈의 올림을 제한하고 느리게 한다.
2. 복장뼈의 내림을 제한하고 느리게 한다.

등척성 안정화 기능

1. 가슴우리와 복장뼈를 안정화시킨다.

작용에 대한 추가적인 노트

1. 갈비뼈를 내리는(혹은 올리는) 근육은 보통 수직으로 향한다. 가슴가로근의 아래쪽섬유는 거의 완벽하게 수평으로 향하지만, 복장갈비관절에서 갈비뼈 움직임 축보다 아래쪽으로 가로지르기 때문에 가슴가로근이 부착한 갈비뼈를 내릴 수 있다.

신경지배

□ 갈비사이신경(intercostal nerve)

동맥공급

□ 앞갈비사이동맥[anterior intercostal arteries: 속가슴동맥(internal thoracic artery)의 가지]

촉진

1. 가슴가로근은 가슴우리보다 깊은 곳에 있고 본질적으로 촉진 시 식별할 수 없다. 이 근육의 작은 부분은 복장뼈의 칼돌기의 바로 가쪽에서 만져질 수도 있고, 복장뼈 바로 가쪽의 2~6번 사이의 갈비뼈사이공간의 안쪽에서 손가락으로 촉진하게 된다면 약간의 압박이 전달될 수 있다.

다른 구조와의 관계 (Relationship to other structures)

- ☐ 가슴가로근은 갈비사이근들뿐만 아니라 가슴우리와 가슴 앞쪽 부위를 덮고 있는 모든 근육보다 깊은 곳에 있다.
- ☐ 가슴가로근은 폐의 가슴막보다 얕은 곳에 있다.
- ☐ 가슴가로근은 깊은앞선 근막경선(deep front line myofascial meridian) 내에 위치한다.

기타(Miscellaneous)

1. 가슴가로근의 위쪽섬유는 주로 수직으로 움직이지만, 아래쪽섬유는 수평(가로)으로 움직인다.
2. 가슴가로근은 *복장갈비근(sternocostalis)* 또는 *복장삼각근(triangularis sternae)*이라고도 한다.
3. 가슴가로근은 안쪽[가슴안(thoracic cavity) 내에 위치]에 있다.
4. 가슴가로근의 아래쪽섬유는 가로질러 주행하는 또 다른 깊은 몸통 근육인 배가로근(transverse abdominis)의 위쪽섬유와 닿아 있다.
5. 가슴가로근의 부착점은 다양하다.

□ 가로막(Diaphragm)

가로막이라는 이름은 이 근육이 하나의 칸막이라는 것을 말해 준다.

□ **어원**

Diaphragm: 그리스어, *칸막이*

□ **발음**

DI-a-fram

부착점(Attachments)

□ **전체 근육: 가슴우리, 복장뼈 그리고 척추의 안쪽면(internal surfaces)**

□ 갈비 부분(costal part): 아래 6개의 갈비뼈(7~12번)의 안쪽면과 갈비연골

□ 복장 부분(sternal part): 복장뼈 칼돌기의 안쪽면

□ 허리 부분(lumbar part): L1~3

  □ 허리척추의 부착점은 *안쪽(medial)*, *가쪽(arcuate)활꼴인대(ligaments)*라고 하는 2개의 널힘줄과 오른쪽·*왼쪽다리(crura)*라고 하는 2개의 힘줄로 구성되어 있다.

□ **가로막의 중심힘줄(dome)***까지*

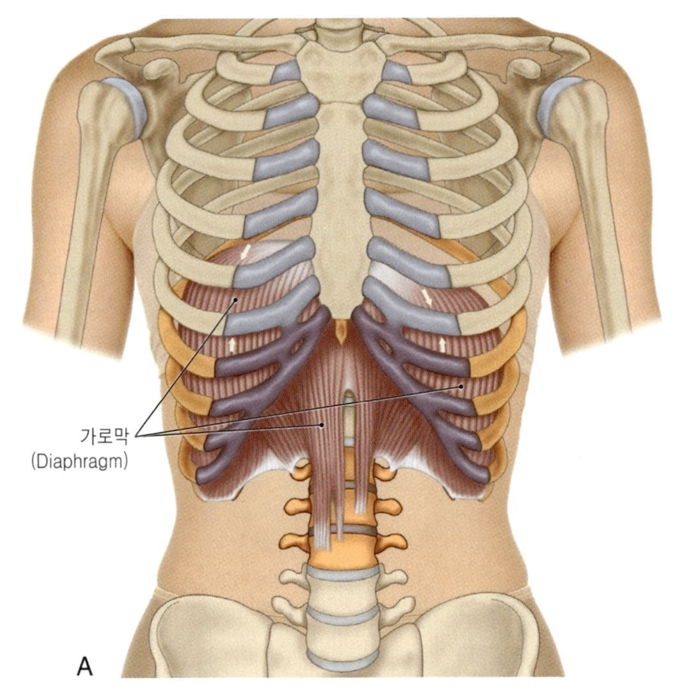

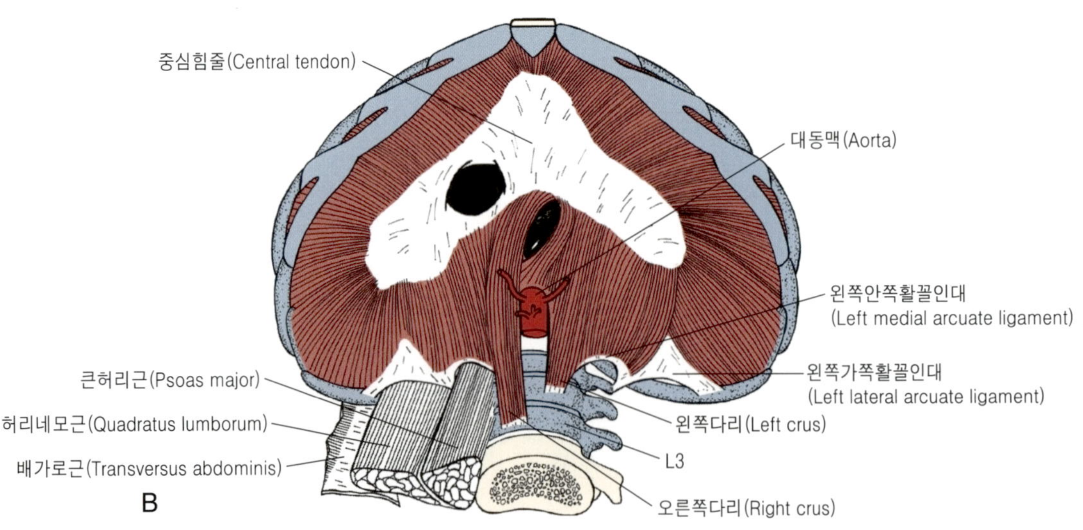

그림 11-7. 가로막. A, 앞쪽면. B, 아래쪽면. 큰허리근, 허리네모근 그리고 배가로근이 오른쪽에 보인다.

기능(Functions)

동심성(단축성) 작용근 작용

표준 작용근 작용	반대 작용근 작용
□ 1. 배호흡(abdominal breathing)을 통해 가슴안(thoracic cavity)의 부피를 증가(확장)시킨다.	□ 1. 가슴호흡(thoracic breathing)을 통해 가슴안의 부피를 증가(확장)시킨다.

표준 작용근 작용 노트

- 뼈 주변 부착점이 고정되고 가로막이 수축하면, 당기는 힘이 중심힘줄에 가해져 중심힘줄의 위쪽이 배 내장에 대해 아래로 떨어지게 된다. 이것은 폐가 팽창하여 들숨을 하도록 확장시키기 위해 가슴안 공간의 위부터 아래까지의 크기를 증가시킨다(작용 1).
- 가로막은 들숨의 작용근이다(작용 1).
- 가로막은 부착점 중 하나가 아래쪽가슴우리 주위 360°로 위치하며 다른 부착점은 근육 자체의 중심[돔(dome)], 중심힘줄이라고 알려진 섬유조직 부위[실제로는 크고 편평한 널힘줄(aponeurosis)]라는 점에서 특이하다. 어떤 골격근육과 마찬가지로, 두 부착점은 다른 부착점의 움직임과 함께 고정될 수 있다. 일반적으로 가슴우리부착점은 더 고정되어 있다. 따라서 중심돔이 먼저 움직이는 경향이 있다. 이러한 움직임이 일어날 때 중심돔(central dome)이 아래로 떨어지며, 이로 인해 가슴안(thoracic cavitiy)의 위·아래 높이가 증가하여 폐에 공기가 채워질 수 있다. 이렇게 움직일 때 돔이 배골반안(abdominopelvic cavity)으로 압박하기 때문에 배골반안 내용물이 앞쪽으로 밀려 나오고 배가 상승하는 것으로 보인다. 이것은 *배꼽호흡* 또는 *배호흡*으로 알려져 있다(작용 1).

반대 작용근 작용 노트

- 가로막이 계속해서 수축함에 따라 배 내장의 저항에 의해 발생된 압력은 중심돔이 더 이상 떨어지는 것을 막고, 돔은 더 움직일 수 없게 된다(고정된다). 가로막의 섬유 수축에 의한 당김은 가슴우리 주위에서 아래쪽갈비뼈를 바깥을 향해 가쪽으로 들어 올리고 앞쪽가슴우리와 복장뼈를 앞쪽으로 밀어내게 한다. 이것은 가슴안(thoracic cavity)의 부피를 더욱 증가시켜 들숨을 위하여 부풀게 하여 폐를 팽창하도록 한다(반대 작용 1).
- 가로막의 반대 작용(배호흡과 반대)은 압박하는 내용물로부터 너무 많은 저항이 있어서 중심돔이 더 이상 떨어지지 않을 때 발생하는 것으로 간주될 수 있다. 이 시점에서 가슴우리는 더 움직여지며 중심돔을 향해 위쪽으로 끌어 당겨진다. 이로 인해 갈비뼈가 바깥쪽으로 들어 올려져 가슴안의 안가쪽과 앞뒤쪽의 크기가 증가하고, 들숨을 위해 폐가 공기를 더 채울 수 있게 한다. 이때 가슴우리가 확장되는 것으로 보인다. 이것을 *가슴호흡(chest breathing, thoracic breathing)*이라고 한다. 가로막 수축(배 및 가슴호흡)의 양 측면은 깊이 호흡할 때 발생한다(반대 작용 1).
- 가로막은 가슴우리의 아래쪽 절반(6개의 갈비뼈)만 들어 올린다. 목갈비근(scalence)이나 갈비사이근(intercostal)과 같은 호흡의 다른 *보조근육*은 가슴우리의 위쪽 절반을 올리기 위해 수축한다(반대 작용 1).

움직임

1. 가로막은 중심돔에 하나의 당김선을 가지고 있는데, 이는 중심돔을 아래로 내리는 하나의 움직임을 만든다.
2. 가슴우리를 당기는 반대 작용과 관련된 가로막의 당김선은 아래갈비뼈들을 올리는 하나의 움직임을 만든다.

편심성 길항근 기능

1. 가슴안의 압박을 제한하고 느리게 한다.

등척성 안정화 기능

1. 아래가슴우리와 등·허리척추의 관절을 포함한 몸통을 안정화시킨다.

등척성 안정화 기능 노트

- 폐가 공기로 팽창하면 가슴안은 더욱 단단해진다. 또한, 수축할 때 가로막이 배골반 공간에 대하여 아래로 떨어지기 때문에 배골반 공간도 강하게 압축되어 더욱 단단해진다. 그 결과 등·허리척추를 포함하여 코어[core: 발전소(powerhouse)]의 안정성이 향상된다. 코어의 안정성을 높이는 것은 코어에서부터 팔다리에 붙어 있는 근육들의 몸쪽부착점이 안정적으로 유지되므로 팔다리를 움직일 수 있는 효율성을 증가시킨다. 이것은 큰 힘이 필요한 관절 작용을 수행할 때 사람들이 직감적으로 심호흡을 하고 숨을 멈추는 이유이다.

작용에 대한 추가적인 노트

1. 가로막은 호흡의 주요 근육이지만 유일한 것은 아니다. 호흡의 정확한 패턴은 일반적으로 호흡의 많은 보조근육과 가로막의 정밀한 조정에 의해 결정된다. 호흡기근육 중 가로막은 조용하고 편안한 호흡을 위해 꼭 수축해야 하는 유일한 근육이다. 더 깊은 들숨이 필요할 때는 다른 많은 보조근육도 수축할 수 있다. 조용하고 편안한 날숨에는 근육수축이 필요하지 않다. 가로막이 이완되면 탄성반동(elastic recoil)으로 폐를 밀어 내고 공기를 충분히 배출할 수 있다. 강한 날숨이 필요할 때 날숨의 많은 보조근육이 수축될 수 있다.
2. 가로막은 기본적으로 돔 모양이다. 이 돔은 다소 비대칭이며 앞쪽이 뒤쪽보다 높다. 뒤쪽 가슴우리와 허리척추의 가장 말초에 붙은 부분이 가장 낮은 부착점이다. 앞쪽 가슴우리와 칼돌기의 부착점은 다소 높다. 이러한 말초부착점에서부터 섬유는 몸의 중심

을 향해 본질적으로 수직으로 주행하여 가로막의 중심힘줄(돔)로 모인다. 따라서 가로막은 중심힘줄의 가운데로 부착된다.

가로막이 수축되면 가슴공간의 부피는 2가지 방법으로 증가할 수 있다. 말초 가슴우리부착점이 고정되고 중심힘줄이 가슴우리 쪽으로 떨어지면 가슴안의 위·아래 크기가 증가한다. 이 경우 일반적으로 배 내용물이 바깥쪽으로 밀려 나오고 배가 올라가기 때문에 *배호흡* 또는 *배꼽호흡*이라고 한다. 중심힘줄이 고정되고 가슴우리부착점이 중심힘줄을 향해 바깥쪽과 위쪽으로 올라올 경우 가슴안의 양쪽과 앞뒤로 지름이 증가한다. 이는 가슴우리가 확장되는 것으로 보이기 때문에 일반적으로 *흉부호흡* 또는 *가슴호흡*이라고 한다. 어느 쪽이든 가슴안의 부피가 증가하면 들숨을 위하여 폐가 팽창할 수 있다.

일반적으로 중심힘줄은 더 이동성이 있는 부착점이고 배내장의 저항이 그것을 멈출 때까지 가장 먼저 움직이고, 그 다음 가슴우리의 부착점이 움직인다. 어떤 부착점이 먼저 움직이는지, 어느 정도까지 움직이는지는 사람에 따라 다르며 중심힘줄과 가슴우리의 움직임에 대한 상대적인 저항에 따라 다르다. 대상자가 과체중이거나 매우 꽉 끼는 옷을 입으면 배호흡에 대한 저항력이 커진다. 대상자가 뻣뻣한 가슴근육들이 있거나 가슴우리관절에 퇴행성 관절질환(뼈관절염)이 있는 경우 가슴호흡에 대한 저항력이 더 크다.

3. 가슴우리부착점을 가쪽과 바깥쪽 그리고 위쪽으로 움직이는 것은 일반적으로 두 곳에서 고정되고 중심으로 들어 올려지는 양동이 손잡이처럼 복장뼈와 척추에서 갈비가 고정되고 두 부착점들 사이의 중심에서 (가쪽으로) 들어 올려지기 때문에 *양동이손잡이움직임(bucket handle motion)*이라고도 한다. 복장뼈에서 발생하는 움직임은 펌프손잡이가 움직이는 것과 유사하게 앞쪽으로 들어 올려지기 때문에 *펌프손잡이움직임(pump handle motion)*으로 종종 기술된다.

신경지배

- 가로막신경(phrenic nerve)
  - C3~5

동맥공급

- 대동맥과 속가슴동맥[internal thoracic artery: 빗장밑동맥(subclavian artery)의 가지]
  - 위·아래가로막동맥(phrenic artery: 대동맥분지의 2가지), 근가로막동맥(musculophrenic artery) 그리고 심장가로막동맥(pericardiacophrenic artery: 속가슴동맥의 2가지)

촉진

1. 대상자를 무릎 아래에 베개를 두고 바로 눕게 한 다음, 촉진하고자 하는 손가락을 앞쪽가슴우리의 아래가장자리(inferior margin)에 놓는다.
2. 대상자는 깊게 숨을 들이쉰 뒤 천천히 내뱉는다.
3. 대상자가 숨을 내뱉을 때, 손끝을 구부려 가슴우리(아래에 더 깊게) 아래쪽으로 가로막을 느끼는데, 부드럽고 단단하게 갈비뼈의 안쪽면에 대해 가능한 한 깊게 촉진한다.

다른 구조와의 관계 (Relationship to other structures)

- 가로막은 가슴안과 배안(abdominal cavity)을 분리한다.
- 심장과 폐는 가로막(위쪽)에 위치한다. 간과 위는 가로막(아래쪽) 밑에 위치하고 있다.
- 가로막의 안쪽·가쪽의 활꼴인대(arcuate ligaments)는 실제로 큰허리근(psoas major) 및 허리네모근(quadratus lumborum)을 각각 가로질러 부착된다.
- 가로막은 깊은앞선 근막경선(deep front line myofascial meridian) 내에 위치한다.

기타(Miscellaneous)

1. 가로막은 가슴안과 배안(배골반) 사이의 칸막이다. 가로막이라는 용어는 *칸막이*를 의미한다.
2. 가로막의 내 안쪽활꼴인대는 큰허리근을 둘러싸고 L2 몸체에서부터 L1의 가로돌기로 이어진다. 가로막의 가쪽활꼴인대는 허리네모근을 둘러싸고 L1의 가로돌기에서부터 12번 갈비뼈까지 이어진다.
3. 가로막의 중심힘줄은 근육의 중심 부근(돔)에 위치한 얇지만 강한 널힘줄이다. 심장이 이 위에 있기 때문에 그 중심에서 다소 평탄하게 되어 있다. 돔의 양 옆은 *꼭대기(cupola)*라고도 한다.
4. 간(liver)이 오른쪽을 밀어 올리기 때문에 가로막의 돔은 왼쪽보다 오른쪽이 더 높다. 최대 날숨 시 돔은 대략 오른쪽의 네 번째 갈비연골[대략 오른쪽 젖꼭지(nipple) 높이]과 왼쪽의 다섯 번째 연골에 위치한다. 최대의 들숨으로 돔은 4 inch(10cm)까지 내려간다. 사람이 누워있을 때 가로막이 더 높고 옆으로 누워 있으면 침대 쪽의 가로막이 다른 쪽보다 높다.
5. 가로막 2개의 다리[crura(1개는 crus)]는 대칭이 아니다. 오른쪽 다리는 더 넓고 왼쪽다리보다 더 아래에 붙는다.
6. 가로막의 갈비섬유(costal fiber)는 배가로근과 서로 얽혀 있다.
7. 가로막에는 가슴안과 배안 사이로 구조물이 통과할 수 있는 많은 구멍이 있다. 가장 큰 구멍은 식도(esophagus), 대동맥(aorta) 및 하대정맥(inferior vena cava)이다.
8. 가로막은 의식이 있는 상태와 무의식 중 둘 다 조절된다는 점에서 특이하다. 보다 구체적으로 가로막의 수축은 뇌간(brainstem)에 의해 무의식적으로 조절된다. 그러나 우리는 노래, 말하기, 한숨 쉬기, 숨을 들이쉬거나 의식적으로 우리의 호흡 패턴을 바꿀 때마다 이 뇌간조절을 통상적으로 중단한다.

9. 가로막에 대한 신경지배는 척수신경 C3, C4 및 C5로 구성된 가로막신경(phrenic nerve)에 의해 이루어진다. (*C3, 4, 5는 가로막을 활성 상태로 유지한다.*)
10. 가로막은 신체의 유일한 한쪽골격근이라고 종종 기술된다. 어떤 의미에서 이것은 사실이다. 그러나 다른 의미에서 가로막의 형태는 오른쪽과 왼쪽에서 형성되기 때문에 그것은 사실이 아니며, 각각은 별도의 가로막신경에 의해 신경지배를 받는다.
11. *틈새탈장(hiatal hernia)*은 위의 일부가 가로막을 통해 가슴안 내로 탈장(파열)되는 것을 말한다.

□ 위뒤톱니근(Serratus Posterior Superior)

위뒤톱니근*이라는 이름은 이 근육이 톱니 모양이며 뒤쪽 위에 위치하는 것(앞톱니근보다 뒤, 아래뒤 톱니근보다 위)을 말해 준다.*

□ **어원**

Serratus: 라틴어. *골짜기*

Posterior: 라틴어. *뒤에, 뒤를 향하여*

Superior: 라틴어. *위에*

□ **발음**

ser-A-tus

pos-TEE-ri-or

sue-PEE-ri-or

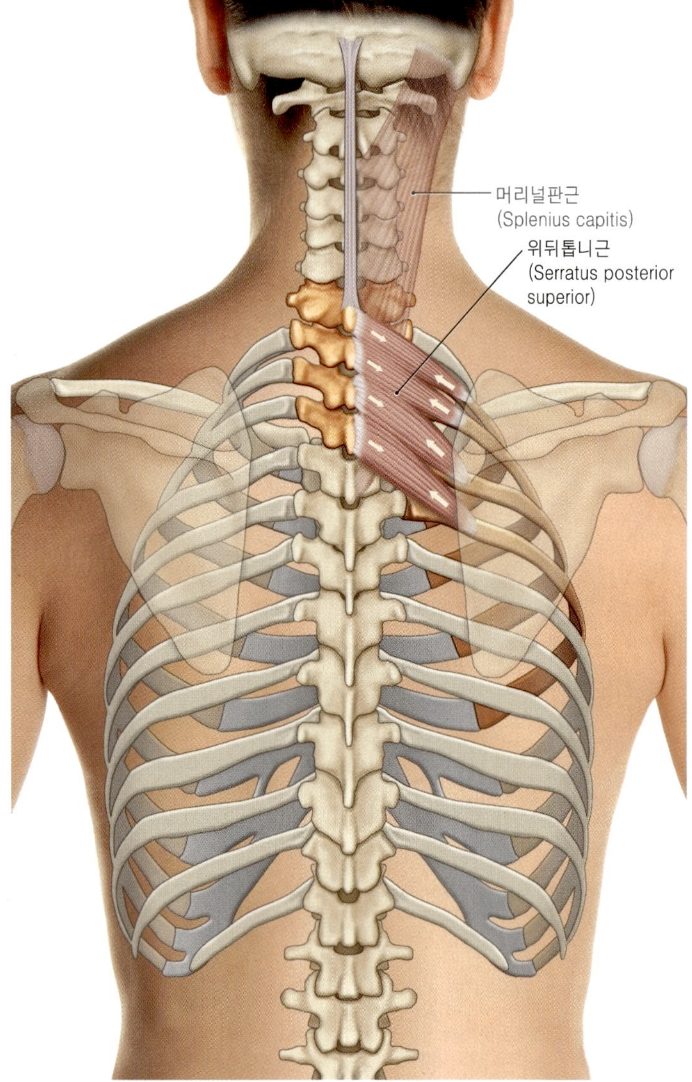

그림 11-8. 오른쪽 위뒤톱니근의 뒤쪽면. 머리널판근은 희미하게 보인다.

부착점(Attachments)

□ C7~T3의 가시돌기

  □ 그리고 하부목덜미인대(nuchal ligament)*에서부터*

□ 2~5번 갈비뼈

  □ 위쪽 가장자리와 바깥면*까지*

기능(Functions)

동심성(단축성) 작용근 작용

표준 작용근 작용	반대 작용근 작용
□ **1. 복장갈비관절과 갈비척추 관절에서 2~5번 갈비뼈를 올린다.**	□ 1. 척수관절에서 C7~T3을 반대쪽으로 돌린다.

표준 작용근 작용 노트

- 위뒤톱니근은 아래쪽으로 2~5번 갈비뼈에서 (섬유가 약간 수직으로 주행하면서) 척추기둥(vertebral column) 위쪽으로 부착한다. 위뒤톱니근이 수축하면, 갈비뼈를 척추부착점을 향해 올린다. 그러므로 위뒤톱니근은 복장갈비관절과 갈비척추관절에서 2~5번 갈비뼈를 올린다(작용 1).
- 갈비뼈의 올림은 호흡에 중요하다. 위갈비뼈를 들어 올리면 가슴안이 확장되어 폐에 공기가 채워지는 공간이 넓어진다. 그러므로 위뒤톱니근은 들숨 근육이다(작용 1).

반대 작용근 작용 노트

- 위뒤톱니근의 가슴우리부착점이 고정되면, 척추의 부착점이 갈비뼈 쪽으로 당겨질 수 있다. 이것은 C7~T3의 가시돌기가 갈비뼈부착점 쪽으로 당겨져서 척추의 앞쪽면이 반대쪽으로 돌리게 한다. 그러므로 위뒤톱니근은 척추에서 몸통(특히 C7~T3)을 반대쪽으로 돌릴 수 있다. 이 근육이 얼마나 얇은지 고려하면, 이 작용은 매우 약할 것이다(반대 작용 1).

움직임

1. 위뒤톱니근의 당김선은 2~5번 갈비뼈을 올리는 하나의 움직임을 만든다.

편심성 길항근 기능

1. 2~5번 갈비뼈내림을 제한하고 느리게 한다.
2. C7~T3의 같은쪽돌림을 제한하고 느리게 한다.

등척성 안정화 기능

1. 위갈비뼈들을 안정화시킨다.
2. C7과 위등척추의 관절을 안정화시킨다.

작용에 대한 추가적인 노트

1. 위뒤톱니근은 추가적인 기능을 가지고 있다. 척추 주변[척추기립근(erector spinae)과 가로돌기가시근(transversospinalis)] 근육 조직으로 주행하여 이를 아래로 지지하는 지지띠(retinaculum)로 작용한다. 척추 주변 근육 조직을 아래로 지지하여 활처럼 구부러지는 것(bowstring: 몸통에서 들어 올려짐)이 방지되어 척추 주변의 수축 효과를 강화한다.

신경지배

- ☐ 갈비사이신경(intercostal nerve)
  - ☐ 2~5번 갈비사이신경

동맥공급

- ☐ 뒤갈비사이동맥(posterior intercostal artery)의 뒤쪽가지(dorsal branch)(대동맥의 가지)

촉진

1. 대상자가 엎드린 뒤, 위쪽마름근 부위(rhomboid region)에 촉진하고자 하는 손을 놓는다.
2. 대상자에게 중간 정도의 심호흡을 하도록 하고 위뒤톱니근의 수축을 느낀다.
3. Note: 위뒤톱니근과 이를 덮고 있는 마름근을 구분하는 것은 매우 어렵다.

다른 구조와의 관계 (Relationship to other structures)

- ☐ 위뒤톱니근은 마름근 바로 깊은 곳에 있다.
- ☐ 위뒤톱니근은 척추기립근과 목널판근(splenius cervices), 머리널판근(splenius capitis) 아랫부분보다 바로 얕은 곳에 있다.
- ☐ 위뒤톱니근은 나선근막경선(spiral line myofascial meridian) 내에 포함된다.

기타(Miscellaneous)

1. 위뒤톱니근의 톱니 모양은 각각의 갈비뼈에 붙어서 만들어지며 톱니가 있는 칼(serrated knife) 모양을 만든다.
2. 위뒤톱니근은 얇고 사각형 모양의 근육이다.
3. 위뒤톱니근은 이 근육의 부착점에 따라 차이가 있다. 가장 흔한 차이는 척추의 부착점이 C7~T3가 아닌 C7~T2라는 것이다.

□ 아래뒤톱니근(Serratus Posterior Inferior)

아래뒤톱니근이라는 이름은 이 근육이 톱니 모양이며 뒤쪽과 아래쪽(앞톱니근의 뒤쪽과 위뒤톱니근의 아래쪽)에 위치하고 있다는 것을 말해 준다.

□ **어원**

Serratus: 라틴어. *골짜기*
Posterior: 라틴어. *뒤에, 뒤를 향하여*
Inferior: 라틴어. *아래*

□ **발음**

ser-A-tus
pos-TEE-ri-or
in-FEE-ri-or

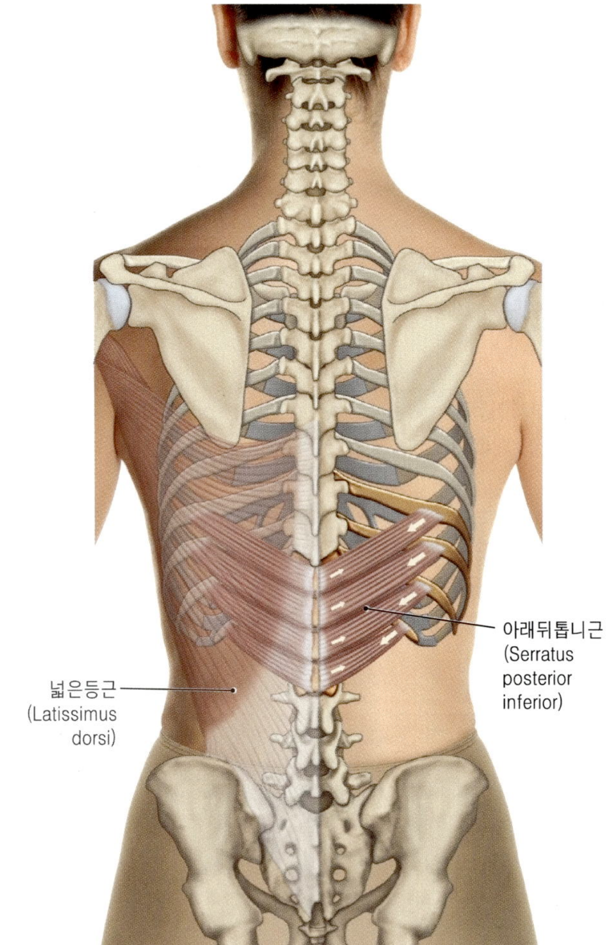

그림 11-9. 아래뒤톱니근 양쪽의 뒤쪽면. 넓은등근은 왼쪽에 희미하게 보인다.

부착점(Attachments)

□ **T11~L2의 가시돌기***에서부터*

□ **9~12번 갈비뼈**

  □ 아래쪽 가장자리와 바깥면*까지*

기능(Functions)

동심성(단축성) 작용근 작용

표준 작용근 작용	반대 작용근 작용
□ 1. **복장갈비관절과 갈비척추 관절에서 9~12번 갈비뼈를 내린다.**	□ 1. 척추관절에서 T11~L2를 반대쪽으로 돌린다.

표준 작용근 작용 노트

- 아래뒤톱니근은 위쪽으로 9~12번 갈비뼈에서부터 (근섬유의 방향은 수직으로 주행하면서) 아래쪽으로 척추기둥에 부착한다. 아래뒤톱니근이 수축하면 갈비뼈를 척추의 부착점을 향해 아래쪽으로 당긴다. 그러므로 아래뒤톱니근은 복장갈비관절과 갈비척추관절에서 9~12번 갈비뼈를 내리게 한다(작용 1).
- 9~12번 갈비뼈를 내리는 움직임은 호흡에 중요하다. 이론적으로 아래뒤톱니근이 9~12번 갈비뼈를 내리게 한다는 사실은 이 근육이 날숨근육이라는 것을 나타내는 것처럼 보인다. 그러나 아래갈비뼈에 대한 주요 기능은 아래갈비뼈를 실제로 아래로 움직이는 것이 주작용이 아니라 아래갈비뼈가 제자리에 고정(안정화)되어 가로막이 수축하여 위쪽으로 작용할 때 갈비뼈를 잡아 당겨 올라가지 않도록 하는 것이다. 이러한 방식으로 가로막의 아래가슴우리부착점이 고정되면, 가로막의 돔이 보다 효율적으로 내려가 폐가 확장되어 공기로 채워지도록 가슴안의 위·아래 크기를 증가시킨다. 그러므로 아래뒤톱니근은 들숨의 근육[주로 고정근으로(안정화)]이다. 호흡에 관해서 아래뒤톱니근의 역할에 관한 논쟁이 있음을 주목해야 한다. 일부 자료들은 이 근육이 호흡에 전혀 관여하지 않는다고 말한다. 다른 자료들은 들숨보다 날숨의 근육이라고 하였다. 그러나 가로막의 당김에 대항하여 아래갈비뼈를 고정시키는 생체 역학적 역할을 살펴보면 분명히 아래뒤톱니근을 들숨의 근육이라고 할 수 있다(작용 1).

반대 작용근 작용 노트

- 아래뒤톱니근의 가슴우리부착점이 고정되면 척추부착점은 갈비뼈 쪽으로 당겨질 수 있다. 이것은 T11~L2의 가시돌기가 갈비뼈 부착점 쪽으로 당겨져서 척추의 앞쪽면이 반대편으로 돌게 한다. 따라서 아래뒤톱니근은 척추관절에서 몸통(특히 T12~L2)을 반대쪽으로 돌릴 수 있다. 이 근육이 얼마나 얇은지 고려하면, 작용은 매우 약할 것이다(반대 작용 1).

움직임

1. 아래뒤톱니근의 당김선은 9~12번 갈비뼈를 내리는 하나의 움직임을 만든다.

편심성 길항근 기능

1. 9~12번 갈비뼈의 올림을 제한하고 느리게 한다.
2. T12~L2 척추뼈의 같은쪽돌림을 제한하고 느리게 한다.

등척성 안정화 기능

1. 아래갈비뼈를 안정화시킨다.
2. 등허리척추관절을 안정화시킨다.

등척성 안정화 기능 노트

- 아래갈비뼈의 안정화는 아래뒤톱니근의 중요한 기능이다. 아래갈비뼈를 내리는 힘은 가로막이 수축하여 위로 올라갈 때 이를 안정화시킨다. 가로막의 가슴우리부착점을 안정시킴으로써 가로막의 수축이 돔을 떨어지게 하므로 들숨을 위한 가슴안 공간의 위·아래 부피를 증가시킨다(배호흡 시 발생: 앞의 두 번째 표준 작용근 작용 노트 참조).

작용에 대한 추가적인 노트

1. 이론적으로 아래뒤톱니근의 위쪽 2개의 갈래(slip)가 9번과 10번 갈비뼈를 잡아당기고, 이 갈비뼈가 척추 T9와 T10에 고정된다면 아래뒤톱니근은 (이들의 갈비뼈부착점을 경유하여) 척추관절에서 T9와 T10을 같은쪽으로 돌린다.
2. 아래뒤톱니근은 척추관절에서 몸통을 펴는 약한 능력을 가지고 있을 것이다.
3. 아래뒤톱니근은 추가적인 기능을 가지고 있다. 척추 주변(척추기립근과 가로돌기가시근) 근육 조직으로 주행하여 이를 아래로 지지하는 지지띠로 작용한다. 척추 주변 근육 조직을 아래로 지지하고 있으면 활처럼 구부러지는 것(몸통에서 들어 올려짐)이 방지되어 척추 주변의 수축 효과를 강화한다.

신경지배

- ☐ 갈비아래신경(subcostal nerve)과 갈비사이신경(intercostal nerve)
  - ☐ 9~11번 갈비사이신경(intercostal nerve)

동맥공급

- ☐ 뒤갈비사이동맥의 뒤쪽가지(대동맥의 가지)

촉진

1. 대상자를 엎드리게 한 후, 위쪽허리부위(upper lumbar region)에 촉진하고자 하는 손을 놓는다.
2. 대상자에게 중간정도의 심호흡을 하도록 하고 아래뒤톱니근 수축을 느낀다.
3. Note: 아래뒤톱니근과 이를 덮고 있는 넓은등근(latissimus dorsi)을 구분하는 것은 매우 어렵다.

다른 구조와의 관계 (Relationship to other structures)

- ☐ 아래뒤톱니근은 넓은등근의 바로 깊은 곳에 있다.
- ☐ 아래뒤톱니근의 바로 깊은 곳에 있는 것은 척주세움근군(erector spinae group)이다.
- ☐ 아래뒤톱니근은 얕은앞팔선(superficial front arm line), 얕은뒷선(superficial back line) 근막경선(myofascial meridians) 내에 포함될 것이다.

기타(Miscellaneous)

1. 아래뒤톱니근의 톱니 모양은 각각의 갈비뼈에 붙어서 만들어지며 톱니가 있는 칼 모양을 만든다.
2. 아래뒤톱니근은 얇고 사각형 모양의 근육이다.
3. 아래뒤톱니근은 척추와 늑골의 부착점에 따라 다양하다.

□ 갈비올림근(Levatores Costarum)

갈비올림근*이라는 이름은 갈비뼈를 올리는 근육이라는 것을 말해 준다.*

□ **어원**

Levator: 라틴어. *들어올리는*

Costarum: 라틴어. *갈비뼈*

□ **발음**

le–va–TO–rez(단수: le–VAY–tor)

kos–TAR–um

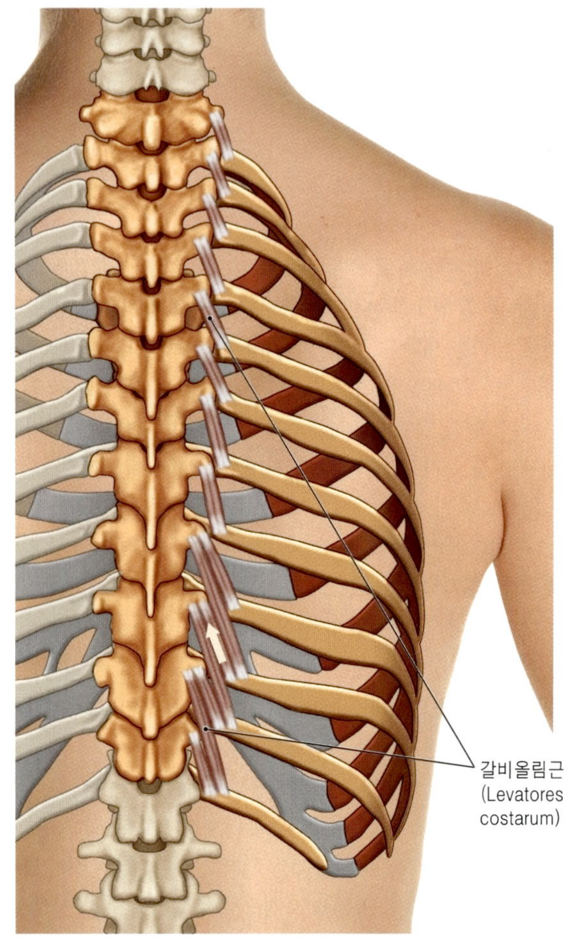

그림 11–10. 오른쪽 갈비올림근의 뒤쪽면.

부착점(Attachments)

□ C7~T11 가로돌기

- □ 가로돌기의 끝 부분(tip)*에서부터*

□ 1~12번 갈비뼈(아래로)

- □ 갈비뼈의 바깥면, 결절(tubercle)과 각(angle) 사이*까지*

기능(Functions)

동심성(단축성) 작용근 작용

표준 작용근 작용	반대 작용근 작용
□ 1. **복장갈비관절과 갈비척추 관절에서 갈비뼈를 올린다.**	□ 1. 척추관절에서 몸통을 가쪽으로 굽힘, 폄 그리고 반대쪽으로 돌린다.

표준 작용근 작용 노트

- 갈비올림근은 (근섬유들이 수직으로 주행하면서) 위쪽으로 척추 가로돌기로부터 갈비뼈에 아래쪽으로 부착한다. 척추부착점이 고정되고 갈비올림근이 수축할 때, 이 근육은 갈비의 부착점(갈비뼈)을 척추부착점을 향해 위로 당긴다. 따라서 갈비올림근은 복장갈비관절과 갈비척추관절에서 갈비뼈를 들어 올린다(작용 1).
- 갈비뼈를 올리는 근육인 갈비올림근은 가슴안의 부피를 증가시켜 폐의 부피를 증가시키는 것을 도울 수 있다. 그러므로 이들 근육은 들숨의 근육(호흡의 보조근육)이다(작용 1).

반대 작용근 작용 노트

- 갈비올림근의 갈비부착점이 고정되고 갈비올림근이 수축하면, 이 근육은 척추부착점을 갈비뼈부착점 쪽으로 당긴다. 갈비올림근은 척추관절 뒤쪽으로 [근섬유들이 시상면(sagittal plane)에서 약간 수직으로 주행하면서] 가로지르기 때문에 척추관절에서 몸통을 편다. 갈비올림근은 척추관절을 [근섬유가 이마면(frontal plane)에서 약간 수직으로 주행하면서] 옆으로 가로지르기 때문에 척추관절에서 몸통을 가쪽으로 굽힌다. 갈비올림근[가로면(transverse plane)에서]은 약간 수평으로 주행하기 때문에, 이 근육은 척추부착점이 갈비부착점을 향하도록 뒤가쪽으로 당긴다. 이렇게 하면 몸통의 앞쪽면이 갈비올림근부착점의 반대쪽면을 향하게 된다. 그러므로 갈비올림근은 척추관절에서 몸통을 반대쪽으로 돌린다(반대 작용 1).
- 갈비올림근의 가쪽굽힘, 폄 및 몸통의 반대쪽돌림작용은 등뼈에서만 발생할 수 있다. 이러한 작용은 강하지 않을 것이다(반대 작용 1).

움직임

1. 갈비올림근의 당김선은 갈비뼈를 들어 올리는 하나의 움직임을 만든다.

편심성 길항근 기능

1. 갈비뼈의 내림을 제한하고 느리게 한다.
2. 등뼈의 반대쪽 가쪽굽힘, 굽힘, 같은쪽돌림을 제한하고 느리게 한다.

등척성 안정화 기능

1. 복장갈비관절과 갈비척추관절을 안정화시킨다.
2. 등척추관절을 안정화시킨다.

등척성 안정화 기능 노트

- 일부 자료들은 갈비올림근의 주요 기능이 척추관절과 갈비뼈의 안정화라고 하였다.

작용에 대한 추가적인 노트

1. 갈비올림근은 작지만 갈비뼈를 움직일 수 있는 우수한 지렛대(leverage)를 가지고 있다. 척추부착점에 가까운 갈비뼈의 작은 위쪽돌림운동은 가쪽에서는 큰 움직임을 초래한다.

신경지배

☐ 척수신경(spinal nerve)
  ☐ 등가지(dorsal rami)

동맥공급

☐ 뒤갈비사이동맥의 뒤가지(대동맥의 가지)

촉진

1. 대상자를 엎드리게 하고, 갈비뼈 각(angle)을 넘어 척추기립근군에 촉진하고자 하는 손가락을 위치시킨다. 대상자는 숨을 느리고 깊게 마신 뒤 내쉰다. 갈비올림근의 수축을 느낀다.
2. 비올림근은 작고 매우 깊이 있는 근육이다. 인접한 근육 조직에서 이를 구분하고 촉진하는 것은 매우 어렵다.

다른 구조와의 관계 (Relationship to other structures)

☐ 갈비올림근은 등세모근(trapezius), 넓은등근(latissimus dorsi), 위뒤톱니근(serratus posterior superior), 아래뒤톱니근(serratus posterior inferior) 그리고 척추기립근군보다 깊게 있다.

☐ 갈비올림근은 갈비사이근보다 깊은 곳에 있다.

☐ 갈비올림근은 얕은뒤선 근막경선(superficial back line myofascial meridians) 내에 위치한다.

기타(Miscellaneous)

1. 갈비올림근은 척추의 가로돌기(transverse process)에서 부착하여 아래가쪽으로 향하며 척추의 부착점보다 아래에 위치한 갈비뼈 위로 부착한다. 그러나 척추뼈 T8~10에 부착되는 갈비올림근은 척추부착점 밑 2번 갈비뼈(10~12번 갈비뼈)에도 부착되는 조직의 2번 갈래(slip)를 가지고 있다. 이것이 일어날 때, 갈비올림근의 2개 부분은 *짧은갈비올림근(levatores cosstarum breves)*과 *긴갈비올림근(levatores costarum longi)*이라고 부른다.
2. 갈비올림근은 목과 허리 영역의 가로돌기사이근(intertransversarii)과 일치하는 것으로 간주된다.

☐ 갈비밑근(Subcostales)

갈비밑근이라는 이름은 갈비뼈 아래(깊게)에 있다는 것을 말해 준다.

☐ **어원**
Sub: 라틴어, *아래에*
Costales: 라틴어, *갈비뼈*
☐ **발음**
sub-kos-TAL-eez

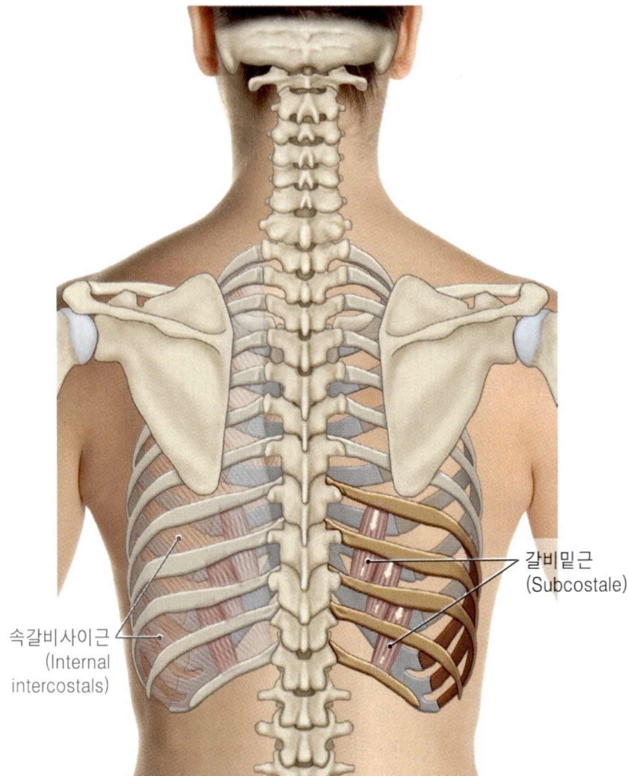

그림 11-11. 갈비아래근 양쪽의 뒤쪽면. 속갈비사이근은 왼쪽에 희미하게 보인다.

부착점(Attachments)

- ☐ 10~11번 갈비뼈
  - ☐ 갈비뼈의 안쪽면, 각(angle) 부근*에서부터*
- ☐ 8~10번 갈비뼈
  - ☐ 갈비뼈의 안쪽면, 각 부근*까지*

기능(Functions)

동심성(단축성) 작용근 작용

표준 작용근 작용	반대 작용근 작용
☐ 1. 복장갈비관절과 갈비척추관절에서 8~10번 갈비뼈를 내린다.	☐ 1. 복장갈비와 갈비척추관절에서 10~12번 갈비뼈를 올린다.

표준 작용근 작용 노트

- 갈비밑근은 갈비뼈의 안쪽면에서 더 위의 갈비뼈 안쪽면에 부착하기 위해 하나의 갈비뼈를 건너 뛰고 (섬유가 수직으로 주행하면서) 위로 주행한다. 갈비밑근이 수축하면 더 위에 있는 갈비뼈를 아래에 있는 갈비뼈를 향해 아래쪽으로 당긴다. 그러므로 갈비밑근은 복장갈비관절과 갈비척추관절에서 8~10번 갈비뼈를 내린다. 이 작용은 가슴안의 크기를 줄임으로써 강력한 날숨을 보조한다. 따라서 갈비밑근은 호흡 근육이다(작용 1).

반대 작용근 작용 노트

- 갈비밑근의 위쪽갈비뼈(8~10번)의 부착점이 고정되면 아래쪽갈비뼈는 위쪽갈비뼈를 내리는 대신 아래쪽갈비뼈(10~12번)를 들어 올린다. 갈비뼈를 들어 올리면 가슴안의 부피가 증가하여 폐에 공기가 채워지므로 갈비뼈를 올리는 것은 들숨에 중요한 것으로 간주된다(반대 작용 1).

움직임

1. 갈비밑근의 8~10번 갈비뼈 당김선은 갈비뼈를 내리는 하나의 움직임을 만든다.
2. 반대 작용에 관해서, 길비밑근 10~12번 갈비뼈 당김선은 갈비뼈를 올리는 하나의 움직임을 만든다.

편심성 길항근 기능

1. 8~10번 갈비뼈의 올림 또는 10~12번 갈비뼈의 내림을 제한하고 느리게 한다.

등척성 안정화 기능

1. 아래 5개 갈비뼈를 안정화시킨다.

등척성 안정화 기능 노트

- 갈비밑근의 주요 기능은 8~10번 갈비뼈의 올림을 막음으로써 갈비뼈를 안정화시키는 것일 수 있다. 이것은 가로막의 가슴우리부착점을 안정화시켜 가로막의 돔(중심 건)을 보다 효과적으로 끌어당길 수 있게 하여 가슴안의 위·아래 부피를 증가시키며 따라서 폐도 증가시킨다. 이 기능이 갈비밑근을 들숨근육으로서 중요하게 만든다.

신경지배

- ☐ 갈비사이신경(intercostal nerve)
  - ☐ 8~11번

동맥공급

□ 뒤갈비사이동맥의 뒤가지(대동맥가지)

촉진

1. 갈비밑근은 가슴우리 자체에 깊숙이 있으며 본질적으로 촉진할 수 없다. 압력이 근육에 전해지려면, 8~12번 갈비뼈 사이의 갈비사이 공간과 척추기립근 바깥가장자리의 바깥쪽에 촉진하고자 하는 손가락을 적용해야 한다.

다른 구조와의 관계 (Relationship to other structures)

□ 갈비밑근은 바깥쪽·안쪽갈비사이근과 갈비사이신경혈관묶음(intercostal neurovascular bundle)뿐만 아니라 가슴우리와 가슴 부위 아래의 가슴우리를 덮고 있는 모든 근육들보다 깊은 곳에 있다.

□ 갈비밑근은 폐의 가슴막보다 얕은 곳에 있다.

□ 갈비밑근은 얕은뒤선 근막경선(superficial back line myofascial meridians) 내에 위치한다.

기타(Miscellaneous)

1. 갈비밑근은 형태가 다양하다. 이 근육은 보통 가슴 아래 부위에서만 잘 발달한다. 대부분의 경우 8~10번 갈비뼈, 9~11번 갈비뼈, 10~12번 갈비뼈로 주행하는 3가지 갈비밑근이 있다(앞의 '부착점'과 개별 그림 참조).

복습 문제(Review questions)

1. 갈비뼈의 올림 및 내림과 호흡 사이의 일반적인 기능적 관계는 무엇인가?

2. 속갈비사이근의 근육섬유는 다음 섬유와 같은쪽으로 향한다.

   ______.

   이것의 기능적 중요성은 무엇인가?

3. 바깥갈비사이근이 앞쪽, 뒤쪽, 가쪽 몸통에 위치하고 있다고 고려하면 호흡에서의 역할에 대해 무엇을 말할 수 있는가?

4. 가슴가로근(transversus thoracis)의 섬유 방향과 그것이 만드는 표준 작용근 작용에 대해 독특한 점은 무엇인가?

5. 배꼽호흡 또는 배호흡과 관련하여 가로막의 역할을 설명하라.

6. 호흡과 큰 힘을 필요로 하는 관절 움직임 수행 사이의 관계를 설명하라.

7. 가로막의 활꼴인대(arcuate ligament)는 어떤 근육의 두 쌍의 근막층과 인접한가?

8. 표준 작용근 작용과는 별도로 뒤톱니근에는 어떤 다른 기능이 있는가? 이것이 왜 중요한가?

9. 이 근육들이 겹쳐있는 곳에서 뒤쪽에서 보았을 때 얕은 곳에서 깊은 곳 순서대로 나열하라: 갈비올림근, 아래뒤톱니근, 등세모근, 바깥갈비사이근.

10. 갈비밑근의 정확한 촉진을 하는 데 가장 큰 장애물은 무엇인가?

복습 문제의 정답은 책의 마지막 부분에서 확인할 수 있다.

생각해 보기(think it through)

잠시 시간을 가지고 자세가 호흡에 미치는 영향을 고려해보라. 단지 숨을 쉬기 위하여 하루 종일 해부학적 자세로 서 있는 사람은 없으므로 하루 동안 사람들이 취하는 다양한 자세를 찾아보고 생각해보라. 앉는 것, 척추측만증, 둥근 어깨 또는 앞쪽으로 기울어진 골반과 같은 것들이 호흡에 어떤 영향을 줄 수 있는가?

제 12 장

턱관절의 근육
(Muscles of the Temporomandibular Joints)

evolve http://evolve.elsevier.com/Muscolino/muscular

목차(Chapter Outline)

목적(Objectives)

이 장을 마친 후 학생들은 이 장에서 다룬 각 근육에 대해 다음을 수행할 수 있어야 한다.

1. 일반적인 구조를 설명하라.
2. 일반적인 기능을 설명하라.
3. 부착점들을 서술하라.
4. 표준 작용근 작용을 서술하라.
5. 반대 작용근 작용을 서술하라.
6. 근육이 가진 당김선과 만들어내는 움직임을 논의하라.
7. 편심성 길항근 기능을 서술하라.
8. 등척성 안정화 기능을 서술하라.
9. 신경지배를 서술하라.
10. 동맥공급을 서술하라.
11. 촉진을 위한 시작 자세를 설명하라.
12. 촉진을 위한 단계를 설명하라.
13. 다른 신체 구조와 근육의 관계에 대해 논의하라.
14. 촉진, 평가 및 임상적 의사 결정을 도와주는 추가적인 정보에 대해 논의하라.

개요(Chapter Overview)

12

이 장에서 다루는 근육은 주로 턱관절(temporomandibular joints; TMJs)에서 아래턱(mandible) 운동으로 간주되는 주요 기능을 하는 근육이다. 이 근육 중 일부는 신체의 다른 관절에 관련되어 있다. 원칙적으로 목뿔근군(hyoid group)은 척추관절에서 목의 움직임에 관여한다.

구조의 개요(Overview of structure)

- 저작은 씹는 행위이다. 그러므로 저작의 근육은 아래턱에 붙어 있고 턱관절에서 아래턱 움직임과 연관된다.
- 저작에는 관자근(temporalis), 깨물근(masseter), 가쪽날개근(lateral pterygoid), 안쪽날개근(medial pterygoid)의 4가지 주요한 근육이 있다.
- 8개의 목뿔근군도 저작에 관여하므로 이 장에서 다루어진다. 목뿔근군은 4개의 목뿔위근육과 4개의 목뿔아래근육으로 구성된다.
- 저작의 주요 근육은 머리에 위치한다. 관자근과 깨물근은 얕은 곳에 있으며 2개의 날개근은 더 깊다. 저작의 작은 근육들은 목 앞에 위치하는 목뿔근군이다.

목적(Objectives) *(계속)*

기능의 개요(Overview of function)

작용에 대한 다음의 일반적인 규칙들은 턱관절에서 저작근육의 기능적인 군을 위해 기술될 수 있다.

- □ 근육이 아래턱에 부착되고 다른 부착점이 아래턱부착점보다 위에 위치하면 턱관절에서 아래턱을 올릴 수 있다.
- □ 근육이 아래턱에 부착되고 다른 부착점이 아래턱부착점보다 아래에 위치하면 턱관절에서 아래턱을 내릴 수 있다.
- □ 근육이 아래턱에 부착되고 다른 부착점이 아래턱부착점의 앞에 있다면, 턱관절에서 아래턱을 내밀 수 있다.
- □ 근육이 아래턱에 부착되고 다른 부착점이 아래턱부착점의 뒤에 있다면, 턱관절에서 아래턱을 뒤로 당길 수 있다.
- □ 근육이 아래턱에 부착되고 다른 부착점이 아래턱부착점 안쪽에 있다면, 턱관절에서 아래턱을 반대쪽으로 치우치게 한다.
- □ 저작의 주요 근육의 반대 작용은 머리 전체를 고정된 아래턱(턱관절)을 향해 움직여야 하기 때문에 발생 가능성이 희박하다.
- □ 목뿔근군의 목뿔위근육의 반대 작용은 아래턱이 고정되고 목뿔뼈(hyoid bone)가 아래턱을 향해 위로 움직일 때 발생한다.

신경지배

- □ 저작의 주요 근육은 삼차신경(trigeminal nerve, 5번 뇌신경)의 지배를 받는다.
- □ 목뿔근은 삼차신경(trigeminal nerve, 5번 뇌신경), 안면신경(facial nerve, 7번 뇌신경), 혀밑신경(hypoglossal nerve, 7번 뇌신경) 및 목신경얼기(cervical plexus)에서 나온 신경의 지배를 받는다.

동맥공급

- □ 저작의 주요 근육은 위턱동맥(maxillary artery)에서 동맥공급의 대부분을 받는다.
- □ 목뿔아래근(inrahyoid muscle)은 위갑상선동맥(thyroid artery)으로부터 동맥공급을 받는다. 목뿔위근에 공급되는 동맥은 다양하다.

머리 근육의 오른쪽 가쪽 얕은면 □
(Superficial Right Lateral View of the Muscles of the Head)

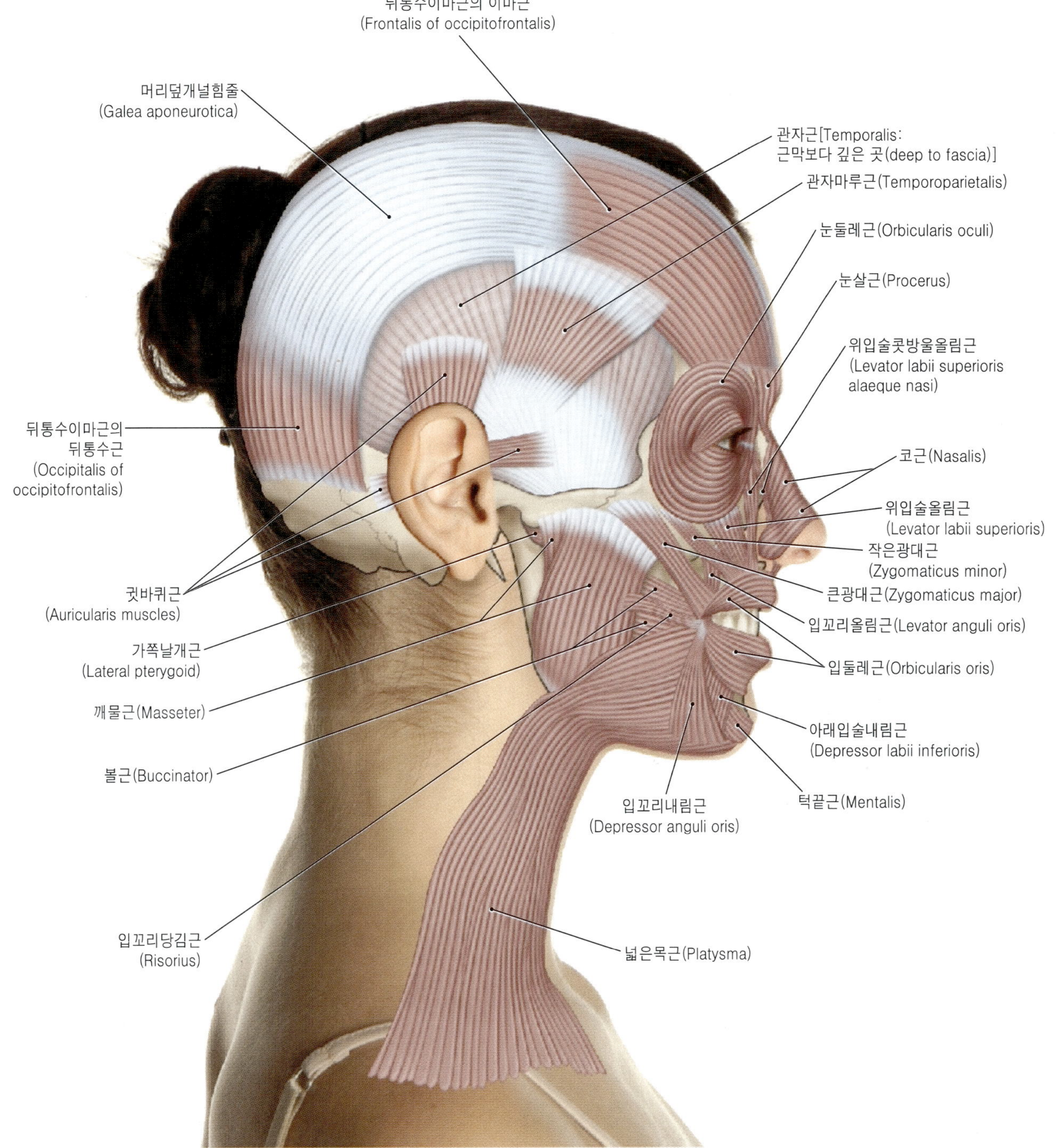

그림 12-1. 머리 근육들의 오른쪽 가쪽 얕은면.

□ 주요 저작근육(Views of the Major Muscles of Mastication)

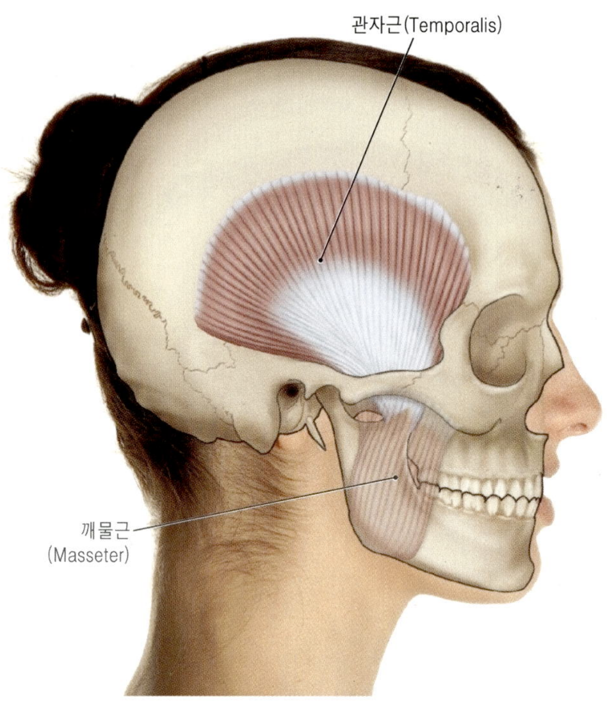

그림 12-2. 관자근과 깨물근의 오른쪽 가쪽면. 깨물근은 희미하게 보인다.

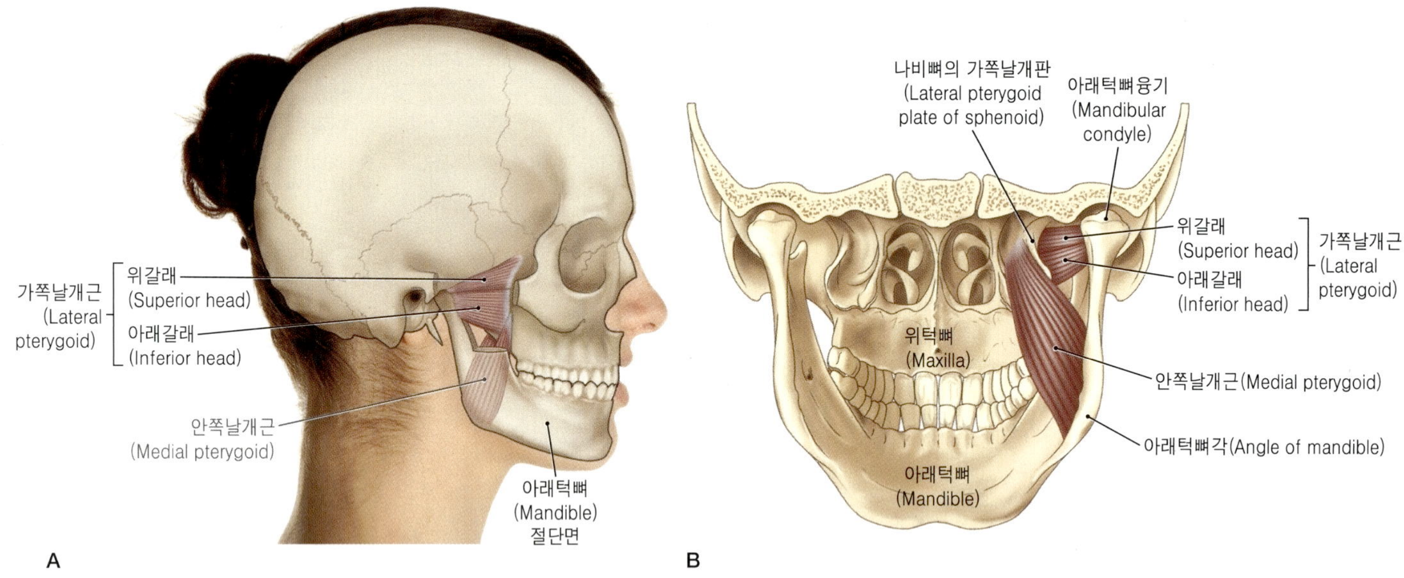

그림 12-3. 오른쪽 가쪽과 안쪽날개근. A, 아래턱이 부분적으로 제거된 가쪽면. B, 머리뼈가 제거된 가쪽과 안쪽날개근의 뒷면.

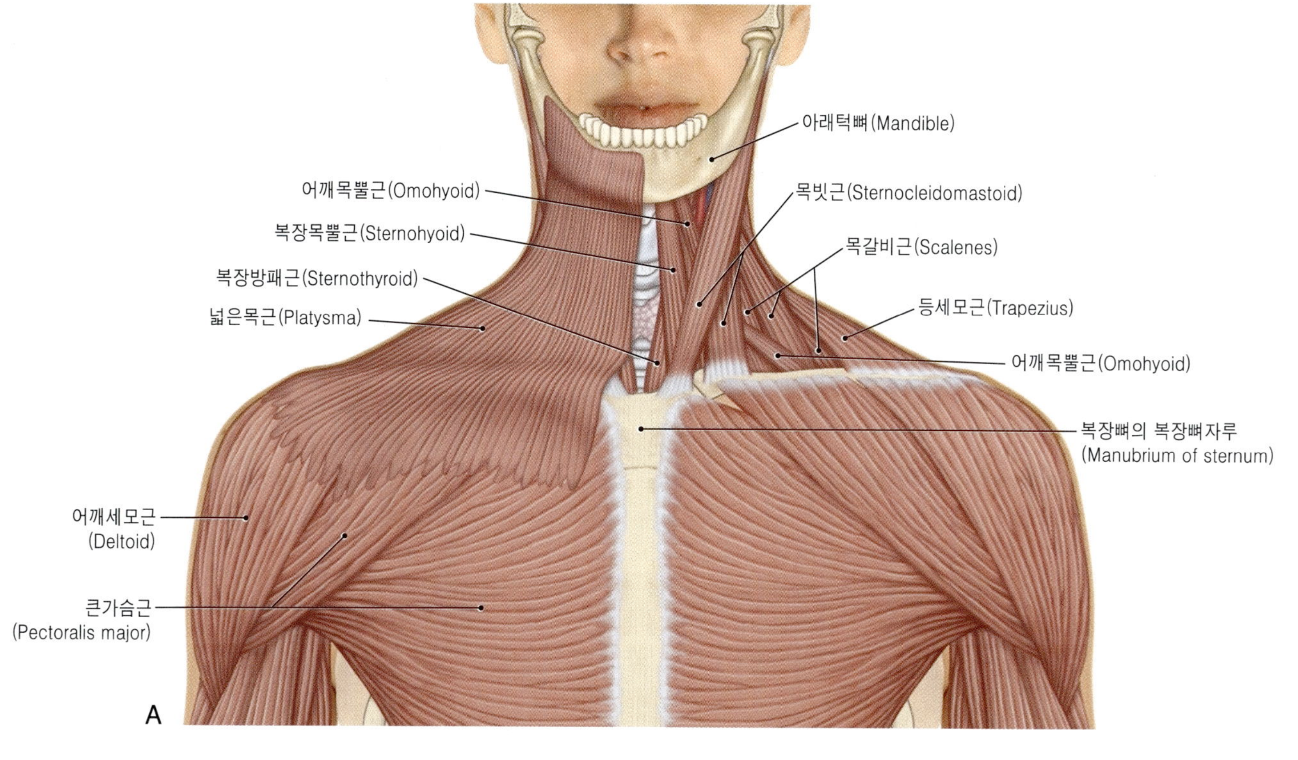

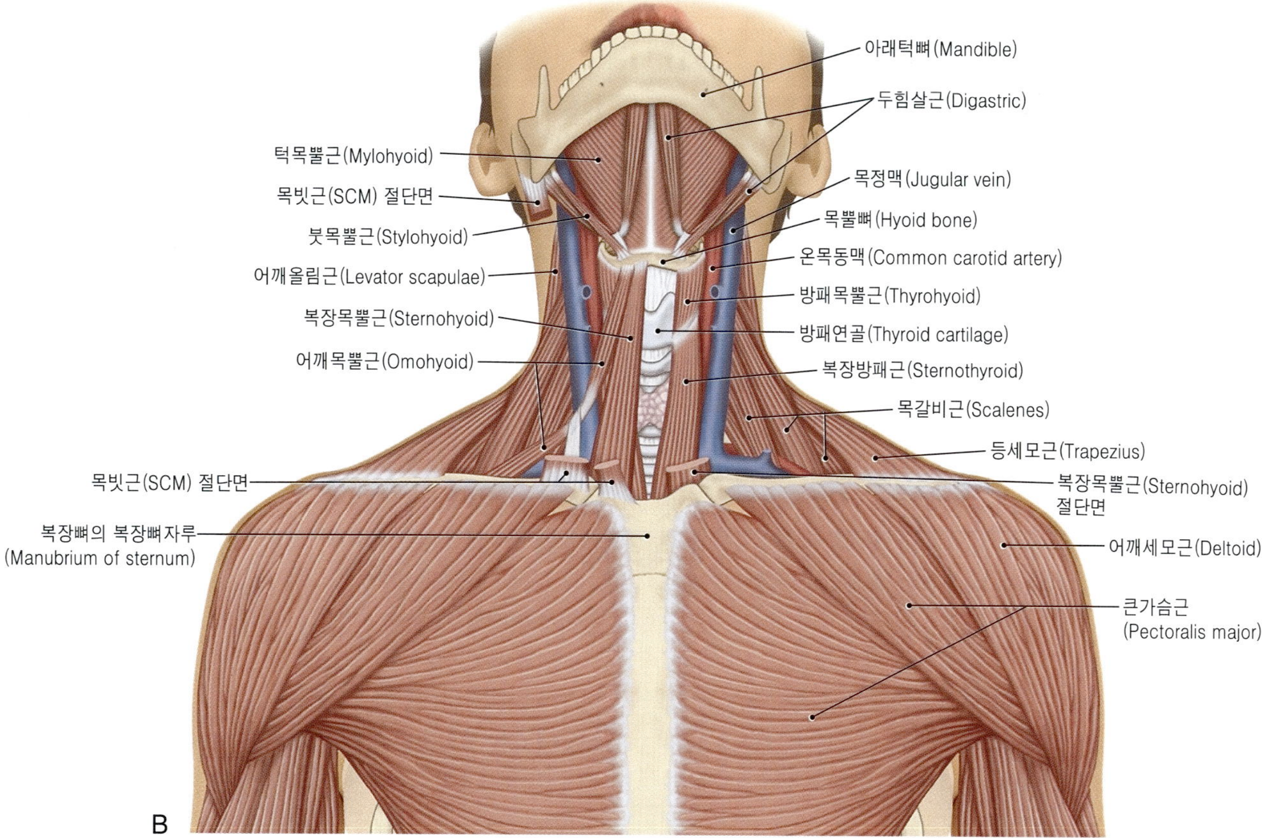

그림 12-4. 목과 위 가슴 부위의 앞쪽면. **A**, 얕은면. 왼쪽의 넓은목근이 제거되었다. **B**, 머리를 편 상태에서 중간면. 오른쪽의 목빗근은 잘렸다. 목빗근과 어깨목뿔근은 제거되고 왼쪽의 복장목뿔근은 잘렸다.

☐ 관자근(Temporalis)

관자근이라는 이름은 이 근육이 관자뼈(temporal bone)에 붙어 있다는 것을 말해 준다.

☐ **어원**
Temporalis: 라틴어. 측면
☐ **발음**
tem-po-RA-lis

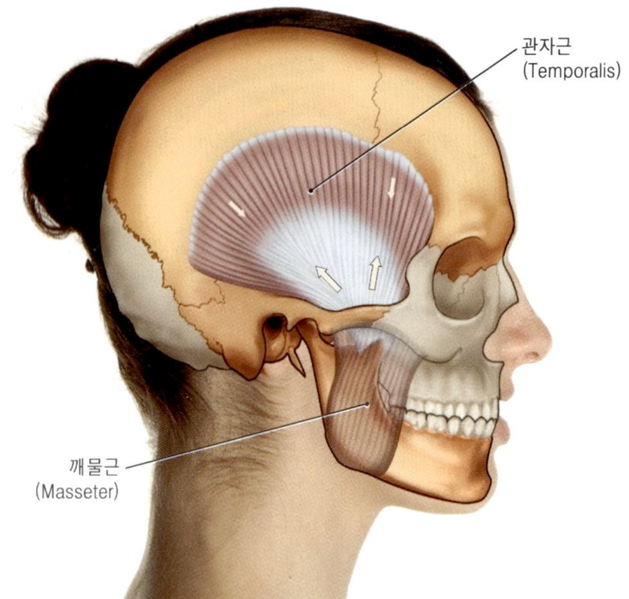

그림 12-5. 오른쪽 관자근의 가쪽면. 깨물근은 희미하게 보인다.

부착점(Attachments)

- ☐ **관자오목(temporal fossa)**
  - ☐ 광대뼈(zygomatic bone) 부분을 제외한 관자오목 전체*에서부터*
- ☐ **갈고리돌기(coronoid process)와 아래턱뼈(mandible)의 가지(ramus)**
  - ☐ 아래턱뼈가지의 앞가장자리(anterior border)뿐만 아니라 갈고리돌기의 앞가장자리, 꼭대기(apex), 뒷가장자리(posterior border) 그리고 안쪽면(internal surface)*까지*

기능(Functions)

동심성(단축성) 작용근 작용

표준 작용근 작용	반대 작용근 작용
☐ **1. 턱관절에서 아래턱을 올린다.**	☐ 1. 관자뼈를 아래턱뼈를 향해 아래로 움직인다.
☐ 2. 턱관절에서 아래턱을 뒤로 당긴다.	☐ 2. 관자뼈를 아래턱뼈를 향해 앞으로 움직인다.

표준 작용근 작용 노트

- 관자근의 앞쪽섬유는 머리뼈 위에서 아래턱 아래로 수직으로 향하고 있다. 관자근이 수축하면 머리뼈를 향해 아래턱을 위쪽으로 끌어당긴다. 그러므로 관자근은 턱관절에서 아래턱을 올린다(작용 1).
- 관자근의 뒤쪽섬유는 머리의 뒤쪽에서 아래턱의 앞쪽으로 수평으로 향하고 있다. 관자근이 수축되면 아래턱이 머리뼈를 향해 뒤쪽으로 당겨진다. 그러므로 관자근은 턱관절에서 아래턱을 당긴다(작용 2).

반대 작용근 작용 노트

- 관자뼈를 아래턱 쪽으로 움직이는 반대 작용은 아래턱뼈를 고정시키고 관자뼈와 전체 머리뼈를 턱관절에서 고정된 아래턱을 향해 움직여야 한다. 이러한 반대 작용은 일반적으로 발생하지 않는다. 이 작용이 발생하면 표준 작용근 작용의 방향과 반대가 된다. 따라서 머리뼈는 아래와 앞쪽으로 당겨질 것이다(반대 작용 1, 2).

움직임

관자근은 하나 이상의 당김선을 가지고 있기 때문에 하나 이상의 움직임을 만들어 낼 수 있다.

1. 앞쪽섬유는 아래턱의 올림 움직임을 만드는 수직당김선을 가지고 있다.
2. 뒤쪽섬유에는 아래턱의 뒷당김 움직임을 만드는 수평당김선을 가지고 있다.
3. 중간 섬유는 아래턱의 올림과 뒷당김이 결합된 하나의 움직임을 만드는 사선당김선을 가지고 있다.

편심성 길항근 기능

1. 아래턱의 내림과 내밈을 제한하고 느리게 한다.

등척성 안정화 기능

1. 턱관절에서 아래턱을 안정화시킨다.

작용에 대한 추가적인 노트

1. 일부 자료들은 관자근이 턱관절에서 아래턱을 같은쪽치우침(ipsilateral deviation) 시킴으로써 양쪽 방향으로 이를 가는 것(side-to-side grinding)에 기여한다고 기술하였다.

신경지배

- ☐ 삼차신경(trigeminal nerve, 5번 뇌신경)
  - ☐ 삼차신경의 아래턱 부분의 앞쪽몸통의 깊은관자가지(deep temporal branch)

동맥공급

- ☐ 위턱(maxillary)과 얕은관자동맥[superficial temporal artery: 바깥목동맥(external carotid artery)의 가지]

촉진

1. 대상자를 바로 눕게 하고, 촉진하고자 하는 손가락을 관자오목에 위치시킨다.
2. 대상자에게 이를 교대로 물었다가 이완하도록 하여 관자근의 수축과 이완을 느낀다. 이런 방식으로 광대활(zygomatic arch) 위에 위치한 관자근의 대부분이 쉽게 촉진될 수 있다.

다른 구조와의 관계 (Relationship to other structures)

- ☐ 관자근의 윗부분은 얕은 곳에 위치한다[앞·뒤 귀점(auriculares)을 제외]. 관자근의 아랫부분은 광대활까지 깊게 주행한다. 광대활 아래, 관자근은 깨물근(masseter)보다 깊게 위치한다.
- ☐ 관자근의 윗부분 깊은 곳은 머리뼈[이마뼈(frontal bone), 마루뼈(parietal bone), 관자뼈(temporal bone), 나비뼈(sphenoid bone)]이다.
- ☐ 관자근의 아랫부분 깊은 곳은 가쪽날개근(lateral pterygoid), 안쪽날개근(medial pterygoid)의 얕은갈래, 그리고 볼근(buccinator)의 작은 부분이다.
- ☐ 관자근은 깊은앞선 근막경선(deep front line myofascial meridian) 내에 포함된다.

기타(Miscellaneous)

1. 관자근은 관자근막(temporalis fascia)이라고 불리는 두꺼운 *섬유질근막(fibrous fascia)*보다 깊게 있다.
2. 관자근의 더 얕은 섬유가 실제로 관자근막에 부착된다.
3. 팽팽한(tight) 관자근은 아마 긴장성두통(tension headaches)과 턱관절장애[*턱관절증후군(TMJ syndrome)*]와 연관이 있을 것이다.
4. 관자오목은 관자뼈뿐만 아니라 이마뼈, 마루뼈, 광대뼈 및 나비뼈에도 겹쳐 있는 오목(함몰)이다.
5. 얕은관자동맥은 관자근보다 얕은 곳에 있고, 맥박은 촉진될 수 있다.
6. 관자오목은 육식동물에서 훨씬 깊어서 더 두껍고 강한 관자근을 허용한다. 이것은 육식동물의 물기(bite) 힘에 기여한다.

□ 깨물근(Masseter)

깨물근이라는 이름은 이 근육이 씹기와 관련되어 있음을 말해 준다.

□ **어원**
Masseter: 그리스어. *씹는*

□ **발음**
MA-sa-ter

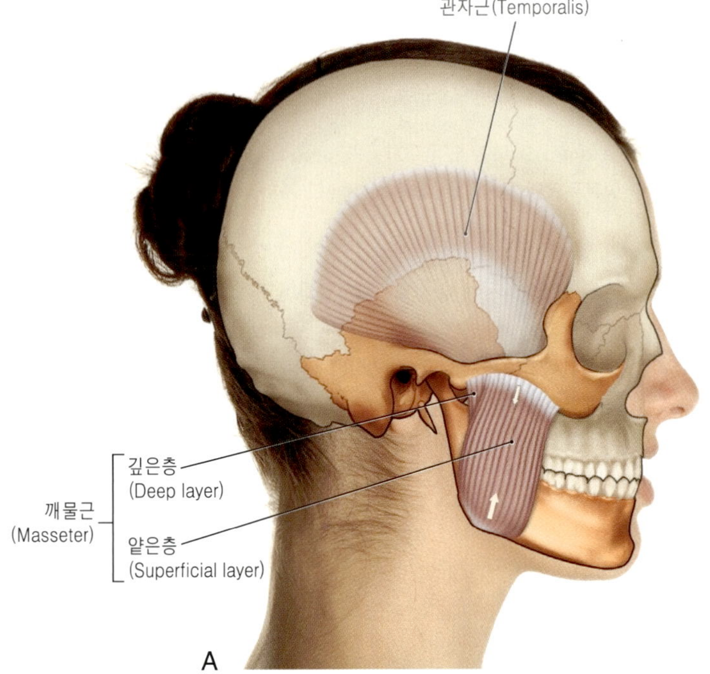

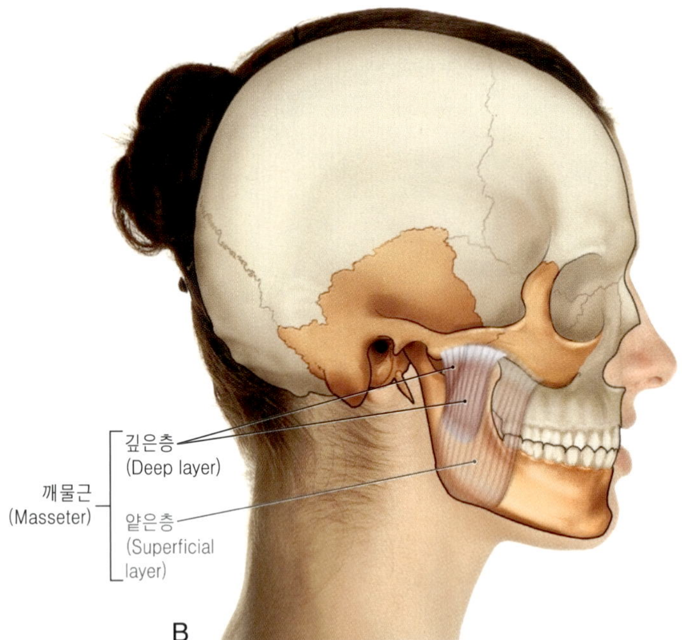

그림 12-6. 오른쪽 깨물근의 가쪽면. A, 관자근은 희미하게 보인다. B, 깨물근의 얕은갈래는 희미하게 보인다.

부착점(Attachments)

□ **광대뼈와 관자뼈의 광대활의 아래가장자리(inferior margins)** *에서부터*

□ **아래턱뼈의 각(angle), 가지(ramus) 그리고 갈고리돌기(coronoid process)***까지*

□ 얕은층: 광대뼈와 광대활의 아래가장자리*에서부터*

□ 얕은층: 아래턱뼈의 가지의 바깥 면 1/2 아래 지점과 각*까지*

□ 깊은층: 광대활의 깊은 면과 아래가장자리*에서부터*

□ 깊은층: 아래턱뼈의 가지의 바깥 표면 1/2 위 지점과 갈고리돌기의 바깥 표면*까지*

기능(Functions)

동심성(단축성) 작용근 작용

표준 작용근 작용	반대 작용근 작용
□ **1. 턱관절에서 아래턱뼈를 올린다.**	□ 1. 머리뼈를 아래턱뼈를 향해 아래쪽으로 움직인다.
□ 2. 턱관절에서 아래턱뼈를 내민다.	□ 2. 머리뼈를 아래턱뼈를 향해 뒤쪽으로 움직인다.
□ 3. 턱관절에서 아래턱뼈를 뒤로 당긴다.	□ 3. 머리뼈를 아래턱뼈를 향해 앞쪽으로 움직인다.

표준 작용근 작용 노트

- 깨물근의 섬유는 광대뼈와 관자뼈의 광대활 위쪽에서 아래턱뼈 아래쪽을 수직으로 주행한다. 깨물근이 수축할 때, 이 근육은 아래턱뼈를 광대뼈와 광대활을 향하여 위로 당긴다. 따라서 관자근은 턱관절에서 아래턱뼈를 올린다(작용 1).
- 깨물근은 턱관절에서 아래턱뼈를 올리는 작용근이다(작용 1).
- 깨물근의 얕은층은 앞쪽에 있는 광대뼈에서 뒤쪽으로 아래턱뼈까지 수평으로 향한다. 깨물근의 얕은층이 수축하면, 그것은 아래턱뼈를 광대뼈 앞쪽으로 당긴다. 그러므로 깨물근은 턱관절에서 아래턱뼈를 내민다(작용 2).
- 깨물근의 깊은층은 관자뼈의 광대뼈 뒤쪽에서 아래턱뼈의 앞쪽으로 다소 수평으로 향한다. 깨물근의 깊은층이 수축하면, 이 근육은 아래턱뼈를 광대활 뒤쪽으로 당긴다. 그러므로 깨물근은 턱관절에서 아래턱뼈를 뒤로 당긴다(작용 3). (Note: 뒷당김은 아래턱뼈가 먼저 내밀어져 있을 때 발생할 수 있다는 점을 명심해야 한다. 아래턱뼈가 먼저 내밀어져 있을 때 깨물근의 깊은층 섬유는 수평으로의 방향성이 증가한다).

반대 작용근 작용 노트

- 머리뼈(관자뼈와 광대뼈)를 턱관절의 아래턱뼈 쪽으로 움직이는 반대 작용은 아래턱뼈가 고정되고 전체 머리뼈가 턱관절에서 고정된 아래턱뼈를 향해 움직여야 한다. 이러한 반대 작용은 일반적으로 발생하지 않는다(반대 작용 1, 2, 3).

움직임

깨물근은 1개 이상의 당김선을 가지고 있기 때문에 이것은 1개 이상의 움직임을 만들 수 있다.

1. 표면층은 하나의 당김선을 가지고 있기 때문에 올림과 내밈으로 결합된 하나의 움직임을 만든다.
2. 깊은층은 하나의 당김선을 가지고 있기 때문에 올림과 뒷당김으로 결합된 하나의 움직임을 만든다.

편심성 길항근 기능

1. 아래턱뼈의 내림(depression), 뒷당김(retraction), 내밈(protraction)을 제한하고 느리게 한다.

등척성 안정화 기능

1. 턱관절에서 아래턱뼈를 안정화시킨다.

작용에 대한 추가적인 노트

1. 일부 자료들은 깨물근이 턱관절에서 아래턱을 같은쪽으로 치우침(ipsilateral deviation) 시킴으로써 양쪽 방향으로 이를 가는 것(side-to-side grinding)에 기여한다고 기술하고 있다.

신경지배

- ☐ 삼차신경(trigeminal nerve, 5번 뇌신경)
  - ☐ 삼차신경의 아래턱 부분의 앞쪽몸통

동맥공급

- ☐ 위턱동맥(바깥목동맥의 가지)
  - ☐ 그리고 가로얼굴동맥(transverse facial artery: 얕은관자동맥의 가지)

촉진

1. 대상자를 바로 눕게 하고 광대활과 아래턱뼈 각 사이에 촉진하고자 하는 손가락을 위치시킨다.
2. 대상자에게 이를 교대로 물었다가 이완하게 하여 깨물근의 수축과 이완을 느낀다. 깨물근이 수축할 때 근육이 눈에 띄게 팽창할 수 있다.

다른 구조와의 관계 (Relationship to other structures)

- ☐ 깨물근은 볼에서 넓은목근(platysma), 입꼬리당김근(risorius) 그리고 큰광대근(zygomaticus major)(얼굴표정의 근육들)을 제외한 얕은 곳에 위치한다.
- ☐ 큰귀밑샘(large parotid gland)과 귀밑샘관(parotid duct)은 깨물근의 얕은 곳에 있다.
- ☐ 깨물근의 깊은 곳에는 관자근, 볼근 일부 그리고 아래턱뼈의 가지가 있다.
- ☐ 깨물근은 깊은앞선 근막경선(deep front line myofascial meridian) 내에 포함된다.

기타(Miscellaneous)

1. 깨물근은 2개의 층으로 나뉜다: *얕은층*과 *깊은층*.
2. 일부 자료에서는 깨물근의 *깊은층*을 2개의 층으로 나누기도 한다. 따라서 종합적으로 깨물근은 3개의 층을 가지고 있다: *얕은층, 중간층, 깊은층.*
3. 깨물근의 얕은층이 가장 크다.
4. 깨물근과 안쪽날개근은 아래턱뼈를 지지하는 사슬을 형성한다. 깨물근은 아래턱뼈의 얕은 곳에 있다. 안쪽날개근은 이것보다 깊게 있다.
5. 깨물근은 턱관절의 장애[*턱관절증후군(TMJ syndrome)*]와 관련되어 있을 수 있다.
6. 크기에 비례하여 깨물근은 많은 자료들에서 인체의 가장 강한 근육으로 주장된다.

□ 가쪽날개근(Lateral Pterygoid)

가쪽날개근이라는 이름은 이 근육이 나비뼈(날개돌기)에 부착되고 가쪽(안쪽날개근의 가쪽)에 위치함을 말해 준다.

□ **어원**
Lateral: 라틴어. *옆*
Pterygoid: 그리스어. *날개 모양*

□ **발음**
LAT-er-al
TER-i-goyd

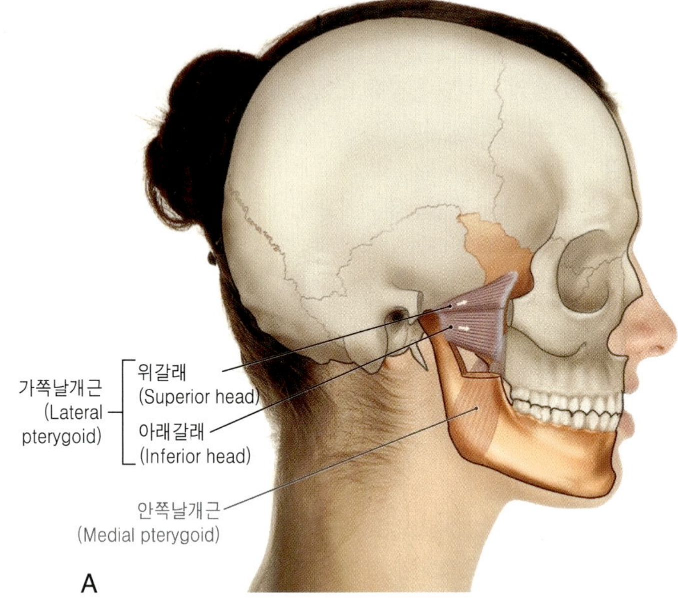

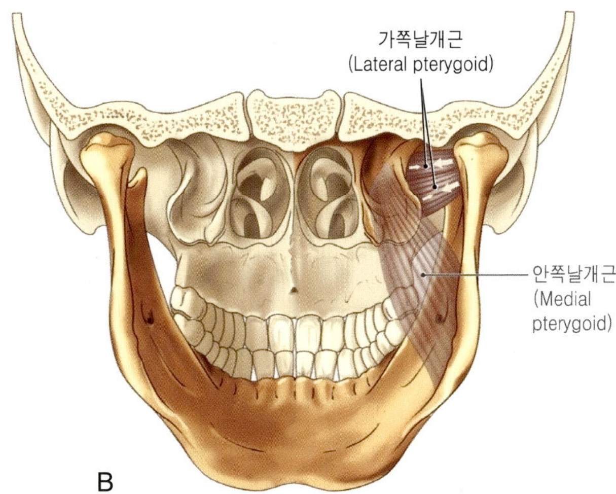

그림 12-7. 희미하게 보이는 안쪽날개근과 오른쪽 가쪽날개근. A, 아래턱이 부분적으로 잘린 가쪽면. B, 머리뼈가 부분적으로 제거된 뒷면.

부착점(Attachments)

□ **전체 근육: 나비뼈(sphenoid bone)***에서부터*
□ **아래턱뼈와 턱관절***까지*

□ 위갈래(superior head): 나비뼈의 큰 날개(greater wing)*에서부터*
□ 위갈래(superior head): 턱관절의 관절원반(articular disc)과 관절낭(capsule)*까지*

□ 아래갈래(inferior head): 나비뼈의 날개돌기(pterygoid process)의 가쪽날개판(lateral pterygoid plate)의 가쪽면*에서부터*
□ 아래갈래(inferior head): 아래턱뼈의 목*까지*

기능(Functions)

동심성(단축성) 작용근 작용

표준 작용근 작용	반대 작용근 작용
□ **1. 턱관절에서 아래턱을 내민다.**	□ 1. 머리뼈를 아래턱을 향해 뒤쪽으로 움직인다.
□ **2. 턱관절에서 아래턱를 반대쪽으로 치우치게 한다.**	□ 2. 머리뼈를 아래턱뼈를 향해 가쪽(같은쪽치우침)으로 움직인다.

표준 작용근 작용 노트

- 가쪽날개근은 앞쪽으로 나비뼈에서 (근섬유는 수평하게 주행하면서) 뒤쪽으로 아래턱뼈로 부착한다. 가쪽날개근이 수축하면 아래턱뼈를 나비뼈를 향해 앞쪽으로 당긴다. 그러므로 가쪽날개근은 턱관절에서 아래턱뼈를 내민다(작용 1).
- 가쪽날개근은 안쪽으로 나비뼈에서 (근섬유는 수평하게 주행하면서) 가쪽으로 아래턱뼈에 부착한다. 가쪽날개근이 수축할 때 아래턱뼈를 나비뼈를 향해 안쪽으로 당긴다. 아래턱뼈의 한쪽을 나비뼈를 향해 끌어당기면 전체 아래턱뼈가 몸의 반대쪽으로 당겨진다. 이 움직임을 *아래턱뼈의 가쪽치우침(lateral deviation)*이라고 한다. 몸의 한쪽 측면에 있는 가쪽날개는 아래턱뼈를 몸의 반대쪽으로 당기므로 이 움직임을 *아래턱뼈의 반대치우침*이라고 하며 턱관절에서 발생한다(작용 2).
- 턱관절에서 아래턱뼈의 가쪽치우침은 음식을 분쇄하거나 씹을 때 중요하다(작용 2).

반대 작용근 작용 노트

- 나비뼈를 아래턱뼈 쪽으로 움직이는 반대 작용은 아래턱뼈가 고정되고 나비뼈와 전체 머리뼈를 턱관절에서 고정된 아래턱뼈 쪽으로 움직여야 한다. 이러한 반대 작용은 일반적으로 발생하지 않는다(반대 작용 1, 2).

움직임

1. 가쪽날개근은 하나의 당김선을 가지고 있어 내밈과 반대쪽치우침이 결합된 하나의 움직임 만든다.

편심성 길항근 기능

1. 아래턱의 같은쪽치우침과 뒷당김을 제한하고 느리게 한다.

등척성 안정화 기능

1. 턱관절에서 아래턱뼈를 안정화시킨다.

작용에 대한 추가적인 노트

1. 아래턱뼈의 내밈은 턱을 열 때(opening) 발생하며, 턱관절의 관절원판은 아래턱관절돌기(mandibular condyle)와 관자뼈의 아래턱오목(mandibular fossa) 사이의 적절한 정렬을 유지하기 위해 내밈을 유지해야 한다. 관절원판의 부착점을 고려할 때, 가쪽날개근은 관절원판의 이러한 움직임을 안내한다.
2. 일부 자료들은 가쪽날개근의 아래쪽힘살이 턱관절에서 아래턱뼈를 내릴 수 있다고 보고하였다. 이 근육의 아래턱부착점이 나비뼈의 부착점보다 높다는 것을 고려하면, 가능할 것으로 생각된다.
3. 일부 자료들에 의하면 가쪽날개근 쪽의 위쪽힘살이 턱관절에서 아래턱뼈를 올릴 수 있다고 한다. 이 근육의 아래턱부착점이 나비뼈의 부착점보다 낮다는 것을 고려하면, 가능할 것으로 생각된다.

신경지배

- □ 삼차신경(trigeminal nerve, 5번 뇌신경)
  - □ 삼차신경의 아래턱 부분의 앞쪽몸통으로부터 나온 가쪽날개신경(leteral pterygoid nerve)

동맥공급

- □ 위턱동맥(바깥목동맥의 가지)

촉진

1. 대상자가 앉거나 눕게 하고, 손가락에 솜이나 장갑을 낀 후, 뒤쪽 어금니(molar)에 도달할 때까지 윗니의 바깥면을 따라 손가락을 위치시킨다.
2. 뒤쪽과 위쪽을 누른다(손가락이 작은 주머니에 낀 것처럼 느껴질 수 있다. 이곳은 땅콩버터가 자주 붙는 곳이다). 그리고 나서 입 안쪽 벽의 안쪽과 아래턱의 돌기의 가쪽을 누른다.
3. 환자가 아래턱뼈를 내밀고 가쪽날개근의 수축을 느낀다.

다른 구조와의 관계 (Relationship to other structures)

- □ 2개의 날개근 중 *가쪽*에 위치하는 것을 가쪽날개근이라고 부르는데, 이는 이 근육의 나비뼈날개돌기의 부착점이 나비뼈의 날개돌기의 안쪽날개근부착점보다 더 가쪽에 있기 때문이다. 이 두 근육힘살의 전반적인 위치와 관련하여, 가쪽날개근은 일반적으로 안쪽날개근의 가쪽과 위쪽에 위치한다.
- □ 가쪽날개근의 대부분은 관자뼈의 광대활과 아래턱뼈의 갈고리돌기에 깊숙이 있다. 가쪽날개근은 또한 깨물근 및 관자근의 아래 힘줄보다 깊다.
- □ 안쪽날개근의 깊은갈래 윗부분은 가쪽날개근보다 깊다.
- □ 가쪽날개근은 깊은앞선 근막경선(deep front line myofascial meridian) 내에 포함된다.

기타(Miscellaneous)

1. 가쪽날개근은 때때로 *바깥날개근(external pterygoid)*으로 알려져 있다.
2. 가쪽날개근과 안쪽날개근 둘 다 나비뼈의 날개돌기의 가쪽 나비판에 붙는다. 가쪽날개근은 가쪽날개판의 가쪽에, 안쪽날개근은 가쪽날개판의 안쪽에 부착하기 때문에 두 날개근의 이름은 위와 같이 명명되었다.
3. 가쪽날개근은 아래턱과 턱관절의 관절원반을 내미는 기능을 한다. 턱이 열렸을 때 아래턱과 관절원반을 함께 내미는 것이 중요하다. 따라서 가쪽날개근의 수축이 아래턱뼈를 움직이는 다른 근육과 정확하게 조율되지 않으면 관절의 두 뼈 사이에 관절판이 끼어서 턱관절의 기능장애(*턱관절증후군*)가 발생할 수 있다.
4. 저작의 4가지 주요 근육(관자근, 깨물근, 가쪽날개근, 안쪽날개근) 모두 *턱관절증후군*에 관여할 수 있지만, 턱관절의 관절낭과 관절원판으로의 직접적인 가쪽날개근부착점을 고려하면, 가쪽날개근의 과긴장성(hypertonicity)은 턱관절의 연부조직 구조(soft tissue structures)를 과도하게 끌어당길 수 있고 따라서 턱관절(*턱관절증후군*)의 기능장애를 유발할 수 있다.

□ 안쪽날개근(Medial Pterygoid)

안쪽날개근이라는 이름은 이 근육이 나비뼈(날개돌기)에 부착하며 안쪽(가쪽날개근육의 안쪽)이라는 것을 말해 준다.

□ **어원**

Medial: 라틴어. *중간을 향하여(toward the middle)*

Pterygoid: 그리스어. *날개 모양(wing shaped)*

□ **발음**

MEE-dee-al

TER-i-goyd

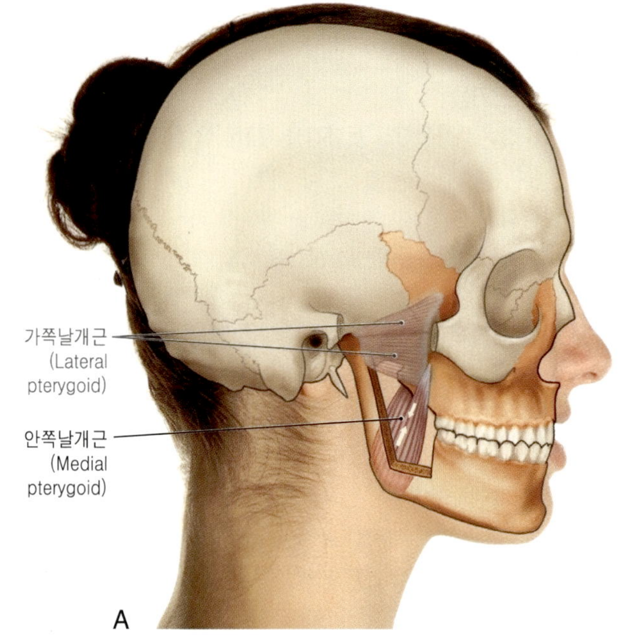

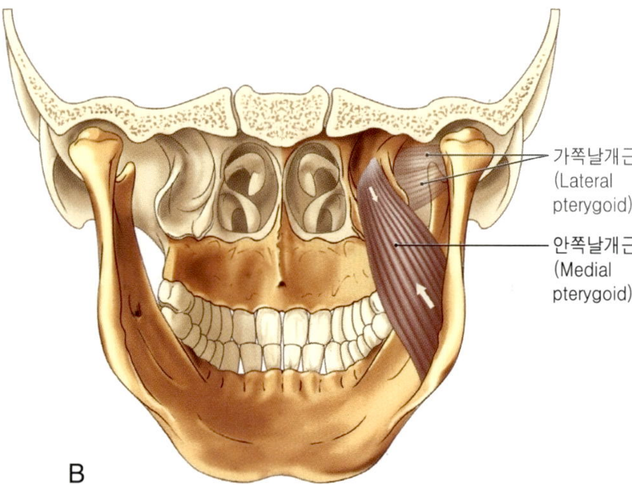

그림 12-8. 희미하게 보이는 가쪽날개근과 오른쪽 안쪽날개근. **A**, 아래턱이 부분적으로 제거된 가쪽면. **B**, 머리뼈가 부분적으로 제거된 뒷면.

부착점(Attachments)

□ **전체 근육: 나비뼈**

- □ 깊은갈래(deep head): 나비뼈의 날개돌기 가쪽날개판의 안쪽면, 입천장뼈(palatine bone), 위턱 거친면(tuberosity of the maxilla)
- □ 얕은갈래(superficial head): 입천장뼈와 위턱뼈*에서부터*

□ **아래턱의 안쪽면**

- □ 아래턱가지의 아래가장자리와 각*까지*

기능(Functions)

동심성(단축성) 작용근 작용

표준 작용근 작용	반대 작용근 작용
□ **1. 턱관절에서 아래턱을 올린다.**	□ 1. 머리뼈를 아래턱뼈를 향해 내린다.
□ **2. 턱관절에서 아래턱을 내민다.**	□ 2. 머리뼈를 아래턱뼈를 향해 뒤로 움직인다.
□ **3. 턱관절에서 아래턱을 반대쪽으로 치우치게 한다.**	□ 3. 머리뼈를 아래턱뼈를 향해 가쪽(같은쪽치우침)으로 움직인다.

표준 작용근 작용 노트

- 안쪽날개근의 섬유는 나비뼈에서 위쪽으로, 아래턱에서 수직으로 향한다. 안쪽날개근이 수축하면 아래턱뼈를 나비뼈를 향해 위로 끌어당긴다. 따라서 안쪽날개근은 턱관절에서 아래턱뼈를 올린다(작용 1).
- 안쪽날개근은 앞쪽으로 나비뼈에서 (근섬유는 약간 수평으로 주행하면서) 뒤쪽으로 아래턱뼈에 부착한다. 안쪽날개근이 수축하면 아래턱뼈를 나비뼈를 향해 앞쪽으로 끌어당긴다. 따라서 안쪽날개근은 턱관절에서 아래턱을 내민다(작용 2).
- 안쪽날개근은 안쪽으로 나비뼈에, (섬유는 약간 수평으로 주행하면서) 가쪽으로 아래턱뼈에 부착한다. 안쪽날개근이 수축하면 아래턱뼈를 안쪽으로 끌어당겨서 나비뼈를 향하게 된다. 아래턱뼈의 한쪽을 나비뼈쪽으로 끌어당기면 전체 아래턱뼈가 몸의 반대쪽으로 당겨진다. 이러한 움직임을 *아래턱의 가쪽치우침*이라고 한다. 몸의 한쪽에 있는 안쪽날개근은 몸의 반대쪽으로 아래턱을 당기므로 이 움직임을 *아래턱의 반대쪽치우침*이라고 하며 턱관절에서 발생한다(작용 3).
- 턱관절에서 아래턱의 가쪽치우침은 음식을 분쇄하거나 씹는 데 중요하다(작용 3).

반대 작용근 작용 노트

- 나비뼈를 아래턱뼈를 향해 움직이는 반대 작용은 아래턱뼈가 고

정되고 나비뼈와 머리뼈 전체가 턱관절에서 고정된 아래턱뼈를 향해 움직이도록 한다. 이러한 반대 작용은 일반적으로 발생하지 않는다(반대 작용 1, 2, 3).

움직임

1. 안쪽날개근은 하나의 당김선을 가지고 있기 때문에 아래턱의 올림, 내밈 그리고 반대쪽치우침으로 결합된 하나의 움직임을 만든다.

편심성 길항근 기능

1. 아래턱의 내림, 뒷당김, 같은쪽치우침을 제한하고 느리게 한다.

등척성 안정화 기능

1. 턱관절에서 아래턱뼈를 안정화시킨다.

작용에 대한 추가적인 노트

1. 안쪽날개근과 깨물근은 아래쪽으로 아래턱뼈의 아래각에 부착하고 다른 부착점 위로 주행하면서 매우 유사하게 향한다. 그러므로 이 근육들은 턱관절에서 아래턱뼈를 올린다.

신경지배

- ☐ 삼차신경(trigeminal nerve, 5번 뇌신경)
  - ☐ 삼차신경의 아래턱가지(mandibular division)로부터 나온 안쪽날개신경(medial pterygoid nerve)

동맥공급

- ☐ 위턱동맥(바깥목동맥의 가지)

촉진

1. 대상자가 앉거나 누운 상태에서 아래턱뼈 각에 촉진하고자 하는 손가락을 대고 아래턱뼈의 내부 표면에 손가락을 걸어준다.
2. 대상자가 이를 물게 하면서 안쪽날개근의 수축을 느낀다.
3. 입안에서 촉진을 하려면, 손가락에 솜이나 장갑을 끼고 뒤쪽 어금니에 도달할 때까지 아랫니의 안쪽면을 따라 촉진하는 손가락을 위치시킨다.
4. 입 안쪽 벽을 따라 뒤가쪽으로 누르고, 대상자가 아래턱을 내밀도록 하여 안쪽날개근의 수축을 느낀다.

다른 구조와의 관계 (Relationship to other structures)

- ☐ 2개의 날개근 중, 안쪽날개근이 *안쪽*이라 불리는 이유는 나비뼈의 날개돌기 위부착점이 가쪽날개근 나비뼈의 날개돌기 위부착점보다 더 안쪽에 있기 때문이다. 이 두 근육의 힘살의 전반적인 위치와 관련하여, 안쪽날개근은 가쪽날개근에 대하여 일반적으로 안쪽과 아래에 위치한다.
- ☐ 안쪽날개근은 아래턱의 갈고리돌기, 가지, 각(그리고 광대뼈 활)에 깊숙이 있다. 안쪽날개근은 또한 깨물근과 관자근 아래 힘줄에 깊숙이 있다.
- ☐ 가쪽면에서 볼 때 두 근육이 겹치는 부분에서 안쪽날개근은 가쪽날개근보다 깊다.
- ☐ 뒤가쪽에서 볼 때 입의 안쪽벽은 안쪽날개근보다 깊다.
- ☐ 구개(palate)와 인두(pharynx)의 작은 근육들은 안쪽날개근의 안쪽부착점에 가깝게 있다.
- ☐ 안쪽날개근은 깊은앞선 근막경선(deep front line myofascial meridian) 내에 포함된다.

기타(Miscellaneous)

1. 안쪽날개근은 때때로 *속날개근(internal pterygoid)*이라고 알려져 있다.
2. 안쪽날개근은 상당히 두껍고 사변형(사각형)인 근육이다.
3. 안쪽날개근은 일반적으로 *깊은갈래*와 *얕은갈래*로 나뉜다. 깊은갈래는 나비뼈에 붙는다. 얕은갈래는 입천장뼈와 위턱뼈에 붙는다.
4. 안쪽날개근의 깊은갈래는 두 갈래 중에서 더 크다.
5. 안쪽날개근의 섬유 방향은 본질적으로 깨물근의 섬유 방향과 동일하다. 사실 이 두 근육은 같은 위치를 차지한다. 다른 점은 깨물근이 아래턱뼈의 바깥쪽(얕은쪽)이며 안쪽날개근이 아래턱뼈의 안쪽(깊은쪽)이라는 점이다.
6. 깨물근과 안쪽날개근은 아래턱뼈를 지지하는 사슬을 형성한다.
7. 안쪽날개근과 가쪽날개근은 모두 나비뼈 날개돌기의 가쪽날개판에 부착한다. 2개의 날개근은 안쪽날개근이 가쪽날개판의 안쪽 표면에 부착되고 가쪽날개근이 가쪽날개판의 바깥쪽 표면에 부착되기 때문에 그렇게 명명된다.
8. 팽팽한 안쪽날개근은 턱관절의 기능장애(*턱관절증후군*)와 관련이 있을 수 있다.

□ 목뿔근군(Hyoid group)

목뿔근은 앞쪽 목 부위의 얕은 곳에 8개의 근육으로 이루어진 군이다. 그들은 다음과 같이 4개씩 2군으로 나뉜다.

- 목뿔위근(suprahyoids): 두힘살근(digastric), 턱목뿔근(mylohyoid), 턱끝목뿔근(geniohyoid), 붓목뿔근(stylohyoid)
- 목뿔아래근(infrahyoids): 복장목뿔근(sternohyoid), 복장방패근(sternothyroid), 방패목뿔근(thyrohyoid), 어깨목뿔근(omohyoid)

부착점(Attachments)

□ 모든 목뿔근(복장방패근 제외)은 목뿔뼈(hyoid bone)에 붙는다.

□ 목뿔위근은 목뿔뼈 위에 위치한다.

□ 목뿔아래근은 목뿔뼈 아래에 위치한다.

작용(Actions)

□ 목뿔근은 턱관절에서 아래턱뼈의 움직임과 관련이 있다. 목뿔위근의 대부분은 아래턱에 직접 부착하고 아래턱을 내릴 수 있다. 목뿔아래근은 목뿔위근이 수축하여 아래턱을 내릴 때 목뿔뼈를 안정시켜야 하기 때문에 아래턱 내림과 관련이 있다. 이런 형태로 모든 목뿔근은 협력작용에 의해 턱관절에서 아래턱을 내릴 수 있다. 그러므로 이들을 저작의 근육으로 간주하여 이 장에서 다루고 있다.

□ 목뿔위근과 목뿔아래근은 협력작용에 의해 혀의 움직임을 위한 안정적인 부착점의 기반인 목뿔뼈를 안정화할 수 있다. 그러므로 목뿔근은 씹거나 삼키는 것과 말하기에 중요하다.

□ 하나의 군으로서, 목뿔근이 수직으로 주행하는 섬유를 가지고 목척추관절 앞쪽을 가로지르기 때문에 목뿔근은 협력적으로 척추관절에서 목뼈의 굽힘을 도울 수 있다. 이것이 일어나기 위해서는 목뿔뼈와 아래턱뼈가 고정(안정화)되어야 한다.

□ 목뿔아래근은 목뿔뼈를 내리고 목뿔위근은 목뿔뼈를 올린다. 이런 식으로 목뿔위근과 목뿔아래근은 서로에게 길항성(antagonistic)이 있다고 간주될 수 있다.

기타(Miscellaneous)

1. 온목동맥(common carotid artery)의 목동맥팽대(carotid sinus)는 목의 중간에 있는 목뿔근의 깊고 가쪽에 바로 놓여 있다. 목동맥팽대 압박 시 낮은 혈압으로 인해 발생하는 신경학적 반사 작용(neurologic reflex)을 고려하면, 특히 신체가 약한 환자 및 노인 환자의 경우 이 부위에 대한 도수치료가 조심스럽게 수행되어야 한다.
2. 목뿔근은 깊은앞선 근막경선(deep front line myofascial meridian) 내에 위치한다.

신경지배

□ 목뿔근은 다음과 같은 신경들에 의하여 지배 받는다: 삼차신경(trigeminal nerve, 5번 뇌신경), 안면신경(facial nerve, 7번 뇌신경), 혀밑신경(hypoglossal nerve, 8번 뇌신경) 및 목신경얼기(cervical plexus)로부터 나온 신경

동맥공급

□ 목뿔아래근은 위갑상선동맥(superior thyroid artery)으로부터 동맥공급을 받는다. 목뿔위근의 동맥공급은 다양하다.

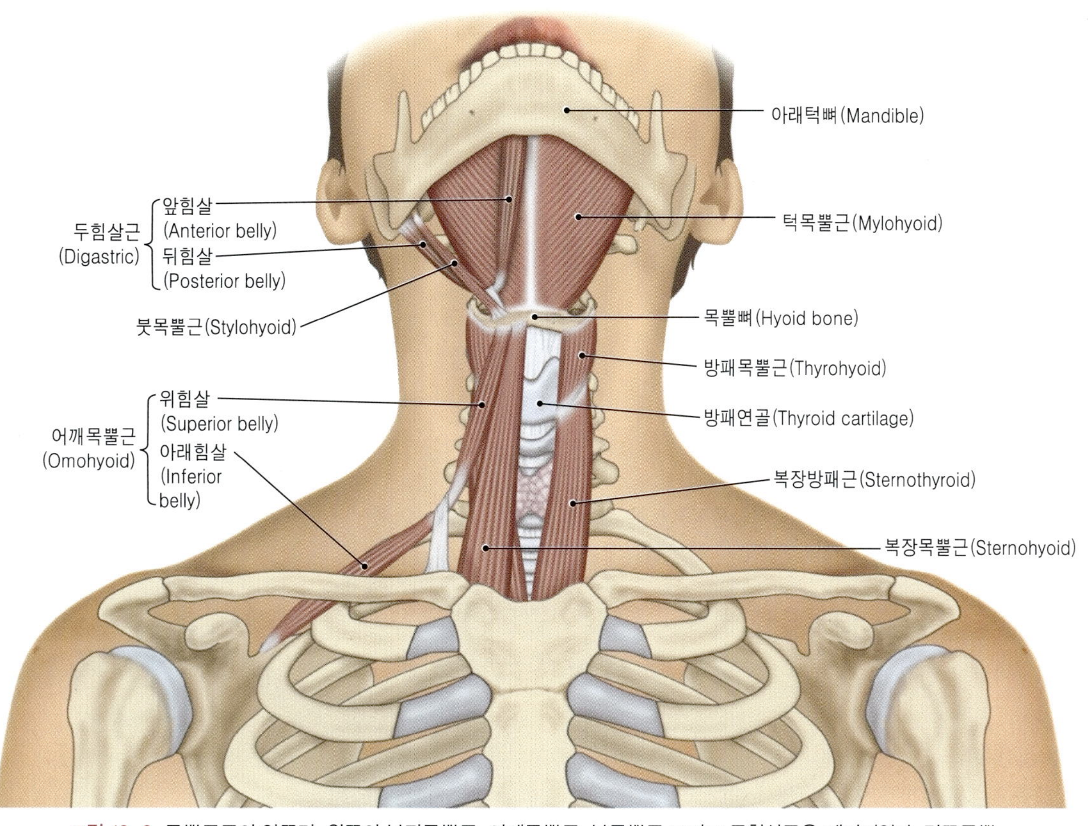

그림 12-9. 목뿔근군의 앞쪽면. 왼쪽의 복장목뿔근, 어깨목뿔근, 붓목뿔근 그리고 두힘살근은 제거되었다. 턱끝목뿔근은 턱목뿔근 깊숙이 위치하여 보이지 않는다.

□ 두힘살근[Digastric: 목뿔근군의(of Hyoid Group)]

두힘살근이라는 이름은 이 근육이 2개의 힘살(gaster는 힘살을 의미)을 가지고 있음을 말해 준다.

□ **어원**

Di: 그리스어. *2개*

Gastric: 그리스어. *힘살*

□ **발음**

di-GAS-trik

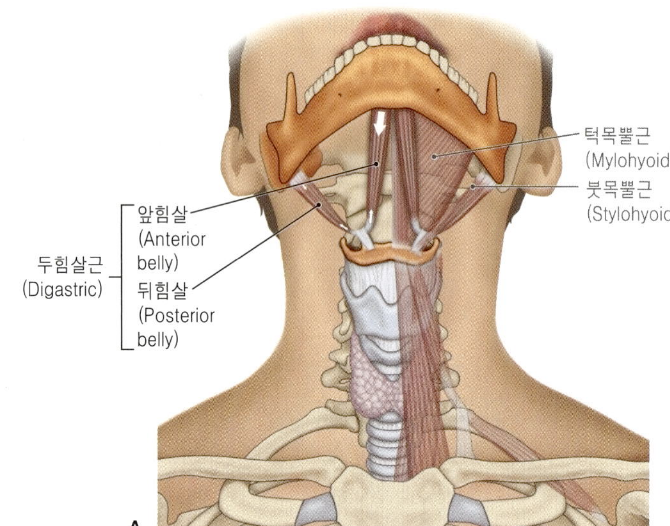

부착점(Attachments)

□ 뒤힘살(posterior belly)

- □ **관자뼈(temporal bone)**
  - □ 관자뼈의 꼭지패임(mastoid notch)*에서부터*
- □ **목뿔(hyoid)**
  - □ 중심힘줄(central tendon)은 목뿔뼈몸통과 큰 각(greater cornu)에서 결합

□ 앞힘살(anterior belly)

- □ **아래턱뼈(mandible)**
  - □ 아래가장자리의 안쪽면[두힘살근오목(digastric fossa)] *에서부터*
- □ **목뿔뼈(hyoid)**
  - □ 중심힘줄은 목뿔뼈몸통과 큰 각에서 결합

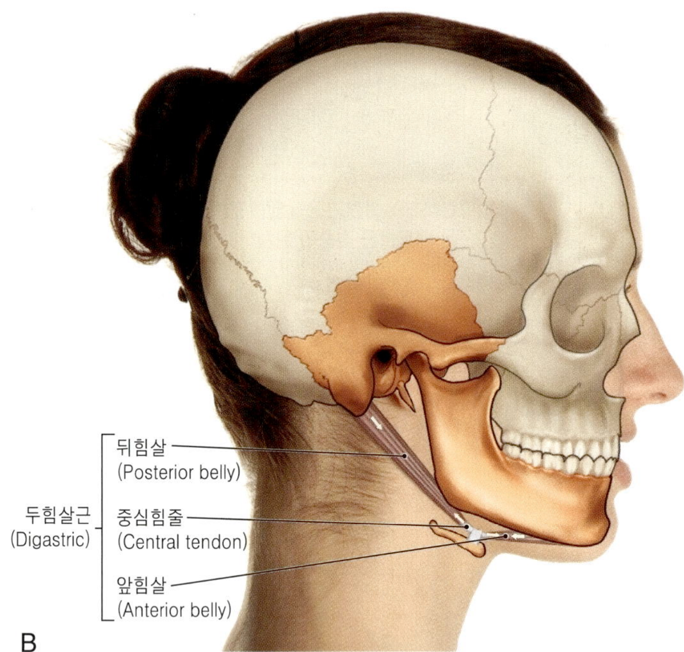

그림 12-10. 두힘살근. **A**, 대상자의 왼쪽에 다른 목뿔근들이 희미하게 있는 양쪽 두힘살근의 앞쪽면. **B**, 오른쪽 가쪽면.

기능(Functions)

동심성(단축성) 작용근 작용

표준 작용근 작용	반대 작용근 작용
□ **1. 턱관절(temporomandibular joint)에서 아래턱뼈를 내린다.**	□ **1. 목뿔뼈를 올린다.**
□ 2. 턱관절에서 아래턱뼈를 뒤로 당긴다.	
□ **3. 척추관절에서 머리와 목을 굽힌다.**	
□ 4. 고리뒤통수관절(atlanto-occipital joint)에서 머리를 편다.	

표준 작용근 작용 노트

- 두힘살근의 앞힘살은 위쪽과 앞쪽으로 아래턱에 뒤쪽과 아래쪽으로 목뿔뼈에 부착한다. 목뿔뼈가 고정되면 두힘살근은 목뿔뼈 쪽으로 아래턱뼈를 아래와 뒤쪽으로 당긴다. 따라서 턱관절에서 아래턱뼈를 내리고 뒤로 당긴다(작용 1, 2).
- 두힘살근은 턱관절에서 아래턱뼈를 내리는 작용근으로 간주된다(작용 1).
- 두힘살근의 앞쪽힘살이 아래턱뼈를 아래쪽으로 당기고 아래턱뼈 올림근의 수축이 아래턱뼈를 머리뼈에 고정시킬 때 두힘살근이 수축하면 이 근육은 척추관절에서 전체 머리와 목을 앞으로 굽히는 방향으로 당긴다(작용 3).
- 목뿔뼈와 아래턱뼈가 고정되고 두힘살근의 뒤힘살이 수축하면, 관자뼈를 목뿔뼈 쪽으로 당긴다. 당김선이 고리뒤통수관절의 뒤쪽이므로 고리뒤통수관절에서 머리를 편다(작용 4).
- 두힘살근의 한 힘살이(앞의 노트에 나타난 것처럼) 특정 움직임에 대해 일차적 책임이 있을지라도, 다른 힘살 또한 목뿔뼈를 안정화시키지 않는 한, 이 움직임을 만드는 당김선은 효율적이지 않을 수

있다(작용 1, 2, 3, 4).

반대 작용근 작용 노트

- 두힘살근은 2개의 힘살이 있다는 점에서 특이하다. 앞힘살은 아래쪽으로 목뿔뼈에, 뒤쪽으로 아래턱에 붙는다. 뒤쪽힘살은 아래쪽으로 목뿔뼈에, 위쪽으로 관자뼈에 붙는다. 아래턱뼈와 관자뼈가 고정(안정화)되고 두힘살근이 수축하면 목뿔뼈를 위로 당긴다. 목뿔뼈의 움직임은 씹기, 삼키기 그리고 말하기에서 중요하다(반대 작용 1).

움직임

1. 두힘살근은 아래턱에 대하여 하나의 당김선을 가지고 있기 때문에, 아래턱의 내림과 뒷당김(머리와 목의 굽힘)으로 결합된 하나의 움직임을 만든다.
2. 두힘살근은 머리뼈에 대한 하나의 당김선을 가지고 있는데, 이는 머리의 폄 움직임을 만든다.
3. 두힘살근은 목뿔뼈에 대한 하나의 당김선을 가지고 있는데, 이는 올림 움직임을 만든다.

편심성 길항근 기능

1. 아래턱뼈의 올림과 내림을 제한하고 느리게 한다.
2. 머리와 목의 폄을 제한하고 느리게 한다.
3. 머리의 굽힘을 제한하고 느리게 한다.
4. 목뿔뼈의 내림을 제한하고 느리게 한다.

등척성 안정화 기능

1. 턱관절을 안정화시킨다.
2. 목뿔뼈를 안정화시킨다.
3. 머리와 목을 안정화시킨다.

작용에 대한 추가적인 노트

1. 두힘살근은 목뿔뼈를 뒷당김과 내밈할 수 있다. 두힘살근의 앞쪽힘살은 목뿔을 내밀 수 있고(목뿔을 앞쪽으로 끌어당길 수 있음), 두힘살근의 뒤쪽힘살은 목뿔을 당길 수 있다(목뿔을 뒤쪽으로 끌어당길 수 있음).
2. 모든 목뿔근육은 목뿔뼈의 움직임과 고정(안정화)에 중요하다. 이 기능은 씹기, 삼키기 그리고 말하기에 필요하다.
3. 모든 목뿔근육은 척추에서 목의 굽힘을 도울 수 있다.

신경지배

- □ 삼차신경(trigeminal nerve, 5번 뇌신경)과 얼굴신경(facial nerve, 7번 뇌신경)
  - □ 앞힘살: 삼차신경의 아래턱분지의 뒤몸통의 아래이틀신경(inferior alveolar nerve)의 턱목뿔가지
  - □ 뒤힘살: 얼굴신경(facial nerve, 7번 뇌신경)

동맥공급

- □ 뒤통수(occipital), 뒤귓바퀴동맥(posterior auricular artery) 및 얼굴동맥[facial artery: 바깥목동맥(external carotid)의 가지]

촉진

1. 대상자를 바로 눕게 하고 목빗근(sternocleidomastoid)과 아래턱뼈의 가지 사이에 촉진하고자 하는 손가락을 놓는다.
2. 대상자에게 적당한 저항에 대하여 아래턱뼈를 내리도록 하고 두힘살근의 수축을 느낀다. 연필 같이 얇은 근육이 수평으로 주행하는 것을 느낀다.
3. 두힘살근의 가능한 한 많은 부분을 촉진한다. Note: 붓목뿔에서 두힘살근의 뒤쪽힘살을 구분하는 것은 어려울 수 있다.

다른 구조와의 관계 (Relationship to other structures)

- □ 두힘살근은 특이한 경로로 주행한다. 뒤쪽힘살(목빗근 깊숙이 위치한)은 관자뼈의 꼭지패임(mastoid process)에 부착한다. 그 다음에 목뿔뼈를 향하여 앞쪽과 약간 아래쪽으로 주행한다. 두힘살근은 목뿔뼈 근처에서 힘줄(중심힘줄)이 된다. 그러나 두힘살근은 목뿔뼈에 직접적으로 붙어 있지는 않지만 섬유질사슬에 의해 중심힘줄이 목뿔에 부착되어 있다. 거기에서 앞쪽힘살은 아래턱뼈의 안쪽면을 향하여 위쪽과 앞쪽으로 주행한다.
- □ 목빗근과 넓은목근(모든 앞목 근육에서 가장 얕은)의 뒤통수 부착을 제외하면, 가쪽과 앞쪽 목에서 두힘살근의 전체 경로는 얕다. 턱밑침샘(submandibular salivary gland)은 두힘살근의 표면에 있다.
- □ 두힘살근의 뒤쪽힘살은 붓목뿔보다 아래로 평행하게 주행한다.
- □ 두힘살근의 중심힘줄은 목뿔뼈의 붓목뿔부착점을 관통한다.
- □ 두힘살근의 뒤쪽힘살의 깊은 곳은 고리뼈(C1)의 가로돌기(transverse process)이다.
- □ 두힘살근은 깊은앞선 근막경선(deep front line myofascial meridian) 내에 위치한다.

기타(Miscellaneous)

1. 두힘살근은 4개의 목뿔위근 중 하나이다. 4개의 목뿔위근은 두힘살근, 턱목뿔근, 턱끝목뿔근 및 붓목뿔근이 있다.
2. 바깥목동맥은 두힘살근의 앞쪽힘살 아래에 깊숙이 자리 잡고 있다. 이 부위에 대한 도수치료는 조심스럽게 수행되어야 한다.
3. 두힘살근은 특이하게 2개의 별개의 힘살(뒤쪽힘살과 앞쪽힘살)이 있다.
4. 두힘살근의 2개의 힘살은 *중심힘줄*(*중간힘줄*이라고도 함)로 구분된다. 어깨목뿔근(목뿔아래근)과 마찬가지로, 두힘살근의 중심힘줄은 조직의 섬유사슬에 의해 뼈에 묶여 있다.

□ 턱목뿔근[Mylohyoid: 목뿔근군의(of Hyoid Group)]

턱목뿔근이라는 이름은 이 근육이 목뿔뼈에 붙는다는 것을 말해 준다. Mylo는 어금니를 의미하는데, 이 근육이 어금니에 가깝게 부착한다는 것을 말해 준다.

□ **어원**

Mylo: 그리스어. *어금니*

Hyoid: 그리스어. *목뿔뼈*

□ **발음**

MY-lo-HI-oyd

부착점(Attachments)

□ **아래턱뼈의 안쪽면**

- □ 아래턱의 턱목뿔선[mylohyoid line: 턱뼈결합(symphysis menti)에서 어금니(molar)까지]*에서부터*

□ **목뿔뼈(hyoid)**

- □ 목뿔뼈몸통의 안쪽면*까지*

기능(Functions)

동심성(단축성) 작용근 작용

표준 작용근 작용	반대 작용근 작용
□ 1. 턱관절에서 아래턱을 내린다.	□ 1. 목뿔뼈를 올린다.
□ 2. 척추관절에서 머리와 목을 굽힌다.	

표준 작용근 작용 노트

- 턱목뿔근은 위쪽으로 아래턱뼈에서 (섬유가 약간 수직으로 주행하면서), 아래쪽으로 목뿔뼈에 부착한다. 목뿔뼈가 고정되고 턱목뿔근이 수축하면 아래턱을 아래쪽 목뿔뼈를 향해 당긴다. 그러므로 턱목뿔뼈는 턱관절에서 아래턱을 내린다(작용 1).
- 턱목뿔근이 아래턱뼈를 아래로 당기고, 아래턱뼈올림근이 수축하여 머리뼈에 대하여 아래턱뼈를 고정할 때 턱목뿔근이 수축하면, 척추에서 머리와 목을 앞으로 굽힌다(작용 2).

반대 작용근 작용 노트

- 턱목뿔근은 위쪽으로 아래턱뼈에서 (섬유는 수직으로 주행하면서) 아래쪽으로 목뿔뼈에 부착한다. 아래턱뼈가 고정되고 턱목뿔근이 수축하면, 목뿔뼈를 아래턱뼈로 향하여 위쪽으로 당긴다. 따라서 턱목뿔근이 목뿔뼈를 들어올린다. 목뿔뼈의 움직임은 씹기, 삼키기 그리고 말하기에서 중요하다(반대 작용 1).

움직임

1. 턱목뿔근은 머리에 대하여 하나의 당김선을 가지고 있는데, 이것은 아래턱뼈의 내림과 머리(목)의 굽힘으로 결합된 하나의 움직임을 만든다.

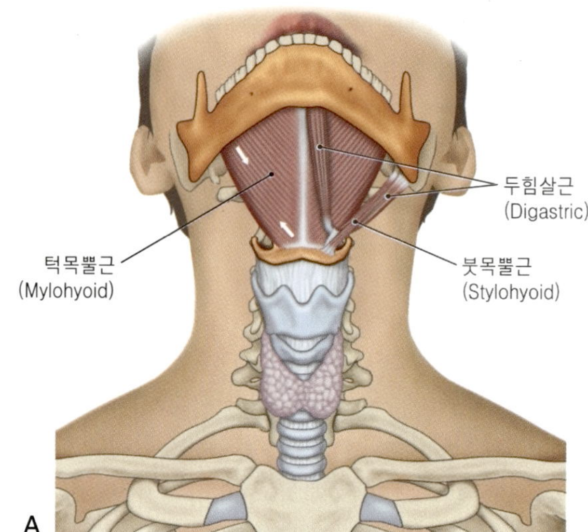

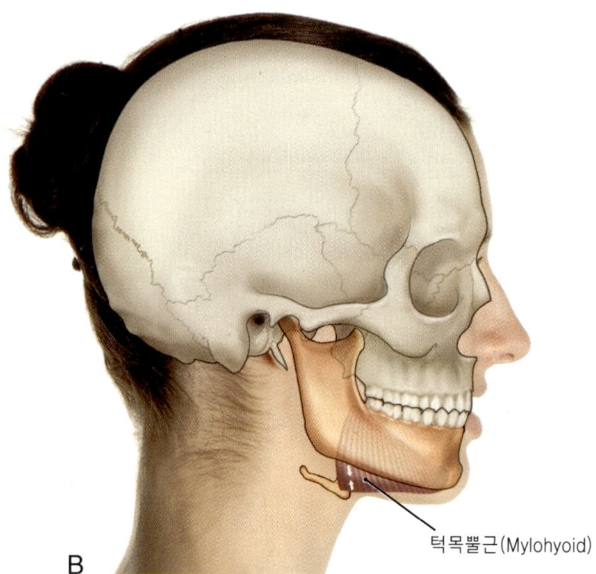

그림 12-11. 턱목뿔근. **A**, 대상자의 왼쪽에 두힘살근과 붓목뿔근이 보이는 턱목뿔근 양쪽의 앞쪽면. **B**, 오른쪽 가쪽면.

2. 턱목뿔근은 목뿔뼈에 대하여 하나의 당김선을 가지고 있는데, 이것은 올림이라는 하나의 움직임을 만든다.

편심성 길항근 기능

1. 아래턱뼈의 올림을 제한하고 느리게 한다.
2. 머리와 목의 폄을 제한하고 느리게 한다.
3. 목뿔뼈의 내림을 제한하고 느리게 한다.

등척성 안정화 기능

1. 턱관절에서 아래턱뼈를 안정화시킨다.
2. 목뿔뼈를 안정화시킨다.
3. 머리와 목을 안정화시킨다.

작용에 대한 추가적인 노트

1. 턱목뿔근의 또 다른 기능은 삼킴의 첫 단계에서 먼저 입의 바닥을 들어 올리는 것이다.
2. 일부 자료들은 턱목뿔뼈가 턱관절에서 아래턱뼈를 뒷당김 시킬 수 있다고 말한다. 아래턱부착이 목뿔뼈부착보다 더 앞쪽에 있음을 것을 고려하면 가능할 것으로 보인다.
3. 모든 목뿔근육은 목뿔뼈의 움직임과 고정(안정화)에 중요하다. 이 기능은 씹기(chewing), 삼키기(swallowing) 및 말하기(speech)에 필요하다.
4. 모든 목뿔근육은 척추에서 목의 굽힘을 도울 수 있다.

신경지배

- □ 삼차신경(trigeminal nerve, 5번 뇌신경)
  - □ 삼차신경의 아래턱분지에서 뒤몸통 아래이틀신경(inferior alveolar nerve)의 턱목뿔가지(mylohyoid branch)

동맥공급

- □ 아래이틀동맥(inferior alveolar artery: 위턱동맥의 가지)

촉진

1. 대상자를 바로 눕게 하고 촉진하고자 하는 손가락을 턱 아래에 위치시킨다.
2. 대상자가 저항에 대항하여 아래턱을 내리거나 입천장을 혀끝으로 밀게 하고 턱목뿔근의 수축을 느낀다.

다른 구조와의 관계 (Relationship to other structures)

- □ 턱목뿔근은 입안의 근육 바닥을 형성하는 넓고 평평한 근육이다.
- □ 턱목뿔근의 위는 턱끝목뿔근(geniohyoid)이다.
- □ 턱목뿔근의 아래는 두힘살근의 앞쪽힘살이다.
- □ 아래턱뼈 아래쪽에서 볼 때 턱목뿔근은 넓은목근과 두힘살근의 앞쪽힘살을 제외한 얕은 곳에 있다.
- □ 턱목뿔근은 깊은앞선 근막경선(deep front line myofascial meridian) 내에 위치한다.

기타(Miscellaneous)

1. 턱목뿔근은 4개의 목뿔위근 중 하나이다. 4개의 목뿔위근에는 두힘살근, 턱목뿔근, 턱끝목뿔근 및 붓목뿔근이 있다.
2. 왼쪽과 오른쪽 턱목뿔근에서 나온 섬유는 정중선에서 서로 만나 정중섬유솔기(median fibrous raphe)를 형성한다. [*솔기(raphe)*는 한 부분의 절반이 합쳐진 조직의 이음새이다.]

☐ 턱끝목뿔근[Geniohyoid: 목뿔근군의(of Hyoid Group)]

턱끝목뿔근이라는 이름은 이 근육이 목뿔뼈에 부착한다는 것을 말해 준다. Genio는 턱을 의미하며 이 근육이 아래턱에 부착한다는 것을 말해 준다.

☐ **어원**
Genio: 그리스어. *턱*
Hyoid: 그리스어. *목뿔뼈*

☐ **발음**
JEE-nee-o-HI-oyd

부착점(Attachments)

☐ **아래턱뼈의 안쪽면**
- ☐ 아래턱뼈의 아래턱끝가시(inferior mental spine)*에서부터*

☐ **목뿔뼈(hyoid)**
- ☐ 목뿔뼈몸통의 앞쪽면*까지*

기능(Functions)

동심성(단축성) 작용근 작용

표준 작용근 작용	반대 작용근 작용
☐ **1. 턱관절에서 아래턱을 내린다.**	☐ 1. 목뿔뼈를 올린다.
☐ **2. 척추관절에서 머리와 목을 굽힌다.**	

표준 작용근 작용 노트

- 턱끝목뿔근은 위쪽으로 아래턱뼈에서 (섬유는 약간 수직으로 주행하면서) 아래쪽으로 목뿔뼈에 부착한다. 목뿔뼈가 고정되고 턱끝목뿔근이 수축하면 목뿔뼈를 향하여 아래턱을 아래로 당긴다. 따라서 턱끝목뿔근은 턱관절에서 아래턱을 아래로 내린다(작용 1).
- 턱끝목뿔근이 아래턱을 아래로 당기고 아래턱올림근이 수축하여 머리뼈에 대하여 아래턱을 고정하면, 턱끝목뿔근이 수축할 때 척추관절에서 전체 머리와 목을 앞쪽으로 굽히도록 당긴다(작용 2).

반대 작용근 작용 노트

- 턱끝목뿔근은 위쪽으로 아래턱뼈에서 (섬유는 수직으로 주행하면서) 아래쪽으로 목뿔뼈에 부착한다. 아래턱뼈가 고정되고 턱끝목뿔근이 수축하면 아래턱뼈를 향해 목뿔근을 위쪽으로 당긴다. 따라서 턱끝목뿔근은 목뿔뼈를 올린다. 목뿔뼈의 움직임은 씹기, 삼키기 그리고 말하기에서 중요하다(반대 작용 1).

움직임

1. 턱끝목뿔근은 머리에 하나의 당김선을 가지고 있는데, 이것은 아래턱뼈의 내림과 머리(목)의 굽힘으로 결합된 하나의 움직임을 만든다.
2. 턱끝목뿔근은 목뿔뼈에 하나의 당김선을 가지고 있는데, 이것은 올림의 움직임을 만든다.

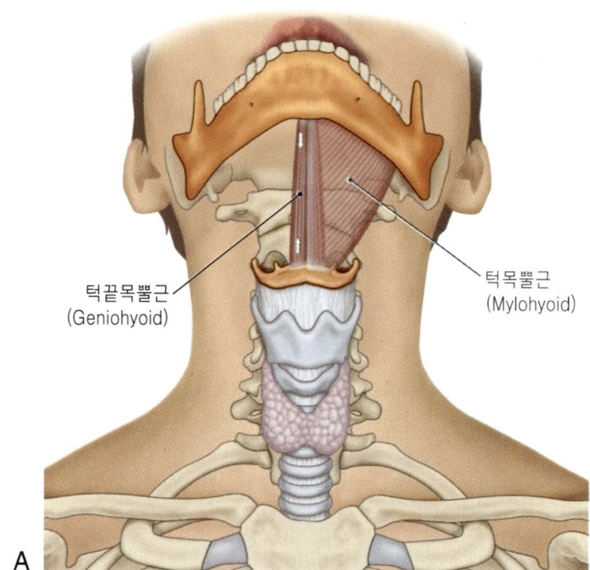

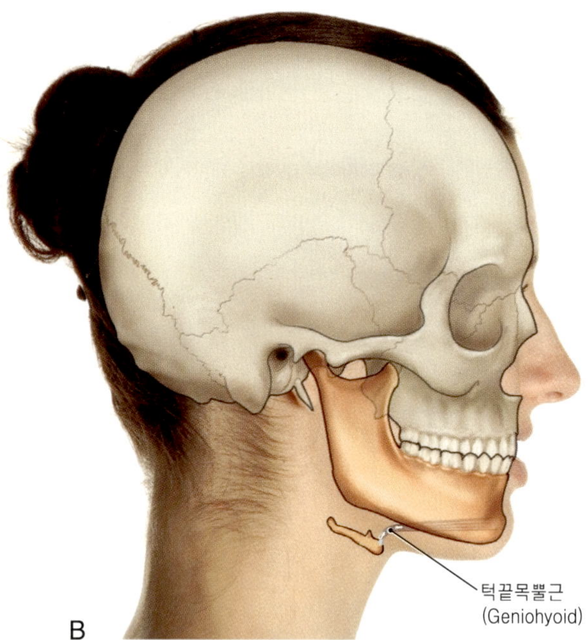

그림 12-12. 턱끝목뿔근. A, 대상자의 왼쪽에 턱목뿔근이 희미하게 보이는 턱끝목뿔근 양쪽의 앞쪽면. B, 오른쪽 가쪽면.

편심성 길항근 기능

1. 아래턱뼈의 올림을 제한하고 느리게 한다.
2. 머리와 목의 폄을 제한하고 느리게 한다.
3. 목뿔뼈의 내림을 제한하고 느리게 한다.

등척성 안정화 기능

1. 턱관절에서 아래턱을 안정화시킨다.
2. 목뿔뼈를 안정화시킨다.
3. 머리와 목을 안정화시킨다.

작용에 대한 추가적인 노트

1. 턱끝목뿔근의 또 다른 움직임은 목뿔뼈를 내민다(목뿔뼈를 앞으로 끌어당긴다).
2. 일부 자료들은 턱끝목뿔근이 턱관절에서 아래턱을 뒷당김 할 수 있다고 기술한다. 아래턱 부착이 목뿔뼈 부착보다 더 앞쪽에 있다는 것을 고려하면, 가능성이 있을 것으로 보인다.
3. 모든 목뿔근은 목뿔뼈의 움직임이나 고정(안정화)에 중요하다. 이 기능은 씹기, 삼키기 그리고 말하기에 필요하다.
4. 모든 목뿔근은 척추관절에서 목의 굽힘을 도울 수 있다.

신경지배

□ 혀밑신경(hypoglossal nerve, 8번 뇌신경)
  □ 혀밑신경을 통한 C1의 가지

동맥공급

□ 혀동맥[lingual artery: 바깥목동맥(external carotid)의 가지]

촉진

1. 대상자를 바로 눕게 하고 촉진하고자 하는 손가락을 턱 중간 아래에 위치시킨다.
2. 대상자가 적당한 저항에 대항하여 아래턱을 내리거나 입천장에 혀끝을 밀게 하고 턱끝목뿔근의 수축을 느낀다. Note: 더 표면에 위치한 턱목뿔근과 턱끝목뿔근을 구별하는 것은 어려울 수 있다.

다른 구조와의 관계 (Relationship to other structures)

□ 2개의 턱끝목뿔근은 연필 모양의 얇은 2개의 근육으로, 중간선에서 서로 옆에 놓여 있으며 턱목뿔근과 턱끝혀근(genioglossus) 사이에 끼여 있다. 턱목뿔근는 턱끝목뿔근보다 아래 있다. 턱밑혀근(Evolve 웹사이트 참조)은 턱끝목뿔근 위에 있다.

□ 아래턱뼈 아래쪽에서 볼 때, 턱끝목뿔근은 턱목뿔근과 두힘살근의 앞쪽힘살과 넓은목근의 깊은 곳에 있다.

□ 턱끝목뿔근은 깊은앞선 근막경선(deep front line myofascial meridian) 내에 위치한다.

기타(Miscellaneous)

1. 턱끝목뿔근은 4개의 목뿔위근육 중 하나이다. 4개의 목뿔위근은 두힘살근, 턱목뿔근, 턱끝목뿔근, 붓목뿔근이다.
2. 왼쪽과 오른쪽 턱끝목뿔근이 때때로 섞인다.
3. 아래턱끝가시는 안쪽(뒤쪽)에 있는 아래턱뼈의 뼈 표식이며, 턱뼈결합(symphysis menti)(아래턱의 정중선) 바로 뒤에 위치한다.

☐ 붓목뿔근[Stylohyoid: 목뿔근군의(of Hyoid Group)]

붓목뿔근이라는 이름은 이 근육이 (관자뼈의) 붓돌기에서 목뿔뼈로 부착한다는 것을 말해 준다.

☐ **어원**
Stylo: 그리스어. *붓돌기*
Hyoid: 그리스어. *목뿔뼈*
☐ **발음**
STI-lo-HI-oyd

부착점(Attachments)

☐ **관자뼈의 붓돌기**(styloid process)
  ☐ 뒤쪽 표면*에서부터*
☐ **목뿔뼈**(hyoid)
  ☐ 목뿔뼈의 몸통과 큰뿔(greater cornu)의 교차점*까지*

기능(Functions)

동심성(단축성) 작용근 작용

표준 작용근 작용	반대 작용근 작용
☐ **1. 목뿔뼈를 올린다.**	☐ 1. 고리뒤통수관절에서 머리를 편다.

표준 작용근 작용 노트

- 붓목뿔근은 위쪽으로 관자뼈에서 (섬유는 수직으로 주행하면서) 아래쪽으로 목뿔뼈에 부착한다. 붓목뿔근이 수축할 때 관자뼈를 향하여 목뿔뼈를 위로 당긴다. 그러므로 붓목뿔근은 목뿔을 올린다. 목뿔뼈의 움직임은 씹기, 삼키기 그리고 말하기에서 중요하다 (작용 1).

반대 작용근 작용 노트

- 목뿔뼈가 고정되고 붓목뿔근이 수축하면, 이 근육은 관자뼈와 전체 머리뼈를 목뿔뼈를 향하여 당긴다. 이 근육의 당김선은 고리뒤통수관절 뒤에 있기 때문에 고리뒤통수관절에서 머리를 편다 (반대 작용 1).

움직임

1. 붓목뿔근은 목뿔뼈에 하나의 당김선을 가지고 있는데, 이것은 올림이라는 하나의 움직임을 만든다.
2. 붓목뿔근은 머리에 하나의 당김선을 가지고 있는데, 이것은 폄이라는 하나의 움직임을 만든다.

편심성 길항근 기능

1. 목뿔뼈의 내림을 제한하고 느리게 한다.
2. 머리의 굽힘을 제한하고 느리게 한다.

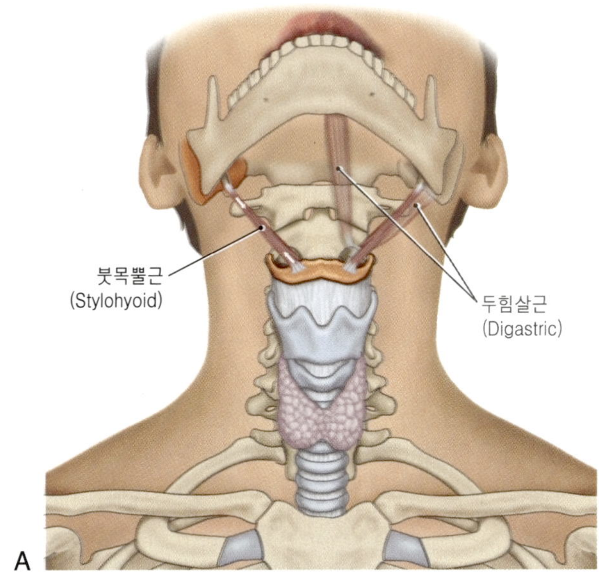

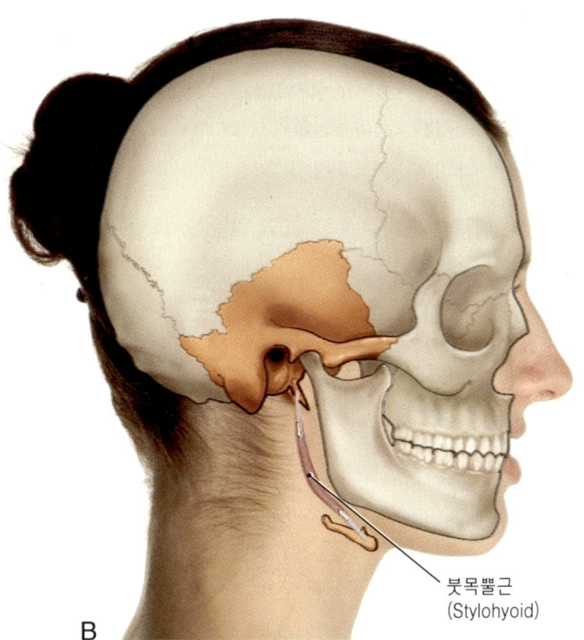

그림 12-13. 붓목뿔근. A, 대상자의 왼쪽에 두힘살근이 희미하게 보이는 붓목뿔근 양쪽의 앞쪽면. B, 오른쪽 가쪽면.

등척성 안정화 기능

1. 목뿔뼈를 안정화시킨다.
2. 고리뒤통수관절에서 머리를 안정화시킨다.

작용에 대한 추가적인 노트

1. 붓목뿔근은 목뿔뼈를 뒷당김할 수 있다.

2. 모든 목뿔근육은 목뿔뼈의 움직임과 고정(안정화)에 중요하다. 이 기능은 씹기, 삼키기 그리고 말하기에 필요하다.
3. 모든 목뿔근은 척추에서 목의 굽힘을 도울 수 있다. 붓목뿔근은 목뿔뼈를 안정시킴으로써 도움을 준다.

신경지배

☐ 얼굴신경(facial nerve, 7번 뇌신경)
  ☐ 붓목뿔가지(styloid branch)

동맥공급

☐ 뒤통수(occipital), 뒤귓바퀴(posterior auricular) 및 얼굴동맥(facial artery: 바깥목동맥의 가지)

촉진

1. 대상자를 바로 눕게 하고, 목빗근과 아래턱뼈의 뒤가지(관자뼈의 붓돌기 너머) 사이에 촉진하고자 하는 손가락을 놓는다. 관자뼈의 붓돌기(styloid process)는 섬세한 구조이기 때문에 압력을 가볍게 유지한다.
2. 대상자에게 침을 삼키게 하여 붓목뿔근의 수축을 느낀다.
3. 가능한 한 많이 붓목뿔근을 촉진한다. 이 근육은 두힘살근 옆에 있는 연필 같이 얇은 근육이다. Note: 붓목뿔근을 두힘살근의 뒤쪽힘살과 구분하는 것은 어려울 수 있다.

다른 구조와의 관계 (Relationship to other structures)

☐ 붓목뿔근은 두힘살근 뒤쪽힘살의 위쪽으로 평행하게 주행한다.
☐ 목 앞쪽 근육들(그리고 아래턱밑 침샘)에서 얕게 있는 넓은목근을 제외하고, 붓목뿔근은 목의 앞가쪽 얕은 곳에 있다.
☐ 붓목뿔근의 목뿔뼈 부착점은 두힘살근의 부착점과 같은 위치이다(두힘살근의 중심힘줄을 목뿔뼈에 붙들고 있는 섬유질사슬 부착점을 경유).
☐ 붓목뿔근의 목뿔뼈부착점은 두힘살근의 중심힘줄에 의해 관통된다.
☐ 붓목뿔근의 깊은 곳은 고리뼈(C1)의 가로돌기이다.
☐ 붓목뿔근은 깊은앞선 근막경선(deep front line myofascial meridian) 내에 위치한다.

기타(Miscellaneous)

1. 붓목뿔근은 4개의 목뿔위근 중 하나이다. 4개의 목뿔위근은 두힘살근, 턱목뿔근, 턱끝목뿔근 및 붓목뿔근이 있다.
2. 바깥목동맥은 붓목뿔근 아래에 깊숙이 자리 잡고 있다. 이 부위에 대한 도수치료는 조심스럽게 수행되어야 한다.
3. 관자뼈의 붓돌기에 붙어 있는 2개의 다른 작은 근육, 즉 붓혀근(styloglossus)과 붓인두근(stylopharyngeus)(Evolve 웹사이트 참조)이라는 혀와 인두의 움직임과 관련된 근육이 있다.

□ 복장목뿔근[Sternohyoid: 목뿔근군의(of Hyoid Group)]

복장목뿔근이라는 이름은 이 근육이 복장뼈에서 목뿔뼈로 부착한다는 것을 말해 준다.

□ **어원**
Sterno: 라틴어. *복장뼈*
Hyoid: 그리스어. *목뿔뼈*

□ **발음**
STER-no-HI-oyd

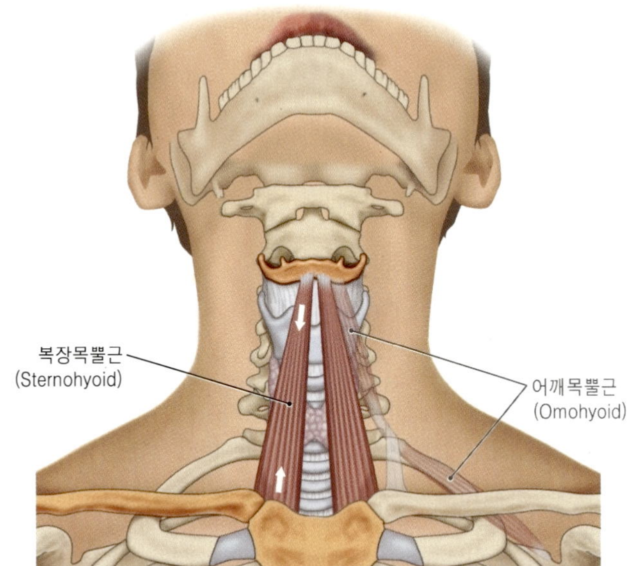

그림 12-14. 복장방패근 양쪽의 앞쪽면. 어깨목뿔근은 대상자 왼쪽에 희미하게 보인다.

부착점(Attachments)

- □ **복장뼈**(sternum)
  - □ 복장뼈자루(manubrium)와 빗장뼈(clavicle) 안쪽의 뒤쪽 표면*에서부터*
- □ **목뿔뼈**(hyoid)
  - □ 목뿔뼈몸통의 아래 표면*까지*

기능(Functions)

동심성(단축성) 작용근 작용

표준 작용근 작용	반대 작용근 작용
□ **1. 목뿔뼈를 내린다.**	□ 1. 복장뼈를 올린다.
□ **2. 척추관절에서 목과 머리를 굽힌다.**	

표준 작용근 작용 노트

- 복장목뿔근은 위쪽으로 묵뿔뼈에서 (섬유는 수직으로 주행하면서) 아래쪽으로 복장뼈에 부착한다. 복장목뿔근이 수축할 때 목뿔뼈를 복장뼈로 향해 아래로 당긴다. 그러므로 복장목뿔근은 목뿔뼈를 내린다. 목뿔뼈의 움직임은 씹기, 삼키기 그리고 말하기에서 중요하다(작용 1).
- 복장목뿔근의 아래부착점이 고정되어 있고 목뿔뼈가 아래로 당겨지며, 목뿔위근이 수축하여 목뿔뼈를 아래턱에 고정시키고, 아래턱올림근들이 수축하여 아래턱을 머리뼈에 고정하면, 복장목뿔근은 척추관절에서 목과 머리의 굽힘을 도울 수 있다. 이것은 목척추가 앞쪽으로 섬유의 수직 방향과 교차하는 것을 고려하면 맞는 말이다(작용 2).

반대 작용근 작용 노트

- 목뿔뼈가 고정되어 있고 복장목뿔근이 수축하면 그 당김이 아래부착점인 복장뼈에 가해져 복장뼈가 위쪽으로 당겨진다. 복장목뿔근이 얼마나 작고 복장뼈 올림에 얼마나 많은 저항이 있는지(가슴우리는 함께 움직여야 한다)를 고려하면, 이 반대 작용은 그리 강하지 않다. 그러나 호흡할 때 가슴우리를 들어 올리는 역할을 할 수 있다. 이러한 방식으로 복장목뿔뼈는 호흡 보조근육으로 간주될 수 있다(반대 작용 1).

움직임

1. 복장목뿔근은 목에 하나의 당김선을 가지고 있는데, 이것은 목뿔뼈의 내림과 목(머리)의 굽힘으로 결합된 하나의 움직임을 만든다.
2. 복장목뿔근은 복장뼈에 하나의 당김선을 가지고 있는데, 이것은 올림이라는 하나의 움직임을 만든다.

편심성 길항근 기능

1. 목뿔뼈의 올림을 제한하고 느리게 한다.
2. 목과 머리의 폄을 제한하고 느리게 한다.
3. 복장뼈의 내림을 제한하고 느리게 한다.

등척성 안정화 기능

1. 목뿔뼈를 안정화시킨다.
2. 복장뼈를 안정화시킨다.
3. 턱관절을 안정화시킨다.
4. 목을 안정화시킨다.

등척성 기능 노트

복장목뿔근은 목뿔위근의 근육이 수축할 때 목뿔뼈을 안정화시킴으로써 간접적으로 턱관절의 안정화를 도울 수 있다. 목뿔뼈가 안정화되면 목뿔위근은 아래턱을 당겨서 턱관절을 안정화시킬 수 있다.

작용에 대한 추가적인 노트

1. 복장목뿔근이 목뿔뼈를 안정화시키고 목뿔위근이 수축하면 이 근육은 턱관절에서 아래턱을 내리는 데 작용할 수 있다. 따라서 목뿔뼈의 안정화를 통해 복장목뿔근은 아래턱을 내리는 데 도움을 줄 수 있다. 이런 방식으로 모든 목뿔아래근과 목뿔위근은 턱관절에서 아래턱을 내리는 것을 도울 수 있다.
2. 모든 목뿔근은 목뿔뼈의 움직임과 고정(안정화)에 중요하다. 이 기능은 씹기, 삼키기 그리고 말하기에 필요하다.
3. 모든 목뿔근은 척추관절에서 목의 굽힘을 도울 수 있다.

신경지배

- ☐ 목신경얼기(cervical plexus)
  - ☐ 목신경고리[ansa cervicalis(C1, C3)]

동맥공급

- ☐ 위갑상샘동맥[superior thyroid artery: 바깥목동맥(external carotid artery)의 가지]

촉진

1. 대상자를 바로 눕게 하고 촉진하고자 하는 손가락을 복장뼈자루 위에 둔 다음, 중간에서 약간 가쪽에 위치시킨다. 목빗근 안쪽에 있는지 확인한다.
2. 아래턱을 내리는 대상자에게 약간의 저항을 준 뒤 복장목뿔근의 수축을 느낀다.
3. 복장목뿔근을 목뿔뼈를 향해 위쪽으로 촉진한다(아래쪽 목 앞의 표면에 있는 갑상샘 위에 섬세하게 압력을 가해준다).

다른 구조와의 관계 (Relationship to other structures)

- ☐ 전체 복장목뿔근은 대부분 앞쪽 목의 표면에 있다(모든 앞쪽 목 근육의 얕은 곳에 있는 넓은목근은 제외). 하지만 복장목뿔근의 아래힘살은 목빗근의 깊은 곳에 있다.
- ☐ 복장목뿔근의 아래부착점은 복장뼈와 빗장뼈 깊은 곳에 있다.
- ☐ 복장목뿔근의 아랫부분은 목빗근 바로 안쪽에 놓여 있다.
- ☐ 복장목뿔근의 윗부분은 어깨목뿔근(omohyoid) 안쪽에 놓여 있다.
- ☐ 복장목뿔근은 기관(trachea)의 중간 앞쪽과 바로 가쪽에 놓여 있다.
- ☐ 복장목뿔근의 깊은 곳에 복장방패근(sternothyroid)과 방패목뿔근(thyrohyoid)이 있다.
- ☐ 복장목뿔근은 깊은앞선 근막경선(deep front line myofascial meridian) 내에 위치한다.

기타(Miscellaneous)

1. 복장목뿔근은 4개의 목뿔아래근 중 하나이다. 4개의 목뿔아래근은 복장목뿔근, 복장방패근, 방패목뿔근, 어깨목뿔근이다.
2. 온목동맥(common carotid artery)의 목동맥팽대(carotid sinus)는 복장목뿔뼈의 약간 옆쪽(복장목뿔뼈와 목빗근 사이, 목의 중간까지)에 있다. 목동맥팽대 압박 시 낮은 혈압으로 인해 발생하는 신경학적 반사 작용(neurologic reflex)을 고려하면, 특히 신체가 약한 환자 및 노인 환자의 경우 이 부위에 대한 도수치료가 조심스럽게 수행되어야 한다.

□ 복장방패근[Sternothyroid: 목뿔근군의(of Hyoid Group)]

복장방패근*이라는 이름은 이 근육이 복장뼈에서 방패연골(thyroid cartilage)로 부착한다는 것을 말해 준다.*

□ **어원**

Sterno: 라틴어. *복장뼈*

Thyroid: 그리스어. *방패연골*

□ **발음**

STER-no-THI-royd

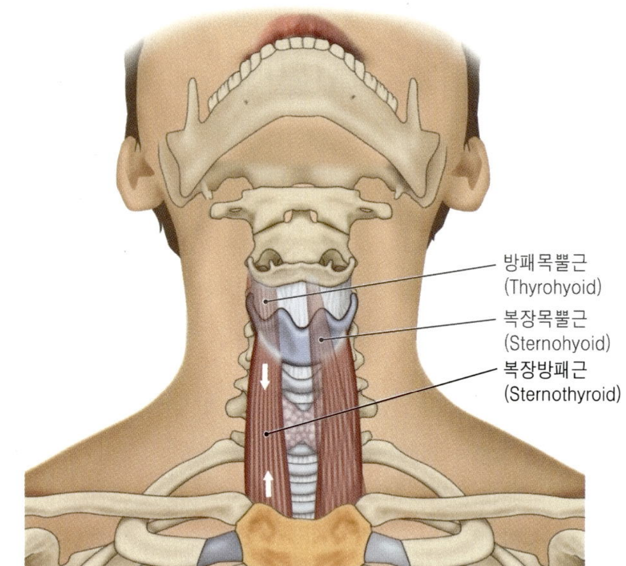

그림 12-15. 복장목뿔근 양쪽의 앞쪽면. 복장목뿔근과 방패목뿔근은 희미하게 보인다.

부착점(Attachments)

□ **복장뼈**

- □ 복장뼈자루와 첫째 갈비연골의 뒤쪽 표면*에서부터*

□ **방패연골**

- □ 방패연골의 층(lamina)*까지*

기능(Functions)

동심성(단축성) 작용근 작용

표준 작용근 작용	반대 작용근 작용
□ **1. 방패연골을 내린다.**	□ 1. 복장뼈를 올린다.
□ **2. 척추관절에서 목과 머리를 굽힌다.**	

표준 작용근 작용 노트

- 복장방패근은 위쪽으로 방패연골에서 (섬유가 수직으로 주행하면서) 아래로 복장뼈에 부착한다. 복장방패근이 수축하면 방패연골을 아래쪽 복장뼈를 향해 당긴다. 그러므로 복장방패근은 방패연골을 아래로 내린다. 방패연골의 움직임은 씹기, 삼키기 그리고 말하기에서 중요하다(작용 1).
- 복장방패근의 아래부착점 고정이 유지되고 방패연골이 아래로 당겨지며, 복장방패근이 수축하여 방패연골을 목뿔뼈에 고정시키고, 목뿔위근이 수축하여 목뿔뼈를 아래턱에 고정시키며 아래턱올림근이 수축하여 아래턱을 머리에 고정시키면, 복장방패근은 척추관절에서 목과 머리를 구부리는 데 도움을 줄 수 있다. 이 근육이 섬유의 수직 방향으로 목척추의 앞쪽을 가로지르는 것을 감안할 때 맞는 말이다. 이것은 복잡하게 보일 수 있지만, 이 움직임은 오직 목뿔근군과 아래턱뼈올림근들이 동시에 효과적으로 수축하는 것을 필요로 한다(작용 2).

반대 작용근 작용 노트

- 방패연골이 고정되어 있고 복장방패근이 수축하면 그 당김이 아래부착점인 복장뼈에 가해져 복장뼈가 위쪽으로 당겨진다. 복장방패근이 얼마나 작고 복장뼈올림에 얼마나 많은 저항이 있는지(가슴우리는 함께 움직여야 할 것이다)를 고려하면 이 반대 작용은 그다지 강력하지 않다. 그러나 호흡할 때 가슴우리를 들어 올리는 역할을 할 수 있다. 이러한 방식으로 복장목뿔근은 호흡 보조근육으로 간주될 수 있다(반대 작용 1).

움직임

1. 복장방패근은 목에 하나의 당김선을 가지고 있는데, 이것은 방패연골의 내림과 목(그리고 머리)의 굽힘으로 조합된 하나의 움직임을 만든다.
2. 복장방패근은 복장뼈에 하나의 당김선을 가지고 있는데, 이것은 올림이라는 하나의 움직임을 만든다.

편심성 길항근 기능

1. 방패연골의 올림을 제한하고 느리게 한다.
2. 목과 머리의 폄을 제한하고 느리게 한다.
3. 복장뼈의 내림을 제한하고 느리게 한다.

등척성 안정화 기능

1. 방패연골을 안정화시킨다.
2. 목뿔뼈를 안정화시킨다.
3. 복장뼈를 안정화시킨다.
4. 턱관절을 안정화시킨다.
5. 목을 안정화시킨다.

등척성 기능 노트

- 복장방패근은 방패목뿔근이 수축할 때 방패연골을 안정화하여

목뿔뼈를 안정시키는 역할을 할 수 있다. 이것은 방패목뿔근의 수축하는 힘이 목뿔뼈에 가해지도록 한다.

- 복장방패근은 목뿔위근이 수축할 때 방패연골과 목뿔뼈를 안정화시킴으로써 간접적으로 턱관절의 안정화를 도울 수 있다. 목뿔뼈가 안정화되면서 목뿔위근은 아래턱을 당겨서 턱관절을 안정시킬 수 있다.

작용에 대한 추가적인 노트

1. 복장방패근이 방패연골과 목뿔뼈를 안정화시키고 목뿔위근이 수축하면 턱관절에서 아래턱을 내린다. 따라서 목뿔뼈의 안정화를 통해 복장방패근은 아래턱을 내리는 것을 도울 수 있다. 이런 방식으로 모든 목뿔아래근과 목뿔위근은 턱관절에서 아래턱을 내리는 것을 도울 수 있다.
2. 모든 목뿔근은 목뿔뼈의 움직임과 고정(안정화)에 중요하다. 이 기능은 씹기, 삼키기 그리고 말하기에 필요하다.
3. 모든 목뿔근은 척추관절에서 목의 굽힘을 도울 수 있다.

신경지배

- □ 목신경얼기(cervical plexus)
  - □ 목신경고리

동맥공급

- □ 위갑상샘동맥(바깥목동맥의 가지)

촉진

1. 복장방패근은 복장목뿔근을 따라 가장 잘 촉진된다(435쪽의 촉진 부분 참조). 복장방패근은 복장목뿔근처럼 갑상샘연골을 넘어 위쪽으로 확장되지 않는다는 것을 명심한다.

다른 구조와의 관계 (Relationship to other structures)

- □ 대부분의 복장방패근은 복장목뿔근과 어깨목뿔근 바로 깊은 곳에 놓여 있다. 그러나 복장방패근의 일부(모든 앞쪽 목 근육의 얕은 곳에 있는 넓은목근은 제외)는 복장뼈 바로 위에서는 얕은 곳에 있다.
- □ 복장방패근은 기관 중간 앞쪽과 바로 가쪽에 놓여 있다.
- □ 복장방패근의 깊은 곳에는 기관이 있다.
- □ 복장방패근의 아래부착점은 복장뼈와 1번 갈비뼈 깊은 곳에 있다.
- □ 복장방패근은 깊은앞선 근막경선(deep front line myofascial meridian) 내에 위치한다.

기타(Miscellaneous)

1. 복장방패근은 4개의 목뿔아래근 중 하나이다. 4개의 목뿔아래근은 복장목뿔근, 복장방패근, 방패목뿔근, 어깨목뿔근이다.
2. 복장방패근은 목뿔뼈에 부착하지 않는 유일한 목뿔근이다.
3. 온목동맥의 목동맥팽대는 복장방패뼈의 약간 옆쪽(복장방패근과 목의 중간 목빗근 사이)에 있다. 목동맥팽대 압박 시 낮은 혈압으로 인해 발생하는 신경학적 반사 작용(neurologic reflex)을 고려하면, 특히 신체가 약한 환자 및 노인 환자의 경우 이 부위에 대한 도수치료가 조심스럽게 수행되어야 한다.

□ 방패목뿔근[Thyrohyoid: 목뿔근군의(of Hyoid Group)]

방패목뿔근*이라는 이름은 이 근육이 방패연골에서 목뿔뼈로 부착한다는 것을 말해 준다.*

□ **어원**

Thyro: 그리스어. *방패연골*

Hyoid: 그리스어. *목뿔뼈*

□ **발음**

THI-ro-HI-oyd

부착점(Attachments)

□ 방패연골

- □ 방패연골의 층(lamina)*에서부터*

□ 목뿔뼈

- □ 목뿔뼈 큰각의 아래 표면*까지*

기능(Functions)

동심성(단축성) 작용근 작용

표준 작용근 작용	반대 작용근 작용
□ 1. 목뿔뼈를 내린다.	□ 1. 방패연골을 올린다.
□ 2. 척추관절에서 목과 머리를 굽힌다.	

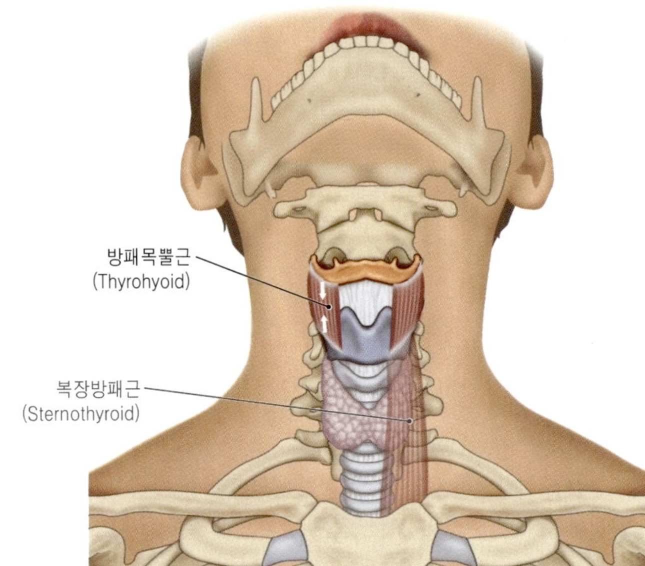

그림 12-16. 방패목뿔근 양쪽의 앞쪽면. 복장방패근은 대상자 왼쪽에 희미하게 보인다.

표준 작용근 작용 노트

- 방패목뿔근은 위쪽으로 목뿔뼈에서 (섬유는 수직으로 주행하면서) 아래쪽으로 방패연골에 부착한다. 방패연골이 고정되고 방패목뿔근이 수축하면 이 근육은 목뿔뼈를 방패연골을 향해 아래로 당긴다. 그러므로 방패목뿔근은 목뿔뼈를 내린다. 목뿔뼈의 움직임은 씹기, 삼키기 그리고 말하기에서 중요하다(작용 1).
- 방패목뿔뼈의 방패연골부착점이 고정되어 있고 목뿔뼈가 아래로 당겨지며 목뿔위근이 수축하여 목뿔뼈를 아래턱에 고정시키고 아래턱올림근이 수축하여 아래턱을 머리뼈에 고정하면, 방패목뿔근은 척추관절에서 목과 머리의 굽힘을 도울 수 있다. 이 근육이 섬유의 수직 방향으로 목척추의 앞쪽을 가로지르는 것을 감안할 때 맞는 말이다(작용 2).

반대 작용근 작용 노트

- 방패목뿔근은 아래쪽으로 방패연골에서 (섬유가 수직으로 주행하면서) 위쪽으로 목뿔뼈에 부착한다. 목뿔뼈가 고정되고 방패목뿔근이 수축하면 방패연골을 목뿔뼈를 향해 위로 당긴다. 그러므로 방패목뿔근이 방패연골을 위로 올린다. 방패연골의 움직임은 씹기, 삼키기 그리고 말하기에서 중요하다(반대 작용 1).

움직임

1. 방패목뿔근은 위쪽부착점에 대한 하나의 당김선을 가지고 있기 때문에 목뿔뼈의 내림과 목(머리)의 굽힘의 결합된 하나의 움직임을 만든다.
2. 방패목뿔근은 방패연골(아래부착점)에 하나의 당김선을 가지고 있기 때문에 올림이라는 하나의 움직임을 만든다.

편심성 길항근 기능

1. 목뿔의 올림을 제한하고 느리게 한다.
2. 방패연골의 내림을 제한하고 느리게 한다.
3. 목과 머리의 폄을 제한하고 느리게 한다.

등척성 안정화 기능

1. 목뿔뼈와 방패연골을 안정화시킨다.
2. 턱관절을 안정화시킨다.
3. 목을 안정화시킨다.

등척성 기능 노트

- 방패목뿔뼈는 목뿔위근의 근육이 수축할 때 목뿔뼈을 안정화시킴으로써 간접적으로 턱관절의 안정화를 도울 수 있다. 목뿔이 안정화되면서 목뿔위근은 아래턱을 당겨서 턱관절을 안정시킬 수 있다.

작용에 대한 추가적인 노트

1. 방패목뿔근이 목뿔뼈를 안정화시키고 목뿔위근이 수축하면 턱관절에서 아래턱을 내린다. 따라서 방패목뿔근은 목뿔뼈의 안정화

를 통해 아래턱을 내리는 것을 도울 수 있다. 이런 방식으로, 모든 목뿔아래근과 목뿔위근은 턱관절에서 아래턱을 내리는 것을 도울 수 있다.

2. 모든 목뿔근은 목뿔뼈의 움직임과 고정(안정화)에 중요하다. 이 기능은 씹기, 삼키기 그리고 말하기에 필요하다.
3. 모든 목뿔근은 척추관절에서 목의 굽힘을 도울 수 있다.

신경지배

- □ 혀밑신경(hypoglossal nerve, 8번 뇌신경)
  - □ 혀밑신경을 통한 C1의 신경가지

동맥공급

- □ 위갑상샘동맥(바깥목동맥의 가지)

촉진

1. 방패목뿔근은 복장목뿔근을 따라 가장 잘 촉진된다(435쪽의 촉진 부분 참조). 방패목뿔근은 복장목뿔근처럼 갑상샘연골을 넘어서 연장되지 않는다는 것을 명심한다.

다른 구조와의 관계 (Relationship to other structures)

- □ 방패목뿔근의 아랫부분은 복장목뿔근과 어깨목뿔근 바로 깊은 곳에 놓여 있다. 그러나 윗부분은 얕은 곳에 있다(모든 앞쪽 목 근육의 얕은 곳에 있는 넓은목근은 제외).
- □ 방패목뿔근은 방패연골 중간 앞쪽과 가쪽에 놓여 있다. 이것은 목뿔뼈 아래에 있다.
- □ 방패목뿔근의 깊은 곳에 방패연골이 있다.
- □ 방패목뿔근은 깊은앞선 근막경선(deep front line myofascial meridian) 내에 위치한다.

기타(Miscellaneous)

1. 방패목뿔근은 4개의 목뿔아래근 중 하나이다. 4개의 목뿔아래근은 복장목뿔근, 복장방패근, 방패목뿔근, 어깨목뿔근이다.
2. 온목동맥의 목동맥팽대는 방패목뿔근 바로 옆(방패목뿔근과 목빗근, 목 위 사이)에 위치한다. 목동맥팽대 압박 시 낮은 혈압으로 인해 발생하는 신경학적 반사 작용(neurologic reflex)을 고려하면, 특히 신체가 약한 환자 및 노인 환자의 경우 이 부위에 대한 도수치료가 조심스럽게 수행되어야 한다.
3. 방패목뿔근은 복장방패근 위로 연속된 근육으로 간주될 수 있다.

☐ 어깨목뿔근[Omohyoid: 목뿔근군의(of Hyoid Group)]

어깨목뿔근이라는 이름은 이 근육이 어깨뼈(omo는 어깨, 어깨뼈를 언급)로부터 목뿔뼈에 부착한다는 것을 말해 준다.

☐ **어원**
Omo: 그리스어. *어깨*
Hyoid: 그리스어. *목뿔뼈*

☐ **발음**
O-mo-HI-oyd

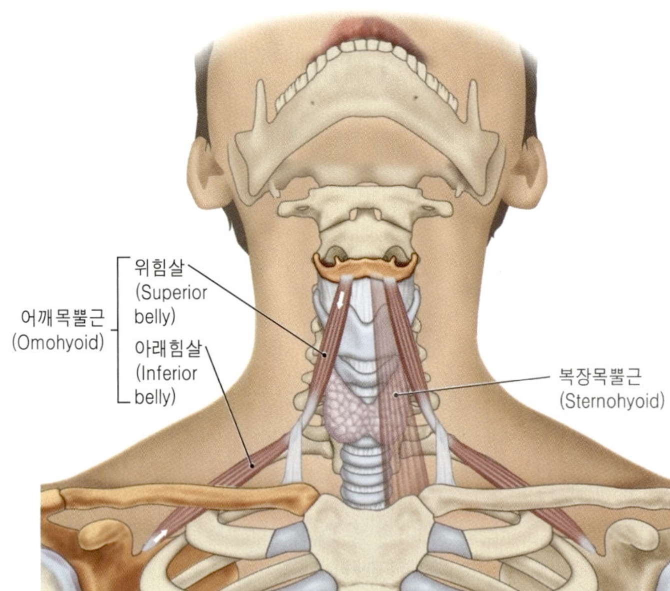

그림 12-17. 어깨목뿔근 양쪽의 앞쪽면. 복장목뿔근은 대상자 왼쪽에 희미하게 보인다.

부착점(Attachments)

- ☐ 아래힘살(inferior belly)
  - ☐ **어깨(scapula)**
    - ☐ 위가장자리(superior border)*에서부터*
  - ☐ **빗장뼈**
    - ☐ 빗장뼈에 묶인 중심힘줄*까지*
- ☐ 위힘살(superior belly)
  - ☐ **빗장뼈**
    - ☐ 묶인 중심힘줄*에서부터*
  - ☐ **목뿔뼈**
    - ☐ 목뿔뼈몸통의 아래 표면*까지*

기능(Functions)

동심성(단축성) 작용근 작용

표준 작용근 작용	반대 작용근 작용
☐ **1. 목뿔뼈를 내린다.**	☐ 1. 어깨갈비관절(scapulocostal joint)에서 어깨뼈를 올린다.
☐ **2. 척추관절에서 목과 머리를 굽힌다.**	

표준 작용근 작용 노트

- 어깨목뿔근은 위쪽으로 목뿔뼈에서 아래쪽으로 빗장뼈(어깨뼈에 섬유가 계속되는)에 부착한다. 따라서 근육의 섬유는 수직으로 주행한다. 어깨뼈와 빗장뼈가 고정(안정화)되고 어깨목뿔근이 수축하면 목뿔뼈를 빗장뼈를 향해 아래쪽으로 당긴다. 그러므로 어깨목뿔근은 목뿔뼈를 내리게 된다. 목뿔뼈의 움직임은 씹기, 삼키기 그리고 말하기에서 중요하다(작용 1).
- 어깨목뿔근의 아래부착점이 고정되고 목뿔뼈가 아래로 당겨지며 목뿔위근이 수축하여 목뿔뼈를 아래턱에 대해 고정하고 아래턱올림근이 수축하여 머리뼈에 대해 아래턱을 고정하면, 어깨목뿔근은 척추관절에서 목과 머리의 굽힘을 도울 수 있다. 이 근육이 섬유의 수직 방향으로 목 척추의 앞쪽을 가로지르는 것을 감안할 때 맞는 말이다(작용 2).

반대 작용근 작용 노트

- 어깨목뿔근은 위쪽으로 목뿔뼈에서 아래쪽으로 어깨뼈에 부착한다. 목뿔뼈가 고정(안정화)되고 어깨목뿔근이 수축하면 어깨뼈를 목뿔뼈 쪽으로 위로 당긴다. 그러므로 어깨목뿔근은 어깨갈비관절에서 어깨뼈를 올린다(반대 작용 1).

움직임

1. 어깨목뿔근은 목에 대하여 하나의 당김선을 가지고 있기 때문에 목뿔뼈의 내림과 목(과 머리)의 굽힘으로 결합된 하나의 움직임을 만든다.
2. 어깨목뿔근은 어깨에 하나의 당김선을 가지고 있기 때문에 올림의 움직임을 만든다.

편심성 길항근 기능

1. 목뿔뼈의 올림을 제한하고 느리게 한다.
2. 어깨뼈의 내림을 제한하고 느리게 한다.
3. 목과 머리의 폄을 제한하고 느리게 한다.

등척성 안정화 기능

1. 목뿔뼈를 안정화시킨다.
2. 어깨뼈를 안정화시킨다.
3. 빗장뼈를 안정화시킨다.
4. 턱관절을 안정화시킨다.

등척성 기능 노트

- 어깨목뿔근은 목뿔위근이 수축할 때 목뿔뼈을 안정화시킴으로써 간접적으로 턱관절의 안정화를 도울 수 있다. 목뿔이 안정화되면서 목뿔위근은 아래턱을 당겨서 턱관절을 안정시킬 수 있다.

작용에 대한 추가적인 노트

1. 어깨목뿔근이 목뿔뼈를 안정화시키고 목뿔위근이 수축하면 턱관절에서 아래턱을 내린다. 따라서 목뿔뼈의 안정화를 통해 어깨목뿔근은 아래턱을 내리는 것을 도울 수 있다. 이런 방식으로 모든 목뿔아래근과 목뿔위근은 턱관절에서 아래턱을 내리는 것을 도울 수 있다.
2. 모든 목뿔근은 목뿔뼈의 움직임과는 고정(안정화)에 중요하다. 이 기능은 씹기, 삼키기 그리고 말하기에 필요하다.
3. 모든 목뿔근은 척추관절에서 목의 굽힘을 도울 수 있다.
4. 어깨목뿔근에는 이론적으로 각각 수축할 수 있는 2개의 힘살이 있지만, 움직임을 만들기 위한 당김선은 양쪽 힘살이 함께 수축하지 않는 한 비효율적이다.

신경지배

- ☐ 목신경얼기(cervical plexus)
  - ☐ 목신경고리(C1~3)

동맥공급

- ☐ 위갑상샘동맥(바깥목동맥의 가지)과 가로목동맥[방패목몸통(thyrocervical trunk)의 가지]

촉진

1. 대상자를 바로 눕게 하고 목빗근 가쪽, 빗장뼈 바로 위쪽에 촉진하고자 하는 손가락을 두고 거의 수평으로 주행하는 어깨목뿔근섬유를 느낀다. 어깨목뿔근에 깊숙한 (그리고 섬유가 더 수직으로 움직이는) 곳에 있는 목갈비근이 만져지지 않도록 한다.
2. 어깨목뿔근을 수축하려면 대상자가 약한 저항에 대항하여 아래턱을 내리도록 하고, 이 근육의 수축을 느낀다.
3. 어깨목뿔근을 가능한 한 많이 촉진하도록 한다.

다른 구조와의 관계 (Relationship to other structures)

- ☐ 어깨목뿔근은 특이한 경로로 주행한다. 어깨목뿔근의 아래힘살은 어깨뼈의 위가장자리(superior border)에, 바로 가시위근[supraspinatus: 어깨뼈패임(scapular notch) 근처] 위에 부착한다. 어깨뼈에서 어깨목뿔근은 빗장뼈를 향해 앞쪽과 약간 위쪽으로 등세모근에 깊게, 목갈비근에 얕게 주행한다. 빗장뼈 안쪽의 끝 부근에서 어깨목뿔근은 힘줄(중심힘줄)이 된다. 그러나 빗장뼈에 직접 붙어 있는 것이 아니라 중심힘줄이 섬유질사슬에 의해 빗장뼈에 붙어 있다. 이러한 관점에서 어깨목뿔근은 목빗근보다 깊고 복장방패근보다 얕은 곳에 있다. 이 근육의 위 힘살은 목뿔뼈, 복장목뿔뼈의 바로 가쪽에 붙어 위쪽으로 주행한다.
- ☐ 넓은목근을 제외하고 어깨목뿔은 두 곳에서 얕게 위치한다. (1) 목뿔뼈 약간 아래와 앞쪽 목의 목빗근 위와 (2) 아래가쪽 목의 목빗근과 등세모근 사이(*목의 후면 삼각* 안)이다.
- ☐ 어깨목뿔근은 깊은앞선 근막경선(deep front line myofascial meridian) 내에 위치한다.

기타(Miscellaneous)

1. 어깨목뿔근은 4개의 목뿔아래근 중 하나이다. 4개의 목뿔아래근은 복장목뿔근, 복장방패근, 방패목뿔근, 어깨목뿔근이다.
2. 온목동맥의 목동맥팽대는 어깨목뿔근 약간 옆(어깨목뿔근과 목빗근, 목 위 사이)에 위치한다. 목동맥팽대 압박 시 낮은 혈압으로 인해 발생하는 신경학적 반사 작용(neurologic reflex)을 고려하면, 특히 신체가 약한 환자 및 노인 환자의 경우 이 부위에 대한 도수치료가 조심스럽게 수행되어야 한다.
3. 어깨목뿔근은 2개의 힘살(위 힘살과 아래 힘살)을 가진다는 점에서 특이하다.
4. 어깨목뿔근의 2개의 힘살은 이 근육의 *중심힘줄*(*중간힘줄*로 알려짐)에 의하여 분리된다. 두힘살근(목뿔위근)과 같이 어깨목뿔근의 중심힘줄은 조직의 섬유 사슬에 의해 뼈에 닿게 된다(부착된다).

복습 문제(Review questions)

1. 저작의 주요 근육들은 어느 신경에 의해 지배를 받는가?

2. 관자근의 위쪽 부분 깊숙한 곳에서는 어떤 구조가 발견되는가?

3. ______________________은(는) 턱관절에서 아래턱뼈를 올리는 작용근이다.

4. 광대활과 아래턱뼈 각에 촉진하고자 하는 손가락을 두는 시작 자세는 어느 근육의 촉진을 위한 것인가?

5. 턱관절에서 아래턱 내밈과 관련된 가쪽날개근의 역할에 대해 설명하라.

6. 안쪽날개근에 의해 만들어지는 움직임에 관하여 설명하라.

7. ______________________을(를) 제외한 모든 목뿔근은 목뿔뼈에 부착한다.

8. 목뿔뼈의 안정화를 위해서는 목뿔위근과 목뿔아래근의__________ ______________________ 작용이 필요하다.

9. 섬유질사슬로 뼈에 묶인 중심힘줄을 가진 2개의 목뿔근육의 이름은 무엇인가?

10. 근육의 해부학적인 위치로 인하여, 어떤 신경학적 반사 때문에 환자를 촉진할 때 주의를 기울이는 훈련을 해야 하는가?

복습 문제의 정답은 책의 마지막 부분에서 확인할 수 있다.

생각해 보기(Think it through)

안정된 목뿔뼈의 중요성에 대해 잠시 생각하라. 이 뼈가 안정화되기 위한 수많은 기능들을 고려하면, 목뿔뼈를 안정화하는 대상자의 능력이 손상되어 발생할 수 있는 잠재적인 문제 또는 결과는 무엇인가?

제 13 장

얼굴 표정의 근육 (Muscles of Facial Expression)

evolve http://evolve.elsevier.com/Muscolino/muscular

목차(Chapter Outline)

목적(Objectives)

이 장을 마친 후 학생들은 이 장에서 다룬 각 근육에 대해 다음을 수행할 수 있어야 한다.

1. 일반적인 구조를 설명하라.
2. 일반적인 기능을 설명하라.
3. 부착점들을 서술하라.
4. 표준 작용근 작용을 서술하라.
5. 근육이 가진 당김선과 만들어내는 움직임을 논의하라.
6. 신경지배를 서술하라.
7. 동맥공급을 서술하라.
8. 촉진을 위한 시작 자세를 설명하라.
9. 촉진하는 단계를 설명하라.
10. 다른 신체 구조와 근육의 관계에 대해 논의하라.
11. 촉진, 평가 및 임상적 의사 결정을 도와주는 추가적인 정보에 대해 논의하라.

개요(Chapter Overview)

얼굴 표정의 근육은 머리덮개, 눈, 코, 입의 표정근육 등 4개의 군으로 세분화될 수 있다.

구조의 개요(Overview of structure)

- □ 일부 자료들은 표정근육에 머리덮개(scalp)근육을 포함시키지 않았다. 비록 이들은 얼굴 표정 시 가장 활성이 적지만 관련이 있는 것으로 간주할 수 있다. 특히 뒤통수이마근(occipitofrontalis)이 해당한다.
- □ 목의 넓은목근(platysma)은 입의 표정근육에 포함된다. 일부 자료에서 이 근육을 목 근육으로 간주하는 것은 이 근육이 주로 목에 위치하고 있기 때문이고, 턱관절에서 아래턱을 움직일 수 있는 저작근육이기 때문이다.
- □ 위입술콧방울올림근(levator labii superioris alaeque nasi)은 코와 입의 얼굴 표정근육이다.
- □ 입둘레근(orbicularis oris)은 입을 둘러싸고 있다. 입의 다른 모든 근육은 바퀴살(spoke)처럼 입에서 밖으로 향한다.
- □ 볼굴대(modiolus)는 입꼬리의 가쪽에 있는 약 1/4 inch(0.5cm)의 섬유근육 응축(fibromuscular condensation)이다. 입의 6개의 근육이 볼굴대에 붙는다. 볼굴대의 6개 근육은 큰광대근(zygomaticus major), 입꼬리올림근(levator anguli oris, risorius), 입꼬리당김근(risorius), 입꼬리내림근(depressor anguli oris), 볼근(buccinator), 입둘레근(orbicularis oris)이다.

목적(Objectives) *(계속)*

기능의 개요(Overview of function)

- □ 모든 얼굴 근육은 얼굴과 머리덮개의 근막(fascia) 또는 피부(skin)를 움직인다. 그러므로 그들은 모두 얼굴 표정에 기여하며 감정을 표현하는 데 중요하다. 감정을 표현하는 표정에는 보편성이 있지만 문화마다 다양성이 있을 수 있다. 이러한 근육 중 많은 부분이 표정의 스펙트럼에 나타내기 위해 다른 근육들과 협력하여 작용할 수 있다. 일부 자료에서는 표정의 근육 조합으로 만들 수 있는 1,800개 이상의 다른 표정이 있다고 기술하고 있다.
- □ 위입술콧방울올림근(levator labii superioris alaeque nasi), 위입술올림근(levator labii superioris), 입꼬리올림근(levator anguli oris), 작은광대근(zygomaticus minor)과 큰광대근(zygomaticus major)은 모두 윗입술(upper lip)을 올린다.
- □ 작은광대근, 큰광대근, 입꼬리당김근, 입꼬리내림근, 아래입술내림근(depressor labii inferioris) 그리고 넓은목근은 입술을 아래로 당기고 입꼬리(구석)를 바깥쪽으로 당긴다.
- □ 입꼬리내림근, 아래입술내림근, 턱끝근, 넓은목근은 모두 아랫입술(lower lip)을 내린다.
- □ 대부분의 표정근육은 얼굴(입, 코, 눈 및 귀)의 구멍(창)을 확장하거나 축소시키는(개방 또는 폐쇄) 등 기능적으로 중요하다. 이 근육들은 음식, 공기, 빛, 그리고 소리가 들어오는 것을 허용하거나 막음으로써 우리의 생리에 기능적으로 중요하다.
- □ 표정근육이 오랫동안 수축되어 있으면 밑에 있는 근육의 섬유 방향과 직각을 이루는 얼굴 피부에 주름이 생긴다. 보톡스 주사는 일시적으로 이 주름을 없애거나 제거한다. 보톡스가 근육을 마비시켜서 수축을 방지하기 때문이다. 근육이 마비되기 때문에 보톡스는 근육을 수축시켜 감정을 전달하는 표정을 만드는 능력을 감소시킨다.

신경지배

□ 얼굴근육(눈꺼풀올림근을 제외)은 얼굴신경(facial nerve, 7번 뇌신경)에 신경지배를 받는다.

동맥공급

□ 대부분의 표정근육은 얼굴동맥(facial artery)으로부터 동맥공급을 받는다.

머리 근육의 오른쪽 가쪽 얕은면 □
(Superficial Right Lateral View of the Muscles of the Head)

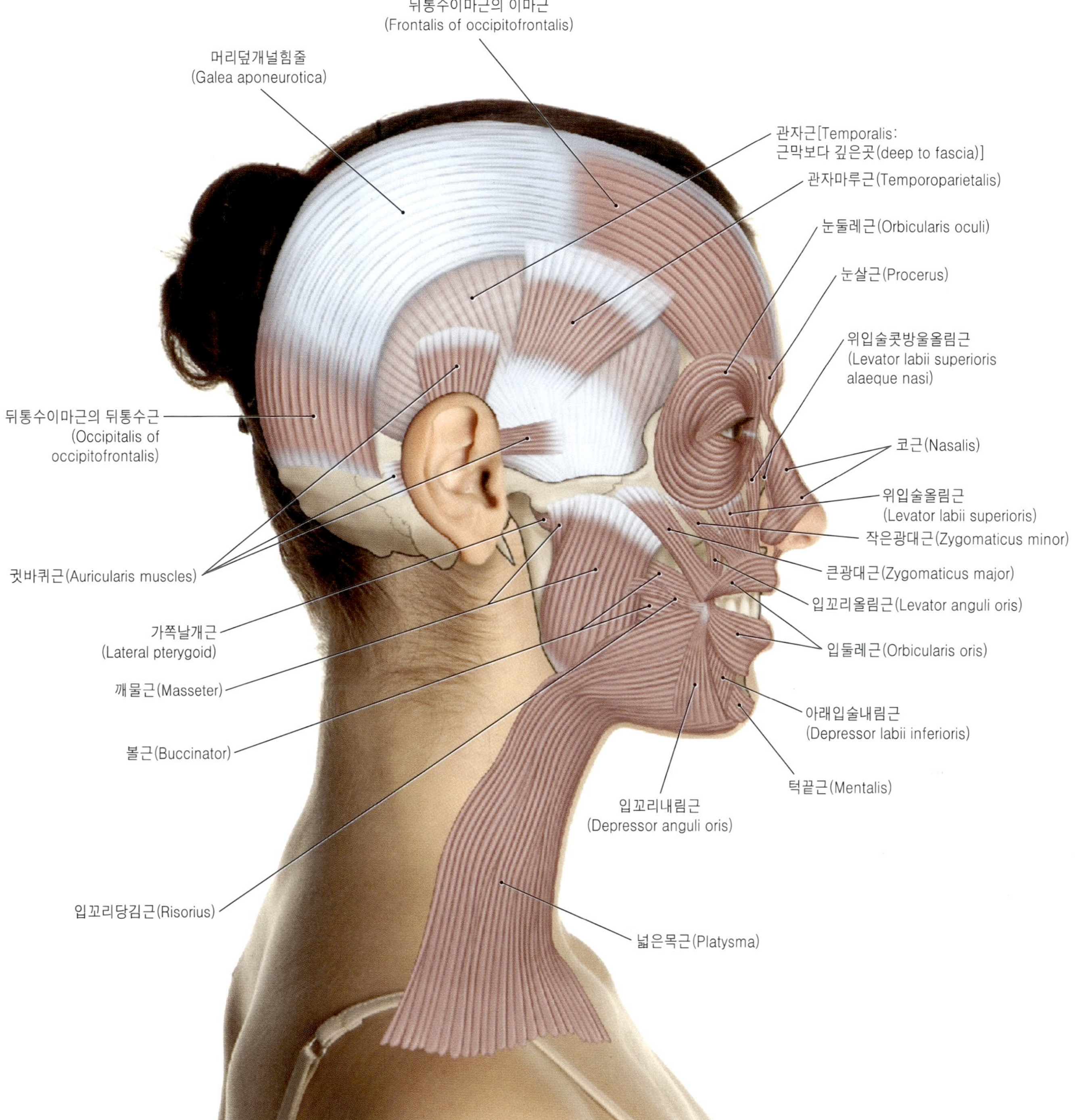

그림 13-1. 머리 근육의 오른쪽 가쪽면 얕은층.

□ 머리 근육의 앞쪽면(Anterior Views of the Muscles of the Head)

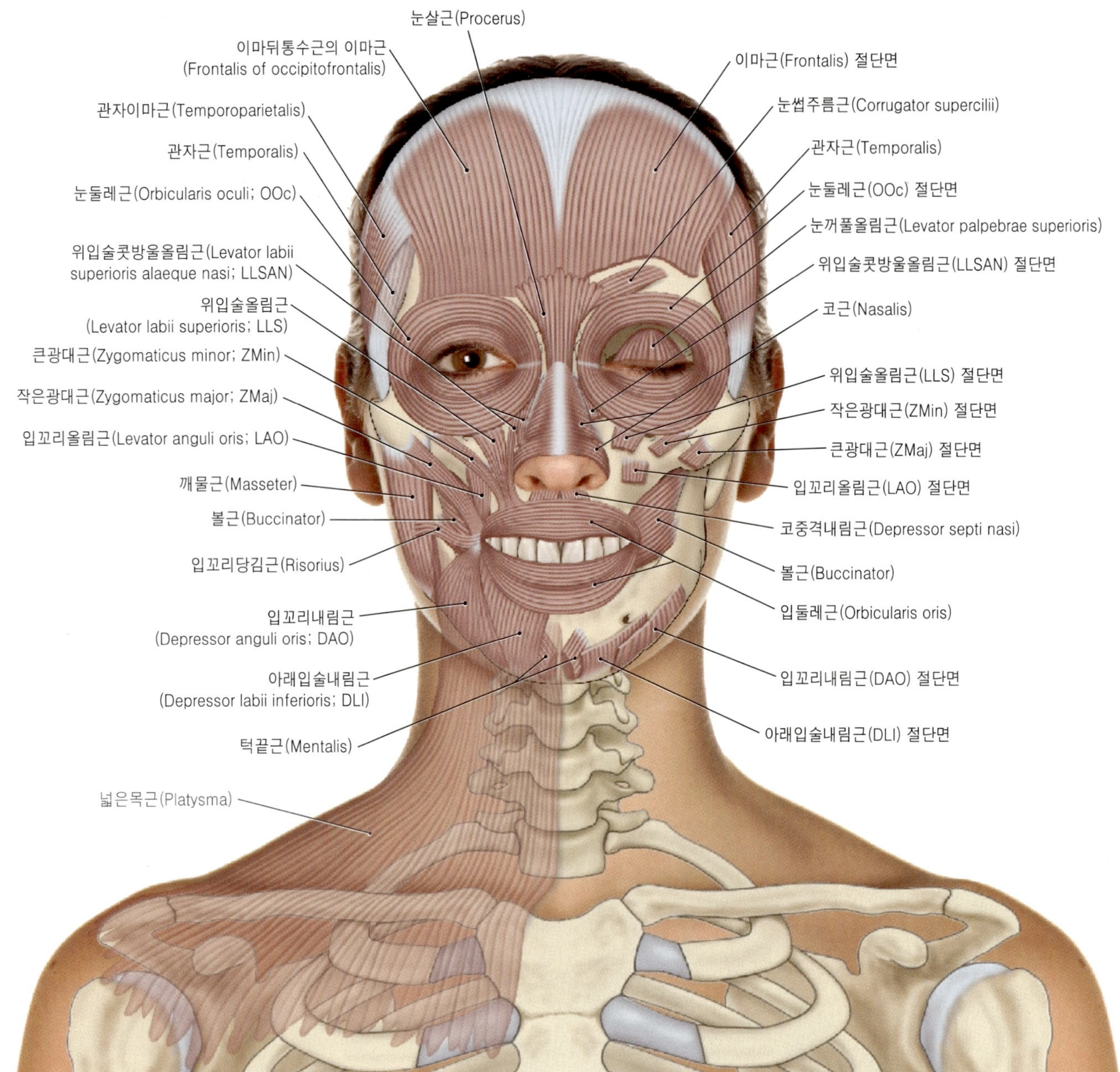

그림 13-2. 머리 근육의 앞쪽 중간면 얕은층. 넓은목근은 오른쪽에서 희미하게 보인다. Note: 왼쪽에 사용된 약어는 오른쪽에 정의되어 있다.

머리 근육의 뒷쪽면(Posterior View of the Muscles of the Head) □

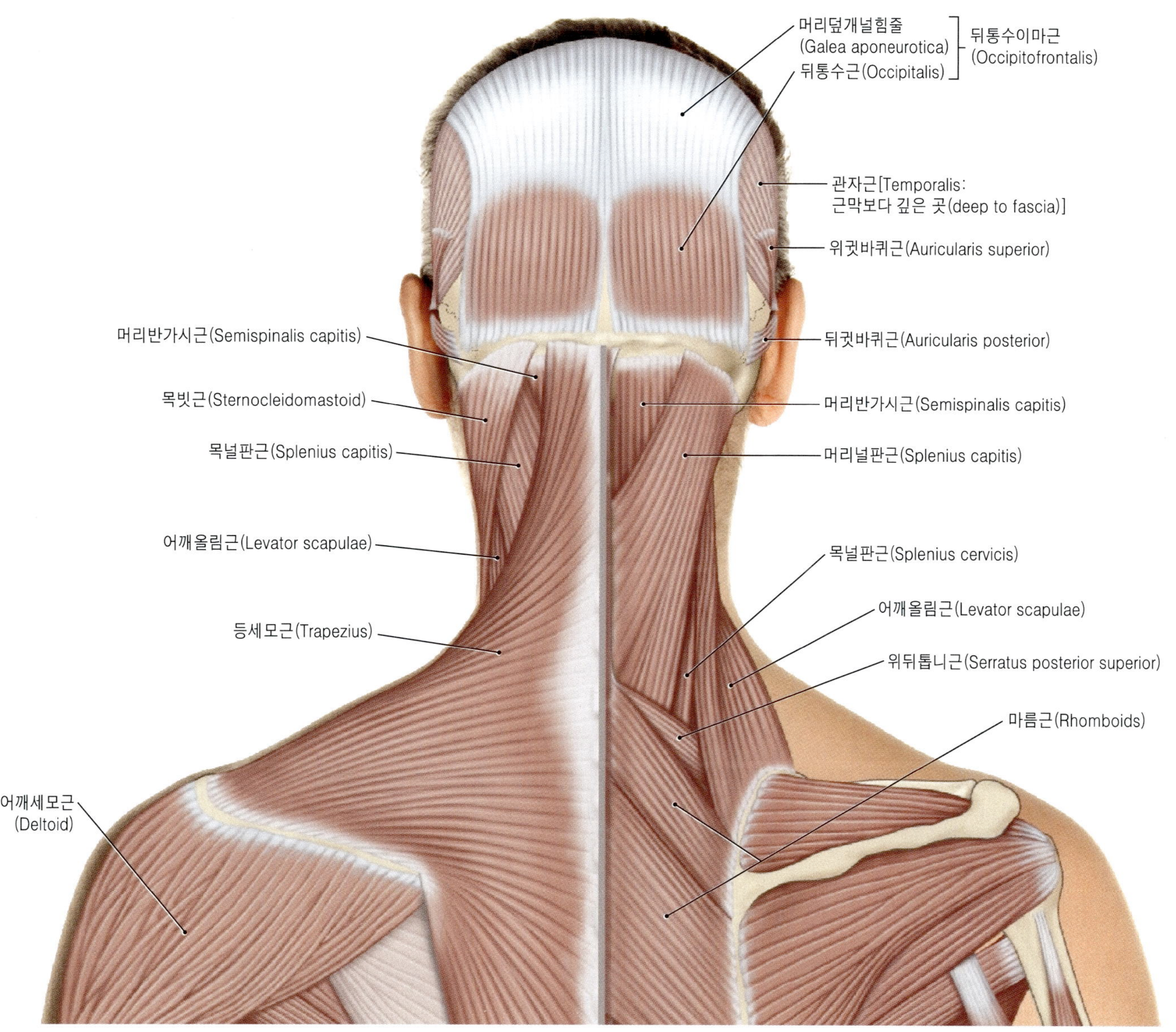

그림 13-3. 머리 근육의 뒤쪽면 얕은층.

□ 얼굴 주요 기준점(Facial Landmarks)

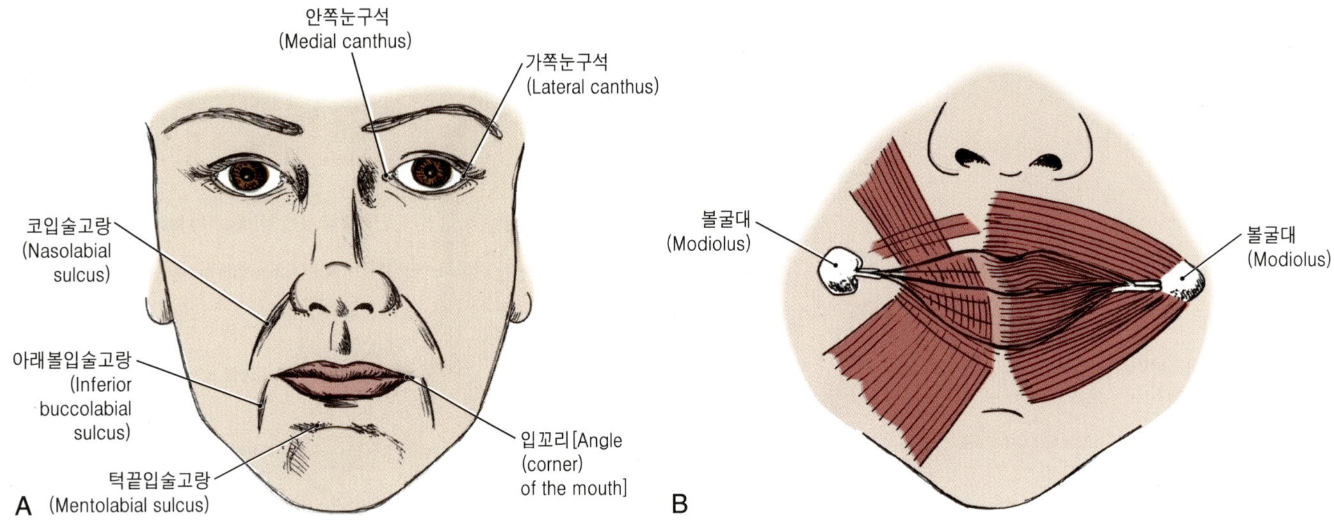

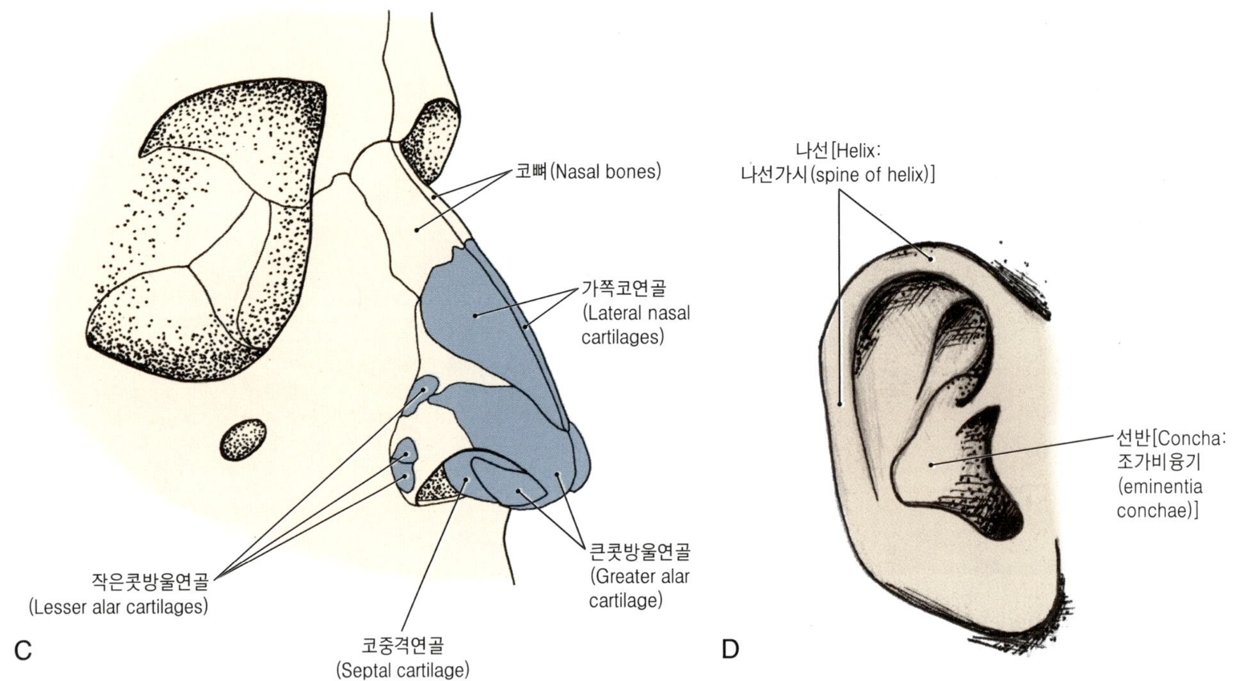

그림 13-4. 얼굴 주요 기준점. A, B, 얼굴의 앞쪽면. C, 코의 앞가쪽면. D, 오른쪽 귀의 가쪽면.

뒤통수이마근[Occipitofrontalis: 머리덮개근의(of Epicranius)] ☐

뒤통수이마근*이라는 이름은 이 근육이 뒤통수와 이마 너머에 누워있음을 말해 준다.*

☐ 어원

Occipitofrontalis: 라틴어. *뒤통수와 이마뼈*

☐ 발음

ok-SIP-i-to-fron-TA-lis

부착점(Attachments)

☐ 뒤통수근(occipitalis)

☐ **뒤통수뼈(occipital bone)와 관자뼈(temporal bone)**

☐ 뒤통수뼈의 가장 높은 목덜미선(nuchal line)의 가쪽 2/3 지점과 관자뼈의 꼭지돌기 부위(mastoid area)*에서부터*

☐ **머리덮개널힘줄(galea aponeurotica)***까지*

☐ 이마근(frontalis)

☐ **머리덮개널힘줄***에서부터*

☐ **이마뼈를 덮고 있는 근막과 피부***까지*

기능(Functions)

동심성 작용근 작용

1. **머리덮개를 뒤로 당긴다[눈썹(eyebrow)을 올림].**
2. 머리덮개를 앞으로 당긴다.

작용근 작용 노트

- 뒤통수이마근은 뒤쪽에서 뒤통수뼈와 관자뼈로부터 앞쪽으로 이마뼈를 덮고 있는 근막과 피부에 붙는다. 뒤쪽부착점은 뼈로 부드러운 조직인 앞쪽부착점보다 고정되어 있다. 따라서 뒤쪽부착점이 고정되고 뒤통수이마근이 수축하면 뒤쪽부착점 방향으로 앞쪽부착점을 잡아당긴다. 이 경우 머리덮개 전체가 뒤쪽으로 움직

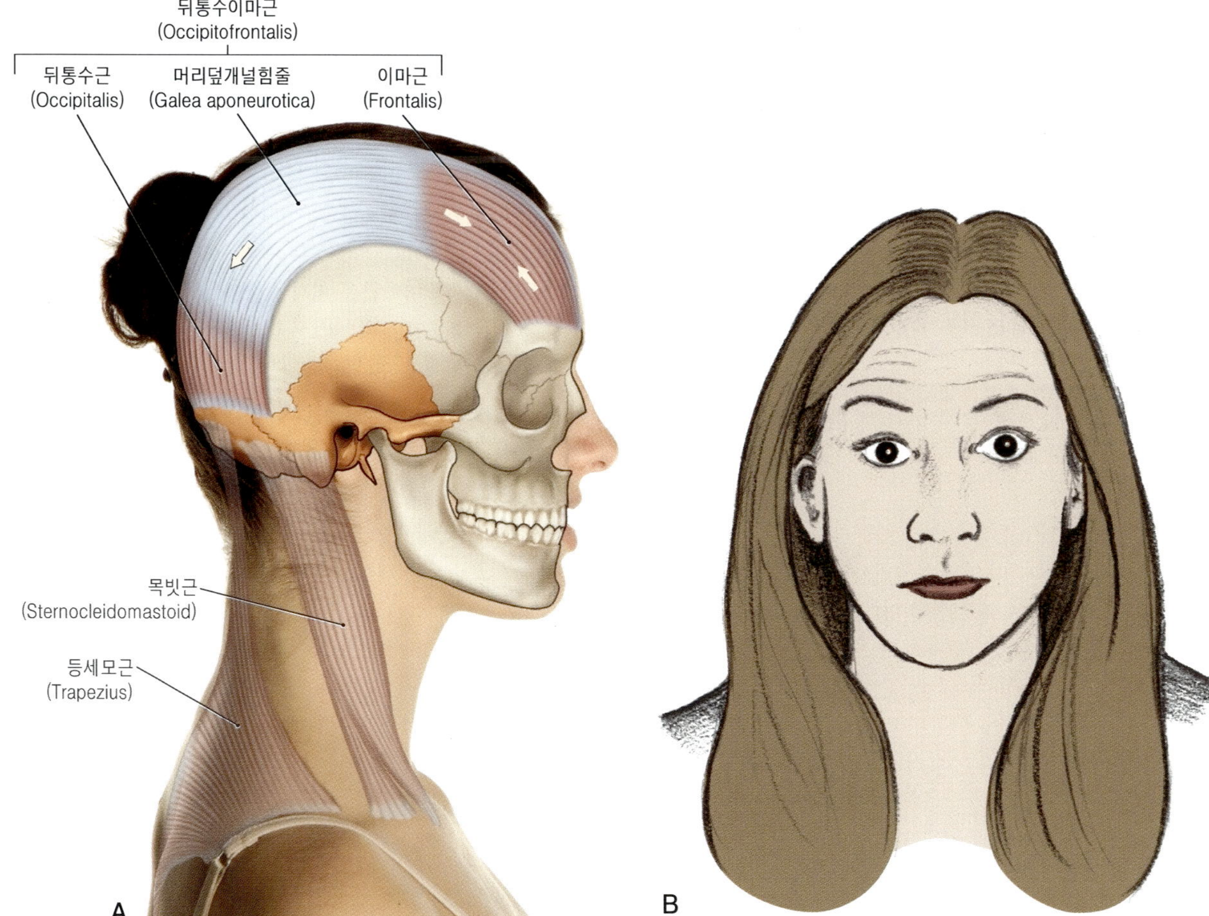

그림 13-5. 뒤통수이마근. A, 오른쪽 뒤통수이마근의 가쪽면. 등세모근과 목빗근은 희미하게 보인다. B, 뒤통수이마근의 양쪽 수축에 의해 눈썹올림이 만들어지는 표정.

인다. 이것은 근막과 피부를 끌어당겨 눈가보다 위쪽에 위치하여 눈썹이 올라가고 이마의 피부가 주름진다(작용 1).

- 뒤통수이마근의 이마근힘살(frontalis belly)은 이마뼈를 덮고 있는 근막과 피부에서 머리덮개널힘줄(galea aponeurotica) 뒤에 붙는다. 앞쪽부착점이 고정되고 이마근이 수축하면 뒤쪽부착점을 앞쪽부착점 방향으로 당긴다. 따라서 머리덮개는 앞쪽으로 당겨진다. 이 경우 또한 이마의 피부에 주름이 생길 수 있다(작용 2).

움직임

1. 뒤통수이마근은 하나의 당김선을 가지고 있기 때문에 머리덮개를 뒤쪽으로 당기는 작용을 만든다(이 작용은 눈썹을 올린다).

신경지배

- □ 얼굴신경(facial nerve, 7번 뇌신경)
  - □ 뒤통수근(occipitalis): 얼굴신경의 뒤귓바퀴가지(posterior auricular branch)
  - □ 이마근(frontalis): 얼굴신경의 관자가지(temporal branch)

동맥공급

- □ 뒤통수근: 뒤통수와 뒤귓바퀴동맥(posterior auricular artery: 바깥목동맥의 가지)
- □ 이마근: 눈동맥(ophthalmic artery)의 눈확위가지(supraorbital branch)와 도르래위가지(supratrochlear 가지)(속목동맥의 가지)

촉진

1. 대상자가 엎드려 있거나 바로 누워 있는 상태에서 촉진하고자 하는 손가락을 뒤통수뼈 위에 놓고 뒤통수근의 수축을 느끼고, 마루뼈 너머 머리덮개널힘줄을 느끼고, 이마뼈 위에서 이마근의 수축을 느낀다.
2. 대상자의 이마 피부를 주름지게 하고, 근육의 수축을 느낀다.

다른 구조와의 관계 (Relationship to other structures)

- □ 뒤통수근은 가장 얕은 근육인 위목덜미선과 꼭지돌기에 부착하는, 즉 등세모근과 목빗근 바로 위에 있다.
- □ 이마근은 눈살근(procerus), 눈썹주름근(corrugator supercilii) 및 눈둘레근(orbicularis oculi)보다 위에 위치하고 섞여 있다.
- □ 이마근과 머리덮개널힘줄의 가쪽에는 관자마루근(temporoparietalis)이 있고, 깊은 곳에는 관자근(temporalis)이 있다.
- □ 뒤통수이마근은 얕은뒤선 근막경선(superficial back line myofascial meridian) 내에 위치한다.

기타(Miscellaneous)

1. 뒤통수이마근은 머리덮개널힘줄에 붙는다. 관자마루근 또한 머리덮개널힘줄에 붙는다. 뒤통수이마근과 관자마루근은 함께 *머리덮개근(epicranius)*으로 알려져 있다. [Note: 머리덮개널힘줄(galea aponeurotica)은 *머리덮개널힘줄(epicranial aponeurosis)*로도 알려져 있다.]
2. 뒤통수이마근은 2개의 분리된 근육*(뒤통수근과 이마근)*으로 간주될 수 있다.
3. 눈썹 올림은 종종 치켜뜨는 것과 동반된다. 눈썹의 올림은 놀라움(surprise), 충격(shock), 경악(horror), 공포(fright) 또는 인식(recognition)의 표현과 관련된다.
4. 뒤통수이마근은 머리덮개 내에 위치한다. 머리덮개는 피부, 피하조직(subcutaneous tissue), 머리덮개근 및 근육의 널힘줄(머리덮개널힘줄), 느슨한 결합조직(connective tissue) 및 머리뼈바깥막(pericranium)의 5개 층으로 이루어져 있다. 이들 층 가운데 피부, 피하 조직 및 머리덮개널힘줄은 서로 단단히 연결되어 있다.
5. 왼쪽과 오른쪽 이마근은 머리 정중선에서 서로 섞인다. 왼쪽과 오른쪽 뒤통수근의 사이는 보통 머리덮개널힘줄의 연장으로 채워지는 간격을 가지고 있다.
6. 뒤통수이마근은 종종 무시되거나 신체 작업 중 가볍게 작동한다. 이 근육은 신체의 다른 근육과 동일하며, 중등도 또는 더 깊게 작동하는 것은 대상자에게 도움을 줄 수 있다. 긴장성 두통은 종종 뒤통수이마근과 관련되기 때문에, 이 근육은 두통, 특히 긴장성 두통을 호소하는 대상자를 대상으로 평가되어야 한다.

관자마루근[Temporoparietalis: 머리덮개근의(of Epicranius)] ☐

관자마루근이라는 이름은 이 근육이 관자뼈(temporal bone)와 마루뼈(parietal bone)에 놓여 있음을 말해 준다.

☐ **어원**

Temporoparietalis: 라틴어. *관자뼈와 마루뼈*

☐ **발음**

TEM-po-ro-pa-RI-i-TAL-is

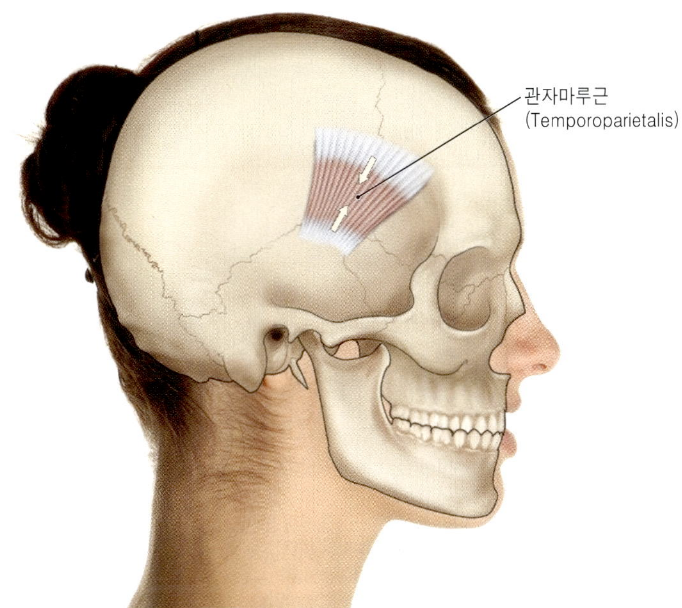

그림 13-6. 오른쪽 관자마루근의 가쪽면.

부착점(Attachments)

☐ 귀 위쪽 근막*에서부터*

☐ 머리덮개널힘줄의 가쪽가장자리*까지*

기능(Functions)

동심성 작용근 작용

1. 귀를 올린다.
2. 머리덮개를 팽팽하게 한다.

작용근 작용 노트

- 관자마루근은 아래쪽으로 귀위근막으로부터 (근섬유는 수직으로 주행하면서) 뒤쪽으로 머리덮개널힘줄에 부착한다. 관자마루근이 수축하면 이 근육은 귀 위에 근막을 머리덮개널힘줄을 향해 당기는데, 이것은 귀의 올림을 일으킨다(작용 1).
- 관자마루근의 섬유는 머리덮개널힘줄에 부착하기 때문에 관자마루근이 수축하면 머리덮개널힘줄을 당기고, 이것은 머리덮개를 팽팽하게 한다(작용 2).

움직임

1. 관자마루근은 하나의 당김선을 가지고 있기 때문에 머리덮개를 팽팽하게 하고 귀를 올리는 하나의 작용을 만든다.

신경지배

☐ 얼굴신경(facial nerve, 7번 뇌신경)

☐ 관자가지(temporal branch)

동맥공급

☐ 얕은관자와 뒤귓바퀴동맥(바깥목동맥의 가지)

촉진

1. 대상자가 엎드려 있거나 바로 누운 자세에서 귀에서 1~2 inch(2.5~5cm) 위와 귀의 약간 앞쪽에 촉진하고자 하는 손가락을 위치시킨다.
2. 대상자가 관자마루근을 수축시켜 (가능하다면) 귀를 올리게 하고 관자마루근의 수축을 느낀다. 대상자가 또 다른 귀올림근육인 위귓바퀴근(auricularis superior)이 아니라 관자마루근이 있는 위쪽에 위치시켜야 한다.

다른 구조와의 관계 (Relationship to other structures)

☐ 관자마루근은 이마근과 앞귓바퀴근(auricularis anterior)과 위귓바퀴근(auricularis superior) 사이에 얕게 놓여 있다.

☐ 관자마루근은 깊은앞선 근막경선(deep front line myofascial meridian) 내에 위치한다.

기타(Miscellaneous)

1. 관자마루근은 머리덮개널힘줄로 부착하고 뒤통수이마근 또한 머리덮개널힘줄로 부착한다. 뒤통수이마근과 관자마루근은 함께 *머리덮개근(epicranius)*으로 알려져 있다. [Note: 머리덮개널힘줄(galea aponeurotica)은 *머리덮개널힘줄(epicranial aponeurosis)*로 알려져 있다.
2. 관자마루근은 머리덮개 내에 위치한다. 머리덮개는 피부, 피하 조직, 머리덮개근 및 근육의 널힘줄(머리덮개널힘줄), 느슨한 결합 조직 및 머리뼈바깥막의 5개의 층으로 이루어져있다. 이들 층 중에서, 피부, 피하 조직 및 머리덮개널힘줄은 서로 단단히 연결되어 있다.
3. 관자마루근의 발달 정도는 다양하다. 어떤 사람들은 매우 얇고 존재하지 않는 경우도 있다.
4. 머리덮개널힘줄 외에, 관자마루근은 종종 이마근힘살에 직접 부착하기도 한다.

☐ 귓바퀴근군(Auricularis Group)

여기에는 3가지 귓바퀴 근육이 있다: 앞귓바퀴근(auricular anterior), 위귓바퀴근(auricular superior) 그리고 뒤귓바퀴근(auricularis posterior).

귓바퀴근이라는 이름은 이 근육이 귀와 연관되어 있음을 말해 준다. 앞, 위 그리고 뒤는 귀에서의 상대적인 위치를 말해 준다.

☐ **어원**

Auricularis: 라틴어. *귀*
Anterior: 라틴어. *앞*
Superior: 라틴어. *위, 보다 위에*
Posterior: 라틴어. *뒤, 뒤를 향해*

☐ **발음**

aw-RIK-u-la-ris
an-TEE-ri-or
sue-PEE-ri-or
pos-TEE-ri-or

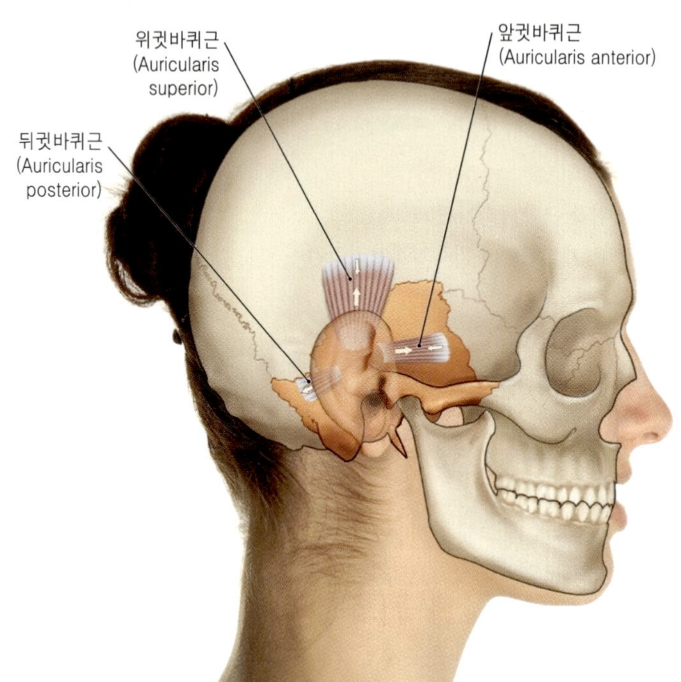

그림 13-7. 오른쪽 귓바퀴근의 가쪽면.

부착점(Attachments)

- ☐ 앞귓바퀴근(auricularis anterior)
  - ☐ **머리덮개널힘줄**
    - ☐ 가쪽가장자리(lateral margin)*에서부터*
  - ☐ **귀 앞**
    - ☐ 나선가시(spine of the helix)*까지*
- ☐ 위귓바퀴근(auricularis superior)
  - ☐ **머리덮개널힘줄**
    - ☐ 가쪽가장자리*에서부터*
  - ☐ **귀 위**
    - ☐ 머리면의 윗면*까지*
- ☐ 뒤귓바퀴근(auricularis posterior)
  - ☐ **관자뼈**
    - ☐ 관자뼈의 꼭지부위(mastoid area)*에서부터*
  - ☐ **귀 뒤**
    - ☐ 조가비융기(eminentia conchae)의 다리(ponticulus)*까지*

기능(Functions)

동심성 작용근 작용

1. 귀를 앞쪽으로 당긴다(앞귓바퀴근).
2. 귀를 위로 당긴다(위귓바퀴근).
3. 귀를 뒤로 당긴다(뒤귓바퀴근).
4. 머리덮개를 팽팽하게 하고 움직인다(앞·위귓바퀴근).

작용근 작용 노트

- 앞귓바퀴근은 뒤쪽으로 귀에서 (섬유는 수직으로 주행하면서) 앞쪽으로 머리덮개널힘줄에 부착한다. 앞귓바퀴근이 수축하면 귀를 더 앞쪽의 부착점으로 당긴다. 그러므로 앞귓바퀴근은 귀를 앞으로 당긴다(작용 1).
- 위귓바퀴근은 아래쪽으로 귀에서 (섬유는 수직으로 주행하면서) 위쪽으로 머리덮개널힘줄에 부착한다. 위귓바퀴근이 수축하면 이 근육은 귀를 더 위쪽의 부착점으로 당긴다. 그러므로 위귓바퀴근은 귀를 올린다(작용 2). (Note: 앞귓바퀴근 또한 살짝 수직 방향의 섬유를 가지고 있다. 그러므로 이 근육은 귀의 올림을 도울 수 있다.)
- 뒤귓바퀴근은 앞쪽으로 귀에서 (근섬유는 수평으로 주행하면서) 뒤쪽으로 관자뼈에 부착한다. 뒤귓바퀴근이 수축하면 귀를 더 뒤쪽의 부착점으로 당긴다. 그러므로 뒤귓바퀴근은 귀를 뒤쪽으로 당긴다(작용 3).
- 귓바퀴(귀) 부착점이 더 고정되면, 앞귓바퀴근과 위귓바퀴근은 머리덮개널힘줄을 당길 수 있다. 그러므로 머리덮개를 팽팽하게 하거나 움직일 수 있다(작용 4).

움직임

1. 각각의 귓바퀴근은 하나의 당김선을 가지고 있기 때문에 1가지 움직임을 만든다. 귀를 앞쪽으로 당기고(앞귓바퀴근), 귀를 위로 올리며(위귓바퀴근), 귀를 뒤로 당긴다(뒤귓바퀴근). 그리고 머리덮개를 팽팽하게 한다(앞귓바퀴근, 위귓바퀴근).

신경지배

- □ 얼굴신경(facial nerve, 7번 뇌신경)
  - □ 앞귓바퀴근과 위귓바퀴근: 관자가지(temporal branch)
  - □ 뒤귓바퀴근: 뒤귓바퀴가지(posterior auricular branch)

동맥공급

- □ 얕은관자(superficial temporal)와 뒤귓바퀴(posterior auricular) 동맥(바깥목동맥의 가지)

촉진

1. 대상자가 엎드리거나 바로 누운 자세에서 촉진하고자 하는 손가락을 귀의 앞, 위 또는 뒤에 위치시킨다.
2. 대상자에게 귀를 앞, 뒤 또는 위로 움직여 각각의 부위를 촉진하고 해당 근육의 수축을 느낀다. 많은 사람들이 의식적으로 이 근육들을 수축시킬 수는 없음을 명심한다.

다른 구조와의 관계 (Relationship to other structures)

- □ 귓바퀴근육은 머리덮개의 얕은 곳에 위치한다.
- □ 앞귓바퀴근과 위귓바퀴근은 관자마루근 아래에 위치한다.
- □ 뒤귓바퀴근은 목빗근의 머리부착점 바로 위에 위치한다.
- □ 귓바퀴근은 깊은앞선 근막경선(deep front line myofascial meridian) 내에 포함된다.

기타(Miscellaneous)

1. 앞귓바퀴근은 세 귓바퀴근 중 가장 작다. 위귓바퀴근이 가장 크다.
2. 귓바퀴근 중 1개, 2개 또는 3개의 근육은 많은 사람들에게서 기능하지 않는다.
3. 나선(helix)가시는 귀의 나선 안의 연골(cartilage)이다.
4. 조가비융기(eminentia conchae)는 귀의 머리 표면에 융기를 형성하는 귀 조가비의 연골이다. 조가비융기의 다리는 뒤귓바퀴근의 부착 부위인 조가비융기에서 발견되는 능선(ridge)이다.
5. 인간의 귓바퀴 근육은 제대로 형성되지 않고 종종 기능이 없지만 개(그리고 다른 많은 동물)는 비슷한 근육이 고도로 발달한다. 이것은 개가 소리가 나는 위치로 귀를 향하게 하는 것을 보았을 때 분명하다.

□ 눈둘레근(Orbicularis Oculi)

눈둘레근이라는 이름은 이 근육이 눈 주위를 둘러싸고 있는 근육임을 말해 준다.

□ **어원**
Orbicularis: 라틴어. *작은 원*
Oculi: 라틴어. *눈*

□ **발음**
or-BIK-you-la-ris
OK-you-lie

부착점(Attachments)

□ **눈의 안쪽***에서부터*
□ **눈의 안쪽(눈을 감싸고 동일한 부착점으로 돌아감)***까지*

□ 눈확 부분(orbital part): 이마뼈의 코 부분, 위턱의 앞돌기(frontal process), 안쪽눈꺼풀인대(medial palpebral ligament)*에서부터*
□ 눈확 부분: 동일한 부착점으로 돌아감(섬유는 눈을 둘러쌈)*까지*

□ 눈꺼풀 부분(palpebral part): 안쪽눈꺼풀인대*에서부터*
□ 눈꺼풀 부분: 가쪽눈꺼풀인대(lateral palpebral ligament)[이 섬유들은 눈꺼풀(eyelids)의 결합 조직을 통해 주행함]*까지*

□ 눈물샘 부분(lacrimal part): 눈물뼈(lacrimal bone)*에서부터*
□ 눈물샘 부분: 안쪽눈꺼풀솔기(medial palpebral raphe)(섬유들은 눈구멍에서 더 깊음)*까지*

기능(Functions)

동심성 작용근 작용

1. **눈을 닫거나 가늘게 뜨도록 한다(눈확 부분).**
2. 윗눈꺼풀을 내린다(눈꺼풀 부분).
3. 아래눈꺼풀을 올린다(눈꺼풀 부분).
4. 아래눈꺼풀을 뒤로 당긴다(눈물샘 부분).
5. 눈물의 이동과 배액을 돕는다(눈물샘 부분).

작용근 작용 노트

- 눈둘레근의 눈확 부분의 섬유 방향은 눈 주위의 원형이다. 눈둘레근의 눈확 부분이 수축하면, 눈 주위를 감싸는 원형 괄약근처럼 작용하여 2개의 눈꺼풀에 함께 힘을 가할 뿐만 아니라 눈 위와 아래의 조직을 닫는다. 이것은 종종 *눈의 강제 폐쇄*라고 불리며, 보다 일반적으로는 *가늘게 뜸*이라고도 한다(작용 1). (Note: 원형 괄약근의 근육이 어떻게 작용하는지를 이해하려면 다음과 같은 추론이 적용된다. 선형 근육이 짧아지면 길이가 감소한다. 동일한 선형 근육이 원형으로 배열되고 짧아지면 원을 만들어야 하는 선의 길이가 줄어들기 때문에 원의 크기가 작아지며 이 근육에 둘러싸여 있는 어떤 구조물이든 닫힐 수 있다.)
- 눈둘레근의 눈꺼풀 부분은 위눈꺼풀에 원호 모양으로 배열된 섬유를 가지고 있다. (섬유의 방향은 위로 볼록한 방향으로 향하는

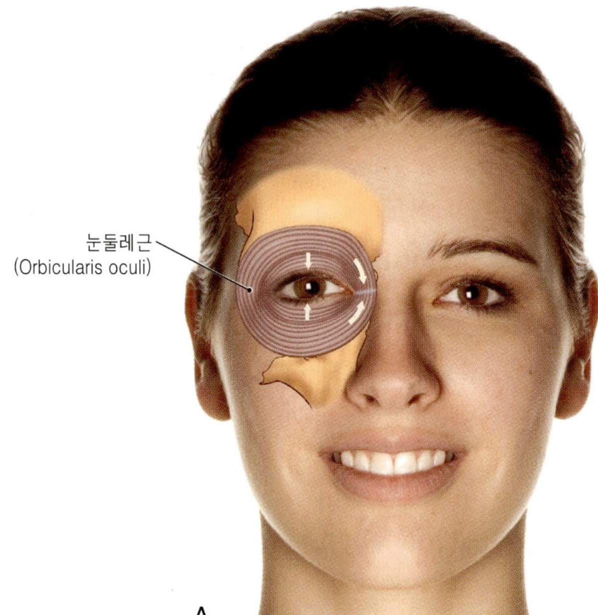

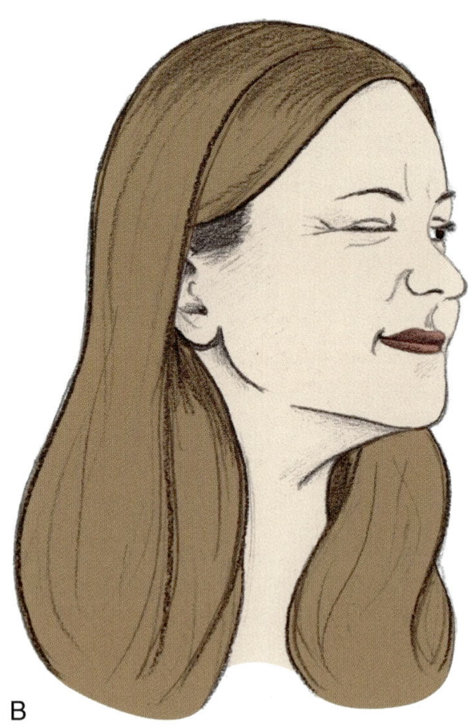

그림 13-8. 눈둘레근. A, 오른쪽 눈둘레근의 앞쪽면. B, 오른쪽 눈둘레근의 수축에 의해 만들어지는 표정의 앞가쪽면.

수평 원호이다.) 섬유가 수축하면 원호가 아래로 펴지고 위쪽눈꺼풀이 아래로 내려오고 눈을 가볍게 닫는다(작용 2).

- 눈둘레근의 눈꺼풀 부분에는 아래눈꺼풀에 거꾸로 된 원호 모양으로 배열된 섬유가 있다. (섬유의 방향은 아래로 볼록한 방향으로 향하는 수평 원호이다.) 섬유가 수축하면 원호가 위쪽으로 평평해지고 아래쪽눈꺼풀이 들어 올려져서 아래에서 눈을 부드럽게 감는다(작용 3).
- 눈둘레근의 눈물샘 부분은 (섬유가 앞에서 뒤쪽으로 수평으로 주행하면서) 눈구멍에서 더 깊게 위치한다. 눈물샘 부분이 수축하면, 안쪽눈꺼풀을 강하게 당기고 아래눈꺼풀을 뒤로 당기며 눈의 표면을 향해 당겨진다(이는 아래눈꺼풀의 뒤집힘을 막는다). 눈의 표면에 대해 아래눈꺼풀을 고정하는 것은 눈의 중간 구석으로 눈물을 유도하여 눈물샘으로 배출되는 것을 도울 수 있다. 눈둘레근의 눈물샘 부분이 수축할 때, 눈물주머니를 당겨 확장시키고 눈 표면에서 눈물을 흘리는 능력을 증가시킨다(작용 4, 5).

움직임

눈둘레근은 하나 이상의 당김선을 가지고 있기 때문에 하나 이상의 움직임을 만들 수 있다.

1. 눈둘레근의 눈확 부분과 눈꺼풀 부분은 본질적으로 하나의 당김을 가지고 있기 때문에 하나의 움직임을 갖는데, 이는 눈을 감는 것이다. (이는 위쪽눈꺼풀을 누르고 아래쪽눈꺼풀을 들어 올리는 것을 포함한다.)
2. 눈둘레근의 눈물샘 부분에는 하나의 당김을 가지고 있기 때문에 하나의 움직임을 갖는데, 이는 눈에 대해 아래쪽눈꺼풀을 뒤쪽으로 당기는 것이다.

신경지배

- □ 얼굴신경(facial nerve, 7번 뇌신경)
  - □ 관자가지와 광대가지

동맥공급

- □ 얼굴동맥과 얕은관자동맥가지(바깥목동맥의 2가지)

촉진

1. 눈확 부분을 촉진하기 위해서 대상자를 바로 눕게 하고 촉진하고자 하는 손가락을 눈의 아래, 가쪽, 또는 위에 위치시킨다.
2. 대상자에게 눈을 강하게 감도록 한 뒤 눈둘레근의 수축을 느낀다.
3. 눈꺼풀 부분을 촉진하기 위해서, 촉진하고자 하는 손가락을 눈꺼풀 위와 아래에 가볍게 위치시킨다.
4. 대상자에게 부드럽게 눈을 감도록 하고 수축을 느낀다.

다른 구조와의 관계 (Relationship to other structures)

- □ 눈둘레근은 얕으며 눈을 감싸고 있다. 눈둘레근은 이마근 및 눈썹주름근보다 아래에 있고 위입술콧방울올림근, 위입술올림근, 작은광대근 및 큰광대근보다 위에 있다. 이것은 눈살근과 코근보다 가쪽에 있고 관자마루근과 관자근보다 안쪽에 있다.
- □ 눈꺼풀올림근의 일부 섬유는 눈둘레근의 눈꺼풀 부분을 관통하여 위눈꺼풀의 피부에 부착한다.
- □ 눈둘레근은 깊은앞선 근막경선(deep front line myofascial meridian) 내에 포함된다.

기타(Miscellaneous)

1. 눈둘레근의 눈꺼풀 부분은 의식적 및 무의식적 통제하에 있으며 눈을 감기 위해 반사적으로 수축될 수 있다(눈의 보호 및 깜박임의 일부로).
2. 위쪽으로 눈둘레근의 눈확 부분은 이마근과 눈썹주름근의 섬유와 섞인다. 아래쪽으로 눈둘레근의 눈확 부분은 작은광대근, 위입술올림근 그리고 위입술콧방울올림근과 섞인다.
3. 눈확 부분의 일부 섬유는 눈썹 깊숙이 피부에 섞여서 *눈썹내림근(depressor supercilii)*을 만든다.
4. 전체 눈둘레근이 수축하면 눈이 강하게 닫힐 수 있다(예: 눈꺼풀과 주변 조직이 눈 주위에서 닫힌다). 눈꺼풀과 주변 부위의 피부(이마, 관자, 뺨)는 안쪽 눈의 부착점을 향하여 안쪽으로 당겨질 수 있다. 이 움직임은 눈에 들어오는 빛의 양이 감소하고 눈 옆에서 방사되는 주름이 생기는 표정을 만든다. 이 주름은 *까마귀발(crow's feet)*이라고 한다.
5. 안쪽·가쪽 눈꺼풀솔기(palpebral raphes)는 위눈꺼풀과 아래눈꺼풀의 조직이 눈의 가장자리(canthi)에서 모이는 곳이다. 안쪽·가쪽 눈꺼풀인대는 눈의 가장자리에 있는 솔기(raphe) 바로 옆에 위치한 작은 인대이다. 솔기는 한 부분의 절반이 합쳐진 조직의 이음새이다.
6. 눈둘레근의 수축에 의해 눈 위에 위치한 조직이 눈 주위 아래로 당겨지면 밝은 햇빛으로부터 눈을 보호할 수 있다. 눈썹주름근 및 눈살근은 이 기능을 도울 수 있다.
7. 눈둘레근의 눈물샘 부분이 눈 표면의 눈물을 눈물샘으로 배출하는 것을 고려하면 눈둘레근의 눈물샘 부분이 약화 또는 이완되어 생긴 마비로 인해 아래눈꺼풀에서 과도한 눈물이 흘러나온다(운다).

□ 눈꺼풀올림근(Levator Palpebrae Superioris)

눈꺼풀올림근이라는 이름은 이 근육이 위눈꺼풀을 올리는 근육임을 말해 준다.

□ **어원**

Levator: 라틴어. *들어 올리는 것*
Palpebrae: 라틴어. *눈꺼풀*
Superioris: 라틴어. *위*

□ **발음**

LE–vay–tor
pal–PEE–bree
su–PEE–ri–OR–is

부착점(Attachments)

□ **나비뼈(sphenoid bone)**
- □ 나비뼈 작은날개(lesser wing) 앞쪽면*에서부터*

□ **위눈꺼풀(upper eyelid)**
- □ 위눈꺼풀의 근막과 피부*까지*

기능(Functions)

동심성 작용근 작용

1. 위눈꺼풀을 올린다.

작용근 작용 노트

- 눈꺼풀올림근은 위쪽으로 나비뼈에서 아래쪽으로 눈꺼풀에 부착한다. 눈꺼풀올림근이 수축하면 위눈꺼풀을 나비뼈를 향해 위로 당긴다. 그러므로 눈꺼풀올림근은 위눈꺼풀을 올린다(작용 1).

움직임

1. 눈꺼풀올림근은 하나의 당김선을 가지고 있기 때문에, 위눈꺼풀을 들어 올리는 움직임을 만든다.

신경지배

□ 눈돌림신경(oculomotor nerve, 3번 뇌신경)

동맥공급

□ 눈동맥[ophthalmic artery: 속목동맥(internal carotid artery)의 가지]

촉진

1. 대상자를 바로 눕게 하고 눈을 감도록 한다.
2. 촉진하고자 하는 손가락을 대상자의 위눈꺼풀 위에 부드럽게 위치시킨다. 그 다음 대상자에게 눈을 뜨도록 한 뒤 눈꺼풀올림근의 수축을 느낀다.

다른 구조와의 관계 (Relationship to other structures)

□ 눈꺼풀올림근은 눈확구멍(orbital socket)에서 시작하여 눈둘레근 깊숙이 있다. 이 근육의 섬유 일부는 눈둘레근을 관통하여 눈꺼풀 피부와 눈둘레근 표면에 부착한다.

□ 눈꺼풀올림근은 눈의 위곧은근(superior rectus muscle of the eye)에 비해 위에 있고 일부는 결합한다.

□ 눈꺼풀올림근은 깊은앞선 근막경선(deep front line myofascial meridian) 내에 포함된다.

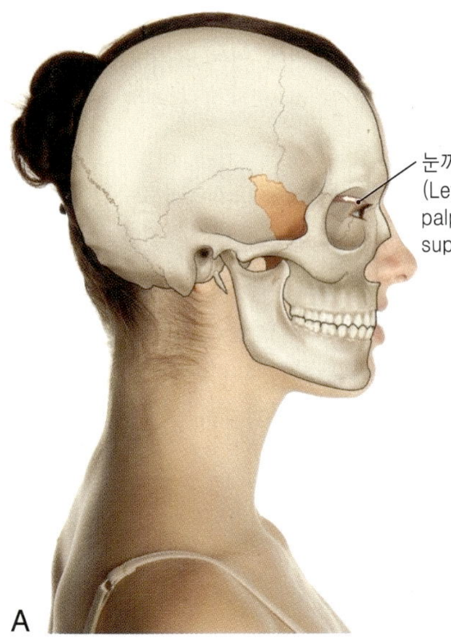

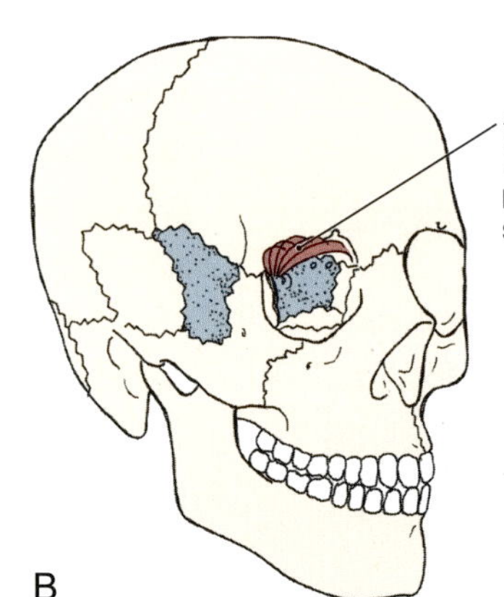
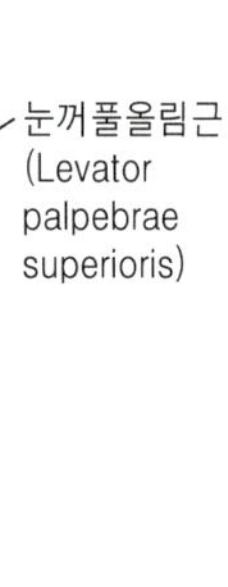

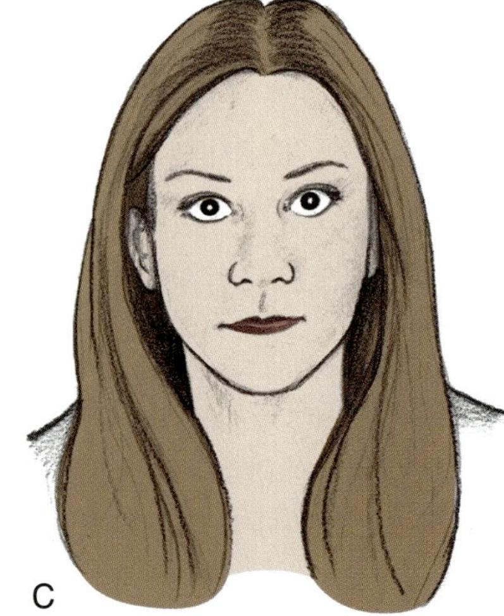

그림 13-9. 위눈꺼풀올림근. **A,** 오른쪽 위눈꺼풀올림근의 가쪽면. **B,** 오른쪽 위눈꺼풀올림근의 앞가쪽면. **C,** 위눈꺼풀올림근의 양쪽 수축에 의해 만들어지는 표정의 앞쪽면.

눈썹주름근(Corrugator Supercilii) ☐

눈썹주름근이라는 이름은 이 근육이 눈꺼풀 피부를 주름지게 한다는 것을 말해 준다.

☐ **어원**

Corrugator: 라틴어. *함께 주름지게 하다.*

Supercilii: 라틴어. *눈썹*

☐ **발음**

KOR-u-gay-tor

su-per-SIL-i-eye

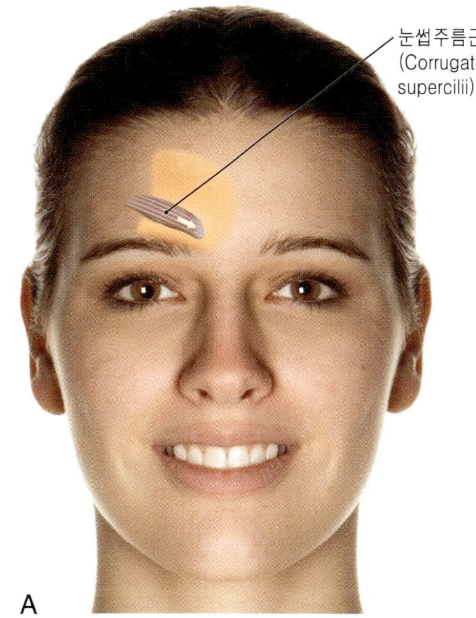

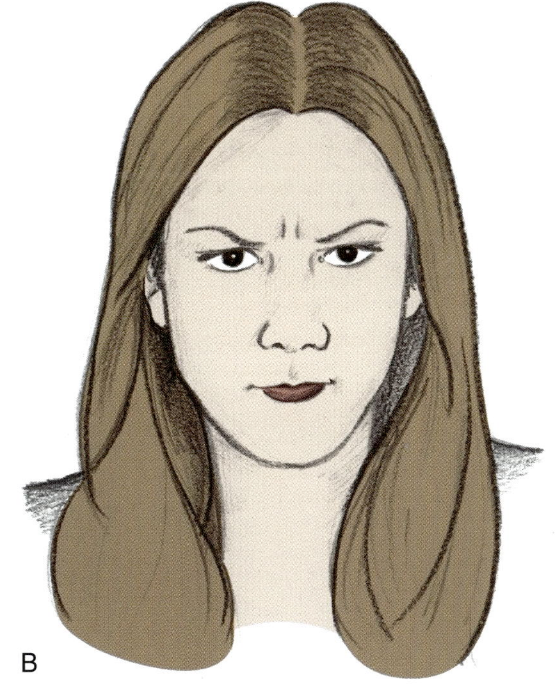

그림 13-10. 눈썹주름근. A, 오른쪽 눈썹주름근의 앞쪽면. B, 눈썹주름근의 양쪽 수축에 의해 만들어지는 표정의 앞쪽면.

부착점(Attachments)

☐ **아래이마뼈**

☐ 이마뼈의 눈썹활(superciliary arch)의 중간 끝*에서부터*

☐ **눈썹 위 근막과 피부***까지*

기능(Functions)

동심성 작용근 작용

1. 눈썹을 아래 안쪽으로 당긴다.

작용근 작용 노트

- 눈썹주름근은 코뼈 옆의 이마뼈 부분에 부착한다. 그곳에서 이 근육의 섬유는 눈썹 위에 피부로 붙기 위하여 위와 가쪽으로 주행한다. 이마뼈의 부착점이 더 고정되어 있기 때문에 눈썹주름근이 수축하면 이마뼈부착점 쪽으로 (다른 눈썹을 향하여) 아래와 안쪽으로 피부를 끌어당긴다. 양쪽 눈썹주름근이 수축할 때 양쪽 눈썹은 서로를 향해 아래와 안쪽으로 당겨진다(작용 1).

움직임

1. 눈썹주름근은 하나의 당김선을 가지고 있기 때문에 눈썹을 아래 안쪽으로 당기는 움직임을 만든다.

신경지배

☐ 얼굴신경(facial nerve, 7번 뇌신경)

☐ 관자가지

동맥공급

☐ 도르래위동맥(supratrochlear artery)과 눈확위동맥(supraorbital artery: 눈동맥의 가지)

촉진

1. 대상자를 바로 눕게 하고 촉진하고자 하는 손가락을 눈썹 안쪽 부분의 중간에 위치시킨다.
2. 대상자가 눈썹을 안쪽과 아래로 당겨 찡그리게 하고, 눈썹주름근의 수축을 느낀다.
3. 이마뼈의 부착점을 향하여 눈썹주름근의 아래와 안쪽으로 촉진을 계속한다.

다른 구조와의 관계 (Relationship to other structures)

☐ 눈썹주름근은 눈살근 가쪽에 있다.

☐ 눈썹주름근은 이마근 깊숙이 있다.

☐ 눈썹주름근은 눈둘레근의 위쪽끝을 향하여 놓여 있다. 두 근육이 겹치는 곳은 눈썹주름근이 눈둘레근보다 깊숙이 있다.

눈썹주름근(Corrugator Supercilii) (계속)

☐ 눈썹주름근은 깊은앞선(deep front line), 얕은뒤선(superficial back line) 근막경선(myofascial meridians) 내에 포함된다.

기타(Miscellaneous)

1. 눈썹주름근의 섬유 일부는 이마근과 눈둘레근의 섬유와 섞인다.
2. 눈썹을 아래와 안쪽으로 당기는 작용은 찡그림(frowning)과 연관된다. 이것은 밝은 빛에서 눈을 보호하는 데에도 유용하다. (Note: 눈둘레근과 눈살근은 밝은 빛에서 눈을 보호하는 기능을 보조할 수 있다.
3. 눈썹주름근이 수축하면 눈의 위와 안쪽에 수직으로 주름을 만든다.

눈살근(Procerus) □

눈살근이라는 이름은 *이 근육이 귀족이나 왕자의 우월감 표현을 만드는 데 도움을 주는 근육임을 말해 준다.*

□ **어원**
Procerus: 라틴어, *고귀한, 왕자*

□ **발음**
pro-SAIR-rus

부착점(Attachments)

□ 코뼈 위 근막과 피부*에서부터*

□ 눈썹의 안쪽 근막과 피부*까지*

기능(Functions)

동심성 작용근 작용

1. 코 위의 피부를 위로 주름지게 한다.
2. 안쪽 눈썹을 아래로 당긴다.

작용근 작용 노트

- 눈살근은 코 위 근막과 피부에서 (근섬유는 수직으로 주행하면서) 눈썹 안쪽 근막과 피부로 부착한다. 위부착점이 고정되고 눈살근이 수축하면 코의 위쪽으로 근막과 피부를 위로 당겨 코의 피부를 주름지게 한다(작용 1).
- 눈살근은 코 위 근막과 피부에서 (근섬유는 수직으로 주행하면서) 눈썹의 안쪽 근막과 피부로 부착한다. 아래부착점이 고정되고 눈살근이 수축하면, 눈썹 안쪽을 코를 향하여 아래로 당긴다. 그러므로 눈살근은 안쪽 눈썹을 아래로 내린다(이것은 또한 코 위의 피부를 당겨 주름지게 한다)(작용 2).

움직임

1. 눈살근은 코의 아래부착점에 하나의 당김선을 가지고 있기 때문에 코의 피부를 위쪽으로 주름지게 움직이는 작용을 한다.
2. 눈살근은 눈썹의 위부착점에 하나의 당김선을 가지고 있기 때문에 눈썹 안쪽을 아래로 당기게 움직이는 작용을 한다.

신경지배

□ 얼굴신경(facial nerve, 7번 뇌신경)
  □ 위볼동맥(superior buccal branch)

동맥공급

□ 얼굴동맥(바깥목동맥의 가지)

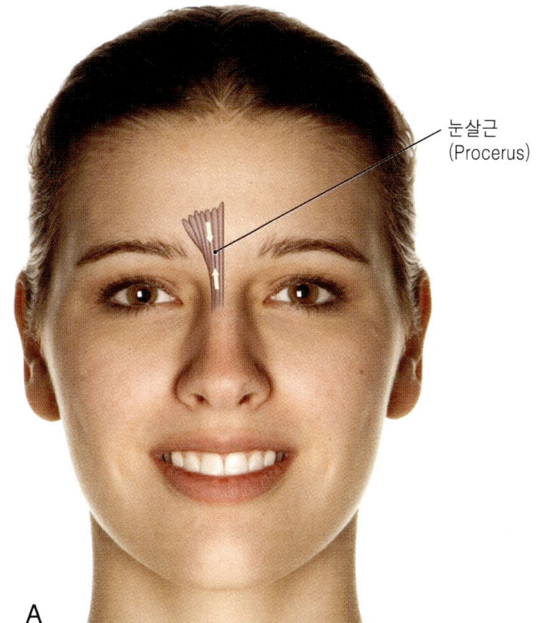

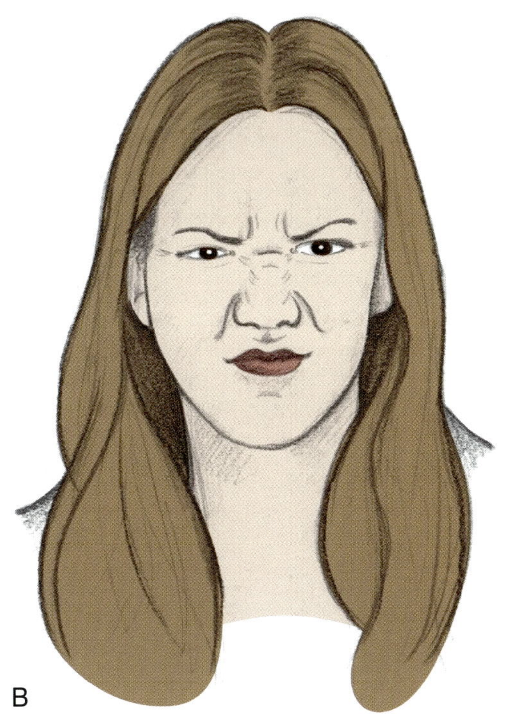

그림 13-11. 눈살근. A, 오른쪽 눈살근의 앞쪽면. B, 눈살근의 양쪽 수축에 의해 만들어지는 표정의 앞쪽면.

눈살근(Procerus) *(계속)*

촉진

1. 대상자를 바로 눕게 하고 촉진하고자 하는 손가락을 콧대 위에 바로 위치시킨다.
2. 대상자의 코를 위쪽으로 주름지게 하고 눈썹 안쪽을 찡그리듯이 하도록 아래로 당기도록 하고 눈살근의 수축을 느낀다.
3. 전체 눈살근을 촉진한다.

다른 구조와의 관계 (Relationship to other structures)

- □ 눈살근은 코근 위, 이마근 아래, 눈썹주름근과 눈둘레근의 안쪽에 위치한다.
- □ 눈살근은 깊은앞선(deep front line), 얕은뒤선(superficial back line) 근막경선(myofascial meridians) 내에 포함된다.

기타(Miscellaneous)

1. 눈살근은 윗쪽으로 이마근, 아래쪽으로 코근에 섞여 있다.
2. 코의 피부 주름을 만들고 안쪽 눈썹을 아래로 당기는 행동으로 사람이 우월감(superiority)을 표현할 수 있는 찡그림이나 경멸의 표정을 만들 수 있다(그래서 이름이 '최고' 또는 '왕자'를 뜻하는 *procerus*이다).
3. 안쪽 눈썹을 아래로 가져오는 것은 얼굴을 찌푸리는 표정의 일부이지만 밝은 햇빛으로부터 눈을 보호하는 것도 도움이 된다. (Note: 눈둘레근과 눈썹주름근 또한 햇빛으로부터 눈을 보호하는 기능을 보조할 수 있다.)

코근이라는 이름은 이 근육이 코와 연관되어 있음을 말해 준다.

☐ **어원**

Nasalis: 라틴어, 코

☐ **발음**

nay-SA-lis

부착점(Attachments)

☐ **위턱***에서부터*

☐ **코의 연골와 반대측 코근***까지*

☐ 날개부분(alar part): 위턱, 코의 아랫부분 가쪽*에서부터*

☐ 날개부분: 코의 날개연골(alar cartilage)*까지*

☐ 가로부분(transverse part): 위턱, 코의 윗부분의 가쪽*에서부터*

☐ 가로부분: 코의 위쪽 연골 위에 있는 반대쪽 코근*까지*

기능(Functions)

동심성 작용근 작용

1. **콧구멍을 벌렁거린다(flare).**
2. **콧구멍 좁힌다(constrict).**

작용근 작용 노트

- 코근의 날개 부분은 더 가쪽(근섬유들이 약간 수평으로 주행)의 위턱에서부터 코의 날개연골 아랫부분을 직접 잡아당긴다. 그러므로 코의 아랫부분이 가쪽으로 당겨져 콧구멍이 벌어지고 호흡을 위한 구멍이 넓어진다(작용 1).
- 코근의 가로 부분은 코의 연골 위 반대쪽 코근에 부착한다. 코근의 가로 부분이 수축하면, 코의 윗부분에 있는 온가운데부착점(common midline attachment)을 아래로 당긴다. 이것은 호흡할 때 기도(airway)가 좁아지도록 코를 수축하게 만든다(작용 2).

움직임

코근은 하나 이상의 당김선을 가지고 있기 때문에 하나 이상의 움직임을 만들 수 있다.

1. 날개부분은 하나의 당김선을 가지고 있기 때문에 콧구멍을 벌렁거리게 되는 하나의 움직임을 만든다.
2. 가로부분은 하나의 당김선을 가지고 있기 때문에 콧구멍을 좁히는 하나의 움직임을 만든다.

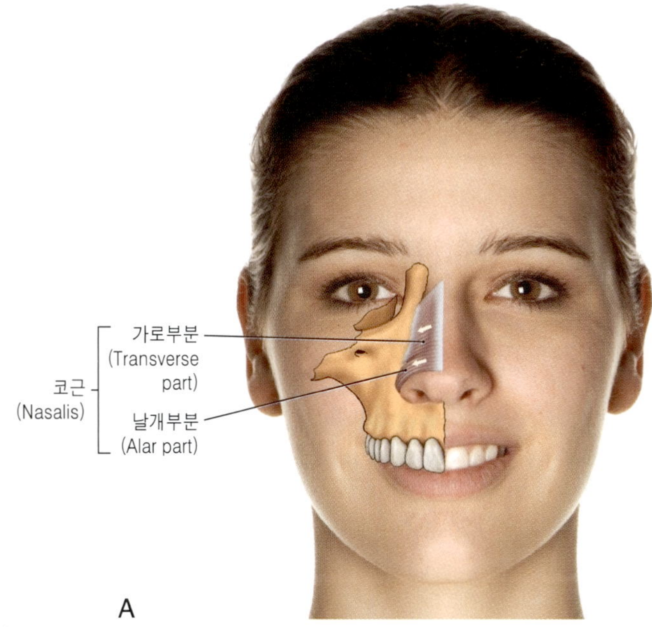

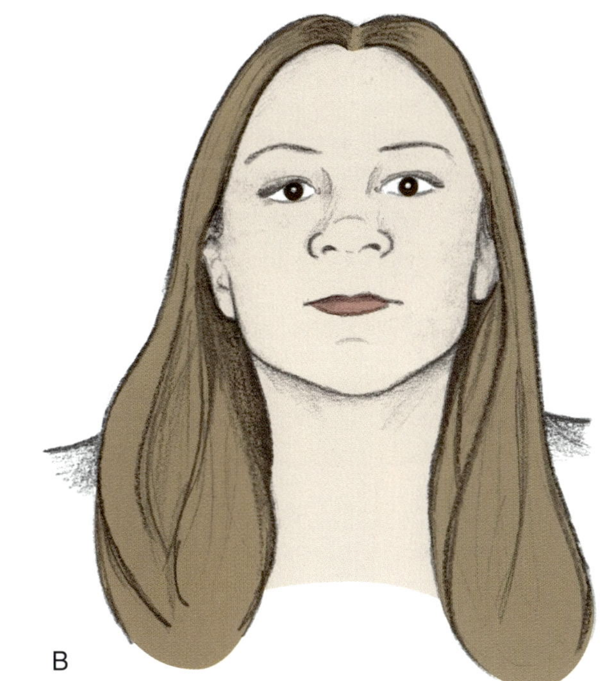

그림 13-12. 코근. A, 오른쪽 코근의 앞쪽면. B, 코근의 콧방울부분의 수축으로 만들어지는 표정의 앞쪽면.

신경지배

☐ 얼굴신경(facial nerve, 7번 뇌신경)

☐ 위볼가지

동맥공급

☐ 얼굴동맥(바깥목동맥의 가지)

코근(Nasalis) (계속)

촉진

1. 대상자를 바로 눕게 하고, 촉진하고자 하는 손가락을 코의 연골뿐 만 아니라 코 연골 바로 가쪽의 피부 위에 두도록 한다.
2. 대상자가 마치 심호흡을 하면서 콧구멍을 벌리도록 하고 코근 날개(아래) 부분의 수축 느낀다. 그런 다음 대상자가 콧구멍을 좁히게 하고 코근의 가로(위) 부분을 촉진한다.

다른 구조와의 관계 (Relationship to other structures)

- ☐ 코근은 눈살근 아래, 위입술콧방울올림근 안쪽, 입둘레근 위쪽, 코중격내림근(depressor septi nasi)의 위가쪽에 있다.
- ☐ 코근은 깊은앞선(deep front line), 얕은뒤선(superficial back line) 근막경선(myofascial meridians) 내에 포함된다.

기타(Miscellaneous)

1. 코근의 날개 부분은 때때로 *콧구멍확장근(dilatator naris)*으로 불린다. 코근의 가로 부분은 때때로 *콧구멍압박근(compressor naris)*으로 불린다.
2. 코근 가로부분과 날개부분의 위턱부착점은 종종 부분적으로 함께 섞인다.
3. 위쪽으로, 코근은 종종 눈살근과 섞인다.
4. 코근의 바로 아래 안쪽 근육인 코중격내림근은 때때로 코근의 날개 부분*[콧구멍확장근(dilatator nasi)]*의 일부로 여겨진다.
5. 호흡을 위한 구멍을 넓히기 위해 콧구멍을 벌렁거리는 작용은 깊은 들숨을 위해 중요하다. 이 작용은 감정적인 상태에서 얼굴 표정과 연관될 수 있다.

코중격내림근(Depressor Septi Nasi) ☐

코중격내림근이라는 이름은 이 근육이 코의 중격을 내리는 근육이라는 것을 말해 준다. [중격(septum)은 코 정중선 연골이다.]

☐ **어원**

Depressor: 라틴어. *내림근*
Septi: 라틴어. *코의 중격*
Nasi: 라틴어. *코*

☐ **발음**

dee-PRES-or
SEP-ti
NAY-zi

부착점(Attachments)

☐ 위턱
- ☐ 위턱의 앞니오목(incisive fossa)*에서부터*

☐ 코의 연골
- ☐ 코의 중격과 날개연골*까지*

기능(Functions)

동심성 작용근 작용

1. 콧구멍을 좁힌다.

작용근 작용 노트

- 코중격내림근은 아래쪽으로 위턱에서 (섬유의 방향은 수직으로 주행하면서) 위쪽으로 코의 연골에 부착한다. 위턱부착점이 고정되어 있고, 코중격내림근 수축할 때 코의 연골을 위턱뼈를 향해 아래쪽으로 잡아 당긴다. 보다 구체적으로 보면, 코의 중격은 내려갈 것이고 날개연골은 아래와 안쪽으로 당겨질 것이다. 이러한 작용으로 콧구멍을 좁혀 호흡할 때 기도를 좁힌다(작용 1).

움직임

1. 코중격내림근은 하나의 당김선을 가지고 있기 때문에 콧구멍을 좁히는 하나의 움직임을 만든다.

신경지배

☐ 얼굴신경(facial nerve, 7번 뇌신경)
- ☐ 위볼가지

동맥공급

☐ 얼굴동맥(바깥목동맥의 가지)

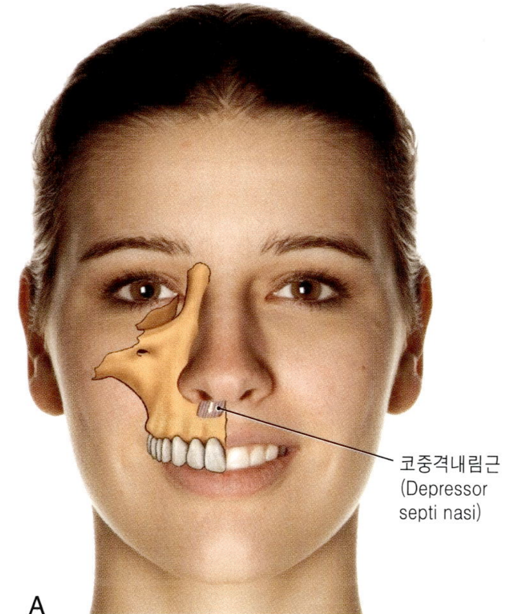

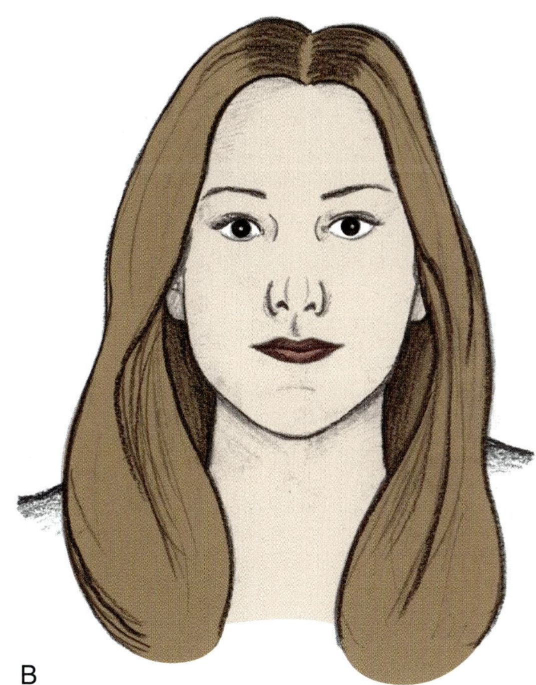

그림 13-13. 코중격내림근. A, 오른쪽 코중격내림근의 앞쪽면. B, 코중격내림근의 양쪽 수축에 의해 만들어지는 표정의 앞쪽면.

코중격내림근(Depressor Septi Nasi) *(계속)*

촉진

1. 대상자를 바로 눕게 하고 촉진하고자 하는 손가락을 코 바로 아래에 위치시킨다.
2. 대상자에게 입을 향해 코 중간을 아래로 당기도록 하거나 콧구멍을 좁히게 하여 코중격내림근의 수축을 느낀다.

다른 구조와의 관계 (Relationship to other structures)

- ☐ 코중격내림근은 입둘레근 위에 위치한다. 그리고 이 근육들이 겹쳐지면, 입둘레근보다 깊숙이 위치한다.
- ☐ 코중격내림근은 코근(날개부분)의 안쪽 아래에 있다.
- ☐ 코중격내림근은 깊은앞선 근막경선(deep front line myofascial meridian) 내에 포함된다.

기타(Miscellaneous)

1. 코중격내림근은 종종 *중격내림근(depressor septi)*이라고 한다.
2. 코중격내림근은 때때로 코근의 날개부분의 일부로 여겨진다.
3. 콧구멍을 좁히는 움직임은 감정적인 상태에서 얼굴 표정과 관련될 수 있다.

위입술콧방울올림근(Levator Labii Superioris Alaeque Nasi) ☐

위입술콧방울올림근이라는 이름은 이 근육이 윗입술을 올리고 날개[코의 콧구멍(nostril)의 연골]와 연관되어 있음을 말해 준다.

☐ **어원**

Levator: 라틴어. *올리는 것*

Labii: 라틴어. *입술*

Superioris: 라틴어. *위*

Alaeque: 라틴어. *날개*(날개연골)

Nasi: 라틴어. *코*

☐ **발음**

le-VAY-tor

LAY-be-eye

soo-PEE-ri-o-ris

a-LEE-kwe

NAY-si

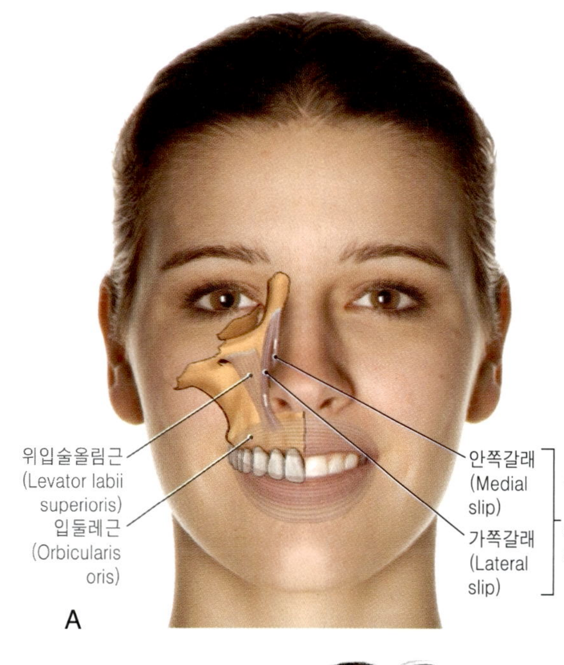

부착점(Attachments)

☐ 위턱

☐ 코뼈 근처 위턱의 앞돌기(frontal process)*에서부터*

☐ 윗입술과 코

☐ 가쪽갈래(lateral slip): 윗입술의 가쪽 부분의 근육질

☐ 안쪽갈래(medial slip): 날개연골과 코의 근막과 피부*까지*

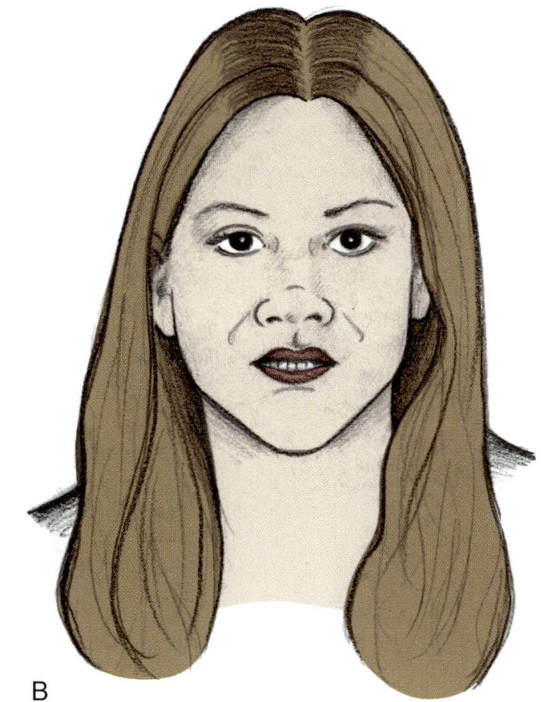

그림 13-14. 위입술콧방울올림근. A, 오른쪽 위입술콧방울올림근의 앞쪽면. 위입술올림근과 입둘레근이 희미하게 보인다. B, 위입술콧방울올림근의 양쪽 수축에 의해 만들어지는 표정의 앞쪽면.

기능(Functions)

동심성 작용근 작용

1. **윗입술을 올린다.**
2. **콧구멍을 벌렁거린다.**
3. 윗입술을 뒤집히게 한다.

작용근 작용 노트

- 위입술콧방울올림근의 가쪽갈래(lateral slip)는 아래쪽으로 윗입술에서 (근섬유는 수직으로 주행하면서) 위쪽으로 눈 위 근처의 뼈에 부착한다. 위부착점은 뼈에 있기 때문에 다른 연부조직부착점보다 더 고정되어 있다. 위입술콧방울올림근이 수축할 때 윗입술을 다른 부착점을 향해 위로 당긴다. 그러므로 위입술콧방울올림근은 윗입술을 올린다(작용 1).
- 위입술콧방울올림근의 안쪽갈래(medial slip)는 안쪽으로 날개연골과 코의 근막과 피부에서 (근섬유는 약간 수평으로 주행하면서) 가쪽으로 위턱뼈에 부착한다. 가쪽부착점은 뼈에 있기 때문에 다른 연부조직부착점보다 고정되어 있다. 위입술콧방울올림근이 수축할 때 코의 피부와 날개연골을 다른 부착점 쪽으로 당긴다. 그러므로 코의 연골은 가쪽으로 당겨져 콧구멍을 벌리고 호흡을 위해 구멍이 넓어진다(작용 2).
- 위콧방울올림근 가쪽갈래의 아래부착점이 위부착점 쪽으로 위로 당겨질 때, 윗입술의 아래가장자리가 위쪽으로 당겨질 뿐만 아니라 입으로부터 멀어지도록 당겨지고 윗입술이 말리도록(curling) 한다. 말리거나 얼굴로부터 윗입술이 당겨지는 것을 *윗입술의 뒤집힘*이라고 한다(작용 3).

위입술콧방울올림근(Levator Labii Superioris Alaeque Nasi) (계속)

움직임

위입술콧방울올림근은 하나 이상의 당김선을 가지고 있기 때문에, 이 근육은 하나 이상의 움직임을 만든다.

1. 가쪽갈래는 1개의 당김선을 가지고 있기 때문에, 윗입술의 올림과 뒤집힘(eversion)이 결합된 움직임을 만든다.
2. 안쪽갈래는 1개의 당김선을 가지고 있기 때문에, 콧구멍을 벌렁거리는 하나의 움직임을 만든다.

신경지배

- ☐ 얼굴신경(facial nerve, 7번 뇌신경)
  - ☐ 볼가지(buccal branch)

동맥공급

- ☐ 눈확아래동맥(infraorbital artery: 위턱동맥의 가지)

촉진

1. 대상자를 바로 눕게 하고 촉진하고자 하는 손가락을 코의 바로 옆에 위치시킨다.
2. 대상자가 코를 벌렁거리게(flare) 하거나 윗입술을 올리게 하여 윗니를 보이도록 하고, 위입술콧방울올림근의 수축을 느낀다. 코근의 안쪽·가쪽의 위입술올림근으로부터 이 근육을 구별한다.

다른 구조와의 관계 (Relationship to other structures)

- ☐ 위입술콧방울올림근은 코근의 가쪽과 입술올림근의 안쪽(그리고 약간 얕은 쪽)에 위치한다. 위입술콧방울올림근은 작은광대근 안쪽에 있다.
- ☐ 위입술콧방울올림근은 눈둘레근 안쪽 아래에 있다.
- ☐ 위입술콧방울올림근은 입둘레근보다 위에 있다.
- ☐ 위입술콧방울올림근은 깊은앞선 근막경선(deep front line myofascial meridian) 내에 포함된다.

기타(Miscellaneous)

1. 일부 자료들은 위입술콧방울올림근이 위입술올림근의 *각 갈래(angular head)*로 간주한다.
2. 윗입술의 주요한 3개 올림근은 위입술콧방울올림근, 위입술올림근 그리고 작은광대근이다. 이 3개의 근육은 한때 *위입술네모근(musculus quadratus labii superioris)*의 3개의 개별적인 갈래[*눈구석근(angluaris)*, *눈확아래근(infraorbitalis)*, *광대근(zygomaticus)*]로 간주되었다.
3. 위입술콧방울올림근은 위입술올림근과 입둘레근에 섞인다.
4. 호흡을 위해 콧구멍을 넓혀, 콧구멍을 벌렁거리는 것은 또한 분노(anger)의 표정이 될 수 있다.
5. 위입술콧방울올림근의 가쪽갈래의 단독 수축은 윗니를 누군가에게 보여주듯이 윗입술을 들어 올릴 수 있다. 이 움직임은 다른 얼굴 근육의 수축과 함께 미소(smile) 또는 잘난 체함(smugness), 경멸(contempt)이나 업신여김(disdain)의 얼굴 표정에 기여할 수 있다.

위입술올림근(Levator Labii Superioris) ☐

위입술올림근*이라는 이름은 이 근육이 윗입술을 들어 올린다는 것을 말해 준다.*

☐ **어원**

Levator: 라틴어. *올리는 것*

Labii: 라틴어. *입술*

Superioris: 라틴어. *위*

☐ **발음**

le-VAY-tor

LAY-be-eye

soo-PEE-ri-O-ris

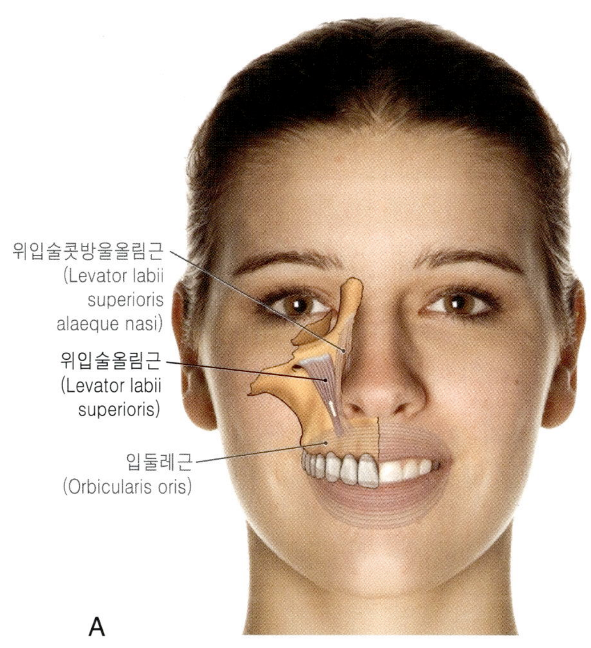

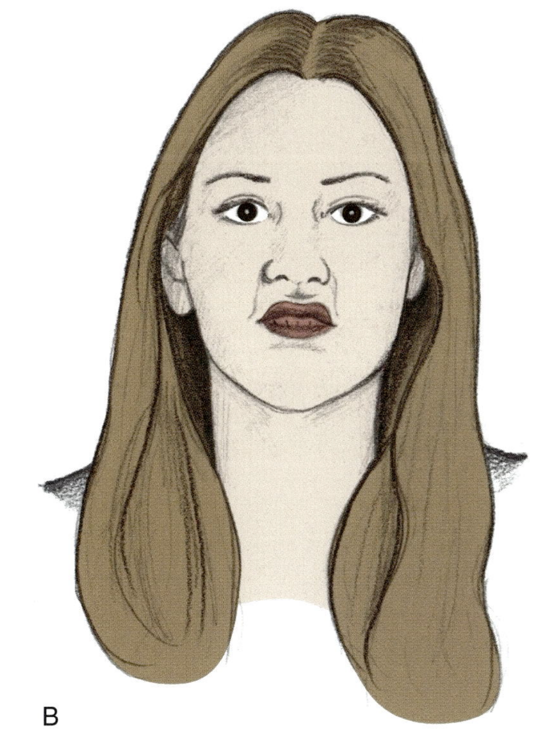

그림 13-15. 위입술올림근. A, 오른쪽 위입술올림근의 앞쪽면. 위입술콧방울올림근과 입둘레근이 희미하게 보인다. B, 위입술올림근의 양쪽 수축에 의해 만들어지는 표정의 앞쪽면.

부착점(Attachments)

☐ **위턱**

- ☐ 위턱의 아래 눈확 가장자리(inferior orbital margin)*에서부터*

☐ **윗입술**

- ☐ 윗입술의 근육질(muscular substance)*까지*

기능(Functions)

동심성 작용근 작용

1. **윗입술을 올린다.**
2. 윗입술을 뒤집어지게 한다(evert).

작용근 작용 노트

- 위입술올림근은 아래쪽으로 윗입술에서 (섬유는 수직으로 주행하면서) 위쪽으로 위턱에 부착한다. 위부착점은 뼈에 있으므로 연부조직에 있는 다른 부착점보다 더 고정되어 있다. 위입술올림근 수축 시 위턱을 윗입술을 향해 당긴다. 그러므로 위입술올림근은 윗입술을 올린다(작용 1).
- 위입술올림근의 아래쪽부착점이 위쪽부착점을 향해 위쪽으로 당겨지면 윗입술의 아래가장자리가 위쪽으로 당겨질 뿐만 아니라 입에서 당겨져 윗입술을 말리기도 한다. 얼굴로부터 윗입술을 말리거나 당기는 것을 *윗입술의 뒤집힘*이라고 한다(작용 2).

움직임

1. 위입술올림근은 하나의 당김선을 가지고 있기 때문에 윗입술의 올림과 뒤집힘이 결합된 하나의 움직임을 만든다.

신경지배

☐ 얼굴신경(facial nerve, 7번 뇌신경)

- ☐ 볼가지

동맥공급

☐ 얼굴동맥(바깥목동맥의 가지)

위입술올림근(Levator Labii Superioris) *(계속)*

촉진

1. 대상자를 바로 눕게 하고 촉진하고자 하는 손가락을 입 구석으로부터 안쪽 약 0.5~1 inch(1~2cm), 윗입술 위쪽에 위치시킨다.
2. 대상자에게 윗잇몸을 보여주기 위해 윗입술을 올리도록 하고 위입술올림근의 수축을 느낀다. 이 근육을 안쪽으로 위입술콧방울올림근과 가쪽으로 작은광대근과 구분할 수 있도록 한다.

다른 구조와의 관계 (Relationship to other structures)

- □ 위입술올림근은 (안쪽으로) 위입술콧방울올림근과 (가쪽으로) 작은광대근 사이에 있다.
- □ 위입술올림근은 입술둘레근 아래에 있으며 이 근육들이 겹쳐지는 곳은 위입술올림근이 입둘레근보다 깊숙이 위치한다.
- □ 위입술올림근은 입둘레근 위에 있다. 위입술올림근과 입둘레근이 만날 때, 위입술올림근의 섬유는 입둘레근보다 깊숙이 주행하고 섞인다.
- □ 위입술올림근은 깊은앞선 근막경선(deep front line myofascial meridian) 내에 포함된다.

기타(Miscellaneous)

1. 일부 자료들은 위입술콧방울올림근을 위입술올림근의 *각 갈래*로 간주한다.
2. 윗입술의 주요한 3개 올림근은 위입술콧방울올림근, 위입술올림근 그리고 작은광대근이다. 이 3개의 근육은 한때 *위입술네모근*의 3개의 개별적인 갈래(*눈구석근*, *눈확아래근*, *광대근*)로 간주되었다.
3. 위입술올림근은 위입술콧방울올림근, 입둘레근과 섞인다.
4. 위입술올림근의 단독적인 수축은 윗입술을 들어 올리면서 윗니를 보이게 할 것이다. 이 움직임은 다른 얼굴 근육의 수축과 함께 미소, 잘난 체함, 경멸 또는 업신여김의 얼굴 표정을 나타낼 수 있다.

작은광대근(Zygomaticus Minor) ☐

작은광대근이라는 이름은 이 근육이 광대뼈에 부착하고 (큰광대근보다) 작다는 것을 말해 준다.

☐ **어원**

Zygomaticus: 그리스어. *광대뼈*

Minor: 라틴어. *더 작은*

☐ **발음**

ZI-go-MAT-ik-us

MY-nor

부착점(Attachments)

☐ **광대뼈**

- ☐ 광대위턱 봉합(zygomaticomaxillary suture) 주변*에서부터*

☐ **윗입술**

- ☐ 윗입술의 근육질*까지*

기능(Functions)

동심성 작용근 작용

1. **윗입술을 올린다.**
2. 윗입술을 뒤집히게 한다.

작용근 작용 노트

- 작은광대근은 아래쪽으로 윗입술에서 (섬유는 수직으로 주행하면서) 위쪽으로 광대뼈에 부착한다. 위턱부착점은 뼈에 있으므로 연부조직에 있는 다른 부착점보다 더 고정되어 있다. 작은광대근이 수축할 때 윗입술을 광대뼈를 향하여 위쪽으로 당긴다. 그러므로 작은광대근은 윗입술을 올린다(작용 1).
- 작은광대근의 아래부착점이 위부착점을 향해 위로 당겨질 때, 윗입술의 아래가장자리가 위쪽으로 당겨질 뿐만 아니라 입에서 멀어지도록 당겨져 윗입술이 말리도록 한다. 얼굴로부터 윗입술이 말리거나 당겨지는 것을 *윗입술의 뒤집힘*이라고 한다(작용 2).

움직임

1. 작은광대근은 하나의 당김선을 가지고 있기 때문에 윗입술의 올림과 뒤집힘이 결합된 하나의 움직임을 만든다.

신경지배

☐ 얼굴신경(facial nerve, 7번 뇌신경)

- ☐ 볼가지

동맥공급

☐ 얼굴동맥(바깥목동맥의 가지)

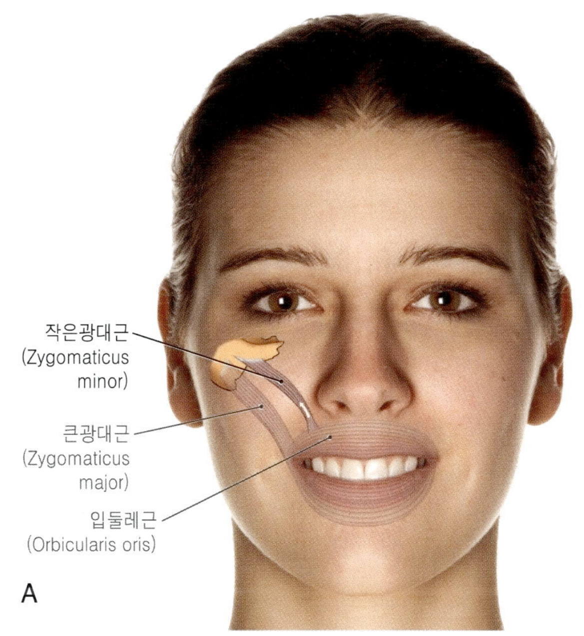

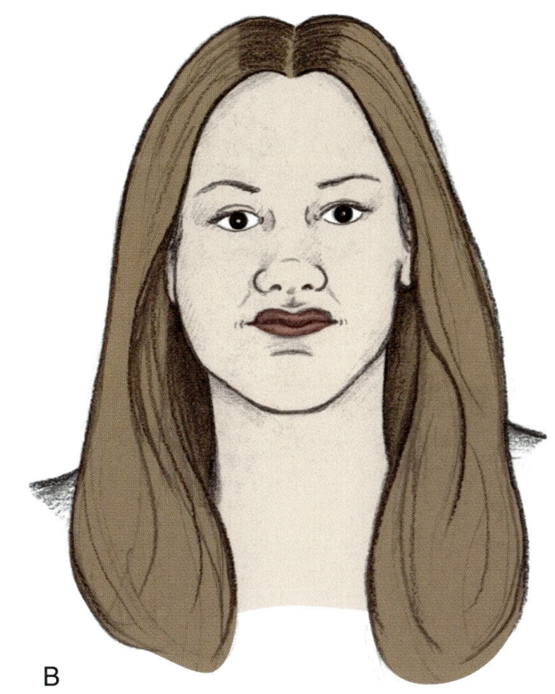

그림 13-16. 작은광대근. **A**, 오른쪽 작은광대근의 앞쪽면. 큰광대근과 입둘레근이 희미하게 보인다. **B**, 작은광대근의 양쪽 수축에 의해 만들어지는 표정의 앞쪽면.

작은광대근(Zygomaticus Minor) (계속)

촉진

1. 대상자를 바로 눕게 하고, 촉진하고자 하는 손가락을 입꼬리로부터 안쪽 약 0.5~1 inch(1~2cm), 윗입술 위쪽에 위치시킨다.
2. 대상자에게 윗니가 보이도록 윗입술을 올리도록 하면서 작은광대근의 수축을 느낀다. 이 근육을 안쪽으로 위입술올림근과 위입술콧방울올림근과 가쪽으로 큰광대근과 구분할 수 있도록 한다.

다른 구조와의 관계 (Relationship to other structures)

- □ 작은광대근은 위입술콧방울올림근과 위입술올림근의 가쪽과 큰광대근의 안쪽에 있다.
- □ 작은광대근은 입둘레근 위와 아래에 있다.
- □ 작은광대근은 입꼬리올림근의 얕은 곳에 있다.
- □ 작은광대근은 깊은앞선 근막경선(deep front line myofascial meridian) 내에 포함된다.

기타(Miscellaneous)

1. 작은광대근은 위입술올림근과 섞인다.
2. 윗입술의 주요한 3개 올림근은 위입술콧방울올림근, 위입술올림근 그리고 작은광대근이다. 이 3개의 근육은 한때 *위입술네모근(quadratus labii superioris)*의 3개의 개별적인 갈래(*눈구석근, 눈확아래근, 광대근*)로 간주되었다.
3. 작은광대근의 단독 수축은 누군가에게 당신의 치아를 보이기 위해 윗입술을 들어 올리면 될 것이다. 이 작용은 다른 얼굴 근육의 수축과 함께 미소, 잘난 체, 경멸이나 업신여김의 얼굴 표정을 나타낼 수 있다.
4. 작은광대근의 수축은 코입술고랑(nasolabial sulcus)을 증가시킨다.

큰광대근(Zygomaticus Major) ☐

큰광대근이라는 이름은 이 근육이 광대뼈에 부착하고 (작은광대근보다) 크다는 것을 말해 준다.

☐ **어원**

Zygomaticus: 그리스어. *광대뼈*

Major: 라틴어. *더 큰*

☐ **발음**

ZI-go-MAT-ik-us

MAY-jor

부착점(Attachments)

☐ **광대뼈**

- ☐ 광대관자 봉합(zygomaticotemporal suture) 주변*에서부터*

☐ **입꼬리**(angle of the mouth)

- ☐ 입꼬리 바로 가쪽의 볼굴대*까지*

기능(Functions)

동심성 작용근 작용

1. **입꼬리를 올린다.**
2. 입꼬리를 가쪽으로 당긴다.

작용근 작용 노트

- 큰광대근은 위쪽으로 광대뼈에서 (근섬유는 수직으로 주행하면서) 입꼬리(구석)로 부착한다. 광대부착점은 뼈에 있으므로 연부조직에 있는 다른 부착점보다 더 고정되어 있다. 큰광대근이 수축하면 입꼬리를 광대뼈를 향해 위쪽으로 당긴다. 그러므로 큰광대근은 입꼬리를 올린다(작용 1).
- 큰광대근은 가쪽으로 광대뼈에서 (근섬유는 약간 수평으로 주행하면서) 안쪽으로 입꼬리(구석)에 부착한다. 광대부착점은 뼈에 있으므로 다른 연부조직에 있는 부착점보다 더 고정되어 있다. 큰광대근이 수축할 때, 입꼬리를 광대뼈를 향해 당긴다. 그러므로 큰광대근은 입꼬리를 가쪽으로 당긴다(작용 2).

움직임

1. 큰광대근은 하나의 당김선을 가지고 있기 때문에 입꼬리의 올림과 가쪽 당김이 결합된 하나의 움직임을 만든다.

신경지배

☐ 얼굴신경(facial nerve, 7번 뇌신경)

- ☐ 볼가지

동맥공급

☐ 얼굴동맥(바깥목동맥의 가지)

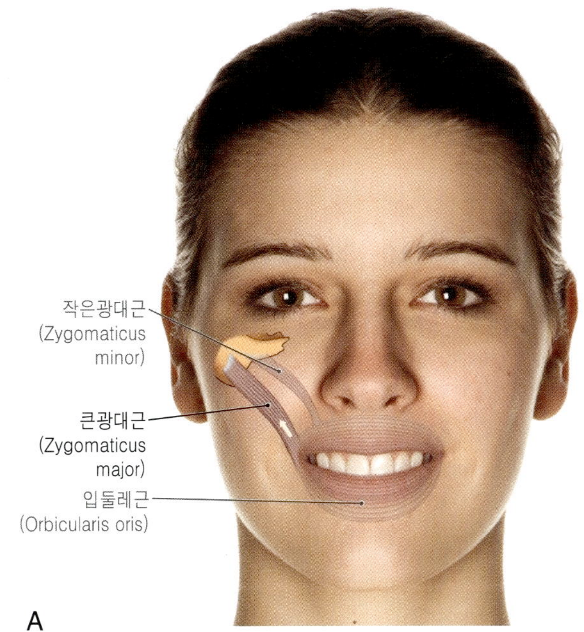

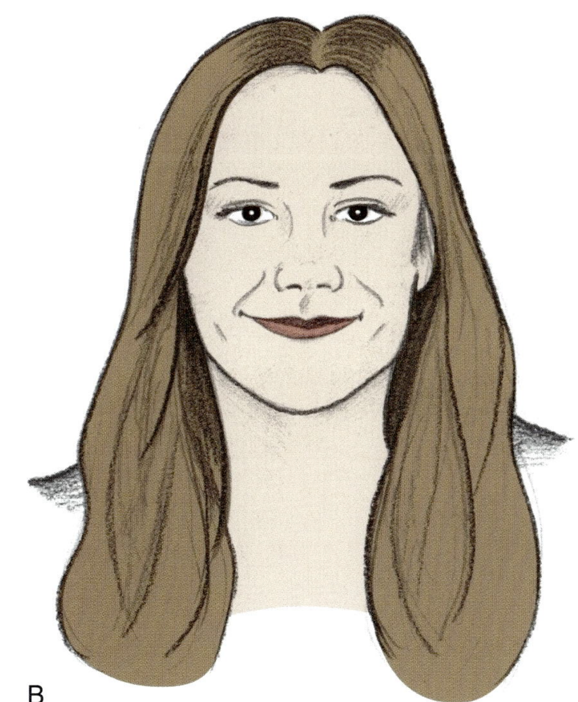

그림 13-17. 큰광대근. A, 오른쪽 큰광대근의 앞쪽면. 작은광대근과 입둘레근이 희미하게 보인다. B, 큰광대근의 양쪽 수축에 의해 만들어지는 표정의 앞쪽면.

큰광대근(Zygomaticus Major) (계속)

촉진

1. 대상자를 바로 눕게 하고 촉진하고자 하는 손가락을 입꼬리의 위 가쪽에 위치시킨다.
2. 대상자가 입꼬리를 위쪽과 가쪽으로 당겨 미소를 짓도록 하고 큰광대근 힘살의 수축을 느낀다.

다른 구조와의 관계 (Relationship to other structures)

□ 큰광대근은 작은광대근 가쪽에 있다.
□ 큰광대근은 입꼬리당김근과 입둘레근의 위에 있다.
□ 큰광대근은 볼근과 깨물근보다 얕은 곳에 있다.
□ 큰광대근은 깊은앞선 근막경선(deep front line myofascial meridian) 내에 포함된다.

기타(Miscellaneous)

1. 큰광대근은 입꼬리올림근, 입둘레근과 섞인다.
2. 입꼬리를 올리고 이를 가쪽으로 당기는 움직임은 미소와 웃음에 기여한다.
3. 큰광대근의 수축은 코입술고랑을 증가시킨다.
4. 6개의 근육들(큰광대근, 입꼬리올림근, 입꼬리당김근, 입꼬리내림근, 볼근 그리고 입둘레근)은 볼굴대에 부착한다.
5. 볼굴대는 입꼬리에서 가쪽으로 약 1/4 inch(0.5cm)에 있는 섬유근육의 응축이다(448쪽 참조).

입꼬리올림근(Levator Anguli Oris) □

입꼬리올림근*이라는 이름은 이 근육이 입꼬리를 올린다는 것을 말해 준다.*

□ **어원**

Levator: 라틴어. *올리는 것*
Anguli: 라틴어. *각*
Oris: 라틴어. *입*

□ **발음**

le-VAY-tor
ANG-you-lie
O-ris

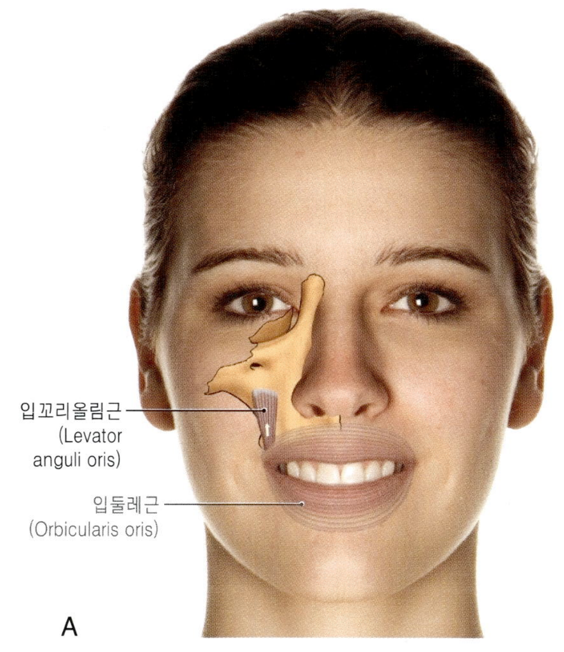

부착점(Attachments)

□ **위턱**

- □ 위턱의 송곳니 오목[canine fossa: 눈확아래구멍(infraorbital foramen) 바로 아래]*에서부터*

□ **입꼬리**

- □ 입꼬리 바로 가쪽, 볼굴대*까지*

기능(Functions)

동심성 작용근 작용

1. **입꼬리를 올린다.**

작용근 작용 노트

- 입꼬리올림근은 위쪽으로 위턱에서 (근섬유는 수직으로 주행하면서) 아래쪽으로 입꼬리(구석) 조직에 부착한다. 위턱부착점은 뼈에 부착하므로 연부조직에 있는 부착점보다 더 고정된다. 입꼬리올림근이 수축하면, 이 근육은 입꼬리를 위턱을 향해 당긴다. 그러므로 입꼬리올림근은 입꼬리를 올린다(작용 1).

움직임

1. 입꼬리올림근은 하나의 당김선을 가지고 있기 때문에 입꼬리의 올림 작용을 하는 하나의 움직임을 만든다.

신경지배

□ 얼굴신경(facial nerve, 7번 뇌신경)

- □ 볼가지

동맥공급

□ 얼굴동맥(바깥목동맥)

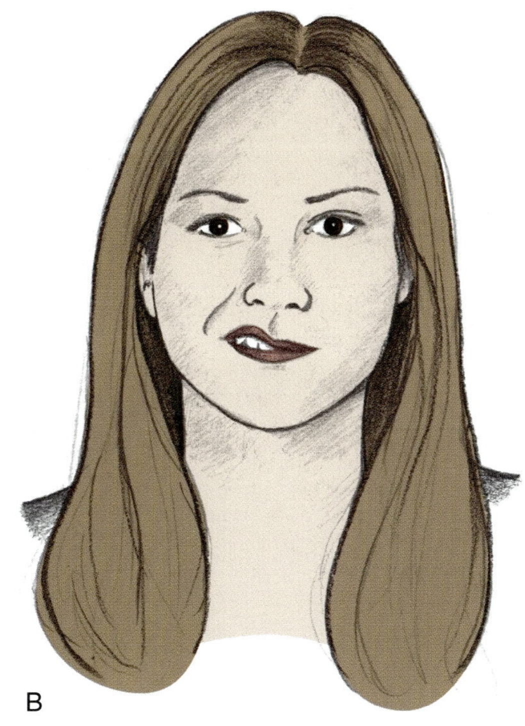

그림 13-18. 오른쪽 입꼬리올림근. A, 앞쪽면. 입둘레근이 희미하게 보인다. B, 오른쪽 입꼬리올림근의 한쪽 수축에 의해 만들어지는 표정의 앞쪽면.

촉진

1. 대상자를 바로 눕게 하고 촉진하고자 하는 손가락을 입꼬리(구석)의 바로 위쪽에 위치시킨다.
2. 대상자에게 송곳니(canine teeth)가 보이도록 하면서 입꼬리를 똑바로 위쪽으로 올리도록 하고, 입꼬리올림근 힘살의 수축을 느낀다. 위입술올림근, 큰광대근 및 작은광대근과 구별하도록 한다.

다른 구조와의 관계 (Relationship to other structures)

- ☐ 이 근육들이 겹쳐 있을 때, 입꼬리올림근은 위입술올림근, 작은광대근 그리고 큰광대근보다 깊숙이 위치한다. 입술올림근은 작은광대근과 큰광대근 사이의 얕은 곳에 위치한다.
- ☐ 입꼬리올림근의 아래부착점은 볼근보다 얕은 곳에 있다.
- ☐ 입꼬리올림근은 입둘레근 위와 입둘레근 아래에 있다.
- ☐ 입꼬리올림근은 깊은앞선 근막경선(deep front line myofascial meridian) 내에 포함된다.

기타(Miscellaneous)

1. 입꼬리올림근은 *송곳니근(caninus)*라고도 한다. 이 이름은 입꼬리올림근의 수축이 치아, 특히 송곳니가 보이도록 할 수 있기 때문이다.
2. 입꼬리(볼굴대) 근처 부착점에서 입꼬리올림근의 섬유는 입둘레근, 큰광대근 그리고 입꼬리내림근과 섞인다.
3. 입꼬리올림근의 움직임은 미소에 기여할 수 있지만, 이 근육만 작용(한 방향으로 또는 양방향)하면 비웃음을 나타낼 수 있다. 이 근육의 양쪽 수축은 송곳니가 노출되는 *드라큘라*의 모습을 만들어낼 수 있다.
4. 입꼬리올림근의 수축은 코입술고랑을 증가시킨다.
5. 6개의 근육(큰광대근, 입꼬리올림근, 입꼬리당김근, 입꼬리내림근, 볼근 그리고 입둘레근)은 볼굴대에 부착한다.
6. 볼굴대는 입꼬리에서 가쪽으로 약 1/4 inch(0.5cm)에 있는 섬유근육의 응축이다(448쪽 참조).

입꼬리당김근(Risorius) ☐

입꼬리당김근*이라는 이름은 이 근육이 웃음과 관련되어 있음을 말해 준다.*

☐ **어원**
Risorius: 라틴어. 웃음

☐ **발음**
ri-ZOR-ee-us

부착점(Attachments)

☐ **깨물근보다 얕은 근막과 피부***에서부터*

☐ **입꼬리**

  ☐ 입꼬리 바로 가쪽, 볼굴대*까지*

기능(Functions)

동심성 작용근 작용

1. **입꼬리를 가쪽으로 당긴다.**

작용근 작용 노트

- 입꼬리당김근은 가쪽으로 깨물근의 근막과 피부의 얕은 곳에서(근섬유는 약간 수평으로 주행하면서) 안쪽으로 입꼬리에 부착한다. 만약 가쪽부착점이 더 고정되고 입꼬리당김근이 수축하면 입꼬리를 가쪽으로 당긴다. 그러므로 입꼬리당김근은 입꼬리를 가쪽으로 당긴다(작용 1).

움직임

1. 입꼬리당김근은 하나의 당김선을 가지고 있기 때문에 입꼬리를 가쪽으로 당기는 하나의 움직임을 만든다.

신경지배

☐ 얼굴신경(facial nerve, 7번 뇌신경)

  ☐ 볼가지

동맥공급

☐ 얼굴동맥(바깥목동맥의 가지)

촉진

1. 대상자를 바로 눕게 하고 촉진하고자 하는 손가락을 입꼬리 바로 가쪽에 위치시킨다.
2. 대상자가 입꼬리(구석)를 바로 가쪽으로 당기게 하고 입꼬리당김근힘살의 수축을 느낀다. 입꼬리를 가쪽으로 당기는 데 도움을 주는, 너무 위쪽에 위치한 큰광대근을 촉진하지 않도록 주의해야 한다.

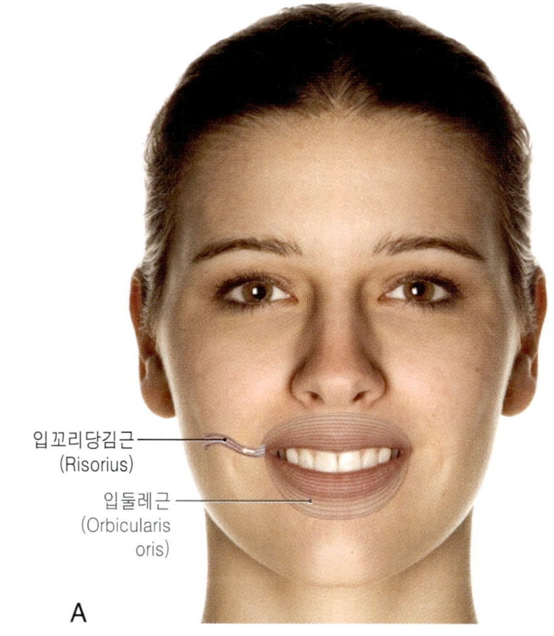

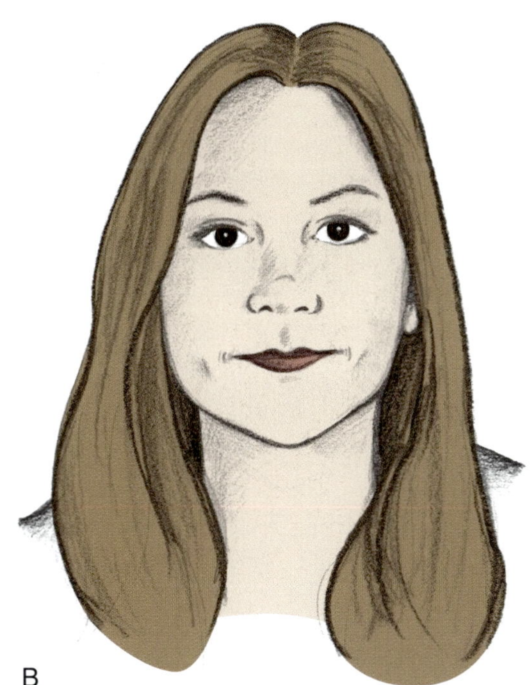

그림 13-19. 입꼬리당김근. A, 오른쪽 입꼬리당김근의 앞쪽면. 입둘레근이 희미하게 보인다. B, 입꼬리당김근의 양쪽 수축에 의해 만들어지는 표정의 앞쪽면.

입꼬리당김근(Risorius) *(계속)*

다른 구조와의 관계 (Relationship to other structures)

- ☐ 입꼬리당김근은 큰광대근 아래와 입둘레근 가쪽에 있다.
- ☐ 입꼬리당김근은 입꼬리내림근과 넓은목근 위에 있다. 근육들이 겹쳐있는 곳은 입꼬리당김근이 표면에 있다.
- ☐ 입꼬리당김근은 볼근보다 표면에 있다.
- ☐ 입꼬리당김근은 깊은앞선 근막경선(deep front line myofascial meridian) 내에 포함된다.

기타(Miscellaneous)

1. 입꼬리당김근의 가쪽부착점은 근육의 생김새가 매우 다양하다.
2. 입꼬리당김근의 안쪽부착점 또한 다양하고, 종종 입꼬리의 약 1/4 inch(0.5cm) 아래에 붙는다.
3. 입꼬리를 가쪽으로 잡아당기는 것은 이를 드러내고 활짝 웃음(grin), 미소, 소리내어 웃는 것과 관련이 있다.
4. 볼굴대에 부착하는 6가지 근육은 큰광대근, 입꼬리올림근, 입꼬리당김근, 입꼬리내림근, 볼근, 입둘레근이다.
5. 볼굴대는 입꼬리의 가쪽 약 1/4 inch(0.5cm)에 있는 섬유근육의 응축이다(448쪽 참조).

입꼬리내림근(Depressor Anguli Oris) ☐

입꼬리내림근이라는 이름은 이 근육이 입꼬리를 내린다는 것을 말해 준다.

☐ **어원**

Depressor: 라틴어. *내림근*

Anguli: 라틴어. *(입의) 각을 의미*

Oris: 라틴어. *입*

☐ **발음**

dee-PRES-or

ANG-you-lie

OR-is

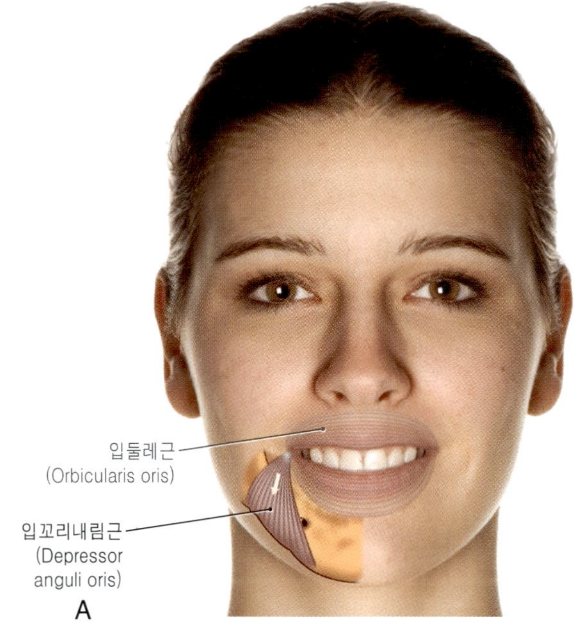

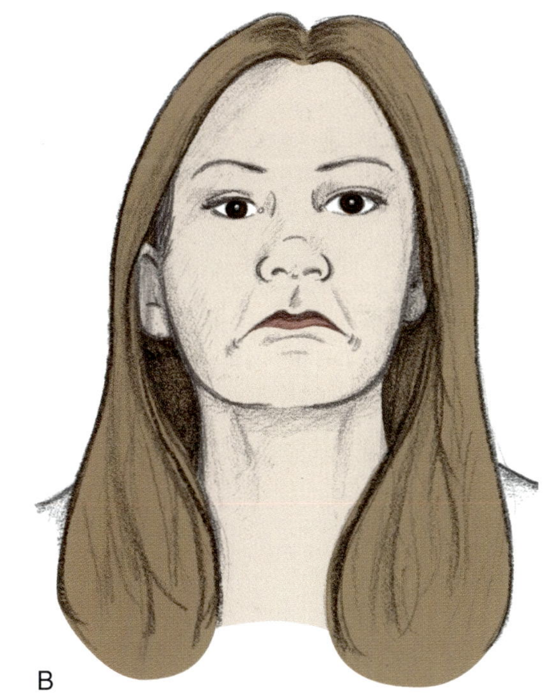

그림 13-20. 입꼬리내림근. **A**, 오른쪽 입꼬리내림근의 앞쪽면. 입둘레근이 희미하게 보인다. **B**, 입꼬리내림근의 양쪽 수축에 의해 만들어지는 표정의 앞쪽면.

부착점(Attachments)

☐ **아래턱뼈**

☐ 아래턱뼈의 빗선, 턱끝구멍 아래*에서부터*

☐ **입꼬리**

☐ 볼굴대, 입꼬리 바로 가쪽*까지*

기능(Functions)

동심성 작용근 작용

1. **입꼬리를 아래로 내린다.**
2. 입꼬리를 가쪽으로 당긴다.

작용근 작용 노트

- 입꼬리내림근은 아래쪽으로 아래턱뼈로부터 (근육섬유들이 수직으로 주행하면서) 위쪽으로 입꼬리의 조직까지 부착한다. 아래턱뼈쪽부착점은 뼈 안쪽으로 들어가기 때문에 연부조직에 붙는 입꼬리쪽부착점보다 더 고정되어 있다. 입꼬리내림근이 수축하면 입꼬리를 아래턱을 향하여 아래쪽으로 당긴다. 그러므로 입꼬리내림근은 입꼬리를 내린다(작용 1).
- 입꼬리내림근은 가쪽으로 아래턱뼈로부터 (근섬유들이 약간 수평으로 주행하면서) 안쪽으로 입꼬리까지 부착한다. 아래턱뼈쪽부착점은 뼈 안쪽으로 들어가기 때문에 연부조직에 붙는 입꼬리쪽부착점보다 더 고정이 되어 있다. 입꼬리내림근이 수축하면 입꼬리를 아래턱을 향하여 가쪽으로 당긴다. 그러므로 입꼬리내림근은 입꼬리를 가쪽으로 당긴다(작용 2).

움직임

1. 입꼬리내림근은 하나의 당김선을 가지고 있으므로 입꼬리를 아래로 내리고 가쪽으로 잡아당기는 것이 결합된 하나의 움직임을 만든다.

입꼬리내림근(Depressor Anguli Oris) *(계속)*

신경지배

- ☐ 얼굴신경(facial nerve, 7번 뇌신경)
  - ☐ 아래턱뼈가지

동맥공급

- ☐ 얼굴동맥(바깥목동맥의 가지)

촉진

1. 대상자가 바로 눕게 하고 촉진하는 손가락을 입꼬리보다 약간 가쪽, 아래쪽에 놓는다.
2. 대상자가 입꼬리를 아래쪽으로 당기게 하고 (그리고 약간 가쪽으로) 입꼬리내림근의 힘살부분의 수축을 느낀다. 입꼬리내림근과 주변의 아래입술내림근을 정확하게 구별하는 것은 어려울 수 있다.

다른 구조와의 관계 (Relationship to other structures)

- ☐ 입꼬리내림근은 아래입술내림근보다 가쪽에 있다. 이 두 근육이 중첩되는 곳에서는 입꼬리내림근이 아래입술내림근보다 얕은 곳에 위치한다.
- ☐ 입꼬리내림근은 입둘레근과 입꼬리당김근보다 아래쪽에 있다.
- ☐ 입꼬리내림근은 넓은목근보다 위쪽에 있다.
- ☐ 입꼬리내림근은 깊은앞선 근막경선(deep front line myofascial meridian)내에 포함된다.

기타(Miscellaneous)

1. 입꼬리내림근은 넓은목근과 섞인다.
2. 종종 일부 입꼬리내림근의 근섬유들은 반대쪽 입꼬리내림근이나 같은쪽 입꼬리올림근과 섞인다.
3. 입꼬리내림근과 아래입술내림근은 아래턱뼈의 빗선에서 기시한다. 이 빗선에는 입꼬리내림근이 아래입술내림근보다 가쪽으로 부착한다.
4. 입꼬리내림근의 작용은 슬픔(sadness) 또는 불확실함(uncertainty)의 얼굴 표정에 기여한다.
5. 볼굴대에 부착하는 6가지 근육은 큰광대근, 입꼬리올림근, 입꼬리당김근, 입꼬리내림근, 볼근, 입둘레근이다.
6. 볼굴대는 입꼬리의 약 1/4 inch(0.5cm) 가쪽에 위치하는 섬유근육의 응축이다(448쪽 참조).

아래입술내림근(Depressor Labii Inferioris) □

아래입술내림근*이라는 이름은 이 근육이 아랫입술을 내린다는 것을 말해 준다.*

□ **어원**

Depressor: 라틴어. *내림근*
Labii: 라틴어. *입술*
Inferioris: 라틴어. *아래*

□ **발음**

dee-PRES-or
LAY-be-eye
in-FEE-ri-OR-is

부착점(Attachments)

□ **아래턱뼈**

□ 아래턱뼈의 빗선, 턱뼈결합과 턱끝구멍 사이*에서부터*

□ **아랫입술**

□ 아랫입술의 정중선*까지*

기능(Functions)

동심성 작용근 작용

1. **아랫입술을 내린다.**
2. 아랫입술을 가쪽으로 당긴다.
3. 아랫입술을 뒤집는다.

작용근 작용 노트

- 아래입술내림근은 아래쪽으로 아래턱뼈로부터 (근섬유들이 수직으로 주행하면서) 위쪽으로 아랫입술까지 부착한다. 아래턱뼈쪽부착점은 뼈 안쪽으로 들어가기 때문에 연부조직에 붙는 아랫입술쪽부착점보다 더 고정이 되어 있다. 아래입술내림근이 수축하면, 아랫입술을 아래턱뼈를 향해 아래로 당긴다. 그러므로 아래입술내림근은 아랫입술을 내린다(작용 1).
- 아래입술내림근은 가쪽으로 아래턱뼈로부터 (근육섬유들이 약간 수평으로 주행하면서) 안쪽으로 아랫입술까지 부착한다. 아래턱뼈쪽부착점은 뼈 안쪽으로 들어가기 때문에 연부조직에 붙는 아랫입술쪽부착점보다 더 고정이 되어 있다. 아래입술내림근이 수축하면 아랫입술을 아래턱뼈를 향하여 가쪽으로 당긴다. 그러므로 아래입술내림근은 아랫입술을 가쪽으로 당긴다(작용 2).
- 아래입술내림근의 위쪽부착점이 아래턱뼈를 향해 아래로 당겨지면, 아랫입술의 위쪽가장자리는 단순히 아래쪽으로 당겨지는 것뿐만 아니라, 아랫입술을 말면서 입으로부터 멀어지도록 당겨진다. 이 말림 또는 아랫입술이 얼굴로부터 멀어지도록 당기는 것을 *아랫입술의 뒤집음*이라고 한다(작용 3).

움직임

1. 아래입술내림근은 하나의 당김선을 가지고 있으므로, 아랫입술을 아래로 내리는 것, 가쪽으로 잡아당기는 것, 뒤집는 것이 결합된 하나의 움직임을 만든다.

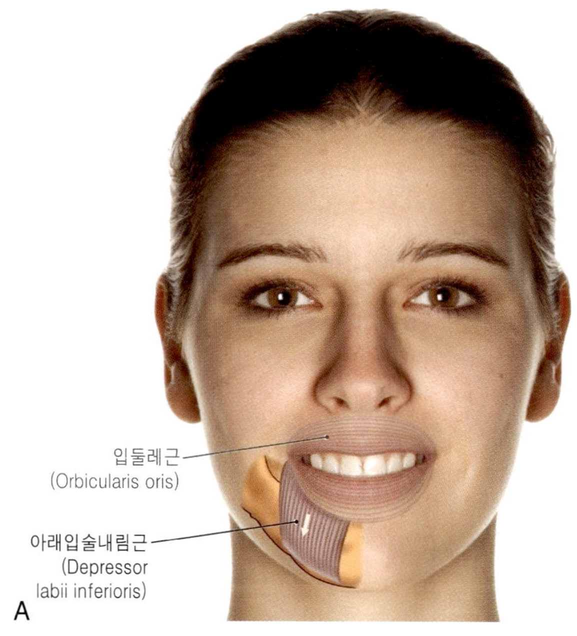

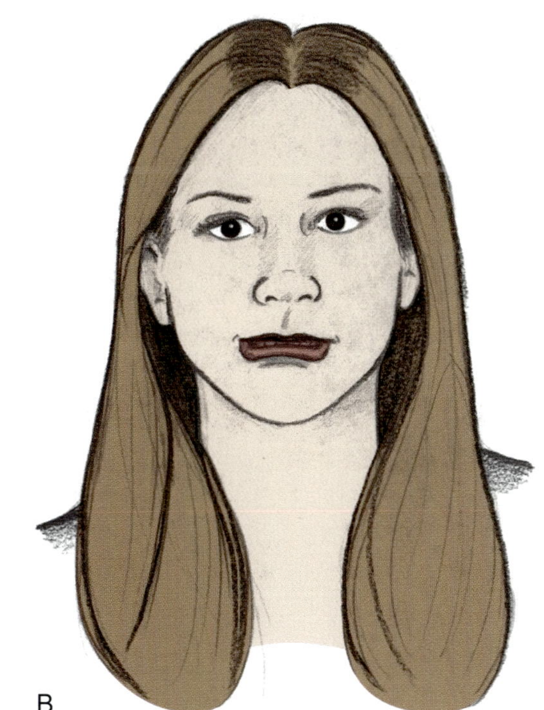

그림 13-21. 아래입술내림근. A, 오른쪽 아래입술내림근의 앞쪽면. 입둘레근이 희미하게 보인다. B, 아래입술내림근의 양쪽 수축에 의해 만들어지는 표정의 앞쪽면.

아래입술내림근(Depressor Labii Inferioris) (계속)

신경지배

□ 얼굴신경(facial nerve, 7번 뇌신경)

  □ 아래턱뼈가지

동맥공급

□ 얼굴동맥(바깥목동맥의 가지)

촉진

1. 대상자가 바로 눕게 하고 촉진하는 손가락을 아랫입술의 아래쪽, 정중앙에서 약간 가쪽에 놓는다.
2. 대상자가 아랫입술을 아래쪽으로, 그리고 약간 가쪽으로 당기게 하고 아래입술내림근의 수축을 느낀다. 아래입술내림근을 주변의 턱끝근과 입꼬리내림근으로부터 정확하게 구별하는 것은 어려울 수 있다.

다른 구조와의 관계 (Relationship to other structures)

□ 아래입술내림근은 턱끝근보다 가쪽에 있다. 이 두 근육이 겹치는 부분에서는 아래입술내림근이 얕은 곳에 있다.

□ 아래입술내림근은 입꼬리내림근보다 안쪽에 있다. 이 두 근육이 겹치는 부분에서는 아래입술내림근이 더 깊은 곳에 있다.

□ 아래입술내림근은 입둘레근보다 아래쪽에 있고 넓은목근보다 위쪽에 있다.

□ 아래입술내림근은 깊은앞선 근막경선(deep front line myofascial meridian)에 포함된다.

기타(Miscellaneous)

1. 아래입술내림근은 반대쪽 아래입술내림근과 입술에서 입둘레근과 섞인다. 아래쪽으로는, 아래입술내림근은 넓은목근과 섞인다.
2. 아래입술내림근과 입꼬리내림근은 둘 다 아래턱뼈의 빗선에서 일어난다. 빗선에는 아래입술내림근이 입꼬리내림근보다 더 안쪽으로 부착한다.
3. 아래입술내림근의 작용은 슬픔(sorrow), 의심(doubt), 빈정대는(irony) 얼굴 표정에 기여한다.

텈끝근이라는 이름은 이 근육이 턱과 연관되어 있음을 말해 준다.

□ **어원**
Mentalis: 라틴어, 턱

□ **발음**
men–TA–lis

부착점(Attachments)

□ **아래턱뼈**
□ 아래턱뼈의 앞니오목*에서부터*
□ **턱의 근막과 피부***까지*

기능(Functions)

동심성 작용근 작용

1. **아랫입술을 올린다.**
2. **아랫입술을 뒤집고(evert) 내민다(protract).**
3. 턱의 피부를 주름지게 한다.

작용근 작용 노트

- 턱끝근은 위쪽으로 아래턱뼈로부터 (근섬유들이 수직으로 주행하면서) 아래쪽으로 턱의 피부와 근막까지 부착한다. 아래턱뼈쪽부착점은 뼈로 들어가기 때문에 턱의 연부조직에 부착하는 다른 부착점보다 더 고정되어 있다. 턱끝근이 수축하면 턱의 근막과 피부를 아래턱을 향해 위쪽으로 당긴다. 턱의 근막과 피부가 당겨지면, 턱의 피부는 아랫입술 쪽으로 당겨지고 아랫입술을 위로 밀게 된다. 그러므로 턱끝근은 아랫입술을 위로 올린다(작용 1).
- 턱끝근이 턱의 근막과 피부를 위로 당기면 아랫입술은 올라간다. 턱끝근이 계속 수축함에 따라 아랫입술의 위쪽가장자리는 입으로부터 앞쪽으로 멀어지도록 힘이 가해진다. 이 작용을 *아랫입술의 뒤집음(eversion of the lower lip)*이라고 부른다. 턱끝근이 계속 수축함에 따라 전체 아랫입술은 입으로부터 멀어지게 된다. 이러한 작용은 *아랫입술의 내밈(protraction)*이라고 부른다. 그러므로 턱끝근은 아랫입술을 뒤집고 내민다(작용 2).
- 턱끝근이 수축하고 턱의 근막과 피부가 위로 당겨지면, 턱의 피부는 주름이 진다(작용 3).

움직임

1. 턱끝근은 하나의 당김선을 가지고 있으므로, 턱의 피부를 주름지게 하는 것뿐만 아니라 아랫입술을 올리는 것, 뒤집는 것, 내미는 것이 결합된 하나의 움직임을 만든다.

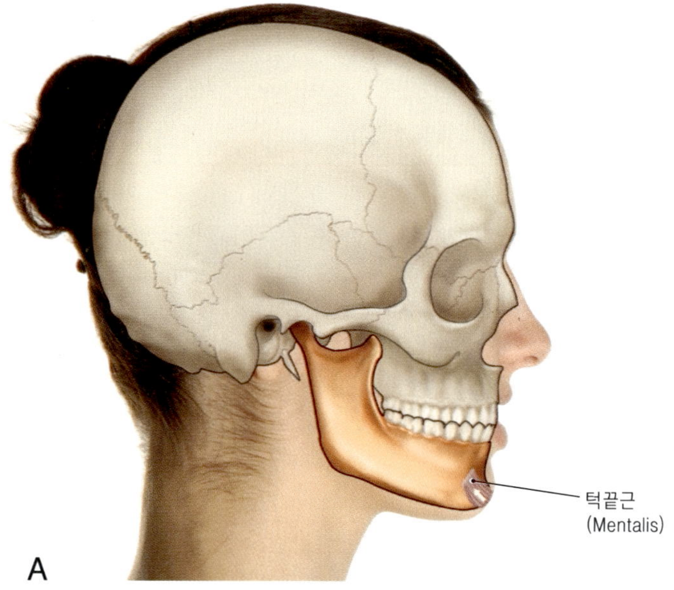

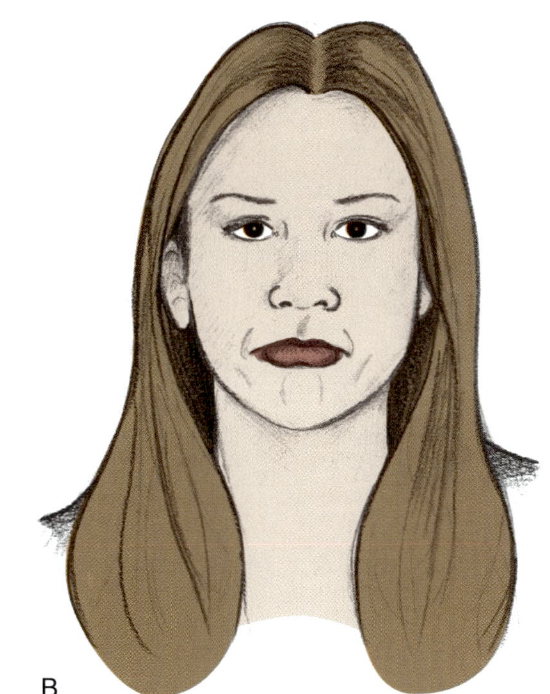

그림 13–22. 턱끝근. **A**, 오른쪽 가쪽면. **B**, 턱끝근의 양쪽 수축에 의해 만들어지는 표정의 앞쪽면.

턱끝근(Mentalis) *(계속)*

신경지배

- □ 얼굴신경(facial nerve, 7번 뇌신경)
  - □ 아래턱뼈가지

동맥공급

- □ 얼굴동맥(바깥목동맥의 가지)

촉진

1. 대상자를 바로 눕게 하고 촉진하는 손가락을 아랫입술의 정중선보다 아래, 중앙에서 약간 가쪽으로 놓는다. 입둘레근보다 아래, 아래입술내림근보다 안쪽인 것을 확인한다.
2. 대상자가 마치 입을 삐죽내미는 것(pouting)처럼 아랫입술을 내밀게 하고 턱끝근의 수축을 느낀다.

다른 구조와의 관계 (Relationship to other structures)

- □ 턱끝근은 아래입술내림근보다 안쪽에 있다. 이 두 근육이 겹치는 곳에서는 턱끝근이 더 깊은 곳에 있다. 턱끝근은 입꼬리내림근보다 안쪽에 있다.
- □ 턱끝근은 입둘레근보다 아래쪽에 있고 넓은목근보다 위쪽에 있다.
- □ 턱끝근은 깊은앞선 근막경선(deep front line myofascial meridian)에 포함된다.

기타(Miscellaneous)

1. 턱끝근의 작용은 의심(doubt), 불만(pouting), 무시(disdain)의 얼굴 표정을 나타내는 것과 관련이 있다.
2. 아랫입술을 올리고, 뒤집고, 내미는 것은 음료를 마실 때 유용하다.
3. 턱끝근이 수축하면 턱끝입술고랑(mentolabial sulcus)을 올린다.

볼근(Buccinator) ☐

볼근이라는 이름은 이 근육이 뺨 부위에 있음을 말해 준다.

☐ **어원**

Buccinator: 라틴어. *트럼펫 연주자, 뺨을 의미*

☐ **발음**

BUK-sin-A-tor

부착점(Attachments)

☐ **위턱뼈와 아래턱뼈**

- ☐ 아래턱뼈와 위턱뼈의 이틀돌기(alveolar processes)의 바깥쪽 표면(어금니 반대편)과 날개아래턱솔기(pterygomandibular raphe)*에서부터*

☐ **입술**

- ☐ 입술 근육의 깊은 곳, 입꼬리 바로 가쪽 볼굴대*까지*

기능(Functions)

동심성 작용근 작용

1. **치아(teeth)에 대해 볼을 압축한다.**

작용근 작용 노트

- 뒤쪽으로 볼근의 섬유는 위턱뼈와 아래턱뼈에서 (그리고 턱뼈들 사이의 날개아래턱솔기) 기시한다. 그곳에서부터, 볼근의 섬유는 입술에 부착하기 위하여 볼의 조직들을 통과하여 앞쪽으로 (수평으로 주행하면서) 주행한다. 뒤쪽부착점은 뼈로 들어가기 때문에 연부조직에 부착하는 앞쪽부착점보다 더 고정되어 있다. 볼근이 수축하면 볼의 조직과 입술은 뒤쪽으로 당겨지고 치아에 대해 압축한다(작용 1).

움직임

1. 볼근은 하나의 당김선을 가지고 있으므로, 치아에 대해 볼을 압축하는 하나의 움직임을 만든다.

신경지배

☐ 얼굴신경(facial nerve, 7번 뇌신경)

- ☐ 볼가지

동맥공급

☐ 위턱동맥과 얼굴동맥(바깥목동맥의 가지)

촉진

1. 대상자를 바로 눕게 하고, 촉진하는 손을 아래턱뼈의 가지(ramus of the mandible)보다 앞쪽(안쪽) 볼 위에 놓는다.
2. 대상자가 입술을 오므려 호흡을 들이마시게 한 후, 마치 트럼펫을 연주하기 위해 공기를 내뱉듯이 치아에 대하여 입술을 누르도록 하고 볼근의 수축을 느낀다.

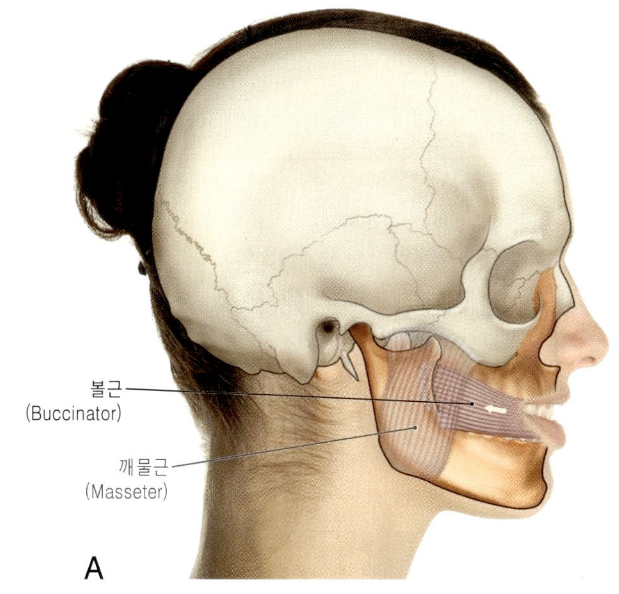

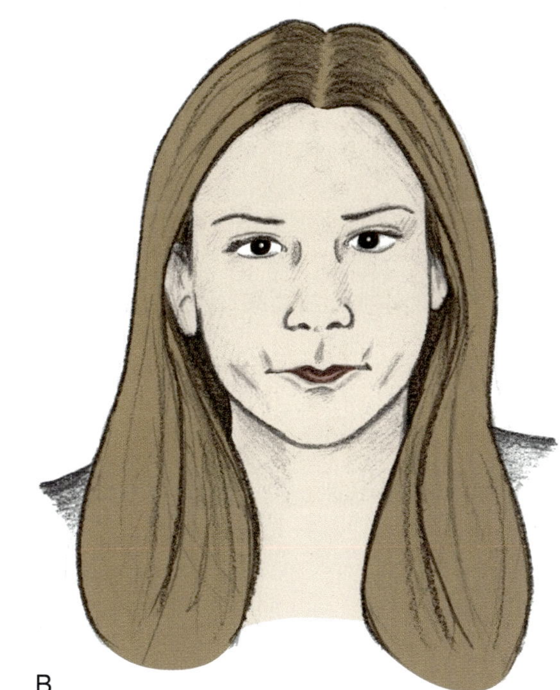

그림 13-23. 볼근. A, 오른쪽 가쪽면. 깨물근이 희미하게 보인다. B, 볼근의 양쪽 수축에 의해 만들어지는 표정의 앞쪽면.

다른 구조와의 관계 (Relationship to other structures)

☐ 볼근의 앞쪽(안쪽) 부분은 얕은 곳에 있고 볼의 조직 안에 위치한다. 볼근의 뒤쪽(가쪽) 부분은 깊게 있고 아래턱뼈의 가지보다 뒤쪽(깊은쪽)에 위치한다. 볼근의 앞쪽(안쪽) 부분은 입꼬리올림근, 큰광대근, 입꼬리당김근, 입꼬리내림근보다 깊은 곳에 있다.

볼근(Buccinator) *(계속)*

□ 볼근보다 깊은 곳에는 볼의 점막(mucosa)이 있다.

□ 볼근은 깊은앞선 근막경선(deep front line myofascial meridian)에 포함된다.

기타(Miscellaneous)

1. 볼근은 앞쪽부착점으로 모두 모이는 3개의 뒤쪽 부분을 가지고 있다. 이 세 부분은 위턱뼈, 아래턱뼈, 날개아래턱솔기(pterygomandibular raphe)에서 온다.
2. 볼근의 중앙 뒤쪽부착점은 날개아래턱솔기에 있다. (솔기는 한 부분의 절반이 합쳐진 조직의 이음새이다.) 본질적으로, 날개아래턱솔기는 나비뼈의 날개돌기와 아래턱뼈를 잇기 때문에 이름 붙여진 섬유결합조직으로 구성되어 있다.
3. 날개아래턱솔기는 위턱뼈보다 뒤, 나비뼈 근처 깊은 곳에 위치한다. 더 구체적으로 날개아래턱뼈솔기는 나비뼈의 안쪽날개판의 갈고리에서부터 아래턱뼈의 턱목뿔근선의 뒤쪽 끝으로 주행한다[또한 날개아래턱뼈솔기는 위쪽 인두수축근의 부착점을 제공한다(Evolve 웹사이트 참조). 날개아래턱뼈솔기는 볼근과 위쪽 인두수축근의 교차점이라고 생각될 수 있다].
4. 귀밑샘관(parotid duct)은 입으로 들어가기 위해 볼근을 관통한다.
5. 두 볼근이 양쪽으로 수축하여 치아에 대해 뺨을 압축하는 작용은 입으로부터 공기를 강하게 내뿜는 데 중요하다. 만약 단단히(tightly) 닫힌 입을 통해 공기를 강하게 내뱉으면 볼근이 공기를 내뱉고 볼이 팽창되지 못하도록 한다.
6. 볼근은 음악가들이 금관악기 또는 목관악기로 공기를 불어낼 때 수축하는 근육이다. 실제로, 라틴어로 트럼펫 연주자(trumpeter)는 *buccinator*라고 쓴다.
7. 볼근은 또한 휘파람, 풍선 불기를 할 때 중요하고, 음식이 입의 구강전정(vestibule of the mouth: 치아와 볼 사이에)에 남아 있지 못하게 한다.
8. 볼근은 레몬을 씹는 것처럼 신 것을 먹을 때 나타나는 표정[볼을 주름지게 하는(puckering)]을 담당하고 있다.
9. 볼굴대에 붙는 6가지 근육은 큰광대근, 입꼬리올림근, 입꼬리 당김근, 입꼬리내림근, 볼근 그리고 입둘레근이다.
10. 볼굴대는 입꼬리의 약 1/4 inch(0.5cm) 가쪽에 위치하는 섬유근육의 응축이다(448쪽 참조).

입둘레근(Orbicularis Oris) □

입둘레근이라는 이름은 이 근육이 입을 둘러싸고 있다는 것을 말해 준다.

□ **어원**

Orbicularis: 라틴어. *작은원형*

Oris: 라틴어. *입*

□ **발음**

or-BIK-you-LA-ris

OR-is

부착점(Attachments)

□ **입둘레근은 입을 전체적으로 감싸고 있는 근육이다.**

- □ 조금 더 자세히 살펴보면, 입둘레근에는 4개의 부분[왼쪽 2개(위와 아래)와 오른쪽 2개(위와 아래)]이 있다. 그러므로 각 사분면에는 1개의 부분이 있다. 각각의 입둘레근의 네 부분은 같은쪽 볼굴대에 고정된다. 그곳에서부터 근섬유가 평행하게 위 또는 아래 입술의 조직을 관통한다. 정중선에서 각 방향의 근섬유들은 다른 쪽의 근육들과 서로 얽히고, 그렇게 함으로써 서로 부착한다.

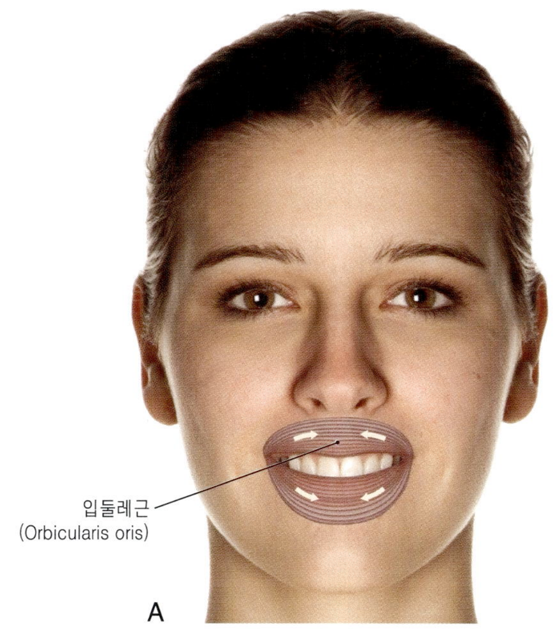

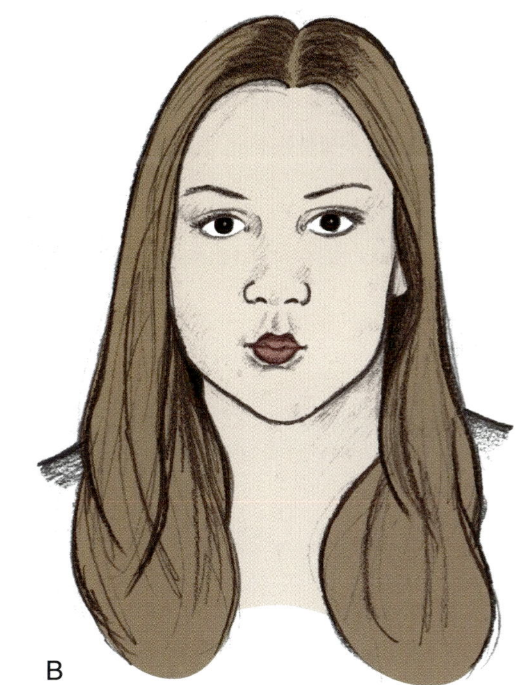

그림 13-24. 입둘레근. A, 앞쪽면. B, 입둘레근의 수축에 의해 만들어지는 표정의 앞쪽면.

기능(Functions)

동심성 작용근 작용

1. **입을 닫는다.**
2. **입술을 내민다.**

작용근 작용 노트

- 입둘레근의 근섬유 방향은 입 주변으로 둥글다. 입둘레근이 수축할 때 근육은 입 주위를 닫고 두 입술이 모이도록 하는 둥근조임근(sphincter)처럼 작용한다(작용 1). (Note: 둥근조임근이 어떻게 일하는지 이해하기 위해서는, 다음의 논리를 적용해야 한다. 선형의 근육이 짧아지면 근육의 길이는 감소한다. 같은 선형의 근육이 원형의 방식으로 배열되어 있고 짧아지면, 원을 만드는 선의 길이는 짧아진다. 따라서 원의 크기는 감소하고, 그 원은 어떤 구조가 둘러싸여 있든 닫을 수 있다.)
- 입이 닫힌 후에 입둘레근이 계속해서 수축한다면, 두 입술은 더 강하게 서로에 대해 밀고 앞쪽으로 밀려나게 된다. 이 작용은 *입술의 내밈(protraction)*이라고 불린다(작용 2).

움직임

1. 입둘레근은 하나의 당김선을 가지고 있으므로 입을 닫고 입술을 앞으로 내미는 하나의 움직임을 만든다.

입둘레근(Orbicularis Oris) *(계속)*

신경지배

- ☐ 얼굴신경(facial nerve, 7번 뇌신경)
  - ☐ 볼가지와 아래턱뼈가지

동맥공급

- ☐ 얼굴동맥(바깥목동맥의 가지)

촉진

1. 대상자가 바로 눕게 하고 손가락 골무 또는 장갑을 낀 후, 입술 조직 위에 촉진하는 손가락을 놓는다.
2. 대상자가 입술을 오므리게 하고 입둘레근의 수축을 느낀다.

다른 구조와의 관계 (Relationship to other structures)

- ☐ 입둘레근은 입을 둘러싸고 있다. 다음의 근육들은 바퀴에서 바퀴살이 퍼져나가듯이 입둘레근으로부터 바깥쪽으로 퍼져나간다: 코중격내림근(depressor septi nasi), 위입술콧방울올림근(levator labii superioris alaeque nasi), 위입술올림근(levator labii superioris), 작은광대근, 입꼬리올림근, 큰광대근, 입꼬리당김근, 볼근, 입꼬리내림근, 아래입술내림근, 턱끝근 그리고 넓은목근.
- ☐ 입둘레근은 깊은앞선 근막경선(deep front line myofascial meridian)에 포함된다.

기타(Miscellaneous)

1. 더 자세히 살펴보면, 각 사분면에서 입둘레근은 *주변부분(pars peripheralis)* 그리고 *가장자리부분(pars marginalis)*이라는 2개의 층을 갖는다. 그러므로 입둘레근은 실제로 8개의 부분을 갖는다.
2. 사람에서 입둘레근은 특히 잘 발달되어 있다. 이것은 말하는 것의 복잡성을 위해 필수적이다.
3. 입둘레근의 수축은 입꼬리를 안쪽으로 잡아당길 수 있다. 이것은 입둘레근의 양쪽의 근섬유들이 수축함에 따라, 근섬유들이 볼굴대부착점에서 서로를 향해 당기는 힘을 만들어내기 때문에 발생한다.
4. 입둘레근의 섬유들은 함께 섞이는 다른 근육들의 섬유에 의해 강화된다. 위입술콧방울올림근, 위입술올림근, 입꼬리올림근, 큰광대근, 볼근, 입꼬리내림근 그리고 아래입술내림근은 모두 입둘레근으로 섞인다.
5. 입둘레근의 수축은 입술을 오므리거나 휘파람을 불 때 입술을 다물고 내밀게 한다.
6. 볼굴대에 부착하는 6가지 근육은 큰광대근, 입꼬리올림근, 입꼬리당김근, 입꼬리내림근, 볼근, 입둘레근이다.
7. 볼굴대는 입꼬리의 약 1/4 inch(0.5cm) 가쪽에 위치하는 섬유근육의 응축이다(448쪽 참조).

넓은목근이라는 이름은 이 근육의 모양이 넓고 평편하다는 것을 말해 준다.

□ **어원**

Platysma : 그리스어. *넓은, 평편한*

□ **발음**

pla-TIZ-ma

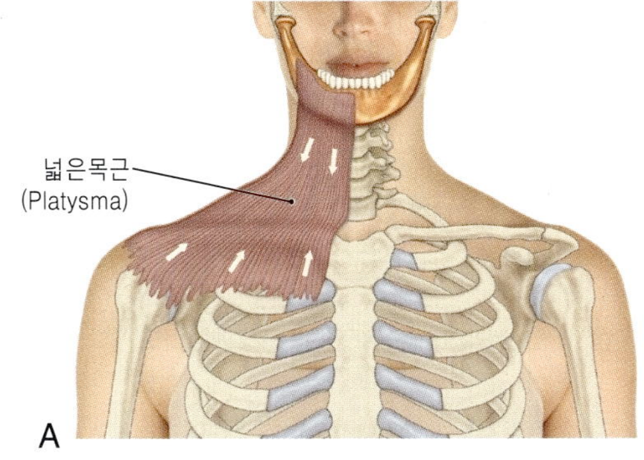

부착점(Attachments)

- □ **위쪽가슴의 피부밑근막**
  - □ 가슴근과 어깨세모근 근막*에서부터*
- □ **아래턱과 아래얼굴의 피부밑근막***까지*

기능(Functions)

동심성 작용근 작용

1. **목의 피부골(ridges of skin)을 만들면서 위쪽 가슴과 목의 피부를 위로 당긴다.**
2. 아랫입술을 아래로 내리고 가쪽으로 당긴다.
3. 턱관절에서 아래턱뼈를 내린다.

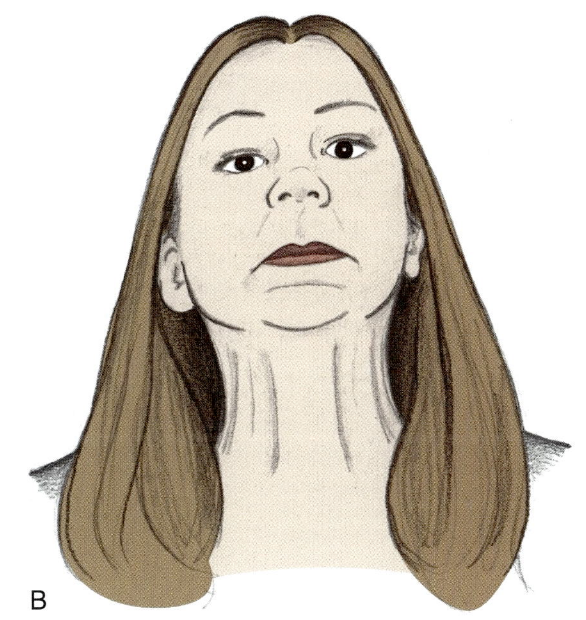

그림 13-25. 넓은목근. A, 오른쪽 넓은목근의 앞쪽면. B, 넓은목근의 양쪽 수축에 의해 만들어지는 표정의 앞쪽면.

작용근 작용 노트

- 넓은목근의 부착점이 모두 고정[아래턱을 움직이는 것이 허락되지 않고 가슴의 근막이 팽팽(taut)하게 잡아당겨지며, 단지 이 지점까지만 움직일 수 있다]되고 넓은목근이 강력하게 수축할 때, 넓은목근의 섬유들(부착점을 서로를 향해 움직이려고 시도하는)은 긴장되고, 목의 피부에서 연부조직 *골(ridges)*을 만든다. 이러한 골은 보통 쉽게 볼 수 있다(작용 1). (아랫입술은 또한 움직이는 것처럼 보일 것이다.) Note: 몇몇 자료들은 이것을 *목의 피부를 주름지게 하는 것*이라고 묘사한다.
- 넓은목근은 아랫입술의 근막에 부착한다. 그곳으로부터 넓은목근의 섬유들은 주로 아래쪽으로, 그리고 약간 가쪽으로, 위쪽 가슴의 근막을 향해 주행한다. 아래얼굴의 근막에 부착하는 위쪽부착점이 움직일 때, 아랫입술과 입꼬리는 아래쪽으로 당겨지고 입꼬리는 가쪽으로 당겨진다. 이것은 공포(horror), 놀람(suprprise) 또는 혐오감(disgust)의 얼굴 표정을 만든다(작용 2).
- 부착점이 아래턱뼈에 직접적으로 붙어 있고(그 부착점은 아래턱 위에 놓여 있는 근막에 부착), 아래턱뼈에 부착하는 이러한 섬유들이 가슴으로 수직으로 내려가는 사실을 고려할 때, 넓은목근은 아래턱뼈를 가슴을 향해 아래로 당길 수 있기 때문에 턱관절에서 아래턱뼈를 아래로 내린다(작용 3).

움직임

1. 넓은목근은 하나의 당김선을 가지고 있으므로 목과 위쪽 가슴의 피부를 주름지게 하는 하나의 움직임을 만든다(만약 위쪽부착점이 고정되어 있지 않다면, 이 동일한 당김선은 아랫입술을 아래로 내리고 가쪽으로 잡아당기며 아래턱뼈를 아래로 내릴 것이다).

작용에 대한 추가적인 노트

1. 일부 자료들은 넓은목근이 머리와 목의 굽힘을 도울 수 있다고 말한다. 넓은목근이 머리목 부분의 척추관절을 앞쪽으로 지난다는 것을 고려할 때 가능성이 있다(하지만 아래턱뼈가 고정되고 아래로 내려오지 않는 것이 필요할 것이다. 따라서 넓은목근의 당김이 고리뒤통수관절에서 머리로 옮겨지고, 그 다음 척추관절에서 목으로 옮겨질 것이다).

넓은목근(Platysma) *(계속)*

신경지배

- ☐ 얼굴신경(facial nerve, 7번 뇌신경)
  - ☐ 목가지

동맥공급

- ☐ 얼굴동맥(바깥목동맥의 가지)
  - ☐ 그리고 가로목동맥(갑상목동맥줄기의 가지)

촉진

1. 대상자를 바로 눕게 하고 촉진하는 손가락을 목 앞가쪽 위에 놓는다.
2. 대상자가 아래턱뼈는 약간 아래쪽으로 내려온 위치에서 고정하는 것을 유지하고, 아랫입술을 아래로 내리고 가쪽으로 잡아당김으로써 넓은목근을 강하게 수축하도록 한다. 넓은목근의 수축에 의해 발생하는 목의 피부의 골(ridges)를 관찰하고 느껴본다.

다른 구조와의 관계 (Relationship to other structures)

- ☐ 넓은목근은 가슴과 목에서 얕은 곳에 있다. 얼굴에서는 입꼬리내림근, 아래입술내림근 그리고 입꼬리당김근보다 얕은 곳에 있다.
- ☐ 빗장뼈(clavicle)와 어깨세모근(deltoid), 큰가슴근(pectoralis major), 목빗근(sternocleidomastoid), 목뿔아래근(infrahyoids) 그리고 목뿔위근(suprahyoids)의 부분들은 모두 넓은목근보다 깊이 있다.
- ☐ 넓은목근은 얕은앞선(superficial front line), 얕은앞팔선(superficial front arm line) 근막경선(myofascial meridians)에 포함된다.

기타(Miscellaneous)

1. 턱관절에서 넓은목근에 의한 아래턱뼈 내림의 뼈대 작용은 극도로 약하다.
2. 한쪽의 넓은목근은 반대쪽 넓은목근과 섞인다.
3. 넓은목근은 종종 아래얼굴에서 다른 얼굴 근육들과 함께 섞인다.
4. 인간에게서 넓은목근은 네발달린 포유류에서 발견되는 *피부밑근육층(panniculus carnosus)*이라고 불리는 넓은 근막근육의 남은 부분이라고 여겨진다. 피부밑근막층은 말이 피부에서 파리들을 쫓아낼 수 있게 하고 고양이가 등의 털을 세우는 것을 가능하게 하는 근육이다. 넓은목근이 수축할 때 목의 피부의 골 또는 주름이 발생하고, 그것은 영화 '검은 산호초의 괴물(The Creature from the Black Lagoon)'의 주인공을 연상시킨다.

복습 문제(Review questions)

1. 왜 얼굴의 구멍을 수축하거나 확장시키는 것을 가능하게 하는 얼굴 표정근육들이 기능적으로 중요한가?

2. 머리덮개널힘줄(galea aponeurotica)에 부착하는 2가지 근육은 무엇인가? 이 집단 구조에 붙여진 이름은 무엇인가?

3. 귓바퀴근 중 목빗근의 머리쪽부착점 바로 위에 위치하는 근육은 무엇인가?

4. 안구 건강에 있어서 눈둘레근의 눈물뼈 부분의 중요성을 설명하라.

5. 밝은 햇빛으로부터 눈의 보호를 도와주는 작용(눈을 가늘게 뜨고 보기)을 하는 3가지 근육은 무엇인가?

6. 윗입술의 3가지 주요 올림근은 무엇인가?

7. 볼굴대와 그것의 대략적인 위치를 묘사하라. 왜 이 구조가 중요한가?

8. ____________을(를) 제외하고, 얼굴근육들은 ____________신경에 의해 지배받는다.

9. 어떤 근육의 양쪽 수축이 송곳니를 드러내는, 전형적인 *드라큘라*의 표정을 재현하는가?

10. 귀밑샘관은 어떤 근육을 관통해서 입으로 들어가는가?

복습 문제의 정답은 책의 마지막 부분에서 확인할 수 있다.

생각해 보기(Think it through)

이 장을 읽은 후, 얼굴 표정근육들이 인간의 경험에 중요하다는 것은 틀림없다. 언어적·비언어적 의사소통에서부터 숨쉬기와 안구 보호까지 근육들은 많은 일들을 맡고 있다. 이러한 근육들의 기능장애와 관련하여 도수치료사들의 역할은 무엇일까?

제 14 장
엉덩관절의 근육 (Muscles of the Hip Joint)

evolve http://evolve.elsevier.com/Muscolino/muscular

목차(Chapter Outline)

목적(Objectives)

이 장을 마친 후 학생들은 이 장에서 다룬 각 근육에 대해 다음을 수행할 수 있어야 한다.

1. 일반적인 구조를 설명하라.
2. 일반적인 기능을 설명하라.
3. 부착점들을 서술하라.
4. 표준 작용근 작용을 서술하라.
5. 반대 작용근 작용을 서술하라.
6. 근육이 가진 당김선과 만들어내는 움직임을 논의하라.
7. 편심성 길항근 기능을 서술하라.
8. 등척성 안정화 기능을 서술하라.
9. 신경지배를 서술하라.
10. 동맥공급을 서술하라.
11. 촉진을 위한 시작 자세를 설명하라.
12. 촉진하는 단계를 설명하라.
13. 다른 신체 구조와 근육의 관계에 대해 논의하라.
14. 촉진, 평가 및 임상적 의사 결정을 도와주는 추가적인 정보에 대해 논의하라.

개요(Chapter Overview)

이 장에서 다뤄지는 근육들은 그 주요 기능이 보통 엉덩관절의 움직임이라고 여겨진다. 신체의 다른 근육들 또한 엉덩관절을 움직일 수 있지만, 그 근육들의 주요 기능이 일반적으로 다른 관절에 있다고 여겨지기 때문에 다른 장에서 다뤘다. 이러한 근육들은 뒤넙다리근군(hamstring group)과 넙다리네갈래근군(quadriceps femoris group)의 넙다리곧은근(rectus femoris)이며, 해당 근육들은 제15장에서 다루고 있다.

구조의 개요(Overview of structure)

- 구조적으로 엉덩관절의 근육들은 일반적으로 앞쪽, 뒤쪽, 안쪽 또는 가쪽으로 구분된다. 예를 들어, 실제로 대부분의 엉덩관절근육들은 앞가쪽 또는 앞안쪽 사이 어딘가에 있다.
- 큰허리근, 엉덩근, 넙다리근막긴장근 그리고 넙다리빗근은 엉덩관절굽힘근들이고 앞쪽에 위치한다(앞쪽에 위치하는 넙다리네갈래근군의 넙다리곧은근은 제15장에서 다뤄진다).
- 엉덩관절모음근들은 안쪽에 위치한다.

목적(Objectives) *(계속)*

□ 볼기근군은 주로 가쪽에 위치한다.

□ 깊은가쪽돌림근군은 뒤쪽 볼기에 깊게 위치하고 수평 방향으로 있는 6개의 근육들의 군이다. (제15장에서 다루는 뒤넙다리근은 수직 방향으로 엉덩관절을 뒤쪽으로 가로지른다.)

골반과 넙다리 구획(Compartments of the pelvis and thigh)

골반과 넙다리의 근육은 신체의 다른 부위만큼 명확하게 구분되지 않는다. 다음은 신체의 이러한 두 부위의 근육의 일반적인 배치이다.

골반근육은 보통 앞쪽, 가쪽 및 뒤쪽 구획으로 나뉜다.

- 앞쪽 구획은 엉덩근(iliacus), 큰허리근(psoas major) 그리고 작은허리근(psoas minor)을 포함한다.
- 가쪽 구획은 큰볼기근(gluteus maximus)의 일부뿐만 아니라 중간볼기근(gluteus medius), 작은볼기근(gluteus minimus) 그리고 넙다리근막긴장근(tensor fasciae latae; TFL)을 포함한다.
- 뒤쪽 구획은 골반바닥의 꼬리근(coccygeus)과 골반바닥의 항문올림근(levator ani)뿐만 아니라, 큰볼기근, 중간볼기근과 작은볼기근의 뒤쪽 부분, 깊은가쪽돌림근군[궁둥구멍근(piriformis), 위쌍둥이근(gemelli superior)와 아래쌍둥이근(gemelli inferior), 속폐쇄근(obturators internus), 바깥폐쇄근(obturators externus) 그리고 넙다리네모근(quadratus femoris)]을 포함한다.

넙다리 근육은 보통 앞쪽(굽힘근), 안쪽(모음근) 그리고 뒤쪽(폄근) 구획으로 나뉜다.

- 앞쪽 구획은 넙다리근막긴장근(TFL), 넙다리네갈래근(quadriceps femoris), 넙다리빗근(sartorius), 엉덩근 그리고 큰허리근을 포함한다.
- 안쪽 구획은 두덩근(pectineus), 긴모음근(adductor longus), 두덩정강근(gracilis), 짧은모음근(adductor brevis) 그리고 큰모음근(adductor magnus)을 포함한다.
- 뒤쪽 구획은 (대부분의 모음근군과 넙다리네갈래근군의 먼쪽부착점들뿐만 아니라) 뒤넙다리근(hamstrings)을 포함한다.

Note

- 두덩근은 넙다리의 앞쪽과 안쪽 군 사이에서 이행근육(transitional muscle)이다.
- 큰모음근은 넙다리의 안쪽과 뒤쪽 군 사이에서 이행근육(transitional muscle)이다.
- 넙다리네갈래근은 주로 앞쪽 넙다리에 위치하지만, 또한 뒤쪽 넙다리의 넙다리뼈거친선에 부착하기 위해 안쪽 넙다리, 가쪽 넙다리를 둘러싼다.
- 엉덩정강근막띠(iliotibial band)는 넙다리근막(전체 넙다리를 감싸고 있는 근막)의 가쪽 넙다리에서 섬유성근막이 두꺼워진 부분이고, 넙다리근막긴장근과 큰볼기근의 먼쪽힘줄로서 역할을 한다(그리고 가쪽 무릎관절을 안정화시키는 역할을 한다).

기능의 개요(Overview of function)

작용에 대한 다음의 일반적인 규칙들은 엉덩관절근육의 기능적인 군들을 위해 서술될 수 있다.

□ 만약 근육이 근섬유의 수직 방향으로 엉덩관절을 앞쪽으로 가로지르면, 그 근육은 엉덩관절에서 골반의 앞면을 향하여 넙다리의 앞면을 움직임으로써 넙다리를 굽힐 수 있다. 또는 넙다리의 앞면을 향하여 골반의 앞면을 움직임으로써 엉덩관절에서 골반을 앞쪽으로 기울어지게 할 수 있다.

□ 만약 근육이 근섬유들의 수직 방향으로 엉덩관절을 뒤쪽으로 가로지르면, 골반의 뒷면을 향하여 넙다리의 뒷면을 움직임으로써 엉덩관절에서 넙다리를 펼 수 있다. 또는 넙다리의 뒷면을 향하여 골반의 뒷면을 움직임으로써 엉덩관절에서 골반을 뒤쪽으로 기울어지게 할 수 있다.

□ 만약 근육이 근섬유들의 수직 방향으로 엉덩관절을 가쪽으로 가로지르면, 엉덩관절에서 골반의 가쪽면을 향하여 넙다리의 가쪽면을 움직임으로써 넙다리를 벌릴 수 있다. 또는 넙다리의 가쪽면을 향하여 골반의 가쪽면을 움직임으로써 엉덩관절에서 같은쪽 골반을 내릴(가쪽으로 기울임) 수 있다.

목적(Objectives) *(계속)*

- □ 만약 근육이 엉덩관절을 안쪽으로 가로지르면, 골반의 안쪽면을 향하여 넙다리의 안쪽면을 움직임으로써 엉덩관절에서 넙다리를 모을 수 있다. 또는 넙다리의 안쪽면을 향하여 골반의 안쪽면을 움직임으로써 엉덩관절에서 같은쪽 골반을 올릴 수 있다.
- □ 넙다리의 안쪽돌림근들은 엉덩관절보다 앞쪽에서, 안쪽에서 가쪽으로 넙다리뼈를 둘러싸고 있다. 넙다리의 안쪽돌림근들은 엉덩관절에서 골반을 같은쪽으로 돌릴 수 있다.
- □ 넙다리의 가쪽돌림근들은 엉덩관절 뒤쪽에서, 안쪽에서 가쪽으로 넙다리뼈를 둘러싸고 있다. 넙다리의 가쪽돌림근들은 엉덩관절에서 골반을 반대쪽으로 돌릴 수 있다.
- □ 반대 작용들은 엉덩관절에서 흔히 일어나고, 지면에 발이 붙어 있으면 먼쪽부착점이 고정되고 몸쪽부착점이 움직일 수 있게 되므로 몸쪽부착점이 먼쪽부착점을 향해 움직이게 하면서 발생하는 경향이 있다(닫힌사슬운동). 엉덩관절에서 골반이 움직이는 반대 작용들은 종종 엉덩관절에서 일반적인 넙다리의 표준 작용근 작용만큼 중요하다.

엉덩관절근육의 앞쪽면-얕은층과 중간층 □
(Anterior Views of the Muscles of the Hip Joint–Superficial and Intermediate Views)

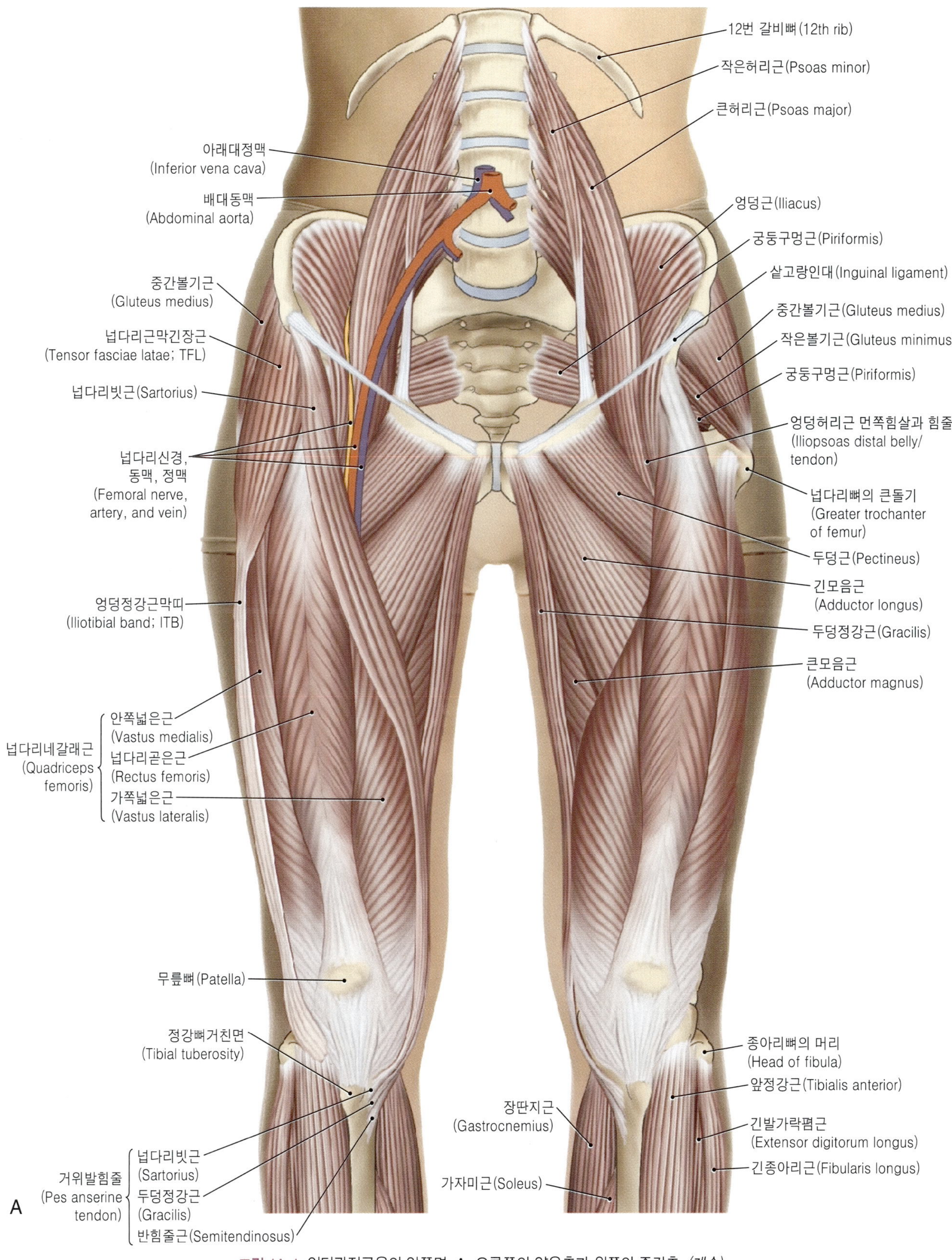

그림 14-1. 엉덩관절근육의 앞쪽면. A, 오른쪽의 얕은층과 왼쪽의 중간층. *(계속)*

□ 엉덩관절근육의 앞쪽면-깊은층 (Anterior Views of the Muscles of the Hip Joint-Deep Views)

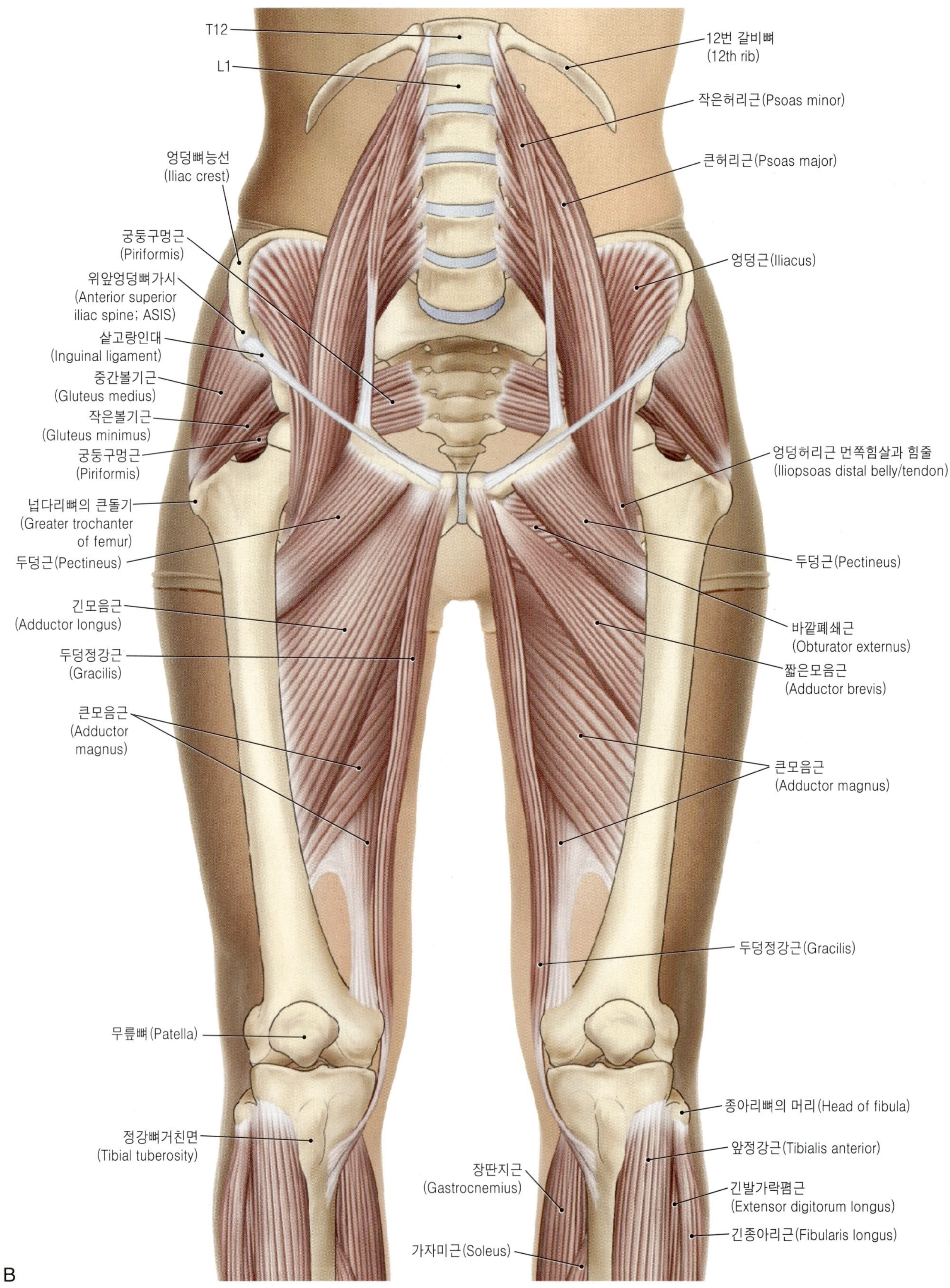

그림 14-1. *(계속)* B, 오른쪽의 깊은층과 왼쪽의 더 깊은층.

엉덩관절근육의 뒤쪽면-얕은층과 중간층
(Posterior Views of the Muscles of the Hip Joint-Superficial and Intermediate Views)

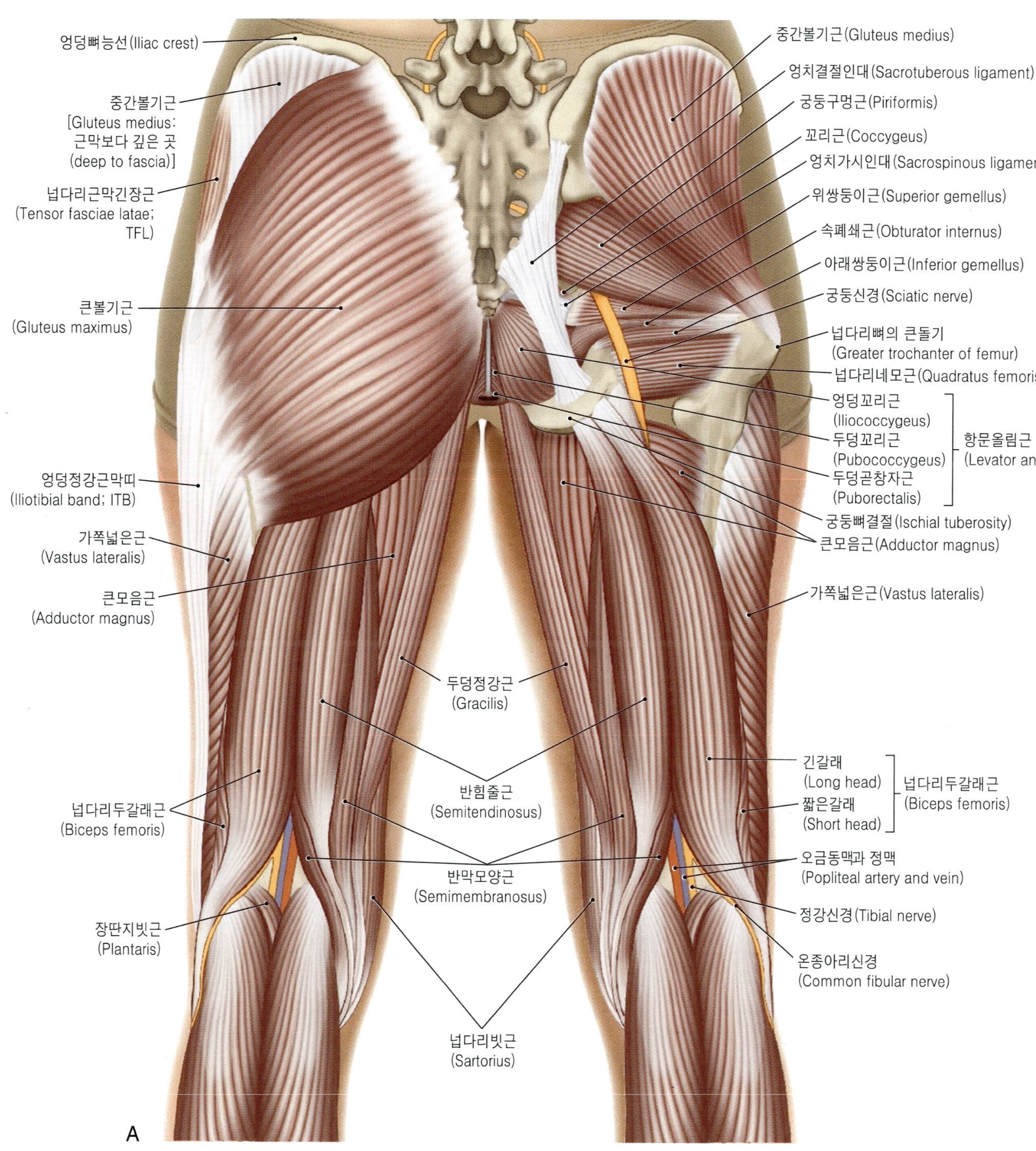

그림 14-2. 엉덩관절근육의 뒤쪽면. A, 왼쪽의 얕은층과 오른쪽의 중간층. *(계속)*

□ 엉덩관절근육의 뒤쪽면-깊은층 (Posterior Views of the Muscles of the Hip Joint-Deep Views)

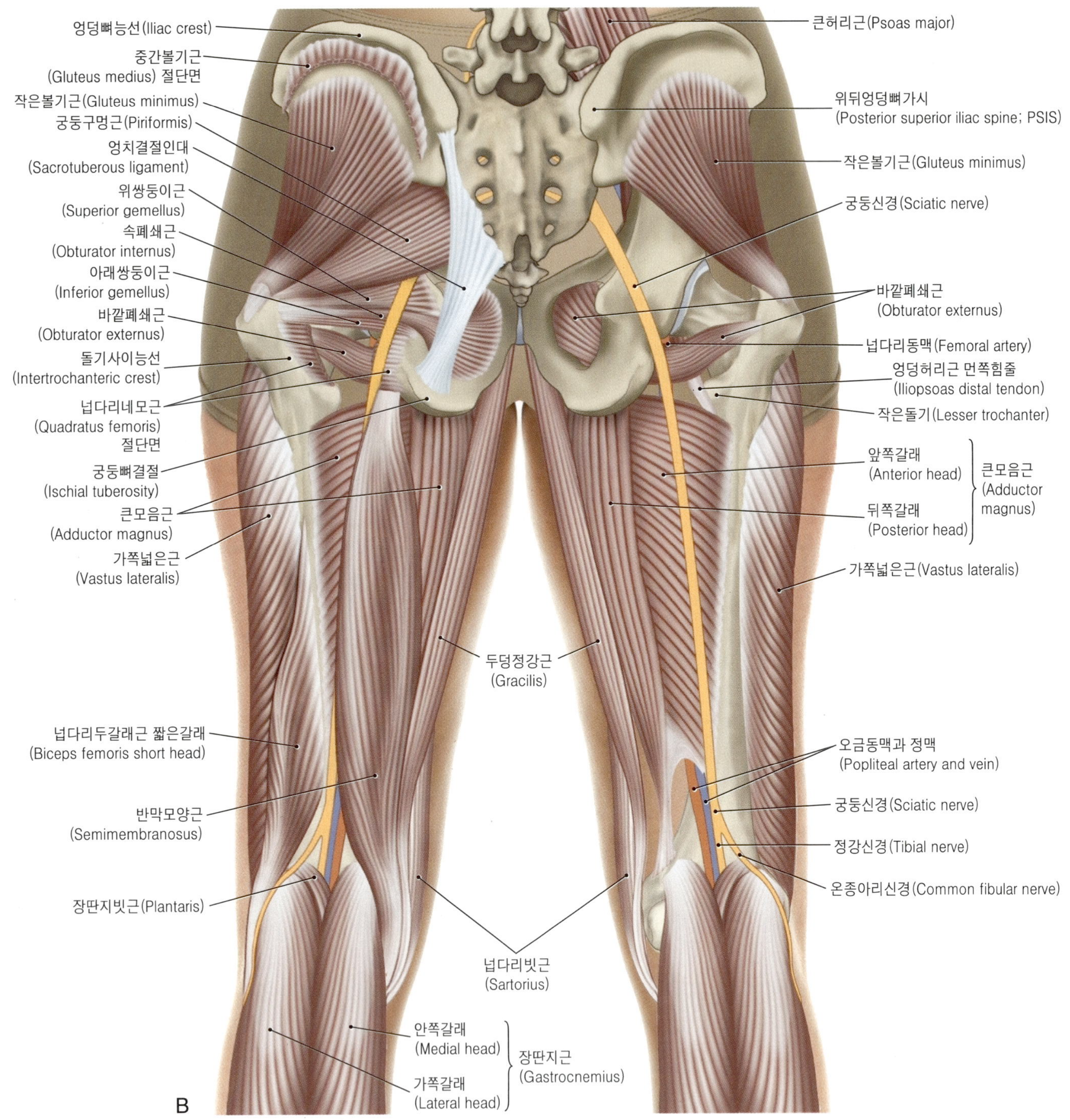

그림 14-2. *(계속)* B, 왼쪽의 깊은층과 오른쪽의 더 깊은층.

오른쪽 엉덩관절근육의 안쪽면-얕은층
(Medial View of the Muscles of the Right Hip Joint-Superficial View)

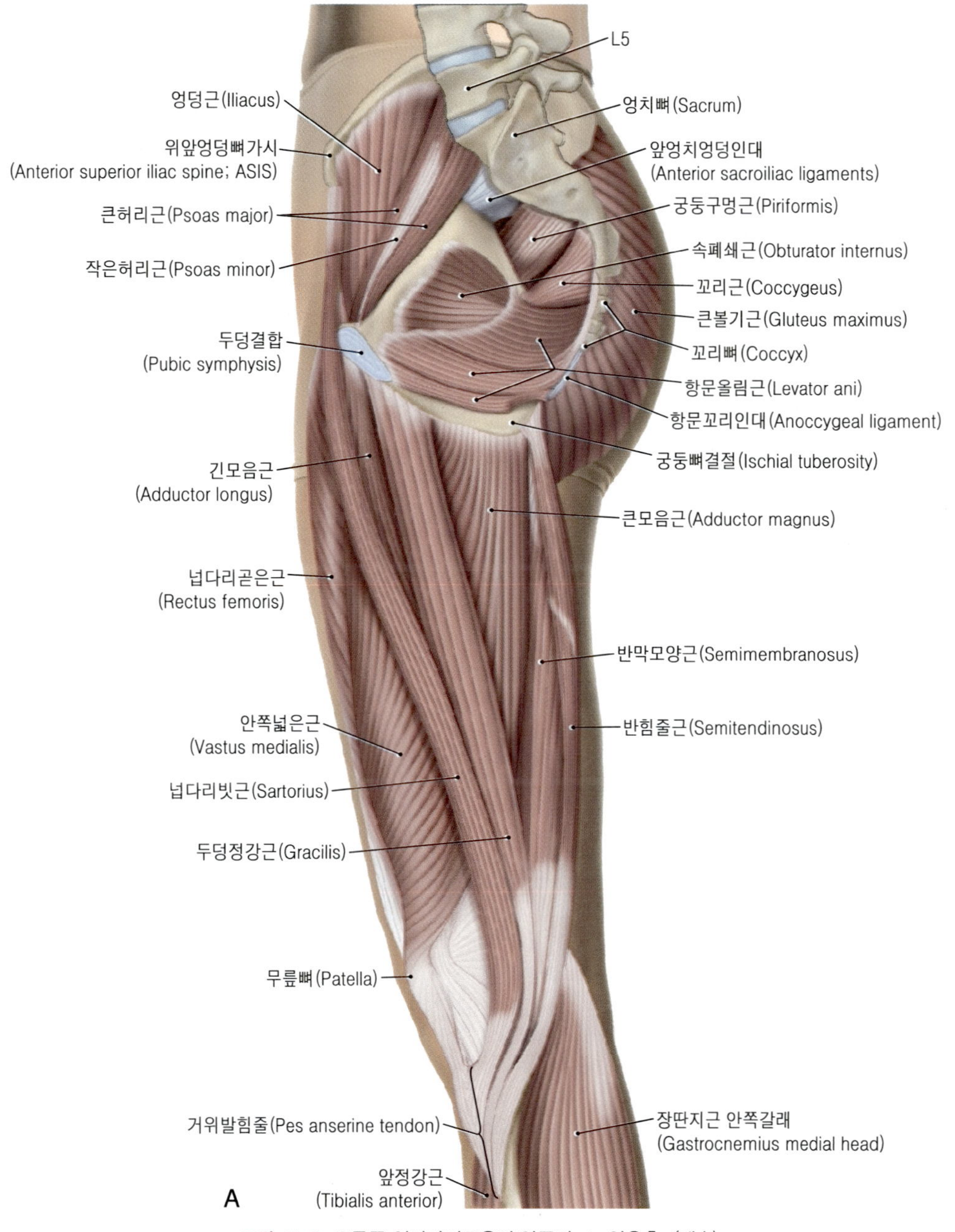

그림 14-3. 오른쪽 엉덩관절근육의 안쪽면. A, 얕은층. *(계속)*

□ 오른쪽 엉덩관절근육의 안쪽면-깊은층 (Medial View of the Muscles of the Right Hip Joint-Deep View)

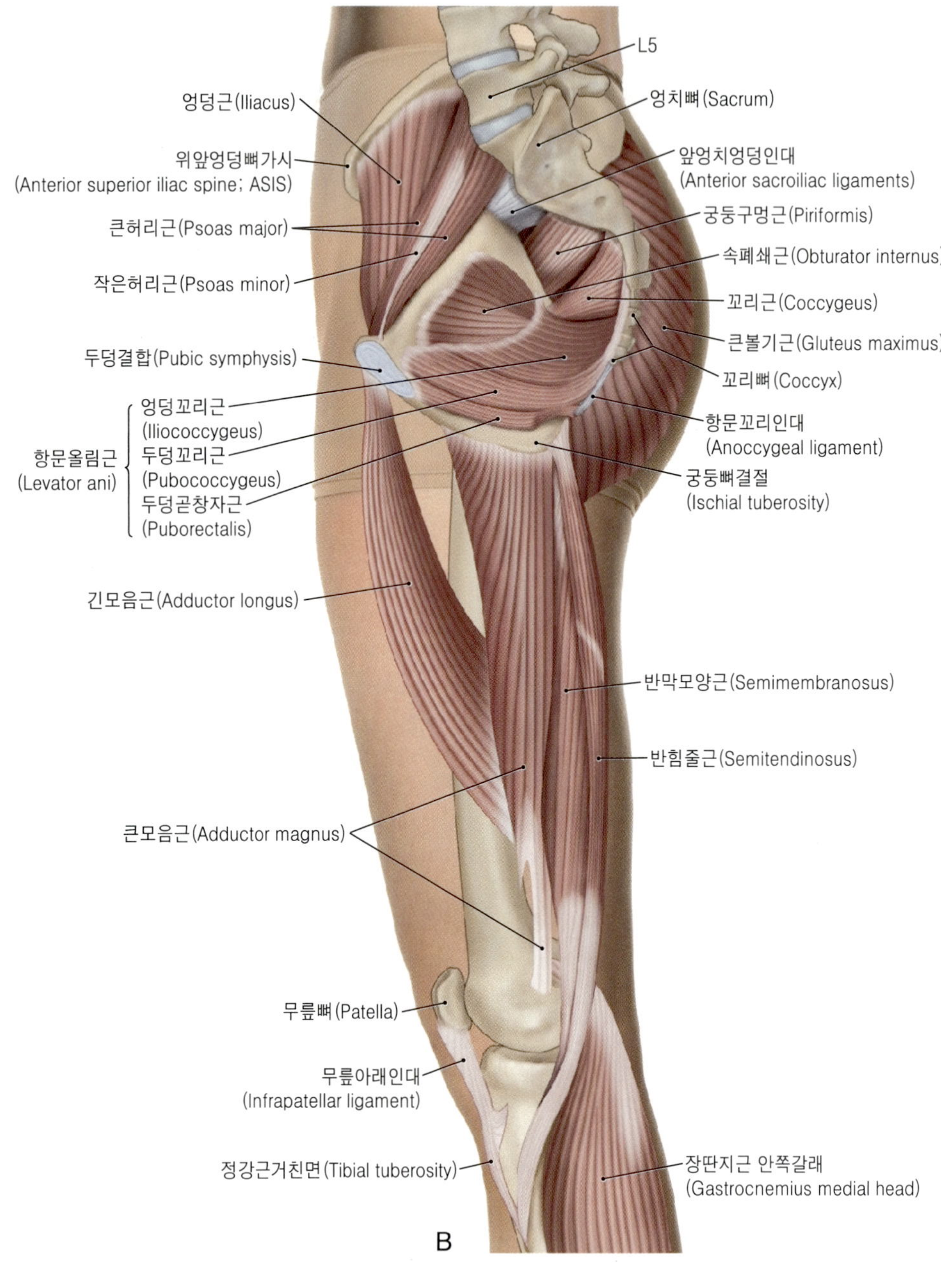

그림 14-2. *(계속)* B, 깊은층.

오른쪽 엉덩관절근육의 가쪽면-얕은층 □
(Lateral View of the Muscles of the Right Hip Joint-Superficial View)

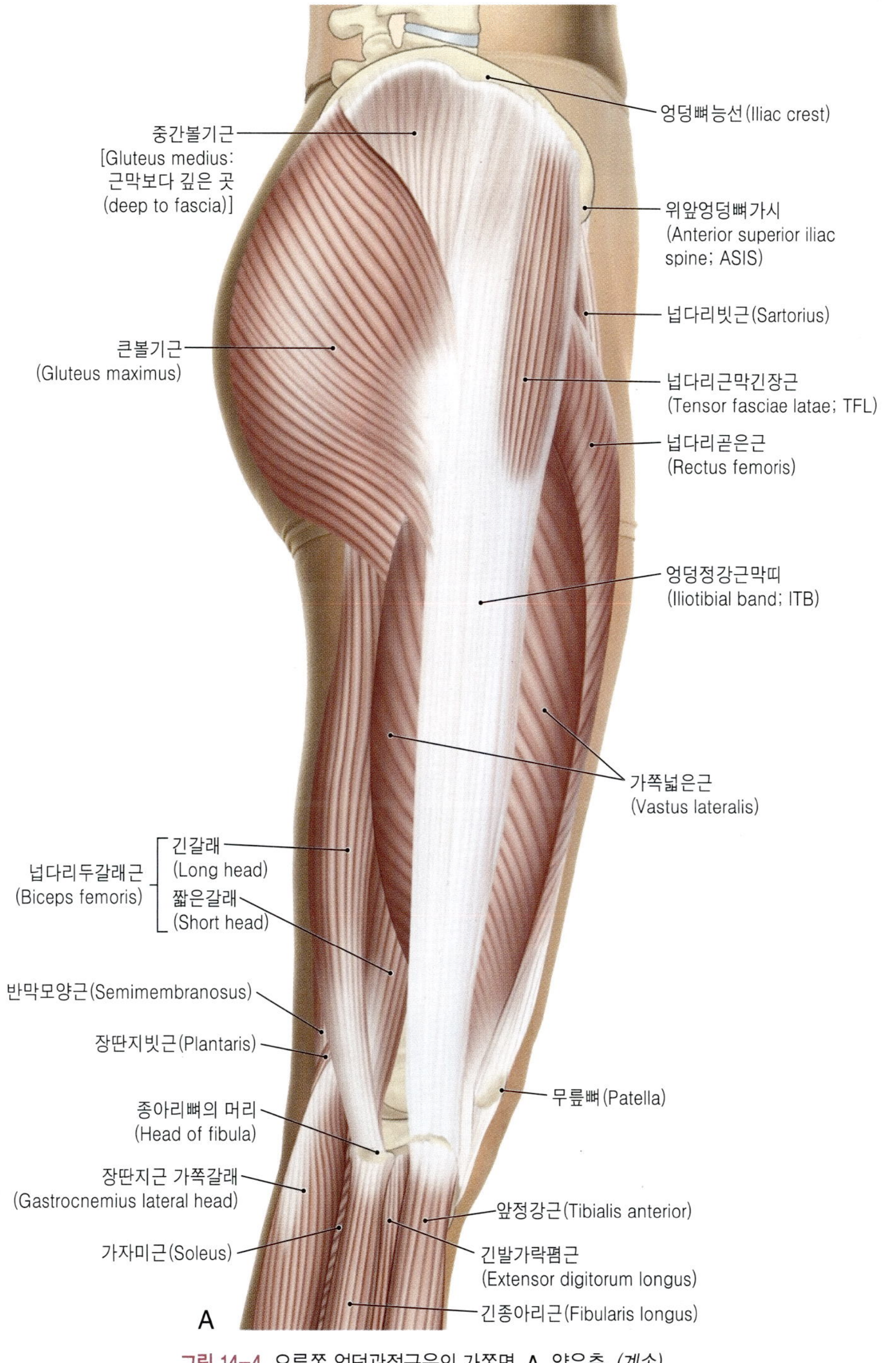

그림 14-4. 오른쪽 엉덩관절근육의 가쪽면. A, 얕은층. *(계속)*

□ 오른쪽 엉덩관절근육의 가쪽면-깊은층 (Lateral View of the Muscles of the Right Hip Joint-Deep View)

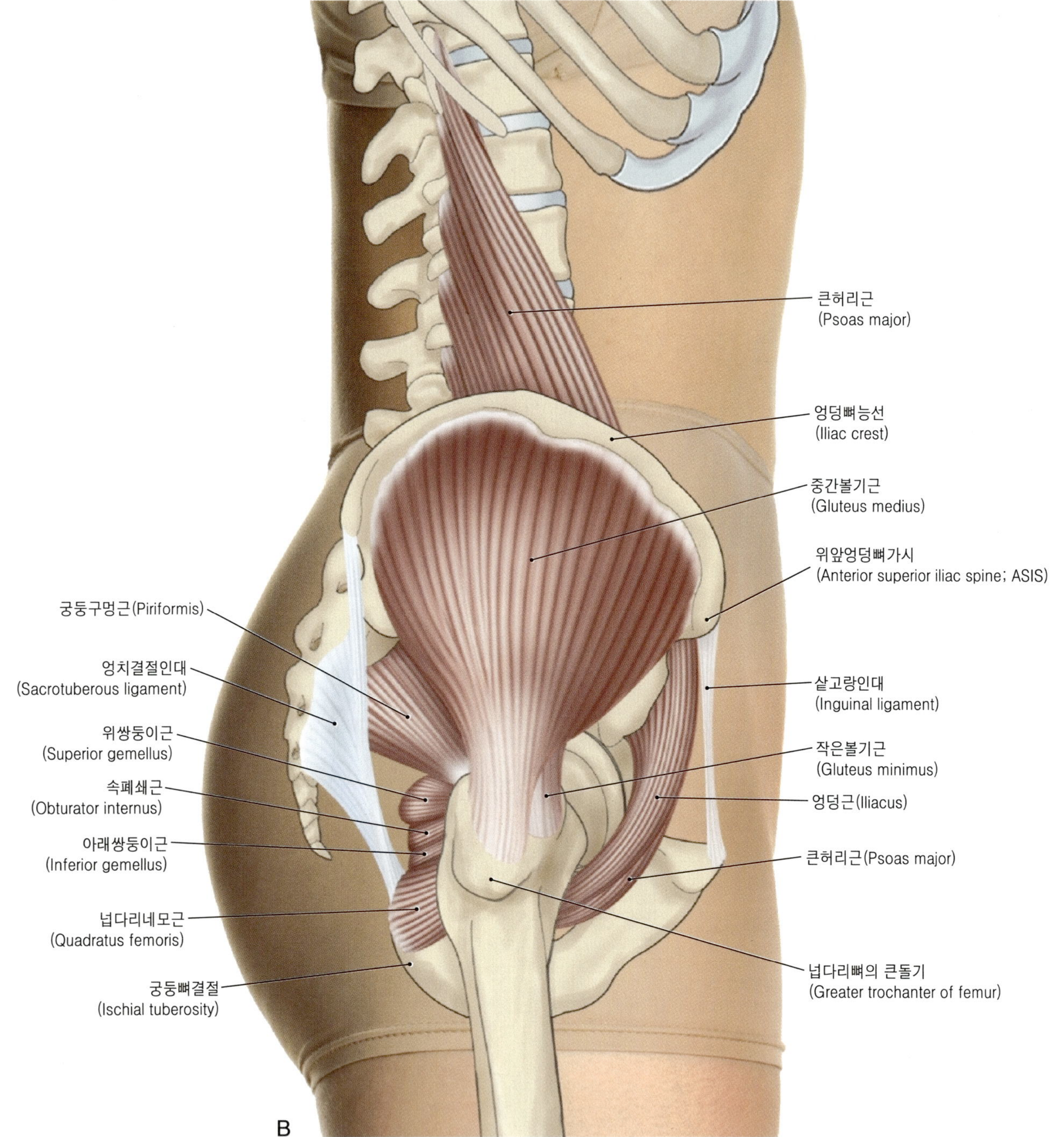

그림 14-2. *(계속)* B, 깊은층.

오른쪽 넙다리의 가로면 단면 □
(Transverse Plane Cross Sections of the Right Thigh)

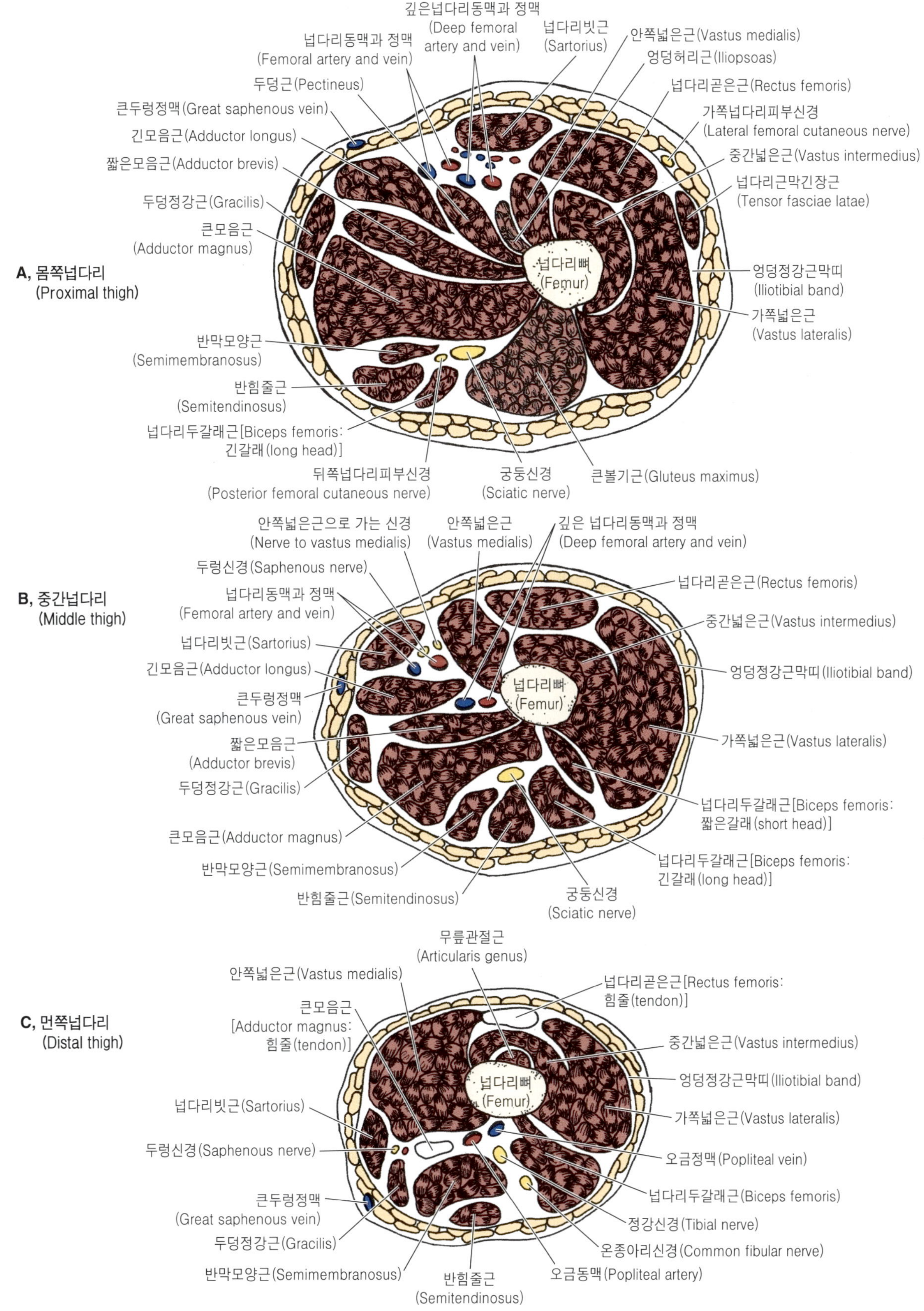

그림 14-5. 오른쪽 넙다리의 가로면 단면. A, 몸쪽. B, 중간. C, 먼쪽. 위는 앞쪽, 아래는 뒤쪽, 오른쪽은 가쪽, 왼쪽은 안쪽의 관점이다.

□ 큰허리근[Psoas Major: 엉덩허리근의(of Iliopsoas)]

큰허리근*이라는 이름은 허리(loin)에 위치하며 작은허리근보다 크다는 것을 말해 준다.*

□ **어원**
Psoas : 그리스어. *허리*
Major: 라틴어. *더 큰(lager)*
□ **발음**
SO-as
MAY-jor

부착점(Attachments)

□ 허리척추의 앞가쪽
　□ T12~L5 척추뼈몸통 앞가쪽과 L1~5 사이의 척추사이원반과 가로돌기 앞쪽*에서부터*
□ 넙다리뼈의 작은 돌기*까지*

기능(Functions)

동심성(단축성) 작용근 작용

표준 작용근 작용	반대 작용근 작용
□ **1. 엉덩관절에서 넙다리를 굽힌다.**	□ **1. 척추관절에서 몸통을 굽힌다.**
□ **2. 허리엉치관절에서 골반을 뒤로 기울인다.**	□ **2. 엉덩관절에서 골반을 앞쪽으로 기울인다.**
□ **3. 엉덩관절에서 넙다리를 가쪽으로 돌린다.**	□ 3. 몸통과 골반을 반대쪽으로 돌린다.
□ 4. 허리엉치관절에서 같은쪽 골반을 올린다.	□ **4. 척추관절에서 몸통을 가쪽으로 굽힌다.**

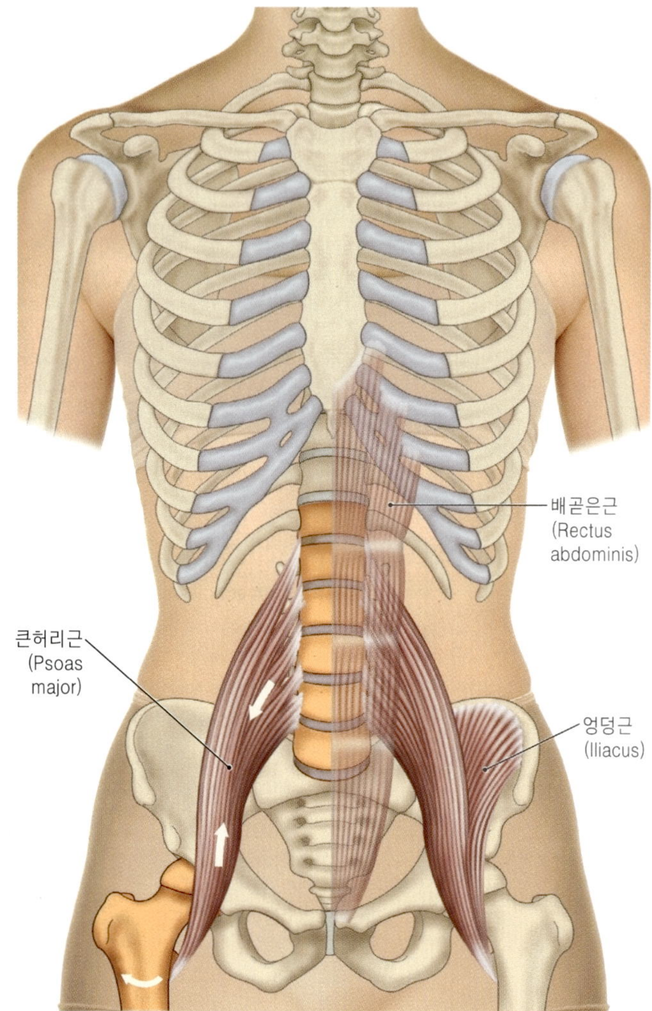

그림 14-6. 양쪽 큰허리근의 앞쪽면. 왼쪽 엉덩근이 그려져 있으며, 배곧은근은 희미하게 보인다.

표준 작용근 작용 노트

- 큰허리근은 엉덩관절을 (근섬유들은 시상면에서 수직으로 주행하면서) 앞쪽으로 가로지른다. 그러므로 큰허리근은 엉덩관절에서 넙다리를 굽힌다(작용 1).
- 엉덩허리근은 엉덩관절에서 넙다리굽힘(그리고 골반 앞쪽 기울임)의 작용근(가장 강력한 근육)이다(작용 1).
- 만약 몸통이 고정되어 있고 큰허리근이 넙다리를 몸통을 향해 앞쪽으로 당기지만 골반이 넙다리에 고정되어 있다면, 큰허리근은 넙다리와 골반을 1개의 단위로 앞쪽 몸통을 향해 당기고 허리엉치관절에서 골반을 뒤로 기울일 수 있다(작용 2).
- 큰허리근은 넙다리뼈의 작은돌기에 부착하기 위해서 척주에서부터 감싸는 방식으로 (근섬유의 방향이 가로면에서 약간 수평으로 주행하면서) 엉덩관절을 앞으로 가로지른다. 큰허리근이 수축하면, 작은돌기를 앞가쪽으로 당기고 엉덩관절에서 넙다리를 가쪽으로 돌린다(작용 3).
- 엉덩관절에서 넙다리의 가쪽돌림은 큰허리근의 매우 약한 작용이다(작용 3).
- 큰허리근은 척추관절을 (근섬유는 이마면에서 수직으로 주행하면서) 가쪽으로 가로지른다. 그러므로 척추부착점이 고정되어 있으면, 큰허리근은 넙다리뼈부착점을 위로 당긴다. 만약 넙다리가 골반에 대해 고정되어 있다면, 골반은 허리엉치관절에서 들어 올려질 것이다(작용 4).

반대 작용근 작용 노트

- 큰허리근은 척추관절을 (근섬유들은 시상면에서 수직으로 주행하면서) 앞으로 가로지른다. 그러므로 넙다리뼈부착점이 고정되면, 큰허리근은 척추관절에서 몸통을 굽힌다(반대 작용 1).
- 큰허리근이 척추관절에서 몸통을 굽히는지 또는 펴는지에 대해 논란이 있다. 큰허리근의 당김선은 아래허리척추관절 앞쪽으로

지나가고, 따라서 큰허리근은 확실히 아래허리척추를 굽힌다. 하지만 큰허리근이 올라가면서 교차하는 위쪽척추관절들을 뒤쪽으로 지나갈 수 있다. 그러므로 이러한 관절들에서는 척추를 펼 것이다. 허리앞굽음(lordosis)의 정도는 가로지르는 관절들에 대한 큰허리근의 당김선에 영향을 준다는 것을 기억하라(반대 작용 1).

- 몸통이 골반에 고정되어 있고 큰허리근이 수축하면(넙다리뼈부착점이 고정된 채로), 큰허리근은 엉덩관절에서 골반을 앞쪽으로 기울이면서 척추부착점을 넙다리를 향하여 앞쪽과 아래쪽으로 당긴다. 과도하게 앞쪽으로 기울여진 골반은 과도하게 앞으로 굽은허리척추(hyperlordotic lumbar spine)를 유발한다(반대 작용 2).
- 큰허리근이 척추관절을 가로지를 때, 척주의 앞가쪽에서부터 부착하여 (근섬유들이 가로면에서 약간 수평으로 주행하면서) 넙다리뼈에 더 앞쪽까지 부착한다. 넙다리뼈부착점이 고정되어 있고 큰허리근이 수축하면, 척추의 앞쪽면이 큰허리근이 부착되어 있는 쪽에서부터 신체의 반대쪽을 향하여 돌리면서 척추를 당긴다. 그러므로 큰허리근은 척추관절에서 몸통을 반대쪽으로 돌린다(반대 작용 3).
- 몸통이 골반에 고정되어 있고 큰허리근이 수축하면, 큰허리근은 가로면에서 척추부착점을 당기고 돌린다. 몸통과 골반이 하나의 단위처럼 움직이고, 골반은 큰허리근이 부착되어 있는 쪽에서부터 신체의 반대쪽을 향하여 돌린다. 그러므로 큰허리근은 엉덩관절에서 골반을 반대쪽으로 돌린다(반대 작용 3).
- 큰허리근은 (근섬유는 이마면에서 수직으로 주행하면서) 척추관절을 가쪽으로 가로지른다. 그러므로 넙다리뼈부착점이 고정되어 있으면, 큰허리근은 척추관절에서 몸통을 가쪽으로 굽힌다(반대 작용 4).

움직임

1. 큰허리근은 빗면에서 넙다리에 하나의 당김선을 가지므로, 엉덩관절에서 넙다리의 굽힘과 가쪽돌림이 결합된 하나의 움직임을 만든다.
2. 몸통에 대한 큰허리근의 반대 작용에 관하여, 큰허리근은 빗면에서 하나의 당김선을 가지므로, 척추관절에서 몸통의 굽힘과 가쪽굽힘, 그리고 반대쪽돌림이 결합된 하나의 움직임을 만든다.

편심성 길항근 기능

1. 엉덩관절에서 넙다리의 폄과 골반의 뒤쪽기울임을 제한하고 느리게 한다.
2. 엉덩관절에서 넙다리의 안쪽돌림과 골반의 같은쪽돌림을 제한하고 느리게 한다.
3. 허리척추의 폄을 제한하고 느리게 한다.
4. 허리척추의 반대쪽으로의 가쪽굽힘을 제한하고 느리게 한다.
5. 허리척추의 같은쪽돌림을 제한하고 느리게 한다.
6. 허리엉치관절에서 같은쪽골반의 앞기울임과 내림을 제한하고 느리게 한다.

편심성 길항근 작용 노트

- 만약 체중을 지지한 발이 과도하게 엎침 된다면[발의 아치(arch)가 무너진다면] 엉덩관절에서 넙다리 가쪽돌림의 힘은 전체 하지(넙다리, 다리 그리고 목말뼈)의 안쪽돌림을 방지한다.

등척성 안정화 기능

1. 척추관절에서 허리척추를 안정화시킨다.
2. 허리엉치관절, 엉치엉덩, 그리고 엉덩관절에서 골반을 안정화시킨다.
3. 엉덩관절에서 넙다리를 안정화시킨다.

등척성 안정화 기능 노트

- 큰허리근은 허리척추에 매우 가깝게 있기 때문에, 큰허리근의 주요 안정화 기능은 척추에서 작용한다.

작용에 대한 추가적인 노트

1. 해부학적 자세에서, 엉덩관절에서 넙다리를 굽히기 위한 큰허리근의 모멘트팔(moment arm, lever arm)이 많이 크지는 않다. 하지만 넙다리가 굽혀짐에 따라, 큰허리근의 모멘트 팔 지렛대힘(moment arm leverage)은 증가한다. 이러한 이유로 큰허리근에 의한 엉덩관절 굽힘의 작용은 대략 45~60°에서 가장 강하다.
2. 엉덩관절에서 큰허리근의 넙다리의 이마면 움직임에 대해서는 논란이 있다. 해부학적 자세에서 큰허리근은 약한모음근과 비슷할 것 같다. 하지만 넙다리가 먼저 벌려지거나 가쪽으로 돌게 되면, 큰허리근의 당김선은 이마면의 움직임의 축보다 가쪽을 지나게 되고, 큰허리근은 벌림근이 된다.
3. 엉덩관절에서 큰허리근의 가로면 움직임에 대해서는 논란이 있다. 일부 자료들은 넙다리를 가쪽으로 돌리는 대신 안쪽으로 돌릴 수 있다고 주장해 왔다. 가로면 움직임의 축에 대한 근육의 당김선을 살펴보면 큰허리근은 엉덩관절에서 넙다리를 가쪽으로 돌리는 것이 명백하다. 실제로, 큰허리근을 안쪽으로 돌릴 수 있다는 믿음은 점차 지지를 잃어가고 있다.
4. 큰허리근이 시상면에서 허리척추를 굽히는지 펴는지에 대해 많은 논란이 있다. 이것을 결정하기 위해서는 큰허리근이 가로지르는 각 척추관절의 움직임의 축에 대해 큰허리근의 당김선이 어디에 있는지 봐야 한다. 일반적으로 큰허리근의 당김선은 허리척추관절의 움직임의 안가쪽(mediolateral) 축을 앞쪽으로 가로지른다. 그러므로 큰허리근은 척추를 앞쪽으로 당긴다. 이러한 이유로 큰허리근은 허리척추의 굽힘근이라고 여겨진다. 이것은 L5~S1 척추관절에서는 명백한 사실이다. 하지만 더 위의 허리척추를 보면, 큰허리근의 당김선은 점차 뒤쪽으로 이동한다. T12~L1 척추관절 옆에서 큰허리근의 당김선은 실제로 관절을 뒤쪽으로 가로

큰허리근[Psoas Major: 엉덩허리근의(of Iliopsoas)] *(계속)*

지르기 때문에, T12~L1 수준에서 폄을 유발한다(L1 위에서 T12의 편다). 고려해야 되는 다른 요소는 만약 허리척추의 자세가 바뀌면, 척추관절의 움직임 축에 대한 큰허리근의 당김선이 바뀐다는 것이다. 예를 들어, 허리척추의 앞굽음이 증가한다면, 큰허리근의 당김선은 척추관절의 움직임 축에 대해 더 뒤쪽으로 이동할 것이고 허리척추관절에서 큰허리근이 몸통을 펴는 능력이 증가할 것이다. 이 경우, 큰허리근은 허리척추의 폄근이 된다. 마찬가지로, 만약 허리척추의 앞굽음이 감소한다면, 큰허리근의 당김선은 척추관절의 움직임 축에 대해 더 앞쪽으로 이동할 것이고 허리척추관절에서 큰허리근이 몸통을 굽히는 능력이 증가할 것이다. 그러므로 일단 시상면에서 허리척추의 자세뒤틀림[(과다앞굽음증(hyperlordosis)/척추앞굽음증(swayback) 또는 부족한 앞굽음증(hypolordosis)/굽은 등(rounded back)]이 나타내면, 큰허리근은 허리척추의 자세뒤틀림을 증가시키는 경향이 있다.

5. *허리역설(psoas paradox)*이라는 용어는 척추에 대한 큰허리근의 시상면에서의 폄효과를 설명하는 데 사용된다. 비록 폄을 위해 큰허리근이 당기는 것이 강하지는 않지만, 큰허리근은 예상보다 더 큰 척추의 폄을 만들어내는 것처럼 보인다. 이것을 설명하는 이유는 아래허리척추가 굽힘으로 당겨짐에 따라, 신경계는 골반에 대해 균형을 맞추기 위해 신체의 무게중심을 뒤로 가져가기 위한 보상작용으로 위허리척추를 더 펴도록 명령할 것이다. 허리역설 보상작용(psoas paradox compensation)이 발생하는지 아닌지에 대한 결정은 아마 위허리척추의 유연성과 경직도(flexibility/rigidity)에 기초할 것이다. 다시 말하면, 척추에 유연성이 있는 사람은 허리 역설 보상움직임에 관여할 수 있는 더 큰 능력을 가질 것이다.
6. 다음은 분절관절 수준에서 허리역설의 개념이 어떻게 발생하는지에 대한 세부적인 검사이다. 허리역설의 존재는 움직이는 척추 위의 척추들이 고정되어 있는지 아닌지에 기초한다. 만약 우리가 큰허리근이 가로지르는 어떤 척추관절이든지 움직임 축에 대해 앞쪽으로 가로지른다면, 큰허리근의 동심성 수축은 척추를 앞쪽으로 당기는 것을 초래한다. 이것은 이 근육 아래에 있는 척추 위에서 척추의 굽힘을 발생시킬 것이다. L3을 예로 들어보자. 큰허리근이 수축하고 L3을 당기면, L3~4 척추관절에서 L4 위의 L3은 굽혀질 것이다. 만약 바로 위의 척추인 L2이 L3에 대해 고정된다면(아마 깊은 근육의 수축에 의해), L2은 L3을 따라 움직일 것이고 허리척추는 L3~4 척추관절에서 굽혀질 것이다. 하지만 L2가 L3에 대해 고정되어 있지 않다면, 큰허리근이 L3을 앞으로 당길 것이고 L2는 상대적으로 뒤에 위치하게 되며, 따라서 L2~3 척추관절에서 L2은 L3에 대해 펴지게 된다. 이 시나리오에서 큰허리근은 여전히 L3~4 척추관절에서 L3을 굽히고 있지만, L2~3 척추관절에서 L2를 펴고 있다. 결과적으로 큰허리근의 당김은 큰허리근이 부착하는 척추를 굽힌다. 하지만 바로 위 척추의 무게에 걸리는 중력의 힘은 척추의 폄을 초래한다. 허리척추에서 폄의 위험성은 이것이 척추앞굽음을 증가시키고 흔히 *척추앞굽음증(swayback)*이라고 부르는 것을 야기할지도 모른다는 것이다.
7. 허리척추의 폄을 만들어내는 큰허리근의 능력이 다른 이유는 골반 자세를 통한 허리척추 자세에 큰허리근의 간접적인 영향이다. 큰허리근은 엉덩관절에서 주로 넙다리의 굽힘근으로 작용한다. 넙다리굽힘근들은 엉덩관절에서 골반 앞쪽기울임을 만드는 근육이다. 그리고 닫힌사슬자세에서(발이 지면에 닿은 채로), 팽팽한 큰허리근은 넙다리가 아닌 골반을 잡아당길 것이다. 골반의 앞쪽기울임이 증가함에 따라 허리척추폄의 허리앞굽음굴곡이 증가한다.
8. 큰허리근의 당김선이 척추의 시상면 움직임의 축에 매우 가깝게 지나가기 때문에(적어도 척추가 해부학적 자세에 있을 때), 큰허리근은 척추의 움직임보다는 안정성에 영향을 미치는 것 같다.
9. 일반적으로 큰허리근의 주요한 기능은 엉덩관절에서 넙다리를 굽히는 동안 허리척추를 안정화시키는 것이라고 서술할 수 있다.

신경지배

- ☐ 허리신경얼기(lumbar plexus)
  - ☐ **L1**, **L2**, L3

동맥공급

- ☐ 허리동맥(대동맥의 가지)
  - ☐ 그리고 엉덩허리동맥(속엉덩동맥의 가지)

촉진

1. 대상자에게 무릎 아래에 베개를 놓고 눕도록 한 후, 촉진하는 손을 엉덩뼈능선과 12번째 갈비뼈 사이의 복부 위에 놓는다[배곧은근보다 가쪽, 대략 앞위엉덩뼈가시(ASIS)와 배꼽 사이 중간지점].
2. 천천히, 하지만 깊게 균일한 압력으로 척추를 향해 뒤안쪽 방향으로 촉진한다.
3. 대상자에게 엉덩관절에서 넙다리를 약간 굽히도록 하고 큰허리근의 수축을 느낀다.
4. 큰허리근의 먼쪽힘살은 두덩근과 넙다리빗근 사이의 몸쪽앞넙다리에서 촉진할 수 있다. Note: 엉덩허리근과 두덩근 위로 넙다리신경, 동맥 그리고 정맥이 있기 때문에 이 부위를 촉진할 때 주의를 기울인다.

다른 구조와의 관계 (Relationship to other structures)

- ☐ 큰허리근은 복부 깊숙이 있고 허리네모근보다 앞안쪽에 있다.
- ☐ 먼쪽으로 큰허리근힘줄은 엉덩근힘줄과 함께 합쳐져 넙다리뼈의 작은돌기 위에 부착한다.
- ☐ 큰허리근은 샅고랑인대보다 깊게 있고 엉덩관절 바로 앞에 있다.
- ☐ 작은 허리근은 큰허리근의 힘살 바로 앞쪽에 있다.
- ☐ 큰허리근은 깊은앞선 근막경선(deep front line myofascial

meridian) 내에 위치한다.

기타(Miscellaneous)

1. 큰허리근과 엉덩근은 넙다리뼈의 작은돌기 위 공통의 먼쪽부착점 때문에 때때로 *엉덩허리근(iliopsoas)*이라고 여겨진다.
2. 척추에서 큰허리근의 몸쪽부착점은 5개의 구분된 갈래로 기시된다.
3. 큰허리근은 일부 자료들에 의해 위섬유와 아래섬유로 나뉜다. 위섬유는 척추의 시상면 움직임의 안가쪽축의 뒤쪽을 지나는 경향이 있고 폄을 유발하는 반면, 아래섬유는 척추의 시상면 움직임의 안가쪽축의 앞쪽을 지나는 경향이 있고 굽힘을 유발한다. 다른 자료들은 큰허리근을 앞섬유와 뒤섬유로 나눈다. 앞섬유는 척추몸통에 부착하는 섬유로 이루어져 있고, 뒤섬유는 가로돌기에 부착하는 섬유로 이루어져 있다.
4. 큰허리근은 가로막, 엉치엉덩관절 그리고 골반바닥에 근막성 부착점을 가지는 것으로 알려져 있다. 그러므로 큰허리근은 이러한 구조들을 안정화시키는 것을 도울 수 있다.
5. 큰허리근은 실제로 삼각형 모양의 근육이고, 그것은 네발 동물에서는 명확하지만 사람(두발 동물)에서는 덜 명확하다.
6. 자세와 관련하여, 만성적으로 팽팽한 큰허리근은 허리굽이(lumbar curve)의 증가[*척추앞굽음증(swayback)*이라고 알려진 *과다앞굽음증(hyperlordosis)*]를 유발하며, 엉덩관절에서 골반을 앞쪽으로 기울인다. 다리를 곧게 뻗은 상태에서의 윗몸일으키기(sit-ups)는 앞쪽에 있는 배벽근육들과 비교해서 큰허리근을 불균형적으로 강화시키는 경향이 있다. 이것을 피하기 위해서 엉덩관절과 무릎관절을 굽힌 상태에서 30° 정도 몸통을 굽히는 몸통굽히기(trunk curls up: 엉덩관절에서 골반을 앞으로 기울이는 것이 아닌 척추 굽힘)를 추천한다. 엉덩관절을 90° 굽힌 채로, 몸통굽히기(curl-ups)가 30° 정도로 제한되면 큰허리근은 느슨해지고 큰허리근이 쉽게 작용하지 못할 것이다.
7. 큰허리근의 당김선이 척추 시상면 움직임의 안가쪽축에 대해 매우 가깝게 지나가기 때문에(적어도 척추가 해부학 자세일 때), 큰허리근은 척추에 큰 압박력을 만든다. 이것은 안정성을 더해주는 긍정적인 효과가 있지만, 또한 척추사이원반을 압박할 수 있고, 병리적인 원반의 팽륜(bulges) 및 탈출(herniations)을 악화시킬 수도 있다.
8. 허리신경얼기(lumbar plexus of nerves)의 뿌리(roots)는 큰허리근으로 직접적으로 들어간다. 허리신경얼기는 그 자체로 큰허리근의 힘살 내에 위치하고, 허리신경얼기의 가지는 큰허리근에서 나온다. 그러므로 팽팽한 큰허리근은 이 신경들을 포착(entrap)할 것이다.
9. 안심[tenderloin: *필레 미뇽(filet mignon)*이라고도 함]은 소 또는 돼지의 큰허리근이다.

□ 엉덩근[Iliacus: 엉덩허리근의(of Iliopsoas)]

엉덩근이라는 용어는 이 근육이 엉덩뼈에 부착한다는 것을 말해 준다.

□ **어원**
Iliacus: 라틴어. *엉덩뼈(ilium)*
□ **발음**
i-lee-AK-us

부착점(Attachments)

□ **안쪽엉덩뼈**
- □ 엉덩뼈오목의 위쪽 2/3, 아래엉덩뼈가시, 엉치뼈날개(sacral ala)*에서부터*

□ **넙다리뼈의 작은 돌기***까지*

기능(Functions)

동심성(단축성) 작용근 작용

표준 작용근 작용	반대 작용근 작용
□ **1. 엉덩관절에서 넙다리를 굽힌다.**	□ **1. 엉덩관절에서 골반을 앞쪽으로 기울인다.**
□ **2. 엉덩관절에서 넙다리를 가쪽으로 돌린다.**	□ 2. 엉덩관절에서 골반을 반대쪽으로 돌린다.

표준 작용근 작용 노트

- 엉덩근은 엉덩관절을 (근섬유는 시상면에서 수직으로 주행하면서) 앞쪽으로 가로지른다. 그러므로 엉덩관절에서 넙다리를 굽힌다(작용 1).
- 엉덩허리근(iliopsoas)은 엉덩관절에서 넙다리굽힘(그리고 골반의 앞쪽기울임)의 작용근(가장 강력한 근육)이다(작용 1).
- 엉덩근은 안쪽엉덩뼈에서부터 넙다리뼈의 작은돌기의 부착점까지 감싸는 방식으로 (근섬유는 가로면에서 약간 수평으로 주행하면서) 엉덩관절을 앞쪽으로 가로지른다. 엉덩근이 수축하면, 엉덩근은 작은돌기를 앞가쪽으로 당기고, 엉덩관절에서 넙다리를 가쪽으로 돌린다(작용 2).
- 엉덩관절에서 넙다리를 가쪽으로 돌리는 것은 엉덩근의 매우 약한 작용이다(작용 2).

반대 작용근 작용 노트

- 넙다리가 고정되어 있고 엉덩근이 수축하면, 엉덩근은 골반의 앞쪽면을 앞쪽넙다리를 향해 당긴다. 그러므로 엉덩근은 엉덩관절에서 골반을 앞쪽으로 기울인다(반대 작용 1).
- 엉덩근은 골반의 가쪽으로 부착하기 위해 넙다리뼈에서부터 감싸는 방식으로 (근섬유는 가로면에서 약간 수평하게 주행하면서) 엉덩관절을 앞쪽으로 가로지른다. 넙다리가 고정되어 있고 엉덩근이 수축하면, 엉덩근은 골반을 엉덩근이 부착되어 있는 신체 쪽에서 먼쪽으로 골반을 돌린다(가로면에서). 그러므로 엉덩근은 엉덩관절에서 골반을 반대쪽으로 돌린다(반대 작용 2).

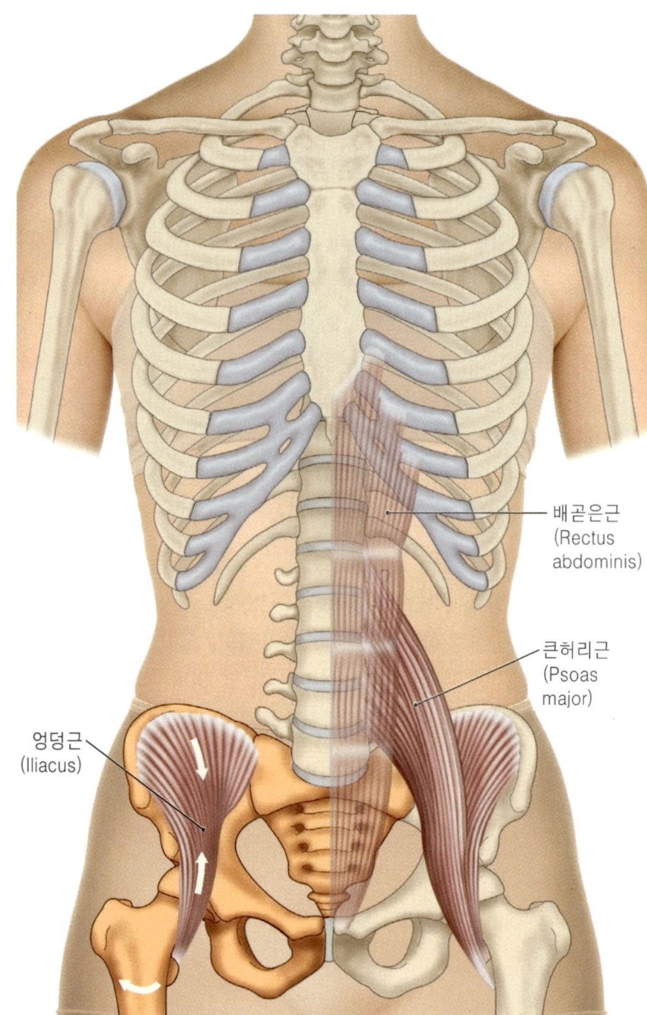

그림 14-7. 양쪽 엉덩근의 앞쪽면. 왼쪽 큰허리근이 그려져 있으며, 배곧은근이 희미하게 보인다.

움직임

1. 엉덩근은 빗면에서 넙다리에 대해 당김선을 가지므로 엉덩관절에서 넙다리의 굽힘과 가쪽돌림이 결합된 하나의 움직임을 만든다.
2. 골반을 당기는 엉덩근의 반대 작용에 관하여, 엉덩근은 빗면에서 당김선을 가지므로, 엉덩관절에서 골반의 앞쪽기울임과 반대쪽돌림이 결합된 하나의 움직임을 만든다.

편심성 길항근 기능

1. 엉덩관절에서 넙다리의 폄과 골반의 뒤기울임을 제한하고 느리게 한다.

2. 엉덩관절에서 넙다리의 안쪽돌림과 골반의 같은쪽돌림을 제한하고 느리게 한다.

등척성 안정화 기능

1. 엉덩관절에서 넙다리와 골반을 안정화시킨다.

등척성 안정화 기능 노트

- 만약 체중을 지지한 발이 과도하게 엎침 된다면[발의 아치(arch)가 무너진다면], 엉덩관절에서 넙다리가쪽돌림의 힘은 전체 하지(넙다리, 다리, 목말뼈)의 안쪽돌림을 방지한다.

작용에 대한 추가적인 노트

1. 일부 자료들은 엉덩근이 엉덩관절에서 넙다리를 벌릴 수 있다고 서술한다. 만약 넙다리가 먼저 벌려지거나 가쪽으로 돌아있다면 이것은 엉덩근의 당김선이 넙다리의 이마면 움직임의 앞·뒤 축보다 가쪽으로 움직이도록 하기 때문에, 엉덩근에게 벌림을 만들 능력을 제공함으로써 더 잘 발생할 것 같다.

신경지배

- ☐ 넙다리신경(femoral nerve)
  - ☐ **L2**, L3

동맥공급

- ☐ 엉덩허리동맥(속엉덩동맥의 가지)
  - ☐ 폐쇄동맥(속엉덩동맥의 가지)

촉진

1. 대상자를 엉덩관절에서 넙다리를 약간 수동적으로 굽힌 후 가쪽으로 돌려 눕게 하고(대상자의 무릎 아래에 작은 베개를 놓음으로써 달성될 수 있다), 촉진하는 손가락을 앞쪽 엉덩뼈능선에 놓고 손가락 끝을 엉덩뼈능선 주변에서 동그랗게 말아 엉덩뼈오목을 향해 촉진한다.
2. 대상자에게 엉덩관절에서 넙다리를 굽히게 하고 엉덩근의 수축을 느낀다.
3. 엉덩근의 먼쪽힘살은 두덩근과 넙다리빗근 사이의 몸쪽앞넙다리에서 어느 정도 촉진이 가능하다. Note: 앞쪽 넙다리 부분을 촉진할 때는 엉덩허리근과 두덩근 위에 넙다리신경, 동맥, 정맥이 있기 때문에 주의를 기울인다.

다른 구조와의 관계 (Relationship to other structures)

- ☐ 먼쪽으로, 엉덩근힘줄은 넙다리뼈의 작은 돌기에 부착하기 위하여 큰허리근힘줄과 합쳐진다.
- ☐ 엉덩근은 샅고랑인대(inguinal ligament)보다 깊게 있고 엉덩관절 바로 앞에 있다.
- ☐ 샅고랑인대보다 먼쪽에서, 먼쪽엉덩근힘살의 근섬유는 먼쪽큰허리근의 섬유보다 가쪽에 있다.
- ☐ 엉덩근은 깊은앞선 근막경선(deep front line myofascial meridian) 내에 위치한다.

기타(Miscellaneous)

1. 엉덩근과 큰허리근은 넙다리뼈의 작은돌기 위의 공통의 먼쪽부착점 때문에 때때로 *엉덩허리근(iliopsoas)*이라고 여겨진다.
2. 먼쪽 엉덩근섬유의 대부분은 실제로 큰허리근힘줄(뒤쪽 깊은 곳)에 부착한 후 작은돌기에 부착한다.
3. 자세와 관련하여, 만성적으로 팽팽한 엉덩근은 허리굽이(lumbar curve)의 증가[*척추앞굽음증(swayback)*이라고 알려진 *과다앞굽음증(hyperlordosis)*]를 유발하며, 골반을 앞쪽으로 기울인다. 다리를 곧게 뻗은 상태에서의 윗몸일으키기(sit-ups)는 앞쪽에 있는 배벽근육들과 비교해서 엉덩근을 불균형적으로 강화시키는 경향이 있다. 이것을 피하기 위해서 엉덩관절과 무릎관절을 굽힌 상태에서 30° 정도 몸통을 굽히는 몸통굽히기(즉, 엉덩관절에서 골반을 앞쪽으로 기울이는 것이 아닌 척추굽힘)를 추천한다. 엉덩관절을 90° 굽힌 채로, 몸통 굽히기(curl-ups)가 30° 정도로 제한되면 엉덩근은 느슨해지고 쉽게 작용하지 못할 것이다.

□ 넙다리근막긴장근(Tensor Fasciae Latae; TFL)

넙다리근막긴장근이라는 이름은 넙다리근막을 팽팽하게 한다는 것을 말해 준다. 넙다리근막은 넙다리의 근육 조직들을 둘러싸고 넓게 덮고 있는 근막이다.

□ **어원**

Tensor: 라틴어. *펴는, 펼치는(stretcher)*
Fasciae: 라틴어. *띠(band), 붕대(bandage)*
Latae: 라틴어. *넓은(broad), 옆(side)*

□ **발음**

TEN-sor
FASH-ee-a
LA-tee

부착점(Attachments)

□ **위앞엉덩뼈가시**
  □ 앞쪽엉덩뼈능선*에서부터*

□ **엉덩정강근막띠**
  □ 넙다리 아래 1/3*까지*

기능(Functions)

동심성(단축성) 작용근 작용

표준 작용근 작용	반대 작용근 작용
□ 1. 엉덩관절에서 넙다리를 굽힌다.	□ 1. 엉덩관절에서 골반을 앞으로 기울인다.
□ 2. 엉덩관절에서 넙다리를 벌린다.	□ 2. 엉덩관절에서 같은쪽 골반을 내린다.
□ 3. 엉덩관절에서 넙다리를 안쪽으로 돌린다.	□ 3. 엉덩관절에서 골반을 같은쪽으로 돌린다.
□ 4. 무릎관절에서 다리를 편다.	□ 4. 무릎관절에서 넙다리를 편다.

표준 작용근 작용 노트

- 넙다리근막긴장근은 (근섬유들은 시상면에서 수직으로 주행하면서) 엉덩관절을 앞쪽으로 가로지른다. 그러므로 엉덩관절에서 넙다리를 굽힌다(작용 1).
- 넙다리근막긴장근은 (근섬유는 이마면에서 수직으로 주행하면서) 엉덩관절을 가쪽으로 가로지른다. 그러므로 엉덩관절에서 넙다리를 벌린다(작용 2).
- 넙다리근막긴장근은 앞쪽으로 골반에서부터 뒤쪽으로 엉덩정강근막띠까지 감싸면서 (근섬유들이 가로면에서 약간 수평으로 주행하면서) 엉덩관절을 가쪽으로 가로지른다. 넙다리근막긴장근이 엉덩정강근막띠를 잡아당기면, 넙다리근막긴장근은 앞쪽넙다리가 안쪽을 향하도록 하면서 가쪽부착점을 앞안쪽으로 당긴다. 그러므로 넙다리근막긴장근은 엉덩관절에서 넙다리를 안쪽으로 돌린다(작용 3).
- 넙다리근막긴장근이 엉덩정강근막띠를 통해 당기기 때문에(엉덩정강근막띠는 몸쪽 앞가쪽 정강뼈에 부착한다), 넙다리근막긴장근은 무릎관절을 앞쪽으로 가로지른다. 그러므로 넙다리근막긴장근은 (시상면에서 수직 방향으로 당기면서) 무릎관절에서 다리를 편다(작용 4).

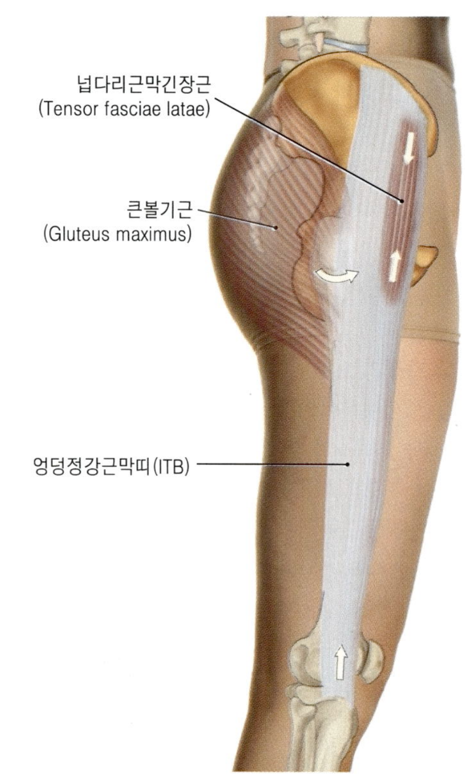

그림 14-8. 오른쪽 넙다리근막긴장근의 가쪽면. 큰볼기근이 희미하게 보인다.

반대 작용근 작용 노트

- 넙다리근막긴장근이 수축하고 넙다리뼈는 고정되어 있다면, 넙다리근막긴장근은 앞쪽골반을 앞쪽넙다리를 향해 당긴다. 그러므로 넙다리근막긴장근은 엉덩관절에서 골반을 앞쪽으로 기울인다(반대 작용 1).
- 넙다리근막긴장근은 수축하고 넙다리뼈는 고정되어 있다면, 넙다리근막긴장근은 가쪽골반을 가쪽넙다리를 향해 당긴다. 그러므로 넙다리근막긴장근은 엉덩관절에서 같은쪽골반을 내린다(가쪽으로 기울인다). Note: 골반의 한쪽을 내리는 것은 다른 쪽을 올라가게 한다(반대 작용 2).
- 넙다리근막긴장근은 안쪽으로 골반에서부터 가쪽으로 엉덩정강근막띠까지 감싸면서 (근섬유들이 가로면에서 약간 수평으로 주행하면서) 엉덩관절을 가로지른다. 엉덩정강근막띠는 고정되어 있고 넙다리근막긴장근이 수축하면, 넙다리근막긴장근은 앞쪽골반이 넙다리근막긴장근이 부착하고 있는 신체의 같은쪽으로 향하게 하면서 골반을 당긴다. 그러므로 넙다리근막긴장근은 엉덩관절에서 골반을 같은쪽으로 돌린다(반대 작용 3).
- 다리가 고정되어 있으면, 넙다리근막긴장근은 무릎관절의 앞쪽으로 지나가는 엉덩정강근막띠의 부착점을 통해 (시상면에서 근섬유의 수직 방향으로 주행하면서) 무릎관절에서 넙다리를 펼 수 있

다(반대 작용 4).

움직임

1. 넙다리근막긴장근은 빗면에서 넙다리에 대해 하나의 당김선을 가지므로, 무릎관절에서 다리의 폄뿐만 아니라 엉덩관절에서 넙다리의 굽힘, 벌림 그리고 안쪽돌림이 결합된 하나의 움직임을 만든다.
2. 골반에 대한 넙다리근막긴장근의 반대 작용에 관하여, 넙다리근막긴장근은 빗면에서 하나의 당김선을 가지므로, 엉덩관절에서 골반의 앞쪽기울임, 같은쪽내림 그리고 같은쪽돌림이 결합된 하나의 움직임을 만든다.

편심성 길항근 기능

1. 엉덩관절에서 넙다리 폄과 골반 뒤쪽기울임을 제한하고 느리게 한다.
2. 엉덩관절에서 넙다리모음과 같은쪽 골반 올림을 제한하고 느리게 한다.
3. 엉덩관절에서 넙다리 가쪽돌림과 골반 반대쪽돌림을 제한하고 느리게 한다.
4. 무릎관절 굽힘을 제한하고 느리게 한다.

등척성 안정화 기능

1. 엉덩관절에서 넙다리와 골반을 안정화시킨다.
2. 무릎관절을 안정화시킨다.

등척성 안정화 기능 노트

- 걷는 동안 지지하는 다리 쪽에 실리는 같은쪽 골반 내림 힘은 반대쪽(움직이는 다리 쪽) 골반이 내려오는 것을 막아준다. 이것은 아마도 넙다리근막긴장근의 가장 중요한 기능일 것이다.
- 넙다리근막긴장근과 큰볼기근 모두 엉덩정강근막띠에 부착하고 엉덩정강근막띠가 무릎관절을 앞가쪽으로 가로지른다는 것을 고려하면, 이 두 근육 모두 사실상 무릎관절을 앞쪽으로 지나므로, 이론적으로는 무릎관절에서 다리를 펼 수 있다. 하지만 두 근육이 실제로 무릎관절에서 다리를 펼 수 있는지에 대해서는 논란이 있다. 확실히 무릎관절에서 다리를 펴는 것이 두 근육의 주요한 작용은 아니다. 이 두 근육과 무릎을 지나는 엉덩정강근막띠의 역할은 주로 가쪽 무릎관절의 안정화를 돕는 것일 것이다.

작용에 대한 추가적인 노트

1. 넙다리근막긴장근의 앞안쪽 섬유들은 엉덩관절에서 넙다리의 굽힘과 벌림 그리고 엉덩관절에서 골반의 앞쪽 기울임과 내림 시에 더 활동적이다.
2. 넙다리근막긴장근의 뒤가쪽섬유들은 엉덩관절에서 넙다리 안쪽돌림과 엉덩관절에서 골반의 같은쪽돌림 시에 더 활동적이다.
3. 일부 자료들은 엉덩정강근막띠 부착점을 통해, 넙다리근막긴장근이 무릎관절에서 다리를 가쪽으로 돌릴 수 있다고 서술한다.

신경지배

- ☐ 볼기신경(superior gluteal nerve)
  - ☐ L4, L5, S1

동맥공급

- ☐ 위볼기동맥(속엉덩동맥의 가지)
  - ☐ 깊은넙다리동맥(넙다리동맥의 주요가지)

촉진

1. 대상자가 바로 눕게 하고 촉진하는 손가락은 앞위엉덩뼈가시의 바로 먼쪽 그리고 약간 가쪽에 올려놓는다.
2. 대상자에게 엉덩관절에서 넙다리를 굽히고 안쪽으로 돌린 자세를 유지하게 하면서 넙다리근막긴장근의 수축을 촉진한다. 저항을 추가할 수 있다.
3. 넙다리근막긴장근을 먼쪽, 약간 뒤쪽으로 엉덩정강근막띠 부착점을 향하여 촉진을 계속한다.

다른 구조와의 관계 (Relationship to other structures)

- ☐ 넙다리근막긴장근은 넙다리빗근 뒤에 있다.
- ☐ 넙다리근막긴장근은 중간볼기근의 앞쪽섬유보다 얕은 곳에 있고 중간볼기근의 중간섬유보다 앞쪽에 있다.
- ☐ 넙다리근막긴장근은 가쪽넓은근보다 얕은 곳에 있다. 넙다리근막긴장근의 몸쪽부착점에서 넙다리근막긴장근은 넙다리곧은근의 몸쪽부착점보다 얕은 곳에 있다.
- ☐ 넙다리근막긴장근은 가쪽선(lateral line), 나선 근막경선(spiral line myofascial meridians) 내에 위치한다.

기타(Miscellaneous)

1. 엉덩정강근막띠에 부착하는 2가지 근육은 넙다리근막긴장근과 큰볼기근이다. 넙다리근막긴장근이 한 방향에서 엉덩정강근막띠에 부착하고 큰볼기근이 반대쪽 방향에서 엉덩정강근막띠에 부착한다는 것을 고려할 때, 두 근육은 엉덩관절에서 반대의 돌림 작용을 가진다.
2. 만성적으로 팽팽해진 넙다리근막긴장근은 *기능적* 짧은 하지[*functional* short lower extremity: 보통 *짧은 다리(short leg)*라고 불리는]의 자세적 조건과 보상적인 척추옆굽음증을 만들어 낼 수 있다. 넙다리근막긴장근이 팽팽하면 골반을 팽팽한 쪽의 넙다리를 향해 당기고 내린다(옆으로 기울인다). 이것은 *기능적 짧은 다리*[한쪽 넙다리뼈 또는 정강뼈가 반대쪽에 비해 실제로 짧은 *구조적 짧은 다리(structural short leg)*와 대조적인]를 유발한다. 뿐만 아니라, 한쪽 골반을 내리는 것은 척추가 위에 위치한 평평하지 않은 엉치뼈를 만들고 머리를 평평한 자세로 돌려놓기 위해서 보상적인 척추옆굽음증이 발생해야만 한다. [Note: 안쪽 귀(inner ear)에서의 정확한 고유수용성 균형과 시각적 고유수용감각을 위해 눈이 평형을 이루기 위해 머리는 평형을 이루어야만 한다.]
3. 엉덩정강근막띠는 가쪽 넙다리에서 넙다리근막이 두꺼워진 것이다.
4. 만약 넙다리근막긴장근이 팽팽하다면, 엉덩정강근막띠에서 긴장을 증가시킬 수 있고, 그렇게 함으로써 넙다리의 큰돌기 또는 가쪽관절융기에서 *엉덩정강근막띠마찰증후군(ITB friction syndrome)*의 발생 가능성이 증가한다.

□ 넙다리빗근(Sartorius)

넙다리빗근이라는 이름은 이 근육이 재봉사(sartor)가 일할 때 앉는 자세인 다리를 교차한 자세(cross-legged position)를 만들어내기 위한 4가지 작용을 수행한다는 것을 말해 준다. 이러한 작용은 엉덩관절에서 넙다리의 굽힘, 벌림, 가쪽돌림과 무릎관절에서 다리의 굽힘이다.

□ 어원

Sartorius: 라틴어. *재봉사(tailor)*

□ 발음

sar-TOR-ee-us

부착점(Attachments)

□ 위앞엉덩뼈가시*에서부터*

□ 거위발힘줄(정강뼈의 몸쪽 앞안쪽에서)*까지*

기능(Functions)

동심성(단축성) 작용근 작용

표준 작용근 작용	반대 작용근 작용
□ **1. 엉덩관절에서 넙다리를 굽힌다.**	□ **1. 엉덩관절에서 골반을 앞쪽으로 기울인다.**
□ **2. 엉덩관절에서 넙다리를 벌린다.**	□ 2. 엉덩관절에서 같은쪽 골반을 내린다.
□ **3. 엉덩관절에서 넙다리를 가쪽으로 돌린다.**	□ 3. 엉덩관절에서 골반을 반대쪽으로 돌린다.
□ **4. 무릎관절에서 다리를 굽힌다.**	□ 4. 무릎관절에서 넙다리를 굽힌다.
□ 5. 무릎관절에서 다리를 안쪽으로 돌린다.	□ 5. 무릎관절에서 넙다리를 가쪽으로 돌린다.

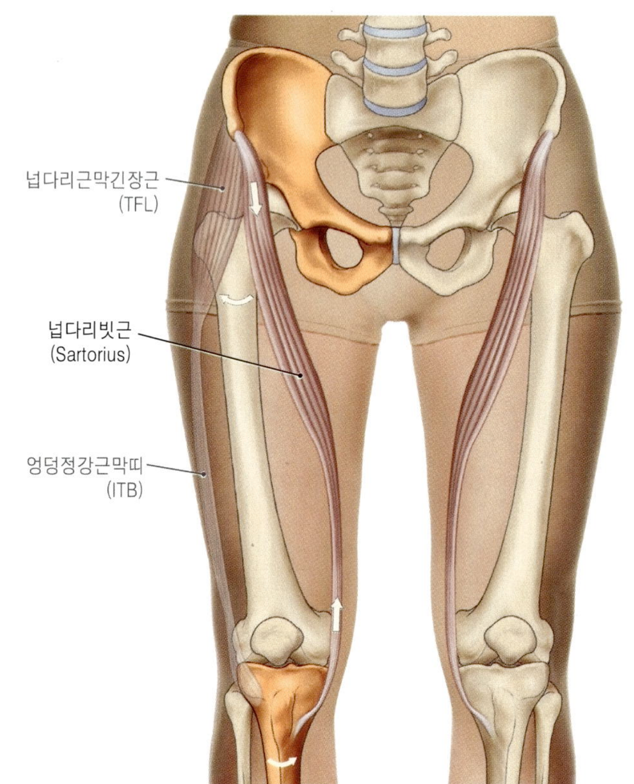

그림 14-9. 양쪽 넙다리빗근의 앞쪽면. 넙다리근막긴장근과 엉덩정강근막띠가 희미하게 보인다.

표준 작용근 작용 노트

- 넙다리빗근은 (근섬유들은 시상면에서 수직으로 주행하면서) 엉덩관절을 앞쪽으로 가로지른다. 그러므로 엉덩관절에서 넙다리를 굽힌다(작용 1).
- 넙다리빗근은 (근섬유들은 이마면에서 수직으로 주행하면서) 엉덩관절을 가쪽으로 가로지른다. 그러므로 엉덩관절에서 넙다리를 벌린다(작용 2).
- 넙다리빗근은 앞쪽으로 골반에서부터 뒤쪽으로 정강뼈와 다리까지 감싸면서 (근섬유들은 가로면에서 약간 수평으로 주행하면서) 엉덩관절을 안쪽으로 가로지른다. 다리가 넙다리에 고정되어 있고 넙다리빗근이 다리를 당기면, 넙다리빗근은 앞쪽넙다리가 가쪽으로 향하게 하면서 넙다리를 앞가쪽으로 돌린다. 그러므로 넙다리빗근은 엉덩관절에서 넙다리를 가쪽으로 돌린다(작용 3).
- 넙다리빗근은 (근섬유들은 시상면에서 수직으로 주행하면서) 무릎관절을 뒤쪽으로 가로지른다. 그러므로 무릎관절에서 다리를 굽힌다(작용 4).
- 넙다리빗근은 안쪽정강뼈에서 거위발힘줄에 부착하기 위해 뒤쪽에서 앞쪽으로 (근섬유들이 가로면에서 약간 수평으로 주행하면서) 무릎관절을 안쪽으로 가로지른다. 넙다리빗근이 정강뼈의 부착점에서 당기면 앞쪽정강뼈가 약간 안쪽으로 향하게 하면서 정강뼈부착점은 뒤안쪽으로 돌게 된다. 그러므로 넙다리빗근은 무릎관절에서 다리를 안쪽으로 돌린다(작용 5).

반대 작용근 작용 노트

- 먼쪽부착점이 고정된 상태에서 넙다리빗근은 앞쪽골반을 아래쪽으로 당김으로써 엉덩관절에서 골반을 앞으로 기울인다(반대 작용 1).
- 먼쪽부착점이 고정된 상태에서 넙다리빗근은 가쪽골반을 아래쪽으로 당김으로써 엉덩관절에서 같은쪽 골반을 내린다(가쪽으로 기울인다)(반대 작용 2). Note: 골반의 한쪽이 내려가는 것은 반대쪽은 올라가게 한다.
- 넙다리빗근은 가쪽으로 골반에서부터 안쪽으로 (근섬유들이 가로면에서 약간 수평으로 주행하면서) 정강뼈까지 감싸면서 엉덩관절을 가로지른다. 정강뼈부착점이 고정되어 있고 넙다리빗근이 수축하면, 넙다리빗근은 앞쪽골반이 넙다리빗근이 부착된 쪽에서 신체의 반대편을 향하도록 하면서 골반을 당긴다. 그러므로 넙다리

빗근은 엉덩관절에서 골반을 반대쪽으로 돌린다(반대 작용 3).
- 넙다리빗근은 (근섬유들은 시상면에서 수직으로 주행하면서) 무릎관절을 뒤쪽으로 가로지른다. 만약 먼쪽부착점이 고정되어 있다면, 넙다리빗근은 무릎관절에서 넙다리를 굽힌다(반대 작용 4).
- 먼쪽(다리)부착점이 고정되어 있다면 무릎관절에서 다리를 안쪽으로 돌리는 근육은 무릎관절에서 넙다리를 가쪽으로 돌릴 수 있다(반대 작용 5).

움직임

1. 넙다리빗근은 빗면에서 넙다리에 대해 하나의 당김선을 가지고 있으므로, (무릎관절에서 다리의 굽힘뿐만 아니라) 엉덩관절에서 넙다리 굽힘, 벌림 그리고 가쪽돌림이 결합된 하나의 움직임을 만든다.
2. 넙다리빗근의 골반을 잡아당기는 반대 작용에 관하여, 넙다리빗근은 빗면에서 하나의 당김선으로 가지므로, 엉덩관절에서 골반의 앞쪽기울임, 같은쪽내림 그리고 반대쪽돌림이 결합된 하나의 움직임을 만든다.

편심성 길항근 기능

1. 엉덩관절에서 넙다리의 폄, 모음 그리고 안쪽돌림을 제한하고 느리게 한다.
2. 엉덩관절에서 골반의 뒤쪽기울임, 같은쪽올림 그리고 같은쪽돌림을 제한하고 느리게 한다.
3. 무릎관절의 폄을 제한하고 느리게 한다.
4. 무릎관절에서 다리의 가쪽돌림과 넙다리의 안쪽돌림을 제한하고 느리게 한다.

등척성 안정화 기능

1. 엉덩관절에서 넙다리와 골반을 안정화시킨다.
2. 무릎관절을 안정화시킨다.

등척성 안정화 기능 노트

- 걷는 동안 지지하는 다리 쪽에 실리는 같은쪽 골반 내림 힘은 반대쪽(움직이는 다리 쪽) 골반이 내려오는 것을 막아준다.
- 넙다리빗근(두덩정강근, 반힘줄근과 함께 3가지의 거위발힘줄근육에 속한다)의 먼쪽힘줄은 무릎관절을 안쪽으로 휘게 하는(buckle) 가쪽에서 안쪽으로 작용하는 외반(valgus) 힘에 대해 안쪽 무릎관절을 안정화시키는 것을 돕는다.

작용에 대한 추가적인 노트

1. 3개의 거위발힘줄근[넙다리빗근(sartorius), 두덩정강근(gracilis), 반힘줄근(semitendinosus)]은 모두 무릎관절에서 다리를 굽히고 안쪽으로 돌린다.

신경지배

- □ 넙다리신경(femoral nerve)
  - □ L2, L3

동맥공급

- □ 넙다리동맥(바깥엉덩동맥의 연속)

촉진

1. 대상자가 바로 눕게 하고, 앞위엉덩뼈가시(ASIS) 바로 먼쪽 그리고 약간 안쪽에 촉진하는 손가락을 놓는다.
2. 대상자에게 엉덩관절에서 넙다리를 굽히고 가쪽으로 돌린 자세를 유지하도록 하고 넙다리빗근의 수축을 느낀다. 저항을 추가할 수 있다.
3. 거위발힘줄부착점을 향해 먼쪽으로 넙다리빗근을 촉진하는 것을 계속한다.

다른 구조와의 관계 (Relationship to other structures)

- □ 넙다리빗근은 전체 길이가 얕은 곳에 있다.
- □ 몸쪽으로 넙다리빗근은 넙다리근막긴장근(가쪽)과 엉덩허리근(안쪽) 사이에 위치한다.
- □ 넙다리빗근보다 깊은 곳에는 넙다리곧은근, 안쪽 넓은근 그리고 긴모음근이 있다.
- □ 거위발힘줄에 부착하는 3가지 근육(넙다리빗근, 두덩정강근, 반힘줄근) 중 넙다리빗근의 부착점은 가장 앞쪽과 몸쪽에 있다.
- □ 넙다리빗근은 얕은 앞선(superficial front line)과 같은쪽의 기능선(functional line) 근막경선 내에 위치하고 있다.

기타(Miscellaneous)

1. 넙다리빗근은 거위발힘줄에 부착하는 3가지 근육 중 하나이다. 다른 두 근육은 두덩정강근과 반힘줄근이다. *Pes anserine*은 거위발을 의미한다.
2. SGS를 생각하라. 거위발힘줄에 부착하는 근육들 중 *넙다리빗근(Sartorius)*은 가장 앞쪽과 몸쪽에 부착하고, *두덩정강근(Gracilis)*은 중간에 위치하며, *반힘줄근(Semitendinosus)*은 가장 뒤쪽과 먼쪽에 부착한다.
3. 넙다리빗근은 신체에서 가장 긴 근육이다.
4. 넙다리빗근의 안쪽 가장자리는 넙다리의 *넙다리뼈삼각형(femoral triangle)*의 가쪽가장자리이다. 넙다리뼈삼각형은 넙다리빗근의 안쪽 가장자리와 긴모음근 사이에 위치하며, 넙다리신경, 동맥, 정맥을 포함하고 있다.
5. 가쪽 넙다리피부신경(lateral femoral cutaneous nerve)은 종종 넙다리빗근을 관통한다. 이것은 *넙다리감각이상증(meralgia paresthetica)*이라고 알려진 상태를 유발하고 이 신경의 포착(entrapment)을 유발할 수 있다.

□ 모음근군(Adductor Group)

이 근육들은 모두 엉덩관절에서 넙다리를 모으기 때문에 같은 군에 속한다. 모음근군은 5개의 넙다리근육들(두덩근, 두덩정강근, 짧은모음근, 긴모음근, 큰모음근)로 구성된다.

부착점(Attachments)

해부학적으로 넙다리의 모음근군은 안쪽넙다리의 대부분의 근육을 구성한다. 모음근군의 해부학적 관계는 다음과 같다.

- □ 앞쪽에서 보면 얕은 곳으로 가쪽에서부터 안쪽까지 두덩근, 긴모음근, 두덩정강근 순으로 있다. 짧은모음근은 긴모음근보다 깊게 있다. 큰모음근은 전체 군 중 가장 깊은 곳(가장 뒤쪽)에 있다.
  - □ 3가지 *모음근(adductor)*은 모두 넙다리뼈의 거친선(linea aspera)에 부착한다.
- □ 모음근군은 깊은앞선(the deep front line), 앞쪽기능선(front functional line), 나선(spiral line) 근막경선(myofascial meridians) 내에 위치하거나 포함된다.

기능(Functions)

- □ 모음근들은 근섬유가 몸쪽과 안쪽으로 골반뼈에서부터 먼쪽과 가쪽으로 하지까지 주행하면서 엉덩관절을 안쪽으로 가로지른다. 그러므로 모음근들은 모두 엉덩관절에서 넙다리를 모은다.
- □ 모음근들의 반대 작용은 엉덩관절에서 같은쪽골반을 올리는 것이다. 이것은 또한 엉덩관절에서 반대쪽 골반을 내릴 것이다.
- □ 5개의 모음근 중 4개는 엉덩관절보다 앞쪽에 있기 때문에 엉덩관절에서 넙다리를 굽힐 수 있다. 큰모음근은 엉덩관절에서 뒤쪽에 있기 때문에 엉덩관절에서 넙다리를 편다.
- □ 엉덩관절에서 넙다리의 굽힘이 60°를 넘으면, 엉덩관절에 대한 모음근의 당김선은 뒤쪽에 있고 모음근들은 모두 엉덩관절에서 넙다리를 펼 수 있다.
- □ 엉덩관절에서 넙다리의 돌림과 관련하여 3가지 *모음근*(긴모음근, 짧은모음근, 큰모음근)의 역할에 대해 논란이 있다. 일부 자료들은 이 세 모음근들이 엉덩관절에서 넙다리를 안쪽으로 돌린다고 서술한다. 다른 자료들은 엉덩관절에서 넙다리를 가쪽으로 돌린다고 서술한다. 대부분의 혼란은 넙다리뼈의 몸통(shaft)과 넙다리뼈의 기계적인 축(mechanical axis) 간의 차이 때문에 발생한다. 일반적으로 긴 뼈의 기계적인 축은 그것의 몸통을 관통해서 주행한다. 하지만 넙다리뼈의 목과 몸통 사이의 각의 변화와 넙다리뼈 몸통의 자연적인 휘어진 모양(앞쪽으로 볼록) 때문에, 넙다리뼈의 기계적인 축은 넙다리뼈 몸통의 뒤쪽에 놓인다. (기계적인 축은 넙다리뼈머리의 중심에서부터 양쪽 넙다리뼈관절융기 사이 중앙점까지 선을 그려 결정할 수 있다.) 먼저 넙다리뼈의 거친선에 있는 세 모음근의 부착점을 살펴볼 때, 부착점은 넙다리뼈의 축보다 뒤쪽에 있는 것처럼 보이므로 세 모음근은 넙다리뼈를 가쪽으로 돌려야만 한다. 하지만 기계적인 축이 넙다리뼈 몸통의 뒤쪽에 있다는 것을 고려할 때, 거친선에 있는 모음근들의 부착점은 실제로 넙다리뼈의 기계적인 축보다 앞쪽에 있다. 이러한 이유로, 엉덩관절에서 모음근의 역할이 넙다리안쪽돌림근이라는 주장에 무게가 실린다.

기타(Miscellaneous)

1. 모음근근육들이 좌상(strain)을 입거나 몸쪽부착점에서 통증을 느끼는 것을 일반용어로 *사타구니당김(groin pull)*이라고 불린다.
2. 두덩정강근(gracilis)은 *얇은모음근(adductor gracilis)*이라고도 알려져 있다.

신경지배

□ 넙다리신경(femoral nerve)에 의해 지배받는 두덩근을 제외한 모음근들은 폐쇄신경(obturator nerve)에 의해 지배받는다. [큰모음근은 폐쇄신경과 궁둥신경(sciatic nerve)에 의해 지배받는다.]

동맥공급

□ 모음근들은 깊은넙다리동맥으로부터 대부분의 혈액을 공급받는다.

넙다리모음근의 앞쪽면: 얕은층과 깊은층 □
(Anterior Views of the Adductors of the Thigh–Superficial and Deep Views)

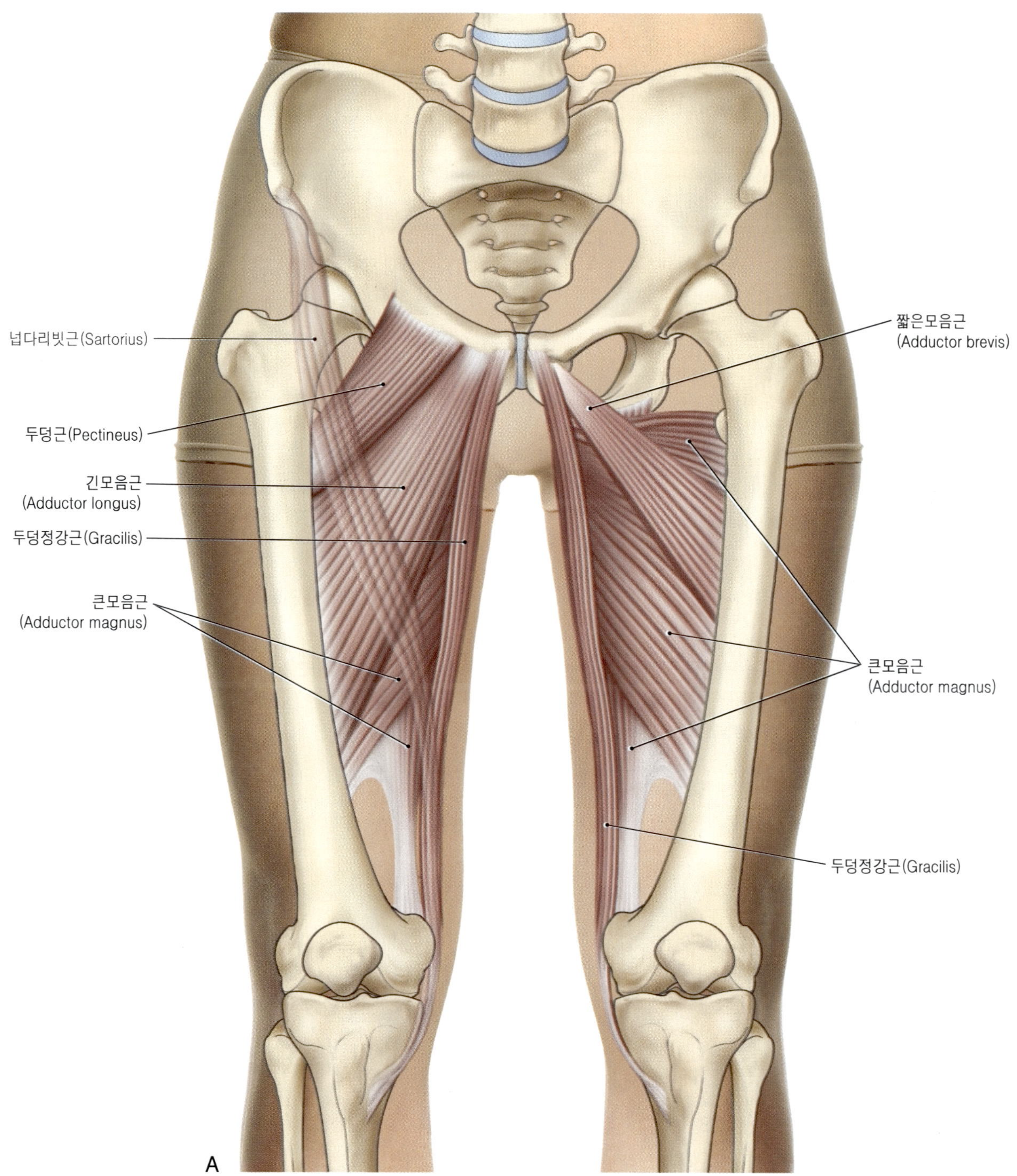

그림 14-10. 모음근군의 면. **A**, 앞쪽면. 오른쪽 얕은층(넙다리빗근이 희미하게 보인다)과 왼쪽 깊은층. *(계속)*

□ 넙다리모음근의 안쪽면(Medial View of the Adductors of the Thigh)

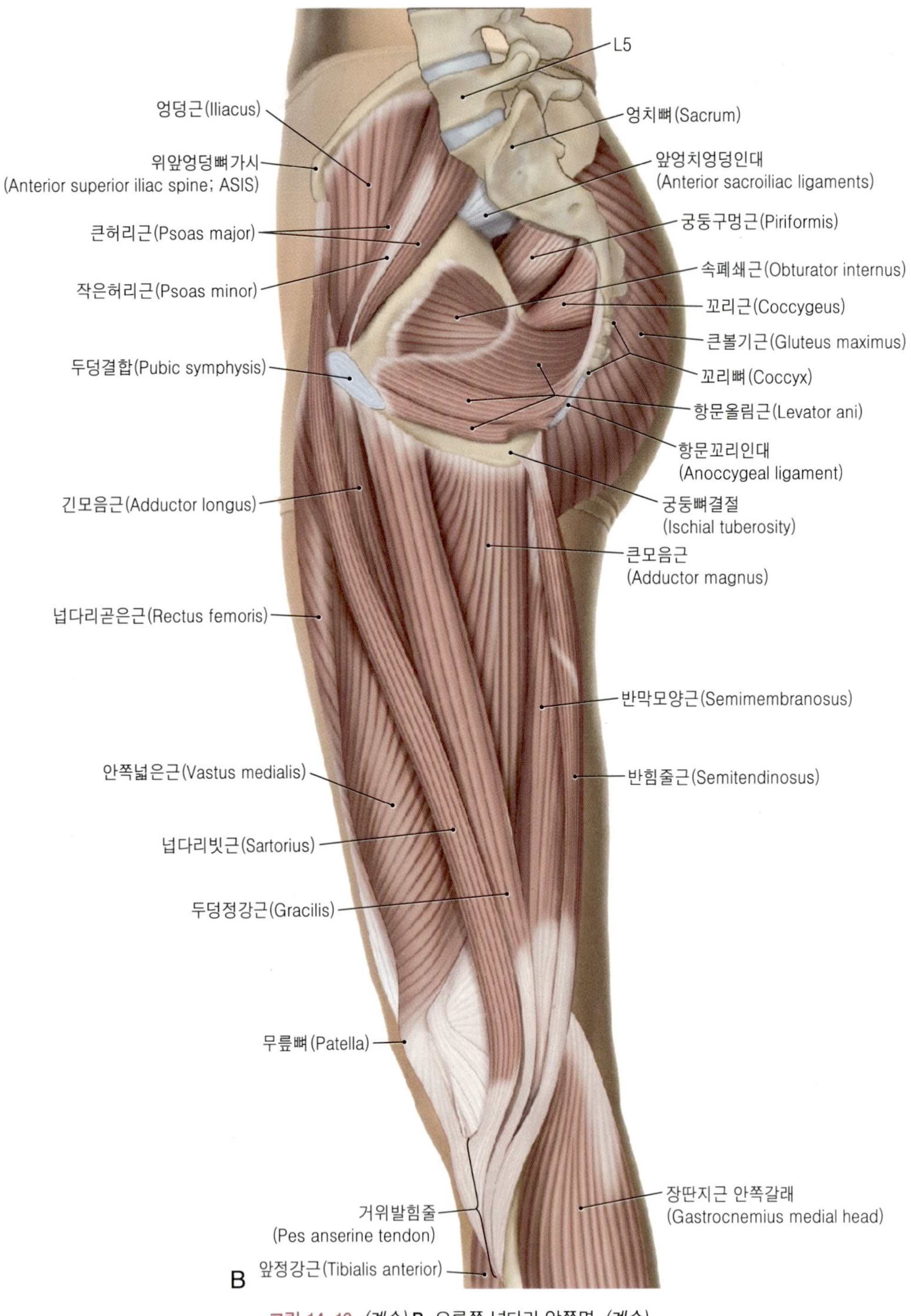

그림 14-10. *(계속)* **B**, 오른쪽 넙다리 안쪽면. *(계속)*

넙다리모음근의 뒤쪽면(Posterior View of the Adductors of the Thigh) □

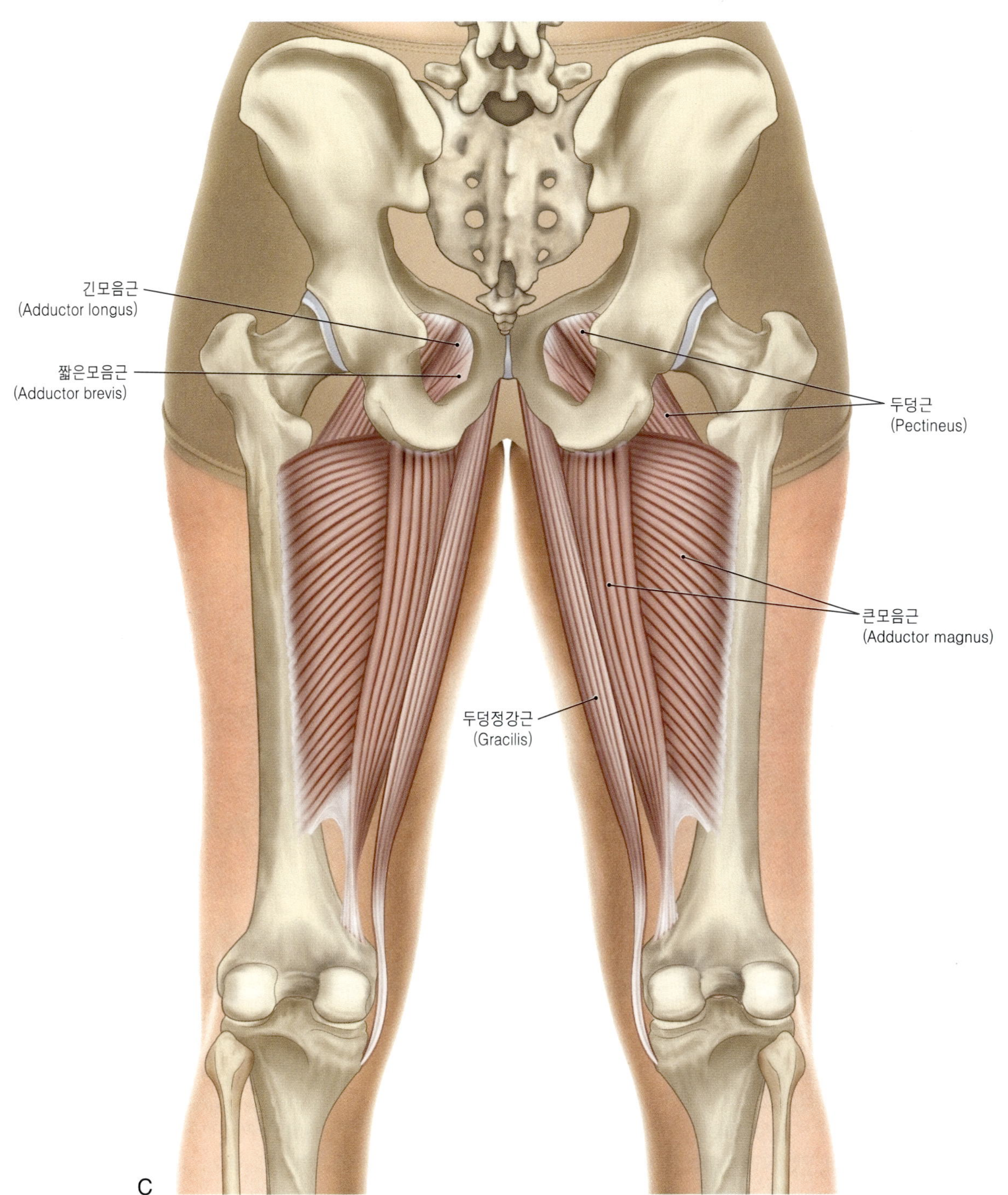

그림 14-10. *(계속)* C, 뒤쪽면.

□ 두덩근[Pectineus: 모음근군의(of Adductor Group)]

두덩근이라는 이름은 빗(comb) 모양임을 말해 준다. 두덩근은 섬유가 두덩뼈를 떠나면서 평평한 면을 형성하기 때문에 빗 모양을 가지고 있다.

□ **어원**
Pectineus: 라틴어. *빗*

□ **발음**
pek-TIN-ee-us

부착점(Attachments)

□ **두덩뼈**
  □ 위두덩뼈가지의 두덩선*에서부터*

□ **몸쪽 뒤쪽 넙다리뼈몸통**
  □ 넙다리뼈의 두덩선*까지*

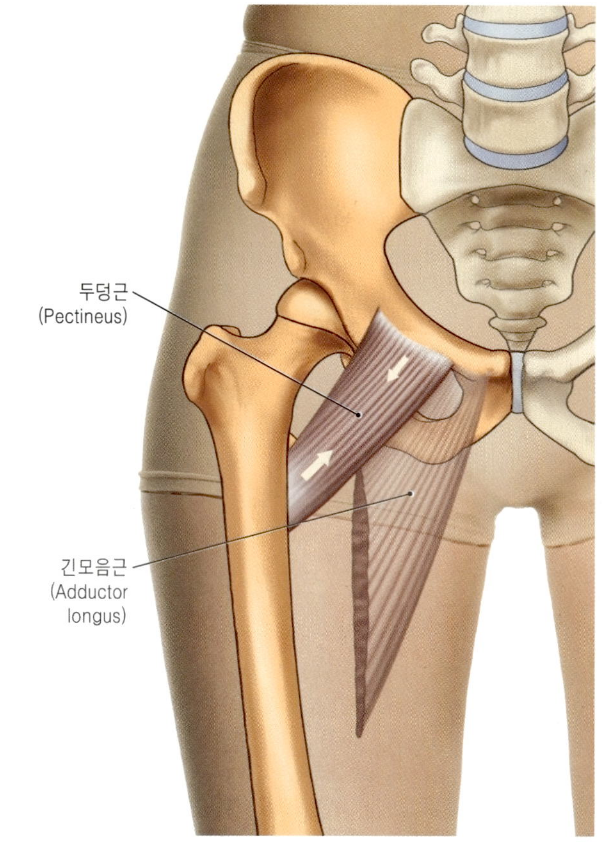

그림 14-11. 오른쪽 두덩근의 앞쪽면. 긴모음근은 잘려 있고 희미하게 보인다.

기능(Functions)

동심성(단축성) 작용근 작용

표준 작용근 작용	반대 작용근 작용
□ **1. 엉덩관절에서 넙다리를 굽힌다.**	□ **1. 엉덩관절에서 골반을 앞쪽으로 기울인다.**
□ **2. 엉덩관절에서 넙다리를 모은다.**	□ 2. 엉덩관절에서 골반을 같은쪽으로 올린다.
□ 3. 엉덩관절에서 넙다리를 안쪽으로 돌린다.	□ 3. 엉덩관절에서 골반을 같은쪽으로 돌린다.

표준 작용근 작용 노트

- 두덩근은 (근섬유들은 시상면에서 수직으로 주행하면서) 엉덩관절을 앞쪽으로 가로지른다. 그러므로 두덩근은 엉덩관절에서 넙다리를 굽힌다(작용 1).
- 두덩근은 (근섬유들은 이마면에서 약간 수평으로 주행하면서) 엉덩관절을 안쪽으로 가로지른다. 그러므로 두덩근은 엉덩관절에서 넙다리를 모은다(작용 2).
- 두덩근은 두덩뼈에서부터 넙다리뼈의 뒤쪽 몸통까지 부착하면서 가로면에서 약간 수평 방향으로 있다. 두덩근은 돌림을 위한 기계적인 축 앞쪽에 있는 넙다리뼈의 뒤쪽에 부착하기 때문에(몸쪽에서 먼쪽으로 넙다리뼈의 시상면에서 활처럼 휘어진 모양 때문에), 엉덩관절에서 넙다리를 안쪽으로 돌린다(작용 3).

반대 작용근 작용 노트

- 먼쪽넙다리뼈부착점이 고정된 상태에서 두덩근은 앞쪽골반을 아래쪽으로 당김으로써 엉덩관절에서 골반을 앞쪽으로 기울인다(반대 작용 1).
- 먼쪽넙다리뼈부착점이 고정된 상태에서, 두덩근은 골반뼈의 안쪽면을 넙다리의 안쪽면을 향해 아래로 당기고, 엉덩관절에서 골반의 같은쪽올림을 유발한다(반대 작용 2). Note: 한쪽골반의 올림은 다른 쪽의 내림을 유발한다.
- 엉덩관절에서 넙다리를 안쪽으로 돌리는 모든 근육들은 (넙다리가 고정되어 있다면) 엉덩관절에서 골반을 같은쪽으로 돌릴 수 있다(반대 작용 3).

움직임

1. 두덩근은 빗면에서 넙다리에 대해 하나의 당김선을 가지므로 엉덩관절에서 넙다리의 굽힘, 모음 그리고 안쪽돌림이 결합된 하나의 움직임을 만든다.
2. 골반에 대한 두덩근의 반대 작용에 관하여, 두덩근은 빗면에서 1가지 당김선을 가지므로, 엉덩관절에서 골반의 앞쪽기울임, 같은쪽올림, 같은쪽돌림이 결합된 하나의 움직임을 만든다.

편심성 길항근 기능

1. 엉덩관절에서 넙다리의 폄, 벌림, 가쪽돌림을 제한하고 느리게 한다.
2. 엉덩관절에서 골반의 뒤쪽기울임, 같은쪽내림, 그리고 반대쪽돌

림을 제한하고 느리게 한다.

등척성 안정화 기능

1. 엉덩관절에서 넙다리와 골반을 안정화시킨다.

작용에 대한 추가적인 노트

1. 넙다리모음근군의 모든 5개 모음근들은 이름에서 알 수 있듯이 엉덩관절에서 넙다리를 모은다(그리고 같은쪽 골반을 올린다).
2. 엉덩관절에서 넙다리가 충분히 굽혀질 수 있다면(적어도 굽힘 45° 이상), 두덩근의 당김선은 움직임의 시상면(안가쪽) 축보다 뒤쪽으로 바뀔지도 모른다. 만약 이것이 발생하면, 두덩근은 엉덩관절에서 넙다리의 폄근이 된다.

신경지배

- ☐ 넙다리신경(femoral nerve)
  - ☐ **L2**, L3

동맥공급

- ☐ 넙다리동맥(바깥엉덩동맥의 연속)과 깊은넙다리동맥(넙다리동맥의 큰 가지)
  - ☐ 그리고 폐쇄동맥(속엉덩동맥의 가지)

촉진

1. 대상자를 바로 눕게 하고, 먼저 두덩뼈에서 긴모음근의 힘줄을 찾는다(사타구니 부위에서 가장 두드러진 힘줄이다).
2. 찾은 후, 긴모음근 가쪽으로 내려가면 두덩근이 있다.
3. 두덩근을 구분하기 위해서, 저항에 대해 엉덩관절에서 넙다리를 모으고 굽히도록 한다. 이러한 작용은 모든 넙다리모음근들이 수축하도록 한다는 것을 생각하라. (Note: 엉덩허리근과 두덩근 위로 넙다리 신경, 동맥, 정맥이 있기 때문에 몸쪽앞넙다리에서 촉진하는 것은 주의해야 한다.)
4. 두덩근은 주변의 긴모음근과 엉덩허리근보다 약간 더 깊게 있기 때문에 촉진하는 것이 어려울 수 있다.

다른 구조와의 관계 (Relationship to other structures)

- ☐ 몸쪽 앞안쪽넙다리에서 두덩근의 일부는 얕은 곳에 있고 엉덩허리근 안쪽과 긴모음근 가쪽에 있다.
- ☐ 두덩근의 가쪽 부분은 엉덩허리근보다 깊게 있다.
- ☐ 앞쪽에서 보면, 바깥폐쇄근과 넙다리네모근은 두덩근보다 바로 깊게 있다.
- ☐ 넙다리 신경, 동맥, 정맥은 두덩근의 가쪽 측면 위에 있다.
- ☐ 두덩근은 깊은앞선 근막경선(deep front line myofascial meridian) 내에 위치한다.

기타(Miscellaneous)

1. 비록 일부 자료들은 두덩근을 포함하지 않지만, 두덩근은 모음근군(긴모음근, 짧은모음근, 큰모음근, 두덩정강근)에 속한다. 두덩근 근섬유의 방향이 긴모음근 근섬유의 방향과 비슷하다는 것을 주목하라.
2. 두덩근은 넙다리의 굽힘근과 모음근군 사이에서 이행근육(transitional muscle)이다.
3. 두덩뼈의 두덩선(위두덩가지를 따라 있고 *pecten of the pubis*라고 알려진)과 넙다리의 두덩선(뒤쪽넙다리뼈에서 넙다리뼈의 작은돌기와 거친선 사이에서 주행하는)을 혼동하면 안 된다.

□ 긴모음근[Adductor Longus: 모음근군의(of Adductor Group)]

긴모음근이라는 이름은 이 근육이 모음근이고 (짧은모음근보다) 길다는 것을 말해 준다.

□ **어원**

Adductor: 라틴어. *신체 부분을 모으는 근육*

Longus: 라틴어. *더 긴*

□ **발음**

ad-DUK-tor

LONG-us

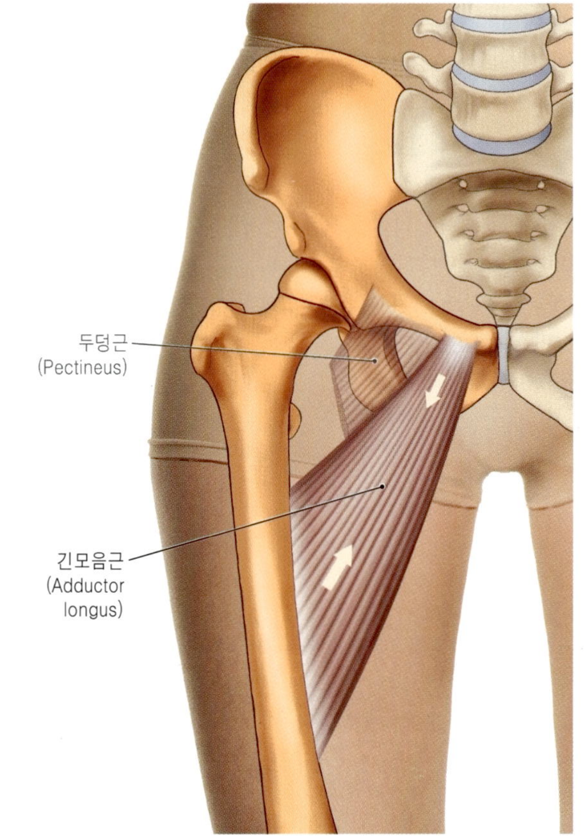

그림 14-12. 오른쪽 긴모음근의 앞쪽면. 두덩근은 잘려 있고 희미하게 보인다.

부착점(Attachments)

- □ 두덩뼈
  - □ 몸통 앞쪽*에서부터*
- □ 넙다리뼈의 거친선(linea aspera)
  - □ 안쪽입술(medial lip)에서 중간 1/3*까지*

기능(Functions)

동심성(단축성) 작용근 작용

표준 작용근 작용	반대 작용근 작용
□ **1. 엉덩관절에서 넙다리를 모은다.**	□ 1. 엉덩관절에서 같은쪽 골반을 올린다.
□ **2. 엉덩관절에서 넙다리를 굽힌다.**	□ **2. 엉덩관절에서 골반을 앞쪽으로 기울인다.**
□ 3. 엉덩관절에서 넙다리를 안쪽으로 돌린다.	□ 3. 엉덩관절에서 골반을 같은쪽으로 돌린다.

표준 작용근 작용 노트

- 긴모음근은 (근섬유는 이마면에서 약간 수평으로 주행하면서) 엉덩관절을 안쪽으로 가로지른다. 그러므로 엉덩관절에서 넙다리를 모은다(작용 1).
- 긴모음근은 (근섬유들은 시상면에서 수직으로 주행하면서) 엉덩관절을 앞쪽으로 가로지른다. 그러므로 엉덩관절에서 넙다리를 굽힌다(작용 2).
- 긴모음근은 두덩뼈에서부터 넙다리뼈의 뒤쪽 몸통까지, 가로면에서 약간 수평 방향으로 부착한다. 긴모음근이 돌림의 기계적인 축보다 앞에 있는 뒤쪽넙다리뼈에 부착하기 때문에(몸쪽에서 먼쪽으로 시상면에서 활처럼 휘어진 넙다리뼈의 모양 때문에), 엉덩관절에서 넙다리를 안쪽으로 돌린다(작용 3).

반대 작용근 작용 노트

- 먼쪽넙다리뼈부착점이 고정된 상태에서, 엉덩관절에서 같은쪽 골반의 올림을 유발하면서, 긴모음근은 골반 뼈의 안쪽 측면을 안쪽넙다리를 향해 아래쪽으로 당긴다. Note: 골반의 한쪽 올림은 다른 쪽의 내림을 유발한다(반대 작용 1).
- 먼쪽넙다리뼈부착점을 고정한 상태에서, 긴모음근은 앞쪽골반을 아래쪽으로 당김으로써, 엉덩관절에서 골반을 앞쪽으로 기울인다(반대 작용 2).
- 엉덩관절에서 넙다리를 안쪽으로 돌리는 모든 근육은 (만약 넙다리가 고정되어 있다면) 엉덩관절에서 골반을 같은쪽으로 돌린다(반대 작용 3).

움직임

1. 긴모음근은 빗면에서 넙다리에 대해 하나의 당김선을 가지고 있으므로, 엉덩관절에서 넙다리의 모음, 굽힘, 안쪽돌림이 결합된 하나의 움직임을 만든다.
2. 골반을 당기는 반대 작용에 관하여, 긴모음근은 빗면에서 하나의 당김선을 가지고 있으므로, 엉덩관절에서 골반의 같은쪽올림, 앞쪽기울임, 같은쪽돌림이 결합된 하나의 움직임을 만든다.

편심성 길항근 기능

1. 엉덩관절에서 넙다리의 벌림, 폄, 가쪽돌림을 제한하고 느리게 한다.

2. 엉덩관절에서 골반의 같은쪽내림, 뒤쪽기울임, 반대쪽돌림을 제한하고 느리게 한다.

등척성 안정화 기능

1. 엉덩관절에서 넙다리와 골반을 안정화시킨다.

작용에 대한 추가적인 노트

1. 넙다리모음근군의 모든 5가지 모음근들은, 이름에서 알 수 있듯이 엉덩관절에서 넙다리를 모은다(그리고 같은쪽 골반을 올린다).
2. 비록 긴모음근의 시상면에서 주요한 작용은 엉덩관절에서 넙다리의 굽힘이지만, 만약 넙다리가 몸 앞쪽에서 충분히 멀리 고정되어 있다면(최소 45° 굽힘 이상), 긴모음근의 당김선이 엉덩관절의 움직임의 시상면(안가쪽) 축보다 뒤에 있고 엉덩관절에서 넙다리를 펼 수 있다. 이것은 보행주기 동안 신체의 앞쪽에서 굽혀진 하지의 폄을 시작하기 위해 중요하다.

신경지배

- □ 폐쇄신경(obturator nerve)
  - □ L2, L3, L4

동맥공급

- □ 넙다리동맥(바깥엉덩동맥의 연속)과 깊은넙다리동맥(넙다리동맥의 주요 가지)
  - □ 그리고 폐쇄동맥(속엉덩동맥의 가지)

촉진

1. 대상자가 바로 눕게 하고 두덩뼈 매우 가까이 몸쪽 앞안쪽넙다리에 촉진하는 손을 놓는다.
2. 대상자에게 엉덩관절에서 넙다리를 능동적으로 모으도록 하고 긴모음근의 몸쪽힘줄을 느낀다. 긴모음근은 몸쪽 앞안쪽넙다리에서 가장 돌출된 힘줄일 것이다.
3. 찾은 후, 먼쪽으로 가능한 한 멀리 긴모음근을 따라가 본다. 특정한 부분에서 긴모음근은 넙다리빗근보다 뒤(깊은)쪽에 있을 것이다.

다른 구조와의 관계 (Relationship to other structures)

- □ 긴모음근의 대부분은 몸쪽 앞안쪽넙다리에서 얕은 곳에 있다.
- □ 긴모음근은 두덩근보다 안쪽 그리고 두덩정강근보다 가쪽에 있다.
- □ 앞쪽에서 보면, 짧은모음근은 긴모음근보다 바로 깊은 곳에 있다. (큰모음근은 짧은모음근보다 바로 깊은 곳에 있다.)
- □ 3개의 *모음근(adductors)*은 먼쪽으로 거친선(linea aspera)에 부착한다. 거친선에 붙는 긴모음근의 부착점은 세 모음근 중 가장 안쪽에 있다.
- □ 안쪽 넓은근은 긴모음근보다 안쪽, 거친선의 안쪽입술 위에 부착한다.
- □ 긴모음근은 깊은앞선(deep front line), 앞쪽 기능선(front functional line) 근막경선(myofascial meridians) 내에 위치한다.

기타(Miscellaneous)

1. 긴모음근은 사타구니 부위에서 가장 돌출된 몸쪽힘줄을 가지고, 그것은 두덩근, 두덩정강근, 큰모음근을 찾기 위한 유용한 기준점이 된다.
2. 거친선에서 긴모음근의 부착점은 안쪽 넓은근의 부착점과 종종 섞인다.
3. 긴모음근의 안쪽 가장자리는 넙다리의 넙다리삼각(femoral triangle)의 안쪽 가장자리이다. 넙다리삼각은 넙다리빗근과 긴모음근의 안쪽 가장자리 사이에 위치하고 넙다리신경, 동맥 그리고 정맥을 포함한다.

□ 두덩정강근[Gracilis: 모음근군의(of Adductor Group)]

두덩정강근이라는 이름은 이 근육의 모양이 가늘고 우아하다는 것을 말해 준다.

□ **어원**

Gracilis: 라틴어. *가느다란(slender), 우아한(graceful)*

□ **발음**

gra-SIL-is

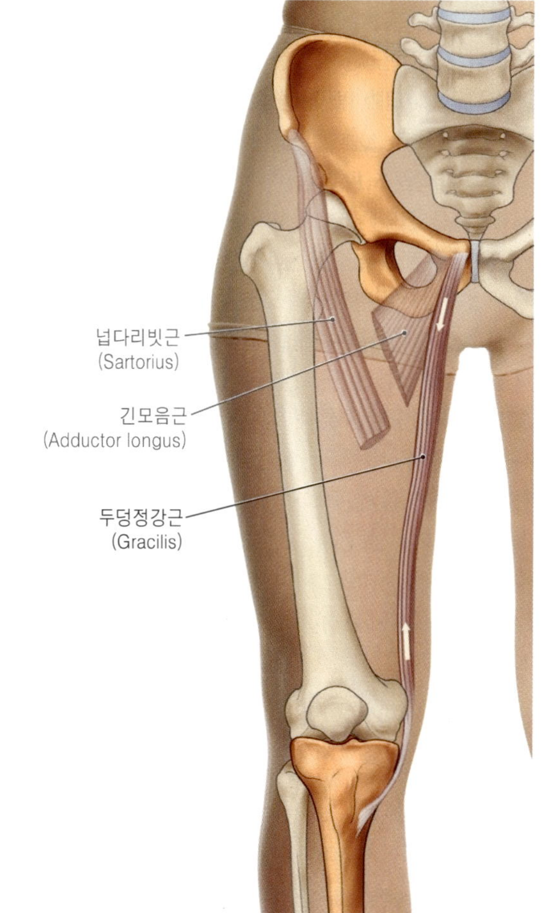

그림 14-13. 오른쪽 두덩정강근의 앞쪽면. 긴모음근과 넙다리빗근은 잘려 있고 희미하게 보인다.

부착점(Attachments)

- □ 두덩뼈
  - □ 앞쪽몸통과 아래가지(inferior ramus)*에서부터*
- □ 거위발힘줄(몸쪽 앞안쪽 정강뼈에서)*까지*

기능(Functions)

동심성(단축성) 작용근 작용

표준 작용근 작용	반대 작용근 작용
□ 1. **엉덩관절에서 넙다리를 모은다.**	□ 1. 엉덩관절에서 같은쪽 골반을 올린다.
□ 2. **엉덩관절에서 넙다리를 굽힌다.**	□ 2. **엉덩관절에서 골반을 앞쪽으로 기울인다.**
□ 3. **무릎관절에서 다리를 굽힌다.**	□ 3. 무릎관절에서 넙다리를 굽힌다.
□ 4. 무릎관절에서 다리를 안쪽으로 돌린다.	□ 4. 무릎관절에서 넙다리를 가쪽으로 돌린다.
□ 5. 엉덩관절에서 넙다리를 안쪽으로 돌린다.	□ 5. 엉덩관절에서 골반을 같은쪽으로 돌린다.

표준 작용근 작용 노트

- 두덩정강근은 (근섬유들은 이마면에서 약간 수평으로 주행하면서) 엉덩관절을 안쪽으로 가로지른다. 그러므로 두덩정강근은 엉덩관절에서 넙다리를 모은다. 이것은 두덩정강근의 주요한 작용이다(작용 1).
- 두덩정강근은 (근섬유는 시상면에서 수직으로 주행하면서) 엉덩관절을 앞쪽으로 가로지른다. 그러므로 두덩정강근은 엉덩관절에서 넙다리를 굽힌다(작용 2).
- 두덩정강근은 (근섬유들은 시상면에서 수직으로 주행하면서) 무릎관절을 뒤쪽으로 가로지른다. 그러므로 무릎관절에서 다리를 굽힌다(작용 3).
- 두덩정강근은 안쪽정강뼈에서 거위발힘줄에 부착하기 위해 뒤쪽에서 앞쪽으로 (근섬유들이 가로면에서 약간 수평으로 주행하면서) 무릎관절을 안쪽으로 가로지른다. 두덩정강근이 정강뼈부착점에서 당기면, 앞쪽정강뼈가 약간 안쪽으로 향하게 하면서 정강뼈부착점이 뒤안쪽으로 돌게 된다. 그러므로 두덩정강근은 무릎관절에서 다리를 안쪽으로 돌린다(작용 4).
- 무릎관절이 돌림을 허용하지 않도록 펴져 있고(다리가 넙다리에 고정이 되어있다면), 두덩정강근은 다리를 안쪽돌림으로 당기면, 넙다리가 따라갈 것이고 엉덩관절에서 안쪽으로 돌아갈 것이다(작용 5).

반대 작용근 작용 노트

- 먼쪽부착점이 고정되어 있는 상태에서, 두덩정강근은 엉덩관절에서 같은쪽 골반의 올림을 유발하면서 골반뼈의 안쪽 측면을 안쪽 넙다리를 향해 아래쪽으로 당긴다. Note: 한쪽 골반의 올림은 반대쪽의 내림을 유발한다(반대 작용 1).
- 먼쪽부착점이 고정된 상태에서, 두덩정강근은 앞쪽골반을 아래쪽으로 당기면서 엉덩관절에서 골반을 앞쪽으로 기울인다(반대 작용 2).
- 두덩정강근은 (근섬유들은 시상면에서 수직으로 주행하면서) 무릎관절 뒤쪽으로 가로지른다. 만약 먼쪽부착점이 고정되어 있고 골반이 넙다리에 고정되어 있다면, 두덩정강근은 무릎관절에서 넙다리를 굽힌다(반대 작용 3).
- 두덩정강근의 먼쪽끝이 정강뼈에 고정되어 있다면, 무릎관절에서

엉덩관절의 근육 14

다리의 안쪽돌림의 반대 작용은 무릎관절에서 넙다리의 가쪽돌림이다(반대 작용 4).

- 엉덩관절에서 넙다리를 안쪽으로 돌리는 모든 근육들은 (넙다리가 고정되어 있다면) 엉덩관절에서 골반을 같은쪽으로 돌릴 수 있다(반대 작용 5).

움직임

1. 두덩정강근은 빗면에서 넙다리에 대해 하나의 당김선을 가지고 있으므로, (무릎관절에서 다리의 굽힘뿐만 아니라) 엉덩관절에서 넙다리의 모음, 굽힘, 안쪽돌림이 결합된 하나의 움직임을 만든다.
2. 골반을 당기는 두덩정강근의 반대 작용에 관하여, 두덩정강근은 빗면에서 하나의 당김선을 가지고 있으므로, 엉덩관절에서 골반의 같은쪽올림, 앞쪽기울임, 같은쪽돌림이 결합된 하나의 움직임을 만든다.

편심성 길항근 기능

1. 엉덩관절에서 넙다리의 벌림, 폄, 가쪽돌림을 제한하고 느리게 한다.
2. 엉덩관절에서 골반의 같은쪽내림, 뒤쪽기울임, 반대쪽돌림을 제한하고 느리게 한다.
3. 무릎관절의 폄을 제한하고 느리게 한다.
4. 무릎관절에서 다리의 가쪽돌림과 넙다리의 안쪽돌림을 제한하고 느리게 한다.

등척성 안정화 기능

1. 엉덩관절에서 넙다리와 골반을 안정화시킨다.
2. 무릎관절을 안정화시킨다.

등척성 안정화 기능 노트

- 두덩정강근(넙다리빗근, 반힘줄근과 함께 3가지의 거위발힘줄근육에 속한다)의 먼쪽 힘줄은 무릎관절을 안쪽으로 휘게 할 수 있는 가쪽에서 안쪽으로 작용하는 외반(valgus) 힘에 대해 안쪽 무릎관절을 안정화시킨다.

작용에 대한 추가적인 노트

1. 넙다리모음근군의 5개 모음근들은 이름에서 알 수 있듯이 엉덩관절에서 넙다리를 안쪽으로 모은다(그리고 같은쪽 골반을 올린다).
2. 3개의 거위발힘줄근(넙다리빗근, 두덩정강근, 반힘줄근)은 모두 무릎관절에서 다리를 굽히고 안쪽으로 돌린다.
3. 두덩근, 긴모음근, 짧은모음근과 마찬가지로, 넙다리가 신체의 앞쪽에서 충분히 멀리 굽혀지면(적어도 굽힘 45° 이상), 두덩정강근의 당김선은 엉덩관절 움직임의 시상면 축보다 뒤쪽에 있고 엉덩관절에서 넙다리를 펼 수 있게 된다.

신경지배

- ☐ 폐쇄신경(obturator nerve)
  - ☐ L2, L3

동맥공급

- ☐ 깊은넙다리동맥(넙다리동맥의 주요 가지)
  - ☐ 그리고 폐쇄동맥(속엉덩동맥의 가지)

촉진

1. 대상자를 바로 눕게 하고 넙다리를 검사대에 올려놓고 다리를 검사대로부터 떨어뜨리고 누워서(무릎관절에서 다리를 90° 굽힌다), 두덩뼈에서 긴모음근의 힘줄을 찾는다(긴모음근은 사타구니 부위에서 가장 돌출된 힘줄이다).
2. 긴모음근 바로 뒤쪽 아래로 가면 두덩정강근이 있다.
3. 대상자에게 검사대의 저항에 대하여 무릎관절에서 다리를 굽히도록 하면 두덩정강근이 수축할 것이다.
4. 근육을 찾은 후, 정강뼈를 향하여 먼쪽으로 촉진을 계속한다.

다른 구조와의 관계 (Relationship to other structures)

- ☐ 두덩정강근은 넙다리 안쪽에 위치하고 전체 근육은 얕은 곳에 있다.
- ☐ 몸쪽으로 긴모음근이 두덩정강근보다 앞가쪽에 있다. 먼쪽으로는 넙다리빗근이 두덩정강근보다 앞쪽에 있다.
- ☐ 몸쪽으로 큰모음근은 두덩정강근보다 뒤쪽에 있다. 먼쪽으로는 반막모양근과 반힘줄근이 두덩정강근보다 뒤쪽에 있다.
- ☐ 두덩정강근은 거위발힘줄에 부착하는 3가지 근육 중 하나이고, 정강뼈에 넙다리빗근과 반힘줄근 사이에 부착한다.
- ☐ 두덩정강근은 깊은앞선 근막경선(deep front line myofascial meridian) 내에 위치한다.

기타(Miscellaneous)

1. 두덩정강근은 *얇은모음근(adductor gracilis)*으로도 알려져 있다.
2. 두덩정강근은 거위발힘줄에 부착하는 3가지 근육 중 하나이다. 여기에 붙는 다른 두 근육은 넙다리빗근과 반힘줄근이다. *Pes anserine*은 거위발을 의미한다.
3. SGS를 생각하라. 거위발힘줄에 부착하는 근육들 중, *넙다리빗근(Sartorius)*은 가장 앞쪽과 몸쪽에 부착하고 *두덩정강근(Gracilis)*은 중간에 위치하며 *반힘줄근(Semitendinosus)*은 가장 뒤쪽과 먼쪽에 부착한다.
4. 두덩정강근은 무릎관절을 지나는 유일한 모음근군의 근육이다.
5. 두덩정강근은 인체에서 두 번째로 긴 근육이다. (넙다리빗근이 가장 길다.)
6. 두덩정강근의 곡선은 진화의 산물이다. 무릎을 굽힌 네발기기 자세에서, 두덩정강근은 무릎관절 바로 뒤로 지나서 일직선으로 주행한다. 진화와 함께 우리의 무릎관절이 펴짐에 따라, 두덩정강근을 아래로 잡고 있는 근막 때문에 무릎관절보다 뒤쪽에 남아 있게 되었다.

☐ 짧은모음근[Adductor Brevis: 모음근군의(of Adductor Group)]

짧은모음근이라는 이름은 이 근육이 모음근이고 긴모음근보다 짧다는 것을 말해 준다.

☐ **어원**

Adductor: 라틴어. *신체 부분을 모으는 근육*

Brevis: 라틴어. *더 짧은(shorter)*

☐ **발음**

ad-DUK-tor

BRE-vis

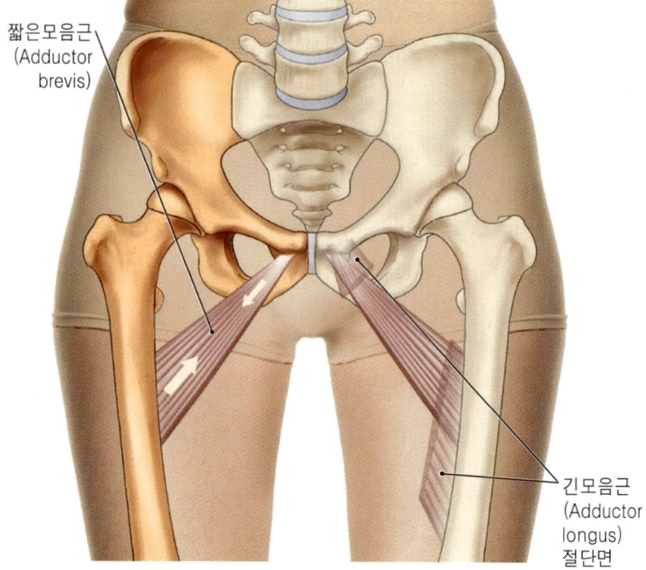

그림 14-14. 양쪽 짧은모음근의 앞쪽면. 왼쪽에 긴모음근은 잘려 있고 희미하게 보인다.

부착점(Attachments)

☐ 두덩뼈

- ☐ 아래가지(inferior ramus)*에서부터*

☐ 넙다리뼈의 거친선

- ☐ 몸쪽 1/3*까지*

기능(Functions)

동심성(단축성) 작용근 작용

표준 작용근 작용	반대 작용근 작용
☐ **1. 엉덩관절에서 넙다리를 모은다.**	☐ 1. 엉덩관절에서 같은쪽 골반을 올린다.
☐ **2. 엉덩관절에서 넙다리를 굽힌다.**	☐ **2. 엉덩관절에서 골반을 앞쪽으로 기울인다.**
☐ 3. 엉덩관절에서 넙다리를 안쪽으로 돌린다.	☐ 3. 엉덩관절에서 골반을 같은쪽으로 돌린다.

표준 작용근 작용 노트

- 짧은모음근은 (근섬유는 이마면에서 약간 수평으로 주행하면서) 엉덩관절을 안쪽으로 가로지른다. 그러므로 짧은모음근은 엉덩관절에서 넙다리를 모은다(작용 1).
- 짧은모음근은 (근섬유들은 시상면에서 수직으로 주행하면서) 엉덩관절을 앞쪽으로 가로지른다. 그러므로 짧은모음근은 엉덩관절에서 넙다리를 굽힌다(작용 2).
- 비록 짧은모음근의 주요한 시상면에서의 작용은 엉덩관절에서 넙다리 굽힘이지만, 넙다리가 신체 앞쪽에서 충분히 떨어져서 굽혀져 있다면, 짧은모음근의 당김선은 엉덩관절 움직임의 시상면 안가쪽축보다 뒤에 있고 엉덩관절에서 넙다리를 펼 수 있다. 이것은 보행주기 동안 신체의 앞에서 굽혀진 하지를 펴는 것을 시작하기 위해 중요하다(작용 2).
- 짧은모음근은 가로면에서 약간 수평 방향으로 두덩뼈에서부터 넙다리뼈 몸통의 뒤쪽으로 부착한다. 짧은모음근은 돌림의 기계적인 축보다 앞쪽에 있는 넙다리뼈 뒤쪽에 부착하기 때문에(몸쪽에서 먼쪽으로 시상면에서 활처럼 휘어진 넙다리뼈의 모양으로 인해), 엉덩관절에서 넙다리를 안쪽으로 돌린다(작용 3).

반대 작용근 작용 노트

- 먼쪽넙다리뼈부착점이 고정된 상태에서, 짧은모음근은 엉덩관절에서 같은쪽 골반의 올림을 유발하면서, 안쪽넙다리를 향하여 골반뼈의 안쪽 측면을 아래쪽으로 당긴다(반대 작용 1). Note: 한쪽 골반의 올림은 반대쪽골반의 내림을 유발한다.
- 먼쪽넙다리뼈부착점이 고정된 상태에서, 짧은모음근은 앞쪽골반을 아래쪽으로 당김으로써 엉덩관절에서 골반을 앞쪽으로 기울인다(반대 작용 2).
- 엉덩관절에서 넙다리를 안쪽으로 돌리는 모든 근육은 (넙다리가 고정되어 있다면) 엉덩관절에서 골반을 같은쪽으로 돌릴 수 있다(반대 작용 3).

움직임

1. 짧은모음근은 빗면에서 넙다리에 대해 하나의 당김선을 가지고 있으므로, 엉덩관절에서 넙다리의 모음, 굽힘, 안쪽돌림이 결합된 하나의 움직임을 만든다.
2. 골반을 당기는 짧은모음근의 반대 작용에 관하여 짧은모음근은 빗면에서 하나의 당김선을 가지고 있으므로, 엉덩관절에서 골반의 같은쪽올림, 앞쪽기울임 그리고 같은쪽돌림이 결합된 하나의 움직임을 만든다.

편심성 길항근 기능

1. 엉덩관절에서 넙다리의 벌림, 폄 그리고 가쪽돌림을 제한하고 느리게 한다.

2. 엉덩관절에서 골반의 같은쪽내림, 뒤쪽기울임 그리고 반대쪽돌림을 제한하고 느리게 한다.

등척성 안정화 기능

1. 엉덩관절에서 넙다리와 골반을 안정화시킨다.

작용에 대한 추가적인 노트

1. 넙다리모음근군의 5가지 모음근들은 이름에서 알 수 있듯이, 엉덩관절에서 넙다리를 모은다(그리고 같은쪽 골반을 올린다).
2. 비록 짧은모음근의 주요한 시상면 작용이 엉덩관절에서 넙다리의 굽힘이지만, 만약 넙다리가 신체 앞쪽에서 충분히 멀리 굽혀져 있다면(적어도 45° 굽힘 이상), 짧은모음근의 당김선은 엉덩관절 움직임의 시상면 축보다 뒤에 있고 엉덩관절에서 넙다리를 펼 수 있다. 이것은 보행주기 동안 신체의 앞쪽에서 굽혀진 하지의 폄을 시작하기 위해 중요하다.

신경지배

- ☐ 폐쇄신경(obturator nerve)
  - ☐ L2, L3

동맥공급

- ☐ 넙다리동맥(바깥엉덩동맥의 연속)과 깊은넙다리동맥(넙다리동맥의 주요 가지)
  - ☐ 그리고 폐쇄동맥(속엉덩동맥의 가지)

촉진

1. 대상자가 바로 눕게 하고 두덩뼈에 매우 가까이 몸쪽 앞안쪽넙다리 위에 촉진하는 손을 올려 둔다.
2. 대상자에게 엉덩관절에서 넙다리를 능동적으로 모으도록 하고 긴모음근의 몸쪽힘줄을 느낀다. 긴모음근의 몸쪽힘줄은 몸쪽 앞안쪽넙다리에서 가장 돌출된 힘줄일 것이다.
3. 근육을 찾은 후 대상자는 이완하게 하고 짧은모음근을 찾기 위해 긴모음근보다 깊은 곳을 촉진해 본다. (Note: 짧은모음근을 긴모음근과 구분하는 것은 매우 어렵다.)

다른 구조와의 관계 (Relationship to other structures)

- ☐ 앞쪽에서 보면, 짧은모음근은 긴모음근보다 깊게 있고 큰모음근보다 얕은 곳에 있다.
- ☐ 세 *모음근(adductors)*은 모두 먼쪽으로 거친선에 부착한다. 짧은모음근은 거친선에서 긴모음근과 큰모음근의 부착점 사이에 부착한다.
- ☐ 짧은모음근은 깊은앞선(deep front line), 앞쪽기능선(front functional line) 근막경선(myofascial meridians) 내에 위치한다.

기타(Miscellaneous)

1. 짧은모음근은 (앞쪽에서 보았을 때) 긴모음근보다 보통 전체적으로 깊게 있다. 하지만 때때로 짧은모음근의 작은 부분은 긴모음근과 두덩정강근 사이의 얕은 곳에 있다.

□ 큰모음근[Adductor Magnus: 모음근군의(of Adductor Group)]

큰모음근이라는 이름은 이 근육이 모음근이고 긴모음근과 짧은모음근보다 크다는 것을 말해 준다.

□ **어원**

Adductor: 라틴어. *신체 부분을 모으는 근육*

Magnus: 라틴어. *거대한(great), 더 큰(lager)*

□ **발음**

ad–DUK–tor

MAG–nus

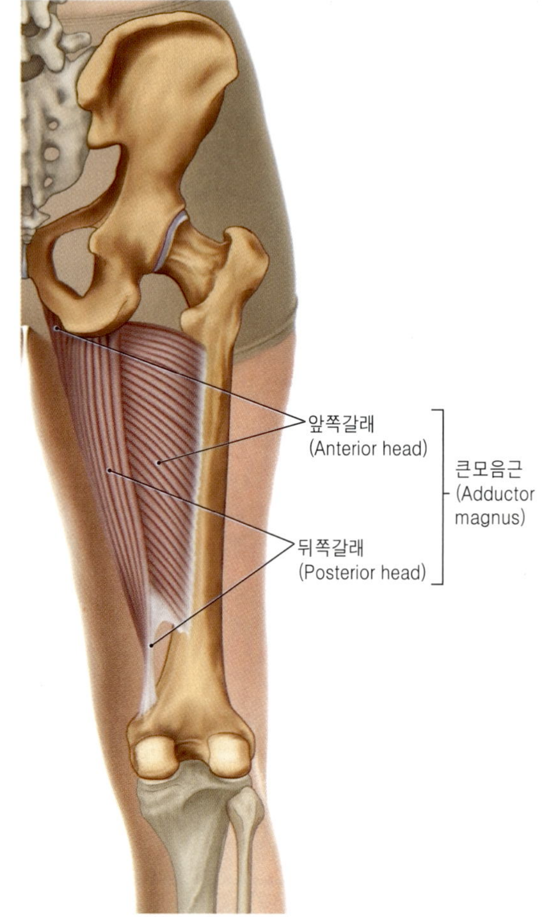

그림 14-15. 오른쪽 큰모음근의 뒤쪽면.

부착점(Attachments)

□ **두덩뼈와 궁둥뼈***에서부터*

□ **넙다리뼈의 거친선***까지*

□ 앞쪽갈래: 아래두덩가지와 궁둥뼈의 가지*에서부터*

□ 앞쪽갈래: 볼기근거친면(gluteal tuberosity), 넙다리뼈의 거친선(linea aspera), 넙다리뼈의 안쪽관절융기위선(medial supra-condylar line)*까지*

□ 뒤쪽갈래: 궁둥뼈결절(ischial tuberosity)*에서부터*

□ 뒤쪽갈래: 넙다리뼈의 모음근결절(adductor tubercle)*까지*

기능(Functions)

동심성(단축성) 작용근 작용

표준 작용근 작용	반대 작용근 작용
□ **1. 엉덩관절에서 넙다리를 모은다.**	□ 1. 엉덩관절에서 같은쪽 골반을 올린다.
□ **2. 엉덩관절에서 넙다리를 편다.**	□ **2. 엉덩관절에서 골반을 뒤쪽으로 기울인다.**
□ 3. 엉덩관절에서 넙다리를 굽힌다.	□ 3. 엉덩관절에서 골반을 앞쪽으로 기울인다.
□ 4. 엉덩관절에서 넙다리를 안쪽으로 돌린다.	□ 4. 엉덩관절에서 골반을 같은쪽으로 돌린다.

표준 작용근 작용 노트

- 큰모음근은 (근섬유는 이마면에서 약간 수평으로 주행하면서) 엉덩관절을 안쪽으로 가로지른다. 그러므로 큰모음근은 엉덩관절에서 넙다리를 모은다(작용 1).
- 큰모음근은 (근섬유들은 시상면에서 수직으로 주행하면서) 엉덩관절을 뒤쪽으로 가로지른다. 그러므로 큰모음근은 엉덩관절에서 넙다리를 편다(작용 2).
- 일부 자료들은 큰모음근의 가장 앞쪽섬유들(종종 작은모음근이라고 부른다)은 엉덩관절에서 넙다리를 굽힐 수 있다고 서술한다. 이것은 큰모음근의 두덩뼈 부착점이 넙다리뼈부착점보다 약간 앞쪽에 있는 것으로 설명될 것이다(작용 3).
- 큰모음근은 가로면에서 약간 수평 방향으로 골반뼈에서부터 넙다리뼈의 뒤쪽몸통(shaft)까지 부착한다. 큰모음근은 돌림의 기계적인 축보다 앞쪽에 있는 뒤쪽넙다리뼈에 부착하기 때문에(몸쪽에서 먼쪽으로 시상면에서 활처럼 휘어진 넙다리뼈의 모양 때문에), 엉덩관절에서 넙다리를 안쪽으로 돌린다(작용 4).

반대 작용근 작용 노트

- 먼쪽 넙다리뼈부착점이 고정된 상태에서, 큰모음근은 골반뼈의 안쪽 측면을 안쪽넙다리를 향해 아래쪽으로 당기고, 엉덩관절에서 같은쪽의 올림을 유발한다(반대 작용 1). Note: 한쪽 골반의 올림은 반대쪽 골반의 내림을 유발한다.
- 먼쪽넙다리뼈의 부착점이 고정된 상태에서, 큰모음근은 뒤쪽골반을 아래쪽으로 당김으로써, 엉덩관절에서 골반을 뒤쪽으로 기울인다(반대 작용 2).
- 엉덩관절에서 넙다리를 굽히는 모든 근육들은 먼쪽넙다리뼈부착

점이 고정되어 있다면 엉덩관절에서 골반을 앞쪽으로 기울일 수 있다(반대 작용 3).

- 엉덩관절에서 넙다리를 안쪽으로 돌리는 근육들은 (먼쪽넙다리뼈 부착점이 고정되어 있다면) 모두 엉덩관절에서 골반을 같은쪽으로 돌릴 수 있다(반대 작용 4).

움직임

큰모음근은 1개 이상의 당김선을 가지고 있기 때문에, 1개 이상의 움직임을 만들어 낼 수 있다.

1. 큰모음근의 뒤쪽갈래는 빗면에서 넙다리에 대해 하나의 당김선을 가지고 있으므로, 엉덩관절에서 넙다리의 모음, 폄, 안쪽돌림이 결합된 하나의 움직임을 만든다.
2. 큰모음근의 앞쪽갈래는 빗면에서 넙다리에 대해 하나의 당김선을 가지고 있으므로, 엉덩관절에서 넙다리의 모음, 굽힘, 안쪽돌림이 결합된 하나의 움직임을 만든다.
3. 골반을 당기는 큰모음근의 뒤쪽갈래의 반대 작용에 관하여, 큰모음근의 뒤쪽갈래는 빗면에서 하나의 당김선을 가지므로, 엉덩관절에서 골반의 뒤쪽기울임, 같은쪽올림, 같은쪽돌림이 결합된 하나의 움직임을 만든다.
4. 골반을 당기는 큰모음근의 앞쪽갈래의 반대 작용에 관하여 큰모음근의 앞쪽갈래는 빗면에서 하나의 당김선을 가지므로, 엉덩관절에서 골반의 앞쪽기울임, 같은쪽올림, 같은쪽돌림이 결합된 하나의 움직임을 만든다.

편심성 길항근 기능

1. 엉덩관절에서 넙다리의 벌림, 굽힘, 폄, 가쪽돌림을 제한하고 느리게 한다.
2. 엉덩관절에서 골반의 같은쪽내림, 앞쪽기울임, 뒤쪽기울임, 반대쪽돌림을 제한하고 느리게 한다.

등척성 안정화 기능

1. 엉덩관절에서 넙다리와 골반을 안정화시킨다.

작용에 대한 추가적인 노트

1. 넙다리모음근군의 모든 5개 모음근들은 이름에서 알 수 있듯이 엉덩관절에서 넙다리를 모은다(그리고 같은쪽 골반을 올린다).
2. 큰모음근은 모음근군 중에서 주요한 시상면 작용이 엉덩관절에서 넙다리의 폄과 골반의 뒤 기울임인 유일한 근육이다.

신경지배

- ☐ 폐쇄신경(obturator nerve), 궁둥신경(sciatic nerve)
  - ☐ 폐쇄신경은 앞쪽갈래를 지배한다.
  - ☐ 궁둥신경의 정강뼈 가지는 뒤쪽갈래를 지배한다.
  - ☐ L2, L3, L4

동맥공급

앞쪽갈래

- ☐ 넙다리동맥(바깥엉덩동맥의 연장)과 깊은넙다리동맥(넙다리동맥의 주요 가지)
  - ☐ 그리고 폐쇄동맥(속엉덩동맥의 가지)

뒤쪽갈래

- ☐ 깊은넙다리동맥(넙다리동맥의 주요 가지)과 아래볼기동맥(속엉덩동맥의 가지)
  - ☐ 그리고 폐쇄동맥(속엉덩동맥의 가지)과 오금동맥의 가지(넙다리동맥의 연속)

촉진

1. 대상자가 넙다리를 검사대에 올려놓고 다리를 검사대로부터 떨어뜨린 채로 누운 상태에서, 촉진하는 손가락을 몸쪽 안쪽넙다리 위에 올려놓고 대상자가 검사대에 대항하여 무릎관절에서 다리를 굽히도록 한다.
2. 이것은 두덩정강근과 안쪽뒤넙다리근이 작용하게 하지만 이 두 근육 사이에 있는 큰모음근은 작용하지 않는다.
3. 큰모음근이 작용하게 하기 위해서 대상자에게 검사자의 저항에 대해 엉덩관절에서 넙다리를 모으도록 하거나 검사대의 저항에 대해 엉덩관절에서 넙다리를 펴게 한다.

다른 구조와의 관계 (Relationship to other structures)

- ☐ 앞쪽에서 보면, 큰모음근은 두덩근, 긴모음근, 짧은모음근보다 깊게 있다. (앞쪽에서 보면 넙다리빗근, 긴모음근, 두덩정강근 사이에서 큰모음근의 작은 부분이 얕은 곳에 있다.)
- ☐ 뒤쪽에서 보면, 큰모음근은 3가지 뒤넙다리근(hamstring)보다 깊게 있다.
- ☐ 비록 큰모음근이 주로 앞쪽과 뒤쪽에서 가장 깊이 있지만, 안쪽으로 얕은 곳에 있는 큰 부분이 있다.
- ☐ 3가지 *모음근(adductors)*은 모두 먼쪽으로 거친선에 부착한다. 긴모음근과 짧은모음근은 넙다리뼈의 거친선에서 큰모음근 바로 안쪽에 부착한다.
- ☐ 큰볼기근과 넙다리두갈래근의 짧은갈래는 넙다리뼈에서 큰모음근 바로 가쪽으로 부착한다. (두 근육은 각각 넙다리뼈의 볼기근거친면과 거친선에 부착한다.)
- ☐ 바깥폐쇄근과 넙다리네모근은 큰모음근 바로 몸쪽에 있다.
- ☐ 큰모음근은 깊은앞선 근막경선(deep front line myofascial meridian) 내에 위치하고 있고 나선 근막경선(the spiral line myofascial meridian)에 포함된다.

기타(Miscellaneous)

1. 큰모음근은 *앞쪽갈래*와 *뒤쪽갈래*를 가지고 있다.
2. 큰모음근의 앞쪽갈래는 두 부분으로 이루어져 있다. 첫 번째 부

큰모음근[Adductor Magnus: 모음근군의(of Adductor Group)] *(계속)*

분은 종종 *작은모음근(adductor minimus:* 또는 *수평섬유)*이라고 불린다. 두 번째 부분은 *빗섬유(oblique fibers)*라고 불린다.

3. 큰모음근의 뒤쪽갈래는 또한 궁둥뼈결절에서부터 넙다리뼈의 안쪽 융기에 있는 모음근결절까지 부착하기 때문에 *궁둥융기(ischiocondylar) 부분*이라고 불린다.
4. 큰모음근의 앞쪽갈래는 두덩뼈의 아래 가지와 궁둥뼈의 가지로부터 기시한다.
5. 큰모음근의 앞쪽과 뒤쪽갈래(앞쪽갈래의 빗섬유와 궁둥융기 부분)는 먼쪽으로 *모음근구멍(adductor hiatus)*이라고 불리는 구멍에 의해 구분된다.
6. 넙다리동맥·정맥은 앞쪽 넙다리에서부터 모음근구멍을 관통하여 먼쪽 뒤쪽넙다리에서 오금동맥·정맥이 된다.
7. 안쪽넙다리에서 큰모음근의 위치는 앞쪽에서 볼 때 다른 모음근들이 위치하는 바닥을 형성하고 뒤쪽에서 볼 때 뒤넙다리근이 위치하는 바닥을 형성한다.
8. 큰모음근은 모음근군과 뒤넙다리근군 사이에서 이행근육(transitional muscle)이다.
9. 뒤넙다리근과 같이, 큰모음근은 궁둥뼈 결절에 부착하고 엉덩관절에서 넙다리를 펼 수 있다. 이러한 이유로 큰모음근(구체적으로 큰모음근의 뒤쪽갈래)은 때때로 *네 번째 뒤넙다리근*이라고 일컬어진다.

볼기근(gluteal muscles)군에는 3가지 근육(큰볼기근, 중간볼기근, 작은볼기근)이 있다.

- 세 볼기근은 모두 엉덩관절을 지나기 때문에, 엉덩관절에서 넙다리를 움직이거나 엉덩관절에서 골반을 움직일 수 있다.
- 중간볼기근과 작은볼기근은 주로 걷는 동안 골반을 안정시키기 위해 중요하다.

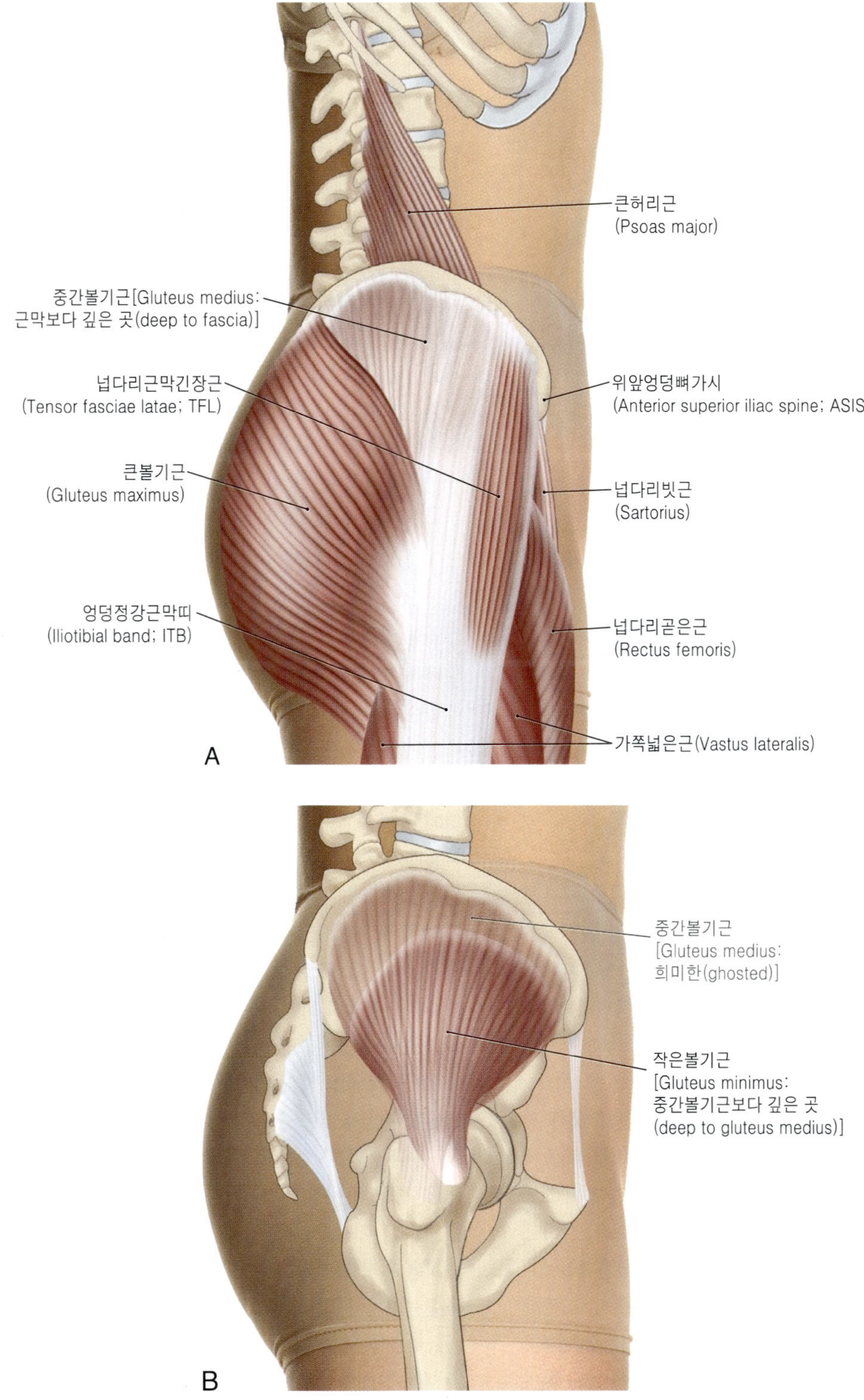

그림 14-16. 볼기근의 오른쪽 가쪽면. **A**, 얕은층. 작은볼기근은 보이지 않는다. **B**, 깊은층. 중간볼기근이 희미하게 보인다.

□ 큰볼기근[Gluteus Maximus: 볼기근군의(of Gluteal Group)]

큰볼기근이라는 이름은 볼기 부위(궁둥이)에 위치하고, 중간볼기근과 (작은볼기근보다) 크다는 것을 말해 준다.

□ **어원**

Gluteus: 그리스어. *볼기(buttocks)*

Maximus: 라틴어. *가장 큰(greatest)*

□ **발음**

GLOO-tee-us

MAX-i-mus

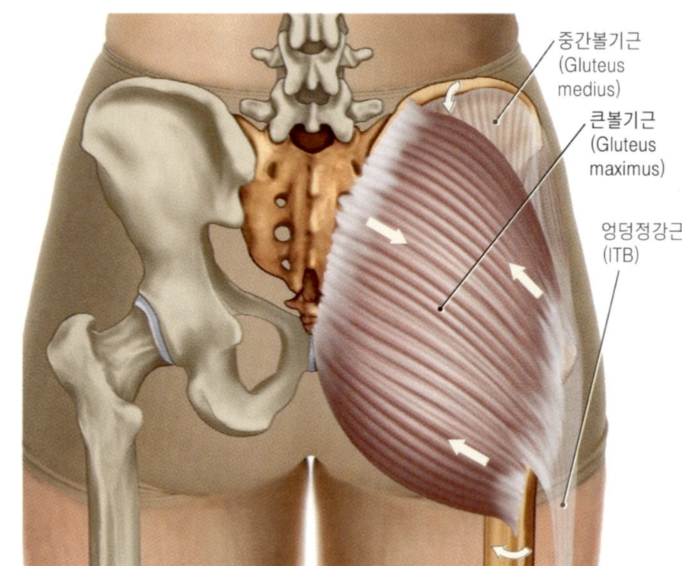

그림 14-17. 오른쪽 큰볼기근의 뒤쪽면. 넙다리근막긴장근, 중간볼기근 위에 있는 근막, 엉덩정강근막띠가 희미하게 보인다.

부착점(Attachments)

□ **엉덩뼈능선의 뒤쪽, 엉치뼈의 뒤가쪽, 꼬리뼈**

  □ 그리고 엉치결절인대(sacrotuberous), 등허리근막(thoracolumbar fascia), 중간볼기근 위근막*에서부터*

□ **엉덩정강근막띠와 넙다리뼈의 볼기근거친면***까지*

기능(Functions)

동심성(단축성) 작용근 작용

표준 작용근 작용	반대 작용근 작용
□ **1. 엉덩관절에서 넙다리를 편다.**	□ **1. 엉덩관절에서 골반을 뒤쪽으로 기울인다.**
□ **2. 엉덩관절에서 넙다리를 가쪽으로 돌린다.**	□ **2. 엉덩관절에서 골반을 반대쪽으로 돌린다.**
□ **3. 엉덩관절에서 넙다리를 벌린다(위쪽 1/3).**	□ 3. 엉덩관절에서 같은쪽 골반을 내린다(위쪽 1/3).
□ **4. 엉덩관절에서 넙다리를 모은다(아래쪽 2/3).**	□ 4. 엉덩관절에서 같은쪽 골반을 올린다(아래쪽 2/3).
□ 5. 무릎관절에서 다리를 편다.	□ 5. 무릎관절에서 넙다리를 편다.

표준 작용근 작용 노트

- 큰볼기근은 (근섬유들은 시상면에서 수직으로 주행하면서) 엉덩관절을 뒤쪽으로 가로지른다. 그러므로 큰볼기근은 엉덩관절에서 넙다리를 편다(작용 1).
- 큰볼기근은 엉덩정강근막띠와 넙다리뼈에 가쪽으로 부착하기 위해 (근섬유들이 가로면에서 약간 수평으로 주행하면서) 뒤쪽골반 주변을 감싼다. 큰볼기근이 수축하면 넙다리의 앞쪽면이 가쪽으로 향하도록 이 근육이 가쪽부착점을 뒤안쪽으로 당긴다. 그러므로 큰볼기근은 엉덩관절에서 넙다리를 가쪽으로 돌린다(작용 2).
- 만약 서서 양쪽 볼기를 함께 모은다면(즉, 큰볼기근을 수축한다면), 흥미로운 자세적인 효과가 발생한다. 큰볼기근의 수축은 엉덩관절에서 넙다리의 가쪽돌림을 만든다. 하지만 발바닥과 지면 사이의 마찰력 때문에 넙다리를 자유롭게 가쪽으로 돌지 못한다. 그러므로 넙다리를 돌리는 힘은 발의 목말뼈로 전달되고, 목말뼈는 목말밑관절(subtalar joint)에서 뒤꿈치뼈(calcaneus)에 대해 가쪽으로 돌게 된다. 가쪽돌림은 발뒤침(supination)을 구성하는 작용이고, 발의 아치(arch)를 들어올린다. 이것으로부터의 결론은 만약 큰볼기근이 잘 발달되어 안정기초선긴장(resting baseline tone)이 강력한 사람은, 발의 아치(arch)가 추가적인 지지를 얻을 수 있는 것이다(작용 2).
- 큰볼기근은 비록 엉덩관절에서 넙다리의 가장 큰 폄근 또는 가쪽돌림근일지라도, 달리기, 도약하기, 계단 올라가기와 같은 넙다리의 강력한 폄 또는 가쪽돌림이 필요할 때만 수축한다(작용 1, 2).
- 큰볼기근의 위쪽 1/3은 관절의 중심 위로 (근섬유는 이마면에서 수직으로 주행하면서) 안쪽에서 가쪽으로 엉덩관절을 지난다. 그러므로 큰볼기근의 이 부분은 엉덩관절에서 넙다리를 벌린다(큰볼기근의 이 섬유들의 방향이 인접한 중간볼기근섬유의 방향과 비슷하다는 것을 주목하라)(작용 3).
- 큰볼기근의 아래쪽 2/3는 관절의 중심 아래로 (근섬유는 이마면에서 약간 수평으로 주행하면서) 안쪽에서 가쪽으로 엉덩관절을 지난다. 그러므로 큰볼기근의 이 부분은 엉덩관절에서 넙다리를 모은다(작용 4).
- 큰볼기근이 엉덩정강근막띠(몸쪽 앞가쪽 정강뼈에 부착하는)를 통해 당기기 때문에 큰볼기근은 무릎관절을 앞쪽으로 (시상면에서 수직 방향으로 주행하면서) 가로지른다. 그러므로 큰볼기근은 무릎관절에서 다리를 편다(작용 5).

반대 작용근 작용 노트

- 큰볼기근은 넙다리가 고정된 상태에서 뒤쪽골반을 아래로 당김으로써 엉덩관절에서 골반을 뒤쪽으로 기울인다. 이 작용은 걷기, 달리기, 구부정한 자세에서 똑바른 자세로 돌아오기를 할 때 중요하다(반대 작용 1).
- 큰볼기근은 (근섬유들이 가로면에서 약간 수평으로 주행하면서) 엉덩관절을 뒤쪽으로 가로지른다. 넙다리부착점이 고정되어 있고 큰볼기근이 수축하면, 앞쪽골반을 큰볼기근이 부착되어 있는 쪽에서 신체의 반대쪽으로 향하게 하면서 골반을 당긴다. 그러므로 큰볼기근은 엉덩관절에서 골반을 반대쪽으로 돌린다(반대 작용 2).
- 엉덩관절에서 골반의 반대쪽돌림은 운동 경기 중 방향전환달리기(planting and cutting in sports)와 같이 발을 바닥에 딛고 골반이 반대쪽으로 돌 때마다 중요하다(반대 작용 2).
- 큰볼기근 근섬유의 위쪽 1/3은 엉덩관절을 가쪽으로 가로지른다. 만약 먼쪽부착점이 고정되어 있다면, 골반의 가쪽면은 넙다리의 가쪽면을 향해 아래로 당겨질 것이다. 그러므로 큰볼기근의 위쪽 1/3은 엉덩관절에서 같은쪽 골반을 아래로 내린다. 이 작용은 걷는 동안 반대쪽으로 골반이 내려가는 것을 막아주기 때문에 중요하다(반대 작용 3).
- 큰볼기근 근섬유의 아래쪽 2/3는 (관절의 중심 아래로) 엉덩관절 안쪽에서 가로지른다. 만약 먼쪽부착점이 고정되어 있다면, 안쪽골반은 엉덩관절에서 같은쪽 골반의 올림을 유발하면서 안쪽넙다리를 향해 당겨진다(반대 작용 4).
- 엉덩정강근막 띠 부착점을 통해, 큰볼기근은 (근섬유들은 시상면에서 수직으로 주행하면서) 무릎관절을 앞쪽으로 가로지른다. 만약 먼쪽부착점이 고정되어 있다면, 큰볼기근은 무릎관절에서 넙다리를 편다(반대 작용 5).

움직임

큰볼기근은 하나 이상의 당김선을 가지고 있기 때문에, 하나 이상의 움직임을 만들어 낼 수 있다.

1. 위쪽근섬유는 빗면에서 하나의 당김선을 가지고 있으므로, (무릎관절에서 다리의 폄뿐만 아니라) 엉덩관절에서 넙다리의 폄, 벌림, 가쪽돌림이 결합된 하나의 움직임을 만든다.
2. 아래쪽근섬유는 빗면에서 하나의 당김선을 가지고 있으므로, (무릎관절에서 다리의 폄뿐만 아니라) 엉덩관절에서 넙다리의 폄, 모음, 가쪽돌림이 결합된 하나의 움직임을 만든다.
3. 골반을 당기는 큰볼기근 위쪽섬유의 반대 작용에 관하여, 큰볼기근의 위쪽섬유는 하나의 당김선을 가지고 있기 때문에 엉덩관절에서 골반의 뒤쪽기울임, 반대쪽돌림, 같은쪽내림이 결합된 하나의 움직임을 만든다.
4. 골반을 당기는 큰볼기근 아래쪽섬유의 반대 작용에 관하여, 큰볼기근의 아래쪽섬유는 하나의 당김선을 가지고 있기 때문에 엉덩관절에서 골반의 뒤쪽기울임, 반대쪽돌림, 같은쪽올림이 결합된 하나의 움직임을 만든다.

편심성 길항근 기능

1. 엉덩관절에서 넙다리의 굽힘, 안쪽돌림, 모음, 벌림을 제한하고 느리게 한다.
2. 엉덩관절에서 골반의 앞쪽기울임, 같은쪽돌림, 같은쪽올림과 같은쪽내림을 제한하고 느리게 한다.
3. 무릎관절 굽힘을 제한하고 느리게 한다.

등척성 안정화 기능

1. 엉덩관절에서 넙다리와 골반을 안정화시킨다.
2. 무릎관절을 안정화시킨다.
3. 목말밑관절을 안정화시킨다.

등척성 안정화 기능 노트

- 큰볼기근과 넙다리근막긴장근 모두 엉덩정강근막띠에 부착하고 엉덩정강근막띠가 무릎관절을 앞가쪽으로 가로지른다는 것을 고려하면, 사실상 이 두 근육 모두 무릎관절 앞쪽으로 지나가기 때문에 이론적으로 무릎관절에서 다리를 펼 수 있다. 하지만 두 근육이 실제로 무릎관절에서 다리를 펼 수 있는지에 대해서는 논란이 있다. 확실히 무릎관절에서 다리를 펴는 것은 두 근육의 주요한 작용 중 하나는 아니다. 이 두 근육과 무릎을 지나는 엉덩정강근막띠의 역할은 주로 무릎관절의 안정화를 돕는 것일 것이다.
- 엉덩관절에서 넙다리의 가쪽돌림은 목말밑관절에서 목말뼈를 포함하는 넙다리와 하지 전체의 안쪽돌림을 막는 역할을 한다. 이것은 목말밑관절을 안정화시키고 과도한 발의 엎침[발의 아치(arch)가 무너지는 것]을 방지한다.

작용에 대한 추가적인 노트

1. 만약 넙다리가 먼저 90°까지 굽혀져 있다면, 큰볼기근은 엉덩관절에서 넙다리의 수평적 벌림(horizontal abduction)을 만들 수 있는 수평적 당김선을 가질 것이다.

신경지배

- ☐ 아래볼기신경(inferior gluteal nerve)
  - ☐ **L5**, **S1**, S2

동맥공급

- ☐ 위볼기동맥과 아래볼기동맥(속엉덩동맥의 가지)

큰볼기근[Gluteus Maximus: 볼기근군의(of Gluteal Group)] *(계속)*

촉진

1. 대상자를 엎드리게 하고 촉진하는 손가락을 엉치뼈 바로 가쪽에 있는 뒤쪽 볼기 위에 올려놓는다.
2. 대상자에게 엉덩관절에서 넙다리를 가쪽으로 돌리고 펴게 하며 큰볼기근의 수축을 느낀다. 먼쪽 넙다리에 저항을 줄 수도 있다.
3. 엉덩정강근막띠와 넙다리뼈에 있는 먼쪽부착점을 향해 먼쪽과 가쪽으로 큰볼기근을 촉진한다.

다른 구조와의 관계 (Relationship to other structures)

- □ 큰볼기근은 뒤쪽골반에서 얕은 곳에 있고 중간볼기근의 뒤아래쪽 부분을 덮고 있다. 큰볼기근은 또한 궁둥구멍근, 위쌍둥이근, 속폐쇄근, 아래쌍둥이근, 바깥폐쇄근, 넙다리네모근과 궁둥뼈결절 전체를 덮고 있다.
- □ 넙다리뼈의 볼기근거친면에 있는 큰볼기근의 부착점은 가쪽넓은근과 큰모음근의 부착점 사이에 있다.
- □ 큰볼기근은 가쪽선(lateral line), 뒤쪽기능선(back functional line) 근막경선(myofascial meridians) 내에 위치한다.

기타(Miscellaneous)

1. 큰볼기근은 엉치뼈에서부터 엉덩뼈능선까지 지나는 위쪽에 위치한 깊은근섬유들을 가진다. 그러므로 이 근섬유들은 엉치엉덩관절을 직접적으로 가로지르고 이것을 안정화시키는 기능을 할 수 있다. 아마 근섬유들의 엉치엉덩관절 안정화 기능 때문에 깊은위쪽근섬유들은 종종 과긴장(hypertonic)된 근막통증유발점의 부위가 된다.
2. 큰볼기근과 넙다리근막긴장근은 엉덩정강근막띠에 부착한다. 큰볼기근은 한쪽 방향에서 엉덩정강근막띠에 부착하고 넙다리근막긴장근은 반대쪽 방향에서 엉덩정강근막띠에 부착하는 것을 고려할 때, 두 근육은 엉덩관절에서 반대 돌림의 작용을 가진다.
3. 큰볼기근을 *스피드스케이트선수근육(speed skater's muscle)*이라고 생각하면 이해하는 데 도움이 된다. 큰볼기근은 엉덩관절에서 넙다리를 펴고 벌리며 가쪽으로 돌리는 데 강력하게 작용하며, 이 모든 작용들은 스피드스케이팅을 할 때 필수적이다.
4. 큰볼기근은 신체에서 가장 큰 근육이다.

중간볼기근[Gluteus Medius: 볼기근군의(of Gluteal Group)] ☐

중간볼기근이라는 이름은 볼기 부위(궁둥이)에 위치하고, (큰볼기근보다는 작고 작은볼기근보다는 큰) 중간 크기라는 것을 말해준다.

☐ **어원**

Gluteus: 그리스어. *볼기*

Medius: 라틴어. *중간(middle)*

☐ **발음**

GLOO-tee-us

MEED-ee-us

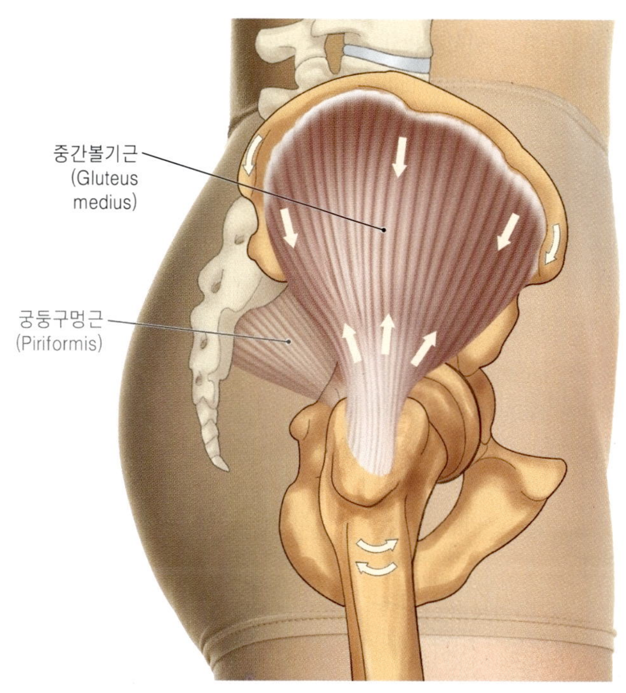

그림 14-18. 오른쪽 중간볼기근의 가쪽면. 궁둥구멍근이 희미하게 보인다.

부착점(Attachments)

☐ **바깥쪽 엉덩뼈**

- ☐ 엉덩뼈능선 아래와 앞쪽과 뒤쪽 볼기근선 사이*에서부터*

☐ **넙다리뼈의 큰돌기**

- ☐ 가쪽면*까지*

기능(Functions)

동심성(단축성) 작용근 작용

표준 작용근 작용	반대 작용근 작용
☐ **1. 엉덩관절에서 넙다리를 벌린다(전체 근육).**	☐ **1. 엉덩관절에서 같은쪽 골반을 내린다(전체 근육).**
☐ **2. 엉덩관절에서 넙다리를 편다(뒤쪽섬유).**	☐ **2. 엉덩관절에서 골반을 뒤쪽으로 기울인다(뒤쪽섬유).**
☐ **3. 엉덩관절에서 넙다리를 굽힌다(앞쪽섬유).**	☐ **3. 엉덩관절에서 골반을 앞쪽으로 기울인다(앞쪽섬유).**
☐ **4. 엉덩관절에서 넙다리를 가쪽으로 돌린다(뒤쪽섬유).**	☐ **4. 엉덩관절에서 골반을 반대쪽으로 돌린다(뒤쪽섬유).**
☐ **5. 엉덩관절에서 넙다리를 안쪽으로 돌린다(앞쪽섬유).**	☐ 5. 엉덩관절에서 골반을 같은쪽으로 돌린다(앞쪽섬유).

표준 작용근 작용 노트

- 중간볼기근은 관절의 중심 위로 (근섬유는 이마면에서 수직으로 주행하면서) 엉덩관절을 가쪽으로 가로지른다. 그러므로 중간볼기근은 엉덩관절에서 넙다리를 벌린다(작용 1).
- 중간볼기근의 뒤쪽섬유는 (시상면에서 수직으로 주행하면서) 엉덩관절을 뒤쪽으로 가로지른다. 그러므로 엉덩관절에서 넙다리를 편다(작용 2).
- 중간볼기근의 앞쪽섬유는 (시상면에서 수직으로 주행하면서) 엉덩관절을 앞쪽으로 가로지른다. 그러므로 엉덩관절에서 넙다리를 굽힌다(작용 3).
- 중간볼기근의 뒤쪽섬유는 큰돌기에 가쪽으로 부착하기 위해 (가로면에서 약간 수평으로 주행하면서) 뒤쪽골반 주변을 감싼다. 뒤쪽섬유가 수축하면 넙다리의 앞쪽면이 가쪽으로 향하게 하면서 큰돌기를 뒤안쪽으로 당긴다. 그러므로 중간볼기근은 엉덩관절에서 넙다리를 가쪽으로 돌린다. 중간볼기근의 뒤쪽섬유의 방향이 인접한 궁둥구멍근(piriformis)의 섬유의 방향과 비슷한 것을 주목한다(작용 4).
- 중간볼기근의 앞쪽섬유는 큰돌기에 가쪽으로 부착하기 위해 (가로면에서 약간 수평으로 주행하면서) 앞쪽골반 주변을 감싼다. 앞쪽섬유가 수축하면, 넙다리의 앞쪽면이 안쪽으로 향하게 하면서 큰돌기를 앞안쪽으로 당긴다. 그러므로 중간볼기근은 엉덩관절에서 넙다리를 안쪽으로 돌린다. 중간볼기근의 앞쪽섬유의 방향이 인접한 넙다리 근막긴장근의 섬유의 방향과 비슷한 것을 주목한다(작용 5).

반대 작용근 작용 노트

- 넙다리뼈부착점이 고정되어 있으면 중간볼기근은 골반 가쪽에서 아래쪽으로 잡아당김으로써 엉덩관절에서 같은쪽골반을 내린다(가쪽으로 기울인다)(반대 작용 1). Note: 한쪽 골반의 올림은 반대쪽 골반의 내림을 유발한다.
- 지지하는 다리 쪽의 같은쪽골반내림힘은 걷는 동안 지지하지 않은 움직이는 쪽골반의 내림을 방지한다(반대 작용 1).
- 넙다리뼈부착점이 고정되어 있고 중간볼기근의 뒤쪽섬유가 수축하면 엉덩관절에서 골반을 뒤쪽으로 기울이면서 뒤쪽골반을 아래쪽으로 당긴다(반대 작용 2).

중간볼기근[Gluteus Medius: 볼기근군의(of Gluteal Group)] *(계속)*

- 넙다리뼈부착점이 고정되어 있고 중간볼기근의 앞쪽섬유가 수축하면 엉덩관절에서 골반을 앞쪽으로 기울이면서 앞쪽골반을 아래쪽으로 당긴다(반대 작용 3).
- 중간볼기근의 뒤쪽섬유는 (가로면에서 약간 수평으로 주행하면서) 엉덩관절을 뒤쪽으로 가로지른다. 넙다리뼈부착점이 고정되어 있고 중간볼기근의 뒤쪽섬유가 수축하면, 앞쪽골반이 중간볼기근이 부착되어 있는 쪽에서부터 신체의 반대쪽을 향하게 하면서 골반을 당긴다. 그러므로 중간볼기근의 뒤쪽섬유는 엉덩관절에서 골반을 반대쪽으로 돌린다(반대 작용 4).
- 중간볼기근의 앞쪽섬유는 (근섬유는 가로면에서 약간 수평으로 주행하면서) 엉덩관절을 앞쪽으로 가로지른다. 넙다리뼈부착점이 고정되어 있고 중간볼기근의 앞쪽섬유가 수축하면, 앞쪽골반이 중간볼기근이 부착되어 있는 쪽과 몸의 같은쪽을 향하게 하면서 골반을 당긴다. 그러므로 중간볼기근의 앞쪽섬유는 엉덩관절에서 골반을 같은쪽으로 돌린다(반대 작용 5).

움직임

중간볼기근은 하나 이상의 당김선을 가지고 있기 때문에, 하나 이상의 움직임을 만들어 낼 수 있다.

1. 중간볼기근의 중간섬유는 기본적으로 하나의 기본면(이마면)에서 하나의 당김선을 가지므로, 엉덩관절에서 기본면 작용인 넙다리 벌림이라는 하나의 움직임을 가진다.
2. 중간볼기근의 뒤쪽섬유는 빗면에서 하나의 당김선을 가지므로, 엉덩관절에서 넙다리의 폄, 벌림, 가쪽돌림이 결합된 하나의 움직임을 만든다.
3. 중간볼기근의 앞쪽섬유는 빗면에서 하나의 당김선을 가지므로, 엉덩관절에서 넙다리의 굽힘, 벌림, 안쪽돌림이 결합된 하나의 움직임을 만든다.
4. 중간볼기근의 골반에 대한 반대 작용에 관하여, 중간볼기근의 중간섬유는 기본적으로 하나의 기본면(이마면)에서 하나의 당김선을 가지므로, 기본면 작용인 엉덩관절에서 골반의 같은쪽내림이라는 하나의 움직임을 갖는다.
5. 중간볼기근의 뒤쪽섬유의 골반을 당기는 반대 작용에 관하여, 중간볼기근의 뒤쪽섬유는 빗면에서 하나의 당김선을 가지므로, 엉덩관절에서 골반의 뒤쪽기울임, 같은쪽내림, 반대쪽돌림이 결합된 하나의 움직임을 만든다.
6. 중간볼기근의 앞쪽섬유의 골반을 당기는 반대 작용에 관하여, 중간볼기근의 앞쪽섬유는 빗면에서 하나의 당김선을 가지므로, 엉덩관절에서 골반의 앞쪽기울임, 같은쪽내림, 같은쪽돌림이 결합된 하나의 움직임을 만든다.

편심성 길항근 기능

1. 엉덩관절에서 넙다리의 모음, 굽힘, 폄, 안쪽돌림, 가쪽돌림을 제한하고 느리게 한다.
2. 엉덩관절에서 골반의 같은쪽올림, 앞쪽기울임, 뒤쪽기울임, 같은쪽돌림, 반대쪽돌림을 제한하고 느리게 한다.

등척성 안정화 기능

1. 엉덩관절에서 넙다리와 골반을 안정화시킨다.
2. 목말밑관절을 안정화시킨다.

등척성 안정화 기능 노트

- 중간볼기근에 의한 같은쪽 골반 내림(가쪽기울임) 힘은 실제로 중간볼기근의 가장 중요한 기능이다. 한쪽 발이 땅에서 떨어져 있으면 그쪽이 지지되어 있지 않기 때문에 골반은 떨어져야만 한다. 하지만 이것은 지지하는 다리쪽(반대쪽) 중간볼기근이 수축하고 골반의 같은쪽내림의 힘을 만들어냄으로써 방지된다. 지지하는 다리 쪽의 골반을 내리는 것은 지지되지 않는 움직이는 쪽으로 골반이 떨어지는 것(내려가는 것)을 방지한다. 그러므로 골반은 평평한 상태를 유지한다. 걷는 동안, 매 걸음마다 지지하는 쪽의 중간볼기근의 수축이 발생한다. 그러므로 중간볼기근은 골반을 안정화시키기 위해 등척성으로 수축함으로써 적절한 보행을 하는 데 중요하고 필수적이다.
- 중간볼기근은 걷는 동안 바닥에서 발이 떨어질 때(앞에 노트 참조)뿐만 아니라 단순히 한쪽 발로 체중이 옮겨질 때에도 같은쪽골반내림(가쪽기울임)의 힘을 만들어 내기 위해 수축한다. 그러므로 모든 또는 대부분의 체중을 한쪽에 싣고 서 있는 습관은 그쪽 중간볼기근의 과사용과 팽팽해짐을 유발하는 경향이 있다.
- 넙다리 가쪽돌림작용은 만약 발이 과도하게 엎침 되어 있다면[발의 아치(arch)가 무너진다면] 넙다리와 목말밑관절에서 목말뼈를 포함한 전체 하지의 안쪽돌림을 방지한다.

작용에 대한 추가적인 노트

1. 어떻게 중간볼기근이 엉덩관절 주변에서 펼쳐지는지 주목하라. 중간볼기근은 엉덩관절을 뒤쪽, 가쪽 그리고 앞쪽으로 가로지른다. 그러므로 일부 자료들은 중간볼기근이 3가지 부분(뒤쪽, 중간, 앞쪽)을 가진다고 여긴다. 이 방향은 오목위팔관절에 어깨삼각근의 방향과 비슷한다. 그러므로 이 근육들 모두 각각의 관절에서 같은 작용을 할 수 있다. 중간볼기근은 엉덩관절에서 넙다리의 벌림, 폄, 굽힘, 가쪽돌림, 안쪽돌림을 할 수 있다. 어깨세모근은 오목위팔관절에서 위팔의 벌림, 폄, 굽힘, 가쪽돌림, 안쪽돌림을 할 수 있다.
2. 중간볼기근의 뒤쪽 부분이 가장 두꺼운 부분이기 때문에, 이 부분의 작용이 가장 강력하다. 그러므로 중간볼기근의 가장 강력한 작용은 엉덩관절에서 넙다리의 벌림, 폄, 가쪽돌림이다.

신경지배

- □ 위볼기신경(superior gluteal nerve)
  - □ **L4, L5**, S1

동맥공급

- □ 위볼기동맥(속엉덩동맥의 가지)

촉진

1. 대상자를 옆으로 눕게 하고, 촉진하는 손가락을 엉덩뼈능선의 중앙 바로 먼쪽에 올려놓는다.
2. 대상자에게 공중으로 넙다리를 벌리도록 하고 중간볼기근의 수축을 느낀다. 저항이 필요하다면 줄 수 있다.
3. 중간볼기근의 뒤쪽·앞쪽섬유는 각각 큰볼기근과 넙다리근막긴장근보다 깊은 곳에 있고, 이 위를 덮고 있는 근육들과 구별하기가 어려울 수 있다.

다른 구조와의 관계 (Relationship to other structures)

- □ 중간볼기근의 뒤쪽 1/3은 큰볼기근보다 깊이 있다. 앞쪽중간볼기근 부분은 넙다리근막긴장근보다 깊이 있다.
- □ 중간볼기근의 중간 부분은 얕은 곳에 있다.
- □ 중간볼기근의 앞쪽섬유는 (기본적으로 동일한 섬유 방향으로) 넙다리근막긴장근 옆에, 보다 깊게 있고, 중간볼기근의 뒤쪽섬유는 (기본적으로 동일한 섬유 방향으로) 궁둥구멍근 옆에 있다.
- □ 중간볼기근보다 깊은 곳에 작은볼기근이 있다.
- □ 중간볼기근은 가쪽선 근막경선(lateral line myofascial meridian) 내에 위치한다.

기타(Miscellaneous)

1. *볼기근근막(gluteal fascia)* 또는 *볼기근널힘줄(gluteal aponeurosis)*이라고 불리는 중간볼기근을 덮고 있는 두꺼운 근막의 층이 있다.
2. 만성적으로 팽팽해진 중간볼기근은 *기능적인* 짧은 하지(보통 *짧은 다리*라고 불리는)의 자세적인 조건과 보상적인 척추측만증을 만들 수 있다. 중간볼기근이 팽팽하면 골반을 같은쪽 넙다리를 향해 당기고 아래로 내린다(가쪽으로 기울인다). 이것은 *기능적 짧은 다리*(한쪽 넙다리뼈 또는 정강뼈가 반대쪽에 비해 실제로 짧은 *구조적 짧은 다리*와 대조적인)를 유발한다. 게다가 한쪽골반을 내리는 것은 척추가 위에 위치한 평평하지 않은 엉치뼈를 만들고 머리를 평평한 자세로 돌려놓기 위해서 보상적인 척추옆굽음증이 발생해야만 한다. [Note: 안쪽 귀(inner ear)에서의 정확한 고유수용성 균형과 시각적 고유수용감각을 위한 눈이 평형을 이루기 위해 머리는 평형을 이루어야만 한다.]
3. 발을 지면에서 떼거나 체중을 한쪽으로 이동시킬 때마다 같은쪽 골반의 내림근으로써 중간볼기근의 역할을 이해하는 것은 중간볼기근을 촉진하기 위한 다른 쉬운 방법을 제공한다. 양쪽 중간볼기근들을 촉진하는 동안 서서 체중을 한쪽 발에서 다른 쪽 발로 번갈아 이동시킨다. 지지하는 다리쪽(체중지지를 하고 있는 쪽)의 중간볼기근은 수축하는 동안 명확하게 느껴질 것이다.
4. 중간볼기근은 오목위팔관절에서 어깨세모근이 작용하는 것처럼 엉덩관절에서 같은 작용을 하기 때문에, 중간볼기근은 때때로 *엉덩관절의 세모근(deltoid of the hip)*이라고 알려져 있다.

☐ 작은볼기근[Gluteus Minimus: 볼기근군의(of Gluteal Group)]

작은볼기근이라는 이름은 볼기(궁둥이)에 위치하고 크기가 (큰볼기근과 중간볼기근보다) 작다는 것을 말해 준다.

☐ **어원**

Gluteus: 그리스어. *볼기(Buttocks)*

Minimus: 라틴어. *가장 작은(least)*

☐ **발음**

GLOO-tee-us

MIN-i-mus

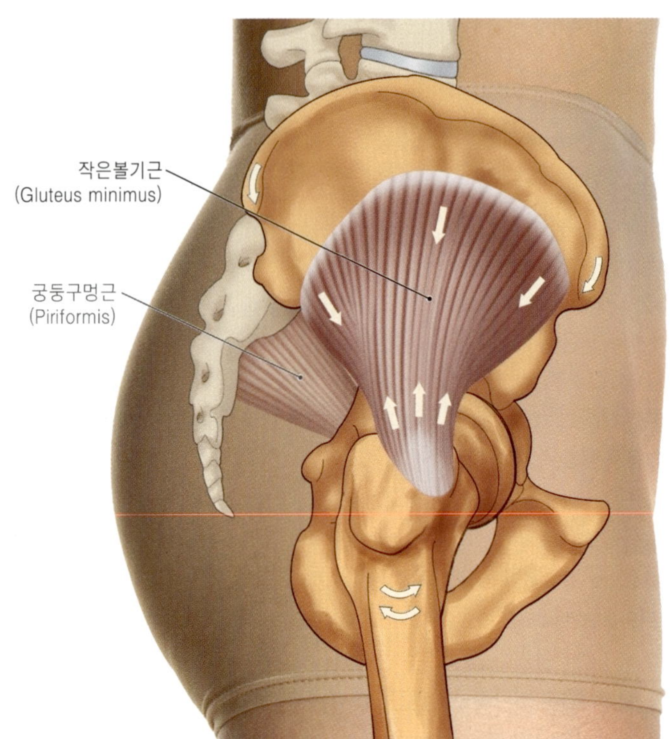

그림 14-19. 오른쪽 작은볼기근의 가쪽면. 궁둥구멍근이 희미하게 보인다.

부착점(Attachments)

- ☐ 바깥 엉덩뼈
  - ☐ 앞쪽·아래쪽 볼기근선(gluteal lines) 사이*에서부터*
- ☐ 넙다리뼈의 큰돌기
  - ☐ 앞쪽면*까지*

기능(Functions)

동심성(단축성) 작용근 작용

표준 작용근 작용	반대 작용근 작용
☐ 1. 엉덩관절에서 넙다리를 벌린다(전체 근육).	☐ 1. 엉덩관절에서 같은쪽 골반을 내린다(전체 근육).
☐ 2. 엉덩관절에서 넙다리를 굽힌다(앞쪽섬유).	☐ 2. 엉덩관절에서 골반을 앞쪽으로 기울인다(앞쪽섬유).
☐ 3. 엉덩관절에서 넙다리를 편다(뒤쪽섬유).	☐ 3. 엉덩관절에서 골반을 뒤쪽으로 기울인다(뒤쪽섬유).
☐ 4. 엉덩관절에서 넙다리를 안쪽으로 돌린다(앞쪽섬유).	☐ 4. 엉덩관절에서 골반을 같은쪽으로 돌린다(앞쪽섬유).
☐ 5. 엉덩관절에서 넙다리를 가쪽으로 돌린다(뒤쪽섬유).	☐ 5. 엉덩관절에서 골반을 반대쪽으로 돌린다(뒤쪽섬유).

표준 작용근 작용 노트

- 작은볼기근은 중간볼기근과 같은 표준(및 반대) 작용근 작용을 가진다. 하나의 차이점은 작은볼기근의 가장 두껍고 가장 강력한 부분은 앞쪽 부분이라는 것이다. 그러므로 가장 강력한 작용은 벌림, 굽힘, 안쪽돌림이다. 다른 차이점은 중간볼기근은 엉덩관절 주변에서 더 앞쪽으로 뒤쪽으로 펼쳐진다. 관절 주변에서 더 큰 크기와 더 큰 범위에 있기 때문에 중간볼기근은 작은볼기근보다 훨씬 더 강하다(작용 1, 2, 3, 4, 5).
- 작은볼기근은 관절의 중심 위에서 (근섬유들은 이마면에서 수직으로 주행하면서) 엉덩관절을 가쪽으로 가로지른다. 그러므로 작은볼기근은 엉덩관절에서 넙다리를 벌린다(작용 1).
- 작은볼기근의 앞쪽섬유는 (시상면에서 수직으로 주행하면서) 엉덩관절을 앞쪽으로 가로지른다. 그러므로 작은볼기근은 엉덩관절에서 넙다리를 굽힌다(작용 2).
- 작은볼기근의 뒤쪽섬유는 (시상면에서 수직으로 주행하면서) 엉덩관절을 뒤쪽으로 가로지른다. 그러므로 작은볼기근은 엉덩관절에서 넙다리를 편다(작용 3).
- 작은볼기근의 앞쪽섬유는 큰돌기에 가쪽으로 부착하기 위해 (가로면에서 약간 수평으로 주행하면서) 앞쪽골반 주변을 감싼다. 앞쪽섬유가 수축하면, 넙다리의 앞쪽면이 안쪽을 향하게 하면서 큰돌기를 앞안쪽으로 당긴다. 그러므로 작은볼기근은 엉덩관절에서 넙다리를 안쪽으로 돌린다. 작은볼기근의 앞쪽섬유의 방향이 인접한 넙다리근막긴장근섬유의 방향과 비슷한 것을 주목하라(작용 4).
- 작은볼기근의 뒤쪽섬유는 큰돌기에 가쪽으로 부착하기 위해 (가로면에서 약간 수평으로 주행하면서) 뒤쪽골반을 감싼다. 뒤쪽섬유가 수축하면, 넙다리의 앞쪽면이 가쪽으로 향하게 하면서, 큰돌기를 뒤안쪽으로 당긴다. 그러므로 작은볼기근은 엉덩관절에서 넙다리를 가쪽으로 돌린다. 작은볼기근의 뒤쪽섬유의 방향이 인접한 궁둥구멍근섬유의 방향과 비슷한 것을 주목하라(작용 1).

반대 작용근 작용 노트

- 작은볼기근은 중간볼기근과 같은 표준 작용근 작용과 반대 작용근 작용을 갖는다. 유일한 차이는 작은볼기근의 가장 두껍고 강력한 부분이 앞쪽 부분이라는 것이다. 그러므로 골반의 같은쪽내림, 앞쪽기울임, 같은쪽돌림의 작은볼기근의 반대 작용이 가장 강력한 반대 작용이다(반대 작용 1, 2, 3, 4, 5).
- 넙다리뼈부착점이 고정되어 있으면, 작은볼기근은 골반 가쪽을 아래로 당김으로써 엉덩관절에서 골반을 같은쪽으로 내린다(가쪽으로 기울인다)(반대 작용 1). Note: 골반의 한쪽의 내림은 다른 쪽 골반이 올라가게 한다.
- 걷는 동안 지지하는 다리 쪽에 실리는 같은쪽 골반 내림 힘은 골반이 반대쪽 지지되지 않은 움직이는 다리쪽으로 내려가는 것을 방지한다(반대 작용 1).
- 넙다리뼈부착점이 고정되어 있고 작은볼기근의 앞쪽섬유가 수축하면, 엉덩관절에서 골반을 앞쪽으로 기울이면서 앞쪽골반을 아래쪽으로 당긴다(반대 작용 2).
- 넙다리뼈부착점이 고정되어 있고 작은볼기근의 뒤쪽섬유가 수축하면, 엉덩관절에서 골반을 뒤쪽으로 기울이면서 뒤쪽골반을 아래쪽으로 당긴다(반대 작용 3).
- 작은볼기근의 앞쪽섬유는 (근섬유들은 가로면에서 약간 수평으로 주행하면서) 엉덩관절을 앞쪽으로 가로지른다. 넙다리뼈부착점이 고정되어 있고 작은볼기근의 앞쪽섬유가 수축하면, 앞쪽골반이 작은볼기근이 부착되어 있는 같은쪽을 향하게 하면서 골반을 당긴다. 그러므로 작은볼기근의 앞쪽섬유는 엉덩관절에서 골반을 같은쪽으로 돌린다(반대 작용 4).
- 작은볼기근의 뒤쪽섬유는 (가로면에서 약간 수평으로 주행하면서) 엉덩관절을 뒤쪽으로 가로지른다. 넙다리뼈부착점이 고정되어 있고 작은볼기근의 뒤쪽섬유가 수축하면, 앞쪽골반이 작은볼기근이 부착되어 있는 쪽에서 몸의 반대쪽을 향하게 하면서 골반을 당긴다. 그러므로 작은볼기근의 뒤쪽섬유들은 엉덩관절에서 골반을 반대쪽으로 돌린다(반대 작용 5).

움직임

작은볼기근은 하나 이상의 당김선을 가지고 있기 때문에, 하나 이상의 움직임을 만들어 낼 수 있다.

1. 작은볼기근의 중간섬유는 기본적으로 하나의 기본면(이마면)에서 하나의 당김선을 가지므로, 기본면 작용인 엉덩관절에서 넙다리 벌림의 하나의 움직임을 갖는다.
2. 작은볼기근의 뒤쪽섬유는 빗면에서 하나의 당김선을 가지므로, 엉덩관절에서 넙다리의 폄, 벌림, 가쪽돌림이 결합된 하나의 움직임을 만든다.
3. 작은볼기근의 앞쪽섬유는 빗면에서 하나의 당김선을 가지므로, 엉덩관절에서 넙다리의 굽힘, 벌림, 안쪽돌림이 결합된 하나의 움직임을 만든다.
4. 골반에 대한 작은볼기근 중간섬유의 반대 작용에 관하여, 작은볼기근의 중간섬유는 기본적으로 하나의 기본면(이마면)에서 하나의 당김선을 가지므로, 엉덩관절에서 기본면 작용인 골반의 같은쪽내림이라는 하나의 움직임을 갖는다.
5. 골반에 대한 작은볼기근 뒤쪽섬유의 반대 작용에 관하여, 작은볼기근의 뒤쪽섬유는 빗면에서 하나의 당김선을 가지므로, 엉덩관절에서 골반의 뒤쪽기울임, 같은쪽내림, 반대쪽돌림이 결합된 하나의 움직임을 만든다.
6. 골반에 대한 작은볼기근 앞쪽섬유의 반대 작용에 관하여, 작은볼기근의 앞쪽섬유는 빗면에서 하나의 당김선을 가지므로, 엉덩관절에서 골반의 앞쪽기울임, 같은쪽내림, 같은쪽돌림이 결합된 하나의 움직임을 만든다.

편심성 길항근 기능

1. 엉덩관절에서 넙다리의 모음, 폄, 굽힘, 가쪽돌림, 안쪽돌림을 제한하고 느리게 한다.
2. 엉덩관절에서 골반의 같은쪽올림, 뒤쪽기울임, 앞쪽기울임, 반대쪽돌림, 같은쪽돌림을 제한하고 느리게 한다.

등척성 안정화 기능

1. 엉덩관절에서 넙다리와 골반을 안정화시킨다.
2. 목말밑관절을 안정화시킨다.

등척성 안정화 기능 노트

- 중간볼기근과 마찬가지로, 작은볼기근에 의한 같은쪽 골반 내림 힘은 걷는 동안 골반이 지지되지 않은 다리쪽으로 내려가지(떨어지지) 않게 방지함으로써 골반을 안정화시키기 때문에 실제로 가장 중요한 기능이다.
- 작은볼기근은 모든 또는 대부분의 체중을 한쪽으로 두고 서 있는 습관을 가질 때 골반을 안정화시키기 위해 수축한다. 이 기능의 과도한 사용은 작은볼기근이 팽팽해지도록 할 수 있다.
- 넙다리 가쪽돌림 작용은 만약 발이 과도하게 엎침되어 있다면[발의 아치(arch)가 무너져 있다면] 넙다리와 목말밑관절에서 목말뼈를 포함한 전체 하지의 안쪽돌림을 방지한다.

작용에 대한 추가적인 노트

1. 중간볼기근처럼, 작은볼기근은 엉덩관절 주변에서 펼쳐지고 3부분(앞쪽, 중간, 뒤쪽)을 갖는다. 이 방향이 오목위팔관절에서 어깨세모근의 방향과 비슷하다. 그러므로 이 근육들은 모두 각각의 관절에서 같은 작용을 할 수 있다. 작은볼기근은 엉덩관절에서 넙다리의 벌림, 폄, 굽힘, 가쪽돌림, 안쪽돌림을 할 수 있다. 어깨세모근은 오목위팔관절에서 위팔의 벌림, 폄, 굽힘, 가쪽돌림, 안쪽돌림을 할 수 있다.

작은볼기근[Gluteus Minimus: 볼기근군의(of Gluteal Group)] *(계속)*

신경지배

☐ 위볼기신경(superior gluteal nerve)

  ☐ **L4**, **L5**, S1

동맥공급

☐ 위볼기동맥(속엉덩동맥의 가지)

촉진

1. 중간볼기근이 작은볼기근 위로 전체적으로 덮고 있고 동일한 작용을 가지고 있기 때문에 작은볼기근과 중간볼기근을 구분하는 것은 매우 어렵다. 작은볼기근의 가장 두꺼운 부분은 앞쪽 부분이다.
2. 작은볼기근의 촉진은 중간볼기근과 동일한 방법을 따르고, 더 깊이 촉진한다.
3. 만약 얕은 곳에 있는 중간볼기근이 이완되고 작은볼기근이 매우 팽팽해진다면, 작은볼기근을 느끼고 구별하는 것이 가능할 수 있다.

다른 구조와의 관계 (Relationship to other structures)

☐ 작은볼기근은 중간볼기근보다 깊이 있다.

☐ 작은볼기근보다 깊은 곳에는 엉덩관절의 관절낭과 엉덩뼈가 있다.

☐ 작은볼기근은 궁둥구멍근 바로 위쪽에 있다.

☐ 작은볼기근은 가쪽선 근막경선(the lateral line myofascial meridian)에 포함된다.

기타(Miscellaneous)

1. 만성적으로 팽팽한 작은볼기근은 보상적인 척추측만증이 동반된 기능적 *짧은 하지*(보통 *짧은 다리*라고 함)와 관련한 생체 역학적 자세에 기여할 수 있다(중간볼기근의 기타 부분 참조).

깊은가쪽돌림근군(Deep Lateral Rotator Group) □

큰볼기근보다 깊은 곳에 엉덩관절에서 넙다리를 가쪽으로 돌리는 근육들의 두 번째 층이 있다. 이러한 근육들은 보통 함께 묶여서 *깊은가쪽돌림근들(the deep lateral rotators)* 또는 *깊은 6가지 근육(deep six)*이라고 불린다.

깊은가쪽돌림근들은 다음과 같다(위에서 아래로): 궁둥구멍근(piriformis), 위쌍둥이근(superior gemellus), 속폐쇄근(obturator internus), 아래쌍둥이근(inferior gemellus), 바깥폐쇄근(obturator externus), 넙다리네모근(quadratus femoris).

부착점(Attachments)

□ 관찰에 의하면, 모든 깊은가쪽돌림근들이 거의 동일한 근섬유의 방향을 가지는 것은 명백하다. 그 근육들은 가로면에서 거의 수평으로 있고 넙다리뼈의 큰돌기 근처 또는 큰돌기 가쪽으로 부착한다.

□ 뒤쪽에서 보면, 이 근육들은 모두 같은 깊이에 있다(넙다리네모근보다 깊은 곳에 위치하고 넙다리네모근에 의해 전체적으로 또는 거의 전체적으로 덮여 있는 바깥폐쇄근은 제외).

□ 궁둥구멍근과 속폐쇄근은 둘 다 골반의 안쪽면에서부터 기시한다. 깊은가쪽돌림근군의 모든 다른 근육들은 골반의 바깥면으로부터 기시한다.

기능(Functions)

□ 넙다리의 깊은가쪽돌림근들이 뒤볼기 부위에서 넙다리를 안쪽 부착점을 향해 당기면, 엉덩관절에서 넙다리의 가쪽돌림을 유발한다.

□ 넙다리의 가쪽돌림의 힘은 발이 과도하게 엎침된다면[발의 아치(arch)가 무너진다면], 넙다리와 목말밑관절에서 목말뼈를 포함한 전체 하지의 안쪽돌림을 방지한다.

□ 넙다리의 깊은가쪽돌림근들의 넙다리뼈부착점이 고정되어 있으면 넙다리뼈 대신 골반이 돌아간다. 이러한 돌림은 골반이 이 근육들이 붙어 있는 몸쪽으로부터 멀어지면서 도는 것을 유발한다. 그러므로 이러한 근육들은 엉덩관절에서 골반을 반대쪽으로 돌린다. (Note: 엉덩관절에서 넙다리를 가쪽으로 돌리는 모든 근육은 엉덩관절에서 골반을 반대쪽으로 돌릴 수 있다.)

□ 엉덩관절에서 골반을 반대쪽으로 돌리는 이 반대 작용은 걷거나 뛸 때, 움직임의 방향을 바꾸기 위해 발을 딛을 때 중요하다. 스포츠에서는 이것을 *방향전환달리기(planting and cutting)*라고 부른다. 깊은가쪽돌림근군의 중요한 기능은 엉덩관절을 안정화시키는 것이다. 깊은가쪽돌림근의 당김선은 매우 수평이고, 넙다리뼈머리를 볼기뼈절구(acetabulum) 쪽으로 당긴다. 이것과 관련하여 깊은가쪽돌림근들은 오목위팔관절의 돌림근띠군(rotator cuff)과 유사하다.

기타(Miscellaneous)

1. 깊은가쪽돌림근군의 가장 큰 2개의 근육은 궁둥구멍근과 넙다리네모근이다.
2. 큰볼기근 또한 엉덩관절에서 넙다리를 가쪽을 돌릴 수 있지만 깊은가쪽돌림근군보다 얕은 곳에 있다.
3. 비록 같은 깊이에 있을지라도, 중간볼기근은 보통 이 군에 포함되지 않는다. 중간볼기근의 뒤쪽섬유는 바로 아래에 있는 궁둥구멍근과 같은 방향을 가지고, 이 근섬유들은 엉덩관절에서 넙다리를 가쪽으로 돌린다.
4. 작은볼기근의 뒤쪽섬유 또한 엉덩관절에서 넙다리를 가쪽으로 돌릴 수 있지만, 작은볼기근은 뒤쪽골반에서 세 번째 깊은근육층에 있다고 여겨진다.
5. 일반적으로 깊은가쪽돌림근들은 수평 방향이기 때문에 길이 방향으로 있는 근막경선에 잘 맞지 않는다. 깊은가쪽돌림근들은 깊은앞선 근막경선(deep front line myofascial meridian)에 포함된다고 여겨질 수 있다.

신경지배

□ 깊은가쪽돌림근들은 폐쇄신경(obturator nerve)에 의해 지배받는 바깥폐쇄근을 제외하고, 허리엉치신경얼기의 가지에 의해 지배받는다.

동맥공급

□ 깊은가쪽돌림근들은 위·아래 볼기동맥과 폐쇄동맥으로부터 동맥공급을 받는다.

□ 깊은가쪽돌림근군의 뒤쪽면(Posterior Views of the Deep Lateral Rotator Group)

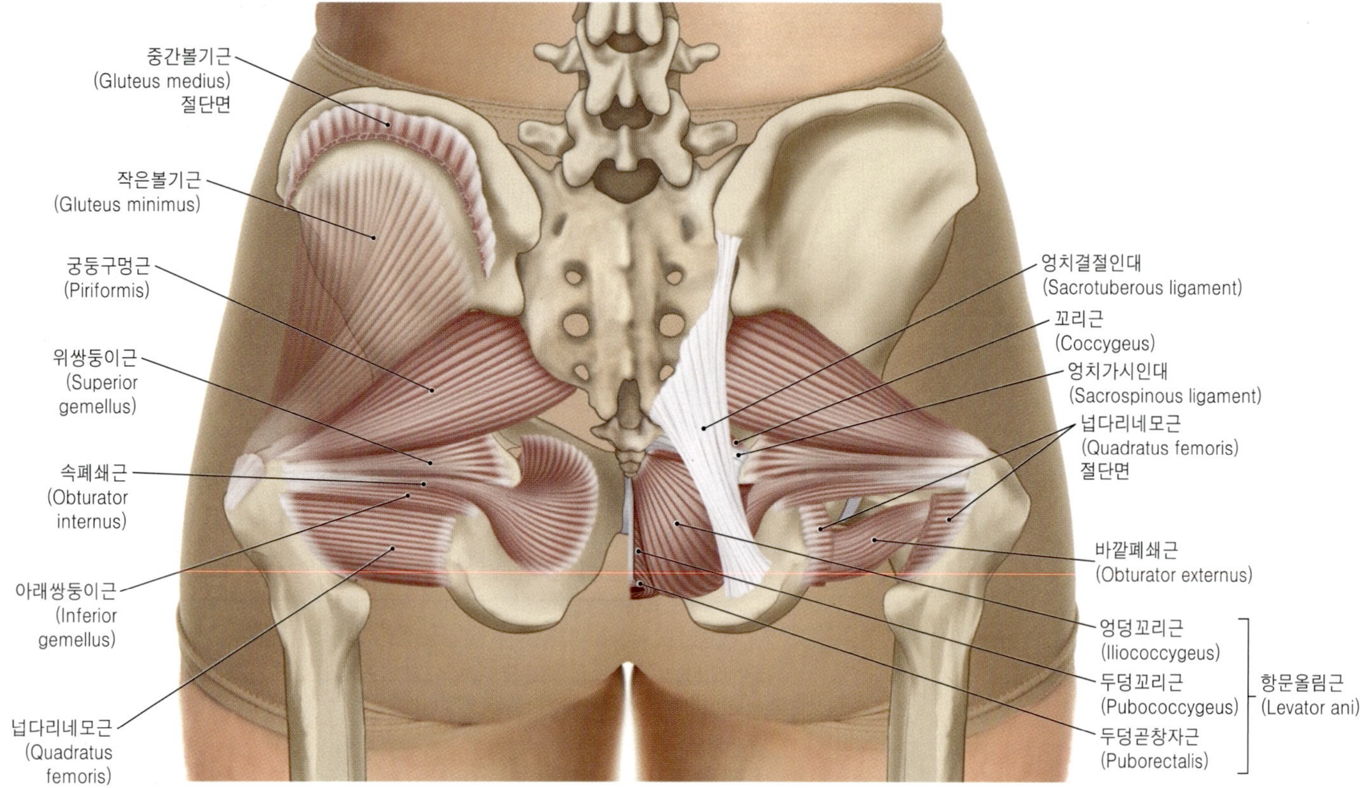

그림 14-20. 깊은가쪽돌림근군의 면. 깊은가쪽돌림근군은 왼쪽에 보이고, 작은볼기근이 희미하게 보인다. 바깥폐쇄근을 보여주기 위해 넙다리네모근이 오른쪽에 잘려 있다.

궁둥구멍근[Piriformis: 깊은가쪽돌림근군의(of Deep Lateral Rotator Group)] ☐

궁둥구멍근이라는 이름은 이 근육이 서양배 모양이라는 것을 말해 준다.

☐ **어원**

Piriformis: 라틴어. *배 모양(pear shaped)*

☐ **발음**

pi–ri–FOR–mis

부착점(Attachments)

☐ 앞쪽엉치뼈

- ☐ 엉치결절인대(sacrotuberous ligament)의 앞쪽면*에서부터*

☐ 넙다리뼈의 큰돌기

- ☐ 위안쪽면*까지*

기능(Functions)

동심성(단축성) 작용근 작용

표준 작용근 작용	반대 작용근 작용
☐ 1. 엉덩관절에서 넙다리를 가쪽으로 돌린다.	☐ 1. 엉덩관절에서 골반을 반대쪽으로 돌린다.
☐ 2. 엉덩관절에서 넙다리를 수평으로 편다(수평으로 벌린다).	
☐ 3. 엉덩관절에서 넙다리를 안쪽으로 돌린다.	☐ 2. 엉덩관절에서 골반을 같은쪽으로 돌린다.

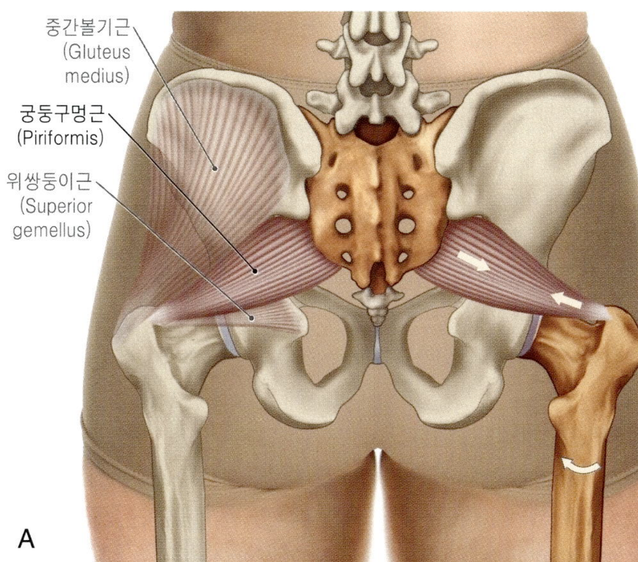

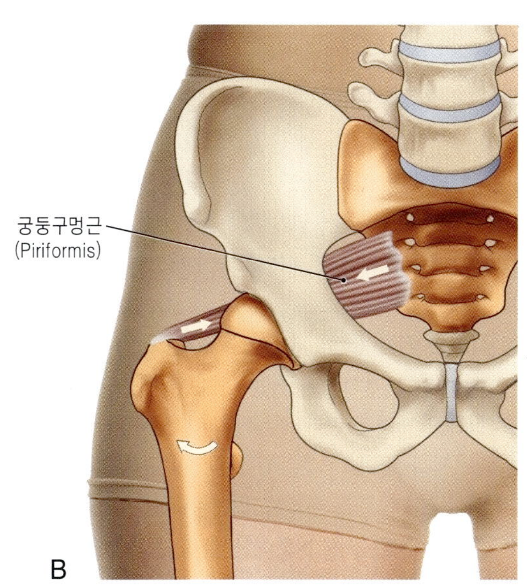

그림 14-21. 궁둥구멍근의 면. **A**, 양쪽 궁둥구멍근의 뒤쪽면. 중간볼기근과 위쌍둥이근이 왼쪽에 희미하게 보인다. **B**, 오른쪽 궁둥구멍근의 앞쪽면, 엉치뼈 앞쪽면의 부착점을 보여준다.

표준 작용근 작용 노트

- 궁둥구멍근은 안쪽으로 엉치뼈에서부터 가쪽으로 (근섬유들은 가로면에서 수평으로 주행하면서) 넙다리뼈의 큰돌기까지 주변을 감싼다. 궁둥구멍근이 수축하면 넙다리의 앞쪽면을 가쪽으로 향하게 하면서 큰돌기를 뒤안쪽으로 당긴다. 그러므로 궁둥구멍근은 엉덩관절에서 넙다리를 가쪽으로 돌린다(작용 1).
- 넙다리가 이미 굽혀져 있으면, 엉덩관절에 대한 궁둥구멍근의 당김선의 방향은 바뀐다. (수평으로 주행하는) 근섬유는 이제 이마면에서 정중선으로부터 넙다리를 멀어지게 당길 수 있다. 그러므로 궁둥구멍근은 엉덩관절에서 넙다리를 수평으로 편다(작용 2). Note: 수평폄은 수평벌림으로도 알려져 있다. 따라서 궁둥구멍근은 종종 엉덩관절을 벌린다고 표현한다.
- 넙다리가 이미 굽혀져 있으면, 엉덩관절에 대한 궁둥구멍근의 당김선의 방향은 바뀐다. 넙다리가 굽혀져 있지 않을 때, 궁둥구멍근의 근섬유는 큰돌기에 부착하기 위해 넙다리의 뒤쪽 주변을 감싼다. 하지만 넙다리가 충분히 굽혀져 있다면(자료에서는 최소 60°), 궁둥구멍근의 근섬유는 이제 큰돌기에 부착하기 위해 넙다리의 앞쪽 주변을 감싼다. 엉덩관절에 대한 상대적인 근섬유의 방향을 고려하면, 궁둥구멍근은 이제 큰돌기를 뒤안쪽으로 돌리는 대신 앞안쪽으로 당긴다. 그러므로 궁둥구멍근은 엉덩관절에서 넙다리를 가쪽으로 돌리는 대신 안쪽으로 돌린다. 이것을 시각화하기 가장 좋은 방법은 궁둥구멍근이 부착하는 곳에 고무줄을 놓고, 넙다리를 약 90°까지 굽히고, 넙다리를 굽히기 전과 후에 고무줄이 엉덩관절에 대해 상대적으로 어디에 있는지 위에서 보는 것이다(작용 3). Note: 궁둥구멍근의 위쪽섬유는 안쪽돌림의 작용에 대해 더 활동적일 것이다.

반대 작용근 작용 노트

- 궁둥구멍근은 (근섬유들이 가로면에서 약간 수평으로 주행하면

서) 엉덩관절을 뒤쪽으로 가로지른다. 넙다리뼈부착점이 고정되어 있고 궁둥구멍근이 수축하면 앞쪽골반이 궁둥구멍근이 부착되어 있는 쪽으로부터 몸의 반대쪽을 향하게 하면서 골반을 당긴다. 그러므로 궁둥구멍근은 엉덩관절에서 골반을 반대쪽으로 돌린다(반대 작용 1).

- 엉덩관절에서 골반의 반대쪽돌림은 운동 경기 중 방향전환달리기(planting and cutting in sports)와 같이 발을 바닥에 딛고 골반이 반대쪽으로 돌 때마다 중요하다(반대 작용 1).
- 만약 궁둥구멍근이 넙다리의 안쪽돌림근이 되도록 엉덩관절에서 당김선이 바뀌면, 궁둥구멍근의 반대 작용은 엉덩관절에서 골반의 같은쪽돌림으로 바뀐다(반대 작용 2).

움직임

1. 해부학적 자세에서 궁둥구멍근은 가로면에서 하나의 당김선을 가지므로, 궁둥구멍근의 움직임은 기본면 관절 작용인 엉덩관절에서 넙다리의 가쪽돌림이다.
2. 궁둥구멍근의 골반을 당기는 해부학적 자세의 반대 작용에 관하여, 궁둥구멍근은 가로면에서 하나의 당김선을 가지므로, 궁둥구멍근의 움직임은 기본면 관절 작용인 엉덩관절에서 골반의 반대쪽돌림이다.
3. Note: 넙다리가 먼저 약 60° 또는 그 이상 굽혀져 있으면, 궁둥구멍근은 엉덩관절에서 넙다리의 안쪽돌림과 수평폄(수평벌림)이 결합된 움직임을 만들어내는 하나의 당김선을 갖는다.

편심성 길항근 기능

1. 엉덩관절에서 넙다리의 안쪽돌림, 수평굽힘(수평모음), 가쪽돌림을 제한하고 느리게 한다.
2. 엉덩관절에서 골반의 같은쪽돌림과 반대쪽돌림을 제한하고 느리게 한다.

등척성 안정화 기능

1. 엉덩관절에서 넙다리와 골반을 안정화시킨다.
2. 엉치엉덩관절과 허리엉치관절에서 엉치뼈를 안정화시킨다.
3. 목말밑관절을 안정화시킨다.

등척성 안정화 기능 노트

- 넙다리 가쪽돌림 힘은 만약 발이 과도하게 엎침 된다면[만약 발의 아치(arch)가 무너진다면] 넙다리와 목말밑관절에서 목말뼈를 포함한 전체 하지의 안쪽돌림을 방지한다. 그러므로 궁둥구멍근은 목말밑관절의 안정화를 도울 수 있다.

작용에 대한 추가적인 노트

1. 깊은가쪽돌림근군의 모든 6가지 근육들은 이름에서 알 수 있듯이 엉덩관절에서 넙다리를 가쪽으로 돌릴 수 있다(골반을 반대쪽으로 돌릴 수 있다).
2. 궁둥구멍근, 위쌍둥이근, 속폐쇄근, 아래쌍둥이근은 모두 넙다리가 굽혀져 있다면 엉덩관절에서 넙다리를 수평으로 펼 수 있다(수평으로 벌릴 수 있다).
3. 궁둥구멍근의 당김선은 시상면에서 엉덩관절보다 뒤쪽을 가로지르는 약간의 수직적 요소를 가지므로, 궁둥구멍근은 엉덩관절에서 매우 약한 넙다리의 폄의 작용 요소를 갖는다.

신경지배

☐ 궁둥구멍근으로 가는 신경(허리엉치신경얼기의)

　☐ L5, **S1**, S2

동맥공급

☐ 위볼기동맥과 아래볼기동맥(속엉덩동맥의 가지)

촉진

1. 대상자를 엎드리게 하고 촉진하는 손을 뒤위엉덩뼈가시와 엉치뼈 끝 사이의 중간지점에서 엉치뼈 바로 가쪽에 놓는다.
2. 무릎관절에서 대상자의 다리를 90°까지 굽힌다. 그 다음 대상자에게 약한 저항에 대해 엉덩관절에서 넙다리를 가쪽으로 돌리게 하고 궁둥구멍근의 수축을 느낀다. (Note: 엉덩관절에서 넙다리의 가쪽돌림은 대상자의 발이 몸의 반대편을 향해 안쪽으로 움직이는 것을 포함한다.)
3. 넙다리뼈의 큰돌기를 향해 가쪽으로 궁둥구멍근의 촉진을 계속한다.

다른 구조와의 관계 (Relationship to other structures)

☐ 궁둥구멍근은 큰볼기근보다 깊이 있다.

☐ 궁둥구멍근은 중간볼기근보다 아래쪽·먼쪽에 위치한다.

☐ 볼기에서 가쪽으로, 궁둥구멍근은 위쌍둥이근보다 위쪽·몸쪽에 위치한다.

☐ 볼기에서 안쪽으로, 궁둥구멍근은 꼬리근(coccygeus)과 엉치가시인대(sacrospinous ligament)보다 위쪽·몸쪽에 위치한다.

☐ 궁둥구멍근의 안쪽(엉치뼈) 부착점 바로 아래쪽·먼쪽에 엉치결절 인대가 있다.

☐ 궁둥구멍근은 깊은앞선 근막경선(deep front line myofascial meridian)에 포함된다.

기타(Miscellaneous)

1. 궁둥구멍근을 늘리기 위한 가장 흔한 방법은 대상자가 누운 채로 발을 검사대 위에 평평하게 대고(엉덩관절에서 넙다리를 굽힌 후 무릎관절에서 다리를 굽히고), 그 다음 대상자의 넙다리를 몸의 반대쪽을 향해 수평으로 굽히는 것(수평으로 모으는 것)이다.
2. 궁둥구멍근은 엉덩관절에서 (넙다리가 엉덩관절에서 먼저 굽혀져

있다면) 넙다리의 가쪽돌림근에서 안쪽돌림근으로 바뀔 수 있다. 그러므로 궁둥구멍근을 늘리는 방법은 대상자의 넙다리 자세에 따라 다르다. 만약 대상자가 넙다리를 굽히고 있다면 궁둥구멍근을 늘리기 위해 가쪽돌림이 사용되어야 한다. 만약 대상자의 넙다리가 굽혀져 있지 않다면 안쪽돌림이 사용될 것이다. 궁둥구멍근이 넙다리의 안쪽돌림근이 되기 위해서는 넙다리가 최소 60°까지 굽혀져 있어야 한다.

3. 궁둥구멍근은 때때로 중간볼기근과 섞인다.
4. 궁둥구멍근은 종종 대상자의 엉치엉덩관절이 삐었을 때 보호적으로 팽팽해진다.
5. 궁둥구멍근에 대한 궁둥신경의 관계는 다양하다. 궁둥신경은 일반적으로 궁둥구멍근과 위쌍둥이근 사이의 골반에서부터 나온다. 하지만 약 10~20%의 사람들에게서 궁둥신경의 온종아리신경부분(common fibular portion: 경우에 따라 전체 궁둥신경)이 궁둥구멍근을 관통할 수 있고, 궁둥구멍근의 중앙을 통해 나온다. 일부 자료들은 이것은 궁둥구멍근이 팽팽하다면 궁둥신경이 더 압박받기 쉽다고 믿는다. 다른 자료들은 그렇지 않다. 궁둥구멍근과 궁둥신경의 관계와 상관없이, 궁둥구멍근이 궁둥신경을 압박하면 이 현상을 *궁둥구멍근증후군(piriformis syndrome)*이라고 부르고 *궁둥신경통(sciatica)*의 증상이 나타날 수 있다.

□ 위쌍둥이근[Superior Gemellus: 깊은가쪽돌림근군의(of Deep Lateral Rotator Group)]

위쌍둥이근*이라는 이름은 이 근육이 비슷한 근육의 쌍 중에 더 위쪽에 있는 근육이라는 것을 말해 준다.*

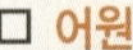

□ **어원**

Superior: 라틴어. *위쪽의(upper)*
Gemellus: 라틴어. *쌍둥이(twin)*

□ **발음**

su-PEE-ree-or
jee-MEL-us

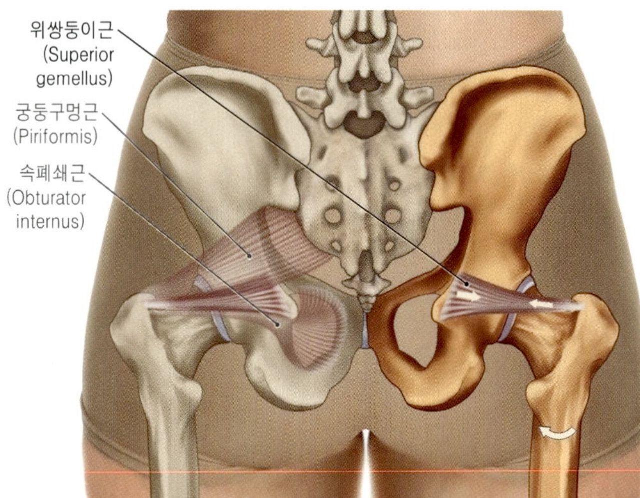

그림 14-22. 양쪽 위쌍둥이근의 뒤쪽면. 궁둥구멍근과 속폐쇄근이 왼쪽에 희미하게 보인다.

부착점(Attachments)

□ 궁둥뼈가시*에서부터*

□ 넙다리뼈의 큰돌기

  □ 안쪽면*까지*

기능(Functions)

동심성(단축성) 작용근 작용

표준 작용근 작용	반대 작용근 작용
□ 1. 엉덩관절에서 넙다리를 가쪽으로 돌린다.	□ 1. 엉덩관절에서 골반을 반대쪽으로 돌린다.
□ 2. 엉덩관절에서 넙다리를 수평으로 편다(수평으로 벌린다).	

표준 작용근 작용 노트

- 위쌍둥이근은 넙다리뼈의 큰돌기에 가쪽으로 부착하기 위해서 (근섬유들은 가로면에서 수평으로 주행하면서) 뒤쪽골반 주변을 감싼다. 위쌍둥이근이 수축하면, 넙다리의 앞쪽면이 가쪽으로 향하게 하면서 큰돌기를 뒤안쪽으로 당긴다. 그러므로 위쌍둥이근은 엉덩관절에서 넙다리를 가쪽으로 돌린다(위쌍둥이근 근섬유의 방향과 궁둥구멍근 근섬유의 방향이 비슷한 것을 주목하라)(작용 1).
- 궁둥구멍근이나 다른 깊은가쪽돌림근들과 마찬가지로, 넙다리가 이미 굽혀져 있다면 넙다리에 대한 위쌍둥이근의 당김선의 방향은 바뀐다. 근섬유는 (수평으로 주행하면서) 이제 이마면에서 정중선으로부터 멀어지도록 넙다리를 당길 수 있다. 그러므로 위쌍둥이근은 엉덩관절에서 넙다리를 수평으로 편다(수평으로 벌린다)(작용 2).

반대 작용근 작용 노트

- 위쌍둥이근은 (근섬유들은 가로면에서 약간 수평으로 주행하면서) 엉덩관절을 뒤쪽으로 가로지른다. 넙다리뼈부착점이 고정되어 있고 위쌍둥이근이 수축하면 앞쪽골반이 위쌍둥이근이 붙어 있는 쪽으로부터 신체의 반대쪽을 향하게 하면서 골반을 당긴다. 그러므로 위쌍둥이근은 엉덩관절에서 골반을 반대쪽으로 돌린다. 골반의 반대쪽돌림은 걷거나 뛸 때, 방향을 바꿀 때 기능적으로 중요하다(반대 작용 1).

움직임

1. 위쌍둥이근은 가로면에서 하나의 당김선을 가지므로, 위쌍둥이근의 움직임은 넙다리의 가쪽돌림이라는 기본면 관절 작용이다. 골반에 대해 위쌍둥이근의 반대 작용에 관하여, 위쌍둥이근은 가로면에서 하나의 당김선을 가지므로, 위쌍둥이근의 움직임은 엉덩관절에서 골반의 반대쪽돌림이라는 기본면 관절 작용이다.

편심성 길항근 기능

1. 엉덩관절에서 넙다리의 안쪽돌림과 수평굽힘(수평모음)을 제한하고 느리게 한다.
2. 엉덩관절에서 골반의 같은쪽돌림을 제한하고 느리게 한다.

등척성 안정화 기능

1. 엉덩관절에서 넙다리와 골반을 안정화시킨다.
2. 목말밑관절을 안정화시킨다.

등척성 안정화 기능 노트

- 엉덩관절에서 넙다리의 가쪽돌림의 힘은 발이 과도하게 엎침 된다면[발의 아치(arch)가 무너진다면], 넙다리와 목말밑관절에서 목말뼈를 포함한 전체 하지의 안쪽돌림을 방지한다.

작용에 대한 추가적인 노트

1. 깊은가쪽돌림근군의 모든 6가지 근육들은 이름에서 알 수 있듯이 엉덩관절에서 넙다리를 가쪽으로 돌릴 수 있다(그리고 골반을 반대쪽으로 돌릴 수 있다).
2. 궁둥구멍근, 위쌍둥이근, 속폐쇄근 그리고 아래쌍둥이근은 모두 넙다리가 굽혀져 있다면 엉덩관절에서 넙다리를 수평으로 펼 수 있다(수평으로 벌릴 수 있다).

신경지배

- ☐ 속폐쇄근으로 가는 신경(허리엉치신경얼기의)
  - ☐ L5, S1

동맥공급

- ☐ 아래볼기동맥(속엉덩동맥의 가지)

촉진

1. 대상자가 엎드리게 하고, 촉진하는 손가락을 궁둥구멍근의 가쪽 측면 바로 아래에 놓는다.
2. 대상자의 다리를 무릎관절에서 90°까지 굽힌다.
3. 그 다음 대상자에게 약한 저항에 대해 엉덩관절에서 넙다리를 가쪽으로 돌리게 하고 위쌍둥이근의 수축을 느낀다. 위쌍둥이근과 다른 인접한 깊은가쪽돌림근들을 구별하는 것은 어렵다. (Note: 엉덩관절에서 넙다리의 가쪽돌림은 대상자의 발이 몸의 반대편을 향해 안쪽으로 움직이는 것을 포함한다.)

다른 구조와의 관계 (Relationship to other structures)

- ☐ 위쌍둥이근은 궁둥구멍근(위쌍둥이근보다 위에 있는)과 속폐쇄근(위쌍둥이근보다 아래에 있는) 사이에 있다.
- ☐ 궁둥신경은 일반적으로 궁둥구멍근과 위쌍둥이근 사이의 골반에 존재한다.
- ☐ 위쌍둥이근은 깊은앞선 근막경선(deep front line myofascial meridian)에 포함된다.

기타(Miscellaneous)

1. 위쌍둥이근, 속폐쇄근, 아래쌍둥이근의 가쪽힘줄은 보통 함께 섞인다.

☐ 속폐쇄근[Obturator Internus: 깊은가쪽돌림근군의(of Deep Lateral Rotator Group)]

속폐쇄근*이라는 이름은 이 근육이 폐쇄구멍의 안쪽면에 부착되어 있다는 것을 말해 준다.*

☐ **어원**

Obturator: 라틴어. *구멍을 막는 것(to stop up), 폐쇄(폐쇄구멍)*

Internus: 라틴어. *안쪽의(inner)*

☐ **발음**

ob-too-RAY-tor

in-TER-nus

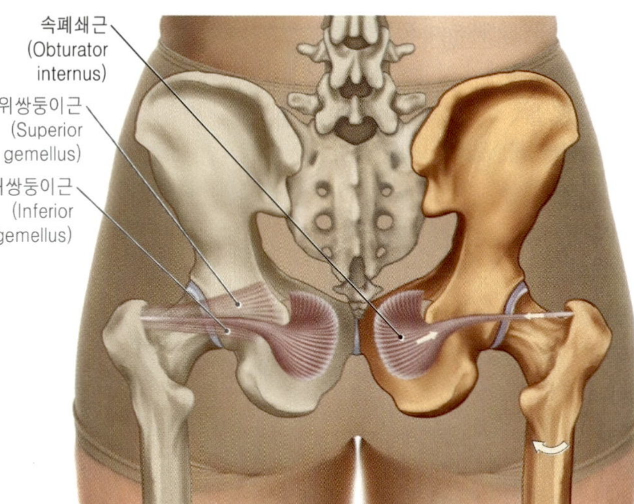

그림 14-23. 양쪽 속폐쇄근의 뒤쪽면. 위쌍둥이근과 아래쌍둥이근이 왼쪽에 희미하게 보인다.

부착점(Attachments)

☐ **폐쇄구멍 주위의 골반뼈의 안쪽면**

- ☐ 폐쇄구멍의 가장자리의 안쪽면, 폐쇄막, 궁둥뼈, 두덩뼈, 엉덩뼈*에서부터*

☐ **넙다리뼈의 큰돌기**

- ☐ 안쪽면*까지*

기능(Functions)

동심성(단축성) 작용근 작용

표준 작용근 작용	반대 작용근 작용
☐ 1. 엉덩관절에서 넙다리를 가쪽으로 돌린다.	☐ 1. 엉덩관절에서 골반을 반대쪽으로 돌린다.
☐ 2. 엉덩관절에서 넙다리를 수평으로 편다(수평으로 벌린다).	

표준 작용근 작용 노트

- 속폐쇄근은 넙다리의 큰돌기에 가쪽으로 부착하기 위해 (근섬유들은 가로면에서 수평으로 주행하면서) 뒤쪽골반을 감싼다. 속폐쇄근이 수축하면 넙다리의 앞쪽면이 가쪽으로 향하게 하면서 큰돌기를 뒤안쪽으로 당긴다. 그러므로 속폐쇄근은 엉덩관절에서 넙다리를 가쪽으로 돌린다(속폐쇄근 근섬유의 방향과 다른 깊은가쪽돌림근 근섬유의 방향이 유사한 것을 주목하라)(작용 1).
- 궁둥구멍근이나 다른 깊은가쪽돌림근과 마찬가지로 넙다리가 이미 굽혀져 있다면 넙다리뼈에 대한 속폐쇄근의 당김선 방향은 바뀐다. 근섬유는 (수평으로 주행하면서) 이제 넙다리를 이마면에서 정중면으로부터 멀어지게 당길 수 있다. 그러므로 속폐쇄근은 엉덩관절에서 넙다리를 수평으로 편다(수평으로 벌린다)(작용 2).

반대 작용근 작용 노트

- 속폐쇄근은 (근섬유들은 가로면에서 약간 수평으로 지나가면서) 엉덩관절을 뒤쪽으로 가로지른다. 넙다리뼈부착점이 고정되어 있고 속폐쇄근이 수축하면, 앞쪽골반이 속폐쇄근이 부착되어 있는 신체에서 반대쪽을 향하게 하면서 골반을 당긴다. 그러므로 속폐쇄근은 엉덩관절에서 골반을 반대쪽으로 돌린다. 골반의 반대쪽돌림은 걷거나 뛸 때, 방향을 바꿀 때 기능적으로 중요하다(반대 작용 1).

움직임

1. 속폐쇄근은 가로면에서 하나의 당김선을 가지므로, 속폐쇄근의 움직임은 기본면관절작용인 엉덩관절에서 넙다리의 가쪽돌림이다.
2. 속폐쇄근의 골반에 대한 반대 작용에 관하여, 속폐쇄근은 가로면에서 하나의 당김선을 가지므로, 속폐쇄근의 움직임은 기본면관절작용인 엉덩관절에서 골반의 반대쪽돌림이다.

편심성 길항근 기능

1. 엉덩관절에서 넙다리의 안쪽돌림과 수평굽힘을 제한하고 느리게 한다.
2. 엉덩관절에서 골반의 같은쪽돌림을 제한하고 느리게 한다.

등척성 안정화 기능

1. 엉덩관절에서 넙다리와 골반을 안정화시킨다.
2. 목말밑관절을 안정화시킨다.

등척성 안정화 기능 노트

- 엉덩관절에서 넙다리 가쪽돌림의 힘은 발이 과도하게 엎침 된다면[발의 아치(arch)가 무너진다면], 넙다리와 목말밑관절에서 목말뼈를 포함한 하지 전체의 안쪽돌림을 방지한다.

작용에 대한 추가적인 노트

1. 깊은가쪽돌림근군의 6가지 근육들은 모두 이름에서 알 수 있듯

이 엉덩관절에서 넙다리를 가쪽으로 돌린다(그리고 골반을 반대쪽으로 돌린다).

2. 궁둥구멍근, 위쌍둥이근, 속폐쇄근 그리고 아래쌍둥이근은 모두 넙다리가 굽혀져 있다면 엉덩관절에서 넙다리를 수평으로 펼 수 있다(수평으로 벌릴 수 있다).

신경지배

- ☐ 속폐쇄근으로 가는 신경(허리엉치신경얼기의)
  - ☐ L5, **S1**

동맥공급

- ☐ 위볼기동맥과 아래볼기동맥(속엉덩동맥의 가지)
  - ☐ 폐쇄동맥(속엉덩동맥의 가지)

촉진

1. 대상자가 엎드리게 하고 촉진하는 손가락을 궁둥구멍근과 위쌍둥이근 아래에 놓는다.
2. 대상자의 무릎관절에서 다리를 90°까지 굽힌다. 그 다음 대상자에게 약한 저항에 대해 엉덩관절에서 넙다리를 가쪽으로 돌리게 하고 속폐쇄근의 수축을 느낀다. 속폐쇄근을 주변의 다른 깊은가쪽돌림근들과 구분하는 것은 어렵다. (Note: 엉덩관절에서 넙다리의 가쪽돌림은 대상자의 발이 몸의 반대편을 향해 안쪽으로 움직이는 것을 포함한다.)

다른 구조와의 관계 (Relationship to other structures)

- ☐ 속폐쇄근은 골반의 안쪽에서 시작해서 작은궁둥구멍(lesser sciatic foramen)으로 관통하여 골반을 나온다. 속폐쇄근은 다른 넙다리의 가쪽돌림근들과 합쳐지기 위해 궁둥뼈가시와 궁둥뼈결절 사이에서 궁둥뼈 주변을 감싼다.
- ☐ 속폐쇄근은 두 쌍둥이근 사이에 있다. 속폐쇄근은 위쌍둥이근 바로 아래, 아래쌍둥이근 바로 위에 있다.
- ☐ 속폐쇄근은 깊은앞선 근막경선(deep front line myofascial meridian)에 포함된다.

기타(Miscellaneous)

1. *폐쇄근*은 구멍을 막는 것(to stop up) 또는 폐쇄(obstruct)를 의미한다. 폐쇄구멍은 속폐쇄근과 바깥폐쇄근뿐만 아니라 폐쇄막에 의해서 막혀 있다.
2. 위쌍둥이근, 속폐쇄근, 아래쌍둥이근의 가쪽힘줄은 일반적으로 함께 섞인다.
3. 속폐쇄근은 바깥폐쇄근보다 훨씬 더 큰 골반의 부착점을 갖는다.
4. 속폐쇄근은 90° 또는 그 이상으로 갑작스럽게 방향을 바꾸는 힘줄을 갖는다. [이렇게 되는 다른 근육들로는 긴종아리근(fibularis longus), 뒤정강근(tibialis posterior), 긴발가락굽힘근(flexor digitorum longus), 긴엄지굽힘근(flexor hallucis longus), 입천장긴장근(tensor palati) 그리고 위쪽빗근(superior oblique)이 있다.]
5. 만약 사체실습워크숍(cadaver lab workshop)이 있다면, 이 책에서 추상적으로 공부된 몸의 근육과 다른 조직들을 실제로 보고 느끼는 매우 소중한 경험이 될 수 있다. 사체해부에서 속폐쇄근은 속폐쇄근의 가쪽힘줄의 윤기 있는(shiny) 모습에 의해 일반적으로 쉽게 확인이 되고 다른 넙다리의 깊은가쪽돌림근들과 구분된다.
6. 속폐쇄근은 뭇깃근(multipennate)이다.

☐ 아래쌍둥이근[Inferior Gemellus: 깊은가쪽돌림근군의(of Deep Lateral Rotator Group)]

아래쌍둥이근이라는 이름은 이 근육이 비슷한 근육의 쌍 중에 더 아래쪽에 있는 근육이라는 것을 말해 준다.

☐ **어원**

Inferior: 라틴어. *아래쪽의(lower)*

Gemellus: 라틴어. *쌍둥이*

☐ **발음**

in-FEE-ree-or

jee-MEL-us

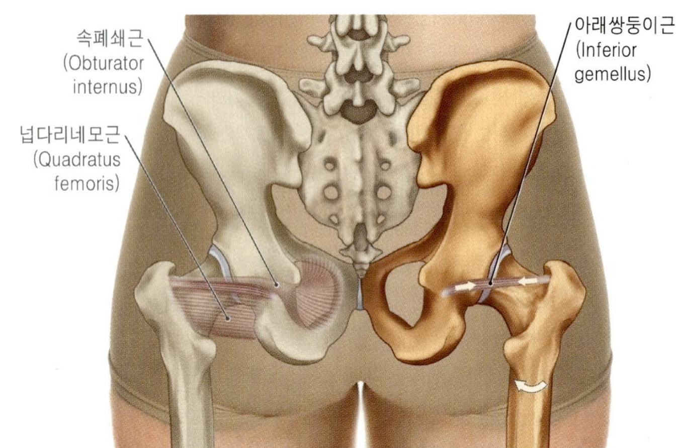

그림 14-24. 양쪽 아래쌍둥이근의 뒤쪽면. 속폐쇄근과 넙다리네모근이 왼쪽에 희미하게 보인다.

부착점(Attachments)

☐ 궁둥뼈 결절

- ☐ 위쪽면*에서부터*

☐ 넙다리뼈의 큰돌기

- ☐ 안쪽면*까지*

기능(Functions)

동심성(단축성) 작용근 작용

표준 작용근 작용	반대 작용근 작용
☐ **1. 엉덩관절에서 넙다리를 가쪽으로 돌린다.**	☐ **1. 엉덩관절에서 골반을 반대쪽으로 돌린다.**
☐ 2. 엉덩관절에서 넙다리를 수평으로 편다(수평으로 벌린다).	

표준 작용근 작용 노트

- 아래쌍둥이근은 큰돌기에 가쪽으로 부착하기 위해 (근섬유들은 가로면에서 수평으로 주행하면서) 뒤쪽골반 주변을 감싼다. 아래쌍둥이근이 수축하면 넙다리의 앞쪽면을 가쪽으로 향하게 하면서 큰돌기를 뒤안쪽으로 당긴다. 그러므로 아래쌍둥이근은 엉덩관절에서 넙다리를 가쪽으로 돌린다(아래쌍둥이근 근섬유의 방향과 다른 깊은가쪽돌림근 근섬유의 방향이 유사한 것을 주목하라)(작용 1).
- 궁둥구멍근이나 다른 깊은가쪽돌림근들과 마찬가지로, 만약 넙다리가 굽혀져 있다면 넙다리뼈에 대한 아래쌍둥이근의 당김선의 방향은 바뀐다. 근섬유는 (수평으로 주행하면서) 이제 이마면에서 정중선으로부터 넙다리뼈가 멀어지도록 당길 수 있다. 그러므로 아래쌍둥이근은 엉덩관절에서 넙다리를 수평으로 편다(수평으로 벌린다)(작용 2).

반대 작용근 작용 노트

- 아래쌍둥이근은 (근섬유들은 가로면에서 약간 수평으로 주행하면서) 엉덩관절을 뒤쪽으로 가로지른다. 넙다리뼈부착점이 고정되어 있고 아래쌍둥이근이 수축하면 앞쪽골반이 아래쌍둥이근이 부착되어 있는 쪽에서 몸의 반대쪽으로 향하게 하면서 골반을 당긴다. 그러므로 아래쌍둥이근은 엉덩관절에서 골반을 반대쪽으로 돌린다. 골반의 반대쪽돌림은 걷거나 뛸 때, 방향을 바꿀 때 기능적으로 중요하다(반대 작용 1).

움직임

1. 아래쌍둥이근은 가로면에서 하나의 당김선을 가지므로, 아래쌍둥이근의 움직임은 기본면 관절 작용인 엉덩관절에서 넙다리의 가쪽돌림이다.
2. 골반에 대한 반대 작용에 관하여 아래쌍둥이근은 가로면에서 하나의 당김선을 가지므로 아래쌍둥이근의 움직임은 기본면 관절 작용인 엉덩관절에서 골반의 반대쪽돌림이다.

편심성 길항근 기능

1. 엉덩관절에서 넙다리의 안쪽돌림과 수평굽힘(수평모음)을 제한하고 느리게 한다.
2. 엉덩관절에서 골반의 같은쪽돌림을 제한하고 느리게 한다.

등척성 안정화 기능

1. 엉덩관절에서 넙다리와 골반을 안정화시킨다.
2. 목말밑관절을 안정화시킨다.

등척성 안정화 기능 노트

- 엉덩관절에서 넙다리가쪽돌림의 힘은 만약 발이 과도하게 엎침된다면[발의 아치(arch)가 무너진다면], 넙다리와 목말밑관절에서

목말뼈를 포함한 전체 하지의 안쪽돌림을 방지한다.

작용에 대한 추가적인 노트

1. 깊은가쪽돌림근군의 6가지 근육들은 모두 이름에서 알 수 있듯이 엉덩관절에서 넙다리를 가쪽으로 돌릴 수 있다(그리고 골반을 반대쪽으로 돌릴 수 있다).
2. 넙다리가 굽혀져 있다면 궁둥구멍근, 위쌍둥이근, 속폐쇄근, 아래쌍둥이근은 모두 엉덩관절에서 넙다리를 수평으로 펼 수 있다(수평으로 벌릴 수 있다).

신경지배

☐ 넙다리네모근으로 가는 신경(허리엉치신경얼기의)
  ☐ L5, **S1**

동맥공급

☐ 아래볼기동맥(속엉덩동맥의 가지)
  ☐ 폐쇄동맥(속엉덩동맥의 가지)

촉진

1. 대상자를 엎드리게 하고, 촉진하는 손가락을 궁둥뼈결절의 위쪽 가장자리 바로 가쪽, 약간 위쪽에 놓는다.
2. 대상자의 다리를 무릎관절에서 90°까지 굽힌다. 그 다음 대상자에게 약한 저항에 대하여 엉덩관절에서 넙다리를 가쪽으로 돌리게 하고 아래쌍둥이근의 수축을 느낀다. 아래쌍둥이근을 다른 인접한 깊은가쪽돌림근들과 구분하는 것은 어렵다. (Note: 엉덩관절에서 넙다리의 가쪽돌림은 대상자의 발이 신체의 반대편을 향해 안쪽으로 움직이는 것을 포함한다.)

다른 구조와의 관계 (Relationship to other structures)

☐ 아래쌍둥이근은 속폐쇄근보다 아래쪽에 있다.
☐ 아래쌍둥이근은 바깥폐쇄근과 넙다리네모근보다 위쪽에 있다.
☐ 아래쌍둥이근은 깊은앞선 근막경선(deep front line myofascial meridian) 내에 포함된다.

기타(Miscellaneous)

1. 위쌍둥이근, 속폐쇄근, 아래쌍둥이근의 가쪽힘줄은 일반적으로 함께 섞인다.

☐ 바깥폐쇄근[Obturator Externus: 깊은가쪽돌림근군의(of Deep Lateral Rotator Group)]

바깥폐쇄근이라는 이름은 이 근육이 폐쇄구멍(obturator foramen)의 바깥쪽면에 부착한다는 것을 말해 준다.

☐ **어원**

Obturator: 라틴어. *구멍을 막는 것(to stop up), 폐쇄(폐쇄구멍)*

Externus: 라틴어. *밖의(outer)*

☐ **발음**

ob-too-RAY-tor

ex-TER-nus

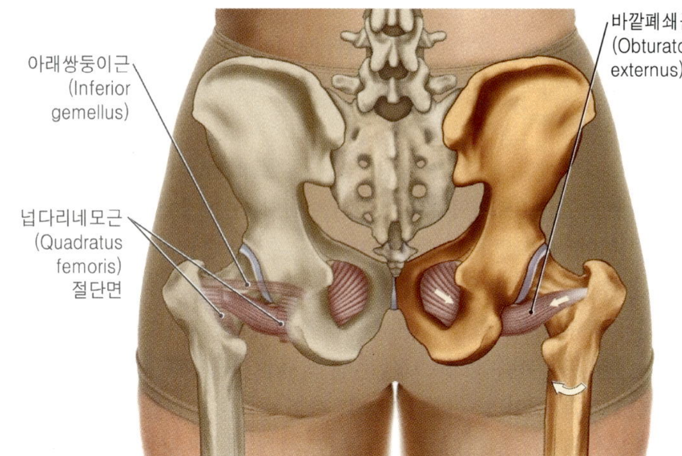

그림 14-25. 양쪽 바깥폐쇄근의 뒤쪽면. 아래쌍둥이근과 잘린 넙다리네모근이 왼쪽에 희미하게 보인다.

부착점(Attachments)

☐ **폐쇄구멍 주위의 골반뼈의 바깥쪽면**

- ☐ 궁둥뼈에 있는 폐쇄구멍의 가장자리의 바깥쪽면, 두덩뼈, 폐쇄막*에서부터*

☐ **넙다리뼈의 돌기오목(trochanteric fossa)***까지*

기능(Functions)

동심성(단축성) 작용근 작용

표준 작용근 작용	반대 작용근 작용
☐ 1. **엉덩관절에서 넙다리를 가쪽으로 돌린다.**	☐ 1. **엉덩관절에서 골반을 반대쪽으로 돌린다.**
☐ 2. 엉덩관절에서 넙다리를 모은다.	☐ 2. 엉덩관절에서 같은쪽 골반을 올린다.
☐ 3. 엉덩관절에서 넙다리를 수평으로 편다(수평으로 벌린다).	☐ 3. 엉덩관절에서 골반을 반대쪽으로 돌린다.

표준 작용근 작용 노트

- 바깥폐쇄근은 넙다리뼈에 가쪽으로 부착하기 위해 (근섬유들은 가로면에서 수평으로 주행하면서) 뒤쪽골반 주변을 감싼다. 바깥폐쇄근이 수축하면 넙다리의 앞쪽면을 가쪽으로 향하게 하면서 큰돌기를 뒤안쪽으로 당긴다. 그러므로 바깥폐쇄근은 엉덩관절에서 넙다리를 가쪽으로 돌린다(바깥폐쇄근 근섬유의 방향과 다른 깊은가쪽돌림근 근섬유의 방향이 유사한 것을 주목한다)(작용 1).
- 바깥폐쇄근은 엉덩관절의 중심 아래에 있을 수 있도록 충분히 먼쪽으로 부착한다. 그러므로 바깥폐쇄근은 엉덩관절에서 넙다리를 모을 수 있다(작용 2).
- 궁둥구멍근이나 다른 깊은가쪽돌림근들과 마찬가지로 넙다리가 이미 굽혀져 있다면 넙다리뼈에 대한 바깥폐쇄근의 당김선의 방향은 바뀐다. 근섬유는 (수평으로 주행하면서) 이제 이마면에서 넙다리뼈를 정중선에서부터 멀어지게 당길 수 있다. 그러므로 바깥폐쇄근은 엉덩관절에서 넙다리를 수평으로 편다(수평으로 벌린다)(작용 3).

반대 작용근 작용 노트

- 바깥폐쇄근은 (근섬유들은 가로면에서 약간 수평으로 주행하면서) 엉덩관절을 뒤쪽으로 가로지른다. 넙다리뼈부착점이 고정되어 있고 바깥폐쇄근은 수축하면, 앞쪽골반이 바깥폐쇄근이 부착되어 있는 쪽으로부터 몸의 반대쪽을 향하게 하면서 골반을 당긴다. 그러므로 바깥폐쇄근은 엉덩관절에서 골반을 반대쪽으로 돌린다. 골반의 반대쪽돌림은 걷거나 뛸 때, 방향을 바꿀 때 기능적으로 중요하다(반대 작용 1, 3).
- 먼쪽 넙다리뼈부착점이 고정된 상태에서 바깥폐쇄근은 엉덩관절에서 골반의 같은쪽올림을 유발하면서 안쪽넙다리를 향하여 아래쪽으로 골반뼈의 안쪽면을 당긴다. Note: 한쪽 골반의 올림은 다른 쪽의 내림을 유발한다(반대 작용 2).

움직임

1. 바깥폐쇄근은 빗면에서 넙다리에 대해 하나의 당김선을 가지므로 엉덩관절에서 넙다리의 가쪽돌림과 모음이 결합된 하나의 움직임을 만든다.
2. 바깥폐쇄근의 골반을 당기는 반대 작용에 관하여 바깥폐쇄근은 빗면에서 하나의 당김선을 가지므로 엉덩관절에서 골반의 반대쪽돌림과 같은쪽올림이 결합된 하나의 움직임을 만든다.

편심성 길항근 기능

1. 엉덩관절에서 넙다리의 안쪽돌림과 벌림을 제한하고 느리게 한다.
2. 엉덩관절에서 골반의 같은쪽돌림과 같은쪽골반의 내림을 제한하고 느리게 한다.

등척성 안정화 기능

- 엉덩관절에서 넙다리와 골반을 안정화시킨다.
- 목말밑관절을 안정화시킨다.

등척성 안정화 기능 노트

- 엉덩관절에서 넙다리가쪽돌림의 힘은 발이 과도하게 엎침 된다면 [발의 아치(arch)가 무너진다면] 넙다리와 목말밑관절에서 목말뼈를 포함한 하지 전체의 안쪽돌림을 방지한다.

작용에 대한 추가적인 노트

1. 깊은가쪽돌림군의 6개 근육은 모두 이름에서 알 수 있듯이 엉덩관절에서 넙다리를 가쪽으로 돌릴 수 있다(그리고 골반을 반대쪽으로 돌릴 수 있다).

신경지배

- ☐ 폐쇄신경(obturator nerve)
  - ☐ L3, **L4**

동맥공급

- ☐ 폐쇄동맥(속엉덩동맥의 가지)

촉진

1. 대상자가 엎드리게 하고 촉진하는 손가락을 궁둥뼈결절의 위쪽 가장자리보다 약간 가쪽에 놓는다.
2. 대상자의 다리를 무릎관절에서 90°까지 굽힌다. 그 다음 대상자에게 약한 저항에 대해 엉덩관절에서 넙다리를 가쪽으로 돌리게 하고 바깥폐쇄근의 수축을 느낀다. 바깥폐쇄근을 다른 인접한 깊은 가쪽돌림근들과 구분하는 것은 어렵다. (Note: 엉덩관절에서 넙다리의 가쪽돌림은 대상자의 발이 신체의 반대쪽으로 향하고, 안쪽으로 움직이는 것을 포함할 것이다.)

다른 구조와의 관계 (Relationship to other structures)

- ☐ 바깥폐쇄근은 아래쌍둥이근 바로 아래에 있다.
- ☐ 뒤쪽에서 보면 바깥폐쇄근은 넙다리네모근보다 깊게 있고 넙다리네모근에 의해 전체적으로 덮여 있거나 거의 전체적으로 덮여 있다.
- ☐ 앞쪽에서 보면 바깥폐쇄근은 두덩근보다 바로 깊은 곳에 있다.
- ☐ 바깥폐쇄근은 깊은앞선 근막경선(deep front line myofascial meridian) 내에 포함된다.

기타(Miscellaneous)

1. *폐쇄근(obturator)*은 구멍을 막는 것(stop up) 또는 폐쇄(obstruct)를 의미한다. 폐쇄구멍은 속폐쇄근과 바깥폐쇄근뿐만 아니라 폐쇄막에 의해서도 막혀 있다.
2. 바깥폐쇄근은 깊은가쪽돌림근 중에서 뒤쪽골반근육의 두 번째 층에서 유일하게 볼 수 없는 근육이다. 바깥폐쇄근은 넙다리네모근에 의해 전체적으로 덮여 있거나 거의 전체적으로 덮여 있다. 바깥폐쇄근이 이 층에서 보일 때, 아래쌍둥이근과 넙다리네모근 사이에 위치한다.
3. 바깥폐쇄근은 허리엉치신경얼기에 의해 지배받지 않는 유일한 깊은가쪽돌림근이다. 바깥폐쇄근은 폐쇄신경에 의해 지배받는다.

□ 넙다리네모근[Quadratus Femoris: 깊은가쪽돌림근군의(of Deep Lateral Rotator Group)]

넙다리네모근*이라는 이름은 이 근육이 사각형 모양이고 넙다리뼈에 부착되어 있다는 것을 말해 준다.*

□ **어원**
Quadratus: 라틴어. *사각형*
Femoris: 라틴어. *넙다리뼈*

□ **발음**
kwod-RATE-us
FEM-o-ris

부착점(Attachments)

□ 궁둥뼈결절
  □ *가쪽가장자리에서부터*

□ 넙다리뼈의 돌기사이능선(intertrochanteric crest)*까지*

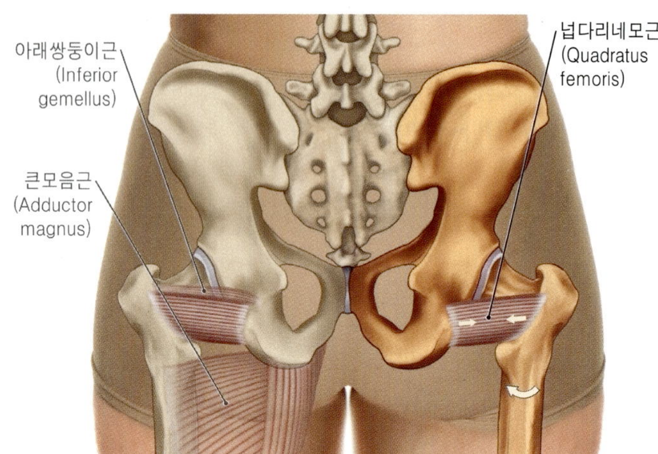

그림 14-26. 양쪽 넙다리네모근의 뒤쪽면. 아래쌍둥이근과 큰모음근이 왼쪽에 희미하게 보인다.

기능(Functions)

동심성(단축성) 작용근 작용

표준 작용근 작용	반대 작용근 작용
□ **1. 엉덩관절에서 넙다리를 가쪽으로 돌린다.**	□ **1. 엉덩관절에서 골반을 반대쪽으로 돌린다.**
□ 2. 엉덩관절에서 넙다리를 모은다.	□ 2. 엉덩관절에서 같은쪽 골반을 올린다.
□ 3. 엉덩관절에서 넙다리를 수평으로 편다(수평으로 벌린다).	□ 3. 엉덩관절에서 골반을 반대쪽으로 돌린다.

표준 작용근 작용 노트

- 넙다리네모근은 넙다리뼈에 가쪽으로 부착하기 위해 (근섬유들은 가로면에서 수평으로 주행하면서) 뒤쪽골반 주변을 감싼다. 넙다리네모근이 수축하면 넙다리의 앞쪽면을 가쪽으로 향하게 하면서 큰돌기를 뒤안쪽으로 당긴다. 그러므로 넙다리네모근은 엉덩관절에서 넙다리를 가쪽으로 돌린다(넙다리네모근 근섬유의 방향과 다른 깊은가쪽돌림근 근섬유의 방향이 유사한 것을 주목하라)(작용 1).
- 넙다리네모근은 관절의 중심 아래에서 엉덩관절을 안쪽으로 가로지르기 위해 (근섬유들은 이마면에서 수평으로 주행하면서) 골반에서 아래쪽과 넙다리에서 먼쪽에 (충분히) 부착한다. 넙다리네모근이 수축하면, 이마면에서 안쪽으로 가쪽부착점(넙다리)을 당긴다. 그러므로 넙다리네모근은 엉덩관절에서 넙다리를 모은다(작용 2).
- 궁둥구멍근 및 다른 깊은가쪽돌림근들과 마찬가지로 넙다리가 이미 굽혀져 있다면 넙다리뼈에 대한 넙다리네모근의 당김선의 방향은 바뀐다. 근섬유는 (수평으로 주행하면서) 이제 이마면에서 넙다리뼈를 정중선으로부터 멀어지게 당길 수 있다. 그러므로 넙다리네모근은 엉덩관절에서 넙다리를 수평으로 편다(수평으로 벌린다)(작용 3).

반대 작용근 작용 노트

- 넙다리네모근은 (근섬유들은 가로면에서 약간 수평으로 주행하면서) 엉덩관절을 뒤쪽으로 가로지른다. 넙다리뼈부착점이 고정되어 있고 넙다리네모근이 수축하면, 앞쪽골반이 넙다리네모근이 부착되어 있는 쪽으로부터 신체의 반대쪽을 향하게 하면서 골반을 당긴다. 그러므로 넙다리네모근은 엉덩관절에서 골반을 반대쪽으로 돌린다(반대 작용 1, 3).
- 엉덩관절에서 골반의 반대쪽돌림은 운동 경기 중 방향전환달리기(planting and cutting in sports)와 같이 발을 바닥에 딛고 골반이 반대쪽으로 돌 때마다 중요하다(반대 작용 1, 3).
- 먼쪽 넙다리뼈부착점이 고정된 상태에서, 넙다리네모근은 엉덩관절에서 같은쪽골반의 올림을 유발하면서 골반뼈의 안쪽면을 안쪽 넙다리를 향해 아래쪽으로 당긴다. Note: 한쪽골반의 올림은 다른 쪽의 내림을 유발한다(반대 작용 2).

움직임

1. 넙다리네모근은 빗면에서 넙다리에 대해 하나의 당김선을 가지므로 엉덩관절에서 넙다리의 가쪽돌림과 모음이 결합된 하나의 움직임을 만든다.
2. 넙다리네모근의 골반을 당기는 반대 작용에 관하여 넙다리네모근은 빗면에서 하나의 당김선을 가지므로 엉덩관절에서 골반의 반대쪽돌림과 같은쪽올림이 결합된 하나의 움직임을 만든다.

편심성 길항근 기능

1. 엉덩관절에서 넙다리의 안쪽돌림과 벌림을 제한하고 느리게 한다.
2. 엉덩관절에서 골반의 같은쪽돌림과 같은쪽내림을 제한하고 느리게 한다.

등척성 안정화 기능

1. 엉덩관절에서 넙다리와 골반을 안정화시킨다.
2. 목말밑관절을 안정화시킨다.

등척성 안정화 기능 노트

- 엉덩관절에서 넙다리 가쪽돌림의 힘은 발이 과도하게 엎침 된다면[발의 아치(arch)가 무너진다면] 넙다리와 목말밑관절에서 목말뼈를 포함한 하지 전체의 안쪽돌림을 방지한다.

작용에 대한 추가적인 노트

1. 깊은가쪽돌림근군의 6가지 근육은 모두 이름에서 알 수 있듯이 엉덩관절에서 넙다리를 가쪽으로 돌릴 수 있다(그리고 골반을 반대쪽으로 돌릴 수 있다).
2. 만약 넙다리가 엉덩관절에서 굽힘자세에 있다면 넙다리네모근은 해부학적 자세로 다시 돌아오도록 넙다리를 펼 수 있다.

신경지배

- ☐ 넙다리네모근으로 가는 신경(허리엉치신경얼기의)
  - ☐ L5, S1

동맥공급

- ☐ 아래볼기동맥(속엉덩동맥의 가지)
  - ☐ 폐쇄동맥(속엉덩동맥의 가지)

촉진

1. 대상자가 엎드리게 하고 촉진하는 손가락을 궁둥뼈결절의 가쪽에 놓는다.
2. 대상자의 다리를 무릎관절에서 90°까지 굽힌다. 그 다음 대상자에게 약한 저항에 대해 엉덩관절에서 넙다리를 가쪽으로 돌리게 하고 넙다리네모근의 수축을 느낀다. (Note: 엉덩관절에서 넙다리의 가쪽돌림은 대상자의 발이 신체의 반대쪽으로 향하고, 안쪽으로 움직이는 것을 포함하는 것이다.)
3. 궁둥신경은 일반적으로 궁둥뼈결절 가까이에 있는 넙다리네모근 위를 가로지르는 것을 주의하라.

다른 구조와의 관계 (Relationship to other structures)

- ☐ 넙다리네모근은 아래쌍둥이근 바로 아래, 큰모음근 바로 위에 있다.
- ☐ 뒤쪽에서 보면 넙다리네모근은 얕은 곳에 있고 바깥폐쇄근을 전체적으로 덮거나 거의 전체적으로 덮는다.
- ☐ 궁둥신경은 넙다리네모근보다 얕게 있고 수직으로 주행한다.
- ☐ 넙다리네모근은 깊은앞선 근막경선(deep front line myofascial meridian) 내에 포함된다.

기타(Miscellaneous)

1. 넙다리네모근은 상당히 큰 근육이다. 일반적으로 위쌍둥이근, 속폐쇄근, 아래쌍둥이근을 합친 것보다 크고, 대부분 궁둥구멍근보다 크다.

복습 문제(Review questions)

1. 큰허리근의 근막부착점은 큰허리근이 어떤 3가지 구조물을 안정화시키는 것을 도울 수 있는가?

2. 엉덩근을 촉진할 때, 먼쪽힘살은 ______________________와(과) 근육 사이에 있는 ______________넙다리에서 확인할 수 있다.

3. 넙다리근막긴장근과 넙다리빗근은 엉덩관절에서 넙다리의 몇 가지 작용들을 공유한다. 이 두 근육들을 구분하기 위해 촉진하는 동안 어떤 작용이 유용할 수 있는가?

4. 넙다리삼각형의 경계와 이 영역 안에 무엇이 포함되는지 설명하라.

5. 모음근군이 엉덩관절에서 넙다리의 폄을 수행하는 것이 가능한가? 가능하다면, 어떻게 가능한가?

6. 큰모음근을 촉진하는 과정을 설명하라.

7. 큰볼기근과 발의 아치(arch) 사이의 관계는 무엇인가?

8. 중간볼기근의 가장 중요한 기능은 무엇인가? 이것은 왜 중요한가?

9. 엉덩관절에서 골반의 반대쪽돌림의 기능적 중요성을 설명하라.

10. 예를 들어 궁둥구멍근은 해부학적 자세에 따라 작용이 바뀐다. 신체의 자세가 어떻게 궁둥구멍근의 작용근 작용을 바꾸는지 설명하라.

복습 문제의 정답은 책의 마지막 부분에서 확인할 수 있다.

생각해 보기(Think it through)

안정되고 평평한, 균형 잡힌 골반의 중요성에 대해 잠깐 생각해보라. 이 장에서 다룬 근육들은 다른 근육들과 골반의 자세에 영향을 미친다. 만성적으로 팽팽한 골반의 근육들이 전체적인 신체의 자세에 미치는 결과를 생각해보라. 이러한 문제를 가지고 있는 대상자에게서 무엇을 볼 수 있는가? 기능적으로 약한 골반근육 때문에 불균형이 나타난다면, 자세가 크게 달라질 것인가?

제 15 장

무릎관절의 근육 (Muscles of the Knee Joint)

evolve http://evolve.elsevier.com/Muscolino/muscular

목차(Chapter Outline)

목적(Objectives)

이 장을 마친 후 학생들은 이 장에서 다룬 각 근육에 대해 다음을 수행할 수 있어야 한다.

1. 일반적인 구조를 설명하라.
2. 일반적인 기능을 설명하라.
3. 부착점들을 서술하라.
4. 표준 작용근 작용을 서술하라.
5. 반대 작용근 작용을 서술하라.
6. 근육이 가진 당김선과 만들어내는 움직임들을 논의하라.
7. 편심성 길항근 기능을 서술하라.
8. 등척성 안정화 기능을 서술하라.
9. 신경지배를 서술하라.
10. 동맥공급을 서술하라.
11. 촉진을 위한 시작 자세를 설명하라.
12. 촉진을 위한 단계를 설명하라.
13. 다른 신체 구조와 근육의 관계에 대해 논의하라.
14. 촉진, 평가 및 임상적 의사 결정을 도와주는 추가적인 정보에 대해 논의하라.

개요(Chapter Overview)

이 장에서 다루는 근육들은 그 주요한 기능이 보통 무릎관절의 움직임이라고 여겨진다. 몸에 있는 다른 근육들 또한 무릎관절을 움직일 수 있지만, 그 근육들의 주요한 기능이 보통 다른 관절에서 있다고 여겨지기 때문에 다른 장에서 다루었다. 이러한 근육들은 넙다리빗근(sartorius), 두덩정강근(gracilis, 제14장에서 다루었다), 장딴지근(gastrocnemius) 그리고 장딴지빗근(plantaris, 제16장에서 다룰 예정이다)이다. Note: 뒤넙다리근군과 넙다리네갈래근군의 넙다리곧은근(이 장에서 다룬다) 또한 엉덩관절을 지나므로 엉덩관절에서 넙다리와 골반을 움직인다.

구조의 개요(Overview of structure)

□ 구조적으로 무릎관절의 근육은 일반적으로 앞쪽과 뒤쪽으로 나뉜다. 넙다리네갈래군과 무릎관절근(articularis genus)은 앞쪽에 위치한다. 뒤넙다리근군과 오금근은 뒤쪽에 위치한다.

목적(Objectives) *(계속)*

넙다리의 구획(Compartments of the thigh)

넙다리의 근육은 신체의 다른 부위처럼 명확하게 구획화되어 있지 않다. 다음은 넙다리근육의 일반적인 배치(layout)이다.

넙다리근육은 일반적으로 앞쪽(굽힘근)·안쪽(모음근)·뒤쪽(폄근) 구획으로 나뉜다.

- 앞쪽 구획은 넙다리근막긴장근, 넙다리네갈래근, 넙다리빗근, 엉덩근 그리고 큰허리근을 포함한다.
- 안쪽 구획은 두덩근, 긴모음근, 두덩정강근, 짧은모음근 그리고 큰모음근을 포함한다.
- 뒤쪽 구획은 (넙다리네갈래근군과 모음근군의 대부분의 먼쪽부착점뿐만 아니라) 뒤넙다리근을 포함한다.

Note

- 두덩근은 넙다리의 앞쪽과 안쪽군 사이의 이행근육이다.
- 큰모음근은 넙다리의 안쪽과 뒤쪽군 사이의 이행근육이다.
- 넙다리네갈래근은 주로 앞쪽넙다리에 위치하지만 뒤쪽넙다리의 거친선에 부착하기 위해 안쪽·가쪽넙다리 또한 감싼다.
- 엉덩정강근막띠는 넙다리근막(전체 넙다리를 감싸고 있는 근막)의 가쪽넙다리에서 섬유성 근막이 두꺼워진 부분이고, 넙다리근막긴장근과 큰볼기근의 먼쪽힘줄로서 역할을 한다. (또한 가쪽무릎관절을 안정화시키는 역할을 한다.)

기능의 개요(Overview of function)

작용에 대한 다음의 일반적인 규칙들은 무릎관절의 기능적인 근육군을 위해 서술될 수 있다.

- □ 만약 근육이 근섬유의 수직 방향으로 무릎관절을 앞쪽으로 가로지르면, 근육은 다리의 앞쪽면을 넙다리의 앞쪽면을 향해 움직임으로써 무릎관절에서 다리를 펼 수 있다.
- □ 만약 근육이 근섬유의 수직 방향으로 무릎관절을 뒤쪽으로 가로지르면, 다리의 뒤쪽면을 넙다리의 뒤쪽면을 향해 움직임으로써 무릎관절에서 다리를 굽힐 수 있다.
- □ 근육이 무릎관절 주변을 감싸고 있다면, 무릎관절을 돌릴 수 있다. (무릎관절은 먼저 굽혀져 있어야만 돌릴 수 있다.)
- □ 안쪽돌림근들은 다리의 안쪽면에 부착한다. 넙다리두갈래근은 유일한 가쪽돌림근이고 다리의 가쪽에 부착한다.
- □ 반대 작용은 무릎관절에서 흔하고 발이 땅을 딛고 있을 때(닫힌사슬 운동), 먼쪽부착점이 고정됨에 따라 몸쪽부착점(넙다리)의 움직임이 자유로워지고 먼쪽부착점(다리)을 향해 움직이는 것을 유발하면서 발생하는 경향이 있다.
- □ 무릎관절에서 다리폄의 반대 작용은 무릎관절에서 넙다리의 앞쪽면이 다리의 앞쪽면을 향해 움직이는 넙다리의 폄이다. 이것은 앉은 자세에서 일어설 때마다 발생한다.
- □ 무릎관절에서 다리굽힘의 반대 작용은 무릎관절에서 넙다리의 뒤쪽면이 다리의 뒤쪽면을 향하게 움직이는 넙다리의 굽힘이다.
- □ 무릎관절에서 다리 안쪽돌림의 반대 작용은 무릎관절에서 넙다리의 가쪽돌림이다. 무릎관절에서 다리 가쪽돌림의 반대 작용은 무릎관절에서 넙다리의 안쪽돌림이다.

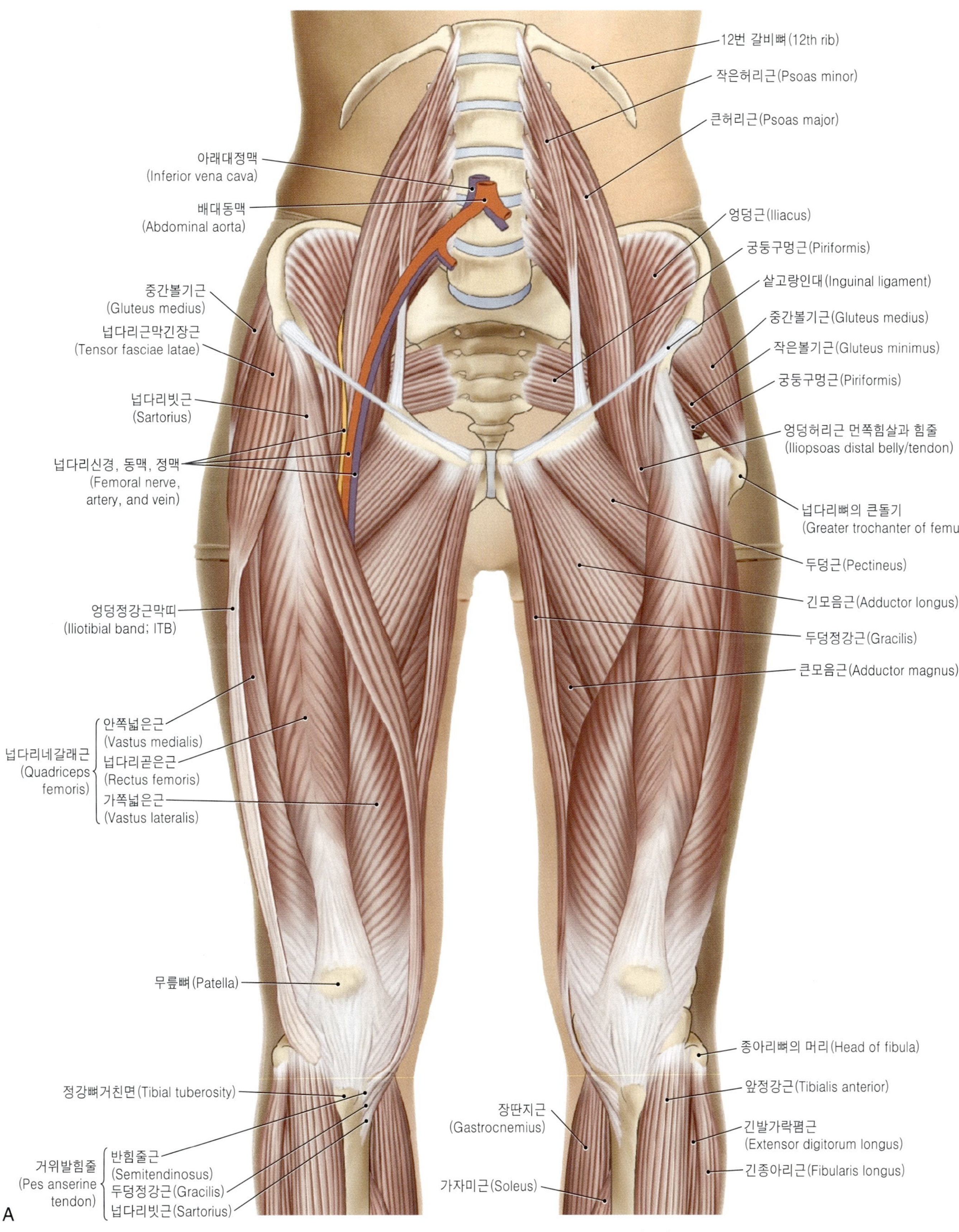

그림 15-1. 무릎관절근육의 앞쪽면. A, 얕은층과 중간층. *(계속)*

무릎관절근육의 앞쪽면(Anterior Views of the Muscles of the Knee Joint) *(계속)*

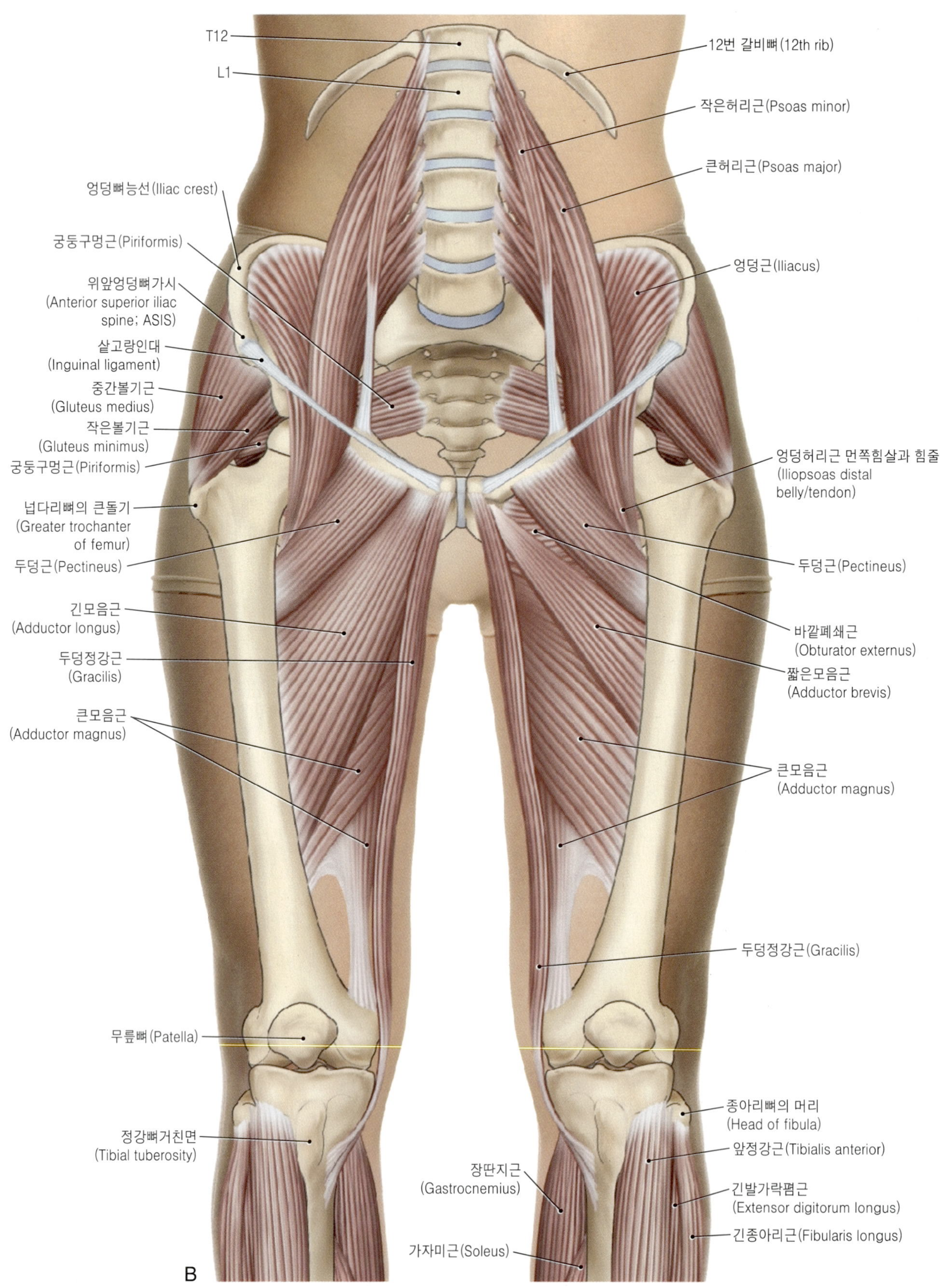

그림 15-1. *(계속)* B, 깊은층.

무릎관절근육의 뒤쪽면(Posterior Views of the Muscles of the Knee Joint) □

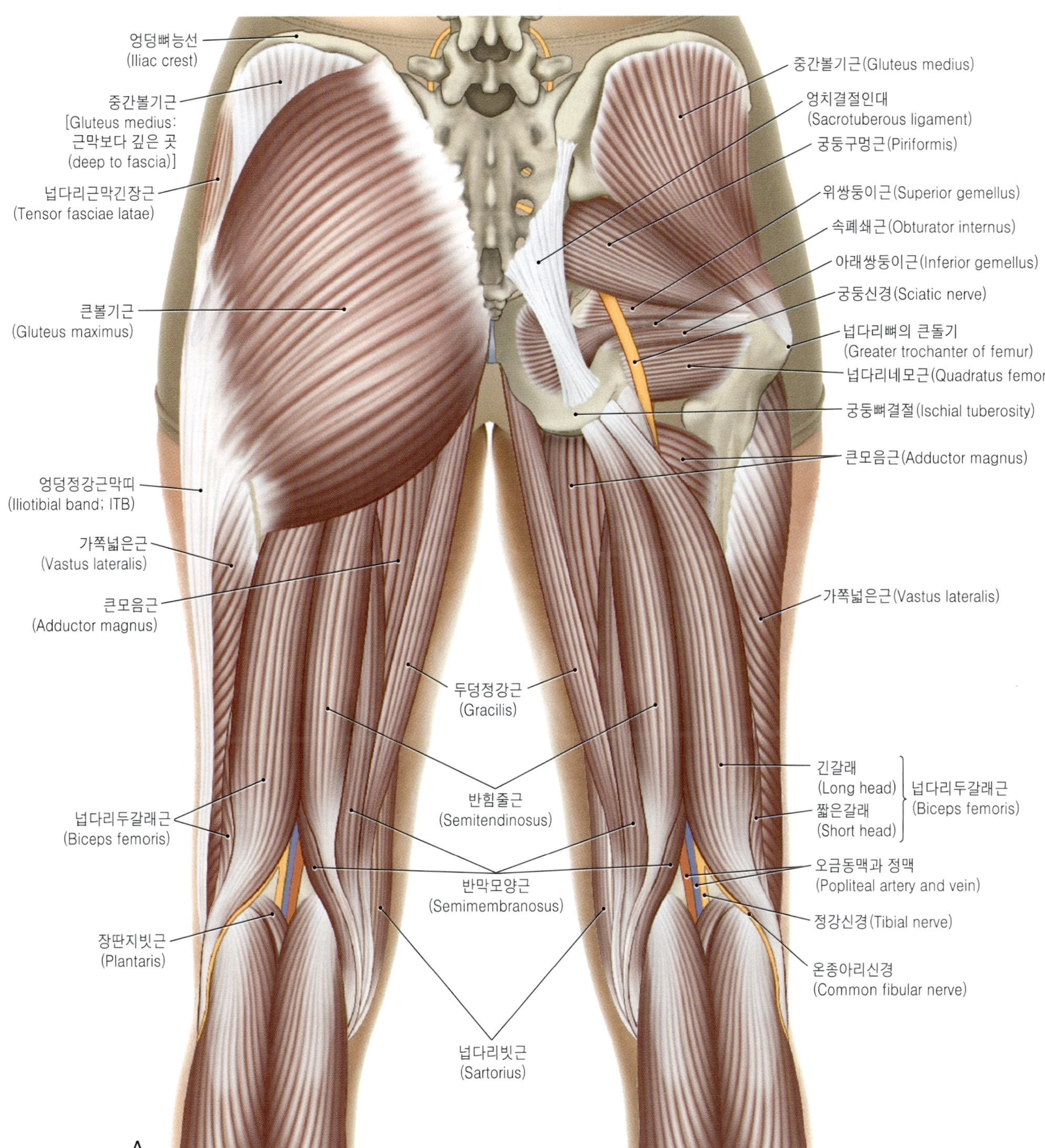

그림 15-2. 무릎관절근육의 뒤쪽면. A, 얕은층과 중간층. *(계속)*

무릎관절근육의 뒤쪽면(Posterior Views of the Muscles of the Knee Joint) *(계속)*

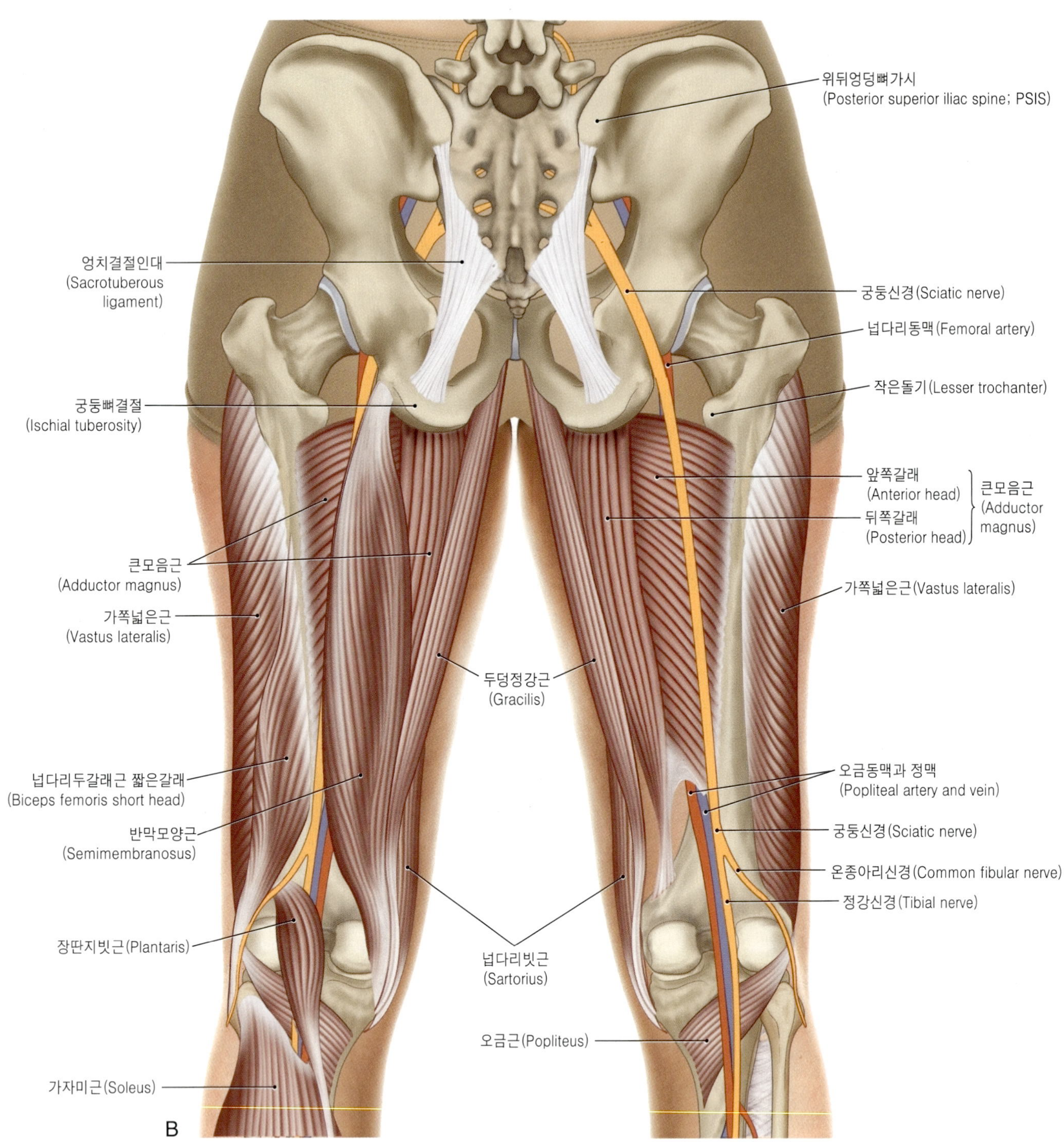

그림 15-2. *(계속)* B, 깊은층.

오른쪽 무릎관절근육의 가쪽면 □
(Lateral Views of the Muscles of the Right Knee Joint)

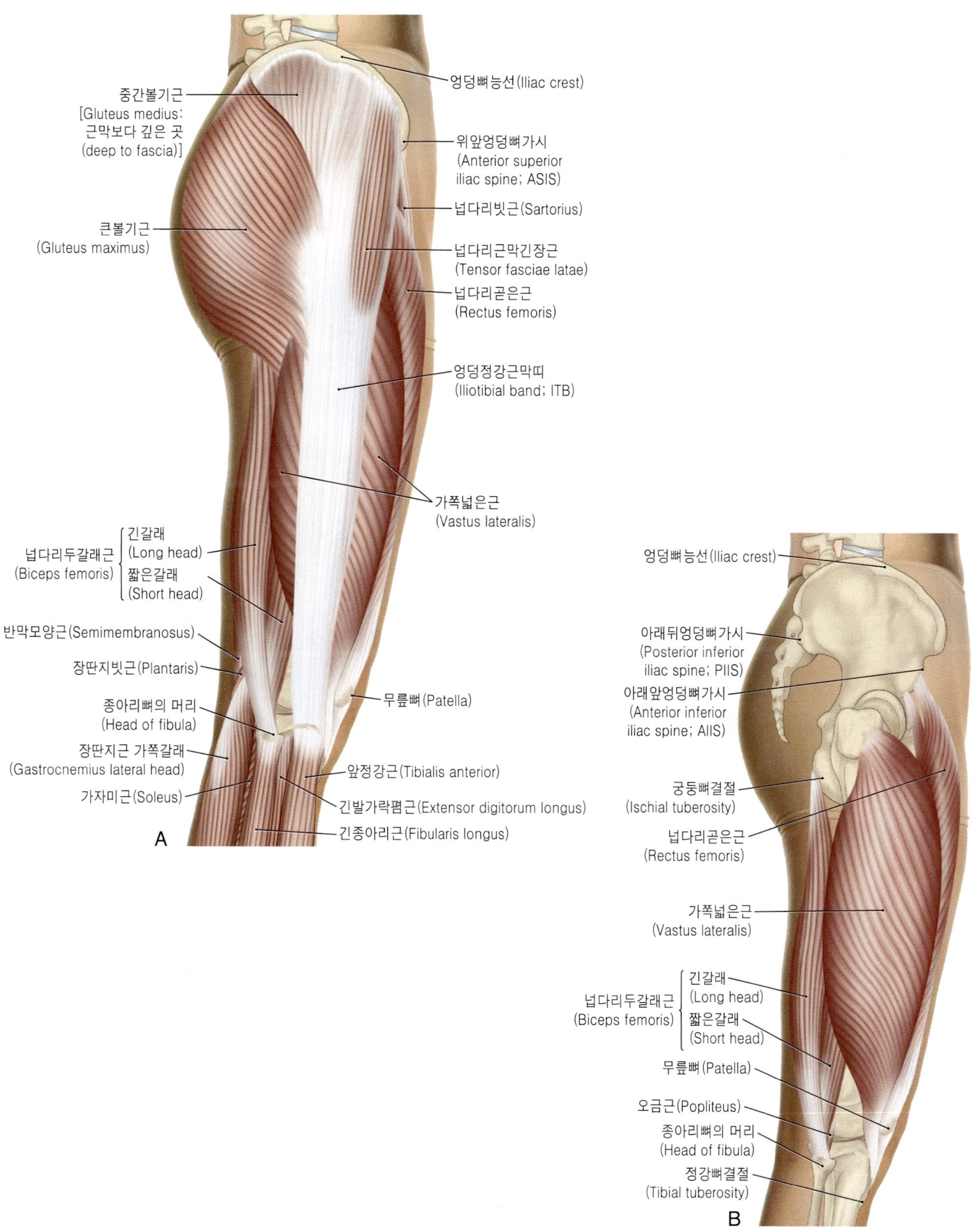

그림 15-3. 오른쪽 무릎관절근육의 가쪽면. A, 얕은층. B, 깊은층.

□ 오른쪽 무릎관절의 안쪽면(Medial Views of the Muscles of the Right Knee Joint)

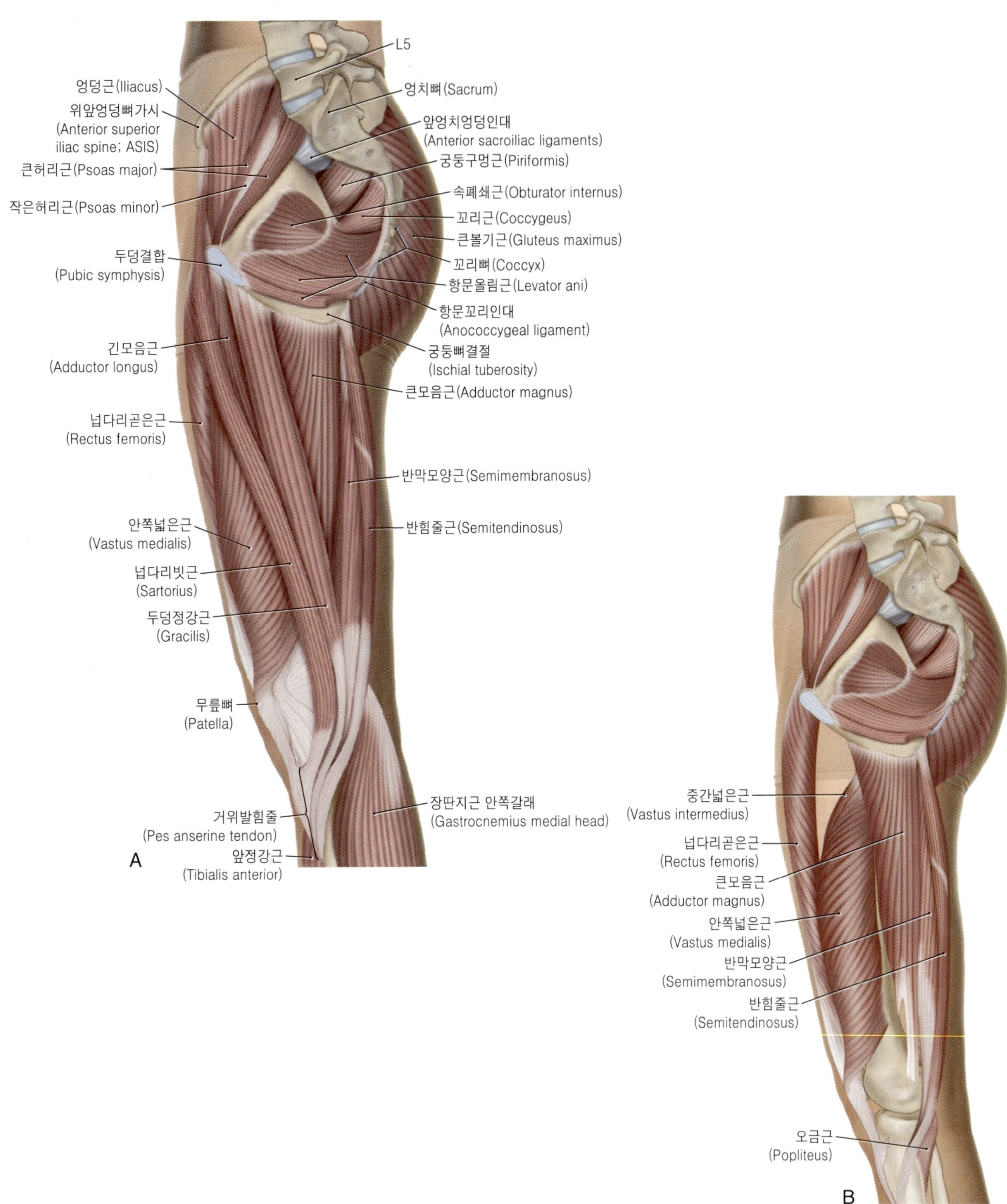

그림 15-4. 오른쪽 무릎관절근육의 안쪽면. A, 얕은층. B, 깊은층.

오른쪽 넙다리근육의 가로면 단면 □
(Transverse Plane Cross Sections of the Muscles of the Right Thigh)

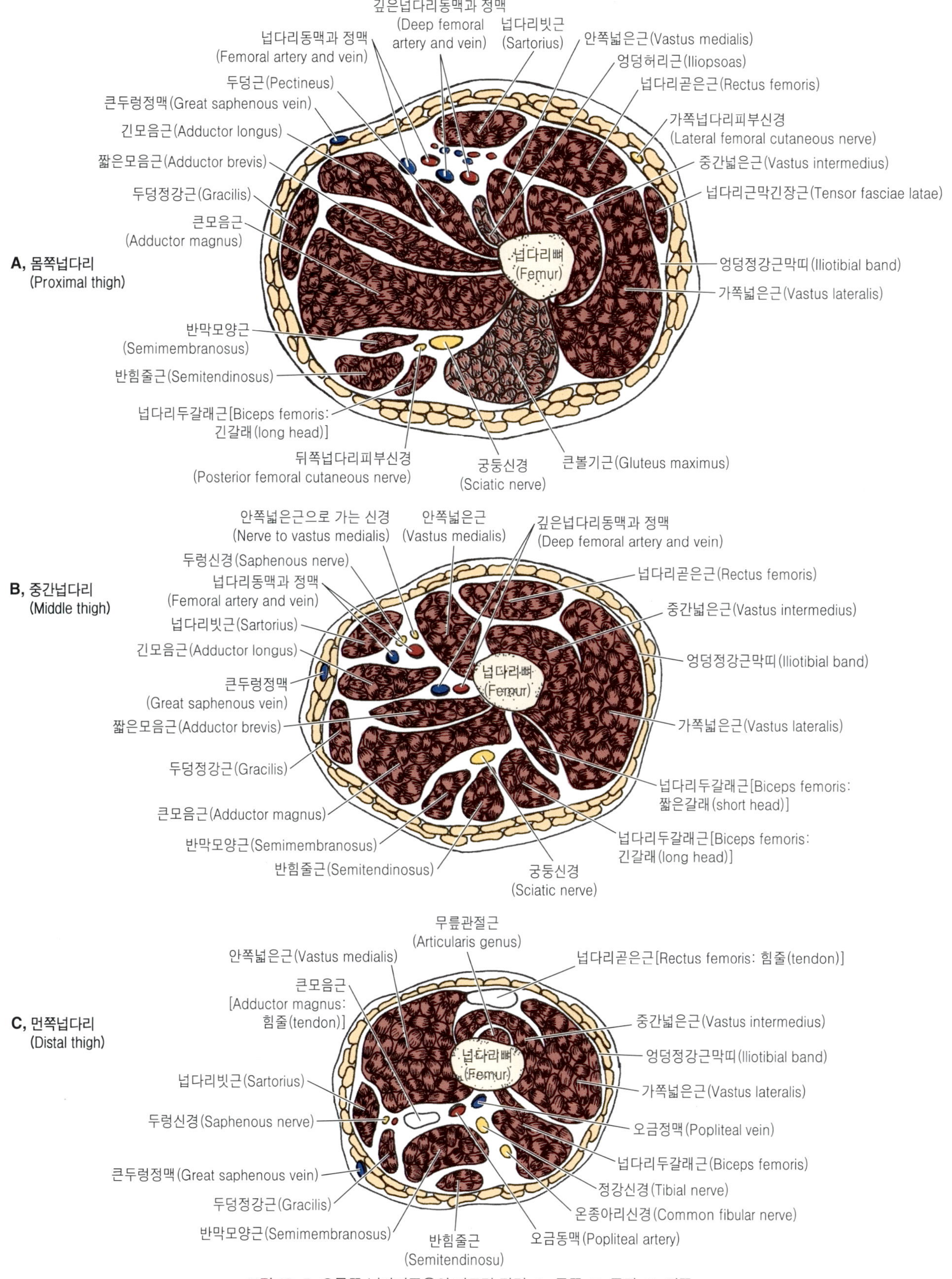

그림 15-5. 오른쪽 넙다리근육의 가로면 단면. A, 몸쪽. B, 중간. C, 먼쪽.

□ 넙다리네갈래근군(Quadriceps Femoris Group; Quads)

- 넙다리네갈래근은 넙다리뼈의 몸통(shaft) 전체 주변을 감싸고 있는 근육의 군이고 앞쪽넙다리에서 얕은 곳에 있다.
- 4개의 넙다리네갈래근은 넙다리곧은근, 가쪽넓은근, 안쪽넓은근, 중간넓은근이다.

부착점(Attachments)

□ 이러한 근육들은 모두 먼쪽으로 무릎뼈에 부착한 후 무릎뼈인대(patellar ligament)를 통해 정강뼈거친면에 부착하기 때문에 넙다리네갈래근으로 함께 묶인다. 무릎뼈는 넙다리네갈래근군의 먼쪽힘줄 내에 형성된 종자뼈이다. 그러므로 무릎뼈인대는 실제로 넙다리네갈래근의 먼쪽힘줄의 연속이다.

□ 넙다리네갈래근은 정강뼈의 가쪽관절융기와 안쪽관절융기에 부착하는 *지지띠섬유들(retinacular fibers)*이라고 불리는 추가적인 먼쪽근섬유들(주로 가쪽넓은근, 안쪽넓은근, 중간넓은근으로부터)을 가진다.

□ *넓은*넙다리네갈래근(*vastus* quadriceps femoris)의 근육들은 거친선(linea aspera)에 부착한다는 것을 기억하라. 비록 이 근육들은 앞쪽으로 얕은 곳에 있지만, 가쪽, 안쪽, 뒤쪽넙다리에도 위치한다.

□ 넙다리네갈래근의 이름은 일반적으로 각 근육의 상대적인 위치와 관련이 있다. 가쪽넓은근은 더 가쪽에 있고, 안쪽넓은근은 더 안쪽에 있으며, 중간넓은근은 다른 두 근육 사이에 있다. 넙다리곧은근은 넙다리뼈 위로 곧게(*rectus*는 곧음을 의미) 위에서 아래로(몸쪽에서 먼쪽으로) 있다.

□ 앞쪽에서 보면 넙다리곧은근은 넙다리네갈래근 중 가장 얕은 곳에 있다.

□ 4개의 넙다리네갈래근은 모두 얕은앞선 근막경선(superficial front line myofascial meridian) 내에 위치한다.

기능(Functions)

□ 1개의 근육군으로, 넙다리네갈래근은 무릎관절에서 다리를 편다.

□ 넙다리곧은근은 엉덩관절을 지나는 유일한 넙다리네갈래근이기 때문에 엉덩관절에서 넙다리를 움직이거나 골반을 움직일 수 있는 유일한 근육이다.

□ 넙다리네갈래근이 매우 크고 강한 이유는 단지 무릎관절에서 다리를 폄으로써 움직이는 것이 아니라 오히려 반대 움직임을 수행하는 것, 즉 무릎관절에서 넙다리를 폄으로써 움직이기 때문이다. 이 작용은 앉은 자세에서 일어설 때마다 발생한다. 무릎관절에서 넙다리를 움직이는 것은 넙다리와 함께 신체 전체를 움직여야 한다. 따라서 넙다리네갈래근군은 매우 크고 강할 필요가 있다.

기타(Miscellaneous)

1. 넙다리네갈래근군이 하나의 근육으로 여겨진다면, 신체에서 가장 큰 근육이다(큰볼기근보다 눈에 띄게 크다).

신경지배

□ 넙다리네갈래근군은 넙다리신경(femoral nerve)에 의해 지배받는다.

동맥공급

□ 넙다리네갈래근군은 넙다리동맥과 깊은넙다리동맥으로부터 혈액공급을 받는다.

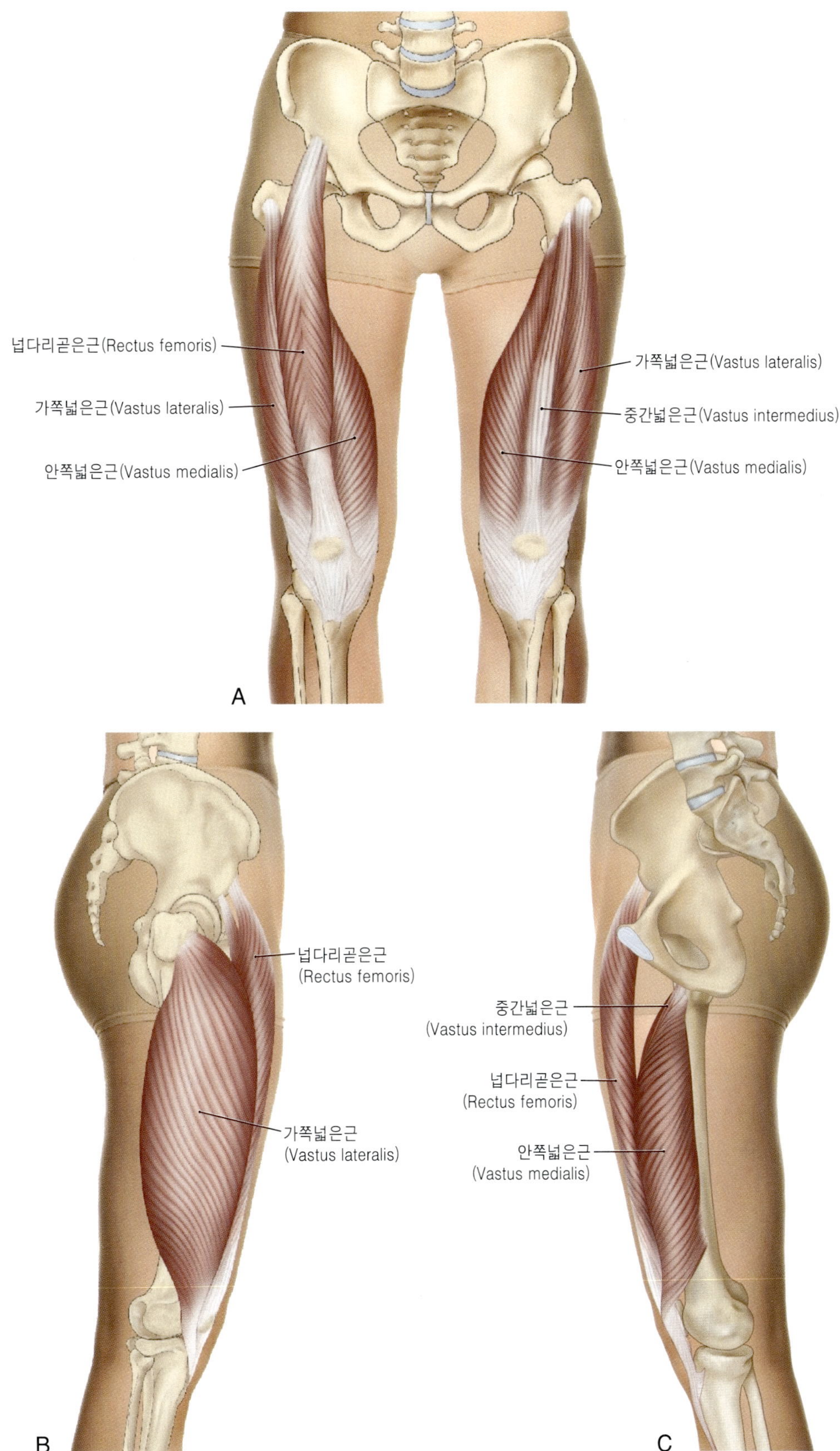

그림 15-6. 넙다리네갈래근군의 면. A, 앞쪽면. 오른쪽 얕은층과 왼쪽 깊은층. B, 가쪽면. C, 안쪽면.

□ 넙다리곧은근[Rectus Femoris: 넙다리네갈래근군의(of Quadriceps Femoris Group)]

넙다리곧은근*이라는 이름은 이 근육이 넙다리뼈에서 위·아래로 (몸쪽에서 먼쪽으로) 똑바로 주행한다는 것을 말해 준다.*

□ **어원**

Rectus: 라틴어. *곧은(straight)*

Femoris: 라틴어. *넙다리뼈*

□ **발음**

REK-tus

FEM-o-ris

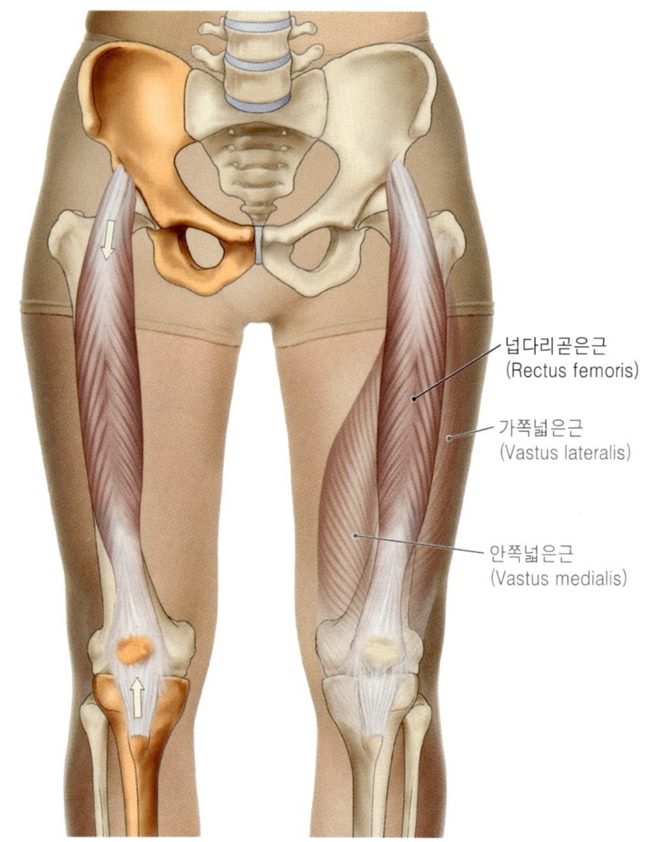

그림 15-7. 양쪽 넙다리곧은근의 앞쪽면. 넙다리네갈래근군의 나머지는 왼쪽에 희미하게 보인다.

부착점(Attachments)

- □ 아래앞엉덩뼈가시(Anterior Inferior iliac spine; AIIS)
  - □ 볼기뼈절구의 가장자리(brim) 바로 위*에서부터*
- □ 무릎뼈와 무릎뼈인대를 통해 정강뼈거친면(tibial tuberosity)
  - □ 지지띠섬유(retinacular fibers)를 통해 정강뼈관절융기*까지*

기능(Functions)

동심성(단축성) 작용근 작용

표준 작용근 작용	반대 작용근 작용
□ 1. 무릎관절에서 다리를 편다.	□ 1. 무릎관절에서 넙다리를 편다.
□ 2. 엉덩관절에서 넙다리를 굽힌다.	□ 2. 엉덩관절에서 골반을 앞쪽으로 기울인다.

표준 작용근 작용 노트

- 넙다리곧은근은 (근섬유는 시상면에서 수직으로 주행하면서) 무릎관절 앞쪽으로 가로지른다. 그러므로 무릎관절에서 다리를 편다(작용 1).
- 넙다리곧은근은 (근섬유는 시상면에서 수직으로 주행하면서) 엉덩관절 앞쪽으로 가로지른다. 그러므로 엉덩관절에서 넙다리를 굽힌다(작용 2).
- 넙다리곧은근은 넙다리네갈래근군의 근육 중 엉덩관절을 지나가는 유일한 근육이다. 그러므로 엉덩관절에서 (골반을 앞쪽으로 기울이고) 넙다리를 굽힐 수 있는 유일한 넙다리네갈래근군의 근육이다(작용 2).

반대 작용근 작용 노트

- 먼쪽 정강뼈부착점이 고정되어 있다면 넙다리곧은근은 넙다리뼈의 앞쪽면을 정강뼈의 앞쪽면을 향해 당긴다. 그러므로 넙다리곧은근은 무릎관절에서 넙다리를 편다(반대 작용 1).
- 넙다리네갈래근이 매우 크고 강한 이유는 단지 무릎관절에서 다리를 폄으로 움직이는 것이 아니라 반대 움직임을 수행하는 것, 즉 무릎관절에서 넙다리를 폄으로 움직이기 때문이다. 이것은 앉은 자세에서 일어설 때마다 발생한다. 무릎관절에서 넙다리를 움직이는 것은 넙다리와 함께 신체 전체를 움직이는 것을 필요로 한다. 따라서 넙다리네갈래근군은 매우 크고 강해야 한다(반대 작용 1).
- 먼쪽부착점이 고정된 상태에서 넙다리곧은근은 골반의 앞쪽을 넙다리뼈의 앞쪽면을 향해 당긴다. 그러므로 엉덩관절에서 골반을 앞쪽으로 기울인다(반대 작용 2).

움직임

1. 넙다리곧은근은 시상면에서 다리와 넙다리에 대해 하나의 당김선을 가지고 있으므로 무릎관절에서 다리의 폄과 엉덩관절에서 넙다리의 굽힘이 섞인 하나의 움직임을 만든다.
2. 골반을 당기는 반대 작용에 관하여 넙다리곧은근은 시상면에서 하나의 당김선을 가지고 있으므로 넙다리곧은근의 움직임은 기본면 관절 작용인 엉덩관절에서 골반의 앞기울임이다.

편심성 길항근 기능

1. 무릎관절 굽힘을 제한하고 느리게 한다.

2. 엉덩관절에서 넙다리뼈과 골반의 뒤쪽기울임을 제한하고 느리게 한다.

주요 등척성 안정화 기능

1. 무릎관절(정강넙다리관절과 무릎넙다리관절)을 안정화시킨다.
2. 엉덩관절에서 골반과 넙다리를 안정화시킨다.

등척성 기능 노트

- 넙다리네갈래근군의 근력 강화는 신체-재활 훈련을 하는 동안 무릎관절 안정화의 주요한 요소이다.

작용에 대한 추가적인 노트

1. 넙다리곧은근은 무릎관절(knee joint)에서 다리를 펴면서, 무릎넙다리관절(patellofemoral joint)에서 무릎뼈도 위쪽으로 당긴다.
2. 몇몇 자료는 넙다리곧은근이 엉덩관절에서 넙다리를 벌릴 수 있다고 서술한다. 넙다리곧은근의 당김선이 이마면 움직임을 위한 엉덩관절을 관통하는 앞·뒤축보다 약간 가쪽에 있다는 것을 고려할 때, 이 작용은 가능할 것으로 보인다.
3. 넙다리네갈래근군의 4개의 근육은 모두 무릎관절에서 다리(그리고 넙다리)를 펼 수 있다. 넙다리곧은근만이 엉덩관절을 가로지르고 움직인다.

신경지배

- ☐ 넙다리신경(femoral nerve)
  - ☐ L2, **L3**, **L4**

동맥공급

- ☐ 넙다리동맥(바깥엉덩동맥의 연속)과 깊은넙다리동맥(넙다리동맥의 주요 가지)

촉진

1. 대상자를 무릎 아래에 베개를 두고 눕게 하고 촉진하는 손을 무릎뼈 바로 몸쪽에 놓는다.
2. 대상자에게 무릎관절에서 다리를 펴는 것에 저항을 주고 넙다리곧은근의 수축을 느낀다.
3. 아래앞엉덩뼈가시를 향하여 넙다리곧은근을 촉진하는 것을 계속한다.

다른 구조와의 관계 (Relationship to other structures)

- ☐ 넙다리곧은근은 넙다리빗근과 넙다리근막긴장근보다 깊은 곳에 있는 몸쪽을 제외한 전체 부분에서 얕은 곳에 있다.
- ☐ 넙다리곧은근보다 깊은 곳에는 중간넓은근이 있다.
- ☐ 넙다리곧은근은 주로 가쪽넓은근과 안쪽넓은근 사이에 있지만, 두 근육을 약간 덮고 있다.
- ☐ 넙다리곧은근은 얕은앞선 근막경선(superficial front line myofascial meridian) 내에 위치한다.

기타(Miscellaneous)

1. 아래앞엉덩뼈가시에 있는 넙다리곧은근의 몸쪽부착점은 *곧은(straight) 힘줄*이라고 알려져 있다.
2. 볼기뼈절구의 가장자리(brim) 바로 위에 부착하는 넙다리곧은근의 몸쪽부착점은 *반사된(reflected) 힘줄*이라고 알려져 있다.
3. 지렛대의 차이 때문에 넙다리곧은근은 엉덩관절보다 무릎관절에서 더 강력하다.
4. 넙다리곧은근은 깃근육(bipennate)이다.

☐ 가쪽넓은근[Vastus Lateralis: 넙다리네갈래근군의(of Quadriceps Femoris Group)]

가쪽넓은근이라는 이름은 이 근육이 크고 가쪽에 위치한다는 것을 말해 준다.

☐ **어원**

Vastus: 라틴어. *넓은*

Lateralis: 라틴어. *가쪽*

☐ **발음**

VAS-tus

lat-er-A-lis

부착점(Attachments)

☐ **넙다리뼈의 거친선**

- ☐ 넙다리뼈의 거친선의 가쪽입술(lateral lip), 넙다리뼈의 돌기사이선(intertrochanteric line)과 볼기근거친면(gluteal tuberosity)*에서부터*

☐ **무릎뼈와 무릎뼈인대를 경유한 정강뼈거친면(tibial tuberosity)**

- ☐ 지지띠섬유들을(retinacular fibers) 경유한 정강뼈관절융기*까지*

기능(Functions)

동심성(단축성) 작용근 작용

표준 작용근 작용	반대 작용근 작용
☐ 1. 무릎관절에서 다리를 편다.	☐ 1. 무릎관절에서 넙다리를 편다.

표준 작용근 작용 노트

- 가쪽넓은근은 (근섬유들은 시상면에서 수직으로 주행하면서) 무릎관절 앞쪽으로 가로지른다. 그러므로 가쪽넓은근은 무릎관절에서 다리를 편다(작용 1).

반대 작용근 작용 노트

- 먼쪽넙다리부착점이 고정되어 있다면, 가쪽넓은근은 정강뼈의 앞쪽면을 향해 넙다리뼈의 앞쪽면을 당긴다. 그러므로 가쪽넓은근은 무릎관절에서 넙다리를 편다(반대 작용 1).
- 넙다리네갈래근이 매우 크고 강한 이유는 단지 무릎관절에서 다리를 폄으로 움직이는 것이 아니라 반대 움직임을 수행하는 것, 즉 무릎관절에서 넙다리를 폄으로 움직이기 때문이다. 이것은 앉은 자세에서 일어설 때마다 발생한다. 무릎관절에서 넙다리를 움직이는 것은 넙다리와 함께 신체 전체를 움직이는 것을 필요로 한다. 따라서 넙다리네갈래근군은 매우 크고 강해야 한다(반대 작용 1).

움직임

1. 가쪽넓은근은 시상면에서 하나의 당김선을 가지므로, 가쪽넓은근의 움직임은 기본면 관절 작용인 무릎관절의 폄이다.

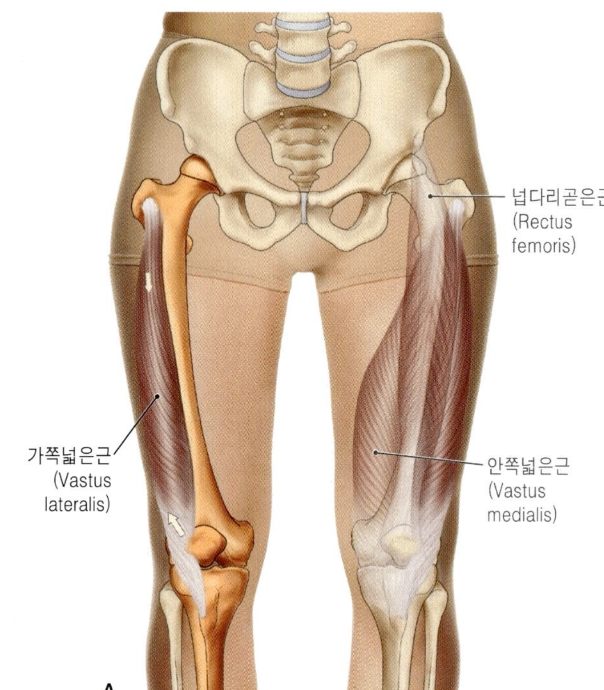

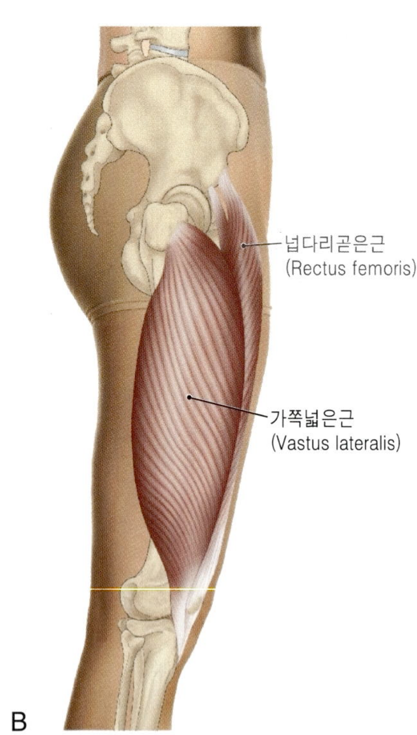

그림 15-8. 가쪽넓은근의 면. A, 양쪽 가쪽넓은근의 앞쪽면. 넙다리네갈래근군의 나머지는 왼쪽에 희미하게 보인다. B, 오른쪽 가쪽면. 넙다리곧은근은 포함되었다.

가쪽넓은근[Vastus Lateralis: 넙다리네갈래근군의(of Quadriceps Femoris Group)] (계속)

편심성 길항근 기능

1. 무릎관절의 굽힘을 제한하고 느리게 한다.

등척성 안정화 기능

1. 무릎관절(정강넙다리관절과 무릎넙다리관절)을 안정화시킨다.

등척성 기능 노트

- 넙다리네갈래근군의 근력 강화는 신체-재활 훈련을 하는 동안 무릎관절 안정화의 주요한 요소이다.

작용에 대한 추가적인 노트

1. 가쪽넓은근이 무릎관절에서 다리를 펴는 동안, 가쪽넓은근은 무릎넙다리관절에서 무릎뼈를 위쪽, 몸쪽, 가쪽으로 당긴다.
2. 가쪽넓은근이 무릎관절에서 다리를 펴기 위해 수축할 때, 근섬유는 약간 수평 방향으로 있고, 그것은 무릎넙다리관절에서 무릎뼈를 몸쪽뿐만 아니라 약간 가쪽으로 잡아당길 수 있는 무릎뼈에 대한 하나의 당김선을 만든다. 유사하게 안쪽넓은근은 무릎관절에서 다리를 펴는 동안 무릎뼈를 약간 안쪽으로 당길 수 있다. 가쪽넓은근과 안쪽넓은근의 서로 균형을 맞추는 힘은 무릎관절(정강넙다리관절)이 펴지고 굽혀지는 동안 무릎넙다리관절에서 무릎뼈가 넙다리뼈 위를 길을 따라 올바르게 이동하도록 한다.
3. 넙다리네갈래근군의 4개의 근육은 모두 무릎관절에서 다리(그리고 넙다리)를 펼 수 있다.

신경지배

- ☐ 넙다리신경(femoral nerve)
  - ☐ L2, **L3**, **L4**

동맥공급

- ☐ 넙다리동맥(바깥 엉덩동맥의 연속)과 깊은넙다리동맥(넙다리동맥의 주요 가지)
  - ☐ 오금동맥의 가지(넙다리동맥의 연속)

촉진

1. 대상자를 무릎 아래에 베개를 두고 눕게 하고, 촉진하는 손을 큰돌기 바로 먼쪽에 놓는다.
2. 대상자가 검사자의 저항에 대해 무릎관절에서 다리를 펴게 하고 가쪽넓은근의 수축을 느낀다.
3. 가쪽·뒤가쪽·앞가쪽넙다리에서 무릎뼈를 향해 가쪽넓은근을 촉진하는 것을 계속한다.

다른 구조와의 관계 (Relationship to other structures)

- ☐ 앞쪽으로, 가쪽넓은근은 넙다리곧은근보다 가쪽에 있고 약간 깊게 있다.
- ☐ 가쪽넙다리에서, 가쪽넓은근은 넙다리근막긴장근과 엉덩정강근막띠보다 깊게 있다.
- ☐ 뒤쪽으로, 가쪽넓은근은 엉덩정강근막띠와 뒤넙다리근군의 넙다리두갈래근 사이의 얕은 곳에 있다.
- ☐ 가쪽에서 보면, 중간넓은근과 넙다리뼈는 가쪽넓은근보다 깊이 있다.
- ☐ 가쪽넓은근은 뒤쪽기능선(back functional line), 얕은앞선(superficial front line) 근막경선(myofascial meridian) 내에 위치한다.

기타(Miscellaneous)

1. 가쪽넓은근은 4개의 넙다리네갈래근 중에 가장 크다.
2. 엉덩정강근막띠에 통증은 종종 엉덩정강근막띠보다 깊이 있는 가쪽넓은근의 팽팽함(tightness)에 의해 유발된다.
3. 가쪽넓은근은 깃털 모양(pennate)이다.

□ 안쪽넓은근[Vastus Medialis: 넙다리네갈래근군의(of Quadriceps Femoris Group)]

안쪽넓은근*이라는 이름은 이 근육이 크고 안쪽에 위치한다는 것을 말해 준다.*

□ **어원**

Vastus: 라틴어. *넓은*

Medialis: 라틴어. *안쪽*

□ **발음**

VAS-tus

mee-dee-A-lis

부착점(Attachments)

□ **넙다리뼈의 거친선**

- □ 거친선의안쪽입술, 넙다리뼈의돌기사이선(intertrochanteric line)과 안쪽관절융기위선(medial supracondylar line)*에서부터*

□ **무릎뼈와 무릎뼈인대를 경유한 정강뼈거친면**

- □ 지지띠섬유들을 통해 정강뼈관절융기*까지*

기능(Functions)

동심성(단축성) 작용근 작용

표준 작용근 작용	반대 작용근 작용
□ 1. 무릎관절에서 다리를 편다.	□ 1. 무릎관절에서 넙다리를 편다.

표준 작용근 작용 노트

- 안쪽넓은근은 (근섬유는 시상면에서 수직으로 주행하면서) 무릎관절 앞쪽으로 가로지른다. 그러므로 안쪽넓은근은 무릎관절에서 다리를 편다(작용 1).

반대 작용근 작용 노트

- 먼쪽정강뼈부착점이 고정되어 있다면, 안쪽넓은근은 넙다리뼈의 앞쪽면을 정강뼈의 앞쪽면을 향해 당긴다. 그러므로 안쪽넓은근은 무릎관절에서 넙다리를 편다(반대 작용 1).
- 넙다리네갈래근이 매우 크고 강한 이유는 단지 무릎관절에서 다리를 폄으로 움직이는 것이 아니라 반대 움직임을 수행하는 것, 즉 무릎관절에서 넙다리를 폄으로 움직이기 때문이다. 이것은 앉은 자세에서 일어설 때마다 발생한다. 무릎관절에서 넙다리를 움직이는 것은 넙다리와 함께 신체 전체를 움직이는 것을 필요로 한다. 따라서 넙다리네갈래근군은 매우 크고 강해야 한다(반대 작용 1).

움직임

1. 안쪽넓은근은 시상면에서 하나의 당김선을 가지므로, 안쪽넓은근의 움직임은 기본면 관절 작용인 무릎관절의 폄이다.

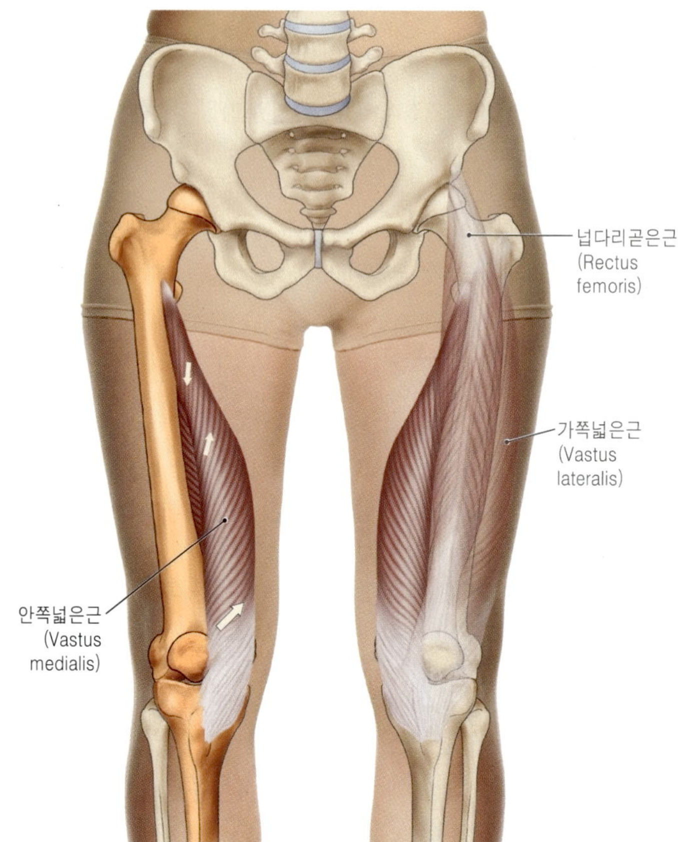

그림 15-9. 양쪽 안쪽넓은근의 앞쪽면. 넙다리네갈래근군의 나머지는 왼쪽에 희미하게 보인다.

편심성 길항근 기능

1. 무릎관절 굽힘을 제한하고 느리게 한다.

등척성 안정화 기능

1. 무릎관절(정강넙다리관절과 무릎넙다리관절)을 안정화시킨다.

등척성 기능 노트

- 넙다리네갈래근군의 근력 강화는 신체-재활 훈련을 하는 동안 무릎관절 안정화의 주요한 요소이다.

작용에 대한 추가적인 노트

1. 안쪽넓은근은 무릎관절에서 다리를 펴는 동안, 안쪽넓은근은 또한 무릎넙다리관절에서 무릎뼈를 위쪽, 몸쪽, 안쪽으로 당긴다.
2. 안쪽넓은근이 무릎관절에서 다리를 펴기 위해 수축할 때 근섬유는 약간 수평 방향으로 있고, 그것은 무릎넙다리관절에서 무릎뼈를 몸쪽뿐만 아니라 약간 안쪽으로 잡아당길 수 있는 무릎뼈

에 대한 하나의 당김선을 만든다. 유사하게 가쪽넓은근은 무릎관절에서 다리를 펴는 동안 무릎뼈를 약간 가쪽으로 당길 수 있다. 가쪽넓은근과 안쪽넓은근의 서로 균형을 맞추는 힘은 무릎관절(정강넙다리관절)이 펴지고 굽혀지는 동안 무릎넙다리관절에서 무릎뼈가 넙다리뼈 위를 올바르게 길을 따라 이동하도록 한다.

3. 넙다리네갈래근군의 4개의 근육은 모두 무릎관절에서 다리(그리고 넙다리)를 펼 수 있다.

신경지배

- ☐ 넙다리신경(femoral nerve)
  - ☐ L2, **L3**, **L4**

동맥공급

- ☐ 넙다리동맥(바깥엉덩동맥의 연속)

촉진

1. 대상자를 무릎 아래에 베개를 놓고 눕게 하고 촉진하는 손을 무릎뼈의 바로 몸쪽 안쪽에 놓는다.
2. 대상자에게 검사자의 저항에 대해 무릎관절에서 다리를 펴게 하고 안쪽넓은근의 수축을 느낀다.
3. 몸쪽으로 가능할 때까지 안쪽넓은근을 촉진하는 것을 계속한다.

다른 구조와의 관계 (Relationship to other structures)

- ☐ 앞쪽으로, 안쪽넓은근은 넙다리곧은근보다 안쪽에 약간 깊게 있다. 또한 넙다리빗근보다 깊게 있다.
- ☐ 안쪽넓은근은 모음근군보다 앞쪽에 있다.
- ☐ 안쪽에서 보면 넙다리뼈는 안쪽넓은근보다 깊게 있다.
- ☐ 안쪽넓은근은 얕은앞선 근막경선(superficial front line myofascial meridian)에 포함된다.

기타(Miscellaneous)

1. 안쪽넓은근의 가장 먼쪽 부분은 부피가 가장 크고 잘 단련된 사람에서는 불룩한 모양을 형성할 수 있다.
2. 몇몇 자료들은 아래쪽근섬유와 비교하여 위쪽근섬유 방향의 급격한 차이 때문에 안쪽넓은근의 위쪽근섬유를 *긴안쪽넓은근(vastus medialis longus; VML)*, 아래쪽근섬유를 *빗안쪽넓은근(vastus medialis oblique; VMO)*이라고 나타낸다.
3. 무릎넙다리관절의 흔한 기능장애는 무릎관절(정강넙다리관절)이 펴짐에 따라 무릎뼈가 가쪽으로 이동하는 것이다. 신체-재활은 종종 가쪽넓은근보다 안쪽넓은근(특히 빗안쪽넓은근섬유) 근력 강화를 우선적으로 시도하는 방향으로 유도된다. 하지만 이것이 가능한지에 대한 논란이 있다.
4. 안쪽넓은근은 깃털 모양(pennate)이다.

□ 중간넓은근[Vastus Intermedius: 넙다리네갈래근군의(of Quadriceps Femoris Group)]

중간넓은근이라는 이름은 이 근육의 크기가 크고 다른 2개의 큰 근육 사이에 위치한다는 것을 말해 준다.

□ **어원**

Vastus: 라틴어. *넓은*

Inter: 라틴어. *사이*

Medius: 라틴어. *가운데*

□ **발음**

VAS-tus

in-ter-MEE-dee-us

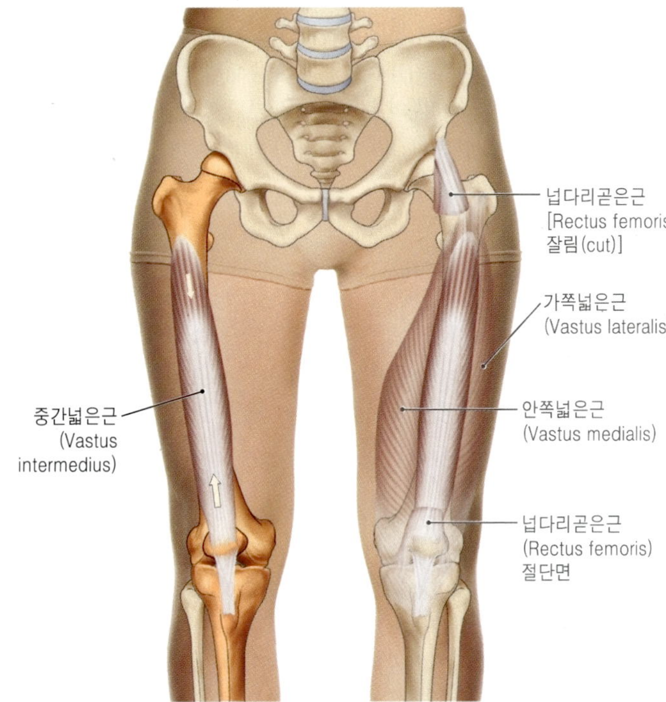

그림 15-10. 양쪽 중간넓은근의 앞쪽면. 넙다리네갈래근군의 나머지는 왼쪽에 희미하게 보인다(넙다리곧은근은 잘려 있다).

부착점(Attachments)

□ **넙다리뼈의 앞쪽몸통과 거친선**

□ 넙다리뼈의 앞쪽면과 가쪽면, 거친선의 가쪽입술(lateral lip of the linea aspera)*에서부터*

□ **무릎뼈와 무릎뼈인대를 경유한 정강뼈거친면**

□ 지지띠섬유들을 경유한 정강뼈관절융기*까지*

기능(Functions)

동심성(단축성) 작용근 작용

표준 작용근 작용	반대 작용근 작용
□ **1. 무릎관절에서 다리를 편다.**	□ **1. 무릎관절에서 넙다리를 편다.**

표준 작용근 작용

- 중간넓은근은 (근섬유는 시상면에서 수직으로 주행하면서) 무릎관절을 앞쪽으로 가로지른다. 그러므로 무릎관절에서 다리를 편다(작용 1).

반대 작용근 작용 노트

- 먼쪽 정강뼈부착점이 고정되어 있으면 중간넓은근은 넙다리뼈의 앞쪽면을 정강뼈의 앞쪽면을 향해 당긴다. 그러므로 중간넓은근은 무릎관절에서 넙다리를 편다(반대 작용 1).
- 넙다리네갈래근이 매우 크고 강한 이유는 단지 무릎관절에서 다리를 폄으로 움직이는 것이 아니라 반대 움직임을 수행하는 것, 즉 무릎관절에서 넙다리를 폄으로 움직이기 때문이다. 이것은 앉은 자세에서 일어설 때마다 발생한다. 무릎관절에서 넙다리를 움직이는 것은 넙다리와 함께 신체 전체를 움직이는 것을 필요로 한다. 따라서 넙다리네갈래근군은 매우 크고 강해야 한다(반대 작용 1).

움직임

1. 중간넓은근은 시상면에서 하나의 당김선을 가지므로, 중간넓은근의 움직임은 기본면 관절 작용인 무릎관절의 폄이다.

편심성 길항근 기능

1. 무릎관절의 굽힘을 제한하고 느리게 한다.

등척성 안정화 기능

1. 무릎관절을 (정강넙다리관절과 무릎넙다리관절) 안정화시킨다.

등척성 기능 노트

- 넙다리네갈래근군의 근력강화는 신체-재활 훈련을 하는 동안 무릎관절 안정화에 주요한 요소이다.

작용에 대한 추가적인 노트

1. 중간넓은근이 무릎관절에서 다리를 펴는 동안 무릎넙다리관절에서 무릎뼈를 위쪽, 몸쪽, 약간 가쪽으로 당긴다.
2. 넙다리네갈래근군의 4개의 근육들은 모두 무릎관절에서 다리(그리고 넙다리)를 펼 수 있다.

신경지배

- ☐ 넓다리신경(femoral nerve)
  - ☐ L2, **L3**, **L4**

동맥공급

- ☐ 깊은넙다리동맥(넙다리동맥의 주요 가지)

촉진

1. 대상자를 무릎 아래에 베개를 놓고 눕게 하고 촉진하는 손을 무릎뼈 바로 몸쪽에 놓는다.
2. 넙다리곧은근이 들리거나 옆으로 움직일 수 있다면 안쪽 또는 가쪽에서 접근할 때 먼쪽 중간넓은근은 넙다리곧은근보다 깊게 촉진될 수 있다.
3. 중간넓은근이 넙다리곧은근보다 깊이 있다는 것을 느끼기 위해서 검사자의 누르는 방향이 넙다리뼈 중앙을 향하는지 확인한다.

다른 구조와의 관계 (Relationship to other structures)

- ☐ 중간넓은근은 넙다리곧은근과 가쪽넓은근보다 깊게 있다.
- ☐ 앞쪽에서 보면, *무릎관절근(articularis genus)*이라고 불리는 작은 근육과 넙다리뼈는 중간넓은근보다 깊게 있다.
- ☐ 가쪽에서 보면, 넙다리뼈는 중간넓은근보다 깊게 있다.
- ☐ 중간넓은근은 얕은앞선 근막경선(superficial front line myofascial meridian) 내에 포함된다.

기타(Miscellaneous)

1. 중간넓은근은 가쪽넓은근 및 안쪽넓은근과 약간 섞인다.
2. 중간넓은근 무릎관절근과 때때로 섞인다.
3. 중간넓은근은 깃털 모양(pennate)이다.

□ 무릎관절근(Articularis Genus)

무릎관절근이라는 이름은 이 근육이 무릎관절에 포함된다는 것을 말해 준다.

□ **어원**
Articularis: 라틴어. *관절*
Genu: 라틴어. *무릎*
□ **발음**
ar-TIK-you-LA-ris
JEH-new

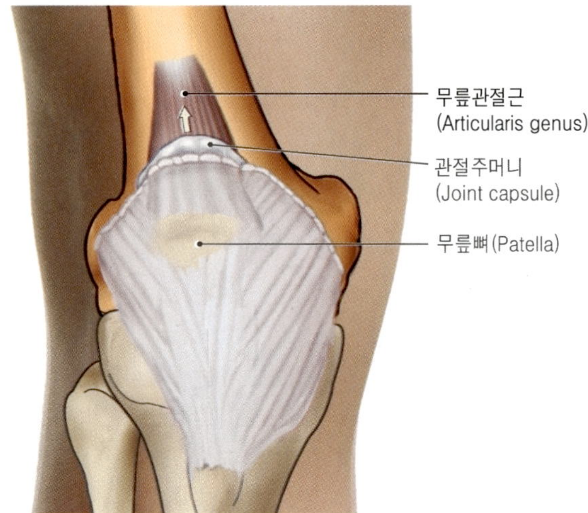

그림 15-11. 오른쪽 무릎관절근 앞쪽면.

부착점(Attachments)

□ 앞 먼쪽넙다리뼈 몸통(femoral shaft)*에서부터*
□ 무릎관절주머니(knee joint capsule)*까지*

기능(Functions)

동심성(단축성) 작용근 작용

표준 작용근 작용	반대 작용근 작용
□ 1. **무릎관절주머니(joint capsule)를 몸쪽으로 긴장시키고 당긴다.**	□ 1. 넙다리뼈를 움직이는 반대 작용은 일어나지 않을 것 같다.

표준 작용근 작용 노트

- 무릎관절근(근섬유들이 수직으로 향함)은 이 근육의 먼쪽부착점인 무릎관절의 관절주머니를 이 근육의 몸쪽부착점인 넙다리뼈의 앞 먼쪽 몸통(shaft)으로 당긴다(작용 1).
- 무릎관절근의 작용은 무릎관절을 펼 때 넙다리네갈래근(quadriceps femoris)군의 수축과 무릎뼈의 몸쪽 당김과 함께 무릎관절주머니를 몸쪽으로 긴장시키고 당기는 것이다. 무릎뼈가 몸쪽으로 움직일 때 무릎관절주머니를 몸쪽으로 당기는 것은 주머니가 무릎뼈(patella)와 넙다리뼈(femur) 사이에 끼이는 것을 방지한다(작용 1).

움직임

1. 무릎관절근은 시상면에서의 하나의 당김선(line of pull)을 가지고 있으므로 이것의 움직임은 기본면 관절 작용이며 무릎관절주머니를 몸쪽으로 긴장시키고 당긴다.

편심성 길항근 기능

1. 무릎관절주머니의 먼쪽 움직임을 제한하고 느리게 한다.

등척성 안정화 기능

1. 무릎관절주머니의 위치를 안정화시킨다.

신경지배
□ 넙다리신경(femoral nerve)
  □ L2, **L3**, **L4**

동맥공급
□ 깊은넙다리동맥(deep femoral artery: 넙다리동맥의 주요 가지)

촉진
1. 무릎관절근은 넙다리곧은근(rectus femoris)과 중간넓은근(vastus intermedius)의 깊은 곳에 있는 작은 근육이며, 불가능하지는 않지만 촉진하여 인접한 근육 조직과 구별하는 것이 매우 어렵다.

다른 구조와의 관계 (Relationship to other structures)

□ 무릎관절근은 중간넓은근(vastus intermedius)의 깊은 곳에 있다.
□ 무릎관절근의 깊은 곳에 넙다리뼈가 있다.
□ 무릎관절근은 얕은앞선 근막경선(superficial front line myofascial meridian) 내에 포함된다.

기타(Miscellaneous)

1. 무릎관절근은 때때로 분명한 근육이고 때때로 중간넓은근과 섞여 있다.

뒤넙다리근군(Hansmtring Group) □

뒤넙다리근(hamstring)군은 넙다리 뒤쪽에 있는 근육들의 군이다. 3가지 뒤넙다리근육은 넙다리두갈래근(biceps femoris), 반힘줄근(semitendinosus) 그리고 반막모양근(semimembranosus)이다.

부착점(Attachments)

□ 이러한 근육들은 모두 몸쪽으로 궁둥뼈거친면(ischial tuberosity)에 부착되기 때문에 뒤넙다리근들로 함께 군을 이룬다.

□ 반힘줄근과 반막모양근은 넙다리 뒤쪽의 안쪽에 위치하고 때때로 *안쪽뒤넙다리근*이라고 한다.

□ 넙다리두갈래근은 넙다리 뒤쪽의 가쪽에 위치하고 때때로 *가쪽뒤넙다리근*이라고 한다(넙다리두갈래근은 2개의 갈래를 가지기 때문에 *뒤넙다리근*은 복수이다).

□ 반힘줄근과 넙다리두갈래근의 긴갈래는 얕은 곳에 있다. 반막모양근과 넙다리두갈래근의 짧은갈래는 더 깊은 곳에 있다.

□ 3가지 뒤넙다리근 모두 얕은뒤선 근막경선(superficial back line myofascial meridian) 내에 위치한다.

기능(Functions)

□ 하나의 군으로서, 3가지 뒤넙다리근들 모두 무릎관절에서 다리(또는 넙다리)를 굽힌다.

□ 지렛대 작용의 차이 때문에 뒤넙다리근은 무릎관절보다 엉덩관절에서 더 강하다.

□ 하나의 군으로서, 3가지 뒤넙다리근(넙다리두갈래근의 짧은갈래는 제외) 모두 엉덩관절에서 넙다리를 펴고 엉덩관절에서 골반을 뒤쪽으로 기울인다.

기타(Miscellaneous)

1. 하나의 군으로서, *뒤넙다리근*은 정육점 주인이 뒤넙다리근의 힘줄로 돼지의 시체를 걸었기 때문에 이러한 이름을 가지게 되었다.

신경지배

□ 3가지 뒤넙다리근들은 궁둥신경(sciatic nerve)의 신경지배를 받는다. 궁둥신경의 온종아리가지(common fibular branch)의 신경지배를 받는 넙다리두갈래근의 짧은갈래를 제외하고, 뒤넙다리근은 모두 궁둥신경의 정강가지의 지배를 받는다.

동맥공급

□ 뒤넙다리근의 위쪽 1/3은 아래볼기동맥(inferior gluteal artery)과 폐쇄동맥(obturator artery)에서 동맥공급을 받는다.

□ 뒤넙다리근의 중간 1/3은 깊은넙다리동맥(deep femoral artery)의 관통가지(perforating branches)에서 동맥공급을 받는다.

□ 뒤넙다리근의 먼쪽 1/3은 오금동맥에서 동맥공급을 받는다.

□ 뒤넙다리근군의 뒤쪽면(Posterior Views of the Hamstring Group)

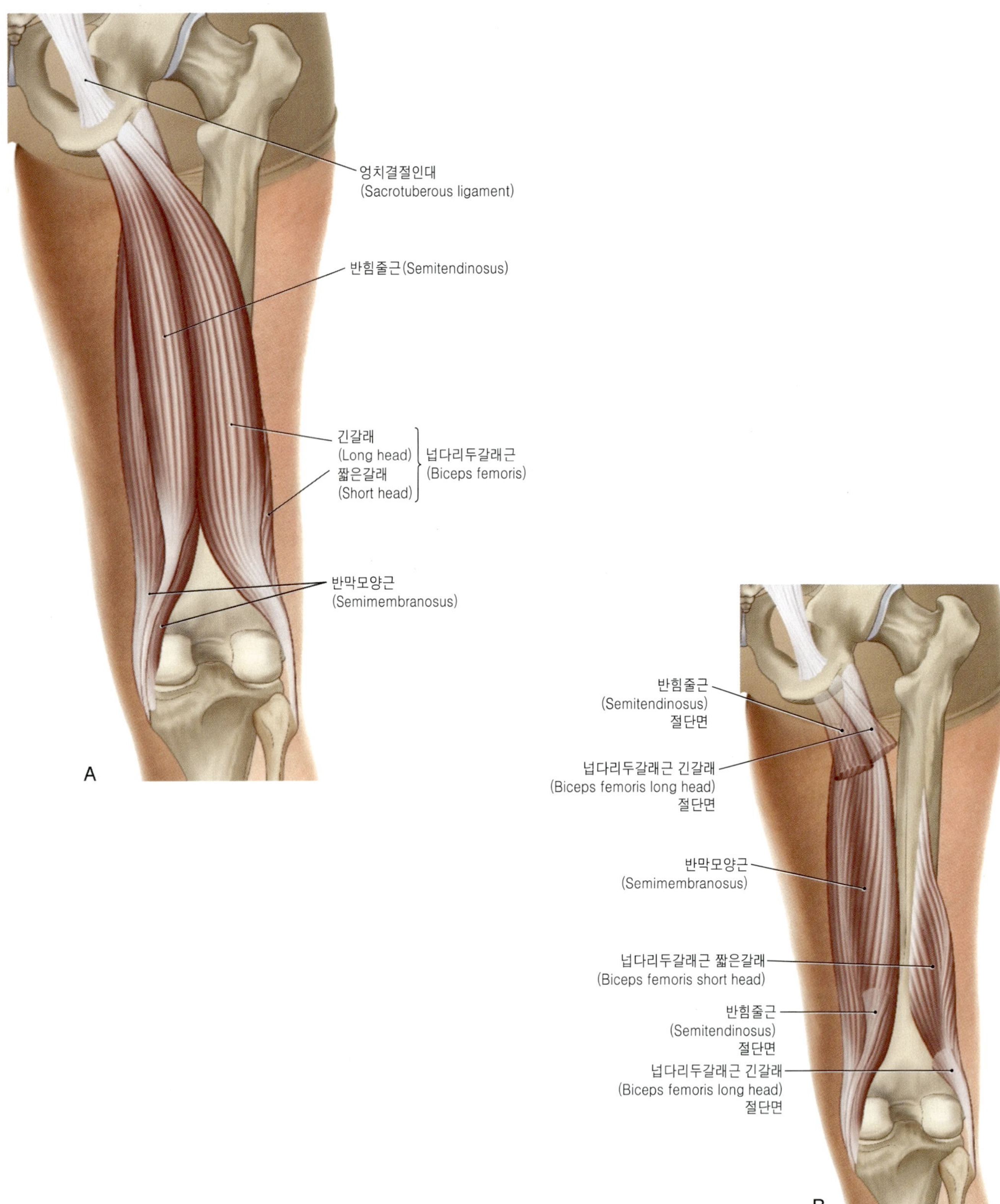

그림 15-12. 오른쪽 뒤넙다리근군 뒤쪽면. A, 얕은층. B, 깊은층.

넙다리두갈래근[Biceps Femoris: 뒤넙다리근군의(of Hamstring Group)] ☐

넙다리두갈래근*이라는 이름은 이 근육이 넙다리뼈 위에 놓여 있고 2개의 갈래를 가진다는 것을 말해 준다.*

☐ **어원**

Biceps: 라틴어. *2개의 갈래*

Femoris: 라틴어. *넙다리뼈*

☐ **발음**

BY-seps

FEM-o-ris

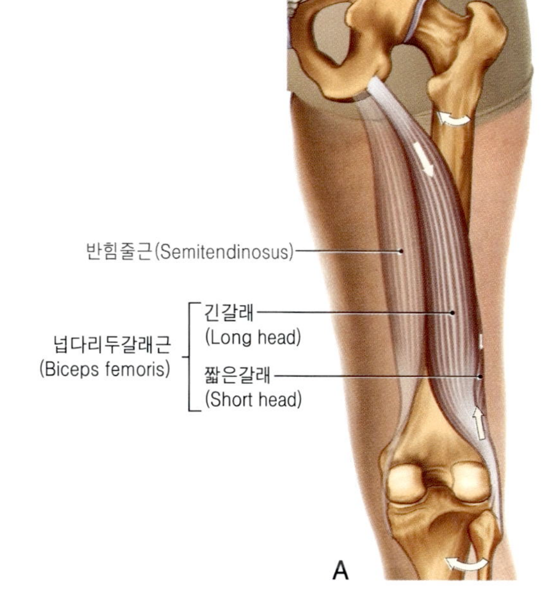

부착점(Attachments)

☐ **긴갈래: 궁둥뼈거친면**

 ☐ 그리고 엉치결절인대(sacrotuberous ligament)

☐ **짧은갈래: 거친선(linea aspera)**

 ☐ 그리고 넙다리뼈의 가쪽관절융기위선(lateral supracondylar line)*에서부터*

☐ **종아리뼈의 머리(head of the fibula)**

 ☐ 그리고 가쪽정강뼈관절융기(lateral tibial condyle)*까지*

기능(Functions)

동심성(단축성) 작용근 작용

표준 작용근 작용	반대 작용근 작용
☐ **1. 무릎관절에서 다리를 굽힌다.**	☐ 1. 무릎관절에서 넙다리를 굽힌다.
☐ **2. 엉덩관절에서 넙다리를 편다.**	☐ **2. 엉덩관절에서 골반을 뒤쪽으로 기울인다.**
☐ 3. 무릎관절에서 다리를 가쪽으로 돌린다.	☐ 3. 무릎관절에서 넙다리를 안쪽으로 돌린다.
☐ 4. 엉덩관절에서 넙다리를 가쪽으로 돌린다.	☐ 4. 엉덩관절에서 골반을 반대쪽으로 돌린다.
☐ 5. 엉덩관절에서 넙다리를 모은다.	☐ 5. 엉덩관절에서 같은쪽 골반을 올린다.

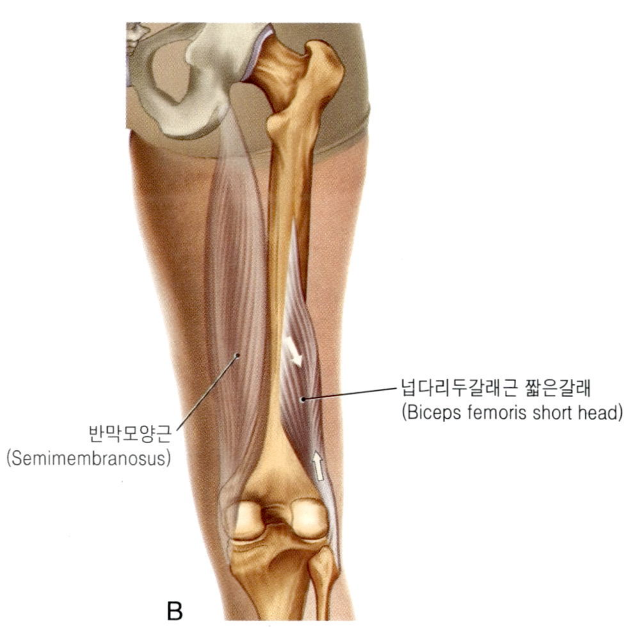

그림 15-13. 오른쪽 넙다리두갈래근 뒤쪽면. **A,** 넙다리두갈래근의 긴·짧은갈래는 포함되어 있다. 반힘줄근은 희미하게 보인다. **B,** 넙다리두갈래근의 짧은갈래. 반막모양근은 희미하게 보인다.

표준 작용근 작용 노트

- 넙다리두갈래근은 (근섬유들은 시상면에서 수직으로 주행하면서) 뒤쪽으로 무릎관절을 가로지른다. 그러므로 이 근육은 무릎관절에서 다리를 굽힌다(작용 1).
- 넙다리두갈래근의 긴갈래는 (근섬유들은 시상면에서 수직으로 주행하면서) 뒤쪽으로 엉덩관절을 가로지른다. 그러므로 이 근육은 엉덩관절에서 넙다리를 편다. 짧은갈래는 엉덩관절을 가로지르지 않기 때문에 엉덩관절에서 넙다리를 펼 수 없다(작용 2).
- 넙다리두갈래근은 무릎관절 가쪽에서 뒤쪽으로부터 앞쪽으로 가로지르고 (근섬유들은 가로면에서 다소 수평으로 주행하면서) 가쪽다리(lateral leg)에 부착한다. 넙다리두갈래근이 다리부착점을 당길 때, 부착점은 뒤쪽으로 당겨지고 앞쪽넙다리가 약간 가쪽으로 향하도록 야기한다. 그러므로 넙다리두갈래근은 무릎관절에서 다리를 가쪽으로 돌린다(작용 3). (Note: 무릎관절은 넙다리두갈래근이 굽혀졌을 때만 돌릴 수 있다)
- 넙다리두갈래근은 무릎관절에서 다리를 가쪽으로 돌릴 수 있는 (그리고 넙다리를 안쪽으로 돌리는) 유일한 근육이다(작용 3).
- 넙다리두갈래근의 긴갈래는 엉덩관절을 가쪽으로 가로지르고 골

넙다리두갈래근[Biceps Femoris: 뒤넙다리근군의(of Hamstring Group)] (계속)

반의 뒤쪽으로부터 다리의 더 앞쪽으로 (근섬유들이 가로면에서 다소 수평으로 주행하면서) 넙다리를 둘러싼다. 만약 다리가 넙다리에 고정되어 있고 넙다리두갈래근의 긴갈래가 다리를 당긴다면, 앞쪽넙다리가 가쪽을 향하도록 만들어 다리와 넙다리가 뒤가쪽으로 당겨진다. 그러므로 넙다리두갈래근은 엉덩관절에서 넙다리를 가쪽으로 돌린다(작용 4).

- 넙다리두갈래근의 긴갈래는 골반의 안쪽으로부터 다리의 가쪽까지 엉덩관절의 중심 아래에서 (근섬유들이 이마면에서 다소 수평으로 주행하면서) 엉덩관절을 뒤쪽으로 가로지른다. 그러므로 넙다리두갈래근이 이것의 가쪽부착점(다리)을 안쪽으로 당길 때, 긴갈래는 엉덩관절에서 넙다리를 모은다(작용 5).

반대 작용근 작용 노트

- 넙다리두갈래근의 반대 작용은 보통 발이 바닥에 붙어 있을 때 일어나고[닫힌사슬운동학(closed chain kinematics)], 먼쪽부착점을 상대적으로 더 고정시켜 몸쪽부착점이 대신 움직이도록 한다(반대 작용 1, 2, 3, 4, 5).
- 넙다리두갈래근은 (근섬유들은 시상면에서 수직으로 주행하면서) 무릎관절의 뒤쪽으로 가로지른다. 만약 먼쪽부착점이 고정된다면, 넙다리는 무릎관절에서 다리 쪽으로 굽힌다(반대 작용 1).
- 먼쪽부착점의 고정과 함께 넙다리두갈래근의 긴갈래는 엉덩관절에서 골반의 뒤쪽을 아래로 당김으로써 골반을 뒤쪽으로 기울인다. 짧은갈래는 엉덩관절을 가로지르지 않는다. 그러므로 짧은갈래는 엉덩관절에서 골반을 움직일 수 없다(반대 작용 2).
- 무릎관절에서 다리의 가쪽돌림의 반대 작용은 무릎관절에서 넙다리의 안쪽돌림이다(반대 작용 3).
- 넙다리두갈래근의 긴갈래는 약간 수평으로 (가로면에서) 엉덩관절을 가로지른다. 만약 먼쪽부착점이 고정된다면 골반은 당겨질 것이고, 그 결과 이것의 앞쪽 표면은 넙다리두갈래근이 부착된 옆쪽으로부터 몸의 반대편을 향하게 될 것이다. 그러므로 넙다리두갈래근은 엉덩관절에서 골반을 반대쪽으로 돌린다(반대 작용 4).
- 먼쪽부착점의 고정과 함께 넙다리두갈래근의 긴갈래는 궁둥뼈거친면에서 아래쪽 가쪽으로 당기고, 그쪽의 엉덩뼈능선(iliac crest)의 올림을 유발한다. 그러므로 넙다리두갈래근의 긴갈래는 엉덩관절에서 같은쪽의 골반을 올린다(반대 작용 5). Note: 만약 한쪽의 골반이 올라간다면, 다른 한쪽은 내려갈 것이다.

움직임

1. 넙다리두갈래근은 빗면(oblique plane)에서 다리와 넙다리를 따라 하나의 당김선(line of pull)을 가지고 있기 때문에, 무릎관절에서의 다리의 굽힘과 가쪽돌림, 엉덩관절에서의 넙다리의 폄, 가쪽돌림, 모음으로 결합된 하나의 움직임을 만들어 낸다.
2. 넙다리두갈래근의 골반을 당기는 반대 작용에 관하여, 넙다리두갈래근은 빗면에서 하나의 당김선을 가지고 있다. 그러므로 반대쪽돌림과 함께 뒤쪽기울임 그리고 같은쪽 골반을 올리는 하나의 움직임을 만들어낸다.

편심성 길항근 기능

1. 무릎관절의 폄, 다리의 안쪽돌림 그리고 무릎관절에서 넙다리의 가쪽돌림을 제한하고 느리게 한다.
2. 엉덩관절에서 넙다리의 굽힘, 안쪽돌림, 벌림을 제한하고 느리게 한다.
3. 엉덩관절에서 골반의 앞쪽기울임, 같은쪽돌림, 같은쪽내림을 제한하고 느리게 한다.

등척성 안정화 기능

1. 엉덩관절에서 넙다리와 골반을 안정화시킨다.
2. 무릎관절을 안정화시킨다.

작용에 대한 추가적인 노트

1. 3가지 뒤넙다리근[넙다리두갈래근, 반힘줄근(semitendinosus), 반막모양근(semimembranosus)] 모두 무릎관절을 굽힌다.
2. 모든 뒤넙다리근 근조직(넙다리두갈래근의 짧은갈래는 제외)은 엉덩관절에서 넙다리를 편다(그리고 골반을 뒤쪽으로 기울인다).

신경지배

- ☐ 궁둥신경(sciatic nerve)
  - ☐ 정강신경(tibial nerve)과 온종아리신경(common fibular nerve), L5, **S1**, S2

동맥공급

긴갈래

- ☐ 아래볼기동맥[inferior gluteal artery: 속엉덩동맥(internal iliac artery)의 가지]과 깊은넙다리동맥[deep femoral artery: 넙다리동맥(femoral artery)의 주요 가지]의 관통가지
  - ☐ 그리고 폐쇄동맥(obturator artery: 속엉덩동맥 가지)과 오금동맥(popliteal artery)의 가지(넙다리동맥의 연속)

짧은갈래

- ☐ 깊은넙다리동맥의 관통가지(넙다리동맥의 주요 가지)
  - ☐ 그리고 오금동맥의 가지(넙다리동맥의 연속)

촉진

1. 대상자의 무릎관절에서 다리를 약간 굽힌 채로 엎드린 자세에서, 촉진하는 손을 궁둥뼈거친면의 먼쪽 그리고 약간 가쪽에 놓는다.
2. 무릎관절에서 대상자가 다리를 더 굽히려는 것을 수행하는 것에 대해 저항을 주고 종아리뼈의 머리쪽으로 넙다리두갈래근을 촉진한다.

다른 구조와의 관계 (Relationship to other structures)

- 넙다리두갈래근은 가쪽뒤넙다리근이다.
- 넙다리두갈래근은 큰볼기근의 깊은 곳에 위치하는 몸쪽을 제외하고, 뒤가쪽넙다리에서 표면에 있다.
- 넙다리두갈래근의 짧은갈래의 몸쪽부착점은 큰볼기근의 넙다리 부착점의 바로 먼쪽에서 시작한다.
- 넙다리두갈래근의 짧은갈래의 몇몇 섬유들이 긴갈래보다 얕은 쪽, 가쪽에 있는 무릎관절 주변의 먼쪽을 제외하고는 넙다리두갈래근의 짧은갈래의 모든 근섬유들은 긴갈래보다 깊은 곳에 있다.
- 넙다리두갈래근은 반힘줄근의 바로 가쪽에 있고 가쪽넓은근의 바로 안쪽(그리고 얕은 쪽)에 있다.
- 넙다리두갈래근은 얕은뒤선(superficial back line) 나선(spiral line) 근막경선(myofascial meridians) 내에 위치한다.

기타(Miscellaneous)

1. 넙다리두갈래근 긴갈래의 몸쪽부착점은 반힘줄근의 몸쪽부착점과 섞여 있다.
2. 일부 자료들은 넙다리두갈래근의 짧은갈래가 궁둥뼈거친면에 부착되지 않고, 엉덩관절을 가로지르지 않으며, 궁둥신경의 정강신경 가지에 의해 신경지배 받지 않기 때문에 넙다리두갈래근의 짧은갈래는 진짜 뒤넙다리근이 아니라고 서술한다.

□ 반힘줄근[Semitendinosus: 뒤넙다리근군의(of Hamstring Group)]

반힘줄근이라는 이름은 우리에게 이 근육이 긴, 가느다란(먼쪽) 힘줄을 가지고 있다는 것을 말해 준다.

□ 어원

Semitendinosus: 라틴어. *긴 힘줄*

□ 발음

SEM–i–TEN–di–NO–sus

부착점(Attachments)

□ 궁둥뼈거친면(ischail tuberosity)*에서부터*

□ 거위발힘줄(pes anserine tendon: 몸쪽 앞안쪽정강뼈)*까지*

기능(Functions)

동심성(단축성) 작용근 작용

표준 작용근 작용	반대 작용근 작용
□ 1. **무릎관절에서 다리를 굽힌다.**	□ 1. 무릎관절에서 넙다리를 굽힌다.
□ 2. **엉덩관절에서 넙다리를 편다.**	□ 2. **엉덩관절에서 골반을 뒤쪽으로 기울인다.**
□ 3. 무릎관절에서 다리를 안쪽으로 돌린다.	□ 3. 무릎관절에서 넙다리를 가쪽으로 돌린다.
□ 4. 엉덩관절에서 넙다리를 안쪽으로 돌린다.	□ 4. 엉덩관절에서 골반을 같은쪽으로 돌린다.
□ 5. 엉덩관절에서 넙다리를 모은다.	□ 5. 엉덩관절에서 같은쪽의 골반을 올린다.

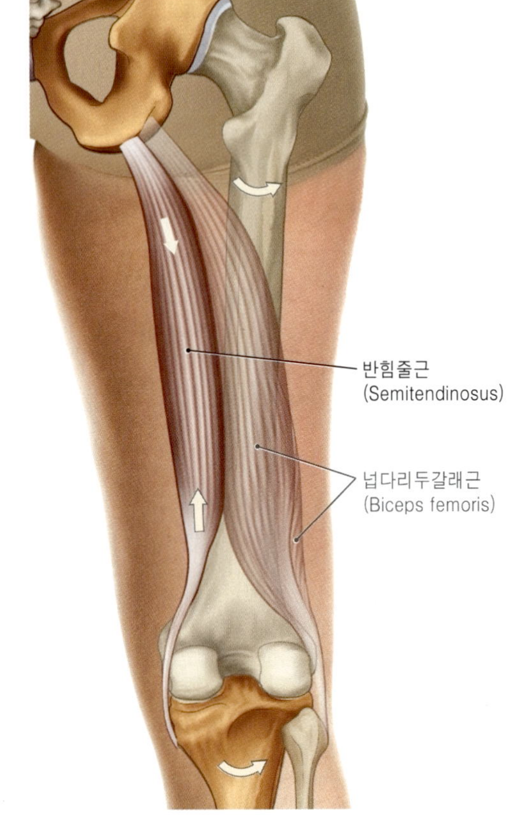

그림 15-14. 오른쪽 반힘줄근의 뒤쪽면. 넙다리두갈래근은 희미하게 보인다.

표준 작용근 작용 노트

- 반힘줄근(semitendinosus)은 (근섬유들은 시상면에서 수직으로 주행하면서) 무릎관절 뒤쪽으로 가로지른다. 그러므로 이것은 무릎관절에서 다리를 굽힌다(작용 1).
- 반힘줄근은 (근섬유들은 시상면에서 수직으로 주행하면서) 엉덩관절의 뒤쪽으로 가로지른다. 그러므로 이 근육은 엉덩관절에서 넙다리를 편다(작용 2).
- 반힘줄근은 안쪽정강뼈의 거위발(anserine)힘줄 안에 부착하기 위해 뒤쪽부터 앞쪽으로 (근섬유들이 가로면에서 다소 수평으로 주행하면서) 무릎관절의 안쪽으로 가로지른다. 반힘줄근이 다리 부착점에서 당길 때, 부착점은 뒤쪽으로 당겨지고 앞쪽 정강뼈가 다소 안쪽을 향하도록 야기한다. 그러므로 반힘줄근은 무릎관절에서 다리를 안쪽으로 돌린다(작용 3). (Note: 무릎관절은 먼저 굽혀진 경우에만 돌릴 수 있다)
- 반힘줄근은 골반의 뒤쪽에서부터 다리의 더 앞쪽으로 넙다리 주변을 둘러싸며 (근섬유들은 가로면에서 다소 수평으로 주행하면서) 엉덩관절의 안쪽으로 가로지른다. 만약 다리가 넙다리에 고정되어 있고 반힘줄근이 다리를 당긴다면, 넙다리는 앞쪽넙다리가 안쪽을 향하게 야기하며 뒤안쪽으로 돌 것이다. 그러므로 반힘줄근은 엉덩관절에서 넙다리를 안쪽으로 돌린다(작용 4).
- 반힘줄근은 골반 안쪽으로부터 다리의 약간 가쪽까지 (근섬유들은 이마면에서 다소 수평으로 주행하면서) 엉덩관절 뒤쪽으로 가로지른다. 그러므로 반힘줄근이 가쪽부착점(다리)을 안쪽으로 당길 때, 엉덩관절에서 넙다리를 모은다(작용 5).

반대 작용근 작용 노트

- 반힘줄근의 반대 작용은 대개 발이 땅 위에 붙어 있을 때 발생하고[닫힌사슬운동학(closed chain kinematics)], 먼쪽부착점을 상대적으로 더 고정시켜 몸쪽부착점이 대신 움직이게 한다(반대 작용 1, 2, 3, 4, 5).
- 반힘줄근은 무릎관절의 뒤쪽으로 가로지른다(근섬유들은 시상면에서 수직으로 주행한다). 만약 먼쪽부착점이 고정된다면 무릎관절에서 넙다리를 다리쪽으로 굽힌다(반대 작용 1).
- 먼쪽부착점의 고정과 함께 반힘줄근은 뒤쪽골반을 아래쪽으로 당김으로써, 엉덩관절에서 골반을 뒤쪽으로 기울인다(반대 작용 2).
- 무릎관절에서 다리의 안쪽돌림 반대 작용은 무릎관절에서 넙다리의 가쪽돌림이다(반대 작용 3).
- 반힘줄근은 엉덩관절을 따라 약간 수평으로 (가로면에서) 지난다. 만약 먼쪽부착점이 고정되어 있다면, 골반은 그것의 앞쪽면이

반힘줄근이 부착된 쪽으로 몸통의 같은쪽을 향하여 당겨질 것이다. 그러므로 반힘줄근은 엉덩관절에서 같은쪽으로 골반을 돌린다(반대 작용 4).

- 먼쪽부착점의 고정과 함께, 반힘줄근은 궁둥뼈거친면(ischial tuberosity)을 아래쪽과 가쪽으로 당기고, 그쪽의 엉덩뼈능선의 올림을 야기한다. 그러므로 반힘줄근은 엉덩관절에서 같은쪽의 골반을 올린다(반대 작용 5). Note: 만약 한쪽의 골반이 올라간다면, 다른 한쪽은 내려간다.

움직임

1. 반힘줄근은 빗면(oblique plane)에서 다리와 넙다리를 따라 하나의 당김선(line of pull)을 가지고 있기 때문에, 무릎관절에서 다리의 굽힘, 안쪽돌림 그리고 엉덩관절에서 넙다리의 폄, 안쪽돌림, 모음으로 결합된 하나의 움직임을 만든다.
2. 이것의 골반을 당기는 반대 작용에 관하여 반힘줄근은 빗면에서 하나의 당김선을 가지고 있기 때문에, 골반의 같은쪽돌림과 같은쪽올림에 덧붙여 뒤쪽기울임을 하는 하나의 움직임을 만든다.

편심성 길항근 기능

1. 무릎관절의 폄, 다리의 가쪽돌림 그리고 무릎관절에서 넙다리의 안쪽돌림을 제한하고 느리게 한다.
2. 엉덩관절에서 넙다리의 굽힘, 가쪽돌림, 벌림을 제한하고 느리게 한다.
3. 엉덩관절에서 골반의 앞쪽기울임, 반대쪽돌림, 같은쪽내림을 제한하고 느리게 한다.

등척성 안정화 기능

1. 엉덩관절에서 넙다리와 골반을 안정화시킨다.
2. 무릎관절을 안정화시킨다.

등척성 기능 노트

- 반힘줄근의 먼쪽힘줄[넙다리빗근(sartorius), 두덩정강(gracilis)과 함께]은 무릎관절을 안쪽으로 휘게 하는(buckle) 가쪽에서 안쪽으로 작용하는 외반(valgus) 힘에 대해 안쪽 무릎관절의 안정화를 도와준다.

작용에 대한 추가적인 노트

1. 모든 3가지 뒤넙다리근들[hamstring muscles: 넙다리두갈래근(biceps femoris), 반힘줄근, 반막모양근(seminmembranosus)]은 무릎관절을 굽힌다.
2. 모든 뒤넙다리근 근조직(넙다리두갈래근의 짧은갈래는 제외하고)은 엉덩관절에서 넙다리를 편다(그리고 골반을 뒤쪽으로 기울인다).
3. 모든 3가지 거위발 근육들(넙다리빗근, 두덩정강근, 반힘줄근)은 무릎관절에서 다리를 굽히고 안쪽으로 돌린다(또는 무릎관절에서 넙다리를 굽히고 가쪽으로 돌린다).

신경지배

- □ 궁둥신경(sciatic nerve)
  - □ 정강신경(tibial nerve), L5, **S1**, S2

동맥공급

- □ 아래볼기동맥[inferior gluteal artery: 속엉덩동맥(internal iliac artery)가지]과 깊은넙다리동맥[deep femoral artery: 넙다리동맥(femoral artery)의 주요 가지]의 관통가지
  - □ 그리고 폐쇄동맥(obturator artery: 속엉덩동맥가지)과 오금동맥(popliteal artery)의 가지(넙다리동맥의 연속)

촉진

1. 대상자의 무릎관절에서 다리를 약간 굽혀 엎드린 자세에서, 촉진하는 손을 궁둥뼈거친면의 먼쪽 그리고 약간 가쪽에 위치시킨다.
2. 무릎관절에서 대상자가 다리를 더 굽히는 것을 수행하는 것에 대해 저항을 주고 거위발힘줄 쪽으로 반힘줄근을 촉진한다.

다른 구조와의 관계 (Relationship to other structures)

- □ 반힘줄근은 안쪽뒤넙다리근보다 더 얕은 곳에 있다.
- □ 반힘줄근의 몸쪽부착점은 큰볼기근(gluteus maximus)의 깊은 곳에 있다.
- □ 넙다리두갈래근은 반힘줄근보다 가쪽에 있다. 더 먼쪽에는, 반막모양근의 부분이 반힘줄근보다 가쪽에 있다.
- □ 반힘줄근의 안쪽은 큰모음근(adductor magnus)과 반막모양근의 한 부분이다.
- □ 반막모양근의 대부분은 반힘줄근보다 깊은 곳에 있다.
- □ 거위발힘줄에 부착하는 3가지 근육 중에서, 반힘줄근의 부착은 가장 뒤쪽 그리고 먼쪽이다.
- □ 반힘줄근은 얕은뒤선 근막경선(superficial back line myofascial meridian) 내에 위치한다.

기타(Miscellaneous)

1. 반힘줄근은 반힘줄근의 긴 먼쪽힘줄의 이름을 따서 붙였다.
2. 반힘줄근은 거위발힘줄에 부착하는 3가지 근육 중 하나이다. 여기에 부착하는 다른 2가지 근육은 넙다리빗근과 두덩정강근이다.
3. SGS를 생각하라. 거위발힘줄에 부착하는 근육 중 *넙다리빗근(Sartorius)*은 3가지 중에서 가장 앞쪽 그리고 몸쪽에 부착한다. *두덩정강근(Gracilis)*은 가운데에 있고, *반힘줄근(Semitendinosus)*은 가장 뒤쪽 그리고 먼쪽에 부착한다.
4. 거위발(pes anserine)은 거위(goose)의 발을 의미한다.
5. 반힘줄근의 몸쪽힘줄은 넙다리두갈래근의 몸쪽힘줄과 섞인다.
6. 반힘줄근은 몸쪽과 먼쪽 부분을 확실히 나누는 섬유 사이막(fibrous septum)을 가진다.

☐ 반막모양근[Semimembranosus: 뒤넙다리근육군의(of Hamstring Group)]

반막모양근*이라는 이름은 이 근육이 납작한 막(몸쪽)에 부착점을 가진다는 것을 말해 준다.*

☐ **어원**

Semimembranosus: 라틴어. *납작한, 막 힘줄*

☐ **발음**

SEM-i-MEM-bra-NO-sus

부착점(Attachments)

☐ 궁둥뼈거친면(ischial tuberosity)*에서부터*

☐ 정강뼈의 안쪽관절융기(condyle)의 뒤쪽 표면*까지*

기능(Functions)

동심성(단축성) 작용근 작용

표준 작용근 작용	반대 작용근 작용
☐ **1. 무릎관절에서 다리를 굽힌다.**	☐ 1. 무릎관절에서 넙다리를 굽힌다.
☐ **2. 엉덩관절에서 넙다리를 편다.**	☐ **2. 엉덩관절에서 골반을 뒤쪽으로 기울인다.**
☐ 3. 무릎관절에서 다리를 안쪽으로 돌린다.	☐ 3. 무릎관절에서 넙다리를 가쪽으로 돌린다.
☐ 4. 엉덩관절에서 넙다리를 안쪽으로 돌린다.	☐ 4. 엉덩관절에서 골반을 같은쪽으로 돌린다.
☐ 5. 엉덩관절에서 넙다리를 모은다.	☐ 5. 엉덩관절에서 같은쪽으로 올린다.

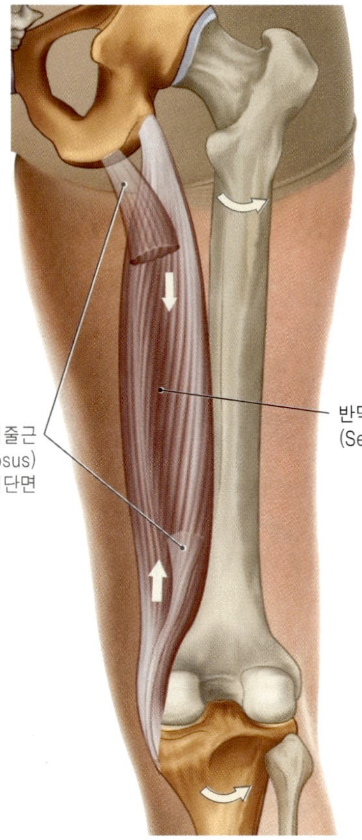

그림 15-15. 오른쪽 반막모양근의 뒤쪽면. 반막모양근의 몸쪽과 먼쪽힘줄은 잘려 있고 희미하게 보인다.

표준 작용근 작용 노트

- 반막모양근은 (근섬유들은 시상면에서 수직으로 주행하면서) 무릎관절 뒤쪽으로 가로지른다. 그러므로 이 근육은 무릎관절에서 다리를 굽힌다(작용 1).
- 반막모양근은 (근섬유들은 시상면에서 수직으로 주행하면서) 엉덩관절을 뒤쪽으로 가로지른다. 그러므로 이 근육은 엉덩관절에서 넙다리를 편다(작용 2).
- 반막모양근은 정강뼈관절융기(tibial condyle)의 안쪽 뒤쪽 표면에 부착하기 위하여 뒤쪽에서 앞쪽으로 (근섬유들은 가로면에서 다소 수평으로 주행하면서) 무릎관절을 안쪽으로 가로지른다. 반막모양근이 다리 부착점에서 당길 때, 부착점은 뒤쪽으로 당겨지고 앞쪽 정강뼈가 약간 안쪽을 향하게 야기한다. 그러므로 반막모양근은 무릎관절에서 다리를 안쪽으로 돌린다(작용 3). (Note: 무릎관절은 먼저 굽혀진 경우에만 돌릴 수 있다.)
- 반막모양근은 골반의 뒤쪽으로부터 다리의 더 앞쪽으로 넙다리를 둘러싸며 (근섬유들은 가로면에서 다소 수평으로 주행하면서) 엉덩관절을 안쪽으로 가로지른다. 만약 다리가 넙다리에 고정되어 있고 반막모양근이 다리를 당긴다면, 넙다리가 뒤안쪽으로 돌고 앞쪽넙다리가 안쪽을 향하도록 한다. 그러므로 반막모양근은 엉덩관절에서 넙다리를 안쪽으로 돌린다(작용 4).
- 반막모양근은 골반의 안쪽으로부터 다리의 약간 가쪽까지 (근섬유들은 이마면에서 다소 수평으로 주행하면서) 엉덩관절을 뒤쪽으로 가로지른다. 그러므로 반막모양근이 이것의 가쪽부착점(다리)을 안쪽으로 당길 때, 이 근육은 엉덩관절에서 넙다리를 모은다(작용 5).

반대 작용근 작용 노트

- 반막모양근의 반대 작용은 보통 발이 바닥에 붙어 있을 때 일어나고[닫힌사슬 운동학(closed chain kinematics)], 먼쪽부착점을 상대적으로 더 고정시켜 몸쪽부착점을 대신 움직이게 한다(반대 작용 1, 2, 3, 4, 5).
- 반막모양근은 (근섬유들은 시상면에서 수직으로 주행하면서) 무릎관절을 뒤쪽으로 가로지른다. 만약 먼쪽부착점이 고정되었다면, 무릎관절에서 넙다리는 다리 쪽으로 굽힌다(반대 작용 1).
- 먼쪽부착점의 고정과 함께, 반막모양근은 뒤쪽골반을 아래쪽으

로 당김으로써 엉덩관절에서 골반을 뒤쪽으로 기울인다(반대 작용 2).

- 무릎관절에서 다리 안쪽돌림의 반대 작용은 무릎관절에서 넙다리의 가쪽돌림이다(반대 작용 3).
- 반막모양근은 약간 수평으로 (가로면에서) 엉덩관절을 가로지른다. 만약 먼쪽부착점이 고정된다면 골반은 당겨질 것이고, 그 결과 이것의 앞쪽 표면은 반막모양근이 부착되어 있는 같은쪽의 몸통을 향하게 될 것이다. 그러므로 반막모양근은 엉덩관절에서 골반을 같은쪽으로 돌린다(반대 작용 4).
- 먼쪽부착점의 고정과 함께, 반막모양근은 궁둥뼈거친면을 아래쪽 가쪽으로 당기고, 그쪽의 엉덩뼈능선(iliac crest)의 올림을 야기한다. 그러므로 반막모양근은 엉덩관절에서 같은쪽의 골반을 올린다(반대 작용 5). Note: 만약 한쪽의 골반이 올라간다면, 다른 한쪽은 내려갈 것이다.

움직임

1. 반막모양근은 빗면(oblique plane)에서 하나의 당김선(line of pull)을 가지고 있기 때문에, 무릎관절에서 다리의 굽힘과 안쪽돌림, 엉덩관절에서 넙다리의 폄, 안쪽돌림, 모음으로 결합된 하나의 움직임을 만든다.
2. 이것의 골반을 당기는 반대 작용에 관하여, 반막모양근은 빗면에서 하나의 당김선을 가지고 있기 때문에, 같은쪽돌림과 함께 뒤쪽기울임 그리고 골반의 같은쪽올림과 같은 하나의 움직임을 만든다.

편심성 길항근 기능

1. 무릎관절의 폄, 다리의 가쪽돌림, 무릎관절에서 넙다리의 안쪽돌림을 제한하고 느리게 한다.
2. 엉덩관절에서 넙다리의 굽힘, 가쪽돌림, 벌림을 제한하고 느리게 한다.
3. 엉덩관절에서 골반의 앞쪽기울임, 반대쪽돌림, 같은쪽내림을 제한하고 느리게 한다.

등척성 안정화 기능

1. 엉덩관절에서 넙다리와 골반을 안정화시킨다.
2. 무릎관절을 안정화시킨다.

작용에 대한 추가적인 노트

1. 모든 3가지 뒤넙다리근들[넙다리두갈래근(biceps femoris), 반힘줄근(semitendinosus), 반막모양근)]은 무릎관절을 굽힌다.
2. 모든 뒤넙다리근 근조직[넙다리두갈래근의 짧은갈래(short head)를 제외하고]은 엉덩관절에서 넙다리를 편다(그리고 골반을 뒤쪽으로 기울인다).

신경지배

- ☐ 궁둥신경(sciatic nerve)
  - ☐ 정강신경(tibial nerve); L5, **S1**, S2

동맥공급

- ☐ 아래볼기동맥[inferior gluteal artery: 속엉덩동맥(internal iliac artery) 가지]과 깊은넙다리동맥[deep femoral artery: 넙다리동맥(femoral artery)의 주요 가지]의 관통가지
  - ☐ 그리고 폐쇄동맥(obturator artery: 속엉덩동맥 가지)과 오금동맥(popliteal artery)의 가지(넙다리동맥의 연속)

촉진

1. 대상자가 무릎관절에서 다리를 약간 굽힌 채 엎드린 자세에서 촉진하는 손을 넙다리의 뒤안쪽에 위치시킨다.
2. 무릎관절에서 대상자가 다리를 더 굽히는 것에 대한 저항을 주고 반막모양근의 수축을 느낀다. 이것은 반힘줄근의 안쪽이고 반힘줄근 먼쪽힘줄의 양쪽이다. (이것이 반힘줄근과 넙다리두갈래근 또한 수축시킬 수 있음을 명심하라.)

다른 구조와의 관계 (Relationship to other structures)

- ☐ 반막모양근은 더 깊은 안쪽뒤넙다리근 근육이다.
- ☐ 반막모양근은 일반적으로 반힘줄근의 깊은 곳에 있다. 그러나 일부는 얕고, 반힘줄근의 안쪽에서 찾아진다. 더 먼쪽에서, 반막모양근의 근육힘살(belly)은 얕고, 반힘줄근 먼쪽힘줄의 양쪽에 위치한다.
- ☐ 반막모양근의 몸쪽부착점은 큰볼기근(gluteus maximus)보다 깊은 곳에 있다.
- ☐ 비록 반막모양근이 안쪽뒤넙다리근육일지라도, 궁둥뼈거친면에 있는 몸쪽부착점은 반힘줄근과 넙다리두갈래근의 몸쪽부착점보다 더 가쪽에 위치한다.
- ☐ 궁둥뼈거친면에 있는 반막모양근의 몸쪽부착점 위쪽은 넙다리네모근(quadratus femoris)과 아래쌍둥이근(inferior gemellus)의 안쪽부착점이다.
- ☐ 뒤쪽면(perspective)에서의 반막모양근의 깊은 곳은 큰모음근(adductor magnus)이다.
- ☐ 반막모양근은 얕은뒤선 근막경선(superficial back line myofascial meridian) 내에 위치한다.

기타(Miscellaneous)

1. 반막모양근은 이것의 납작해진, 막처럼 생긴(membranous) 몸쪽힘줄의 이름을 따서 붙여졌다.
2. 반막모양근은 3가지 뒤넙다리근 중에서 가장 크다.
3. 반막모양근은 무릎관절의 안쪽반달(medial meniscus) 안에 부착한다.

4. 반막모양근의 안쪽반달부착점은 무릎을 굽히는 동안 안쪽반달의 뒤쪽 움직임을 촉진시킨다. 이 움직임은 무릎관절에서 무릎을 굽히는 동안 넙다리뼈와 정강뼈 사이에서 안쪽반달의 충돌을 막는데 도움을 준다. (Note: 오금근(popliteus)은 가쪽반달에 대해서 같은 작용을 갖는다.)

오금근(Popliteus) ☐

오금근이라는 이름은 이 근육이 무릎의 뒤쪽에 위치한다는 것을 말해 준다.

☐ **어원**

Popliteus: 라틴어. *무릎의 오금(무릎의 뒤쪽)*

☐ **발음**

pop–LIT–ee–us

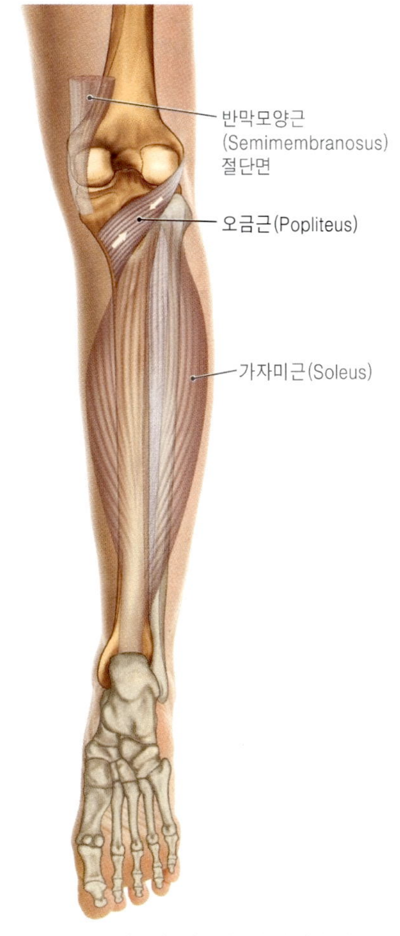

그림 15–16. 오른쪽 오금근 뒤쪽면. 가자미근과 잘려진 먼쪽 반막모양근의 힘줄이 희미하게 보인다.

부착점(Attachments)

☐ **먼쪽 뒤가쪽넙다리뼈**

- ☐ 넙다리뼈 가쪽관절융기의 가쪽 표면*에서부터*

☐ **몸쪽 뒤안쪽정강뼈***까지*

기능(Functions)

동심성(단축성) 작용근 작용

표준 작용근 작용	반대 작용근 작용
☐ **1. 무릎관절에서 다리를 안쪽으로 돌린다.**	☐ **1. 무릎관절에서 넙다리를 가쪽으로 돌린다.**
☐ **2. 무릎관절에서 다리를 굽힌다.**	☐ 2. 무릎관절에서 넙다리를 굽힌다.

표준 작용근 작용 노트

- 무릎의 뒤쪽에서, 오금근은 무릎관절의 주위를 (근섬유들은 가로면에서 수평으로 주행하면서) 넙다리뼈의 가쪽부터 정강뼈의 안쪽까지 둘러싼다. 오금근이 수축할 때, 이 근육은 정강뼈부착점을 뒤가쪽으로 넙다리뼈부착점을 향하여 당기며, 앞쪽 다리를 다소 안쪽으로 향하도록 만든다. 그러므로 오금근은 무릎관절에서 다리를 안쪽으로 돌린다(작용 1).
- 오금근은 (근섬유들은 시상면에서 다소 수직으로 주행하면서) 무릎관절을 뒤쪽으로 가로지른다. 그러므로 이 근육은 무릎관절에서 다리를 굽힌다(작용 2).

반대 작용근 작용 노트

- 오금근의 반대 작용은 보통 발이 땅 위에 붙어 있을 때 발생하고 [닫힌사슬 운동학(closed chain kinematics)], 먼쪽부착점을 상대적으로 더 고정시켜 몸쪽부착점인 넙다리가 대신 움직이게 한다(반대 작용 1, 2).
- 오금근은 가로면에서 무릎관절을 수평 방향으로 가로지르기 때문에, 이 근육은 무릎관절을 돌릴 수 있다. 다리에 있는 이것의 먼쪽부착점이 고정되었을 때(예: 발이 땅 위에 붙어 있을 때), 다리를 안쪽으로 돌리는 대신에 오금근은 넙다리를 당기고 앞쪽 표면이 가쪽을 향하도록 한다. 그러므로 오금근은 무릎관절에서 넙다리를 가쪽으로 돌린다(반대 작용 1).
- 오금근은 (근섬유들은 시상면에서 수직 방향으로 주행하면서) 무릎관절을 뒤쪽으로 가로지른다. 만약 먼쪽부착점이 고정되어 있다면 넙다리는 무릎관절에서 다리를 향하여 굽을 것이다(반대 작용 2).

움직임

1. 오금근은 빗면에서 하나의 당김선을 가지고 있기 때문에, 무릎관절에서의 다리의 안쪽돌림과 굽힘으로 결합된 하나의 움직임을 만들어 낸다.
2. 이것의 골반을 당기는 반대 작용에 관하여 오금근은 빗면에서 하나의 당김선을 가지고 있기 때문에, 무릎관절에서 다리의 가쪽돌림과 굽힘으로 결합된 하나의 움직임을 만들어낸다.

편심성 길항근 기능

1. 다리의 가쪽돌림과 무릎관절에서 넙다리의 안쪽돌림을 제한하고 느리게 한다.

오금근(Popliteus) *(계속)*

2. 무릎관절의 폄을 제한하고 느리게 한다.

등척성 안정화 기능

1. 무릎관절을 안정화시킨다.

작용에 대한 추가적인 노트

1. 완전히 펴진 무릎관절을 굽히기 위해, 무릎관절에서 다리의 안쪽 돌림과 무릎관절에서 넙다리의 가쪽돌림이 요구된다. 이러한 작용을 할 수 있는 모든 근육들 중에, 오금근은 이러한 무릎관절 돌림의 시작을 만드는 가장 중요한 것으로 간주되고, 펴진 무릎관절을 '*연다(unlock)*'고 한다.

신경지배

- ☐ 정강신경(tibial nerve)
  - ☐ L4, L5, S1

동맥공급

- ☐ 오금동맥(popliteal artery)의 가지[넙다리동맥(femoral artery)의 연속]

촉진

1. 대상자가 바닥에 발을 평평하게 놓고 앉은 자세에서 정강뼈거친면(tibial tuberosity)의 위치를 찾고 정강뼈의 안쪽 가장자리에 올 때까지 안쪽을 따라 민다. 손끝을 정강뼈 몸통 뒤쪽 주위로 구부린다.
2. 대상자에게 무릎관절에서 다리를 안쪽으로 돌리게 하고 오금근의 수축을 느낀다.
3. 오금근[장딴지근(gastrocnemius)보다 깊은 곳]을 넙다리뼈부착점 방향으로 계속하여 촉진한다.

다른 구조와의 관계 (Relationship to other structures)

- ☐ 오금근은 장딴지빗근(plantaris)과 장딴지근의 가쪽갈래보다 깊은 곳에 있다.
- ☐ 오금근은 가자미근(soleus)보다 몸쪽에 있다.
- ☐ 오금근의 깊은 곳은 넙다리뼈와 정강뼈이다.
- ☐ 오금근의 몸쪽힘줄은 무릎의 관절주머니 안의 정강뼈에서 기시한다[이것은 관절 내(intra-articular)이다].
- ☐ 오금근은 깊은앞선 근막경선(deep front line myofascial meridian) 내에 위치하고 얕은뒤선 근막경선(superficial back line myofascial meridian) 내에 포함된다.

기타(Miscellaneous)

1. 오금근은 다리의 깊은 뒤쪽 구획에 위치한다.
2. 오금근의 몸쪽힘줄은 무릎관절 안(관절 내)에 위치한다. 관절 내의 힘줄을 갖는 유일한 다른 근육은 오목위팔관절(glenohumeral joint)에 있는 위팔두갈래근(biceps brachii: 긴갈래)이다.
3. 오금근은 또한 무릎관절의 가쪽반달(lateral meniscus)에 부착한다. 이 부착점은 무릎굽힘을 하는 동안 가쪽반달의 뒤쪽 움직임을 촉진시킨다. 이 움직임은 무릎관절을 굽히는 동안 넙다리뼈와 정강뼈 사이에서 가쪽반달의 충돌(impingement)을 방지한다. (Note: 반막모양근은 안쪽 반달에 대해서 같은 작용을 갖는다.)

복습 문제(Review questions)

1. 무릎관절에서 반대 작용이 흔하게 만드는 것은 무엇인가?

2. 엉덩관절에서 넙다리네갈래근(quadriceps femoris)군에 포함되는 것을 기술하라.

3. 무릎관절에서 다리를 펴는 동안, 가쪽넓은근(vastus lateralis)은 무릎넙다리관절(patellofemoral joint)에서 어떤 방향으로 무릎뼈(platella)를 당기는가?

4. 엉덩정강근막띠(iliotibial band; ITB)에 기인한 통증은 종종 어떤 근육의 팽팽함(tightness)에 의해 발생되는가?

5. 무릎관절근(articularis genus)의 주요 작용은 무엇인가? 왜 이 작용이 무릎 기능에 중요한가?

6. 뒤넙다리근들(hamstrings)은 이 근육들이 가로지르는 두 관절 중 지렛대 작용의 차이로 인해 어느 것에서 더 강력한가?

7. 무릎관절에서 다리를 가쪽으로 돌릴 수 있는 유일한 근육은 무엇인가?

8. 어떤 뒤넙다리근이 거위발(pes anserine)힘줄에 부착하는가?

9. 어떤 뒤넙다리근육들이 무릎의 안쪽반달(medial meniscus)에 부착하는가? 왜 이것이 중요한가?

10. 완전히 펴진 무릎관절에서 오금근(popliteus)은 어떠한 역할을 하는가?

복습 문제의 정답은 책의 마지막 부분에서 확인할 수 있다.

생각해 보기(Think it through)

무릎관절은 다수의 힘에 의해 작용한다. 우리가 이 장에서 배운 것으로, 무릎관절의 근육들은 무릎의 안정화와 기능적인 역할을 한다. 무릎관절근육의 손상, 약화 또는 불균형이 끼칠 수 있는 잠재적 영향은 무엇인가? 이것은 국소적인 문제로 제한되는가? 또는 전체적인 전반의 기능에 영향을 줄 수 있는가?

제 16 장

발목과 목말밑관절의 근육
(Muscles of the Ankle and Subtalar Joints)

evolve http://evolve.elsevier.com/Muscolino/muscular

목차(Chapter Outline)

목적(Objectives)

이 장을 마친 후 학생들은 이 장에서 다룬 각 근육에 대해 다음을 수행할 수 있어야 한다.

1. 일반적인 구조를 설명하라.
2. 일반적인 기능을 설명하라.
3. 부착점들을 서술하라.
4. 표준 작용근 작용을 서술하라.
5. 반대 작용근 작용을 서술하라.
6. 근육을 당김선과 만들어내는 움직임을 논의하라.
7. 편심성 길항근 기능을 서술하라.
8. 등척성 안정화 기능을 서술하라.
9. 신경지배를 서술하라.
10. 동맥공급을 서술하라.
11. 촉진을 위한 시작 자세를 설명하라.
12. 촉진하는 단계를 설명하라.
13. 다른 신체 구조와 근육의 관계에 대해 논의하라.
14. 촉진, 평가 및 임상적 의사 결정을 도와주는 추가적인 정보에 대해 논의하라.

개요(Chapter Overview)

이 장에서 다루는 근육들은 보통 발목(talocrural)과 목말밑관절의 움직임으로 간주되는 주요한 기능을 하는 근육들이다. 몸의 다른 근육들 또한 발목 및 목말밑관절을 움직일 수 있지만 그들의 주요한 기능이 보통 다른 관절에서 고려되기 때문에 다른 장에 배치하였다. 이 근육들은 제17장에 포함된 발가락의 외재근들로, 긴발가락폄근(extensor digitorum longus), 긴엄지발가락폄근(extensor hallucis longus), 긴발가락굽힘근(flexor digitorum longus) 그리고 긴엄지발가락굽힘근(flexor hallucis longus)이다.

16

구조의 개요(Overview of structure)

- 근막(fascial) 구획은 몸의 다른 어느 곳보다 다리에서 분명히 정의되어 있다.
- 구조적으로, 발목과 목말밑관절의 근육들은 다리에 그들의 힘살을 가지고 있고 넷 중 하나의 분명한 구획에 위치해 있다. 다리의 4가지 구획들은 앞쪽, 가쪽, 얕은 뒤쪽, 깊은 뒤쪽이고, 그림 16-5와 그림 16-6에서 다뤘으며, 하단의 상자에 이들에 대한 설명을 하였다.

목적(Objectives) *(계속)*

□ 구획에 의한 위치는 이러한 근육들의 작용(action)을 결정하는 것을 도와준다. 예를 들어, 앞쪽구획에 있는 모든 근육들은 발등굽힘을 한다. 가쪽, 뒤쪽 구획에 있는 모든 근육들은 발바닥쪽굽힘을 한다(발을 지나지 않는 오금근은 제외한다). 가쪽 구획에 있는 모든 근육들은 가쪽번짐(eversion)을 한다. 발목과 목말밑관절근육이 최종적으로 정확히 어떤 작용을 하는지 결정하는 것은 그 근육들의 먼쪽힘줄이 이러한 관절의 어디를 지나는가이다[예: 앞정강근(tibialis anterior)은 다리의 앞가쪽에 위치하지만, 힘줄은 목말밑관절의 안쪽으로 가로지르기에 이 근육은 발을 안쪽번짐(inversion)한다].

다리의 구획(Compartments of the leg)

다리 근조직은 보통 앞쪽, 가쪽, 얕은 뒤쪽 그리고 깊은 뒤쪽 구획으로 나누어진다.

- 앞쪽 구획은 앞정강근(tibialis anterior), 긴발가락폄근(extensor digitorum longus), 긴엄지발가락폄근(extensor hallucis longus), 셋째종아리근(fibularis tertius)을 포함한다.
- 가쪽 구획은 긴종아리근(fibularis longus)과 짧은종아리근(fibularis brevis)을 포함한다.
- 얕은 뒤쪽 구획은 장딴지근(gastrocnemius), 가자미근(soleus), 장딴지빗근(plantaris)을 포함한다.
- 깊은 뒤쪽 구획은 뒤정강근(tibialis posterior), 긴발가락굽힘근(flexor digitorum longus), 긴엄지굽힘근(flexor hallucis longus), 오금근(popliteus)을 포함한다.

기능의 개요(Overview of function)

작용과 관련된 다음의 일반적인 규칙들은 발목과 목말밑관절 근육들의 기능적인 군들을 위해 서술될 수 있다.

□ 만약 근육이 근섬유의 수직 방향으로 발목관절 앞쪽을 가로지르면, 그 근육은 발의 등쪽면이 다리의 앞쪽(발등)면 방향으로 움직여서 발목관절에서 발등굽힘(dorsiflex)을 할 수 있다.

□ 만약 근육이 근섬유의 수직 방향으로 발목관절 뒤쪽을 가로지르면, 그 근육은 발바닥이 다리의 뒤쪽(배쪽)면으로 움직여서 발목관절에서 발바닥쪽굽힘(plantarflex)을 할 수 있다.

□ 만약 근육이 가쪽으로 발목관절을 가로지르면, 그 근육은 발의 가쪽면이 다리의 가쪽으로 움직여서 목말밑관절에서 발을 가쪽번짐시킬 수 있다. Note: 가쪽번짐은 엎침의 주요한 요소이다.

□ 만약 근육이 목말밑관절 안쪽으로 가로지르면 그 근육은 발의 안쪽면이 다리 안쪽면으로 움직여서 목말밑관절에서 발을 안쪽번짐시킬 수 있다. Note: 안쪽번짐은 뒤침(supination)의 주요한 요소이다.

□ 반대 작용은 지면에 발이 붙어 있고 발에 대해 다리가 움직일 때 일어난다. 동일한 용어들은 이러한 반대 작용을 설명하는 데 사용될 수 있다. 예를 들어, 다리의 앞쪽(발등)면이 발등을 향하여 움직일 때 발목관절에서 다리의 발등굽힘이라 부른다.

□ 오른쪽 발목과 목말밑관절근육들의 앞쪽면
(Anterior View of the Muscles of the Right Ankle and Subtalar Joints)

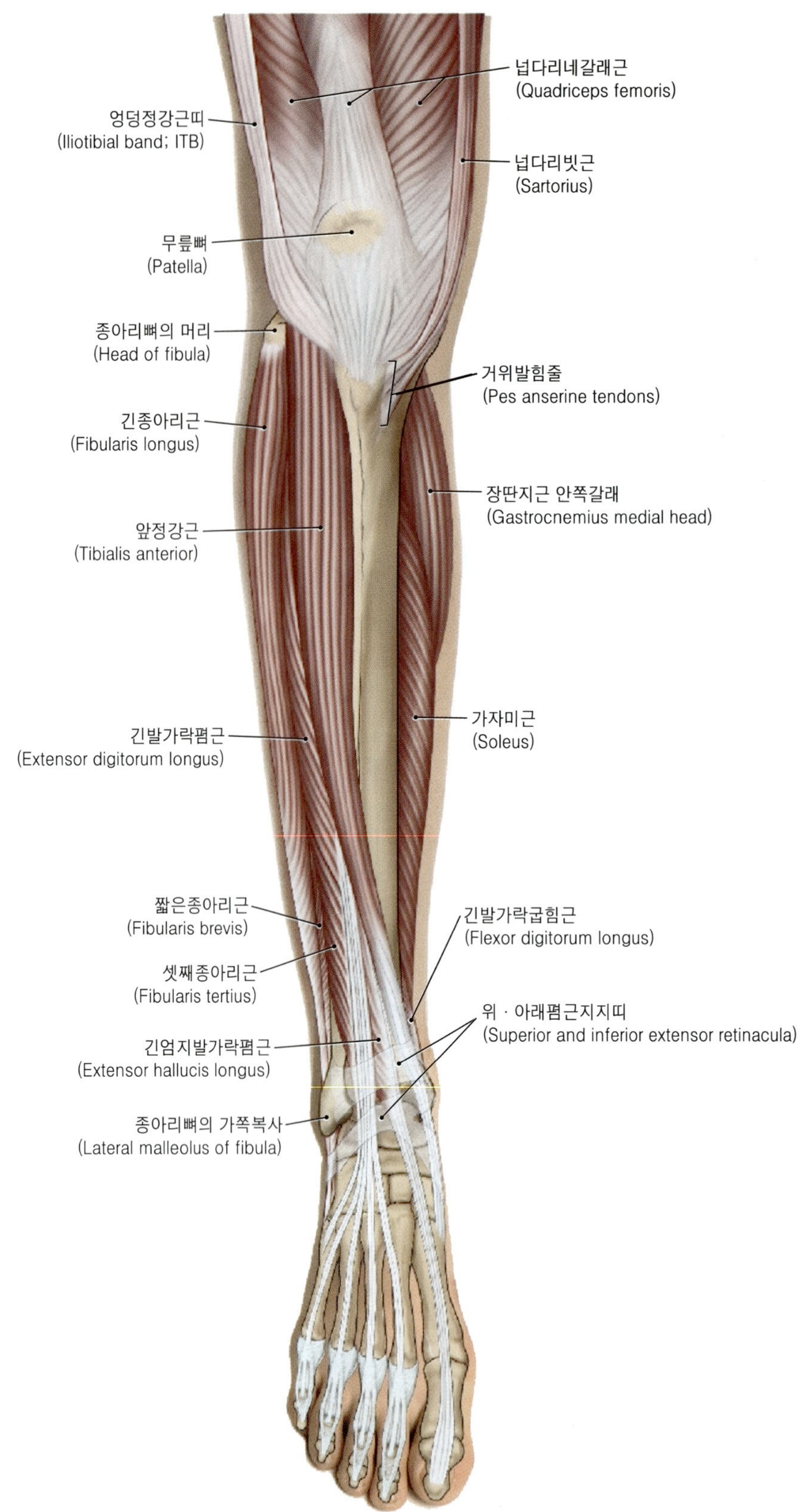

그림 16-1. 오른쪽 발목과 목말밑관절근육들의 앞쪽면.

오른쪽 발목과 목말밑관절근육들의 뒤쪽면-얕은층 ☐
(Posterior View of the Muscles of the Right Ankle and Subtalar Joints–Superficial View)

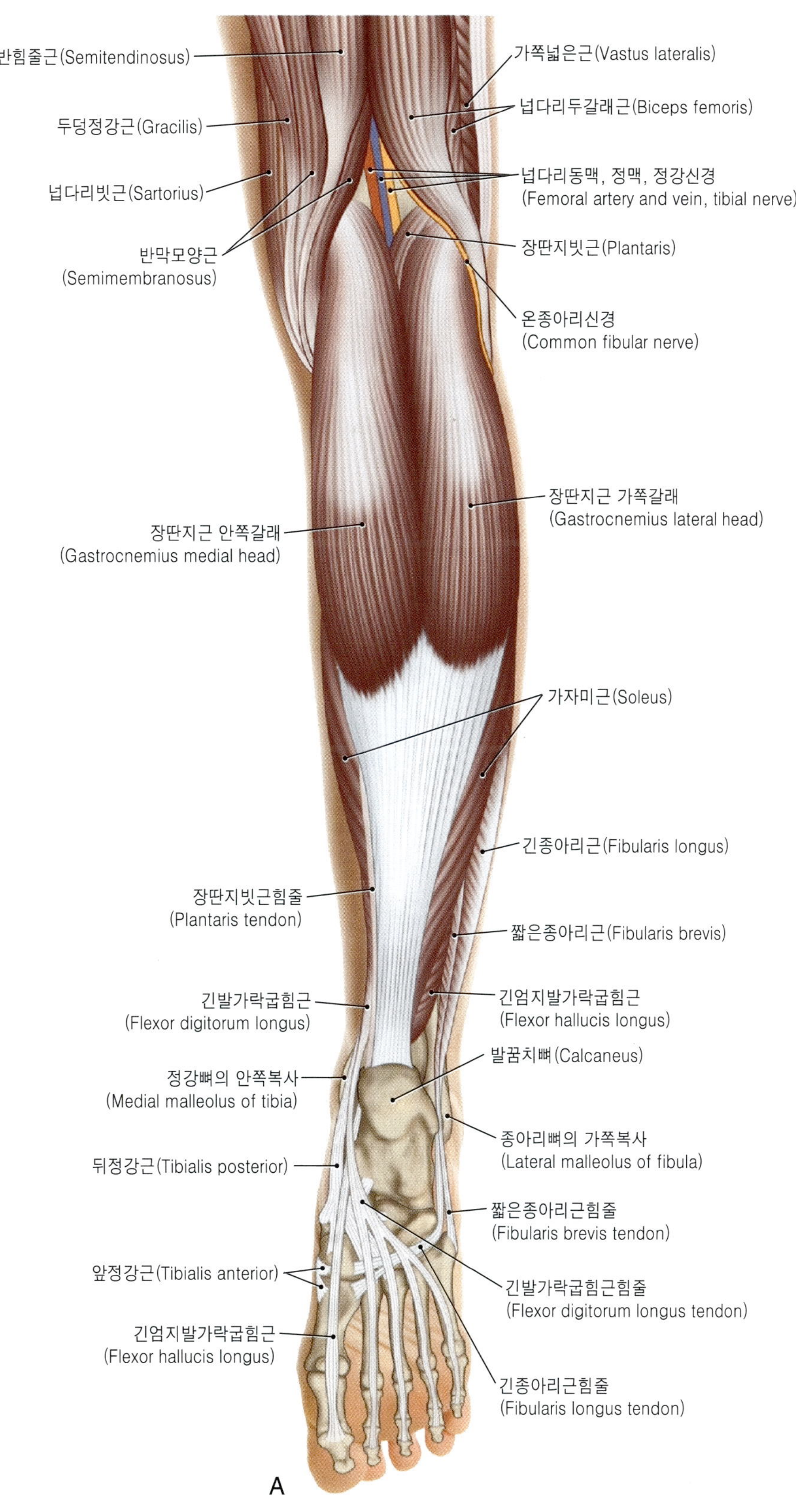

그림 16-2. 오른쪽 발목과 목말밑관절근육들의 뒤쪽면. A, 얕은층. *(계속)*

□ 오른쪽 발목과 목말밑관절근육들의 뒤쪽면-중간층 (Posterior View of the Muscles of the Right Ankle and Subtalar Joints-Intermediate View)

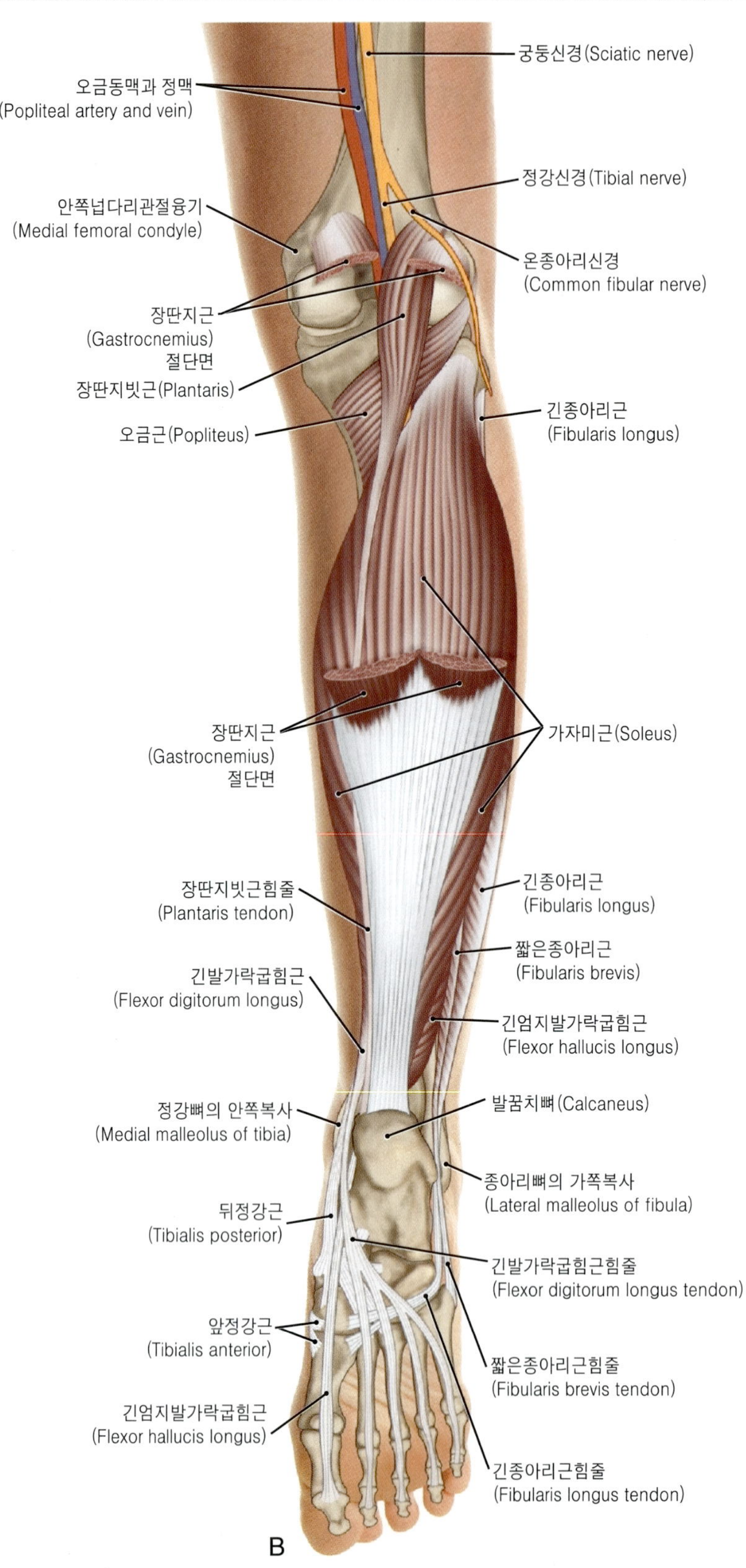

그림 16-2. *(계속)* B, 중간층. *(계속)*

오른쪽 발목과 목말밑관절근육들의 뒤쪽면–깊은층 □
(Posterior View of the Muscles of the Right Ankle and Subtalar Joints–Deep View)

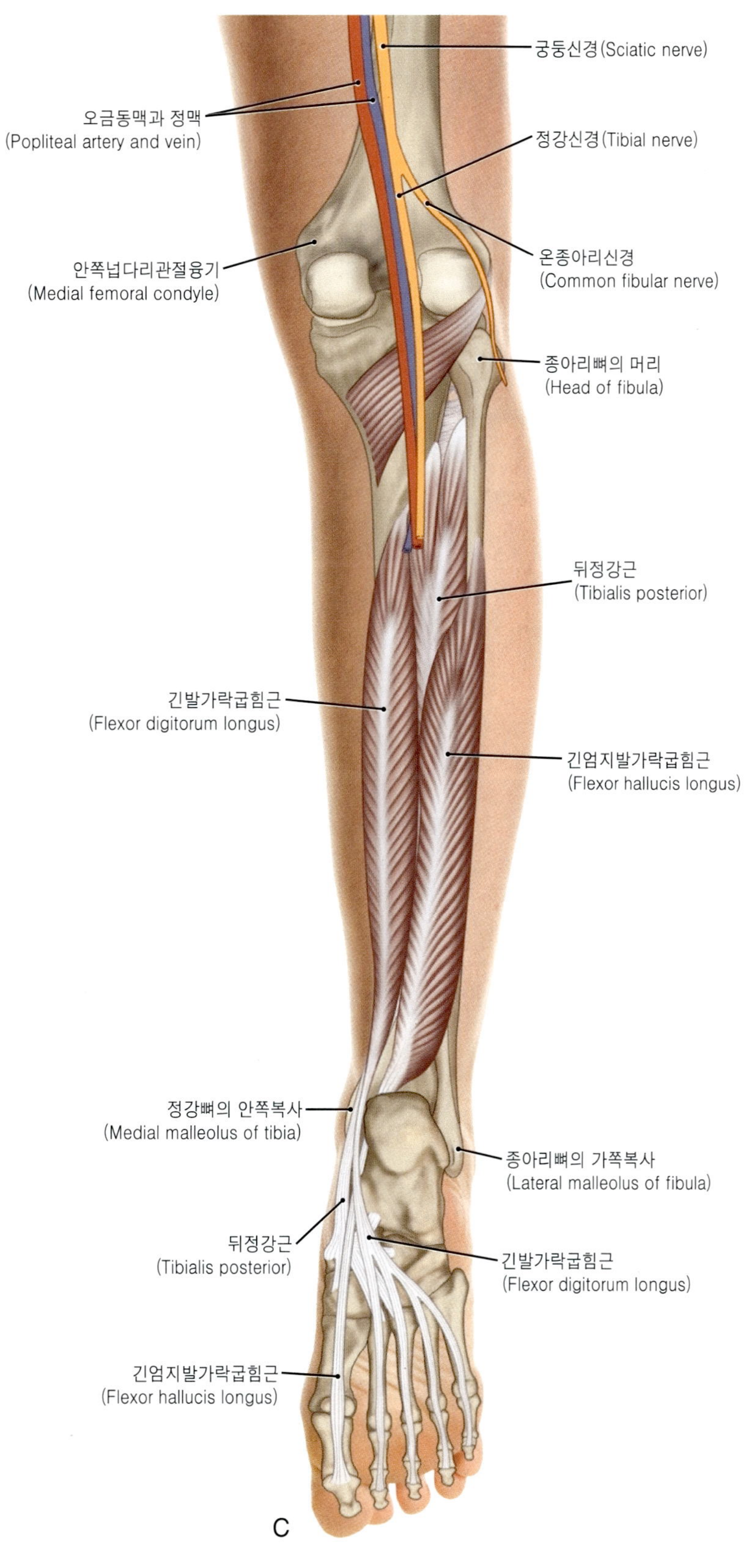

그림 16–2. *(계속)* C, 깊은층.

☐ 오른쪽 발목과 목말밑관절근육들의 가쪽면 (Lateral View of the Muscles of the Right Ankle and Subtalar Joints)

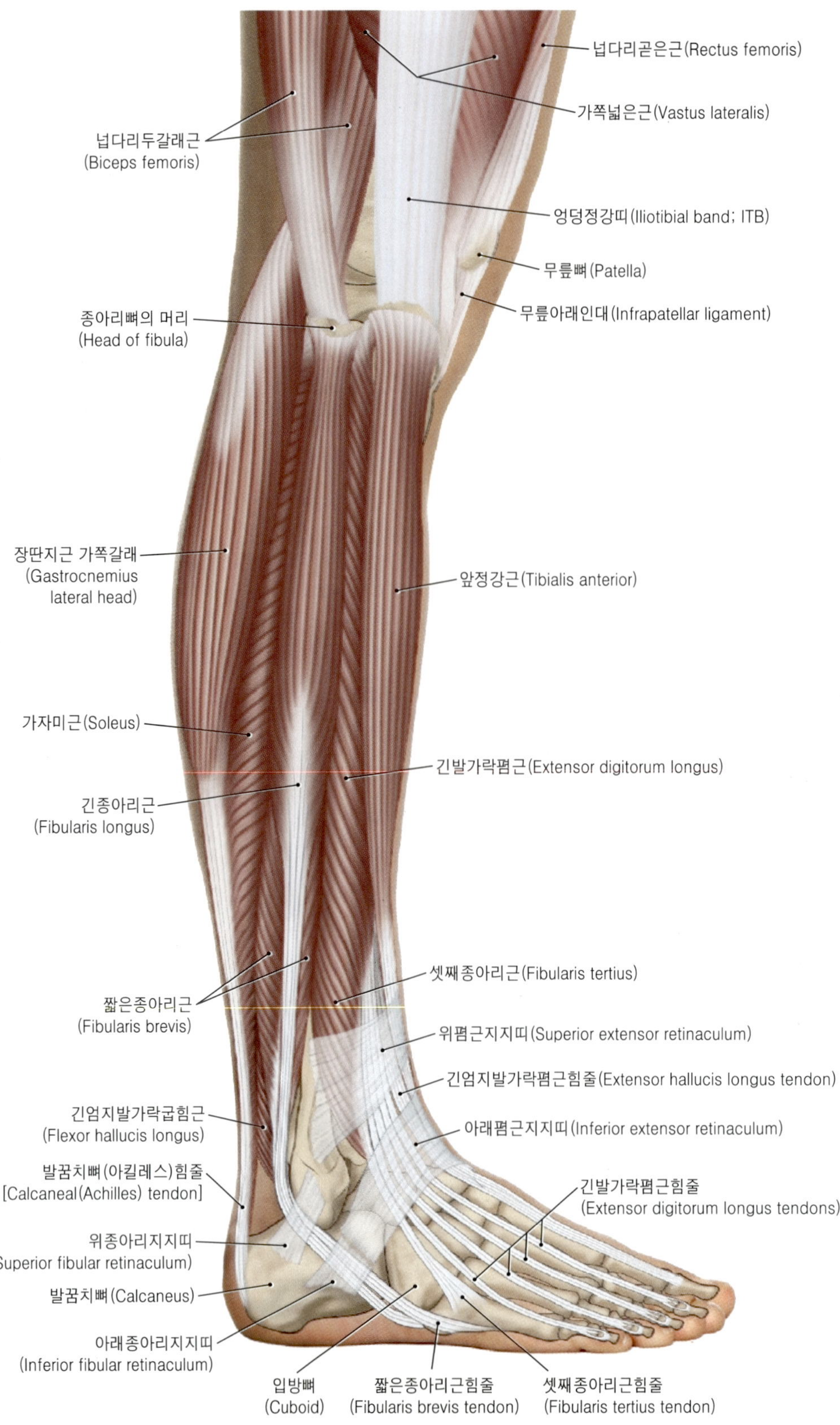

그림 16-3. 오른쪽 발목과 목말밑관절근육들의 가쪽면.

오른쪽 발목과 목말밑관절근육들의 안쪽면 □

(Medial Views of the Muscles of the Right Ankle and Subtalar Joint)

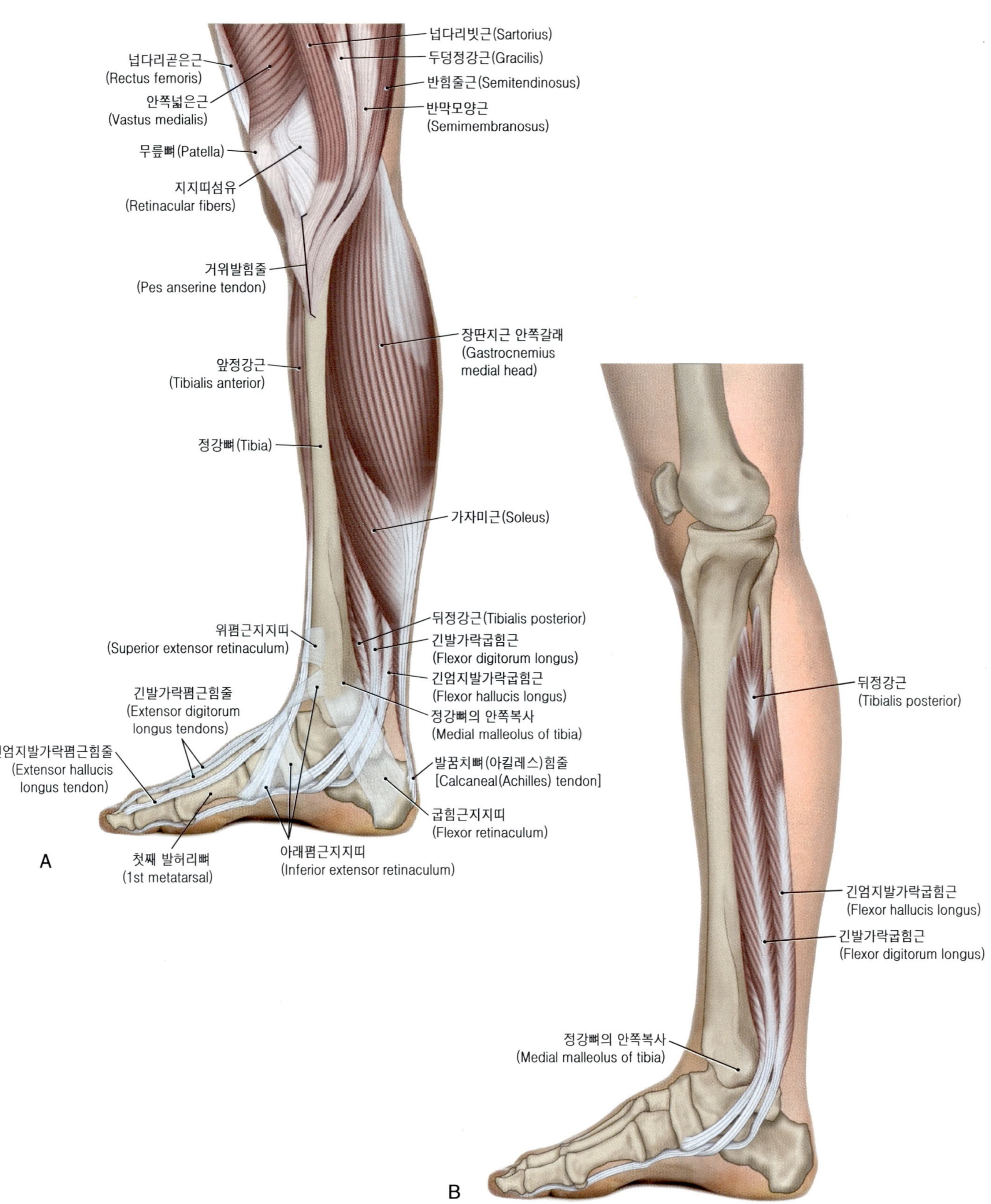

그림 16-4. 오른쪽 발목과 목말밑관절근육들의 안쪽면. A, 얕은층. B, 깊은층.

□ 가로면에서 오른쪽 다리의 단면-구획
(Transverse Plane Cross Section of the Right Leg-Compartments)

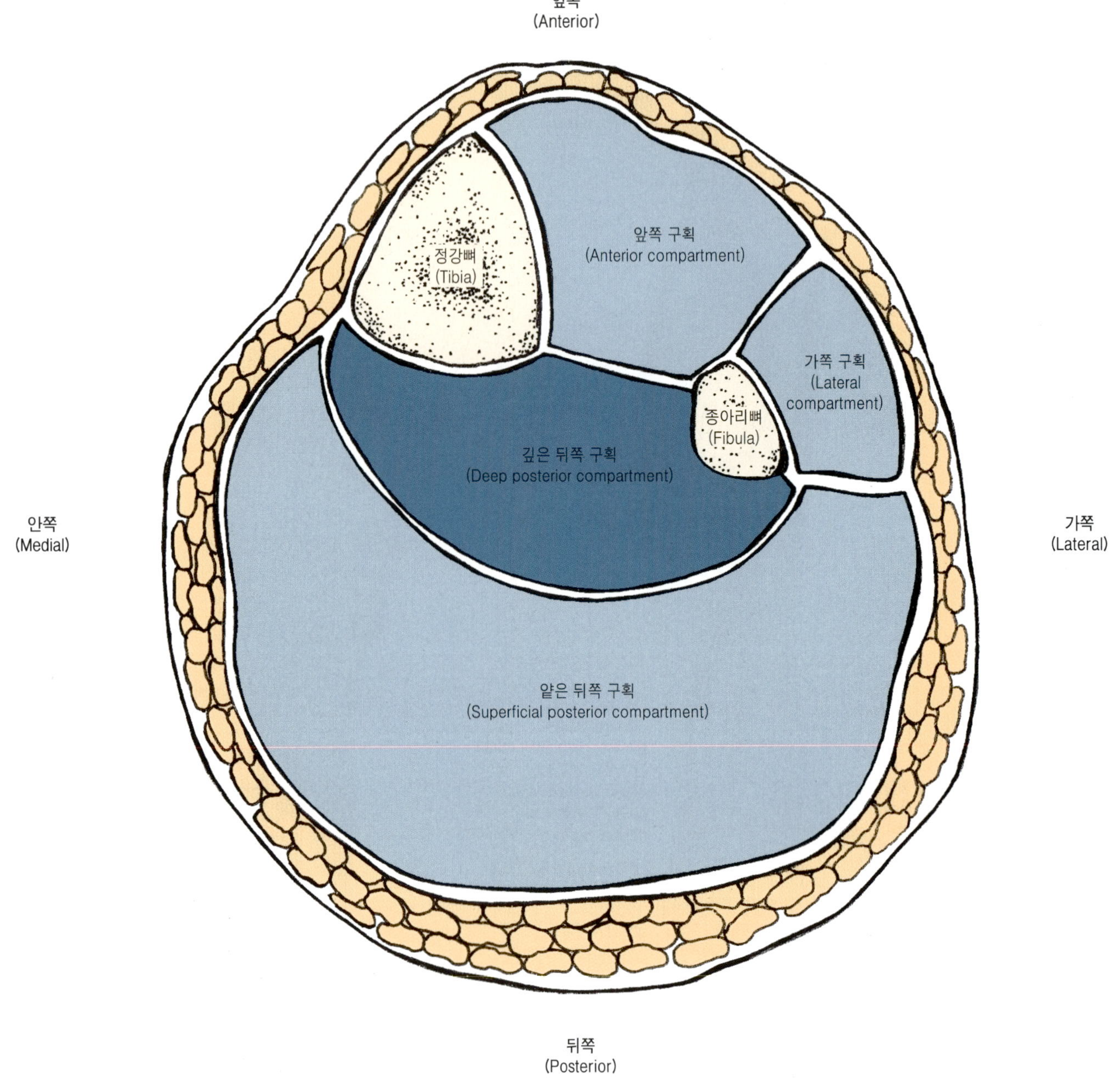

앞쪽 구획 (anterior compartment)	앞정강근(tibialis anterior) 긴발가락폄근(extensor digitorum longus) 긴엄지발가락폄근(extensor hallucis longus) 셋째종아리근(fibularis tertius)	얕은 뒤쪽 구획 (superficial posterior compartment)	장딴지근(gastrocnemius) 가자미근(soleus) 장딴지빗근(plantaris)
가쪽 구획 (lateral compartment)	긴종아리근(fibularis longus) 짧은종아리근(fibularis brevis)	깊은 뒤쪽 구획 (deep posterior compartment)	오금근(popliteus) 뒤정강근(tibialis posterior) 긴발가락굽힘근(flexor digitorum longus) 긴엄지발가락굽힘근(flexor hallucis longus)

그림 16-5. 가로면 단면(무릎관절에서 약 1/3 먼쪽). 다리의 4가지 구획을 보여준다.

가로면에서 오른쪽 다리의 단면-근육 □
(Transverse Plane Cross Section of the Right Leg-Muscles)

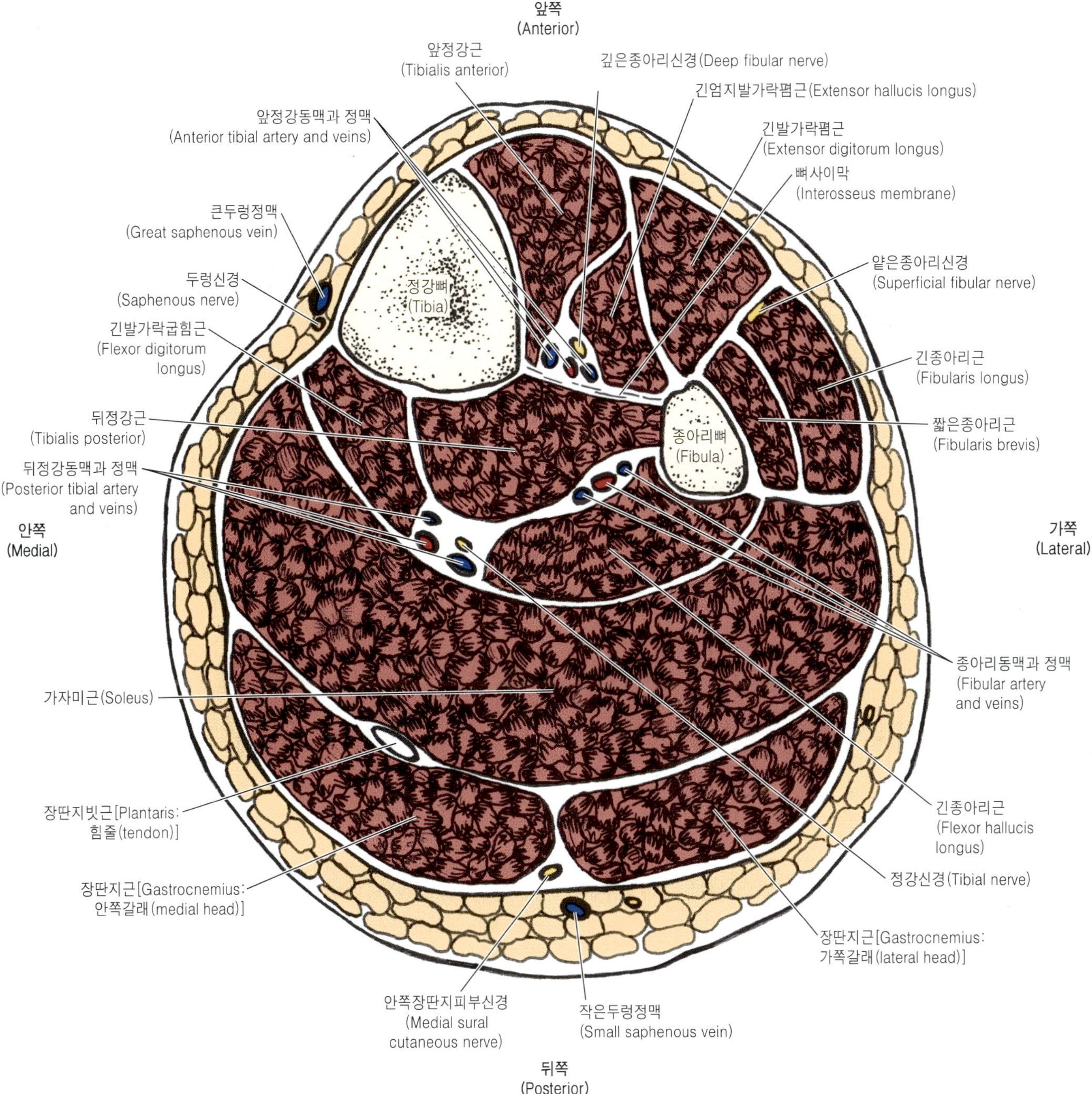

그림 16-6. 가로면 단면(무릎관절에서 약 1/3 먼쪽), 다리의 4가지 구획을 보여준다.

□ 앞정강근(Tibialis Anterior)

앞정강근*이라는 이름은 이 근육이 정강뼈에 부착되어 있고 앞쪽에 위치한다는 것을 말해 준다.*

□ **어원**

Tibialis: 라틴어. *정강뼈*

Anterior: 라틴어. *전의, 앞의*

□ **발음**

tib–ee–A–lis

an–TEE–ri–or

부착점(Attachments)

□ 정강뼈의 앞

- □ 가쪽정강뼈의 관절융기(tibial condyle), 정강뼈 앞의 몸쪽 2/3, 그리고 뼈사이막(interosseus membrane)의 몸쪽 2/3 *에서부터*

□ 안쪽 발

- □ 첫 번째 쐐기뼈(cuneiform)와 첫째 발허리뼈*까지*

기능(Functions)

동심성(단축성) 작용근 작용

표준 작용근 작용	반대 작용근 작용
□ **1. 발목관절에서 발을 발등굽힘 한다.**	□ 1. 발목관절에서 다리를 발등굽힘 한다.
□ 2. 목말밑관절에서 발을 안쪽번짐(뒤침) 한다.	□ 2. 목말밑관절에서 목말뼈를 안쪽번짐(뒤침) 한다.

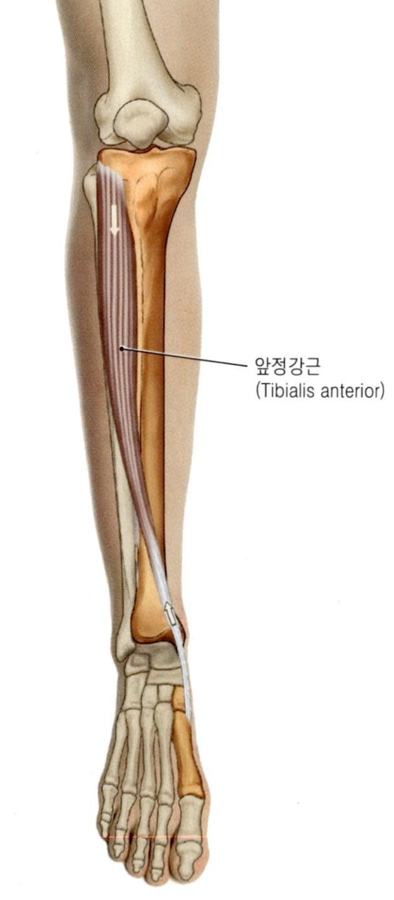

그림 16–7. 오른쪽 앞정강근의 앞쪽면.

표준 작용근 작용 노트

- 앞정강근은 (근섬유들은 시상면에서 수직으로 주행하면서) 발목관절을 앞쪽으로 가로지른다. 그러므로 이 근육은 발목관절에서 발을 발등굽힘 한다(작용 1).
- 앞정강근은 목말밑관절 움직임의 축에 대하여 (근섬유들은 이마면에서 수직으로 주행하면서) 발 안쪽으로 가로지른다. 그러므로 이 근육은 목말밑관절에서 발을 안쪽번짐과 뒤침을 한다(더 정확하게는, 이것은 목말뼈에 대해 발꿈치뼈를 안쪽번짐과 뒤침을 한다). Note: 안쪽번짐은 발 뒤침의 주요한 요소이다. 목말밑뒤침(subtalar supination)은 또한 발의 안쪽돌림 그리고 발바닥쪽굽힘(plantarflexion)을 포함한다(작용 2).

반대 작용근 작용 노트

- 발목과 목말밑관절에서 반대 작용은 대개 발이 지면에 붙어 있을 때 일어나고, 그 결과 몸쪽부착점은 먼쪽으로 움직인다(반대 작용 1, 2).
- 앞정강근은 (근섬유들은 시상면에서 수직으로 주행하면서) 발목관절 앞쪽으로 가로지른다. 먼쪽부착점이 고정된다면 앞정강근은 다리의 앞쪽(발등)면을 발의 등쪽으로 당긴다. 그러므로 이 근육은 발목관절에서 다리를 발등굽힘 한다. 이 작용은 우리의 발이 지면에 붙어 있을 때 보행주기(gait cycle) 동안 발생한다(반대 작용 1).
- 목말밑관절에서 발의 안쪽번짐의 반대 작용은 목말밑관절에서의 목말뼈(talus)와 다리의 안쪽번짐이다. 목말밑관절에서 다리의 움직임은 발꿈치뼈(calcaneus)에 대해 목말뼈의 움직임을 포함한다. 안쪽번짐은 뒤침의 주요한 요소이다(반대 작용 2).
- 목말밑관절에서 목말뼈뒤침의 다른 요소는 목말뼈의 가쪽돌림이다. 목말뼈가 가쪽으로 돌 때 발목과 (펴진) 무릎관절은 돌림을 허락하지 않기 때문에, 전체 하지는 엉덩관절에서 넙다리의 가쪽돌림을 따라간다(반대 작용 2).

움직임

1. 앞정강근은 빗면(oblique plane)에서 하나의 당김선(line of pull)을 가지기 때문에, 발의 발등굽힘과 뒤침으로 결합된 하나

의 움직임을 만든다.

편심성 길항근 기능

1. 발목관절의 발바닥쪽굽힘을 제한하고 느리게 한다.
2. 목말밑관절에서의 가쪽번짐[eversion: 엎침(pronation)]을 제한하고 느리게 한다.

편심성 길항근 작용 노트

- 목말밑관절에서 발의 가쪽번짐(엎침)을 제한하고 느리게 하는 편심성 작용은 보행주기[발꿈치딛기(heel-strike)부터 발이 평평(foot-flat)할 때까지] 동안 매우 중요하며, 그 결과 아치는 완전히 무너지지 않는다.

등척성 안정화 기능

1. 발목과 목말밑관절을 안정화시킨다.

등척성 기능 노트

- 앞정강근은 등자근육(stirrup muscles) 2가지 중 하나로서 발의 아치(목말밑관절을 포함)를 지지하고 안정화하는 데 중요한 역할을 한다.

작용에 대한 추가적인 노트

1. 다리의 앞쪽 구획의 4가지 근육 모두 발목관절에서 발(그리고 다리)을 발등굽힘 할 수 있다.
2. 앞정강근과 뒤정강근(tibialis posterior) 모두 (목말밑관절에서) 발을 안쪽번짐 한다. 그러나 앞정강근이 앞쪽이기 때문에 이것은 발목관절에서 발을 발등굽힘시킬 수 있고, 반면 뒤정강근은 뒤쪽에 있기 때문에 발목관절에서 발을 발바닥쪽굽힘시킬 수 있다.

신경지배

- ☐ 깊은종아리신경(deep fibular nerve)
  - ☐ L4, L5

동맥공급

- ☐ 앞정강동맥[anterior tibial artery: 오금동맥(popliteal artery)의 종말가지]

촉진

1. 대상자를 앉거나 바로 눕게 하고 다리를 발등굽힘, 안쪽번짐 시키며(저항이 추가될 수 있다), 발목관절의 앞안쪽으로 교차하는 앞정강근의 먼쪽힘줄을 찾고 촉진한다.
2. 정강뼈 가쪽면에서 앞정강근을 몸쪽으로 계속해서 촉진한다.
3. Note: 발가락폄근(extensors digitorum)과 긴엄지발가락폄근(extensor hallucis longus)이 수축하지 않도록 하기 위해 대상자가 발가락을 펴지 않도록 확인한다.

다른 구조와의 관계 (Relationship to other structures)

- ☐ 앞정강근은 앞가쪽 다리의 얕은 곳에 있다.
- ☐ 앞정강근은 정강뼈의 바로 옆에 놓여 있다
- ☐ 긴발가락폄근(extensor digitorum longus)은 앞정강근보다 가쪽에 있고, 더 먼쪽으로 엄지발가락벌림근(extensor hallucis longus)이 앞정강근보다 가쪽에 있다.
- ☐ 앞정강근힘줄의 깊은 곳에 긴발가락폄근과 엄지발가락벌림근이 있다.
- ☐ 앞정강근은 얕은앞선(superficial front line), 나선(spiral line) 근막경선(myofascial meridian) 내에 위치한다.

기타(Miscellaneous)

1. 앞정강근은 다리의 앞쪽 구획에 위치한다.
2. 앞정강근은 매우 눈에 잘 띄는 먼쪽힘줄을 가지고 있다.
3. 앞정강근과 긴종아리근은 *등자근육(stirrup muscle)*으로 알려져 있다. 이 2가지 근육 모두 안쪽발[첫 번째 쐐기뼈(cuneiform)와 첫 번째 발허리뼈]의 같은 위치에 부착하고 발의 아치[안쪽 세로 아치(medial longitudinal arch)]를 지지하기 위한 등자로 보일 수 있다. 앞정강근은 또한 다리의 가로 아치(transverse arch)와 가쪽 세로 아치(lateral longitudinal arch)를 지지한다.
4. 앞정강근이 팽팽(tight)하고 통증이 있을 때(특히 정강뼈부착점을 따라서), 대개 *정강이통증(shin splints)* 또는 *앞쪽정강이통증(anterior shin splints)*이라고 한다. [Note: *정강이통증*은 다리(무릎과 발목 사이에서)에서 일어나는 대부분의 통증 상태를 나타내는 일반적인 용어이다. 앞정강근의 통증에 의한 정강이통증은 아마도 정강이통증의 가장 흔한 형태일 것이다.]

☐ 셋째종아리근(Fibularis Tertius)

셋째종아리근이라는 이름은 이 근육이 종아리뼈에 부착하고 세 번째 종아리근(third fibularis muscle)이라는 것을 말해 준다. 앞의 2개의 종아리 근육은 긴종아리근(fibularis longus)과 짧은종아리근(fibularis brevis)이다.

☐ **어원**

Fibularis: 라틴어. *종아리뼈*
Tertius: 라틴어. *세 번째*

☐ **발음**

fib-you-LA-ris
TER-she-us

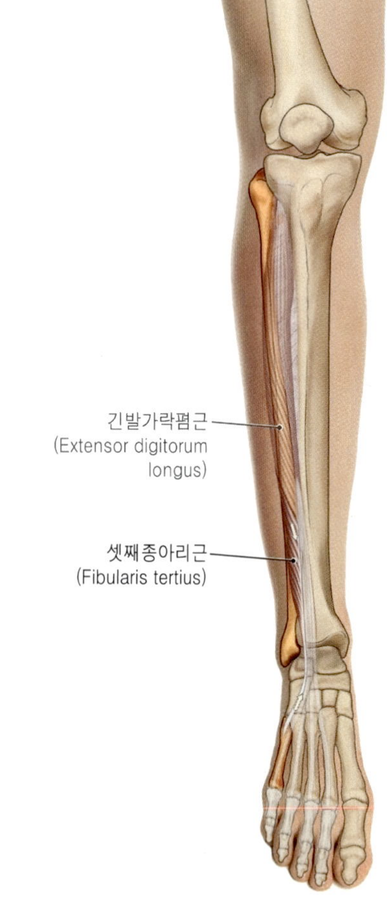

그림 16-8. 오른쪽 셋째종아리근의 앞쪽면. 긴발가락폄근이 희미하게 보인다.

부착점(Attachments)

☐ **먼쪽종아리뼈의 앞쪽**

- ☐ 종아리뼈 앞의 먼쪽 1/3과 뼈사이막(interosseus memebrane)의 먼쪽 1/3*에서부터*

☐ **다섯째 발허리뼈**

- ☐ 다섯째 발허리뼈 바닥(base)의 등쪽면*까지*

기능(Functions)

동심성(단축성) 작용근 작용

표준 작용근 작용	반대 작용근 작용
☐ 1. **발목관절에서 발을 발등굽힘 한다.**	☐ 1. 발목관절에서 다리를 발등굽힘 한다.
☐ 2. 목말밑관절에서 발을 가쪽번짐(엎침) 한다.	☐ 2. 목말밑관절에서 목말뼈를 가쪽번짐(엎침) 한다.

표준 작용근 작용 노트

- 셋째종아리근은 (근섬유들은 시상면에서 수직으로 주행하면서) 발목관절의 앞쪽으로 가로지른다. 그러므로 이것은 발목관절에서 발을 발등굽힘 한다(작용 1).
- 셋째종아리근은 (근섬유들은 이마면에서 수직으로 주행하면서) 목말밑관절 움직임의 축 가쪽의 발 안으로 가로지른다. 그러므로 이 근육은 목말밑관절에서 발을 가쪽번짐, 엎침 한다(더 정확하게는, 이 근육은 목말뼈에 대해 발꿈치뼈를 가쪽번짐, 엎침 한다). Note: 가쪽번짐은 발 엎침의 주요한 요소이다. 목말밑엎침은 또한 발의 가쪽돌림과 발등굽힘을 포함한다(작용 2).

반대 작용근 작용 노트

- 발목과 목말밑관절에서 반대 작용은 대개 발이 지면에 붙어 있을 때 일어나고, 그 결과 몸쪽부착점은 먼쪽으로 움직인다(반대 작용 1, 2).
- 셋째종아리근은 (근섬유들은 시상면에서 수직으로 주행하면서) 발목관절을 앞쪽으로 가로지른다. 먼쪽부착점이 고정된다면 셋째종아리근은 다리의 앞쪽(발등)면을 발의 등쪽으로 당긴다. 그러므로 이 근육은 발목관절에서 다리를 발등굽힘 한다. 이 작용은 우리의 발이 지면에 붙어 있을 때 보행주기(gait cycle) 동안 발생한다(반대 작용 1).
- 목말밑관절에서 발의 가쪽번짐 반대 작용은 목말밑관절에서의 목말뼈(talus), 다리의 가쪽번짐이다. 목말밑관절에서 다리의 움직임은 발꿈치뼈(calcaneus)에 대해 목말뼈의 움직임을 포함한다. 가쪽번짐은 엎침의 주요한 요소이다(반대 작용 2).
- 목말밑관절에서 목말뼈엎침의 다른 요소는 목말뼈의 안쪽돌림이다. 목말뼈가 안쪽으로 돌 때 발목과 (펴진) 무릎관절은 돌림을 허락하지 않기 때문에, 전체 하지는 엉덩관절에서 넙다리의 안쪽돌림을 따라간다(반대 작용 2).

움직임

1. 셋째종아리근은 빗면(oblique plane)에서 하나의 당김선(line of pull)을 가지고 있기 때문에, 발의 발등굽힘과 엎침으로 결합된

하나의 움직임을 만든다.

편심성 길항근 기능

1. 발목관절 발바닥쪽굽힘을 제한하고 느리게 한다.
2. 목말밑관절에서 안쪽번짐(뒤침)을 제한하고 느리게 한다.

편심성 길항근 작용 노트

- 발의 발바닥쪽굽힘을 제한하고 느리게 하는 편심성 작용은 보행주기[발꿈치딛기(heel-strike)부터 발이 평평할 때(foot-flat)까지] 동안 중요하다.

등척성 안정화 기능

1. 발목과 목말밑관절을 안정화시킨다.

작용에 대한 추가적인 노트

1. 다리의 앞쪽 구획 4가지 근육 모두 발목관절에서 발(그리고 다리)을 발등굽힘 할 수 있다.
2. 3가지 종아리근육들은 모두 목말밑관절을 가쪽번짐 하기 때문에 함께 군을 이룬다.

신경지배

- ☐ 깊은종아리신경(deep fibular nerve)
  - ☐ L5, S1

동맥공급

- ☐ 앞정강동맥[anterior tibial artery: 오금동맥(popliteal artery)의 종말가지(terminal branch)]

촉진

1. 대상자를 앉거나 바로 눕게 하고, 먼저 새끼(다섯째)발가락으로 가는 긴발가락폄근(extensor digitorum longus)의 힘줄 위치를 확인한다. 만약 보이지 않는다면, 이것은 보통 대상자가 새끼발가락을 펼 때 그것을 수직으로 가로질러 튕김(strum)으로 촉진될 수 있다.
2. 위치를 확인하면, 대상자가 발을 가쪽번짐 하고 발등굽힘 할 때(저항이 더해질 수 있다) 다섯 번째 발허리뼈 바닥(base)으로 가고 거의 수평으로 주행하는 셋째종아리근의 힘줄을 바로 가쪽에서 보고 촉진한다.
3. Note: 셋째종아리근은 때때로 없을 수 있다.

다른 구조와의 관계 (Relationship to other structures)

- ☐ 셋째종아리근은 실제로 긴발가락폄근의 부분이다. 이것은 가장 바깥쪽 힘줄인 긴발가락폄근힘살(belly)의 먼쪽 부분의 대부분을 구성한다(그리고 다섯째 발허리뼈에 부착한다).
- ☐ 셋째종아리근의 먼쪽힘줄은 새끼발가락으로 가는 긴발가락폄근 힘줄의 바로 가쪽에 위치한다.
- ☐ 셋째종아리근의 깊은 곳은 종아리뼈이다.
- ☐ 셋째종아리근은 얕은앞선 근막경선(superficial front line myofascial meridian) 내에 위치한다.

기타(Miscellaneous)

1. 셋째종아리근은 다리의 앞쪽 구획에 위치한다.
2. 셋째종아리근(fibularis tertius)은 과거에 *제삼비골근(peroneus tertius)*이라고 불렸다.
3. 셋째종아리근은 실제로 긴발가락폄근의 가장 먼쪽, 가쪽 부분에 위치한다. 이 근육의 근섬유는 발가락에 부착하지 않는다. 이러한 이유에서 셋째종아리근은 다른 것과 구별되는 이름이 주어졌으며, 긴발가락폄근과 다른 근육으로 간주된다.
4. 셋째종아리근은 아래팔과 손의 새끼폄근(extensor digiti minimi)과 동종(homologous)이다.
5. 셋째종아리근은 때때로 없을 수 있다
6. 셋째종아리근은 깃털 모양(pennate)이다.

□ 긴종아리근(Fibularis Longus)

긴종아리근이라는 이름은 이 근육이 종아리뼈에 부착하고 (짧은종아리근보다) 길다는 것을 말해 준다.

□ **어원**

Fibularis: 라틴어. *종아리뼈*

Longus: 라틴어. *긴*

□ **발음**

fib-you-LA-ris

LONG-us

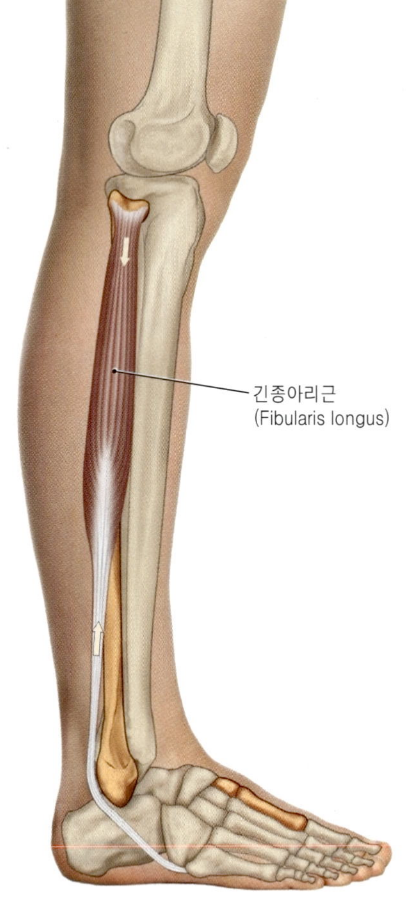

그림 16-9. 오른쪽 긴종아리근의 가쪽면.

부착점(Attachments)

□ **몸쪽 가쪽종아리뼈**

- □ 종아리뼈의 머리와 가쪽종아리뼈의 몸쪽 1/2*에서부터*

□ **안쪽 발**

- □ 쐐기뼈(cuneiform)와 첫째 발허리뼈*까지*

기능(Functions)

동심성(단축성) 작용근 작용

표준 작용근 작용	반대 작용근 작용
□ **1. 목말밑관절에서 발을 가쪽번짐(엎침) 한다.**	□ 1. 목말밑관절에서 목말뼈를 가쪽번짐(엎침) 한다.
□ **2. 발목관절에서 발을 발바닥쪽굽힘 한다.**	□ 2. 발목관절에서 다리를 발바닥쪽굽힘 한다.

표준 작용근 작용 노트

- 긴종아리근은 (근섬유들은 이마면에서 수직으로 주행하면서) 발의 가쪽 위로 지나간다. 그러므로 이 근육은 목말밑관절에서 발을 가쪽번짐, 엎침 한다(더 자세하게, 이것은 목말뼈에 대해 발꿈치뼈를 가쪽번짐, 엎침 한다). Note: 가쪽번짐은 목말밑엎침의 주요한 요소이다. 목말밑엎침은 발의 가쪽돌림과 발등굽힘(dorsiflexion)을 포함한다(작용 1).
- 긴종아리근은 (근섬유들은 시상면에서 수직으로 주행하면서) 발목관절을 뒤쪽으로 가로지른다. 그러므로 이 근육은 발목관절에서 발을 발바닥쪽굽힘 한다(작용 2).

반대 작용근 작용 노트

- 발목과 목말밑관절에서 반대 작용은 대개 발이 지면에 붙어 있을 때 일어나고, 그 결과 몸쪽부착점은 먼쪽으로 움직인다(반대 작용 1, 2).
- 목말밑관절에서 발의 가쪽번짐 반대 작용은 목말밑관절에서 목말뼈(talus)와 다리의 가쪽번짐이다. 목말밑관절에서 다리의 움직임은 발꿈치뼈(calcaneus)에 대한 목말뼈의 움직임을 포함한다. 가쪽번짐은 엎침의 주요한 요소이다(반대 작용 1).
- 목말밑관절에서 목말뼈엎침의 다른 요소는 목말뼈의 안쪽돌림이다. 목말뼈가 안쪽으로 돌 때 발목과 (펴진) 무릎관절은 돌림을 허락하지 않기 때문에, 전체 하지는 엉덩관절에서 넙다리의 안쪽돌림을 따라간다(반대 작용 1).
- 긴종아리근은 (근섬유들은 시상면에서 수직으로 주행하면서) 발목관절을 뒤쪽으로 가로지른다. 먼쪽부착점이 고정된다면, 긴종아리근은 다리의 뒤쪽면을 발의 발바닥쪽으로 당긴다. 그러므로 이 근육은 발목관절에서 다리를 발바닥쪽굽힘 한다(반대 작용 2).

움직임

1. 긴종아리근은 빗면(oblique plane)에서 하나의 당김선(line of pull)을 가지고 있기 때문에, 발의 엎침과 발바닥쪽굽힘으로 결합된 하나의 움직임을 만든다.

편심성 길항근 기능

1. 목말밑관절에서 안쪽번짐(뒤침)을 제한하고 느리게 한다.
2. 발목관절의 발등굽힘을 제한하고 느리게 한다.

등척성 안정화 기능

1. 발목과 목말밑관절을 안정화시킨다.

등척성 기능 노트

- 가쪽번짐 작용은 발목의 안쪽번짐 염좌를 예방하는 데 중요하다. 그러므로 발목관절의 안정화를 돕기 위해서는, 안쪽번짐 염좌(inversion sprain)의 과거력(history)을 가지고 있는 대상자들에게 긴종아리근을 강화시키는 것이 중요하다.
- 2개의 등자근육(stirrup muscle) 가운데 하나로서, 긴종아리근은 발의 아치(그리고 목말밑관절)를 지지하고 안정화하는 데 중요한 역할을 한다.

작용에 대한 추가적인 노트

1. 다리의 가쪽 구획에 있는 근육[긴종아리근과 짧은종아리근(fibularis brevis)] 모두 목말밑관절에서 발(그리고 다리)을 가쪽번짐(엎침) 할 수 있다.
2. 3가지 종아리 근육 모두 목말밑관절을 가쪽번짐 할 수 있기 때문에 함께 군을 이룬다.

신경지배

- ☐ 얕은종아리신경(superficial fibular nerve)
  - ☐ L5, S1

동맥공급

- ☐ 종아리동맥[fibular artery: 뒤정강동맥(posterior tibial artery)의 가지]

촉진

1. 대상자를 엎드리거나 바로 눕게 한 자세 또는 옆으로 누운 자세에서, 촉진하는 손을 종아리뼈머리(head of the fibula)의 먼쪽 바로 옆 몸쪽의 가쪽 다리에 위치시킨다.
2. 대상자에게 스스로 발을 가쪽벌림 하도록 하고 종아리뼈머리부터 다리의 중간 아래 힘줄이 되는 지점까지 긴종아리근힘살의 수축을 느낀다.
3. 종아리뼈의 가쪽복사(lateral malleolus) 뒤쪽면까지 먼쪽힘줄을 계속 촉진한다.
4. 가쪽복사 먼쪽으로는, 이 근육이 입방뼈(cuboid) 쪽으로 주행하므로 긴종아리근의 힘줄은 촉진하기 어렵다. 발바닥쪽 발에서 먼쪽힘줄은 보통 촉진되지 않는다.
5. Note: 짧은종아리근의 먼쪽힘줄은 보통 다섯째 발허리뼈의 바닥(base)으로 지나기 때문에 가쪽복사 먼쪽부터 눈에 잘 띈다. 짧은종아리근을 긴종아리근힘줄로 착각하면 안 된다.

다른 구조와의 관계 (Relationship to other structures)

- ☐ 몸쪽에서, 긴종아리근은 앞정강근(tibialis anterior)과 긴발가락폄근(extensor digitorum longus)의 뒤쪽(가쪽)에 있다.
- ☐ 몸쪽에서, 긴종아리근은 긴발가락폄근에 비해 얕다. 먼쪽에서, 긴종아리근은 짧은종아리근에 비해 얕다.
- ☐ 긴종아리근은 가자미근(soleus)의 앞쪽에 있다.
- ☐ 긴종아리근의 먼쪽힘줄은 매우 깊은 곳에 있고 발의 발바닥쪽 4번째 근육층에서 찾아진다.
- ☐ 긴종아리근은 가쪽선(lateral line), 나선(spiral line) 근막경선(myofascial meridians) 내에 위치한다.

기타(Miscellaneous)

1. 긴종아리근은 다리의 가쪽 구획에 위치한다.
2. 긴종아리근은 다리 중간 아래에서 힘줄이 된다.
3. 긴종아리근힘줄의 먼쪽은 독특한 경로를 지난다. 이것은 뒤쪽으로는 입방뼈를 가로지르고 발의 발바닥쪽 깊은 안쪽으로 깊이 들어가는, 발의 가쪽으로 들어가기 위해 가쪽 복사 뒤쪽으로 가로지른다. 긴종아리근은 결국 발의 안쪽면에 앞정강근의 부착점(첫째 쐐기뼈와 첫째 발허리뼈)과 같은 위치에 부착한다.
4. 목말밑관절에서 3가지 종아리 근육 모두 발을 가쪽벌림 하기 때문에 함께 군을 이룬다.
5. 긴종아리근과 짧은종아리근 모두 가쪽복사 뒤쪽을 가로지른다. 그러므로 그들은 발목관절에서 발을 발바닥쪽굽힘 한다. 셋째종아리근(fibularis tertius)은 가쪽복사 앞쪽을 가로지른다. 그러므로 이것은 발목관절에서 발을 발등굽힘 한다.
6. 긴종아리근은 갑작스럽게 약 90°의 방향을 돌리는 힘줄을 가지고 있다.
7. 긴종아리근은 과거에 *장비골근(peroneus longus)*이라 불렸다.
8. 긴종아리근과 앞정강근은 등자근육으로 알려져 있다. 이 2가지 근육 모두 안쪽발(첫째 쐐기뼈과 첫째 발허리뼈)의 같은 위치에 부착하고 발의 아치[안쪽세로아치(medial longitudinal arch)]를 지지하는 등자(stirrup)로 작용하는 것처럼 보일 수 있다. 긴종아리근은 또한 다리의 가로아치(transverse arch)와 가쪽세로아치(lateral longitudinal arch)를 지지한다.
9. 발목관절의 안쪽번짐 염좌(inversion sprain)를 가지고 있는 사람들은 긴종아리근과 짧은종아리근을 강화시켜야 한다.

□ 짧은종아리근(Fibularis Brevis)

짧은종아리근*이라는 이름은 이 근육이 종아리뼈에 부착하고 (긴종아리근보다) 짧다는 것을 말해 준다.*

□ **어원**

Fibularis: 라틴어. *종아리뼈*

Brevis: 라틴어. *더 짧은*

□ **발음**

fib-you-LA-ris

BRE-vis

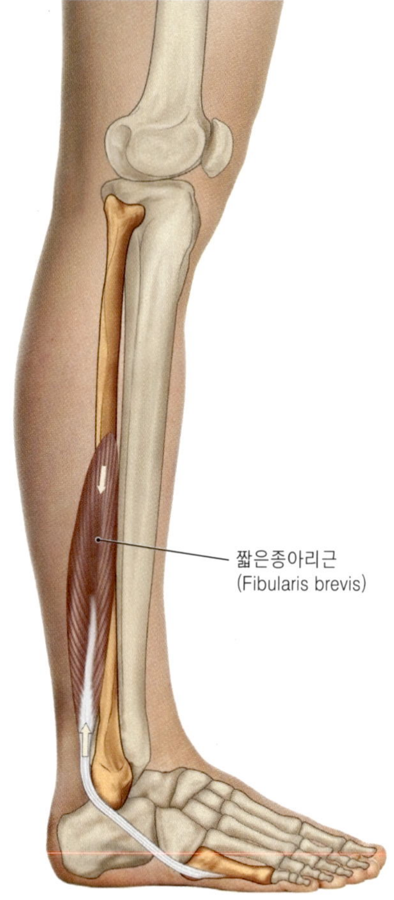

그림 16-10. 오른쪽 짧은종아리근의 가쪽면.

부착점(Attachments)

□ **먼쪽종아리뼈의 가쪽**

- □ 가쪽종아리뼈의 먼쪽 1/2*에서부터*

□ **다섯째 발허리뼈**

- □ 다섯째 발허리뼈 바닥(base)의 가쪽*까지*

기능(Functions)

동심성(단축성) 작용근 작용

표준 작용근 작용	반대 작용근 작용
□ **1. 목말밑관절에서 발을 가쪽번짐(엎침) 한다.**	□ 1. 목말밑관절에서 목말뼈를 가쪽번짐(엎침) 한다.
□ **2. 발목관절에서 발을 발바닥쪽굽힘 한다.**	□ 2. 발목관절에서 다리를 발바닥쪽굽힘 한다.

표준 작용근 작용 노트

- 짧은종아리근은 (근섬유들은 이마면에서 수직으로 주행하면서) 발의 가쪽 위로 지나간다. 그러므로 이 근육은 목말밑관절에서 발을 가쪽번짐, 엎침 한다(더 자세하게, 이 근육은 목말뼈에 대해 발꿈치뼈를 가쪽번짐, 엎침 한다). Note: 가쪽번짐은 목말밑엎침의 주요한 요소이다. 목말밑엎침은 또한 발의 가쪽돌림과 발등굽힘(dorsiflexion)을 포함한다(작용 1).
- 짧은종아리근은 (근섬유들은 시상면에서 수직으로 주행하면서) 발목관절을 뒤쪽으로 가로지른다. 그러므로 이 근육은 발목관절에서 발을 발바닥쪽굽힘 한다(작용 2).

반대 작용근 작용 노트

- 발목과 목말밑관절에서 반대 작용은 발이 지면에 붙어 있을 때 보통 일어나고, 그 결과 몸쪽부착점은 먼쪽으로 움직인다(반대 작용 1, 2).
- 목말밑관절에서 발의 가쪽번짐 반대 작용은 목말밑관절에서의 목말뼈(talus)와 다리의 가쪽번짐이다. 목말밑관절에서 다리의 움직임은 발꿈치뼈(calcaneus)에 대해 목말뼈의 움직임을 포함한다. 가쪽번짐은 엎침의 주요한 요소이다(반대 작용 1).
- 목말밑관절에서 목말뼈엎침의 다른 요소는 목말뼈의 안쪽돌림이다. 목말뼈가 안쪽으로 돌 때 발목과 (펴진) 무릎관절은 돌림을 허락하지 않기 때문에, 전체 하지는 엉덩관절에서 넙다리의 안쪽돌림을 따라간다(반대 작용 1).
- 짧은종아리근은 (근섬유들은 시상면에서 수직으로 주행하면서) 발목관절을 뒤쪽으로 가로지른다. 먼쪽부착점이 고정된다면, 짧은종아리근은 다리의 뒤쪽면을 발의 발바닥쪽으로 당긴다. 그러므로 이 근육은 발목관절에서 다리를 발바닥쪽굽힘 한다(반대 작용 2).

움직임

1. 짧은종아리근은 빗면(oblique plane)에서 하나의 당김선(line of pull)을 가지고 있기 때문에 발의 엎침과 발바닥쪽굽힘으로 결합된 하나의 움직임을 만든다.

편심성 길항근 기능

1. 목말밑관절에서 안쪽번짐(뒤침)을 제한하고 느리게 한다.

2. 발목관절의 발등굽힘을 제한하고 느리게 한다.

등척성 안정화 기능

1. 발목과 목말관절을 안정화시킨다.

등척성 기능 노트

- 가쪽번짐 작용은 발목의 안쪽번짐 염좌(inversion sprain)를 예방하는 데 중요하다. 그러므로 발목관절의 안정화를 돕기 위해서는, 안쪽번짐 염좌의 과거력(history)을 가지고 있는 대상자들에게 짧은종아리근을 강화시키는 것이 중요하다.

작용에 대한 추가적인 노트

1. 다리의 가쪽 구획에 있는 근육[긴종아리근(fibularis longus)과 짧은종아리근]은 모두 목말밑관절에서 발(그리고 다리)을 가쪽번짐(엎침) 할 수 있다.
2. 3가지 종아리 근육은 모두 목말밑관절을 가쪽번짐 할 수 있기 때문에 함께 군을 이룬다.

신경지배

- ☐ 얕은종아리신경(superficial fibular nerve)
  - ☐ L5, S1

동맥공급

- ☐ 종아리동맥[fibular artery: 뒤정강동맥(posterior tibial artery)의 가지]

촉진

1. 대상자를 엎드리거나 바로 눕게 한 자세 또는 옆으로 누운 자세에서 촉진하는 손을 먼쪽 가쪽 다리에 위치시킨다.
2. 대상자에게 발을 가쪽번짐 하게 하고(저항이 추가될 수 있다) 긴종아리근 먼쪽힘줄의 양쪽(특히 뒤쪽)에서 짧은종아리근의 힘살(belly)을 느낀다. 이것은 긴종아리근과 짧은종아리근 모두 쉽게 눈에 띄게 한다는 것을 명심한다.
3. 가쪽 복사(lateral malleolus)의 먼쪽에서, 짧은종아리근의 먼쪽힘줄은 쉽게 촉진할 수 있고 보통 다섯째 발허리뼈 바닥(base) 위의 부착점까지 볼 수 있다.

다른 구조와의 관계 (Relationship to other structures)

- ☐ 짧은종아리근은 긴종아리근의 깊은 곳에 있다. 하지만 이것이 긴종아리근에 의해 완전히 덮인 것은 아니다.
- ☐ 짧은종아리근은 긴발가락폄근(extensor digitorum longus) 뒤쪽에 있다.
- ☐ 짧은종아리근은 가자미근(soleus) 앞쪽에 있다.
- ☐ 짧은종아리근의 깊은 곳은 종아리뼈이다.
- ☐ 짧은종아리근은 가쪽선 근막경선(lateral line myofascial meridian) 내에 위치한다.

기타(Miscellaneous)

1. 짧은종아리근은 다리의 가쪽 구획에 위치한다.
2. 짧은종아리근의 먼쪽힘줄은 긴종아리근의 먼쪽힘줄과 함께 지난다. 그들 모두는 함께 가쪽 복사의 뒤쪽을 가로지른다. 그러므로 이 근육들은 모두 발목관절에서 발을 발바닥쪽굽힘 한다.
3. 짧은종아리근은 과거에 단비골근(peroneus brevis)이라고 불렸다.

☐ 장딴지근[Gastrocnemius, Gastrocs: 종아리세갈래근군의(of Triceps Surae Group)]

장딴지근이라는 이름은 이 근육이 뒤쪽 다리에 이 근육의 힘살(belly) 모양을 제공한다는 것을 말해 준다. (뒤쪽 다리의 윤곽은 장딴지근의 두 힘살로 만들어진다.)

☐ **어원**

Gastro: 그리스어. *위(stomach)*

Nemius: 그리스어. *다리*

☐ **발음**

GAS–trok–NEE–me–us

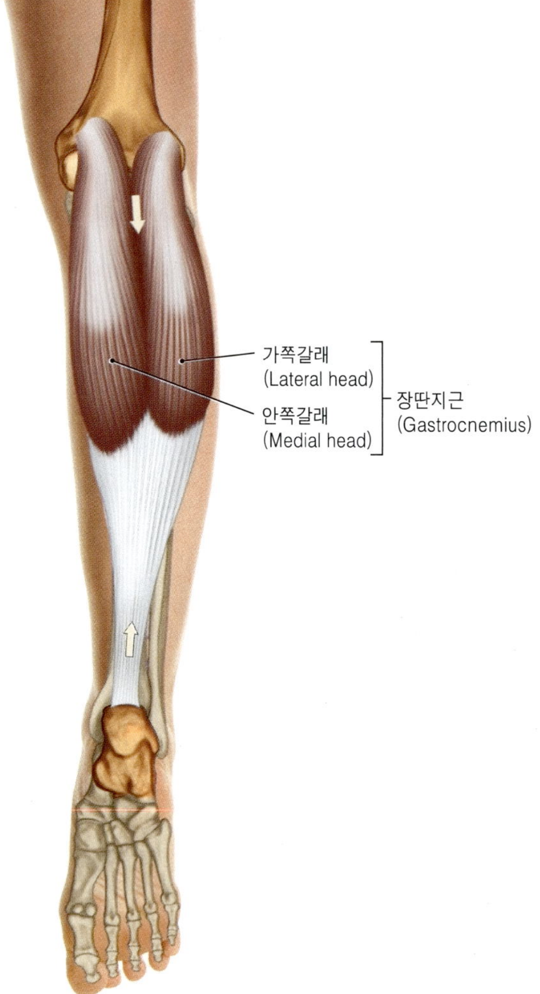

그림 16-11. 오른쪽 장딴지근의 뒤쪽면.

부착점(Attachments)

☐ **안쪽·가쪽넙다리뼈의 관절융기**

☐ 그리고 뒤안쪽넙다리뼈의 먼쪽·뒤가쪽넙다리뼈의 먼쪽*에서부터*

☐ **발꿈치[아킬레스(achilles)]힘줄을 경유하는 발꿈치뼈(calcaneus)**

☐ 뒤쪽면*까지*

기능(Functions)

동심성(단축성) 작용근 작용

표준 작용근 작용	반대 작용근 작용
☐ **1. 발목관절에서 발을 발바닥쪽 굽힘 한다.**	☐ 1. 발목관절에서 다리를 발바닥쪽굽힘 한다.
☐ **2. 무릎관절에서 다리를 굽힌다.**	☐ 2. 무릎관절에서 넙다리를 굽힌다.
☐ 3. 목말밑관절에서 발을 안쪽번짐(뒤침) 한다.	☐ 3. 목말밑관절에서 목말뼈를 안쪽번짐(뒤침) 한다.

표준 작용근 작용 노트

- 장딴지근은 (근섬유들은 시상면에서 수직으로 주행하면서) 발목관절을 뒤쪽으로 가로지른다. 그러므로 이 근육은 발목관절에서 발을 발바닥쪽굽힘 한다. 발목관절에서 발의 발바닥쪽굽힘은 보행주기 동안 발을 지면을 밀면서 뗄 때[pushing off: 발가락 떼는 단계(toe-off phase)] 중요한 작용을 한다(작용 1).
- 장딴지근은 (근섬유들은 시상면에서 수직으로 주행하면서) 무릎관절을 뒤쪽으로 가로지른다. 그러므로 이 근육은 무릎관절에서 다리를 굽힌다(작용 2).
- 장딴지근은 목말밑관절 축 안쪽의 발꿈치뼈(calcaneus) 위에 부착하기에 발 안쪽으로 가로지른다. 그러므로 장딴지근은 발을 안쪽번짐, 뒤침 한다(더 분명하게, 이것은 목말뼈에 대해 발꿈치뼈를 안쪽번짐, 뒤침 한다). Note: 안쪽번짐은 목말밑뒤침의 주요한 요소이다. 목말밑뒤침(subtalar supination)은 또한 발의 안쪽돌림과 발바닥쪽굽힘을 포함한다(작용 3).

반대 작용근 작용 노트

- 발목과 목말밑관절에서 반대 작용은 대개 발이 지면에 붙어 있을 때 일어나고, 그 결과 몸쪽부착점은 먼쪽으로 움직인다(반대 작용 1, 2, 3).
- 장딴지근은 (근섬유들은 시상면에서 수직으로 주행하면서) 발목관절을 뒤쪽으로 가로지른다. 먼쪽부착점이 고정된다면, 장딴지근은 다리의 뒤쪽면을 발의 발바닥쪽으로 당긴다. 그러므로 이것은 발목관절에서 다리를 발바닥쪽으로 굽힘 한다(반대 작용 1).
- 장딴지근은 (근섬유들은 시상면에서 수직으로 주행하면서) 무릎관절을 뒤쪽으로 가로지른다. 먼쪽부착점이 고정된다면, 장딴지근은 넙다리의 뒤쪽면을 다리의 뒤쪽면으로 당긴다. 그러므로 이 근육은 무릎관절에서 넙다리를 굽힌다(반대 작용 2).
- 목말밑관절에서 발의 가쪽번짐 반대 작용은 목말밑관절에서의 목말뼈(talus)와 다리의 안쪽번짐이다. 목말밑관절에서 다리의 움직임은 발꿈치뼈에 대해 목말뼈의 움직임을 포함한다. 안쪽번짐은 뒤침의 주요한 요소이다(반대 작용 3).

장딴지근[Gastrocnemius, Gastrocs: 종아리세갈래근군의(of Triceps Surae Group)] *(계속)*

- 목말밑관절에서 목말뼈뒤침의 다른 요소는 목말뼈의 가쪽돌림이다. 목말뼈가 가쪽으로 돌 때 발목과 (펴진) 무릎관절은 돌림을 허락하지 않기 때문에, 전체 하지는 엉덩관절에서 넙다리의 가쪽돌림을 따라간다(반대 작용 3).

움직임

1. 장딴지근은 빗면(oblique plane)에서 하나의 당김선(line of pull)을 가지고 있기 때문에, 발의 발바닥쪽굽힘, 안쪽번짐 그리고 무릎관절의 굽힘으로 결합된 하나의 움직임을 만든다.

편심성 길항근 기능

1. 발목관절의 발등굽힘을 제한하고 느리게 한다.
2. 무릎관절 폄을 제한하고 느리게 한다.
3. 목말밑관절에서 가쪽번짐(엎침)을 제한하고 느리게 한다.

편심성 길항근 작용 노트

- 발목관절에서 다리의 발등굽힘을 억제 및 느리게 하는 것은 (발목, 무릎, 엉덩관절에서) 서 있을 때와 허리를 숙일 때 중요하다.

등척성 안정화 기능

1. 발목, 목말밑, 무릎 관절을 안정화시킨다.

작용에 대한 추가적인 노트

1. 발목관절에서 다리의 발바닥쪽굽힘이 걸을 때 매우 중요한 작용임에도 불구하고, 걷는 동안 장딴지근의 활동은 거의 없다. 장딴지근은 오르막 또는 계단, [모래(sand)와 같은] 불안정한 면, 달리기, 점프 또는 발끝(tiptoes)으로 걷기를 하지 않는다면 눈에 띄게 동원되지 않는다.
2. 다리의 얕은 뒤쪽 구획에 있는 3가지 근육[장딴지근, 가자미근(soleus), 장딴지빗근(plantaris)] 모두 발목관절에서 발(그리고 다리)을 발바닥쪽굽힘 할 수 있다.

신경지배

- ☐ 정강신경(tibial nerve)
  - ☐ S1, S2

동맥공급

- ☐ 오금동맥(popliteal artery)의 장딴지가지[sural branche: 넙다리동맥(femoral artery)의 지속]

촉진

1. 대상자가 무릎관절에서 다리를 완전히 편 상태로 엎드린 자세에서 촉진하는 손을 뒤쪽 다리의 몸쪽에 놓는다.
2. 대상자에게 발목관절에서 발의 발바닥쪽굽힘을 지시하고(이때 저항이 주어질 수 있다) 장딴지근의 수축을 느낀다. 이것은 이 근육의 몸쪽부착점부터 발꿈치뼈[아킬레스(achilles)]힘줄을 경유하는 발꿈치뼈 위에 있는 먼쪽부착점에서 촉진될 수 있다.

다른 구조와의 관계 (Relationship to other structures)

- ☐ 장딴지근은 뒤쪽 다리의 얕은 곳에 있다.
- ☐ 가자미근(soleus)은 장딴지근의 깊은 곳에 있고 크지만 이것에 의해 전부 덮이지는 않는다.
- ☐ 넙다리두갈래근(biceps femoris)의 먼쪽힘살·힘줄은 가쪽장딴지근의 몸쪽부착면의 얕은 곳에 있다.
- ☐ 장딴지근은 얕은뒤선 근막경선(superficial back line myofascial meridian) 내에 위치한다.

기타(Miscellaneous)

1. 장딴지근은 다리의 얕은 뒤쪽 구획에 위치한다.
2. 장딴지근과 가지미근은 때때로 *종아리세갈래근(triceps surae)*이라 불린다. 종아리세갈래근은 3개의 갈래[안쪽장딴지근(medial gastrocnemius), 가쪽장딴지근(lateral gastrocnemius), 가자미근(soleus)]를 가진다는 것을 나타내고 종아리는 다리의 장딴지를 나타낸다. 이들은 모두 발꿈치뼈(아킬레스)힘줄을 경유하는 발꿈치뼈에 부착하기 때문에 세갈래근으로 함께 군을 이룬다.
3. 장딴지빗근(plantaris)의 먼쪽힘줄은 발꿈치뼈(아킬레스)힘줄의 바로 옆이라는 것을 고려해 볼 때, 장딴지빗근은 보통 장딴지근, 가자미근과 군을 이룬다. 이 군은 때때로 *종아리네갈래근(quadriceps surae)*이라 불린다.
4. 아킬레스힘줄이라는 이름은 아킬레스가 트로이의 헬레네를 구출하기 위해 전쟁터로 간 그리스 신화에서 유래하였다. 아킬레스가 젊었을 때, 그의 어머니는 그가 독화살에도 손상 받지 않게끔 만들기 위해 아킬레스를 스틱스강에 빠트렸다. 그러나 이때 그녀는 그의 뒤쪽 발목(발꿈치)을 잡았고, 이로 인해 그는 그 부위가 취약했다. 이러한 이유로 *아킬레스의 발꿈치*는 사람의 약점을 나타낸다. 불행히도 파리스의 독화살에 발꿈치를 맞고 죽게 된다. 해부학과 관련하여 종아리세갈래근은 발의 발바닥쪽굽힘의 작용근이고, 걷거나 뛸 때 지면에서 발을 미는 데 필요하다. 아킬레스힘줄이 파열되면 걷거나 뛰는 능력을 잃게 되어 취약하게 만든다.
5. 장딴지근은 거의 다리 중간에서 힘줄이 된다.
6. 높은 굽의 신발(high-heeled shoes)을 과도하게 신는 것은 종아리세갈래근의 만성적인 단축(chronic shorten)을 초래할 수 있다.
7. 장딴지근이 무릎관절을 가로지르고 가자미근이 무릎관절을 가로지르지 않는다는 사실은 이 근육들 중 하나를 다른 하나의 스트레칭 없이 우선적으로 스트레칭할 수 있음을 말한다. 각 근육을 위하여, 이러한 근육들은 발바닥굽힘근이기 때문에 발목관절에서 발등쪽굽힘을 시행한 후 스트레칭이 동반되어야 한다. 장딴지근만 스트레칭할 수 있는 요점(key)은 무릎관절을 편(폄) 상태로 유지하는 것이고, 그 결과 무릎과 발목관절을 가로질러 스트레칭된다. Note: 이 스트레칭은 보통 러너의 스트레칭(runner's stretch)이라 불리고 벽에 기대는 것으로 완성된다. 장딴지근을 위하여 발꿈치는 지면 위에 유지되어야 하고 무릎관절은 펴져 있어야 한다.

□ 가자미근[Soleus: 종아리세갈래근군의(of Triceps Surae Group)]

가자미근이라는 이름은 이 근육이 발의 발바닥(발꿈치뼈)에 부착한다는 것을 우리에게 말해 준다.

□ **어원**
가자미근: 라틴어. *발의 발바닥*
□ **발음**
SO-lee-us

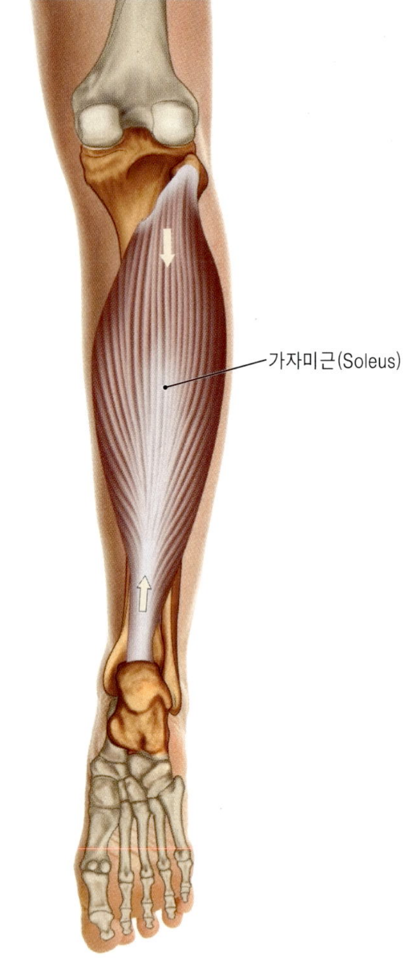

그림 16-12. 오른쪽 가자미근의 뒤쪽면.

부착점(Attachments)

□ **뒤쪽 정강뼈와 종아리뼈**
- □ 정강뼈의 가자미근선(soleal line)과 종아리뼈의 몸쪽 1/3*에서부터*

□ **발꿈치뼈[아킬레스(achilles)]힘줄을 경유하는 발꿈치뼈(calcaneus)**
- □ 뒤쪽면*까지*

기능(Functions)

동심성(단축성) 작용근 작용

표준 작용근 작용	반대 작용근 작용
□ **1. 발목관절에서 발을 발바닥쪽굽힘 한다.**	□ 1. 발목관절에서 다리를 발바닥쪽굽힘 한다.
□ 2. 목말밑관절에서 발을 안쪽번짐(뒤침) 한다.	□ 2. 목말밑관절에서 목말뼈를 안쪽번짐(뒤침) 한다.

표준 작용근 작용 노트

- 가자미근은 (근섬유들은 시상면에서 수직으로 주행하면서) 발목관절을 뒤쪽으로 가로지른다. 그러므로 이 근육은 발목관절에서 발을 발바닥쪽굽힘 한다. 발목관절에서 발의 발바닥쪽굽힘은 보행주기 동안 발을 지면을 밀면서 뗄 때[pushing off: 발가락 떼는(toe-off) 단계] 중요한 작용을 한다(작용 1).
- 가자미근은 목말밑관절 축 안쪽의 발꿈치뼈 위에 부착하기에 발 안쪽으로 가로지른다. 그러므로 가자미근은 발을 안쪽번짐, 뒤침 한다(더 분명하게, 이것은 목말뼈에 대해 발꿈치뼈를 안쪽번짐, 뒤침 한다). Note: 안쪽번짐은 목말밑뒤침의 주요한 요소이다. 목말밑뒤침은 또한 발의 안쪽돌림과 발바닥쪽굽힘을 포함한다(작용 2).

반대 작용근 작용 노트

- 발목과 목말밑관절에서 반대 작용은 발이 지면에 붙어 있을 때 보통 일어나고, 그 결과 몸쪽부착점은 먼쪽으로 움직인다(반대 작용 1, 2).
- 가자미근은 (근섬유들은 시상면에서 수직으로 주행하면서) 발목관절 뒤쪽으로 가로지른다. 먼쪽부착점이 고정된다면, 가자미근은 다리의 뒤쪽면을 발의 발바닥쪽으로 당긴다. 그러므로 이것은 발목관절에서 다리를 발바닥쪽굽힘 한다(반대 작용 1).
- 목말밑관절에서 발의 안쪽번짐 반대 작용은 목말밑관절에서의 목말뼈(talus)와 다리의 안쪽번짐이다. 목말밑관절에서 다리의 움직임은 발꿈치뼈에 대해 목말뼈의 움직임을 포함한다. 안쪽번짐은 뒤침의 주요한 요소이다(반대 작용 2).
- 목말밑관절에서 목말뼈 뒤침의 다른 요소는 목말뼈의 가쪽돌림이다. 목말뼈가 가쪽으로 돌릴 때 발목과 (펴진) 무릎관절은 돌림을 허락하지 않기 때문에, 전체 하지는 엉덩관절에서 넙다리의 가쪽돌림을 따라간다(반대 작용 2).

움직임

1. 가자미근은 빗면(oblique plane)에서 하나의 당김선(line of pull)을 가지고 있기 때문에, 발의 발바닥쪽굽힘과 안쪽번짐으로 결합된 하나의 움직임을 만든다.

편심성 길항근 기능

1. 발목관절의 발등굽힘을 제한하고 느리게 한다.
2. 목말밑관절에서 가쪽번짐(엎침)을 제한하고 느리게 한다.

편심성 길항근 작용 노트

• 발목관절에서 다리의 발등굽힘을 억제 및 느리게 하는 것은 서 있을 때와 허리를 숙일 때(발목, 무릎, 엉덩관절에서 허리를 숙이는 것) 중요하다.

등척성 안정화 기능

1. 발목과 목말밑관절을 안정화시킨다.

작용에 대한 추가적인 노트

1. 다리 표면의 뒤쪽 구획에 있는 3가지 근육[장딴지근(gastrocnemius), 가자미근, 장딴지빗근(plantaris)] 모두 발목관절에서 발을 발바닥쪽굽힘 할 수 있다.

신경지배

☐ 정강신경(tibial nerve)
　☐ S1, S2

동맥공급

☐ 오금동맥(popliteal artery)의 장딴지가지[sural branch: 넙다리동맥(femoral artery)의 지속]

촉진

1. 대상자가 무릎관절에서 다리를 90° 굽힌 자세로 엎드리게 하고, 촉진하는 손을 몸쪽 뒤쪽 다리에 위치시킨다.
2. 대상자가 발목관절에서 약간의 저항에 대하여 발을 발바닥쪽굽힘하게 하고 장딴지근을 따라 가자미근의 수축을 느낀다.
3. 가자미근은 얕고 장딴지근힘살의 양쪽에서 촉진될 수 있으며, 특히 다리의 가쪽에서 촉진될 수 있다.

다른 구조와의 관계 (Relationship to other structures)

☐ 뒤쪽에서는, 가자미근은 장딴지근과 장딴지빗근의 깊은 곳에 있지만, 안쪽과 가쪽에서 가자미근은 얕은 곳에 있다.
☐ 안쪽에서는, 가자미근은 장딴지근과 정강뼈의 사이에 위치한다.
☐ 가쪽에서는, 가자미근은 장딴지근과 긴종아리근(fibularis longus)의 사이에 위치한다.
☐ 가자미근은 뒤쪽 다리의 3가지 깊은 근육보다 얕다. 3가지 깊은 근육은 뒤정강근(tibialis posterior), 긴발가락굽힘근(flexor digitorum longus) 그리고 긴엄지발가락굽힘근(flexor hallucis longus)(Tom, Dick 그리고 Harry 근육)이다.
☐ 가자미근은 얕은뒤선 근막경선(superficial back line myofascial meridian) 내에 위치한다.

기타(Miscellaneous)

1. 가자미근은 다리의 얕은 뒤쪽 구획에 위치한다.
2. 가자미근과 장딴지근은 때때로 *종아리세갈래근(triceps surae)*이라 불린다. 세갈래근은 3개의 갈래[안쪽 장딴지근(medial gastrocnemius), 가쪽 장딴지근(lateral gastrocnemius) 그리고 가자미근]를 가진다는 것을 나타내고 *종아리*는 다리의 장딴지를 나타낸다. 이들은 모두 발꿈치뼈(아킬레스)힘줄을 경유하는 발꿈치뼈에 부착하기 때문에 세갈래근으로 함께 군을 이룬다.
3. 장딴지빗근의 먼쪽힘줄이 발꿈치뼈(아킬레스)힘줄의 바로 옆이라는 것을 고려하면, 장딴지빗근은 보통 장딴지근, 가자미근, 함께 군을 이룬다. 이 군은 때때로 *종아리네갈래근(quadriceps surae)*이라 불린다.
4. 아킬레스힘줄이라는 이름은 아킬레스가 트로이의 헬레네를 구출하기 위해 전쟁터로 간 그리스 신화에서 유래하였다. 아킬레스가 젊었을 때, 그의 어머니는 그가 독화살에도 손상 받지 않게끔 만들기 위해 아킬레스를 스틱스강에 빠트렸다. 그러나 이때 그녀는 그의 뒤쪽 발목(발꿈치)을 잡았고, 이로 인해 그는 그 부위가 취약했다. 이러한 이유로 아킬레스의 발꿈치는 사람의 약점을 나타낸다. 불행히도 파리스의 독화살에 발꿈치를 맞고 죽게 된다. 해부학과 관련하여 종아리세갈래근은 발의 발바닥쪽굽힘의 작용근이고, 걷거나 뛸 때 지면에서 발을 미는 데 필요하다. 아킬레스힘줄이 파열되면 걷거나 뛰는 능력을 잃게 되어 취약하게 만든다.
5. 가자미근은 장딴지근보다 더 먼쪽 다리에서 힘줄이 된다.
6. 가자미근은 두꺼운 근육이고, 보일 수 있는 장딴지근의 윤곽(contour)을 크게 차지한다. ('모든 큰 장딴지근의 뒤는 큰가자미근이다.')
7. 발꿈치가 높은(high-heeled) 신발을 과도하게 신는 것은 종아리세갈래근의 만성적인 단축(chronic shorten)을 초래할 수 있다.
8. 가자미근이 무릎관절을 가로지르지 않고 장딴지근이 무릎관절을 가로지르는 사실은 다른 스트레칭 없이 이러한 근육들 중 하나를 우선적으로 스트레칭할 수 있는 능력을 준다. 각 근육을 위하여, 이러한 근육들은 발바닥굽힘근이기 때문에 발목관절에서 발등쪽굽힘을 시행한 후 스트레칭이 동반되어야 한다. 장딴지근만 스트레칭할 수 있는 요점(key)은 무릎관절을 약간 굽힌 상태인 것이고 그 결과 장딴지근은 무릎과 발목관절을 가로질러 느슨해진다. Note: 이 스트레치는 보통 러너의 스트레칭(runner's stretch)이라 불리고 벽에 기대는 것으로 완성된다. 가자미근을 위하여 발꿈치는 지면 위에 유지해야 하고 무릎관절은 약간 굽혀져 있어야 한다.

□ 장딴지빗근(Plantaris)

장딴지빗근*이라는 이름은 이 근육이 발바닥면의 뼈, 발꿈치뼈에 붙어 있다는 것을 말해 준다.*

□ **어원**

Plantaris: 라틴어. *발의 발바닥면*

□ **발음**

plan-TA-ris

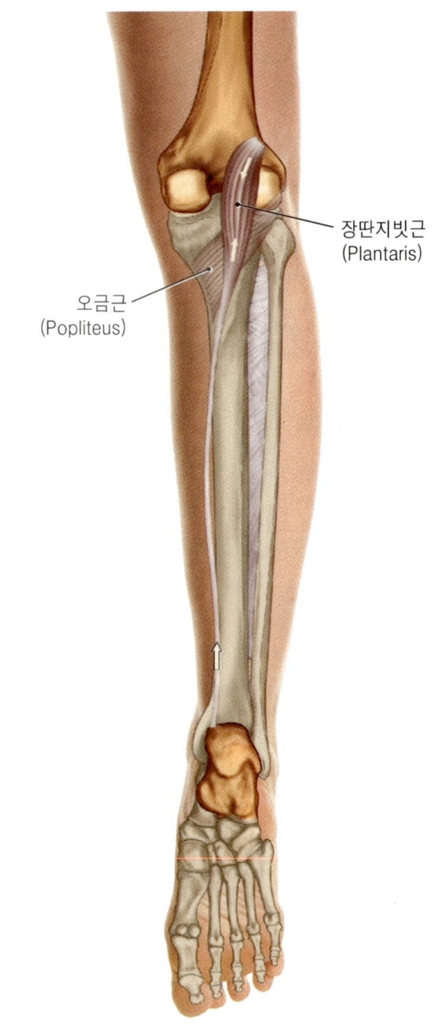

그림 16-13. 오른쪽 장딴지빗근의 뒤쪽면. 오금근이 희미하게 보인다.

부착점(Attachments)

- □ **넙다리뼈의 먼쪽 뒤가쪽**
  - □ 가쪽관절융기(lateral condyle)와 넙다리뼈의 먼쪽, 가쪽관절융기위선(lateral supraconcylar line)*에서부터*
- □ **발꿈치뼈(calcaneus)**
  - □ 뒤쪽면*까지*

기능(Functions)

동심성(단축성) 작용근 작용

표준 작용근 작용	반대 작용근 작용
□ **1. 발목관절에서 발을 발바닥쪽굽힘 한다.**	□ 1. 발목관절에서 다리를 발바닥쪽굽힘 한다.
□ **2. 무릎관절에서 다리를 굽힌다.**	□ 2. 무릎관절에서 넙다리를 굽힌다.
□ 3. 목말밑관절에서 발을 안쪽번짐(뒤침) 한다.	□ 3. 목말밑관절에서 목말뼈를 안쪽번짐(뒤침) 한다.

표준 작용근 작용 노트

- 장딴지빗근은 (근섬유들은 시상면에서 수직으로 주행하면서) 발목관절을 뒤쪽으로 가로지른다. 그러므로 이 근육은 발목관절에서 발을 발바닥쪽굽힘 한다. 발목관절에서 발의 발바닥쪽굽힘은 보행주기(gait cycle) 동안 발을 지면을 밀면서 뗄 때[pushing off: 발가락 떼는 단계(toe-off)] 중요한 작용을 한다(작용 1).
- 장딴지빗근은 (근섬유들은 시상면에서 수직으로 주행하면서) 무릎관절을 뒤쪽으로 가로지른다. 그러므로 이 근육은 무릎관절에서 다리를 굽힌다(작용 2).
- 장딴지빗근은 목말관절 축 안쪽의 발꿈치뼈 위에 부착하기 위해 발 안쪽으로 가로지른다. 그러므로 장딴지빗근은 발을 안쪽번짐, 뒤침 한다(더 분명하게, 이것은 목말뼈에 대해 발꿈치뼈를 안쪽번짐, 뒤침 한다). Note: 안쪽번짐은 목말밑 뒤침의 주요한 요소이다; 목말밑뒤침(subtalar supination)은 또한 발의 안쪽돌림과 발바닥쪽굽힘을 포함한다(작용 3).

반대 작용근 작용 노트

- 발목과 목말밑관절에서 대개 반대 작용은 발이 지면에 붙어 있을 때 일어나고, 그 결과 몸쪽부착점은 먼쪽으로 움직인다(반대 작용 1, 2, 3).
- 장딴지빗근은 (근섬유들은 시상면에서 수직으로 주행하면서) 발목관절을 뒤쪽으로 가로지른다. 먼쪽부착점이 고정된다면, 가자미근은 다리의 뒤쪽면을 발의 발바닥쪽으로 당긴다. 그러므로 이것은 발목관절에서 다리를 발바닥쪽굽힘 한다(반대 작용 1).
- 장딴지빗근은 (근섬유들은 시상면에서 수직으로 주행하면서) 무릎관절을 뒤쪽으로 가로지른다. 먼쪽부착점이 고정된다면, 가자미근은 넙다리의 뒤쪽면을 다리의 뒤쪽면으로 당긴다. 그러므로 이것은 무릎관절에서 넙다리를 굽힌다(반대 작용 2).
- 목말밑관절에서 발의 안쪽번짐 반대 작용은 목말밑관절에서의 목말뼈와 다리의 안쪽번짐이다. 목말밑관절에서 다리의 움직임은 발꿈치뼈에 대해 목말뼈의 움직임을 포함한다. 안쪽번짐은 뒤침의 주요한 요소이다(반대 작용 3).

• 목말밑관절에서 목말뼈 뒤침의 다른 요소는 목말뼈의 가쪽돌림이다. 목말뼈가 가쪽으로 돌 때 발목과 (펴진) 무릎관절은 돌림을 허락하지 않기 때문에, 전체 하지는 엉덩관절에서 넙다리의 가쪽돌림을 따라간다(반대 작용 3).

움직임

1. 장딴지빗근은 빗면(oblique plane)에서 하나의 당김선(line of pull)을 가지고 있기 때문에, 발의 발바닥쪽굽힘, 안쪽번짐, 무릎관절의 굽힘으로 결합된 하나의 움직임을 만든다.

편심성 길항근 기능

1. 무릎관절 발등굽힘을 제한하고 느리게 한다.
2. 무릎관절 폄을 제한하고 느리게 한다.
3. 목말밑관절에서 가쪽번짐(엎침)을 제한하고 느리게 한다.

등척성 안정화 기능

1. 발목, 목말밑, 무릎관절을 안정화시킨다.

작용에 대한 추가적인 노트

1. 다리의 얕은 뒤쪽 구획에 있는 3가지 근육[장딴지근(gastrocnemius), 가자미근(soleus), 장딴지빗근]은 모두 발목관절에서 발을 발바닥쪽굽힘 할 수 있다.
2. 장딴지빗근은 매우 약해서 많은 자료들은 이 근육의 기능을 무시(negligible)하는 것으로 간주한다.

신경지배

- 정강신경(tibial nerve)
  - S1, S2

동맥공급

- 오금동맥(popliteal artery)의 장딴지가지[sural branch: 넙다리동맥(femoral artery)의 지속]

촉진

1. 대상자가 무릎관절에서 다리를 펴고 엎드린 자세에서 촉진하는 손가락을 다리오금(popliteal fossa) 가쪽가장자리(장딴지근 가쪽갈래의 몸쪽부착점 바로 옆), 뒤쪽 다리의 몸쪽에 위치시킨다.
2. 대상자에게 무릎관절에서 다리를 스스로 굽히게 하고 발목관절에서 발을 발바닥쪽굽힘 하고 장딴지빗근힘살(belly)의 수축을 느낀다. (장딴지근 역시 이 2가지 작용들과 함께 수축한다는 것을 고려할 때 장딴지근의 가쪽갈래로부터 장딴지빗근을 구별하기는 어려울 것이다.)
3. 장딴지빗근의 긴 먼쪽힘줄을 촉진하고 알아보기는 매우 어렵다.

다른 구조와의 관계 (Relationship to other structures)

- 장딴지빗근은 장딴지근 가쪽갈래의 바로 안쪽 몸쪽, 넙다리두갈래근(biceps femoris)의 먼쪽힘줄에 부착한다.
- 장딴지빗근의 많은 힘살은 장딴지근 가쪽갈래 바로 안쪽의 뒤쪽 무릎에 얕게 있다. 여기서 장단지빗근은 오금근(popliteus)에 비해 얕다.
- 나머지 힘살과 장딴지빗근 긴 먼쪽힘줄의 몸쪽 1/2은 장딴지근과 가자미근 사이에 끼어 있다. (힘줄은 장딴지근의 깊은 곳과 가자미근의 얕은 곳에 있다.)
- 긴 먼쪽힘줄의 먼쪽 1/2은 안쪽부터 장딴지근 먼쪽힘줄의 안쪽 가장자리의 바로 안쪽에 얕게 있다.
- 장딴지빗근은 얕은뒤선 근막경선(superficial back line myofascial meridian) 내에 위치한다.

기타(Miscellaneous)

1. 장딴지빗근은 다리의 얕은 뒤쪽 구획에 위치한다.
2. 무릎관절을 가로지른 후, 장딴지빗근은 다리의 전체 길이를 지나는 매우 길고 얇은 힘줄이 되고 발꿈치뼈에 부착한다.
3. 장딴지빗근의 먼쪽힘줄은 보통 장딴지근, 가자미근의 발꿈치뼈(아킬레스)힘줄과 함께한다.
4. 장딴지빗근의 먼쪽힘줄은 발꿈치뼈(아킬레스)힘줄의 바로 옆(그리고 종종 섞인다)이라는 것을 고려해 볼 때, 장딴지빗근은 보통 장딴지근, 가자미근과 군을 이룬다. 이 군은 때때로 *종아리네갈래근(quadriceps surae)*이라 불린다.
5. 다리의 장딴지빗근은 아래팔(forearm)의 긴손바닥근(palmaris longus)과 동종(homologous)으로 간주된다.
6. *장딴지빗근*이 사람의 발바닥 면에 붙어 있지 않기 때문에(발바닥 면과 가까운 발꿈치 뒤쪽에 부착하지만) 장딴지빗근이라는 명칭은 오해하기 쉽다. 다른 영장류(primate)에서는, 장딴지빗근은 발바닥근막(plantar fascia) 안으로 부착하기 위해 발꿈치 주위에 곡선을 이루고, 그렇게 함으로써 실제로 발의 발바닥쪽면 방향으로 부착한다.

☐ 뒤정강근(Tibialis Posterior: *Tom, Dick, Harry군의 Tom*)

뒤정강근*이라는 이름은 이 근육이 정강뼈에 부착하고 뒤쪽 다리에 위치한다는 것을 말해 준다.*

☐ **어원**

Tibialis: 라틴어. *정강뼈*

Posterior: 라틴어. *뒤에, 뒤쪽으로*

☐ **발음**

tib–ee–A–lis

pos–TEE–ri–or

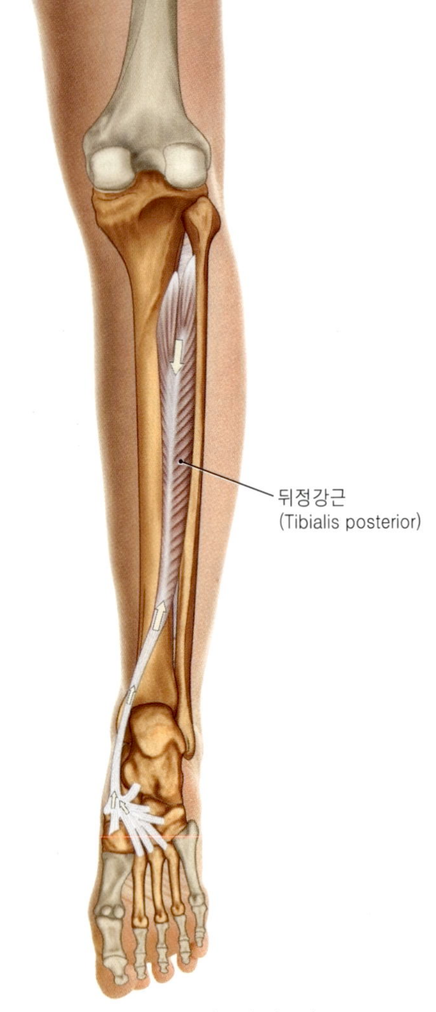

그림 16–14. 오른쪽 뒤정강근의 뒤쪽면.

부착점(Attachments)

☐ 정강뼈와 종아리뼈의 뒤쪽

  ☐ 정강뼈, 종아리뼈 그리고 뼈사이막(interosseus membrane) 뒤쪽의 몸쪽 2/3*에서부터*

☐ 발배뼈거친면(navicular tuberosity)

  ☐ 그리고 둘째~넷째 발허리뼈와 목말뼈를 제외한 모든 발목뼈*까지*

기능(Functions)

동심성(단축성) 작용근 작용

표준 작용근 작용	반대 작용근 작용
☐ 1. **발목관절에서 발을 발바닥쪽굽힘 한다.**	☐ 1. 발목관절에서 다리를 발바닥쪽굽힘 한다.
☐ 2. **목말밑관절에서 발을 안쪽번짐(뒤침) 한다.**	☐ 2. 목말밑관절에서 목말뼈를 안쪽번짐(뒤침) 한다.

표준 작용근 작용 노트

- 뒤정강근은 (근섬유들은 시상면에서 수직으로 주행하면서) 발목관절을 뒤쪽으로 가로지른다. 그러므로 이 근육은 발목관절에서 발을 발바닥쪽굽힘 한다. 발목관절에서 발의 발바닥쪽굽힘은 보행주기(gait cycle) 동안 발을 지면을 밀면서 뗄 때[pushing off: 발가락 떼는 단계(toe–off)] 중요한 작용을 한다(작용 1).
- 뒤정강근은 (근섬유들은 이마면에서 수직으로 주행하면서) 발의 안쪽면을 가로지른다. 그러므로 이 근육은 목말밑관절에서 발을 안쪽번짐, 뒤침 한다(더 분명하게, 이 근육은 목말뼈에 대해 발꿈치뼈를 안쪽번짐, 뒤침 한다). Note: 안쪽번짐은 목말밑 뒤침의 주요한 요소이다. 목말밑뒤침은 또한 발의 안쪽돌림과 발바닥쪽 굽힘을 포함한다(작용 2).

반대 작용근 작용 노트

- 발목과 목말밑관절에서 반대 작용은 대개 발이 지면에 붙어 있을 때 일어나고, 그 결과 몸쪽부착점은 먼쪽으로 움직인다(반대 작용 1, 2).
- 뒤정강근은 (근섬유들은 시상면에서 수직으로 주행하면서) 발목관절을 뒤쪽으로 가로지른다. 먼쪽부착점이 고정된다면, 뒤정강근은 다리의 뒤쪽면을 발의 발바닥쪽으로 당긴다. 그러므로 이것은 발목관절에서 다리를 발바닥쪽굽힘 한다(반대 작용 1).
- 목말밑관절에서 발의 안쪽번짐 반대 작용은 목말밑관절에서의 목말뼈, 다리의 안쪽번짐이다. 목말밑관절에서 다리의 움직임은 발꿈치뼈(calcaneus)에 대해 목말뼈의 움직임을 포함한다. 안쪽번짐은 뒤침의 주요한 요소이다(반대 작용 2).
- 목말밑관절에서 목말뼈뒤침의 다른 요소는 목말뼈의 가쪽돌림이다. 목말뼈가 가쪽으로 돌 때 발목과 (펴진) 무릎관절은 돌림을 허락하지 않기 때문에, 전체 하지는 엉덩관절에서 넙다리의 가쪽돌림을 따라간다(반대 작용 2).

움직임

1. 뒤정강근은 빗면(oblique plane)에서 하나의 당김선(line of

pull)을 가지고 있기 때문에, 발의 발바닥쪽굽힘과 안쪽번짐으로 결합된 하나의 움직임을 만든다.

편심성 길항근 기능

1. 발목관절 발등굽힘을 제한하고 느리게 한다.
2. 목말밑관절에서 가쪽번짐(엎침)을 제한하고 느리게 한다.

편심성 길항근 작용 노트

- 발목관절에서 다리의 발등굽힘을 제한하고 느리게 하는 것은 서 있을 때와 허리를 숙일 때(발목, 무릎, 엉덩관절에서 허리를 숙이는 것) 중요하다.

등척성 안정화 기능

1. 발목과 목말밑관절을 안정화시킨다.

등척성 안정화 노트

- 뒤정강근은 발의 아치(그리고 목말밑관절)를 지지하고 안정화하는 중요한 역할을 한다.

작용에 대한 추가적인 노트

1. Tom, Dick 그리고 Harry군의 힘줄들은 안쪽복사(medial malleolus) 뒤쪽부터 발 안으로 가로지르기 때문에, 그들의 당김선은 뒤안쪽이다. 그러므로 3가지 Tom, Dick 그리고 Harry 근육들은 (발목관절과 목말밑관절에서 각각) 발을 발바닥쪽굽힘과 안쪽번짐 한다.

신경지배

□ 정강신경(tibial nerve)
  □ L4, L5

동맥공급

□ 뒤정강동맥[posterior tibial artery: 오금동맥(popliteal artery)의 종말가지(terminal branch)]

촉진

1. 대상자를 앉거나 바로 눕게 하고 대상자에게 발의 발바닥쪽굽힘, 안쪽번짐 하게 하고(저항이 주어질 수 있다) 뒤정강근의 정강뼈 안쪽복사 바로 뒤에 있는 먼쪽힘줄을 보고 촉진한다.
2. 일단 위치를 찾고 뒤정강근을 먼쪽으로 발배뼈거친면(navicualr tuberosity)과 몸쪽으로 뒤쪽 다리로 계속 촉진한다.
3. Note: 대상자들에게 5개 발가락 모두 펴게 하는 것이 긴발가락굽힘근(flexor digitorum longus)과 긴엄지발가락굽힘근(flexor hallucis longus)의 수축을 제거하는 데 도움이 될 것이다.

다른 구조와의 관계 (Relationship to other structures)

□ 뒤정강근, 긴발가락굽힘근 그리고 긴엄지발가락굽힘근은 뒤쪽다리에서 가장 깊이 있는 근육이다. 이러한 근육들이 겹쳐 있는 곳에서, 뒤정강근이 셋 중에 가장 깊은 곳에 있다.

□ 뒤정강근은 가자미근(soleus)의 깊은 곳이다.

□ 뒤정강근의 깊은 곳은 정강뼈, 종아리뼈 그리고 뼈사이막이다.

□ 뒤정강근힘살(belly)의 가쪽은 긴엄지발가락굽힘근이고, 뒤정강근힘살의 안쪽은 긴발가락굽힘근이다.

□ 뒤정강근의 먼쪽힘줄은 긴발가락굽힘근과 긴엄지발가락굽힘근의 먼쪽힘줄을 따라 안쪽복사 뒤쪽으로 가로지른다. 3가지 중에서, 뒤정강근의 힘줄이 안쪽복사와 가장 가까이에 있다.

□ 발배뼈거친면을 지나 뒤정강근 먼쪽힘줄은 매우 깊은 곳에 있고, 발의 발바닥면의 4번째 근육층에서 찾아진다.

□ 뒤정강근은 깊은앞선 근막경선(deep front line myofascial meridian) 내에 위치한다.

기타(Miscellaneous)

1. 뒤정강근은 다리의 깊은 뒤쪽 구획에 위치한다.
2. 뒤정강근은 *Tom, Dick* 그리고 *Harry* 근육들 중 *Tom*이다. Tom, Dick 그리고 Harry 근육들은 뒤정강근(tibialis posterior), 긴발가락굽힘근(flexor digitorum longus) 그리고 긴엄지발가락굽힘근(flexor halluces longus)이다. 그들은 모두 뒤쪽 다리의 깊은 곳에 있고 그들의 먼쪽힘줄이 정강뼈 안쪽복사의 뒤쪽으로 지나기 때문에 Tom, Dick 그리고 Harry는 함께 군을 이룬다(앞에서부터 뒤쪽까지 Tom, Dick, Harry 순이다).
3. 뒤쪽 다리에서 Tom, Dick 그리고 Harry 근육의 힘살 위치가 안쪽에서 가쪽으로 Dick, Tom, Harry(즉, 긴발가락굽힘근, 뒤정강근, 긴엄지발가락굽힘근) 순이라는 것은 주목할 만하다.
4. 뒤정강근은 갑작스럽게 약 90°로 방향을 돌리는 힘줄을 가지고 있다.
5. 발목 부위에서, 뒤정강근의 먼쪽힘줄은 긴발가락굽힘근의 먼쪽힘줄과 함께 발목굴(tarsal tunnel)을 통하여 지난다.
6. 앞정강근(tibialis anterior) 대신에 뒤정강근은 발의 아치[안쪽세로아치(medial longitudinal arch)]를 지지하는 데 도움을 주기 때문에, 일부 자료들은 이 근육을 *안쪽등자근육(stirrup muscle)*으로 생각한다.
7. 뒤정강근이 팽팽(tight)하고 통증이 있으면 종종 *정강이통증(shin splint)* 또는 *뒤쪽정강이통증(posterior shin splint)*이라고 한다.
8. 뒤정강근은 깃털 모양이다.

복습 문제(Review questions)

1. 다리는 몇 가지의 분명한 구획으로 나뉘는가? 이름을 적어라.

2. 엎침(pronation)의 주요한 구성요소는 무엇인가? 뒤침(supination)은?

3. 보행주기에서 앞정강근(tibialis anterior)의 편심성 작용근 기능의 중요성을 설명하라.

4. 셋째종아리근(fibularis tertius)은 실제로 다른 어떤 근육의 부분인가? 이것이 분리되어 이름 붙여진 이유가 무엇인가?

5. 목말밑관절(subtalar joint)에서 안정화 작용을 하는 긴종아리근(fibularis longus)을 강화시키는 것은 어떠한 부상의 과거력(history)이 있는 대상자들에게 현명한가?

6. 짧은종아리근(fibularis brevis)의 먼쪽힘줄은 ______________ 가쪽복사뼈(lateral malleolus)를 가로지른다.

7. 닫힌사슬시나리오(closed chain scenario)에서, 장딴지근(gastrocnemius)의 수축은 목말뼈(talus)에 어떤 영향을 주는가?

8. 종아리세갈래근(triceps surae)은 어떠한 근육들로 구성되어 있는가? 종아리네갈래근(quadriceps surae)은?

9. 장딴지빗근(plantaris)의 수축에 의해 만들어지는 움직임에는 어떤 것이 있는가?

10. 뒤정강근(tibialis posterior)은 ______________ 을(를) 제외하고 모든 발목뼈(tarsal bone)에 부착한다.

복습 문제의 정답은 책의 마지막 부분에서 확인할 수 있다.

생각해 보기(Think it through)

뒤쪽 다리의 근육들을 스트레칭할 때, 분명한 근육들을 목표로 하는 것이 중요하다. 발목과 목말밑관절(subtalar joint)에서의 공통 작용을 고려할 때, 치료사들이 장딴지근(gastrocnemius)과 가자미근(soleus) 스트레칭하기 위해 분명하게 목표로 해야하는 것 무엇인가?

제 17 장

발가락관절의 외재근 (Extrinsic Muscles of the Toe Joints)

evolve http://evolve.elsevier.com/Muscolino/muscular

목차(Chapter Outline)

목적(Objectives)

이 장을 마친 후 학생들은 이 장에서 다룬 각 근육에 대해 다음을 수행할 수 있어야 한다.

1. 이것이 교차하는 관절에 관한 일반적인 구조를 설명하라.
2. 이것의 기능적 군을 위한 작용에 대한 일반적인 규칙을 설명하라.
3. 부착점들을 서술하라.
4. 표준 작용근 작용을 서술하라.
5. 반대 작용근 작용을 서술하라.
6. 근육이 당김선과 만들어내는 움직임을 논의하라.
7. 편심성 길항근 기능을 서술하라.
8. 등척성 안정화 기능을 서술하라.
9. 신경지배를 서술하라.
10. 동맥공급을 서술하라.
11. 촉진을 위한 시작 자세를 설명하라.
12. 촉진하는 단계를 설명하라.
13. 다른 신체 구조와 근육의 관계에 대해 논의하라.
14. 촉진, 평가 및 임상적 의사 결정을 도와주는 추가적인 정보에 대해 논의하라.

개요(Chapter Overview)

이 장에 다루는 근육들은 발가락을 움직이는 발의 외재근이다. 이 근육들은 다리의 몸쪽에 부착하여 발에 들어가기 위해 먼쪽으로 지나간다. 이러한 외재성 발가락근육들은 발목과 목말밑관절을 가로지른다. 그러므로 그들은 또한 이러한 관절들을 움직인다. 발목과 목말밑관절의 근육을 보기 위해서는 제16장을 참조하면 된다. Note: 발가락을 움직이는 발의 내재근은 제18장에서 다루고 있다.

구조의 개요(Overview of structure)

□ 구조적으로 발가락을 움직이는 발의 외재근은 2가지 군(굽힘근과 폄근)으로 나눌 수 있다. 폄근은 다리의 앞쪽 구획에 위치하는 긴발가락폄근(extensor digitorum longus)과 긴엄지발가락폄근(extensor hallucis longus)이다. 굽힘근은 다리의 깊은 뒤쪽 구획에 위치하는 긴발가락굽힘근(flexor digitorum longus)과 긴엄지발가락굽힘근(flexor hallucis longus)이다. Note: *발가락(digitorum)*은 둘째~다섯째 발가락을 나타낸다. *엄지(hallucis)*는 엄지발가락을 의미한다.

목적(Objectives) *(계속)*

다리의 구획(Compartments of the leg)

다리의 근조직은 보통 앞쪽, 가쪽, 얕은 뒤쪽, 깊은 뒤쪽 구획으로 나뉜다.

- 앞쪽 구획은 앞정강근(tibialis anterior), 긴발가락폄근(extensor digitorum longus), 긴엄지발가락폄근(extensor halluces longus) 그리고 셋째종아리근(fibularis tertius)을 포함한다.
- 가쪽 구획은 긴종아리근(fibularis longus)과 짧은종아리근(fibularis brevis)을 포함한다.
- 얕은 뒤쪽 구획은 장딴지근(gastrocnemius), 가자미근(soleus) 그리고 장딴지빗근(plantaris)을 포함한다.
- 깊은 뒤쪽 구획은 뒤정강근(tibialis posterior), 긴발가락굽힘근(flexor digitorum longus), 긴엄지굽힘근(flexor hallucis longus) 그리고 오금근(popliteus)을 포함한다.

기능의 개요(Overview of function)

작용과 관련된 다음의 일반적인 규칙들은 발가락 외재근의 기능적 군을 위해 서술될 수 있다.

- □ 둘째~다섯째 발가락은 3가지 관절에서 움직일 수 있다: 발허리발가락(metatarsophalangeal; MTP)관절, 몸쪽발가락뼈사이(proximal interphalangeal; PIP)관절 그리고 먼쪽발가락뼈사이(distal interphalangeal; DIP)관절.
  - □ 근육이 오로지 발허리발가락관절을 가로지른다면, 이것은 발가락을 발허리발가락관절에서만 움직일 수 있다.
  - □ 근육이 발허리발가락관절과 몸쪽발가락뼈사이관절을 가로지르면, 이것은 두 관절에서 발가락을 움직일 수 있다.
  - □ 근육이 발허리발가락관절, 몸쪽발가락뼈사이관절, 먼쪽발가락뼈사이관절을 가로지르면, 3가지 관절 모두에서 발가락을 움직일 수 있다.
- □ 엄지발가락(첫째발가락)은 2가지 관절에서 움직일 수 있다: 발허리발가락관절과 발가락사이(interphalangeal; IP)관절. 유사하게, 근육은 이것이 가로지르는 1가지 또는 2가지 관절에서 엄지발가락을 움직일 수 있다.
- □ 만약 근육이 발바닥쪽에서 발가락의 발허리발가락관절, 몸쪽발가락뼈사이관절, 먼쪽발가락뼈사이관절 또는 발가락뼈사이관절을 가로지르면, 가로지르는 관절에서 발가락을 굽힐 수 있다. 만약 근육이 발등쪽에서 발가락의 발허리발가락관절, 몸쪽발가락뼈사이관절, 먼쪽발가락뼈사이관절 또는 발가락뼈사이관절을 가로지르면, 가로지르는 관절에서 발가락을 펼 수 있다.
- □ 반대 작용은 몸쪽부착점이 먼쪽부착점을 향하여 움직이는 것을 포함한다. 이 작용은 발의 먼쪽이 고정되어 있을 때, 보통 발이 지면에 붙어 있을 때 일어난다[예: 우리가 보행주기 동안 발가락을 뗄 때(toe-off), 고정되어 있는 발허리뼈는 움직이고 발가락쪽으로 펴진다. 그러므로 발은 발허리발가락관절에서 발가락쪽으로 편다].
- □ 발가락의 외재근(extrinsic)들은 다리의 몸쪽에 붙어 있기 때문에 발목과 목말밑관절을 가로지르고, 이러한 관절들에서 발(또는 다리)을 움직일 수 있다.
- □ 근육이 발에 들어가기 위해 발목관절 앞쪽으로 가로지른다면, 발목관절에서 발(또는 다리)을 발등굽힘 할 수 있다. 만약 이것이 발에 들어가기 위해 발목관절 뒤쪽으로 가로지른다면, 발목관절에서 발(또는 다리)을 발바닥쪽굽힘 할 수 있다.
- □ 근육이 발에 들어가기 위해 목말밑관절의 가쪽(종아리뼈)을 가로지르면, 이것은 목말밑관절에서 발(또는 다리)을 가쪽번짐 할 수 있다. 근육이 발에 들어가기 위해 목말밑관절의 안쪽(정강뼈)을 가로지르면, 목말밑관절에서 발(또는 다리)을 안쪽번짐 할 수 있다.

오른쪽 발의 발가락 외재근의 앞쪽면-얕은층 □
(Anterior View of the Extrinsic Muscles of the Toes of the Right Foot–Superficial View)

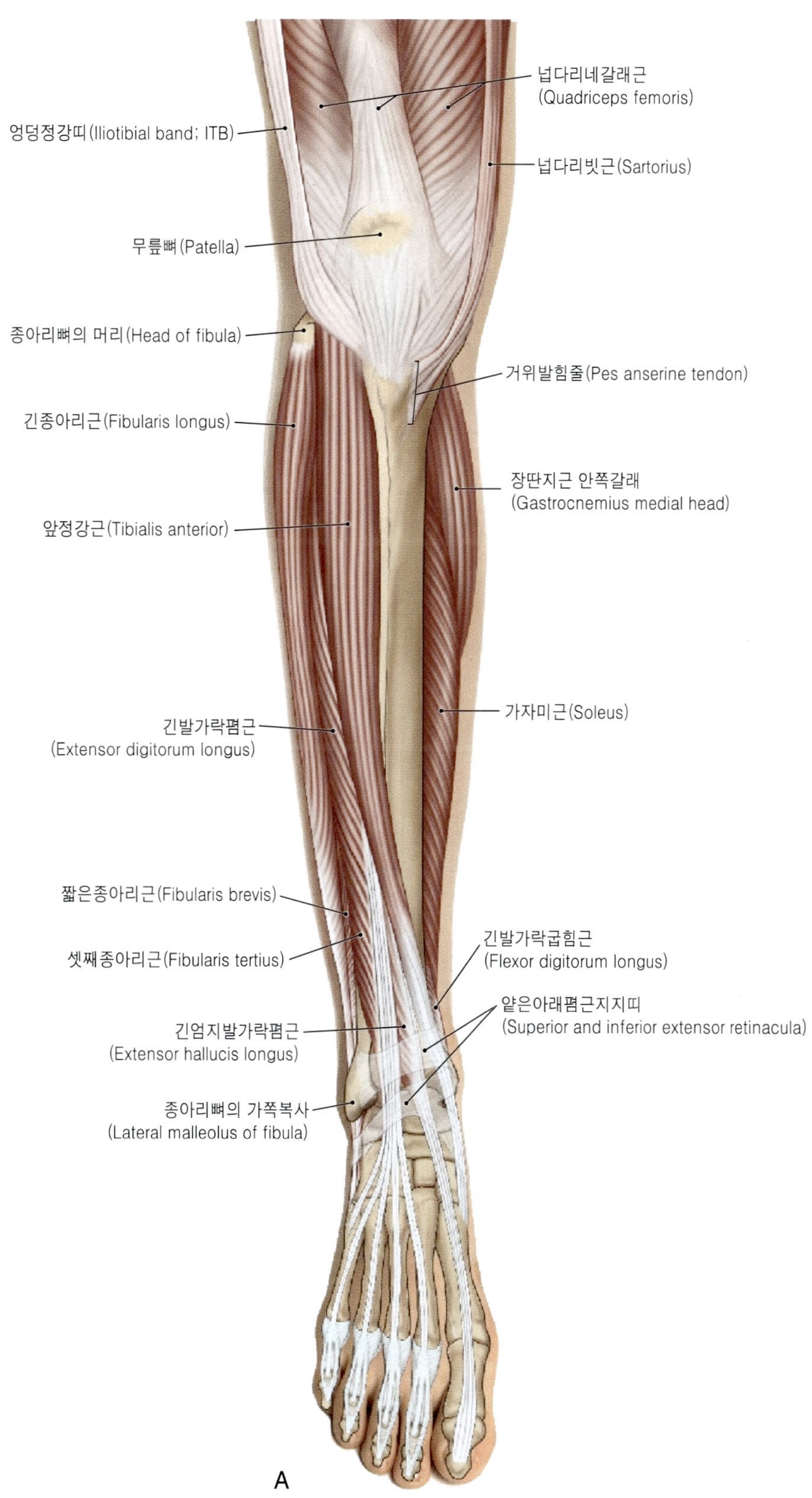

그림 17-1. 오른쪽 발의 발가락 외재근의 앞쪽면. A, 얕은층. *(계속)*

□ 오른쪽 발의 발가락 외재근의 앞쪽면–깊은층 (Anterior View of the Extrinsic Muscles of the Toes of the Right Foot–Deep View)

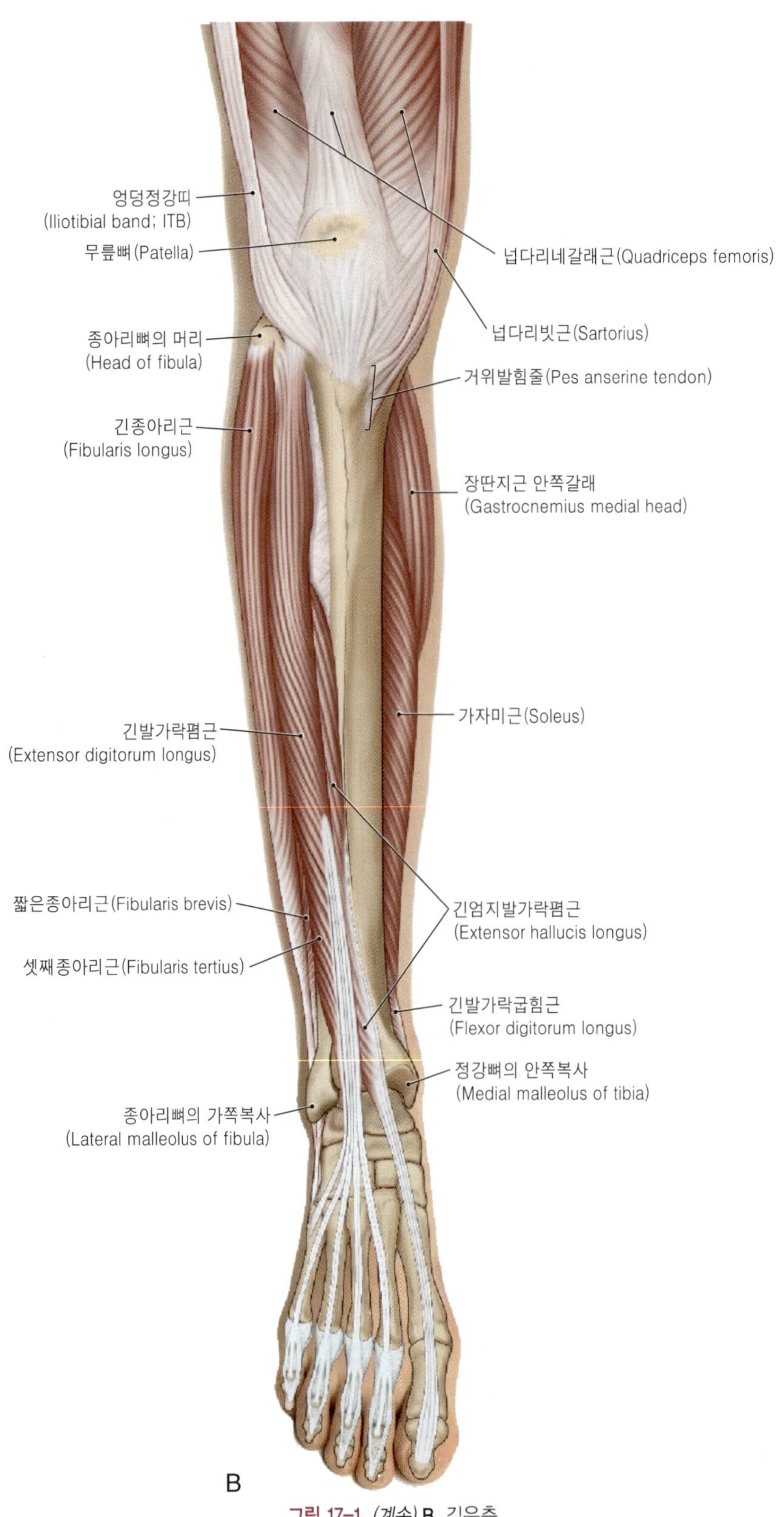

그림 17–1. *(계속)* B, 깊은층.

오른쪽 발의 발가락 외재근의 뒤쪽면-얕은층 □

(Posterior View of the Extrinsic Muscles of the Toes of the Right Foot–Superficial View)

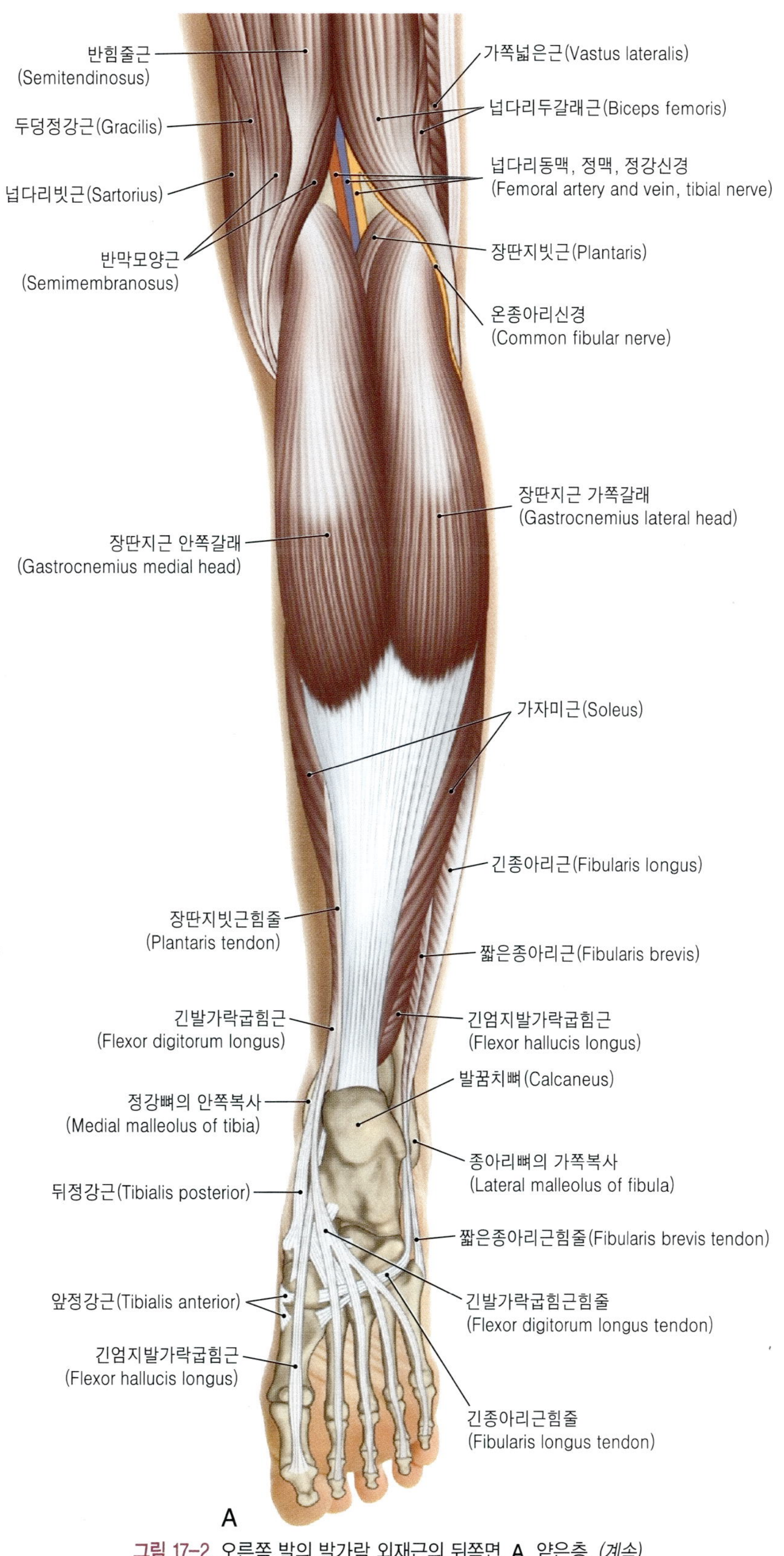

그림 17-2. 오른쪽 발의 발가락 외재근의 뒤쪽면. A, 얕은층. *(계속)*

□ 오른쪽 발의 발가락 외재근의 뒤쪽면-중간층과 깊은층 (Posterior Views of the Extrinsic Muscles of the Toes of the Right Foot-Intermediate and Deep Views)

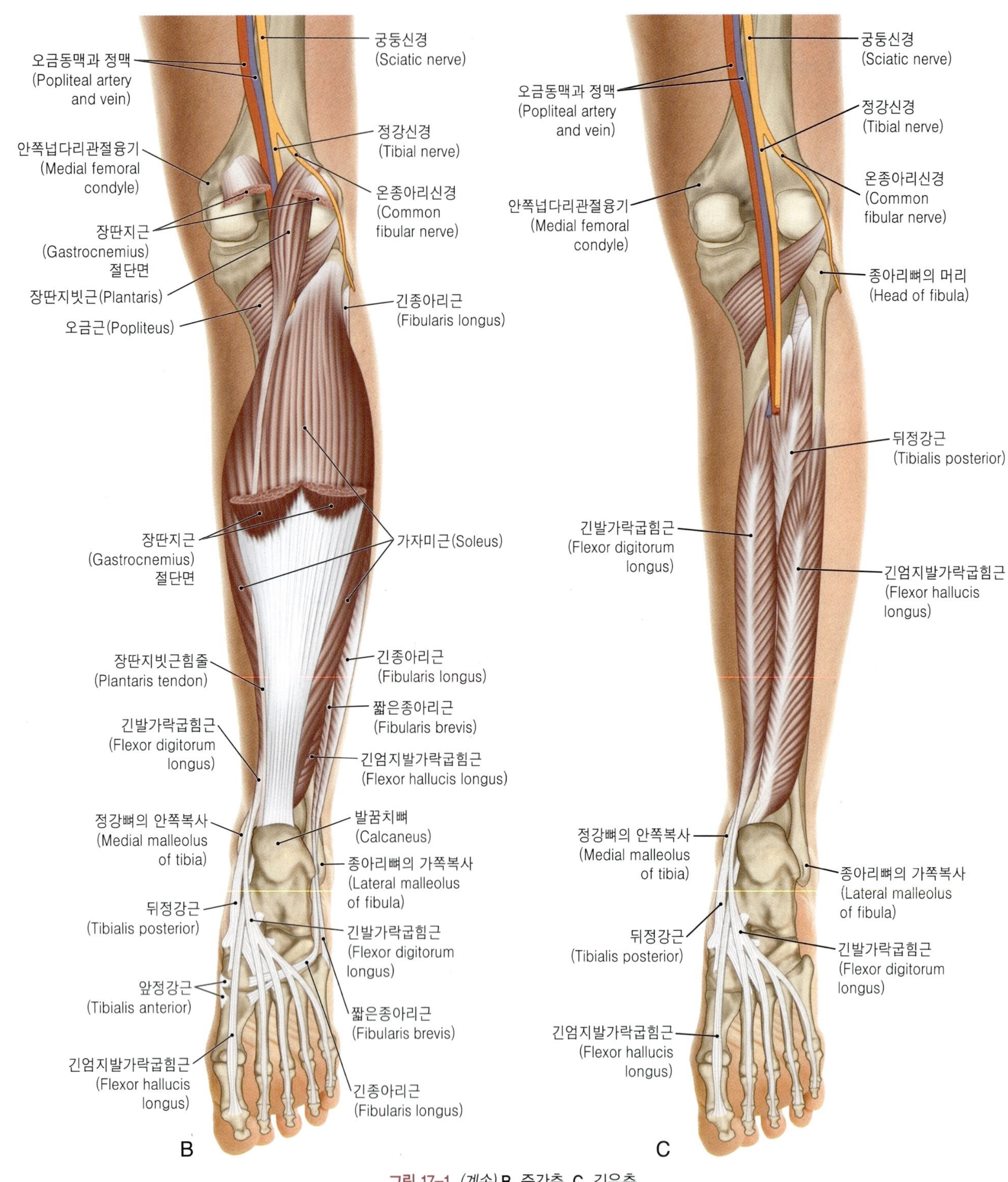

그림 17-1. *(계속)* B, 중간층. C, 깊은층.

오른쪽 발의 발가락 외재근의 안쪽면-얕은층
(Medial View of the Extrinsic Muscles of the Toes of the Right Foot–Superficial View)

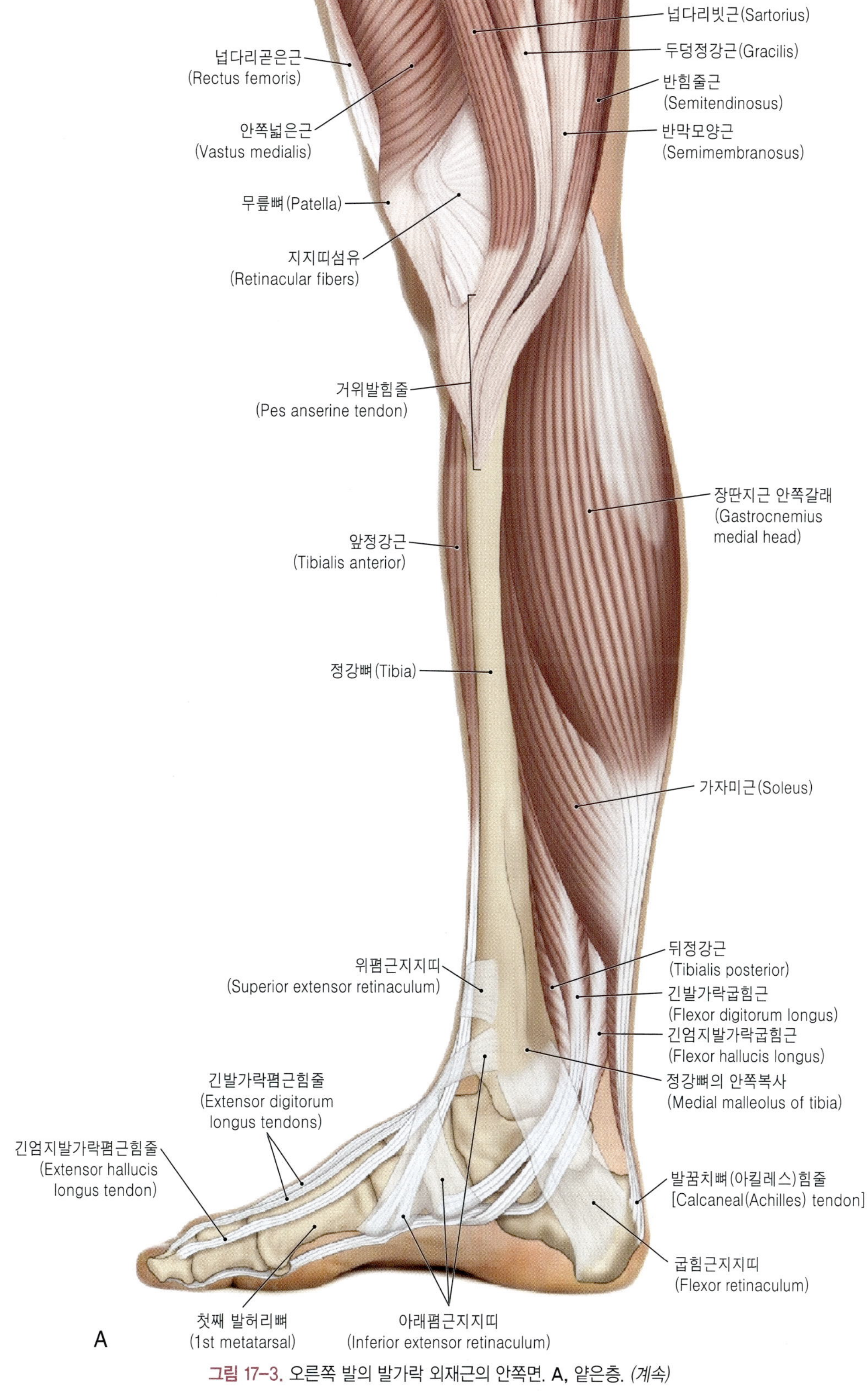

그림 17-3. 오른쪽 발의 발가락 외재근의 안쪽면. A, 얕은층. *(계속)*

□ 오른쪽 발의 발가락 외재근의 안쪽면-깊은층 (Medial View of the Extrinsic Muscles of the Toes of the Right Foot-Deep View)

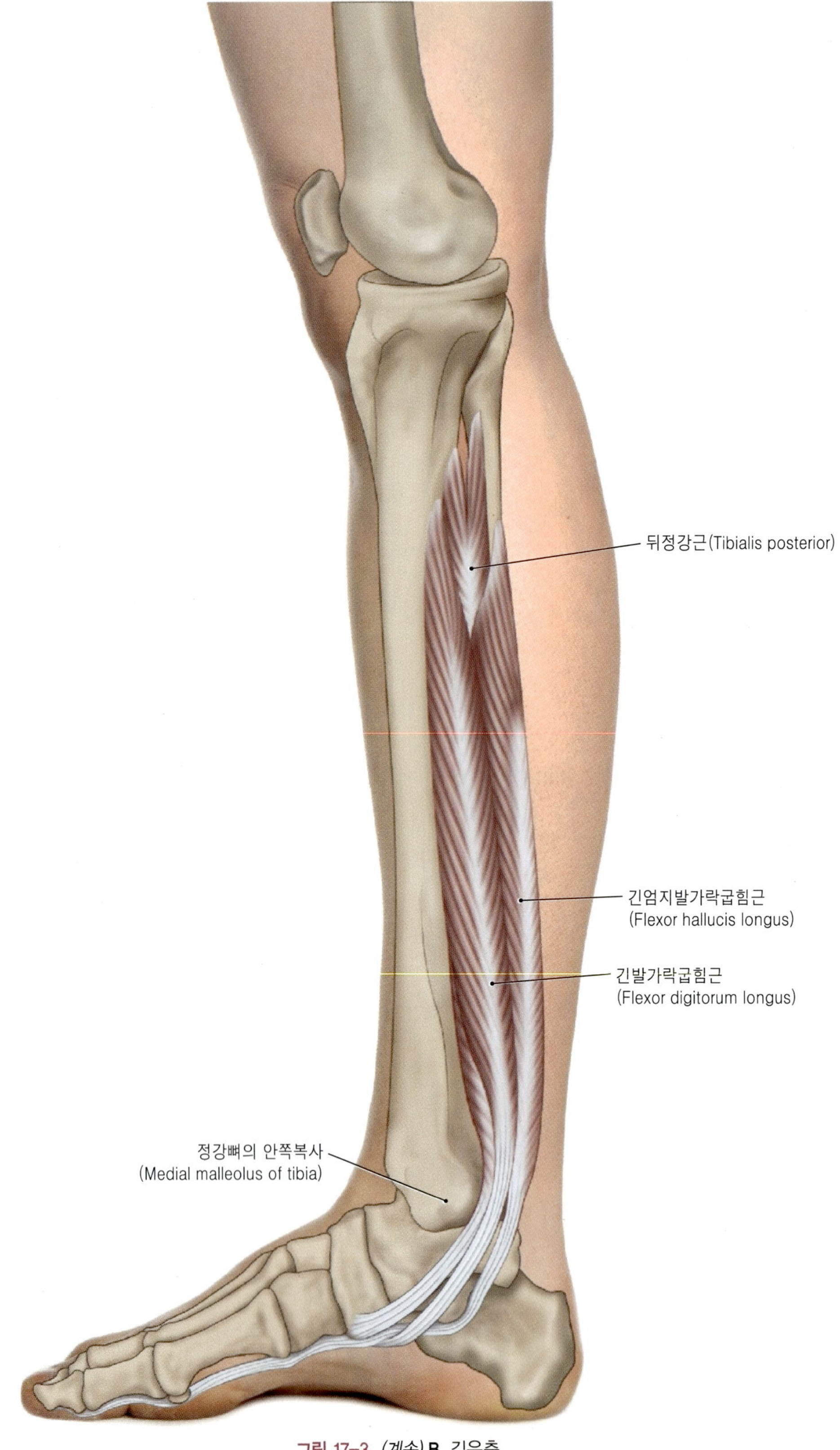

그림 17-3. *(계속)* B, 깊은층.

오른쪽 다리의 가로면 단면(Transverse Plane Cross Section of the Right Leg) □

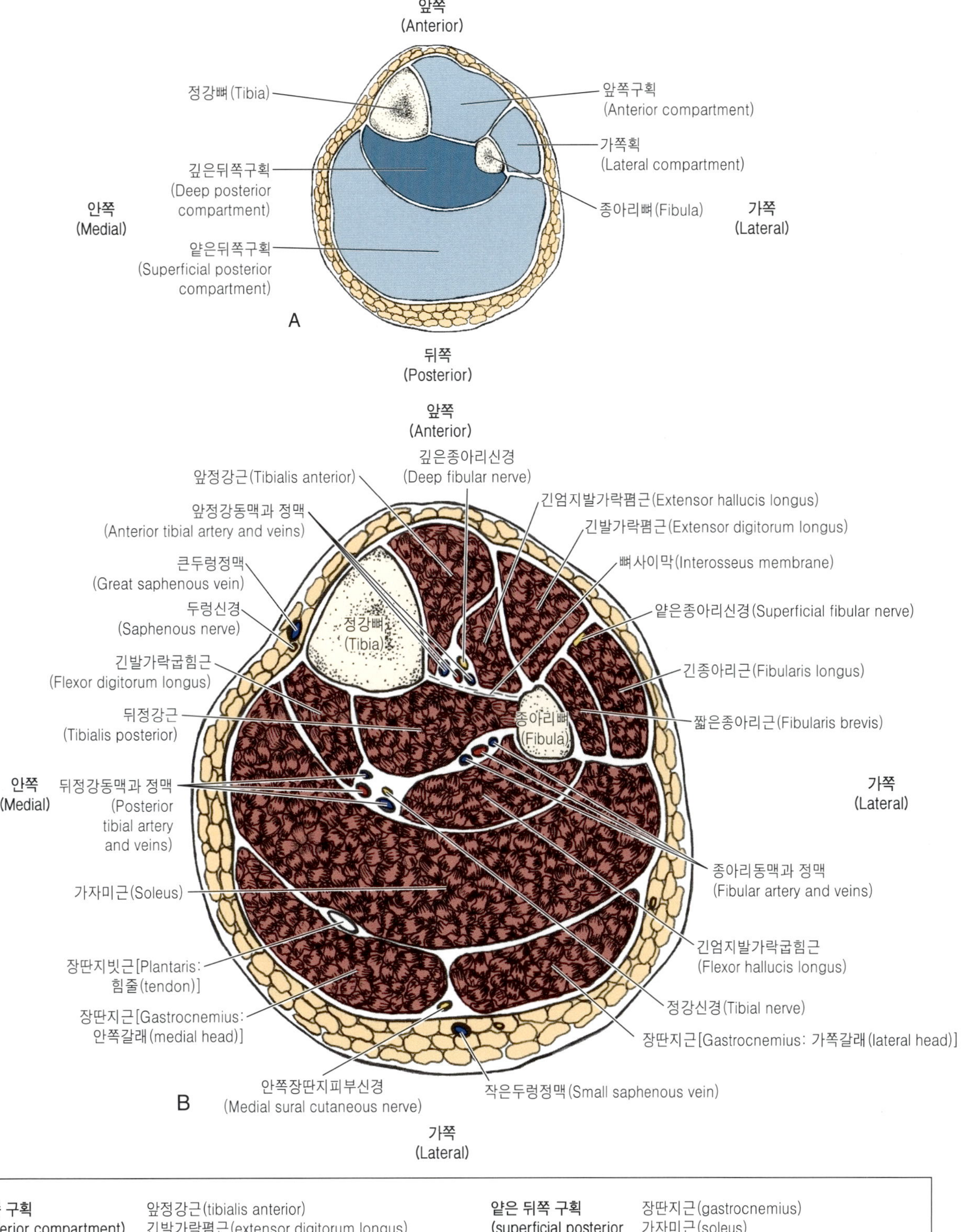

앞쪽 구획 (anterior compartment)	앞정강근(tibialis anterior) 긴발가락폄근(extensor digitorum longus) 긴엄지발가락폄근(extensor hallucis longus) 셋째종아리근(fibularis tertius)	**얕은 뒤쪽 구획 (superficial posterior compartment)**	장딴지근(gastrocnemius) 가자미근(soleus) 장딴지빗근(plantaris)
가쪽 구획 (lateral compartment)	긴종아리근(fibularis longus) 짧은종아리근(fibularis brevis)	**깊은 뒤쪽 구획 (deep posterior compartment)**	오금근(popliteus) 뒤정강근(tibialis posterior) 긴발가락굽힘근(flexor digitorum longus) 긴엄지발가락굽힘근(flexor hallucis longus)

그림 17-4. 가로면 단면, 무릎관절에서 약 1/3 먼 지점. A, 다리의 4가지 구획. B, 다리의 구획 안 근육.

□ 긴발가락폄근(Extensor Digitorum Longus)

긴발가락폄근이라는 이름은 이 근육이 발가락(둘째~다섯째)을 펴고 길다[짧은발가락폄근(extensor digitorum brevis)보다 긴]는 것을 말해 준다.

□ **어원**

Extensor: 라틴어. *신체 일부를 펴는 근육*
Digitorum: 라틴어. *발가락*
Longus: 라틴어. *더 긴*

□ **발음**

eks-TEN-sor
dij-i-TOE-rum
LONG-us

부착점(Attachments)

□ **종아리뼈의 몸쪽·앞쪽**

- □ 종아리뼈의 몸쪽 2/3, 뼈사이막의 몸쪽 1/3 그리고 가쪽정강뼈관절융기*에서부터*

□ **둘째~다섯째 발가락의 등쪽면**

- □ 중간과 끝마디뼈의 등쪽면 방향으로 발등발가락전개부(dorsal digital expansion)를 경유*까지*

기능(Functions)

동심성(단축성) 작용근 작용

표준 작용근 작용	반대 작용근 작용
□ **1. 발허리발가락관절과 발가락뼈사이관절에서 둘째~다섯째 발가락을 편다.**	□ 1. 발허리발가락관절에서 발허리뼈를 펴고 발가락뼈사이관절에서 더 몸쪽의 마디뼈를 편다.
□ **2. 발목관절에서 발을 발등굽힘 한다.**	□ 2. 발목관절에서 다리를 발등굽힘 한다.
□ 3. 목말밑관절에서 발을 가쪽번짐(엎침) 한다.	□ 3. 목말밑관절에서 목말뼈를 가쪽번짐(엎침) 한다.

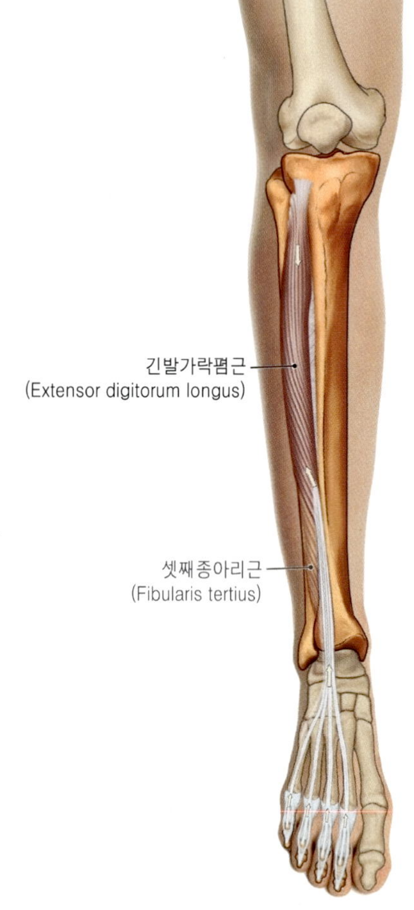

그림 17-5. 오른쪽 긴발가락폄근의 앞쪽면. 셋째종아리근은 희미하게 보인다.

표준 작용근 작용 노트

- 긴발가락폄근은 (근섬유들은 시상면에서 수평으로 주행하면서) 둘째~다섯째 발가락관절의 발등쪽으로 가로지른다. 그러므로 이 근육은 둘째~다섯째 발가락을 편다. 이 근육이 끝마디뼈쪽으로 완전히 부착한다는 것을 고려할 때, 발허리발가락관절과 둘째~다섯째 몸쪽·먼쪽 발가락뼈사이관절을 가로지른다. 그러므로 이러한 관절의 긴엄지발가락폄근은 둘째~다섯째 발가락을 편다(작용 1).
- 더 자세하게, 발허리발가락관절과 발가락뼈사이관절에서 발가락을 펴는 것은 발허리발가락관절에서 첫마디뼈를 펴는 것을 나타내고, 몸쪽발가락뼈사이관절에서 중간마디뼈를 펴고, 먼쪽발가락뼈사이관절에서 끝마디뼈를 편다(작용 1).
- 긴발가락폄근은 (근섬유들은 시상면에서 수직으로 주행하면서) 발목관절을 앞쪽으로 가로지른다. 그러므로 이 근육은 발목관절에서 발을 발등굽힘 한다(작용 2).
- 긴발가락폄근은 (근섬유들은 이마면에서 수직으로 주행하면서) 목말밑관절 움직임의 축에 대하여 가쪽 발로 가로지른다. 그러므로 이것은 목말밑관절(subtalar joint)에서 발(더 자세하게는, 목말뼈에 대해 발꿈치뼈)을 가쪽번짐(eversion) 한다. 가쪽번짐은 목말밑 엎침의 주요한 요소이다(목말밑 엎침은 발의 가쪽돌림과 발등굽힘을 포함한다)(작용 3).

반대 작용근 작용 노트

- 하지 안에서의 반대 작용은 먼쪽이 고정되어(보통 발이 지면에 붙어 있기 때문에) 있을 때 일어나고, 그 결과 몸쪽부착점이 대신 움직인다(반대 작용 1, 2, 3).
- 더 먼쪽부착점이 고정되면, 긴발가락폄근은 (발허리발가락관절에서) 첫마디뼈 대신 발허리뼈를 편다. 발허리발가락관절에서 발허

리뼈 폄의 반대 작용은 보행주기 동안 발가락을 뗄 때(toe-off) 일어난다(반대 작용 1).

- 발가락뼈사이관절에서 더 몸쪽마디뼈를 펴는 것은 몸쪽발가락뼈사이(PIP)관절에서 첫마디뼈를 펴는 것과 먼쪽발가락뼈사이(DIP) 관절에서 중간마디뼈를 펴는 것을 나타낸다(반대 작용 1).
- 긴발가락폄근은 수직 방향인 섬유와 함께 (시상면에서) 발목관절 앞쪽으로 가로지른다. 발이 지면에 붙어 있음으로써 고정되어 있다면, 다리가 발목관절에서 다리의 앞쪽(발등쪽)면을 발의 발등쪽면으로 움직임으로써 발등굽힘 한다. 이 작용은 보행주기 동안 [발이 편평한 상태(foot-flat)부터 발가락을 뗄 때(toe-off)까지] 일어난다(반대 작용 2).
- 목말밑관절에서 발 가쪽번짐의 반대 작용은 목말밑관절에서 목말뼈와 다리의 가쪽번짐이다. 목말밑관절에서 다리를 움직이는 것은 발꿈치뼈에 대해 목말뼈를 움직이는 것을 포함한다. 가쪽번짐은 엎침의 주요한 요소이다(반대 작용 3).
- 목말밑관절에서 목말뼈 엎침(pronation)의 다른 요소는 목말뼈의 안쪽돌림이다. 목말뼈가 안쪽으로 돌 때 발목과 (펴진) 무릎관절은 돌림을 허락하지 않기 때문에, 전체 하지는 엉덩관절에서 넙다리의 안쪽돌림을 따라간다(반대 작용 3).

움직임

1. 긴발가락폄근은 빗면에서 하나의 당김선(line of pull)을 가지고 있기 때문에, 둘째~다섯째 발가락의 폄, 발의 발등굽힘, 가쪽번짐(eversion)으로 결합된 하나의 움직임을 만든다.

편심성 길항근 기능

1. 발허리발가락관절과 발가락뼈사이관절에서의 둘째~다섯째 발가락, 발허리발가락관절에서의 둘째~다섯째 발허리뼈의 굽힘을 제한하고 느리게 한다.
2. 발목관절의 발바닥쪽굽힘을 제한하고 느리게 한다.
3. 목말밑관절에서의 안쪽번짐(뒤침)을 제한하고 느리게 한다.

편심성 길항근 작용 노트

- 발의 발바닥쪽굽힘을 제한하고 느리게 하는 편심성 작용은 보행주기 동안 중요하다[발꿈치딛기(heel-strike)부터 발이 평평(foot-flat)해질 때까지].

등척성 안정화 기능

1. 둘째~다섯째 발가락의 발목관절, 목말밑관절, 발가락발허리관절, 발가락뼈사이관절을 안정화시킨다.

작용에 대한 추가적인 노트

1. 다리 앞쪽 구획의 4가지 모든 근육들은 발목관절에서 발(그리고 다리)을 발등굽힘 할 수 있다.

신경지배

- ☐ 깊은종아리신경(deep fibular nerve)
  - ☐ L5, S1

동맥공급

- ☐ 앞정강동맥[anterior tibial artery: 오금동맥(popliteal artery)의 종말가지(terminal branch)]

촉진

1. 대상자가 앉거나 바로 눕게 하고 촉진하는 손가락을 발의 등쪽 안쪽면 위에 위치시킨다.
2. 대상자에게 둘째~다섯째 발가락을 펴게 하고(저항이 더해질 수 있다) 긴발가락폄근힘줄의 긴장을 보고 느낀다.
3. 긴발가락폄근을 몸쪽으로 가능한 한 따라간다. 긴발가락폄근의 힘살(belly)은 앞정강근(tibialis anterior)과 긴종아리근(fibularis longus) 사이에서 촉진될 수 있다.

다른 구조와의 관계 (Relationship to other structures)

- ☐ 앞정강근과 긴엄지발가락폄근(extensor hallucis longus)은 긴발가락폄근보다 안쪽에 있다. 긴종아리근과 짧은종아리근(fibularis brevis)은 긴발가락폄근보다 가쪽에 있다.
- ☐ 긴발가락폄근은 앞정강근과 긴종아리근의 깊은 곳인 몸쪽을 제외하고 얕은 곳에 있다.
- ☐ 긴발가락폄근의 깊은 곳은 종아리뼈이다.
- ☐ 긴발가락폄근의 가장 먼쪽과 가쪽 부분(종아리뼈의 먼쪽 1/3 지점으로부터 기시)은 발가락에 부착하지 않는 대신에 다섯째 발허리뼈에 부착한다. 이 근육의 부분은 *셋째종아리근(fibularis tertius)*이라는 구별되는 이름으로 불린다.
- ☐ 긴발가락폄근은 얕은앞선 근막경선(superficial front line myofascial meridian) 내에 위치한다.

기타(Miscellaneous)

1. 긴발가락폄근은 다리의 앞쪽 구획에 위치한다.
2. 긴발가락근의 먼쪽부착은 둘째~다섯째 몸쪽발가락의 등쪽·안쪽·가쪽면을 덮는 섬유건막전개부(fibrous aponeurotic expansion)가 되어 널리 퍼져 있다. 이것은 계속 먼쪽으로 가서 중간과 끝마디뼈의 등쪽면 위에 부착한다. 이 구조는 *발등발가락전개부*라 불린다. 발등발가락전개부는 짧은발가락폄근(extensor digitorum brevis), 발의 벌레근(lumbricals pedis), 발등쪽뼈사이근(dorsal interossei pedis), 발바닥쪽뼈사이근(plantar interossei) 근육들의 부착 부위 역할을 한다.
3. 긴발가락폄근(종아리뼈의 먼쪽 1/3으로부터 기시)의 가장 먼쪽과 가쪽 부분은 발가락에 부착하지 않는다. 그러므로 셋째종아리근이라는 이름으로 구별되어 불린다.
4. 긴발가락폄근은 깃털 모양(pennate)이다.

□ 긴엄지발가락폄근(Extensor Hallucis Longus)

긴엄지발가락폄근이라는 이름은 이 근육이 엄지발가락을 펴고 [짧은엄지발가락폄근(extensor hallucis brevis)보다] 길다는 것을 말해 준다.

□ **어원**

Extensor: 라틴어. *신체의 일부를 펴는 근육*
Halluces: 라틴어. *엄지발가락*
Longus: 라틴어. *더 긴*

□ **발음**

eks-TEN-sor
hal-OO-sis
LONG-us

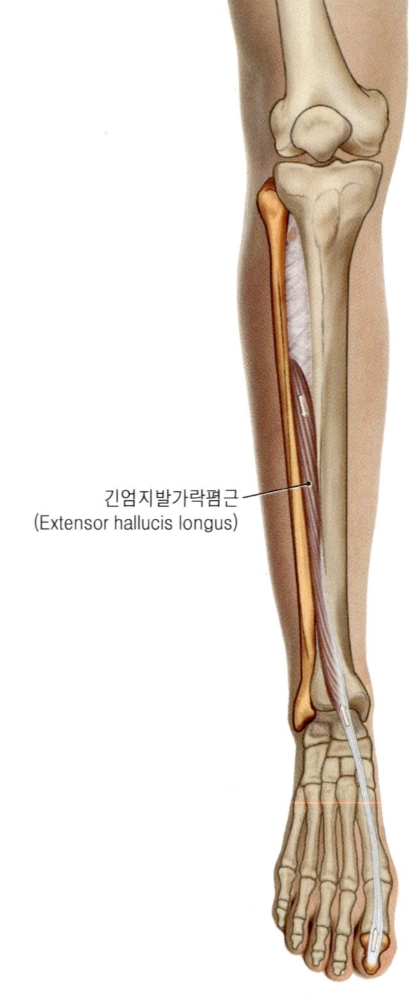

그림 17-6. 오른쪽 긴엄지발가락폄근(extensor hallucis longus)의 앞쪽면.

부착점(Attachments)

□ 중간 앞쪽 종아리뼈

- □ 종아리뼈 앞쪽의 중간 1/3과 뼈사이막의 중간 1/3*에서부터*

□ 엄지발가락 등쪽면(첫째발가락)

- □ 끝마디뼈*까지*

기능(Functions)

동심성(단축성) 작용근 작용

표준 작용근 작용	반대 작용근 작용
□ **1. 발허리발가락관절과 발가락뼈사이관절에서 엄지발가을 편다.**	□ 1. 발허리발가락관절에서 발허리뼈를 펴고 발가락뼈사이관절에서 첫마디뼈를 편다.
□ **2. 발목관절에서 발을 발등굽힘 한다.**	□ 2. 발목관절에서 다리를 발등굽힘 한다.
□ 3. 목말밑관절에서 발을 안쪽번짐(뒤침) 한다.	□ 3. 목말밑관절에서 목말뼈를 안쪽번짐(뒤침) 한다.

표준 작용근 작용 노트

- 긴엄지발가락폄근은 (근섬유들은 시상면에서 수평으로 주행하면서) 엄지발가락의 등쪽으로 가로지른다. 그러므로 이 근육은 엄지발가락을 편다. 끝마디뼈 위에 부착하기 때문에, 이 근육은 엄지발가락의 발허리발가락관절과 발가락뼈사이관절을 모두 가로지른다. 그러므로 긴엄지발가락폄근은 이러한 두 관절에서 엄지발가락을 편다(작용 1).
- 더 자세하게, 발허리발가락관절과 발가락뼈사이관절에서 엄지발가락을 편다는 것은 발허리발가락관절에서 첫마디뼈를 편다는 것과 발가락뼈사이관절에서 끝마디뼈를 편다는 것을 의미한다(작용 1).
- 긴엄지발가락폄근은 (근섬유들은 시상면에서 수직으로 주행하면서) 발목관절 앞쪽으로 가로지른다. 그러므로 이 근육은 발목관절에서 발을 발등굽힘 한다(작용 2).
- 긴엄지발가락폄근은 목말밑관절 움직임의 축으로부터 (근섬유들은 이마면에서 수직으로 주행하면서) 가쪽 발로 가로지른다. 그러므로 이 근육은 목말밑관절에서 발(더 자세하게는 목말뼈에 대해 발꿈치뼈)을 안쪽번짐 한다. 안쪽번짐은 목말밑 뒤침의 주요한 요소이다(목말밑 뒤침은 발의 안쪽돌림과 발바닥쪽굽힘을 포함한다)(작용 3).

반대 작용근 작용 노트

- 하지 안에서의 반대 작용은 (보통 발이 지면에 붙어 있기 때문에) 먼쪽이 고정되어 있을 때 일어나고, 그 결과 몸쪽부착점이 대신 움직인다(반대 작용 1, 2, 3).
- 더 먼쪽부착점이 고정된다면, 긴엄지발가락폄근은 엄지발가락의

발허리뼈를 첫마디뼈를 향하여 (발허리발가락관절에서) 펴고, 엄지발가락의 먼쪽을 (발가락뼈사이관절에서) 끝마디뼈쪽으로 편다(반대 작용 1).

- 발허리발가락관절에서 발허리뼈 폄의 반대 작용은 보행주기 동안 발가락을 뗄 때(toe-off) 일어난다(반대 작용 1).
- 긴엄지발가락폄근은 수직 방향인 이것의 섬유와 함께 (시상면에서) 발목관절 앞쪽으로 가로지른다. 발이 지면에 붙어 있어 고정되어 있다면, 다리가 발목관절에서 다리의 앞쪽(발등쪽) 면을 발의 등쪽면으로 움직임으로써 발등굽힘 한다. 이 작용은 보행주기 동안[발이 평평(foot-flat)한 상태부터 발가락을 뗄 때(toe-off)까지] 일어난다(반대 작용 2).
- 목말밑관절에서 발 안쪽번짐의 반대 작용은 목말밑관절에서 목말뼈와 다리의 안쪽번짐이다. 목말밑관절에서 다리를 옮기는 것은 발꿈치뼈에 대해 목말뼈를 움직이는 것을 포함한다. 안쪽번짐은 뒤침의 주요한 요소이다(반대 작용 3).
- 목말밑관절에서 목말뼈 엎침의 다른 요소는 목말뼈의 가쪽돌림이다. 목말뼈가 가쪽으로 돌 때 발목과 (펴진) 무릎관절은 돌림을 허락하지 않기 때문에 전체 하지는 엉덩관절에서 넙다리의 가쪽돌림을 따라간다(반대 작용 3).

움직임

1. 긴엄지발가락폄근은 빗면에서 하나의 당김선(line of pull)을 가지고 있기 때문에, 엄지발가락의 폄, 발의 발등굽힘, 안쪽번짐으로 결합된 하나의 움직임을 만든다.

편심성 길항근 기능

1. 발허리발가락관절과 발가락뼈사이관절에서 엄지발가락의 굽힘, 발허리발가락관절에서 발허리뼈의 굽힘을 제한하고 느리게 한다.
2. 발목관절의 발바닥쪽굽힘(plantarflexion)을 제한하고 느리게 한다.
3. 목말밑관절에서 가쪽번짐(eversion)을 제한하고 느리게 한다.

편심성 길항근 작용 노트

- 발의 발바닥쪽굽힘을 제한하고 느리게 하는 편심성 작용은 보행주기 동안[발꿈치딛기(heel-strike)부터 발이 평평해(foot-flat)질 때까지] 중요하다.

등척성 안정화 기능

1. 발목과 목말밑관절, 엄지발가락의 발허리발가락관절, 발가락사이관절을 안정화시킨다.

작용에 대한 추가적인 노트

1. 다리 앞쪽 구획의 4가지 근육 모두 발목관절에서 발(그리고 다리)을 발등굽힘 할 수 있다.

신경지배

- ☐ 깊은종아리신경(deep fibular nerve)
  - ☐ **L5**, S1

동맥공급

- ☐ 앞정강동맥[anterior tibial artery: 오금동맥(popliteal artery) 종말가지(a terminal branch)]

촉진

1. 대상자가 앉거나 바로 눕게 하고 촉진하는 손가락을 발의 등쪽 안쪽면 위에 위치시킨다.
2. 대상자에게 엄지발가락을 펴도록 하고(저항이 더해질 수 있다) 긴엄지발가락폄근힘줄의 긴장을 느낀다.
3. 긴엄지발가락폄근을 몸쪽으로 따라간다. 앞정강근(tibialis anterior)의 힘줄, 긴발가락폄근(extensor digitorum longus) 사이의 먼쪽 다리에서 얕게 촉진될 수 있다.
4. 조심스러운 촉진과 함께, 대상자가 엄지발가락을 펼 때 긴엄지발가락폄근의 힘줄은 위에 가로놓인 근조직 깊은 곳에서 촉진될 수 있을 것이다.

다른 구조와의 관계 (Relationship to other structures)

- ☐ 긴엄지발가락폄근은 앞정강근과 긴발가락폄근 사이에서 기시하고 몸통쪽에서 이러한 근육들보다 깊은 곳에 있다.
- ☐ 긴엄지발가락폄근힘살(belly)의 작은 부분은 앞정강근과 긴발가락폄근의 힘줄 사이의 먼쪽다리 중간에서 얕게 있다.
- ☐ 긴엄지발가락폄근의 먼쪽힘줄은 얕아지고 발에서는 앞정강근의 먼쪽힘줄 바로 가쪽에 놓여 있다.
- ☐ 긴엄지발가락폄근 깊은 곳은 종아리뼈이다.
- ☐ 긴엄지발가락폄근은 얕은앞선 근막경선(superficial front line myofascial meridian) 내에 위치한다.

기타(Miscellaneous)

1. 긴엄지발가락폄근은 다리의 앞쪽 구획에 위치한다.
2. 발허리발가락관절에서 발허리뼈 폄의 반대 작용은 보행주기 동안 발가락을 떼는(toe-off) 위치에 도달하는 데 매우 중요하다. 이 움직임이 감소된다면, 보폭(stride)의 길이는 짧아지고, 엉덩관절의 관절가동범위의 감소를 야기하며, 엉덩관절 근조직의 팽팽함(tight)을 야기할 것이다.
3. 긴엄지발가락폄근은 깃털 모양(pennate)이다.

□ 긴발가락굽힘근(Flexor Digitorum Longus: *Tom, Dick 그리고 Harry군의 Dick*)

긴발가락굽힘근*이라는 이름은 이 근육이 발가락을 굽히고 [짧은발가락굽힘근(flexor digitorum brevis)보다] 길다는 것을 말해 준다.*

□ **어원**

Flexor: 라틴어. *신체의 일부를 굽히는 근육*

Digitorum: 라틴어. *발가락*

Longus: 라틴어. *더 긴*

□ **발음**

FLEKS-or

dij-i-TOE-rum

LONG-us

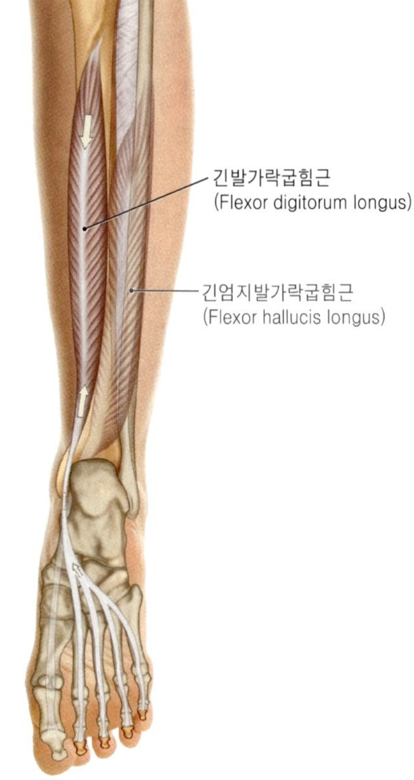

그림 17-7. 오른쪽 긴발가락굽힘근의 뒤쪽면. 긴엄지굽힘근은 희미하게 보인다.

부착점(Attachments)

□ **뒤쪽정강뼈의 중간**

- □ 뒤쪽정강뼈의 중간 1/3*에서부터*

□ **둘째~다섯째 발가락의 발바닥면**

- □ 끝마디뼈들*까지*

기능(Functions)

동심성(단축성) 작용근 작용

표준 작용근 작용	반대 작용근 작용
□ **1. 발허리발가락관절과 발가락뼈사이관절에서 둘째~다섯째 발가락을 굽힌다.**	□ 1. 발허리발가락관절에서 발허리뼈를 굽히고 발가락뼈사이관절에서 몸쪽마디뼈를 굽힌다.
□ **2. 발목관절에서 발을 발바닥쪽굽힘 한다.**	□ 2. 발목관절에서 다리를 발바닥쪽굽힘 한다.
□ **3. 목말밑관절에서 발을 안쪽번짐(뒤침) 한다.**	□ 3. 목말밑관절에서 목말뼈를 안쪽번짐(뒤침) 한다.

표준 작용근 작용 노트

- 긴발가락굽힘근은 (근섬유들은 시상면에서 수평으로 주행하면서) 발바닥쪽의 발가락관절들을 가로지른다. 그러므로 이것은 둘째~다섯째 발가락을 굽힌다. 긴엄지발가락굽힘근이 끝마디뼈쪽으로 부착한다는 것을 고려할 때, 둘째~다섯째 발가락의 발허리발가락관절, 몸쪽·먼쪽 발가락뼈사이관절을 가로지른다. 그러므로 긴엄지굽힘근은 이러한 모든 관절에서 발가락을 굽힌다(작용 1).
- 더 자세하게, 발허리발가락관절과 발가락뼈사이관절에서 발가락을 굽힌다는 것은, 발허리발가락관절에서 첫마디뼈를 굽히고, 몸쪽발가락뼈사이(PIP)관절에서 중간마디뼈를 굽히며, 먼쪽발가락뼈사이(DIP)관절에서 끝마디뼈를 굽힌다는 것을 의미한다(작용 1).
- 긴발가락굽힘근은 (근섬유들은 시상면에서 수직으로 주행하면서) 발목관절을 뒤쪽으로 가로지른다. 그러므로 이것은 발목관절에서 발을 발바닥쪽굽힘 한다(작용 2).
- 긴발가락굽힘근은 (근섬유들은 이마면에서 수직으로 주행하면서) 발쪽으로 들어가고 발목밑관절 안쪽으로 가로지른다. 그러므로 이것은 목말밑관절에서 발(더 자세하게, 목말뼈에 대해 발꿈치뼈)을 안쪽번짐 한다. 안쪽번짐은 목말밑 뒤침의 주요한 요소이다(목말밑 뒤침은 다리의 안쪽돌림과 발바닥쪽굽힘을 포함한다)(작용 3).

반대 작용근 작용 노트

- 하지 안에서의 반대 작용은 (보통 발이 지면에 붙어 있기 때문에) 먼쪽이 고정되어있을 때 일어나고, 그 결과 몸쪽부착점이 대신 움직인다(반대 작용 1, 2, 3).
- 발가락의 반대 작용은 발허리발가락관절에서 발허리뼈의 움직임, 몸쪽발가락뼈사이(PIP)관절에서 첫마디뼈의 움직임, 먼쪽발가락뼈사이(DIP)관절에서의 중간마디뼈의 움직임을 포함한다(반대 작용 1).
- 긴발가락굽힘근은 수직 방향인 이것의 섬유와 함께 (시상면에서) 발목관절 뒤쪽으로 가로지른다. 발이 지면에 붙어 있음으로써 고정되어 있다면, 다리가 발목관절에서 다리의 뒤쪽면을 발의 발바닥쪽면으로 움직임으로써 발바닥쪽굽힘 한다(반대 작용 2).
- 목말밑관절에서 발 안쪽번짐의 반대 작용은 목말밑관절에서 목말뼈·다리의 안쪽번짐이다. 목말밑관절에서 다리를 움직이는 것은 발꿈치뼈에 대해 목말뼈를 움직이는 것을 포함한다. 안쪽번짐은 뒤침의 주요한 요소이다(반대 작용 3).

- 목말밑관절에서 목말뼈뒤침의 다른 요소는 목말뼈의 가쪽돌림이다. 목말뼈가 가쪽으로 돌 때 발목과 (펴진) 무릎관절은 돌림을 허락하지 않기 때문에, 전체 하지는 엉덩관절에서 넙다리의 가쪽돌림을 따라간다(반대 작용 3).

움직임

1. 긴발가락굽힘근은 빗면에서 하나의 당김선(line of pull)을 가지고 있기 때문에 둘째~다섯째 발가락의 굽힘, 발의 발바닥쪽굽힘 그리고 안쪽번짐으로 결합된 하나의 움직임을 만든다.

편심성 길항근 기능

1. 발허리발가락관절과 발가락뼈사이관절에서 둘째~다섯째 발가락, 발허리발가락관절에서 둘째~다섯째 벌하리뼈의 폄을 제한하고 느리게 한다.
2. 무릎관절의 발등굽힘을 제한하고 느리게 한다.
3. 목말밑관절의 가쪽번짐을 제한하고 느리게 한다.

편심성 길항근 작용 노트

- 무릎관절에서 발의 발등굽힘을 제한하고 느리게 하는 것은 서 있을 때와 허리를 굽힐 때 중요하다(발목, 무릎 그리고 엉덩관절을 굽힌다).

등척성 안정화 기능

1. 2~5번째 발가락의 발목, 목말밑, 발허리발가락관절과 발가락뼈사이관절을 안정화시킨다.

등척성 안정화 기능 노트

- 긴발가락굽힘근은 발의 아치(그리고 목말밑관절)를 지지하고 안정화하는 데 도움을 준다.

작용에 대한 추가적인 노트

1. Tom, Dick 그리고 Harry군의 힘줄은 안쪽복사 뒤쪽의 발 안으로 가로지르고, 그들의 당김선은 뒤안쪽이다. 그러므로 Tom, Dick 그리고 Harry 3가지 근육 모두 (발목, 목말밑관절에서 각각) 발을 발바닥쪽굽힘(plantarflex) 및 안쪽번짐 한다.

신경지배

- ☐ 정강신경(tibial nerve)
  - ☐ L5, **S1, S2**

동맥공급

- ☐ 뒤정강동맥[tibial artery: 오금동맥(popliteal artery)의 종말가지(terminal branch)]

촉진

1. 대상자를 앉거나 바로 눕게 하고 촉진하는 손가락을 안쪽복사(medial malleolus) 뒤쪽에 위치시킨다.
2. 대상자가 둘째~다섯째 발가락을 굽히게(저항이 더해질 수 있다) 하고 먼쪽 긴발가락굽힘근힘줄의 긴장을 느낀다.
3. 몸쪽으로 가자미근(soleus)과 정강뼈 사이의 뒤안쪽 다리까지 계속해서 긴발가락굽힘근을 촉진한다.

다른 구조와의 관계 (Relationship to other structures)

- ☐ 긴발가락굽힘근, 뒤정강근 그리고 긴엄지발가락굽힘근은 뒤쪽다리에서 가장 깊이 있는 근육들이다. 이 근육들이 겹친 곳에서 뒤정강근이 셋 중에 가장 깊은 곳에 있다.
- ☐ 긴발가락굽힘근은 가자미근의 깊은 곳에 있다.
- ☐ 긴발가락굽힘근의 깊은 곳은 정강뼈이다.
- ☐ 긴발가락굽힘근의 힘살(belly)은 뒤정강근(tibialis posterior)과 긴엄지굽힘근(flexor hallucis longus)보다 안쪽에 있다.
- ☐ 긴발가락굽힘근의 먼쪽힘줄은 안쪽복사의 뒤쪽으로 가로지르고 뒤정강근, 긴엄지발가락굽힘근 먼쪽힘줄과 함께 있다.
- ☐ 긴엄지발가락굽힘근은 깊은앞선 근막경선(deep front line myofascial meridian) 내에 위치한다.

기타(Miscellaneous)

1. 긴발가락굽힘근은 다리의 깊은 뒤쪽 구획에 위치한다.
2. 긴발가락굽힘근은 *Tom, Dick 그리고 Harry*군 중 *Dick*이다. Tom, Dick 그리고 Harry 근육들은 뒤정강근, 긴발가락굽힘근, 긴엄지발가락굽힘근이다. Tom, Dick 그리고 Harry는 모두 뒤쪽 다리의 깊은 곳에 있고, 그들의 먼쪽힘줄은 정강뼈 안쪽복사의 뒤쪽으로(Tom, Dick 그리고 Harry가 앞~뒤 순서로) 가로지르기 때문에 함께 군을 이룬다.
3. 뒤쪽 다리에서 Tom, Dick 그리고 Harry 근육의 힘살 위치가 안쪽에서 가쪽으로 Dick, Tom 그리고 Harry의 순서(긴발가락굽힘근, 뒤정강근, 긴엄지발가락굽힘근)라는 것은 주목할 만한 가치가 있다.
4. 긴엄지발가락굽힘근은 갑작스럽게 약 90°로 방향을 돌리는 힘줄을 가지고 있다.
5. 발목 부위에서 긴발가락굽힘근의 먼쪽힘줄은 뒤정강근의 먼쪽힘줄과 함께 발목굴(tarsal tunnel)을 통해 지난다.
6. 긴발가락굽힌근의 먼쪽힘줄은 일반적이지 않은 방식으로 먼쪽발가락 위의 부착점 부위에 도달한다. 짧은발가락굽힘근의 힘줄(발의 내재근)은 긴발가락굽힘근의 힘줄에 비해 얕게 놓여 있다. 짧은발가락굽힘근의 힘줄은 갈라져 있고 긴발가락굽힘근의 힘줄은 끝마디뼈를 향하기 위해 갈라진 사이를 통과한다(이것은 근본적으로 상지의 얕은손가락굽힘근, 깊은손가락굽힘근의 배열과 동일하다.)
7. 4개 긴발가락굽힘근의 먼쪽힘줄들은 각각 하나의 공통 먼쪽힘줄에서 나뉘기 때문에, 긴발가락굽힘근은 둘째~다섯째 발가락을 각각 조절을 할 수 없다.
8. 긴발가락굽힘근은 깃털 모양(pennate)이다.

☐ 긴엄지발가락굽힘근(Flexor Hallucis Longus: *Tom, Dick 그리고 Harry군의 Harry*)

긴엄지발가락굽힘근*이라는 이름은 이 근육이 발가락을 굽히고 [짧은엄지발가락굽힘근(flexor hallucis brevis)보다] 길다는 것을 말해준다.*

☐ **어원**

Flexor: 라틴어. *신체의 일부를 굽히는 근육*

Halluces: 라틴어. *엄지발가락*

Longus: 라틴어. *더 긴*

☐ **발음**

FLEKS-or

hal-OO-sis

LONG-us

부착점(Attachments)

☐ 종아리뼈의 먼쪽·뒤쪽

- ☐ 뒤쪽 종아리뼈의 먼쪽 2/3와 뼈사이막(interosseus membrane)의 먼쪽 2/3*에서부터*

☐ 엄지발가락(첫째발가락)의 발바닥면(plantar surface)

- ☐ 끝마디뼈*까지*

기능(Functions)

동심성(단축성) 작용근 작용

표준 작용근 작용	반대 작용근 작용
☐ 1. **발허리발가락관절과 발가락뼈사이관절에서 엄지발가락을 굽힌다.**	☐ 1. 발허리발가락관절에서 발허리뼈를 굽히고 발가락뼈사이관절에서 첫마디뼈를 굽힌다.
☐ 2. **발목관절에서 발을 발바닥쪽굽힘 한다.**	☐ 2. 발목관절에서 다리를 발바닥쪽굽힘 한다.
☐ 3. **목말밑관절에서 발을 안쪽번짐(뒤침) 한다.**	☐ 3. 목말밑관절에서 목말뼈를 안쪽번짐(뒤침) 한다.

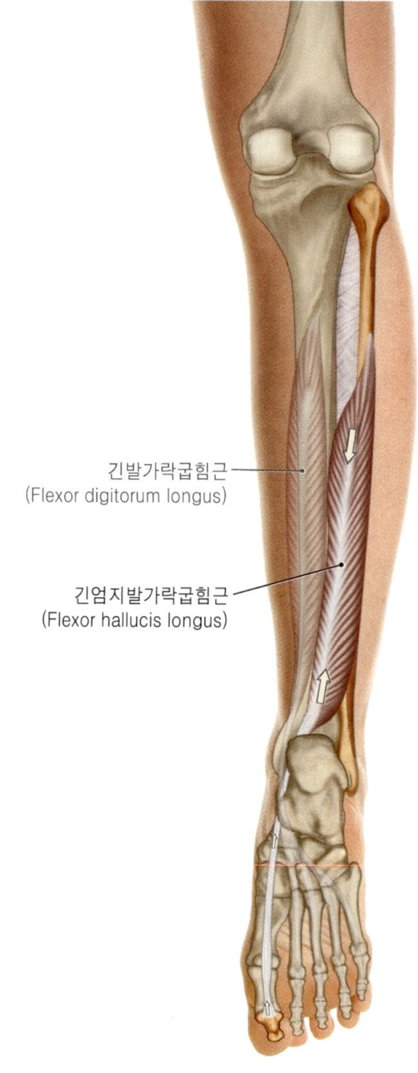

그림 17-8. 오른쪽 긴엄지발가락굽힘근의 뒤쪽면. 긴발가락굽힘근은 희미하게 보인다.

표준 작용근 작용 노트

- 긴엄지발가락굽힘근은 (근섬유들은 시상면에서 수평으로 주행하면서) 발바닥쪽의 엄지발가락을 가로지른다. 그러므로 엄지발가락을 굽힌다. 긴엄지발가락굽힘근이 끝마디뼈쪽으로 부착하는 것을 고려할 때, 이 근육은 엄지발가락의 발허리발가락관절과 발가락뼈사이관절을 모두 가로지른다. 그러므로 긴엄지발가락굽힘근은 이 관절 모두에서 엄지발가락을 굽힌다(작용 1).
- 더 자세하게, 발허리발가락관절과 발가락뼈사이관절에서 엄지발가락을 굽힌다는 것은 발허리발가락관절에서 첫마디뼈를 굽히고 발가락뼈사이관절에서 끝마디뼈를 굽힌다는 것을 나타낸다(작용 1).
- 발허리발가락관절과 발가락뼈사이관절에서 엄지발가락 굽힘은 보행주기 동안 발가락을 떼는(toe-off) 것에 기여한다(작용 1).
- 긴엄지발가락굽힘근은 (근섬유들은 시상면에서 수직으로 주행하면서) 발목관절 뒤쪽으로 가로지른다. 그러므로 이 근육은 발목관절에서 발을 발바닥쪽굽힘 한다(작용 2).
- 긴엄지발가락굽힘근은 (근섬유들은 이마면에서 수직으로 주행하면서) 발쪽으로 들어가고 목말밑관절 안쪽으로 가로지른다. 그러므로 목말밑관절에서 발을 안쪽번짐 한다. 안쪽번짐은 목말밑 뒤침의 주요한 요소이다(목말밑 뒤침은 또한 다리의 안쪽돌림과 발의 발바닥쪽굽힘을 포함한다)(작용 3).

반대 작용근 작용 노트

- 하지 안에서의 반대 작용은 (보통 발이 지면에 붙어 있기 때문에) 먼쪽이 고정되어 있을 때 일어나고, 그 결과 몸쪽부착점이 대신 움직인다(반대 작용 1, 2, 3).
- 엄지발가락 굽힘의 반대 작용은 발허리발가락관절에서 발허리뼈

긴엄지발가락굽힘근(Flexor Hallucis Longus: *Tom, Dick 그리고 Harry군의 Harry*) (계속)

의 움직임과 몸쪽발가락뼈사이(PIP) 관절에서 첫마디뼈의 움직임을 포함한다(반대 작용 1).

- 긴엄지발가락굽힘근은 수직 방향인 이것의 섬유와 함께 (시상면에서) 발목관절 뒤쪽으로 가로지른다. 발이 지면에 붙어 있음으로써 고정되어 있다면, 다리가 발목관절에서 다리의 뒤쪽면을 발의 발바닥쪽면으로 움직임으로써 발바닥쪽굽힘 한다(반대 작용 2).
- 목말밑관절에서 발 안쪽번짐의 반대 작용은 목말밑관절에서 목말뼈·다리의 안쪽번짐이다. 목말밑관절에서 다리를 옮기는 것은 발꿈치뼈(calcaneus)에 대해 목말뼈를 움직이는 것을 포함한다. 안쪽번짐은 뒤침의 주요한 요소이다(반대 작용 3).
- 목말밑관절에서 목말뼈 뒤침의 다른 요소는 목말뼈의 가쪽돌림이다. 목말뼈가 가쪽으로 돌 때 발목과 (펴진) 무릎관절은 돌림을 허락하지 않기 때문에, 전체 하지는 엉덩관절에서 넙다리의 가쪽돌림을 따라간다(반대 작용 3).

움직임

1. 긴엄지발가락굽힘근은 빗면(oblique plane)에서 하나의 당김선(line of pull)을 가지고 있기 때문에, 엄지발가락의 굽힘, 발의 발바닥쪽굽힘 그리고 안쪽번짐으로 결합된 하나의 움직임을 만든다.

편심성 길항근 기능

1. 발허리발가락관절과 발가락뼈사이관절에서의 엄지발가락과 발허리발가락관절에서 발허리뼈의 폄을 제한하고 느리게 한다.
2. 발목관절의 발등굽힘을 제한하고 느리게 한다.
3. 목말밑관절에서의 가쪽번짐을 제한하고 느리게 한다.

편심성 길항근 작용 노트

- 서 있을 때와 허리를 굽힐 때(발목, 무릎 그리고 엉덩관절에서 굽히는 것) 발목관절에서 다리의 발등굽힘(dorsiflexion)을 제한하고 느리게 하는 것은 중요하다.

등척성 안정화 기능

1. 엄지발가락의 발목관절, 목말밑관절, 발허리발가락관절과 발가락뼈사이관절을 안정화시킨다.

작용에 대한 추가적인 노트

1. 긴엄지발가락굽힘근은 실제로 상당히 크고 강력하다. 이것은 긴발가락굽힘근(flexor digitorum longus)보다 크고 강력하다. 이 근육의 크기와 힘에 대한 1가지 이유는 우리가 걷고 달릴 때 엄지발가락을 굽힘으로써 *발가락으로 지면을 밀면서 뗄 때(toe-off)*의 추진력을 증가시키기 위한 것이다.
2. Tom, Dick 그리고 Harry군의 힘줄이 안쪽복사(medial malleolus)보다 뒤쪽 발로 가로지르기 때문에, 그들의 당김선은 뒤안쪽이다. 그러므로 Tom, Dick 그리고 Harry근육 3가지 모두는 (발목·목말밑관절에서 각각) 발을 발바닥쪽굽힘 및 안쪽번짐 한다.

신경지배

☐ 정강신경(tibial nerve)
  ☐ L5, **S1**, **S2**

동맥공급

☐ 뒤정강동맥[posterior tibial artery: 오금동맥(popliteal artery)의 종말가지(terminal branch)]

촉진

1. 대상자를 앉거나 바로 눕게 하고 촉진하는 다리 안쪽에 있는 정강뼈의 먼쪽 몸통(shaft) 바로 뒤쪽에 놓는다.
2. 대상자에게 엄지발가락을 굽히게 하고(저항이 더해질 수 있다) 긴엄지굽힘근힘줄의 긴장을 느낀다.
3. 긴엄지발가락굽힘근의 촉진을 먼쪽으로는 발의 안으로, 몸쪽으로는 뒤쪽 다리 안으로 지속한다.

다른 구조와의 관계 (Relationship to other structures)

☐ 긴엄지발가락굽힘근, 긴발가락굽힘근 그리고 뒤정강근(tibialis posterior)은 뒤쪽 다리에서 가장 깊이 있는 근육들이다. 이 근육들이 겹치는 곳에서, 뒤정강근이 셋 중에 가장 깊이 있다.

☐ 긴엄지발가락굽힘근은 가자미근(soleus)보다 깊은 곳에 있다.

☐ 긴엄지발가락굽힘근의 깊은 곳에 종아리뼈와 뼈사이막이 있다.

☐ 비록 긴엄지발가락굽힘근은 발의 안쪽 엄지발가락에서 그치지만, 몸쪽에서 긴엄지발가락굽힘근의 힘살은 뒤쪽다리의 가쪽에 있다. 긴엄지발가락굽힘근의 힘살은 뒤정강근과 긴발가락굽힘근 힘살의 가쪽에 있다.

☐ 긴엄지발가락굽힘근의 가쪽은 긴종아리근(fibularis longus)이다.

☐ 긴엄지발가락굽힘근의 먼쪽힘줄은 뒤정강근과 긴발가락굽힘근의 먼쪽힘줄과 함께 안쪽복사 뒤쪽을 가로지른다. 3가지 힘줄 중, 긴엄지굽힘근은 안쪽복사로부터 가장 멀리 있다(그리고 가장 촉진하기 어렵다).

☐ 긴엄지발가락굽힘근은 깊은앞선 근막경선(deep front line myofascial meridian) 내에 위치한다.

기타(Miscellaneous)

1. 긴엄지발가락굽힘근은 다리의 깊은 뒤쪽 구획에 위치한다.
2. 긴엄지발가락굽힘근은 *Tom, Dick 그리고 Harry군*의 *Harry*이다. Tom, Dick 그리고 Harry 근육들은 뒤정강근, 긴발가락굽힘근, 긴엄지발가락굽힘근이다. Tom, Dick 그리고 Harry는 그들은 모두 뒤쪽다리의 깊은 곳에 있고, 그들의 먼쪽힘줄은 정강뼈 안쪽복사의 뒤쪽으로(Tom, Dick 그리고 Harry가 앞~뒤 순서로) 가로지르기 때문에 함께 군을 이룬다.
3. 뒤쪽다리에서 Tom, Dick 그리고 Harry 근육의 힘살 위치가 안쪽에서 가쪽으로 Dick, Tom 그리고 Harry 순서(긴발가락굽힘근, 뒤정강근, 긴엄지발가락굽힘근)라는 것은 주목할 만하다.
4. 긴엄지발가락굽힘근은 갑작스럽게 약 90°로 방향을 돌리는 힘줄을 가지고 있다.

복습 문제(Review questions)

1. 발가락관절의 외재근에 대해 이야기 할 때, *발가락(digitorum)*은 ___ ______________을(를) 나타내고, *엄지발가락(hallucis)*은 ________ __________을(를) 의미한다.

2. 얼마나 많은 관절에서 2~5번째 발가락의 움직임이 허용되는가? 관절들의 이름을 적어라.

3. 닫힌사슬 시나리오(closed chain scenario)의 목말밑관절(subtalar joint)에서 목말뼈(talus) 엎침(pronation)의 효과를 설명하라.

4. 대부분의 긴발가락폄근(extensor digitorum longus)의 먼쪽·가쪽 부분의 섬유들은 ______________에 부착한다. 이 근육의 부분은 분리되는 이름을 가지는데, ______________이다.

5. 발등발가락전개부(dorsal digital expansion)라고 알려진 구조에 대해 설명하라.

6. 긴엄지발가락폄근(extensor hallucis longus)의 수축에 의해 만들어지는 움직임을 설명하라.

7. 긴발가락굽힘근(flexor digitorum longus)의 먼쪽힘줄은 안쪽복사(medial malleolus)의 ______________을(를) 가로지른다.

8. 발목 부위에서 ______________의 먼쪽힘줄은 뒤정강근(tibialis posterior)의 먼쪽힘줄과 함께 발목굴(tarsal tunnel)을 통하여 지나간다.

9. 긴발가락굽힘근(flexor digitorum longus)은 둘째~다섯째 발가락을 개별적으로 제어할 수 있는가? 이에 대한 답을 설명하라.

10. 크고 강력한 긴엄지발가락굽힘근(flexor hallucis longus)을 이점은 무엇인가?

복습 문제의 정답은 책의 마지막 부분에서 확인할 수 있다.

생각해 보기(Think it through)

발목 및 발의 해부학을 고려할 때, 이 부위에 많은 스트레스를 줄 수 있는 활동들은 무엇인가? 예를 들면, 발레 무용수의 발끝으로 서는 기술(ballet dancer's pointe technique)이 긴엄지발가락굽힘근(flexor halluis longus)과 같은 근육에 미치는 영향을 고려해 보라. 물리치료사는 이러한 대상자에서 무엇이 관찰되기를 기대할 수 있는가?

제 18 장

발가락관절의 내재근 (Intrinsic Muscles of the Toe Joints)

evolve http://evolve.elsevier.com/Muscolino/muscular

목차(Chapter Outline)

목적(Objectives)

이 장을 마친 후 학생들은 이 장에서 다룬 각 근육에 대해 다음을 수행할 수 있어야 한다.

1. 이것이 교차하는 관절에 관한 일반적인 구조를 설명하라.
2. 이것의 기능적 군을 위한 작용에 대한 일반적인 규칙을 설명하라.
3. 부착점들을 서술하라.
4. 표준 작용근 작용을 서술하라.
5. 반대 작용근 작용을 서술하라.
6. 근육이 가진 당김선과 만들어내는 움직임을 논의하라.
7. 편심성 길항근 기능을 서술하라.
8. 등척성 안정화 기능을 서술하라.
9. 신경지배를 서술하라.
10. 동맥공급을 서술하라.
11. 촉진을 위한 시작 자세를 설명하라.
12. 촉진하는 단계를 설명하라.
13. 다른 신체 구조와 근육의 관계에 대해 논의하라.
14. 촉진, 평가 및 임상적 의사 결정을 도와주는 추가적인 정보에 대해 논의하라.

개요(Chapter Overview)

이 장에 언급된 근육들은 발가락을 움직이는 발의 내재근(intrinsic muscle)이다. 발의 내재근은 완전히 발 안쪽에 위치한다. 다시 말해서, 그들은 발 안에서 시작하고 끝난다. 발가락을 움직이는 발의 외재근(extrinsic muscle) 역시 제17장에 포함되어 있다(발의 외재근은 몸쪽에는 넙다리 또는 다리에 부착되어 있고, 발쪽으로 들어가고 부착하기 위해 먼쪽으로 간다).

구조의 개요(Overview of structure)

- 구조적으로 발가락을 움직이는 발의 내재근은 2가지 주요한 군으로 나눠질 수 있다. 그것들은 등쪽과 발바닥쪽에 있다. 발바닥쪽 내재근들은 각각 얕은 곳에서부터 깊은 곳, 로마 숫자 I, II, III, IV의 4가지 군과 층으로 더 세분화될 수 있다.
- 엄지(hallucis)는 엄지발가락을 의미하고 새끼(digiti minimi)는 새끼발가락을 나타냄을 주목(note)하라. 이러한 층들은 얕은 곳부터 깊은 곳으로 배열될 수 있지만, 각각의 층은 깊은 곳의 층까지 완전히 포함하지 못한다. 그래서 더 깊은 곳에 있는 몇몇의 근육들은 실제로는 얕은 곳에 있을 수 있다.
- 첫 번째~세 번째 층 사이의 대칭을 주목하는 것은 유용하다. 첫 번째 층은 2가지의 벌림근(엄지발가락과 새끼발가락 중)과 1가지 굽힘근을 포함하고, 세 번째 층은 2가지 굽힘근(엄지발가락과 새끼발가락 중)과 1가지 모음근을 포함한다. 가장 깊은 곳에 있는 네 번째 층은 그들의 이름이 나타내는 것처럼 발허리뼈 사이에 위치하는 발바닥쪽뼈사이근(plantar interossei)과 등쪽뼈사이근(dorsal interossei) 근육을 포함한다.

목적(Objectives) *(계속)*

발의 구획(Compartments of the foot)

발은 보통 등쪽과 발바닥쪽 구획으로 나누어진다. 그리고 발바닥쪽 구획은 보통 4개 층으로 나뉜다.

- 등쪽 구획은 짧은발가락폄근(extensor digitorum brevis)과 짧은엄지발가락폄근(extensor hallucis brevis)을 포함한다.
- 첫 번째 발바닥 층(plantar layer I)은 엄지발가락벌림근(abductor hallucis), 새끼발가락벌림근(abductor digiti minimi pedis) 그리고 짧은발가락굽힘근(flexor digitorum brevis)을 포함한다.
- 두 번째 발바닥 층(plantar layer II)은 발바닥네모근(quadratus plantae)과 발벌레모양근(lumbricals pedis)을 포함한다.
- 세 번째 발바닥 층(plantar layer III)은 짧은엄지발가락굽힘근(flexor hallucis brevis), 새끼발가락굽힘근(flexor digiti minimi pedis) 그리고 엄지발가락모음근(adductor halluces)을 포함한다.
- 네 번째 발바닥 층(plantar layer IV)은 발바닥쪽뼈사이근(plantar interossei)과 발등쪽뼈사이근(dorsal interossei pedis)을 포함한다.

기능의 개요(Overview of function)

작용과 관련된 다음의 일반적인 규칙들은 발가락 내재근들의 기능적 군을 위해 서술될 수 있다.

- □ 둘째~다섯째 발가락은 3개 관절에서 움직일 수 있다: 발허리발가락(metatarsophalangeal; MTP)관절, 몸쪽발가락뼈사이(proximal interphalangeal; PIP)관절 그리고 먼쪽발가락뼈사이(distal interphalangeal; DIP)관절. 근육이 오로지 발허리발가락관절을 가로지른다면, 이것은 발가락을 발허리발가락관절에서만 움직일 수 있다. 근육이 발허리발가락관절과 몸쪽발가락뼈사이관절을 가로지른다면, 두 관절 모두에서 발가락을 움직일 수 있다. 근육이 발허리발가락관절, 몸쪽발가락뼈사이관절, 먼쪽발가락뼈사이관절을 가로지른다면, 3개 관절 모두에서 발가락을 움직일 수 있다.
- □ 엄지발가락(첫째발가락)은 2가지 관절에서 움직일 수 있다: 발허리발가락관절과 발가락뼈사이(interphalangeal; IP)관절. 유사하게, 근육은 이것이 가로지르는 하나 또는 2가지 관절에서 엄지발가락을 움직일 수 있다.
- □ 만약 근육이 발바닥쪽에서 발가락의 발허리발가락관절, 몸쪽발가락뼈사이관절, 먼쪽발가락뼈사이관절 또는 발가락뼈사이관절을 가로지른다면, 가로지르는 관절에서 발가락을 굽힐 수 있다. 만약 근육이 등쪽에서 발가락의 발허리발가락관절, 몸쪽발가락뼈사이관절, 먼쪽발가락뼈사이관절 또는 발가락뼈사이관절을 가로지른다면, 가로지르는 관절에서 발가락을 펼 수 있다.
- □ 둘째발가락을 마주하는 면 위에서 근육이 첫째, 셋째, 넷째 또는 다섯째의 발허리발가락관절을 가로지른다면, 발허리발가락관절에서 발가락을 모을 수 있다. 근육이 둘째발가락(중간의) 옆에서 멀어지는 쪽의 첫째~넷째 또는 다섯째발가락의 발허리발가락관절을 가로지른다면, 발허리발가락관절에서 발가락을 벌림 할 수 있다(둘째발가락은 양쪽 방향에서 벌린다. 정강뼈 및 종아리뼈 벌림). Note: 발허리발가락관절에서 발가락의 벌림 및 모음을 위한 축은 해부학적 자세로 있을 때 둘째발가락의 중심을 통과하는 가상선(imaginary line)이다.
- □ 발에는 긴발가락폄근(extensor digitorum longus)의 먼쪽힘줄로 형성된 발등발가락전개부(dorsal digital expansion)가 있다. 이것은 손의 손등손가락전개부(dorsal digital expansion)와 유사하다. 그러나 잘 발달되지 않았다. 손과 유사하게, 벌레모양근(lumbrical)과 뼈사이근(interossei)은 발등발가락 전개부 안으로 부착하고 발허리발가락관절에서 발가락 굽힘, 발가락뼈사이관절에서 폄을 할 수 있다.
- □ 더 구체적으로는 발가락의 움직임에 대해 첫마디뼈는 발허리발가락관절에서 움직이고, 중간마디뼈는 몸쪽발가락뼈사이관절에서 움직이며, 끝마디뼈는 먼쪽발가락뼈사이관절에서 움직인다. 엄지발가락의 경우, 첫마디뼈는 발허리발가락관절에서 움직이고 끝마디뼈는 발가락뼈사이관절에서 움직인다.
- □ 반대 작용은 몸쪽부착점이 먼쪽부착점쪽으로 움직이는 것을 포함한다. 이것은 보통 발가락이 지면에 붙어 있고 고정되어 있을 때 일어난다. 발가락의 반대 작용은 (고정되어 있는 첫마디뼈에 대해) 발허리발가락관절에서 발허리뼈의 움직임, (고정되어 있는 중간마디뼈에 대해) 몸쪽발가락뼈사이관절에서 첫마디뼈의 움직임 그리고 (고정되어 있는 끝마디뼈에 대해) 먼쪽발가락뼈사이관절에서 끝마디뼈의 움직임을 포함한다.

오른쪽 발의 발바닥쪽면-얕은 근막층 □
(Plantar View of the Right Foot-Superficial Fascial View)

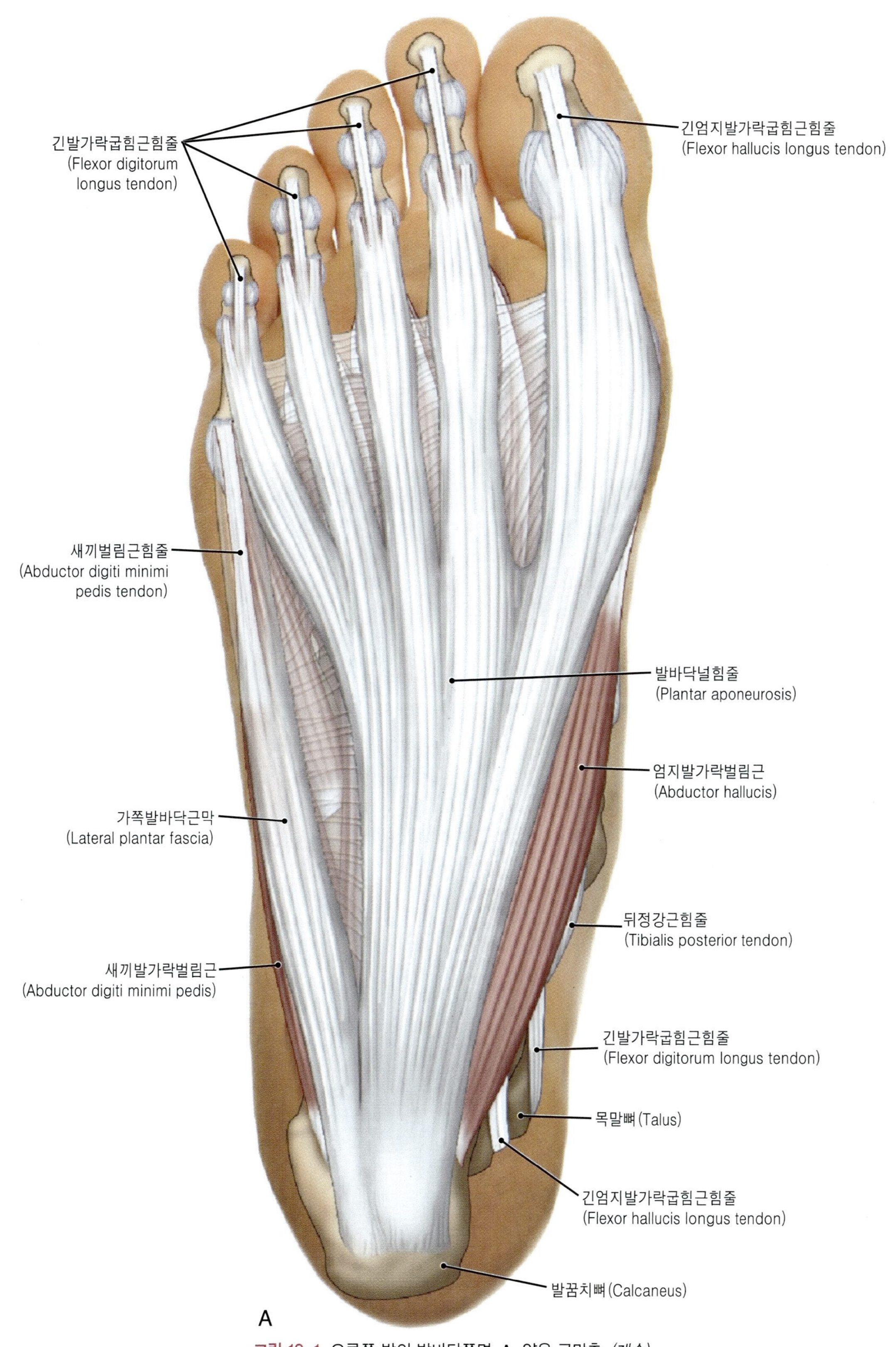

그림 18-1. 오른쪽 발의 발바닥쪽면. A, 얕은 근막층. *(계속)*

□ 오른쪽 발의 발바닥쪽면-얕은 근육층 (Plantar View of the Right Foot-Superficial Muscular View)

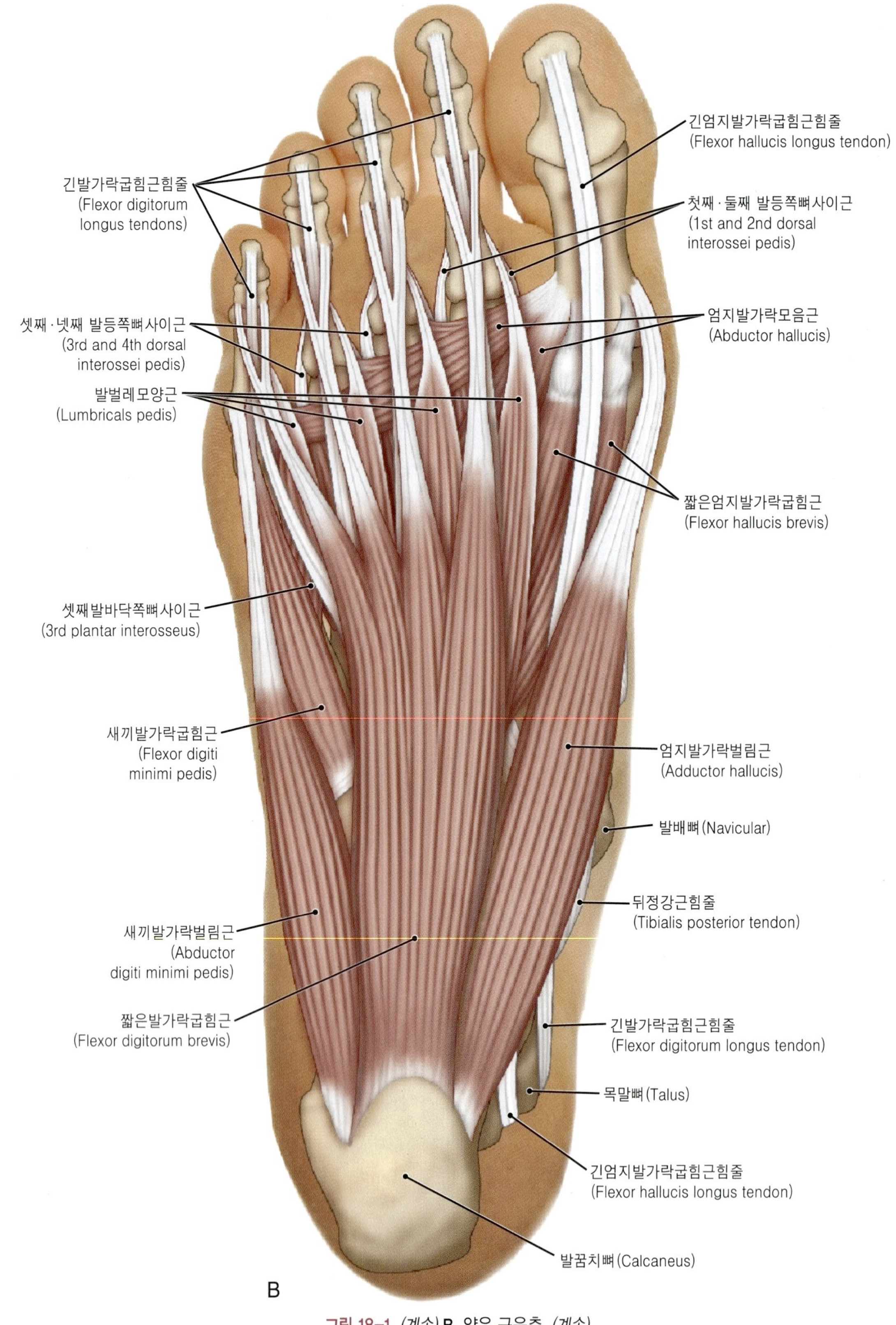

그림 18-1. *(계속)* B, 얕은 근육층. *(계속)*

오른쪽 발의 발바닥쪽면–중간층 □
(Plantar View of the Right Foot–Intermediate View)

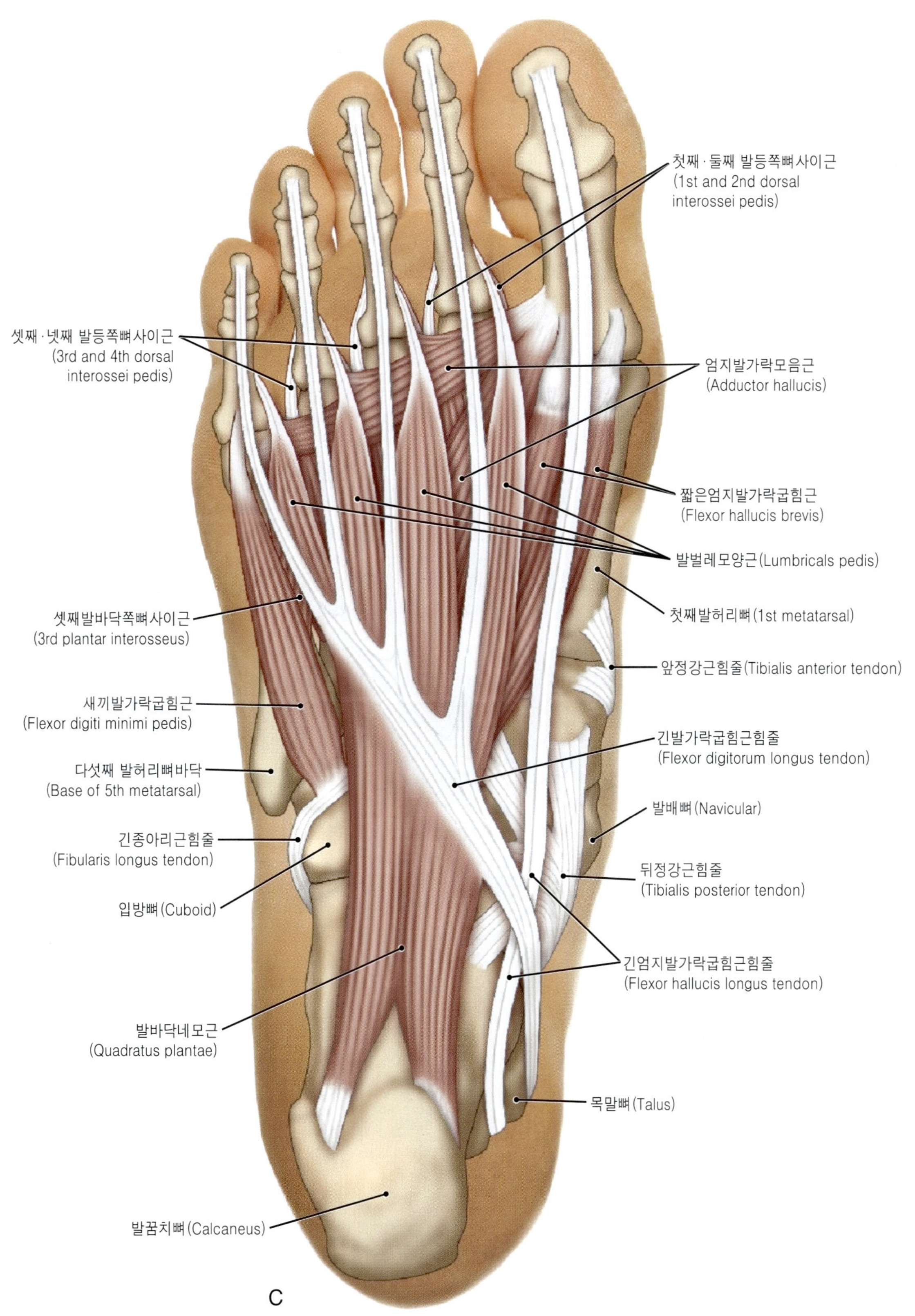

그림 18-1. *(계속)* C, 중간층. *(계속)*

☐ 오른쪽 발의 발바닥쪽면-깊은층(Plantar View of the Right Foot-Deep View)

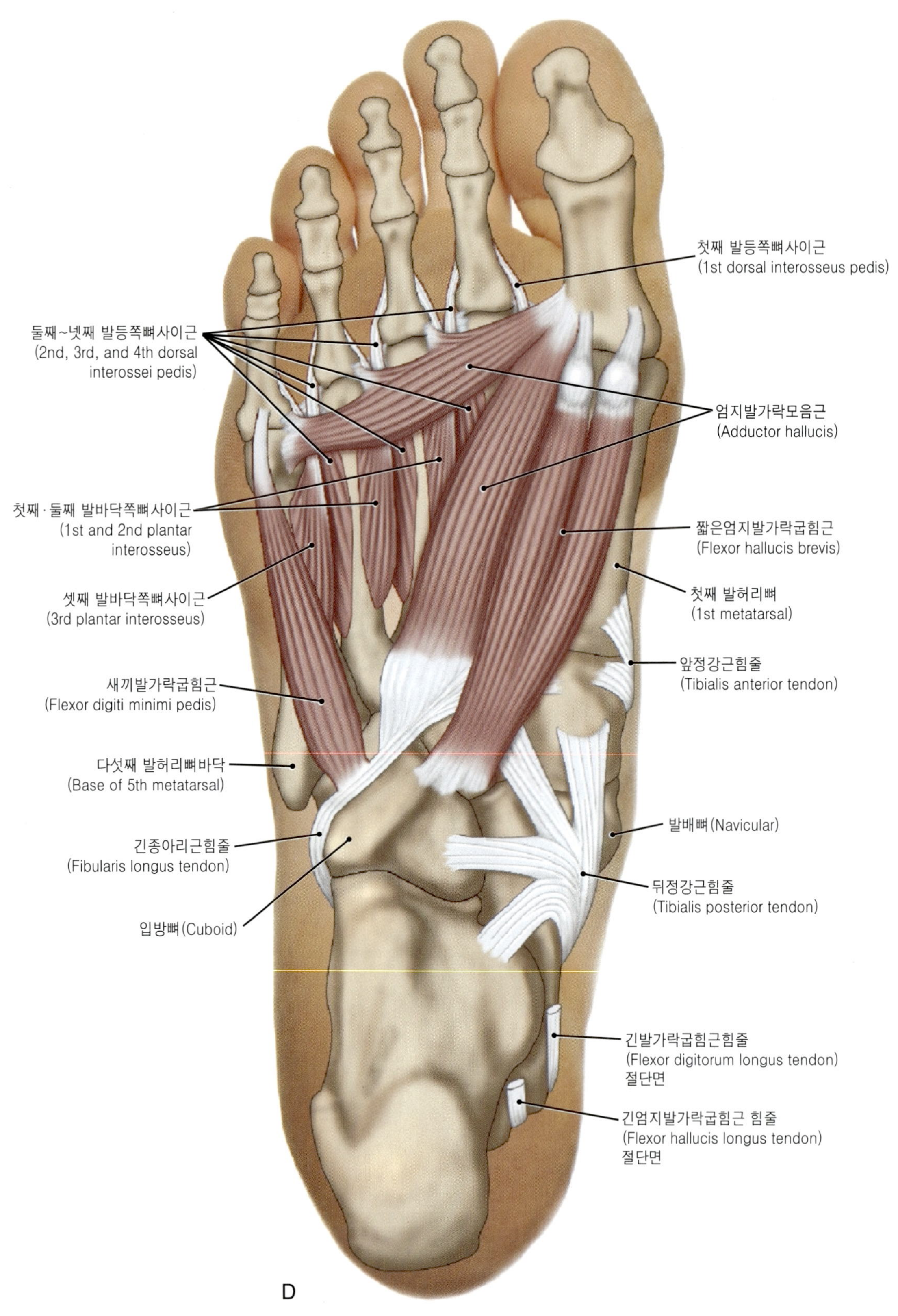

그림 18-1. *(계속)* D, 깊은층.

오른쪽 발 근육의 등쪽면(Dorsal View of the Muscles of the Right Foot) □

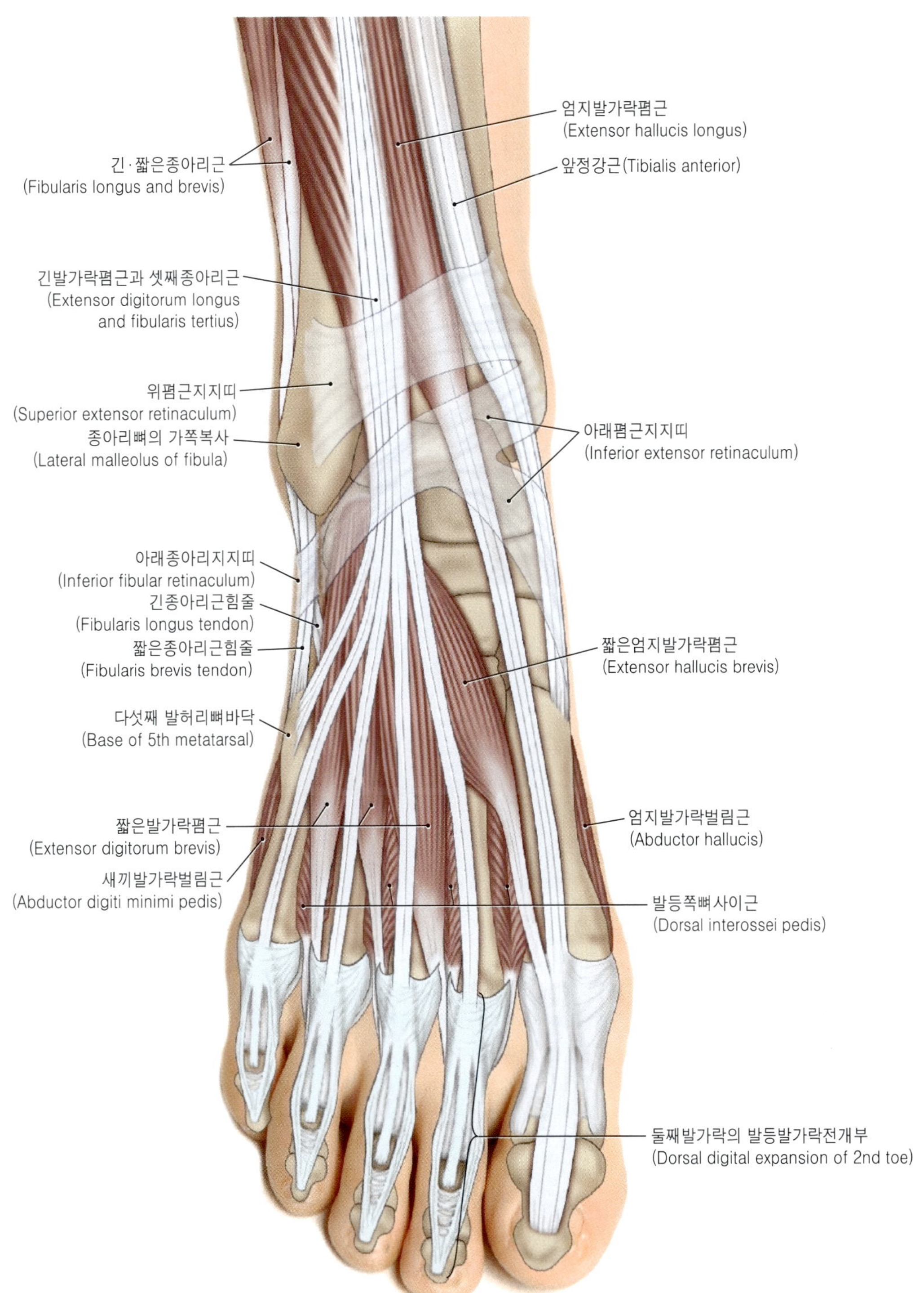

그림 18-2. 오른쪽 발의 등쪽면.

□ 오른쪽 발 근육의 가쪽과 안쪽면 (Lateral and Medial Views of the Muscles of the Right Foot)

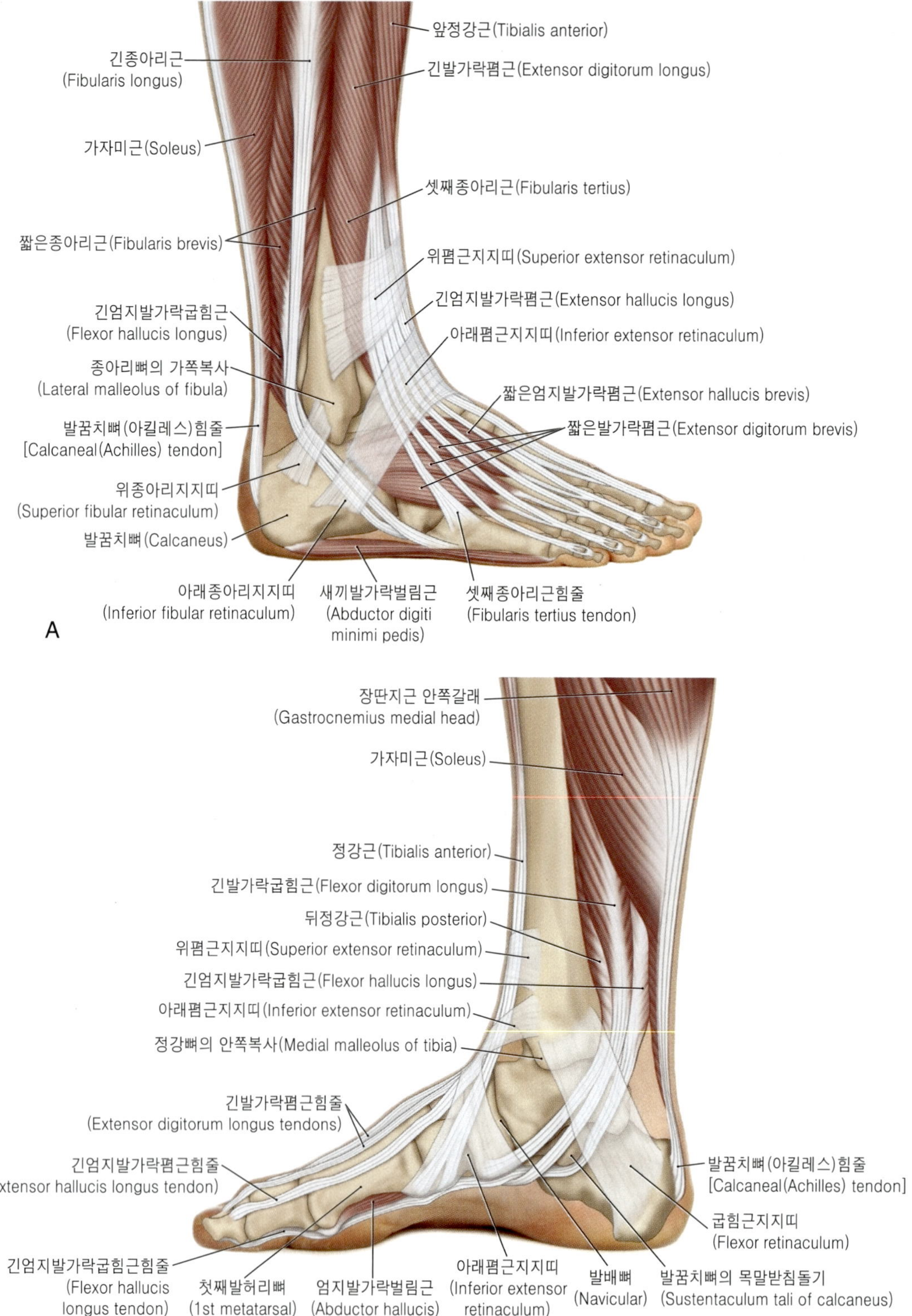

그림 18-3. 오른쪽 발의 가쪽면과 안쪽면. A, 가쪽면. B, 안쪽면.

오른쪽 발 단면(Cross Section through the Right Foot) □

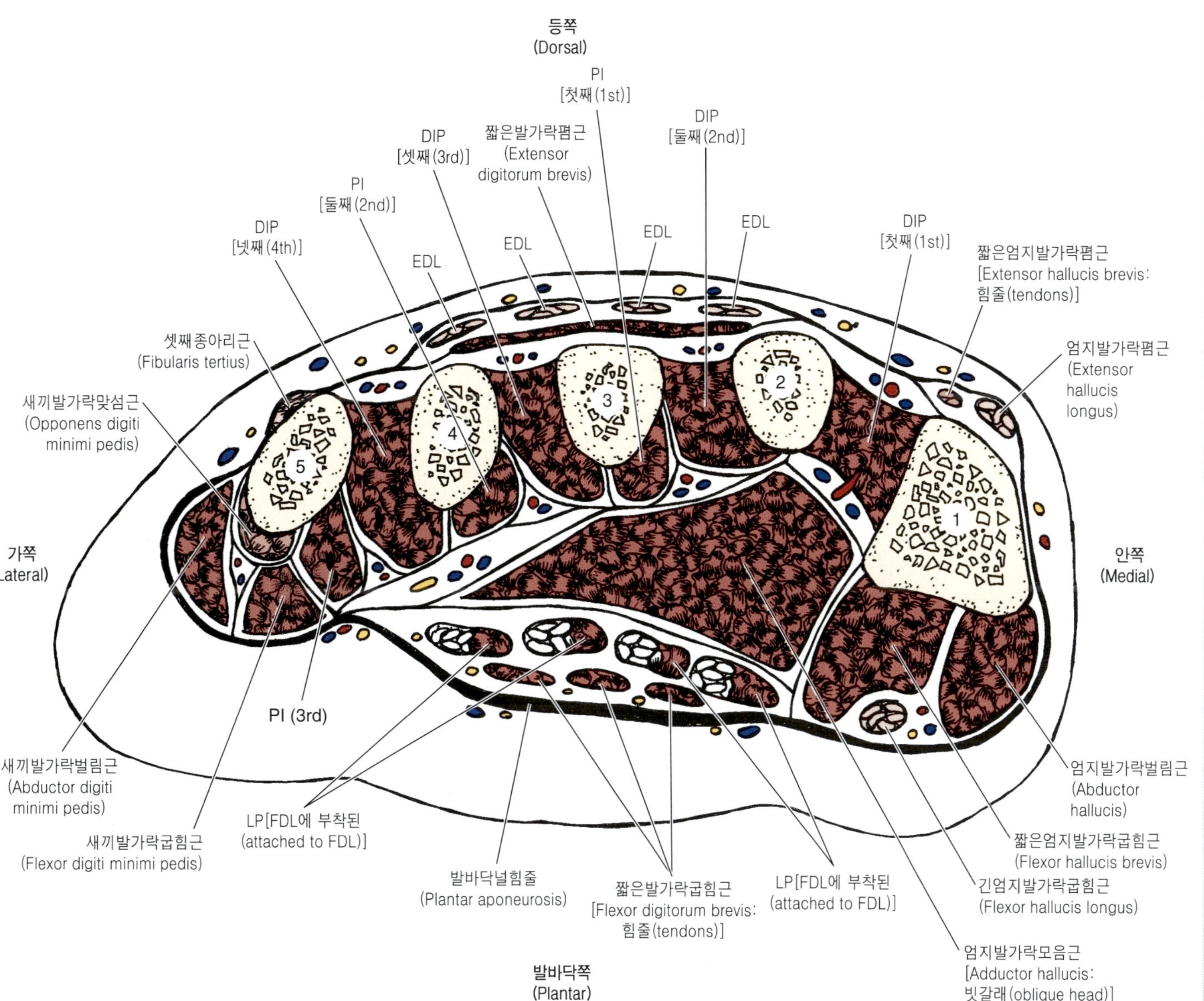

그림 18-4. 먼쪽부터 몸쪽으로 바라본 오른쪽 발을 관통하는 단면. 변칙적인 근육(anomalous muscle)인 새끼맞섬근이 보인다. DIP: 발등쪽뼈사이근(dorsal interosseus pedis), EDL: 긴발가락폄근(extensor digitorum longus), FDL: 긴발가락굽힘근(flexor digitorum longus), LP: 발벌레모양근(lumbricals pedis), PI: 발바닥쪽뼈사이근(plantar interosseus).

등쪽면(Dorsal Surface)

□ 짧은발가락폄근(Extensor Digitorum Brevis)

짧은발가락폄근이라는 이름은 이 근육이 발가락을 펴게 하며 [긴발가락폄근(extensor digitorum longus)보다] 짧다는 것을 말해 준다.

□ **어원**

Extensor: 라틴어. *신체 일부를 펴는 근육*
Digitorum: 라틴어. *발가락*
Brevis: 라틴어. *더 짧은*

□ **발음**

eks–TEN–sor
dij–i–TOE–rum
BRE–vis

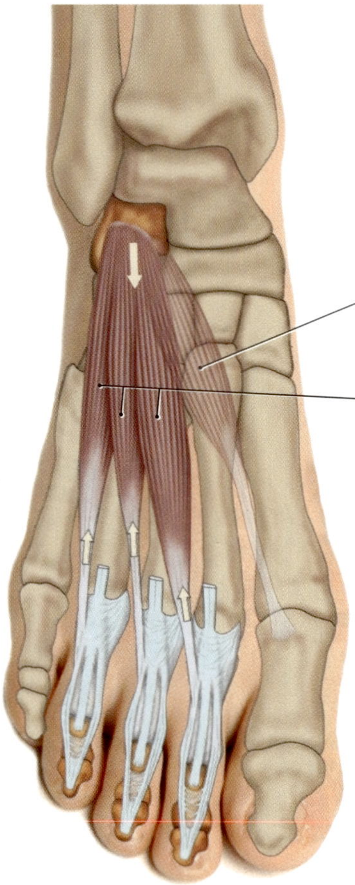

짧은엄지발가락폄근 (Extensor hallucis brevis)
짧은발가락폄근 (Extensor digitorum brevis)

그림 18–5. 오른쪽 짧은발가락폄근의 등쪽면. 짧은엄지발가락폄근은 희미하게 보인다.

부착점(Attachments)

□ **발꿈치뼈(calcaneus)의 등쪽면**에서부터

□ **둘째~넷째 발가락**

  □ 둘째~넷째 발가락의 긴발가락폄근의 먼쪽힘줄 가쪽면[중간·먼쪽발가락 안의 발등발가락전개부(dorsal digital expansion)를 경유하는]*까지*

기능(Functions)

동심성(단축성) 작용근 작용

표준 작용근 작용	반대 작용근 작용
□ 1. **발허리발가락관절, 몸쪽발가락뼈사이관절, 먼쪽발가락뼈사이관절에서 둘째~넷째 발가락을 편다.**	□ 1. 발허리발가락관절에서 발허리뼈를 펴고 몸쪽·먼쪽 발가락뼈사이관절에서 더 몸쪽 발가락뼈를 편다.

표준 작용근 작용 노트

- 짧은발가락폄근은 (근섬유들은 시상면에서 수평으로 주행하면서) 둘째~넷째 발가락관절의 등쪽으로 가로지른다. 그러므로 둘째~넷째 발가락을 편다. 둘째~넷째 발가락의 긴발가락폄근의 먼쪽힘줄 쪽으로 부착됨에 따라, 짧은발가락폄근은 마치 긴발가락폄근의 힘살(belly)이 스스로 수축한 것처럼 힘줄을 당긴다. 그러므로 짧은발가락폄근은 발의 둘째~넷째 발가락에서 긴발가락폄근이 발허리발가락관절, 몸쪽발가락뼈사이관절 그리고 먼쪽발가락뼈사이관절에서 둘째~넷째 발가락을 펴는 작용을 갖는다(작용 1).
- 더 정확히는 발허리발가락관절, 몸쪽발가락뼈사이관절 그리고 먼쪽발가락뼈사이관절에서 펴는 것은 발허리발가락관절에서 첫마디뼈의 발가락뼈 폄, 몸쪽발가락뼈사이관절에서 중간마디뼈 폄 그리고 먼쪽발가락뼈사이관절에서 끝마디뼈 폄을 의미한다(작용 1).

반대 작용근 작용 노트

- 반대 작용은 먼쪽부착점이 고정되고, 보다 몸쪽의 뼈가 대신 움직이는 것을 포함한다. 다시 말해서 발허리발가락관절에서 발허리뼈의 폄, 몸쪽발가락뼈사이관절에서 첫마디뼈의 폄 그리고 먼쪽발가락뼈사이관절에서 중간마디뼈의 폄이다(반대 작용 1).
- 이 작용은 보행주기 동안 [발이 평평(foot–flat)한 상태부터 발가락을 뗄 때(toe–off)까지] 일어난다(반대 작용 1).

움직임

1. 짧은발가락폄근은 시상면(sagittal plane)에서 하나의 당김선(line of pull)을 가지고 있기 때문에, 둘째~넷째 발가락 각각의 움직임은 기본면 관절 작용(cardinal plane joint action)인 (발허리발가락관절, 몸쪽발가락뼈사이관절, 먼쪽발가락뼈사이관절에서의) 발가락 폄이다.

편심성 길항근 기능

1. 발허리발가락관절, 몸쪽발가락뼈사이관절, 먼쪽발가락뼈사이관

절에서 둘째~넷째 발가락의 굽힘과 발허리발가락관절에서 둘째~넷째 발허리뼈의 굽힘을 제한하고 느리게 한다.

등척성 안정화 기능

1. 둘째~넷째 발가락의 발허리발가락관절, 몸쪽발가락뼈사이관절 그리고 먼쪽발가락뼈사이관절을 안정화시킨다.

신경지배

☐ 깊은종아리신경(deep fibular nerve)
  ☐ L5, S1

동맥공급

☐ 발등동맥[dorsalis pedis artery: 앞정강동맥(anterior tibial artery)의 지속]

촉진

1. 대상자를 앉거나 바로 눕게 하고 촉진하는 손가락을 발의 등쪽의 가쪽복사(lateral malleolus)에서 약 1 inch(2~3cm) 먼쪽에 놓는다.
2. 대상자에게 발가락(둘째~넷째)을 펴게 하고 짧은발가락폄근힘살의 수축을 느낀다. 저항이 더해질 수 있다.

다른 구조와의 관계 (Relationship to other structures)

☐ 짧은발가락폄근은 긴발가락폄근과 셋째종아리근(fibularis tertius)의 먼쪽힘줄이 짧은발가락폄근보다 얕게 가로지르는 곳을 제외하고 얕은 곳에 있다.
☐ 짧은발가락폄근의 깊은 곳은 발목뼈(talus)와 발허리뼈이다.
☐ 짧은발가락폄근은 짧은엄지발가락폄근(extensor hallucis brevis) 옆에 있다.
☐ 짧은발가락폄근은 얕은앞선 근막경선(superficial front line myofascial meridian) 내에 위치한다.

기타(Miscellaneous)

1. 짧은발가락폄근과 짧은엄지발가락폄근은 등쪽에 있는 유일한 발의 내재근이다.
2. 짧은발가락폄근과 짧은엄지발가락폄근은 실제로는 하나의 근육이다. 그러나 대부분의 짧은발가락폄근의 가장 안쪽 부분은 *발가락* 쪽으로 부착하지 않는다. 그러므로 *짧은엄지발가락폄근*이라 분리되어 명명되었다. 하지 근육의 이름 중에서 발가락(digit)이라는 용어는 엄지발가락, 즉 첫째발가락이 아니라 둘째~다섯째 발가락을 위한 것이다.
3. 발가락폄근과 짧은엄지발가락폄근의 공통 힘살은 발의 등쪽·몸쪽·가쪽면에서 종종 볼 수 있다.

□ 짧은엄지발가락폄근(Extensor Hallucis Brevis)

짧은엄지발가락폄근이라는 이름은 이 근육이 엄지발가락을 펴게 하고 [긴엄지발가락폄근(extensor hallucis longus)보다] 짧다는 것을 말해 준다.

□ **어원**

Extensor: 라틴어. *신체 일부를 펴는 근육*

Halluces: 라틴어. *엄지발가락*

Brevis: 라틴어. *더 짧은*

□ **발음**

eks-TEN-sor

hal-OO-sis

BRE-vis

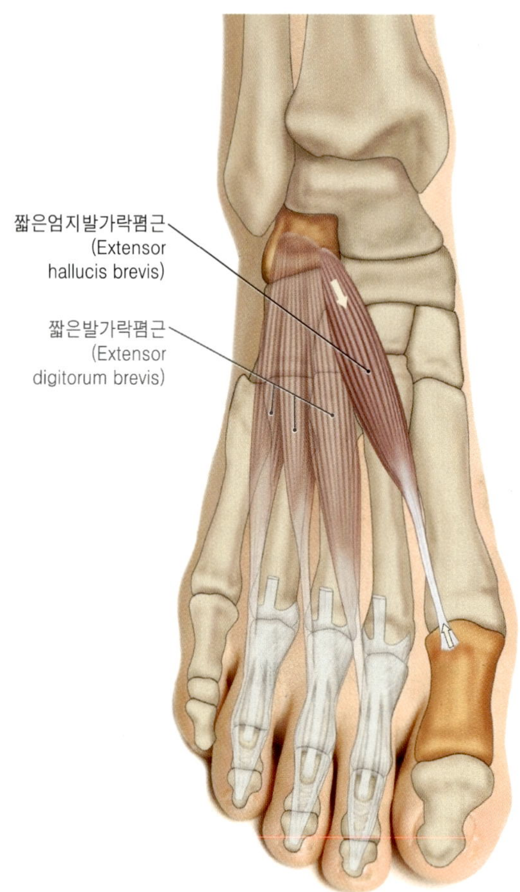

그림 18-6. 오른쪽 짧은엄지발가락폄근의 등쪽면. 짧은발가락폄근은 희미하게 보인다.

부착점(Attachments)

□ 발꿈치뼈(calcaneus)의 등쪽면*에서부터*

□ 엄지발가락(첫째발가락)의 등쪽면

  □ 엄지발가락의 첫마디뼈의 바닥(base)*까지*

기능(Functions)

동심성(단축성) 작용근 작용

표준 작용근 작용	반대 작용근 작용
□ 1. **발허리발가락관절에서 엄지발가락을 편다.**	□ 1. 발허리발가락관절에서 엄지발가락의 발허리뼈를 편다.

표준 작용근 작용 노트

- 짧은엄지발가락폄근은 엄지발가락의 첫마디뼈쪽으로 부착하기 위해서 (근섬유들은 시상면에서 수평으로 주행하면서) 엄지발가락의 발허리발가락관절을 등쪽으로 가로지른다. 그러므로 이 근육은 발허리발가락관절에서 엄지발가락을 편다(작용 1).
- 더 정확히는, 발허리발가락관절에서 엄지발가락을 펴는 것은 발허리발가락관절에서 엄지발가락의 첫마디뼈 폄을 나타낸다(작용 1).

반대 작용근 작용 노트

- 발허리발가락관절에서 발허리뼈 폄의 반대 작용은 먼쪽부착점(첫마디뼈)이 고정되고 몸쪽부착점(발허리뼈)이 움직일 때 일어난다. 이것은 보행주기(gait cycle) 동안 발이 발가락을 떼는(toe-off) 위치에 도달할 때 일어난다(반대 작용 1).

움직임

1. 짧은엄지발가락폄근은 시상면(sagittal plane)에서 하나의 당김선(line of pull)을 가지고 있기 때문에, 이것의 움직임은 기본면 관절 작용(cardinal plane joint action)인 발허리발가락관절에서의 엄지발가락 폄이다.

편심성 길항근 기능

1. 엄지발가락의 발허리발가락관절 굽힘을 제한하고 느리게 한다.

등척성 안정화 기능

1. 엄지발가락의 발허리발가락관절을 안정화시킨다.

작용에 대한 추가적인 노트

1. 짧은엄지발가락폄근이 발의 가쪽부터 엄지발가락의 안쪽까지 엄지발가락의 발허리발가락관절을 가로지르는 것을 고려하면, 이 근육은 발허리발가락관절에서 엄지발가락을 모으는 능력이 있어야 한다.

신경지배

□ 깊은종아리신경(deep fibular nerve)

  □ L5, S1

동맥공급

- 발등동맥[dorsalis pedis artery: 앞정강동맥(anterior tibial artery)의 지속]

촉진

1. 대상자를 앉거나 바로 눕게 하고 촉진하는 손가락을 발의 등쪽 가쪽복사뼈(lateral malleolus)에서 약 1 inch(2~3cm) 먼쪽에 위치시킨다.
2. 대상자에게 엄지발가락을 펴게 하고 짧은엄지발가락폄근힘살(belly)의 수축을 느낀다. 이것은 짧은발가락폄근의 안쪽일 것이다. 저항이 더해질 수 있다.

다른 구조와의 관계 (Relationship to other structures)

- 짧은엄지발가락폄근은 긴발가락폄근(extensor digitorum longus)과 셋째종아리근(fibularis tertius)의 먼쪽힘줄이 이 근육보다 얕게 가로지르는 곳을 제외하고 얕다.
- 짧은엄지발가락폄근의 깊은 곳은 발목뼈(tarsal)와 발허리뼈이다.
- 짧은엄지발가락폄근은 짧은발가락폄근의 안쪽이다.
- 짧은엄지발가락폄근은 얕은앞선 근막경선(superficial front line myofascial meridian) 내에 위치한다.

기타(Miscellaneous)

1. 짧은엄지발가락폄근과 짧은발가락폄근은 등쪽에 위치하는 유일한 발의 내재근(intrinsic foot muscle)이다.
2. 짧은엄지발가락폄근은 실제로 짧은발가락폄근의 가장 안쪽 부분이다. 이 부분의 근육들은 *발가락쪽*으로 부착하지 않기 때문에 짧은엄지발가락폄근은 짧은발가락폄근의 나머지와 차별화되고 분리된 이름이 주어진다. 대신에 이것은 엄지발가락쪽으로 부착한다. 그러므로 짧은발가락폄근의 이 부분은 *짧은엄지발가락폄근*이라 불린다. 하지 근육의 이름 중에서 발가락(digit)이라는 용어는 엄지발가락, 즉 첫째발가락이 아니라 둘째~다섯째 발가락을 위한 것이다.

□ 엄지발가락벌림근(Abductor Hallucis)

엄지발가락벌림근*이라는 이름은 이 근육이 엄지발가락을 벌린다는 것을 말해 준다.*

□ **어원**

Abductor: 라틴어. *신체의 일부를 벌리는 근육*

Halluces: 라틴어. *엄지발가락*

□ **발음**

ab-DUK-tor

hal-OO-sis

부착점(Attachments)

□ 발꿈치뼈(calcaneus)의 거친면(tuberosity)

- □ 그리고 굽힘근지지띠(flexor retinaculum)와 발바닥근막(plantar fascia)*에서부터*

□ 엄지발가락(첫째발가락)

- □ 몸쪽발가락 바닥(base) 부분의 안쪽발바닥쪽*까지*

기능(Functions)

동심성(단축성) 작용근 작용

표준 작용근 작용	반대 작용근 작용
□ **1. 발허리발가락관절에서 엄지발가락을 벌린다.**	□ 1. 발허리발가락관절에서 엄지발가락의 발허리뼈를 벌린다.
□ 2. 발허리발가락관절에서 엄지발가락을 굽힌다.	□ 2. 발허리발가락관절에서 엄지발가락의 발허리뼈를 굽힌다.

표준 작용근 작용 노트

- 엄지발가락벌림근은 안쪽에 있는 엄지발가락(첫째발가락)의 첫마디뼈에 부착하기 위해 (근섬유들은 수평으로 주행하면서) 발허리발가락관절을 가로지른다. 엄지발가락벌림근이 수축할 때, 이 근육은 엄지발가락을 둘째발가락으로부터 떨어지게 안쪽으로 당긴다. 그러므로 엄지발가락벌림근은 발허리발가락관절에서 엄지발가락을 벌린다(작용 1).
- 엄지발가락벌림근은 발바닥쪽에 있는 엄지발가락의 첫마디뼈에 부착하기 위해 발허리발가락관절을 가로지른다(근섬유들은 시상면에서 수평으로 주행한다). 그러므로 엄지발가락벌림근이 엄지발가락을 당길 때, 이 근육은 발허리발가락관절에서 엄지발가락을 굽힌다(작용 2).
- 더 자세하게, 발허리발가락관절에서 엄지발가락의 벌림과 굽힘은 발허리발가락관절에서 첫째 발허리뼈에 대해 엄지발가락의 첫마디뼈의 벌림과 굽힘을 나타낸다(작용 1, 2).

반대 작용근 작용 노트

- 반대 작용은 먼쪽부착점이 고정되고 몸쪽부착점이 움직일 때 보통 일어난다. 엄지발가락벌림근의 반대 작용은 발허리발가락관절에서 고정된 몸쪽마디뼈에 대해 엄지발가락 발허리뼈의 벌림과 굽힘을 포함한다. 이러한 반대 작용은 잘 일어나지 않는다(반대 작용 1, 2).

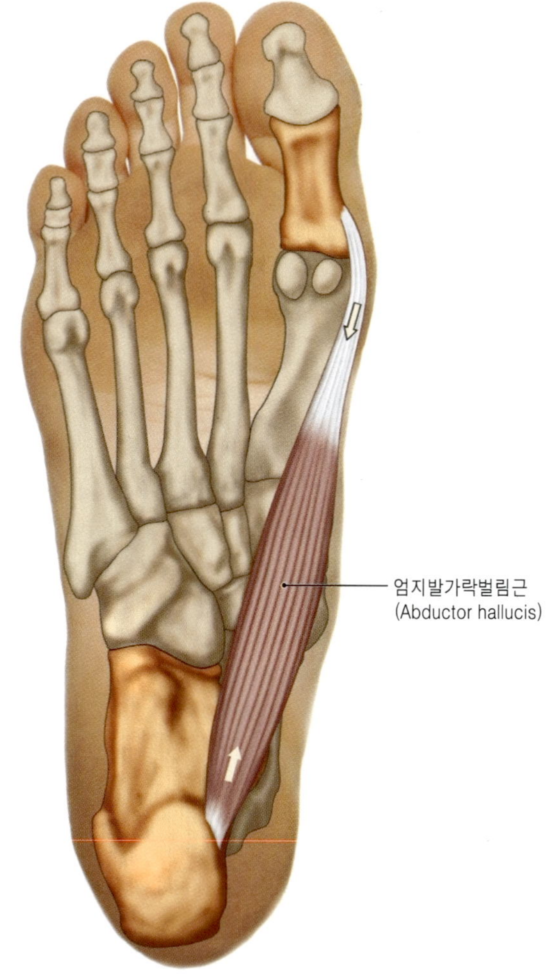

그림 18-7. 오른쪽 엄지발가락벌림근의 발바닥쪽면.

움직임

1. 엄지발가락벌림근은 빗면(oblique plane)에서 하나의 당김선(line of pull)을 가지고 있기 때문에 발허리발가락관절에서 엄지발가락의 벌림과 굽힘으로 결합된 하나의 움직임을 만든다.

편심성 길항근 기능

1. 엄지발가락 발허리발가락관절의 모음을 제한하고 느리게 한다.
2. 엄지발가락 발허리발가락관절의 폄을 제한하고 느리게 한다.

등척성 안정화 기능

1. 엄지발가락의 발허리발가락관절을 안정화시킨다.

신경지배

- ☐ 안쪽발바닥신경(medial plantar nerve)
  - ☐ S1, S2

동맥공급

- ☐ 안쪽발바닥동맥[medial plantar artery: 뒤정강동맥(posterior tibial artery)의 가지]

촉진

1. 대상자를 엎드리거나 바로 눕게 하고 촉진하는 손가락을 몸쪽 발바닥쪽 발의 중간 안쪽을 따라 위치시킨다.
2. 대상자가 발허리발가락관절에서 발가락을 벌리게 하고 엄지발가락벌림근의 수축을 느낀다. 저항이 더해질 수 있다.
3. 부착점을 향하여 몸쪽과 먼쪽으로 촉진을 계속한다.

다른 구조와의 관계 (Relationship to other structures)

- ☐ 엄지발가락벌림근은 새끼발가락벌림근(abductor digiti minimi pedis)과 짧은발가락굽힘근(flexor digitorum brevis)(그리고 발바닥근막)과 함께 발 내재근(intrinsic muscle)의 첫 번째 발바닥 층에 위치한다.
- ☐ 엄지발가락벌림근은 발바닥근막, 짧은발가락굽힘근(발바닥근막보다 깊은 곳에 있는)보다 안쪽에 있다.
- ☐ 엄지발가락벌림근은 얕은뒤선 근막경선(superficial back line myofascial meridian) 내에 위치한다.

기타(Miscellaneous)

1. 발내재근의 첫 번째 발바닥 층에 있는 3가지 근육 모두 몸쪽으로는 발꿈치뼈와 발바닥근막의 거친면에 부착하고, 먼쪽으로는 발가락에 부착한다.
2. 발가락벌림근의 부착점이 발바닥근막 안이라는 것을 고려하면, 이 근육을 강화하는 것은 발의 아치 구조를 강화하는 데 도움을 준다. 그렇게 함으로써 과도한 엎침[pronation: 떨어진 아치(dropped arch)]을 예방할 수 있다.
3. 엄지건막류[bunion: 무지외반증(hallux valgus)]는 엄지발가락의 첫마디뼈가 둘째발가락쪽으로 모음을 포함하는 것을 고려하면, 엄지발가락벌림근을 강화시키는 것은 이러한 상태의 환자에게 이로울 것이다.

□ 새끼발가락벌림근(Abductor Digiti Minimi Pedis)

새끼발가락벌림근*이라는 이름은 이 근육이 새끼발가락을 벌린다는 것을 말해 준다.*

□ 어원

Abductor: 라틴어. *신체의 일부를 벌리는 근육*
Digiti: 라틴어. *발가락*
Minimi: 라틴어. *최소*
Pedis: 라틴어. *발*

□ 발음

ab-DUK-tor
DIJ-i-tee
MIN-i-mee
PEED-us

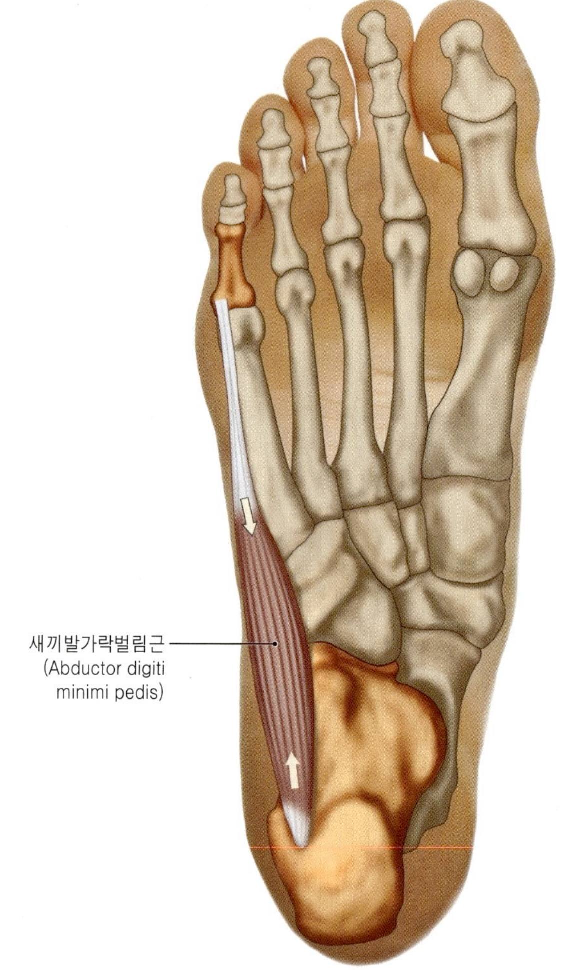

그림 18-8. 오른쪽 새끼벌림근의 발바닥쪽면.

부착점(Attachments)

□ 발꿈치(calcaneus) 거친면(tuberosity)
 □ 그리고 발바닥근막(plantar fascia)*에서부터*
□ 새끼발가락(다섯째발가락)
 □ 첫마디뼈 바닥(base) 부분의 가쪽 발바닥쪽*까지*

기능(Functions)

동심성(단축성) 작용근 작용

표준 작용근 작용	반대 작용근 작용
□ **1. 발허리발가락관절에서 새끼발가락을 벌린다.**	□ 1. 발허리발가락관절에서 새끼발가락의 발허리뼈를 벌린다.
□ 2. 발허리발가락관절에서 새끼발가락을 굽힌다.	□ 2. 발허리발가락관절에서 새끼발가락의 발허리뼈를 굽힌다.

표준 작용근 작용 노트

- 새끼발가락벌림근은 새끼발가락(다섯째발가락)의 첫마디뼈 가쪽으로 부착하기 위해 (근섬유들은 수평으로 주행하면서) 발허리발가락관절을 가로지른다. 새끼발가락벌림근이 수축할 때, 이 근육은 새끼발가락을 둘째발가락(발가락의 벌림 및 모음의 축이다)에서 떨어지게 가쪽으로 당긴다. 그러므로 새끼벌림근은 발허리발가락관절에서 새끼발가락을 벌린다(작용 1).
- 새끼발가락벌림근은 발바닥쪽에 있는 새끼발가락의 첫마디뼈에 부착하기 위해 (근섬유들은 시상면에서 수평으로 주행하면서) 발허리발가락관절을 가로지른다. 그러므로 이 근육이 새끼발가락을 당길 때, 새끼발가락벌림근은 발허리발가락관절에서 새끼발가락을 굽힌다(작용 2).
- 더 자세하게, 발허리발가락관절에서 새끼발가락의 벌림과 굽힘은 발허리발가락관절에서 고정된 발허리뼈에 대해 새끼발가락의 첫마디뼈의 벌림과 굽힘을 의미한다(작용 1, 2).

반대 작용근 작용 노트

- 반대 작용은 먼쪽부착점이 고정되고 몸쪽부착점이 움직일 때 보통 일어난다. 새끼발가락벌림근의 반대 작용은 발허리발가락관절에서 새끼발가락의 고정된 첫마디뼈에 대해 다섯째 발허리뼈의 벌림 또는 굽힘을 포함한다. 이러한 반대 작용은 매우 잘 일어나지 않는다(반대 작용 1).

움직임

1. 새끼발가락벌림근은 빗면(oblique plane)에서 하나의 당김선(line of pull)을 가지고 있기 때문에, 발허리발가락관절에서 새끼발가락의 벌림과 굽힘으로 결합된 하나의 움직임을 만든다.

편심성 길항근 기능

1. 새끼발가락의 발허리발가락관절의 모음을 제한하고 느리게 한다.
2. 새끼발가락의 발허리발가락관절의 폄을 제한하고 느리게 한다.

등척성 안정화 기능

1. 새끼발가락의 발허리발가락관절을 안정화시킨다.

신경지배

- ☐ 가쪽발바닥신경(lateral plantar nerve)
  - ☐ S2, S3

동맥공급

- ☐ 가쪽발바닥동맥[lateral plantar artery: 뒤정강동맥(posterior tibial artery)의 가지]

촉진

1. 대상자를 엎드리거나 바로 눕게 하고 촉진하는 손가락을 발의 발바닥쪽면 가쪽에 위치시킨다.
2. 대상자가 새끼발가락을 벌리게 하고 새끼벌림근의 수축을 느낀다. 저항이 더해질 수 있다.
3. 부착점을 향하여 몸쪽과 먼쪽으로 촉진을 계속한다.

다른 구조와의 관계 (Relationship to other structures)

- ☐ 새끼발가락벌림근은 엄지발가락벌림근(abductor hallucis)과 짧은발가락굽힘근(flexor digitorum brevis)(그리고 발바닥근막)과 함께 발 내재근(intrinsic muscle)의 첫 번째 발바닥 층에 위치한다.
- ☐ 새끼발가락벌림근은 발바닥근막과 짧은발가락굽힘근(발바닥근막보다 깊은 곳에 있는)보다 가쪽에 있다
- ☐ 새끼발가락벌림근은 얕은뒤선 근막경선(superficial back line myofascial meridian) 내에 위치한다.

기타(Miscellaneous)

1. 새끼발가락벌림근은 *새끼벌림근(abductor digiti minimi)*이라고도 알려져 있다. 그러나 이것은 손에서 새끼손가락을 벌림 하는 손의 새끼손가락벌림근(abductor digiti minimi manus)과의 혼란을 초래한다.
2. 발 내재근의 첫 번째 발바닥 층에 있는 3가지 근육 모두 몸쪽으로는 발꿈치뼈와 발바닥근막의 거친면쪽으로 부착하고, 먼쪽으로는 발가락쪽으로 부착한다.
3. 새끼발가락벌림근의 부착점이 발바닥근막 안에 부착되어 있는 것을 고려하면, 이 근육을 강화하는 것은 발의 아치구조를 강화하는 데 도움을 준다. 그렇게 함으로써 과도한 엎침[pronation: 떨어진 아치(dropped arch)]을 예방할 수 있다.

□ 짧은발가락굽힘근(Flexor Digitorum Brevis)

짧은발가락굽힘근*이라는 이름은 이 근육이 발가락들을 굽히고 짧다는 것을 말해준다*

□ **어원**

Flexor: 라틴어. *신체의 일부를 구부리는 근육*
Digitorum: 라틴어. *발가락*
Brevis: 라틴어. *더 짧은*

□ **발음**

FLEKS-or
dij-i-TOE-rum
BRE-vis

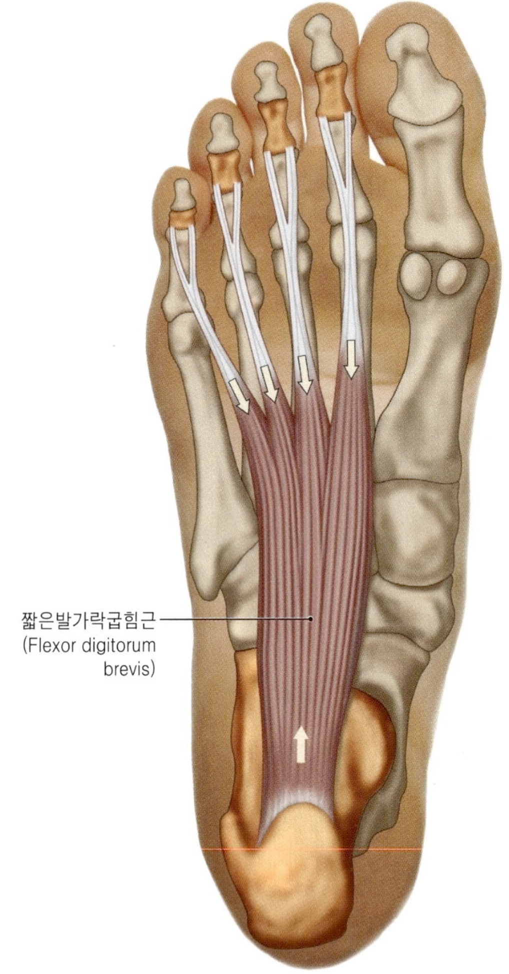

그림 18-9. 오른쪽 새끼발가락굽힘근의 발바닥쪽면.

부착점(Attachments)

□ 발꿈치뼈(calcaneus)의 거친면(tuberosity)
  □ 그리고 발바닥근막(platar fascia)*에서부터*
□ 둘째~다섯째 발가락
  □ 중간마디뼈의 안쪽·가쪽*까지*

기능(Functions)

동심성(단축성) 작용근 작용

표준 작용근 작용	반대 작용근 작용
□ **1. 발허리발가락관절과 발가락뼈사이관절에서 둘째~다섯째 발가락을 굽힌다.**	□ 1. 발허리발가락관절에서 발허리뼈를 굽히고, 몸쪽발가락뼈사이관절에서 첫마디뼈를 굽힌다.

표준 작용근 작용 노트

- 짧은발가락굽힘근은 발바닥쪽에서 (근섬유들이 시상면에서 수평으로 주행하면서) 둘째~다섯째 발가락의 발허리발가락관절과 몸쪽발가락뼈사이관절 모두를 가로지르고, 그 다음에 둘째~다섯째 발가락의 중간마디뼈의 안쪽과 가쪽에 부착한다. 짧은발가락굽힘근이 이러한 관절의 발바닥쪽을 가로지르기 때문에, 이 근육은 둘째~다섯째 발가락의 발허리발가락관절과 몸쪽발가락뼈사이관절을 굽힌다(작용 1).
- 더 자세하게, 발허리발가락관절과 몸쪽발가락뼈사이관절에서 발가락을 굽히는 것은 발허리발가락관절에서 첫마디뼈를 굽히는 것과 몸쪽발가락뼈사이관절에서 중간마디뼈를 굽히는 것을 의미한다(작용 1).

반대 작용근 작용 노트

- 반대 작용은 발가락의 각 관절에서 더 몸쪽뼈의 움직임을 포함한다. 즉, 발허리발가락관절에서 반대 작용은 고정된 첫마디뼈에 대해 발허리뼈의 굽힘이고, 몸쪽발가락뼈사이관절에서의 반대 작용은 고정된 중간마디뼈에 대해 첫마디뼈의 굽힘이다. 이러한 반대 작용은 잘 일어나지 않는다(반대 작용 1).

움직임

1. 짧은발가락굽힘근은 시상면(sagittal plane)에서 하나의 당김선(line of pull)을 가지고 있기 때문에, 둘째~다섯째 발가락 각각의 움직임은 기본면 관절 작용(cardinal plane joint action)인 (발허리발가락과 몸쪽발가락뼈사이관절에서) 발가락의 굽힘이다.

편심성 길항근 기능

1. 발허리발가락관절과 몸쪽발가락뼈사이관절에서 둘째~다섯째 발가락의 폄, 발허리발가락관절에서 둘째~다섯째 발허리뼈의 폄을 제한하고 느리게 한다.

등척성 안정화 기능

1. 둘째~다섯째 발가락의 발허리발가락관절과 몸쪽발가락뼈사이관절을 안정화시킨다.

신경지배

- ☐ 안쪽발바닥신경(medial plantar nerve)
  - ☐ S1, S2

동맥공급

- ☐ 안쪽·가쪽발바닥동맥[plantar artery: 뒤정강근동맥(posterior tibial artery)의 종말가지(terminal branch)]

촉진

1. 대상자들을 엎드리거나 바로 눕게 하고 촉진하는 손가락을 발의 발바닥쪽 중간선 위에 놓는다.
2. 대상자에게 둘째~다섯째 발가락을 굽히게 하고 발바닥근막 깊숙하게 있는 짧은발가락굽힘근의 수축을 느낀다. 저항이 더해질 수 있다.
3. 부착점을 향해서 몸쪽과 먼쪽으로 촉진을 계속한다.

다른 구조와의 관계 (Relationship to other structures)

- ☐ 짧은발가락굽힘근은 엄지발가락벌림근(abductor hallucis)과 새끼발가락벌림근(abductor digiti minimi pedis)(그리고 발바닥근막)과 함께 발 내재근(intrinsic muscle)의 첫 번째 발바닥층에 위치한다.
- ☐ 짧은발가락굽힘근은 엄지발가락벌림근의 가쪽, 새끼발가락벌림근의 안쪽 그리고 발바닥근막보다 깊은 곳에 있다.
- ☐ 짧은발가락굽힘근힘살(belly)의 깊은 곳에 발바닥네모근(quadratus plantae)이 있다.
- ☐ 짧은발가락굽힘근의 힘줄은 긴발가락굽힘근(flexor digitorum longus)의 힘줄보다 얕은 곳에 있다.
- ☐ 짧은발가락굽힘근은 얕은뒤선 근막경선(superficial back line myofascial meridian) 내에 위치한다.

기타(Miscellaneous)

1. 발 내재근의 첫 번째 발바닥 층에 있는 3가지 근육 모두 몸쪽으로는 발꿈치뼈와 발바닥근막의 거친면쪽으로 부착하고, 먼쪽으로는 발가락쪽으로 부착한다.
2. 짧은발가락굽힘근의 부착이 발바닥근막 안인 것을 고려하면, 이 근육을 강화하는 것은 발의 아치구조를 강화하는 데 도움을 준다. 그렇게 함으로써 과도한 엎침[pronation: 떨어진 아치(dropped arch)]을 예방할 수 있다.
3. 짧은발가락굽힘근의 각각 먼쪽힘줄은 긴발가락굽힘근의 먼쪽힘줄이 끝마디뼈(둘째~다섯째 발가락)쪽으로 부착하는 것을 허용하기 위해 갈라진다. 이 배열은 얕은손가락굽힘근(flexor digitorum superficialis)이 깊은손가락굽힘근(flexor digitorum profundus) 끝마디뼈(상지에서 둘째~다섯째 손가락의)에 붙는 먼쪽힘줄이 지나가도록 허용하기 위해 갈라지는 것과 근본적으로 동일하다.

□ 발바닥네모근(Quadratus Plantae)

발바닥네모근*이라는 이름은 이 근육이 사각형 모양이고 발바닥쪽에 위치한다는 것을 말해 준다.*

□ **어원**

Quadratus: 라틴어. *사각형의*

Plantae: 라틴어. *발의 발바닥쪽면*

□ **발음**

kwod-RAY-tus

PLAN-tee

부착점(Attachments)

□ **발꿈치뼈**(calcaneus)

- □ 안쪽과 가쪽*에서부터*

□ **긴발가락굽힘근**(flexor digitorum longus muscle)**의 먼쪽힘줄**

- □ 가쪽가장자리(lateral margin)*까지*

기능(Functions)

동심성(단축성) 작용근 작용

표준 작용근 작용	반대 작용근 작용
□ **1. 발허리발가락관절, 몸쪽발가락뼈사이관절, 먼쪽발가락뼈사이관절에서 둘째~다섯째 발가락을 굽힌다.**	□ 1. 발허리발가락관절에서 발허리뼈를 굽히고 몸쪽·먼쪽 발가락뼈사이관절에서 더 몸쪽의 마디뼈를 굽힌다.

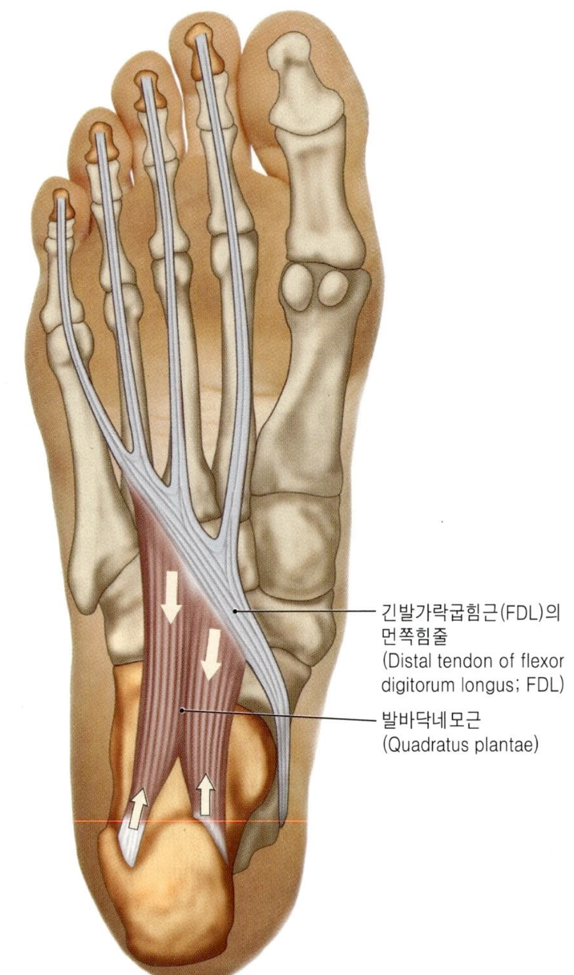

그림 18-10. 오른쪽 발바닥네모근의 발바닥쪽면.

표준 작용근 작용 노트

- 발바닥네모근은 (근섬유들은 시상면에서 수평으로 주행하면서) 긴발가락굽힘근의 먼쪽힘줄 안으로 부착한다. 발바닥네모근이 수축할 때, 이 근육은 긴발가락굽힘근의 힘살(belly)이 스스로 수축하는 것과 같은 방법으로 힘줄을 당긴다. 그러므로 발바닥네모근은 긴발가락굽힘근(발에서)과 같은 작용을 갖는다. 즉, 둘째~다섯째 발가락의 굽힘이다. 이러한 발가락의 끝마디뼈쪽으로 부착점들이 있다는 것을 고려하면 발허리발가락관절, 몸쪽발가락뼈사이관절 그리고 먼쪽발가락뼈사이관절은 모두 가로질러지므로, 모두 굽혀진다(작용 1).
- 더 자세하게, 발허리발가락, 몸쪽발가락뼈사이 그리고 먼쪽발가락뼈사이관절에서 발가락 굽힘은 벌허리발가락관절에서 발가락의 첫마디뼈 굽힘, 몸쪽발가락뼈사이관절에서 중간마디뼈의 굽힘 그리고 먼쪽발가락뼈사이관절에서 끝마디뼈의 굽힘을 나타낸다(작용 1).
- 긴발가락굽힘근과 유사하게, 발바닥네모근은 각각의 발가락으로 나누어지기 전에 이 근육의 근육섬유들이 긴발가락굽힘근의 공통 먼쪽힘줄로 모여들기 때문에 둘째~다섯째 발가락 각각의 발가락 굽힘 조절은 할 수 없다(작용 1).

반대 작용근 작용 노트

- 반대 작용은 먼쪽부착점은 고정되고 보통 몸쪽부착점이 움직일 때 일어난다. 즉, 발허리발가락관절에서 발바닥네모근의 반대 작용은 고정된 첫마디뼈에 대한 발가락발허리뼈의 굽힘이다. 몸쪽발가락뼈사이관절에서 반대 작용은 고정된 중간마디뼈에 대한 첫마디뼈의 굽힘이다. 먼쪽발가락뼈사이관절에서 반대 작용은 고정된 끝마디뼈에 대해 중간마디뼈의 굽힘이다. 이러한 반대 작용은 잘 일어나지 않는다(반대 작용 1).

움직임

1. 발바닥네모근은 시상면(sagittal plane)에서 하나의 당김선(line of pull)을 가지고 있기 때문에 둘째~다섯째 발가락 각각의 움직임은 기본면 관절 작용인 (발허리발가락관절, 몸쪽발가락뼈사이관절, 먼쪽발가락뼈사이관절에서의) 발가락 굽힘이다.

편심성 길항근 기능

1. 둘째~다섯째 발가락의 발허리발가락관절, 몸쪽발가락뼈사이관절 그리고 먼쪽발가락뼈사이관절에서 폄을 제한하고 느리게 한다.

등척성 안정화 기능

1. 둘째~다섯째 발가락의 발허리발가락관절, 몸쪽발가락뼈사이관절 그리고 먼쪽발가락뼈사이관절을 안정화시킨다.

작용에 대한 추가적인 노트

1. 긴발가락굽힘근에 대한 도움을 고려하면, 발바닥네모근은 *굽힘근 보조(flexor accessories)* 또는 *발가락굽힘근 보조(flexor digitorum accessories)*로도 알려져 있다. 발바닥네모근은 힘의 추가를 도울 뿐만 아니라 긴발가락굽힘근의 당김선(line of pull)을 변경시켜(곧게 펴서) 돕는다. 발바닥네모근의 도움이 없다면 긴발가락굽힘근의 수축은 발가락을 약간 안쪽으로 당길 것이다.

신경지배

- ☐ 가쪽발바닥신경(lateral plantar nerve)
  - ☐ S2, S3

동맥공급

- ☐ 안쪽·가쪽발바닥신경[plantar artery: 뒤정강동맥(posterior tibial artery)의 종말가지(terminal branch)]

촉진

1. 대상자를 엎드리거나 바로 눕게 하고 촉진하는 손가락을 다리의 발바닥쪽 몸쪽 절반의 중간선 위에 위치시키고 발바닥근막(plantar fascia)과 짧은발가락굽힘근(flexor digitorum brevis)보다 깊은 곳의 발바닥네모근을 느낀다.
2. 발바닥네모근을 더 눈에 띄게 하기 위해서, 대상자가 둘째~다섯째 발가락을 능동적으로 굽히는 것에 대하여 저항을 준다.
3. 더 얕은 짧은발가락굽힘근을 마찬가지로 수축시킬 수 있다는 것을 명심한다.

다른 구조와의 관계 (Relationship to other structures)

- ☐ 발바닥네모근은 발벌레모양근(lumbricals pedis)[그리고 긴발가락굽힘근(flexor digitorum longus), 긴엄지발가락굽힘근(flexor hallucis longus)의 먼쪽힘줄]과 함께 발 내재근(intrinsic muscle)의 두 번째 발바닥 층이다.
- ☐ 발바닥네모근은 짧은발가락굽힘근의 깊은 곳에 있다.
- ☐ 발바닥네모근의 깊은 곳에 발목뼈(tarsal bone)가 있다.
- ☐ 발바닥네모근은 얕은뒤선 근막경선(superficial back line myofascial meridian) 내에 위치한다.

기타(Miscellaneous)

1. 몸쪽으로, 발바닥네모근의 2개의 갈래를 가진다. 안쪽갈래는 발꿈치뼈(calcaneus)의 안쪽으로 부착하고, 가쪽갈래는 발꿈치뼈의 가쪽으로 부착한다.

□ 발벌레모양근(Lumbricals Pedis)

(첫째, 둘째, 셋째 그리고 넷째라 불리는 4가지의 벌레모양근이 있다.)

발벌레모양근*이라는 이름은 이 근육이 벌레(earthworm) 모양이며 발에 위치한다는 것을 말해 준다.*

□ **어원**

Lumbricals: 라틴어. *지렁이*

Pedis: 라틴어. *발*

□ **발음**

LUM–bri–kuls

PEED–us

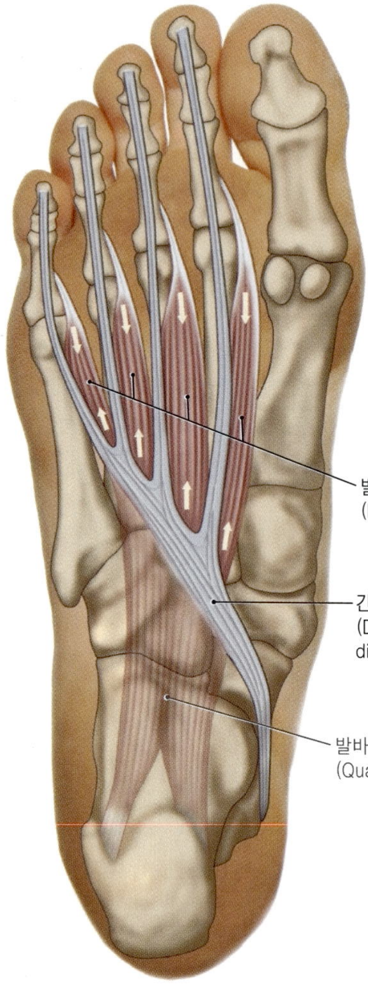

부착점(Attachments)

□ 긴발가락굽힘근(flexor digitorum longus muscle)의 먼쪽힘줄

- □ 첫 번째: 둘째발가락의 안쪽 가장자리(border)
- □ 두 번째: 둘째와 셋째발가락 힘줄의 인접한 면(adjacent side)
- □ 세 번째: 셋째와 넷째발가락 힘줄의 인접한 면
- □ 네 번째: 넷째와 다섯째발가락 힘줄의 인접한 면*에서부터*

□ 발등발가락전개부(dorsal digital expansion)

- □ 둘째~다섯째 발가락의 발등발가락전개부(dorsal digital expansion)로 합쳐지는 긴발가락폄근(extensor digitorum longus) 힘줄의 안쪽*까지*

기능(Functions)

동심성(단축성) 작용근 작용

표준 작용근 작용	반대 작용근 작용
□ 1. **발허리발가락관절에서 둘째~다섯째 발가락을 굽힌다.**	□ 1. 발허리발가락관절에서 발허리뼈를 굽힌다.
□ 2. **몸쪽·먼쪽 발가락뼈사이관절에서 둘째~다섯째 발가락을 편다.**	□ 2. 몸쪽·먼쪽 발가락뼈사이관절에서 더 몸쪽의 마디뼈를 편다.

발벌레근
(Lumbricals pedis)
긴발가락굽힘근의 먼쪽힘줄
(Distal tendon of flexor digitorum longus)
발바닥네모근
(Quadratus plantae)

그림 18–11. 오른쪽 벌레모양근의 발바닥쪽면. 발바닥네모근은 희미하게 보인다.

표준 작용근 작용 노트

- 발벌레모양근은 (근섬유들은 시상면에서 수평으로 주행하면서) 발바닥쪽의 둘째~다섯째 발가락의 발허리발가락관절을 가로지른다. 그러므로 이 근육들은 발허리발가락관절에서 둘째~다섯째 발가락을 굽힌다. 더 자세하게, 발허리발가락관절에서 발가락을 굽히는 것은 발허리발가락관절에서 발가락의 첫마디뼈를 굽힌다는 것을 의미한다(작용 1).
- 발벌레모양근은 긴발가락폄근힘줄의 발등발가락전개부(발허리발가락관절 후, 발가락의 발가락뼈사이관절 전)로 부착함으로써 사실상 둘째~다섯째 발가락의 중간·끝마디뼈인 긴발가락폄근의 부착점에서 그들의 당김(시상면에서 수평으로)을 가한다. 사실상 발벌레모양근은 등쪽에서 몸쪽·먼쪽 발가락뼈사이관절을 가로지르고 둘째~다섯째 발가락의 이러한 관절을 편다. 더 자세하게, 발가락뼈사이관절에서 발가락을 펴는 것은 몸쪽발가락뼈사이관절에서 발가락의 중간마디뼈 폄과 먼쪽발가락뼈사이관절에서 끝마디뼈 폄을 의미한다(작용 2).

반대 작용근 작용 노트

- 반대 작용은 보통 먼쪽부착점이 고정되고 몸쪽부착점이 대신 움직일 때 일어난다. 즉, 발허리발가락관절에서 발벌레모양근의 반대 작용은 고정된 첫마디뼈에 대해 발가락발허리뼈의 굽힘이고, 몸쪽발가락뼈사이관절에서 반대 작용은 고정된 중간마디뼈에 대해 첫마디뼈의 폄이며, 먼쪽발가락뼈사이관절에서 반대 작용은 고정된 끝마디뼈에 대해 중간마디뼈의 폄이다. 발허리발가락관절에서 발허리뼈 굽힘의 반대 작용은 잘 일어나지 않는다. 그러나

발가락뼈사이관절에서 반대 작용은 보행주기에서 발가락을 떼는(toe-off) 동안 일어난다(반대 작용 1, 2).

움직임

1. 각각의 발벌레모양근은 시상면에서 하나의 당김선(line of pull)을 가지고 있기 때문에 둘째~다섯째 발가락 각각의 움직임은 기본면 관절 작용(cardinal plane joint action)인 발허리발가락관절에서의 발가락의 굽힘, 몸쪽·먼쪽 발가락뼈사이관절에서의 발가락 폄이다.

편심성 길항근 기능

1. 둘째~다섯째 발가락의 몸쪽발가락뼈사이관절, 먼쪽발가락뼈사이관절의 굽힘을 제한하고 느리게 한다.
2. 둘째~다섯째 발가락 발허리발가락관절의 폄을 제한하고 느리게 한다.

등척성 안정화 기능

1. 둘째~다섯째 발허리발가락관절, 몸쪽발가락뼈사이관절 그리고 먼쪽발가락뼈사이관절을 안정화시킨다.

작용에 대한 추가적인 노트

1. 발벌레모양근은 이러한 관절들을 발바닥쪽으로 가로지르기 때문에 발허리발가락관절을 굽힌다. 근육들이 발의 발등발가락전개부 안으로 부착하기 때문에, 당김선은 발가락뼈사이관절의 등쪽을 가로질러 지나간다. 그러므로 이 근육들은 발가락뼈사이관절을 편다. 발의 발등발가락전개부 안에 부착하는 모든 근육들은 발허리발가락관절을 굽히고 발가락뼈사이관절을 편다.
2. 손벌레모양근(lumbricals manus)은 손허리손가락관절에서 손가락을 굽히는 것, 몸쪽·먼쪽 손가락사이관절에서 손가락을 펴는 것과 같은 유사한 작용을 갖는다.

신경지배

- □ 안쪽·가쪽발바닥신경(plantar nerves)
  - □ S1, S2, S3
  - □ 첫째 벌레모양근을 향한 안쪽발바닥신경(medial plantar nerve)
  - □ 둘째~넷째 벌레모양근을 향한 가쪽발바닥신경(lateral plantar nerve)

동맥공급

- □ 안쪽·가쪽발바닥동맥[plantar artery: 뒤정강동맥(posterior tibial artery)의 종말가지(terminal branch)]
- □ 발바닥아치(plantar arch)의 가지[가쪽발바닥신경과 발등동맥(dorsalis pedis artery) 사이에서 연결]

촉진

1. 대상자를 엎드리거나 바로 눕게 하고 촉진하는 손을 발의 발바닥쪽 먼쪽에 두고 발허리뼈 사이의 발벌레모양근을 느낀다.
2. 발벌레모양근을 더 눈에 띄게 하기 위해서 대상자가 둘째~다섯째 발가락의 발허리발가락관절(펴진 발가락뼈사이관절과 함께)을 능동적으로 굽히는 것으로부터 저항을 가한다. Note: 많은 사람들은 이러한 작용들을 분리하는 능력이 없다.

다른 구조와의 관계 (Relationship to other structures)

- □ 발벌레모양근은 발바닥네모근(quadratus plantae)[그리고 긴발가락굽힘근과 긴엄지발가락굽힘근(flexor hallucis longus)의 먼쪽힘줄]과 함께 발 내재근의 두 번째 발바닥 층에 있다.
- □ 발벌레모양근은 먼쪽 발에 있는 긴발가락굽힘근의 먼쪽힘줄 사이에 위치한다.
- □ 발벌레모양근은 발바닥널힘줄(plantar aponeurosis)보다 깊은 곳에 위치한다. 아마도 짧은발가락굽힘근(flexor digitorum brevis)의 작은 부분을 제외하고는 발벌레모양근보다 얕은 근육들은 없다.
- □ 발벌레모양근보다 깊은 곳은 발허리뼈, 발바닥쪽뼈사이근(plantar interossei muscle) 그리고 발등쪽뼈사이근(dorsal interossei pedis muscle)이 있다.
- □ 발벌레모양근은 얕은뒤선 근막경선(superficial back line myofascial meridian)에 포함될 것이다.

기타(Miscellaneous)

1. 발벌레모양근은 실제로 안쪽부터 *첫째, 둘째, 셋째* 그리고 *넷째*라 불리는 4개로 분리된 작은 근육들이 있다.
2. 발벌레모양근은 보통 *벌레모양근(lumbricals)*으로 알려져 있다. 그러나 손의 손벌레모양근(lumbricals manus)과의 혼동이 있을 수 있다.

□ 짧은엄지발가락굽힘근(Flexor Hallucis Brevis)

짧은엄지발가락굽힘근*이라는 이름은 이 근육이 엄지발가락을 굽히고 [긴엄지발가락굽힘근(flexor hallucis longus)보다] 짧다는 것을 말해 준다.*

□ **어원**

Flexor: 라틴어. *신체 부분을 구부리는 근육*
Halluces: 라틴어. *엄지발가락*
Brevis: 라틴어. *더 짧은*

□ **발음**

FLEKS-or
hal-OO-sis
BRE-vis

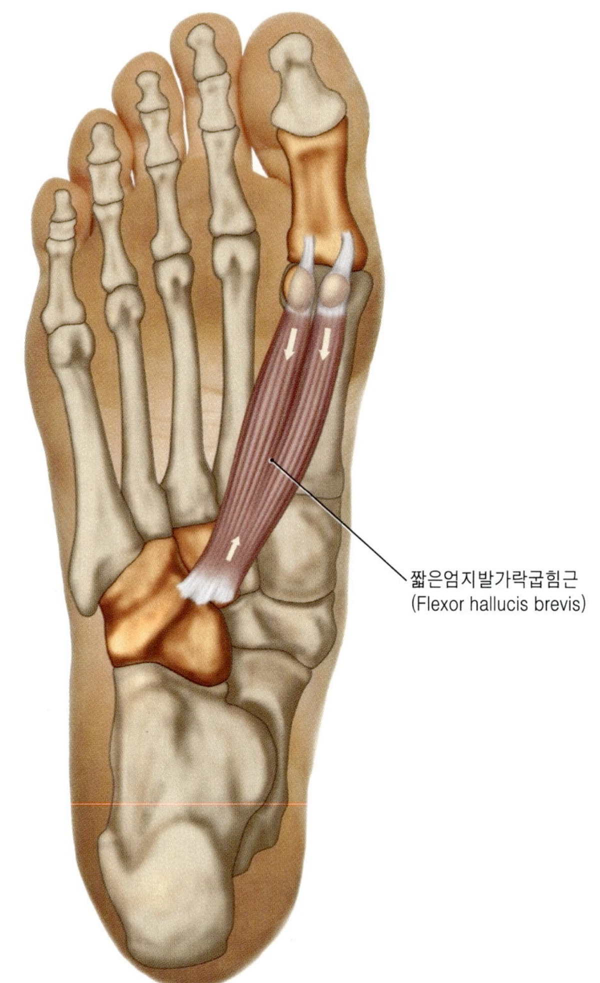

그림 18-12. 오른쪽 짧은엄지발가락굽힘근의 발바닥쪽면.

부착점(Attachments)

□ 입방뼈(cuboid)와 셋째 쐐기뼈(cuneiform)*에서부터*

□ 엄지발가락(첫째발가락)

  □ 첫마디뼈 바닥(base)의 발바닥쪽면의 안쪽과 가쪽*까지*

기능(Functions)

동심성(단축성) 작용근 작용

표준 작용근 작용	반대 작용근 작용
□ **1. 발허리발가락관절에서 엄지발가락을 굽힌다.**	□ 1. 발허리발가락관절에서 엄지발가락의 발허리뼈를 굽힌다.

표준 작용근 작용 노트

- 짧은엄지발가락굽힘근은 엄지발가락의 첫마디뼈쪽으로 부착하기 위해서 발바닥쪽에서 엄지발가락의 발허리발가락관절을 가로지른다. 그러므로 짧은엄지굽힘근은 발허리발가락관절에서 엄지발가락을 굽힌다(작용 1).
- 더 자세하게, 발허리발가락관절에서 엄지발가락을 굽히는 것은 발허리발가락관절에서 이 근육이 고정된 발허리뼈에 대해 엄지발가락 첫마디뼈의 굽힘을 나타낸다(작용 1).

반대 작용근 작용 노트

- 반대 작용은 보통 먼쪽부착점이 고정되고 몸쪽부착점이 대신 움직일 때 일어난다. 짧은엄지발가락굽힘근의 반대 작용은 발허리발가락관절에서 고정된 첫마디뼈에 대해 엄지발가락 발허리뼈의 굽힘이다. 이 반대 작용은 잘 일어나지 않는다(반대 작용 1).

움직임

1. 짧은엄지발가락굽힘근은 시상면에서 하나의 당김선(line of pull)을 가지고 있기 때문에, 이것의 움직임은 기본면 관절 작용(cardinal plane joint action)인 발허리발가락관절에서의 엄지발가락 굽힘이다.

편심성 길항근 작용

1. 엄지발가락의 발허리발가락관절 폄을 제한하고 느리게 한다.

등척성 안정화 기능

1. 엄지발가락의 발허리발가락관절을 안정화시킨다.

작용에 대한 추가적인 노트

1. 짧은엄지발가락굽힘근은 먼쪽으로는 엄지발가락의 첫마디뼈의 안쪽과 가쪽까지 부착되기 위해 나뉜다. 짧은엄지발가락굽힘근의 안쪽갈래는 첫마디뼈까지 부착하기 위해 발허리발가락관절의 안

쪽으로 가로지르고, 그래서 이것은 엄지발가락을 둘째 발가락으로부터 멀어지게 안쪽으로 당길 수 있다(벌림). 짧은엄지발가락굽힘근의 가쪽갈래는 엄지발가락의 첫마디뼈까지 부착하기 위해 발허리발가락관절을 가쪽으로 가로지르고, 그래서 이것은 엄지발가락을 둘째발가락을 향하여 가쪽으로 당길 수 있다(모음). 둘째발가락이 발가락의 벌림과 모음을 위한 축이기 때문에, 짧은엄지발가락굽힘근은 발허리발가락관절에서 엄지발가락의 벌림과 모음을 모두 할 수 있다.

신경지배

- □ 안쪽발바닥신경(medial plantar nerve)
  - □ S1, S2

동맥공급

- □ 안쪽발바닥동맥[medial plantar artery: 뒤정강동맥(posterior tibial artery)의 가지]

촉진

1. 대상자를 엎드리거나 바로 눕게 하고 촉진하는 손가락을 발 발바닥면의 안쪽과 먼쪽에 놓고 짧은엄지발가락굽힘근을 촉진한다.
2. 짧음엄지굽힘근을 더 눈에 띄게 하기 위해서 대상자가 발허리발가락관절에서 엄지발가락을 능동적으로 굽히는 것으로부터 저항을 준다.
3. 부착점까지 몸쪽과 먼쪽으로 지속해서 촉진한다.

다른 구조와의 관계 (Relationship to other structures)

- □ 짧은엄지발가락굽힘근은 새끼발가락굽힘근(flexor digiti minimi pedis), 엄지발가락모음근(adductor hallucis)과 함께 발내재근(intrinsic muscle)의 세 번째 발바닥 층에 위치한다.
- □ 짧은엄지발가락굽힘근은 엄지발가락모음근의 빗갈래(oblique head) 안쪽에 있고 엄지발가락벌림근의 가쪽에 있다.
- □ 비록 짧은엄지발가락굽힘근은 세 번째 발바닥 층에 있지만 이 근육의 힘살(belly)이 다른 근육보다 바로 얕은 곳에 있기 때문에 상대적으로 얕은 곳에 있다. 짧은엄지발가락굽힘근의 힘줄과 발바닥근막(plantar fascia)이 이것에 비해 유일하게 얕은 곳에 있다.
- □ 짧은엄지발가락굽힘근보다 깊은 곳에 첫째 발허리뼈와 첫째 발등쪽뼈사이근(dorsla interosseus pedis)이 있다.
- □ 짧은엄지발가락굽힘근은 얕은뒤선 근막경선(superficial back line myofascial meridian) 내에 위치한다.

기타(Miscellaneous)

1. 짧은엄지발가락굽힘근은 안쪽갈래와 가쪽갈래, 2개의 갈래가 있다고 고려될 수 있다.
2. 먼쪽으로는, 짧은엄지발가락굽힘근의 안쪽·가쪽힘줄 각각에 종자뼈(sesamoid bone)가 있다.

□ 새끼발가락굽힘근(Flexor Digiti Minimi Pedis)

새끼발가락굽힘근*이라는 이름은 이 근육이 새끼발가락을 굽힌다는 것을 말해 준다.*

□ **어원**

Flexor: 라틴어. *신체 부분을 구부리는 근육*
Digiti: 라틴어. *발가락*
Minimi: 라틴어. *가장 작은*
Pedis: 라틴어. *발*

□ **발음**

FLEKS-or
DIJ-i-tee
MIN-i-mee
PEED-us

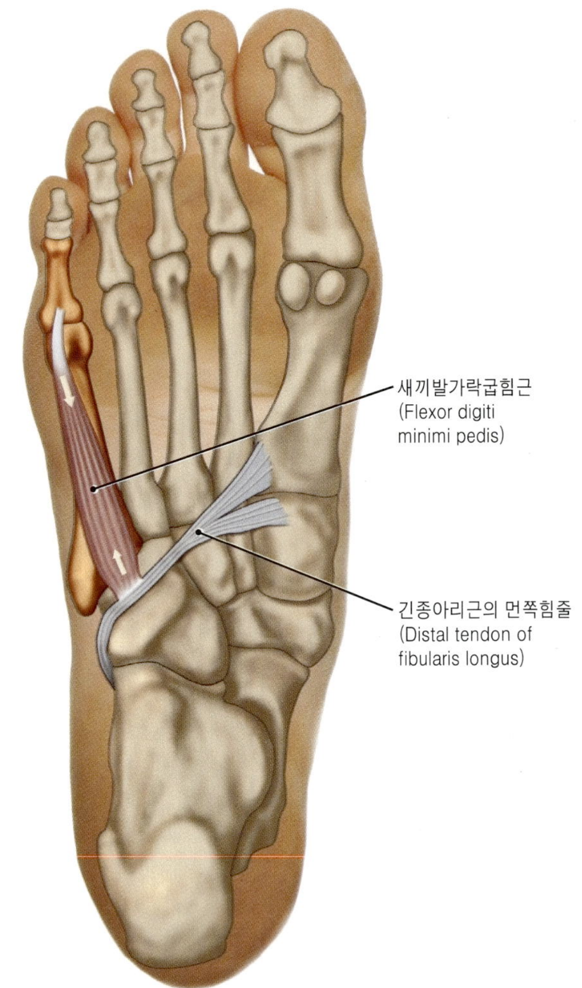

그림 18-13. 오른쪽 새끼발가락굽힘근의 발바닥쪽면.

부착점(Attachments)

□ **다섯째 발허리뼈**

□ 다섯째 발허리뼈의 바닥(base)의 발바닥면과 긴종아리근(fibularis longus)의 아래*에서부터*

□ **새끼발가락(다섯째발가락)**

□ 첫마디뼈의 발바닥면*까지*

기능(Functions)

동심성(단축성) 작용근 작용

표준 작용근 작용	반대 작용근 작용
□ **1. 발허리발가락관절에서 새끼 발가락을 굽힌다.**	□ 1. 발허리발가락관절에서 새끼 발가락의 발허리뼈를 굽힌다.

표준 작용근 작용 노트

- 새끼발가락굽힘근은 새끼발가락의 첫마디뼈쪽으로 부착하기 위해서 (근섬유들이 시상면에서 수평으로 주행하면서) 새끼발가락(다섯째발가락) 발바닥쪽의 발허리발가락관절을 가로지른다. 그러므로 이 근육은 발허리발가락관절에서 새끼발가락을 굽힌다(작용 1).
- 더 자세하게, 발허리발가락관절에서 새끼발가락을 굽히는 것은 발허리발가락관절에서 고정된 발허리뼈에 대해 새끼발가락의 첫마디뼈를 굽히는 것을 의미한다(작용 1).

반대 작용근 작용 노트

- 반대 작용은 발허리발가락관절에서 새끼발가락의 첫마디뼈에 대한 다섯째 발허리뼈의 움직임을 포함하고 첫마디뼈가 고정되며, 다섯째 발허리뼈가 움직이면 발생한다. 이 반대 작용은 잘 일어나지 않는다.

움직임

1. 새끼발가락굽힘근은 시상면에서 하나의 당김선(line of pull)을 가지고 있기 때문에, 이것의 움직임은 기본면 관절 작용(cardinal plane joint action)인 발허리발가락관절에서 새끼발가락의 굽힘이다.

편심성 길항근 기능

1. 새끼발가락 발허리발가락뼈의 폄을 제한하고 느리게 한다.

등척성 안정화 기능

1. 새끼발가락의 발허리발가락관절을 안정화시킨다.

신경지배

- ☐ 가쪽발바닥신경(lateral plantar nerve)
  - ☐ S2, S3

동맥공급

- ☐ 가쪽발바닥동맥[lateral plantar artery: 뒤정강동맥(posterior tibial artery)의 가지]

촉진

1. 대상자를 엎드리거나 바로 눕게 하고 촉진하는 손을 발의 발바닥쪽면의 가쪽에 먼쪽으로 놓고[새끼발가락벌림근(abductor digiti minimi pedis)의 바로 안쪽] 새끼발가락굽힘근을 느낀다.
2. 새끼발가락굽힘근을 더 눈에 띄게 하기 위해서 대상자가 발허리발가락관절에서 새끼발가락을 능동적으로 굽히는 것으로부터 저항을 준다.
3. 부착점까지 몸쪽과 먼쪽으로 지속해서 촉진한다.

다른 구조와의 관계 (Relationship to other structures)

- ☐ 새끼발가락굽힘근은 짧은엄지발가락굽힘근(flexor hallucis brevis), 엄지발가락모음근(adductor hallucis)과 함께 발 내재근(intrinsic muscle)의 세 번째 발바닥 층에 있다.
- ☐ 새끼발가락굽힘근은 새끼발가락벌림근의 바로 옆에 놓여 있고 네 번째 발벌레모양근(lumbrical pedis muscle)의 가쪽에 있다.
- ☐ 비록 새끼발가락굽힘근이 세 번째 발바닥 층에 있지만 이 근육의 힘살(belly)이 다른 근육보다 바로 얕은 곳에 있기 때문에 상대적으로 얕은 곳에 있다.
- ☐ 새끼발가락굽힘근은 깊은 곳에 다섯째 발허리뼈가 있다[그리고 셋째 발바닥쪽뼈사이근(plantar interosseus pedis)과 넷째 발등쪽뼈사이근(dorsal interosseus pedis)의 작은 부분].
- ☐ 새끼발가락굽힘근은 얕은뒤선 근막경선(superficial back line myofascial meridian) 내에 위치한다.

기타(Miscellaneous)

1. 새끼발가락굽힘근은 *새끼굽힘근(flexor digiti minimi)*이라고도 알려져 있다. 그러나 새끼손가락을 굽히는 손의 새끼손가락굽힘근(flexor digiti minimi manus)과 혼동을 줄 수 있다.
2. 이 경우 *짧은*이라는 단어의 추가가 의미가 없지만, *새끼발가락굽힘근(flexor digiti minimi pedis)*은 *짧은새끼굽힘근(flexor digiti minimi brevis)*으로도 알려져 있다. 일반적으로 근육 이름의 처음에 있는 짧은이라는 단어는 같은 작용을 하는 더 긴 근육과 구분하기 위해 추가한다. 이 경우 긴새끼굽힘근(flexor digiti minimi longus)은 없다.
3. 새끼발가락굽힘근은 가끔 몸쪽으로는 발목부터, 먼쪽으로는 다섯째 발허리뼈까지의 범위에 부착점을 갖는다. 이러한 경우 이 근육은 새끼발가락을 다른 발가락쪽으로 맞서는 능력을 갖는다. 그러므로 *새끼발가락맞섬근(opponens digiti minimi pedis)*이라 불린다(그림 18-4 참조). 이 근육은 보통 인간보다 능숙하게 발을 사용하는 유인원(ape)에서 찾을 수 있다.

□ 엄지발가락모음근(Adductor Hallucis)

엄지발가락모음근*이라는 이름은 이 근육이 엄지발가락을 모은다는 것을 말해 준다.*

□ **어원**

Adductor: 라틴어. *신체 부분을 모으는 근육*

Halluces: 라틴어. *엄지발가락*

□ **발음**

ad-DUK-tor

hal-OO-sis

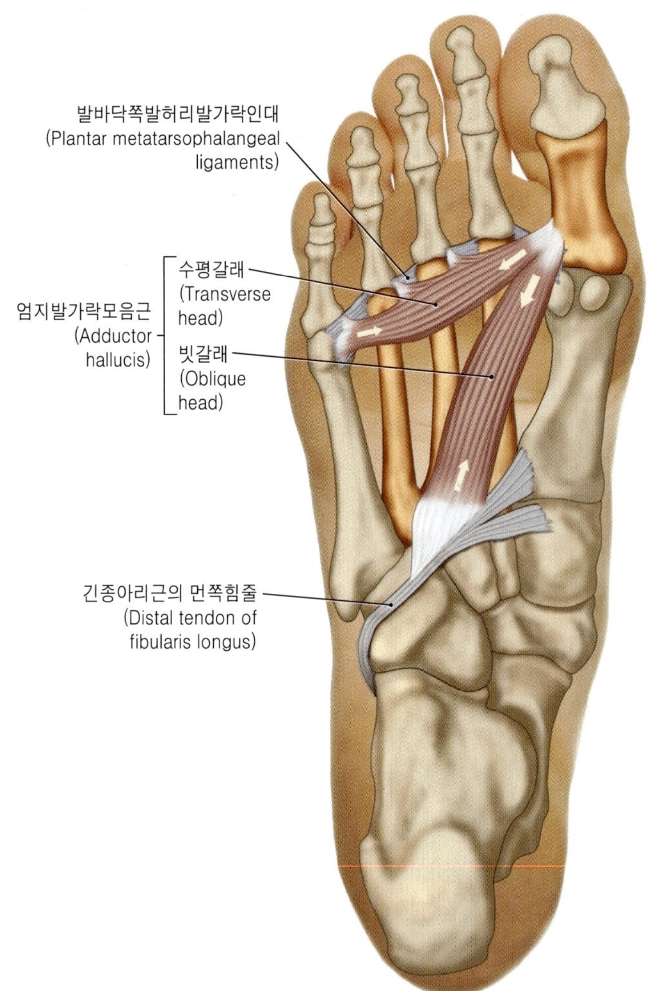

그림 18-14. 오른쪽 엄지발가락모음근의 발바닥쪽면.

부착점(Attachments)

□ **발허리뼈**

- □ 빗갈래(oblique head): 둘째~넷째 발허리뼈 바닥(base)과 긴 종아리근(fibularis longus)의 먼쪽힘줄
- □ 가로갈래(transverse head): 발바닥쪽 발허리발가락인대(plantar metatarsophalangeal ligament)의 인접면*에서부터*

□ **엄지발가락(첫째발가락)**

- □ 첫마디뼈의 바닥(base)의 가쪽*까지*

기능(Functions)

동심성(단축성) 작용근 작용

표준 작용근 작용	반대 작용근 작용
□ **1. 발허리발가락관절에서 엄지발가락을 모은다.**	□ 1. 발허리발가락관절에서 엄지발가락의 발허리뼈를 모은다.
□ 2. 발허리발가락관절에서 엄지발가락을 굽힌다.	□ 2. 발허리발가락관절에서 엄지발가락의 발허리뼈를 굽힌다.

표준 작용근 작용 노트

- 엄지발가락모음근은 가쪽의 엄지발가락 첫마디뼈쪽으로 부착하기 위해 (근섬유들은 이마면에서 수평으로 주행하면서) 발허리발가락관절을 가로지른다. 그러므로 엄지발가락모음근이 수축할 때 엄지발가락을 가쪽으로 둘째발가락(발가락 벌림 및 모음의 축)을 향해 당긴다. 따라서 엄지발가락모음근은 발허리발가락관절에서 엄지발가락을 모음한다(작용 1).
- 엄지발가락모음근은 발바닥쪽에 있는 엄지발가락의 첫마디뼈까지 부착하기 위해 (근섬유들은 시상면에서 수평으로 주행하면서) 발허리발가락관절을 가로지른다. 그러므로 엄지발가락모음근이 엄지발가락을 당길 때 발허리발가락관절에서 엄지발가락을 굽힌다(작용 2).
- 더 자세하게, 발허리발가락관절에서 엄지발가락의 모음과 굽힘은 발허리발가락관절에서 첫째 발허리뼈에 대한 엄지발가락의 첫마디뼈의 모음과 굽힘을 의미한다(작용 1, 2).

반대 작용근 작용 노트

- 반대 작용은 발허리발가락관절에서 고정된 첫마디뼈에 대한 엄지발가락의 발허리뼈의 움직임(모음 및 굽힘)을 포함한다. 이러한 반대 작용은 잘 일어나지 않는다(반대 작용 1, 2).

움직임

1. 엄지발가락모음근의 빗면(oblique plane)에서 하나의 당김선(line of pull)을 가지고 있기 때문에, 발허리발가락관절에서 엄지발가락의 모음과 굽힘으로 결합된 하나의 움직임을 만든다.

편심성 길항근 기능

1. 엄지발가락 발허리발가락관절의 벌림과 폄을 제한하고 느리게 한다.

등척성 안정화 기능

1. 엄지발가락의 발허리발가락관절을 안정화시킨다.

등척성 안정화 기능 노트

- 엄지발가락모음근[특히 가로갈래(transverse head)]은 발의 가로아치(transverse arch)를 안정화시킨다.

신경지배

- ☐ 가쪽발바닥신경(lateral plantar nerve)
  - ☐ S2, S3

동맥공급

- ☐ 발바닥아치(plantar arch)의 가지[가쪽발바닥동맥(lateral plantar artery)과 발등동맥(dorsalis pedis artery) 사이의 연결(anastomosis)]

촉진

1. 대상자를 엎드리거나 바로 눕게 하고 촉진하는 손을 둘째~넷째 발허리뼈 위의 발의 발바닥쪽면에 위치시킨다.
2. 대상자에게 엄지발가락을 모으게 하고 엄지발가락모음근의 수축을 느낀다. 저항이 더해질 수 있다.

다른 구조와의 관계 (Relationship to other structures)

- ☐ 엄지발가락모음근은 짧은엄지발가락굽힘근(flexor hallucis brevis), 새끼발가락굽힘근(flexor digiti minimi pedis)과 함께 발 내재근(intrinsic muscle)의 세 번째 발바닥 층에 있다.
- ☐ 엄지발가락모음근의 빗갈래(oblique head)는 짧은엄지발가락굽힘근의 바로 가쪽에 있다.
- ☐ 엄지발가락모음근의 빗갈래는 발벌레모양근(lumbrical pedis)과 발바닥네모근(quadratus plantae)(먼쪽면)보다 깊은 곳에 있다.
- ☐ 엄지발가락모음근의 가로갈래는 긴발가락굽힘근(flexor digitorum longus)과 짧은발가락굽힘근(flexor digitorum brevis)의 힘줄보다 깊은 곳에 위치한다.
- ☐ 엄지발가락모음근의 깊은 곳에 뼈사이근(interossei muscle)과 발허리뼈가 있다.
- ☐ 엄지발가락모음근은 얕은뒤선 근막경선(superficial back line myofascial meridian) 내에 위치한다.

기타(Miscellaneous)

1. 엄지발가락모음근은 2개의 분명한 갈래가 있다. 먼쪽으로는 발쪽에 수평으로 지나는 섬유를 가진 *가로갈래(transverse head)*, 몸쪽으로는 발쪽에 사선으로 지나는 섬유를 가진 *빗갈래(oblique head)*이다.
2. 손의 엄지발가락모음근 역시 2개의 갈래, 빗갈래와 가로갈래가 있다.
3. 엄지발가락모음근은 가끔 먼쪽으로 첫째 발허리뼈까지 부착하는 부착점을 가지고 있다. 이러한 경우, 이 근육은 엄지발가락을 다른 발가락 쪽으로 맞서는 능력을 가지고 있고 발의 *엄지맞섬근(opponens hallucis)*이라 불린다. 이 배열은 보통 인간보다 능숙하게 발을 사용하는 유인원(ape)에서 찾을 수 있다.
4. 엄지발가락모음근의 빗갈래는 종종 짧은엄지발가락굽힘근과 섞인다.
5. 엄지건막류[bunion: 무지외반증(hallux valgus)]는 엄지발가락의 첫마디뼈가 둘째발가락 쪽으로 모음 하는 것을 포함하는 것을 고려할 때, 엄지발가락모음근의 팽팽함(tight)은 이 상태를 악화시킬 수 있다.

□ 발바닥쪽뼈사이근(Plantar Interossei)

(첫째, 둘째 그리고 셋째라 불리는 3가지의 발바닥쪽뼈사이근이 있다.)
발바닥쪽뼈사이근*이라는 이름은 이 근육이 발바닥쪽의 뼈(발허리뼈) 사이에 위치한다는 것을 말해 준다.*

□ **어원**
Plantar: 라틴어. *발의 발바닥쪽*
Interossei: 라틴어. *뼈 사이*
□ **발음**
PLAN-tar
in-ter-OSS-ee-eye

부착점(Attachments)

□ **발허리뼈**
- □ 셋째~다섯째 발허리뼈의 안쪽(둘째발가락 쪽)
  - □ 첫 번째: 셋째 발허리뼈
  - □ 두 번째: 넷째 발허리뼈
  - □ 세 번째: 다섯째 발허리뼈*에서부터*

□ **셋째~다섯째 발가락의 첫마디뼈에서 둘째발가락 쪽과 발등발가락전개부**(dorsal distal expansion)
- □ 첫마디뼈의 바닥(base)
  - □ 첫 번째: 셋째발가락
  - □ 두 번째: 넷째발가락
  - □ 세 번째: 다섯째발가락*까지*

기능(Functions)

동심성(단축성) 작용근 작용

표준 작용근 작용	반대 작용근 작용
□ 1. **발허리발가락관절에서 셋째~다섯째 발가락을 모은다.**	□ 1. 발허리발가락관절에서 셋째~다섯째 발가락의 발허리뼈를 모은다.
□ 2. 발허리발가락관절에서 셋째~다섯째 발가락을 굽힌다.	□ 2. 발허리발가락관절에서 발허리뼈를 굽힌다.
□ 3. 몸쪽·먼쪽 발가락뼈사이관절에서 셋째~다섯째 발가락을 편다.	□ 3. 몸쪽·먼쪽 발가락뼈사이관절에서 더 몸쪽마디뼈를 편다.

표준 작용근 작용 노트

- 발바닥쪽뼈사이근은 (근섬유들은 수평으로 주행하면서) 셋째~다섯째 발가락 발허리발가락관절의 안쪽으로 가로지르고, 셋째~다섯째 발가락을 안쪽으로 둘째발가락(발가락의 벌림 및 모음을 위한 축) 쪽으로 당긴다. 그러므로 발바닥쪽뼈사이근은 발허리발가락관절에서 셋째~다섯째 발가락을 모은다(작용 1).
- 발바닥쪽뼈사이근은 (근섬유들은 시상면에서 수평으로 주행하면서) 발바닥쪽에서 셋째~다섯째 발가락의 발허리발가락관절을 가로지른다. 그러므로 발허리발가락관절에서 셋째~다섯째 발가락을 굽힌다(작용 2).

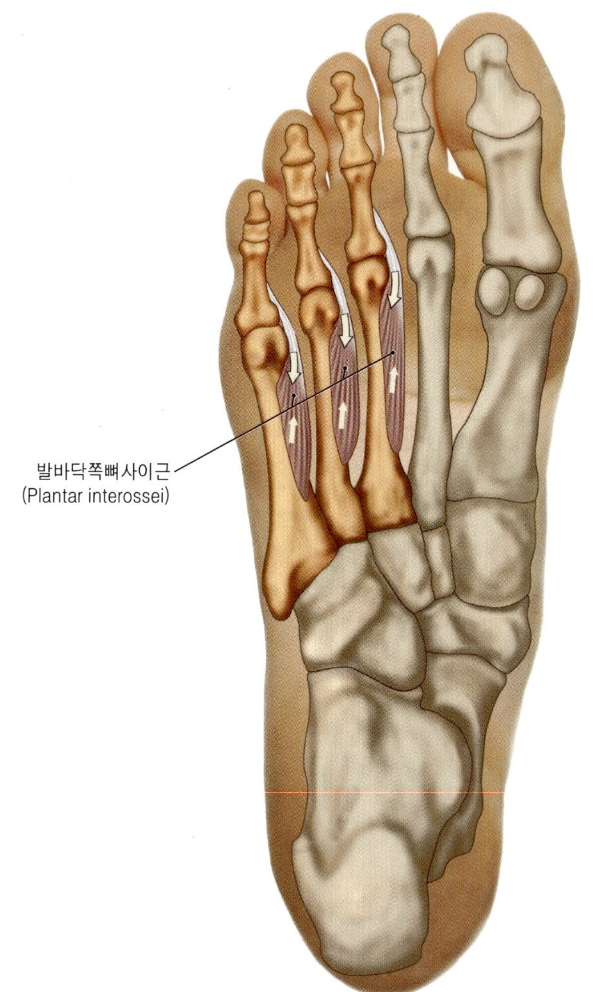

그림 18-15. 오른쪽 발바닥쪽뼈사이근의 발바닥쪽면.

- 더 자세하게, 발허리발가락관절에서 발가락 모음과 굽힘은 발허리발가락관절에서 발가락의 첫마디뼈를 모으고 굽히는 것을 의미한다(작용 1, 2).
- 발등발가락전개부(dorsal digital expansion) 안으로 부착하는 발바닥쪽뼈사이근은, 즉 긴발가락폄근(extensor digitorum longus)의 힘줄(발허리발가락관절 뒤, 그러나 발가락의 발가락뼈사이관절 앞에), 긴발가락폄근의 부착점인 셋째~다섯째 발가락의 끝마디뼈에서 그들의 당김을 가한다. 실제로는, 발바닥쪽뼈사이근은 (근섬유들은 시상면에서 수평으로 주행하면서) 등쪽에서 몸쪽·먼쪽 발가락뼈사이관절을 가로지른다. 그러므로 발바닥쪽뼈사이근은 셋째~다섯째 발가락의 몸쪽·먼쪽 발가락뼈사이관절 둘 다 편다(작용 3).
- 더 자세하게, 발가락뼈사이관절에서 발가락을 펴는 것은 몸쪽발가락뼈사이관절에서 발가락의 중간마디뼈 폄과 먼쪽발가락뼈사

이관절에서 끝마디뼈 폄을 의미한다(작용 3).

반대 작용근 작용 노트

- 반대 작용은 발가락의 각각 관절에서 더 몸쪽뼈의 움직임을 포함한다. 즉, 발허리발가락관절에서 반대 작용은 고정된 첫마디뼈에 대한 발가락의 발허리뼈의 모음 또는 굽힘이고, 몸쪽발가락뼈사이관절에서의 반대 작용은 고정된 중간마디뼈에 대한 첫마디뼈의 폄이며, 먼쪽발가락뼈사이관절에서의 반대 작용은 고정된 끝마디뼈에 대한 중간마디뼈의 폄이다. 발허리발가락관절에서의 반대 작용은 잘 일어나지 않는다. 그러나 몸쪽·먼쪽 발가락뼈사이관절에서의 반대 작용은 보행주기(gait cycle)에서 발을 떼는(toe-off) 동안 일어난다(반대 작용 1, 2, 3).

움직임

1. 각각의 발바닥쪽뼈사이근은 시상면에서 하나의 당김선(line of pull)을 가지고 있기 때문에, 셋째~다섯째 발가락 각각의 움직임은 발허리발가락관절에서 발가락의 모음, 발허리발가락관절에서 발가락의 굽힘, 몸쪽·먼쪽 발가락뼈사이관절에서 발가락의 폄의 결합이다.

편심성 길항근 기능

1. 셋째~다섯째 발가락의 발허리발가락관절의 벌림을 제한하고 느리게 한다.
2. 셋째~다섯째 발가락의 발허리발가락관절의 폄을 제한하고 느리게 한다.
3. 셋째~다섯째 발가락의 발가락뼈사이관절의 굽힘을 제한하고 느리게 한다.

등척성 안정화 기능

1. 발허리발가락관절, 몸쪽·먼쪽 발가락뼈사이관절에서 셋째~다섯째 발가락을 안정화시킨다.

작용에 대한 추가적인 노트

1. 발바닥쪽뼈사이근은 이러한 관절을 뒤쪽으로 가로지르기 때문에 발허리발가락관절을 굽힌다. 이 근육들은 발의 발등쪽 발가락전개부 안쪽으로 부착하기 때문에, 그들의 당김선은 등쪽의 발가락뼈사이관절쪽으로 지난다. 그러므로 이 근육들은 발가락뼈사이관절을 편다. 발의 발등쪽 발가락전개부 안에 부착하는 모든 근육들은 발허리발가락관절을 굽히고 발가락뼈사이관절을 편다.
2. 발바닥쪽뼈사이근은 발의 벌레모양근(lumbricals pedis)과 같은 작용을 한다. 즉, 발허리발가락관절에서 굽힘, 발가락뼈사이관절에서 폄, 발바닥쪽뼈사이근은 또한 발허리발가락관절에서 셋째~다섯째 발가락을 모음 한다.
3. 발의 발바닥쪽뼈사이근과 본질적으로 동일한 작용(발허리발가락관절에서 손가락의 모음과 굽힘, 몸쪽·먼쪽 발가락뼈사이관절에서 손가락의 폄)을 하는 손의 손바닥뼈사이근(palmar interossei manus)이 있다.
4. 발바닥쪽뼈사이근과 발등쪽뼈사이근(dorsal interossei pedis)의 모음과 벌림 작용을 기억하기 위한 연상기호(mnemonic)는 *DAB PAD이다: 등쪽벌림(Dorsals ABduct), 바닥쪽모음(Plantars ADduct).*

신경지배

- □ 가쪽발바닥신경(lateral plantar nerve)
  - □ S2, S3

동맥공급

- □ 발바닥아치(plantar arch)의 가지[가쪽발바닥동맥(lateral plantar artery)과 발등동맥(dorsalis pedis artery) 사이에 연결(anastomosis)]

촉진

- □ 발바닥쪽근막의 두께와 발바닥쪽뼈사이근의 깊이를 고려하면 발바닥쪽에서 발의 다른 깊은 근육들로부터 이 근육들을 구분하기가 어렵다. 만약 시도한다면, 대상자의 셋째~다섯째 발가락의 모음으로부터 저항을 주고 발의 발바닥쪽뼈사이근 사이에서 발바닥쪽뼈사이근의 수축을 느낀다.

다른 구조와의 관계 (Relationship to other structures)

- □ 발바닥쪽뼈사이근은 등쪽뼈사이근[그리고 긴종아리근(fibularis longus)의 먼쪽힘줄과 뒤정강근(tibialis posterior)]과 함께 발 내재근(intrinsic muscle)의 네 번째 발바닥 층 안에 있다.
- □ 발바닥쪽면부터, 발바닥쪽뼈사이근은 발벌레사이근보다 깊은 곳에 있다.
- □ 발바닥쪽면부터, 발바닥쪽뼈사이근은 발허리뼈와 등쪽뼈사이근에 비해 다소 얕은 곳에 있다(부분적으로 겹친다).
- □ 발바닥쪽뼈사이근은 얕은뒤선(superficial back line), 깊은앞선(deep front line) 근막경선(myofacial meridian) 내에 포함된다.

기타(Miscellaneous)

1. 3가지의 분리된 발바닥쪽뼈사이근이 있다. 그들은 안쪽에서부터 *첫째, 둘째, 셋째*라 불린다.
2. 첫째발바닥쪽뼈사이근은 발의 셋째발가락쪽으로 부착하고 셋째발가락을 움직인다. 유사하게, 둘째발바닥쪽뼈사이근은 넷째발가락쪽으로 부착하고 넷째발가락을 움직인다. 그리고 셋째발바닥쪽뼈사이근은 넷째발가락쪽으로 부착하고 다섯째발가락을 움직인다.
3. 발바닥쪽뼈사이근의 번호와 발바닥쪽뼈사이근이 어느 발가락에 부착하는지는 추론을 통해 알아낼 수 있다. 이것은 암기할 필요가 없다. 엄지발가락(첫째발가락)은 스스로의 모음근[엄지발가락모음근(adductor hallucis)]을 가지고, 둘째발가락은 모음[이것의 움직임은 정강뼈 벌림(tibial abduction) 또는 종아리뼈 벌림(fibular abduction)으로 설명될 수 있다]을 할 수 없다. 남은 3개의 발가락(셋째~다섯째 발가락)은 모음을 할 수 있다. 결론은 셋째~다섯째 발가락에 부착하는 3가지의 발바닥쪽뼈사이근이 있다는 것이다.

□ 발등쪽뼈사이근(Dorsal Interossei Pedis)

(첫째, 둘째, 셋째 그리고 넷째라 불리는 4가지의 등쪽뼈사이근이 있다.)

발등쪽뼈사이근이라는 이름은 이 근육이 발에 있고 발등의 뼈(발허리뼈) 사이에 위치한다는 것을 말해 준다.

□ **어원**

Dorsal: 라틴어. *발등 쪽*

Interossei: 라틴어. *뼈 사이*

Pedis: 라틴어. *발*

□ **발음**

DOR–sul

in–ter–OSS–ee–eye

PEED–us

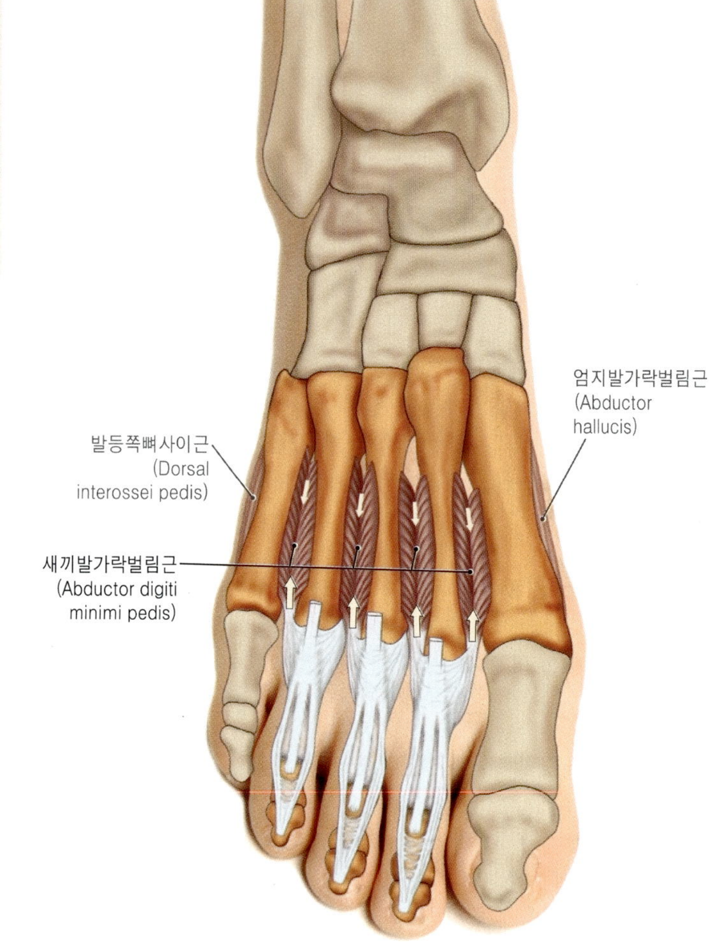

그림 18–16. 오른쪽 발등쪽뼈사이근의 등쪽면. 엄지발가락벌림근과 새끼벌림근은 희미하게 보인다.

부착점(Attachments)

□ **발허리뼈**

- □ 각각은 2개의 발허리뼈 인접면
  - □ 첫 번째: 첫째와 둘째 발허리뼈
  - □ 두 번째: 둘째와 셋째 발허리뼈
  - □ 세 번째: 셋째와 넷째 발허리뼈
  - □ 네 번째: 넷째와 다섯째 발허리뼈*에서부터*

□ **마디뼈(phalange) 옆쪽과 발등발가락전개부(dorsal digital expansion)**

- □ 첫마디뼈의 바닥(base)(둘째발가락의 중심으로부터 멀어지는 쪽 위)
  - □ 첫 번째: 둘째발가락의 안쪽
  - □ 두 번째: 둘째발가락의 가쪽
  - □ 세 번째: 셋째발가락의 가쪽
  - □ 네 번째: 넷째발가락의 가쪽*까지*

기능(Functions)

동심성(단축성) 작용근 작용

표준 작용근 작용	반대 작용근 작용
□ 1. **발허리발가락관절에서 둘째~넷째 발가락을 벌린다.**	□ 1. 발허리발가락관절에서 둘째~넷째 발가락의 발허리뼈를 편다.
□ 2. 발허리발가락관절에서 둘째~넷째 발가락을 굽힌다.	□ 2. 발허리발가락관절에서 발허리뼈를 굽힌다.
□ 3. 몸쪽·먼쪽발가락뼈사이관절에서 둘째~넷째 발가락을 편다.	□ 3. 몸쪽·먼쪽발가락뼈사이관절에서 더 몸쪽마디뼈를 편다.

표준 작용근 작용 노트

- 발등쪽뼈사이근 모두 둘째~넷째 발가락의 첫마디뼈에 부착하기 위해 (근섬유들은 수평으로 주행하면서) 발허리발가락관절을 가로지른다. 첫째 발등쪽뼈사이근은 둘째발가락의 안쪽으로 부착한다. 이 근육이 수축할 때 둘째발가락을 발가락의 벌림 및 모음 축으로부터 안쪽으로 당긴다[해부학적 자세일 때 둘째발가락을 지나는 가상선(imaginary line)]. 그러므로 첫째 발등쪽뼈사이근은 발허리발가락관절에서 둘째발가락의 *정강뼈 벌림(tibial abduction)*을 수행한다. 둘째 발등쪽뼈사이근은 둘째발가락의 가쪽으로 부착한다. 이 근육이 수축할 때 둘째발가락을 발가락의 벌림 및 모음 축으로부터 가쪽으로 당긴다. 그러므로 둘째 발등쪽뼈사이근은 발허리발가락관절에서 둘째발가락의 *종아리뼈 벌*

림(fibular abduction)을 수행한다. 셋째와 넷째 발등쪽뼈사이근은 각각 셋째와 넷째발가락의 가쪽으로 부착한다. 이 근육들이 수축할 때 셋째와 넷째발가락을 둘째발가락으로부터 가쪽으로 당긴다. 그러므로 셋째와 넷째 발등쪽뼈사이근은 발허리발가락관절에서 셋째와 넷째발가락을 벌림 한다(작용 1).

- 발등쪽뼈사이근은 발바닥면에서 둘째~넷째 발가락의 발허리발가락관절을 가로지른다(근섬유들은 시상면에서 수평으로 주행한다). 그러므로 그들은 발허리발가락관절에서 둘째~넷째 발가락을 굽힌다(작용 2).
- 더 자세하게, 발허리발가락관절에서 발가락의 벌림과 굽힘은 발허리발가락관절에서 발가락 몸쪽마디뼈의 벌림과 굽힘을 의미한다(작용 1, 2).
- 발등쪽뼈사이근은 발등발가락전개부(dorsal digital expansion), 즉 긴발가락폄근(extensor digitorum longus)의 힘줄[발허리발가락관절 후, 발가락뼈사이(IP)관절 전]에 부착함으로써 긴발가락폄근(둘째~넷째 끝마디뼈)의 부착점에서 당기는 힘을 가한다. 실제로 발등쪽뼈사이근은 등쪽에서 몸쪽과 먼쪽 발가락뼈사이관절을 가로지른다(본질적으로 시상면에서 그들의 당김을 수평으로 가한다). 그러므로 발등쪽뼈사이근은 둘째~넷째 발가락의 몸쪽과 먼쪽 발가락뼈사이관절 둘 다 편다(작용 3).
- 더 자세하게, 발가락뼈사이관절에서 발가락을 펴는 것은 몸쪽발가락뼈사이관절에서 발가락의 중간마디뼈를 펴는 것과 먼쪽발가락뼈사이관절에서 끝마디뼈를 펴는 것을 의미한다(작용 3).

반대 작용근 작용 노트

- 반대 작용은 발가락의 각각 관절에서 더 몸쪽뼈의 움직임을 포함한다. 다시 말해, 발허리발가락관절에서 반대 작용은 고정된 첫마디뼈에 대한 발가락의 발허리뼈의 벌림 또는 굽힘이고, 몸쪽발가락뼈사이관절에서의 반대 작용은 고정된 중간마디뼈에 대한 첫마디뼈의 폄이며, 먼쪽발가락뼈사이관절에서의 반대 작용은 고정된 끝마디뼈에 대한 중간마디뼈의 폄이다. 발허리발가락관절에서의 반대 작용은 잘 일어나지 않는다. 그러나 몸쪽과 먼쪽 발가락뼈사이관절에서의 반대 작용은 보행주기(gait cycle)에서 발을 떼는(toe-off) 동안 일어난다(반대 작용 1, 2, 3).

움직임

1. 각각의 발등쪽뼈사이근은 빗면에서 당김선(line of pull)을 가지고 있기 때문에, 둘째~넷째 발가락 각각의 움직임은 발허리발가락관절에서 발가락의 벌림과 굽힘, 몸쪽과 먼쪽 발가락뼈사이관절에서 발가락의 폄의 결합이다.

편심성 길항근 기능

1. 둘째~넷째 발가락 발허리발가락관절에서의 모음을 제한하고 느리게 한다.
2. 둘째~넷째 발가락 발허리뼈의 폄을 제한하고 느리게 한다.
3. 둘째~넷째 발가락 몸쪽과 먼쪽 발가락뼈사이관절에서의 굽힘을 제한하고 느리게 한다.

등척성 안정화 기능

1. 둘째~넷째 발가락의 발허리발가락관절, 몸쪽과 먼쪽 발가락뼈사이관절을 안정화시킨다.

작용에 대한 추가적인 노트

1. 발등쪽뼈사이근은 발바닥쪽에서 이러한 관절들을 가로지르기 때문에 발등쪽뼈사이근은 발허리발가락관절을 굽힌다. 이 근육들은 발의 발등발가락전개부에 부착하기 때문에, 이 근육들의 당김선은 발가락뼈사이관절의 등쪽으로 지난다. 그러므로 이 근육들은 발가락뼈사이관절을 편다. 발의 발등발가락전개부 안으로 부착하는 모든 근육은 발허리발가락관절을 굽히고 발가락뼈사이관절을 편다.
2. 발등쪽뼈사이근은 발벌레모양근(lumbrical pedis)과 같은 작용을 한다. 즉, 발허리발가락관절에서의 굽힘과 발가락뼈사이관절에서의 폄이다. 발등쪽뼈사이근은 또한 발허리발가락관절에서 둘째~넷째 발가락을 벌린다.
3. 발의 발등쪽뼈사이근과 본질적으로 동일한 작용(손허리손가락관절에서 손가락의 벌림 및 굽힘, 몸쪽과 먼쪽 손가락사이관절에서 손가락의 폄)을 하는 손의 4개의 손등쪽뼈사이근(dorsal interossei manus)이 있다.
4. 발바닥쪽뼈사이근(plantar interossei)과 발등쪽뼈사이근의 모음 및 벌림 작용을 기억하기 위한 연상기호(mnemonic)는 *DAB PAD*이다: *등쪽벌림(Dorsals ABduct), 바닥쪽모음(Plantars ADduct).*

신경지배

- ☐ 가쪽발바닥신경(lateral plantar nerve)
  - ☐ S2, S3

동맥공급

- ☐ 발바닥아치(plantar arch)의 가지[가쪽발바닥동맥(lateral plantar artery)과 발등동맥(dorsalis pedis artery) 사이의 연결(anastomosis)]

촉진

1. 대상자를 바로 눕게 하고, 발의 첫째와 둘째 발허리뼈의 등쪽 위에 촉진하는 손가락을 위치시킨다.
2. 대상자에게 엄지발가락쪽으로 둘째발가락을 벌림 하게 하고(정강뼈 벌림) 첫째 발등쪽뼈사이근의 수축을 느낀다. 저항이 더해질 수 있다.

발등쪽뼈사이근(Dorsal Interossei Pedis) (계속)

3. 둘째발가락의 종아리뼈 벌림과 함께 둘째와 셋째 발허리뼈 사이에서 반복하고 발등쪽뼈사이근의 수축을 느낀다.
4. 각각 셋째와 넷째발가락의 벌림과 함께 셋째와 넷째, 넷째와 다섯째 발허리뼈 사이에서 반복하고 셋째와 넷째 발등쪽뼈사이근의 수축을 느낀다.

다른 구조와의 관계 (Relationship to other structures)

- □ 발등쪽뼈사이근은 발바닥쪽뼈사이근[그리고 긴종아리근(fibularis longus), 뒤정강근(tibialis posterior)의 먼쪽힘줄]과 함께 발 내재근(intrinsic muscle)의 4번째 발바닥 층에 위치한다.
- □ 발등쪽뼈사이근은 발허리뼈 사이에 위치한다. 이러한 이유로 이 근육들은 발허리뼈에 의해 양쪽 가장자리를 이룬다.
- □ 등쪽면에서부터, 발등쪽뼈사이근은 긴발가락폄근(extensor digitorum longus), 짧은발가락폄근(extensor digitorum brevis)힘줄보다 깊은 곳에 위치한다.
- □ 발바닥쪽면에서부터, 발등쪽뼈사이근은 발바닥쪽뼈사이근의 인접한 깊은 곳(부분적으로 겹쳐진 곳)에 위치한다.
- □ 발등쪽뼈사이근은 얕은뒤선(superficial back line), 깊은앞선(deep front line) 근막경선(myofascial meridian) 내에 포함된다.

기타(Miscellaneous)

1. 안쪽에서부터 첫째, 둘째, 셋째 그리고 넷째로 불리는 4개의 등쪽뼈사이근이 있다.
2. 등쪽뼈사이근의 번호와 등쪽뼈사이근이 어느 발가락에 부착하는지를 아는지 추론을 통해 알 수 있다. 이 정보는 암기할 필요가 없다. 엄지발가락과 새끼발가락은 각각 그들 자신의 벌림근을 갖고 있다(엄지발가락은 엄지발가락벌림근, 새끼발가락은 새끼벌림근). 나머지 둘째~넷째 발가락은 등쪽뼈사이근에 부착한다. 그러나 둘째발가락은 정강뼈(안쪽) 방향과 종아리뼈(가쪽) 방향으로 벌림 할 수 있다. 그러므로 이것은 2개의 등쪽뼈사이근에 붙는 근육을 (양쪽에 하나씩) 갖는다. 결론은 4개의 등쪽뼈사이근이 있다는 것이다. 1개는 넷째발가락에 부착하고, 1개는 셋째발가락에 부착하며, 2개는 둘째발가락에 부착한다.

복습 문제(Review questions)

1. 발바닥쪽 내재근(intrinsic muscle)은 몇 개의 층으로 나뉘는가? 이러한 층의 이름은 무엇인가?

2. 발허리발가락관절에서 발가락의 벌림 및 모음을 위한 축은 무엇인가?

3. 발의 등쪽면에 위치하는 유일한 내재근은 무엇인가?

4. 짧은엄지발가락폄근(flexor hallucis brevis)과 짧은발가락폄근(flexor digitorum brevis) 사이의 관계를 설명하라.

5. 발 내재근의 첫 번째 발바닥 층에 위치하는 근육은 무엇인가?

6. 발허리발가락관절에서 새끼발가락의 벌림과 굽힘은 구체적으로 어떠한 관절작용을 의미하는가?

7. 짧은발가락굽힘근(flexor digitorum brevis)의 수축에 의해 생기는 움직임은 무엇인가?

8. 긴발가락굽힘근(flexor digitorum longus)과 관련된 발바닥네모근(quadratus plantae)의 역할은 무엇인가?

9. 엄지발가락에 있는 엄지발가락벌림근(abductor hallucis)의 먼쪽부착점을 기술하라. 이것이 엄지발가락의 관절작용에 주는 효과는 무엇인가?

10. 둘째발가락에 있는 첫째와 둘째 발등쪽뼈사이근(dorsla interossei pedis muscle)의 효과를 설명하라.

복습 문제의 정답은 책의 마지막 부분에서 확인할 수 있다.

생각해 보기(Think it through)

우리는 발뼈사이근(interossei pedis)에 2가지 세트를 가지고 있지만 그들의 번호는 일치하지 않는다. 그 이유에 대해 간단한 설명을 제시할 수 있는가?

제 19 장

근육의 기능적 군 (Functional Groups of Muscles)

evolve http://evolve.elsevier.com/Muscolino/muscular

목차(Chapter Outline)

목적(Objectives)

이 장을 마친 후 학생들은 이 장에서 다룬 각 근육에 대해 다음을 수행할 수 있어야 한다.

1. 기능적인 군 내에서 근육들의 일반적인 관계를 설명하라.
2. 기능적인 군의 작용에 대한 일반적인 규칙들을 설명하라.
3. 기능적인 군의 표준 관절 작용을 서술하라.
4. 기능적인 군의 관절 작용을 수행하는 근육을 나열하라.
5. 골반바닥의 일반적인 구조를 설명하라.
6. 주요한 근막경선을 나열하라.
7. 근막경선의 구조와 기능을 설명하라.

이 장은 근육의 기능적인 군을 포함한다. 장의 첫 부분(그림 19-1~19-35)은 기능적 작용근군을 설명한다. 기능적 작용근군의 모든 근육들은 같은 동심성 표준 작용근 작용과 반대 작용근 작용을 갖는다. 뿐만 아니라 그 근육들은 같은 편심성의 제한과 느리게 하는 안정화 기능, 등척성 안정화 기능을 갖는다. 이 부분은 3개의 작은 부분(상지, 축 몸통, 하지)으로 나뉜다.

이 장의 두 번째 부분(그림 19-36~19-38)은 골반바닥의 근육들은 설명한다. 골반바닥은 단지 배골반안(abdominopelvic cavity)의 내용물이 위에 위치하는 골반의 바닥이다. 골반바닥의 근육들의 안쪽, 위쪽 그리고 아래쪽면이 보인다.

단원의 세 번째 부분(그림 19-39~19-43)은 근막경선을 설명한다. 근막경선은 근막조직의 선이다. 즉, 신체를 가로질러 장력(당김)을 전달할 수 있는 근막띠(fascial webbing)의 연속적인 선 내에 싸여 있는 근육이다. 이러한 당기는 힘은 작용근 작용을 만들어 내는 데 중요하고, 뿐만 아니라 자세와 움직임 동안 제한하고 느리게 하는 기능과 안정화 기능에 중요하다. (근막경선에 대해 더 자세한 것은 "Myers T: Anatomy trains: Myofascial meridians for manual and movement therapists", ed 3, Edinburgh, 2014, Churchill Livingstone of Elsevier를 확인하라.)

어깨갈비관절 올림근(Scapulocostal Joint Elevators) □

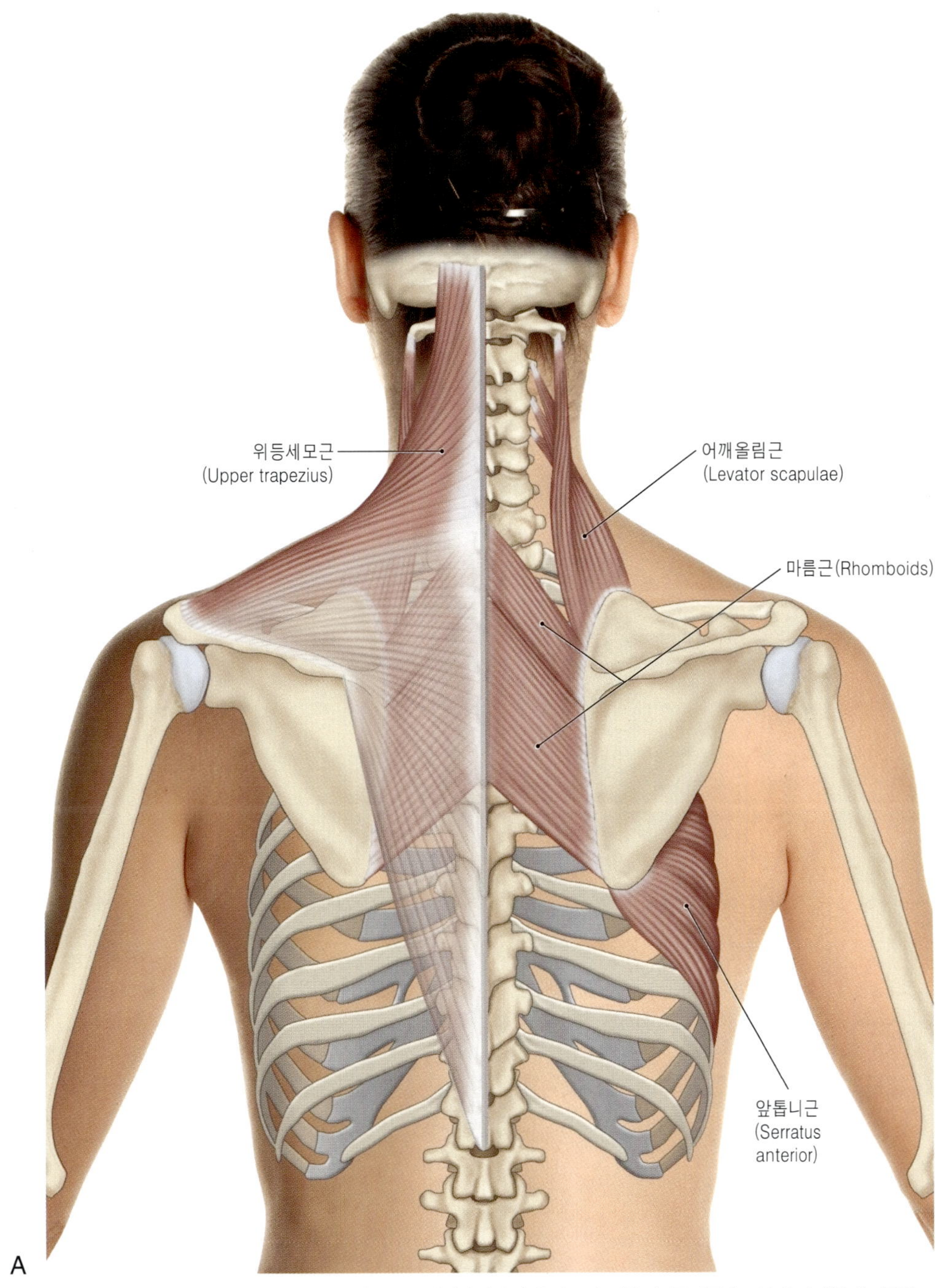

그림 19-1. 어깨갈비관절 올림근과 관절내림근. **A,** 어깨갈비관절 올림근의 뒤쪽면. 중간등세모근과 아래등세모근은 왼쪽에 희미하게 보인다. *(계속)*

어깨갈비관절 올림근

위등세모근, 어깨올림근, 마름근, 앞톱니근(위쪽섬유)

□ 어깨갈비관절 내림근(Scapulocostal Joint Depressors)

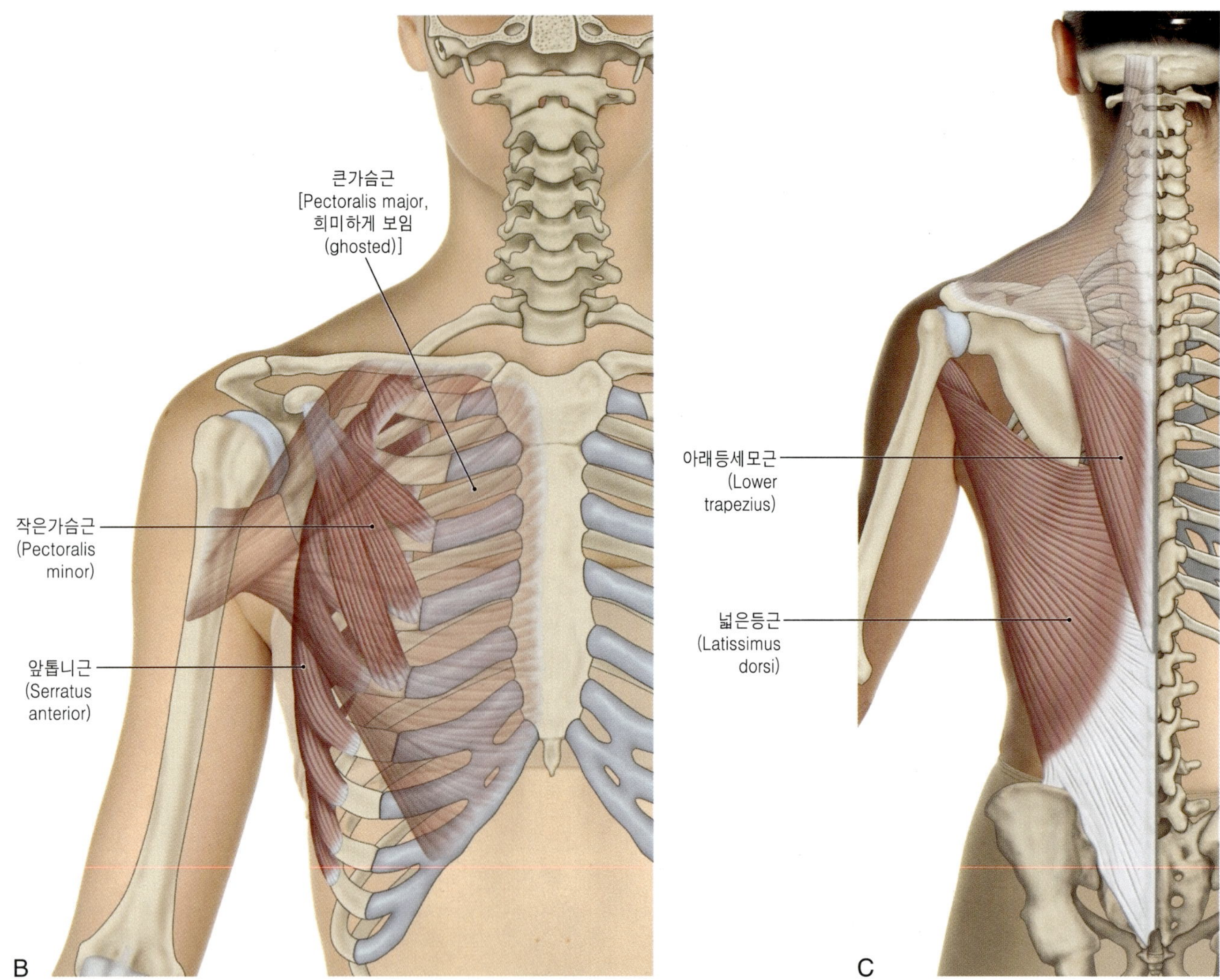

그림 19-1. *(계속)* B, 어깨갈비관절 내림근의 앞쪽면. 큰가슴근이 희미하게 보인다. C, 어깨갈비관절 내림근의 뒤쪽면. 위등세모근과 중간등세모근은 왼쪽에 희미하게 보인다.

어깨갈비관절 내림근
아래등세모근, 작은가슴근, 큰가슴근, 앞톱니근(아래쪽섬유), 넓은등근

어깨갈비관절 내밈근과 뒤당김근(Scapulocostal Joint Protractors and Retractors) □

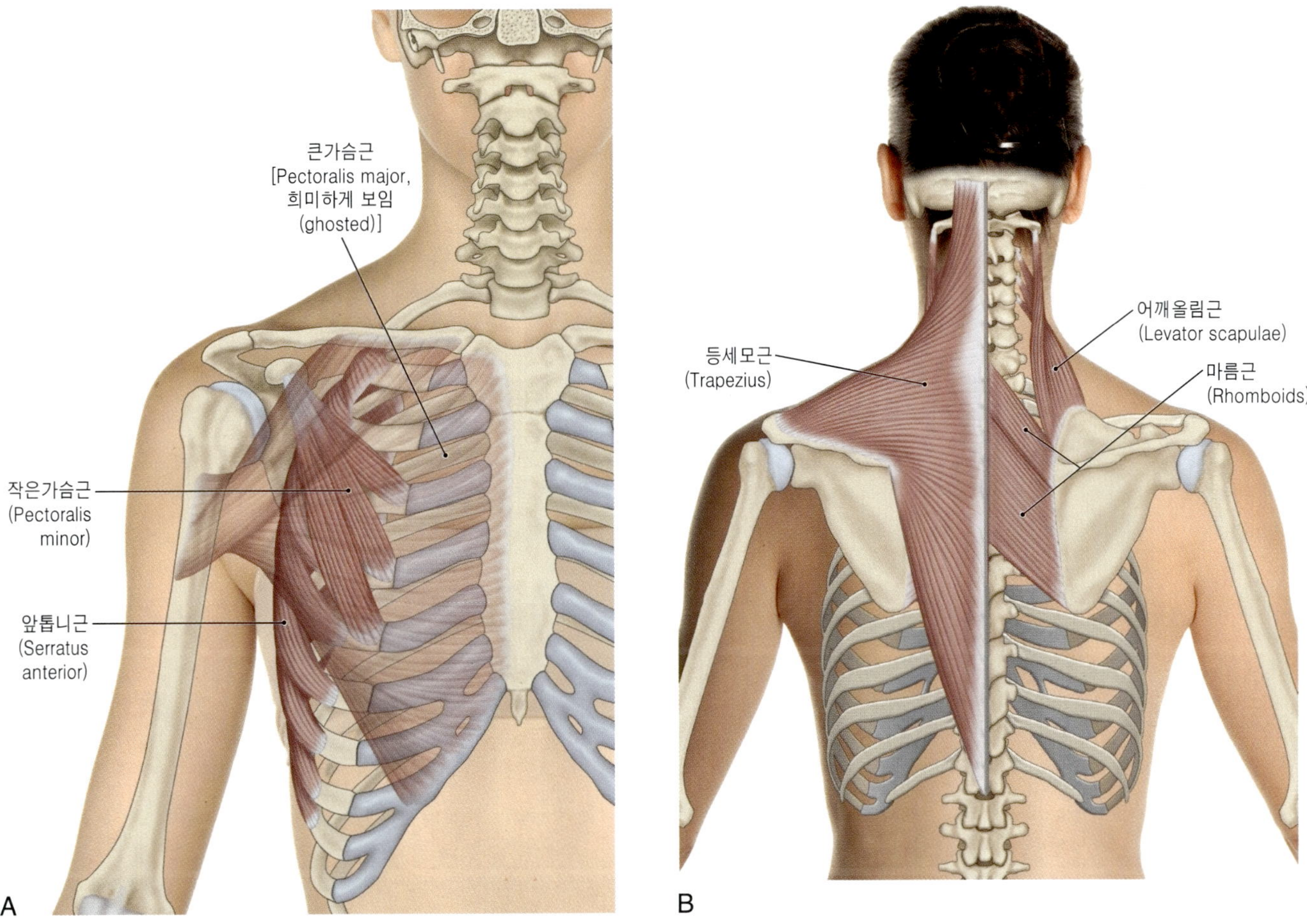

그림 19-2. 어깨갈비관절 내밈근과 뒤당김근. **A,** 어깨갈비관절 내밈근의 앞쪽면. 큰가슴은 희미하게 보인다. **B,** 어깨갈비관절 뒤당김근의 뒤쪽면.

어깨갈비관절 내밈근(scapulocostal joint protractors)
앞톱니근, 작은가슴근, 큰가슴근

어깨갈비관절 뒤당김근(scapulocostal joint retractors)
마름근, 등세모근, 어깨올림근

□ 어깨갈비관절 위쪽돌림근과 아래쪽돌림근 (Scapulocostal Joint Upward and Downward Rotators)

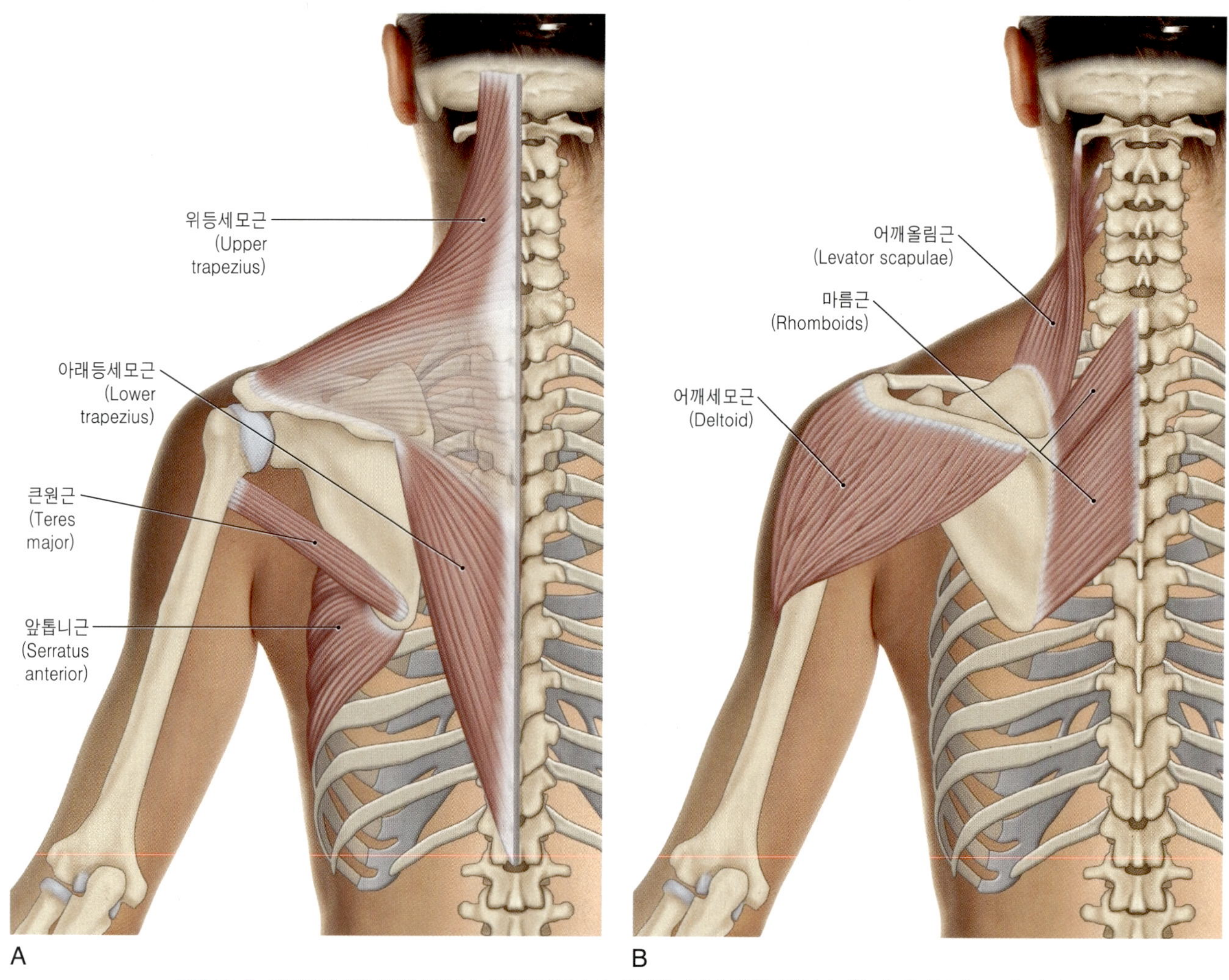

그림 19-3. 어깨갈비관절 위쪽돌림근과 아래쪽돌림근. A, 어깨갈비관절 위쪽돌림근의 뒤쪽면. 중간등세모근은 희미하게 보인다. B, 어깨갈비관절 아래쪽돌림근의 뒤쪽면. 작은가슴근은 보이지 않는다.

어깨갈비관절 위쪽돌림근(scapulocostal joint upward rotators)

위등세모근, 아래등세모근, 앞톱니근, 큰원근

어깨갈비관절 아래쪽돌림근(scapulocostal joint downward rotators)

마름근, 어깨올림근, 어깨세모근, 작은가슴근(보이지 않음)

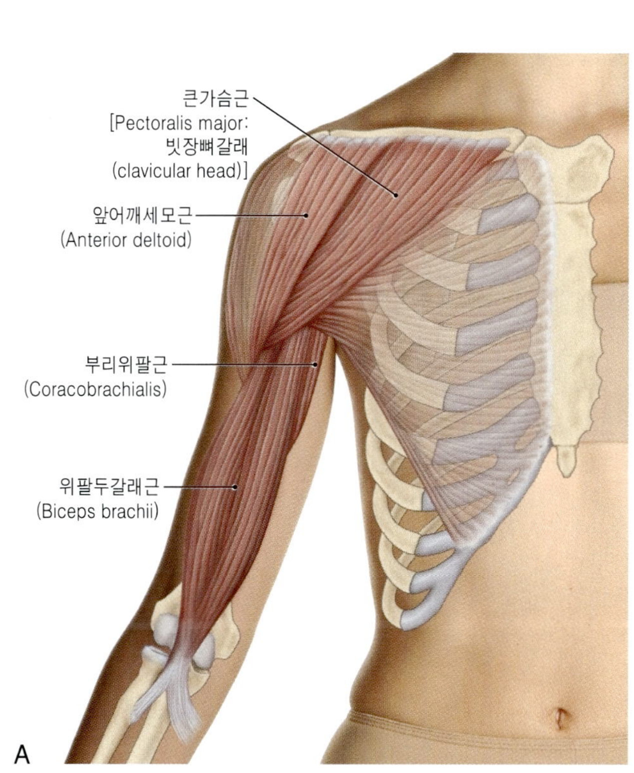

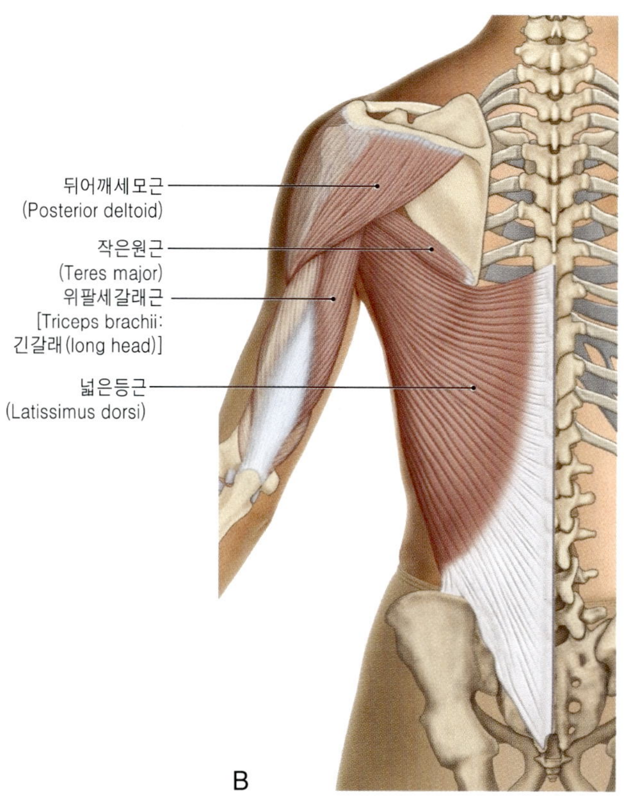

그림 19-4. 오목위팔관절 굽힘근과 폄근. **A**, 오목위팔관절 굽힘근의 앞쪽면. 큰가슴근의 복장갈비갈래와 중간어깨세모근은 희미하게 보인다. **B**, 오목위팔관절 폄근의 뒤쪽면. 큰가슴근의 복장갈비갈래는 보이지 않는다. 중간어깨세모근과 위팔세갈래근의 안쪽갈래와 가쪽갈래는 희미하게 보인다.

오목위팔관절 굽힘근(glenohumeral joint flexors)

앞어깨세모근, 큰가슴근(빗장뼈갈래), 부리위팔근, 위팔두갈래근

오목위팔관절 폄근(glenohumeral joint extensors)

넓은등근, 큰원근, 뒤어깨세모근, 큰가슴근(복장갈비갈래, 보이지 않음), 위팔세갈래근(긴갈래)

□ 오목위팔관절 벌림근(Glenohumeral Joint Abductors)

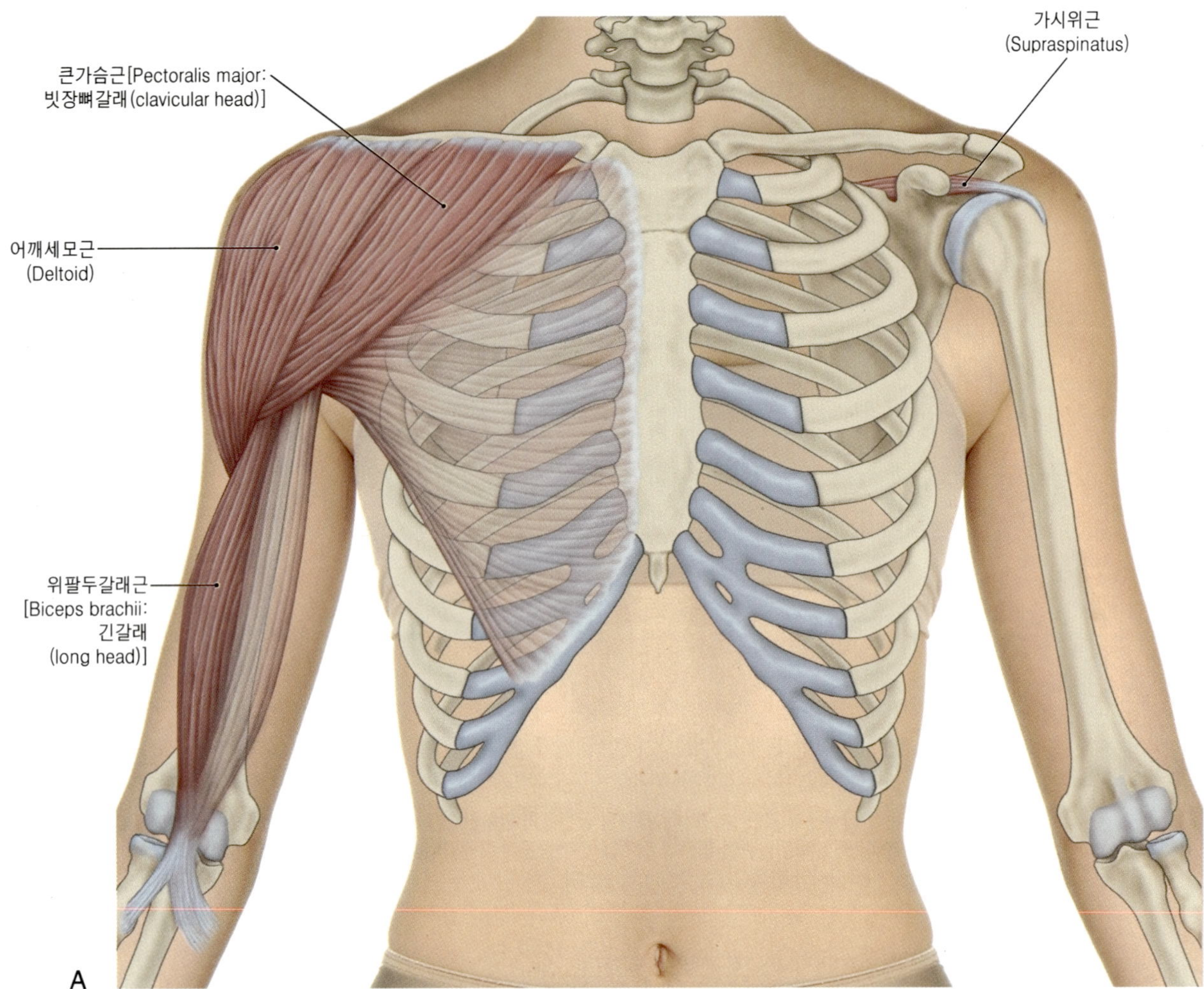

그림 19-5. 오목위팔관절 벌림근과 모음근. A, 오목위팔관절 벌림근의 앞쪽면. 큰가슴근의 복장갈비갈래와 위팔두갈래근의 짧은갈래는 희미하게 보인다. *(계속)*

오목위팔관절 벌림근

어깨세모근, 가시위근, 위팔두갈래근(긴갈래), 큰가슴근(빗장뼈갈래)

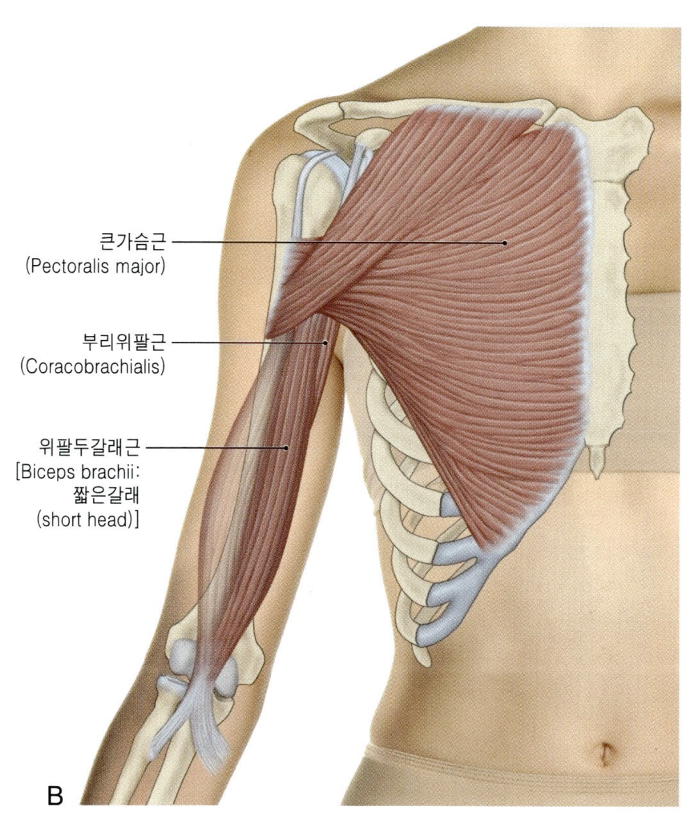

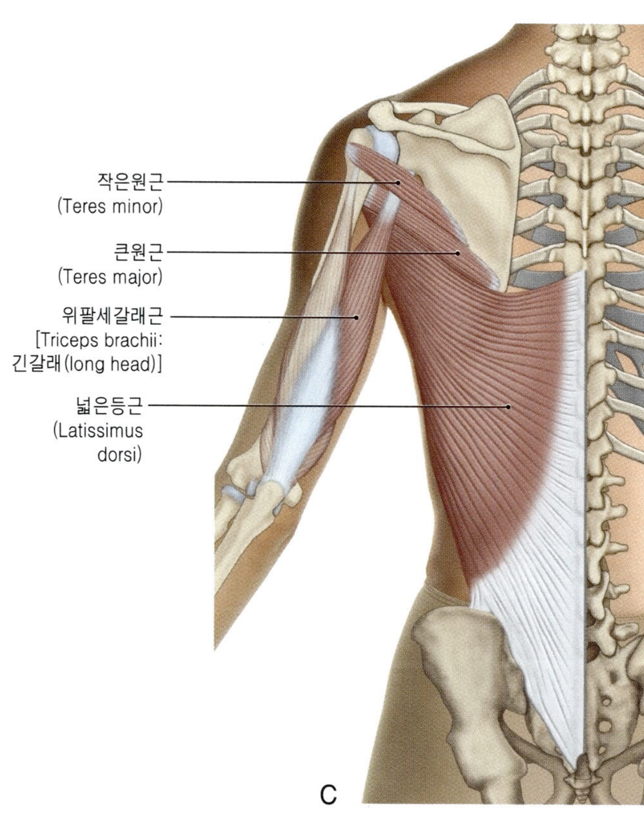

그림 19-5. *(계속)* **B**, 오목위팔관절 모음근의 앞쪽면. 위팔두갈래근의 긴갈래는 희미하게 보인다. **C**, 오목위팔관절 모음근의 뒤쪽면. 위팔세갈래근의 가쪽갈래와 안쪽갈래는 희미하게 보인다.

오목위팔관절 모음근

큰가슴근, 넓은등근, 큰원근, 부리위팔근, 위팔두갈래근(짧은갈래), 위팔세갈래근(긴갈래), 작은원근

☐ 오목위팔관절 가쪽돌림근과 안쪽돌림근 (Glenohumeral Joint Lateral and Medial Rotators)

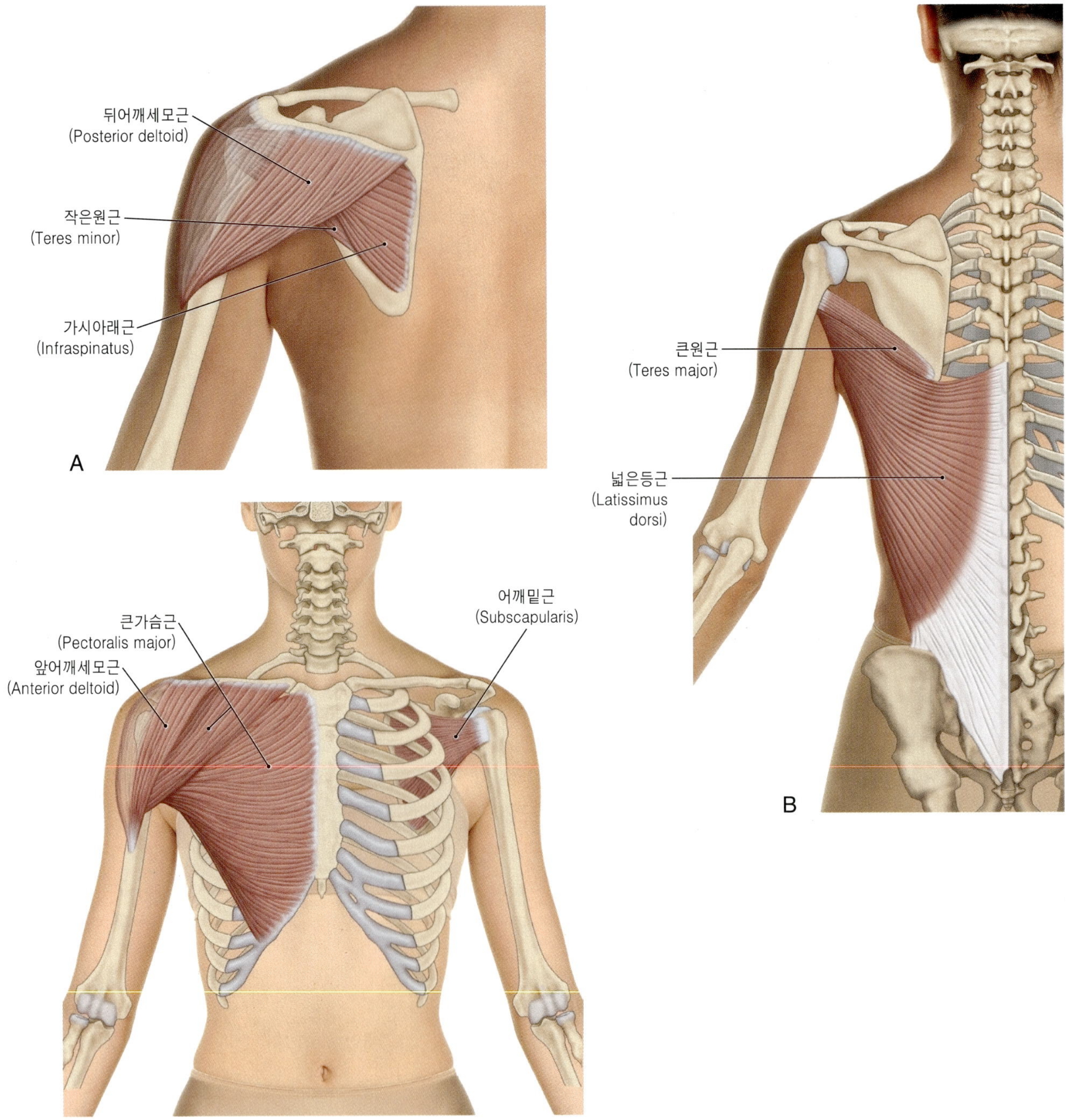

그림 19-6. 오목위팔관절 가쪽돌림근과 안쪽돌림근. A, 오목위팔관절 가쪽돌림근의 뒤쪽면. 중간어깨세모근은 희미하게 보인다. B, 오목위팔관절 안쪽돌림근의 뒤쪽면. C, 오목위팔관절 안쪽돌림근의 앞쪽면.

오목위팔관절 가쪽돌림근(glenohumeral joint lateral rotators)
뒤어깨세모근, 가시아래근, 작은원근

오목위팔관절 안쪽돌림근(glenohumeral joint medial rotators)
큰가슴근, 앞어깨세모근, 넓은등근, 큰원근, 어깨밑근

팔꿈치관절 굽힘근과 폄근(Elbow Joint Flexors and Extensors)

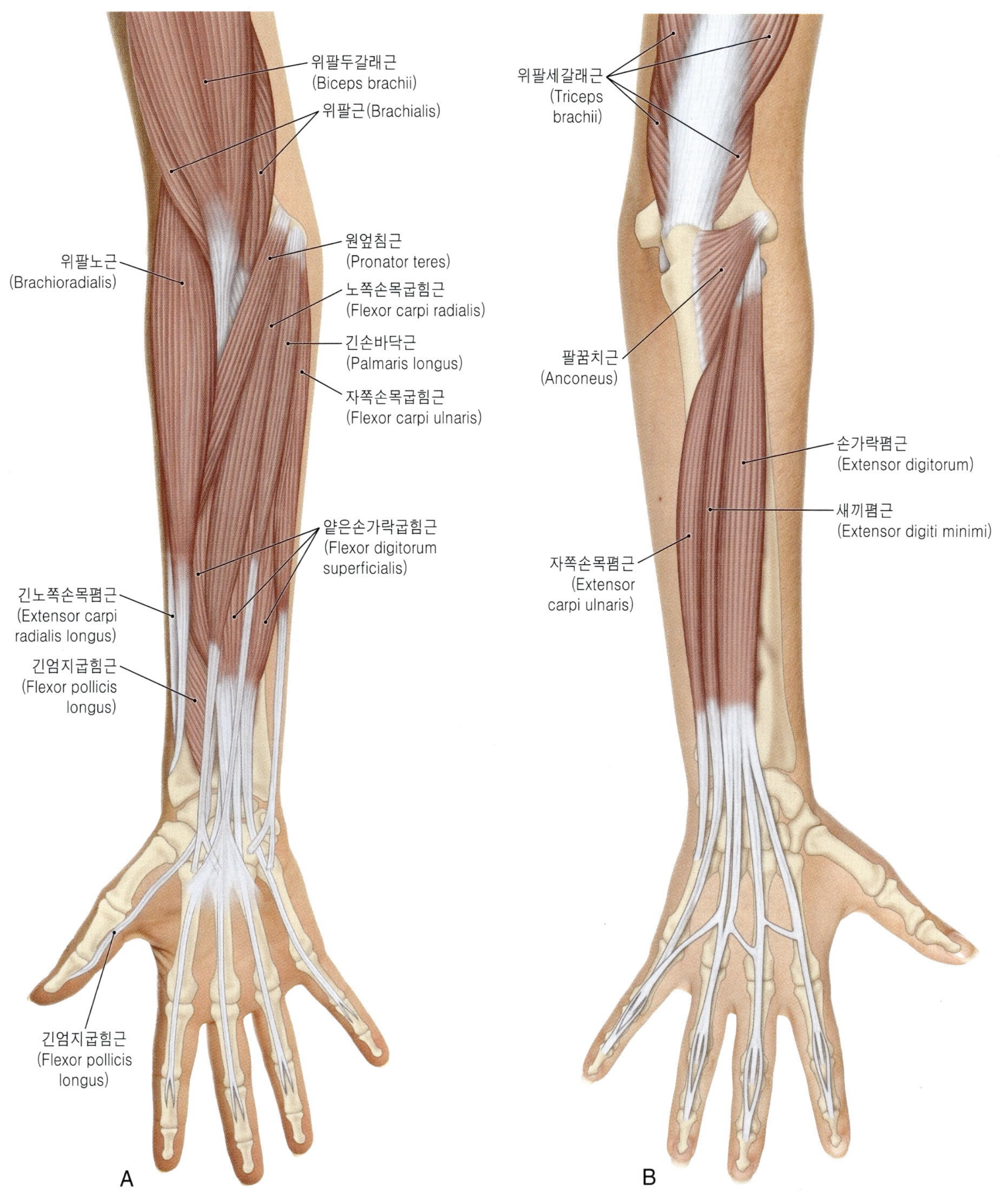

그림 19-7. 팔꿈치관절 굽힘근과 폄근. A, 팔꿈치관절 굽힘근의 앞쪽면. 짧은노쪽손목폄근은 보이지 않는다. B, 팔꿈치관절 폄근의 뒤쪽면.

팔꿈치관절 굽힘근(elbow joint flexors)

위팔근, 위팔두갈래근, 위팔노근, 원엎침근, 노쪽손목굽힘근, 긴손바닥근, 자쪽손목굽힘근, 얕은손가락굽힘근, 긴엄지굽힘근, 긴노쪽손목폄근, 짧은노쪽손목폄근(보이지 않음)

팔꿈치관절 폄근(elbow joint extensors)

위팔세갈래근, 팔꿈치근, 손가락 폄근, 새끼손가락 폄근, 자쪽손목폄근

□ 노자관절 엎침근과 뒤침근(Radioulnar Joints Pronators and Supinators)

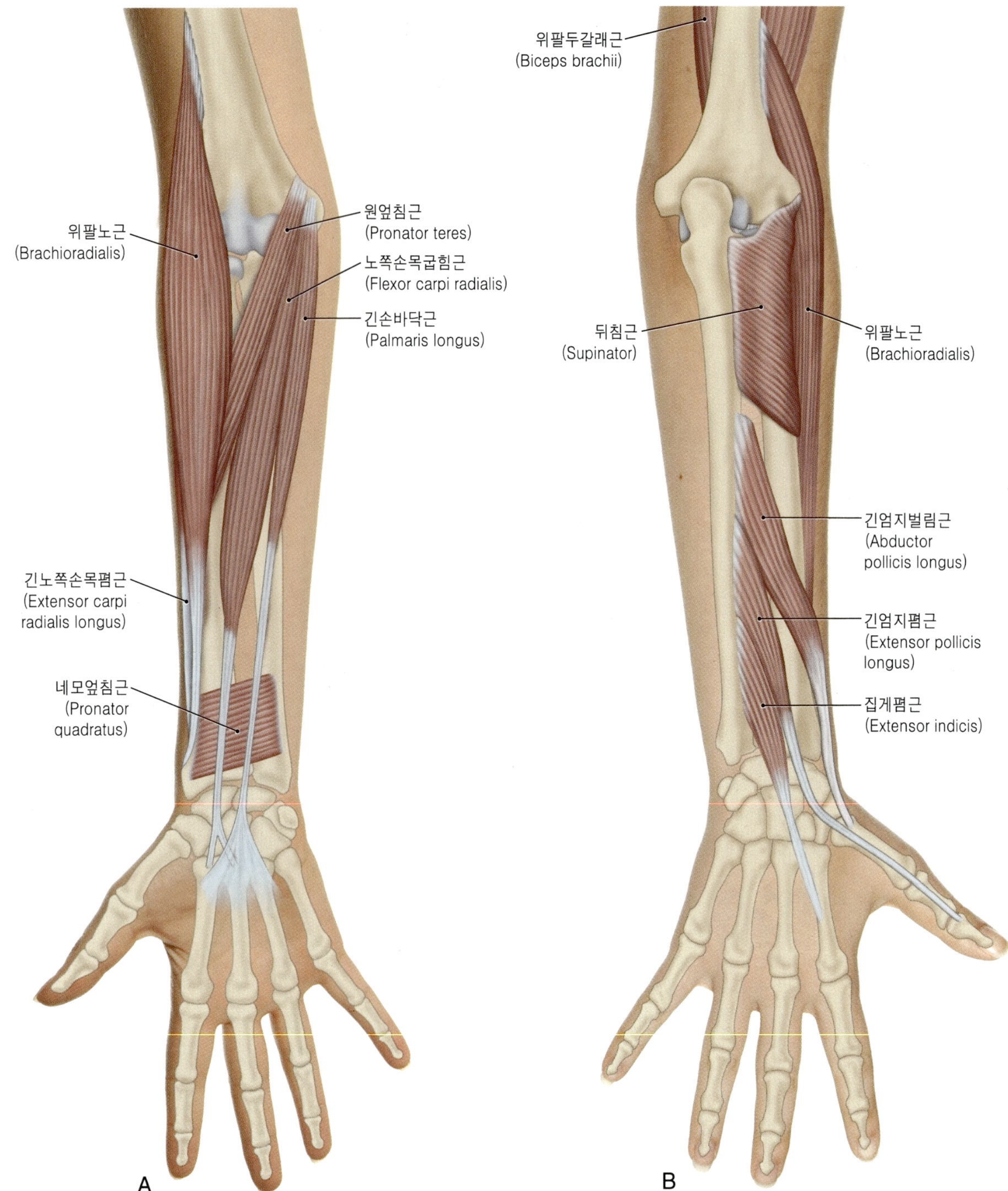

그림 19-8. 노자관절 엎침근과 뒤침근. A, 노자관절 엎침근의 앞쪽면. 짧은노쪽손목폄근은 보이지 않는다. B, 노자관절 뒤침근의 뒤쪽면. 긴노쪽손목폄근과 짧은노쪽손목폄근은 보이지 않는다.

노자관절 엎침근(radioulnar joints pronation)

원엎침근, 네모엎침근, 위팔노근, 노쪽손목굽힘근, 긴손바닥근, 긴노쪽손목폄근, 짧은노쪽손목폄근(보이지 않음)

노자관절 뒤침근(radioulnar joints supination)

뒤침근, 위팔두갈래근, 위팔노근, 긴엄지벌림근, 긴엄지폄근, 집게폄근, 긴노쪽손목폄근(보이지 않음), 짧은노쪽손목폄근(보이지 않음)

손목관절 굽힘근과 폄근(Wrist Joint Flexors and Extensors)

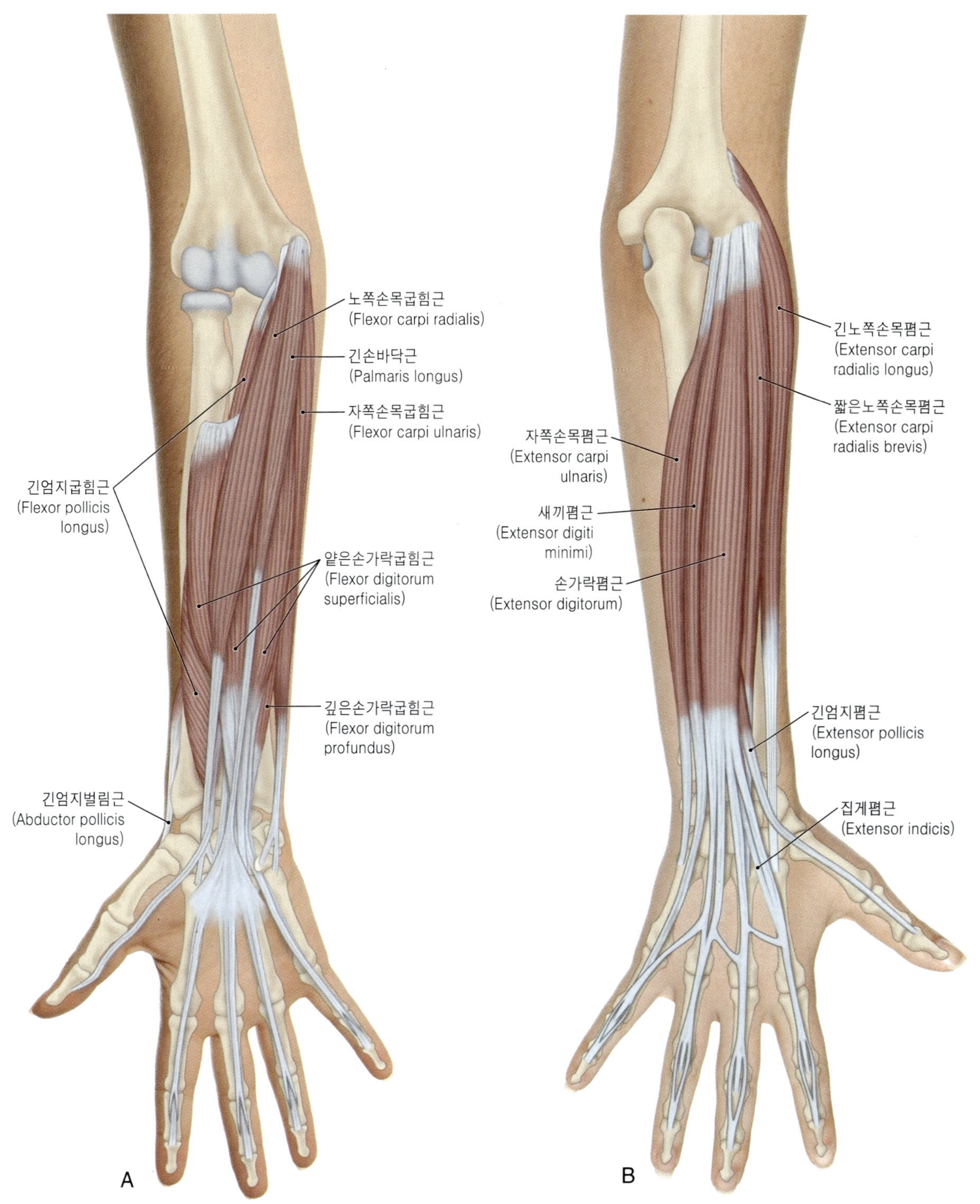

그림 19-9. 손목관절 굽힘근과 폄근. A, 손목관절 굽힘근의 앞쪽면. B, 손목관절 폄근의 뒤쪽면.

손목관절 굽힘근(wrist joint flexors)

노쪽손목굽힘근, 긴손바닥근, 자쪽손목굽힘근, 얕은손가락굽힘근, 깊은손가락굽힘근, 긴엄지굽힘근, 긴엄지벌림근

손목관절 폄근(wrist joint extensors)

긴노쪽손목폄근, 짧은노쪽손목폄근, 손가락폄근, 새끼손가락폄근, 자쪽손목폄근, 긴엄지폄근, 집게폄근

□ 손목관절 노쪽치우침근(Wrist Joint Radial Deviators)

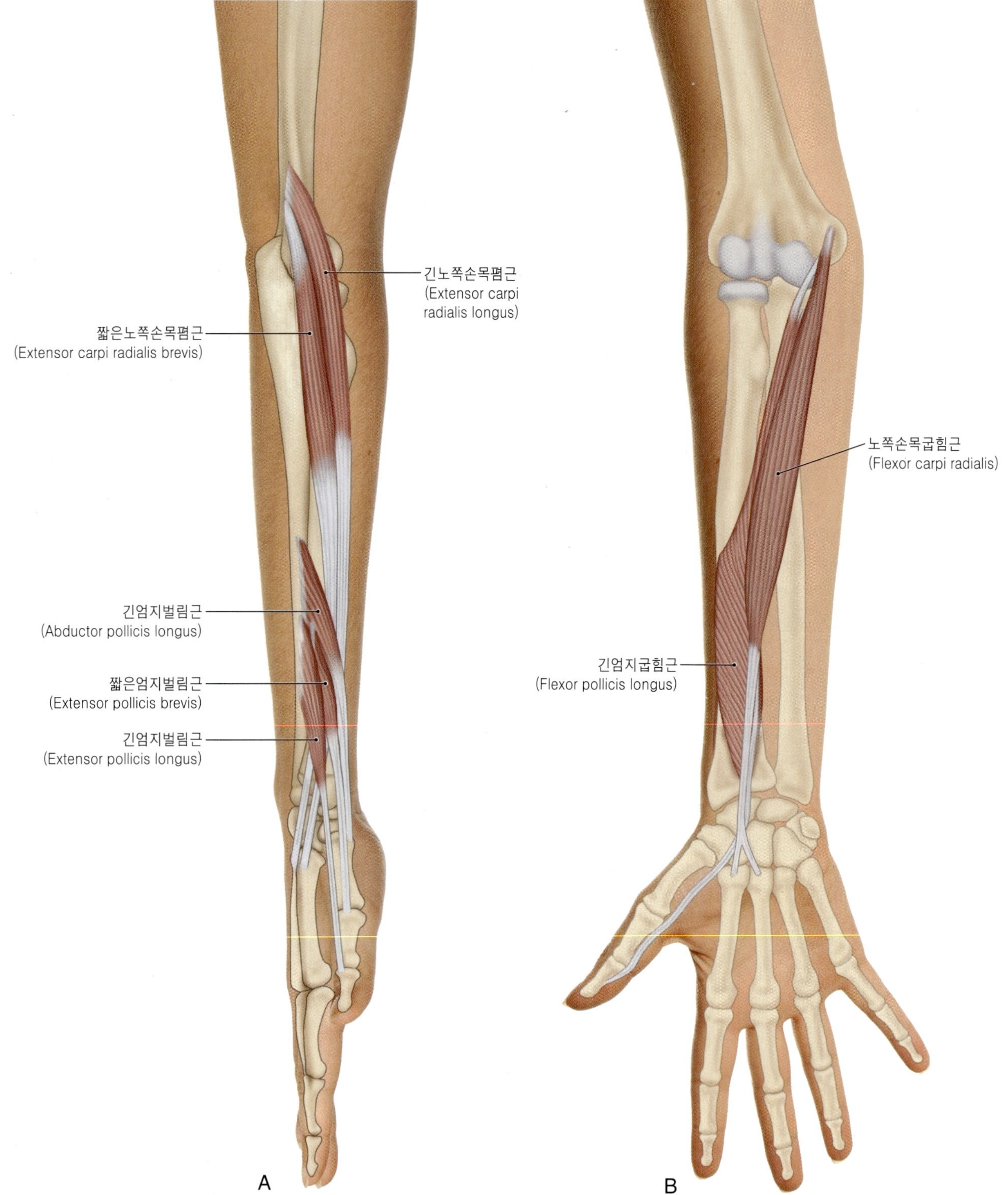

그림 19–10. 손목관절 노쪽편위근과 자쪽치우침근. **A**, 손목관절 노쪽치우침근의 노쪽(가쪽)면. **B**, 손목관절 노쪽치우침근의 앞쪽면. *(계속)*

손목관절 노쪽치우침근

노쪽손목굽힘근, 긴노쪽손목폄근, 짧은노쪽손목폄근, 긴엄지벌림근, 짧은엄지폄근, 긴엄지폄근, 긴엄지굽힘근

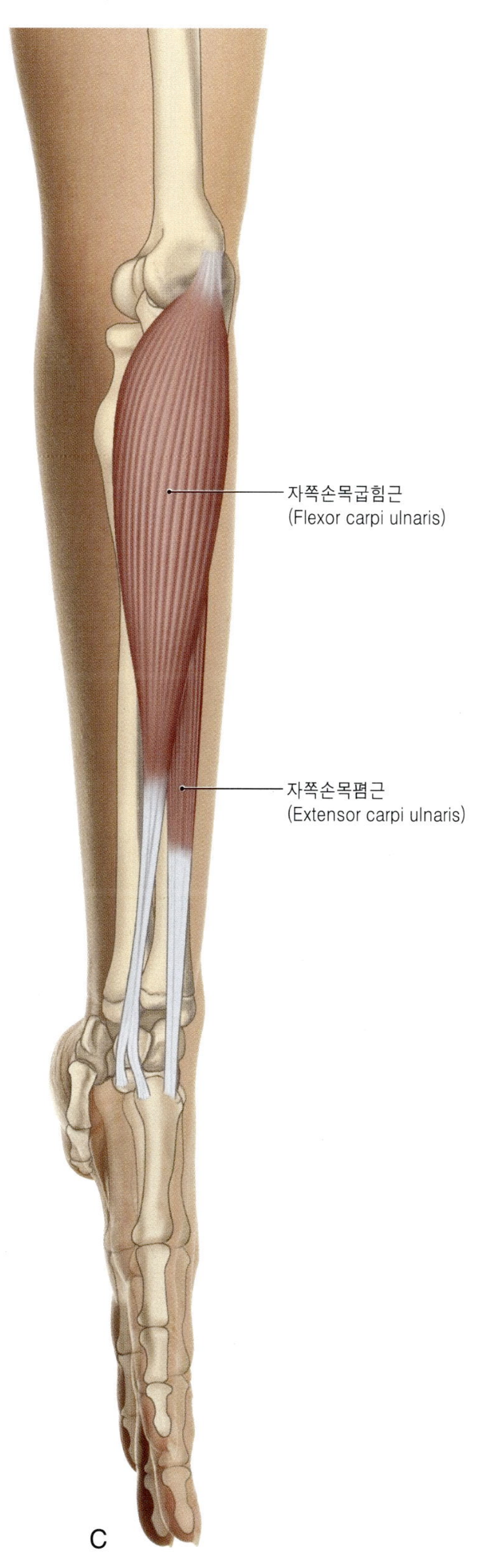

그림 19-10. *(계속)* C, 손목관절 자쪽치우침근의 자쪽(안쪽)면.

손목관절 자쪽치우침근
자쪽손목굽힘근, 자쪽손목폄근

□ 엄지 굽힘근과 폄근(Thumb Flexors and Extensors)

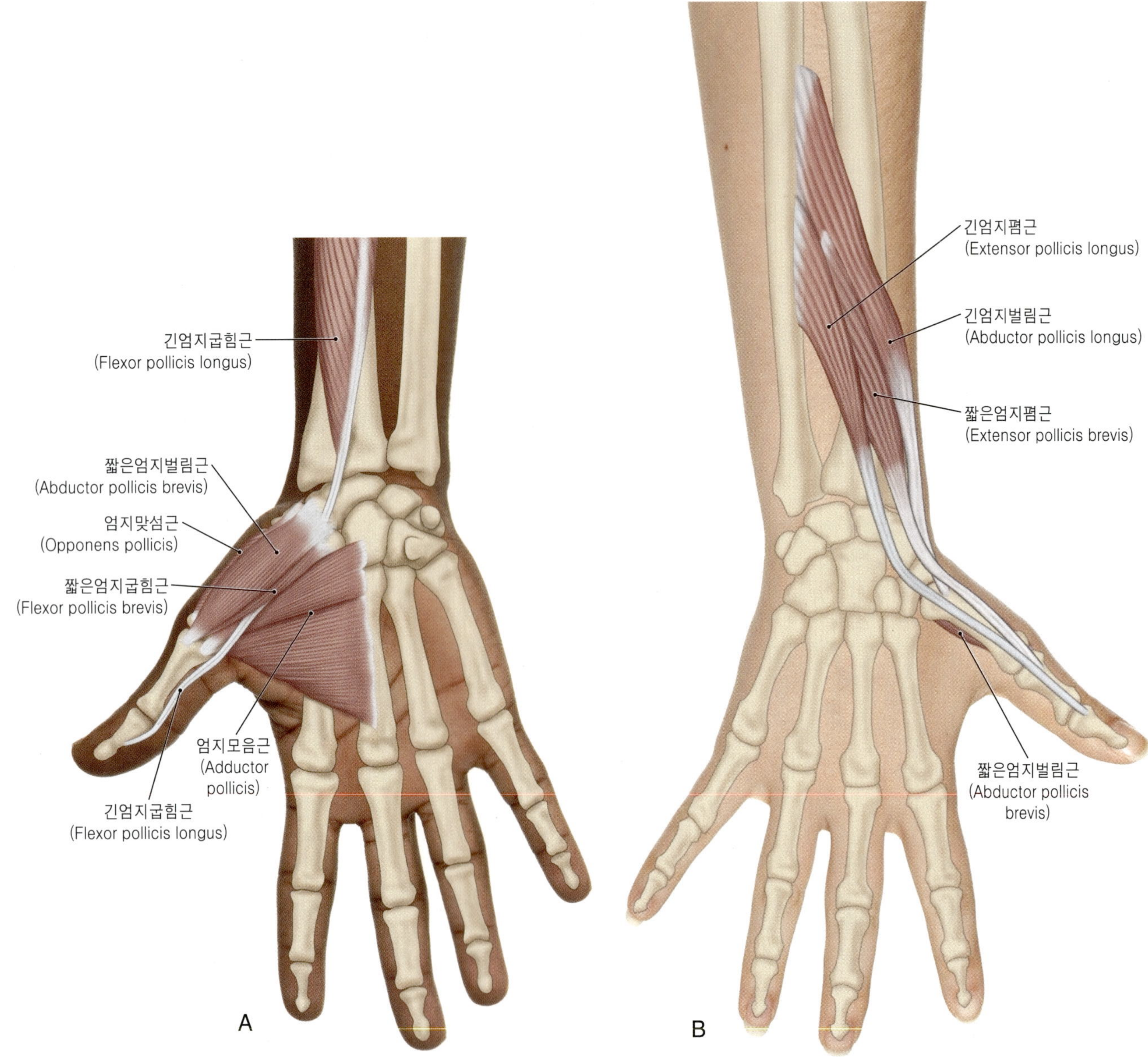

그림 19-11. 손목손허리[CMC: 안장(saddle)]관절, 손허리손가락(MCP)관절, 손가락뼈사이(IP)관절에서 엄지의 굽힘근과 폄근. **A**, 엄지관절(손목손허리, 손허리손가락, 손가락뼈사이) 굽힘근의 앞쪽면. **B**, 엄지관절(손목손허리, 손허리손가락, 손가락뼈사이) 폄근의 뒤쪽면.

엄지관절(손목손허리뼈, 손허리손가락, 손가락뼈사이) 굽힘근[thumb joint(CMC, MCP, IP) flexors]
긴엄지굽힘근, 짧은엄지굽힘근, 짧은엄지벌림근, 엄지맞섬근, 엄지모음근

엄지관절(손목손허리뼈, 손허리손가락, 손가락뼈사이) 폄근[thumb joint(CMC, MCP, IP) extensors]
긴엄지폄근, 짧은엄지폄근, 긴엄지벌림근, 짧은엄지벌림근

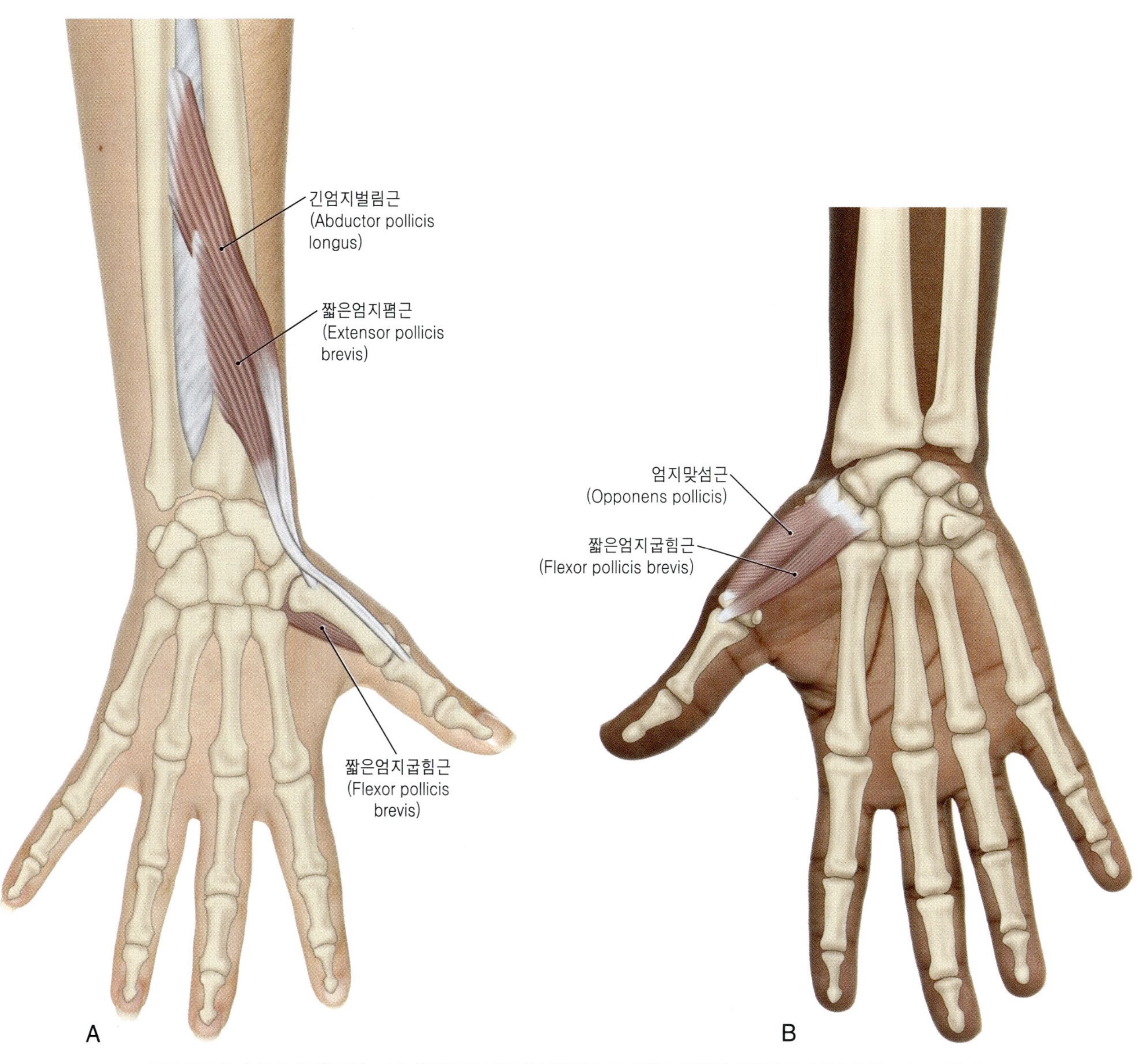

그림 19-12. 손목손허리[안장(saddle)]관절에서 엄지의 벌림근과 모음근. 짧은엄지벌림근은 보이지 않는다. **A**, 엄지 벌림근의 뒤쪽면. **B**, 엄지 벌림근의 앞쪽면. *(계속)*

엄지관절(손목손허리) 벌림근[thumb joint(CMC) abductors]

긴엄지벌림근, 짧은엄지벌림근(보이지 않음), 짧은엄지폄근, 짧은엄지굽힘근, 엄지맞섬근

□ 엄지 모음근(Thumb Adductors)

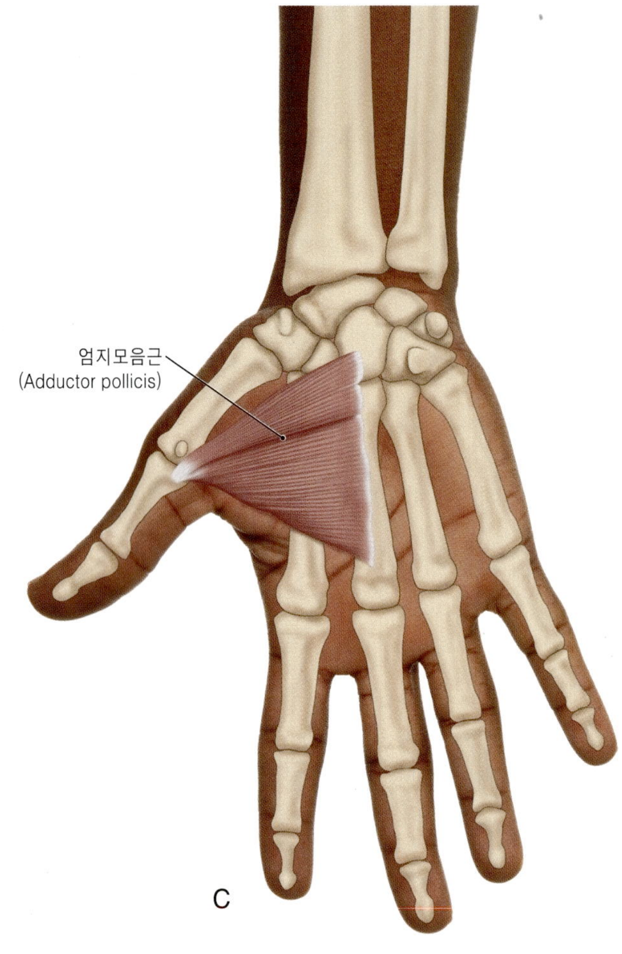

그림 19-12. *(계속)* C, 엄지모음근의 앞쪽면.

엄지관절(손목손허리) 모음근[thumb joint(CMC) adductors]
엄지모음근

엄지 안쪽돌림근과 가쪽돌림근(Thumb Medial and Lateral Rotators) □

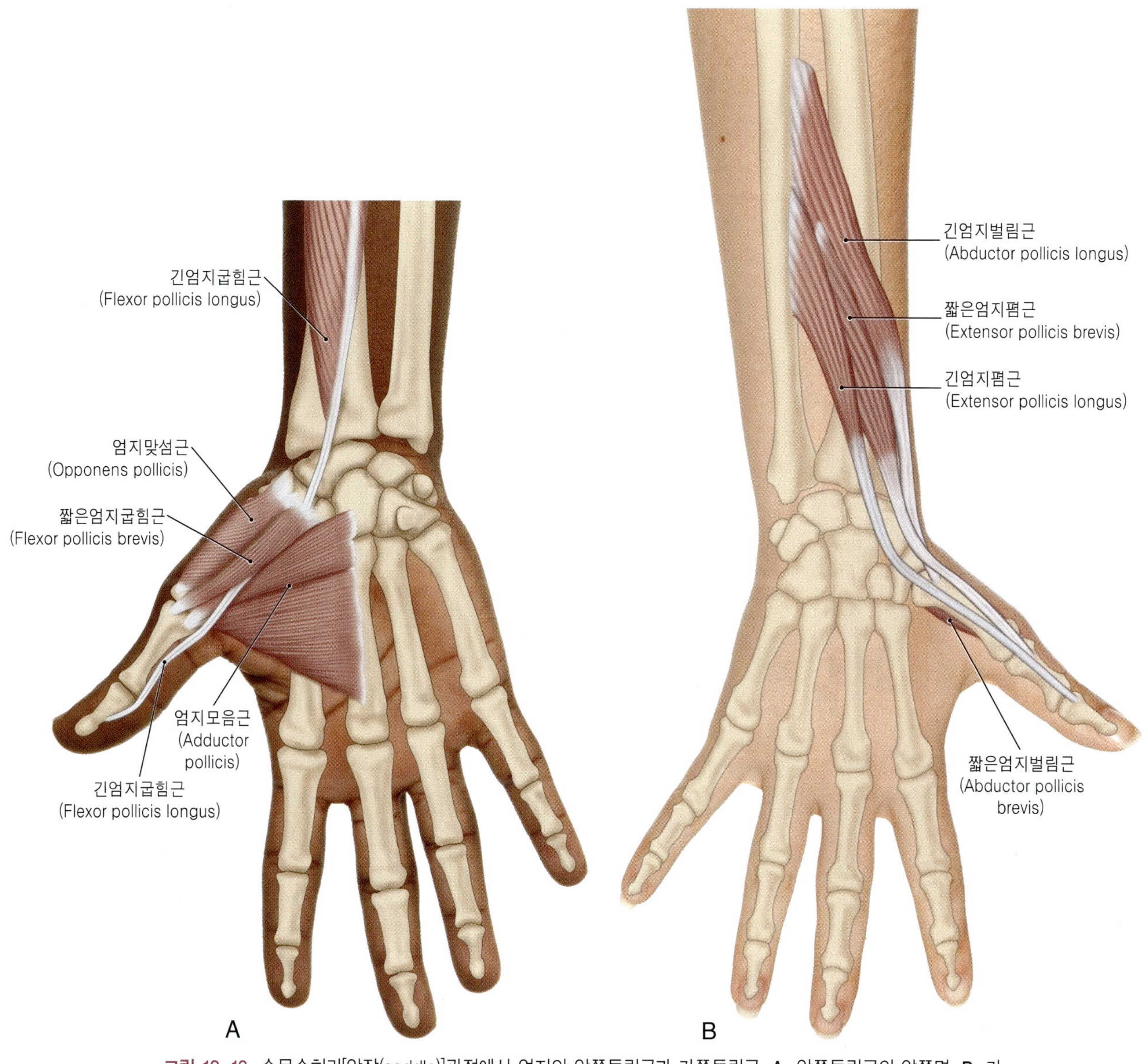

그림 19-13. 손목손허리[안장(saddle)]관절에서 엄지의 안쪽돌림근과 가쪽돌림근. A, 안쪽돌림근의 앞쪽면. B, 가쪽돌림근의 뒤쪽면.

엄지관절(손목손허리) 안쪽돌림근[thumb joint(CMC) medial rotators]

엄지맞섬근, 짧은엄지굽힘근, 긴엄지굽힘근, 엄지모음근

엄지관절(손목손허리) 가쪽돌림근[thumb joint(CMC) lateral rotators]

긴엄지폄근, 짧은엄지폄근, 긴엄지벌림근, 짧은엄지벌림근

□ 손가락 굽힘근과 폄근(Finger Flexors and Extensors)

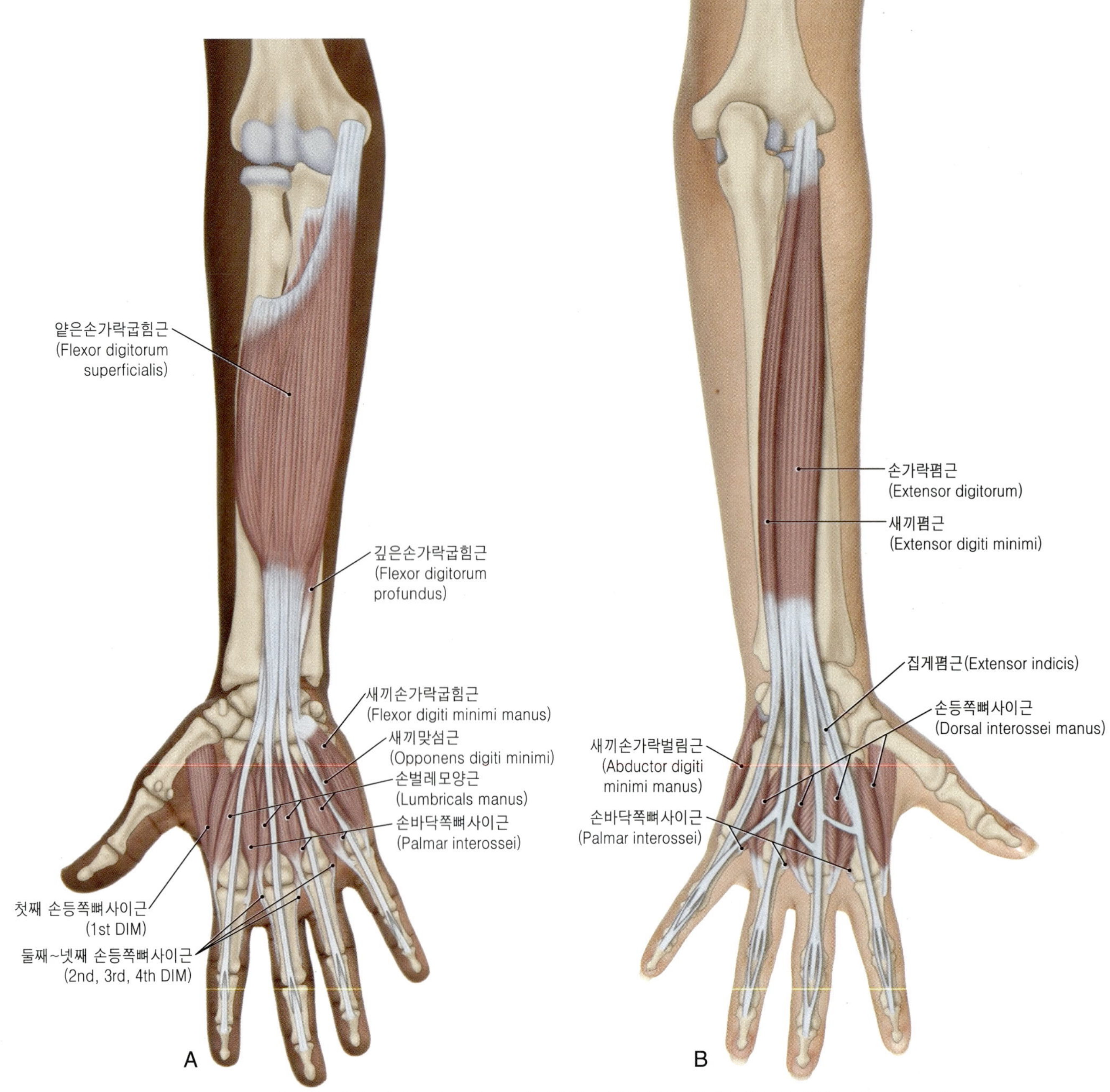

그림 19-14. 손허리손가락관절과 몸쪽·먼쪽 손가락뼈사이관절에서 집게~새끼손가락의 굽힘근과 폄근. **A,** 손가락 굽힘근의 앞쪽면. 손등쪽뼈사이근. **B,** 손가락 폄근의 뒤쪽면. 손벌레모양근은 보이지 않는다.

손가락관절(손허리손가락, 손가락뼈사이) 굽힘근(집게~새끼손가락)
[finger joint(MCP, IP) flexors(fingers #2~5)]
얕은손가락 굽힘근, 깊은손가락 굽힘근, 새끼손가락 굽힘근, 새끼맞섬근, 손바닥쪽뼈사이근, 손등쪽뼈사이근, 손벌레모양근

손가락관절(손허리손가락, 손가락뼈사이) 폄근(집게~새끼손가락)
[finger joint(MCP, IP) extensors(fingers #2~5)]
손가락 폄근, 새끼손가락 폄근, 집게폄근, 새끼손가락벌림근, 손바닥쪽뼈사이근, 손등쪽뼈사이근, 손벌레모양근(보이지 않음)

손가락 벌림근과 모음근(Finger Abductors and Adductors) □

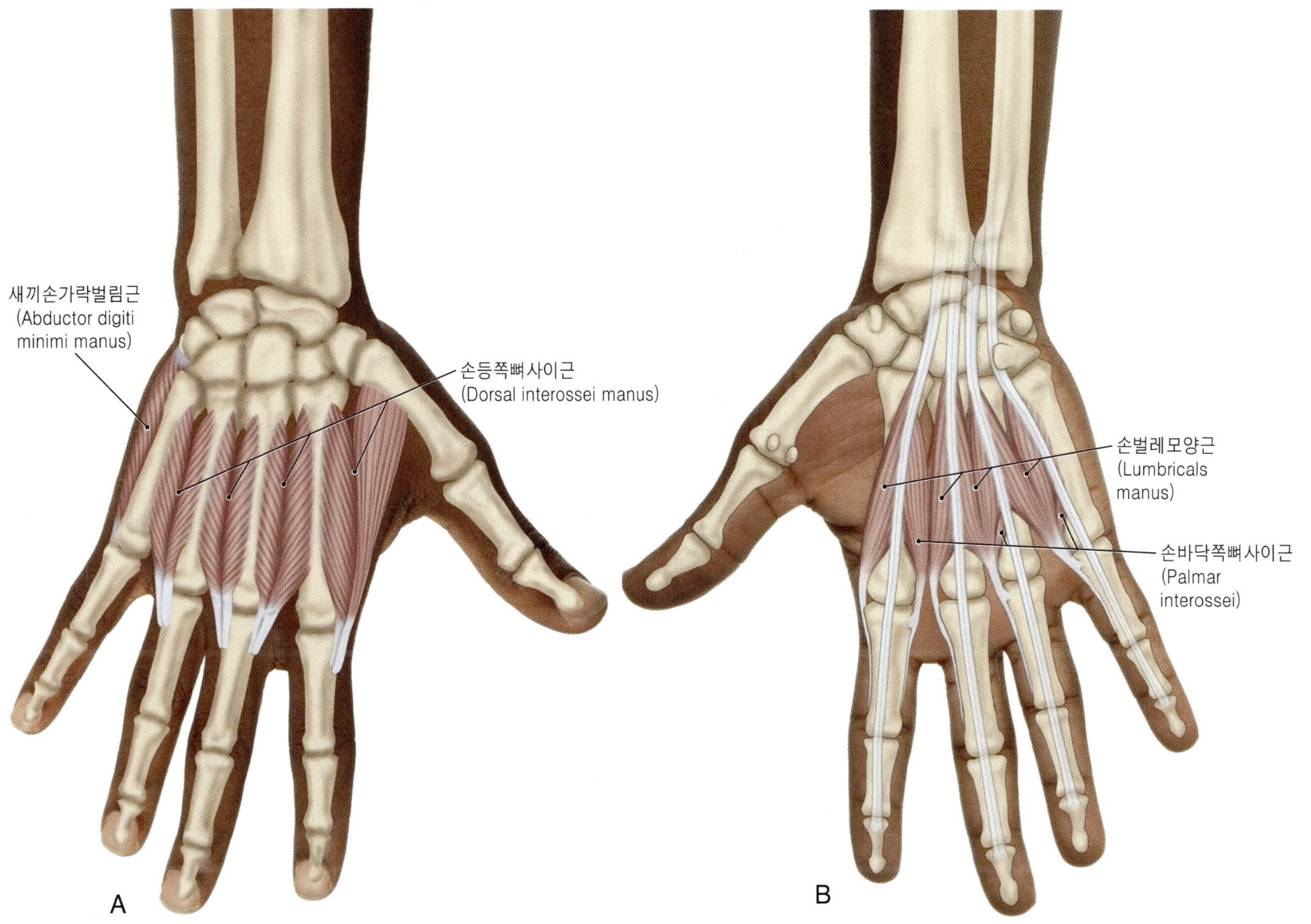

그림 19-15. 손허리손가락관절에서 집게~새끼손가락의 벌림근과 모음근. A, 벌림근의 뒤쪽면. B, 모음근의 앞쪽면. 집게폄근은 보이지 않는다.

손가락관절(손허리손가락) 벌림근(집게~새끼손가락)
[finger joint(MCP) abductors(fingers #2~5)]
손등쪽뼈사이근, 새끼손가락벌림근, 손벌레모양근(엄지, 집게, 보이지 않음)

손가락관절(손허리손가락) 모음근(집게~새끼손가락)
[finger joint(MCP) adductors(fingers #2~5)]
손바닥쪽뼈사이근, 손벌레모양근(가운데, 반지), 집게폄근(보이지 않음)

근육의 기능적 근 19

□ 턱관절(아래턱) 올림근과 내림근 [Temporomandibular Joint(Mandible) Elevators and Depressors]

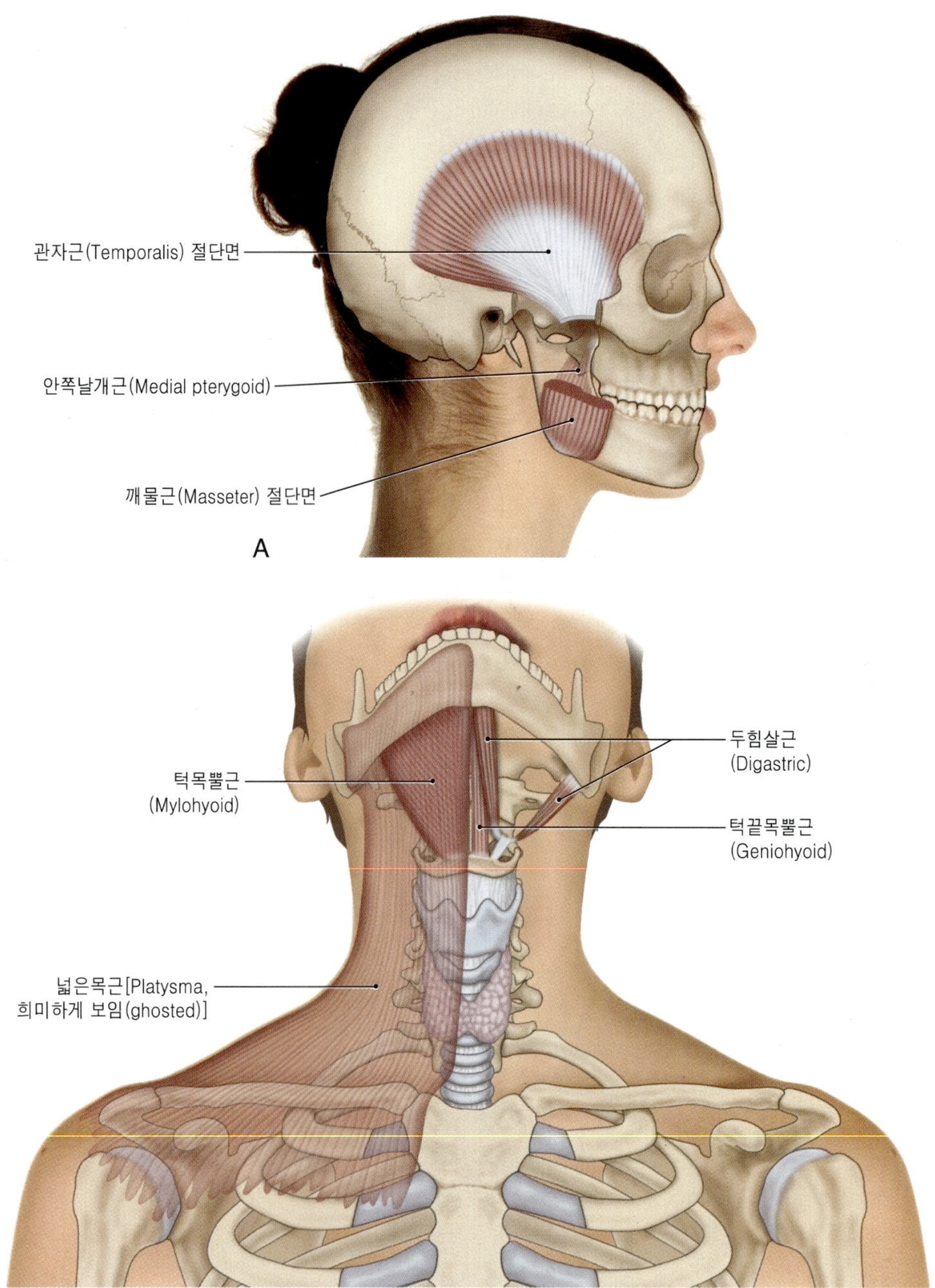

그림 19-16. 턱관절의 올림근과 내림근. **A,** 턱관절(아래턱) 올림근의 가쪽면. 안쪽날개근은 희미하게 보인다. 광대활은 제거되어 있다. **B,** 턱관절(아래턱) 내림근의 앞쪽면. 넓은목근은 희미하게 보인다.

턱관절 올림근(temporomandibular joint elevators)
관자근, 깨물근, 안쪽날개근

턱관절 내림근(temporomandibular joint depressors)
두힘살근, 턱목뿔근, 턱끝목뿔근, 넓은목근

턱관절(아래턱) 내밈근, 뒷당김근 그리고 반대쪽치우침근 [Temporomandibular Joint(Mandible) Protractors, Retractors, and Contralateral Deviators]

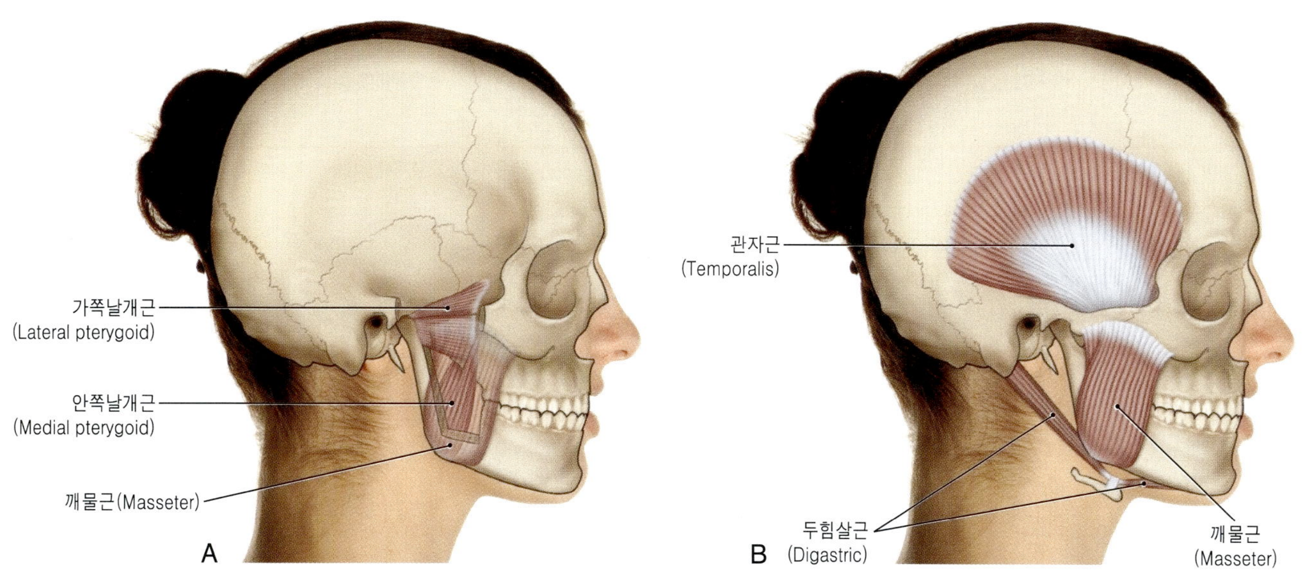

그림 19-17. 턱관절의 내밈근과 뒷당김근. 아래턱은 제거되어 있다. **A,** 턱관절(아래턱) 내밈근의 가쪽면. 깨물근은 희미하게 보인다. **B,** 턱관절(아래턱) 뒷당김근의 가쪽면.

턱관절 내밈근(temporomandibular joint protractors)
가쪽날개근, 안쪽날개근, 깨물근

턱관절 뒷당김근(temporomandibular joint retractors)
관자근, 깨물근, 두힘살근

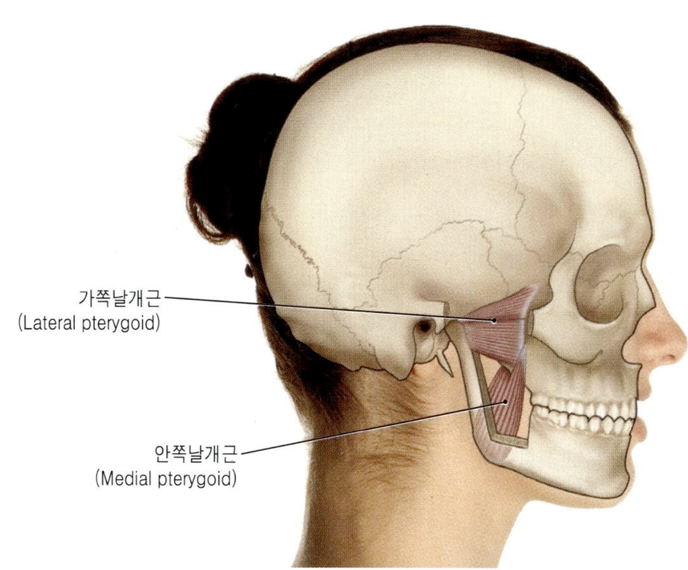

그림 19-18. 턱관절(아래턱) 반대쪽치우침근의 가쪽면. 아래턱은 제거되어 있다.

턱관절 반대쪽치우침근(temporomandibular joint contralateral deviators)
가쪽날개근, 안쪽날개근

□ 목뿔뼈 올림근과 내림근(Hyoid Bone Elevators and Depressors)

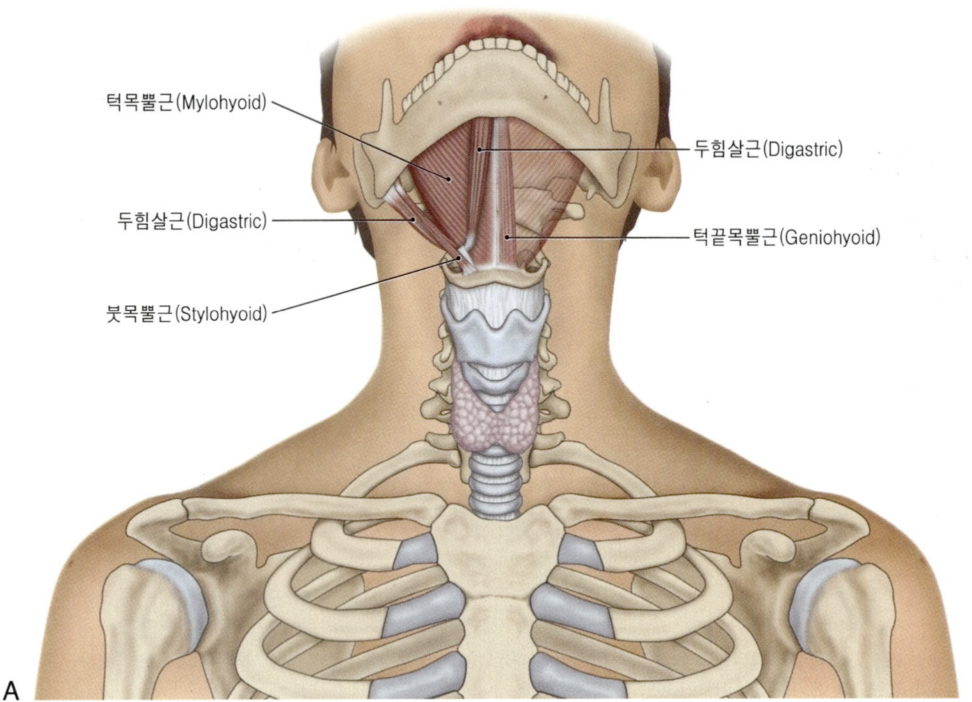

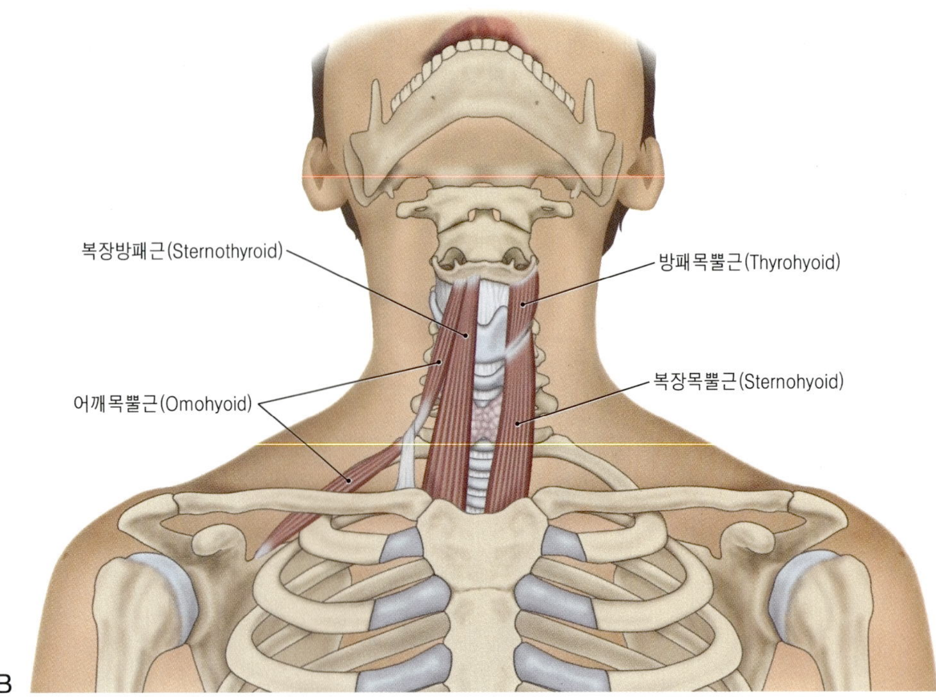

그림 19-19. 목뿔뼈의 올림근과 내림근. A, 목뿔뼈 올림근의 앞쪽면. 턱목뿔근은 왼쪽에 희미하게 보인다. B, 목뿔뼈 내림근의 앞쪽면.

목뿔뼈 올림근(hyoid bone elevators)
두힘살근, 턱목뿔근, 턱끝목뿔근, 붓목뿔근

목뿔뼈 내림근(hyoid bone depressors)
복장목뿔근, 복장방패근, 방패목뿔근, 어깨목뿔근

목척추관절(목과 머리) 굽힘근[Cervical Spinal Joint(Neck and Head) Flexors] □

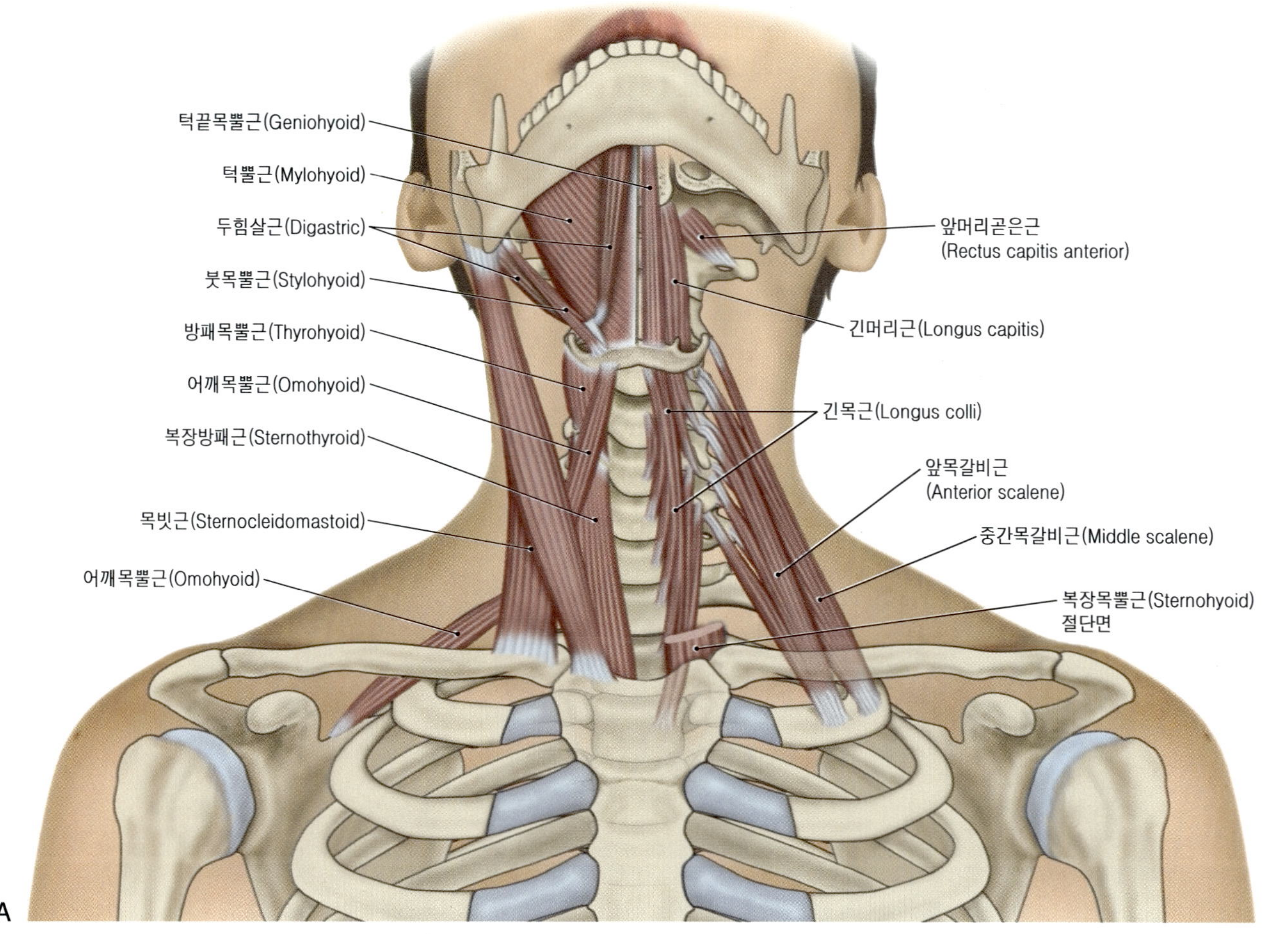

그림 19-20. 목척추관절(목과 머리)의 굽힘근과 폄근. **A,** 목과 머리 굽힘근의 앞쪽면. *(계속)*

목척추관절(목과 머리) 굽힘근[cervical spinal(head and neck) joint flexors]
목빗근, 앞목갈비근, 중간목갈비근, 긴목근, 긴머리근, 앞머리곧은근, 복장목뿔근, 복장방패근, 방패목뿔근, 어깨목뿔근, 두힘살근, 턱목뿔근, 턱끝목뿔근, 붓목뿔근

□ 목척추관절(목과 머리) 폄근[Cervical Spinal Joint(Neck and Head) Extensors]

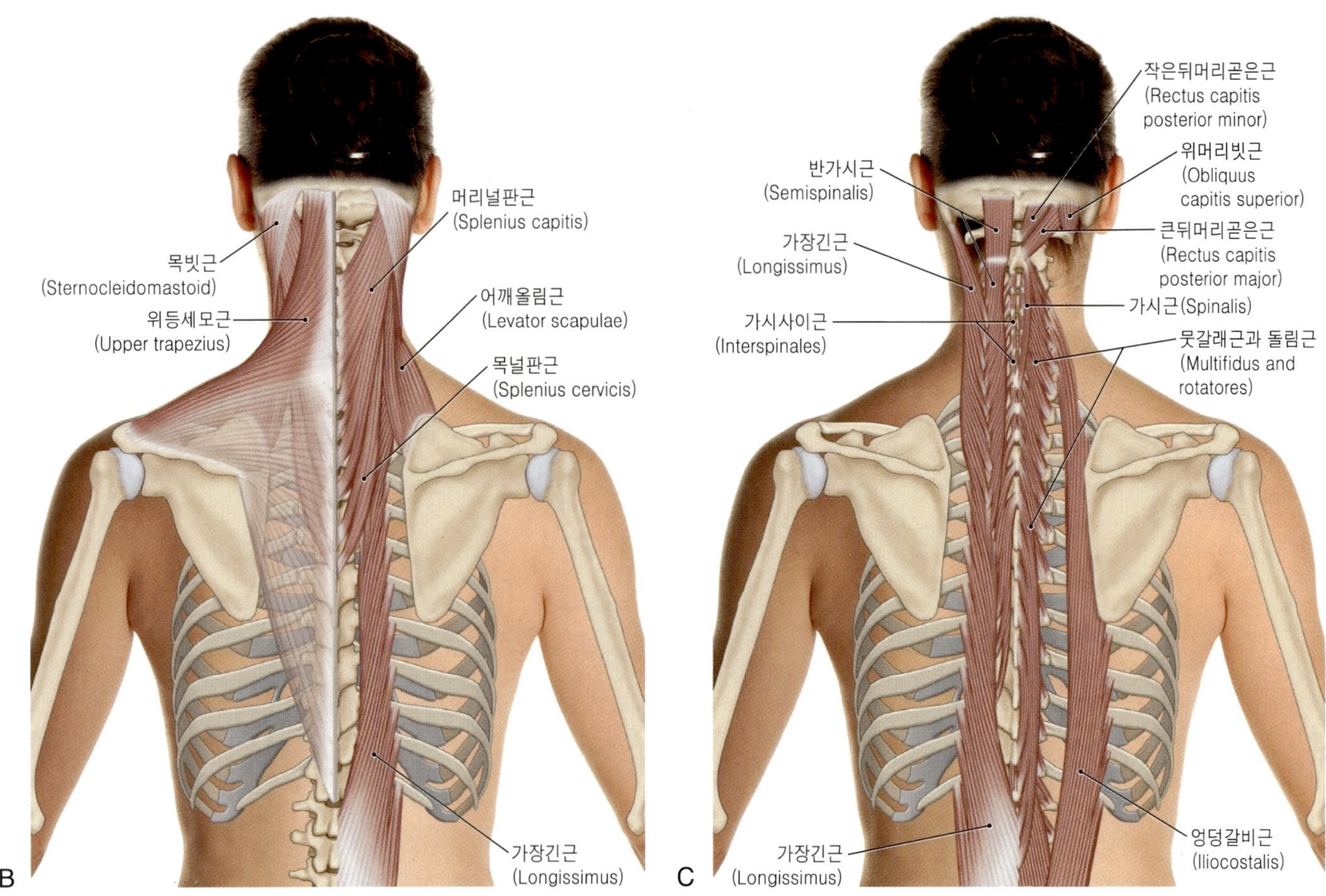

그림 19-20. *(계속)* **B**, 목과 머리 폄근의 뒤쪽면(얕은층). 중간등세모근과 아래등세모근은 희미하게 보인다. **C**, 목과 머리폄근의 뒤쪽면(깊은층).

목척추관절(목과 머리) 폄근[cervical spinal(head and neck) joint extensors]

반가시근, 위등세모근, 머리널판근, 목널판근, 어깨올림근, 엉덩갈비근, 가장긴근, 가시근, 목빗근, 뭇갈래근, 돌림근, 가시사이근, 큰뒤머리곧은근, 작은뒤머리곧은근, 위머리빗근

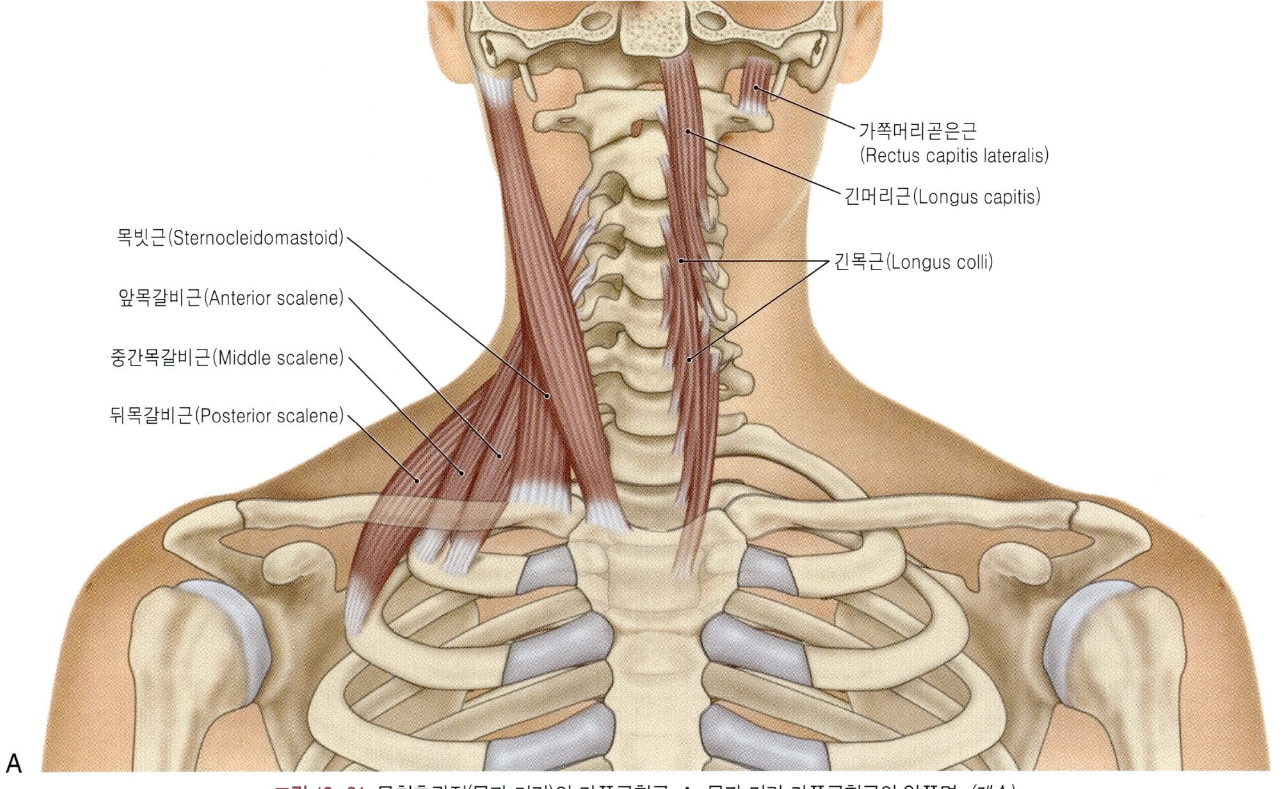

그림 19-21. 목척추관절(목과 머리)의 가쪽굽힘근. A, 목과 머리 가쪽굽힘근의 앞쪽면. *(계속)*

목척추(목과 머리)관절 가쪽굽힘근[cervical spinal(head and neck) joint lateral flexors]
위등세모근, 목빗근, 반가시근, 앞목갈비근, 중간목갈비근, 뒤목갈비근, 머리널판근, 목널판근, 어깨올림근, 긴목근, 긴머리근, 가쪽머리곧은근, 엉덩갈비근, 가장긴근, 가시근, 뭇갈래근, 돌림근, 가로돌기사이근

목척추관절(목과 머리) 가쪽굽힘근
[Cervical Spinal Joint(Neck and Head) Lateral Flexors] *(계속)*

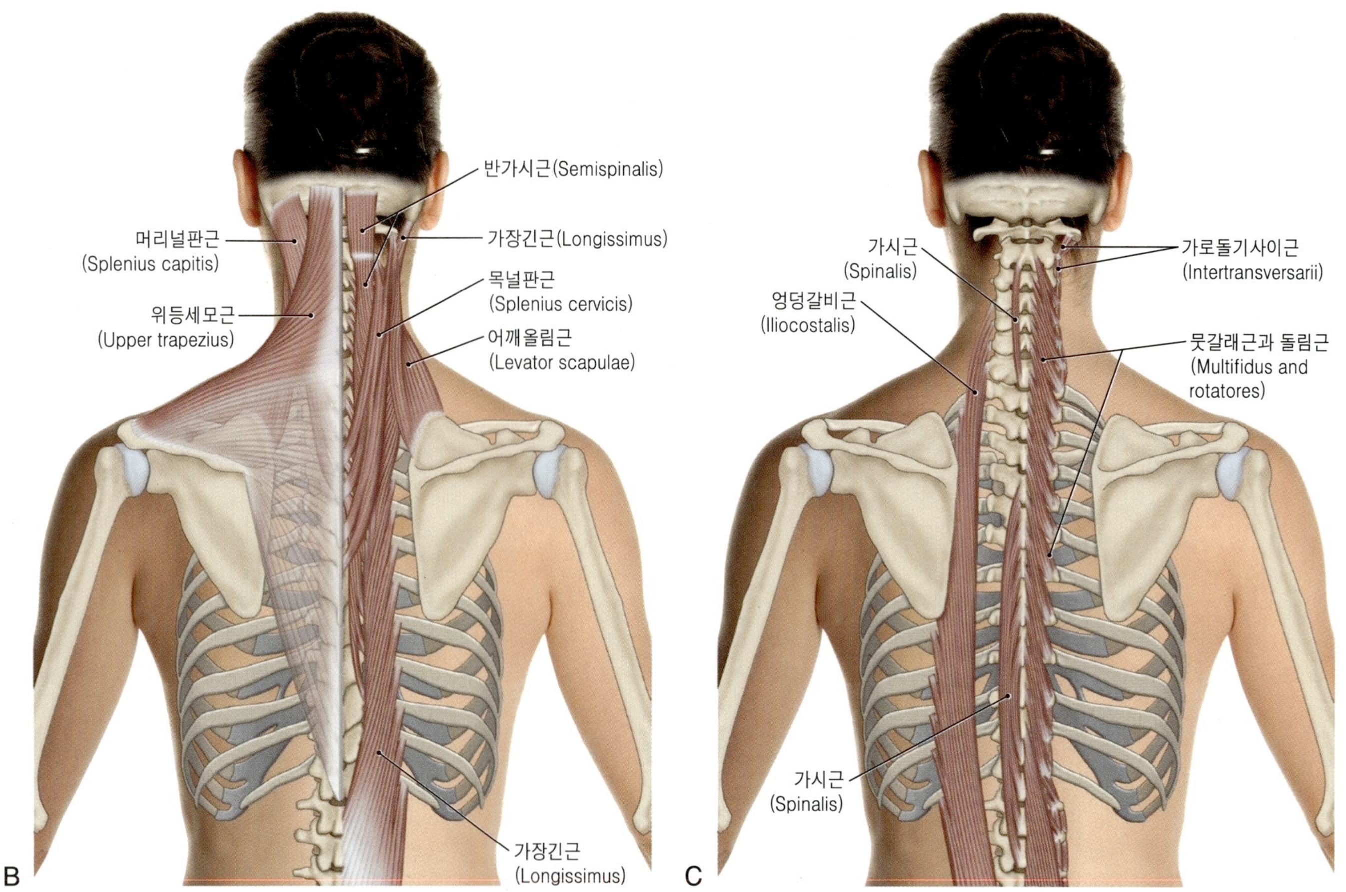

그림 19-21. *(계속)* **B**, 목과 머리 가쪽굽힘근의 뒤쪽면(얕은층). 중간등세모근과 아래등세모근은 희미하게 보인다. **C**, 목과 머리 가쪽굽힘근의 뒤쪽면(깊은층).

목척추관절(목과 머리) 반대쪽돌림근 □
[Cervical Spinal Joint(Neck and Head) Contralateral Rotators]

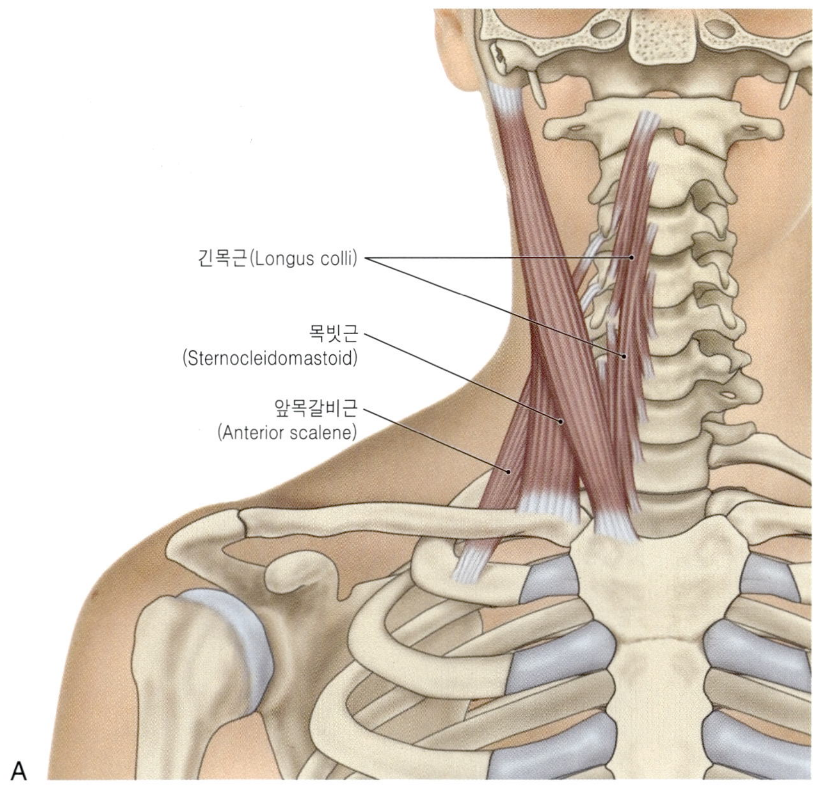

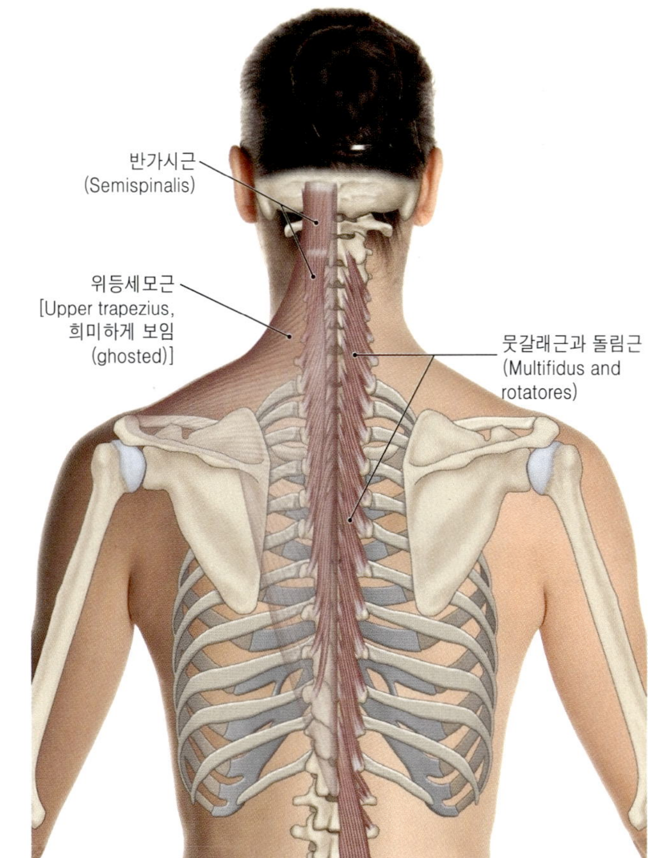

그림 19-22. 목척추관절(목과 머리)의 반대쪽돌림근과 같은쪽돌림근. A, 목과 머리 반대쪽돌림근의 앞쪽면. B, 목과 머리 반대쪽돌림근의 뒤쪽면. 등세모근은 희미하게 보인다. *(계속)*

목척추관절(목과 머리) 반대쪽돌림근
[cervical spinal(head and neck) joint contralateral rotators]
목빗근, 위등세모근, 돌림근, 뭇갈래근, 반가시근, 앞목갈비근, 긴목근

☐ 목척추관절(목과 머리) 같은쪽돌림근 [Cervical Spinal Joint(Neck and Head) Ipsilateral Rotators]

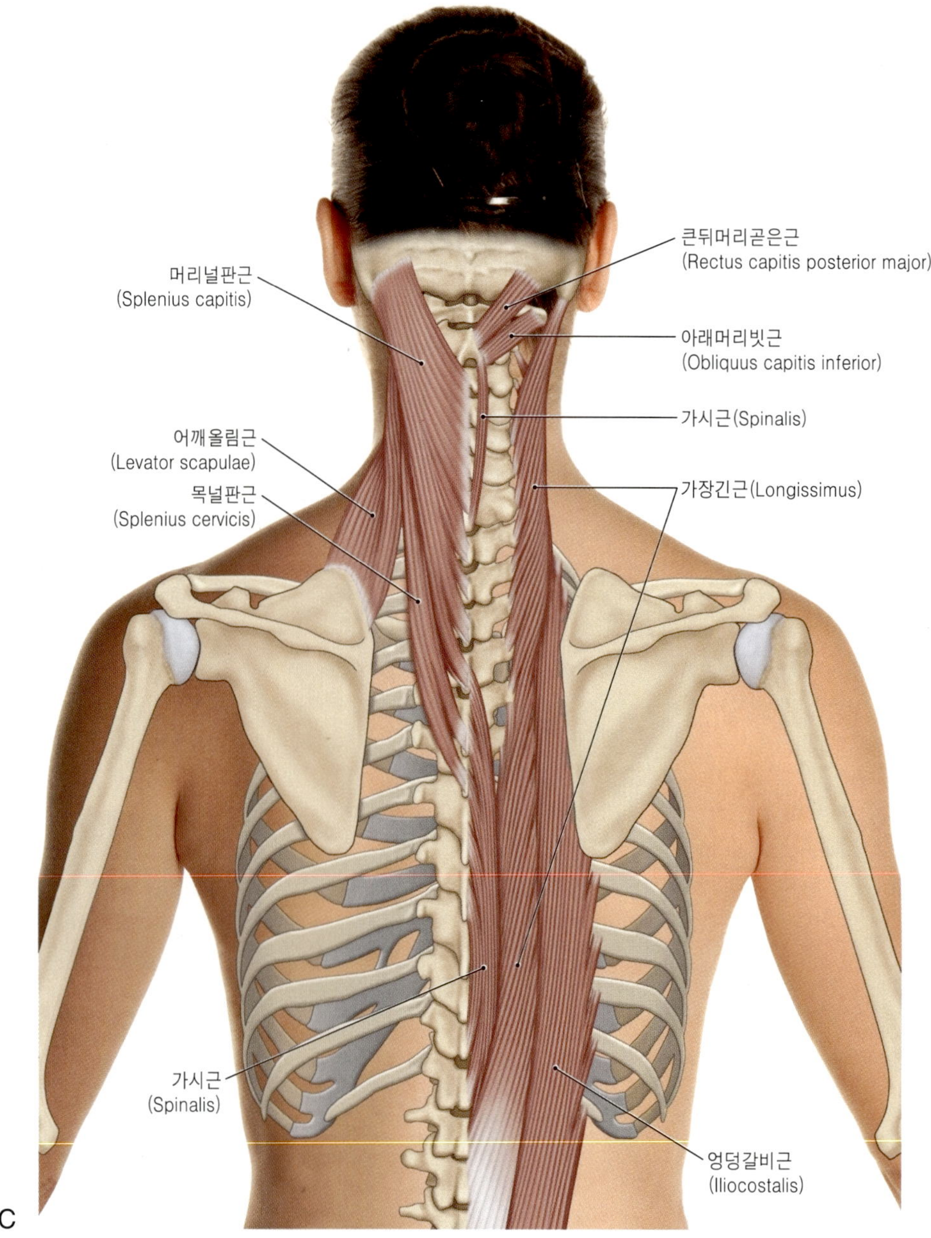

그림 19-22. *(계속)* C. 목과 머리 같은쪽돌림근의 뒤쪽면.

목척추관절(목과 머리) 같은쪽돌림근[cervical spinal(head and neck) joint ipsilateral rotators]
머리널판근, 목널판근, 아래머리빗근, 큰뒤머리곧은근, 어깨올림근, 가장긴근, 엉덩갈비근, 가시근

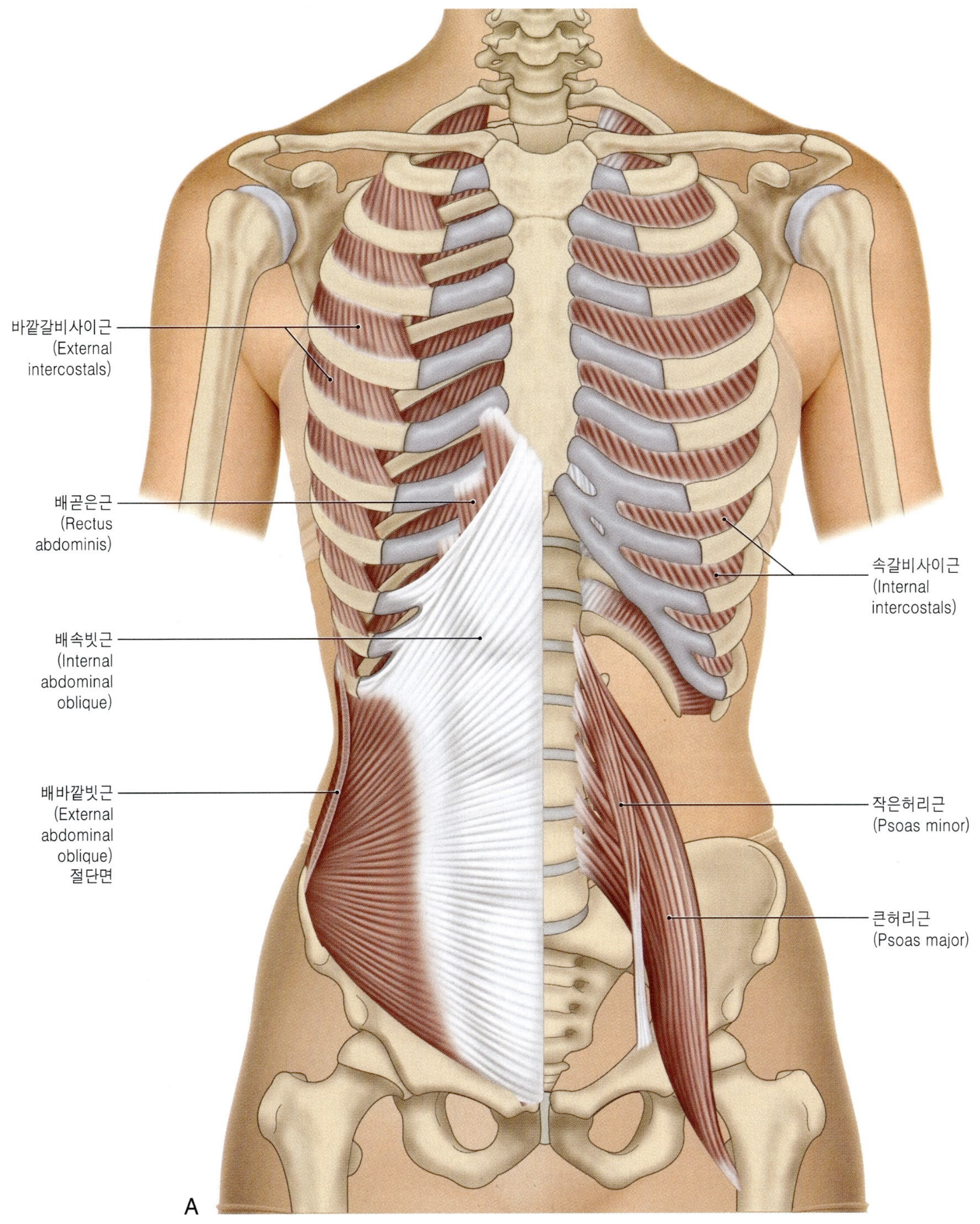

그림 19-23. 등허리척추관절(몸통)의 굽힘근과 폄근. A, 몸통 굽힘근의 앞쪽면. *(계속)*

등허리척추관절(몸통) 굽힘근

배곧은근, 배바깥빗근, 배속빗근, 바깥갈비사이근, 속갈비사이근, 큰허리근, 작은허리근

□ 등허리척추관절(몸통) 폄근[Thoracolumbar Spinal Joint(Trunk) Extensors]

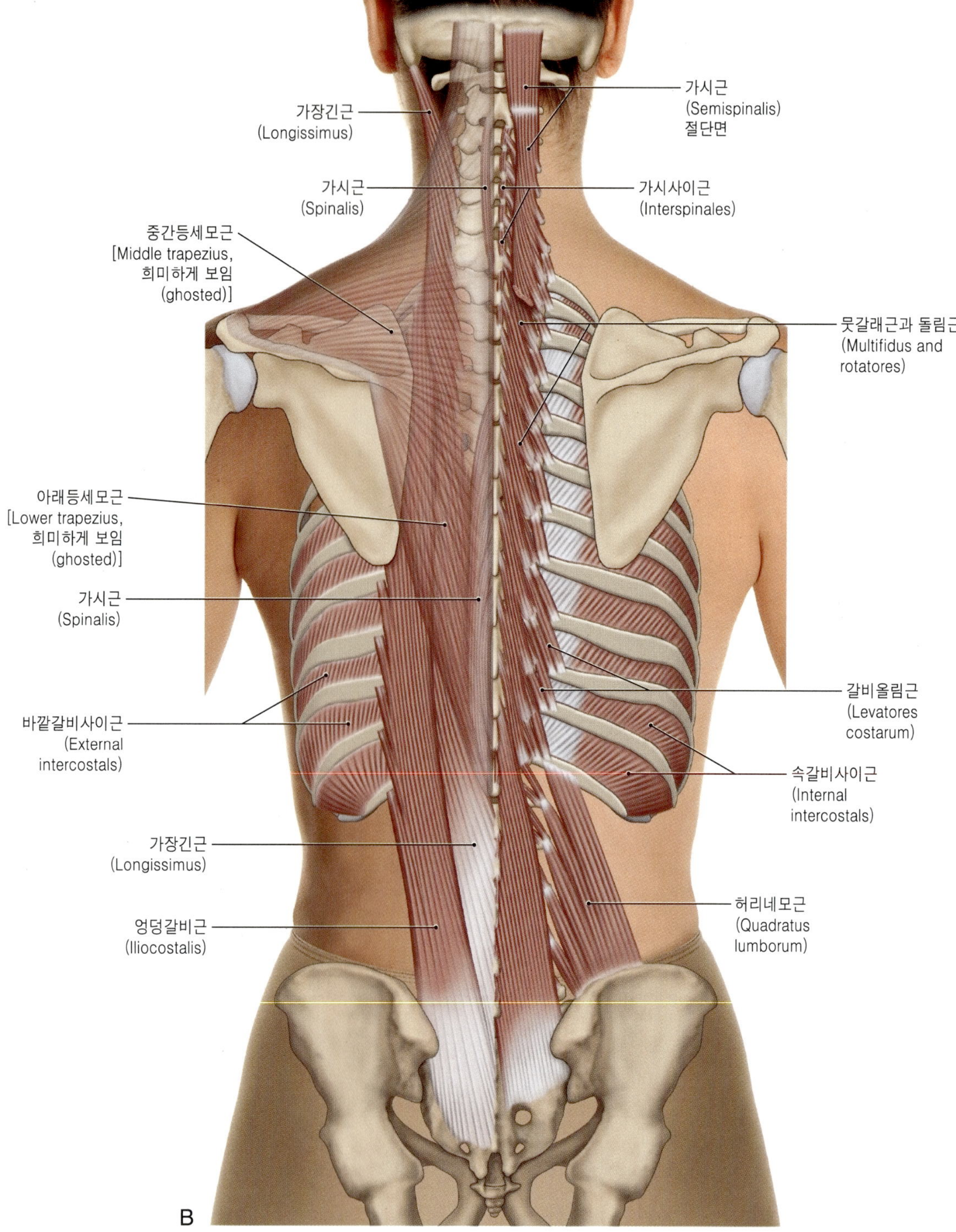

그림 19-23. *(계속)* B, 몸통 폄근의 뒤쪽면. 등세모근은 희미하게 보인다. 넓은등근은 보이지 않는다.

등허리척추관절(몸통) 폄근

엉덩갈비근, 가장긴근, 가시근, 반가시근, 뭇갈래근, 돌림근, 바깥갈비사이근, 속갈비사이근, 허리네모근, 중간등세모근과 아래등세모근, 넓은등근(보이지 않음), 가시사이근, 갈비올림근

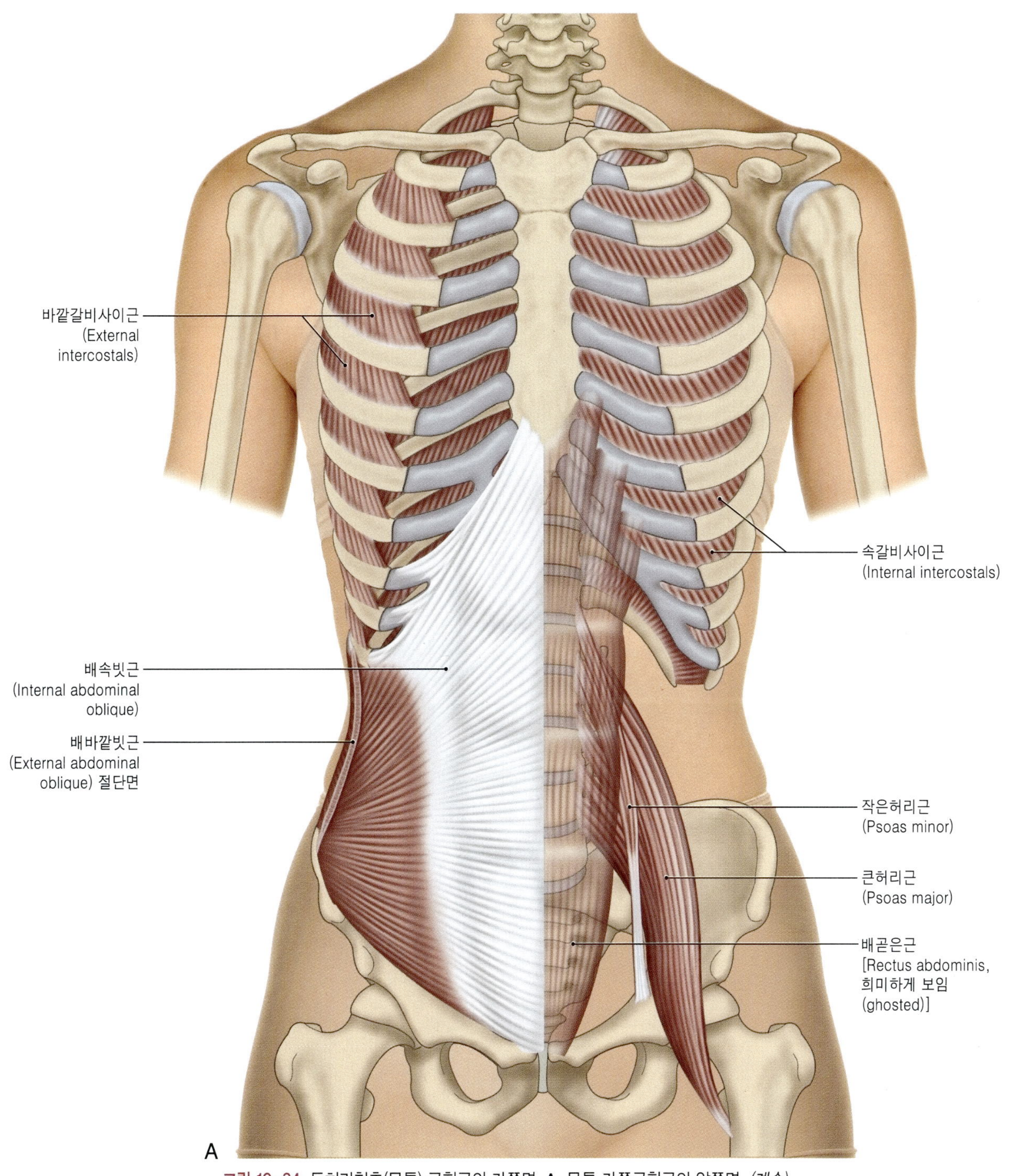

그림 19-24. 등허리척추(몸통) 굽힘근의 가쪽면. A, 몸통 가쪽굽힘근의 앞쪽면. *(계속)*

등허리척추관절(몸통) 가쪽굽힘근

엉덩갈비근, 가장긴근, 가시근, 배바깥빗근, 배속빗근, 배곧은근, 바깥갈비사이근, 속갈비사이근, 큰허리근, 작은허리근, 허리네모근, 반가시근, 뭇갈래근, 돌림근, 가로돌기사이근, 갈비올림근

□ 등허리척추관절(몸통) 가쪽굽힘근 [Thoracolumbar Spinal Joint(Trunk) Lateral Flexors]

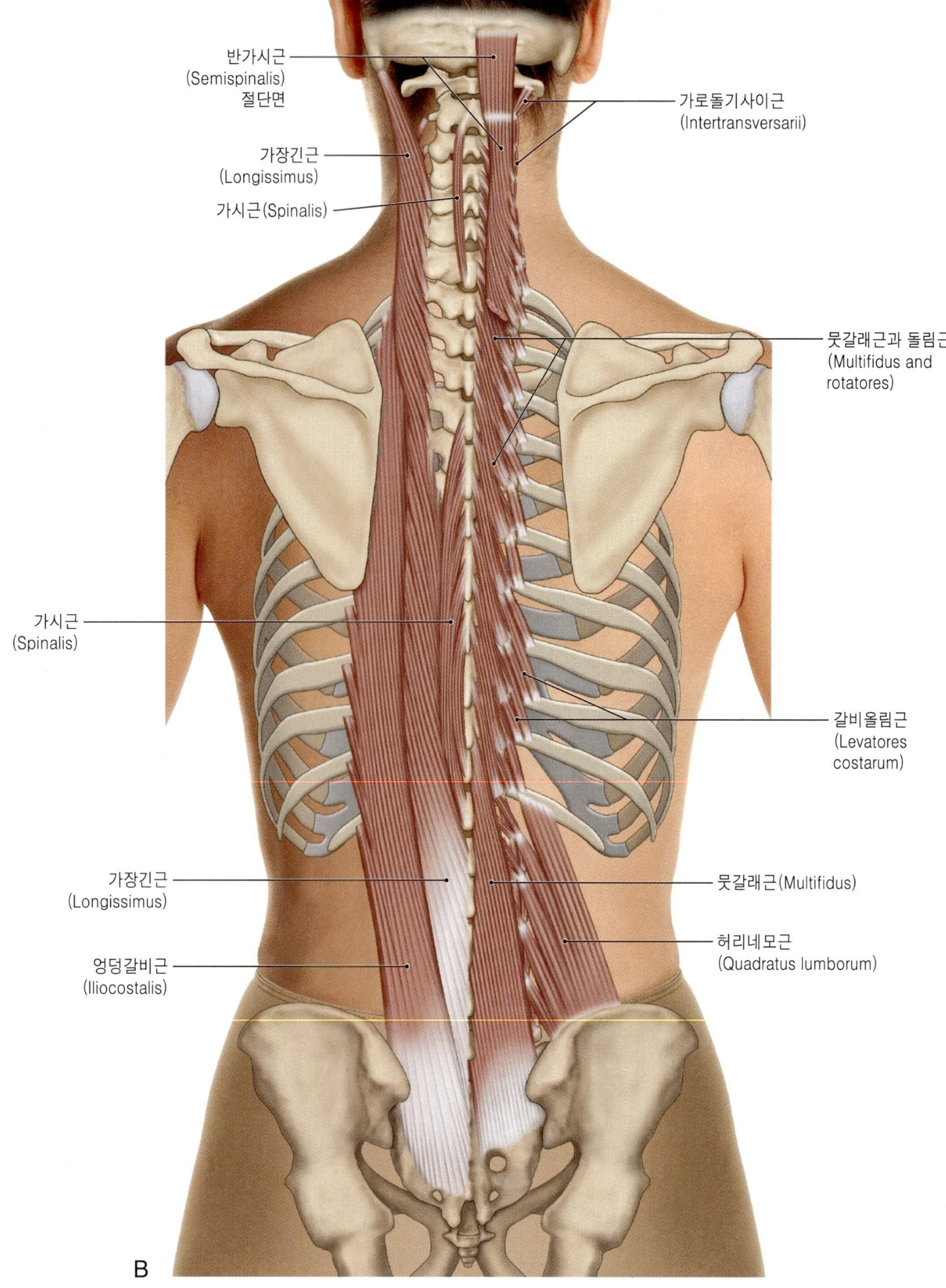

그림 19-24. *(계속)* B, 몸통 가쪽굽힘근의 뒤쪽면.

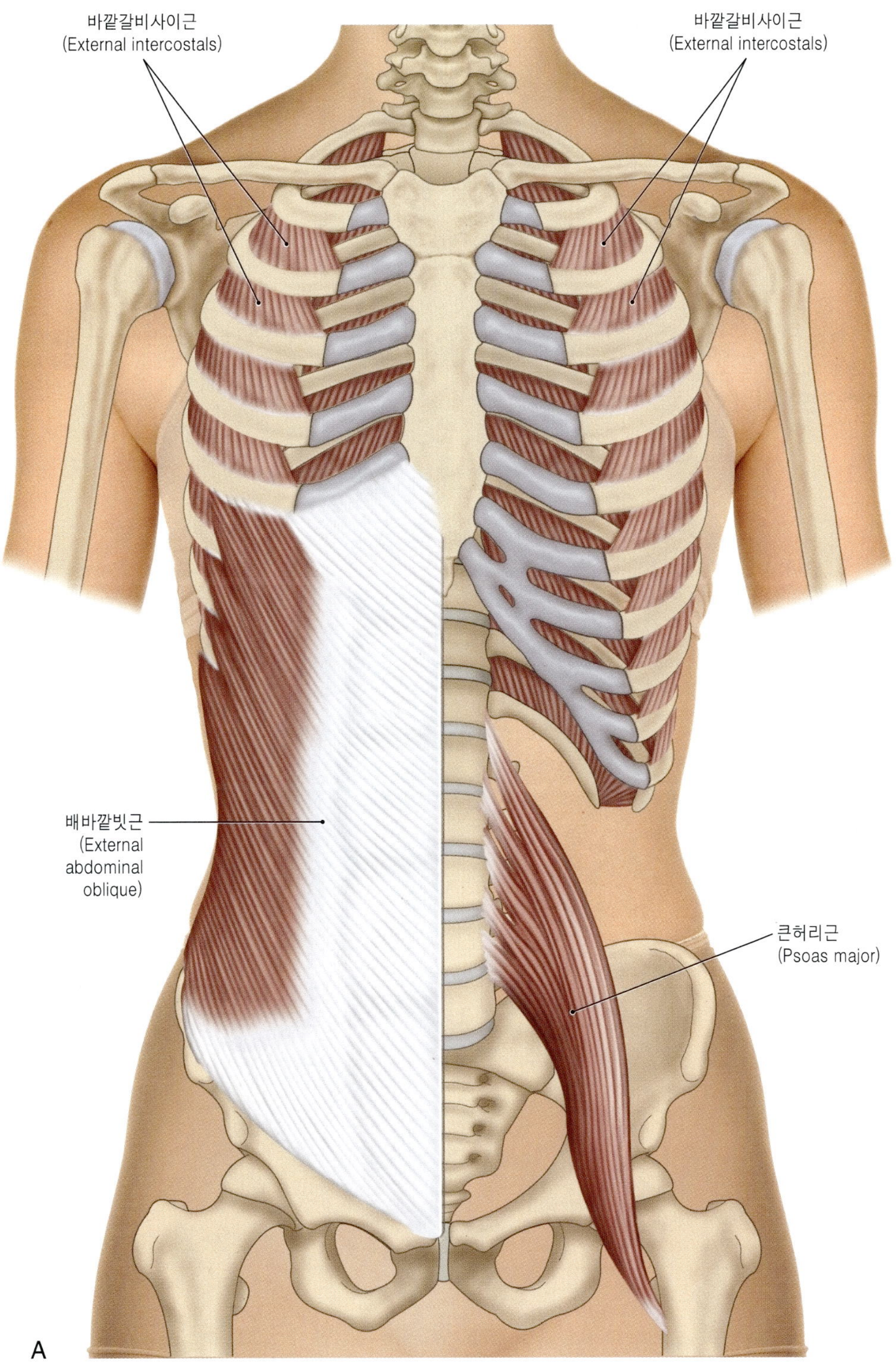

그림 19-25. 등허리척추관절(몸통)의 반대쪽돌림근과 같은쪽돌림근. A, 몸통 반대쪽돌림근의 앞쪽면. *(계속)*

등허리척추관절(몸통) 반대쪽돌림근

배바깥빗근, 바깥갈비사이근, 돌림근, 뭇갈래근, 반가시근, 큰허리근, 갈비올림근, 마름근, 위뒤톱니근, 아래뒤톱니근

등허리척추관절(몸통) 반대쪽돌림근 [Thoracolumbar Spinal Joint(Trunk) Contralateral Rotators] *(계속)*

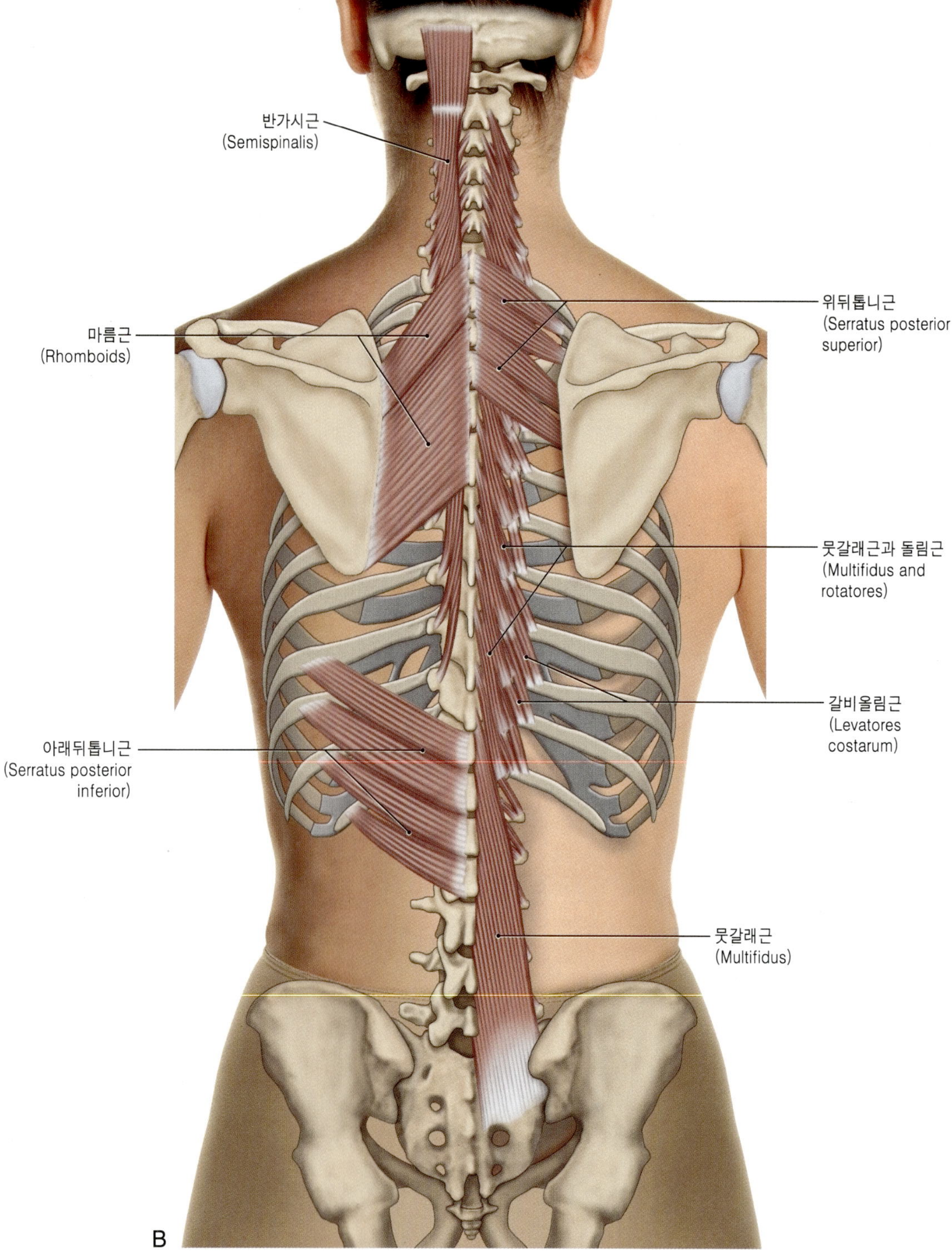

그림 19-25. B, 몸통 반대쪽돌림근의 뒤쪽면. *(계속)*

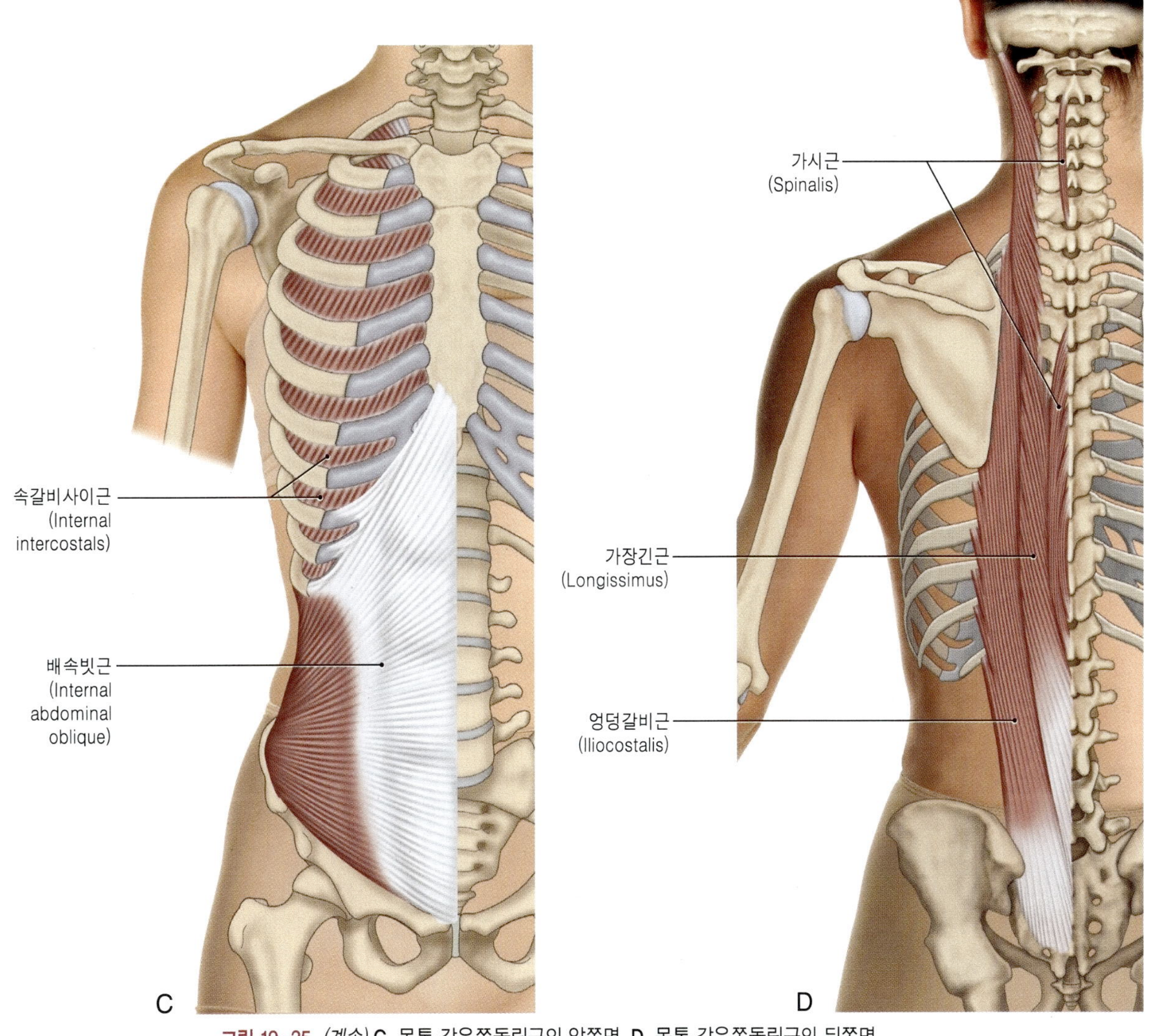

그림 19-25. *(계속)* **C**, 몸통 같은쪽돌림근의 앞쪽면. **D**, 몸통 같은쪽돌림근의 뒤쪽면.

등허리척추관절(몸통) 같은쪽돌림근

배속빗근, 속갈비사이근, 엉덩갈비근, 가장긴근, 가시근

□ 엉덩관절 굽힘근과 폄근(Hip Joint Flexors and Extensors)

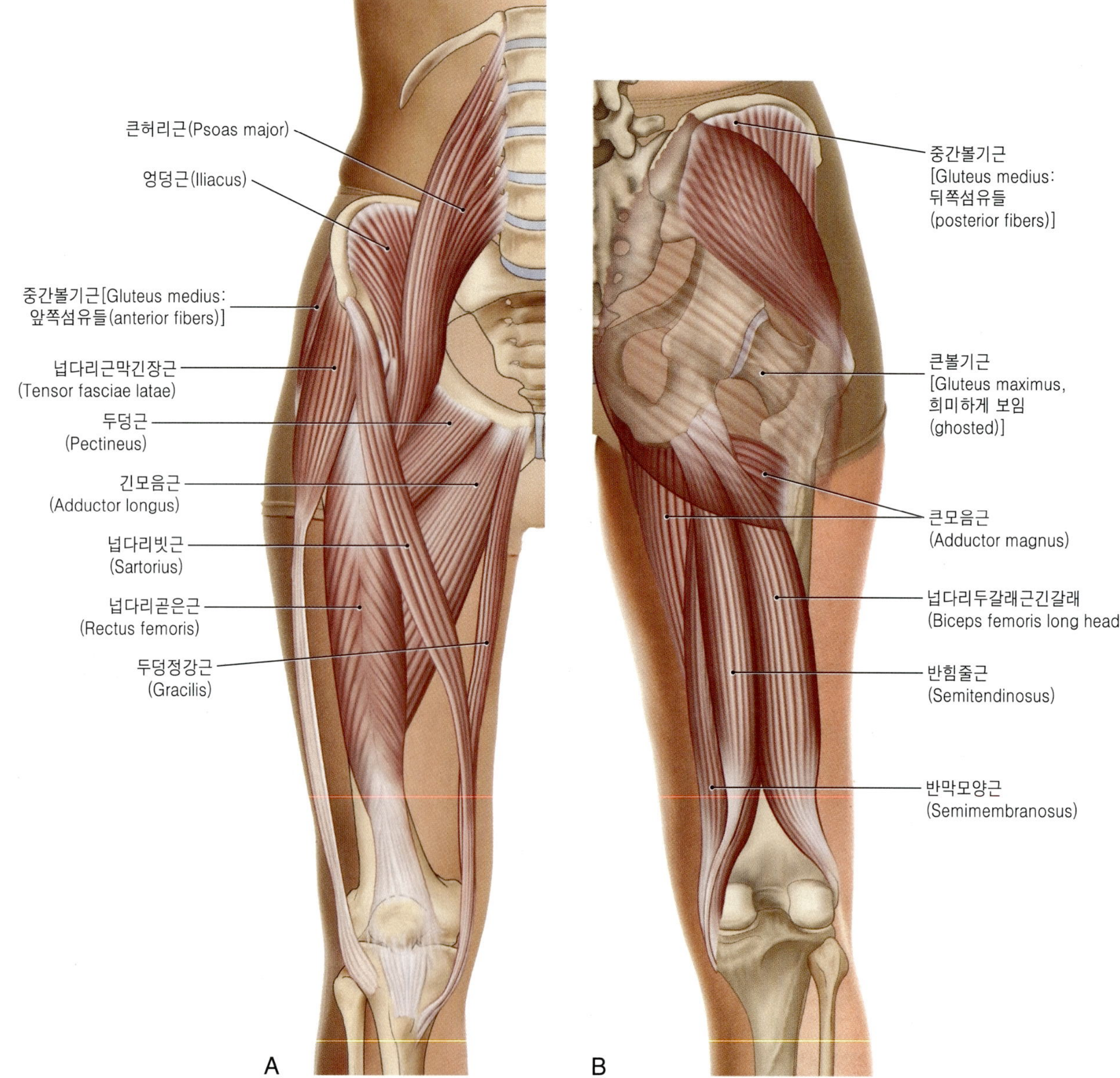

그림 19-26. 엉덩관절 굽힘근과 폄근. 엉덩관절의 굽힘은 엉덩관절에서 넙다리의 굽힘 및 골반의 앞쪽기울임이다. 엉덩관절에서 폄은 엉덩관절에서 넙다리의 폄 및 골반의 뒤쪽기울임이다. **A,** 엉덩관절 굽힘근의 앞쪽면(넙다리 굽힘근과 골반 앞쪽기울임근). 짧은모음근과 작은볼기근은 보이지 않는다. **B,** 엉덩관절 폄근의 뒤쪽면(넙다리 폄근과 골반 뒤쪽기울임근). 큰볼기근은 희미하게 보인다. 작은볼기근은 보이지 않는다.

엉덩관절 굽힘근(넙다리 굽힘근 및 골반 앞쪽기울임근)
[hip joint flexors(thigh flexors/pelvis anterior tilters)]
큰허리근, 엉덩근, 넙다리근막긴장근, 넙다리곧은근, 넙다리빗근, 두덩근, 긴모음근, 짧은모음근(보이지 않음), 두덩정강근, 중간볼기근(앞쪽섬유), 작은볼기근(앞쪽섬유, 보이지 않음)

엉덩관절 폄근(넙다리 폄근 및 골반 뒤쪽기울임근)
[hip joint extensors(thigh extensors/pelvis posterior tilters)]
큰볼기근, 반힘줄근, 반막모양근, 넙다리두갈래근(긴갈래), 큰모음근, 중간볼기근(뒤쪽섬유), 작은볼기근(뒤쪽섬유, 보이지 않음)

엉덩관절 벌림근(골반 내림근)[Hip Joint Abductors(Pelvic Depressors)]

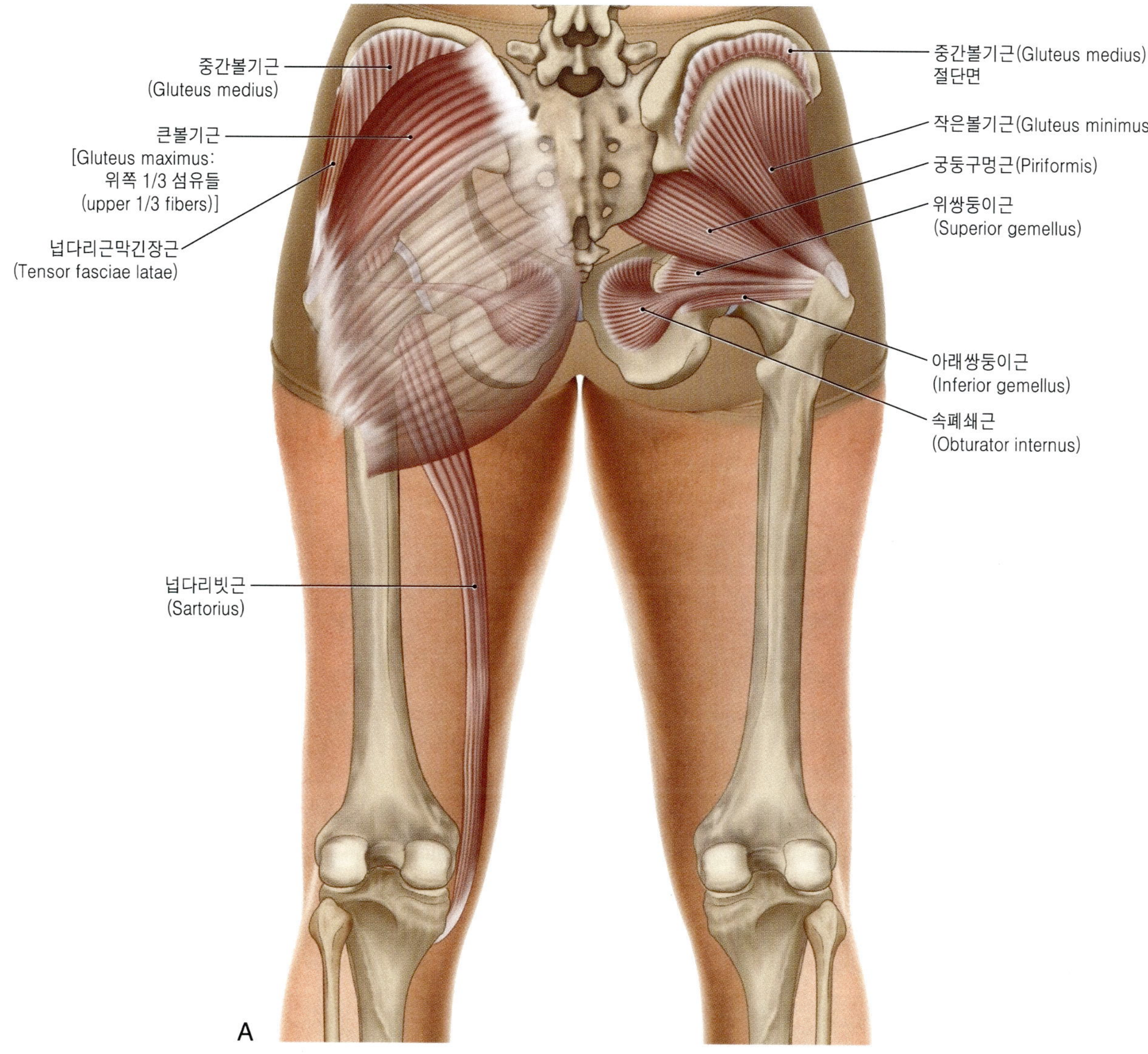

그림 19-27. 엉덩관절 벌림근과 모음근. 엉덩관절의 벌림은 넙다리의 벌림 및 같은쪽 골반의 내림이다. 엉덩관절에서 모음은 넙다리의 모음 및 같은쪽 골반의 올림이다. **A,** 엉덩관절 벌림근의 뒤쪽면(넙다리 벌림근과 같은쪽 골반 내림근). 아래쪽 큰볼기근은 희미하게 보인다. Note: 수평벌림근(수평폄근)들이 이 그림에 포함되어 있다. *(계속)*

엉덩관절 벌림근(넙다리 벌림근 및 같은쪽 골반 내림근)
[hip joint abductors(thigh abductors/ipsilateral pelvic depressors)]
중간볼기근, 작은볼기근, 큰볼기근(위쪽 1/3), 넙다리근막긴장근, 넙다리빗근. Note: 수평벌림근(궁둥구멍근, 위쌍둥이근, 속폐쇄근, 아래쌍둥이근)

□ 엉덩관절 모음근(골반 올림근)[Hip Joint Adductors(Pelvic Elevators)]

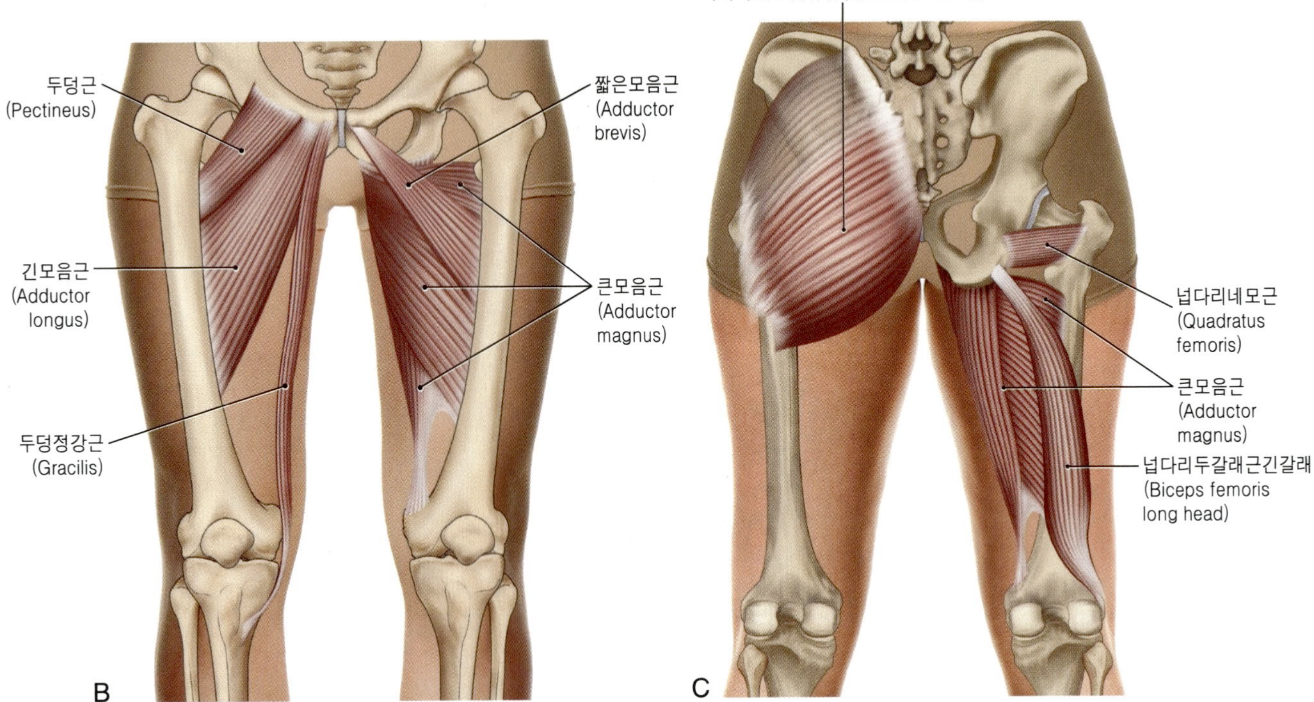

그림 19-27. *(계속)* **B, C,** 엉덩관절 모음근(넙다리 모음근과 같은쪽 골반 올림근). **B,** 앞쪽면. **C,** 뒤쪽면. 위쪽 큰볼기근은 희미하게 보인다.

엉덩관절 모음근(넙다리 모음근 및 같은쪽 골반 올림근)
[hip joint adductors(thigh adductors/ipsilateral pelvic elevators)]
큰모음근, 긴모음근, 짧은모음근, 두덩근, 두덩정강근, 큰볼기근(아래쪽 2/3), 넙다리네모근, 넙다리두갈래근(긴갈래)

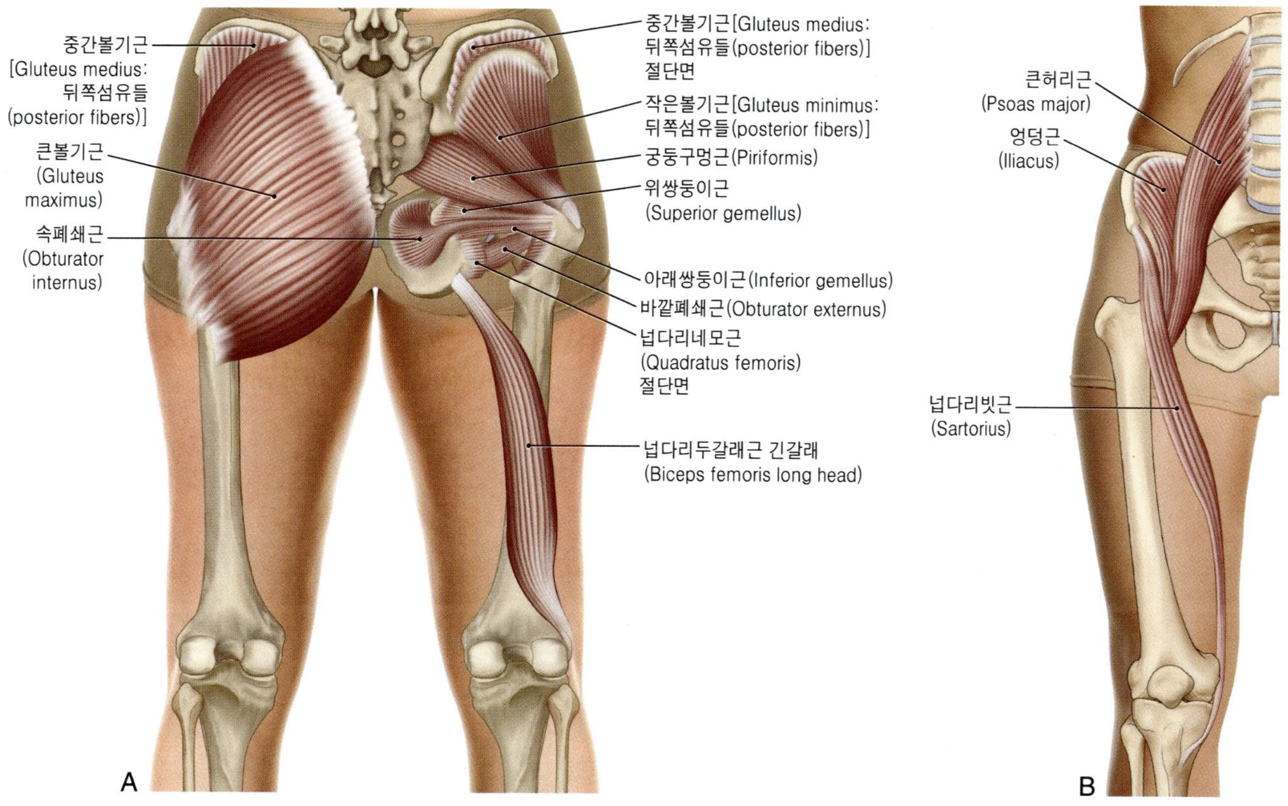

그림 19-28. 엉덩관절 가쪽돌림근과 안쪽돌림근. 엉덩관절의 가쪽돌림은 엉덩관절에서 넙다리의 가쪽돌림 및 골반의 반대쪽돌림이다. 엉덩관절의 안쪽돌림은 엉덩관절에서 넙다리의 안쪽돌림 및 골반의 같은쪽돌림이다. **A, B,** 엉덩관절 가쪽돌림근(넙다리 가쪽돌림근과 골반 반대쪽돌림근). **A,** 뒤쪽면. **B,** 앞쪽면. *(계속)*

엉덩관절 가쪽돌림근(넙다리 가쪽돌림근 및 골반 반대쪽돌림근)
[hip joint lateral rotators(thigh lateral rotators/pelvic contralateral rotators)]
큰볼기근, 중간볼기근(뒤쪽섬유), 작은볼기근(뒤쪽섬유), 궁둥구멍근, 넙다리네모근, 위쌍둥이근, 속폐쇄근, 아래쌍둥이근, 바깥폐쇄근, 넙다리빗근, 큰허리근, 엉덩근, 넙다리두갈래근(긴갈래)

□ 엉덩관절 안쪽돌림근(골반 같은쪽돌림근) [Hip Joint Medial Rotators(Pelvic Ipsilateral Rotators)]

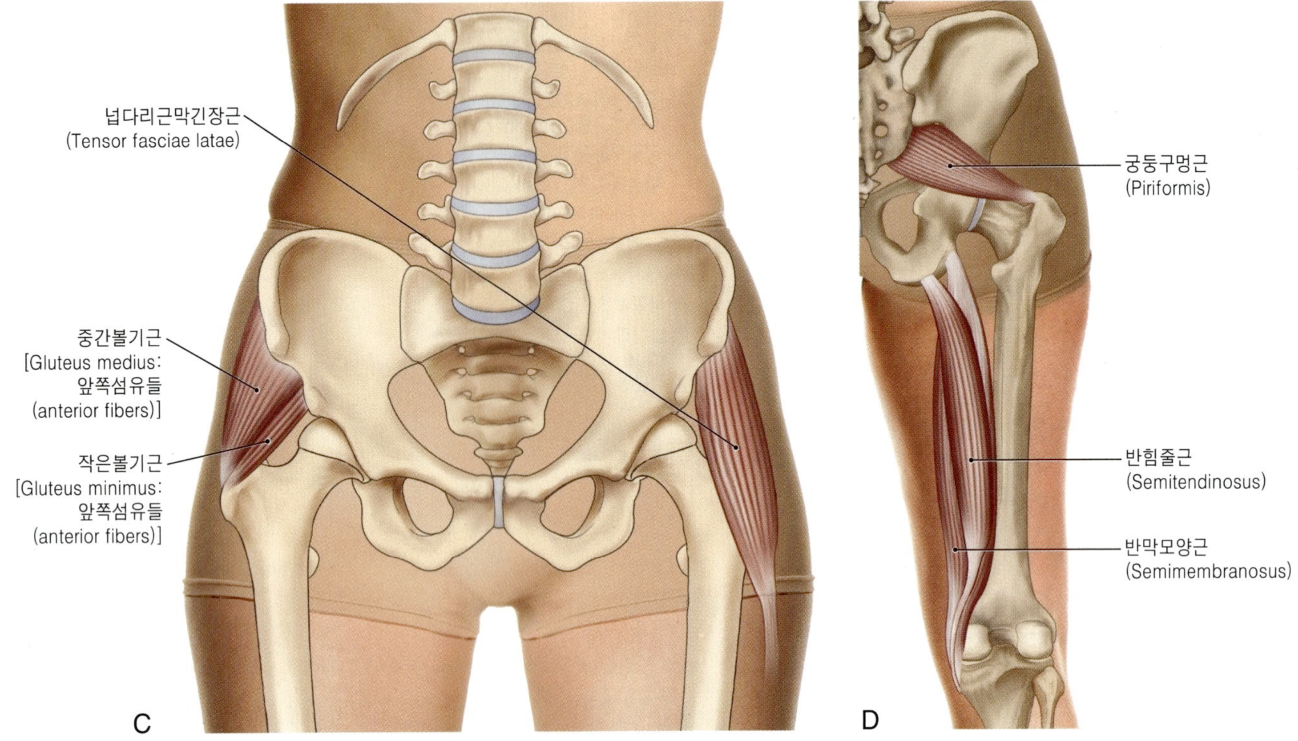

그림 19-28. *(계속)* C, D, 엉덩관절 안쪽돌림근(넙다리 안쪽돌림근과 골반 같은쪽돌림근). C, 앞쪽면. D, 뒤쪽면.

엉덩관절 안쪽돌림근(넙다리 안쪽돌림근 및 골반 같은쪽돌림근)
[hip joint medial rotators(thigh medial rotators/pelvic ipsilateral rotators)]
중간볼기근(앞쪽섬유), 작은볼기근(앞쪽섬유), 넙다리근막긴장근, 궁둥구멍근, 반힘줄근, 반막모양근

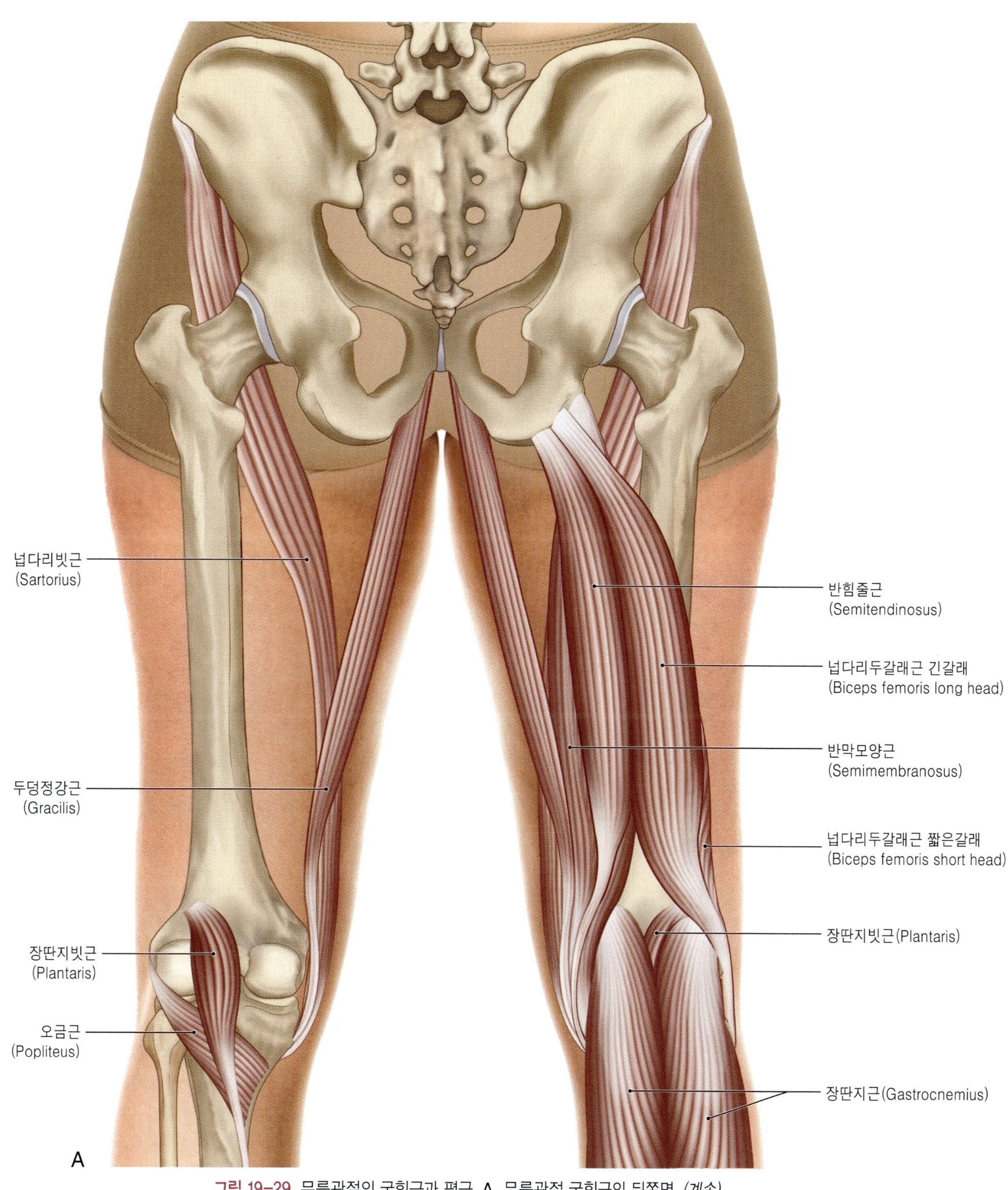

그림 19-29. 무릎관절의 굽힘근과 폄근. A, 무릎관절 굽힘근의 뒤쪽면. *(계속)*

무릎관절 굽힘근

반힘줄근, 반막모양근, 넙다리두갈래근, 넙다리빗근, 두덩정강근, 오금근, 장딴지근, 장딴지빗근

□ 무릎관절 폄근(Knee Joint Extensors)

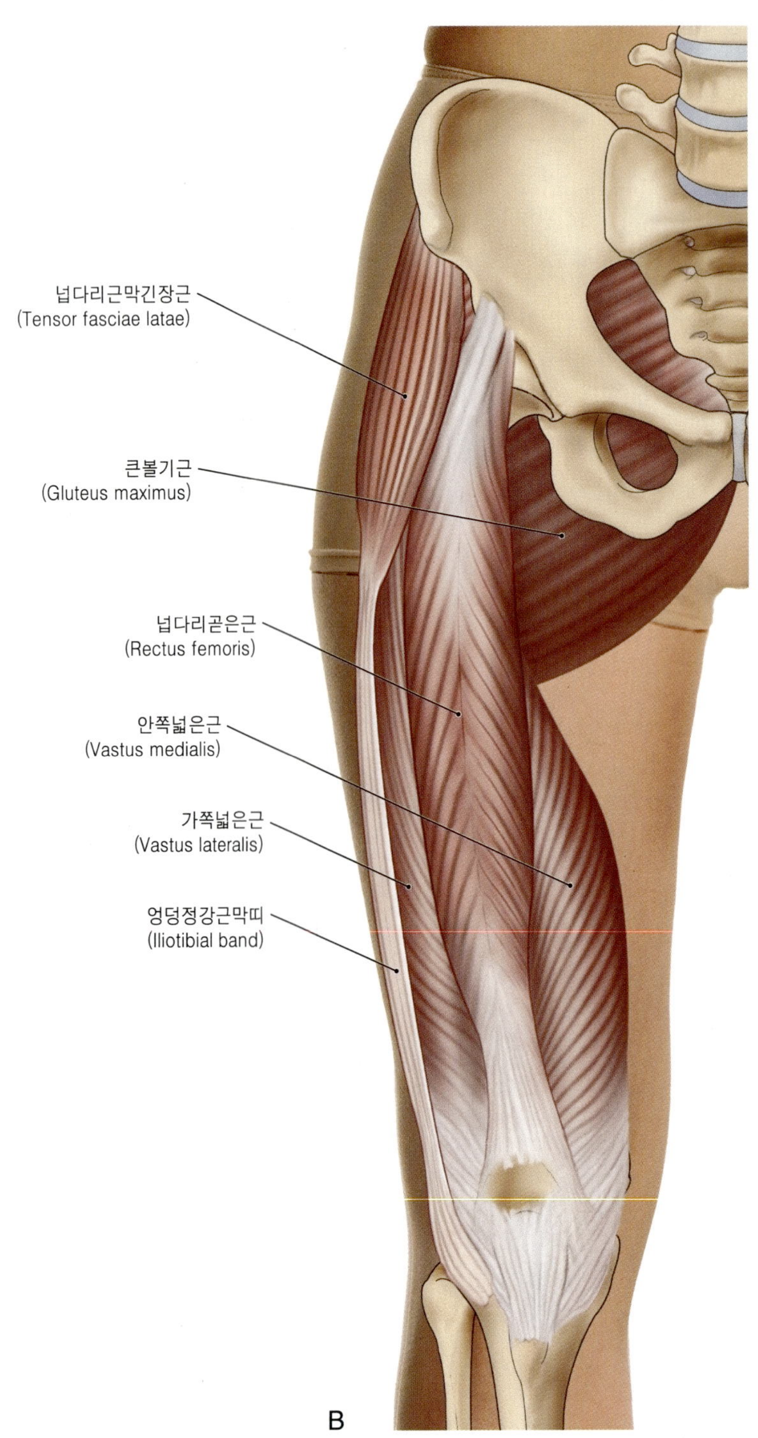

그림 19-29. *(계속)* B, 무릎관절 폄근의 앞쪽면. 중간넓은근은 보이지 않는다.

무릎관절 폄근

넙다리곧은근, 가쪽넓은근, 안쪽넓은근, 중간넓은근(보이지 않음), 넙다리근막긴장근, 큰볼기근

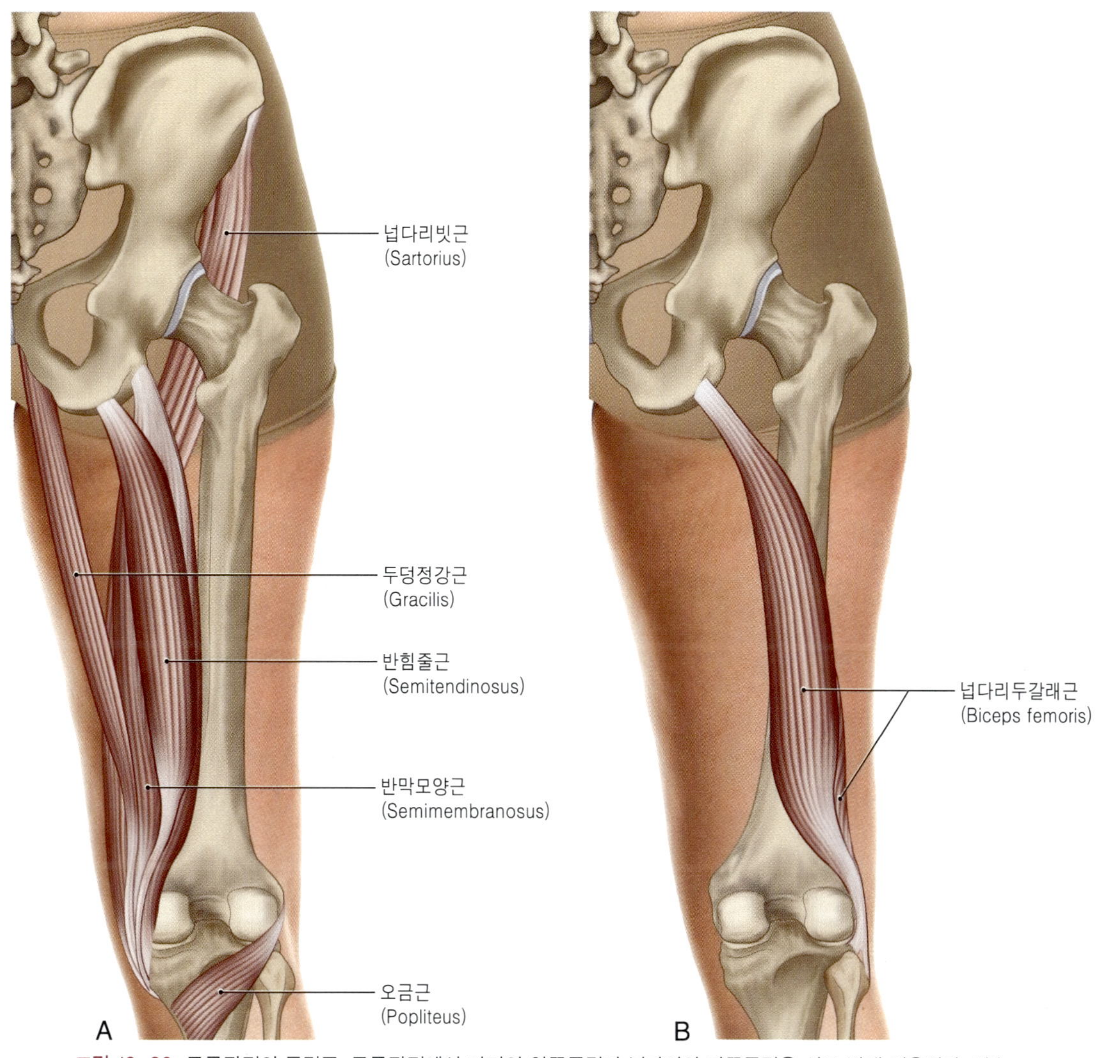

그림 19-30. 무릎관절의 돌림근. 무릎관절에서 다리의 안쪽돌림과 넙다리의 가쪽돌림은 서로 반대 작용이다. 비슷하게, 무릎관절에서 다리의 가쪽돌림과 넙다리의 안쪽돌림은 서로 반대 작용이다. **A**, 다리의 무릎관절 안쪽돌림근의 뒤쪽면(넙다리의 가쪽돌림근). **B**, 다리의 무릎관절 가쪽돌림근의 뒤쪽면(넙다리의 안쪽돌림근).

무릎관절 안쪽돌림근(정강뼈 안쪽돌림근: 넙다리 가쪽돌림근)
[knee joint medial rotators(tibial medial rotators: femoral lateral rotators)]
오금근, 반힘줄근, 두덩정강근, 넙다리빗근, 반막모양근

무릎관절 가쪽돌림근(정강뼈 가쪽돌림근: 넙다리 안쪽돌림근)
넙다리두갈래근

□ 발목관절 발등굽힘근과 발바닥굽힘근 (Ankle Joint Dorsiflexors and Plantarflexors)

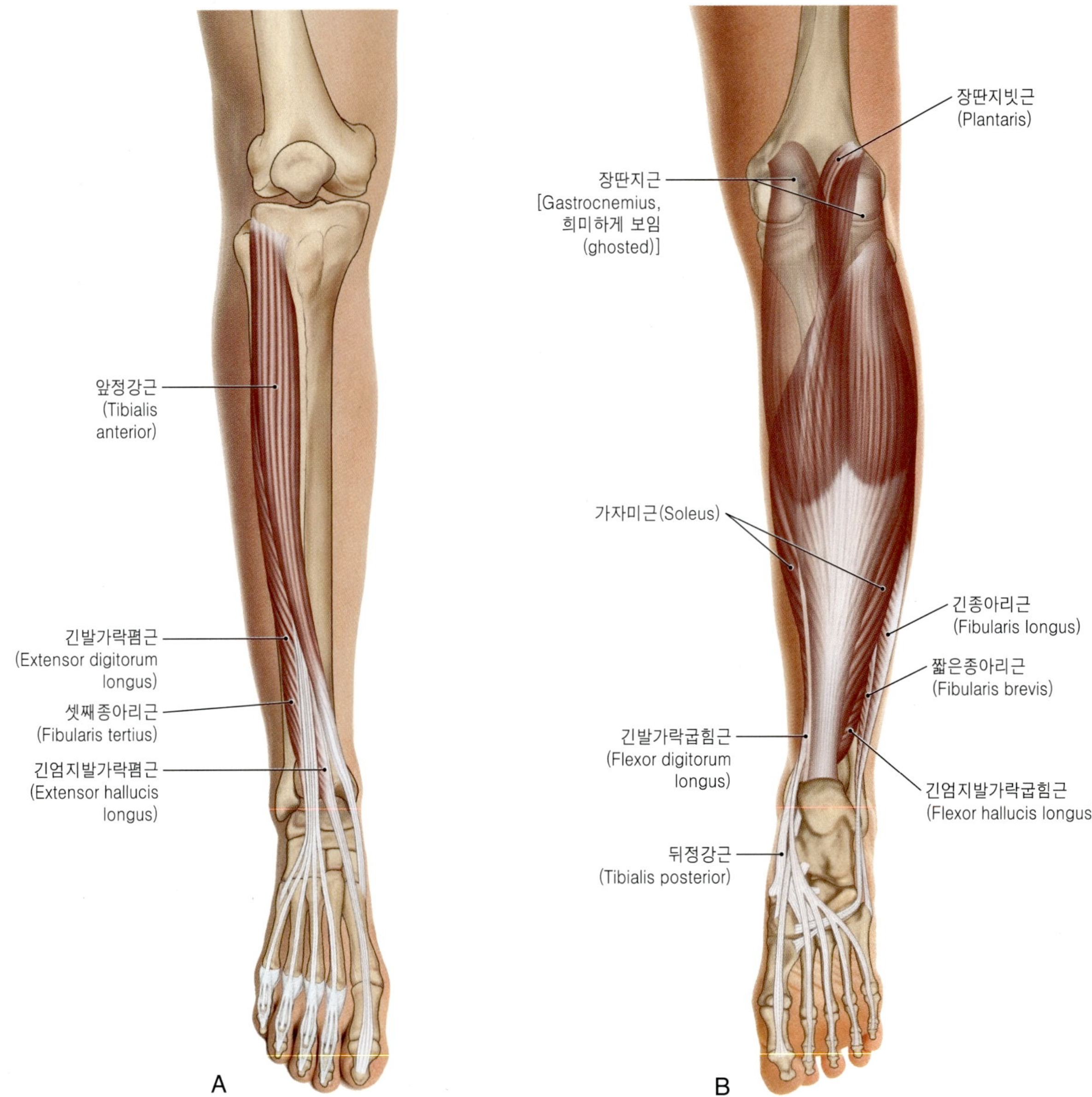

그림 19-31. 발목관절의 발등굽힘근과 발바닥굽힘근. **A,** 발목관절 발등굽힘근의 앞쪽면. **B,** 발목관절 발바닥굽힘근의 뒤쪽면. 장딴지근은 희미하게 보인다.

발목관절 발등굽힘근(ankle joint dorsiflexors)

앞정강근, 긴발가락폄근, 셋째종아리근, 긴엄지발가락폄근

발목관절 발바닥굽힘근(ankle joint plantarflexors)

장딴지근, 가자미근, 장딴지빗근, 뒤정강근, 긴발가락굽힘근, 긴엄지발가락굽힘근, 긴종아리근, 짧은종아리근

목말밑관절 엎침근(가쪽번짐근)[Subtalar Joint Pronators(Everters)] □

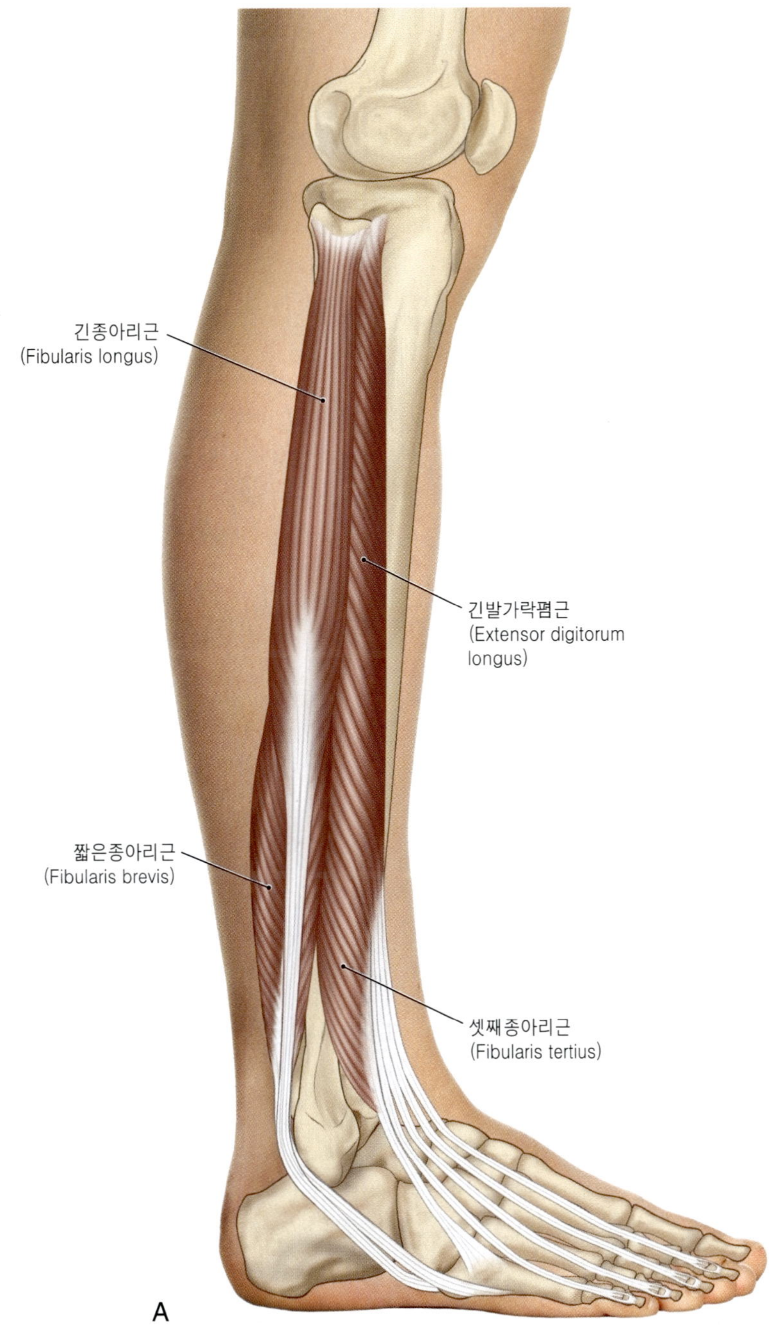

그림 19-32. 목말밑관절의 엎침근과 뒤침근. Note: 가쪽번짐은 엎침의 주요한 요소이고, 안쪽번짐은 뒤침의 주요한 요소이다. **A,** 목말밑관절 엎침근(가쪽번짐근)의 가쪽면. *(계속)*

목말밑관절 엎침근(가쪽번짐근)
긴종아리근, 짧은종아리근, 셋째종아리근, 긴발가락폄근

□ 목말밑관절 뒤침근(안쪽번짐근)[Subtalar Joint Supinators(Inverters)]

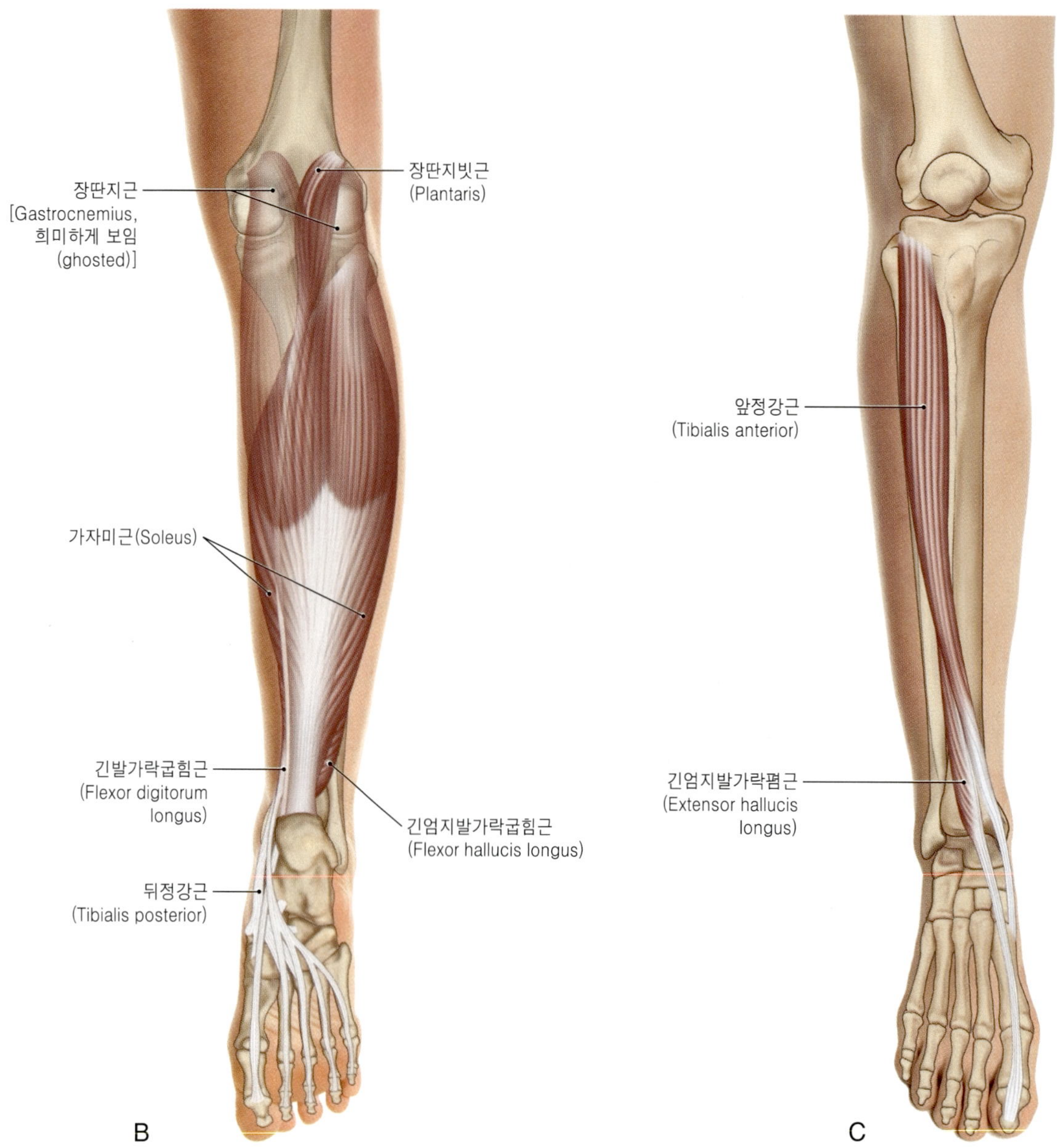

그림 19-32. *(계속)* **B**, 목말밑관절 뒤침근(안쪽번짐근). 장딴지근은 희미하게 보인다. **C**, 목말밑관절 뒤침근(안쪽번짐근)의 앞쪽면.

목말밑관절 뒤침근(안쪽번짐근)

앞정강근, 뒤정강근, 긴엄지발가락폄근, 긴발가락굽힘근, 긴엄지발가락굽힘근, 장딴지근, 가자미근, 장딴지빗근

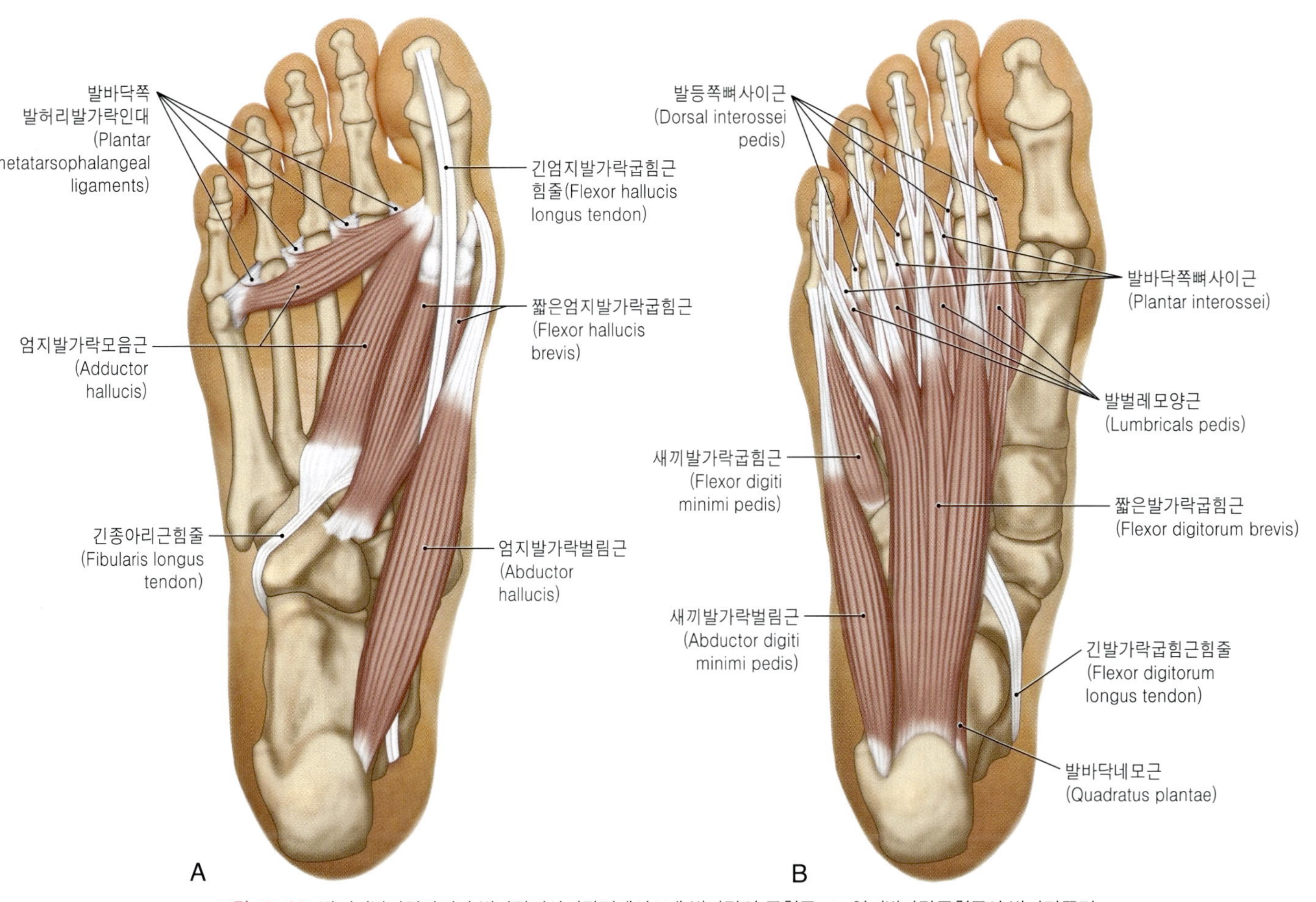

그림 19-33. 발허리발가락관절과 발가락뼈사이관절에서 5개 발가락의 굽힘근. A, 엄지발가락굽힘근의 발바닥쪽면. B, 둘째~다섯째 발가락굽힘근의 발바닥쪽면.

발가락관절(발허리발가락, 발가락뼈사이) 굽힘근(엄지발가락: 첫째발가락)
[toe joint(MTP, IP) flexors(big toe: toe #1)]
긴엄지발가락굽힘근, 짧은엄지발가락굽힘근, 엄지발가락모음근, 엄지발가락벌림근

발가락관절(발허리발가락, 발가락뼈사이) 굽힘근(둘째~다섯째 발가락)
[toe joint(MTP, IP) flexors(toes #2~5)]
긴발가락굽힘근, 짧은발가락굽힘근, 발바닥네모근, 새끼발가락굽힘근, 새끼발가락벌림근, 발벌레모양근, 발바닥쪽뼈사이근, 발등쪽뼈사이근

□ 발가락 폄근(Toe Extensors)

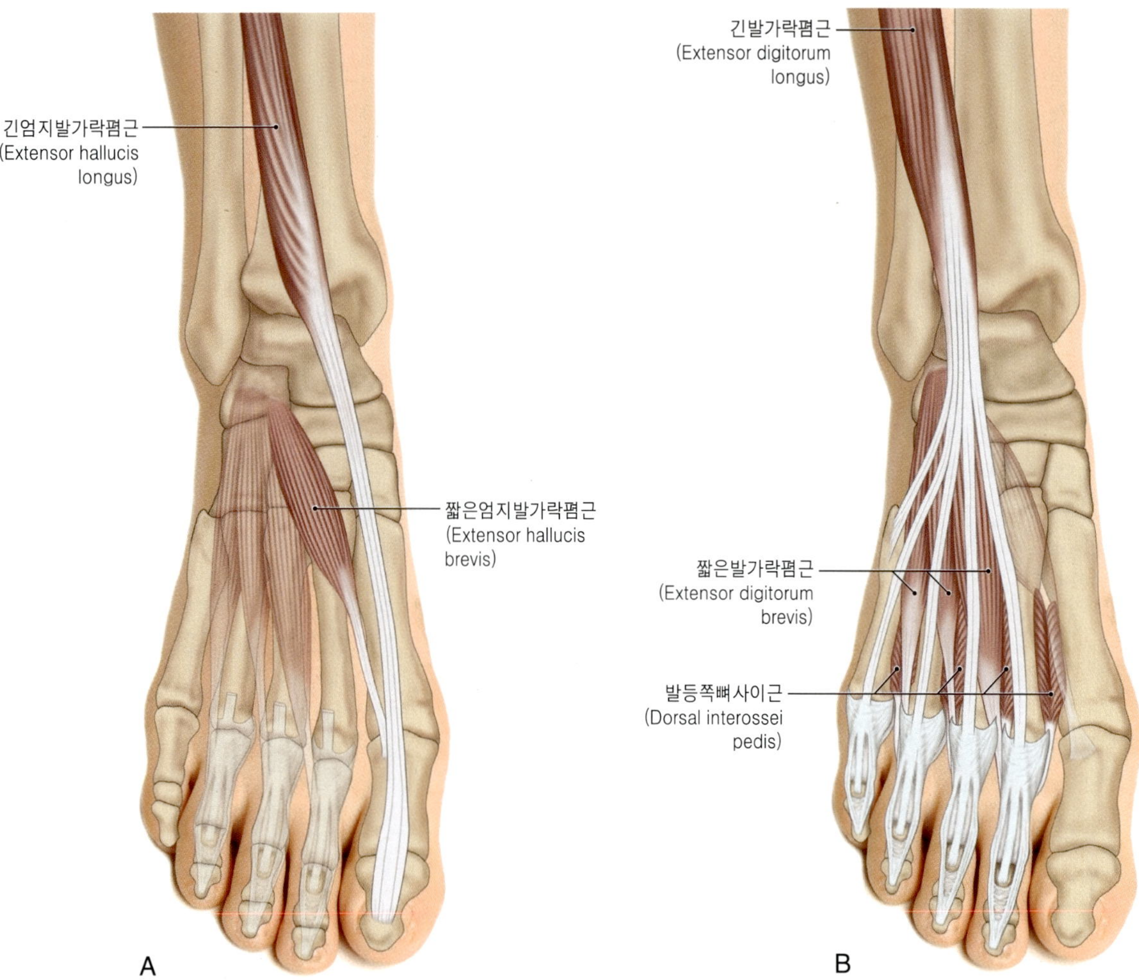

그림 19-34. 발허리발가락관절과 발가락뼈사이관절에서 5개 발가락의 폄근. **A,** 엄지발가락폄근의 발등쪽면. 짧은 발가락폄근은 희미하게 보인다. **B,** 둘째~다섯째 발가락의 폄근의 발등쪽면. 짧은엄지발가락폄근은 희미하게 보인다. 발벌레모양근과 발바닥쪽뼈사이근은 보이지 않는다.

발가락관절(발허리발가락, 발가락뼈사이) 폄근(엄지발가락: 첫째발가락)
[toe joint(MTP, IP) extensors(big toe: toe #1)]
긴엄지발가락폄근, 짧은엄지발가락폄근

발가락관절(발허리발가락, 발가락뼈사이) 폄근(둘째~다섯째 발가락)
[toe joint(MTP, IP) extensors(toes #2~5)]
긴발가락폄근, 짧은발가락폄근, 발등쪽뼈사이근, 발벌레모양근(보이지 않음), 발바닥쪽뼈사이근(보이지 않음)

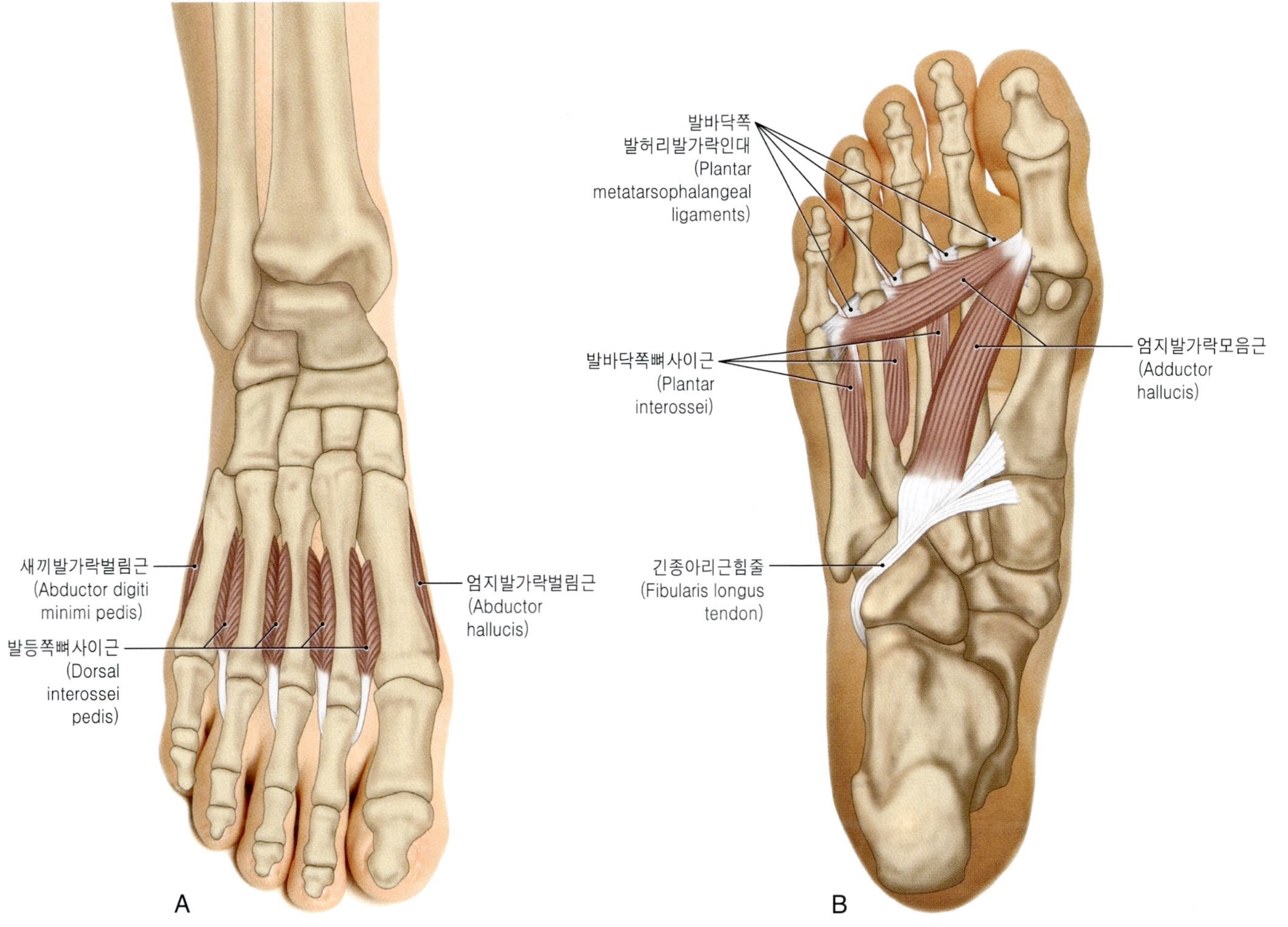

그림 19-35. 발허리발가락관절에서 5개 발가락의 벌림근과 모음근. A, 발가락 벌림근의 발등쪽면. B, 발가락 모음근의 발바닥쪽면.

발가락관절(발허리발가락) 벌림근(첫째~다섯째 발가락)[toe joint(MTP) abductors(toes #1~5)]
발등쪽뼈사이근, 엄지발가락벌림근, 새끼발가락벌림근

발가락관절(발허리발가락) 모음근(첫째~다섯째 발가락)[toe joint(MTP) adductors(toes #1~5)]
발바닥쪽뼈사이근, 엄지발가락모음근

☐ 골반바닥의 안쪽면(Medial Views of the Pelvic Floor)

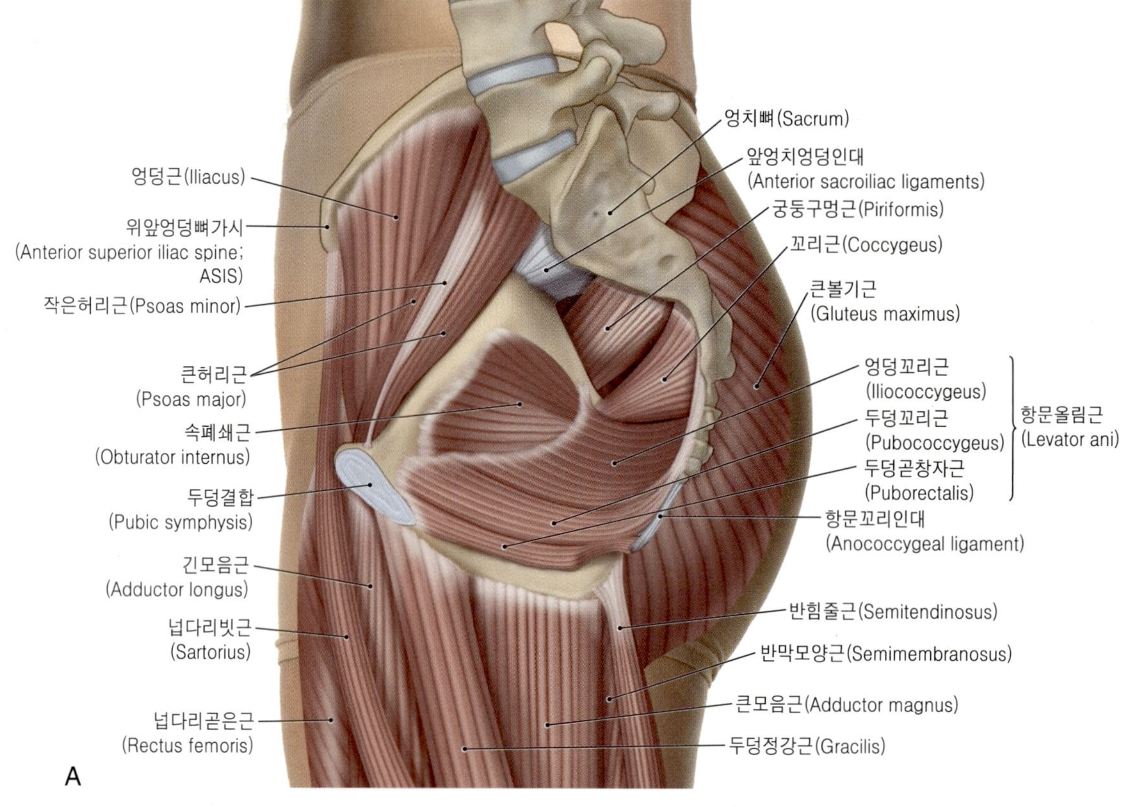

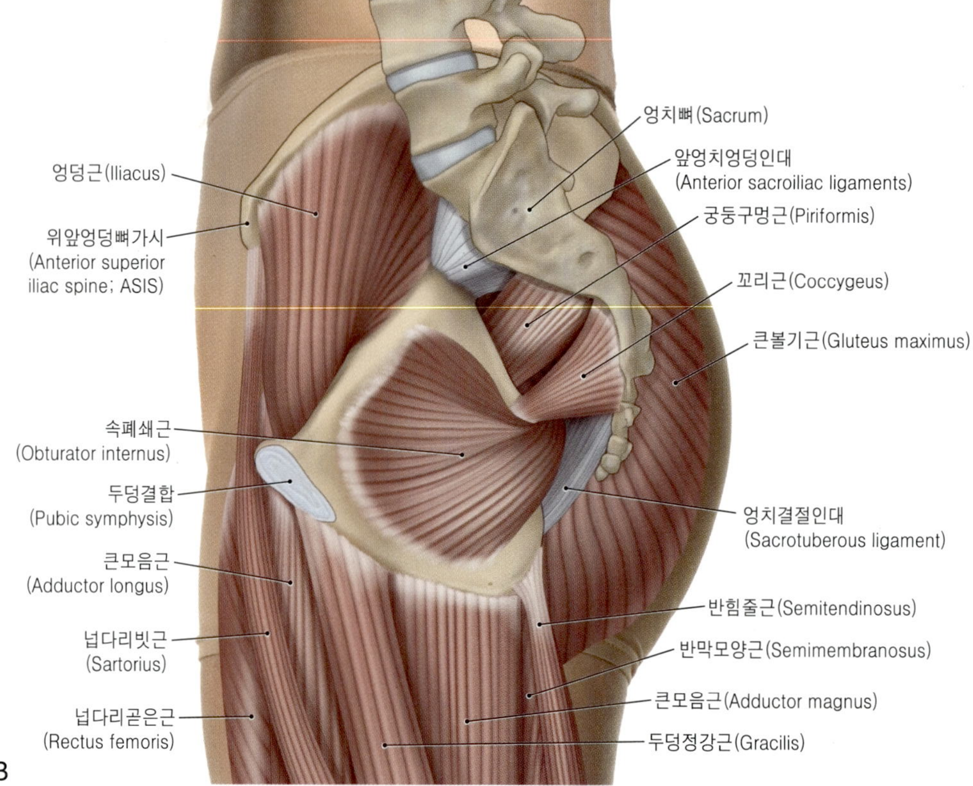

그림 19-36. 오른쪽 골반 근육들의 안쪽면. A, 얕은층. B, 깊은층.

골반바닥의 위쪽면(Superior Views of the Pelvic Floor) □

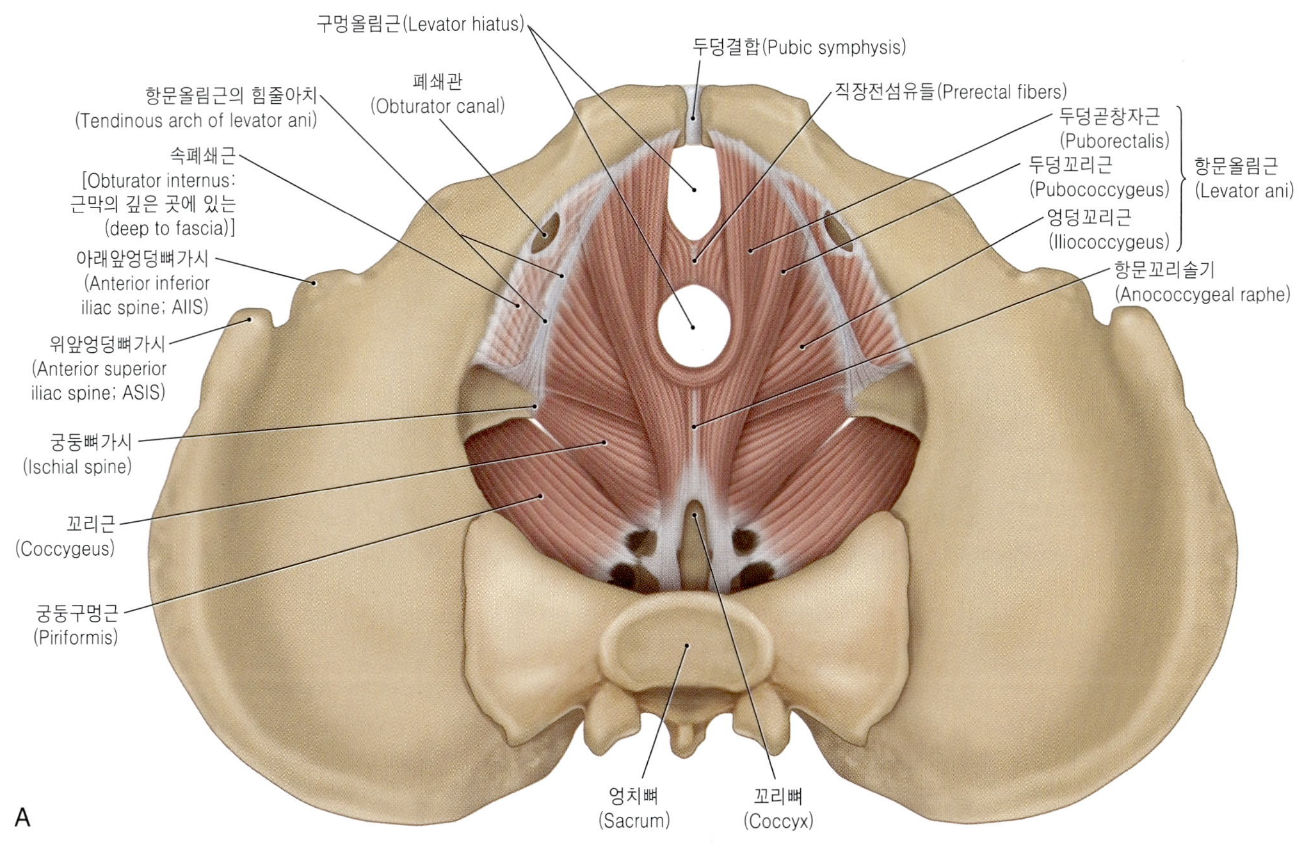

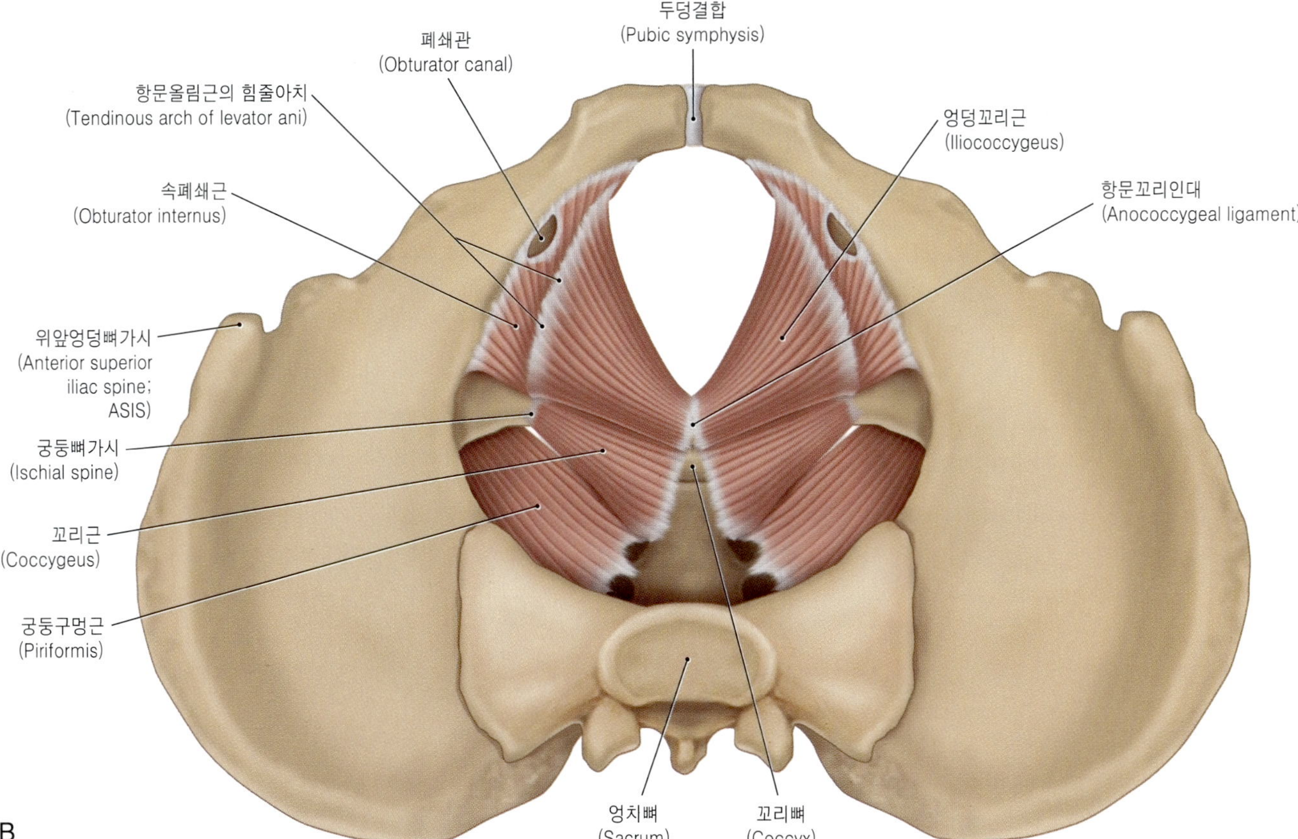

그림 19-37. 여성의 골반바닥 근육들의 위쪽면. A, 얕은층. B, 깊은층.

□ 골반바닥의 아래쪽면(Inferior Views of the Pelvic Floor)

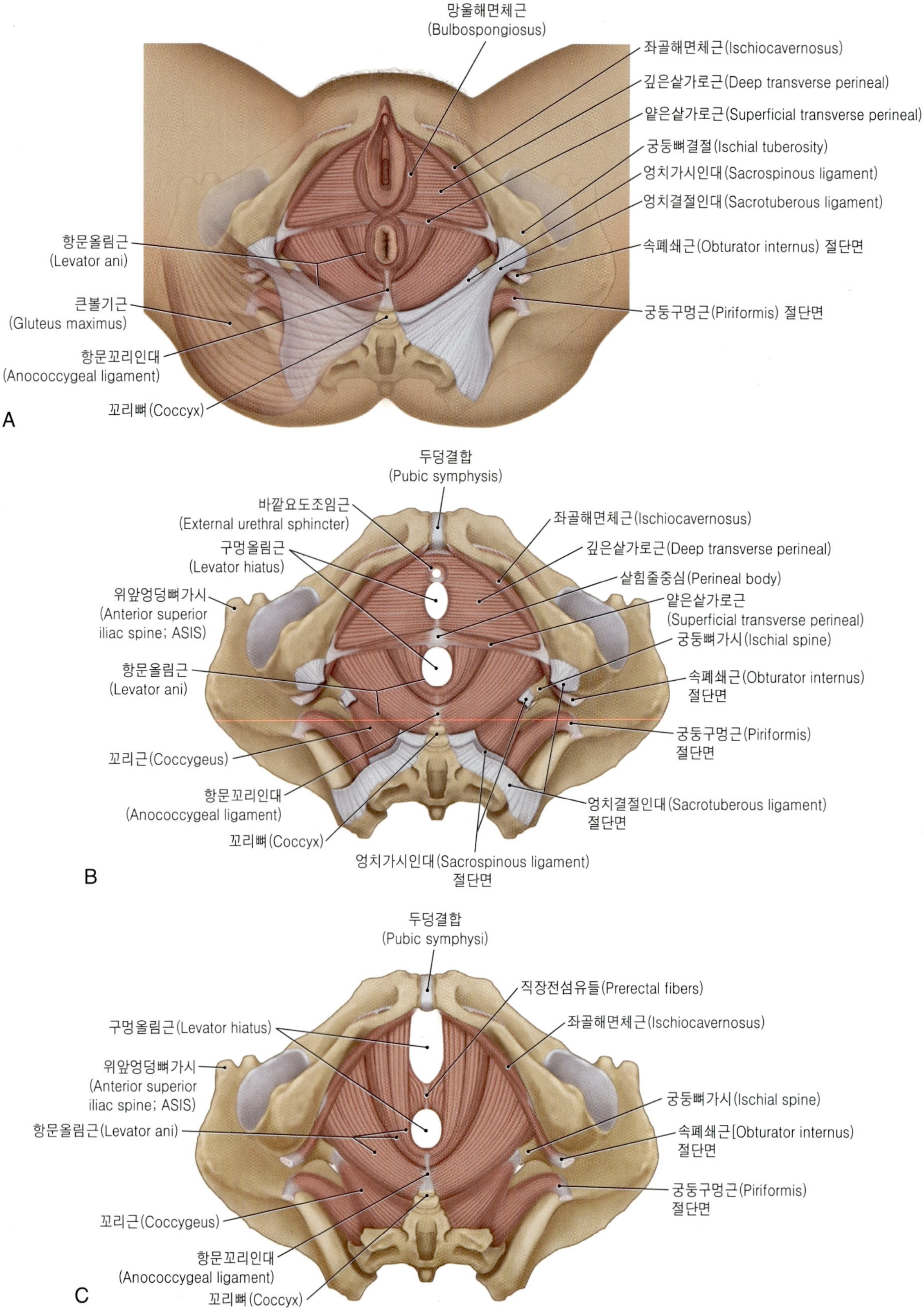

망울해면체근
(Bulbospongiosus)
좌골해면체근(Ischiocavernosus)
깊은샅가로근(Deep transverse perineal)
얕은샅가로근(Superficial transverse perineal)
궁둥뼈결절(Ischial tuberosity)
엉치가시인대(Sacrospinous ligament)
엉치결절인대(Sacrotuberous ligament)
속폐쇄근(Obturator internus) 절단면
궁둥구멍근(Piriformis) 절단면
항문올림근
(Levator ani)
큰볼기근
(Gluteus maximus)
항문꼬리인대
(Anococcygeal ligament)
꼬리뼈(Coccyx)
A

두덩결합
(Pubic symphysis)
바깥요도조임근
(External urethral sphincter)
구멍올림근
(Levator hiatus)
위앞엉덩뼈가시
(Anterior superior
iliac spine; ASIS)
항문올림근
(Levator ani)
꼬리근(Coccygeus)
항문꼬리인대
(Anococcygeal ligament)
꼬리뼈(Coccyx)
좌골해면체근(Ischiocavernosus)
깊은샅가로근(Deep transverse perineal)
샅힘줄중심(Perineal body)
얕은샅가로근
(Superficial transverse perineal)
궁둥뼈가시(Ischial spine)
속폐쇄근(Obturator internus)
절단면
궁둥구멍근(Piriformis)
절단면
엉치결절인대(Sacrotuberous ligament)
절단면
엉치가시인대(Sacrospinous ligament)
절단면
B

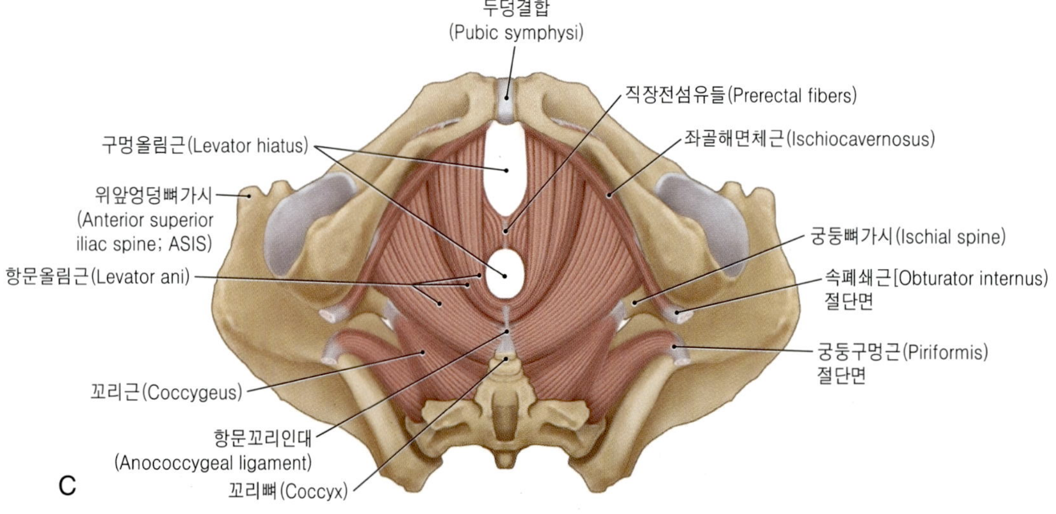

그림 19-38. 여성의 골반바닥 근육들의 아래쪽면. A, 얕은층. 큰볼기근은 오른쪽에 희미하게 보인다. B, 중간층. C, 깊은층.

얕은뒤선과 앞선(Superficial Back and Front Lines) □

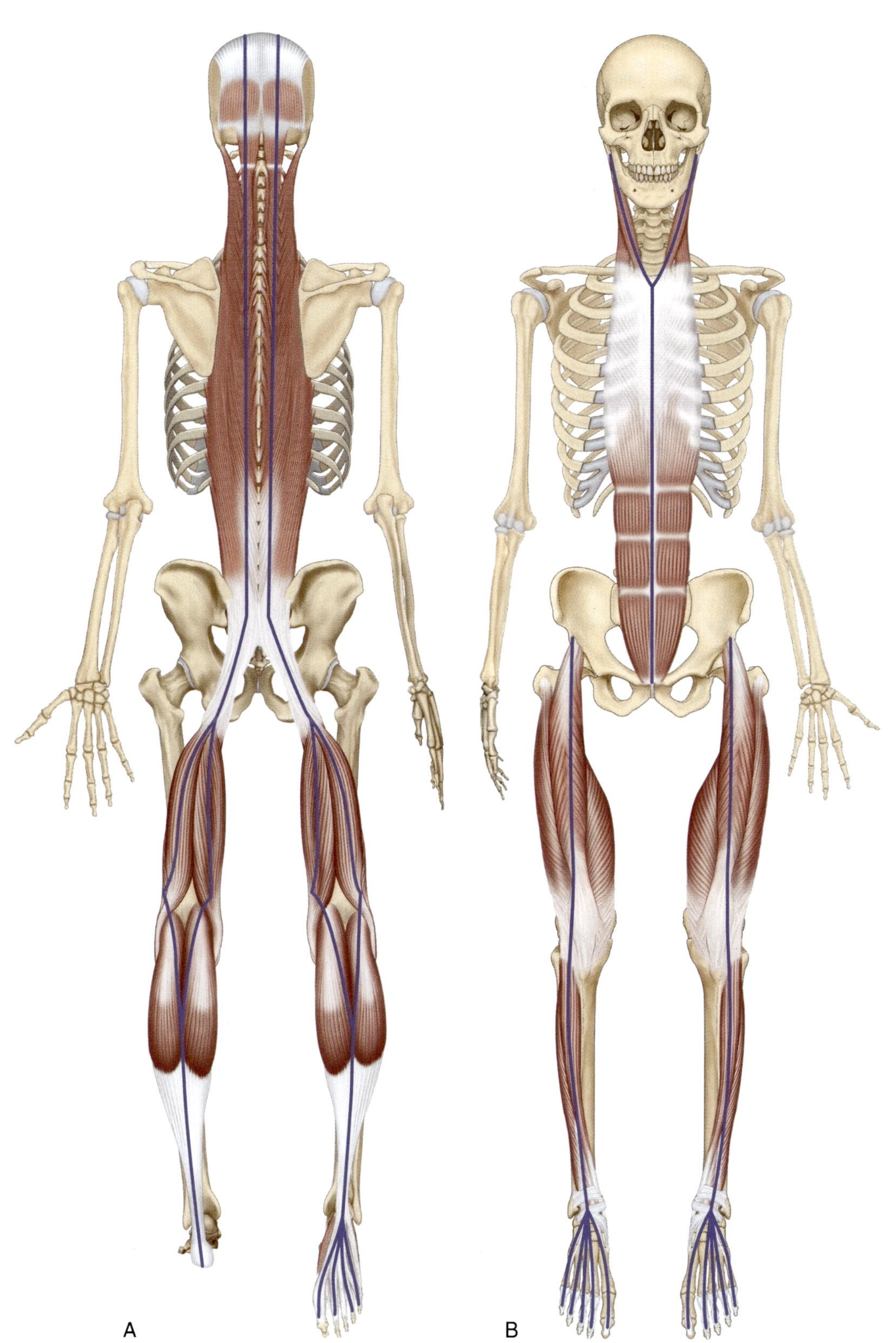

그림 19-39. 얕은뒤선과 얕은앞선 근막경선. A, 얕은뒤선의 뒤쪽면. B, 얕은앞선의 앞쪽면. (출처: Myers TW: Anatomy trains: myofascial meridians for manual & movement therapists, ed 3, Edinburgh, 2014, Churchill Livingstone, Elsevier)

□ 가쪽과 깊은앞선(Lateral and Deep Front Lines)

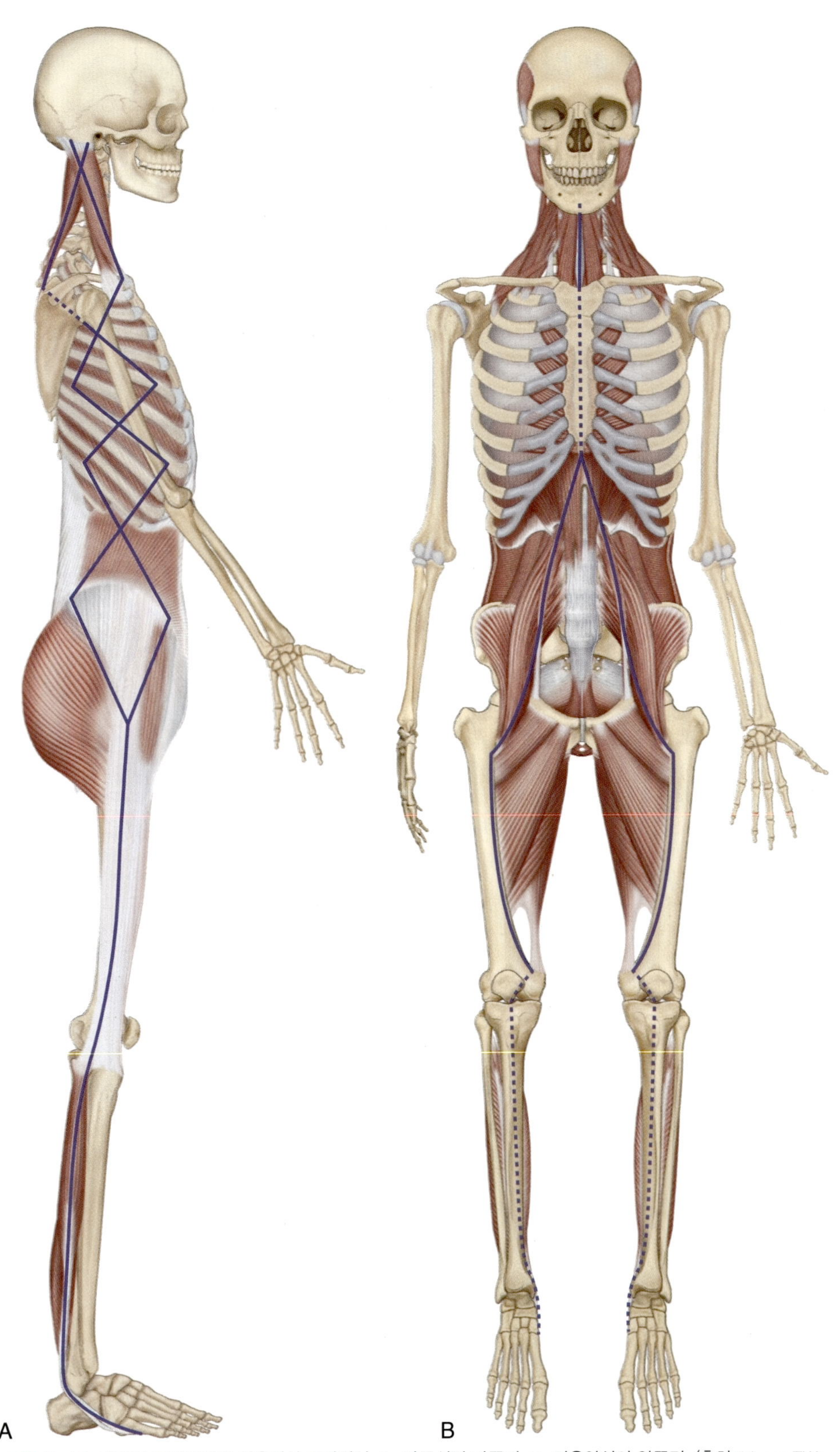

그림 19-40. 가쪽선 근막경선과 깊은앞선 근막경선. A, 가쪽선의 가쪽면. B, 깊은앞선의 앞쪽면. (출처: Myers TW: Anatomy trains: myofascial meridians for manual & movement therapists, ed 3, Edinburgh, 2014, Churchill Livingstone, Elsevier)

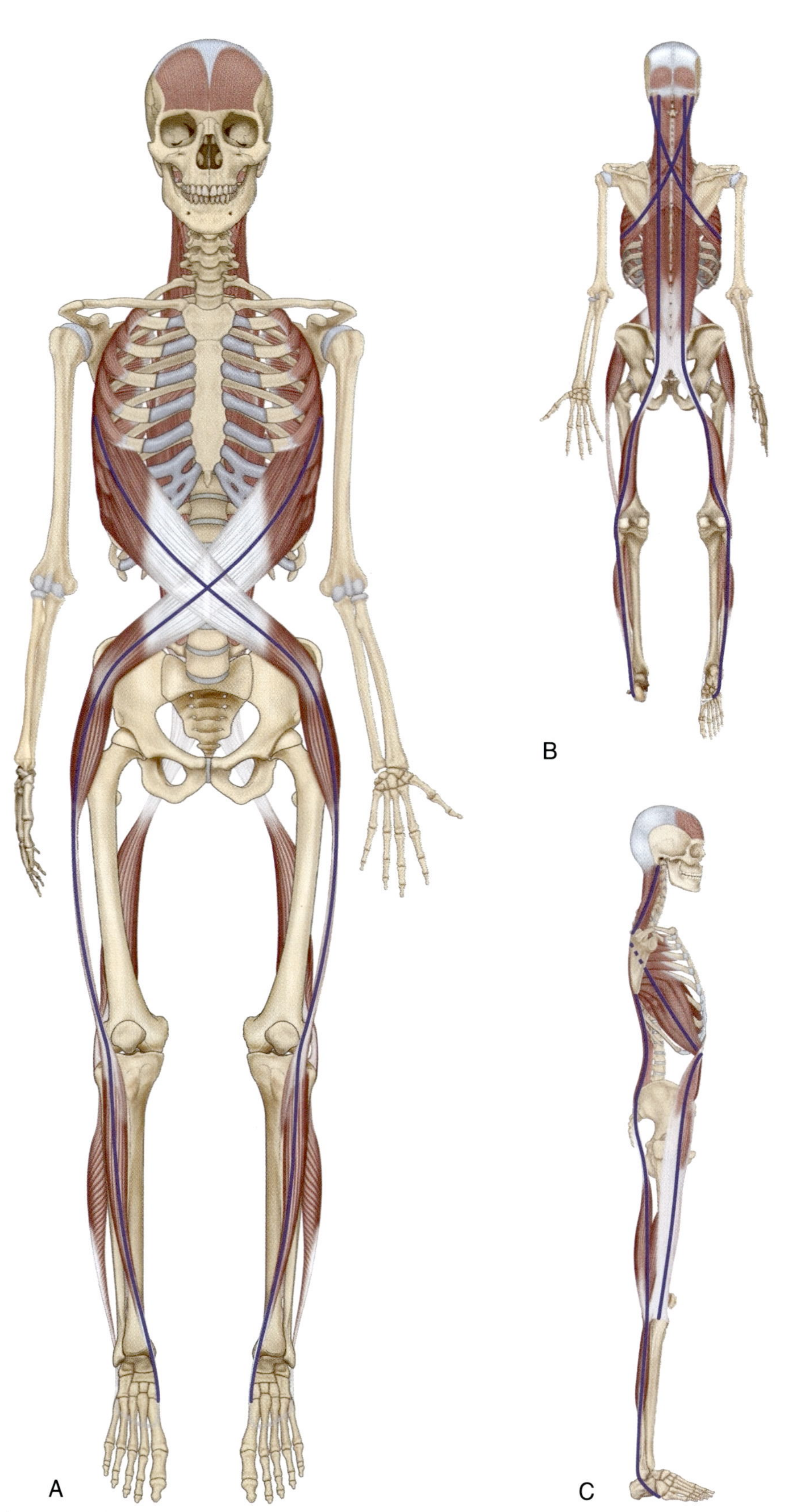

그림 19-41. 나선근막경선의 앞쪽, 뒤쪽, 가쪽면. (출처: Myers TW: Anatomy trains: myofascial meridians for manual & movement therapists, ed 3, Edinburgh, 2014, Churchill Livingstone, Elsevier)

□ 팔선(Arm Lines)

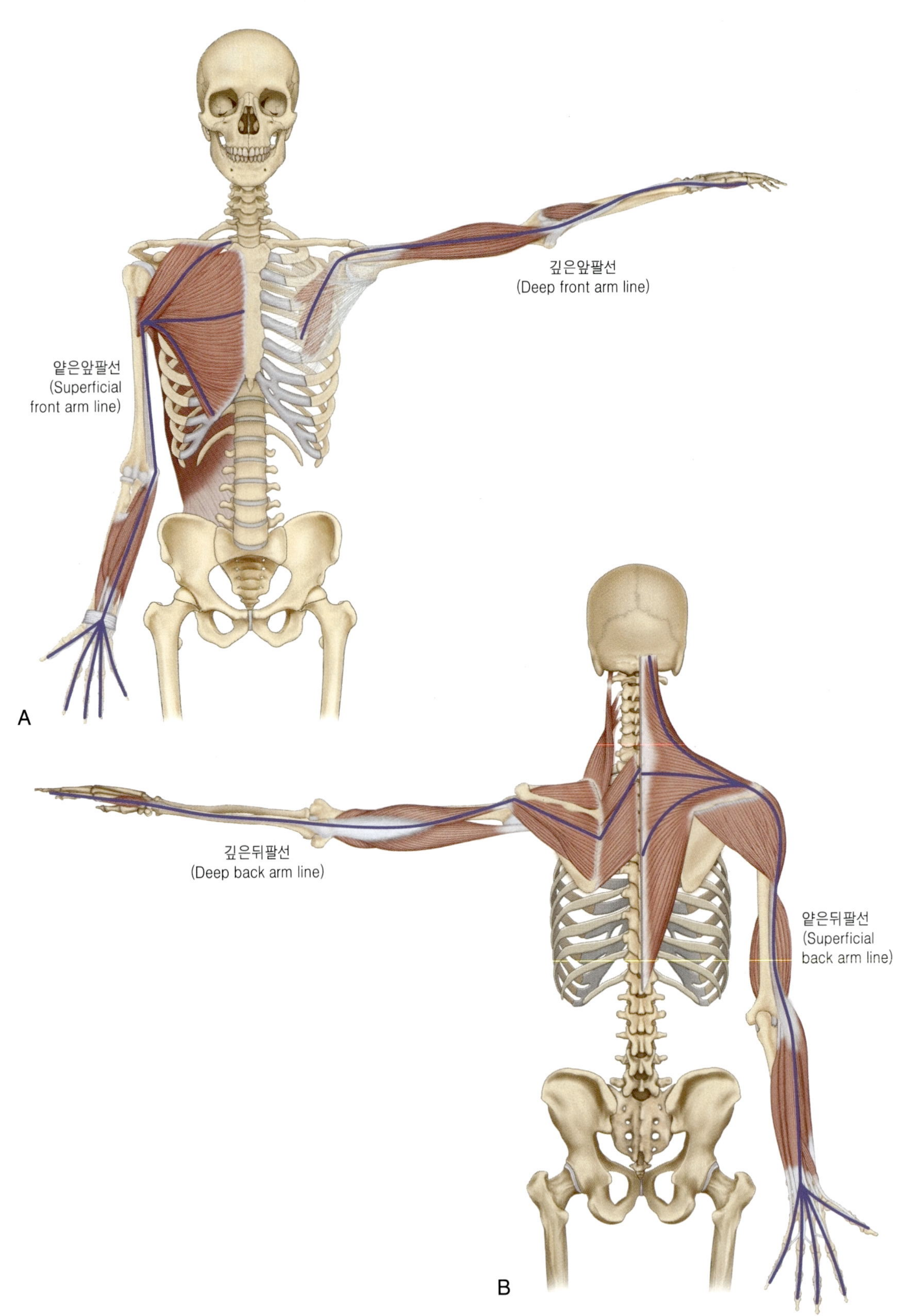

그림 19-42. 팔선 근막경선. **A,** 얕은앞팔선과 깊은앞팔선의 앞쪽면. **B,** 얕은뒤팔선과 깊은뒤팔선의 뒤쪽면. (출처: Myers TW: Anatomy trains: myofascial meridians for manual & movement therapists, ed 3, Edinburgh, 2014, Churchill Livingstone, Elsevier)

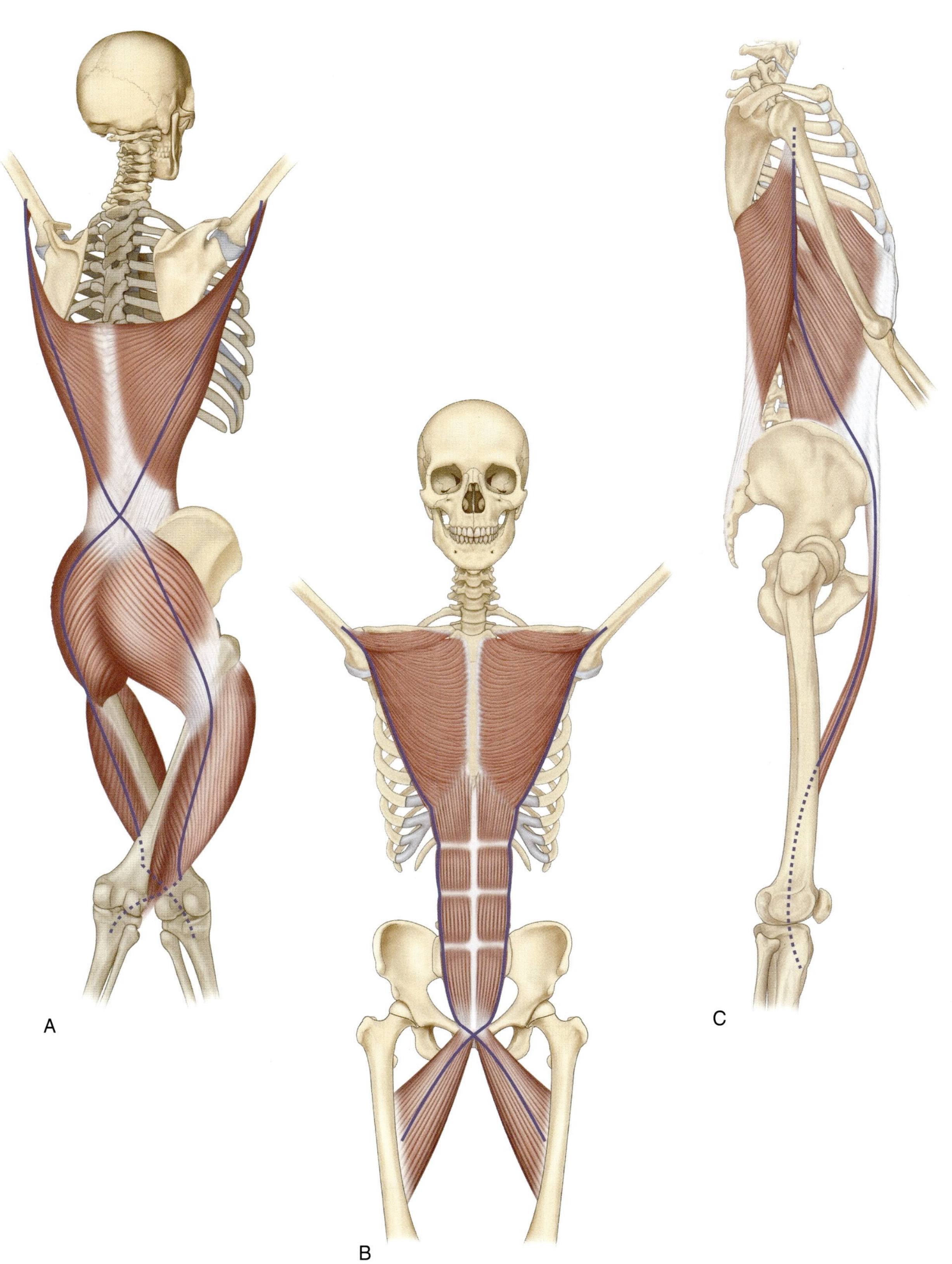

그림 19-43. 기능선 근막경선. A, 뒤기능선의 뒤가쪽면. B, 앞기능선의 앞쪽면. C, 같은쪽기능선의 가쪽면. (출처: Myers TW: Anatomy trains: myofascial meridians for manual & movement therapists, ed 3, Edinburgh, 2014, Churchill Livingstone, Elsevier)

복습 문제(Review questions)

1. 작용근군의 근육들이 공유하는 기능들은 무엇인가?

2. 신체에 장력(당기는 힘)을 가로질러 전달할 수 있는 여러 근육들과 근막의 부착점들로 구성된 조직의 선은 ________(이)라고 알려져 있다.

3. 어깨갈비관절에서 어깨뼈의 아래쪽돌림근의 기능적 군을 구성하는 근육들은 무엇인가?

4. 팔꿈치관절의 폄근의 기능적 군을 구성하는 근육들은 무엇인가?

5. 손목손허리관절에서 엄지의 가쪽돌림근의 기능적 군을 구성하는 근육들은 무엇인가?

6. 척추관절에서 목척추(머리와 목)의 굽힘근의 기능적 군을 구성하는 근육들은 무엇인가?

7. 척추관절에서 등허리관절(몸통)의 같은쪽돌림의 기능적 군을 구성하는 근육들은 무엇인가?

8. 엉덩관절에서 넙다리 모음근(같은쪽골반의 올림근)의 기능적 군을 구성하는 근육들은 무엇인가?

9. 무릎관절에서 다리의 안쪽돌림근의 기능적 군을 구성하는 근육들은 무엇인가?

10. 발목관절에서 발바닥굽힘근의 기능적 군을 구성하는 근육들은 무엇인가?

복습 문제의 정답은 책의 마지막 부분에서 확인할 수 있다.

생각해 보기(Think it through)

신체를 근막경선의 관점에서 생각할 때, 우리는 보다 포괄적인 관점에서 상황을 고려해야 한다. 국소적인 현상이 멀리 떨어져 있는 원인을 가질 수 있을까? 이것은 어떻게 작용할까? 근막경선 중 하나를 선택하고 그 조직의 띠의 당김선을 추적하라. 그 길을 따라 어떤 신체의 구조들이 영향을 받는가? 어떻게 영향을 받을까? 그 결과 어떠한 징후나 증상이 나타날 수 있을까?

참고문헌

1. Standring, S. (Ed.). (2008). *Gray's anatomy* (40th ed.). London: Churchill Livingstone, Elsevier.
2. Neumann, D. A. (2010). *Kinesiology of the musculoskeletal system: Foundations for rehabilitation* (2nd ed.). St. Louis, MO: Mosby Elsevier.
3. Hamilton, N., Weimar, W., & Luttgens, K. (2012). *Kinesiology: Scientific basis of human motion* (12th ed.). New York, NY: McGraw-Hill.
4. Oatis, C. A. (2004). *Kinesiology: The mechanics & pathomechanics of human movement.* Philadelphia, PA: Lippincott Williams & Wilkins.
5. Levangie, P. K., & Norton, C. C. (2011). *Joint structure and function: A comprehensive analysis* (5th ed.). Philadelphia, PA: F.A. Davis.
6. Simons, D. G., Travell, J. G., & Simons, L. S. (1999). *Travell & Simons' myofascial pain and dysfunction: The trigger point manual*; Volume 1: Upper half of body (2nd ed.). Baltimore, MD: Williams & Wilkins.
7. Travell, J. G., & Simons, D. G. (1992). *Myofascial pain and dysfunction: The trigger point manual*; Volume 2: The lower extremities. Baltimore, MD: Williams & Wilkins.
8. Kendall, F. P., McCreary, E. K., Provance, P. G., Rodgers, M. M., & Romani, W. A. (2005). *Muscles: Testing and function with posture and pain* (5th ed.). Baltimore, MD: Lippincott Williams & Wilkins.
9. Smith, L. K., Weiss, E. L., & Lehmkuhl, L. D. (1996). *Brunnstrom's clinical kinesiology* (5th ed.). Philadelphia, PA: F.A. Davis.
10. Hamill, J. & Knutzen, K. M. (2000). *Biomechanical basis of human movement* (2nd ed.). Baltimore, MD: Lippincott Williams & Wilkins.
11. Kapandji, I. A. (1983). *The physiology of the joints*; Volume 1: Upper limb (5th ed.). Edinburg: Churchill Livingstone.
12. Sahrmann, S. A. (2002). *Diagnosis and treatment of movement impairment syndromes*. St. Louis, MO: Mosby, Inc.
13. Chaitow, L. & Delany, J.W. (2000). *Clinical applications of neuromuscular techniques*; Volume 1: The upper body. Edinburg: Churchill Livingstone.
14. Chaitow, L. & Delany, J.W. (2000). *Clinical applications of neuromuscular techniques*; Volume 2: The lower body. Edinburg: Churchill Livingstone.
15. Adams, J. B. (2008). Kinesiology [PowerPoint slides]. Retrieved from http://www.kean.edu/~jeadams/docs/Kinesiology/Kines_Power_Points/
16. Feltner, M. & Gidley, L. (2012). Lecture notes [multiple formats]. Retrieved from http://faculty.pepperdine.edu/mfeltner/classes/spme330/
17. Fritz, S. (2013). *Mosby's essential sciences for therapeutic massage: Anatomy, physiology, biomechanics, and pathology* (4th ed.). St. Louis, MO: Elsevier.
18. Dauzvardis, M. F., McNulty, J. A., Espiritu, B., Lee, D., Sadowski, S., Klitz, G., & Yuan, M. (1998). Loyola university medical education network master muscle list. Retrieved from http://www.meddean.luc.edu/lumen/meded/grossanatomy/dissector/mml/
19. Son, E., Watts, T., Quinn Jr., F. B., & Quinn, M. S. (2012). Superficial facial musculature [PDF document]. Retrieved from http://www.utmb.edu/otoref/Grnds/facial-plastic-2012-03-29/facial-musc-2012-0329-B.pdf
20. Milner, C. (2008). *Functional anatomy for sport and exercise: Quick reference.* New York, NY: Routledge.
21. Brown, E. (2000). Principles of coaching 1 [HTML document]. Retrieved from Department of Kinesiology website https://www.msu.edu/course/kin/400/shoulder.htm
22. Comeford, M. & Mottram, S. (2012). *Kinetic control: The management of uncontrolled movement.* Australia: Churchill Livingstone.
23. Muscolino, J. (2012). Psoas major function: A biomechanical examination of the psoas major. *Massage Therapy Journal,* 52(1), 17–31.
24. Walsh, F. (2014). *The anatomy and function of the muscles of the hand and of the extensor tendons of the thumb*—Primary source edition. Charleston, SC: Nabu Press. (Original work published 1897).
25. Myers, T. W. (2009). *Anatomy trains: Myofascial meridians for manual and movement therapists* (2nd ed.). Oxford: Churchill Livingstone.
26. Anatomy Expert Online Database. www.anatomyexpert.com
27. Wilson, P. D. (2011). Functional anatomy laboratory review [HTML document]. Retrieved from http://www.vetmed.wsu.edu/van308/thoraxm.htm
28. Weinberg, D. A. (2013). Lower eyelid malposition: Evaluation and treatment. *Review of Ophthalmology,* 20(1), 46–50.
29. Arnold, A. S., Anderson, F. C., Pandy, M. G., & Delp, S. L. (2005). Muscular contributions to hip and knee extension during the single limb stance phase of normal gait: A framework for investigating the causes of crouch gait. *Journal of Biomechanics,* 38(11), 2181–2189.
30. Bid, B. (2012). Biomechanics of the knee complex: 7 [PowerPoint slides]. Retrieved from http://www.slideshare.net/dnbid71/biomechanics-of-knee-complex-7-muscles
31. Grunning, T. B. (2010). *Treatment of fracture of the jaw.* Charleston, SC: Nabu Press. (Original work published 1881).
32. Patel, K. (2014). *Corrective exercise: A practical approach.* New York, NY: Routledge.

근육	표준 작용근 작용	참고문헌	반대 작용근 작용	참고문헌
제 4 장				
등세모근	1	1, 2, 3, 4, 6, 8	1	1, 2, 3, 4, 5, 6, 8
제4장	2	1, 3, 4, 6, 8	2	3, 4, 5, 6, 8
	3	1, 2, 3, 4, 5, 6, 8	3	1, 2, 3, 4, 5, 6, 8
	4	1, 2, 3, 4, 6, 8	4	2, 3, 6, 8
	5	2, 3, 4, 6, 8	5	2, 3, 6, 8
	6	1, 2, 3, 4, 6, 8	6	2, 3, 6, 8
	7	1, 2, 3, 4, 5, 6, 8	7	2, 3, 6, 8
마름근	1	1, 2, 3, 4, 5, 6, 8	1	2, 3, 5, 6
제4장	2	1, 2, 3, 4, 5, 6, 8	2	2, 3, 6
	3	2, 3, 4, 5, 6, 8	3	5, 11
	4	5, 11		
어깨올림근	1	1, 2, 3, 4, 5, 6, 8	1	2, 3, 4, 5, 6, 8
제4장	2	1, 3, 4, 5, 6, 8	2	1, 3, 4, 5, 8
	3	1, 4	3	4, 5, 6, 8
앞톱니근	1	1, 2, 3, 4, 6, 8	1	2, 3, 6, 8
제4장	2	1, 2, 3, 4, 5, 6, 8	2	4, 6, 8
	3	1, 4, 6, 8	3	2, 6, 8
	4	2, 6, 8		
	5	2, 6, 8		
	6	12, 13		
작은가슴근	1	1, 3, 4, 5, 6, 8	1	1, 2, 3, 4, 5, 6, 8
제4장	2	1, 2, 3, 4, 5, 6, 8		
	3	1, 2, 3, 4, 5, 6, 8		
	4	3, 5, 6, 8		
	5	3, 5, 6		
빗장밑근	1	2, 4, 6, 8	1	2, 5, 6, 8
제4장	2	1, 6, 8		
	3	1, 8		
제 5 장				
어깨세모근	1	1, 2, 3, 4, 5, 6, 8	1	2, 3, 5, 6, 8
제5장	2	1, 2, 3, 4, 5, 6, 8	2	2, 3, 6
	3	1, 3, 4, 6, 8	3	2, 3, 6
	4	3, 4, 6		
	5	1, 3, 4, 5, 6, 8		
	6	1, 2, 3, 4, 6, 8		
	7	3, 4, 5, 6		
부리위팔근	1	1, 2, 3, 4, 6, 8	1	3, 8
제5장	2	1, 4, 6, 8	2	3, 8
	3	1, 3, 6	3	2, 3
큰가슴근	1	1, 2, 3, 4, 5, 6, 8	1	2, 6
제5장	2	1, 3, 4, 5, 6, 8	2	3, 4, 6, 8
	3	1, 3, 4, 6, 8	3	1, 2, 6
	4	2, 3, 4, 5, 6	4	2, 3, 32
	5	3, 15, 16	5	4, 6
	6	1, 4, 6, 8	6	1, 2, 5, 6, 8
	7	6, 13		
	8	2		
	9	4, 5, 6, 8		

근육	표준 작용근 작용	참고문헌	반대 작용근 작용	참고문헌
넓은등근	1	1, 3, 4, 5, 6, 8	1	2, 5, 6, 8
제5장	2	1, 2, 3, 4, 5, 6, 8	2	2, 5, 6, 8
	3	1, 2, 3, 4, 5, 6, 8	3	2, 5, 6, 8
	4	2, 4, 5, 6, 8	4	1, 2, 5, 6, 8
큰원근	1	1, 3, 4, 5, 6, 8	1	2, 3, 4, 5, 6, 8
제5장	2	2, 3, 4, 5, 6, 8	2	3, 4, 5, 6, 8
	3	1, 3, 4, 5, 6, 8		
가시위근(돌림근띠의)	1	1, 2, 3, 4, 5, 6, 8	1	2, 3, 4, 5, 6, 8
제5장	2	3, 6		
가시아래근(돌림근띠의)	1	1, 2, 3, 4, 5, 6	1	2, 3, 4, 5, 6
제5장	2	4, 10		
작은원근(돌림근띠의)	1	1, 2, 3, 4, 5, 6	1	2, 3, 4, 5, 6, 8
제5장	2	1, 2, 4, 5	2	2, 4, 5
	3	11, 21	3	2, 3, 4, 5, 6, 8
어깨밑근(돌림근띠의)	1	1, 3, 4, 5, 6, 8	1	2, 3, 6, 8
제5장				
제 6 장				
위팔두갈래근	1	1, 2, 3, 4, 6, 8	1	2, 3, 4, 6, 8
제6장	2	1, 2, 3, 4, 5, 6	2	1, 2, 3, 5, 6, 8
	3	1, 2, 3, 4, 5, 6, 8	3	2, 3, 6, 8
	4	3, 4, 5, 6, 8	4	3, 6, 8
	5	3, 6, 8	5	3, 6, 8
	6	3, 6	6	3, 6
위팔근	1	1, 2, 3, 4, 5, 6, 8	1	1, 2, 3, 4, 5, 6, 8
제6장				
위팔노근	1	1, 2, 3, 4, 5, 6, 8	1	1, 2, 3, 4, 5, 6, 8
제6장	2	2, 3, 4, 5, 6, 8	2	2, 3, 4, 5, 6, 8
	3	2, 3, 4, 5, 6, 8	3	2, 3, 4, 5, 6, 8
위팔세갈래근	1	1, 2, 3, 4, 5, 6, 8	1	2, 3, 4, 5, 6, 8
제6장	2	1, 2, 3, 4, 5, 6, 8	2	2, 3, 8
	3	1, 2, 3, 4, 6, 8	3	2
	4	2, 15		
팔꿈치근	1	1, 2, 3, 4, 5, 6, 8	1	1, 2, 3, 4, 5, 6, 8
제6장				
원엎침근	1	1, 2, 3, 4, 5, 6, 8	1	2, 3, 4, 5, 6, 8
제6장	2	1, 2, 3, 4, 5, 6, 8	2	2, 3, 4, 5, 6, 8
네모엎침근	1	1, 2, 3, 4, 5, 8	1	2, 3, 4, 5, 8
제6장				
뒤침근	1	1, 2, 3, 4, 5, 6, 8	1	2, 3, 4, 5, 6, 8
제6장	2	1, 6	2	6, 13
제 7 장				
노쪽손목굽힘근	1	1, 2, 3, 4, 5, 6, 8	1	2, 3, 4, 5, 6, 8
제7장	2	1, 2, 3, 4, 5, 6, 8	2	2, 3, 4, 5, 6, 8
	3	4, 5, 8	3	4, 5, 8
	4	2, 4, 8	4	2, 4, 8

(계속)

근육	표준 작용근 작용	참고문헌	반대 작용근 작용	참고문헌
긴손바닥근	1	1, 2, 3, 4, 5, 6, 8	1	2, 3, 4, 5, 6, 8
제7장	2	6, 8	2	5, 6, 8
	3	5, 6, 8	3	2, 6, 9
	4	2, 6, 9	4	2
	5	2	5	2
	6	2		
자쪽손목굽힘근	1	1, 2, 3, 4, 5, 6, 8	1	2, 3, 4, 5, 6, 8
제7장	2	1, 2, 3, 4, 5, 6, 8	2	2, 3, 4, 5, 6, 8
	3	4, 5, 8	3	4, 5, 8
긴노쪽손목폄근	1	1, 2, 3, 4, 5, 6, 8	1	2, 3, 4, 5, 6, 8
제7장	2	1, 2, 3, 4, 5, 6, 8	2	2, 3, 4, 5, 6, 8
	3	4, 6, 8	3	4, 6, 8
	4	4, 9, 13	4	4, 9, 13
	5	4, 13	5	4, 13
짧은노쪽손목폄근	1	1, 2, 3, 4, 5, 6, 8	1	2, 3, 4, 5, 6, 8
제7장	2	1, 2, 3, 4, 6, 8	2	2, 3, 4, 6, 8
	3	4, 10	3	4, 10
	4	4, 5	4	4, 5
	5	4, 5	5	4, 5
자쪽손목폄근	1	1, 2, 3, 4, 5, 6, 8	1	2, 3, 4, 5, 6, 8
제7장	2	1, 2, 3, 4, 5, 6, 8	2	2, 3, 4, 5, 6, 8
	3	4, 10	3	4, 10
	4	4, 9	4	4, 9
제 8 장				
얕은손가락굽힘근	1	1, 2, 3, 4, 5, 6, 8	1	2, 3, 4, 5, 6, 8
제8장	2	1, 2, 3, 4, 5, 6, 8	2	2, 3, 4, 5, 6, 8
	3	2, 5	3	2, 5
깊은손가락굽힘근	1	1, 2, 3, 4, 5, 6, 8	1	1, 2, 3, 4, 5, 6, 8
제8장	2	1, 2, 4, 5, 6, 8	2	1, 2, 4, 5, 6, 8
긴엄지굽힘근	1	1, 2, 3, 4, 5, 6, 8	1	2, 3, 4, 5, 6, 8
제8장	2	2, 4, 5, 6, 8	2	2, 4, 5, 6, 8
	3	2, 4, 6	3	2, 4, 6
	4	2	4	2
	5	2	5	2
손가락폄근	1	1, 2, 3, 4, 5, 6, 8	1	1, 2, 3, 4, 5, 6, 8
제8장	2	1, 2, 3, 4, 5, 6, 8	2	1, 2, 3, 4, 5, 6, 8
	3	2, 9, 24	3	2, 9, 24
	4	2, 15	4	2, 15
새끼폄근	1	1, 2, 4, 5, 8	1	2, 4, 5, 8
제8장	2	1, 2, 4, 5	2	2, 4, 5
	3	2, 9, 24	3	2, 9, 24
	4	2, 15	4	2, 15
긴엄지벌림근	1	1, 2, 3, 4, 5, 8	1	2, 3, 4, 5, 8
제8장	2	1, 2, 3, 4, 8	2	2, 3, 4, 8
	3	2, 11	3	2, 11
	4	1, 2, 4, 5, 8	4	2, 4, 5, 8
	5	2, 4, 8	5	2, 4, 8
	6	9, 15, 17	6	9, 15, 17
짧은엄지폄근	1	1, 2, 3, 4, 5, 8	1	2, 3, 4, 5
제8장	2	3, 4, 5, 8	2	3, 4, 5
	3	2, 13	3	2, 13
	4	2, 4, 5, 8	4	2, 4, 5

근육	표준 작용근 작용	참고문헌	반대 작용근 작용	참고문헌
긴엄지펌근 제8장	1	1, 2, 3, 4, 5, 8	1	2, 3, 4, 5, 8
	2	1, 2	2	2
	3	2, 4, 5, 8	3	2, 4, 5, 8
	4	2, 4, 8	4	2, 4, 8
	5	2, 15, 17	5	2, 15, 17
	6	1, 2, 3, 4, 5	6	2, 3, 4, 5
집게폄근 제8장	1	1, 2, 4, 5, 6, 8	1	2, 4, 5, 6, 8
	2	1, 2, 4, 5	2	2, 4, 5
	3	4, 6, 8	3	4, 6, 8
	4	2, 9	4	2, 9
제 9 장				
짧은엄지벌림근 제9장	1	1, 2, 3, 4, 8	1	2, 3, 4, 8
	2	2, 3, 4, 8	2	2, 3, 4, 8
	3	3, 4, 8	3	3, 8
짧은엄지굽힘근 제9장	1	1, 2, 3, 4, 8	1	2, 3, 4
	2	2, 3, 4	2	2, 3, 4
엄지맞섬근 제9장	1	2, 3, 4, 6, 8	1	2, 3, 4, 6, 8
	2	1, 2, 4, 5, 6, 8	2	2, 4, 5, 6, 8
	3	2, 4, 5, 6, 8	3	2, 4, 5, 6, 8
	4	2, 3, 4, 5, 6, 8	4	2, 3, 4, 5, 6, 8
새끼손가락벌림근 제9장	1	1, 2, 3, 4, 5, 8	1	2, 3, 4, 5, 8
	2	2, 3, 8, 11	2	2, 3, 8
	3	3, 4, 5, 8	3	3, 4, 5, 8
새끼손가락굽힘근 제9장	1	1, 2, 3, 4, 8	1	2, 3, 4, 8
	2	2, 3, 4, 8	2	2, 3, 4, 8
새끼맞섬근 제9장	1	1, 2, 3, 4, 8	1	2, 3, 4, 8
	2	1, 2, 3, 4, 5, 8	2	1, 3, 4, 5, 8
	3	1, 4, 5, 8	3	4, 5, 8
	4	11, 17	4	11, 17
엄지모음근 제9장	1	1, 2, 3, 4, 6, 8	1	2, 3, 4, 6, 8
	2	1, 2, 3, 4, 6, 8	2	2, 3, 4, 6, 8
	3	4, 8	3	4, 8
손벌레모양근 제9장	1	1, 2, 3, 4, 5, 6, 8	1	1, 2, 3, 5, 6, 8
	2	1, 2, 3, 4, 5, 6, 8	2	2, 3, 5, 6, 8
	3	4, 6	3	4, 6
손바닥쪽뼈사이근 제9장	1	1, 2, 3, 4, 5, 6, 8	1	2, 3, 4, 5, 6, 8
	2	1, 2, 3, 4, 5, 6, 8	2	2, 3, 4, 5, 6, 8
	3	1, 2, 4, 5, 6, 8	3	2, 4, 5, 6, 8
손등쪽뼈사이근 제9장	1	1, 2, 3, 4, 5, 6, 8	1	2, 4, 5, 6, 8
	2	1, 2, 3, 4, 5, 6, 8	2	2, 3, 4, 5, 6
	3	1, 2, 3, 4, 5, 6, 8	3	2, 3, 4, 5, 6
짧은손바닥근 제9장	1	1, 2, 8	1	2, 8
제 10 장				
척주세움근군 제10장	1	1, 2, 3, 4, 5, 6	1	2, 3, 4, 5, 6
	2	1, 2, 3, 4, 5, 6	2	2, 3, 4, 5, 6
	3	1, 2, 3, 4, 6	3	2, 3, 6
엉덩갈비근 제10장	1	2, 3, 4, 6, 8	1	2, 3, 4, 6, 8
	2	2, 3, 4, 6, 8	2	2, 3, 4, 6, 8
	3	2, 3, 4, 6	3	2, 3, 4, 6

(계속)

근육	표준 작용근 작용	참고문헌	반대 작용근 작용	참고문헌
가장긴근 제10장	1	2, 3, 4, 6, 8	1	2, 3, 4, 6, 8
	2	2, 3, 4, 5, 6, 8	2	2, 3, 4, 5, 6, 8
	3	2, 3, 4, 6, 8	3	4, 6, 8
가시근 제10장	1	2, 3, 4, 6, 8	1	2, 3, 6, 8
	2	2, 3, 4, 6	2	2, 3, 6
가로돌기가시근 제10장	1	1, 2, 3, 4, 5	1	2, 3, 4
	2	2, 3, 4	2	2, 3, 4
	3	2, 3, 4	3	2, 3, 4
반가시근 제10장	1	1, 2, 3, 4, 5, 6, 8	1	2, 3, 4, 5, 6, 8
	2	2, 3, 4	2	2, 3, 4
	3	2, 3, 4, 6, 8	3	2, 3, 4, 6, 8
뭇갈래근 제10장	1	1, 2, 3, 4, 5, 6, 8	1	2, 3, 4, 5, 6, 8
	2	2, 3, 4, 6	2	2, 3, 4, 6
	3	2, 3, 4, 6, 8	3	2, 3, 4, 6, 8
돌림근 제10장	1	2, 3, 4, 6, 8	1	2, 3, 6, 8
	2	1, 2, 3, 4, 6, 8	2	2, 3, 4, 6, 8
	3	2, 3, 4	3	2, 5
가시사이근 제10장	1	2, 3, 8	1	2, 3, 8
가로돌기사이근 제10장	1	2, 3, 4, 5, 8	1	2, 3, 4, 5, 8
목빗근 제10장	1	1, 2, 3, 4, 5, 6, 8	1	1, 2, 3, 4, 5, 6, 8
	2	1, 2, 4, 5, 6, 8	2	2, 3, 4, 5, 6, 8
	3	1, 2, 3, 4, 5, 6, 8		
	4	1, 2, 3, 4, 5, 6, 8		
앞목갈비근 제10장	1	1, 2, 3, 4, 5, 6, 8	1	1, 2, 3, 4, 5, 6, 8
	2	1, 2, 3, 4, 5, 6, 8		
	3	1, 4, 5, 8		
중간목갈비근 제10장	1	2, 3, 4, 6	1	1, 2, 3, 4, 5, 6, 8
	2	1, 2, 4, 6, 8		
뒤목갈비근 제10장	1	1, 2, 3, 4, 5, 6, 8	1	1, 2, 3, 4, 5, 6, 8
긴목근 제10장	1	1, 2, 3, 4, 5, 6, 8	1	2, 3, 4, 5, 6, 8
	2	1, 2, 3, 4, 6, 8	2	2, 3, 4, 6, 8
	3	1, 13	3	2, 4
긴머리근 제10장	1	1, 2, 3, 4, 5, 6, 8	1	2, 3, 4, 5, 6, 8
	2	2, 3	2	2, 3
앞머리곧은근 제10장	1	1, 2, 3, 4, 5, 6, 8	1	2, 3, 4, 5, 6, 8
가쪽머리곧은근 제10장	1	1, 2, 3, 4, 5, 6, 8	1	2, 3, 4, 5, 6, 8
머리널판근 제10장	1	1, 2, 3, 4, 5, 6, 8	1	2, 3, 5, 6, 8
	2	2, 3, 4, 8	2	2, 3, 8
	3	1, 2, 3, 4, 5, 6, 8	3	2, 3, 5, 6, 8
목널판근 제10장	1	1, 2, 3, 4, 5, 6, 8	1	2, 3, 5, 6, 8
	2	2, 3, 4, 6, 8	2	2, 3, 6, 8
	3	1, 2, 3, 4, 5, 6, 8	3	2, 3, 5, 6, 8
큰뒤머리곧은근 제10장	1	1, 2, 3, 4, 5, 6, 8	1	2, 3, 4, 5, 6, 8
	2	2, 3, 4, 5	2	2, 3, 4, 5
	3	1, 3, 4, 5, 6, 8	3	3, 4, 5, 6, 8

근육	표준 작용근 작용	참고문헌	반대 작용근 작용	참고문헌
작은뒤머리곧은근	1	2, 13	1	2, 13
제10장	2	1, 2, 3, 4, 5, 6, 8	2	2, 3, 4, 5, 6, 8
	3	2, 3, 4, 5	3	2, 3, 4, 5
아래머리빗근	1	1, 2, 3, 4, 5, 6, 8	1	2, 3, 4, 5, 6, 8
제10장				
위머리빗근	1	2, 25	1	2, 25
제10장	2	1, 2, 3, 4, 5, 6, 8	2	2, 3, 4, 5, 6, 8
	3	1, 2, 3, 4, 5, 6, 8	3	2, 3, 4, 5, 6, 8
	4	5, 11	4	4, 5
허리네모근	1	2, 3, 5, 7, 8	1	1, 2, 3, 5, 7, 8
제10장	2	2, 8	2	1, 2, 5, 7, 8
			3	1, 2, 7, 8
배곧은근	1	1, 2, 3, 4, 5, 6, 8	1	2, 3, 4, 5, 6, 8
제10장	2	2, 3	2	2, 3
	3	1, 2, 4, 5, 6	3	1, 2, 4, 5, 6
	4	2, 5	4	2, 5
배바깥빗근	1	2, 3, 4, 6, 8	1	2, 3, 4, 6, 8
제10장	2	1, 2, 3, 4, 6, 8	2	2, 3, 4, 6, 8
	3	2, 3, 4, 6, 8	3	2, 3, 4, 6, 8
	4	1, 2, 3, 5, 6, 8	4	1, 2, 3, 5, 6, 8
	5	2, 5, 8	5	2, 5
배속빗근	1	2, 3, 4, 6, 8	1	2, 3, 4, 6, 8
제10장	2	1, 2, 3, 4, 6, 8	2	2, 3, 4, 6, 8
	3	2, 3, 4, 6, 8	3	2, 3, 4, 6, 8
	4	1, 2, 3, 6, 8	4	1, 2, 5, 8
	5	2, 5, 8	5	2, 5, 8
배가로근	1	1, 2, 3, 5, 6	1	1, 2, 3, 5, 6
제10장				
작은허리근	1	1, 2, 4, 8	1	2, 4, 7, 8
제10장	2	4, 20	2	4, 20
제 11 장				
바깥갈비사이근	1	2, 4, 8	1	2, 4
제11장	2	2, 4, 5, 6	2	2, 4, 5, 6
	3	26, 27	3	26, 27
	4	26, 27	4	26, 27
	5	6, 26, 27	5	6, 26, 27
속갈비사이근	1	2, 4, 5, 8	1	2, 4, 5, 8
제11장	2	2, 4, 5, 6	2	2, 4, 5, 6
	3	26, 27	3	26, 27
	4	26, 27	4	26, 27
	5	6, 26, 27	5	6, 26, 27
가슴가로근	1	1, 2, 3, 4, 5, 8	1	2, 4, 5, 8
제11장				
가로막	1	1, 2, 3, 4, 5, 6, 8	1	2, 3, 4, 6, 8
제11장				
위뒤톱니근	1	1, 2, 3, 4, 6, 8	1	2, 3, 4, 6
제11장				
아래뒤톱니근	1	1, 2, 3, 4, 6, 8	1	2, 3, 4, 6, 8
제11장				

(계속)

근육	표준 작용근 작용	참고문헌	반대 작용근 작용	참고문헌
갈비올림근 제11장	1	1, 2, 4, 5, 6, 8	1	1, 2, 4
갈비밑근 제11장	1	1, 4	1	4, 13
제 12 장				
관자근 제12장	1 2	1, 2, 4, 5, 6, 8 1, 2, 4, 5, 6	1 2	2, 6 2, 4, 5, 6
깨물근 제12장	1 2 3	1, 2, 4, 5, 6, 8 2, 4, 5 1, 6, 31	1 2 3	2, 4, 5, 6 2, 4, 5, 6 6, 31
가쪽날개근 제12장	1 2	1, 2, 4, 5, 6, 8 1, 2, 4, 5, 6, 8	1 2	2, 4, 5, 6 2, 4, 5, 6
안쪽날개근 제12장	1 2 3	1, 2, 4, 5, 6, 8 1, 2, 4, 5, 6 1, 2, 4, 5, 6	1 2 3	2, 4, 5, 6 2, 4, 5, 6 2, 4, 5, 6
두힘살근 제12장	1 2 3 4	1, 2, 4, 5, 6 2, 5, 6 3, 11, 13 2, 31	1	1, 2, 4, 5, 6
턱목뿔근 제12장	1 2	1, 2, 4, 5 3, 11, 13	1	1, 2, 4, 5, 6
턱끝목뿔근 제12장	1 2	1, 2, 4, 5, 6 3, 13	1	1, 2, 4, 5, 6
붓목뿔근 제12장	1	1, 4, 5, 6	1	4, 5, 6
복장목뿔근 제12장	1 2	1, 4, 5, 6 3, 4	1	4, 5, 6
복장방패근 제12장	1 2	4, 5, 6 3, 4	1	4, 5, 6
방패목뿔근 제12장	1 2	1, 4, 5, 6 3, 4	1	4, 5, 6
어깨목뿔근 제12장	1 2	1, 4, 5, 6 3, 4	1	3, 4, 5, 6
제 13 장				
뒤통수이마근 제13장	1	1, 4, 6, 8		
관자마루근 제13장	1	13, 14		
귓바퀴근군 제13장	1 2 3 4	13, 17, 19 13, 17, 19 13, 17, 19 13, 17, 19		
눈둘레근 제13장	1 2 3 4 5	1, 4, 6, 8 1, 6, 8 1, 13 1, 28 1, 4		
눈꺼풀올림근 제13장	1	1, 4, 6, 8		

근육	표준 작용근 작용	참고문헌	반대 작용근 작용	참고문헌
눈썹주름근 제13장	1	1, 4, 8		
눈살근 제13장	1	1, 4, 8		
	2	1, 4, 8		
코근 제13장	1	1, 4, 8		
	2	1, 4, 8		
코중격내림근 제13장	1	8, 19		
위입술콧방울올림근 제13장	1	1, 4, 8		
	2	1, 4		
	3	1, 4, 8		
위입술올림근 제13장	1	1, 4, 8		
	2	1, 4, 8		
작은광대근 제13장	1	1, 4, 6, 8		
	2	4, 6, 8		
큰광대근 제13장	1	1, 4, 6, 8		
	2	1, 4, 6, 8		
입꼬리올림근 제13장	1	1, 4, 8		
입꼬리당김근 제13장	1	1, 4, 8		
입꼬리내림근 제13장	1	1, 4, 8		
	2	1, 4		
아래입술내림근 제13장	1	1, 4, 8		
	2	1, 8		
	3	1, 4		
턱끝근 제13장	1	1, 4, 8		
	2	1, 4, 8		
	3	1, 4, 8		
볼근 제13장	1	1, 4, 6, 8		
입둘레근 제13장	1	4, 8		
	2	8, 17, 18, 19		
넓은목근 제13장	1	1, 6		
	2	1, 4, 6, 8		
	3	1, 6		
제 14 장				
큰허리근 제14장	1	1, 2, 3, 4, 5, 7, 8	1	1, 2, 3, 4, 5, 7, 8
	2	2, 22, 23	2	1, 2, 3, 5, 7, 8
	3	1, 2, 4, 7, 8	3	2, 4, 7, 8, 11
	4	2, 3, 4, 8, 12	4	2, 3, 4, 8, 12
엉덩근 제14장	1	1, 2, 3, 4, 5, 7, 8	1	1, 2, 3, 4, 5, 8
	2	1, 2, 4, 7, 8	2	2, 4, 8
넙다리근막긴장근 제14장	1	2, 3, 4, 5, 7, 8	1	2, 3, 4, 5, 7, 8
	2	1, 2, 3, 4, 5, 7, 8	2	2, 3, 4, 5, 7, 8
	3	1, 2, 4, 5, 7, 8	3	2, 4, 5, 7, 8
	4	1, 4, 8	4	1, 4, 8

(계속)

근육	표준 작용근 작용	참고문헌	반대 작용근 작용	참고문헌
넙다리빗근 제14장	1	1, 2, 3, 4, 5, 7, 8	1	2, 3, 4, 5, 7, 8
	2	1, 2, 3, 4, 5, 7	2	2, 3, 4, 5, 7, 8
	3	1, 2, 3, 4, 5, 8	3	2, 3, 4, 5, 7, 8
	4	1, 2, 3, 4, 5, 7, 8	4	2, 3, 4, 5, 7, 8
	5	2, 3, 4, 5, 8	5	2, 3, 4, 5, 8
두덩근 제14장	1	1, 2, 3, 4, 5, 7, 8	1	2, 3, 4, 5, 7, 8
	2	1, 2, 3, 4, 5, 7, 8	2	2, 3, 4, 5, 7, 8
	3	2, 4, 5	3	2, 4, 5
긴모음근 제14장	1	1, 2, 3, 4, 5, 7, 8	1	2, 3, 4, 5, 7, 8
	2	2, 3, 4, 5, 7, 8	2	2, 3, 4, 5, 7, 8
	3	1, 2, 3, 4, 5, 7	3	2, 3, 4, 5, 7
두덩정강근 제14장	1	1, 2, 3, 4, 5, 7, 8	1	2, 3, 4, 5, 7, 8
	2	2, 3, 5, 7	2	2, 3, 5, 7
	3	1, 2, 3, 4, 5, 7, 8	3	2, 3, 4, 5, 7, 8
	4	1, 2, 3, 4, 5, 7, 8	4	1, 2, 3, 4, 5, 7, 8
	5	3, 9, 10	5	3, 9, 10
짧은모음근 제14장	1	1, 2, 3, 4, 5, 7, 8	1	2, 3, 4, 5, 7, 8
	2	2, 3, 4, 7, 8	2	2, 3, 4, 7, 8
	3	2, 3, 4, 5, 7	3	2, 3, 4, 5, 7
큰모음근 제14장	1	1, 2, 3, 4, 5, 7, 8	1	2, 3, 4, 5, 7, 8
	2	1, 2, 3, 4, 5, 7, 8	2	2, 3, 4, 5, 7, 8
	3	5, 7, 8	3	5, 7, 8
	4	1, 3, 4, 5, 7	4	3, 4, 7
큰볼기근 제14장	1	1, 2, 3, 4, 5, 7, 8	1	1, 2, 3, 4, 5, 7, 8
	2	1, 2, 3, 4, 5, 7, 8	2	2, 3, 4, 5, 7, 8
	3	1, 3, 4, 5, 7, 8	3	3, 4, 6, 7, 8
	4	2, 3, 4, 7, 8	4	2, 3, 4, 7, 8
	5	5, 29, 30	5	5, 29, 30
중간볼기근 제14장	1	1, 2, 3, 4, 5, 7, 8	1	1, 2, 3, 4, 5, 7, 8
	2	2, 5, 8	2	2, 5, 8
	3	5, 7, 8	3	5, 7, 8
	4	2, 4, 5, 7, 8	4	2, 4, 5, 7, 8
	5	1, 2, 3, 4, 5, 7, 8	5	2, 3, 4, 5, 7, 8
작은볼기근 제14장	1	1, 2, 3, 4, 5, 7, 8	1	2, 3, 4, 5, 7, 8
	2	2, 5, 8, 9	2	2, 5, 8, 9
	3	14, 15, 17	3	14, 15, 17
	4	1, 2, 3, 4, 5, 7, 8	4	2, 3, 4, 5, 7, 8
	5	2, 4, 5, 7	5	2, 4, 5, 7
궁둥구멍근 제14장	1	1, 2, 3, 4, 5, 7, 8	1	2, 3, 4, 5
	2	1, 7	2	2, 4, 5
	3	2, 4, 5, 7		
위쌍둥이근 제14장	1	1, 2, 3, 4, 5, 7, 8	1	2, 3, 4, 5, 7
	2	1, 14		
속폐쇄근 제14장	1	1, 2, 3, 4, 5, 7	1	2, 3, 4, 5, 7
	2	1, 14		
아래쌍둥이근 제14장	1	1, 2, 3, 4, 5, 7, 8	1	2, 3, 4, 5, 7
	2	1, 14		
바깥폐쇄근 제14장	1	1, 2, 3, 4, 5, 7, 8	1	2, 3, 4, 5, 7, 8
	2	4, 8	2	4, 8
넙다리네모근 제14장	1	1, 2, 3, 4, 5, 7, 8	1	2, 3, 4, 5, 7
	2	2, 4	2	2, 4

근육	표준 작용근 작용	참고문헌	반대 작용근 작용	참고문헌
제 15 장				
넙다리곧은근 제15장	1 2	1, 2, 3, 4, 5, 7, 8 1, 2, 3, 4, 5, 7	1 2	1, 2, 3, 4, 5, 8 1, 2, 3, 4, 5, 7, 8
가쪽넓은근 제15장	1	1, 2, 3, 4, 5, 7, 8	1	1, 2, 3, 4, 5, 7, 8
안쪽넓은근 제15장	1	1, 2, 3, 4, 5, 7, 8	1	1, 2, 3, 4, 5, 7, 8
중간넓은근 제15장	1	1, 2, 3, 4, 5, 7, 8	1	1, 2, 3, 4, 5, 7, 8
무릎관절근 제15장	1	1, 2, 4, 8	1	
넙다리두갈래근 제15장	1 2 3 4 5	1, 2, 3, 4, 5, 7, 8 1, 2, 3, 4, 5, 7, 8 1, 2, 3, 4, 5, 7, 8 1, 2, 3, 4, 5, 7, 8 2, 3, 4	1 2 3 4 5	1, 2, 3, 4, 5, 7, 8 1, 2, 3, 4, 5, 7, 8 2, 3, 4, 5, 7, 8 2, 3, 4, 5, 7, 8 2, 3, 4
반힘줄근 제15장	1 2 3 4 5	1, 2, 3, 4, 5, 7, 8 1, 2, 3, 4, 5, 7, 8 1, 2, 3, 4, 5, 7, 8 1, 3, 4, 5, 7, 8 3, 4	1 2 3 4 5	1, 2, 3, 4, 5, 7, 8 1, 2, 3, 4, 5, 7, 8 2, 3, 4, 5, 7, 8 3, 4, 5, 7, 8 3, 4
반막모양근 제15장	1 2 3 4 5	1, 2, 3, 4, 5, 7, 8 1, 2, 3, 4, 5, 7, 8 1, 2, 3, 4, 5, 7, 8 1, 3, 4, 5, 7, 8 3, 4	1 2 3 4 5	1, 2, 3, 4, 5, 7, 8 1, 2, 3, 4, 5, 7, 8 2, 3, 4, 5, 7, 8 3, 4, 5, 7, 8 3, 4
오금근 제15장	1 2	1, 2, 3, 4, 5, 7, 8 2, 3, 4, 5, 7, 8	1 2	1, 2, 3, 4, 5, 7, 8 2, 3, 4, 5, 7, 8
제 16 장				
앞정강근 제16장	1 2	1, 2, 3, 4, 5, 7, 8 1, 2, 3, 4, 5, 7, 8	1 2	1, 2, 3, 4, 5, 7, 8 2, 3, 4, 5, 7, 8
셋째종아리근 제16장	1 2	1, 2, 3, 4, 5, 7, 8 1, 2, 3, 4, 5, 7, 8	1 2	2, 3, 4, 5, 7, 8 2, 3, 4, 5, 7, 8
긴종아리근 제16장	1 2	1, 2, 3, 4, 5, 7, 8 1, 2, 3, 4, 5, 7, 8	1 2	2, 3, 4, 5, 7 1, 2, 3, 4, 5, 7
짧은종아리근 제16장	1 2	1, 2, 3, 4, 5, 7, 8 1, 2, 3, 4, 5, 7, 8	1 2	2, 3, 4, 5, 7, 8 1, 2, 3, 4, 5, 7, 8
장딴지근 제16장	1 2 3	1, 2, 3, 4, 5, 7, 8 1, 2, 3, 4, 5, 7, 8 2, 4, 5, 7	1 2 3	2, 3, 4, 5, 7 2, 3, 4, 5, 7, 8 2, 4, 5, 7
가자미근 제16장	1 2	1, 2, 3, 4, 5, 7, 8 2, 4, 5, 7	1 2	2, 3, 4, 5, 7, 8 2, 4, 5, 7
장딴지빗근 제16장	1 2 3	1, 2, 4, 5, 7, 8 1, 2, 4, 5, 7, 8 2, 4, 7	1 2 3	2, 4, 5, 7 2, 4, 5, 7, 8 2, 4, 7
뒤정강근 제16장	1 2	1, 2, 3, 4, 5, 7, 8 1, 2, 3, 4, 5, 7, 8	1 2	2, 3, 4, 5, 7, 8 2, 3, 4, 5, 7, 8

(계속)

근육	표준 작용근 작용	참고문헌	반대 작용근 작용	참고문헌
제 17 장				
긴발가락폄근 제17장	1	1, 2, 3, 4, 5, 7, 8	1	2, 3, 4, 5, 7, 8
	2	1, 2, 3, 4, 5, 7, 8	2	2, 3, 4, 5, 7, 8
	3	2, 3, 4, 5, 7, 8	3	2, 3, 4, 5, 7, 8
긴엄지발가락폄근 제17장	1	1, 2, 3, 4, 5, 7, 8	1	2, 3, 4, 5, 7, 8
	2	1, 2, 3, 4, 5, 7, 8	2	2, 3, 4, 5, 7, 8
	3	2, 4, 5, 7, 8	3	2, 4, 5, 7, 8
긴발가락굽힘근 제17장	1	1, 2, 3, 4, 5, 7, 8	1	2, 3, 4, 5, 7, 8
	2	1, 2, 3, 4, 5, 7, 8	2	2, 4, 5, 7, 8
	3	2, 3, 4, 5, 7, 8	3	2, 3, 4, 5, 7, 8
긴엄지발가락굽힘근 제17장	1	1, 2, 3, 4, 5, 7, 8	1	2, 3, 4, 5, 7, 8
	2	1, 2, 3, 4, 5, 7, 8	2	2, 3, 4, 5, 7, 8
	3	2, 3, 4, 5, 7, 8	3	2, 3, 4, 5, 7, 8
제 18 장				
짧은발가락폄근 제18장	1	1, 2, 3, 4, 5, 7, 8	1	2, 3, 4, 5, 7, 8
짧은엄지발가락폄근 제18장	1	1, 2, 3, 4, 5, 7	1	2, 3, 4, 5, 7
엄지발가락벌림근 제18장	1	1, 2, 3, 4, 5, 7, 8	1	2, 3, 4, 5, 7, 8
	2	2, 4, 5, 7, 8	2	2, 4, 5, 7, 8
새끼발가락벌림근 제18장	1	1, 2, 3, 4, 5, 7	1	2, 3, 4, 5, 7
	2	1, 2, 4, 5, 7	2	2, 4, 5, 7
짧은발가락굽힘근 제18장	1	1, 2, 3, 4, 5, 7, 8	1	2, 3, 4, 5, 7, 8
발바닥네모근 제18장	1	1, 3, 4, 5, 7, 8	1	3, 4, 5, 7, 8
발벌레모양근 제18장	1	2, 3, 4, 5, 7, 8	1	2, 3, 4, 5, 7, 8
	2	1, 2, 4, 5, 7, 8	2	2, 4, 5, 7, 8
짧은엄지발가락굽힘근 제18장	1	1, 2, 3, 4, 5, 7, 8	1	2, 3, 4, 5, 7, 8
새끼발가락굽힘근 제18장	1	1, 2, 3, 4, 5, 7	1	2, 3, 4, 5, 7
엄지발가락모음근 제18장	1	2, 3, 4, 5, 7, 8	1	2, 3, 4, 5, 7, 8
	2	1, 2, 4, 5, 7, 8	2	2, 4, 5, 7, 8
발바닥쪽뼈사이근 제18장	1	1, 2, 4, 5, 7, 8	1	2, 4, 5, 7, 8
	2	1, 4, 5, 7, 8	2	4, 5, 7, 8
	3	1, 4, 5, 7, 8	3	4, 5, 7, 8
발등쪽뼈사이근 제18장	1	1, 2, 4, 5, 7, 8	1	2, 4, 5, 7, 8
	2	1, 4, 5, 7, 8	2	4, 5, 7, 8
	3	1, 4, 5, 7, 8	3	4, 5, 7, 8

찾아보기

[국문]

ㄱ

ㄴ

ㄷ

ㄹ

ㅁ

ㅂ

ㅈ

B

C

D

E

F

G

H

I

K

L

Q

R

S

T

U

V

W

Z

복습 문제 정답

1장

1. 바로 선 자세에서 정면을 향하고, 양팔은 양 옆에 둔 뒤, 손바닥은 정면을 향하고, 손가락과 발가락은 편 상태
2. 머리쪽(cranial or cephalad), 꼬리쪽(caudal)
3. 시상면(sagittal), 이마면(frontal/coronal), 가로면(trasverse/horizontal), 빗면(oblique)
4. 거짓
5. 움직임의 방향
6. 움직임은 기본면 요소에서 일어나는 관절 움직임으로부터 따로 나누어져 설명될 것이다.
7. 거짓. 같은쪽돌림과 반대쪽돌림은 관절 움직임의 용어가 아니다. 오히려, 이 용어들은 신체 부위의 한쪽 근육이 같은쪽(ipsilateral)으로 돌림하거나 또는 반대(contralateral)로 돌림을 만들어내는 것을 설명하는 방식이다.
8. 목말밑관절의 엎침은 주로 바깥번짐(eversion)으로 구성된 빗면(oblique plane) 움직임이고, 목말밑관절에서 발의 발등 굽힘과 바깥돌림(벌림으로도 알려진)을 포함하고 있다. 엎침은 발의 아치 구조(arch structure)를 하강시킨다.
9. 엄지손가락의 맞섬
10. 휘돌림은 하나의 관절 작용이 아니다. 휘돌림은 연속으로 수행되는 4개의 관절 움직임의 순서이다. 예를 들면, 어떤 사람이 오목위팔관절에서 팔을 굽힌 후 벌리고, 그 다음 펴고 그 이후 모으고, 4개의 움직임의 꼭짓점을 돌면서 수행한다면, 돌림이라고 불리는 동그란 움직임 패턴을 만들어 낼 것이다. 중요한 것은, 휘돌림에는 돌림(rotation) 움직임이 없다는 것이다. 2개 또는 그 이상(2축성 또는 3축성 관절) 평면에서의 움직임이 가능한 관절은 휘돌림을 만들 수 있다.

2장

1. 206개
2. 관절(joint)
3. C
4. 부동결합(synarthrotic), 반결합(amphiarthrotic), 가동결합(diarthrotic)
5. 섬유관절은 아주 작은 움직임만 일어나기 때문에 부동결합으로 주로 분류되고, 연골관절에서는 중간 정도의 제한적인 움직임이 일어나기 때문에 주로 반결합으로 분류되고, 윤활관절에서는 많은 움직임이 일어나기 때문에 주로 가동 결합으로 분류된다.
6. 축
7. 경첩관절(위팔자뼈, 손가락뼈사이관절), 차축관절(고리중쇠관절, 몸쪽과 먼쪽 노자관절)
8. 타원관절(손허리손가락뼈관절, 발허리발가락뼈관절), 안장관절(엄지손가락의 손목손허리뼈관절)
9. 절구관절(위팔어깨관절, 엉덩관절)
10. 무축성 윤활관절은 하나의 평면에서 움직임을 허용하지만 선을 따라 미끄러지는 움직임(gliding motion)만 할 뿐, 축을 중심으로 돌림(축) 움직임은 허용하지 않는다. 무축성 관절의 표면은 대체로 평평하거나 굽어져(curved) 있다. 손목의 손목뼈사이관절(혹은 발목의 발목뼈사이관절)은 무축성 관절의 예이다.

3장

1. 근육의 중앙을 향해 당긴다.
2. 동심성, 가장 작은 저항이 주어진 부착점이 움직이는 부착점이다.
3. 반대작용근 작용은 먼쪽부착점이 몸쪽부착점을 향해 움직이는 것 대신에 몸쪽부착점이 먼쪽부착점을 향해 움직일 때 발생한다. 예를 들어, 턱걸이 운동을 할 때 손이 고정되어 있기 때문에 팔꿉관절에서 팔이 아래팔을 향해 움직이는 곳에서 발생한다. 앉은 자세에서 일어설 때는 넙다리네갈래근군이 무릎관절에서 넙다리를 편다.
4. 열린사슬 시나리오는 보통 표준 작용을 만들고, 닫힌사슬 시나리오는 보통 반대작용을 만든다.
5. 편심성. 편심성 수축은 근수축의 힘보다 저항의 힘이 더 클 때 발생하고, 근육의 부착점이 근육의 중심으로부터 멀어지도록 당기게 한다.
6. 등척성. 이 수축의 유형은 뼈의 부착점을 고정 및 안정화시킨다.
7. 근육속막(endomysium), 근육다발막(perimysium), 근육바깥막(epimysium)
8. 액틴, 미오신, 교차결합
9. 만약 근육의 부착점을 알고 있다면, 근육이 신체의 부분을 움직이기 위해 근육의 부착점을 당긴다는 개념을 이해함으로써 근육의 작용을 외우는 것 대신 추론할 수 있다.
10. 인접한 근육의 작용을 안다면, 인접한 근육들 사이에서 목표 근육을 구분할 수 있는 가장 좋은 작용을 선택할 수 있다.

4장

1. 위등세모근은 척추관절에서 머리와 목의 반대쪽 돌림근이다.
2. 큰뒤통수신경. 뒤통수에서 긴장성두통을 느낄 수 있다.
3. 어깨갈비관절에서 어깨뼈의 아래쪽돌림
4. 굽은 등은 어깨갈비관절에서 앞으로 내밀어지고 아래로 처진 어깨와 오목위팔관절에서 안쪽으로 돌아간 위팔뼈의 결과이다.

5. 어깨뼈가 위쪽으로 당겨지고 어깨뼈의 아래각이 몸통에서 멀어지도록 당겨진다면 어깨뼈의 위쪽기울임이 발생한다. 어깨올림근과 작은가슴근은 모두 어깨뼈의 위쪽기울임을 만들 수 있다.
6. 어깨올림근(levator scapulae)
7. 앞톱니근은 1번 갈비뼈에서 9번 갈비뼈까지 부착한다.
8. 어깨뼈는 앞으로 내밀어지는 동안 가쪽으로 기울어지는 경향이 있다. 하지만 앞톱니근은 어깨뼈의 안쪽 모서리가 몸통에 붙어 있을 수 있도록 안쪽 기울임의 힘으로 작용한다.
9. 작은가슴근은 복장갈비관절과 갈비척추관절에서 3~5번 갈비뼈를 올릴 수 있으므로 가슴안의 부피가 증가하는 것을 돕는다. 이것은 작은가슴근이 호흡보조근이도록 한다.
10. 빗장밑근은 빗장뼈와 1번 갈비뼈에 부착한다. 과도한 팽팽함은 빗장뼈와 1번 갈비뼈가 서로를 향해 당기게 하고, 빗장뼈와 1번 갈비뼈 사이의 공간을 감소시키고 신경혈관 구조물(위팔신경얼기, 빗장밑동맥과 정맥)을 압박할 수 있다.

5장

1. 90°, 120°
2. 3가지. 앞어깨세모근, 중간어깨세모근, 뒤어깨세모근. 앞과 뒤 섬유는 깃털 모양이 아니고 움직임을 위해 더 많은 기능을 수행할 것이다. 중간 섬유는 (다수의) 깃털 모양이고 안정화를 위해 더 많은 기능을 수행한다.
3. 오목위팔관절, 아래팔, 수평 방향으로 굽힘
4. 근육피부신경
5. 오목위팔관절에서 아래팔의 벌림이 100° 또는 그 이상이 되면 큰가슴근 빗장뼈갈래의 당김선이 상대적으로 오목위팔관절에 대하여 관절 중심 아래로부터 위쪽으로 이동하게 되고, 이는 오목위팔관절에서 아래팔의 작용을 모음에서 벌림으로 변하게 한다.
6. 넓은등근은 종종 수영선수의 근육이라고 불린다. 이것은 자유형 스트로크(free style stroke)를 하는 데 필요한 오목위팔관절의 3가지 작용(오목위팔관절에서 아래팔의 폄, 모음, 그리고 안쪽 돌림)을 수행할 수 있기 때문이다.
7. 위팔세갈래근의 긴 갈래
8. 가시위근, 가시아래근, 작은원근, 어깨밑근. 이 근육들은 어깨뼈의 관절오목에 있는 위팔뼈의 머리를 위한 안정화 힘으로써 작용을 한다.
9. 어깨면은 어깨뼈 면에서 움직이는 아래팔의 움직임을 설명하는 데 사용되는 용어이며, 이마면에서 시상면을 향하여 약 35° 떨어져 벌림과 굽힘의 조합을 이룬다.
10. 가시위근

6장

1. 정중신경, 자신경, 위팔동맥
2. a
3. 위팔노근. 위팔노근은 뒤침된 아래팔을 엎침하거나 노자관절에서 엎침된 아래팔을 뒤침할 수 있다. 위팔노근의 근육 부착점들 덕분에 2가지 역할이 가능하다.
4. 위팔근
5. 아래팔은 최대 엎침 위치에 있어야 한다.
6. 위팔노근, 긴노쪽손목폄근, 짧은노쪽손목폄근
7. 안쪽 갈래, 가쪽 갈래, 노신경
8. 가쪽 위관절융기염(lateral epicondylitis), 가쪽 위관절융기증(lateral epicondylosis), 테니스팔꿉증(tennis elbow)
9. 원엎침근, 노쪽손목굽힘근, 긴손바닥근, 자쪽손목굽힘근, 얕은손가락굽힘근
10. 정중신경은 원엎침근의 위팔갈래와 자뼈갈래에 의해 포착될 수 있다. 이는 원엎침근증후군(pronator teres syndrome)이라 부른다.

7장

1. 긴노쪽손목폄근, 짧은노쪽손목폄근, 위팔노근. 세 뭉치
2. 노손목관절(radiocarpal joint), 손목뼈중간관절(midcarpal joint)
3. 이 작용은 손을 컵 모양으로 만드는 것을 도와줌으로써, 강한 움켜쥠을 만든다.
4. 자쪽손목굽힘근은 새끼손가락벌림근이 새끼손가락을 벌리기 위해 수축할 때 콩알뼈를 안정화시킨다.
5. 자신경
6. 짧은노쪽손목폄근
7. 안쪽위관절융기염, 안쪽위관절융기증, 골퍼팔꿈치, 가쪽위관절융기염, 가쪽위관절융기증, 테니스팔꿉증
8. 손목에서 손을 노쪽치우침 한다.
9. 긴노쪽손목폄근은 몸쪽으로는 위팔노근의 깊은 곳에 있고, 먼쪽으로는 엄지 근육의 깊은 곳에 있는 것을 제외하고 진행의 대부분은 얕은 곳에 있다. 또한 위팔노근의 바로 뒤에 있고 짧은 노쪽 손목 폄근의 바로 앞에 있다.
10. 긴노쪽손목폄근은 두 갈래(더 큰 위팔갈래와 얇은 자갈래)를 가진다.

8장

1. 3. 얕은 층은 원엎침근, 노쪽손목굽힘근, 긴손바닥근, 자쪽손목굽힘근, 위팔노근을 포함한다. 중간층은 얕은손가락굽힘근을 포함한다. 깊은층은 깊은손가락굽힘근, 긴엄지굽힘근, 네모엎침근을 포함한다.
2. 2. 얕은 층은 긴노쪽손목폄근, 짧은노쪽손목폄근, 자쪽손목폄근, 손가락폄근, 새끼폄근, 팔꿈치근을 포함한다. 깊은층은 뒤침근, 긴엄지벌림근, 짧은엄지폄근, 긴엄지폄근, 집게폄근을 포함한다.

3. 깊은손가락굽힘근은 먼쪽손가락뼈사이관절을 굽히는 반면 얕은손가락굽힘근은 할 수 없다.
4. 얕은손가락굽힘근의 4개의 힘줄, 깊은손가락굽힘근의 4개의 힘줄, 긴엄지굽힘근의 힘줄, 정중신경
5. 깊은손가락굽힘근의 수동적인 탄력 반동 힘
6. 엄지손가락은 다른 손가락에 비해 돌아갔다. 그렇기 때문에 엄지의 굽힘과 폄은 이마면에서 일어나고, 모음과 벌림은 시상면에서 일어난다.
7. 손목손허리관절에서 새끼손가락의 안쪽돌림은 새끼손가락이 엄지로 맞섬의 자세로부터 해부학적 자세로 돌아오는 물러섬의 중요한 부분이다.
8. 섬유널힘줄로부터 펼쳐져 나온 먼쪽부착점은 몸쪽 손가락의 뒤쪽, 안쪽, 그리고 가쪽면을 덮는다. 그러고 나서 중간 그리고 끝마디뼈의 뒤쪽면에 부착하기 위해 먼쪽으로 계속한다. 이 구조물을 손등손가락전개부라고 부른다 .
9. 긴엄지벌림근과 짧은엄지폄근은 가쪽 모서리를 구성하고, 긴엄지폄근은 안쪽 모서리를 구성한다.
10. 긴엄지벌림근과 짧은엄지폄근. 드퀘르병병 또는 드퀘르병협착윤활막염

9장

1. 3개. 엄지두덩근군, 새끼두덩근군, 중심구획근육군
2. 손의 손등손가락전개부에 부착하는 모든 근육들은 손허리손가락관절을 굽히고 손가락뼈사이관절을 편다.
3. 긴엄지굽힘근의 먼쪽힘줄
4. 짧은엄지굽힘근과 엄지모음근
5. 맞섬은 엄지의 손허리뼈의 굽힘, 안쪽돌림, 벌림을 결합한 빗면의 움직임이다.
6. 새끼손가락벌림근
7. DAB PAD: Dorsals ABbduct, Palmars Adduct(손등쪽벌림, 손바닥쪽모음)
8. 벌림의 시작 자세로부터 엄지모음근은 손허리손가락뼈관절에서 엄지의 굽힘, 손가락뼈사이 관절에서 폄뿐만 아니라 손목손허리뼈관절에서 엄지의 모음과 굽힘을 결합한 움직임을 만든다.
9. 손벌레모양근은 동시에 손허리손가락뼈관절을 굽히고 손가락뼈사이관절을 펴는 것으로 강한 움켜쥠을 만드는 것을 돕는다.
10. 첫번째 손바닥쪽뼈사이근과 두번째 손등쪽뼈사이근

10장

1. 일반적으로 척추의 더 크고 더 얕은 근육들은 움직임을 만드는 데 중요하고, 더 깊고 더 작은 근육들은 척추를 안정화시키기 위한 것이다.
2. 엉덩갈비근
3. 가로돌기가시근(transversospinalis)군의 머리반가시근(semispinalis capitis)
4. 고유감각
5. 팔신경얼기(brachial plexus)신경들, 빗장밑동맥(subclavian artery). 앞목갈비근증후군(anterior scalene syndrome)과 갈비빗장증후군(costoclavicular syndrome). 척추앞군은 긴목근(longus colli), 머리긴근(longus capitis), 앞머리곧은근(rectus capitis anterior), 그리고 가쪽머리곧은근(rectus capitis lateralis)으로 구성되어 있다. 이들의 주요한 기능은 목의 안정화이다.
7. 머리널판근(splenius capitis)
8. 목의 뒤통수밑삼각형(suboccipital triangle)의 경계는 큰뒤머리곧은근(rectus capitis posterior major)과 아래머리빗근(obliquus capitis inferior), 그리고 위머리빗근(obliquus capitis superior)이다. 뒤통수아래신경(suboccipital nerve)과 척추신경(vertebral artery)은 이 부위 안에 위치한다.
9. 허리네모근(quadratus lumborum)은 가로막이 수축할 때 올라가지 않도록 12번 갈비뼈에 내리는 힘을 제공한다. 가로막의 가슴우리 부착점을 안정화시킴으로써 가로막의 돔이 배호흡을 위해 떨어질 수 있다.
10. 배바깥빗근(external abdominal oblique)

11장

1. 일반적으로 갈비뼈를 올리는 근육의 수축은 들숨(inspiration), 갈비뼈를 내리는 근육들의 수축은 날숨(expiration)과 같이 이루어진다.
2. 같은 쪽의 배속빗근(internal abdominal oblique). 이 근육들은 척추관절에서 몸통의 같은 작용을 가진다.
3. 이 11개의 갈비사이 공간들이 앞쪽, 가쪽, 뒤쪽 몸통에 위치한다는 것을 고려하면, 이 근육군의 각각 부분들은 호흡주기의 각기 다른 시기에 활성화될 가능성이 크다.
4. 갈비뼈를 내리는(혹은 올리는) 근육은 보통 수직으로 향한다. 가슴가로근의 아래쪽섬유는 거의 완벽하게 수평으로 향하지만, 복장갈비관절에서 갈비뼈 움직임 축보다 아래쪽으로 가로지르기 때문에 가슴가로근이 부착한 갈비뼈를 내릴 수 있다.
5. 가로막이 수축하고 가슴우리부착점은 더 고정되어 있을 때 중심돔(central dome) 이 아래로 떨어진다. 이로 인해 가슴안(thoracic cavitiy)의 위·아래 높이가 증가하여 폐에 공기가 채워질 수 있다. 돔이 배골반안(abdominopelvic cavity)으로 압박하기 때문에 배골반안 내용물이 앞쪽으로 밀려 나오고 배가 상승하는 것으로 보인다.
6. 가로막이 수축할 때 가로막이 배골반안에 대하여 아래로 떨어지기 때문에 배골반안도 강하게 압축되어 더욱 단단해진다. 그 결과 등, 허리 척추를 포함하여 코어(powerhouse)의 안정성이 향상된다. 코어의 안정성을 높이는 것은 코어에서부터 팔다리에 붙어 있는 근육들의 몸쪽부착점이 안정적으로 유지되므로 팔다리

를 움직일 수 있는 효율성을 증가시킨다. 이것은 큰 힘이 필요한 관절 작용을 수행할 때 사람들이 직감적으로 심호흡을 하고 숨을 멈추는 이유이다.

7. 가로막의 내 안쪽활꼴인대는 큰허리근을 둘러싸고, 가로막의 가쪽활꼴인대는 허리네모근을 둘러싼다.
8. 뒤톱니근 근육 조직은 척추 주변 근육 조직으로 주행하여 이를 아래로 지지하는 지지띠(retinaculum)로 작용한다. 이는 척추 주변 근육 조직을 아래로 지지하여 활처럼 구부러지는 것(bow-string: 몸통에서 들어 올려짐)이 방지되어 척추 주변의 수축 효과를 강화한다.
9. 등세모근, 아래뒤톱니근, 갈비올림근, 바깥갈비사이근
10. 가슴우리. 갈비밑근은 가슴우리 자체 깊숙이 있기 때문에 정확한 촉진을 할 수 없다.

12장

1. 삼차신경(CN V)
2. 이마뼈(frontal bone), 마루뼈(parietal bone), 관자뼈(temporal bone), 나비뼈(sphenoid bone)
3. 깨물근
4. 깨물근
5. 가쪽날개근은 아래턱과 턱관절의 관절원반을 내린다. 관절원반이 아래턱 관절돌기와 관자뼈의 아래턱우묵 사이에서 적당한 정렬을 유지하는 것이 중요하다. 가쪽날개근의 수축은 아래턱을 움직이는 다른 근육과 적절하게 조율되어야 한다. 그렇지 않으면 관절원반이 두 뼈 사이에 끼일 수 있다.
6. 안쪽날개근은 하나의 당김선을 가지고 있기 때문에 아래턱의 올림, 내밈 그리고 반대쪽 치우침으로 결합된 하나의 움직임을 만든다.
7. 복장방패근
8. 협력
9. 두힘살근과 어깨목뿔근
10. 온목동맥의 목동맥팽대에 압박을 가하지 않도록 주의를 기울여야 한다. 이는 반사적으로 환자의 혈압을 낮춘다.

13장

1. 음식, 공기, 빛, 소리와 같은 것들이 몸 안으로 들어올 수 있게 하거나 막기 위해 중요하다.
2. 뒤통수이마근과 관자마루근이 머리덮개널힘줄(galea aponeurotica)에 부착하고, 이 집합구조물은 머리덮개근(epicranius)이라고 불린다.
3. 뒤귓바퀴근(auricularis posterior)
4. 눈둘레근의 눈물뼈 부분이 수축하면, 아래눈꺼풀이 뒤로 당겨지고 눈을 향해 당겨진다. 이것은 눈둘레근의 눈물뼈 부분의 수축에 의해 확장되는 눈물주머니로 눈물이 빠지는 것을 위해 안쪽 모서리로 눈물이 흐르는 것을 돕는다.
5. 눈살근(procerus), 눈둘레근(orbicularis oculi), 눈썹주름근(corrugator supercilii)
6. 위입술콧방울올림근(levator labii superioris alaeque nasi), 위입술올림근(levator labii superioris), 작은광대근(zygomaticus minor)
7. 볼굴대(modiolus)는 입꼬리의 가쪽에 있는 약 1/4inch(0.5cm)의 섬유근육의 응축(fibromuscular condensation)이다. 볼굴대는 6개의 표정근육(큰광대근, 입꼬리올림근, 입꼬리당김근, 입꼬리내림근, 볼근, 입둘레근)의 부착점이다.
8. 눈꺼풀올림근, 얼굴신경(CN VII: 7번 뇌신경)
9. 입꼬리올림근(levator anguli oris)
10. 볼근(buccinator)

14장

1. 가로막, 엉치엉덩관절, 골반바닥
2. 두덩근, 넙다리빗근, 몸쪽 앞쪽
3. 넙다리근막긴장근과 넙다리빗근은 엉덩관절에서 넙다리의 굽힘과 벌림이 공통 작용이다. 넙다리근막긴장근은 엉덩관절에서 넙다리를 안쪽으로 돌리면서 벌릴 수 있고, 넙다리빗근은 엉덩관절에서 넙다리를 가쪽으로 돌리면서 벌릴 수 있다.
4. 넙다리삼각형은 위쪽으로 샅고랑인대, 안쪽으로 긴모음근의 가쪽 가장자리, 가쪽으로 넙다리빗근의 안쪽 가장자리에 의해 경계 지어진다. 이 경계 안에 넙다리신경, 동맥, 정맥이 포함된다.
5. 가능하다. 이 근육군의 작용이 엉덩관절에서 넙다리의 굽힘에서 폄으로 바뀔 수 있다. 만약 엉덩관절에서 넙다리가 60° 이상 굽혀져 있다면, 엉덩관절에 대한 모음근의 당김선은 움직임 축보다 뒤쪽에 있다.
6. 대상자는 넙다리를 검사대에 올려놓고 다리를 검사대로부터 떨어뜨린 채로 누운 상태에서, 촉진하는 손가락을 몸쪽 안쪽넙다리 위에 올려놓고 대상자가 검사대에 대항하여 무릎관절에서 다리를 굽히도록 한다. 이것은 두덩정강근과 안쪽뒤넙다리근이 작용하게 하지만 이 두 근육 사이에 있는 큰모음근은 작용하지 않는다. 큰모음근이 작용하게 하기 위해서 대상자에게 검사자의 저항에 대해 엉덩관절에서 넙다리를 모으도록 하거나 검사대의 저항에 대해 엉덩관절에서 넙다리를 펴게 한다.
7. 큰볼기근의 수축은 엉덩관절에서 넙다리의 가쪽돌림을 유발해야만 한다. 하지만 서 있을 때는 발과 땅 사이의 마찰이 이것을 막는다. 회전력은 발의 목말뼈로 완전히 전달되고, 목말뼈는 목말밑관절에서 발꿈치뼈에 대해 가쪽으로 돌게 된다. 이것은 발의 아치를 높여주는 발의 뒤침의 요소이다.
8. 중간볼기근에 의해 만들어지는 같은쪽(ipsilateral) 골반 내림힘은 중간볼기근의 가장 중요한 기능이다. 이것은 한쪽 발(중간볼기근의 반대쪽에 있는 발)이 걷거나 서는 동안 바닥에서 떨어질 때마다 필수적이다. 만약 이 힘이 없다면 지지되지 않는 다

리 쪽의 골반은 지지가 없기 때문에 떨어질 것이다. 이 시나리오에서 중간볼기근의 수축은 골반이 평평하게 유지되도록 한다.

9. 엉덩관절에서 넙다리를 가쪽으로 돌리는 근육은 넙다리가 고정되어 있다면(닫힌사슬 시나리오) 엉덩관절에서 골반을 반대쪽으로 돌릴 수 있다. 이것은 걷거나 움직임의 방향을 바꾸기 위해 발을 디딜 때 중요하다.
10. 해부학적 자세에서 궁둥구멍근은 엉덩관절에서 넙다리를 가쪽으로 돌린다. 엉덩관절에서 넙다리의 굽힘이 약 60° 이상이면 궁둥구멍근의 근섬유는 넙다리의 움직임 축의 앞쪽 주변을 감싸고, 근육의 당김선이 엉덩관절에서 넙다리를 안쪽으로 돌리도록 바뀐다. 넙다리가 90°까지 굽혀지면 궁둥구멍근은 엉덩관절에서 넙다리의 수평벌림근이 된다.

15장

1. 반대 작용들은 서 있거나 보행하는 동안 지면에 발이 붙어 있기 때문에 (닫힌사슬 시나리오) 무릎관절에서 더 흔하다. 이것은 먼쪽 부착점이 고정되는 것을 야기하기 때문에 그러므로 몸쪽부착점(넙다리)이 먼쪽부착점(다리)을 향해 움직일 것이다.
2. 넙다리곧은근은 엉덩관절을 가로지는 유일한 군 중 하나이기 때문에 넙다리곧은근은 엉덩관절(엉덩관절에서 넙다리 굽힘과 엉덩관절에서 골반 앞 기울임)에서 작용하는 유일한 근육이다.
3. 무릎뼈는 무릎관절에서 다리의 폄을 하는 동안 넙다리 곧은근에 의해 위쪽으로 당겨진다.
4. 가쪽넓은근
5. 무릎관절근은 무릎관절주머니를 몸쪽으로 긴장시키고 당긴다. 이 작용은 무릎관절을 펼 때 넙다리네갈래근군의 수축과 무릎뼈와 넙다리뼈 사이에서 관절주머니가 끼이는 것을 방지하기 위해 관절주머니를 당기는 것과 함께 일어난다.
6. 뒤넙다리근들은 무릎관절에서보다 엉덩관절에서 더 강력하다.
7. 넙다리두갈래근
8. 반힘줄근
9. 반막모양근은 무릎관절의 안쪽반달 안에 부착한다. 무릎관절을 굽히는 동안 반막모양근의 당김은 넙다리뼈와 정강뼈 사이에서 안쪽반달의 충돌을 예방하기 위해 안쪽반달의 뒤쪽 움직임을 촉진시킨다.
10. 완전히 펴진 무릎관절을 굽히기 위해 무릎관절에서 다리의 안쪽돌림 및 무릎관절에서 넙다리의 가쪽돌림 힘이 요구된다. 오금근은 이러한 동작을 수행하기 위해 가장 중요하다.

16장

1. 다리는 4개의 구획으로 명백하게 나뉘어진다. 앞쪽, 가쪽, 얕은 뒤쪽, 깊은 뒤쪽 구획
2. 가쪽번짐. 안쪽번짐.
3. 보행 주기 동안 (발꿈치 딛기부터 발이 평평해질 때까지) 목말밑관절에서 발의 가쪽번짐(엎침)을 제한하거나 느리게 하는 앞정강근의 편심성 작용은 아치가 완전히 붕괴되는 것을 예방해준다.
4. 셋째종아리근은 긴발가락폄근의 일부이다. 셋째종아리근은 긴발가락폄근의 가장 먼쪽 그리고 가쪽에 있지만, 셋째종아리근의 갈래들은 발가락(마디뼈)에 부착하지 않습니다. 그 이유는 셋째종아리근은 별개의 근육으로 여겨지기 때문이다.
5. 발목의 안쪽번짐 염좌
6. 뒤쪽
7. 닫힌 사슬 시나리오에서 장딴지근의 수축은 목말밑관절에서 목말뼈의 안쪽번짐(뒤침)을 야기할 것이다. 목말밑관절에서 목말뼈 뒤침의 구성은 목말뼈의 가쪽돌림이다. 발목과 (펴진) 무릎관절은 돌림을 허용하지 않기 때문에 목말뼈가 가쪽돌림을 할 때 전체 하지는 엉덩관절에서 넙다리의 가쪽돌림으로 일어난다.
8. 종아리세갈래근은 가자미근과 장딴지근으로 구성되어 있다. 종아리네갈래근은 가자미근, 장딴지근, 장딴지빗근으로 구성되어 있다.
9. 장딴지빗근은 빗면에서 하나의 당김선을 가지고 있기 때문에, 발의 발바닥쪽 굽힘과 안쪽번짐, 그리고 무릎관절의 굽힘으로 결합된 하나의 움직임을 만든다.
10. 목말뼈

17장

1. 둘째~다섯째발가락, 엄지발가락
2. 3개. 발허리발가락관절, 몸쪽발가락뼈사이관절, 먼쪽발가락뼈사이관절
3. 목말뼈의 안쪽돌림은 목말밑관절에서 목말뼈 엎침의 요소이다. 발목과 (펴진) 무릎관절에서 돌림을 허용하지 않기 때문에, 목말뼈가 안쪽돌림을 할 때 전체 하지는 엉덩관절에서 넙다리의 안쪽돌림으로 일어난다.
4. 다섯째 발허리뼈, 셋째종아리근
5. 발등발가락전개부는 긴발가락폄근 먼쪽힘줄의 섬유널힘줄전개부이다. 발등발가락전개부는 둘째~다섯째 발가락첫마디뼈의 등쪽, 안쪽, 그리고 가쪽면을 덮고, 그리고 계속 먼쪽으로 가서 2~5번째 발가락 중간 그리고 끝마디뼈의 등쪽면에 부착한다. 발등발가락전개부는 근육들의 숫자에 따른 부착 부위의 역할을 한다.
6. 긴엄지폄근은 빗면에서 하나의 당김선을 가지고 있기 때문에, 엄지발가락의 폄, 발의 발등쪽굽힘, 안쪽번짐으로 결합된 하나의 움직임을 만든다.
7. 뒤쪽
8. 긴발가락굽힘근
9. 제어할 수 없다. 4개의 긴발가락굽힘근의 먼쪽힘줄들은 하나의 공통먼쪽힘줄에서 나누어지기 때문에 긴발가락굽힘근은 둘째~다섯째발가락 각각의 조절이 허용되지 않는다.
10. 강한 긴엄지발가락굽힘근의 장점은 걷거나 달릴 때 엄지발가락

을 굽힘으로써 지면을 밀면서 뗄 때 추진력을 증가시키는 것이다.

18장

1. 발바닥쪽 내재근은 4개의 층으로 나누어진다. 4개의 층은 로마자 I, II, III, IV로 구분되어 있다.
2. 2번째 발가락이 해부학적 자세일 때 가상선의 축은 2번째 발가락의 중앙을 통하여 주행한다.
3. 짧은발가락폄근과 짧은엄지발가락폄근
4. 짧은엄지발가락폄근은 짧은발가락폄근의 가장 안쪽 부분이다. 짧은엄지발가락폄근은 발가락에 부착하는 대신 엄지발가락에 부착하기 때문에 짧은엄지발가락폄근이라는 다른 이름을 가진다.
5. 엄지발가락폄근, 새끼발가락벌림근, 짧은발가락굽힘근
6. 발허리발가락관절에서 새끼발가락의 벌림과 굽힘은 발허리발가락관절에서 고정된 다섯째 발허리뼈에 대한 새끼발가락 첫마디뼈의 벌림과 굽힘을 구체적으로 의미한다.
7. 짧은발가락굽힘근은 시상면에서 발허리발가락, 몸쪽발가락뼈사이관절에서 둘째~다섯째발가락의 굽힘 움직임을 만들어내는 하나의 당김선을 가지고 있다.
8. 발바닥네모근은 발가락을 굽힘을 위한 힘을 추가하고 긴발가락굽힘근의 당김선을 곧게 폄으로써 긴발가락굽힘근을 돕는다.
9. 짧은엄지발가락굽힘근의 먼쪽부착점은 엄지발가락 첫마디뼈의 안쪽과 가쪽면에 모두 부착하기 위해 갈라진다. 갈라짐은 발허리발가락관절에서 안쪽갈래가 엄지발가락을 벌리는 것과 가쪽갈래가 엄지발가락을 모으는 것을 허용해 준다. 이런 식으로 짧은엄지발가락굽힘근은 발허리발가락관절에서 엄지발가락의 벌림과 모음을 둘 다 할 수 있다.
10. 첫째 발등쪽뼈사이근은 둘째발가락의 안쪽면에 부착한다. 첫째 발등쪽뼈사이근이 수축할 때 둘째발가락을 발가락 벌림 및 모음의 축으로부터 안쪽으로 당기기 때문에 발허리발가락 관절에서 둘째발가락의 정강뼈 벌림을 수행한다. 둘째 발등쪽뼈사이근은 둘째발가락의 가쪽면에 부착한다. 둘째 발등쪽뼈사이근이 수축할 때 둘째발가락을 발가락의 벌림 및 모음의 축으로부터 가쪽으로 당기기 때문에 발허리발가락관절에서 둘째발가락의 종아리뼈 벌림을 수행한다.

19장

1. 기능적 작용근군의 모든 근육들은 같은 동심성 표준 작용, 반대 작용근 작용, 편심성 제한 및 느리게 하는 기능, 등척성 안정화 기능을 공유한다.
2. 근막경선
3. 마름근, 어깨올림근, 어깨세모근, 작은가슴근
4. 위팔세갈래근, 팔꿈치근, 손가락폄근, 새끼폄근, 자쪽손목폄근
5. 긴엄지폄근, 짧은엄지폄근, 긴엄지벌림근, 짧은엄지벌림근
6. 목빗근, 앞목갈비근, 중간목갈비근, 긴목근, 긴머리근, 앞머리곧은근, 복장목뿔근, 복장방패근, 방패목뿔근, 어깨목뿔근, 두힘살근, 턱목뿔근, 턱끝목뿔근, 붓목뿔근
7. 배속빗근, 속갈비사이근, 척주세움근(엉덩갈비근, 가장긴근, 가시근)
8. 큰모음근, 긴모음근, 짧은모음근, 두덩근, 두덩정강근, 큰볼기근(아래쪽 2/3), 넙다리네모근, 넙다리두갈래근(짧은갈래)
9. 오금근, 반힘줄근, 두덩정강근, 넙다리빗근, 반막모양근
10. 장딴지근, 가자미근, 장딴지빗근, 뒤정강근, 긴발가락굽힘근, 긴엄지굽힘근, 긴종아리근, 짧은종아리근

인체의 뼈대 근육(Skeletal Muscles of the Body) – 가나다순